脊柱外科学系列丛书

U0337351

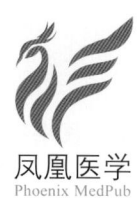

凤凰医学
Phoenix MedPub

儿童脊柱外科学

Pediatric Spine

主　编　邱　勇　朱泽章

副主编　刘　臻　钱邦平

下册

江苏凤凰科学技术出版社·南京

图书在版编目（CIP）数据

儿童脊柱外科学 / 邱勇, 朱泽章主编. — 南京: 江苏凤凰科学技术出版社, 2022.4
ISBN 978-7-5713-2587-9

Ⅰ.①儿… Ⅱ.①邱… ②朱… Ⅲ.①小儿疾病—脊柱病—外科学 Ⅳ.①R726.815

中国版本图书馆 CIP 数据核字（2021）第 265537 号

儿童脊柱外科学

主　　　编	邱　勇　朱泽章	
项 目 策 划	傅永红	
特 约 编 辑	夏泽民　周　骋	
责 任 编 辑	程春林　杨　淮　王　云	
绘　　　图	王　敏	
绘 图 编 辑	周有晴	
责 任 校 对	仲　敏	
责 任 监 制	刘文洋	

出 版 发 行　江苏凤凰科学技术出版社
出版社地址　南京市湖南路 1 号 A 楼，邮编：210009
出版社网址　http://www.pspress.cn
印　　　刷　徐州绪权印刷有限公司

开　　　本　889 mm × 1194 mm　1/16
印　　　张　97
插　　　页　8
字　　　数　2 700 000
版　　　次　2022 年 4 月第 1 版
印　　　次　2022 年 4 月第 1 次印刷

标 准 书 号　ISBN 978-7-5713-2587-9
定　　　价　980.00 元（精）（上下册）

图书如有印装质量问题，可随时向我社印务部调换。

谨献给用期待和痛苦让我积累起外科经验的脊柱畸形患者以及他们的家人！

To the patients with spinal deformities and their families, whose sufferings and expectations have encouraged me so much to build up my experience in spinal surgery.

谨献给对我不懈鼓励和无限支持的 Agnieszka, Charlotte, Alexandre 和 Christian！

To Agnieszka, Charlotte, Alexandre and Christian, for their constant encouragement and support in making it all worthwhile.

—— 邱勇

Yong QIU, MD

谨献给我的家人、师长和朋友！你们的关心、支持和鼓励是我灵感的源泉！

To my family, teachers and friends, whose care, support and encouragement inspire me so much in my career.

谨献给在生命禁区内创造奇迹的脊柱外科同道，您的奉献给予了患者新的生命。

To the spinal surgeons who had repeatedly created miracles in the forbidden area of life. Your dedication had given a new life to the patients.

—— 朱泽章

Zezhang ZHU, MD

主编简介

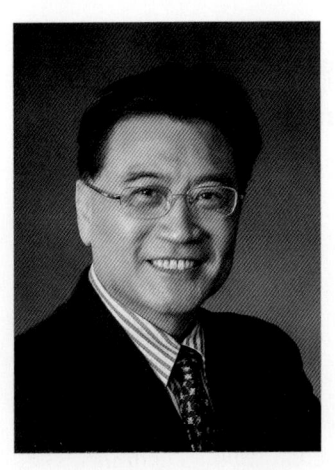

　　邱　勇　南京大学医学院附属鼓楼医院骨科主任医师、教授、博士生导师，法国国家外科科学院院士，香港中文大学名誉教授，澳门骨科学会常年顾问医生。早年留学法国 8 年，师从脊柱三维矫形创始人、世界著名的脊柱外科医师 Y.Cotrel 和 J. Dubousset。现任中国康复医学会脊柱脊髓专委会全国主任委员，国际脊柱侧凸学会（SRS）会员；*European Spine Journal* 编委、*Spine Deformity* 杂志副主编、《中华骨科杂志》副总编、《中国脊柱脊髓杂志》副主编等。

　　邱勇教授于 1997 年留法归国，在南京鼓楼医院创建了脊柱外科，并在全国首先推广三维矫形技术治疗脊柱畸形。2005 年与香港中文大学合作成立脊柱侧弯联合研究中心，2016 年成立南京大学脊柱侧弯研究所。如今，南京鼓楼医院已完成各种难度脊柱畸形的矫形手术 15 000 多例，单中心脊柱矫形的总手术量及年手术量稳居全国第一，成为国际上规模及影响力最大的脊柱畸形矫治中心之一，被世界同行和患者所公认。南京鼓楼医院每年不仅培养大量国内的脊柱外科医生，还接受来自欧美的进修和参访医生。连续举办 20 多年的《脊柱畸形》学习班，已成为国内规模及影响力最大的国家级品牌课程之一，培养了 3000 余名国内和 100 多名海外脊柱矫形医师，其中大多数已成为当地治疗脊柱畸形的骨干力量。作为国内脊柱矫形领域的开拓者和奠基人之一，邱勇教授原创性地提出退变性脊柱侧凸的冠状面失衡分型，并广泛运用于各种病因脊柱畸形的矫形治疗，极大地降低了脊柱矫形术后冠状面失代偿的发生率。

　　邱勇教授同时领导着一支专门从事"脊柱侧凸发病机制"的科研团队，在遗传基因、生长模式异常和人体平衡等研究方面有着较大贡献，研究成果发表在 *Nature Communication*、*American Journal of Human Genetics*、*CORR*、*Spine*、*European Spine Journal* 等世界主流杂志，成为少数被国际公认的专职研究团队之一。

　　迄今为止，邱勇教授发表 SCI 论文 200 余篇，发表中文文章 170 余篇，参编参译专著 50 余部，获得专利 17 项，获得国家科学技术进步奖二等奖 2 项，先后荣获中国医师奖、全国劳动模范、全国五一劳动奖章、全国优秀医师等荣誉称号。

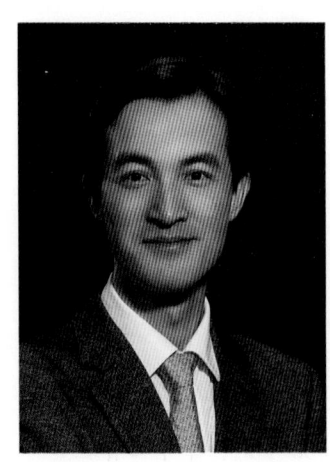

朱泽章 南京大学医学院附属鼓楼医院骨科主任医师、教授、博士生导师，脊柱侧凸研究所所长；国家"百千万人才工程"人选、国家有突出贡献中青年专家。国际ICSG（International Consortium for Scoliosis Genetics）委员、国际骨科研究协会联合大会（ICORS）委员、国际脊柱侧凸研究学会（SRS）会员、国际脊柱学会（AO Spine）中国理事会研究官、中国医药教育协会脊柱分会青年委员会主任委员、中华预防医学会脊柱疾病预防与控制专业委员会脊柱畸形学组副主任委员、中国医师协会骨科医师分会脊柱畸形专业委员会副主任委员、中国医师协会显微外科医师分会显微神经脊柱专业委员会第一届委员会副主任委员、中国康复医学会脊柱脊髓专委会脊柱畸形委员会副主任委员、江苏省医学会骨科分会副主任委员、南京医学会骨科分会候任主任委员；BMC Musculoskeletal Disorders 杂志副主编、Spine Deformity 杂志编委。

朱泽章教授曾获国际脊柱侧凸研究学会 Traveling fellow、中国医师协会骨科医师分会突出贡献奖、全国首届十佳中青年骨科医师、江苏省医学重点人才、江苏省十大青年科技之星及第一批江苏"卫生拔尖人才"等荣誉称号。

朱泽章教授从事脊柱外科二十余年，主要临床研究方向为各种病因导致的脊柱畸形；在青少年特发性脊柱侧凸的发病机制、保守治疗及手术治疗等方面具有独到见解；在 Chiari 畸形伴脊柱侧凸的发病机制、颅后窝减压术及脊柱矫形手术等方面处于国际领先地位；在国际上首次提出了成人复杂脊柱畸形的序贯矫形策略，优化了矫形操作，降低了术后并发症的发生率。作为双头钉的主要发明人，研发应用双头钉与卫星棒技术解决了重度脊柱侧凸矫形失败发生率高的医学难题。

朱泽章教授的代表性论著先后发表在 Nature Genetics、Nature Communications、American Journal of Human Genetics、ACS Nano、Journal of Clinical Investigation、J Neurol Neurosurg Psychiatry、The Journal of Bone & Joint Surgery 等学术期刊。以第一或通讯作者发表SCI论文110余篇，中文核心论文200余篇。参编参译专著17部，其中主译5部、主编1部，获得专利7项。曾获国家科学技术进步二等奖（第3）、教育部科技进步二等奖（第1）、中华医学科技二等奖（第1）及江苏省科技进步二等奖（第1）等。

编著者名单

主　　编　邱　勇　朱泽章

副 主 编　刘　臻　钱邦平

学术秘书　王　玉

编　　委（以姓氏笔画为序）

Raphael Vialle　法国巴黎 Necker 儿童医院小儿骨科

马正良　南京大学医学院附属鼓楼医院麻醉科

马向阳　南部战区总医院脊柱外科

马宇立　上海三友医疗拓腾生物力学实验室

马信龙　天津医院脊柱外科

王　玉　南京大学医学院附属鼓楼医院腰椎外科

王　军　北京大学人民医院骨肿瘤科

王　征　中国人民解放军总医院脊柱外科

王　斌　南京大学医学院附属鼓楼医院腰椎外科

王向阳　温州医科大学附属第二医院脊柱外科

王守丰　南京大学医学院附属鼓楼医院骨肿瘤科

王志华　昆明医科大学第一附属医院脊柱外科

王晓东　苏州大学附属儿童医院骨科

毛赛虎　南京大学医学院附属鼓楼医院脊柱外科

仉建国　北京协和医院脊柱外科

史本龙　南京大学医学院附属鼓楼医院小儿骨科

冯世庆　天津医科大学总医院骨科

吕国华　中南大学湘雅二医院脊柱外科

朱泽章　南京大学医学院附属鼓楼医院脊柱外科

乔　军　南京大学医学院附属鼓楼医院小儿骨科

刘　浩　南京大学医学院附属鼓楼医院神经外科

刘　臻　南京大学医学院附属鼓楼医院脊柱外科

刘立岷　四川大学华西医院脊柱外科

刘明岩　上海三友医疗拓腾生物力学实验室

闫　煌　南京大学医学院附属鼓楼医院脊柱外科
许　斌　东部战区总医院脊柱外科
孙　旭　南京大学医学院附属鼓楼医院微创脊柱外科
李　洋　南京大学医学院附属鼓楼医院脊柱外科研究所
李方财　浙江大学医学院附属第二医院脊柱外科
李危石　北京大学第三医院脊柱外科
李建军　中国康复研究中心
杨　操　华中科技大学同济医学院附属协和医院脊柱外科
杨军林　中山大学附属第一医院脊柱外科
肖建如　海军军医大学上海长征医院骨科
吴志鹏　海军军医大学上海长征医院骨科
邱　勇　南京大学医学院附属鼓楼医院脊柱外科
邱俊荫　南京大学医学院附属鼓楼医院脊柱外科神经电生理
沈建雄　北京协和医院脊柱外科
沈慧勇　中山大学附属第八医院骨科
张　冰　南京大学医学院附属鼓楼医院医学影像科
张　宏　美国得克萨斯州苏格兰礼仪儿童医院脊柱研发中心
张文智　香港大学深圳医院小儿骨科
张林林　南京大学医学院附属鼓楼医院数据库主管技师
张学军　首都医科大学附属北京儿童医院骨科
陈正香　南京大学医学院附属鼓楼医院骨科护士长
林子平　南京大学-香港中文大学脊柱侧弯联合研究中心
杭春华　南京大学医学院附属鼓楼医院神经外科
易　龙　南京大学医学院基础医学部遗传室
罗卓荆　空军军医大学西京医院脊柱外科
周许辉　海军军医大学上海长征医院脊柱外科
郑振耀　南京大学-香港中文大学脊柱侧弯联合研究中心
郝定均　西安市红十字会医院脊柱外科

胡宗杉　南京大学医学院附属鼓楼医院脊柱肿瘤外科

钟培言　香港大学深圳医院小儿骨科

俞　杨　南京大学医学院附属鼓楼医院颈椎外科

洪力恒　南京大学－香港中文大学脊柱侧弯联合研究中心

秦晓东　南京大学医学院附属鼓楼医院小儿骨科

顾小萍　南京大学医学院附属鼓楼医院麻醉科

钱邦平　南京大学医学院附属鼓楼医院脊柱外科

倪红斌　南京大学医学院附属鼓楼医院神经外科

徐　林　北京中医药大学东直门医院骨科

徐建广　上海第六人民医院脊柱外科

徐磊磊　南京大学医学院附属鼓楼医院小儿骨科

高　峰　中国康复研究中心

郭　卫　北京大学人民医院骨肿瘤科

黄季晨　南京大学医学院附属鼓楼医院脊柱外科研究所

彭亨利　南京大学－香港中文大学脊柱侧弯联合研究中心

蒋　军　南京大学医学院附属鼓楼医院颈椎外科

韩久卉　河北医科大学第三医院小儿骨科

鲍虹达　南京大学医学院附属鼓楼医院脊柱外科

穆晓红　北京中医药大学东直门医院骨科

序 言

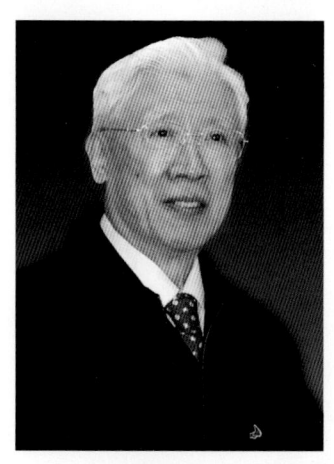

潘少川
北京儿童医院骨科教授
原中华医学会小儿外科分会主任委员
中华小儿外科杂志副主编

很荣幸获邀为《儿童脊柱外科学》一书撰写序言。

近20年来，国内脊柱疾病的诊治水平飞速发展，各级医院已可普遍开展各个级别的脊柱手术。然而，由于缺乏系统的理论和技术支持，各医院水平参差不齐，在诊断和治疗方面存在不规范性。儿童脊柱疾病病种多且复杂，尤其是各种类型的脊柱畸形，治疗策略和手术技术难以掌握。因此，为提高国内儿童脊柱疾病的诊断和治疗水平，亟须一部关于儿童脊柱疾病的参考性书籍，系统介绍各类儿童脊柱疾病尤其是脊柱畸形的临床治疗，由南京鼓楼医院邱勇教授和朱泽章教授主编的《儿童脊柱外科学》应运而生。

邱勇教授1997年留学归国后，创办了南京鼓楼医院脊柱外科。在他的带领下，南京鼓楼医院脊柱外科享誉全球，完成的各种难度的脊柱畸形手术已达15 000余例，已成为国内规模最大的脊柱畸形矫治中心。20余年来，邱勇教授团队致力于提高脊柱矫形的临床疗效，力求创新，提出了多种脊柱矫形的新理念，开辟了多种脊柱外科的新技术。同时，邱勇教授团队勇于创新，总结了近万例特发性脊柱侧凸的治疗经验，提出青少年特发性脊柱侧凸融合节段选择的"南京经验"，在世界脊柱矫形领域发出了中国声音。在邱勇教授的熏陶和带领下，南京鼓楼医院脊柱外科人才辈出。他们锐意进取，开展了多项开创性研究并屡获殊荣。此外，邱勇教授团队还着力于人才培养，《脊柱畸形》学习班已连续举办20余年，为国内外脊柱矫形领域培养了脊柱矫形医师3000余人，其中大多数已成为当地脊柱矫形的中坚力量。

《儿童脊柱外科学》是国内首部关于儿童脊柱疾病的专著，填补了我国儿童脊柱外科领域疾病诊断和治疗的空白。本书以各类儿童及青少年脊柱畸形为主体，涵盖了儿童脊柱创伤、肿瘤、感染等疾病，集中体现了南京鼓楼医院在脊柱畸形矫治领域丰富的临床经验。同时，在本书中，作者加入了大量的病例资料，图文并茂，既有术前、术后及中远期随访的宝贵影像学资料，还呈现了大量的手术图片和外观照等，更方便于读者的理解和掌握。

此外，在本书的编写过程中，融入了全国诸多儿童医院专家对脊柱畸形的最新治疗理念和最前沿的研究成果，以飨读者。通过此书，相信广大骨科医生能对儿童脊柱疾病尤其是脊柱畸形的诊治能有更系统、全面、深入的认识，并最终助力临床工作，提高临床技能。

再次衷心祝贺该书的首版！这部专著汇集了邱勇教授及其团队多年来的心血和经验总结，相信它必能对国内儿童脊柱外科事业的发展起到积极的推动作用。谨向无私奉献、辛勤付出的编著者们表示衷心的祝贺和崇高的敬意！

（潘少川）

2022年春于北京

前 言

弹指一挥间，我留学归国已24载。这20余年，是国内脊柱外科迅猛发展期，各种脊柱矫形手术也得以在全国各级医院广泛开展。中国脊柱矫形完成了从无到有、由弱到强、从学习到输出的艰难蜕变。然而，欣喜之余，临床上仍可见到较多不规范的治疗。究其原因，国内骨科医生仍缺乏关于儿童脊柱外科领域的教科书式专著的指引。因此，为进一步规范国内儿童脊柱外科尤其是脊柱矫形领域的诊治，本中心总结了20余年、15 000余例儿童脊柱疾病的临床经验，编写了《儿童脊柱外科学》一书，旨在为广大基层骨科医生提供系统、全面的参考性指导。

本书以南京鼓楼医院脊柱外科20余年儿童脊柱矫形的临床经验和研究成果为主，融入了国内外最新的矫形理念和科研成果。本书共30章，其中第1~5章介绍了儿童脊柱外科的基础理论知识，包括儿童脊柱的胚胎学、遗传学、生长发育、生物力学、临床评估等；第6章和第7章详细介绍了各种类型的神经系统发育异常和骨骼发育异常，如脊髓脊膜膨出、脊髓纵裂、寰枢关节脱位等；第8~16章分别以先天性脊柱畸形、青少年特发性脊柱侧凸、Marfan综合征等为主体，介绍了各种病因学的脊柱畸形；第17~19章则详细介绍了骨软骨发育不良、成骨不全及其他综合征型脊柱侧凸；第20章对脊柱外原因所致的脊柱畸形做了补充介绍；第21章着重介绍了儿童脊柱矢状面畸形；第22章详细介绍了临床常见的各类并发症及处理原则；第23~28章对儿童脊柱创伤、肿瘤、滑脱等脊柱疾病的诊治做了深入介绍；第29章详细介绍了脊柱畸形的基本诊疗技术，包括Halo-牵引、生长棒技术、截骨技术等；第30章对儿童脊柱手术中的麻醉管理和神经电生理监护进行了深入的阐述。

《儿童脊柱外科学》是国内首部关于儿童脊柱疾病诊治的系统性专著，本书特点鲜明。第一，本书以教科书的形式撰写：条理鲜明，通熟易懂，便于广大骨科医生理解和接受。第二，病例资料丰富全面：书中大多数病例均来自于南京鼓楼医院脊柱外科数据库中的典型病例。第三，图文并茂：本书采用文字、影像、图表相结合的方式，使读者更易理解与掌握知识要点。第四，随访资料完整：随访结果是检验临床疗效的重要指标之一，本书中的所有病例均展现了最新的随访资料。第五，与时俱进：本书既囊括了既往的临床研究成果，也融合了最新的治疗理念和科研成果。第六，编者阵容强大：除南京鼓楼医院团队外，还邀请了国内外多位著名脊柱外科专家参编。在此，对他们表示衷心的感谢！

书籍是人类进步的阶梯。此书是笔者和全体编委数十载的心血和结晶。本书经十余次修改、校正，最终成书。尽管力争完美，但由于笔者学识有限，加之医学技术发展迅速，可能存在疏漏之处，敬请各位专家、读者不吝指正！

（邱 勇）

2022年春于南京

致 谢

王喆妍　南京大学医学院附属鼓楼医院麻醉科

冯振华　南京大学医学院附属鼓楼医院脊柱外科研究所

刘晶晶　南京大学医学院附属鼓楼医院脊柱外科主管护师

许彦劼　南京大学医学院附属鼓楼医院脊柱外科研究所

杜长志　南京大学医学院附属鼓楼医院脊柱外科研究所

李　劼　南京大学医学院附属鼓楼医院脊柱外科博士研究生

李　松　南京大学医学院附属鼓楼医院脊柱外科博士研究生

吴　浩　南京大学医学院附属鼓楼医院麻醉科

吴林飞　南京大学医学院附属鼓楼医院脊柱外科研究所

何　中　南京大学医学院附属鼓楼医院脊柱外科研究所

宋　芬　南京大学医学院附属鼓楼医院麻醉科

张　伟　南京大学医学院附属鼓楼医院麻醉科

郝　静　南京大学医学院附属鼓楼医院麻醉科

顾　伟　南京大学医学院附属鼓楼医院麻醉科

钱　庄　南京大学医学院附属鼓楼医院脊柱外科研究所

钱至恺　南京大学医学院附属鼓楼医院脊柱外科研究所

徐　亮　南京大学医学院附属鼓楼医院脊柱外科博士研究生

崔士和　南京大学医学院附属鼓楼医院麻醉科

董媛媛　南京大学医学院附属鼓楼医院麻醉科

薄靳华　南京大学医学院附属鼓楼医院麻醉科

阅读说明

▶ 本书中的冠状面 X 线片均已翻转（即后前位片，等于患者的后面观），冠状面 X 线片的左侧代表患者的左侧，右侧代表患者的右侧（除非有特殊标注）。矢状面 X 线片的左侧代表患者的腹侧，右侧代表患者的背侧。

▶ CT 横断面及三维重建图片、MRI 横断面图片并未翻转，阅读时请注意。

▶ 部分分图以增加对比的直观性排列；鉴于内容的连贯性，为了方便阅读，偶有重复。

▶ 本书中的病例绝大多数来源于南京鼓楼医院脊柱外科，图片及图注中的"#+数字"代表该患者在手术数据库中的编号，如"#8887"；"#S+数字"代表支具治疗患者在支具数据库中的编号，如"#S1234"；门诊收集的病例用"#0000"表示；部分病例无病例编号为外院摄片的病例，由外院提供的完整病例，于图题后标注。

▶ 基于疾病的共性及延续性，书中有部分成人病例及图片展示。

▶ 示例。

患者在手术数据库中的编号、性别及年龄　　　　随访

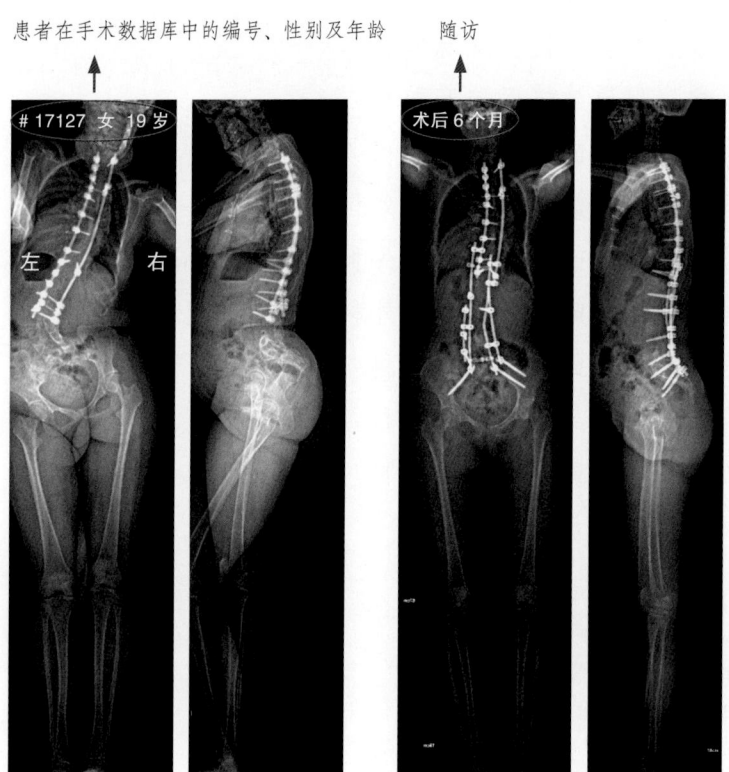

目　录

第20章　脊柱外原因致脊柱侧凸

毛赛虎　刘立岷　史本龙　胡宗杉

第一节　瘢痕挛缩性脊柱侧凸

儿童于生长发育期内躯干部位受烫伤或蜂窝织炎等导致皮肤、肌肉、筋膜、脊柱后份韧带等坏死，愈合后产生较大面积瘢痕和挛缩，在躯干纵向生长过程中由于脊柱周围肌肉平衡的不对称和挛缩组织的制约导致的脊柱侧凸畸形称为瘢痕挛缩性脊柱侧凸（scar contracture scoliosis caused by back scalding）。婴幼儿期背部烫伤或感染所致青少年瘢痕挛缩性脊柱侧凸非常罕见，文献中有关资料及病例极少，其具体发生率目前无明确数据支持，现有的脊柱侧凸临床病因学分类中也无此种类型。

病因学

儿童生长发育过程中，脊柱两侧软组织的正常生长对于维持脊柱的平衡极其重要。在解剖学上，脊柱周围的主要肌群包括斜方肌、菱形肌、背阔肌、竖脊肌、髂肋肌及腰方肌等，这些肌肉正常的肌力和肌张力共同维持脊柱平衡，并保证脊柱有足够和适度的活动度和活动范围。除肌肉外，皮肤、胸背筋膜、腰背筋膜、横突间韧带等均参与脊柱平衡的维持。随着脊柱的纵向生长，脊柱周围的软组织也随之逐渐延长，因此保证脊柱周围软组织正常和对称的生长能力是非常重要的。

儿童躯干上可能产生瘢痕的原因较多，包括外伤、烫伤、皮肤组织自身病变等，而其中以烫伤为最常见原因。与正常组织相比，瘢痕组织的生长潜能和生长速度均明显受限。婴幼儿期或青少年期是脊柱纵向生长的高峰期，在此期间躯干部位不对称的大面积瘢痕可导致皮肤、肌肉、筋膜、横突间韧带等产生挛缩，严重破坏脊柱的平衡性。随着脊柱的纵向生长，瘢痕挛缩侧软组织生长较慢甚至停止生长，而无瘢痕挛缩或瘢痕挛缩程度相对较轻的

一侧软组织生长相对较快，脊柱两侧软组织不对称的生长能力最终形成侧凸畸形，且脊柱均凸向无瘢痕挛缩侧或瘢痕挛缩程度相对较轻的一侧（图20-1-1）。如前胸壁皮肤肌肉发生不同原因的瘢痕挛缩，同样由于脊柱腹侧软组织瘢痕的制约和张力带原理，脊柱的纵向持续生长可形成脊柱后凸畸形（图20-1-2）。

若瘢痕不能得到及时处理，一侧软组织挛缩所形成的"弓弦效应"会随着患儿的生长发育愈加明显，脊柱的平衡性进一步遭到破坏，脊柱侧凸逐渐加重，严重者可出现骨盆倾斜、躯干倾斜和由此造

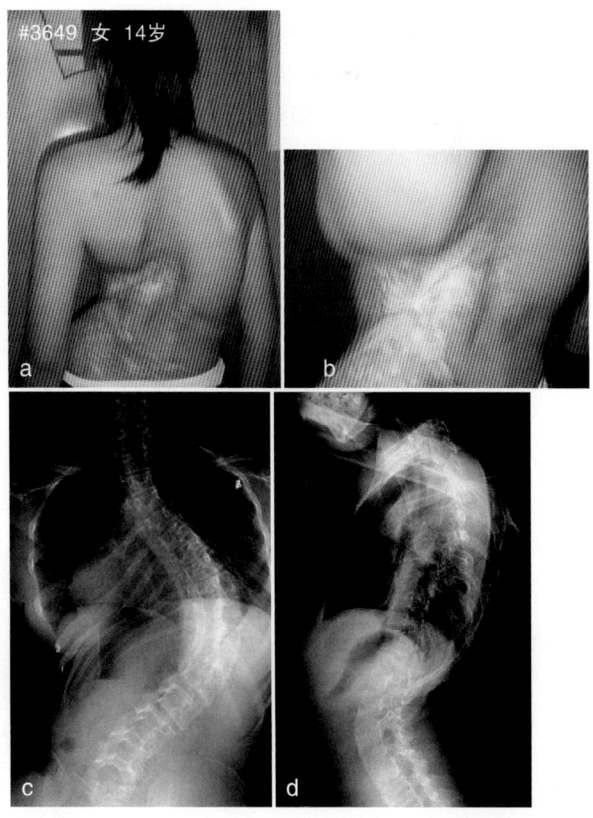

图20-1-1　女（#3649），14岁。幼儿时左腰背部烫伤后留下大面积挛缩瘢痕（a、b），瘢痕致患者出现进行性加重的脊柱侧后凸畸形（c、d）

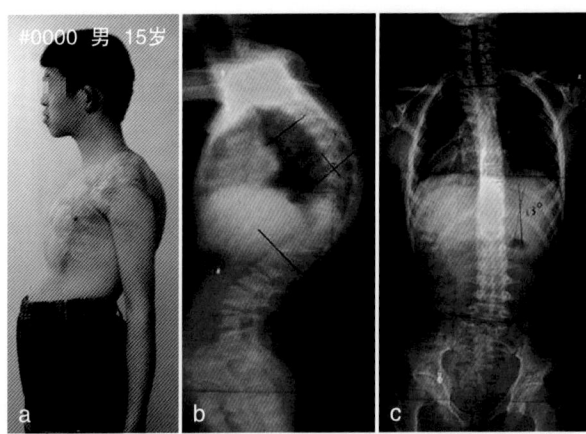

图 20-1-2　男（#0000），15 岁，6 岁时胸腹部烫伤后残留大面积瘢痕，7 岁时出现脊柱后凸畸形，11 岁后呈进行性加重（a~c）

成的跛行。同样的，对于以后凸畸形为主的患儿来说，脊柱畸形同样可随着生长发育进行性加重。

临床表现及影像学表现

外观上，躯干部位可见挛缩瘢痕组织，其下肌肉组织可见缺失，瘢痕范围往往较大，多位于一侧或呈不对称分布。以脊柱后凸畸形为主的患儿则多见于胸腹侧大片瘢痕挛缩组织。患者站立时躯干可向一侧倾斜，可合并骨盆倾斜和跛行状态。临床上躯干倾斜多朝向瘢痕挛缩侧，而侧凸多朝向无瘢痕挛缩侧。由

于骨盆倾斜，患儿可能主诉"双下肢不等长"，如患儿静息状态下以"健侧"（脊柱侧凸的凸侧）下肢负重站立为主，主诉瘢痕侧下肢"缩短"。

影像学上，患儿一般无脊椎结构性畸形和脊髓发育性畸形。脊柱侧凸根据瘢痕位置不同而不同，但多为胸腰弯或胸弯。当瘢痕挛缩出现在腹侧时，可表现为脊柱后凸畸形，骨盆倾斜表现为瘢痕挛缩侧骨盆抬高。受伤年龄较小或瘢痕面积较大软组织挛缩严重者，顶椎区椎体可发生楔形变，畸形严重者可出现躯干塌陷和胸腹容积明显减小。

诊断及自然史

瘢痕与脊柱侧凸之间的因果关系主要由病史回顾得出。患儿具有明确的腰背部外伤、烫伤或感染病史，受伤前脊柱无明显畸形。伤愈后躯干处残留大面积瘢痕组织。少数患者的瘢痕位于腋下部，容易被上肢遮挡。此时如家属没有主动提供婴幼儿时期的烫伤或感染病史，容易漏诊，需仔细体格检查才能发现（图 20-1-3）。患儿在生长发育过程中逐渐出现脊柱侧凸或后凸，并于青春发育期明显加重，临床上可逐渐出现跛行及躯干倾斜。瘢痕挛缩性脊柱侧凸的自然史在生长发育过程中多为快速加重，生长发育停止后畸形轻微者可维持稳定，而畸形严重者可继续进行性加重。

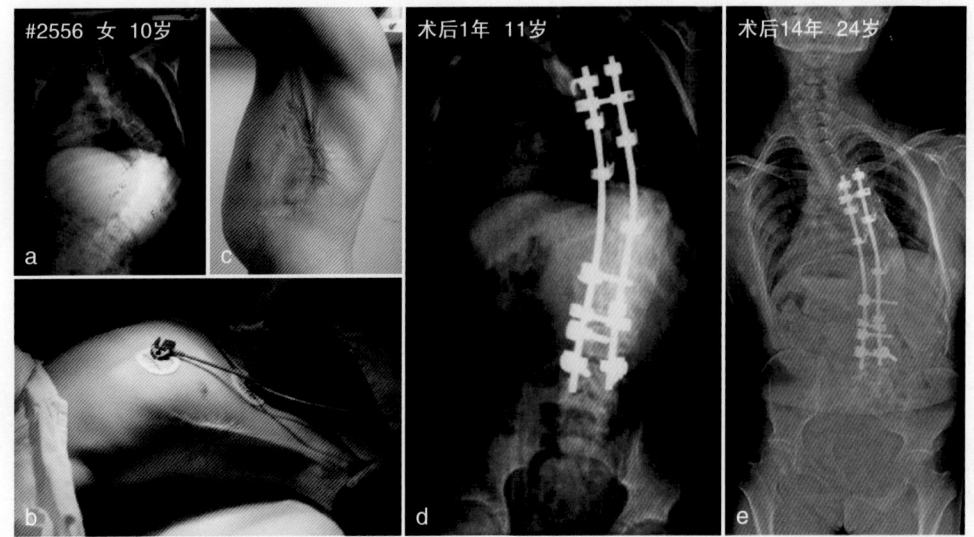

图 20-1-3　女（#2556），10 岁时因"特发性"脊柱侧凸拟行脊柱后路矫形手术（a）。麻醉中无意发现左腋下瘢痕与左上臂内侧瘢痕相连（b），此栓系可能是脊柱侧凸的始动因素。手术即改成瘢痕切除皮肤成形术，瘢痕愈合后（c）再行后路矫形，远端终止于稳定椎 L₄（d），术后 14 年随访（e）始终存在躯干的轻度倾斜，可能因为是近端融合节段相对于瘢痕位置较低及在生长中"愈合性"瘢痕存在持续性的凹侧栓系

治疗

　　与其他病因学导致的脊柱畸形所不同的是，此类脊柱畸形支具治疗的意义十分有限。邱勇总结了 5 例于南京鼓楼医院诊治的瘢痕挛缩性脊柱侧凸病例，认为如患者瘢痕严重，在进行脊柱侧凸矫正

之前必须对凹侧的瘢痕组织进行充分的松解，可行的方法包括利用皮肤扩张器扩张瘢痕周围正常的皮肤、瘢痕切除、扩张皮瓣转移术等（图 20-1-4、图 20-1-5）。如脊柱矫形前未行皮肤扩张器预置，矫形手术中则必须将挛缩的腰背筋膜、髂肋肌等在不同平面切断松解，同时可切除关节囊、韧带、部分肋骨头等对挛缩进行充分松解。需要注意的是，如瘢

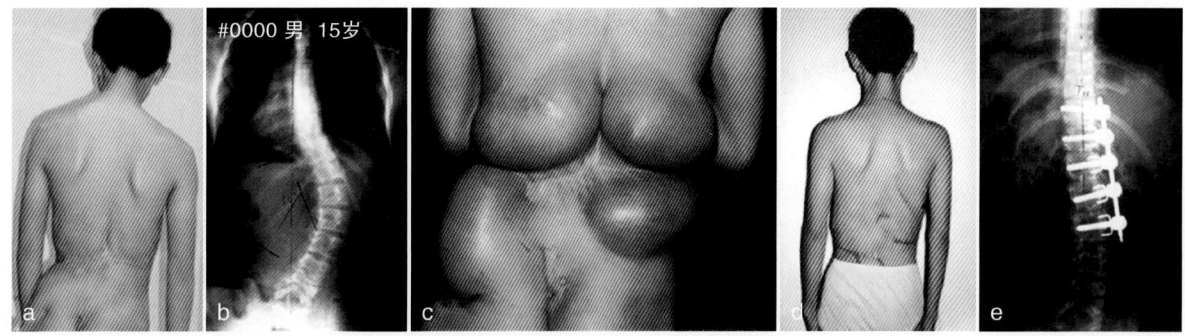

图 20-1-4　男（#0000），15 岁，生后 1 个月时背部热水烫伤（Ⅲ度，面积 25%），痊愈后背部留下瘢痕。5 岁时出现脊柱侧凸，15 岁发展成 54° 的长腰弯伴骨盆倾斜（a、b）；由于背部大片挛缩瘢痕组织，其下大部肌肉组织缺失，故植入皮肤扩张器（c），再行背部瘢痕切除、扩张皮瓣转移术，术后瘢痕挛缩得到良好恢复（d），随后进行脊柱侧凸矫形，采用前路矫形通过椎间盘切除缩短凸侧的脊柱，改善骨盆倾斜（e）

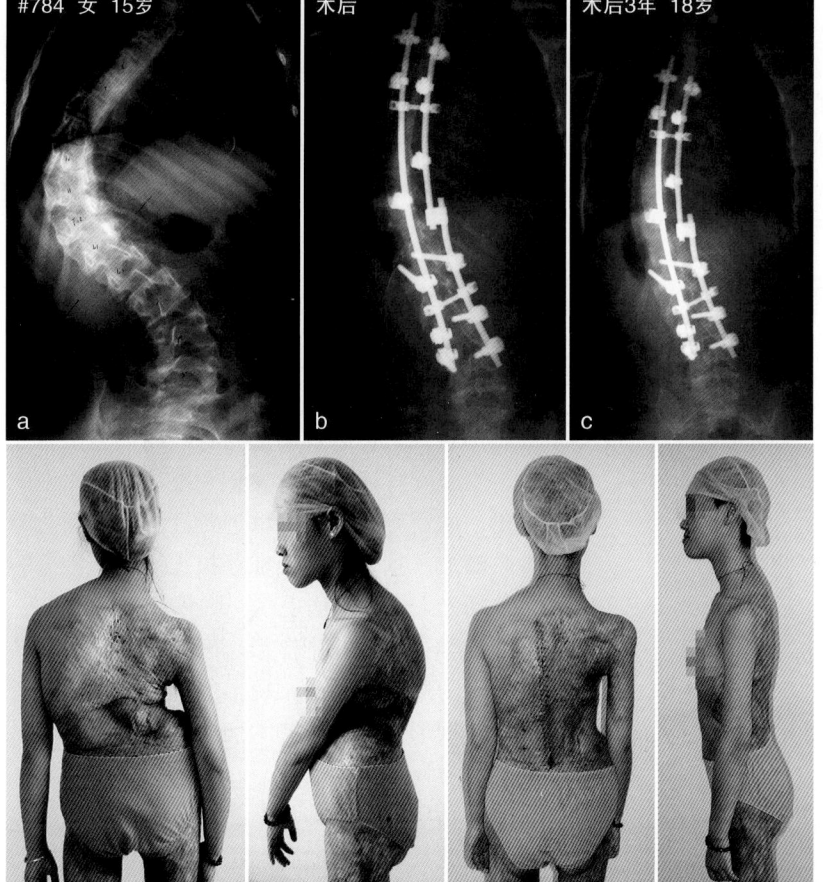

图 20-1-5　女（#784），15 岁。4 岁时胸腰背部热水烫伤（Ⅲ度，面积 35%），治愈后背部留下大面积瘢痕；15 岁就诊时呈严重脊柱侧凸畸形（a）。行一期背部瘢痕切除植皮、脊柱前路多节段椎间盘切除缩短脊柱，二期脊柱后路矫形术，术后畸形获得良好矫正（b），术后 3 年随访矫形维持良好（c）。术前外观躯干塌陷，并向凹侧倾斜（d、e），术后外观得到显著改善（f、g）

痕侧的皮下软组织缺如过多，则不宜过多纠正侧凸，以免导致伤口闭合困难和术后出现骨盆倾斜加重和跛行。

对于发育尚未成熟、侧凸较轻的患儿可采用支具治疗，但需明确的是，支具对侧凸本身并无明显的矫正作用，仅是维持脊柱平衡，引导脊柱生长而推迟手术。对于瘢痕严重者，支具治疗往往无法控制畸形进展。发育尚未成熟、侧凸较重的患儿，理论上如软组织条件允许可尝试应用生长棒等非融合技术，但目前尚无非融合技术治疗此类畸形的相关文献报道。对于生长发育已停止、侧凸较严重的患儿，手术治疗是唯一的选择。与其他病因学脊柱畸形矫正策略不同的是，瘢痕挛缩性脊柱侧凸的近端和远端均应融合至稳定椎，因为此类患者脊柱软组织的柔韧性和代偿功能有限，且畸形进展难以预测。另外，矫形过程中应根据畸形严重程度和瘢痕挛缩程度在凸侧予以不同程度的截骨短缩，如前路的多节段椎间盘切除和后路的三柱短缩截骨术，降低瘢痕侧软组织张力，改善矫形效果和预防术后出现"骨盆倾斜"。

预后

瘢痕挛缩性脊柱侧凸的手术多可获满意矫形效果，但仍有生长发育潜能的患儿可因瘢痕的进一步挛缩或脊柱肌源性动态平衡的异常，在随后的生长中脊柱侧凸畸形出现复发或加重，因此术后应予以密切的长期随访直至成年。

参考文献

[1] Qiu Y, Wang SF, Wang B, et al. Adolescent scar contracture scoliosis caused by back scalding during the infantile period[J]. Eur Spine J, 2007, 16(10): 1557-1562.

[2] Chen SH, Chen PQ, Huang TJ, et al. Surgical correction of postradiation spinal deformity[J]. Chang Gung Med J, 2003, 26(3): 160-169.

[3] Karski T. Hip abductor contracture as a biomechanical factor in the development of the so-called 'idiopathic scoliosis'. Explanation of the etiology[J]. Ann Univ Mariae Curie Sklodowska Med, 1997, 52: 87-94.

[4] Rowe PW, Eagle M, Pollitt C, et al. Multicore myopathy: respiratory failure and paraspinal muscle contractures are important complications[J]. Dev Med Child Neurol, 2000, 42(5): 340-343.

[5] Sengupta DK, Mehdian SH, McConnell JR, et al. Pelvic or lumbar fixation for the surgical management of scoliosis in Duchenne muscular dystrophy[J]. Spine, 2002, 27(18): 2072-2079.

[6] Vaccaro AR, Silber JS. Post-traumatic spinal deformity[J]. Spine, 2001, 26(24): S111-118.

[7] van Biezen FC, Bakx PA, De Villeneuve VH, et al. Scoliosis in children after thoracotomy for aortic coarctation[J]. J Bone Joint Surg Am, 1993, 75(4): 514-518.

[8] Winter RB, Pinto WC. Pelvic obliquity. Its causes and its treatment[J]. Spine, 1986, 11(3): 225-234.

第二节　开胸术后并发脊柱侧凸

开胸术后脊柱侧凸（spinal kyphosis following thoracotomy）是继发于胸廓手术后出现的脊柱侧凸畸形，主要发生于儿童，为胸部术后一种少见的中远期并发症。

病理学

在解剖学上，胸壁尤其是胸骨作为脊柱的"第四柱"，与传统的脊柱三柱结构共同维持脊柱正常形态。开胸术切除肋骨或术后软组织挛缩可对一侧胸廓单侧生长产生阻滞，造成生长发育过程中胸廓左右的不对称，最终造成脊柱侧凸畸形。同样的，开胸手术亦可能对胸骨的正常纵向生长造成阻滞，造成胸廓前后生长的不对称，最终导致后凸畸形。若胸壁生长阻滞持续存在，患儿生长发育过程中可形成所谓的"弓弦效应"，脊柱的平衡性进一步遭到破坏，脊柱畸形可逐渐加重。除此之外，在临床工作中观察到部分行胸廓微创手术的患儿术后亦可出现进行性加重的脊柱畸形，这到底与前胸壁手术破坏导致软组织生长障碍有关，还是意外合并的独立脊柱畸形，目前并不是很清楚。

临床表现及影像学表现

在临床表现上，外观畸形与脊柱畸形多呈明显相关性。生长发育期内的青少年及婴幼儿有明确胸部手术史，术后有随生长发育进行性加重的侧凸畸形。少数畸形严重者可出现神经损害表现。常见的病因学包括先天性心脏病手术、胸骨骨折手术等。

在影像学上，患儿椎体形态多无明显发育性畸形，多表现为均匀性侧凸，畸形严重或病史较长者可出现椎体楔形变。因开胸术切口位于胸廓，所以临床都表现为胸弯。

开胸术后脊柱侧凸的诊断主要依靠病史和影像学检查。患儿具有明确的胸廓手术史，术前脊柱无畸形，术后患儿在生长发育过程中逐渐出现脊柱侧凸或后凸，并可进行性加重。开胸术后脊柱侧凸患儿在生长发育过程中畸形可表现为缓慢加重或快速加重，生长发育停止后畸形轻微者可维持稳定，而畸形严重者可继续进展。

Roclawski 等曾回顾性分析了 133 例合并主动脉狭窄和动脉导管未闭的先天性心脏病患儿，发现脊柱侧凸在未行心脏手术的主动脉狭窄和动脉导管未闭患儿中的发生率约为 16.6% 和 12.9%，而在行心脏手术的患儿中的发生率分别高达 46.6% 和 39.5%，两组间有显著统计学差异，并且心脏手术后脊柱侧凸于男性患儿中多见。Kaito 等研究则报道 40% 于 1 岁内行心脏手术的患儿在生长发育过程中可出现不同程度的脊柱侧凸，其中女性是出现侧凸 ≥ 10° 的风险因素，而心脏肥大是侧凸 ≥ 45° 的独立风险因素。因此，先天性心脏病患儿具有较高的脊柱侧凸发生率，但具体比例及性别差异等目前无明确定论。需要注意的是，如果侧凸是开胸前就存在，容易鉴别（图 20-2-1）；但往往是心脏手术后才发现脊柱侧凸，此时鉴别困难。邱勇总结了自己的临床经验，认为出现以下特征的脊柱侧凸要考虑与原开胸手术有关：①脊柱侧凸发生在开胸术后且逐渐出现；②弯型为"非典型"的胸椎侧凸，顶椎凸向手术切口对侧；③躯干有倾斜，此特征在轻中度的特发性脊柱侧凸患者中少见，而开胸术后的脊柱侧凸即使度数不大也可出现躯干倾斜；④矢状面为后凸型，而大部分的青少年特发性脊柱侧凸为胸椎前凸型或正常胸椎后凸；⑤胸部切口处的皮肤见瘢痕挛缩及较大的软组织张力。

自然史与预后

开胸术后脊柱侧凸畸形的发生和进展与开胸术对胸壁的破坏程度相关，单侧胸壁或胸骨发育阻滞较大的患者术后出现脊柱畸形的风险较大。年龄较小的患儿术后发生畸形的可能性较大，成人开胸术后多无侧凸畸形。长期的脊柱侧前方生长阻力增加可导致椎体楔形变，进一步加重畸形。随着侧后凸畸形的不断发展，椎管内的脊髓组织受牵拉贴附于椎体侧后缘。长期脊髓直接受压和血供障碍严重者可导致脊髓损害，但较少见。畸形严重的患者需行手术治疗，术后多可获得良好的矫形效果。

治疗

行开胸手术时应尽量减小对胸壁和胸骨造成的损伤，即使在行胸部微创手术时仍需注意保护周围软组织。发育尚未成熟且侧凸较轻的患儿可采用与青少年特发性脊柱侧凸患儿类似的支具治疗，引导脊柱生长从而推迟甚至避免手术。对于发育尚未成熟且侧凸较重的患儿，可应用生长棒等非融合技术（图 20-2-2）。生长潜能较少且畸形严重者可行手术矫正，目前多推荐行单纯后路截骨矫形内固定术。根据侧后凸严重程度可选择 Smith-Peterson 截骨术（SPO）、经椎弓根椎体截骨术（PSO）、SRS-Schwab Ⅳ级截骨术及全脊椎截骨术（VCR）等，多数患者术后可获得满意的矫形效果。

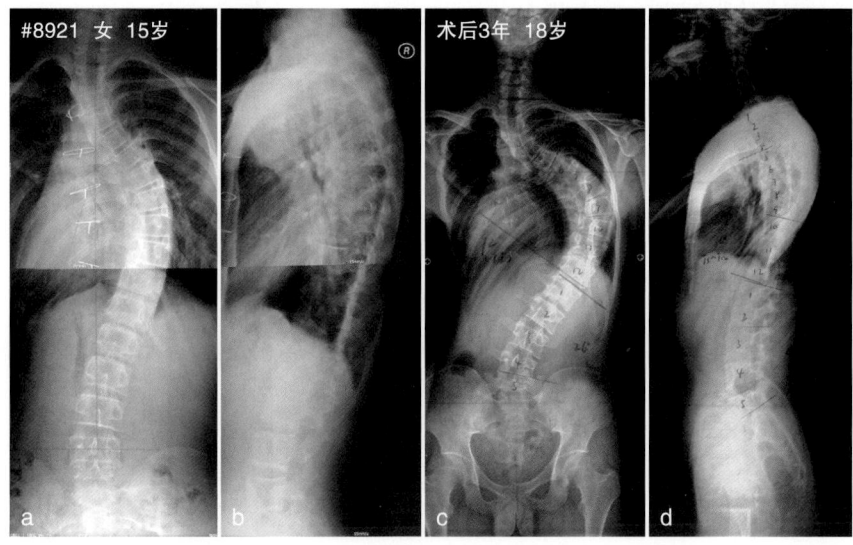

图 20-2-1　女（#8921），15 岁，脊柱侧凸合并先天性室间隔缺损。患者 15 岁时于外院行开胸室间隔缺损修补手术，此时胸弯 43°（a、b）；开胸术后 3 年脊柱侧凸加重至 92°（c、d）

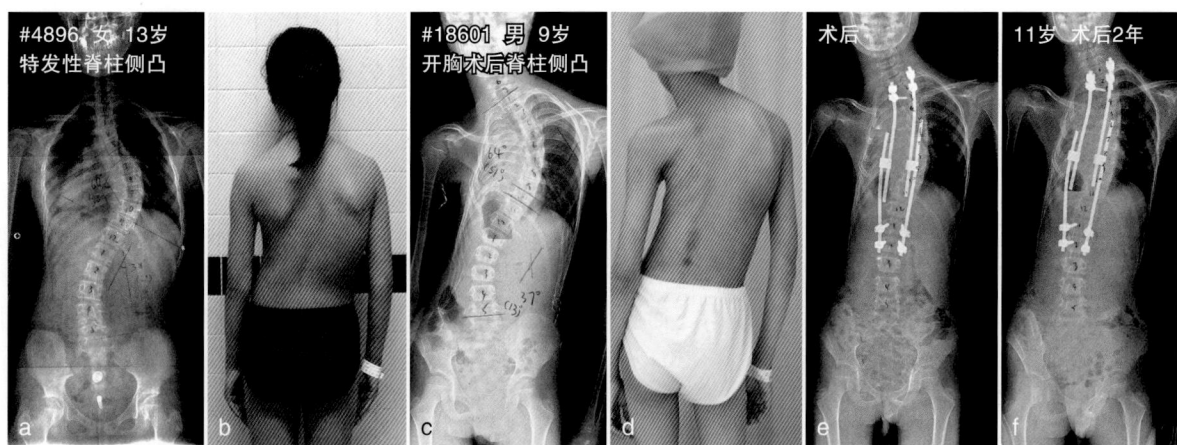

图 20-2-2　女（#4896），13 岁，典型青少年特发性脊柱侧凸弯型（a），表现为典型的胸椎侧凸，无明显躯干倾斜（b）及骨盆倾斜。男（#18601），9 岁，开胸术后脊柱侧凸，5 岁时因"肺炎性肌纤维母细胞瘤"开胸行肿瘤切除术；9 岁时因背部不对称就诊，立位全脊柱正位 X 线片示长弧形胸弯（c），外观照可见左侧（凹侧）自腋下至左背部的陈旧性手术切口，脊柱侧凸的凹侧软组织挛缩、发育差、无皮肤皱褶（d）；行生长棒植入术（e），术后 2 年随访畸形获得一定程度改善（f）

参考文献

[1] Padhye K, Soroceanu A, Russell D, et al. Thoracoscopic anterior instrumentation and fusion as a treatment for adolescent idiopathic scoliosis: a systematic review of the literature[J]. Spine Deform, 2018, 6(4): 384-390.

[2] Westfelt JN, Nordwall A. Thoracotomy and scoliosis[J]. Spine (Phila Pa 1976), 1991, 16(9): 1124-1125.

[3] Kaito T, Shimada M, Ichikawa H, et al. Prevalence of and predictive factors for scoliosis after surgery for congenital heart disease in the first year of life[J]. JB JS Open Access, 2018, 3(1): e0045.

[4] Roclawski M, Sabiniewicz R, Potaz P, et al. Scoliosis in patients with aortic coarctation and patent ductus arteriosus: does standard posterolateral thoracotomy play a role in the development of the lateral curve of the spine?[J]. Pediatr Cardiol, 2009, 30(7): 941-945.

[5] Roclawski M, Pankowski R, Smoczynski A, et al. Secondary scoliosis after thoracotomy in patients with aortic coarctation and patent ductus arteriosus[J]. Stud Health Technol Inform, 2012, 176: 43-46.

[6] Herrera-Soto JA, Vander Have KL, Barry-Lane P, et al. Spinal deformity after combined thoracotomy and sternotomy for congenital heart disease[J]. J Pediatr Orthop, 2006, 26(2): 211-215.

[7] Durning RP, Scoles PV, Fox OD. Scoliosis after thoracotomy in tracheoesophageal fistula patients. A follow-up study[J]. J Bone Joint Surg Am, 1990, 62(7): 1156-1159.

[8] Rowe PW, Eagle M, Pollitt C, et al. Multicore myopathy: respiratory failure and paraspinal muscle contractures are important complications[J]. Dev Med Child Neurol, 2000, 42(5): 340-343.

[9] van Biezen FC, Bakx PA, De Villeneuve VH, et al. Scoliosis in children after thoracotomy for aortic coarctation[J]. J Bone Joint Surg Am, 1993, 75(4): 514-518.

第三节　胸膜炎后并发脊柱侧凸

在生长发育过程中，患者罹患胸膜炎，病程较长，引起一侧胸膜增厚挛缩及疼痛，导致姿势性改变，脊柱的平衡性遭到破坏，脊柱向一侧弯曲，最早由 Dewey 等于 1934 年将其定义为胸膜炎性脊柱侧凸（pleural scoliosis）。目前文献中相关资料极少，其具体发生率无明确数据支持，现有的脊柱侧凸临床病因学分类中也无此种类型，大体属于继发性脊柱侧凸的一种。

病因学

儿童胸膜炎主要包括结核性胸膜炎和化脓性胸膜炎。据世界卫生组织统计，2012 年全球约有 53 万 15 岁以下儿童患上肺结核，死亡率为 14%。儿童结核性胸膜炎是儿童结核的常见类型，好发于 5 岁以上儿童和青少年，在形成儿童胸腔积液的病因中排名第二，占 12.6%。由于儿童的结核性胸膜炎症状不典型，其胸腔积液结核菌素涂片和培养的阳性率极低，在临床实践中，常被漏诊或误诊为儿童肺炎，导致疾病迁延不愈，病程较长，患者常有持续的疼痛症状，结核性胸腔积液易引起胸膜的挛缩。化脓性胸膜炎是儿童肺炎的主要并发症，Su 等报道肺炎住院儿童中有 3% 合并化脓性胸膜炎。在化脓性胸膜炎发病初期，脏层及壁层胸膜发生炎症反应，大量浆液性液体渗出，压迫肺部引起肺萎缩。此外，浆液中有大量纤维沉积，包裹住萎缩的肺组织，抑制其再张开，从而在胸膜腔中形成脓肿壁，1 周后纤维壁即明显增厚，若此时能控制感染，停止渗出，炎症愈合，纤维蛋白可被吞噬吸收，肺可以复张。如不能早期控制感染，纤维壁继续增厚，出现机化，继而瘢痕化收缩，发生胸部畸形。

早期，胸膜炎患者由于疼痛和胸膜增厚挛缩，出现功能性脊柱侧凸，为非结构性弯，但随后持续存在的凹侧疼痛、胸膜挛缩和胸廓畸形将导致凹侧椎体的神经中央软骨及附件骨骺压力升高，阻碍凹侧骨质生长，而脊椎凸侧继续正常发育，最终引起结构性脊柱侧凸。神经中央软骨（neurocentral cartilage，NCC）在脊椎发育过程中具有重要作用，早在 1909 年 Nicoladoni 就提出 NCC 的不对称性生长可能是脊柱侧凸的发病原因之一，他认为 NCC 的发育不对称导致椎体及两侧椎弓根发育不对称，推动脊椎发生旋转进而导致脊柱侧凸的发生。婴幼儿期或儿童期是 NCC 生长高峰，在此期间罹患病程较长的胸膜炎，是脊柱侧凸发生的危险因素之一。

临床表现及影像学表现

患者外观可见双侧胸廓不对称，患侧胸廓塌陷，女性存在双侧乳房不对称。X 线片及 CT 可见胸膜增厚，胸膜多发钙化，包裹性胸腔积液，患侧肺不张，肋骨变形等表现。脊柱侧凸多为胸弯或胸腰弯，脊柱凸向胸膜组织挛缩的对侧（图 20-3-1c、图 20-3-2a、图 20-3-3a），由于胸膜挛缩、软组织粘连、侧凸发病时间长，侧凸的柔韧性较差，给手术矫形带来一定难度。若胸膜炎发病年龄较小或胸壁软组织挛缩严重者，顶椎区椎体可发生楔形变，畸形严重者可出现躯干塌陷和胸腹容积明显减小。对于病程长、侧凸严重者，可合并有脊柱后凸畸形（图 20-3-3b）。患者的 CT 和 MRI 上一般无椎体发育畸形和脊髓发育异常。

Dewey 等比较了胸膜炎性脊柱侧凸与特发性脊柱侧凸之间的影像学区别，发现胸膜炎性脊柱侧凸患者凹侧特点为：①受胸膜粘连影响，肋骨向下倾斜的角度更大；②肋间隙狭窄，部分肋骨之间相互接触或融合；③凹侧前后胸壁扁平；④凹侧胸廓容积减小，胸围平均减少 3.5～7.6cm；⑤凹侧部分肺萎缩。脊柱凸侧特点为：①此类患者顶椎受软组织粘连影响，难以发生旋转，故与特发性脊柱侧凸不同，顶椎无明显旋转，外观上凸侧后背无明显剃刀背畸形；②凸侧肩膀抬高，但肩胛骨高度正常。此外，该类患者还伴有以下特点：①侧凸僵硬，主弯跨度不大；②代偿弯进展缓慢；③纵隔受瘢痕组织粘连，与脊柱一同发生偏移；④肺功能随着畸形进展而成比例下降。

自然史

通过病史回顾，可明确胸膜炎与脊柱侧凸之间的因果关系。患者在幼年期间常有结核、肺炎、胸

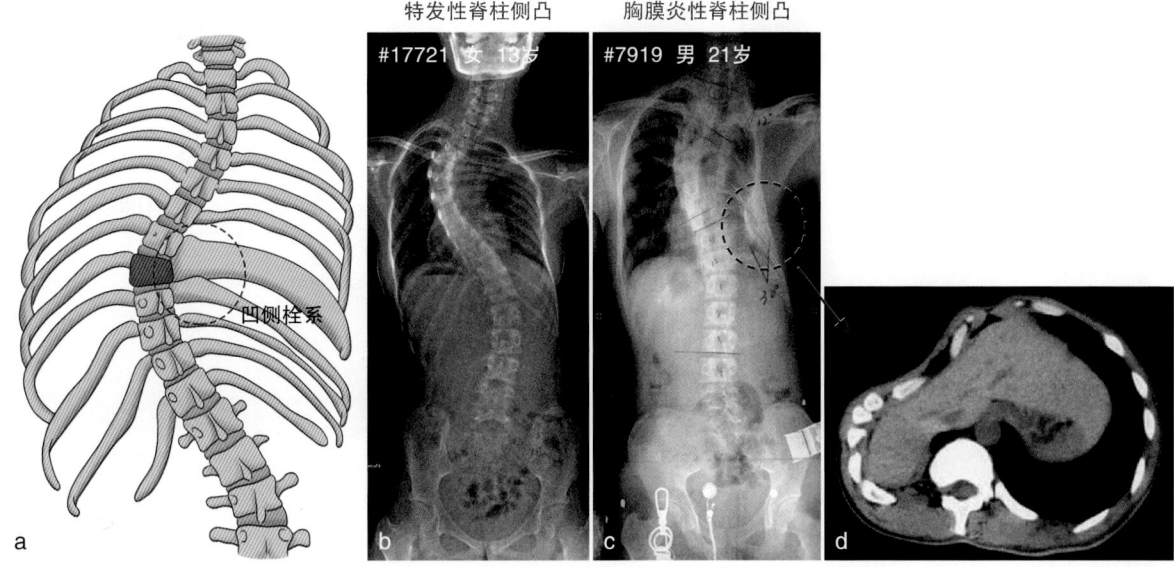

特发性脊柱侧凸　　　胸膜炎性脊柱侧凸

凹侧栓系

图 20-3-1　特发性脊柱侧凸与胸膜炎性脊柱侧凸弯型比较。特发性脊柱侧凸常伴有顶椎旋转，弧度规则均匀，一般不伴胸廓塌陷（#17721，b），而胸膜炎性脊柱侧凸的发病机制为凹侧软组织及肋骨栓系（a），顶椎旋转小，侧凸僵硬，主弯跨度小，弧度不均匀，纵隔发生偏移，凹侧肺组织萎缩（#7919，c），CT 示凹侧胸壁明显塌陷（d）

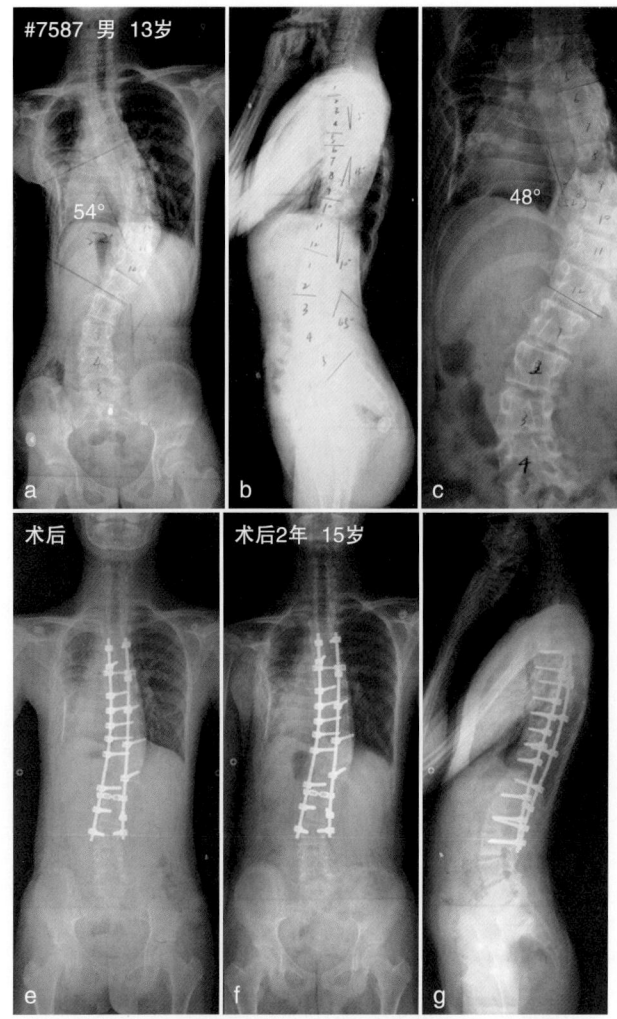

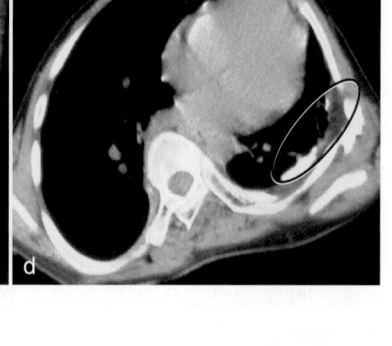

图 20-3-2　男（#7587），13 岁，结核性胸膜炎后胸椎脊柱侧凸。术前 X 线示左肺大片透亮影，胸椎右侧凸，Cobb 角 54°，凸侧 Bending 片示 Cobb 角为 48°，侧凸僵硬（柔韧性为 11.1%）（a~c）；CT 示左侧胸膜粘连增厚、钙化、肺不张（d）；由于此类侧凸僵硬，远端代偿功能较差，行后路矫形内固定术，终止于稳定椎（L₃），术后 X 线示冠状面矫形良好（e）；术后 2 年随访示无矫正丢失（f、g）

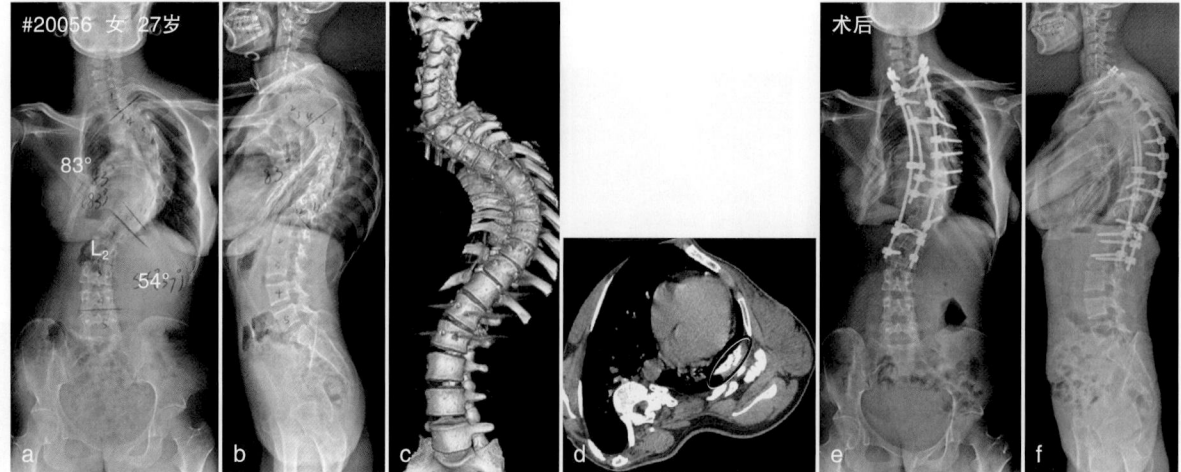

图 20-3-3　女（#20056），27 岁。11 岁时患左侧结核性胸膜炎，后脊柱侧凸缓慢进展。术前 X 线及三维 CT 示胸椎右侧弯（a~c）；CT 示左侧胸膜粘连增厚伴钙化（d）；行脊柱后路多节段 SPO 截骨内固定矫形融合术，远端固定至稳定椎 L₂，术后 X 线示冠状面及矢状面矫形良好（e、f）

膜炎等病史，且胸膜炎病程长，迁延不愈。后患侧胸痛症状逐渐加重，发生炎症的胸膜出现钙化和瘢痕挛缩，导致患侧胸廓出现塌陷，在生长发育过程中逐渐出现脊柱侧凸，在青春期生长发育高峰期畸形进展加速，甚至出现躯干倾斜等表现，骨龄成熟后畸形进展减缓。由于患者长期一侧胸廓塌陷伴肺不张，其肺功能要比同样 Cobb 角的 AIS 差。若患者畸形严重、躯干倾斜、肺功能持续下降，则需早期手术。脊柱侧凸早期矫正后，患侧的肺不张有可能改善，肺功能也会逐步提高。

此病需要与脊柱骨样骨瘤、成骨细胞瘤等引起的继发性脊柱侧凸相鉴别，这些继发性脊柱侧凸表现为脊柱区疼痛，明显的脊柱叩击痛，脊柱区一侧肌肉痉挛，侧凸向对侧，CT 横断面上可见典型的骨样骨瘤改变：瘤巢及周围硬化骨。

治疗

针对胸膜炎的病因进行治疗。如结核性胸膜炎伴胸腔积液应尽快行胸腔穿刺抽液，减少胸膜粘连，同时采用链霉素、异烟肼和利福平，或链霉素、异烟肼和乙胺丁醇联合抗结核治疗 9~12 个月。非结核性胸膜炎则针对原发病（如肿瘤等）选择相应化疗药物或放射治疗，化脓性胸膜炎应使用敏感抗生素进行抗感染治疗。胸痛严重者应使用非甾体抗炎药缓解胸痛症状。早期胸膜炎治疗后，脊柱侧凸往往能控制或好转。Bisgard 等报道 1 例结核性胸膜炎患者，在早期发现脊柱侧凸（约 20°）时，予以顶椎区凹侧肋骨（T_5、T_6 和 T_7）及肋软骨切除，术后脊柱侧凸明显改善，由于是早期的个案报道，这种手术方法是否真正有效有待验证。侧凸一旦出现在低龄儿童，进展往往不可避免，应进行早期的支具治疗，不必等 Cobb 角发展至 25°，因为这是一种因凹侧软组织"栓系"造成的脊柱侧凸，一般为进行性加重，Bisgard 等报道 2 例儿童胸膜炎性脊柱侧凸患者通过石膏支具固定，获得良好的矫形效果，有效控制侧凸进展。当侧凸度数较大时则需手术矫形（图 20-3-2）。虽然此类患者畸形较为僵硬，但一般为非后凸型，且弯型弧度不呈角状，通常不需要进行高风险的三柱截骨，围绕顶椎区的多节段 SPO 可以获得良好矫形，近端和远端都应尽量融合至稳定区内，减少术后失代偿的发生（图 20-3-3e）。

参考文献

[1] Bisgard JD. Thoracogenic scoliosis: influence of thoracic disease and thoracic operations on the spine[J]. ArchSurg, 1934, 29(3): 417-445.

[2] Jentschura G, Schmid F. Pleuritis mediastinalis in childhood and scoliosis development[J]. Z Orthop Und Ihre Grenzgeb, 1958, 90(1): 19-33.

[3] Bisgard JD. Deformities of the chest and spine resulting from thoracic disease and operation: their prevention[J]. Am J Surg, 1941, 54(1): 317-325.

[4] World Health Organization. Guidance for National Tuberculosis Programmes on the Management of Tuberculosis in Children[M]. 2nd ed. Geneva: World Health Organization, 2014.

[5] Su-Ting T Li, Daniel J. 接种肺炎球菌结合疫苗后美国儿童脓胸住院人数仍然增加[J]. Pediatrics中文版, 2010, 5(3): 172-178.

[6] Bisgard J. Scoliosis: its experimental production and growth correction: growth and fusion of vertebral bodies[J]. Surg Gynecol Obstet, 1940, 70: 1029-1036.

[7] Kergin FG, Dewar FP. Pleural decortication in the prevention and treatment of thoracogenic scoliosis[J]. AMA Arch Surg, 1950, 61(4): 705-712.

[8] Avila Ramírez LF, Hernández F, Rivas S, et al. Chest wall distraction in thoracogenic scoliosis[J]. Cir Pediatr, 2005, 18(1): 25-31.

[9] Langlais T, Pietton R, Laurent R, et al. Stepwise management of severe thoracogenic scoliosis in burned child[J]. World Neurosurg, 2020, 136: 399-402.

[10] Eby SF, Hilaire TS, Glotzbecker M, et al. Thoracogenic spinal deformity: a rare cause of early-onset scoliosis[J]. J Neurosurg Spine, 2018, 29(6): 674-679.

[11] Bisgard JD. The management of threatened thoracogenic spinal curvature[J]. Tubercle, 1938, 20(1): 13-23.

[12] Deguchi M, Kawakami N, Kanemura T, et al. Experimental scoliosis induced by rib resection in chickens[J]. J Spinal Disord, 1995, 8(3): 179-185.

[13] Glotzbecker MP, Gold M, Puder M, et al. Scoliosis after chest wall resection[J]. J Child Orthop, 2013, 7(4): 301-307.

[14] Durning RP, Scoles PV, Fox OD. Scoliosis after thoracotomy in tracheoesophageal fistula patients. A follow-up study[J]. J Bone Joint Surg Am, 1980, 62(7): 1156-1159.

[15] Kawakami N, Winter RB, Lonstein JE, et al. Scoliosis secondary to rib resection[J]. J Spinal Disord, 1994, 7(6): 522-527.

[16] Langenskiold A, Michelsson JE. The pathogenesis of experimental progressive scoliosis[J]. Acta Orthop Scand Suppl, 1962, 59: 1-26.

[17] Pal GP, Bhatt RH, Patel VS. Mechanism of production of experimental scoliosis in rabbits[J]. Spine, 1991, 16(2): 137-142.

[18] Vanamo K, Peltonen J, Rintala R, et al. Chest wall and spinal deformities in adults with congenital diaphragmatic defects[J]. J Pediatr Surg, 1996, 31(6): 851-854.

[19] 徐慧, 赵宇红, 唐晓蕾, 等. 儿童结核性胸膜炎的临床特点[J]. 中华实用儿科临床杂志, 2017, 32(16): 1257-1261.

第四节　放疗后伴发脊柱侧凸

放疗后伴发脊柱侧凸（post-radiotherapy scoliosis）指儿童肿瘤患者接受放射治疗时，由于多次受到大剂量的外照射所致脊椎骨细胞直接受损及骨组织和椎旁软组织血运代谢障碍，椎体骨质破坏引起的脊柱侧凸。

病因学

　　既往学者通过多个动物实验，证实正常脊柱的单侧受到射线损伤时，会逐渐出现脊柱侧凸表现。Engel 等于 1939 年在年轻山羊的脊柱旁植入镭针，通过放射性镭元素抑制骨骺生长，结果发现随着山羊的生长，受辐射的椎体出现楔形变，表现为靠近镭针一侧的椎体高度明显小于对侧，进而发展为脊柱侧凸，凹侧为镭针辐射侧。Arkin 等进一步改进辐射源，将镭针换成氢小管植入兔子腰椎内，氢小管能将辐射凝聚到一点，减少对周围软组织的损伤，结果发现靠近氢小管一侧的椎体生长明显受到抑制，7 个月后，靠近氢小管一侧的横突及髂骨生长停止，出现侧凸表型。此外，作者采用伦琴射线直接照射兔的一侧腰椎，持续 7 周后，受辐射的腰椎出现楔形变，同样表现为辐射侧椎体高度减小。照射 25 周后，出现明显的侧凸表现。作者将其顶椎做组织学检测，发现椎体受辐射一侧的骨骺线中断，辐射侧椎体高度缩小，但该侧的椎间盘出现代偿性增宽。

　　射线损害引起脊柱侧凸的潜在的发病机制如下：

　　1. 骨组织的放射性损伤是由于骨细胞直接受射线伤害和骨组织血管受损致骨组织血运代谢障碍所引起的。研究发现，在射线照射下，骨细胞发生变性，细胞质比细胞核对射线更敏感，胞质发生固缩，内部的细胞器溶解消失，严重者基质明显破坏。此外，通过电镜观察，发现骨膜内的小血管发生病理性改变，血管扩张、充血，部分血栓形成，骨组织血运破坏。

　　2. 电离辐射除了直接引起骨损伤，还可影响骨发育，尤其是对于生长发育期的儿童和青少年。骨骺区受到射线照射，干骺端骨小梁成骨细胞减少，骨骺增殖受损，软骨细胞损伤，引起骨生长受阻。

　　3. 椎旁软组织可能受到放射性损害，尤其是放疗侧软组织受损更大，导致双侧软组织不对称发育，局部瘢痕形成，软组织形成"弓弦效应"，可继发脊柱侧凸。

临床表现及影像学表现

　　1. 骨质疏松表现　X 线上表现为骨小梁稀疏、粗糙，有斑片状透光区。如是管状骨，表现为长骨骨干变细，长度变短，皮质变薄。局部皮肤可有放射性皮炎改变。在脊椎，除可部分表现为以上特征外，还可表现为脊柱侧凸。由于骨骺和局部血管增生对射线较为敏感，所以如果接受前方和侧方的放疗，对椎体前方和侧方的纵向生长影响较大，这种生长不平衡会导致脊柱侧凸或后凸畸形。严重者出现骨坏死，X 线表现为骨质疏松区或骨折断端附近出现不规则的片状致密影。CT 上表现为骨皮质不规整、边界模糊，尤其是放疗侧，椎体内密度不均匀减低，且椎体呈均匀性向心性缩小（图 20-4-1g），有时伴周围软组织的信号改变，提示椎旁软组织受损。MRI 上 T2 相可见椎体内不规则高密度信号，提示椎体骨质结构改变（图 20-4-1e）。

　　2. 骨质破坏　进行放疗的肿瘤部位邻近的骨质破坏最为严重，因此往往是脊柱侧凸的顶椎部位。此外，肿瘤一侧的骨质及周围结构破坏大于对侧，因此脊柱常凸向肿瘤的对侧（图 20-4-1a）。脊柱畸形可出现于放疗后数年，由于健康的脊柱不断生长，而破坏的部分生长停滞，逐渐出现脊柱畸形。Chen 等报道，通常放疗后数月至 4 年出现脊柱解剖结构异常，而患者多在放疗结束 5 年后逐渐出现侧凸或侧后凸畸形。Arkin 等于 1950 年报道 1 例出生后 9 个月婴儿，因发现左侧肾母细胞瘤而行综合治疗，术前放疗 1 个月，放疗区域为左上腹到左肾后下方和侧下方边界，术后继续放疗 3 个月。患者 13 岁时因腰背部不对称、双下肢不等长而就诊，拍摄全脊柱 X 线片发现脊柱侧凸，肿瘤放疗侧为凹侧，脊柱凸向健侧，所有腰椎在冠状面上均出现楔形变，且凹侧（放疗侧）高度小于凸侧。此外，放疗侧髂骨小于对侧，伴骨盆轻度倾斜，放疗侧的下肢缩短、T_{12} 肋骨变小，横突发育也小于对侧。Bluemke 等于 1994 年报道 1 例左肾上腺神经母细胞瘤患者，放疗后出现右腰弯 11°，12 岁时进展为 35°；1 例右肾癌患者 3 岁时接受放疗，30 年后发现左腰弯伴骨盆不对称，右侧髂骨明显小于左侧；1 例左肾母细胞瘤患儿肾脏切除术后行化疗，9 年后出现轻度腰椎侧凸伴左侧髂骨发育不全。

　　综上所述，放疗后脊柱侧凸的弯型特点与特发性脊柱侧凸的主要鉴别点如下：①特发性侧凸的椎体楔形变程度为顶椎区最甚，向两侧端椎区逐渐减轻，且主要发生在角度较大或发病较早的患儿；而放疗后脊柱侧凸的椎体楔形变较为均一，表现为冠状面上放疗侧椎体高度小于对侧，即使度数不大，

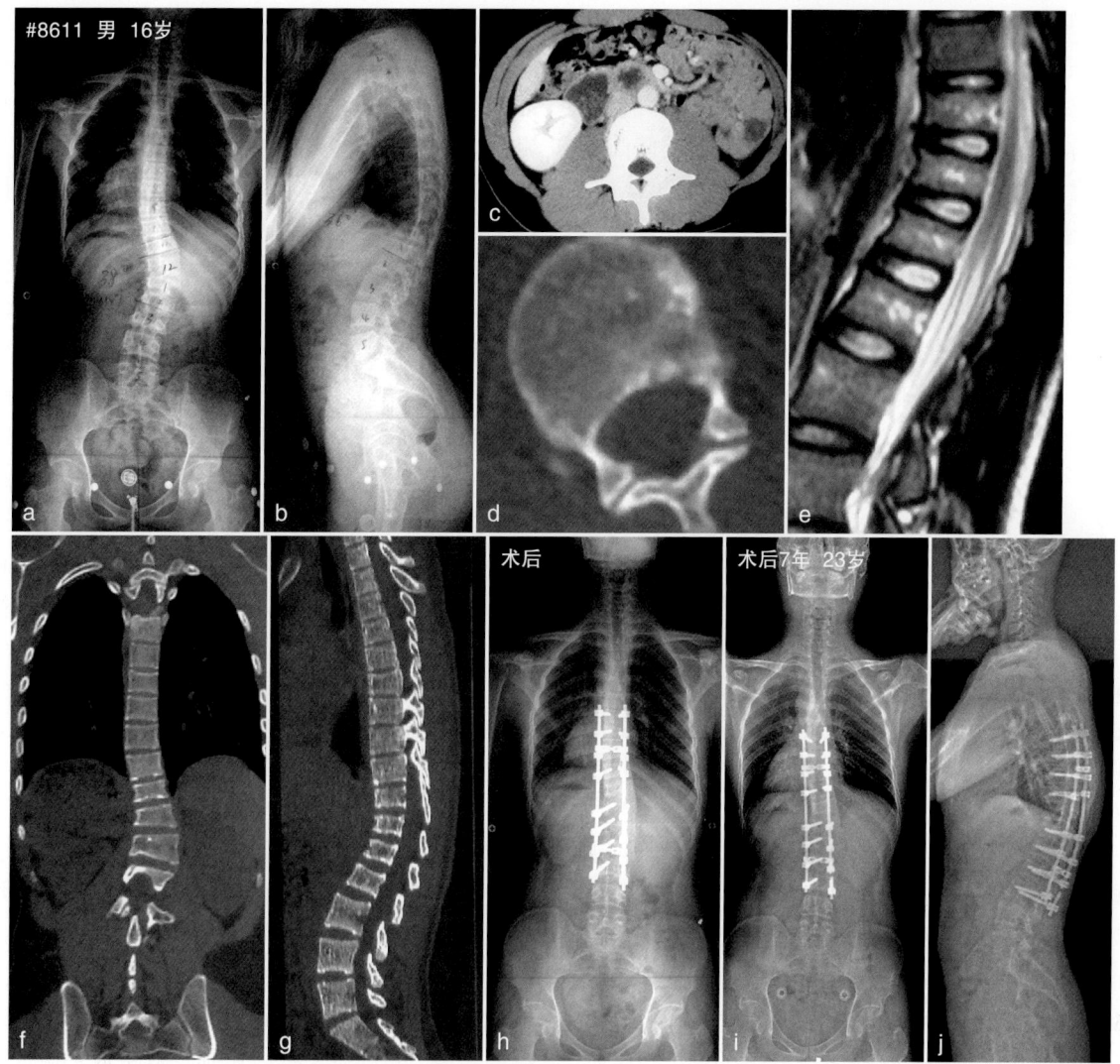

图 20-4-1　男（#8611），15 岁时行左肾肾母细胞瘤切除术，术后 3 个月开始放疗，放疗 1 年后（16 岁）逐渐出现脊柱侧凸（凸向右侧）。X 线示脊柱侧后凸畸形，顶椎 T_{12} 附近多个椎体变形，顶椎位置与放疗部位匹配（a、b）；肾癌术后 CT 示左肾切除（c）；CT 示顶椎区椎体左侧（肿瘤侧）骨皮质边缘不规整，局部骨质破坏（d）；MRI T2 相示顶椎区 $T_{11} \sim L_2$ 椎体内多发高信号影，提示椎体内骨质结构改变（e）；CT 示椎体出现明显楔形变，放疗侧高度减小（f），且放疗部位的椎体出现均匀性向心性缩小（g）。尽管脊柱侧凸的 Cobb 角不大，但是为后凸型，顶椎区多节段椎体存在结构性畸形，此类畸形即使进入成年期，也有进展可能，故行后路矫形融合术（$T_7 \sim L_3$）（h），术后 7 年随访冠状面和矢状面矫形效果维持良好，无明显矫正丢失及内固定相关并发症（i、j）

也有明显的椎体楔形变和高度减少（图 20-4-1f）。②放疗后脊柱侧凸的主弯跨度小，局限在放疗区域附近，无明显代偿弯。③除了椎体出现楔形变，放疗侧其他的骨质生长也受到抑制，包括肋骨、横突、髂骨等。④放疗后脊柱侧凸的弯型与放疗的部位有关，如果椎体前方也受到射线照射，则可出现侧后凸或后凸畸形。如果存在胸腰椎后凸畸形，则近端胸椎后凸可代偿性减小。⑤受射线影响，顶椎区凹侧的椎弓根发育异常，通常小于正常相应节段的椎弓根。

自然史

　　放疗后伴发脊柱侧凸的发生和进展与放疗引起的椎体骨质破坏程度相关，而骨质破坏程度主要取决于放疗的剂量和时间。有文献报道，胸部肿瘤行放射治疗，当放射剂量在 50Gy 以下时，骨质破坏发生率为 1.3%，而高于该剂量则升高为 5.6%。此外，放疗时间也与骨质破坏程度相关。一项对于女性盆腔肿瘤进行化疗的研究发现，大多数骨盆处骨质破坏发生在接受放疗 3~12 个月内，在停止放疗后 30 个月，有 21% 的患者骨质破坏处自然愈合。因此，在椎旁区进行长期、大剂量的放射治疗，将会导致椎体骨质破坏进行性加重，并且两侧骨质破坏不对称，放疗侧破坏程度更重，引起脊柱侧凸。当出现脊柱侧凸后，若停止放疗，部分患者椎体破坏能自然愈合，脊柱侧凸得到改善；若继续放疗，骨质继续破坏，则侧凸进展较快，伴随疼痛等症状加重，严重者需行手术治疗。此外，脊柱侧凸的进展还与接受放疗的年龄有关，若患儿接受放疗时年龄小于 2 岁，则畸形进展将更为迅速，畸形程度更严重。

治疗

若原发肿瘤已控制，在条件允许时，停止放疗，或适当降低放射剂量，让骨细胞脱离射线辐射，改善骨组织微循环，促进骨组织修复、再生。有条件者配合高压氧治疗，高压氧能促进成纤维细胞和毛细血管再生，是预防或治疗放射性骨损伤的重要手段之一。同时采取抗骨质疏松治疗，有利于骨质破坏区的修复。也可尝试采用超声疗法、电磁刺激等手段促进骨损伤的修复。对于伴发脊柱侧凸的患者，早期可行支具治疗控制进展。当侧凸呈进行性加重时，可手术矫形，其手术策略类似于其他类型的脊柱侧凸。Oliver 等报道 2 例 Wilm's 肿瘤患儿（5 岁和 2 岁），分别于接受放疗后 10 年和 6 年发现脊柱侧凸，Cobb 角分别为 25°和 20°，予以 Milwaukee 支具治疗，侧凸进展得到有效控制；另有 1 例 3 岁 Wilm's 肿瘤患儿，放疗后 16 年侧凸进展为 45°，予以 Harrington 矫形内固定。Chen 等报道 6 例患儿接受放疗（3 例 Wilm's 肿瘤、2 例神经母细胞瘤、1 例恶性淋巴瘤），放疗后 9 个月至 7 年内出现侧凸或后凸畸形，予以支具治疗，但无明显效果，均出现不同程度的进展，且后凸进展快于侧凸，侧凸平均为 38°，后凸平均为 59°，遂行脊柱矫形内固定手术，其中 3 例行单纯后路手术、3 例行前后路联合手术。该批患者术后内固定相关并发症较多，包括 1 例断钉、3 例内固定顶出皮肤、1 例假关节，作者建议对于此类后凸畸形患者，上端和下端融合椎应选择在上下端椎近端和远端各 1 个椎体，即"Cobb+1"策略。

Tamás de Jonge 等回顾性分析了 76 例儿童恶性脊柱肿瘤患者，平均 4 岁（2 个月至 16 岁），行椎板切除减压和（或）脊柱肿瘤放疗，其中 21 例行单纯椎板切除减压、21 例行单纯放疗，其余行联合治疗。术后随访平均 2 年 9 个月，67 例出现脊柱侧凸或后凸畸形，其中放疗后出现畸形的时间平均为 77 个月，而颈椎椎板切除减压术后 5 个月出现畸形，胸椎椎板切除减压则在术后 15 个月出现畸形。21 例采取保守治疗，其中 6 例死亡、11 例支具治疗有效已停支具，4 例仍在支具治疗中。46 例行手术治疗矫正畸形，其中 4 例发现畸形时即行手术，42 例经过支具治疗后畸形进展而行手术治疗。术前共有 7 例严重脊柱畸形患者行 Stagnara 延长石膏及 Halo 牵引治疗，方法是先在牵引下行上至下颌、下至骨盆的矫形石膏固定，在石膏的两头置入可延长装置，并把石膏切成上下两部分，上部分固定下颌和枕骨，下部分固定骨盆，每天撑开一定长度，直到患者无法耐受为止。通过石膏牵引治疗，侧凸由 77°减小到 32°，后凸由 111°减小到 68°。牵引前 3 例无神经症状，牵引后未出现神经损害；1 例牵引前有严重下肢麻痹、感觉障碍伴双侧锥体束征阳性，牵引后神经功能几乎完全恢复；1 例术前深反射改变伴轻度肌阵挛，牵引后完全恢复；1 例术前深反射改变伴双侧巴宾斯基征阳性，牵引后无明显改变；1 例术前截瘫，牵引后下肢肌力无明显变化。因此，作者认为术前石膏牵引不仅可以改善畸形，还有利于重度脊柱畸形患者神经功能的恢复。46 例接受手术矫形的患者中，前后路融合手术 39 例，前路胫骨条支撑 35 例，采用后路内固定 38 例（其中 CD 内固定 34 例、Harrington 内固定 3 例、Harrington 棒与 Wisconsin 钩 1 例）。所有未放内固定的患者术后均予以石膏支具保护平均 6 个月。术前后凸平均为 77°，术后矫正为 33°，随访 6 年矫正丢失 7°。侧凸术前平均为 66°，术后矫正至 34°，随访中矫正丢失 5°。并发症方面，在随访过程中，无新发神经损害；1 例患者因内固定突出引起疼痛而去除内固定，4 例患者因迟发性感染而去除内固定；6 例出现交界性后凸，平均为 9°。

King 等回顾性分析了 150 例神经母细胞瘤和 183 例肾母细胞瘤的儿童患者，接受钴线疗法治疗肿瘤，为了避免对脊柱不对称的放射性损伤，绝大多数患者的放疗范围超过了脊柱中线。对于放疗后出现脊柱侧后凸畸形的患者，作者先采取支具治疗的方案，但大多数畸形仍会进展，且畸形较为僵硬，支具治疗效果有限，只能作为推迟手术的策略。最终 6 例肾母细胞瘤患者因畸形进展行脊柱矫形融合术，3 例为侧凸畸形，3 例为后凸畸形。这 6 例患者接受放疗时的年龄为 15.2 个月，发现脊柱畸形时的年龄为 6.2 岁，均显著早于其他患儿。手术时平均年龄为 10.3 岁，术后随访 39.2 个月，3 例因假关节行翻修手术、2 例出现脱钩，感染发生率为 16.6%。此外，7 例神经母细胞瘤患者行脊柱矫形融合术，5 例为后凸畸形、1 例腰椎过度前凸、1 例侧凸畸形，他们接受放疗的年龄为 5.1 岁，发现脊柱畸形的年龄为 8.7 岁，手术时年龄为 12.6 岁。这 7 例神经母细胞瘤患者共接受了 19 次脊柱融合手术，2 次出现严重神经损害、7 次出现假关节、2 次出现断棒、1 次出现感染。作者总结：接受放疗时的年龄越早，在青春发育高峰期越容易出现脊柱畸形快速进展；对于大于 35° 的放疗后脊柱后凸畸形，建议早期行前后路联合脊柱融合手术；对于大于 35° 的放疗后侧凸畸形，建议早期行脊柱后路内固定、广泛植骨融合术（图 20-4-1h）。但由于放疗可造成放射区域骨质发育异常和"去血管化"改变，因此手术并发症的发生率较高。

Shah 等报道放疗后出现脊柱侧凸的患者，常伴有放疗引起的内脏损伤，尤其是放射性肠炎，其早期表现为小肠梗阻，部分侧凸患者在早期接受石膏或牵引治疗时也会出现肠道症状，易与此混淆，需完善消化道检查，放射性肠炎若治疗不及时，则会出现肠穿孔、肠瘘等并发症，甚至危及生命，需引起脊柱外科医生高度重视。

参考文献

[1] King J, Stowe S. Results of spinal fusion for radiation scoliosis[J]. Spine, 1982, 7(6): 574-585.
[2] Butler MS, Robertson JWW, Rate W, et al. Skeletal sequelae of radiation therapy for malignant childhood tumors[J]. Clin Orthop Relat Res, 1990 (251): 235-240.
[3] Bluemke DA, Fishman EK, Scott WW Jr. Skeletal complications of radiation therapy[J]. Radiographics, 1994, 14(1): 111-121.
[4] Pacheco R, Stock H. Effects of radiation on bone[J]. Curr Osteoporos Rep, 2013, 11(4): 299-304.
[5] Dalinka MK, Mazzeo JVP. Complications of radiation therapy[J]. Crit Rev Diagn Imaging, 1985, 23(3): 235-267.
[6] Shah M, Eng K, Engler GL. Radiation enteritis and radiation scoliosis[J]. N Y State J Med, 1980, 80(10): 1611-1613.
[7] Mitchell MJ, Logan PM. Radiation-induced changes in bone[J]. Radiographics, 1998, 18(5): 1125-1136.
[8] Cox JD, Byhardt RW, Wilson JF, et al. Complications of radiation therapy and factors in their prevention[J]. World J Surg, 1986, 10(2): 171-188.
[9] Arkin AM, Pack GT, Ransohoff NS, et al. Radiation-induced scoliosis: a case report[J]. J Bone Joint Surg Am, 1950, 32(2): 401-404.
[10] Arkin AM, Simon N. Radiation scoliosis;an experimental study[J]. J Bone Joint Surg Am, 1950, 32A(2): 396-401.
[11] de Jonge T, Slullitel H, Dubousset J, et al. Late-onset spinal deformities in children treated by laminectomy and radiation therapy for malignant tumours[J]. Eur Spine J, 2005, 14(8): 765-771.
[12] Bluemke DA, Fishman EK, Scott WW. Skeletal complications of radiation therapy[J]. Radiographics, 1994, 14(1): 111-121.
[13] Oliver JH, Gluck G, Gledhill RB, et al. Musculoskeletal deformities following treatment of Wilms' tumour[J]. Can Med Assoc J, 1978, 119(5): 459-464.
[14] Riseborough EJ, Grabias SL, Burton RI, et al. Skeletal alterations following irradiation for Wilms' tumor: with particular reference to scoliosis and kyphosis[J]. J Bone Joint Surg Am, 1976, 58(4): 526-536.
[15] Rubin P, Andrews JR, Swarm R, et al. Radiation induced dysplasias of bone[J]. Am J Roentgenol Radium Ther Nucl Med, 1959, 82(2): 206-216.
[16] Whitehouse WM, Lampe I. Osseous damage in irradiation of renal tumors in infancy and childhood[J]. Am J Roentgenol Radium Ther Nucl Med, 1953, 70(5): 721-729.
[17] Rutherford H, Dodd GD. Complications of radiation therapy: growing bone[J]. Semin Roentgenol, 1974, 9(1): 15-27.
[18] Davies-Johns T, Chidel M, Macklis RM. The role of radiation therapy in the management of Wilms' tumor[J]. Semin Urol Oncol, 1999, 17(1): 46-54.
[19] Katzman H, Waugh T, Berdon W. Skeletal changes following irradiation of childhood tumors[J]. J Bone Joint Surg Am, 1969, 51(5): 825-842.

第五节　肋骨肿瘤伴发脊柱侧凸

肋骨肿瘤是一种少见病，大多为转移性肿瘤，而原发性肿瘤较少，文献中以个案报道为主。伴发脊柱侧凸的肋骨原发性肿瘤发生率更低，临床上比较常见的是肋骨内生软骨瘤或肋骨成骨细胞瘤。

成骨细胞瘤约占骨肿瘤的 1%，为孤立的富集成骨细胞的骨或类骨组织的良性肿瘤，主要组分为血管丰富的骨组织和大量骨细胞，好发于 10~30 岁。瘤灶直径一般大于 2cm，界限清楚，呈卵圆形、膨胀性的溶骨性骨破坏区，周边硬化，内部可见钙化灶，以颈椎最为常见，其次为胸椎和肋骨。主要发生于脊柱后份，如椎弓根、椎板、棘突和横突等，常向椎体侵犯，也可起源于肋横突部，起源于椎体的很少见，患者可合并有脊柱侧凸畸形（图 20-5-1）。

内生软骨瘤是一种发生于骨髓腔的良性软骨类肿瘤，占儿童良性骨肿瘤的 24%，排名第二。大多数患儿的内生软骨瘤为单发，多发者较少见。多发性内生软骨瘤（multiple enchondromatosis），又称 Ollier 病，是一种先天性骨骼发育异常，群体发病率约为 1/100 000，主要特征是多部位软骨发育异常，累及指（趾）骨、肋骨、长管状骨等（图 20-5-2）。骨质破坏表现为骨膨胀、短缩、畸形等，病变常位

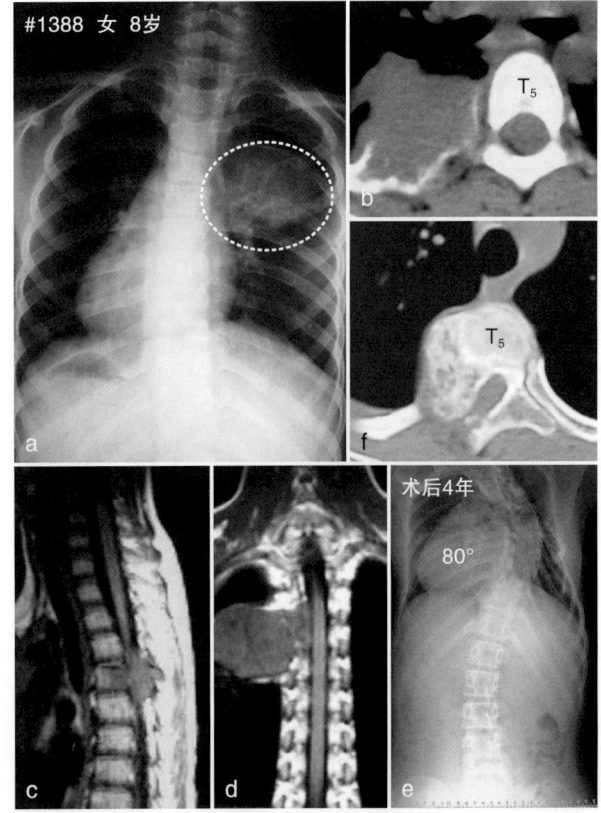

图 20-5-1　女（#1388），8 岁，以脊柱侧凸为首诊。X 线胸片示右侧胸腔内可见巨大椭圆形阴影（a，线圈）；CT 示右侧 T₅ 肋骨头处有界限清楚、卵圆形的溶骨性骨破坏区，局部有钙化或骨化（b）；MRI 示 T1WI 上，瘤灶呈低或等信号，其中的钙化灶和硬化的边缘呈低信号（c），冠状面 MRI 可清楚显示瘤灶进入胸腔（d）；行第 5 肋骨肿瘤切除术，术后病理诊断为成骨细胞瘤；术后 4 年脊柱侧凸明显加重（e），但 CT 示 T₅ 肋骨头与椎体结合部骨质硬化，肿瘤复发不明显（f）

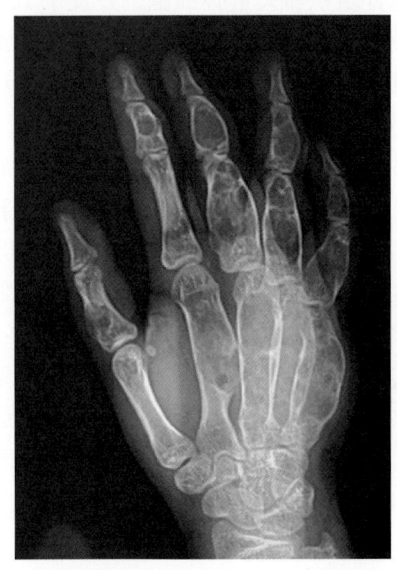

图 20-5-2　多发性掌骨及指骨内生软骨瘤（Ollier 病）

于一侧肢体，呈不对称性分布，在肋骨发生的不对称性骨质破坏则是脊柱侧凸出现的诱因。有时 Ollier 病会合并血管瘤，即为软骨营养障碍－血管瘤综合征（Maffucci 综合征），这种情况下恶变率较高。本节重点讨论肋骨内生软骨瘤伴发脊柱侧凸。

病因学

1. **肿瘤的发病机制**　Ollier 病是由双亲传递的常染色体显性遗传病，遗传学研究发现该病与甲状旁腺素 1 型受体基因（PTHR1）相关，该基因在软骨内成骨中起重要作用。骨和软骨组织属于结缔组织中的特殊类型，在胚胎发育过程中，由外胚层和内胚层之间的间充质发育而来，其生长方式主要是膜内成骨和软骨内成骨，而 Ollier 病的软骨瘤主要见于软骨内成骨的骨结构，与 PTHR1 基因的功能相吻合。软骨内成骨的过程如下：在即将成骨的部位，间充质组织聚集，形成骨祖细胞，进而分化为软骨细胞，该细胞向外分泌软骨基质，包埋住自身，形成软骨组织；而在软骨组织中段的骨祖细胞分化为成骨细胞，原有的软骨细胞则发生钙化，逐渐凋亡，被破骨细胞吸收，成骨细胞则在钙化的软骨细胞表面形成骨化中心，成为原始的骨干，骨干两端向四周成骨，这两端即为骨骺。骨干与骨骺之间留有一层生长板，也属于软骨组织，是长骨向外生长的关键部分。在此过程中，Ollier 病患者的干骺端骨膜发育不全，无法约束骨骺内的软骨细胞，软骨细胞从骨骺线的边缘爬出来，形成软骨块，之后又继续生长在骨的表面形成软骨瘤。

2. **脊柱侧凸的发病机制**　当软骨瘤发生在一侧肋骨处时，随着肿瘤组织的增大，患侧肋骨逐渐破坏，上下肋骨融合，尤其是当肋骨肿瘤靠近脊柱侧，侵犯椎体及横突，多根肋骨及多节胸椎融合，融合形成的肿瘤块在脊柱发育过程中起到侧方牵拉作用，但由于肿瘤的生长明显快于对侧正常的肋骨，从而引起脊柱畸形凸向肿瘤侧，这可能与肋骨成骨细胞瘤、骨样骨瘤引起的脊柱侧凸有所不同，后者的肿瘤多位于侧凸的凹侧。多发的肋骨内生软骨瘤常同时合并先天性脊柱畸形，由于肋骨与其对应节段的椎体在胚胎发育期都是由同一体节发育而来，当肋骨发育出现问题时，其对应的椎体也可能出现先天性发育异常，引起先天性的脊柱侧后凸畸形。此外，肿瘤组织也可刺激患侧椎旁肌，使其发生反应性痉挛，加速侧凸的进展。

临床表现及影像学表现

1. X 线　内生软骨瘤的生长起始于干骺端，逐渐向骨干延伸，病变可累及短骨、长骨和扁骨。扁骨软骨瘤好发于肋骨，病变早期缺乏典型表现，仅有小的钙化灶和局部骨质疏松，容易漏诊，当出现多发性肋骨内生软骨瘤时，多根肋骨膨胀性破坏，皮质不均匀变薄，并有多囊圆形、椭圆形成分叶状透亮区，病灶区犹如磨玻璃状改变。上下肋骨融合，肋骨头与椎体间的肋椎关节融合消失，内有钙化，常伴有脊柱侧凸表现，且脊柱侧凸多凸向患侧（图 20-5-3a、图 20-5-4a、图 20-5-5a）。

2. CT 与 MRI　有助于增加诊断的准确性。CT 上显示肋骨呈膨胀性骨质破坏，邻近的骨皮质变薄，髓腔逐步扩大呈囊状，重者骨皮质变薄呈细线状，但肿瘤很少突破骨皮质造成骨折。骨皮质内的骨嵴不断生长延伸形成沟状，骨质破坏区域内可见多房样改变和沙粒样钙化，对本病有较高的诊断价值。病灶边缘光整，有时有较窄的硬化边缘，硬化边缘的出现提示肿瘤大多为良性（图 20-5-3e、图 20-5-4d、图 20-5-5b），恶性骨肿瘤具有浸润性，一般无反应性硬化缘。增强 CT 上肿瘤轻度强化。

MRI 有助于判断肿瘤有无软组织侵犯，钟红霞等报道 9 例肋骨内生软骨瘤中 7 例出现局部软组织肿块。软组织病灶含水丰富，在 T1 相上为低信号，在 T2 相多呈高信号，肿瘤含有少量颗粒状的钙化软骨组织，常表现为 T2 相上高信号的背景中散在大小不等的颗粒样低信号影。当病灶周缘有骨质硬化时，在 T1 相及 T2 相上均呈低信号（图 20-5-3f、图 20-5-5c）。本病的软组织肿块需与肺内病灶蔓延侵犯肋骨相鉴别，MRI 上可见肋骨周围的软组织肿块有逐渐移行的边缘，且有蒂将瘤体与肋骨相连，可鉴别。

3. 核素扫描　其表现与软骨内成骨的活性有关，在儿童和青少年的活动性肿瘤可呈放射性核素聚集表现，而成人不活动性肿瘤则常为弱阳性或阴性。

肋骨的内生软骨瘤仅通过影像学检查往往会被误诊，需结合术后病理才能明确诊断。其影像学诊断存在以下两个难点：①肋骨肿瘤伴发的软组织肿块侵入肺野内，容易误诊为肺或纵隔的良性肿瘤，需借助 MRI 及多轴位透视加以鉴别（图 20-5-5c）；②肋骨发生膨胀性改变时，易与骨纤维结构发育不良相混淆，后者多呈梭形膨胀性生长，多发较多，髓腔呈磨玻璃状，伴囊状透光区，软组织受累较少（图 20-5-6）。

自然史

该病多于幼年期发病，全身多发性内生软骨瘤病程缓慢，一般无明显症状，往往到了成年期后由于肿瘤长大引起骨骼畸形才被注意到，或是因为外

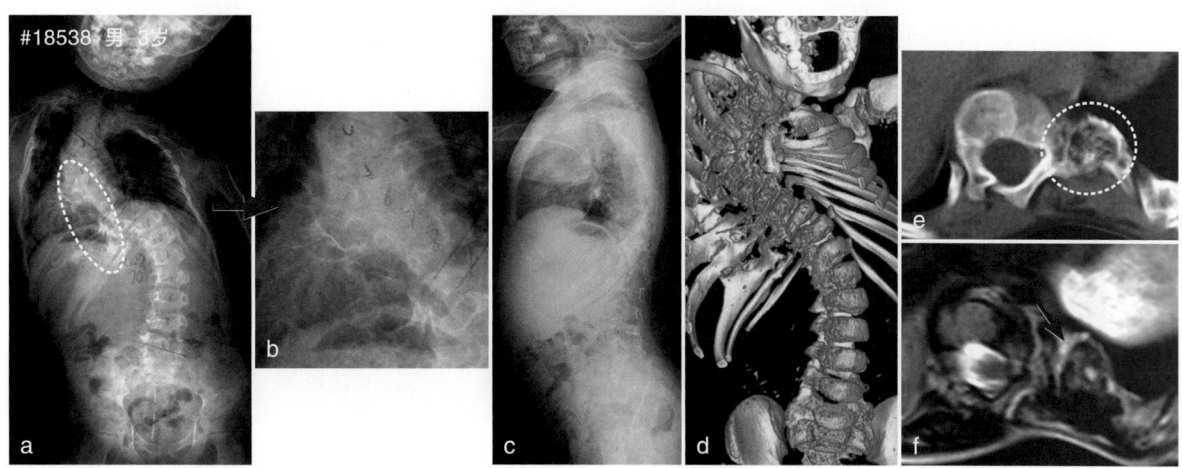

图 20-5-3　男（#18538），3 岁，以脊柱侧凸为首诊的肋骨多发性内生软骨瘤病。站立位全脊柱 X 线片示左侧多根肋骨膨胀性破坏，内有斑片状钙化影（a，线圈），脊柱侧凸畸形，躯干倾斜明显（a~c）；三维 CT 示左侧肋骨近端膨胀性改变，出现骨性融合，对侧肋骨无明显异常（d）；CT 横断面示左侧肋骨近端中央骨质膨胀性破坏，周围骨皮质变薄，内有点状钙化（e，线圈）；MRI T2 相示左侧肋骨内不均匀混杂信号，骨皮质为低信号，尖端软骨部分呈高信号（f，箭头）

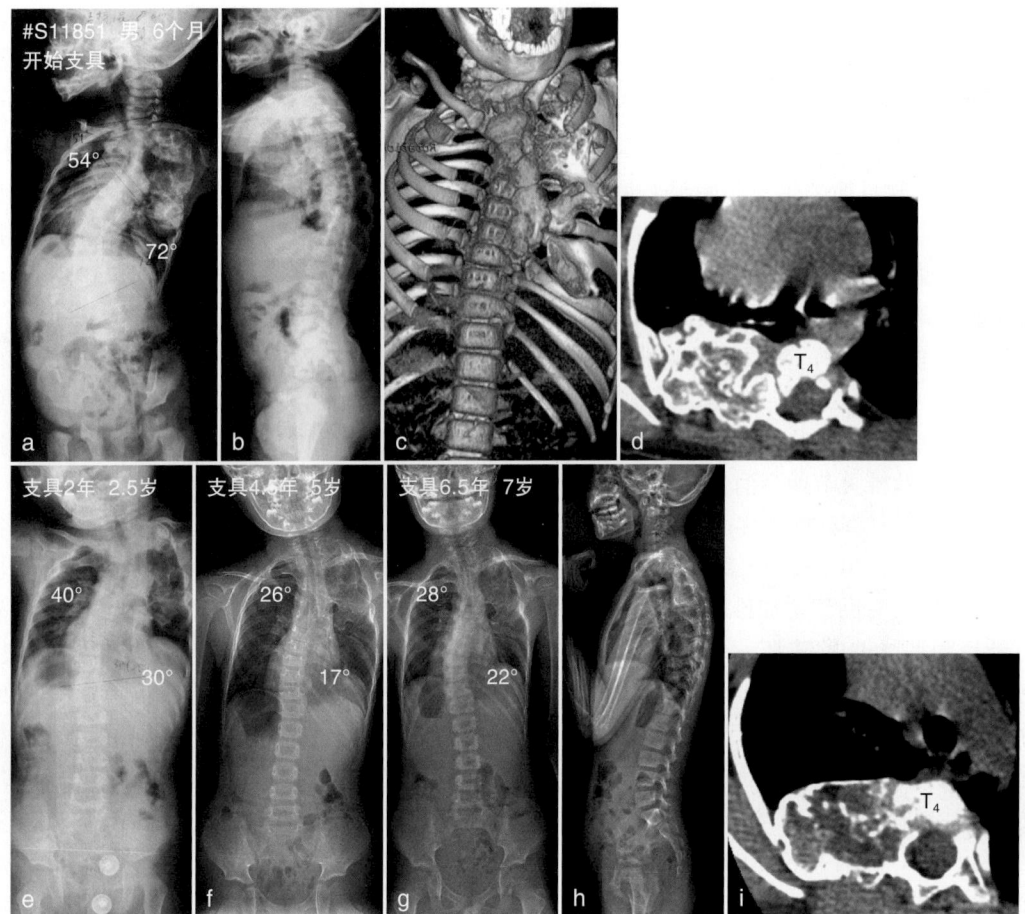

图 20-5-4　男（#S11851），出生后 6 个月发现躯干倾斜而就诊。X 线示右侧的多根肋骨膨胀性破坏，大片钙化影，躯干明显向右侧倾斜，上胸弯 54°、下胸弯 72°（a、b）；三维 CT 示右侧 T₂~T₆ 肋骨膨胀性改变，部分肋骨近端融合，对侧肋骨正常（c）；CT 横断面示肋骨中央明显膨胀性破坏（d）；采取支具保守治疗，2 年后躯干倾斜得到明显改善，侧凸度数显著减小（e）；支具治疗 4.5 年后 Cobb 角改善至上胸弯 26°、下胸弯 17°（f）；支具治疗 6.5 年后（7 岁），躯干恢复平衡，无后凸畸形（g、h），肋骨内生软骨瘤本身无明显进展（i）

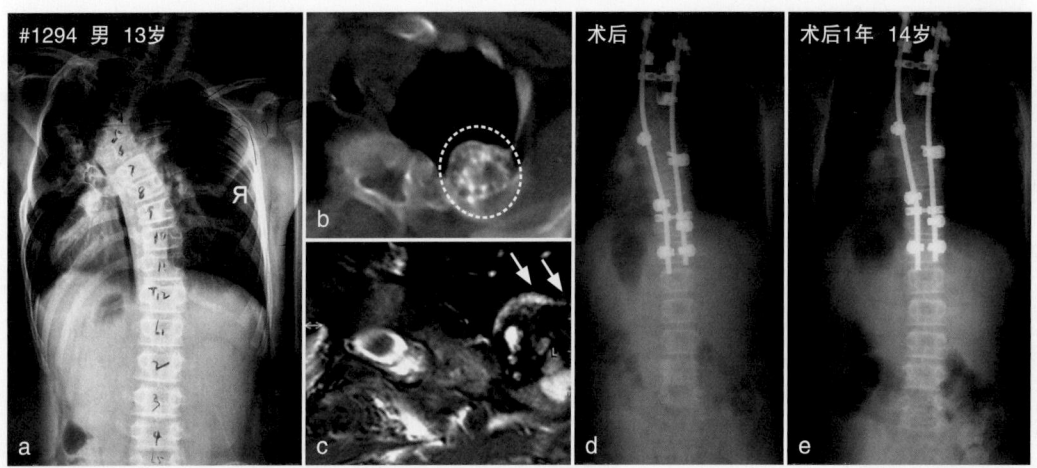

图 20-5-5　男（#1294），13 岁，多发性肋骨内生软骨瘤伴脊柱侧凸。因胸背部疼痛伴双肩不等高就诊，查体见剃刀背畸形，胸背部叩击痛；X 线示上胸左弯（a）；CT 示多根肋骨可见一形状不规则的占位病变，与肋骨及椎体皮质相连，内含有与正常松质骨一样的骨小梁组织，尖端为透亮性软骨阴影（b，线圈）；MRI T2WI 示瘤体部分呈不均匀的低信号或等信号，尖端软骨部分为高信号，骨皮质则为低信号（c，箭头）；行肿瘤切除术及后路脊柱矫形术（d）；术后 1 年随访示无明显纠正丢失（e）

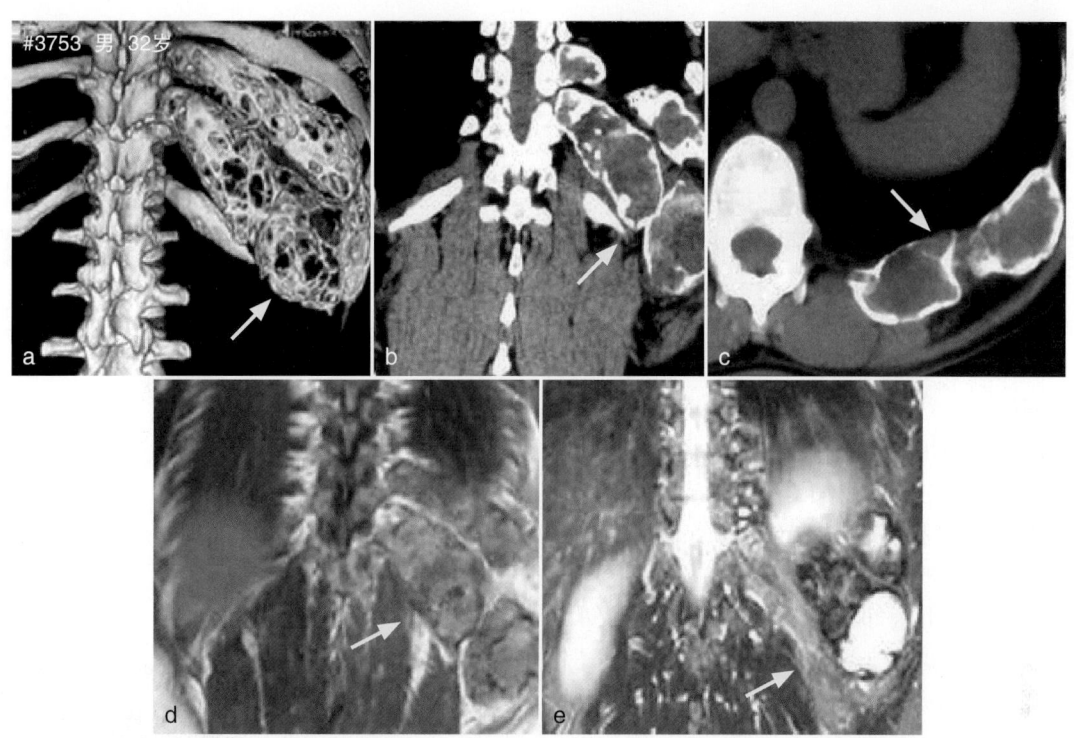

图 20-5-6　男（#3753），32 岁，多发性肋骨骨纤维结构发育不良。CT 示左侧 T_{10}、T_{11} 肋骨多发膨胀性改变，皮质菲薄，骨小梁粗大或纤细，扭曲呈丝瓜瓤状（a~c）；MRI 示肋骨多发膨胀性破坏，T1 相上低信号，T2 相上稍高信号，周围软组织未受累（d、e）

伤引起病理性骨折，经拍摄 X 线片后才发现。但也有部分患者早期就出现骨骼变化，在儿童期就有临床表现，如多发的肋骨内生软骨瘤，往往在婴幼儿期就会出现脊柱畸形进行性加重，明显躯干倾斜，患者一般以脊柱畸形为首诊，进而被确诊。但如果早期进行支具治疗，可有效矫正躯干倾斜，控制畸形进展。软骨瘤为良性肿瘤，生长较为缓慢，成人切除后很少会复发，但儿童患者病变较活跃，切除后复发率高于成人，且多发性的软骨瘤切除后复发率高于单发性软骨瘤。

　　Keating 等报道 1 例左侧第 5 肋骨软骨源性肿瘤患者，其 X 线示胸椎轻度左弯。在随访过程中发现肿瘤有发展趋势，不排除软骨瘤可能，遂予以肿瘤切除，术后病理证实为内生软骨瘤。作者认为肋骨区域的软骨源性肿瘤恶性比例大于良性，且穿刺活检难度较大，一旦发现肿瘤有变大趋势，应尽快行肿瘤切除活检。Banala 等同样报道 1 例成年肋骨内生软骨瘤患者，肿瘤范围为 T_8 横突到 T_7、T_8 肋骨，脊柱无明显侧凸畸形，考虑到肿瘤存在进展，予以完整切除，术后病理证实为内生软骨瘤。Ralph 等报道 35 例肋骨软骨源性肿瘤行肿瘤切除术，术后病理示仅有 8 例为良性软骨肿瘤，其

余 27 例均为恶性。8 例良性软骨瘤中仅 1 例为内生软骨瘤，其余为骨软骨瘤及皮质旁软骨瘤。因此，考虑到肋骨的软骨肿瘤恶性比例较高，对于较大的或进行性长大的肋骨肿瘤，作者同样建议行手术切除。Ralph 等提出，若内生软骨瘤直径大于 4cm，虽然其为良性肿瘤，也应当作邻界的软骨肉瘤来处理，手术需适当扩大范围，部分切除周围未受累及的肋骨及包绕肿瘤的胸膜，同时配合术前及术后的放疗，以免肿瘤复发或恶变。陈德湖等报道 1 例大于 4cm 的肋骨内生软骨瘤，行肿瘤单纯切除，术后 4 个月再次复发，在原先部位长出一个 2.5cm 的圆形肿块，遂行二次根治性切除手术。

治疗

　　1. 肿瘤的治疗　若瘤体生长停止且无症状，可密切随访观察。当患者出现疼痛或神经系统症状时，需手术切除肿瘤，切除时应包括瘤体包膜、软骨部、瘤体基底及周围正常骨组织，避免遗留可复发生长的软骨碎片。但手术剥离肿瘤和胸膜时应注意避免损伤胸膜，由于长时间的摩擦，靠近瘤体一侧的胸膜较为菲薄，且常与肿瘤之间粘连，易发生胸膜撕

裂，需仔细剥离。此外，肿瘤切除后，肋骨断端需打磨光滑，并与肋间肌缝合在一起，避免残端划伤胸膜，术后常规放置胸腔闭式引流。

Ollier 病发生肉瘤变概率为 25%～30%，当软骨瘤转化为软骨肉瘤时需行肿瘤的扩大切除，但术后易复发，可采取综合治疗方案：手术切除后，予以液氮冷冻疗法、血管内皮生长因子抑制剂等辅助治疗。

2. 脊柱畸形的治疗　若患者年龄较小，且一侧多发肋骨病变时，往往会出现脊柱侧凸表现，伴明显的躯干倾斜。采用支具治疗往往能取得较好的疗效。此类患者的脊柱柔韧性相对较好，支具可有效矫正躯干倾斜，控制畸形进展（图 20-5-4），但支具治疗是一个长期的过程，可能从幼儿期一直到青春发育期，需要患儿很好的依从性。如果患儿依从性较差，或早期未进行支具治疗，则畸形会较快进展，当患者躯干倾斜不断加重时需手术。对于 10 岁以下的低龄儿童，可考虑生长棒植入术，术后配合支具治疗，控制侧凸进展；对于骨龄发育较成熟的患儿，可考虑直接行脊柱后路矫形及肿瘤切除术（图 20-5-5）。

参考文献

[1] Haga N, Nakamura K, Taniguchi K, et al. Enchondromatosis with features of dysspondyloenchondromatosis and Maffucci syndrome[J]. Clin Dysmorphol, 1998, 7(1): 65-68.

[2] Mexía MJA, Núñez EI, Garriga CS, et al. Osteochondroma of the thoracic spine and scoliosis[J]. Spine, 2001, 26(9): 1082-1085.

[3] Sunny G, Hoisala VR, Cicilet S, et al. Multiple Enchondromatosis: olliers disease-a case report[J]. J Clin Diagn Res, 2016, 10(1): TD01-02.

[4] Silve C, Jüppner H. Ollier disease[J]. Orphanet J Rare Dis, 2006, 1: 37.

[5] Hegarty SE, Fairhurst JJ, Temple IK. Atypical chondrodysplasia: a further variant of multiple enchondromatosis with vertebral involvement?[J]. Pediatr Radiolo, 1998, 28(12): 963-966.

[6] Kumar A, Jain VK, Bharadwaj M, et al. Ollier disease: pathogenesis, diagnosis, and management[J]. Orthopedics, 2015, 38(6): e497-506.

[7] Ryabykh SO, Gubin AV, Prudnikova CO, et al. Treatment of combined spinal deformity in patient with Ollier disease and abnormal vertebrae[J]. Global Spine J, 2013, 3(2): 109-113.

[8] Mainzer F, Minagi H, Steinbach HL. The variable manifestations of multiple enchondromatosis[J]. Radiology, 1971, 99(2): 377-388.

[9] Kitley MCA, Reidman DA, Balingit AG. Ollier's disease[J]. Applied Radiol, 2014, 43(12): 34-36.

[10] Langenskiöld A. Ollier's disease and its relation to other forms of chondrodysplasia[J]. Acta Orthop Scandinavica, 1948, 17(1-4): 93-133.

[11] Keating RB, Wright PW, Staple TW. Enchondroma protuberans of the rib[J]. Skeletal Radiol, 1985, 13(1): 55-58.

[12] Kamiyoshihara M, Hirai T, Kawashima O, et al. Enchondroma protuberance with destroying the rib: report of a case[J]. Kyobu Geka, 1998, 51(10): 885-887.

[13] Isogam K, Suda H, Ohta T, et al. A case of enchondroma protuberance with destroying the rib bone[J]. Kyobu Geka, 1992, 45(10): 907-909.

[14] Marcove RC, Huvos AG. Cartilaginous tumors of the ribs[J]. Cancer, 1971, 27(4): 794-801.

[15] Penkulinti M, Raorane H, Kalakata VS, et al. Enchondroma protuberans of transverse process of D8 vertebra extending to 7th and 8th ribs: a rare case report[J]. Int J Spine Surg, 2018, 12(1): 43-48.

[16] 王斌, 邱勇, 熊进, 等. 以脊柱侧凸为首诊的脊柱骨样骨瘤: 鉴别诊断与治疗[J]. 中国矫形外科杂志, 2009, 17(7): 482-484.

[17] Leet AI, Magur E, Lee JS, et al. Fibrous dysplasia in the spine: prevalence of lesions and association with scoliosis[J]. J Bone Joint Surg Am, 2004, 86(3): 531-537.

[18] Guille JT, Bowen JR. Scoliosis and fibrous dysplasia of the spine[J]. Spine, 1995, 20(2): 248-251.

[19] Mehdian H, Summers B, Eisenstein S. Painful scoliosis secondary to an osteoid osteoma of the rib[J]. Clin Orthop Relat Res, 1988, 230(230): 273-276.

[20] Fabris D, Trainiti G, Di Comun M, et al. Scoliosis due to rib osteoblastoma: report of two cases[J]. J Pediatr Orthop, 1983, 3(3): 370-375.

第21章　儿童矢状面畸形

朱泽章　王　征　Raphael Vialle　毛赛虎

第一节　概述

近年来，脊柱矢状面形态在生理功能中的作用以及不同脊柱疾病中的作用受到越来越多的关注。颈椎前凸、胸椎后凸和腰椎前凸的反向曲线可以保证脊柱更好地承载身体负荷，并能提高椎旁肌的支撑作用。在这些生理弯曲中，腰椎前凸对维持站立形态尤为重要。诸多学者报道成人脊柱内固定术后腰椎前凸减少对矢状面失平衡的影响，也称为平背畸形。因此，在治疗脊柱侧凸或脊柱后凸等复杂脊柱畸形时，恢复冠状面和矢状面的平衡非常重要。在儿童和青少年中，不同年龄和生长发育阶段的坐姿和步态可以体现不同年龄阶段脊柱矢状面形态的变化过程。部分疾病（椎体营养不良性改变、休门氏病、腰椎滑脱、神经性或先天性异常）也可能与特殊的矢状面形态异常有关。此外，成人和儿童可以通过不同的方式维持生理直立姿势，文献也已证实每个人都具有独特的脊柱－骨盆形态和矢状面平衡的维持模式。

一、儿童矢状面平衡的评估

脊柱矢状面形态的临床评估可简单使用 C_7 铅垂线评估，根据铅垂线从 C_7 棘突的投影，观察者可以目测到铅垂线到颈椎和腰椎前凸顶点的距离差值，以整体评估患者矢状面形态（图21-1-1）。

近年来的文献中采用多种测量工具以提高矢状面评估的可靠性。目前为止，Spinal Mouse 和 Zebris 超声脊柱测量仪普遍使用。数字摄影测量还提供身体角度或距离的测量，保证不管使用或不使用外部标记都可以进行姿势的定量评估。它逐渐成为常用的肌肉骨骼系统评估工具，且可用于矢状面平衡评估。至于影像学检查，需要特别注意儿童的体位，以避免拍摄过程中体位的变化影响评估准确性。

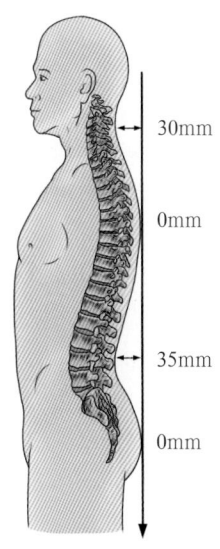

图21-1-1　使用铅垂线评估矢状面形态可以评估 C_7 棘突、胸椎后凸顶点和腰椎前凸顶点到铅垂线的距离

在儿童临床评估中，经常会出现是否需要拍摄 X 线片的问题。在筛查健康儿童时，优先考虑非侵入性的临床技术。在其他情况下，使用低剂量立体放射成像（例如 EOS® 成像系统）可以显著减少辐射照射，并可代替非侵入性检查。

在影像学检查时，必须注意尽可能获取患者的自然体态。受试者需要以一种放松的方式站立，并向前看。双手指尖放置在颧骨上，上臂与铅垂线方向成大约45°。这种姿势可以防止手臂在矢状位 X 线片上对上胸椎的遮挡，同时也不会影响对躯干平衡的判断。

主要的脊柱和骨盆矢状面参数如下：

1. **骨盆参数**　在侧位 X 线片上，主要有以下三个骨盆参数（图21-1-2）：

（1）骶骨倾斜角（SS）　骶骨终板与水平线之间的夹角。

（2）骨盆倾斜角（PT）　骶骨上终板中点和双侧股骨头中心连线中点之间的连线与铅垂线的夹角。

799

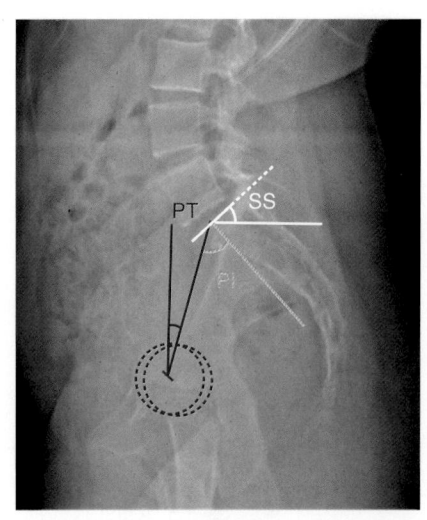

图 21-1-2　立位全脊柱侧位 X 线片：骶骨倾斜角（SS）, 骨盆倾斜角（PT）和骨盆入射角（PI）

（3）骨盆入射角（PI）　骶骨终板中点至双侧股骨头中心点连线中点的连线与骶骨终板中垂线的夹角。

2.脊柱参数　在侧位全长 X 线片上，主要需要测量以下三个参数（图 21-1-3）：

（1）腰椎前凸角（LL）　L_1 上终板和 L_5 下终板间成角。

（2）胸椎后凸角（TK）　T_5 上终板和 T_{12} 下终板间成角。

（3）矢状面垂直轴（sagittal vertical axis, SVA）　是临床应用最广泛的评估躯干整体矢状面平衡的指标，指 C_7 铅垂线（C_7PL）与骶骨后上角

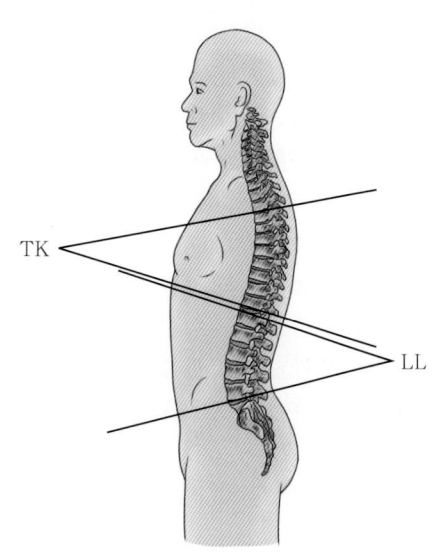

图 21-1-3　立位全脊柱侧位 X 线片：腰椎前凸角（LL）, 胸椎后凸角（TK）和 C_7 垂直距离

之间的水平距离。若 C_7PL 在骶骨后上角的前方，定义为正值；若在后方，定义为负值。SVA 为正值时，代表 C_7PL 前移，躯干前倾，反之亦然。SVA 的绝对值超过 20mm 则认为矢状面失代偿。

文献中还有一些其他的评估矢状面平衡的参数，包括头部的位置以及骨盆形态的评估，可参考既往文献。

二、儿童脊柱和骨盆参数的评估

在胎儿期，脊柱的矢状面呈 C 形。出生后，脊柱变直，当学会站立时，形成腰椎前凸，这是为了代偿胸椎后凸而产生的。儿童脊柱 - 骨盆的局部参数存在很大差异。随着年龄的增长，胸椎后凸和腰椎前凸有轻微的增加趋势。骨盆入射角和骨盆倾斜角在生长过程中也趋于逐渐增加，而骶骨倾斜角保持相对稳定。了解脊柱 - 骨盆相邻解剖区域之间的密切关系是评估和理解脊柱矢状面参数的关键。

1.躯干的整体平衡　为了保持平衡的姿态，相邻区域的参数常存在一定的相关性。对相邻参数的评估推荐使用全身矢状面平衡参数评估。C_7 铅垂线倾向于从儿童期向后移动，至成年期维持稳定，发生退行性变后会稍微向前移动。约29% 的 3~10 岁儿童 C_7 铅垂线在髋关节轴和骶骨上终板中点前方，10~18 岁该比例降低至 12%，18 岁之后约为 14%。因此，虽然大多数正常受试者站立状态下 C_7 铅垂线在髋臼轴后方，但是在正常人中也有部分人群可以出现 C_7 铅垂线在髋关节中心的前方。C_7 铅垂线渐进性向前移位时，应该考虑脊柱病变的可能。

2.骨盆形态以及脊柱 - 骨盆参数间的相关性　骨盆形态主要通过骨盆入射角测量，在儿童和青少年期趋于增加，至成年阶段趋于稳定。该参数趋于稳定后不再伴随其他参数的改变而改变。骨盆倾斜角和腰椎前凸角这两个与位置相关的参数，也会随着年龄的增长而增加，从而有效避免身体重心前移不足。骶骨的倾斜是通过站立的姿势来实现的，基本不受年龄变化的影响。鉴于骨盆形态与椎骨滑脱和脊柱侧凸等多种脊柱疾病之间的关系，儿童人群的相关参数值具有很好的参考价值。

3.脊柱参数与骨盆参数相互关系的演变　虽然许多研究试图描述生长期脊柱 - 骨盆矢状面形态，但由于缺乏前瞻性队列的纵向研究，结论具有一定的局限性。然而，在生长过程中，为了适

应生理形态的改变，矢状面的形态会发生相应改变。Edentam 等比较了 88 名平均年龄 13±8 岁的正常青少年和 100 名平均年龄 57±11 岁的正常成人的矢状面形态。青少年和成人组的 LL 相似（两组均为 64°±10°），但青少年的 TK 略有增加（38°±10° 和 34°±11°）。Voutsinas 和 Macewen 报道 5～20 岁组的 TK（平均 1.8°）和 LL（平均 4.4°）略有增加。Cil 等还观察到不同年龄组之间的 TK 和 LL 有增加的趋势（3～6 岁、7 岁、10～12 岁、13～15 岁）。然而，Mac-Thiong 等已经表明，年龄与 TK 或 LL 之间的相关性尽管在统计学上显著，但对于临床的影响较小。既往研究表明，儿童在获得两足运动后，PI 显著增加，到成年期趋于稳定。因此，Mac-Thiong 等认为随着年龄的增长，PI 的增加是很小的，且这种增长速度在儿童 10 岁之前与 10 岁之后是相似的。PI 的增加导致 PT 的成比例增加，而 SS 保持相对的稳定。

三、疾病状态下儿童脊柱平衡的变化

一些研究表明，脊柱 - 骨盆参数在腰骶椎滑脱形成中起重要作用。南京鼓楼医院脊柱外科对 244 例患有发育性腰椎滑脱的儿童和青少年与 300 例成年健康志愿者的对照组的骨盆入射角和其他脊柱 - 骨盆矢状面平衡参数进行了比较。结果表明，在发育性腰椎滑脱的儿童中，脊柱 - 骨盆矢状面参数与对照组存在显著的差异，表现为骶骨倾斜角、骨盆倾斜角以及腰椎前凸角增加，但胸椎后凸减少。腰椎滑脱患者 PI 显著高于对照组 PI，但是具体的数值与滑脱的严重程度无明显相关性。腰椎滑脱组与正常对照组之间都具有类似的脊柱 - 骨盆平衡代偿模式，即两组人群中骨盆入射角、骶骨倾斜角以及骨盆倾斜角都有相似的相关性。上述的研究结果表明，在腰骶部发育性滑脱病因学方面，腰椎后凸的作用显著高于骨盆入射角。因此，与 L_5～S_1 腰椎滑脱相关的腰椎前凸增加是继发于较大的骨盆入射角，这也是导致 L_5～S_1 小关节高剪切力的重要因素。然而，腰骶部交界处的局部矢状面失衡可通过上腰椎、骨盆和胸椎代偿。这种脊柱的矢状面形态不是最优的，但即使最严重的滑脱患者，该代偿模式也可以在一定程度上保证脊柱的平衡。

Tyrakowski 等开展了一项回顾性研究，比较了骨骼未成熟、骨骼成熟的 Scheuermann 病

（SD）患者与正常儿童和成人之间的矢状面参数。无论是未成熟组还是成熟组，SD 患者的 PI 和 SS 均显著低于正常儿童、青少年和成人，PT 明显低于正常成人。在骨骼未成熟和成熟的 SD 受试者之间，脊柱 - 骨盆矢状面参数均无显著差异。两组 SD 患者的 PI 明显低于正常儿童、青少年以及成人。在另一项研究中，Cahill 和 Harms 等分析了 47 例 SD 患者矢状面形态，显示 SD 患者与正常受试者的矢状面形态参数并无明显差异。此外，在休门氏病患者中，胸椎后凸与脊柱的远端区域（腰椎或骨盆）无明显相关性。这种对疾病状态下矢状面失平衡关系的分析有助于手术策略的制订，该结果也对在 SD 患者应用 PI 预测术后 LL 中的作用提出挑战。

在脊柱侧凸中，El Hawary 等于 2013 年发表了一项包括 80 例脊柱侧凸儿童（冠状面 Cobb 角大于 50°）的前瞻性研究，该研究同时与文献中年龄匹配的对照组儿童比较了矢状面参数。该研究纳入人群平均年龄为 4.8 岁（1～10 岁），平均 Cobb 角为 72.0°±16°，平均 SVA 为（2.2±4）cm，胸椎后凸角为 38.0°±20.8°，腰椎前凸角为 49.0°±16.6°。这些参数与正常的对照组之间无显著差异。平均骨盆矢状面参数为：骨盆入射角 46.5°±15.8°，骨盆倾斜角 10.7°±13.6°，骶骨倾斜角 35.5°±12.1°，骨盆半径角 55.7°±21.3°。骨盆入射角与年龄匹配的正常儿童无明显差异；然而，脊柱侧凸儿童的骨盆倾斜角明显较大，骶骨倾斜角相对较小。

四、小结

人体姿势的整体平衡由骨盆和脊柱的局部平衡构成，姿势的平衡可以最大限度地减少能量消耗，并保持水平视线。脊柱的相邻解剖区域和骨盆的形态位置是相互依赖的，它们之间的关系共同决定了姿势的稳定和平衡。比了解脊柱和骨盆区域参数的标准值更重要的是了解这些参数之间的密切关系，这也是评估和解释矢状面脊柱 - 骨盆平衡的关键。虽然局部脊柱 - 骨盆参数在儿童和成人受试者之间有所不同，但参数之间的相关性在儿童和成人受试者中是相似的。即使在合并脊柱相关疾病的儿童中，维持脊柱与骨盆参数的相关性也有助于保持平衡的姿势。

参考文献

[1] Vialle R, Levassor N, Rillardon L, et al. Radiographic analysis of the sagittal alignment and balance of the spine in asymptomatic subjects[J]. J Bone Joint Surg Am, 2005, 87(2): 260-267.

[2] Vialle R, Ilharreborde B, Dauzac C, et al. Is there a sagittal imbalance of the spine in isthmic spondylolisthesis?A correlation study[J]. Eur Spine J, 2007, 16(10): 1641-1649.

[3] Abelin K, Vialle R, Lenoir T, et al. The sagittal balance of the spine in children and adolescents with osteogenesis imperfecta[J]. Eur Spine J, 2008, 17(12): 1697-1704.

[4] Gutman G, Labelle H, Barchi S, et al. Normal sagittal parameters of global spinal balance in children and adolescents: a prospective study of 646 asymptomatic subjects[J]. Eur Spine J, 2016, 25(11): 3650-3657.

[5] Barrey C, Roussouly P, Le Huec JC, et al. Compensatory mechanisms contributing to keep the sagittal balance of the spine[J]. Eur Spine J, 2013, 22(6): S834-841.

[6] Gottfried ON, Daubs MD, Patel AA, et al. Spinopelvic parameters in postfusion flatback deformity patients[J]. Spine J, 2009, 9(8): 639-647.

[7] Rose PS, Bridwell KH, Lenke LG, et al. Role of pelvic incidence, thoracic kyphosis, and patient factors on sagittal plane correction following pedicle subtraction osteotomy[J]. Spine(Phila Pa 1976), 2009, 34(8): 785-791.

[8] Suk SI, Chung ER, Lee SM, et al. Posterior vertebral column resection in fixed lumbosacral deformity[J]. Spine(Phila Pa 1976), 2005, 30(23): E703-710.

[9] Jiang L, Qiu Y, Xu L, et al. Sagittal spinopelvic alignment in adolescents associated with Scheuermann's kyphosis: a comparison with normal population[J]. Eur Spine J, 2014, 23(7): 1420-1426.

[10] Vialle R, Khouri N, Glorion C, et al. Lumbar hyperlordosis of neuromuscular origin: pathophysiology and surgical strategy for correction[J]. Int Orthop, 2007, 31(4): 513-523.

[11] Pedersen PH, Vergari C, Tran A, et al. A Nano-Dose protocol for Cobb angle assessment in children with scoliosis: results of a phantom-based and clinically validated study[J]. Clin Spine Surg, 2019, 32(7): E340-345.

[12] Courvoisier A, Ilharreborde B, Constantinou B, et al. Evaluation of a three-dimensional reconstruction method of the rib cage of mild scoliotic patients[J]. Spine Deform, 2013, 1(5): 321-327.

[13] Legaye J, Duval-Beaupère G, Hecquet J, et al. Pelvic incidence: a fundamental pelvic parameter for three-dimensional regulation of spinal sagittal curves[J]. Eur Spine J, 1998, 7(2): 99-103.

[14] Vedantam R, Lenke LG, Keeney JA, et al. Comparison of standing sagittal spinal alignment in asymptomatic adolescents and adults[J]. Spine(Phila Pa 1976), 1998, 23(2): 211-215.

[15] Mac-Thiong JM, Berthonnaud E, Dimar JR 2nd, et al. Sagittal alignment of the spine and pelvis during growth[J]. Spine(Phila Pa 1976), 2004, 29(15): 1642-1647.

[16] Cil A, Yazici M, Uzumcugil A, et al. The evolution of sagittal segmental alignment of the spine during childhood[J]. Spine(Phila Pa 1976), 2005, 30(1): 93-100.

[17] Schlösser TP, Vincken KL, Rogers K, et al. Natural sagittal spino-pelvic alignment in boys and girls before, at and after the adolescent growth spurt[J]. Eur Spine J, 2015, 24(6): 1158-1167.

[18] Vialle R, Dauzac C, Khouri N, et al. Sacral and lumbar-pelvic morphology in high-grade spondylolisthesis[J]. Orthopedics, 2007, 30(8): 642-649.

[19] El-Hawary R, Sturm PF, Cahill PJ, et al. Sagittal spinopelvic parameters of young children with scoliosis[J]. Spine Deform, 2013, 1(5): 343-347.

第二节　儿童脊柱侧凸畸形的矢状面形态特征

脊柱-骨盆-下肢链式结构的提出表明，脊柱、骨盆和下肢平衡密切相关。在矢状位脊柱-骨盆可看作一条从头连至骨盆的锁链，相邻的各解剖学结构（颈椎、胸椎、腰椎及骨盆）之间密切相关，从而在消耗最小能量的前提下保持稳定直立状态。因此，脊柱、骨盆以及下肢作为一个整体相互影响的系统共同维持躯干在矢状面上的整体与局部平衡。对于脊柱-骨盆矢状面形态学的评估主要根据受检者的站立位全脊柱侧位 X 线片，评估参数包括颈椎前凸角、胸椎后凸角、腰椎前凸角以及骨盆矢状面参数等。骨盆参数作为反映骨盆形态及位置的指标，在脊柱-骨盆系统中显得十分重要。其中，骨盆入射角（PI）是一个基础的解剖学参数，控制着骶骨-骨盆的方位[即骶骨倾斜角（SS）]，继而决定了腰椎前凸角（LL），因此可影响整个脊柱-骨盆矢状面平衡。成人的 PI 始终保持相对稳定，可能受体位、年龄、手术等影响，但在儿童生长发育期，随着骨骼的生长，骶骨骨盆的空间位置存在相对变化，表现为 PI 随着年龄的增长不断增加。其他脊柱-骨盆矢状面相关参数在生长发育期随之也发生一定的变化。既往在正常生长期儿童脊柱-骨盆矢状面形态方面大量的研究表明，不同年龄组之间存在差异，尤其在颈胸段、胸腰段及腰骶段，胸椎后凸和腰椎前凸也随着骨骼生长而发生变化。此外，各种病因导致的脊柱侧凸的脊柱-骨盆矢状面表现既存在差异，也存在一定共性，如多数脊柱侧凸患儿多合并胸椎后凸不足的表现。因此，在对脊柱畸形患儿的治疗中既要考虑患儿的冠状面形态，也要充分考量患儿的矢状面形态。由于矢状面形态对于脊柱平衡的维持、侧凸的进展及相应治疗具有重要的评估和指导意义，尤其是手术治疗时良好的矢状面形态重建可降低邻椎病、交界区内固定失败、平背畸形等情况的发生率，因此有必要进一步认识和熟悉掌握合并脊柱侧凸畸形的生长期儿童的脊柱-骨盆矢状面形态特征。在保守治疗包括观察和支具治疗无法奏效时，手术治疗改善患儿矢状面状况显得尤为重要。尤其是对于矢状面后凸或前凸畸形可能影响到患儿心肺功能时，手术目的在于纠正患儿脊柱畸形状况，通过改善胸廓的后凸，扩大胸廓前后径，以期改善患儿的心肺功能状态。

一、儿童特发性脊柱侧凸的矢状面形态

儿童脊柱的矢状面形态对特发性脊柱侧凸的发生、发展可能产生潜在作用。Ohlen 等认为脊柱矢状面形态较直（曲度较小）的幼儿及青少年属于脊柱侧凸的易感人群。反之，脊柱侧凸患儿在生长发育过程中，其最终的矢状面形态可显著区别于非脊柱侧凸的患儿。Ouellet 等甚至认为当胸椎脊柱侧凸顶椎区胸椎后凸减小甚至前凸这一异常矢状面形态缺失时，需慎重使用特发性脊柱侧凸这一诊断。在单胸弯和单腰弯患者之间，脊柱矢状面形态也可能存在差异。邱勇等对 55 例胸弯型 AIS 患儿的胸椎后凸状态进行研究后发现，该类患儿胸椎后凸角（thoracic kyphosis，TK）总体上显著低于正常同龄人。其中 TK 为 $1°\sim10°$（平均 $6.3°$）的患儿 21 例（38.2%）；TK 为 $11°\sim40°$（平均 $20.5°$）的患儿 34 例（61.8%）。Tom 等针对早期（Cobb 角为 $10°\sim20°$）胸弯型和腰弯型脊柱侧凸患儿的矢状面形态对照研究发现，胸弯型侧凸患儿 TK 最小，腰弯型侧凸患儿 TK 最大（图 21-2-1）。$C_7\sim T_8$ 节段在胸弯型侧凸患儿中表现为更后倾的形态；而 $T_{12}\sim L_2$ 节段在腰弯型侧凸患儿中更容易呈现为相对后凸的形态，这种后倾趋势可以延伸到 L_3/L_4 节段（图 21-2-2）。朱锋等研究发现胸弯型 AIS 患儿的胸椎前柱生长快于后柱，这可能是由于椎体旋转导致椎体受力不对称，前柱应力较小而后柱应力增加。根据 Hueter-Volkmann 定律，前后柱生长不平衡，是 AIS 的 TK 值减小的责任因素。Lenke 等

在 Lenke 分型中根据胸椎后凸角度的大小（<10°、10°~40°、>40°）将 AIS 的矢状面形态修正为 −、N 及 +，为手术矫形过程中弯棒塑形重建或调整矢状面形态提供参考。鲍虹达等研究发现对于胸弯型 AIS 患者，其 TK 减小与主弯区椎体的水平面旋转相关，顶椎区椎体旋转越大，胸椎后凸越小。胡宗杉等对不同弯型的 AIS 患儿脊柱骨盆参数进行研究发现，单胸弯患儿的 TK 较双胸弯和腰弯患儿小；同时单胸弯患儿较双胸弯和腰弯患儿具有更小的颈

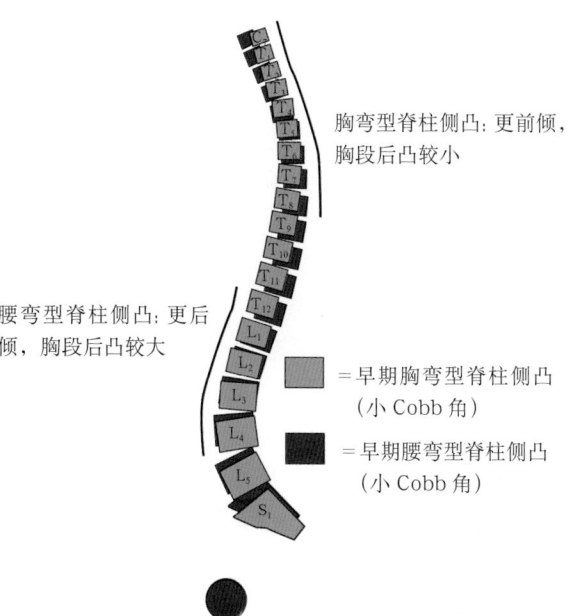

胸弯型脊柱侧凸: 更前倾, 胸段后凸较小

腰弯型脊柱侧凸: 更后倾, 胸段后凸较大

■ =早期胸弯型脊柱侧凸（小 Cobb 角）

■ =早期腰弯型脊柱侧凸（小 Cobb 角）

图 21-2-2　在特发性脊柱侧凸发展的早期阶段，胸弯型和腰弯型脊柱侧凸的矢状面形态即存在差异：胸弯型在脊柱近端（颈胸段）更后倾（绿色）；而腰弯型则在胸腰段展现出更后凸的趋势（红色）

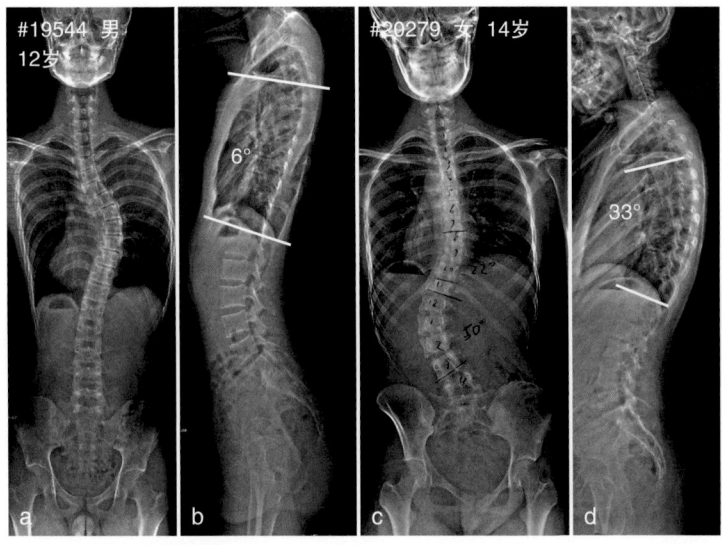

图 21-2-1　单胸弯型脊柱侧凸患儿（#19544）可呈现明显的胸椎后凸角减小的趋势（a、b）；而单腰弯型脊柱侧凸患儿（#20279）的胸椎后凸角一般正常或稍大（c、d）

椎前凸角。相关性研究分析发现，三组患儿的颈椎前凸均与 TK 呈正相关性。这表明在脊柱侧凸矫形手术时恢复患儿的 TK 同时也有利于恢复患儿的颈椎前凸角（图 21-2-6），以获得整体的矢状面平衡状态。关于腰椎前凸，Ohlen 等研究发现腰弯患儿与正常人群差距不大，主要取决于骨盆矢状面参数（骨盆入射角）。Upasani 等发现胸腰弯型 AIS 患儿存在胸腰段后凸的现象，并认为此类侧弯并不受前柱过度生长学说的支持。邱勇等研究发现在 AIS 患儿和正常儿童中，LL 与 TK 之间存在显著的相关性，这提示 LL 和 TK 之间存在相互代偿、互相影响的机制。LL 可以进一步分为两个独立的弧度，即腰椎上弧和腰椎下弧。在主胸弯 AIS 患儿和正常青少年中 TK 和腰椎上弧存在显著相关性，并通过上腰椎对整个腰椎产生影响。因此，在对主弯为胸弯的脊柱侧凸进行选择性胸椎融合时必须考虑这种相互影响。如在行主胸弯 AIS 侧凸矫正以恢复矢状面胸椎正常的后凸形态时，脊柱内固定远端椎体可顺应胸椎后凸的弯棒形态被动增加腰椎上弧的角度，以进一步增加总体 LL（图 21-2-3）。

另外，除了生长潜能以及冠状面参数包括初始主弯角度、初始 Cobb 角进展速率和肋椎角差（RVAD）等是侧凸进展的危险因素外，对于胸弯型 AIS 患儿，矢状面参数 TK 的显著减小也是侧凸进展的危险因素之一。脊柱外科医师在为该类患儿进行支具治疗时要充分评估患儿 TK 状况，对于 TK 异常减小的患儿要密切观察侧凸发展状况，及时调整支具治疗策略。胸椎的前凸或后凸状态对于手术治疗中椎体去旋转等矫形操作具有一定的指导

意义。对于伴有胸椎后凸的特发性脊柱侧凸患儿，可从凸侧对椎体进行去旋转和悬梁臂的矫形操作，而伴有胸椎后凸减小甚至前凸的患儿，应从凹侧行椎体平移悬吊和适度的直接去旋转矫形。

PI 作为脊柱 - 骨盆矢状面形态的核心参数在制订治疗方案时虽然没有像在退变性脊柱侧凸（DS）中那么重要，但在儿童也是需要考虑的因素之一。Upasani 等发现 Lenke 1A、B 和 5C 型 AIS 患儿的 PI 值明显高于正常青少年，但在不同弯型间无明显差异。Brink 等用 CT 三维重建图像的方法测量 PI，可消除二维测量固有的误差，结果也发现 Lenke 5 型 AIS 患儿的 PI 明显高于正常青少年（50.6°±16.2° vs 41.3°±11.4°），但在 Lenke 1 型中 PI 不存在显著差异。Mac-Thiong 等发现黑种人 AIS 患儿的 PI、PT 和 LL 明显高于白种人。这提示不同种族之间 AIS 患儿的脊柱 - 骨盆矢状面形态可能存在差异。因此，殷刚等对中国汉族正常青少年和 AIS 患儿的矢状面形态进行了对比研究，发现虽然主胸弯 AIS 患儿的 PI（44.2°±10.0°）明显低于既往其他人种的研究报道（57.3°±13.8°），但并没有记录主胸弯 AIS 患儿的 PI（44.2°±10.0°）与同种族正常青少年 PI（44.6°±11.5°）之间有着明显差异。对此不同结果原因的解释可能在于不同种族人群之间存在的脊柱矢状面形态差异。除此之外，王渭君等发现 AIS 患儿的矢状面形态存在性别差异，男性 AIS 患儿的 PI 明显低于女性患儿，且胸腰段后凸角度（thoracolumbar kyphosis，TL）也较小，提示女性 AIS 的胸腰段稳定性可能较男性差。这些差异可

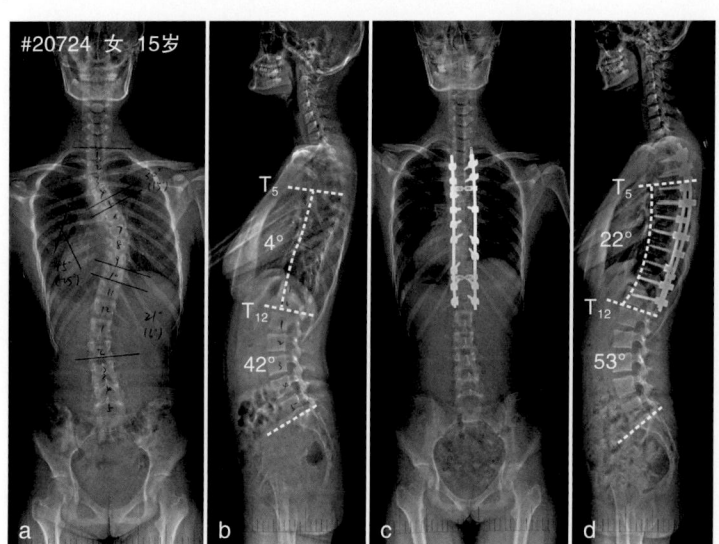

图 21-2-3　女（#20724），15 岁，胸弯型脊柱侧凸呈现明显的胸椎后凸减小（TK 为 4°）（a、b）；脊柱后路全椎弓根螺钉矫形内固定融合术后 TK 重建至 22°，而腰椎前凸（LL）也由术前的 42° 自发增加至 53°（c、d）

能与 AIS 进展的性别差异有关。

Ron 等发现脊柱侧凸患儿存在骨盆后旋趋势，即 PT 更大，SS 更小，这样可以代偿性地对抗脊柱侧凸患儿矢状面的正平衡，避免脊柱过度前倾。Mac-Thiong 等报道，儿童矢状面形态的异常可能在脊柱侧凸的发生、发展过程中起作用，但脊柱侧凸的不同弯型并不对应于某一特定的骨盆形态和平衡。AIS 患儿有着更高的 PI 值，但骨盆参数与弯型没有明显的相关性，尤其是在胸弯患儿，PI 并不能直接影响 TK。可能的解释是 PI 值的增加是一种代偿机制，以增加腰椎前凸，从而降低冠状面畸形进一步扭转加重的可能性。总体而言，相对于早期（Cobb 角为 10°~20°）腰弯型脊柱侧凸，早期胸弯型脊柱侧凸的整体矢状面形态更后倾。不同体位时 AIS 的矢状面形态也存在差异，坐位时 AIS 患儿的骨盆后旋、SS 减小、TK 和 LL 也减小。在对日常生活中需长时间坐位的脊柱侧凸患儿进行矫形时，尤其是神经肌源性脊柱侧凸需固定到骨盆时，需考虑体位变化对矢状面形态的影响。

矢状面形态评估的另一重要影像学参数是颈椎矢状面曲度角（cervical sagittal angle，CSA）（图 21-2-4）。AIS 颈椎矢状位曲度及其与全脊柱矢状位参数的关系已受到广泛关注，不同弯型 AIS 患儿颈椎矢状位参数存在一定差异。正常汉族青少年的 CSA 为 14.7°±11.3°，AIS 患儿中单胸弯、双胸弯和腰弯患儿的平均 CSA 分别为 4.1°±8.5°、8.8°±9.4° 和 8.4°±10.9°，均明显低于正常青

少年，提示 AIS 患儿与正常同龄人之间可能存在不同的颈椎矢状位曲度。单胸弯、双胸弯和腰弯 AIS 患儿的 CSA 与 TK 均呈正相关性。由于单胸弯患儿的 TK 值（15.3°±6.1°）显著低于双胸弯（21.4°±5.3°）与腰弯患儿（26.4°±6.7°），因此单胸弯型 AIS 患儿更容易表现为颈椎前凸变小或后凸；双胸弯（21.4°±5.3°）与腰弯 AIS 患儿之间的 TK 相近，因此颈椎矢状位曲度也无明显差异。Yagi 研究发现 85% 的 AIS 患儿存在颈椎前凸不足和后凸的现象，并证实颈椎前凸角与 T_2 矢状面倾斜角存在显著相关性（$r=0.73$）。

于淼等发现 AIS 颈椎后凸的发生率为 40%，并针对 AIS 颈椎矢状面形态进行分型（图 21-2-5）。①颈椎非后凸型：颈椎呈前凸型或直线型，此类患儿胸椎后凸和腰椎前凸一般为生理性且平衡；②颈椎后凸型：颈椎呈后凸型，下端椎在 C_6/C_7，胸弯和腰弯弧度均比较小；③颈 - 中胸椎后凸型：颈 - 中胸段后凸型，下端椎在 T_5~T_8 水平，腰椎前凸一般不大；④颈 - 下胸椎后凸型：全颈椎 - 胸椎呈后凸型，腰椎前凸一般较大。因此，在针对不同弯型 AIS 患儿进行手术治疗时，应充分考虑颈椎矢状位形态及其与 TK 的关系。在尚未形成颈椎结构性后凸畸形（椎体楔形变，椎体前缘鸟嘴样增生）的情况下，TK 的改善可同时自发改善颈椎的矢状面后凸畸形，恢复颈椎的生理性前凸状态（图 21-2-6）。

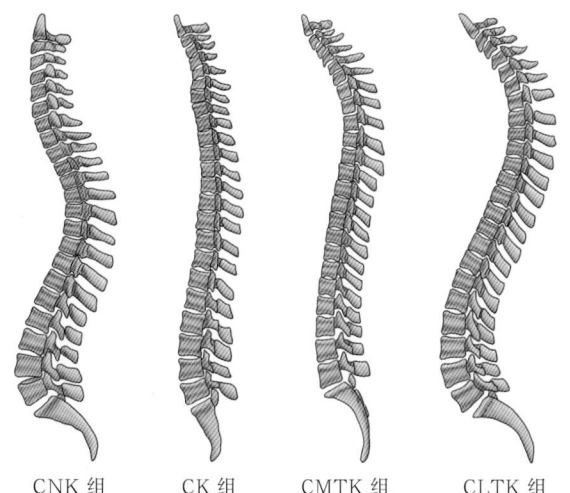

图 21-2-5　AIS 颈椎矢状面形态分型。颈椎非后凸型（CNK 组）：颈椎呈前凸型或直线型；颈椎后凸型（CK 组）：颈椎呈后凸型，下端椎在 C_6/C_7，胸弯和腰弯均比较小；颈 - 中胸椎后凸型（CMTK 组）：颈椎 - 中胸段呈后凸型，下端椎在 T_5~T_8 水平；颈 - 下胸椎后凸型（CLTK 组）：全颈椎 - 胸椎呈后凸型，腰椎前凸一般较大

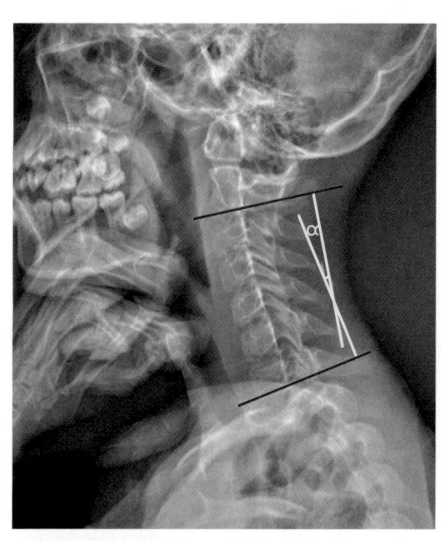

图 21-2-4　CSA（颈椎矢状面曲度角，C_2~C_7 角）测量示意图。中立位侧位颈椎 X 线片示 C_2 椎体下终板连线与 C_7 椎体下终板连线形成的夹角 α，即 CSA

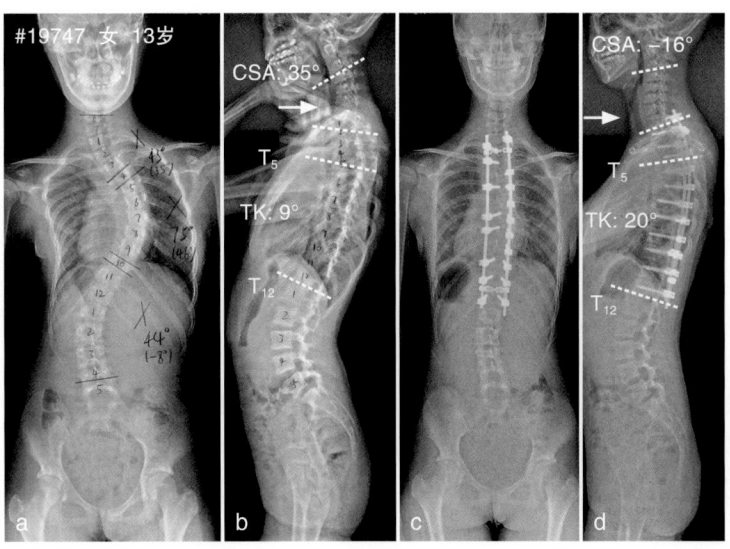

图 21-2-6　女（#19747），13 岁，青少年特发性脊柱侧凸（a）。T₅~T₁₂ 后凸角为 9°，胸椎后凸不足，Lenke 分型胸椎后凸修正型为（–），颈椎呈现后凸的状态（b，箭头），CSA 为 35°。脊柱后路内固定矫形术后随访示胸椎后凸不足获得改善和重建，颈椎矢状面形态也自发呈现为前凸状态（d，箭头），CSA 为 –16°

二、Chiari 畸形／脊髓空洞伴脊柱侧凸患儿的矢状面形态

Chiari 畸形／脊髓空洞伴脊柱侧凸（scoliosis secondary to Chiari malformation，CMS）是临床较为少见的一类脊柱侧凸畸形，按 SRS 的分类，目前归入到神经肌源性脊柱侧凸。CMS 脊柱侧凸患儿表现为左胸弯的比率高，男性患儿的比例高及发病年龄更早、更年轻化的特点。在 Randall 的研究中，CMS 患儿颈椎后凸的发生率为 19%，显著小于 AIS 患儿（77%）。就矢状面形态而言，当颈椎前凸和胸椎后凸（>40°）同时出现时，临床医师应高度怀疑脊柱侧凸患儿可能合并 Chiari 畸形／脊髓空洞的可能性。

Loder 等对 CMS 患儿和 AIS 患儿矢状位形态进行比较分析发现，前者颈椎前凸角和胸椎后凸角均大于 AIS 患儿。此外，CMS 患儿胸椎后凸常位于正常范围内或呈高度后凸状态，并且大部分患儿表现为矢状面后凸顶点与冠状面侧凸顶点不一致的特点。吴涛等对 40 例 CMS 患儿矢状面形态测量分析发现正常胸椎后凸与过度后凸患儿占总数的 60%，也印证了既往研究关于 CMS 患儿具有特殊的胸椎后凸相对较大的矢状面形态特点。朱泽章等利用 EOS® 脊柱影像系统对患儿进行三维重建，发现在相同冠状面形态下，TK 较大的 Chirai 畸形伴脊柱侧凸患者主弯顶椎旋转较小，即较小的椎体水平面旋转可引起二维平面较大的后凸，提示在制订 CMS 患儿的手术策略时，在关注冠状面形态矫正的同时也须关注矢状面形态的改善，即过度后凸的

矫正。但沈建雄等回顾性对比研究发现，Chiari 畸形组和单纯特发性脊髓空洞组脊柱侧凸患儿之间的胸椎后凸的发生率为 36.1% 和 30.5%，两者之间无显著差异。

另外，Inoue 等报道胸椎后凸大于 30° 的脊柱侧凸患儿中，46% 患儿可患有 Chiari 畸形和（或）脊髓空洞等中枢神经系统损害。Whitaker 等研究发现胸椎过度后凸可以作为非典型的弯型特征提示可能存在的脊髓空洞，以区别于特发性脊柱侧凸这一概念。这表明对于此类特发性胸椎过度后凸的患儿在筛查脊柱侧凸病因时需进一步做详细的神经系统检查，必要时行 MRI 检查排查可能存在的无明显神经系统症状体征的神经系统发育性畸形。这样有助于为患儿制订精确化个性化的治疗策略，如存在神经损害，在为患儿行脊柱畸形矫正之前要处理好神经损害的问题（图 21-2-7）。

此外，胸椎后凸角可以作为判断侧凸进展的可靠性指标。Flynn 等发现在 Chiari 畸形和脊髓空洞的进展性脊柱侧凸患儿中，约半数的胸椎后凸角大于 50°，而 7 例非进展性脊柱侧凸中仅 1 例存在明显的胸椎后凸。朱泽章等研究也发现随着脊柱侧凸严重程度的增加，胸椎后凸角也会相应增大。他还发现胸椎后凸与腰椎前凸之间显著相关。这与 Loder 等报道的胸椎后凸与腰椎前凸无相关性的结果不一致，提示矢状面形态在人种之间可能存在差异。邱勇等研究认为胸椎后凸角较大可能提示脊柱侧凸角畸形进展的风险较大。朱卫国等对青少年 Chiari 畸形 I 型合并脊髓空洞患儿颈椎管矢状面锥度研究发现，与 AIS 患儿和正常青少年相比，青少

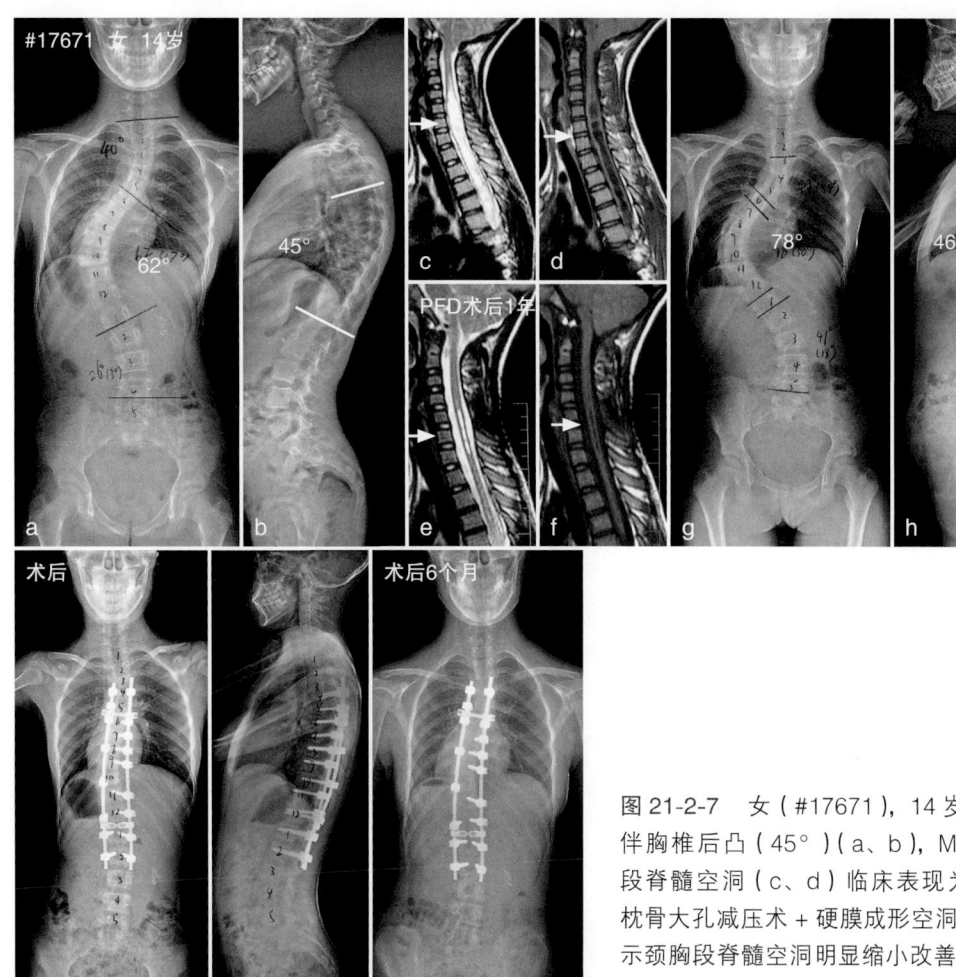

图 21-2-7 女（#17671），14 岁，脊柱左胸弯（62°）伴胸椎后凸（45°）（a、b），MRI 示 Chiari 畸形伴颈胸段脊髓空洞（c、d）临床表现为一侧上肢的肌力减退；枕骨大孔减压术 + 硬膜成形空洞引流术，术后 1 年随访，示颈胸段脊髓空洞明显缩小改善（e、f）；但由于已形成结构性脊柱畸形，在青春期脊柱畸形呈持续进展（g、h），行全椎弓根螺钉脊柱后路矫形内固定融合术，术后即刻及 6 个月时随访示侧凸矫正良好（i~k）

年 Chiari 畸形 I 型合并脊髓空洞患儿具有较大的颈椎管矢状面锥度（锥度负值表示椎管前后径整体趋势从 C_1 到 C_7 逐渐减小，锥度正值表示椎管前后径整体趋势从 C_1 到 C_7 逐渐增大，锥度为 0 表示椎管前后径整体趋势从 C_1 到 C_7 保持不变），表明其颈椎管矢状面发育存在异常，进一步加重脑脊液的水锤效应，促进脊髓空洞的形成或进一步扩大。因此在为该类患儿制订手术方案时也要充分考虑颈椎管矢状面形态，评估在脊柱畸形矫正术前是否需要行 Chiari 畸形 / 脊髓空洞的预处理。

三、先天性关节屈曲挛缩伴脊柱侧凸的矢状面形态

先天性关节屈曲挛缩（arthrogryposis multiplex congenita，AMC）是指出生时即表现为至少 2 个以上关节持续性、非进展性屈曲挛缩的综合征群，主要影响四肢关节，也可累及脊柱，临床上相对少见，可分为三个亚型：肌病亚型、神经病性亚型、第三亚型是单纯的关节纤维化和挛缩。临床表现为：①关节强直、僵硬，呈屈曲型或伸直型，关节囊及其周围组织挛缩，常伴有跨过关节的皮肤蹼状改变；②肢体呈柱状或梭形，皮下组织薄，关节部位皮肤皱褶消失；③被累及的肌肉或肌群萎缩或缺如；④深反射偶可减弱或消失，感觉正常，智力正常；⑤关节脱位常见，尤其是髋、膝关节。脊柱侧凸在 AMC 患儿中的发生率为 2.5%~31%，有时甚至高达 70%（图 21-2-8）。AMC 伴发的脊柱侧凸在婴幼儿期即可出现，并迅速进展为僵硬性侧凸。陈忠辉等研究发现 AMC 患者的脊柱畸形平均柔软度仅为 20%±11%，说明其矫形难度较大。AMC 脊柱畸形的弯型可呈现为麻痹型长 C 形弯（多为单胸

弯或胸腰弯，跨度 8~10 个脊柱节段）或麻痹型胸腰弯伴骨盆倾斜及髋关节畸形（骨盆周围软组织的挛缩和骨盆上下肌肉的不平衡引起，骨盆倾斜可与脊柱侧凸的严重程度密切相关）。部分病例合并先天性脊柱畸形。AMC 脊柱侧凸患儿在骨骼发育成熟后仍有进展的可能，这些都对治疗效果产生不利影响。因此，研究 AMC 伴脊柱侧凸患儿的影像学特征对该病的临床评估具有重要意义。

AMC 伴脊柱侧凸的矢状面以胸腰椎前凸畸形多见（图 21-2-8），后凸畸形相对少见（图 21-2-9），其中 59% 腰椎过度前凸（76°±11°），49% 胸椎过度前凸（37°±15°），12% 胸椎后凸减小（8°±3°），22% 胸椎过度后凸（76°±11°），这可能与髋关节的屈曲挛缩有关。因此，胸椎 / 胸腰椎前凸是 AMC 伴脊柱侧凸的典型矢状面表现，典型患者可呈现为与青少年发育性腰椎滑脱类似的鸭步状态，

伴显著骨盆前旋（图 21-2-10）。与矢状面胸椎后凸作为判断 Chiari 畸形 / 脊髓空洞伴脊柱侧凸进展的指标类似，在 AMC 伴脊柱侧凸患儿中，矢状面上胸椎前凸是该类患儿侧凸进展的高危征象。胸椎侧凸伴前凸畸形不仅可引起明显的步态功能障碍，还可导致胸廓前后径的减小（图 21-2-8c），压迫两侧肺部和心脏，影响肺功能与心脏舒张能力，是 AMC 患儿的主要致死原因。

AMC 可合并先天性脊柱畸形，Drummond 等在其研究中共发现 7 例（50%）合并有先天性脊柱畸形，但也有学者认为 AMC 合并先天性脊柱畸形常提示某种特异性综合征的存在。南京鼓楼医院陈忠辉等回顾性研究发现，17% 的 AMC 患者合并先天性脊柱畸形，多为脊柱分节不良（图 21-2-11），但未见合并脊髓纵裂、马尾终丝栓系等神经系统异常。李叶天等研究发现，AMC 伴脊柱侧凸患儿存

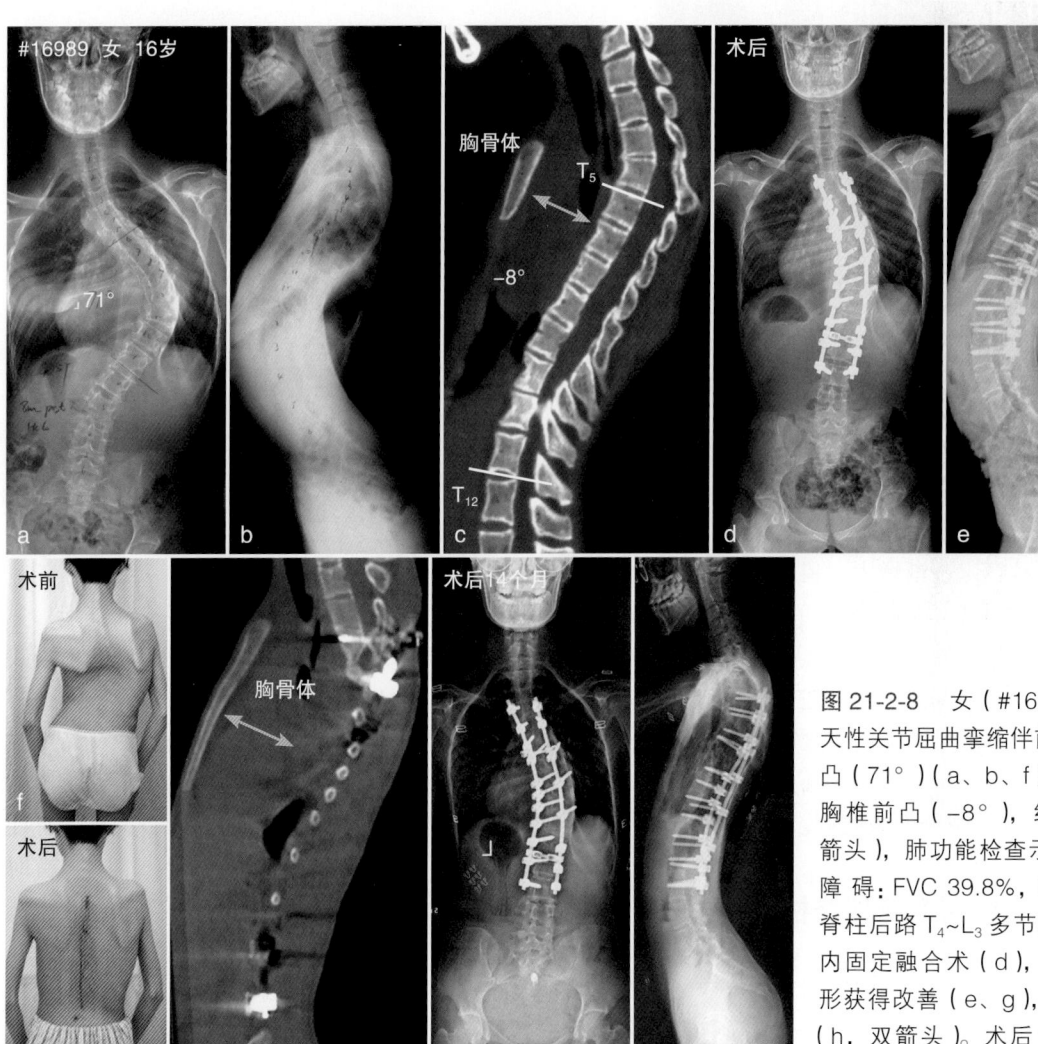

图 21-2-8　女（#16989），16 岁，先天性关节屈曲挛缩伴前凸型胸椎脊柱侧凸（71°）（a、b、f），CT 三维重建示胸椎前凸（-8°），纵隔变窄（c，双箭头），肺功能检查示限制性通气功能障碍：FVC 39.8%，FEV₁ 35.6%。行脊柱后路 T_4~L_3 多节段 PCO 截骨矫形内固定融合术（d），术后胸椎前凸畸形获得改善（e、g），胸廓前后径增加（h，双箭头）。术后 14 月随访示冠状面及矢状面矫形维持良好（i、j）

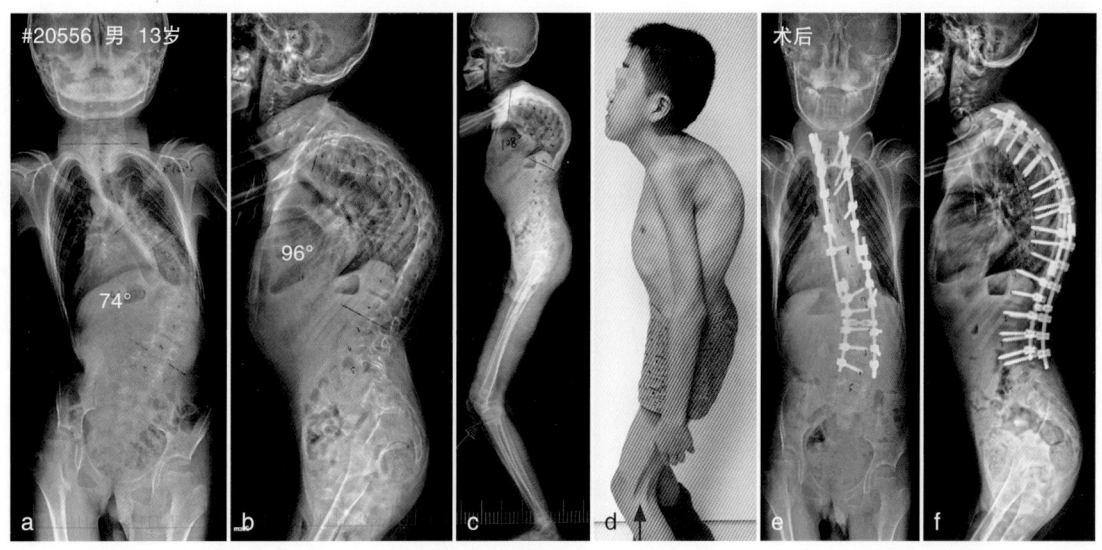

图 21-2-9 男（#20556），13 岁，关节屈曲挛缩伴后凸型胸腰椎脊柱侧凸（a、b）；EOS® 全身摄影侧位 X 线片示躯干前倾，膝关节屈曲挛缩畸形（c，箭头）；侧位外观照示膝关节后外侧肌腱挛缩（d，箭头）。脊柱后路多节段 PCO 截骨矫形内固定植骨融合术后脊柱侧凸和后凸畸形均获得改善（e、f）

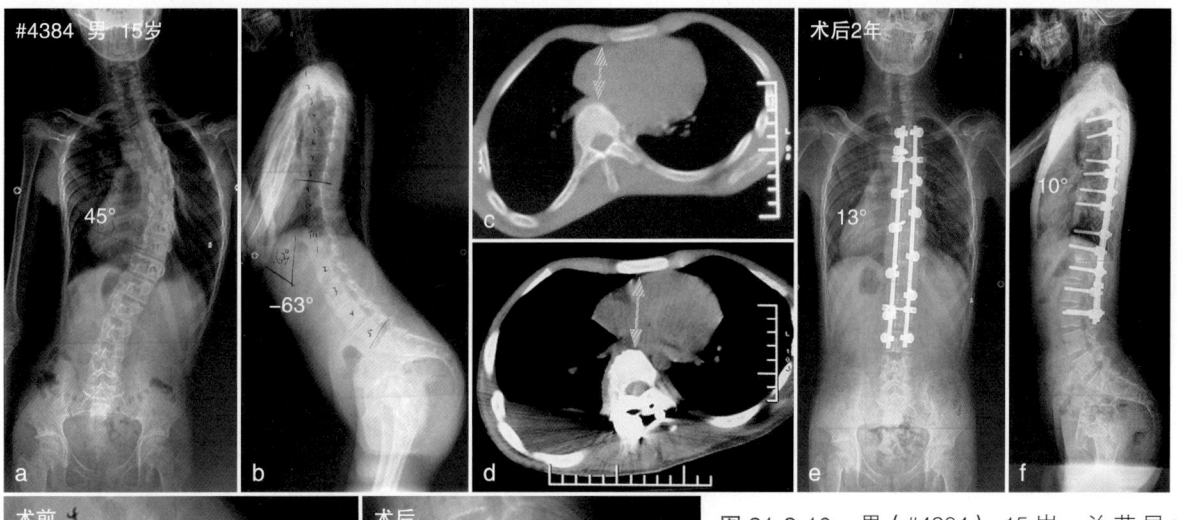

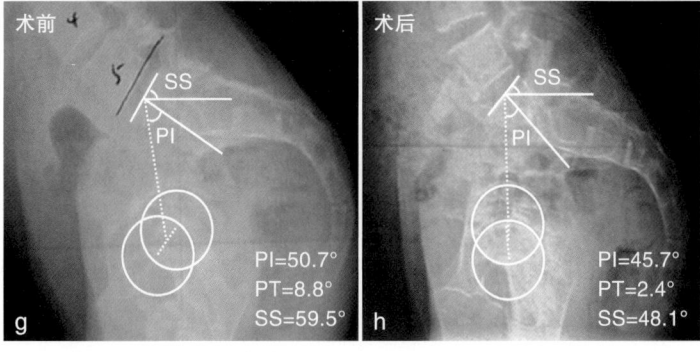

图 21-2-10 男（#4384），15 岁，关节屈曲挛缩伴前凸型胸腰椎脊柱侧凸（侧凸 45°，胸腰段 $T_9 \sim L_5$ 前凸 63°），呈鸭步状伴显著骨盆前旋（a、b）；CT 示胸廓前后径较小（c，双箭头）。行脊柱后路多节段 PCO 截骨松解矫形内固定植骨融合术，术后 2 年冠状面 Cobb 角 13°，矢状面胸椎后凸角 10°（e、f），胸腔前后径获得增加（d，双箭头），骨盆前旋畸形获得纠正，骶骨倾斜角（SS）由术前的 59.5° 下降至术后的 48.1°（g、h）

在严重的肺功能减退，其中胸椎前凸角过大，侧凸严重程度以及低 BMI 是肺功能减退的独立危险因素。因此，对于此类患儿，术前要注重提高营养摄入，改善 BMI，在术中矫正侧凸的同时，也要积极矫正患儿过大的胸椎前凸，这对于改善肺功能状况具有重要的意义。陈忠辉等研究发现该类患儿的 TK 可由术前的 −19.2° 显著改善至术后的 11.2°，且在术后 2 年以上随访中保持相对稳定。结合李叶天的研究结果不难发现，手术纠正患儿的胸椎前凸的同时对于胸廓容积和肺功能的改善都有很大的帮

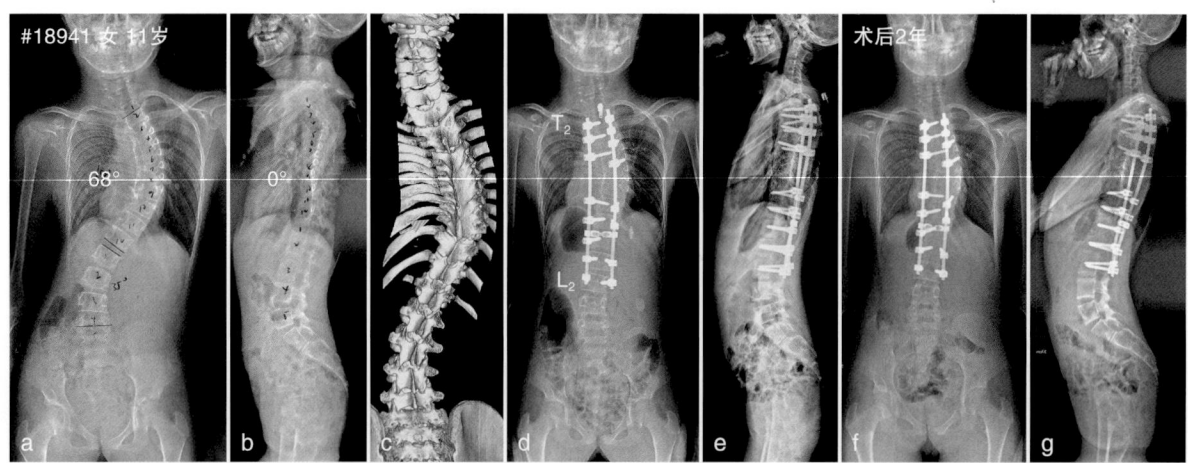

图 21-2-11　女（#18941），11 岁，先天性关节屈曲挛缩伴前凸型脊柱侧凸及躯干右倾（侧凸 68°，胸椎前凸 0°）（a、b）。CT 三维重建示多发先天性畸形，$T_1 \sim T_2$ 分节不良，$T_4 \sim T_9$ 分节不良（c，箭头）。行脊柱后路矫形内固定植骨融合术，术后冠状面平衡重建良好（d，e）；术后 2 年随访示冠状面和矢状面形态维持良好，无内固定失败（f、g）

助。总之，在针对 AMC 伴脊柱侧凸患儿行手术治疗时除了评估冠状面形态学指标，矢状面形态学的仔细评估也至关重要。

四、马方综合征伴脊柱侧凸的脊柱－骨盆矢状面形态

　　马方综合征伴脊柱畸形患儿在矢状面上可以出现脊柱序列的反转，表现为胸椎前凸及腰椎后凸（图 21-2-12a、b）。胸椎前凸导致患儿胸腔体积减小，当胸椎前凸合并漏斗胸时，可以使胸廓前后径明显减小，导致严重的肺功能异常（图 21-2-12b）。另外，心脏被挤压在前方的胸骨和后方的脊柱之间，后路手术剥离脊柱时的压力可挤压心脏，干扰血流动力学，甚至诱发心律失常。文献中关于胸椎前凸的报道差异很大。Sponseller 等报道的 113 例马方综合征患儿（52% 伴脊柱侧凸）中有 4% 的患儿表现为胸椎后凸角减小，另有 4% 的患儿表现为胸椎前凸。Glard 等报道的 17 例胸弯型马方综合征患儿中 76.5% 的患儿表现为胸椎后凸角减小。Goldberg 报道不论是否存在脊柱侧凸，约有 2/3 的马方综合征患儿可以出现胸椎的前凸畸形。邱旭升等的研究报道有 37% 的患儿胸椎后凸角减小，另有 20% 的患儿表现为胸椎前凸。

　　马方综合征患儿胸腰段后凸往往在婴儿期或幼儿早期就出现，坐立位时尤为明显。运动可以改善肌肉引力从而改善后凸畸形，但是大多的后凸畸形改善不明显并且在青春期进展迅速。文献中报道约

16% 的马方综合征患儿伴有胸腰椎后凸畸形，后凸畸形区域的椎体往往可以表现为椎体的楔形变以及终板的不规则病变，类似于休门氏病。邱旭升等发现 43% 的患儿表现为胸腰段后凸或腰椎后凸，其中有 5 例（14.3%）表现为明显的椎体楔形变。

　　虽然 Winter 认为马方综合征患儿的胸椎后凸角增大少见，但此后有些报道表明马方综合征患儿的胸椎后凸角增大并不少见。Sponseller 等报道 18% 的患儿胸椎后凸角大于 50°，并且往往胸椎后凸与脊柱侧凸同时存在（图 21-2-12c、d），部分患者出现双后凸畸形（图 21-2-13），严重侧后凸畸形伴胸廓塌陷可出现呼吸功能不全（图 21-2-12e、f）。邱旭升等报道的病例中有 14.3% 的患儿胸椎后凸角大于 50°。马方综合征伴脊柱侧凸的如果同时存在后凸畸形，手术难度更大。Birch 和 Herring 建议对于马方综合征伴脊柱侧后凸畸形的患儿采用前后路联合手术的方法进行治疗。但是，随着内固定器械的进步、椎弓根置钉技术的成熟以及颅骨牵引的广泛应用，对于这类患儿采用单纯的后路手术已经能够取得良好的手术效果（图 21-2-14）。南京鼓楼医院乔军等比较了前后路联合入路和单一入路治疗马方综合征伴脊柱侧凸的手术疗效，发现单一后路手术可以取得不逊于前后路联合入路的矫形效果，且手术的时间更短、出血更少、并发症发生率更低。尽管如此，外科医生仍然建议在单一后路矫形时加大植骨量以取得良好的融合，减少术后并发症。

　　既往文献对于马方综合征患儿的骨盆矢状面

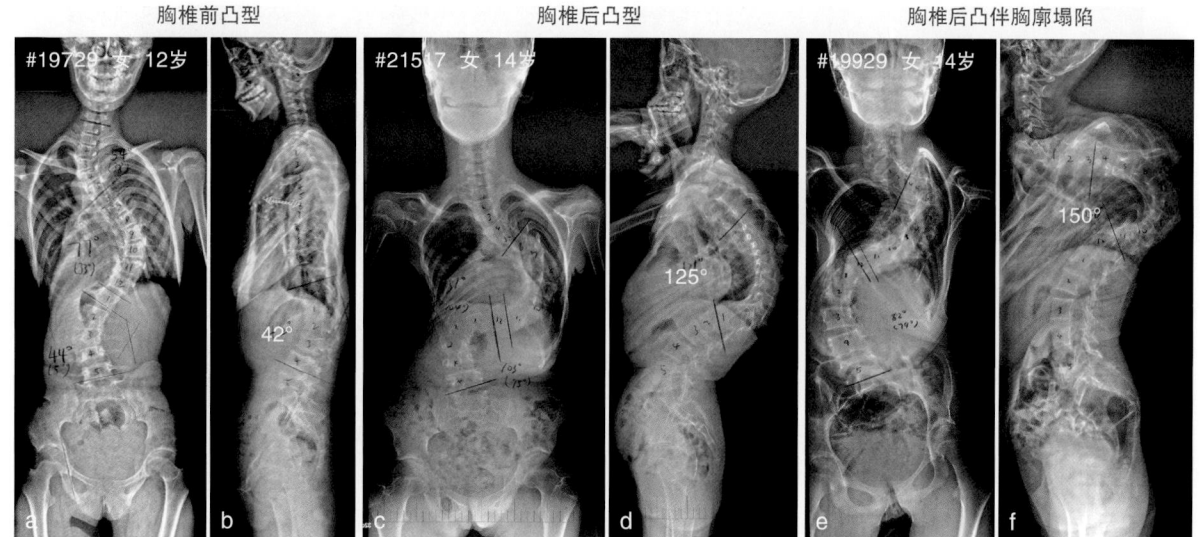

图 21-2-12　马方综合征类脊柱侧凸畸形伴不同的脊柱矢状面形态：胸椎前凸伴胸腰椎后凸（#19729，a、b），胸廓前后径变窄（b，双箭头）；胸椎后凸（#21517，c、d）；胸椎后凸伴胸廓塌陷，呼吸功能不全（#19929，e、f）

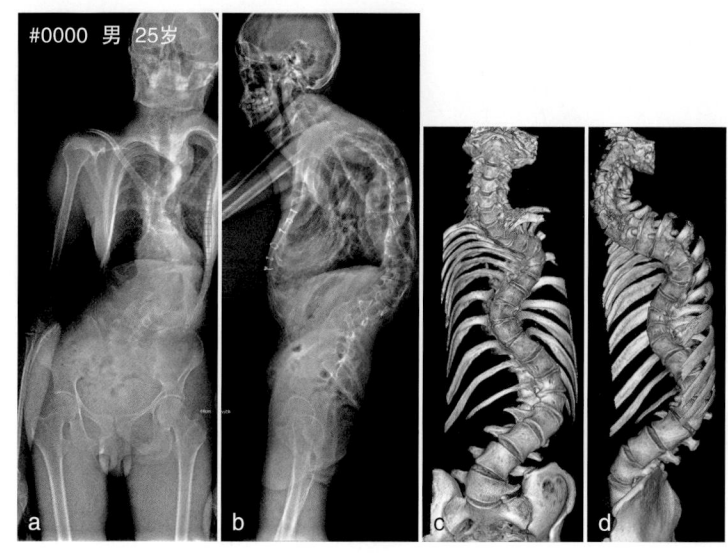

图 21-2-13　男（#0000），25 岁，马方综合征伴脊柱侧后凸畸形。冠状面全脊柱 X 线片及 CT 三维重建示双胸弯 + 胸腰弯畸形（a、c）；矢状面全脊柱 X 线片及 CT 三维重建示双后凸畸形，胸椎后凸 + 胸腰椎后凸（b、d）

形态研究较少。乔军等的研究显示马方综合征伴脊柱畸形患儿的骨盆矢状面参数与正常青少年无明显差别。但 Sponseller Ⅰ 型与 Ⅱ 型患儿骨盆矢状面参数，特别是解剖学参数 PI 有显著性差异。这一结果与 Garreau de Loubresse 的研究结果类似。Garreau de Loubresse 认为 PI 的不同可能是造成脊柱矢状面形态不同的重要因素之一。另一方面，对于一个给定的 PI 值，都有一个可以接受的腰椎前凸角（LL）范围。如果 LL 值超出 PI 所能承受的范围，术后就容易出现矢状面失代偿、内固定失败以及腰痛等并发症。因此，在进行矫形手术时，

对于这两类患儿可能需要重建不同的腰椎前凸角以适应不同的 PI 值。

文献报道约 6% 的马方综合征患儿存在腰椎滑脱，这和正常人群的 3% 的比例无显著性差别（图 21-2-15）。但是马方综合征患儿的腰椎滑脱程度比正常人严重（30% vs 15%），特别是马方综合征伴脊柱侧凸的患儿（60%）。然而，乔军等报道的患儿中并没有发现腰椎滑脱现象，这可能与人种有关。因为 Garreau de Loubresse 报道的马方综合征伴脊柱侧凸患儿的 PI 为 47°，邱旭升等病例的 PI 为 40°；而 PI 增大与腰椎滑脱的发生及严重程度有关。

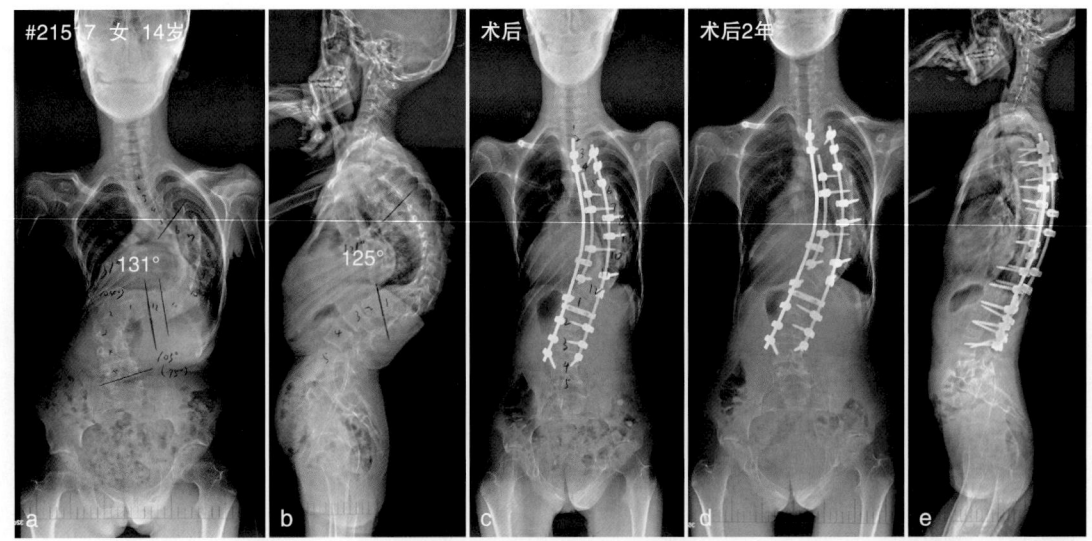

图 21-2-14　女（#21517），14 岁。马方综合征伴胸腰段脊柱侧后凸畸形（a、b），一期 Halo - 重力牵引，二期脊柱后路矫形内固定植骨融合术（多棒分节段叠棒矫形）（c），术后 2 年随访示冠状面及矢状面形态矫正维持良好（d、e）

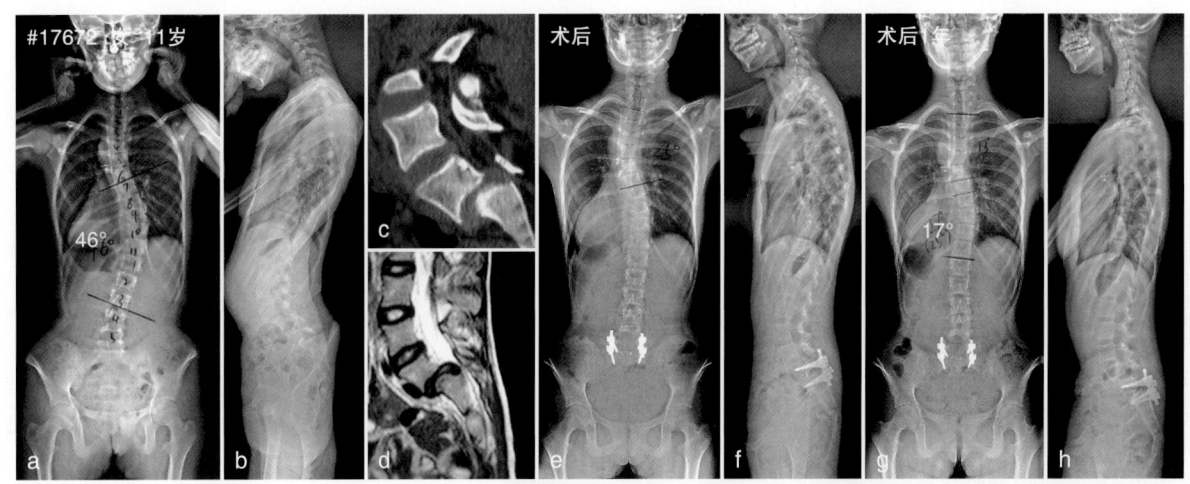

图 21-2-15　女（#17672），11 岁，马方综合征伴脊柱侧凸（胸腰右弯，46°）及 L₅/S₁ 滑脱（a、b），CT 及 MRI 示Ⅲ度滑脱伴骶骨弯顶样改变（c、d）。行腰椎后路滑脱复位内固定椎间融合术，术后复查 X 线片示腰骶椎复位满意（e、f），脊柱侧凸继续外支具治疗；术后 1 年复查示腰骶部融合良好（h），脊柱侧凸明显改善（17°）（g）

五、Ⅰ型神经纤维瘤病伴脊柱侧凸的脊柱 - 骨盆矢状面形态特征

Ⅰ型神经纤维瘤病（NF1）伴脊柱侧凸包括非萎缩性脊柱侧凸和萎缩性脊柱侧凸。对于非萎缩性脊柱侧凸患儿，其脊柱 - 骨盆矢状面研究主要集中于胸弯患儿（图 21-2-16），这也与该类胸弯较腰弯患儿发生率较高有关。杨宗等在对 15 例 NF1 伴非萎缩性胸弯患儿的矢状面研究发现，TK 不足者及后凸畸形各 1 例，其余 13 例均为正常范围（10°～40°）。在与 AIS 患儿对比时发现，该类患儿 TK 明显大于 AIS 患儿（25.6°±7.6° vs 16.5°±5.4°）。同样，LL 也显著高于 AIS 患儿［（-53.8°±6.4°）vs（-47.8°±4.2°）］。另外，通过与正常对照组相比，结果显示，各参数均无统计学差异。这表明 NF1 伴非萎缩型胸椎侧凸患儿矢状面形态与正常青少年无明显差异，没有明显的胸椎后凸畸形，也无 AIS 患儿明显胸椎后凸不足表现。此类非萎缩性 NF1 患儿术后远期矢状面上的并发症发生率较低，但仍高于 AIS 患者（proximal junctional failure，PJK：33% vs 25%）。即使发生也与术前的矢状面形态无明显相关性，推测可能与神经纤维瘤病特征性的调变现象有

胸椎后凸减小型　胸椎后凸正常型　胸椎后凸增加型

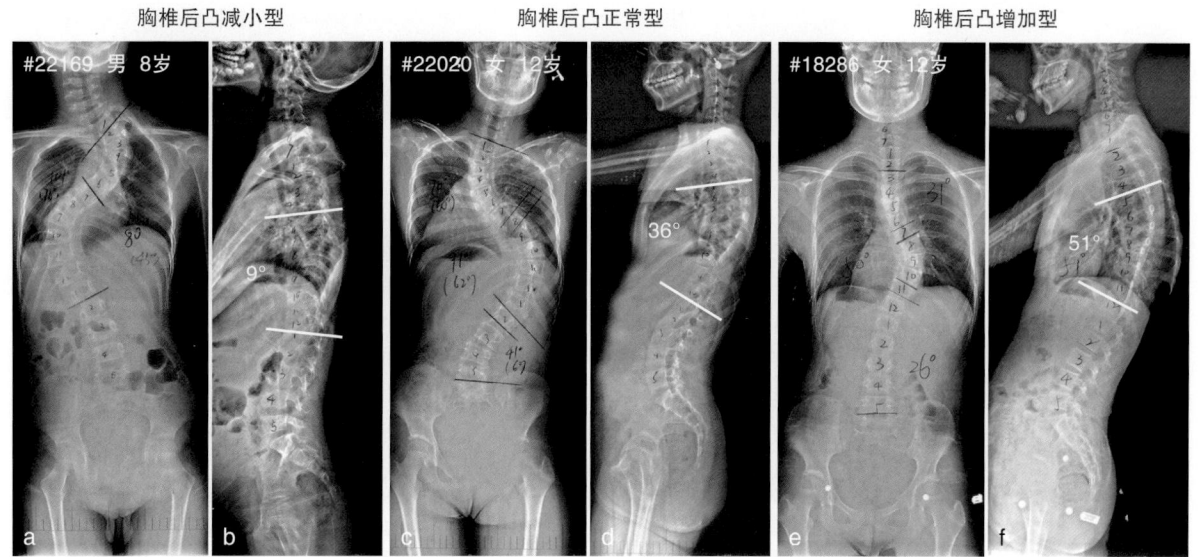

图 21-2-16　神经纤维瘤病伴非萎缩性脊柱侧凸畸形的矢状面形态：胸椎后凸减小型（#22169，a、b）；胸椎后凸正常型（#22020，c、d）；胸椎后凸增加型（#18286，e、f）

关（modulation）。换句话说，NF1 伴非萎缩型脊柱侧凸严格意义上讲是不存在的，只是其萎缩性改变起初不明显，而在侧凸进展过程中逐步表现出来。

与之相反的是，NF1 伴萎缩性胸弯患儿，由于脊柱局部萎缩性改变，产生局部脊柱不稳定，可导致患儿出现不同脊柱节段程度各异的侧后凸畸形，且后凸畸形的顶椎大多与侧凸畸形顶椎的位置一致（图 21-2-17），同时也多伴有不同程度的旋转半脱位，尤其是在萎缩性改变较为明显的节段（图 21-2-18）。有些患儿可因此出现椎管的不连续及不稳定，继发神经功能损害的表现。另外，由于萎缩性改变可侵及肋骨，导致肋骨呈铅笔样改变而变细、变尖，在这种情况下可通过变大的椎间孔进入椎管，甚至可侵犯脊髓，出现痛性肋骨包块。由于患儿伴有不同程度的胸椎后凸畸形，严重者可进展为短节段角状后凸畸形，腰椎前凸会出现相应的代偿性减小。类似，在腰椎区域的萎缩性侧凸患儿，矢状面上的腰椎或胸腰椎区域也可出现不同程度的前凸减小甚至后凸，从而出现胸椎后凸代偿性地减小（图 21-2-17i、j）。李松等针对行手术治疗的萎缩性腰弯患儿研究发现，该类患儿术前 TK 平均为 11°，显著低于杨宗等关于非萎缩性胸弯患儿的 TK。而 LL 平均为 -39.7°，也较非萎缩性胸弯患儿及 AIS 患儿的 LL 为低。既往文献对于 NF1 伴萎缩性脊柱侧凸患儿的骨盆矢状面形态研究较少。由于萎缩性改变主要是发生于局部脊柱，所以该类患儿骨盆参数应该与非萎缩性患儿以及正常对照人群类似。

对于非萎缩性侧凸患儿，其矢状面矫形策略与 AIS 患儿类似。既往 Lyu 等针对非萎缩性侧凸患儿和 AIS 患儿的脊柱矫形手术进行了对比，结果发现非萎缩性侧凸患儿除了在冠状面上主弯的矫形效果和 AIS 类似外（79.8% vs 81.1%），矢状面上的后凸畸形矫形效果与 AIS 也无显著差异（54% vs 51.5%）。但是对于萎缩性侧凸患儿，由于萎缩性改变导致部分椎弓根较正常椎弓根变细，尤其在顶椎区域，椎弓根可极为纤细甚至缺如，这为准确置钉带来了极大的挑战。由于顶椎区置钉密度的降低，萎缩性脊柱侧凸在矢状面和冠状面的矫形效果也较非萎缩性侧凸和 AIS 差。Wang 等在对 16 例萎缩性脊柱侧凸患儿的研究发现，除了主弯矫形率显著低于非萎缩性脊柱侧凸患儿（68.3% vs 79.8%），其矢状面矫形率也明显低于非萎缩性脊柱侧凸患儿（38.5% vs 54%）。对于严重萎缩性脊柱侧后凸畸形的 NF1 患儿，需重视矢状面形态的矫正，必要时术前予以 Halo - 重力牵引治疗增加脊柱柔韧性，或者实行前后路联合手术增加脊柱前柱的支撑，降低远期矢状面矫正丢失和断棒的风险。

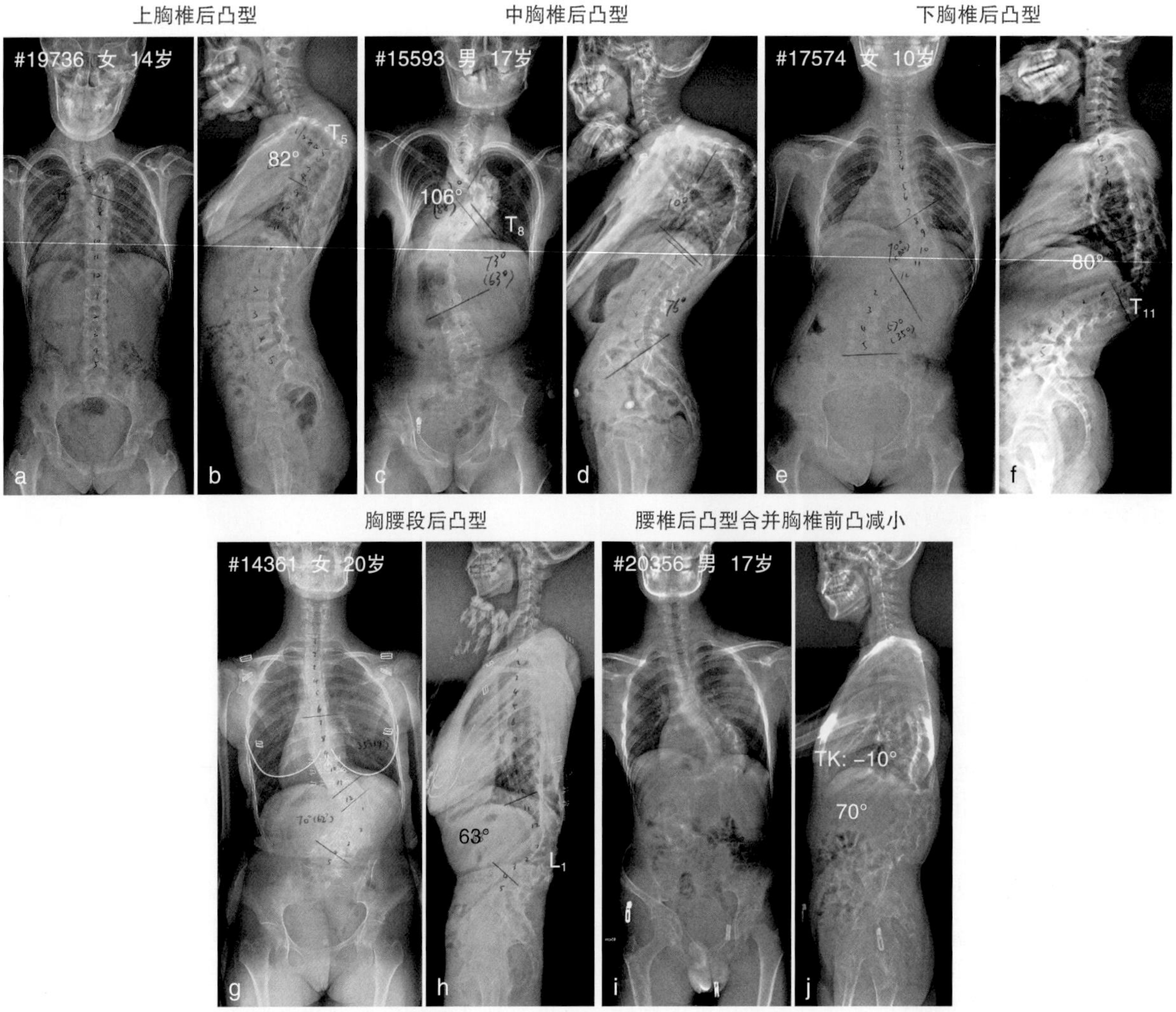

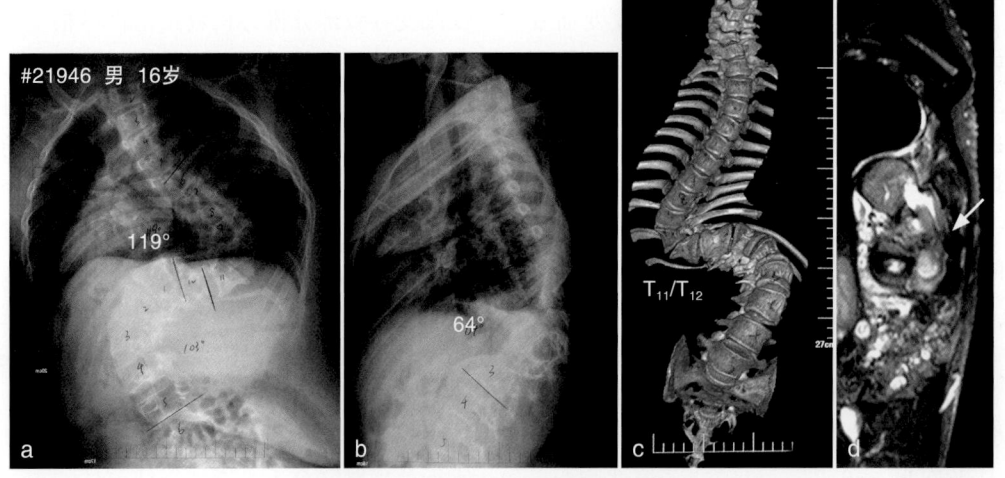

上胸椎后凸型　　　　中胸椎后凸型　　　　下胸椎后凸型

胸腰段后凸型　　　腰椎后凸型合并胸椎前凸减小

图 21-2-17　神经纤维瘤病伴萎缩性脊柱侧后凸畸形。上胸椎后凸型（#19736，a、b）；中胸椎后凸型（#15593，c、d）；下胸椎后凸型（#17574，e、f）；胸腰段后凸型（#14361，g、h）；腰椎后凸型合并胸椎前凸减小（#20356，i、j）

图 21-2-18　男（#21946），16 岁，神经纤维瘤病伴萎缩性胸腰段脊柱侧后凸畸形（侧凸 119°，后凸 64°）（a、b）；患儿逐渐出现双下肢无力及行走不稳直至截瘫，CT 三维重建示 T_{11}/T_{12} 水平旋转半脱位（c）；MRI 检查矢状面重建示脱位节段脊髓受压明显（d，箭头）

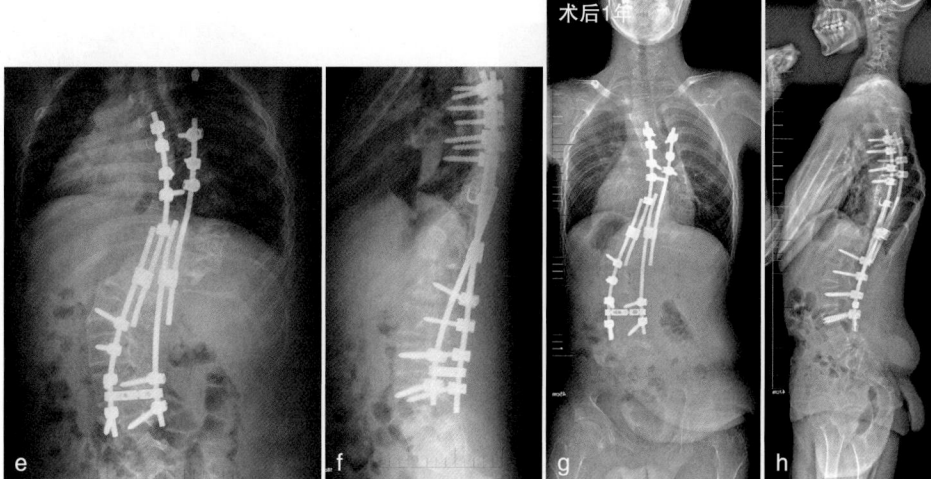

图 21-2-18（续）　一期颅骨 + 双侧股骨髁上牵引，神经症状改善后行二期脊柱后路矫形植骨融合内固定术（e、f），术后 1 年患者已恢复行走能力，复查 X 线片示内固定位置良好（g、h）

参考文献

[1] 王渭君, 王智伟, 刘臻, 等. 青少年特发性脊柱侧凸脊柱-骨盆矢状面形态的性别差异[J]. 中国矫形外科杂志, 2012, 20(23): 2165-2168.

[2] 陈忠辉, 孙旭, 邱勇, 等. 先天性多发性关节挛缩症伴脊柱侧凸的影像学特征[J]. 中国脊柱脊髓杂志, 2013, 23(12): 1057-1062.

[3] 邱勇, 殷刚, 曹兴兵, 等. 特发性胸椎侧凸患者的胸椎后凸状态对腰骶椎矢状面形态的影响[J]. 中华外科杂志, 2008, 46(16): 1237-1240.

[4] 朱卫国, 朱泽章, 邱勇, 等. 青少年 Chiari 畸形 I 型合并脊髓空洞患者颈椎管矢状面锥度研究[J]. 中国脊柱脊髓杂志, 2014, 24(9): 774-778.

[5] 朱泽章, 邱勇, 王斌, 等. 脊柱侧凸伴发 Chiari 畸形和脊髓空洞的影像学特征及临床意义[J]. 中华骨科杂志, 2007, 27(11): 801-807.

[6] Upasani VV, Tis J, Bastrom T, et al. Analysis of sagittal alignment in thoracic and thoracolumbar curves in adolescent idiopathic scoliosis: how do these two curve types differ?[J]. Spine, 2007, 32(12): 1355-1359.

[7] 顾琦, 舒诗斌, 张原诚, 等. Chiari畸形合并脊柱侧凸患者的胸椎后凸与椎体旋转有关[J]. 第二军医大学学报, 2020, 41(11): 1208-1212.

[8] El-Hawary R, Sturm PF, Cahill PJ, et al. Sagittal spinopelvic parameters of young children with scoliosis[J]. Spine deformity, 2013, 1(5): 343-347.

[9] Loder RT, Stasikelis P, Farley FA. Sagittal profiles of the spine in scoliosis associated with an Arnold-Chiari malformation with or without syringomyelia[J]. JPediatrOrthop, 2002, 22(4): 483-491.

[10] Mac-Thiong JM, Labelle H, Charlebois M, et al. Sagittal plane analysis of the spine and pelvis in adolescent idiopathic scoliosis according to the coronal curve type[J]. Spine, 2003, 28(13): 1404-1409.

[11] Qiu Y, Zhu Z, Wang B, et al. Radiological presentations in relation to curve severity in scoliosis associated with syringomyelia[J]. JPediatrOrthop, 2008, 28(1): 128-133.

[12] Yu M, Silvestre C, Mouton T, et al. Analysis of the cervical spine sagittal alignment in young idiopathic scoliosis: a morphological classification of 120 cases[J]. Eur Spine J, 2013, 22(11): 2372-2381.

[13] 杨宗, 朱泽章, 邱勇, 等. NF-1伴非萎缩型胸椎侧凸与胸弯型

AIS及正常青少年矢状面形态的比较研究[J]. 中国矫形外科杂志, 2013, 21(15): 1533-1537.

[14] Ouellet JA, LaPlaza J, Erickson MA, et al. Sagittal plane deformity in the thoracic spine: a clue to the presence of syringomyelia as a cause of scoliosis[J]. Spine, 2003, 28(18): 2147-2151.

[15] Schlösser TP, Shah SA, Reichard SJ, et al. Differences in early sagittal plane alignment between thoracic and lumbar adolescent idiopathic scoliosis[J]. Spine J, 2014, 14(2): 282-290.

[16] Strahle JM, Taiwo R, Averill C, et al. Radiological and clinical predictors of scoliosis in patients with Chiari malformation type I and spinal cord syrinx from the Park-Reeves Syringomyelia Research Consortium[J]. JNeurosurgPediatr, 2019, 24(5): 520-527.

[17] Zhu Z, Yan H, Han X, et al. Radiological features of scoliosis in Chiari I malformation without syringomyelia[J]. Spine, 2016, 41(5): E276-281.

[18] 邱旭升, 鲍虹达, 刘臻, 等. 马凡综合征伴脊柱畸形患者脊柱-骨盆矢状面的形态特征[J]. 中国脊柱脊髓杂志, 2014(2): 97-102.

[19] Cil A, Yazici M, Uzumcugil A, et al. The evolution of sagittal segmental alignment of the spine during childhood[J]. Spine, 2005, 30(1): 93-100.

[20] Shen J, Tan H, Chen C, et al. Comparison of radiological features and clinical characteristics in scoliosis patients with Chiari I malformation and idiopathic syringomyelia: a matched study[J]. Spine, 2019, 44(23): 1653-1660.

[21] Whitaker C, Schoenecker PL, Lenke LG. Hyperkyphosis as an indicator of syringomyelia in idiopathic scoliosis: a case report[J]. Spine, 2003, 28(1): E16-20.

[22] Zhu Z, Sha S, Chu WC, et al. Comparison of the scoliosis curve patterns and MRI syrinx cord characteristics of idiopathic syringomyelia versus Chiari I malformation[J] EurSpine J, 2016, 25(2): 517-525.

[23] Noureldine MHA, Shimony N, Jallo GI, et al. Scoliosis in patients with Chiari malformation type I [J]. Childs NervSyst, 2019, 35(10): 1853-1862.

[24] Spiegel DA, Flynn JM, Stasikelis PJ, et al. Scoliotic curve patterns in patients with Chiari I malformation and/or syringomyelia[J]. Spine, 2003, 28(18): 2139-2146.

[25] Tan H, Lin Y, Rong T, et al. Surgical scoliosis correction in Chiari-I malformation with syringomyelia versus idiopathic syringomyelia[J]. J Bone Joint Surg Am, 2020, 102(16): 1405-1415.

第三节　休门氏病

休门氏病（Scheuermann's disease）又称休门氏后凸畸形（Scheuermann's kyphosis）、幼年性脊柱后凸（juvenile kyphosis）、脊柱骨软骨炎（osteochondritis of spine）、脊柱软骨病和Calvé病（Calvé disease）等，是一种以自限性椎体发育障碍致椎体楔形变为主要病变特征的结构性脊柱后凸畸形。该病是儿童和青少年结构性脊柱后凸畸形最常见的原因。丹麦的内科医生Scheuermann（图21-3-1）于1921年第一次报道其影像学特征，并将其作为一种独立的疾病进行描述，如胸椎休门氏病（图21-3-2）和胸腰椎休门氏病（图21-3-3）。国外文献报道其发生率为0.4%~8.3%，有一定的遗传性和家族聚集性发病倾向。男女发生比例报道为（1~7）∶1，男性多见（88%）。在Damborg的双生子研究中，男性的发病率为4%，是女性双生子的2倍（2%）。Bradford等学者则认为女性的患病率高于最初的假设，也有学者认为男性和女性之间发病率无差异。休门氏病最常见的发病年龄在8~12岁，在13~16岁时临床表现尤为明显。若不予以治疗，会残留严重的外观畸形，并可能导致腰背痛等不适。

Ⅰ型休门氏病至少3个连续相邻椎体有明显楔形变，且楔形变角度均大于5°；Ⅱ型休门氏病同时具备Schmorl结节、椎间隙狭窄和终板不规则而无连续3个或以上椎体楔形变，也称为非典型Scheuermann's病。

发病机制

休门氏病的病因不明，存在争议，可能的病因包括生长发育的作用、生长激素分泌过多、胶原纤维缺陷导致的椎体终板薄弱、生物力学因素、青少年骨质疏松症、外伤、基因遗传因素、维生素A缺乏、骨骺炎、胸骨短小学说等。

1. 骺环（板）坏死学说　早期理论认为该病是次发骨骺的骨软骨病，由椎体骺环（板）（epiphyseal plate）缺血性坏死导致椎体纵向生长受限引起的。1929年，Scheuermann报道环状骨骺的无菌性坏死是致病因素。病椎椎间盘软骨板碎裂，终板连同椎间盘进入椎体内导致椎间隙狭窄，

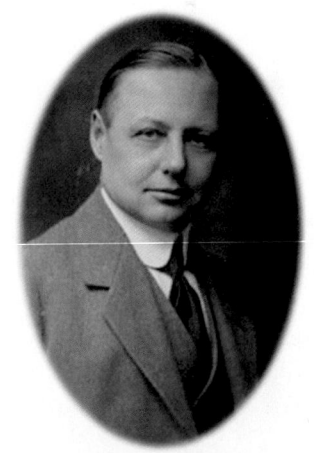

图 21-3-1　丹麦医生 Scheuermann

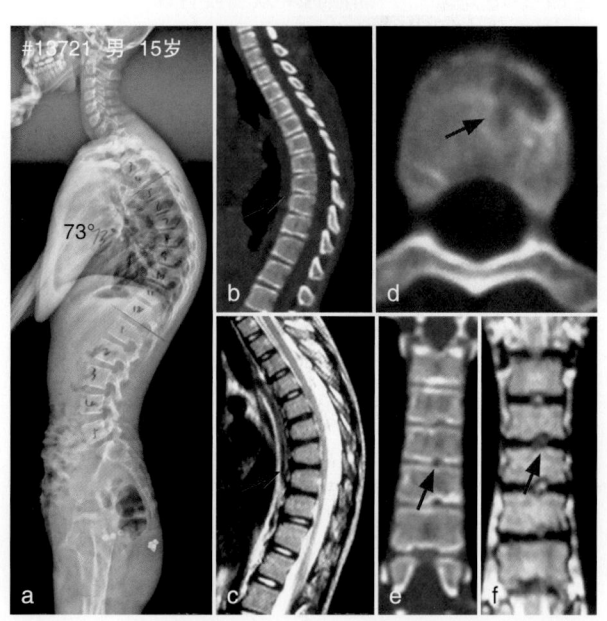

图 21-3-2　男（#13721），15岁，胸椎休门氏病。胸椎后凸73°（a）；CT示后凸顶椎区多节段椎体楔形变，终板不规则，椎间隙塌陷（b、d、e，箭头）；MRI示椎间隙狭窄、椎间盘退行性改变（c）及Schmorl结节形成（f，箭头）

椎间盘前方压应力增加，椎体前方骺环血供障碍而缺血坏死。但后期研究发现椎体的纵向生长主要受椎体上下的骺软骨板影响，而骺环是独立的三角形软骨环，在骺软骨板外侧，不影响椎体的纵向生长，也不会导致椎体的楔形变。此外，骺环的骨化一般从12岁开始，20~25岁与椎体完全融合。骺环与椎体开始融合时（约16岁）椎体的纵向生长已经停止。然而，休门氏病可在10岁之前的患者出现，发生于骺环骨化之前。因此，骺环的生长紊乱对椎体楔形变不具影响作用，与休门氏病的发生无关。

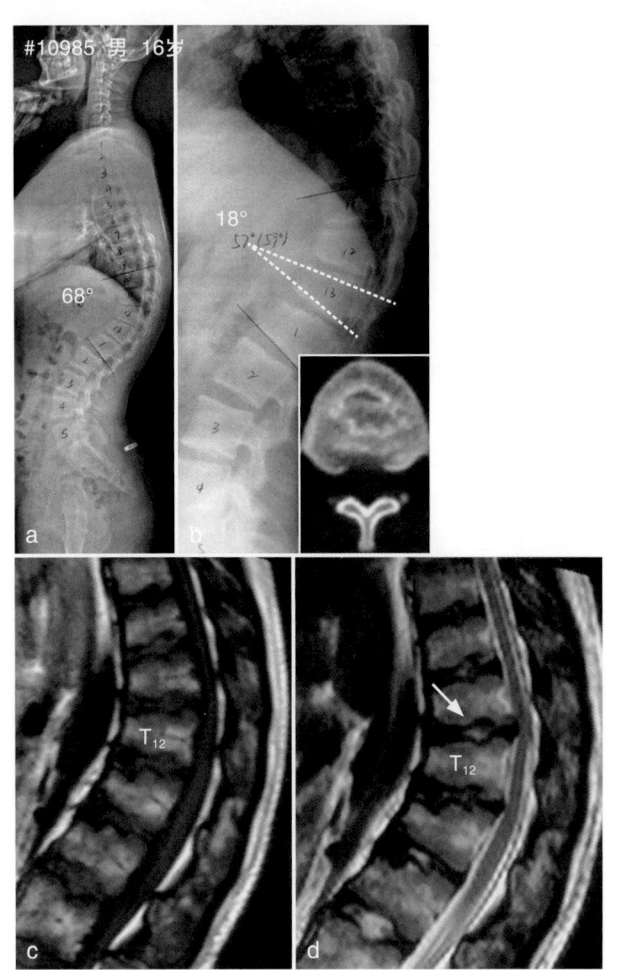

图 21-3-3 男（#10985），16岁，胸腰椎休门氏病。胸腰椎后凸68°，T$_{11}$~L$_1$椎体楔形变（a）；最严重椎体楔形变角度达18°（b）；MRI示终板不规则及多节段Schmorl结节形成（d，箭头），椎间隙狭窄（c、d）

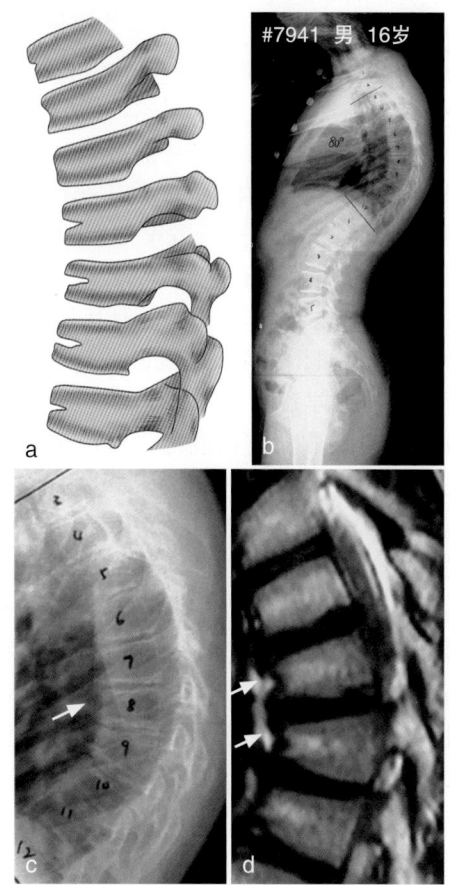

图 21-3-4 椎骨残留血管槽示意图，多节段椎体前方可见残留血管槽、椎体楔形变及轻度后凸（a）。男（#7941），16岁，休门氏病（b），X线片及MRI示楔形变椎体前方残留未闭血管槽（c、d，箭头）

2. 椎体骨化抑制学说 Schmorl 等根据尸体解剖的病理结果提出三阶段发展学说，他们认为椎体骺板先天性发育薄弱（胶原纤维的结构性缺陷）或者缺损是休门氏病发生的始动因素。在脊柱负重和活动的影响下，椎间盘髓核组织突破骺软骨板的发育性薄弱区疝入椎体，形成 Schmorl 结节或椎体边缘离断，致使该处软骨板的软骨基质内成骨紊乱或受阻，抑制骨化中心的骨化过程，导致椎体楔形变和后凸畸形形成。部分组织学和病理学研究也证实，软骨终板基质内胶原含量下降、黏多糖含量增加，胶原纤维缺乏，排列不规则。

3. 椎骨残留血管槽学说 人类婴幼儿期椎体前部存在血管槽（vascular gloove）（图 21-3-4c、d），该槽与椎骨软骨原基内的节间动脉位置相当，一般在 5～6 岁时消失。Ferguson 等认为该血管槽在青春期前和青春期持续存在可能导致椎体内部强度减弱，轻微外力即可能引起椎体楔形变（图 21-3-4a、c）。因此，椎体前方血管槽的闭合异常，可能是造成青少年脊柱局部薄弱和椎体楔形变导致脊柱后凸的原因。但这一学说在其他学者的解剖研究中并未获得证实。

4. 骨质疏松学说 Bradford 和 Lopez 等发现休门氏病患儿存在低骨密度的情况，因此认为休门氏病和幼儿及青少年骨质疏松症密切相关，推测休门氏病可能继发于椎体骨质疏松引起的持续性微骨折损伤及损伤椎体的非均匀应力改变。骨质疏松也可能导致易出现许莫氏结节，影响软骨内成骨。但 Gilsanz 等的病例对照研究发现，休门氏病患者与对照组之间的骨密度无明显差异。Ashton 等的研究同样显示骨质疏松并非休门氏病的致病因素。因此，目前认为骨质疏松症可能是继发性改变，源于背痛、运动量下降等因素。

5. 遗传学说　本病有一定的家族聚集倾向，近亲易发，可遗传 3 代以上。Damhborg 等对 3500 例的双胞胎进行分析，结果显示，休门氏病是具有高外显率和可变表达性的显性常染色体遗传模式，同卵双生双胞胎的休门氏病发生率比异卵双生双胞胎高 2~3 倍（孪生子一致率为 0.19∶0.07），可遗传性达 74%。潜在的致病基因包括 FBN1、Duffy、COL1A1、COL1A2 等，但具体的遗传机制尚不清楚。环境因素对发病的影响较小。

6. 姿势异常学说　休门氏病常与姿势性后凸，即青少年姿势性圆背畸形混淆。尽管两者的疾病定义完全不同，但有学者认为休门氏病是不良姿势导致胸椎后凸增加，椎间盘高度下降，椎体前柱压力增加，导致软骨终板破损，抑制前柱生长；同时后凸角度增加又导致椎旁肌牵张性劳损、无力、松弛，形成恶性循环，加重后凸畸形。但真正的姿势性后凸是可逆的非结构性畸形，并非休门氏病的结构性后凸畸形，因此这些推测并未证实。

7. 外伤学说　有研究发现休门氏病多见于运动强度较大的患儿，因此推测认为反复创伤引起的终板损伤和裂缝可能是休门氏病潜在的发病机制。未成熟的脊柱可因反复超负荷运动和负重而导致前纵韧带过度频繁牵拉，损伤椎体前缘的骨骺，发生出血、炎症、坏死及增生等反应，从而影响椎体前纵生长，导致椎体楔形变。休门氏病患儿在早期佩戴支具治疗后椎体楔形变的控制效果较好，提示损伤因素获得控制后可以使疾病的进展速度减慢甚至停止，间接印证损伤和不良应力可能是休门氏病潜在的致病因素之一。

8. 短小胸骨学说　Fotiadis 等影像学研究发现休门氏病患儿的胸骨发育较短小，其病例对照研究发现休门氏病患儿的胸骨长度（胸骨上切迹至剑突下缘）为 16.72cm，而正常青少年的胸骨长度为 17.78cm，具有统计学差异。休门氏病多在 12~15 岁间发病，而正常人胸骨各节在 10~14 岁间完成融合。此外，根据 Ascani 等发现休门氏病患者存在生长激素水平过高现象，胸骨各节的融合时间可能提前，因而致胸骨长度短小。由于胸骨生长受限制，短小胸骨形成后相当于在脊柱前方形成栓系，使得胸廓前方的支撑薄弱，而脊柱仍在继续生长，不对称的生长借由肋骨将应力自前向后传导，对脊柱形成栓系。根据 Hueter-Volkmann 定律（具有

生长潜能的骺软骨，在压应力下生长受抑制，而牵拉应力下生长会加速），椎体前部生长板上的压应力增大将会进一步抑制其纵向生长，并导致椎间盘退变增加，而椎体后部和后柱生长则出现相对过生长，导致了椎体楔形变和脊柱后凸畸形。椎体楔形变和脊柱后凸出现后，椎体前部生长板承受过度的压应力而椎体后部和后柱生长板所承受的压应力则很小，因而椎体前部生长继续受抑制而椎体后部和后柱生长相对旺盛，如此差异性的生长将导致椎体楔形变和脊柱后凸的加重（图 21-3-5）。Paajaaen 等研究发现 50% 的休门氏病患儿存在胸椎间盘的退变，而相应无症状的年轻人椎间盘退变的比例仅为 10%。孙旭等通过使用新西兰大白兔和长白猪构建胸骨缩短动物模型，均未成功建立脊柱后凸模型，分析其原因可能与胸肋关节、肋椎关节以及肋骨的代偿有关。胸骨短缩后其拉力直接作用于胸肋关节和与之相应的肋骨，最终使得作用于椎体的应力经过传递被显著分散，因而未诱导发生脊柱后凸畸形和椎体楔形变。因此，他们认为短小的胸骨可能不是休门氏病的始动因素。

9. 内分泌异常学说　Elio 等研究发现休门氏病患儿存在生长激素过度分泌，这与休门氏病患儿身高较高、体重和体重指数较大一致。既往研究发现，休门氏病患者的身高高于同龄正常儿童的平均身高，且他们的骨龄相较于实足年龄更大。但身高和体重指数与后凸的严重程度无相关性。Fotiadis 等认为其可能是一种继发性改变。

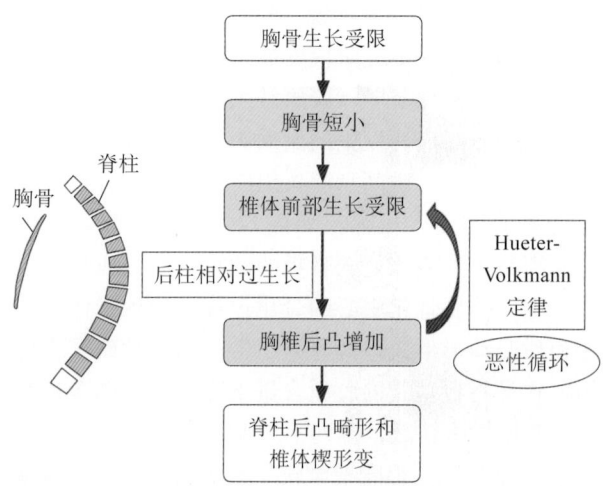

图 21-3-5　休门氏病患者脊柱后凸畸形发病机制假说：胸骨生长受限假说

临床表现

休门氏病患者常于青春期前后开始出现胸或胸腰段后凸，常被误认为姿势不良而延误治疗。脊柱后凸畸形僵硬，脊柱过伸时畸形依然可见，表现为圆背畸形，伴有不同程度的颈椎和腰椎代偿性前凸过大，是年轻患者就诊的最常见原因。此外，进入青春期后，休门氏病患者相比同年龄段健康青少年偏高、偏重，但一般被认为是继发性改变。不幸的是，到目前为止，休门氏病患者进入成年期后其后凸的进展与后凸严重程度之间的相关性仍不明确。其原因在于，随着年龄的增加，胸椎的后凸呈现为逐渐增加的自然趋势，而这样的胸椎后凸加重无法与基于休门氏病导致的后凸加重区分。由于休门氏病可导致明显的外观畸形，部分患者为了改善胸背部后凸的外观而接受了矫形手术治疗。但 Murray 对 67 例平均后凸角度达 71° 的休门氏病患者进行了平均 32 年的随访，发现休门氏后凸畸形虽然存在功能影响，但通常不影响患者的生活质量和职业生涯。此外，15%~33% 的休门氏病患者伴有脊柱侧凸畸形（图 21-3-6），该类侧凸常发生在后凸区的下端或远端，也可发生在后凸顶椎区，通常椎体旋转较轻，且侧凸度数小，进展缓慢。部分严重患者会合并肩带肌群、腘绳肌和髂腰肌的紧张挛缩。

腰背部疼痛是这类患者最常见症状，可因运动负重、长久站立及久坐易疲劳而出现背部顶椎区附近疼痛症状加重，且疼痛程度与顶椎位置相关，胸

腰段后凸较胸段后凸患者更易出现进展性的疼痛。休门氏病患者常因慢性持续性的背部疼痛不适前来就诊，在一项长达 46 年的随访研究发现，发病初期胸椎疼痛发生率高达 50%，但是在骨骼发育成熟即生长停止后疼痛发生率下降为 25%，且疼痛程度减轻。Bradford 等的研究发现，进入成年期后，未经治疗的成人休门氏病患者背部疼痛的发生率明显高于正常人群，且胸腰段后凸较腰段后凸更易出现进展性疼痛，该观点早期被大多数人所接受，同时疼痛所导致的退变性强直也是未经治疗的成人休门氏病的一个后遗症，有研究者将对保守治疗无效的背部疼痛作为手术治疗指征。Murray 等 32 年的随访研究比较了休门氏病患者和对照组的疼痛，发现尽管疼痛发作频繁，但对日常生活和工作影响差别不大，对于后凸度数小于 75° 的成人，其疼痛发生率和同龄人并无显著差异。Ristolainen 等 37 年的随访发现，休门氏病患者在日常生活中出现背痛和功能障碍的风险更高，但胸椎后凸的严重程度和背痛、生活质量和健康状况无关。Ghoussoub 等对 45 例成人休门氏病研究后发现，大多数患者在恰当的保守治疗后，短期疼痛症状明显缓解率达 75%，长期随访时仍可维持在 70%，因此他们建议应慎重把疼痛作为手术治疗的指征。在偶然的情况下，下腰部疼痛可能继发于腰椎过度前凸导致的峡部裂性腰椎滑脱。

神经损害较为少见，多见于 10~20 岁的患者，可出现缓慢的进展性下肢轻瘫。研究发现，9% 的患者有感觉或肌力异常，提示此部分人群神经功能

腰椎侧凸在后凸顶椎的远端　　　　　　　侧凸位于后凸区域

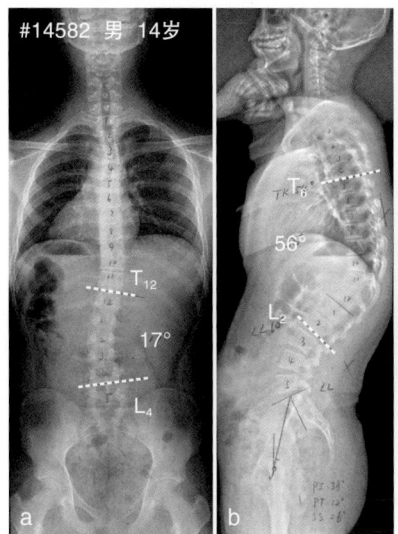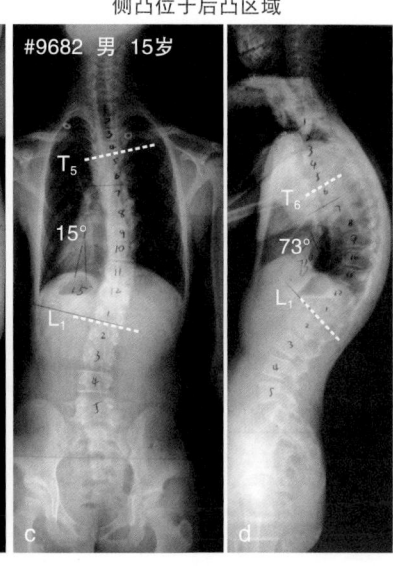

图 21-3-6　休门氏后凸畸形伴脊柱侧凸。侧凸畸形（T_{12}~L_4）可发生在后凸区远端 T_6~L_2（#14582，a、b）或侧凸区（T_5~L_1）位于后凸区（T_6~L_1）（#9682，c、d）

受损。此类神经损害可继发于胸椎／胸腰椎椎间盘突出、角状后凸顶点对脊髓前方的压迫、脊髓张力性牵拉、椎管内硬膜外囊肿、骨质疏松性压缩骨折和 Adamkiewicz 血管及胸脊髓根动脉等受压导致的缺血性脊髓损害等（图 21-3-7）。有文献报道神经损害的严重程度和后凸畸形的严重程度无明显相关性，但仍存在争议，一般来说，短节段的后凸更易出现神经损害，可能与后凸顶点椎间盘纤维环破裂有关，也可能与后凸顶椎处胸椎管相对狭窄及胸髓血液供应相对脆弱有关。Kapetanos 报道了 1 例 14 岁因胸椎间盘突出导致出现神经损害的病例，在直接前方减压及前后路联合融合后，该患者神经功能获得明显改善。Chiche 报道了 3 例因椎间盘侧方突出压迫脊髓根动脉导致脊髓前动脉血供障碍及严重神经损害的病例，并指出此类患者神经功能预后不良，应以早期干预预防为主。总体来说，顶椎区胸脊髓血供薄弱、胸椎管狭窄、突出的椎间盘较为坚韧是神经损害的危险因素。Garcia 认为顶椎区椎间盘合并 Schmor's 结节可减低椎间盘压力，有利于预防椎间盘向后方突出及继发神经损害。但 Song 等认为非典型的凸向椎体后缘的 Schmor's 结节可形成椎间盘组织凸向椎管的通道，可导致急性神经损害的出现。

休门氏病患者中脊柱后凸对肺功能影响的尚不清楚。一般来说当脊柱后凸角小于 100° 时，肺功能受影响不大。当后凸角度大于 100°，且后凸顶椎位于第 $T_1 \sim T_8$ 时，可出现限制性通气功能障碍。也有学者认为后凸弯型为胸腰弯的，且体重指数（BMI）较小的患者更容易发生肺功能损害。部分患者后凸顶椎区可出现色素沉着，多因坐位时后凸顶点处皮肤摩擦所致。

影像学表现

休门氏病的术前影像学评估需要摄立位全脊柱正侧位片，以准确评估脊柱的矢状面和冠状面形态、局部与整体平衡状态。休门氏病患者的脊柱后凸畸形多见于胸椎，约占 75%。其一般特征是至少 3 个相邻胸椎有 5° 以上的楔形变（沿每个椎体的上下终板画直线，测量交角）（图 21-3-3b），胸椎后凸超过 45°。另外，胸腰椎病变占 20%～25%，腰椎病变 <5%，颈椎罕见。

X 线片表现为脊柱矢状面后凸畸形 >45°（胸椎后凸测量范围为 $T_5 \sim T_{12}$；胸腰段及腰段后凸测量范围为病变区上下各一椎体间的 Cobb 角，如位于腰椎可表现为正常的腰椎前凸消失，而不一定表现为腰椎后凸畸形），椎体上下终板不规则或扁平伴椎间隙高度丢失，部分患者可出现 Schmorl 结节或椎体后缘离断（椎间盘嵌入椎体时对环状软骨板后缘的切割）。徐亮等研究发现，颈椎可因胸椎／胸腰椎后凸呈现代偿性前凸状态，主要发生在下颈椎，多见于胸椎休门氏病患儿。休门氏后凸畸形一般较为僵硬，过伸、过屈位 X 线片可见畸形柔韧性较差，可以与姿势性后凸进行鉴别。江龙等研究发现，休门氏病患儿的骨盆入射角（PI）明显小于正常同龄儿童（32° vs 45°）。Tyrakowski 等在波兰人群中也研究证实，发育成熟和未成熟的休门氏病患者其 PI 均小于正常儿童的 PI（36.7°～39.4° vs

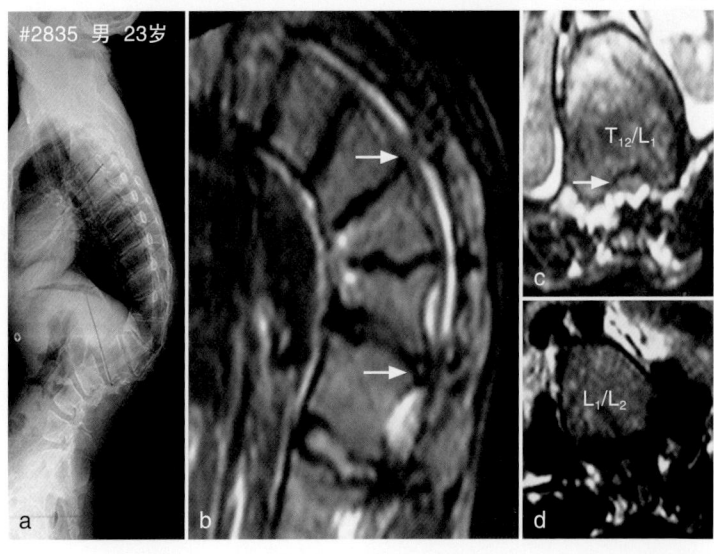

图 21-3-7　男（#2835），23 岁，患者有休门氏病伴脊柱后凸畸形病史，进入成年期后（23 岁）出现下肢不全瘫症状（a），脊柱 MRI 示胸椎椎间盘突出（b，箭头），椎管狭窄（d），脊髓"嵌入"顶椎后缘的椎体内（c，箭头）

43.7°～54.7°）。胸椎休门氏病患儿可表现为腰椎前凸和颈椎前凸的增加，而胸腰椎休门氏病患儿则表现为胸椎后凸和腰椎前凸的减小，提示不同弯型存在不同的矢状面代偿机制。

CT 表现为终板不规则、椎体楔形变及 Schmorl 结节边缘的骨硬化，少数情况下可发现代偿性腰椎前凸的远端存在峡部裂可能。MRI 可清楚显示 Schmorl 结节，T1WI 示 Schmorl 结节及椎间盘突出表现为低信号；可见椎间盘源性骨硬化。T2WI 上，病变区的椎间盘有 50% 出现退行性改变；Schmorl 结节可为低信号也可为高信号，周围还可出现骨髓水肿相。MRI 也可用于评估后凸顶椎区脊髓形态、是否存在信号改变、Schmor 结节的形态及分布特征和椎间盘突出情况，以评估脊髓损伤的风险。

诊断及鉴别诊断

1. 诊断　Scheuermann 最早对休门氏病的定义为：在青春期前出现的胸腰椎／腰椎僵硬性后凸畸形，伴有显著的椎体楔形变。Sorensen 在 1964 年修正并提出新的经典诊断标准：至少 3 个连续相邻椎体有明显楔形变，且楔形变角度均大于 5°，即 Ⅰ 型休门氏病（图 21-3-2）。1987 年，Sachs 等提出休门氏病的诊断只要满足至少有一个楔形变大于 5° 的椎体且 T$_3$～T$_{12}$ 后凸角度大于 45° 即可。也有其他一些学者建议加用脊柱侧方过伸位片上的柔韧性作为标准。到目前为止该病的诊断标准仍未完全统一，主要的争议在于楔形变大于 5° 的椎体的

数目（1～3 个）和需要超过的胸椎后凸角度的上限（45°）。由于在骨骼未成熟的患儿椎体尚未完全骨化，椎体的楔形变角度的测量较为困难，观察者之间的测量误差也很大，因此常需要其他辅助诊断标准，包括 Schmorl 结节、椎间隙狭窄、终板不规则、椎体边缘软骨结节、椎体前后径延长等，被称为休门样改变。有研究者把同时具备 Schmorl 结节、椎间隙狭窄和终板不规则而无连续 3 个或以上椎体楔形变者称为非典型 Scheuermann's 病。后者多见于腰椎，可伴有轻度椎体楔形变、椎体边缘软骨结节、椎体前后径延长，一般不存在明显的后凸畸形，但通常伴有下腰疼。Blunmenthal 于 1987 年提出将其命名为腰椎休门氏病，也称 Ⅱ 型休门氏病。文献报道普通人群中腰椎休门样改变的发生率为 18%～40%，多见于运动量大的男性青少年或经常搬运重物的人。腰椎休门氏病和胸椎休门氏病的发病机制不一样，一般公认和生物力学有关，可能是因为未发育成熟的腰椎轴向负荷过大。虽然腰椎休门氏病和胸椎休门氏病的影像学表现可能类似，但预后不一样。腰椎休门氏病为非进展性，治疗也不存在争议，可以通过休息、限制活动、理疗等缓解症状。

2. 鉴别诊断

（1）姿势性脊柱后凸　又称姿势性圆背畸形（图 21-3-8），是一种柔韧性良好的脊柱矢状面畸形，多见于幼儿和青少年患者。当患儿处于前屈体位时，侧位观察胸背部可见明显的圆弧形后凸畸形，而非角状后凸畸形或明显的驼背畸形。对于这种姿势性圆背畸形，患儿的父母通常比患儿本人显

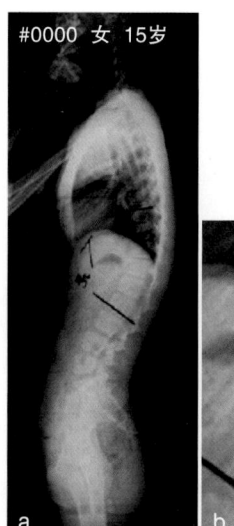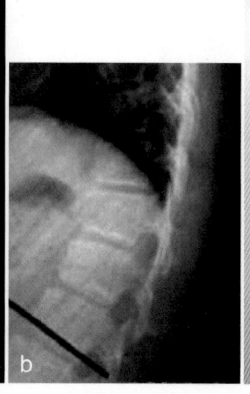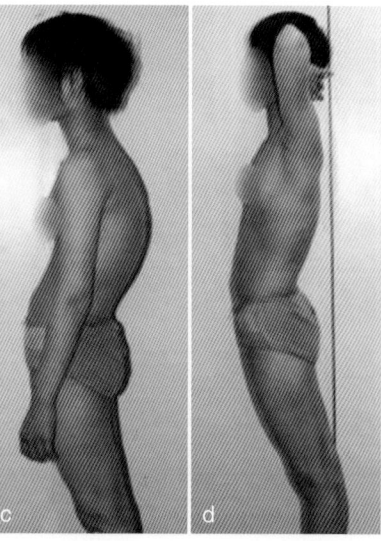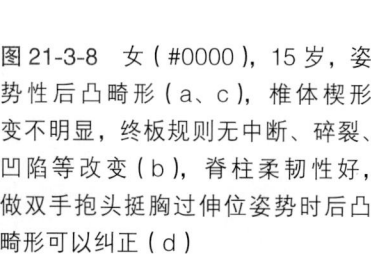

图 21-3-8　女（#0000），15 岁，姿势性后凸畸形（a、c），椎体楔形变不明显，终板规则无中断、碎裂、凹陷等改变（b），脊柱柔韧性好，做双手抱头挺胸过伸位姿势时后凸畸形可以纠正（d）

得更加焦虑担忧，并且急于知道是什么原因导致的圆背后凸畸形。在医疗咨询过程中，医生要排除其他病理性因素导致的后凸畸形（如 Scheuermann 病、先天性脊柱后凸、结核性后凸等），并对如何进行医疗干预给予正确的指导。

姿势性脊柱后凸的发病机制可能与在青少年发育期肌肉的发育落后于脊柱，导致脊柱背侧软组织张力带作用减弱，而产生后凸，类似于婴幼儿在坐位时可能表现出驼背一样。这种后凸畸形随着生长发育的继续，背部软组织进一步成熟，而出现后凸畸形的自发改善。这种胸椎后凸较轻，无椎体楔形变或前柱分节不良等骨结构畸形，无椎间盘退变。患儿的身高多高于同龄人。圆背畸形也多见于青春期乳房开始发育的女性患儿，原因是部分女性青少年在发育期自觉胸部发育是一件令人难堪的事情，常采取含胸缩背的不良姿势，增加圆背畸形的发生率，与该病女性略多于男性的临床观察一致。姿势性脊柱后凸患者的肌肉发育常差于休门氏病，表现为核心力量，尤其是背部肌肉力量不足。不良姿势可能导致背部肌肉长时间处于非正常高张力状态，导致韧带变形、背部肌肉力量逐渐下降，对躯干姿态调整和维持能力下降。也有文献报道姿势性脊柱后凸与患儿下肢存在屈曲性挛缩畸形有关。

姿势性脊柱后凸临床仅表现为姿势性外观畸形，后凸 Cobb 角较小，一般无疼痛和神经损害等临床表现。体格检查方面，该病在前屈试验时，脊柱活动及柔韧度良好、后凸平缓，站立位双手抱头挺胸过伸位或者平卧位时胸椎后凸可获得纠正，而休门氏病及先天性脊柱后凸畸形等在此体位下通常无法获得纠正。站立位全脊柱正侧位 X 线也可用于评估及鉴别诊断。姿势性脊柱后凸在站立位侧位片上无椎体的楔形变以及其他结构性改变，椎体终板通常无异常，椎间隙无狭窄塌陷。姿势性脊柱后凸一般不需要积极的医疗干预，且多数无抗后凸支具治疗的指征，一般仅需躯干肢体功能性锻炼、提升背部核心肌肉力量、改善不良姿势即可，但通常患儿的依从性稍差。对患儿及父母姿势性后凸相关知识的普及教育尤为重要，可增加依从性。对于乳房发育期女性青少年，建议避免含胸驼背的不良姿势，站立时抬头挺胸，保持背部平直；坐位时挺胸端坐。所有姿势性脊柱后凸患者应保持密切随访，一般来说每 6 个月进行一次外观体格检查，每年进行一次全脊柱 X 线片检查。在进入成年期后，一般来说患者对圆背畸形耐受良好；部分姿势改善不良的患者可能继发椎体楔形变，进展为结构性后凸畸形，此时可能需要抗后凸软支具治疗或者夜间抗后凸硬支具治疗。

（2）单个椎体楔形变的先天性脊柱后凸　先天性单个椎体楔形变导致脊柱后凸畸形有时容易与休门氏后凸畸形混淆，但前者为单个椎体病变，无明显的终板不规则和 Schmorl 结节形成，椎间隙无明显塌陷，发病相对较早，可早于青春期，呈现非均匀性短弧状后凸畸形，后凸角度较大，常需要 3 级以上的截骨来矫正局部后凸畸形（图 21-3-9）。

自然史及预后

目前关于休门氏病自然史的研究较少。由于缺乏休门氏病患者，尤其是后凸 Cobb 角为

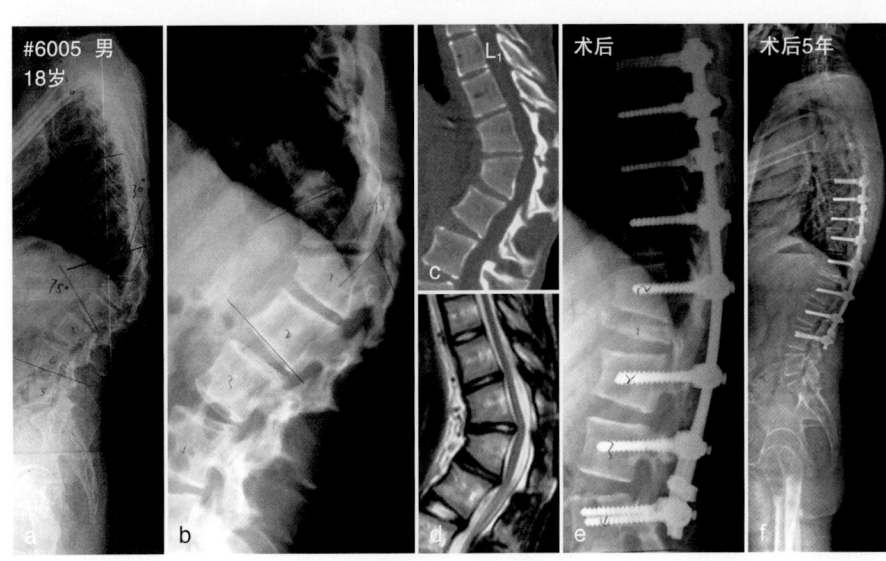

图 21-3-9　男（#6005），18 岁，先天性 L_1 楔形椎伴脊柱后凸畸形（a、b），CT 示楔形椎终板规则（c），MRI 无 Schmorl 结节形成，邻椎形态学正常（d），行后路 L_1 经椎弓根 SRS-Schwab Ⅳ级截骨矫形术后脊柱后凸畸形矫正良好（e），术后 5 年随访示后凸矫正维持良好（f）

70°～90°患者的自然史研究,许多有关预后的问题尚无法准确回答。疼痛和后凸畸形进展等仍是休门氏病临床随访中关注的重点。通常情况下,休门氏病为自限性良性病程,生长期加重(图 21-3-10),进入骨骼发育成熟期后进展缓慢,较少有出现严重畸形和临床症状。在休门氏病发病初期通常存在疼痛症状,但是在青春期后期疼痛症状通常明显缓解。进入成年后可因生物力学因素出现腰背痛,脊柱退行性改变出现较早,可在后凸顶椎区出现融合强直、椎间盘突出甚至出现神经损害。与胸椎后凸相比,胸腰椎休门氏病在成年期更容易进展。Murray、Weinstein 和 Spratt 对 67 例平均后凸角度为 72°的患者进行了长达 32 年的随访,并与 32 例性别和年龄匹配的正常人进行了病例对照研究,属于循证医学Ⅲ类证据。研究发现在职业、背痛发生率、对疼痛治疗的需求、因背痛而失业、双下肢麻木、娱乐活动的受限、体育锻炼的频率等方面,两组间无明显差异。两组间的结婚率也相似,但后凸角度大于 85°的患者更多倾向于单身状态。休门氏病患者的受教育程度、自我形象认知和自尊心方面与对照组也无显著差异。随着年龄的增长,患者对自我形象和外貌的在意程度也在下降。脊柱后凸顶椎的位置和后凸严重程度也与脊柱的柔软度、椎旁肌的力量、腘绳肌的紧张度和脊柱活动度无关。遗憾的是该研究并未对后凸畸形 Cobb 角的进展风险进行描述。此外,后凸角度大于 85°的患者最大吸气量下降。总之,休门氏病患者尽管存在一些功能障碍,且在胸腰段后凸畸形患者中更明显,但总体上后凸畸形对生活质量的影响不大。

休门氏病相关神经功能并发症可能继发于严重的后凸畸形、硬膜外囊肿、胸椎间盘突出和根髓动脉的压迫等,可表现为缓慢发展的痉挛性瘫痪。文献中报道极少,均为个案报道,为循证医学Ⅳ类证据。Lobstein 等认为脊柱后凸和神经系统并发症存在相关性,但并不被其他学者认同。更多的学者认为胸椎后凸顶椎区椎间盘的破裂,主要在 T_7～T_9 节段,可形成坚硬的胸椎间盘突出,结合胸髓薄弱的血供和相对狭窄的椎管,可能直接压迫胸髓或者压迫血管造成脊髓缺血,是造成严重神经损害的主要原因。

治疗

(一)保守治疗

休门氏病治疗取决于畸形的严重程度、疼痛、年龄因素和对患者生活的影响。对于胸椎后凸小于 50°的青少年仅需进行适当的理疗和背部锻炼来增加腘绳肌和躯干伸肌的力量,增加脊柱的灵活性,定期复查 X 线片,直到骨骼发育成熟。体操、游泳、篮球等伸展运动对休门氏病有积极意义,而跳远、举重等脊柱超负荷运动则不适合本病患者。大多数未经治疗的、不严重的成年患者,对背部功能锻炼及理疗效果感到满意。Weiss 等采用锻炼和理疗等方法治疗休门氏病患者,长期随访发现患者的疼痛评分明显降低,并且后凸畸形和活动状况获得改善,其中骨骼未发育成熟的患者其治疗后效果相对更好。

抗后凸支具治疗是目前骨骼未发育成熟的休门氏病患者最有效的保守治疗手段(图 21-3-11)。在骨骼发育成熟(Risser 征 1～2 级)之前,对于后凸 50°～60°、椎体楔形变 <10°的青少年患者,建议间断佩戴支具,而大于 60°的后凸则应每天佩戴支具时间在 20 小时以上,且持续至少 1～2 年。当通过支具佩戴获得后凸的全部矫正至正常范围时,部分患者在持续佩戴支具 12～18 个月时可出现椎体楔形变的逆转。此时可以减少支具佩戴时间,每天 12～14 个小时,直至骨骼发育成熟。胸椎后凸 <65°、初次佩戴支具后凸矫正大于 15°、生长潜

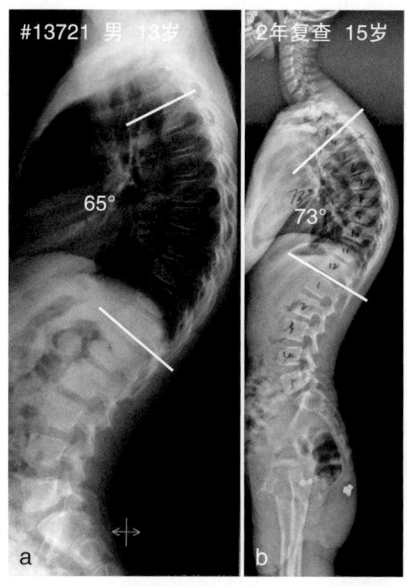

图 21-3-10　男(#13721),13 岁,胸椎休门氏病。胸椎后凸 65°(a),未接受任何治疗,15 岁即 2 年后胸椎后凸进展为 73°(b)

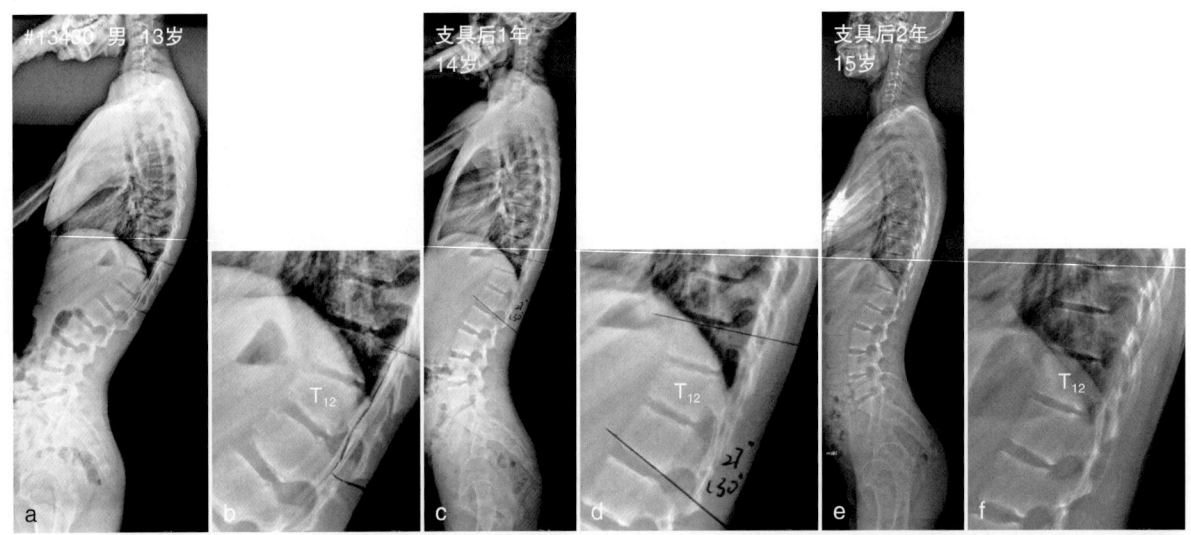

图 21-3-11　男 (#13430)，13 岁，胸腰椎休门氏病（a）。Risser 征 0 级，T_{11}~L_1 椎体楔形变（b），以 T_{12}、L_1 最为显著。抗后凸 Boston 支具治疗 1 年，后凸畸形改善（c），楔形椎体（T_{11}~L_1）再塑形良好（d），2 年随访可见除 T_{12} 椎体残留轻度楔形变之外，T_{11} 和 L_1 椎体形态基本正常（e、f）

能大于 1 年的患者进行支具治疗常可得到满意效果；后凸 ≥ 75°、椎体楔形变 ≥ 10° 及相对发育成熟的患者支具治疗效果较差。Bradford 等关于休门氏病 Milwaukee 支具治疗的研究表明，胸椎后凸改善约 40%，腰椎前凸改善约 35%，其中 75 例患者胸椎后凸的改善率可达 50%。在 Gutowski 的研究中 Boston 治疗组的后凸纠正率为 27%，改良 Milwaukee 治疗组的纠正率为 35%。他们推荐 Boston 支具更适用于顶椎在 T_7 或 T_7 以下、小于 70° 的骨骼未发育成熟的柔软后凸，而顶椎在 T_7 以上的适用于用 Milwaukee 支具治疗。在支具治疗过程中，建议结合姿势性伸展性运动和腘绳肌的牵张运动。支具治疗至少应坚持至骨骼成熟，部分学者推荐需至髂嵴骨骺闭合后 1 年。由于影响美观，许多青少年拒绝日间佩戴支具或者无法足时佩戴支具，依从性较差，影响支具治疗的效果。此外，支具治疗结束后的长期随访提示通常会出现 20%~30% 的后凸矫正丢失，因此总体来说对支具治疗疗效的预期不应过高。

（二）手术治疗

1. 手术指征　关于 Scheuermann's 病的手术指征尚存在争议，一般来说包括：①对于尝试支具治疗后无效、后凸畸形严重（胸椎后凸 >80°、胸腰椎后凸 >65°）的青少年；②后凸畸形严重（胸椎后凸 >75°，胸腰椎后凸 >50°）的骨骼发育成熟患者，伴顽固性疼痛且保守治疗无效或无法接受畸形外观者；③存在继发于后凸畸形相关的神经损害症状时，尤其是考虑后凸顶椎的压迫和椎间盘突出造成脊髓压迫或变形时，需要考虑手术治疗。此外，当脊柱后凸角度 >60°，如果脊柱后凸进展迅速，拒绝支具治疗或者自我形象认知较差，在与患者本人及家属充分沟通后也可考虑手术治疗。Polly 等在北美地区的回顾性多中心研究发现，相对于非手术治疗患者，接受手术治疗的休门氏病患者一般具有更高的体重指数（26.3 vs 22.7）、更大的年龄（16.3 vs 15.1）以及更高的后凸轴性疼痛的发生率（56% vs 34%）。因此，在对休门氏病患者推荐手术治疗时需综合考虑患者因素和畸形因素，部分学者认为前者对于决定是否手术更为重要。

2. 手术策略　休门氏病手术治疗的原则是前柱延长、支撑或者后柱短缩、融合固定。手术争议的焦点是入路和截骨方式的选择。最早期的治疗方式是术前牵引、无内固定的脊柱融合，术后辅以石膏外固定 6~9 个月，后发展为 Harrington 棒和 Luque 棒内固定。此类术式并发症发生率较高，包括断棒、脱钩、假关节、矫正丢失、切口感染、交界区后凸畸形、神经损害、深静脉血栓等。基于此，Bradford 于 1980 年首先报道了前后路联合手术，增加了矫形疗效并降低了并发症，适用于畸形僵硬的休门氏病患者（后伸位 >50°、椎体前缘有明显骨桥形成或者顶椎楔形变 >15° 的僵硬后凸畸形患者），特别是已经成年的患者（图 21-3-12）。通常先进行前路手术，切除前纵韧带和椎间盘，甚至去除位于后凸上部的肋骨头以降低后凸的僵硬性，从而减少后路内固定所受的张力，也可配合术后行 Halo‐牵引（颅骨‐股骨双向骨牵引）2 周，再行后路内固定植骨融合手术，其目的是增加矫正率并防止远期矫正丢失。前路松解和融合的范围应当包括后凸顶椎区上下的椎体（通常 6~8 个节段），远端应该融合到后路准备融合的椎体。在 T_{10} 水平以上可以采用碎骨块植骨，而 T_{10} 以下最好采用 Cage 或钛网等以提供胸腰段和腰椎前凸的支撑。Bradford 关于休门氏病最初 22 例病例的矫形效果是后凸由术前的 72° 矫正至 47°（35 个月随访），72% 的患者出现矫正丢失，平均丢失 21°。在此后很长一段时间，前后路联合手术是休门氏病治疗的标准首选术式，但前路开放手术增加了手术创伤，有损伤大血管、内脏及早期影响肺功能的可能性，术后疼痛较重，ICU 观察时间延长，且与术后主要并发症的发生具有相关性。随着技术的进步，微创应用胸腔镜技术辅助行前路松解术由于切口美观、入路直接、术中视野良好、同时减少术中失血量，降低了感染率，减少了胸部疼痛、降低手术创伤和并发症的发生并缩短住院时间。但该技术对手术者的手术技巧要求较高，需在熟练掌握常规开胸手术技术的基础上完成胸腔镜技术训练后才可实施。1988 年 John 等初次报道了利用前路 Kostuik-Harrington 撑开系统矫正休门氏后凸畸形，疗效满意。36 例患者后凸角由术前 75.5° 减小至术后 56°，末次随访为 60°。可缩短融合节段，更好地

控制矢状面形态并避免后路手术对脊柱旁肌肉的创伤，但围手术期并发症发生率也增高，包括气胸、早期肺损害等。邱勇使用保护膈肌的小切口技术矫正休门氏后凸畸形，适用于后凸相对较小的胸腰段后凸畸形患者，创伤明显减小（详见第 29 章第六节）。

青少年后凸畸形的柔软度相对好于成人，因此前路手术已较少应用。随着手术方法、椎弓根螺钉等内固定器械及后路截骨技术的改进，后路手术以其手术时间短、出血少、并发症发生率低、手术疗效肯定等优势，逐渐成为首选手术方式。一般在术前需完善脊柱后凸支点过伸位像以评估后凸畸形的柔软程度。对于后凸畸形相对柔软的患者（脊柱后凸 <80°、后伸位 <50° 的骨骼未成熟患者），目前常规行单纯后路多节段 Ponte 截骨联合悬梁臂技术（图 21-3-13）矫形内固定植骨融合手术，可有效矫正脊柱后凸畸形。Ponte 截骨可完成脊椎后份结构关节突及黄韧带的切除松解，配合椎弓根内固定及悬梁臂技术来进行后凸的矫正。截骨后柔软度较好的休门氏后凸畸形可使用单侧悬梁臂技术（图 21-3-13b、c），近端锚定后由近端向远端悬吊压棒安装螺帽，并以顶椎区为中心抱紧矫形（胸椎后凸型），胸腰椎后凸型在使用悬梁臂技术时可由远端向近端悬吊。后凸角度较大或 Ponte 截骨后较为僵硬的休门氏后凸可使用双侧悬梁臂技术（图 21-3-13d、e），近端一侧和远端对侧同时锚定后相向悬吊压棒安装螺帽并抱紧矫形固定。上述方法可获得与前后路联合手术相似的矫正率，且在减少出血量、缩短手术时间和减小手术创伤方面有一定的优势。因此，近

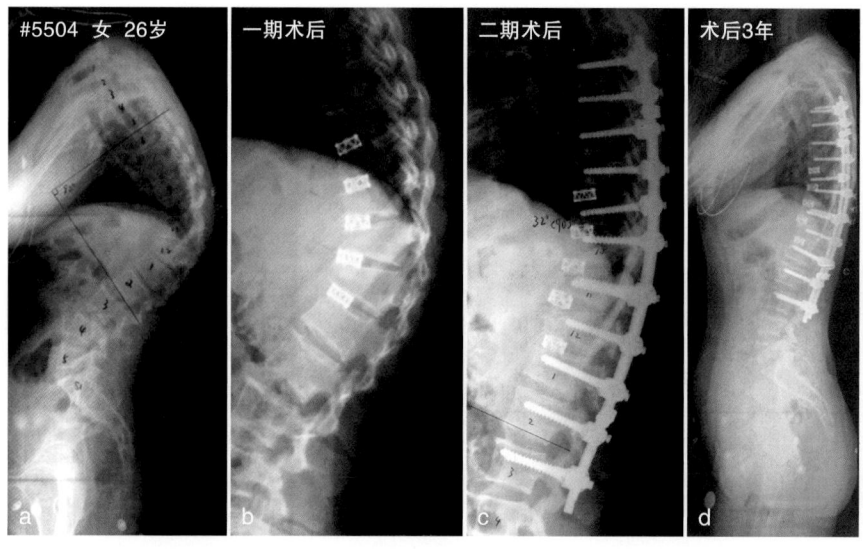

图 21-3-12　女（#5504），26 岁，青少年时期患休门氏后凸畸形，26 岁时后凸进展为 90°（a），一期脊柱前路松解钛网植入融合术（b）+二期后路多节段 SPO 截骨 TSRH 矫形融合术（c），术后 3 年随访时矫形维持良好（d）

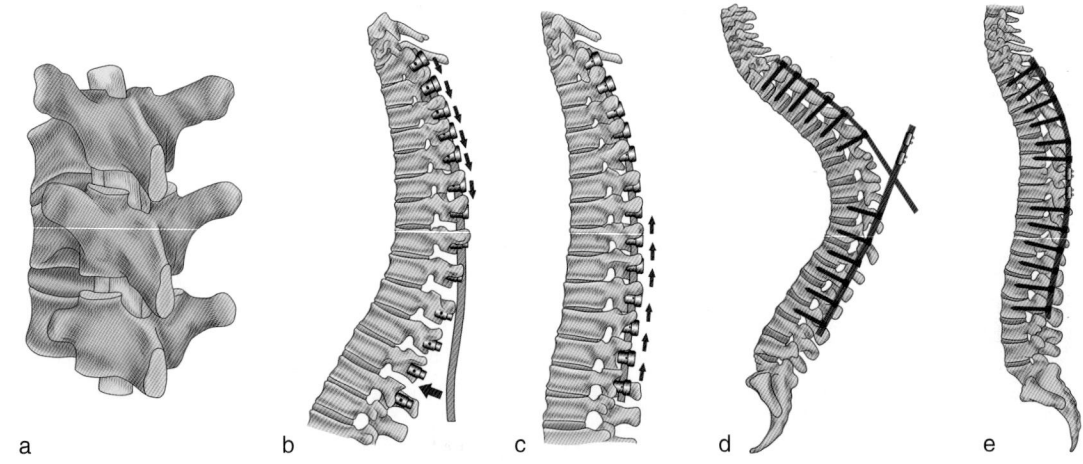

图 21-3-13　Ponte 截骨矫形示意图（a）。单侧悬梁臂技术（b、c）和双侧悬梁臂技术（d、e）

年来，脊柱后路 Ponte 截骨矫形内固定术被广泛用于休门氏后凸畸形的手术治疗（图 21-3-14）。

对于骨骼未成熟的患者，单纯的后路融合固定后椎间隙前方张开，椎体受到的压应力负荷下降，前方的生长板继续生长，椎体自我塑形使得楔形变椎体的楔变程度获得改善，自发形成前柱的支撑稳定，减少矫正丢失（图 21-3-15）。因此，儿童脊柱后路 SPO 短缩截骨矫形后即使出现较多的前柱张开，也并不需要即刻行前方的补充性融合。Geck 等报道了 17 例患者在行后路多节段椎弓根螺钉内固定联合 Ponte 截骨及前路松解后，后凸 Cobb 角从 75° 矫形至 38°，且术后随访丢失均不超过 4°。Riouallon 等的回顾性对照研究证实，单纯后路手术和前后路联合手术在休门氏后凸畸形矫形疗效方面无差异，因此认为前后路联合手术只须应用在后凸较大、脊柱柔韧性较差患者的治疗中。Koller 等

关于前后路联合手术和单纯后路手术的对照研究发现两组的矫正度数相似，但前后路联合手术组的矫正效果可好于过伸位自发矫正程度，且融合节段数小于单纯后路组。因此，现在的国际共识是目前并没有证据证明前后路联合手术较单纯后路手术更具有矫形优势，因而对于大多数休门氏后凸畸形，只需单纯后路截骨矫形内固定手术就可获得满意的矢状面形态重建。此外，Behrbalk 等研究认为，低植入物（椎弓根螺钉）密度（54%~69%）可获得与 100% 植入物密度类似的矫形效果。其推荐的椎弓根螺钉置入方式为最近端和最远端均为双侧置钉，而中间节段可单侧左右交替置钉或双侧跳跃置钉（间隔一个节段）。

事实上单纯后路手术可通过增加后凸节段内 Ponte 截骨的数量来增加总的后凸可矫正度数。另一种可替代的治疗方案是行三柱截骨，即经椎弓根

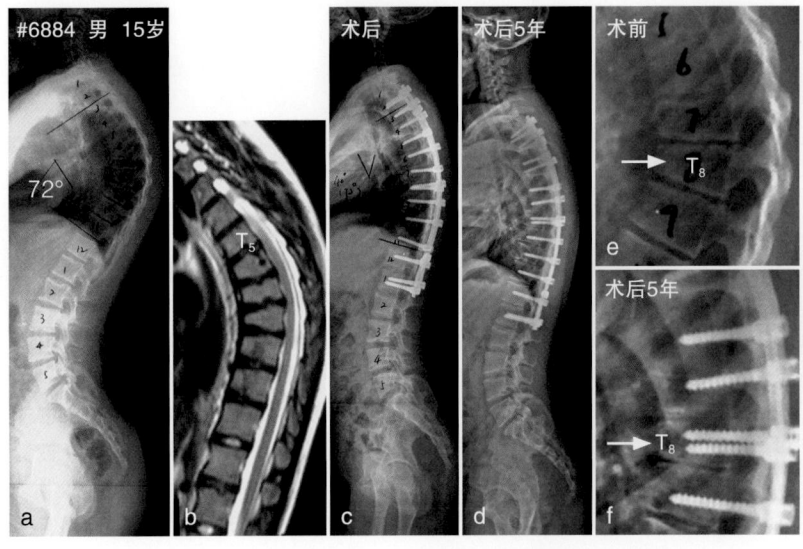

图 21-3-14　男（#6884），15 岁，胸椎休门氏病，T$_3$~L$_1$ 后凸 72°（a）；MRI 示 T$_6$~T$_9$ 椎体楔形变严重、椎间隙狭窄、椎间盘低信号、终板不规则伴 Schmorl 结节形成（b）。后路多节段 Ponte 截骨（T$_5$~T$_9$）联合悬梁臂技术矫正后凸畸形（双棒）（c）；术后 5 年随访示后凸矫正维持良好（d），椎体楔形变自发性重塑改善（e、f，箭头）

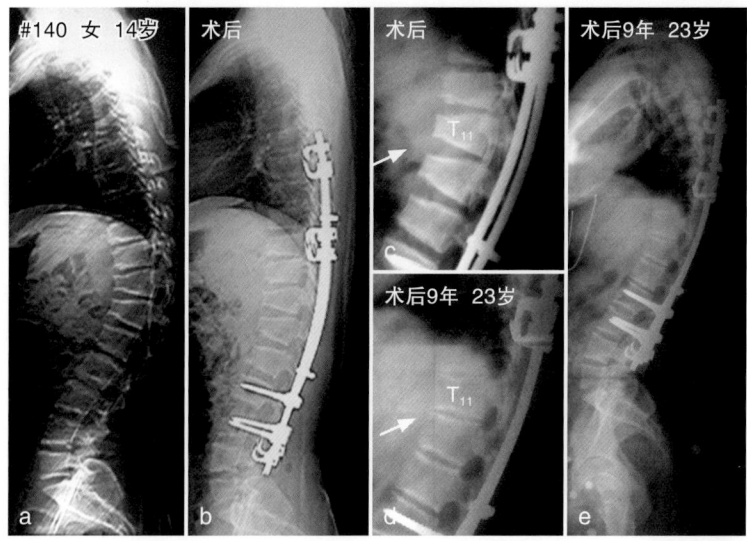

图 21-3-15　女（#140），14 岁，胸腰椎休门氏病（a），T₁₁~T₁₂椎体楔形变明显（c，箭头）；后路多节段 Ponte 截骨联合钉钩混合矫形内固定术，术后显示 T₁₀~L₁ 椎间隙张开明显（b、c）；术后 9 年随访发现后凸顶椎区楔形椎再塑形良好（e），已成正常椎体形态（d，箭头）。此例显示即使在内固定近端使用了钉钩，也可获得较好的后凸改善和顶椎区椎间隙的张开，且前方张开的椎间隙卸载了顶椎区椎体生长板上异常的压力，在随后的生长过程中椎体获得了正常的塑形

椎体截骨（PSO）或 SRS-Schwab Ⅳ级截骨，尤其针对顶椎区楔形变明显的患儿（短节段内后凸较大，非均匀性后凸，介于角状后凸和规则性后凸之间），可短缩中后柱，单节段截骨获得更多的矫形（图 21-3-16），同时不延长前柱，不增加前方大血管和内脏损伤的风险。此外，三柱截骨也可用于初次手术失败行翻修手术的休门氏病患儿（图 21-3-17）。一般来说，楔形变越大、畸形椎体前柱皮质高度越低，越倾向于进行Ⅳ级截骨术。基于此，前路手术的不必要性变得越来越明显。由于 PSO 截骨或 SRS-Schwab Ⅳ级截骨的截骨面闭合面积较大，骨性支撑好，使其具有远期矫正丢失和内固定并发症的发生率低的优点。缺点在于胸椎 / 胸腰椎三柱截骨有出血较多和神经损伤的可能，因此需严格把握手术指征。

残留较大的后凸畸形、脊柱后方内固定负荷的异常分布和低强度的内固定系统是术后矢状面矫正丢失和内固定失败的重要因素。因此，使用坚强的内固定如多棒系统或高强度棒有助于维持矢状面的矫正效果。自 2012 年起，朱泽章、刘臻等首创在休门氏后凸畸形多节段 Ponte 截骨矫形术中应用四棒（钴铬棒）交替加压技术（图 21-3-18），孙旭等报道该技术平均后凸矫正率为 56.2%，满足坚强固定和应力分散的需要，术后早期矫形效果满意，矫正丢失和内固定相关并发症发生率低（图 21-3-19）。该技术利用双头螺钉于 Ponte 截骨区两侧置入卫星棒，卫星棒经双头钉与同侧的长棒进行连接，形成一个整体，交替加压矫形，分散截骨区每根棒所承受的应力。该技术优势包括：①可提供更加坚强的支撑，增加钉棒系统稳定性和抗应力能力，减

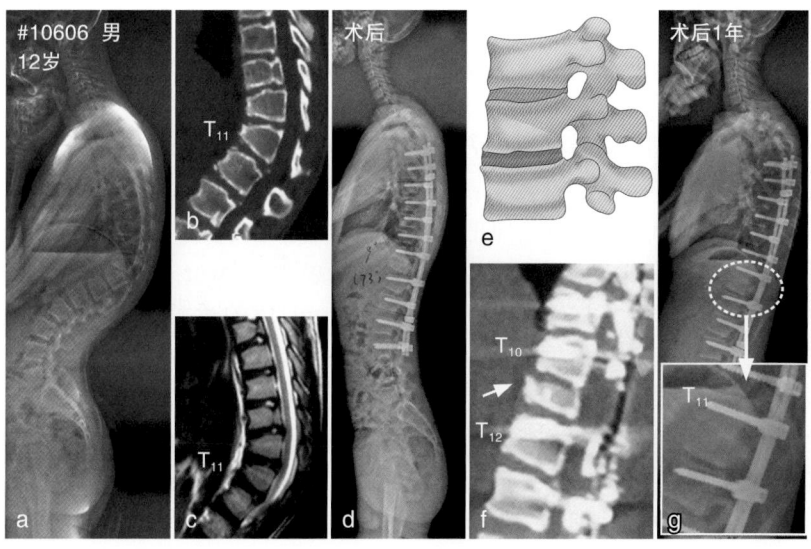

图 21-3-16　男（#10606），12 岁，胸椎休门氏病（a），后凸顶椎区楔形变明显伴终板不规则及 Schmorl 结节（a~c）；后路多节段 Ponte 截骨联合后凸顶椎 T₁₁ SRS-Schwab Ⅳ级截骨矫形内固定术（d~f），截骨后 T₁₁ 呈现扁平状（f，箭头）；术后 1 年随访示后凸截骨区融合良好（g），近端轻度 PJK

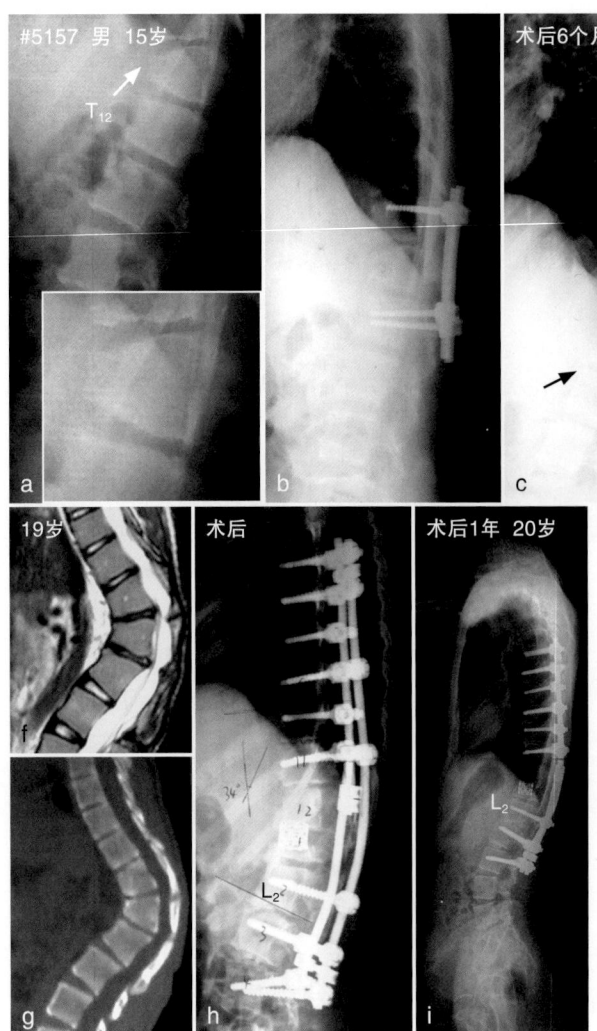

图 21-3-17　男（#5157），15 岁，因胸腰椎楔形变在外院误诊为脊柱骨折行脊柱后路内固定手术（a、b）；术后 6 个月完整的胸腰椎 X 线片可见 T_{11}~L_1 连续的椎体楔形变，呈现休门氏病改变，后凸畸形加重，且 X 线片示远端螺钉断裂（c，箭头）；予以去除内固定，断钉残留在椎体内。术后 3 年患儿脊柱后凸畸形持续进展至 88°（d）；19 岁时因严重后凸就诊（e），胸腰段磁共振 T2 加权像示后凸顶椎区椎间盘信号降低、高度下降（f）；CT 示后凸顶椎区椎体楔形变明显伴终板不规则（g）。行脊柱后路 L_1 椎体 SRS-Schwab Ⅳ 级截骨矫形、钛网支撑内固定植骨融合术（h）；术后 1 年随访示后凸截骨区融合良好，矫形维持满意（i）

少内固定失败，尤其是断棒的发生。②可有效闭合顶椎区截骨面，提高矫形效果：采用短棒围截骨区进行初步加压矫形，再使用长棒进一步矫形（悬梁臂及加压抱紧），最后以长棒和短棒交替加压。这种分段矫形和交替加压的方法可以提供更好的即刻稳定性和矫形效果，增加卫星棒安装的可控性，提高后凸矫正率。③卫星棒的使用可有效分散后凸截骨区的应力：休门氏后凸畸形患者 Ponte 截骨后前方椎间隙有一定程度的张开，同时截骨顶点处承受较大的前屈应力。术后短期内稳固的骨性愈合尚未形成，卫星棒的使用可有效分散后凸截骨区的应力。④预留近端应力过渡区，以减少近端交界处的应力，可降低 PJK 的发生风险：从卫星棒区到近侧双棒区再到近端未固定区，应力强度从高到低逐渐减小，而内固定强度也相应地逐渐降低。朱泽章等回顾性对照研究发现，与传统的双棒结构相比，四棒结构的矫正率更高（55.4% vs 46.2%），随访

时矫正丢失更少（1.08° vs 2.48°），并且可更好地改善背痛症状。总而言之，对于高胖体型、后凸畸形大于 70°、预估矫正率大于 50% 或后凸顶点位于胸腰段的休门氏后凸畸形患者，采用四棒交替加压技术更具有一定的优势。

关于融合节段的选择，一般来说，UIV 可选择在上端椎（upper end vertebra，UEV），部分学者推荐融合至上端椎上一个椎体（UEV-1），以减少近端交界性后凸畸形的发生，争议相对较少。远端融合椎的选择上目前还存在争议，虽有学者主张内固定远端应延伸至下端椎（lower end vertebra，LEV），即测量后凸 Cobb 角的远端最倾斜椎体，但更多学者认为远端融合范围不仅要包含 LEV，还应包括 LEV 远端首个椎间隙向前方张开的下方相邻椎体，即首个前凸椎（first lordotic vertebra，FLV）。Yanik 等认为下端固定椎融合到 FLV 时，即使发生远端交界性后凸畸形，也极少产生临床

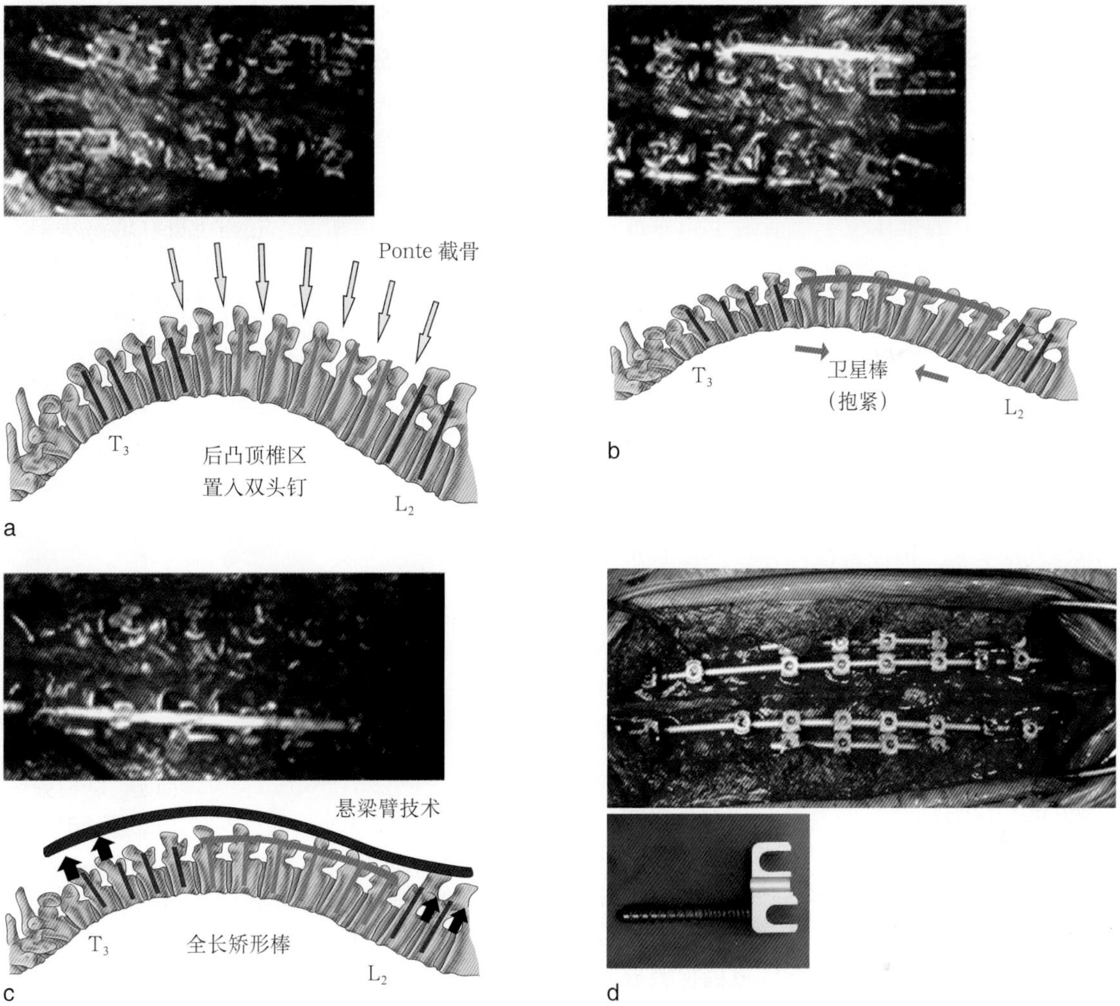

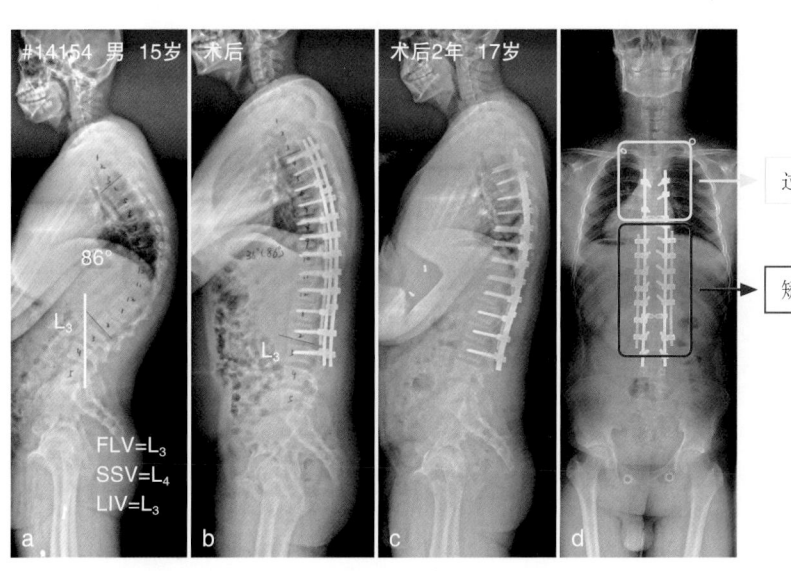

Ponte 截骨

T₃　　后凸顶椎区
置入双头钉　　　　L₂

a

卫星棒
（抱紧）

T₃　　　　　　　　　　L₂

b

悬梁臂技术

T₃　　全长矫形棒　　L₂

c

d

图 21-3-18　Ponte 截骨联合四棒交替加压矫形技术示意图。在需要融合节段置入椎弓根螺钉，后凸顶椎节段上、下置入 6 对双头钉。于双头钉区域行 Ponte 截骨：完全切除上位椎体的下关节突及下位椎体的上关节突，切除黄韧带和下位椎体部分椎板（a）。放置双侧卫星棒于双头钉外侧钉槽内，并加压抱紧，矫正顶椎区后凸（b）。放置全长矫形棒，首先安装在双头钉内侧钉槽内进一步抱紧，然后通过悬梁臂方法将两侧矫形棒分别安装入头尾端长尾钉钉槽内并悬吊抱紧进一步矫正后凸（c）。使用双头钉（duet screw）矫正休门氏后凸畸形后内固定实物图（d）

#14154　男　15岁　术后　　　术后2年　17岁

86°

L₃

L₃

FLV=L₃
SSV=L₄
LIV=L₃

a　　b　　c　　d

过渡区

矫形区

图 21-3-19 男（#14154），15 岁，胸腰椎休门氏病，后凸 86°（a），行多节段 Ponte 截骨联合四棒交替加压矫形内固定术矫正后凸畸形（b），冠状面 X 线片可见双头钉，该区域为主矫形区，其两侧单棒区域为移行过渡区，术后 2 年随访示矫正维持良好（c、d）

症状。Cho 等提出矢状面稳定椎（sagittal stable vertebra，SSV）的概念，定义为沿骶骨后上角做垂线（posterior sacral vertical line，PSVL）所接触的最近端椎体（图 21-3-20），并发现融合至 SSV 可有效减少远端交界性后凸的发生。Yang 等建议必须 50% 以上的椎体位于骶骨后上角垂线的前方才可定义为平衡的矢状面稳定椎（SSV-balanced，SSV-B），而不仅仅是"触及的矢状面稳定椎"（SSV-touched，SSV-T）（图 21-3-20）。朱泽章等研究发现，远端融合水平如果终止于 SSV，术后矢状面上融合块可维持在骶骨中央，有助于维持矢状面平衡，减少远端交界区 DJK 的发生。他同时发现大多数患者 SSV 与 FLV 为同一节段或为 FLV+1 的关系，因此将休门氏后凸畸形患者远端融合水平延至 SSV 与固定到 FLV 相比，相较于传统固定方案绝大多数情况下并不增加融合节段或仅增加 1 个节段，避免了术后恢复慢，运动功能受影响等弊端（图 21-3-21）。邱勇的最新研究表明远端融合椎的选择还应该参考后凸类型：胸椎休门氏病（高顶椎）因后凸顶椎与 PSVL 水平距离较远，导致相应的 FLV 多位于骶骨后上角垂线的后方，LIV 如选择 FLV 则 LIV 在矫形后位于骶骨后方，易在随访间期矢状面代偿过程中出现 DJK（远端交界区后凸），因此 LIV 应选择 SSV，以确保术后 LIV 被骶骨后上角垂线所触及以降低远端交界区后凸的发生率。而胸腰椎休门氏病（低顶椎）则因后凸顶椎较靠近骶骨，FLV 大多位于或接近骶骨垂直上方，LIV 选择 FLV 可基本保证术后 LIV 位于骶骨上方，不易在随访过程中出现 DJK，因此胸腰椎休门氏病可固定至 FLV（图 21-3-22），这样可以保留更多的腰椎活动度，有利于更好地重建腰椎前凸。当

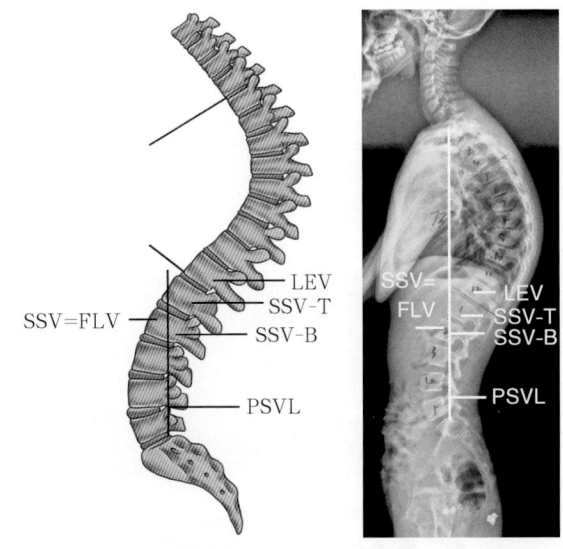

图 21-3-20　首个前凸椎（first lordotic vertebra，FLV），矢状面稳定椎（sagittal stable vertebra，SSV），SSV-touched（SSV-T）及 SSV-balanced（SSV-B）的定义示意图（LEV：lower end vertebra，下端椎；PSVL，posterior sacral vertical line，骶骨垂直线）

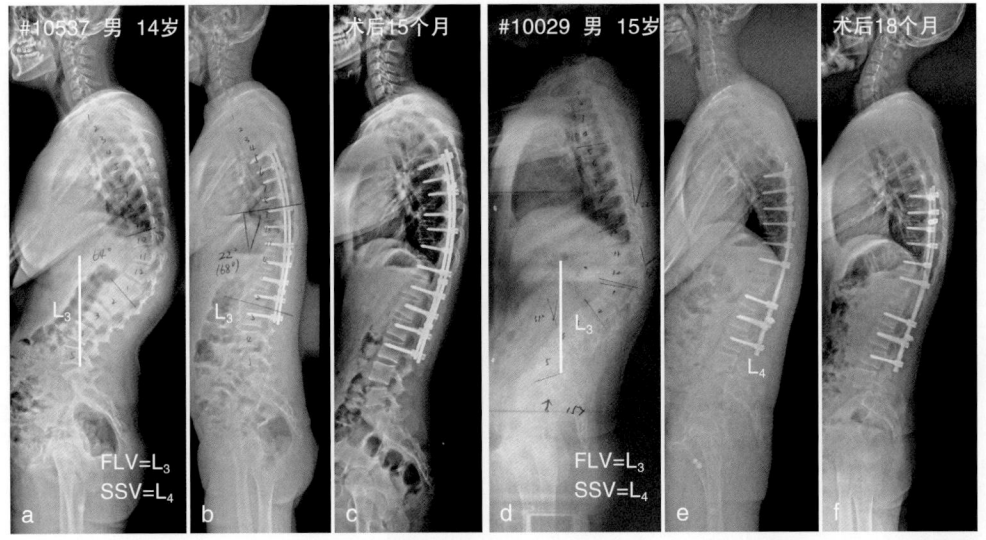

图 21-3-21　两例后凸畸形相似的休门氏病的下端固定椎选择：#10537（a~c）和 #10029（d~f）均为胸腰椎休门氏病，顶椎均为 T₁₁，后凸 Cobb 角相近（68° vs 64°），FLV 均为 L₃，SSV 均为 L₄，均行多节段 Ponte 截骨术；左图（a~c）患者的 LIV 选为 FLV，即 L₃，而右图（d~f）患者 LIV 为 SSV，即 L₄，两个患者术后即刻及随访均无 DJK 出现，无矫正丢失（c、f），说明并非所有患者的远端均需融合至 SSV（尤其对于顶椎偏低的胸腰椎休门氏病）

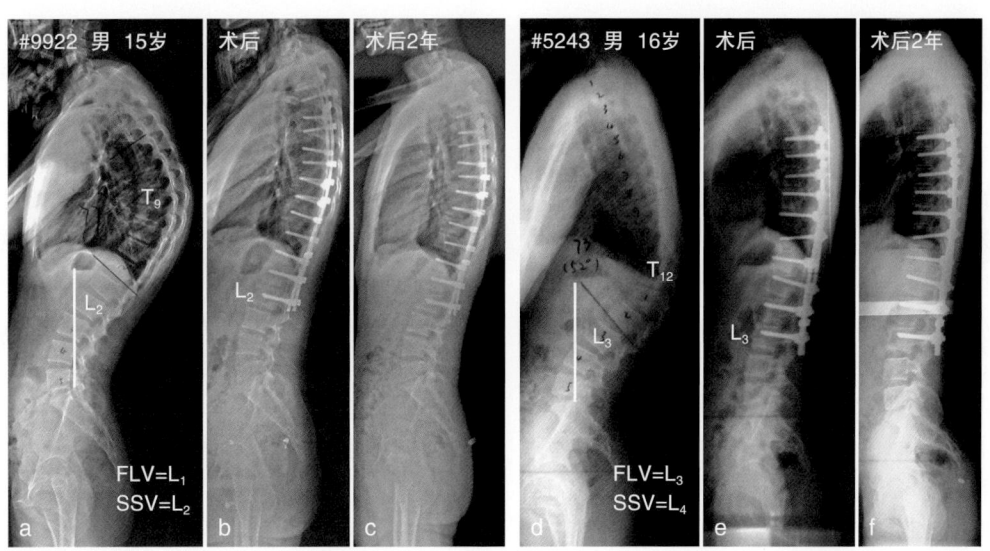

图 21-3-22　男（#9922），15 岁，胸椎休门氏病（a），后凸顶椎为 T_8，FLV 为 L_1，SSV 为 L_2，LIV 选择为 SSV，术后及术后 2 年随访无 DJK 发生（b、c）；男（#5243），16 岁，胸腰椎休门氏病，后凸顶椎为 T_{12}，FLV 为 L_3，SSV 为 L_4，LIV 选择为 FLV（即 SSV-1）（d），术后及术后 2 年随访无 DJK 发生（e、f）

然，对脊柱后凸 Cobb 角较大的患者可尽量选择 SSV 作为下端固定椎（LIV），这也与一般来说胸椎休门氏病 Cobb 角较大一致。

3. **手术并发症**　休门氏病的手术并发症有死亡、术后神经损害、感染、肠系膜上动脉综合征导致的胃肠道梗阻，术后的内固定断裂、假关节、内固定突出，矫正丢失、后凸加重、血胸、气胸、肺栓塞和持续性背部疼痛等。国际脊柱侧凸研究学会 2010 年的回顾性多中心研究发现，成人休门氏病患者手术并发症的发生率（22%）明显高于儿童患者（12%），且切口感染的发生率最高，达 3.8%，神经损害的发生率为 1.9%。单纯后路手术和一期前后路联合手术的并发症发生率相似（14.8% vs 16.9%）。单纯后路手术的矫正丢失可能是由融合在脊柱的张力侧，内固定断裂、缺少前路支撑，以及对僵硬畸形矫形不足等原因引起。

术后交界性后凸畸形作为休门氏病术后常见的并发症逐渐受到重视，一般认为同时满足以下两个条件即为术后发生了交界性后凸：①术后交界区的后凸 Cobb 角≥10°；②同术前相同节段相比，术后交界区 Cobb 角至少增加 10°。交界性后凸包括近端交界性后凸（proximal junctional kyphosis，PJK）和远端交界性后凸（distal junctional kyphosis，DJK）。文献报道使用不同内固定器械及不同手术方式治疗休门氏病术后交界性后凸的发生率不尽相同。Luque 内固定器械治疗的休门氏病患者，术后

5 年以上交界性后凸的发生率高达 68%。而椎弓根螺钉等三维矫形技术的 PJK 和 DJK 的发生率分别为 6%～53% 和 5.1%～30.8%。朱泽章等研究发现 PJK 和 DJK 的发生率在休门氏病双棒组为 31.8% 和 9.1%，而在四棒组均仅为 4.5%。

交界性后凸畸形发生的危险因素包括：①手术破坏了内固定与非内固定交界处的脊柱后方韧带复合体结构，导致后方张力带结构断裂。②坚固的后路内固定融合合并矢状面平衡欠佳会导致后路的应力集中于融合区域的两端，从而加速局部椎间盘的退变导致椎间隙张开产生后凸畸形。Patrick 等提出移行棒的概念，主矫形区棒的直径为 5.5mm，至上端椎区时棒的直径移行为 3.5mm，这样可以形成近端应力过渡区，以减少近端交界处的应力，可降低 PJK 的发生风险。③上下端融合水平选择不当是公认的导致术后交界性后凸最主要的因素之一，目前公认后路固定融合范围应包括所有后凸累及节段。上端融合节段过短，未能包括整个后凸的上端椎被认为是导致 PJK 的发生及鹅颈状外观的一个主要因素。Denis 等研究发现融合至上端椎组 PJK 的发生率为 8%，而未融合至上端椎组 PJK 的发生率为 63%，因此术前需精确确定上端椎。Graat 等认为术后 2 年是 PJK 发生的高危期。朱泽章等研究发现在传统双棒结构治疗术后发生 PJK 的患儿中，87.5% 发生在术后 2 年内，且四棒结构组 PJK 的发生率明显低于双棒结

构组（4.5% vs 31.8%）。关于 DJK（图 21-3-23），Cho 等研究发现远端固定到 FLV 时 DJK 的发生率为 12.5%。Kim 等研究认为选择 SSV 作为 LIV 可降低 DJK 和 DJF 的发生率（5% vs 36.3%），但增加了融合节段数目。Gong 等关于四项研究的荟萃分析研究发现，DJK 总体发生率为 20.8%，且相较于选择 FLV 作为 LIV，SSV 更有利于降低 DJK 的发生率（45.8% vs 6.3%）。Mikhaylovskiy 也认为 FLV 作为 LIV 不足以有效降低 DJK 的发生，需融合至 SSV。Ghasemi 等发现术后的 LIV 铅垂线与骶骨后上缘之间的距离越大（即 LIV 位于骶骨 PSVL 线后方越向后偏离）、年龄越小是发生 DJK 的危险因素。④ Nasto 等研究发现，PJK 患者常存在术后腰椎前凸角（LL）的不足，LL 与骨盆入射角（PI）不匹配，尤其是 PI 相对较大的患者，易于在随访过程中出现 PJK。⑤ 后凸畸形的过度矫正（矫正率大于 50%）可能导致术后脊柱矢状面处于负平衡状态，是导致术后近端交界性后凸的危险因素之一，尤其与胸椎休门氏病患者术后 PJK 的发生有关。因此，有学者建议，为了预防术后近端交界性后凸，休门氏病患者矫形术后胸椎后凸应维持在正常值上限（40°～50°），以避免出现术后腰椎前凸与 PI 不匹配，尤其是针对 PI 较大的患者，腰椎的可矫正程度可以用胸椎的矫正程度进行预测：腰椎矫正率 =0.66× 胸椎矫正率 −2.0%。⑥ 近端不良置钉可能导致交界区内固定强度不足，一旦矢状面平衡欠佳，交界区应力增大，可能导致内固定失败。Yanik 等建议最近段固定椎的椎弓根螺钉可保留 2 圈螺纹在横突骨皮质之外，这样可以降低交界区的应力，从而降低 PJK 发生的风险。⑦ Grelat 等在南京鼓楼医院时针对 62 例休门氏后凸畸形矫形手术治疗的回顾性研究发现，PJK 的发生率为 27.4%，PJK 组的近端弯棒角度（proximal contouring rod angle，PCRA；定义为 UIV 上终板与 UIV 远端第一个椎体下终板之间的夹角）明显小于非 PJK 组（8.2° vs 15.7°）。他进一步统计分析发现，近端弯棒角度不足（<10.1°）是术后发生 PJK 的危险因素（OR=2.431，95%CI 为 1.781～4.133）。此外，部分学者认为随着年龄增长，胸椎后凸的自然增加可能是远期 PJK 发生的原因之一。

　　为了避免交界区后凸畸形的发生，可采取以下措施：① 正确的选择近端和远端融合节段；② 术中需注意近端棘上韧带和棘间韧带的保护；③ 近端至少使用两对万向螺钉，棒的近端弯成一定的后凸状态，保证棒能在无张力状态下置入最上端一对螺钉；④ 围截骨区使用多棒技术预留应力过渡区；⑤ 锁紧螺母时从远端向近端进行；⑥ 使用自体骨和异体骨混合物充填于预先打磨好的椎板、横突间以及棒间的空隙。一旦交界性后凸作为休门氏病患者矫形手术后的一种并发症出现，大多数主要体现在影像学表现上，仅少部分患者会出现相应的临床症状（如局部疼痛、外观畸形等），通常不会对患者的生活质量造成影响，可采取保守治疗的方式。如交界区后凸严重导致药物无法控制的疼痛、椎管狭窄、骨折、内固定失败（螺钉松动、拔出、切除）甚至神经损害等，可考虑进行翻修手术延长内固定节段。Gong 等报道 LIV 为 SSV 的患者一旦发生

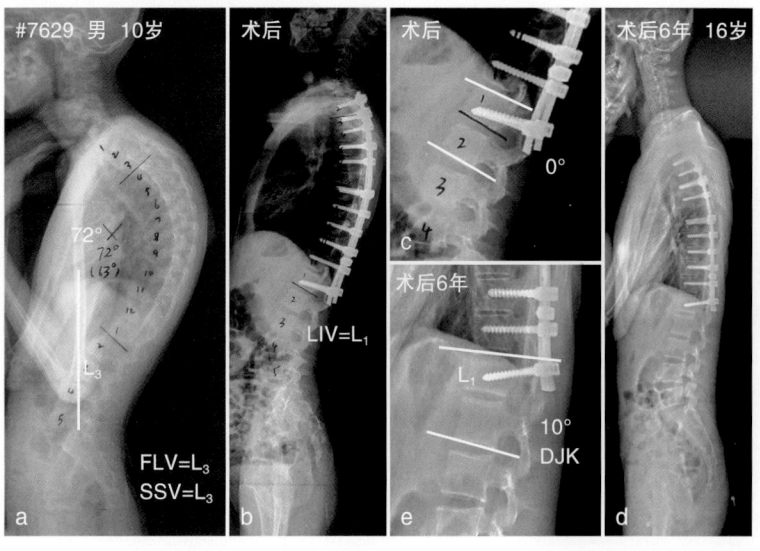

图 21-3-23　男（#7629），10 岁，胸椎休门氏病。胸椎后凸 72°，SSV 为 L₃，FLV 为 L₃，LIV 选择为 FLV-2（L₁）（a）；行多节段 Ponte 截骨联合悬梁臂技术矫正后凸畸形，术后即刻矢状面矫形良好（b、c）；术后 6 年随访示远端出现无症状性 DJK（d、e），显然与融合节段过短有关

DJK 接受翻修手术的比例更高。而 Kim 等则发现相对于 FLV，SSV 组的翻修比率是降低的（5% vs 36.6%）。

参考文献

[1] 李卫国, 邱勇. 休门氏病自然史及治疗研究进展[J]. 中国骨肿瘤骨病, 2008, 7(2): 111-115.

[2] 刘学光, 邱勇. 休门氏病矫形术后交界性后凸的危险因素及预防进展[J]. 中国脊柱脊髓杂志, 2011, 21(4): 338-341.

[3] 孙旭, 陈曦, 陈忠辉, 等. Ponte 截骨联合四棒交替加压矫形技术治疗休门氏病脊柱后凸畸形[J]. 中华骨科杂志, 2017, 37(3): 129-136.

[4] 朱泽章, 邱勇, 王斌, 等. 休门氏病后凸畸形下端椎、首个前凸椎与矢状面稳定椎的相互关系分析[J]. 中国脊柱脊髓杂志, 2010, 20(3): 239-242.

[5] Behrbalk E, Uri O, Parks RM, et al. Posterior-only correction of Scheuermann kyphosis using pedicle screws: economical optimization through screw density reduction[J]. Eur Spine J, 2014, 23(10): 2203-2210.

[6] Bezalel T, Carmeli E, Kalichman L. Introduction of the novel radiographic line (L5-kyphosis apex line) intended to evaluate Scheuermann's disease and postural kyphosis progression on standard lateral X-rays[J]. Asian Spine J, 2020, 14(3): 350-356.

[7] Chiche L, Carlier RY, Siahou D, et al. Spinal cord ischemia in Scheuermann disease: a report of three cases[J]. Joint Bone Spine, 2017, 84(3): 345-348.

[8] Chiu K, Luk K. Cord compression caused by multiple disc herniations and intraspinal cyst in Scheuermann's disease[J]. Spine, 1995, 20(9): 1075-1079.

[9] Dai Y, Li Y, Li P, et al. Familial lumbar Scheuermann disease with idiopathic scoliosis in China: first case report[J]. Medicine, 2017, 96(25): e7100.

[10] Elias F, Anthi G, George K, et al. The role of sternum in the etiopathogenesis of Scheuermann disease of the thoracic spine[J]. Spine, 2008, 33(1): E21-24.

[11] Faldini C, Traina F, Perna F, et al. Does surgery for Scheuermann kyphosis influence sagittal spinopelvic parameters? [J]. Eur Spine J, 2015, 24(7): 893-897.

[12] Fotiadis E, Kenanidis E, Samoladas E, et al. Scheuermann's disease: focus on weight and height role[J]. Eur Spine J, 2008, 17(5): 673-678.

[13] Graat HC, Schimmel JJ, Hoogendoorn RJ, et al. Poor radiological and good functional long-term outcome of surgically treated Scheuermann patients[J]. Spine, 2016, 41(14): E869-878.

[14] Hosman AJ, Langeloo DD, de Kleuver M, et al. Analysis of the sagittal plane after surgical management for Scheuermann's disease: a view on overcorrection and the use of an anterior release[J]. Spine, 2002, 27(2): 167-175.

[15] Jansen RC, van Rhijn LW, van Ooij A. Predictable correction of the unfused lumbar lordosis after thoracic correction and fusion in Scheuermann kyphosis[J]. Spine, 2006, 31(11): 1227-1231.

[16] Janusz P, Tyrakowski M, Kotwicki T, et al. Cervical sagittal alignment in Scheuermann disease[J]. Spine, 2015, 40(23): E1226-1232.

[17] Jiang L, Qiu Y, Xu L, et al. Sagittal spinopelvic alignment in adolescents associated with Scheuermann's kyphosis: a comparison with normal population[J]. Eur Spine J, 2014, 23(7): 1420-1426.

[18] Kapetanos GA, Hantzidis PT, Anagnostidis KS, et al. Thoracic cord compression caused by disk herniation in Scheuermann's disease[J]. Eur Spine J, 2006, 15(5): 553-558.

[19] Lowe TG, Line BG. Evidence based medicine: analysis of Scheuermann kyphosis[J]. Spine, 2007, 32(19): S115-119.

[20] Nasto LA, Perez-Romera AB, Shalabi ST, et al. Correlation between preoperative spinopelvic alignment and risk of proximal junctional kyphosis after posterior-only surgical correction of Scheuermann kyphosis[J]. Spine J, 2016, 16(4): S26-33.

[21] Polly DW, Ledonio CG, Diamond B, et al. What are the indications for spinal fusion surgery in Scheuermann kyphosis? [J]. J Pediatr Orthop, 2019, 39(5): 217-221.

[22] Riouallon G, Morin C, Charles YP, et al. Posterior-only versus combined anterior/posterior fusion in Scheuermann disease: a large retrospective study[J]. Eur Spine J, 2018, 27(9): 2322-2330.

[23] Ristolainen L, Kettunen J, Heliövaara M, et al Untreated Scheuermann's disease: a 37-year follow-up study[J]. Eur Spine J, 2012, 21(5): 819-824.

[24] Song KS, Yang JJ. Acutely progressing paraplegia caused by traumatic disc herniation through posterior Schmorl's node opening into the spinal canal in lumbar Scheuermann's disease[J]. Spine, 2011, 36(24): E1588-1591.

[25] Tsirikos A, Jain A. Scheuermann's kyphosis;current controversies[J]. J Bone Joint Surg Br, 2011, 93(7): 857-864.

[26] Tyrakowski M, Janusz P, Mardjetko S, et al. Comparison of radiographic sagittal spinopelvic alignment between skeletally immature and skeletally mature individuals with Scheuermann's disease[J]. Eur Spine J, 2015, 24(6): 1237-1243.

[27] Yanik HS, Ketenci IE, Coskun T, et al. Selection of distal fusion level in posterior instrumentation and fusion of Scheuermann kyphosis: is fusion to sagittal stable vertebra necessary?[J]. Eur Spine J, 2016, 25(2): 583-589.

[28] Zhu W, Sun X, Pan W, et al. Curve patterns deserve attention when determining the optimal distal fusion level in correction surgery for Scheuermann kyphosis[J]. Spine J, 2019, 19(9): 1529-1539.

第四节　儿童医源性脊柱后凸

儿童医源性脊柱后凸畸形是临床相对少见的一类脊柱畸形，通常继发于手术切除儿童神经源性椎管内肿瘤，或需要椎板切除的其他手术，如儿童脊柱骨折、Chiari 畸形／脊髓空洞的减压引流等（图 21-4-1）。临床常见的儿童神经源性肿瘤包括星形细胞瘤、节细胞瘤和室管膜瘤等，其中低恶性级别肿瘤的 5 年和 10 年生存率可达 88% 和 82%。因此，在手术后中远期随访的生长发育过程中，由于椎板切除术后脊柱负荷不平衡、重力线前移和脊柱后柱栓系结构缺失增加了脊柱的不稳定性，患者会逐渐出现继发性医源性脊柱后凸畸形。儿童多节段椎板切除术后如未行坚强的脊柱内固定融合则之后出现脊柱后凸的情况比成人更为普遍，特别是在多节段的椎板切除术后。文献报道医源性脊柱后凸发生率为 30%～100%。在儿童患者中术后出现医源性脊柱后凸畸形有明确的危险因素，包括年龄较小、辅助放疗、脊柱椎板切除的节段数目（大于4）、小关节切除的范围超过 25%、椎板切除的节段位置和术前是否存在脊柱畸形等。此外，患儿是否接受放射治疗、是否合并脊髓损伤（截瘫）以及椎旁肌

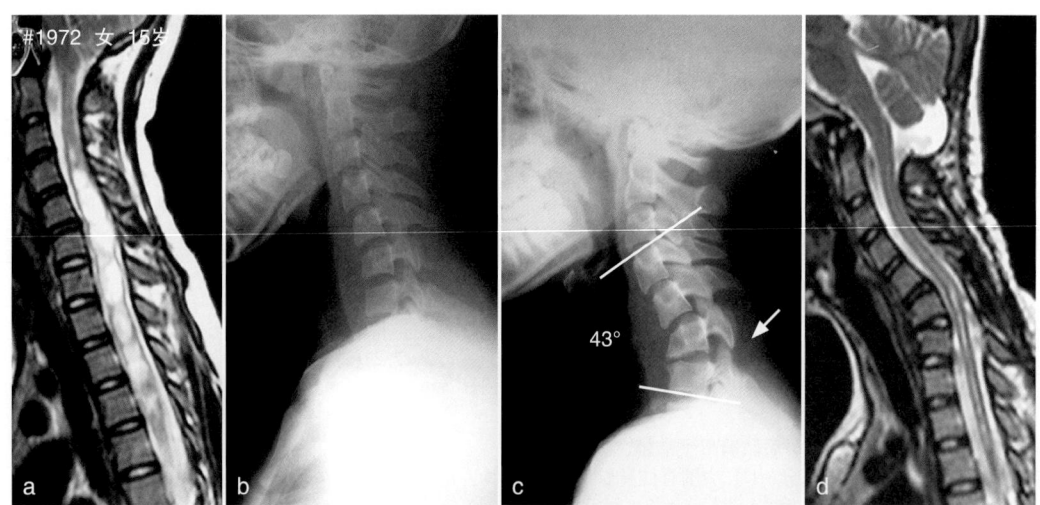

图 21-4-1　女（#1972），15 岁，Chiari 畸形 / 脊髓空洞。术前颈椎 MRI 示 C_4~T_2 张力性空洞呈分隔状念珠样（a）；行枕骨大孔扩大、C_6 椎板切除、脊髓空洞 - 蛛网膜下腔空洞引流、硬脑（脊）膜成形术，术后颈椎生理前凸轻度减小（b）；术后 9 个月即出现颈椎后凸畸形，C_6~C_7 后方关节突关节分离（c，箭头）；虽然 MRI 示 C_3~T_2 张力性空洞消失，小脑延髓池扩大，但出现颈椎后凸畸形（d）

的失神经支配也是后期脊柱畸形发生的危险因素。儿童医源性脊柱后凸在颈椎和颈胸段最为常见，胸椎因肋骨结构的支撑相对少见，腰椎最为少见，多表现为平背畸形。

尽管目前椎板切除术已被新技术部分取代，目的在于减少椎板切除术后畸形的发生，如椎板成形术和椎板回植术，但文献报道椎板成形术后颈椎序列恶化的发生率达 35%，且进展为后凸畸形的患儿占 10%。Anakwenze 等报道脊柱内固定和融合术可明显降低髓内肿瘤切除术后脊柱畸形的发生率（57%～64% vs 22%～27%），证实了脊柱内固定和融合的预防作用。但儿童脊柱内固定，尤其是针对低龄儿童的颈椎后路内固定仍然是一项高风险的手术操作，加上对正常脊柱生长潜在影响的顾虑，无内固定的单纯椎板切除仍在被部分神经外科医生使用，是儿童医源性脊柱后凸的重要原因之一。因此，部分学者仍建议单纯椎板切除术后需佩戴 4～6 个月的支具或石膏以预防后凸畸形的发生，即使最终无法预防，也能降低畸形的严重程度以及最终治疗的难度。

儿童和成人脊柱解剖存在差异，这是导致儿童脊柱椎板切除术后畸形发生率较高的另一因素之一。小儿脊柱的韧带、关节囊结构具有较大的黏弹性。在儿童患者中，颈椎关节突方向位于一个更为水平的平面，椎旁肌尚未完全发育、相对不发达，椎体不完全骨化，髓核含水量较高。这些因素导致

脊柱的柔韧性较大，与成人存在很大的不同。部分神经外科医生对医源性不稳定和继发脊柱畸形认识的不足，也部分解释了小儿椎板切除术后脊柱后凸发生率高于成人的原因。另外，由于婴幼儿头部与身体的重量相当，它们的头侧负荷也相应增加。头部施加一个位于脊柱瞬时旋转轴腹侧的显著轴向负荷，从而产生一个屈曲力矩。Pal 等的生物力学实验证实，64% 的轴向负荷主要沿关节突关节组成的颈椎后柱传导。因此，一旦儿童颈椎手术后背侧张力带断裂，力学性平衡被打破，承重轴前移，该屈曲力矩可诱发医源性脊柱后凸畸形，尤其是颈椎后凸畸形的产生。此外，许多学者发现在生长高峰期进行手术时医源性脊柱后凸畸形更为常见，可能与手术后脊柱生物力学内环境发生改变，进而生长发育不平衡产生楔形变有关。

一、颈椎医源性后凸畸形

发生原因及影响因素

关于儿童医源性脊柱后凸畸形的文献中有很大一部分与颈椎畸形有关。几乎所有的研究都表明，与胸腰椎相比，颈椎节段医源性后凸畸形的发生率更高。在儿童患者中，颈椎椎板切除术后脊柱后凸的风险为 14%～100%。引起医源性颈椎后凸畸形的主要原因有：①术前患者已经存在的颈椎生

理弧度改变；②手术过程中对于颈椎后部的结构切除或破坏可导致其后方张力带结构被破坏，包括关节突关节、棘突和后方韧带复合体（棘上韧带、棘间韧带、黄韧带、小关节囊），这是主要原因（图21-4-2）；③有些颈部肿瘤需要行放射治疗，也会导致颈部后方局部张力带结构的破坏。Cattell 和 Clark 最早报道的一系列病例中，有 3 例患者年龄为 11～13 岁，椎板切除术后 3 个月内就出现后凸畸形。De Jonge 等后续研究中报道了 76 例患者中有 67 例（88%）出现脊柱术后后凸畸形。其他系列报道椎板切除术后脊柱后凸的发生率同样很高（Fraser 等的 80%、O'Sullivan 等的 83%、Bell 等的 52% 和 Yasuoka 等的 100%）。相比之下，Sim 等报道了 673 例（平均年龄为 41 岁）颈椎椎板切除术患者中 3% 的后凸畸形风险，但当他们仅回顾19 岁以下的患者时，发生率增加到 14%。近年来有人把成人的颈椎管成形技术用于儿童患者，但颈椎后凸畸形依然有发生。

在儿童病例中，畸形的风险与 C_2 受累、较小的年龄、术前颈椎序列不良和放射治疗有关。一些作者认为，由于黏弹性韧带较多、水平化的关节突、后方背侧肌肉力量较弱、椎体的不完全骨化，儿童颈椎更容易发生医源性后凸畸形。Bell 等回顾了 89 例平均年龄为 5.7 岁的患者，他们在 C_2 和 C_7 之间平均切除了 4.7 个节段。经过 5.1 年的随访，发现 89 例患者中有 46 例（52%）出现颈椎后凸畸形和天鹅颈样畸形。Logistic 回归分析发现，术后在 4.2 岁时颈椎出现过度前凸的风险最高（$P<0.01$），在 10.5 岁时出现颈椎后凸的概率最大。Yasuoka 等回顾了 248 例年龄小于 25 岁的

患者，排除了先天性综合征、创伤或预期寿命短的疾病，指出年龄小于 15 岁的患者椎板切除术后畸形的发生率较高。在 26 例 15 岁以下的患者中有12 例（46%）出现脊柱畸形，而 32 例 15～25 岁患者中只有 2 例（6%）出现脊柱畸形。其中，接受颈椎手术的 9 例 15 岁以下患者均出现颈椎畸形（100%）。Yeh 等比较了椎板切除术和椎板成形术，在 27 例使用椎板成形术随访 45 个月的患者中，他们发现畸形与年龄、C_2 受累、放射治疗或肿瘤分级之间没有相关性。

枢椎棘突不同于下颈椎（C_3～C_7）棘突（subaxial spinous processes）。Nolan 和 Sherk 发现尸体模型中背部张力带在 C_2 和 C_7 中有显著作用，而在其他颈椎节段中贡献较小。多裂肌、棘间肌、头半棘肌和颈半棘肌主要附着在 C_2 和 C_7 的棘突上，延伸到 T_1～T_7 的横突上。这些棘旁肌提供一定程度的动态稳定，而背侧张力带的韧带可能更多地起到静态稳定的作用。Inoue 等认为天鹅颈样畸形是由上颈椎节段的后凸和下颈椎节段的代偿性前凸发展而来。他们发现，切除 C_2 会导致天鹅颈样畸形，颈椎后凸集中在 C_4～C_5，而切除 C_7 会导致前凸过度。Saito 等使用有限元分析模型对颈椎进行了研究发现，椎板切除术后通常分布在背侧韧带中的张力会重新分布到小关节。因此，随着重复的负荷，腹侧力量增加，加速小关节的退变和不稳，导致畸形的发展。Bell 等发现 89 例患者中有 38% 出现角状（局灶性）后凸，15% 出现了天鹅颈样畸形。Lonstein 认为，当小关节面稳定性被中断时，会出现角状后凸畸形，而小关节面完整时会出现长的渐变圆弧形畸形。小关节完整性的破坏对导致角状或

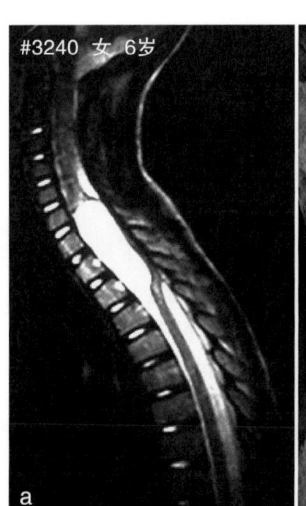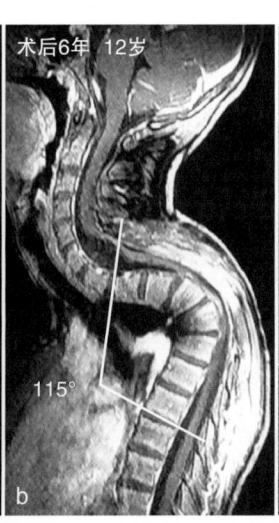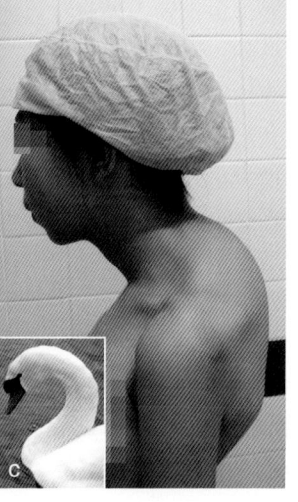

图 21-4-2　女（#3240），6 岁，被诊断为颈椎管内髓内肠源性囊肿伴不全瘫（a），行下颈椎及上胸椎（C_6～T_3）椎板切除减压及肿瘤切除术，术后 6 年出现严重的医源性颈胸段后凸畸形（115°），也称天鹅颈样畸形（b、c）

渐进的后凸畸形存在一定影响，因为小关节对稳定性的重要作用在成人中已经得到充分证实。

一些成人尸体研究的结果表明，超过 50% 的双侧小关节或小关节囊破裂可能导致不稳定和过度活动。Cusick 等发现单侧小关节切除术和双侧小关节切除术后的脊柱稳定性分别下降了 31.6% 和 53.1%。许多尸体模型可能不能准确地反映体内情况，因为它们大多是单个节段的破坏，但保留解剖结构对稳定性的重要作用仍然得到了证实。Asuoka 等在 79 例从枕下减压术到寰椎或枢椎椎板切除减压的患者中没有发现颈椎不稳的病例。Aronson 等进一步证实了这一点，他们比较了 20 例枕下减压术和椎板切除术治疗 Chiari 畸形的患者，指出 95%（19/20）的枕部至 C_3 或 C_4 椎板切除术患者出现颈椎后凸畸形，但没有发现枕部至 C_1 或 C_2 节段的过度活动。相反，他们观察到 $C_2 \sim C_3$ 及 $C_3 \sim C_4$ 分别存在显著的不稳情况。Gangemi 等报道了 98 例接受颅后窝减压术的患者，当椎板切除术仅涉及寰椎时，不稳定性发生率为 3%；当手术延伸到枢椎时，不稳定发生率增加到 22%；同时，所有患者在涉及 C_3 椎板切除时均出现不稳。因此，保持 C_2 完整性的重要性似乎是相对一致的。包括枢椎在内的枢椎以下椎板切除术破坏了大部分背部张力带和动力性肌肉支撑，从而增加了颈椎后凸畸形的风险。限制 C_2 棘突椎板和附属结构的切除破坏，可保证留下足够的结构完整性来代偿减压破坏带来的稳定性下降。

椎板切除术后颈椎后凸畸形患者在最初为了维持颈椎平衡姿势，颈后部肌肉持续收缩，易发生疲劳性疼痛。随后颈椎逐渐变直、头部不断前移并使颈后肌肉组织失去代偿，颈项部疼痛、肌肉痉挛加重。随着颈椎后凸畸形的不断发展，颈椎管内的脊髓组织受牵拉贴附于椎体后缘。另外，由于脊髓受到两侧齿状韧带和神经根袖牵拉等栓系作用，进一步加重了脊髓组织的前方压迫。脊髓直接受压和血供障碍两方面的因素可导致脊髓损害出现并逐渐加重，脊髓前束综合征是最常见的临床表现。由于不良应力可导致钩椎关节和小关节增生退变，导致神经根管狭窄，也可以出现神经根性症状和体征。对于此类患者，应详细了解患者的病史及病程进展，观察能否主动抬头及维持水平视线，并进一步检查四肢感觉运动状态和大小便功能等，重视神经系统体格检查。影像学检查方面，颈椎正侧位片有助于了解颈椎椎体楔形及矢状面平衡情况；CT 三维重建可更清晰地了解椎板切除范围、关节突退变情况等，CT 血管造影有助于了解椎动脉走行和变异情况；颈椎 MRI 可以清晰显示脊髓病变情况，对发现脊髓变性、软化、空洞形成和脊髓萎缩等尤其准确有效，有助于术前评估预后及判断术后脊髓损害加重的风险。MRI 也有助于评估颈椎椎间盘退变情况，为融合节段的选择及预防邻椎病提供依据。

颈椎椎板切除后后凸畸形的预防及手术治疗

（一）预防

虽然儿童颈椎椎板切除后出现后凸畸形的概率相对较高，但并非所有病例都需要手术治疗。在去除背侧张力带后，轴向负荷被重新分配到关节突关节，有可能建立新的平衡。Bell 等、De Jonge 等以及 Yeh 等报道了 44%～88% 的后凸畸形的发生率。然而，在他们的病例中，只有 33%、30% 和 40% 的医源性颈椎后凸畸形患者需要手术治疗。这种相对较低的手术率可能与他们的随访时间相对较短有关（45～79 个月），或许随着随访时间的延长，更多的患者会出现进一步的畸形加重甚至神经损害，可能需要手术干预。针对医源性颈椎后凸畸形，最佳的治疗方法是预防。因此，既往有许多预防和限制畸形发展或进展的替代方案被提出。Epstein 等强调了保存关节突关节完整性对维持颈椎稳定性的重要性，外科医生应尽量减少暴露节段的数目，并尽量保留颈椎小关节囊和小关节。即使需要切除，关节突切除的范围不能超过 1/2。如因病情需要，关节突需要切除的部分较多，建议做预防性的颈椎后路内固定融合术（图 21-4-3）。颈椎后方肌肉的保留，尤其是头半棘肌和颈半棘肌保留或者在手术结束时将其重建缝合回原处，可保留头颈后伸运动，维持颈椎的矢状面形态。术后支具治疗在控制畸形进展中起着有限的作用。长期支具治疗限制了椎旁肌的作用，导致萎缩进一步加重。一旦支具解除，颈椎畸形可能快速进展，甚至产生严重的神经症状。但支具治疗作为一种早期干预措施可能有助于推迟手术干预时机，赢得更多的生长并为内固定提供更好的骨性结构基础。

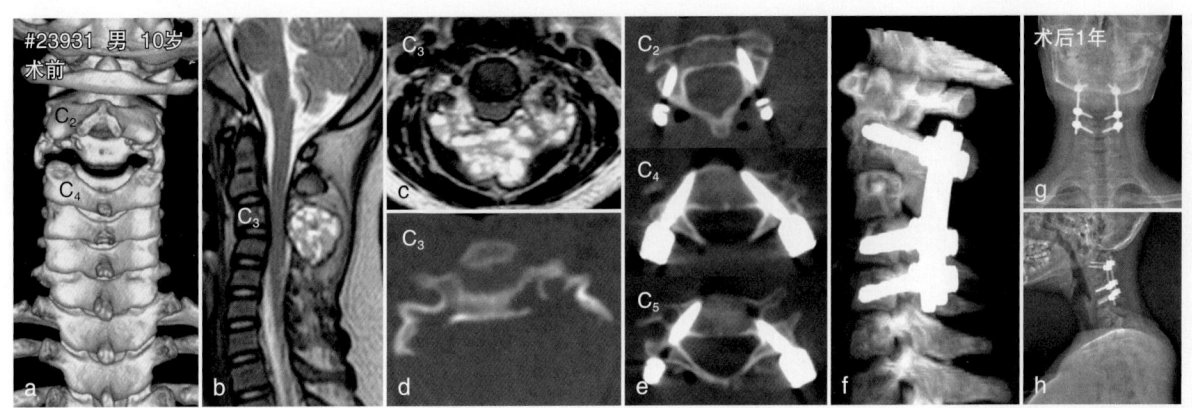

图 21-4-3　男（#23931），10 岁，C₃ 水平椎管内外占位伴 C₃ 后份结构骨破坏（a、d），术前 MRI 示肿瘤组织广泛累及 C₃ 后份椎板及侧块结构（b、c）。行颈椎后路肿瘤切除术，术后病理诊断动脉瘤样骨囊肿。为预防医源性颈椎后凸畸形，行 C₂~C₅ 颈椎椎弓根螺钉内固定融合术，术后 CT 示椎弓根螺钉位置良好（e），CT 三维重建示颈椎前凸获得重建（f），术后 1 年随访示无医源性颈椎后凸畸形发生（g、h）

（二）手术治疗

不同的手术技术也被用来预防术后颈椎后凸畸形。医源性后凸畸形通常发生在背部张力带断裂之后，因此既往学者设计了多种椎板成形术来保护背部结构。其中包括带血管蒂椎板成形术、部分椎板切除术、上椎板成形术和悬吊椎板切开术。针对儿童人群，很少报道与此相关的比较性研究。Shikata 报道了 10 例使用椎板成形术的患儿，进行了 41 个月的术后随访，没有一例患者出现颈椎不稳定。尽管没有研究表明在儿童人群中椎板成形术比椎板切除术更具有明确的优势和益处，但目前最普遍的做法是在手术减压或肿瘤切除后安装人工椎板。一些学者建议，在初次手术时进行原位融合或内固定融合以防止畸形出现。另有学者建议，在第一年每 6 个月进行一次随访，然后每年进行一次随访，直到骨骼发育成熟后再进行最后一次随访。早期干预和频繁随访可能有助于限制后凸畸形进展的速率和最终的严重程度。考虑到许多病例在没有融合和内固定的情况下是稳定的，早期手术干预可能会导致许多不必要的手术。因此，一般认为，进行性颈椎后凸畸形、垂头畸形、进行性神经损害或剧烈持久性疼痛是需要手术干预的明确指征。

手术的目的在于解除脊髓压迫、重建颈椎矢状面序列、矫正畸形、改善疼痛。对于脊髓神经已出现损害的患者，可同时完成脊髓前方减压和矫形。手术的原理是以后纵韧带作为铰链，延长前柱，缩短后柱，重建颈椎前凸曲度。儿童颈椎后凸畸形常较柔软，术前可在牵引下评估颈椎后凸畸形的柔韧性，如后凸畸形相对柔软，无明显神经损害或神经损害在牵引后改善，可直接行后路颈椎内固定融合术（图 21-4-4）。颈椎椎弓根螺钉技术可提供较为坚强的内固定强度（图 21-4-3e、图 21-4-4），但由于年龄小且是翻修手术，尤其是在有后方椎板缺如的颈椎置钉时，需注意避免螺钉置入的内置角过大而误滑入椎管导致灾难性的神经损害。此外，由于颈椎关节突退变及融合的可能，置钉的解剖标志常不清晰，无法准确辨识，显著增加了螺钉误置的风险，尤其是螺钉内置角不足误入横突孔导致椎动静脉的损伤。O 臂导航技术的临床应用，可有效提高颈椎椎弓根螺钉置钉的安全性和精确性。安装矫形棒时弯棒的角度需要尽量符合颈椎的生理曲度，可有助于脊柱整体矢状面形态的直接改善及脊髓前方压迫的间接改善。当颈胸段医源性后凸同时植入颈椎和胸椎椎弓根螺钉而钉尾螺帽的直径不匹配时，可使用粗对细多米诺式连接颈段和胸段的矫形棒完成矫形。此外，安装通过椎板钩连接的卫星棒，可进一步增加颈胸交界区的内固定强度以期降低远期内固定并发症（断棒）的发生率（图 21-4-5）。单纯前方减压矫形适用于后凸节段相对较短、后凸较小的患者，可通过椎间盘切除或椎体次全切除直接减压，并通过重建椎体间高度及预弯钛合金板来获得较好的颈椎生理弧度的重建。一般认为融合节段应不少于 3 个节段椎间隙。相对于单纯的植骨块融合，采用前路内固定可有效降低植骨块脱出的发生率，提高融合率和稳定性，防止塌陷（图 21-4-6）。对于年龄较小无法进行内固定的儿童可辅以外固定。取自体骨可能增加取骨部位并发症发生的风险，因

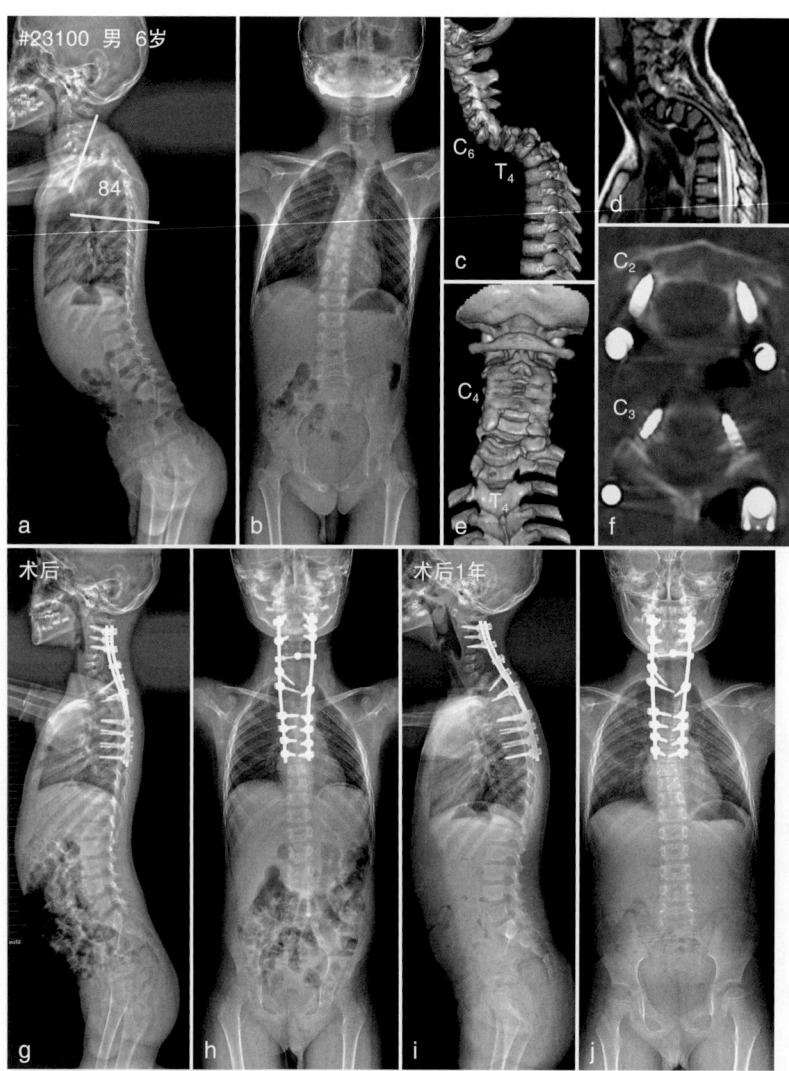

图 21-4-4 男（#23100），6 岁，椎管内神经母细胞瘤切除术后，医源性颈胸段后凸畸形（C₅~T₃椎板切除术后）（a、c），X 线正位片显示椎板切除区同时存在轻度脊柱侧凸（b），CT 三维重建示 C₅~T₃ 椎板完全缺如（e）。术前 MRI 示颈胸段脊髓紧贴于椎体后方，脊髓受压形变（d）。患者接受 Halo - 重力牵引后行脊柱后路后凸矫形内固定植骨融合术（f，O 臂导航辅助颈椎椎弓根钉置入），术后颈胸段脊柱后凸和侧凸畸形均完全纠正（g、h），术后 1 年复诊矫形效果维持良好（i、j）

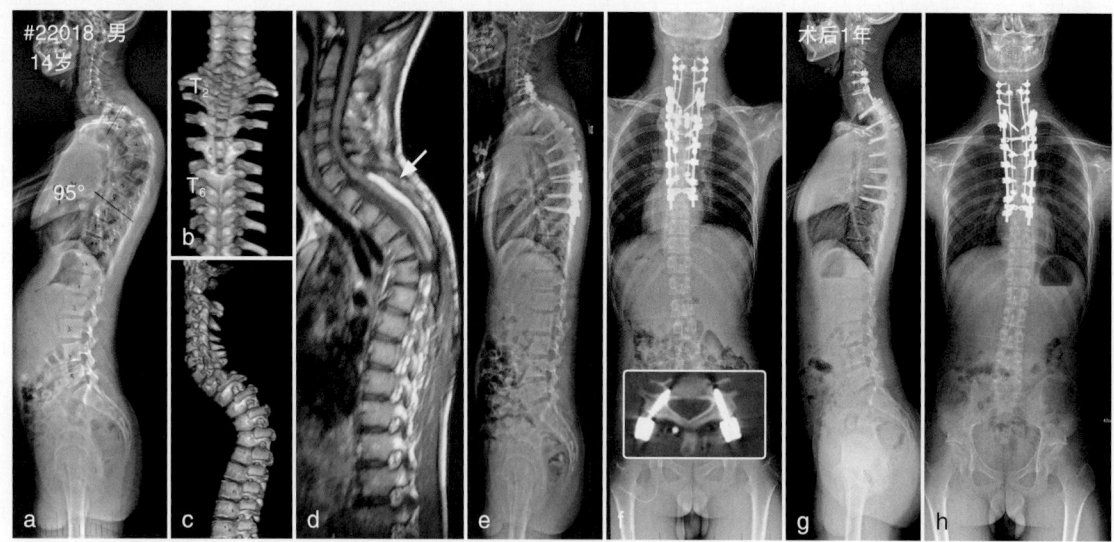

图 21-4-5 男 (#22018)，14 岁，颈胸椎椎管内脂肪瘤切除术后（术后 7 年）伴医源性颈胸段后凸畸形（95°）（a），三维 CT 示 T₂~T₅椎板缺如伴后凸畸形（b、c），MRI 示脊髓后方残留脂肪瘤（d，箭头）；行颈后路颈胸段多节段后份截骨矫形内固定术（颈椎椎弓根螺钉和颈胸段四棒内固定以减少粗细棒交界处的断棒），术后颈胸段后凸显著改善（e、f）；术后 1 年随访示矢状面和冠状面形态维持良好（g、h）

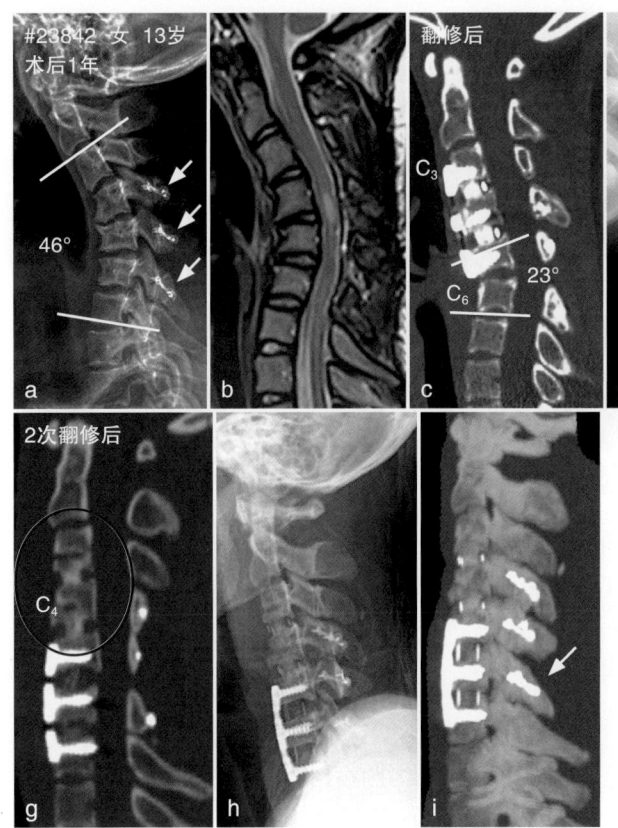
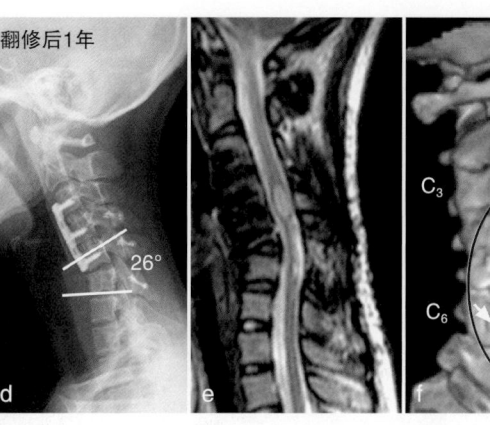
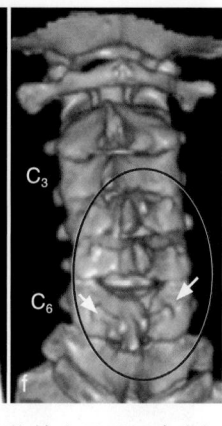

图 21-4-6　女（#23842），13 岁，颈椎管内星形细胞瘤切除 + 切除椎板回植术（C_4~C_6）后 1 年出现医源性颈椎后凸畸形（a、b），椎板处可见微型钢板金属影（a，箭头）。翻修行前路 C_3~C_6 颈椎间盘切除、后凸矫形、钢板内固定术，但术后 C_5~C_6 处依然存在远端局部颈椎后凸（c）。翻修术后 1 年远端交界区后凸畸形加重，C_5/C_6 关节突关节半脱位（d），MRI 示 C_4 水平处脊髓空洞（e），CT 三维可见固定回植椎板的微型钢板（f，箭头）且显示回植椎板似乎愈合良好，但 C_5/C_6 椎板间隙显著张开。再次前路翻修行 C_5/C_6、C_6/C_7 ACDF 术，并下移钛板，释放近端融合节段，术后交界区后凸畸形矫正良好（g~i）

此在坚强内固定的前提下可选用同种异体骨作为植骨材料。如果后凸畸形比较僵硬或者术前颅骨牵引后仍有持续的脊髓前方压迫，可采取颈椎前后路联合手术。治疗方法为前路松解植骨内固定术、后路内固定植骨融合术或者后路复位内固定术、前路单节段或多节段减压、椎间融合术。自体骨植骨材料可选择自体髂骨或腓骨条，后者适用于 3 个节段以上或植骨块承受较大载荷的情况。肖建如等报道对于前后路联合手术后发生的医源性颈椎后凸畸形，如后凸区域颈椎前中柱已形成坚硬的融合块，则可采用单纯后外侧入路超声骨刀辅助的颈椎楔形截骨术矫正颈椎后凸畸形。术前需通过 CT 血管造影评估椎动脉的发育情况，术中在楔形截骨前需仔细分离并保护椎动脉以及相应节段的神经根。

二、胸椎椎板切除后后凸畸形

相对于颈椎，胸椎的特殊性在于它与胸部肋骨头相连接。肋椎关节及肋横突关节可提供额外的支撑，且胸椎活动度较小，相对稳定，单纯 1~2 个节段胸椎板切除术后胸椎后凸畸形发生的概率较低，因此关于胸椎医源性后凸畸形发生率的文献明显较少。但当胸椎管内肿瘤或自发性血肿（血管畸形等）等累及的节段较长，需切除的全椎板数目较多时，脊柱的稳定性可明显降低（图 21-4-7）。此外，由于瘢痕形成，椎旁肌附着点剥离及失神经支配将导致伸肌功能减弱。由于正常的后方稳定性及伸肌力量丧失，在屈肌作用下将产生胸椎后凸畸形，尤其在胸椎后凸顶椎区、颈胸和胸腰交界区。儿童胸椎后凸畸形将增加椎体前柱及生长板应力，导致生长缓慢及继发椎体楔形变，并形成恶性循环，即后凸加重，应力增加，椎体楔形变加重，后凸再加重。尽管目前主流的观点认为颈椎的医源性后凸畸形发生率较高，但 Yeh 等研究发现，胸椎 / 胸腰段医源性脊柱畸形的发生率更高（60% vs 25%，$P=0.07$）。在胸腰段，Papagelopoulos 等注意到，在他们的整个样本中，椎板切除两个或两个以上的水平后凸畸形的风险为 16.6%。如果按年龄细分，18 岁以下的患者有 50% 的风险，而 18~30 岁的患者后凸畸形发生率只有 9%。

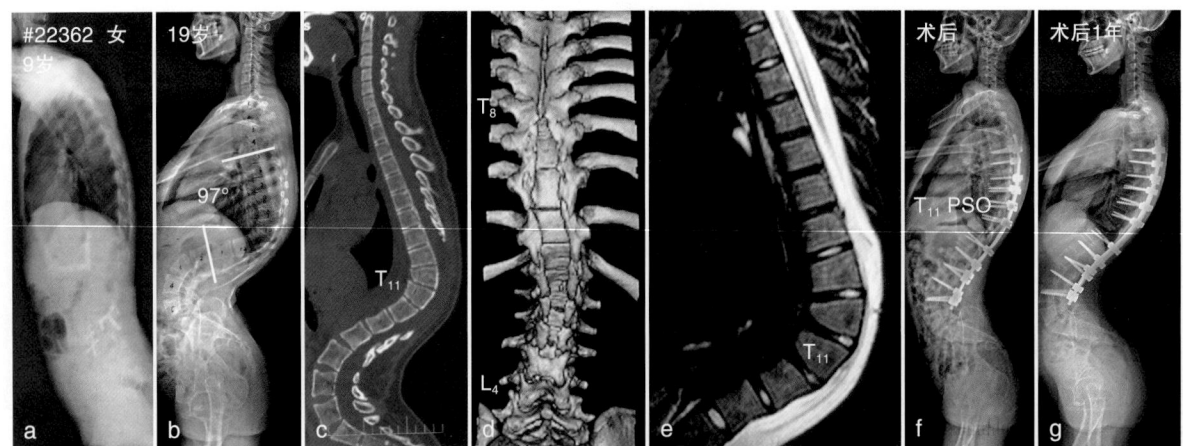

图 21-4-7　女（#22362），9 岁，因椎管内星形细胞瘤行 T$_8$~L$_3$ 椎板切除 + 肿瘤切除术，未行内固定（a）。术后逐渐出现胸椎后凸畸形，术后 10 年后凸畸形进展为 97°（b）。CT 示相应节段椎板缺如（T$_8$-L$_3$）（c、d），MRI 示后凸顶椎区脊髓受压（e）。术前 Halo - 轮椅牵引 6 周以改善脊柱僵硬性，同时观察脊髓耐受性，后行 T$_{11}$ 经椎弓根椎体截骨矫形内固定术（T$_5$~L$_4$），术后脊柱矢状面畸形矫正满意（f），术后 1 年随访示固定区后凸矫正未丢失，但躯干后倾（g），这是下肢不全瘫时为防止躯干前倾跌倒而采取的代偿体态

危险因素

　　与胸椎后凸畸形相关的危险因素与颈椎的危险因素明显重叠。Papagelopoulos 发现，胸椎患者中，后凸畸形与年龄（$P=0.053$）、小关节受累程度（$P=0.05$）以及两个以上的节段暴露（$P=0.01$）有关。他们还观察到，广泛的双侧关节面切除会使脊柱容易发生关节间部应力性骨折。尽管胸椎医源性脊柱后凸畸形的发生率较低，但也并不是不常见。Tachd-Jian 等发现医源性畸形分为脊柱侧凸和后凸畸形（仅限于胸椎畸形的患者中），脊柱侧凸占 35%，脊柱后凸占 19%。然而，当统计包括连接颈胸或胸腰椎交界处的畸形时，脊柱侧凸和后凸的发生率分别增加到 42% 和 39%。因此，作为预防措施，在处理椎管内肿瘤时脊柱内固定融合节段应桥接过渡区（即颈胸段和胸腰段），可以避免因交界区末端的长杠杆臂而增加后凸畸形发生的风险。对于正常胸椎后凸顶椎区（T$_7$ ~ T$_8$）的椎管内肿瘤，在椎板切除术后更建议行内固定植骨融合术，原因在于此处为胸椎后凸张应力最大的区域，椎板切除术后发生医源性后凸的可能性远大于腰椎。Simon 等研究发现在无严重神经损害（瘫痪）的脊髓肿瘤切除的对照研究中，一期肿瘤切除和内固定的患儿其医源性脊柱畸形的发生率显著低于单纯椎板切除未做融合的患儿（10% vs 56%）（图 21-4-8）。

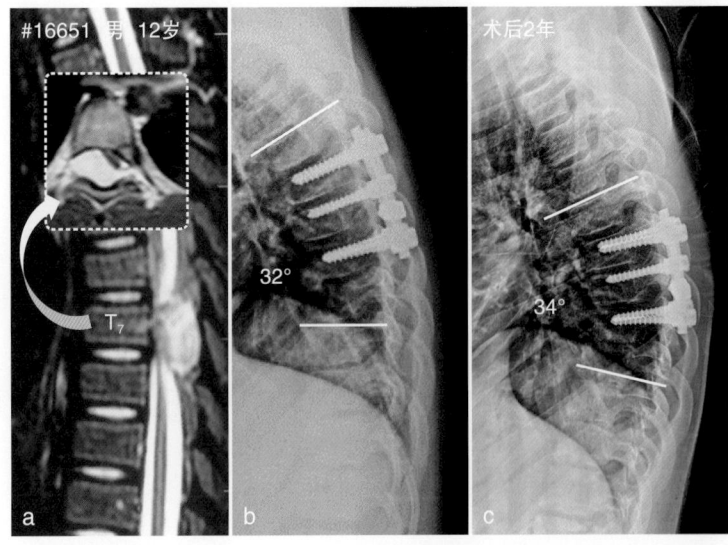

图 21-4-8　男（#16651），12 岁，因 T$_7$ 椎管内硬膜外神经鞘瘤行胸椎后路椎管内肿瘤切除内固定融合术（a、b）。因预防性植入内固定，术后 2 年随访示胸椎正常后凸角，未发生医源性后凸畸形（c）

医源性胸椎后凸畸形可导致圆背／椭圆背畸形，胸廓塌陷，合并侧凸者呈现为剃刀背畸形。在青春发育期，畸形可迅速进展，表现为躯干／下肢比例失调，即下肢长度增加，而躯干受畸形影响未见明显增高。严重后凸畸形的患者，可因脊髓腹侧受压或牵拉张力增加出现不全性或完全性瘫痪。

治疗

与颈椎相似，并非所有医源性胸椎后凸畸形患者都需要手术治疗。O'Sulliva 等报告指出，他们的患者中有 25% 的胸椎后凸畸形患者需要手术治疗，相比之下，有 83% 的医源性颈部畸形患者需要手术治疗。Haft 等指出，17 例患者中有 10 例（主要在胸椎）出现脊柱后凸，然而只有 1 例患者需要手术治疗。Yeh 等比较了 27 例年龄为 5.6 岁，随访 45 个月的椎板切除术和椎板成形术的患者。他们注意到在胸腰段畸形中，9 例椎板切除术患者中有 8 例出现畸形，而其余 6 例无畸形患者中有 5 例进行了椎板成形术（$P<0.01$）。总体而言，因医源性胸椎后凸畸形而需要手术治疗的患者人数似乎略低于颈椎病患者。

支具可应用于这些患者，以减少畸形或进展的风险，延迟手术干预的时机。如畸形明显或系列随访证明畸形进展或伴有神经损害，就存在手术干预的指征。对于相对柔软的青少年胸椎脊柱后凸或脊柱侧后凸畸形、病史短或初次手术未植骨融合者，仅采取后路椎弓根螺钉矫形内固定术（图 21-4-9）或联合 PCO(posterior column osteotomy) 截骨（图 21-4-10），即可获得较好的畸形矫形效果。术中暴露脊柱时可以从畸形两端椎板完整的区域开始暴露，于畸形顶椎区椎板缺如处"会师"。对于相对僵硬的医源性脊柱后凸，可采取 Halo - 颅环牵引辅以后路截骨矫形技术或者脊柱前路松解，二期脊柱后路矫形内固定手术。术前 Halo - 牵引不仅可以增加脊柱的柔韧性和可矫正度，还有助于了解矫形的神经损害风险，一定程度上也可以增加脊髓对术中矫形牵拉的耐受性。当脊柱后凸合并脊柱侧凸畸形时，可采用不对称经椎弓根椎体截骨 PSO 联合叠棒内固定同时矫正侧凸和后凸畸形（图 21-4-11）。对于后份广泛缺如、后路手术将难以有效地固定脊柱，或有些患者椎管内多次后路手术，再次暴露后份可能损伤脊髓，甚至有些患者仍存在椎管内肿瘤的残留或复发，对于这些患者也可进行前路矫形、椎间隙支撑融合术（图 21-4-12）。

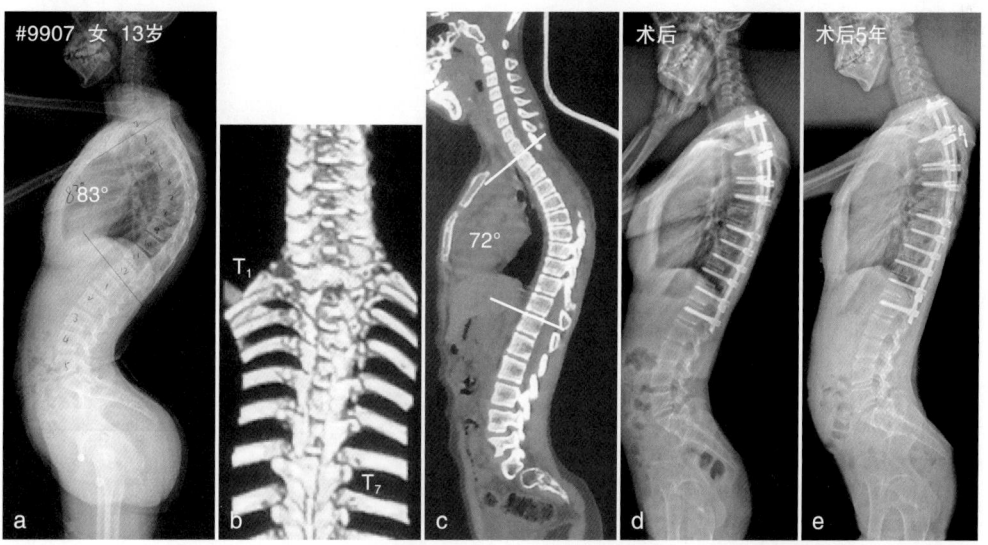

图 21-4-9　女（#9907），13 岁，4 岁时因髓内肿瘤行椎板及肿瘤切除术（$T_2 \sim T_6$），术后继发上胸椎后凸畸形，后凸 83°（a），CT 三维重建显示 $T_2 \sim T_6$ 椎板完全缺如（b），平卧位 CT 片上显示后凸畸形自发下降至 72°，提示畸形柔软。使用不需要截骨的悬梁臂技术达到满意的矫形（d），术后 5 年随访未发现畸形矫正丢失（e）

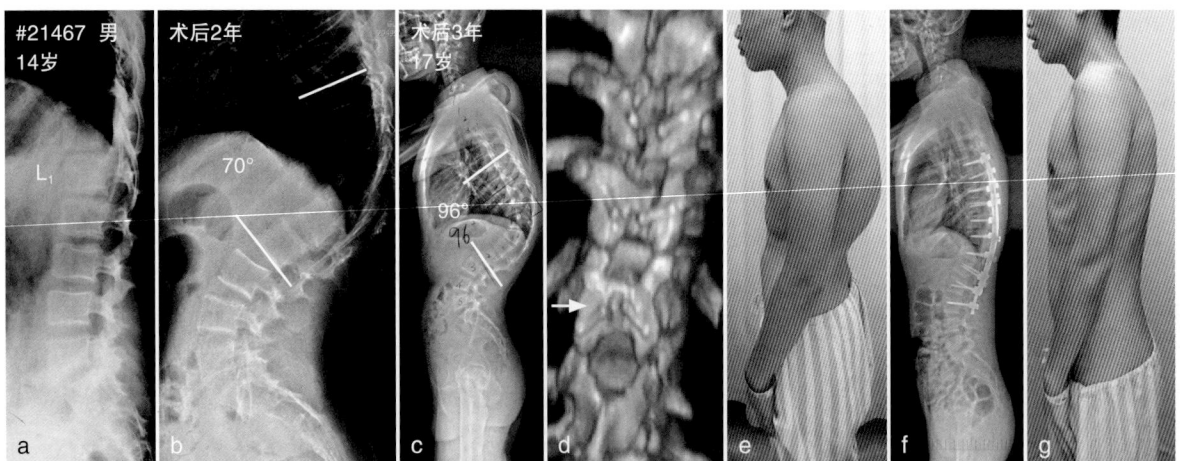

图 21-4-10　男（#21467），14 岁，胸椎管内神经鞘瘤。术前胸椎段脊柱矢状面正常（a），行 T$_{10}$~T$_{12}$ 椎板整块切除，在椎板切除术后用植入物连接片固定回植整块椎板。术后 2 年逐渐出现胸椎脊柱后凸畸形（70°）（b），术后 3 年时进展为 96°（c、e）。CT 三维重建示棘突间距增大，关节突分离，并可见相应节段回植椎板（d，箭头）。行脊柱后路多节段 SPO 截骨矫形内固定术，术后脊柱矢状面畸形矫正满意（f、g）

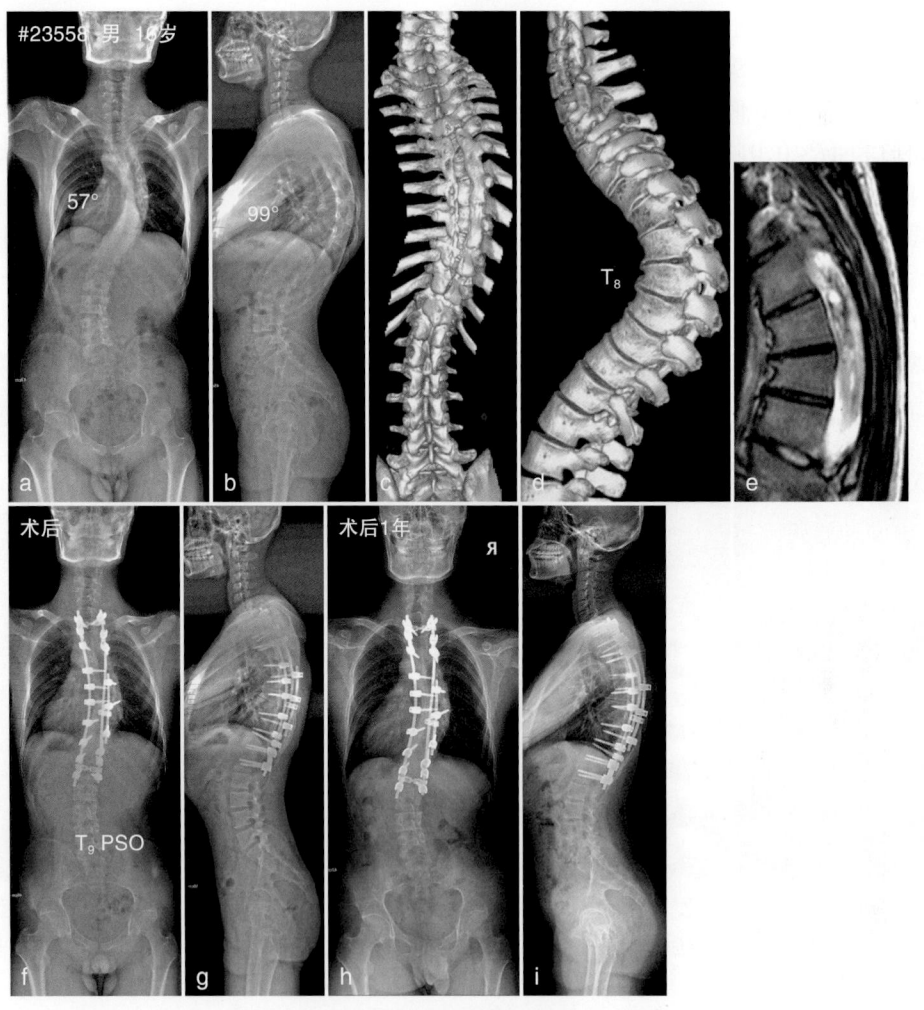

图 21-4-11　男（#23558），16 岁，胸椎管内毛细胞型星形细胞瘤切除术（T$_4$~T$_{11}$ 椎板切除术后）。术后逐渐形成医源性脊柱侧后凸畸形（a~e）。行脊柱后路截骨矫形内固定植骨融合术（T$_9$ PSO 截骨、T$_{11}$~L$_1$ SPO 截骨），术后冠状面和矢状面形态均获得满意重建（f、g），术后 1 年随访示冠状面和矢状面形态维持良好（h、i）

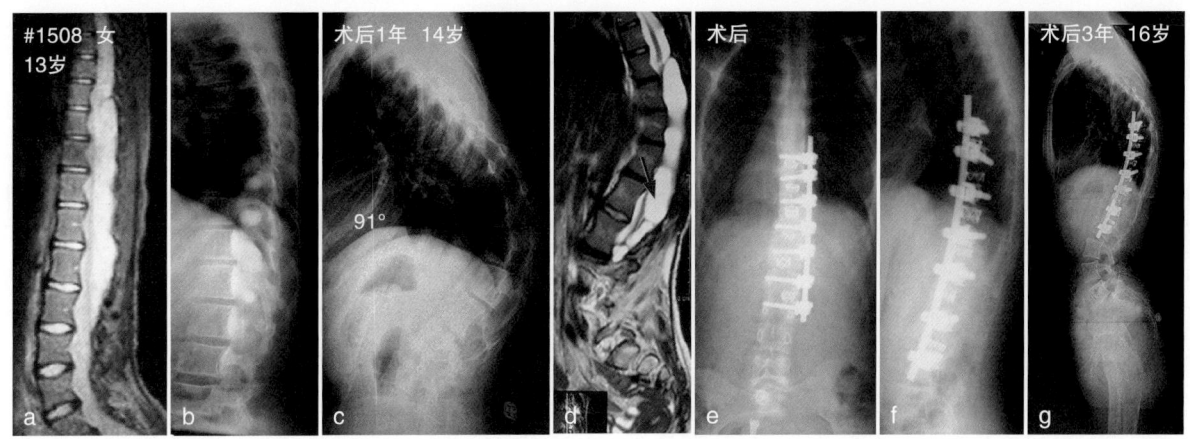

图 21-4-12 女（#1508），13 岁，因椎管内蛛网膜囊肿行多节段胸腰段椎板切除＋囊肿切除术（a、b）。术后逐渐出现胸椎脊柱后凸畸形（c），MRI 示椎管内蛛网膜囊肿残留（d）。行脊柱前路 TSRH 矫形内固定＋椎间钛网植骨融合术（e），术后脊柱矢状面畸形矫正满意（f），术后 3 年随访无明显后凸矫正丢失（g）

三、胸腰椎 / 腰椎医源性后凸畸形

胸椎从肋骨获得重要的结构支持，而腰椎有明显的前凸曲度，可通过这种序列优势来抵抗椎板切除术后医源性后凸畸形。文献报道的小儿腰椎医源性畸形的发病率有很大的不同，但通常比胸段和颈椎段的发病率低。事实上，小儿腰椎医源性畸形相关的病例较少（图 21-4-13），可能的原因是因为大多数小儿脊髓肿瘤是髓内的，最常累及颈髓和胸髓，很少出现在腰段的马尾神经。Haft 等指出，他们的大部分小儿肿瘤活检或切除病例都主要涉及胸椎，可能是因为胸段的长度占比最大。通常来说，需要进行小儿腰椎手术的疾病包含脊髓栓系，腰段脊膜囊肿和脊膜瘤等，发病相对较少。鉴于这些原因，儿童行腰椎手术的概率较低这一点并不奇怪。医源性小儿腰椎畸形的形成没有特定独特的危险因素，但是可以推断出与颈椎和胸椎医源性后凸畸形形成有关的因素也可以类似地影响腰椎节段。腰椎前凸曲度可减少背侧张力带切除的影响，因此可能限制腰椎椎板切除术后后凸畸形的发生发展，并不会像在颈椎和胸椎节段常见的那样使患者易发生脊柱后凸畸形。尽管如此，临床医生仍无法有效预防腰椎椎板切除术后医源性平背综合征的发生，也可称为失代偿性后凸综合征（kyphotic decompensation syndrome，KDS）。平背综合征可导致代偿性步态和姿势异常、腰背痛、躯干前倾、矢状面失平衡。该类畸形在儿童则通常发展为侧后凸畸形，而进展性的腰椎滑脱并不常见。滑脱的存在可能是在广泛的椎板切除术时小关节过度受

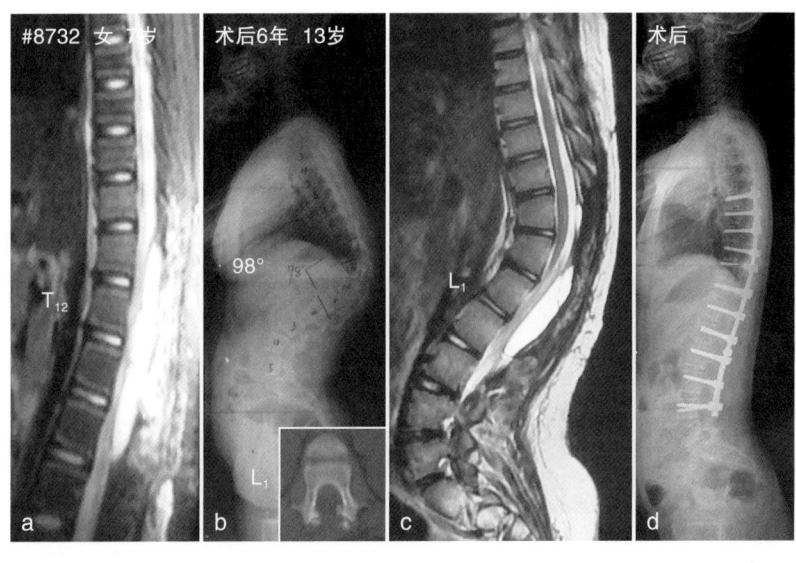

图 21-4-13 女（#8732），13 岁，7 岁时因胸腰段椎管内蛛网膜囊肿行椎板切除减压术及椎管内囊肿切除术（a），术后逐渐出现胸腰段脊柱后凸畸形，13 岁时后凸达 98°（b），CT 平扫示后凸顶椎椎弓根因后方张力带作用而被拉长（b），MRI 示椎管内囊肿复发（c）。接受胸腰椎后凸畸形一期前路松解术＋植骨融合术（自体肋骨），术后行颅骨 - 双侧股骨髁上双向大重量牵引；二期行后路矫形内固定植骨融合术＋椎管内囊肿摘除术＋多节段 V 形截骨术，术后脊柱矢状面后凸畸形矫正满意（d）

累导致节段间不稳定增加，甚至可能导致关节间应力性骨折。Peter 等报道了 99 例接受 5 个节段腰椎椎板切除进行背根切断术的脑瘫患者的随访结果，公布的数据显示在出现的腰椎畸形中，脊柱侧凸为 16%、脊柱后凸为 5%、脊柱前凸为 7%、脊柱峡部裂为 9%。而在合并腰椎滑脱的畸形患者中，椎体的楔形变可能会较为明显，而在同时合并侧凸畸形时，椎体楔形变可为不对称性。此外，有关尸体脊柱标本的研究显示，仅小关节囊中断会降低稳定性。因此，神经源性肿瘤切除而无内固定时，小关节、小关节囊和关节间部的手术受累应保持在最低限度，应防止小关节过度切除，手术切除应包括少于 50% 的小关节，特别是在计划双侧部分小关节切除的情况下更应谨慎。医源性腰椎滑脱出现时应密切监测潜在的脊柱畸形的发生发展。支具治疗是预防滑脱进展、预防脊柱侧凸或后凸畸形发生的常用手段。在某些情况下，它可以提供显著的支撑，防止或延缓畸形的进展。

有时儿童发生医源性胸腰椎 / 腰椎后凸后，由于除外观畸形外无特殊不适而被忽略，此种后凸畸形即便成年后依然可以缓慢进展并出现临床症状。一旦畸形导致矢状面失衡、严重腰背痛和神经损害等则需要手术，目的是重建腰椎的生理性前凸，重建矢状位的平衡，恢复腰椎瞬时旋转中心的位置，重新获得脊柱的应力分布平衡。这种进入成年期的后凸畸形都十分僵硬，手术的难度和风险要远高于在儿童期手术。手术方法可以通过脊柱前柱的延长或后柱的短缩来实现，即必须使用截骨技术才可能

达到显著的矫正效果（图 21-4-14）。尽管单纯后路截骨矫形内固定可以恢复腰前凸，但由于椎板切除节段椎管内瘢痕较多，神经结构分离相对困难，增加了手术的难度。单纯的前路植骨融合内固定术虽然能短期内恢复椎间盘的高度和生理前凸，但远期随访会由于移植骨的吸收和下沉而使这种效果减弱。后路 O 臂导航下经皮椎弓根螺钉内固定联合前路 OLIF 椎体间融合术可避免后路瘢痕剥离带来的风险，同时增加前路椎体间融合的支撑强度，是治疗腰椎医源性后凸的一种潜在安全有效的治疗方式。

四、放射性医源性后凸畸形

虽然造成医源性畸形的最常见的手术是脊柱椎板切除术，但肿瘤术后放射治疗也可以导致医源性脊柱后凸畸形。儿童常接受手术和放射治疗肾母细胞瘤、神经母细胞瘤和其他实体瘤。在儿童群体中，辐射暴露和脊柱畸形的发展之间有明确的相关性。文献中的发病率为 9%～91%。尽管许多需要放射治疗的病理情况可能天生就有致畸倾向，但对肾母细胞瘤患者进行的大型登记记录比较清楚地显示，放射治疗后致残的发生率几乎增加了 7 倍。许多文章支持这样的观点，即较大的辐射剂量会增加脊柱畸形的严重程度，辐射场的不对称性和随访时间的延长都与畸形发生率的增加有关。即使是对称照射，在一些研究中也描述了畸形的高发生率。目前，对于放疗造成脊柱畸形的原理尚不了解，可能与射线干扰了脊椎的生长或不规则的自发性融合有关。

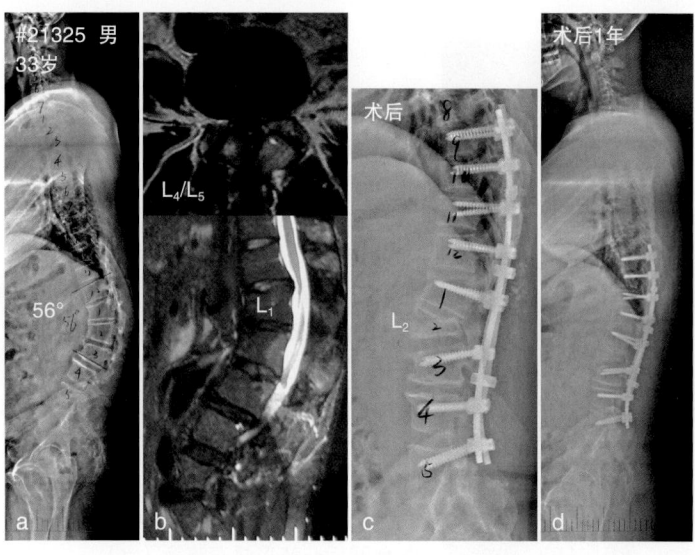

图 21-4-14　男（#21325），33 岁。9 岁时因高位腰椎间盘突出症（L$_1$~L$_3$ 水平）行后路椎板切除及腰椎间盘髓核摘除术，术后 24 年后凸畸形逐渐加重并出现严重腰痛和 L$_4$/L$_5$ 节段椎管狭窄（a、b）。行脊柱后路 L$_2$ 经椎弓根椎体截骨（PSO），L$_4$ 全椎板切除减压内固定术（c），术后 1 年随访示后凸畸形的矫正维持良好（d）

五、小结

目前，在医源性后凸畸形的治疗方面，仍有大量的问题没有得到解答。对儿童特有的危险因素的定义，预测畸形进展性、预后因素的确定，以及各种手术技术的益弊等，迫切需要进一步的阐述和明确。目前的实践大多是基于成人研究的推断结果。由于成人模型明显不同于儿童模型，因此在确定有循证医学证据的指导方针之前，显然需要对儿童群体进行更多的研究。希望随着新技术和新设备的出现，以及对畸形的病理生理学和生物力学的进一步了解，医源性后凸畸形的发病率进一步降低。当然，随着器械和外科技术的发展，预防性脊柱融合的成功率也提高了。然而，应认真考虑平衡脊柱融合术对限制儿童生长和畸形进展的影响。随着大量的研究致力于骨生物学和遗传学，未来的治疗方案将具有更多的优势，也许不再需要在脊柱序列形态和生长之间进行权衡。

参考文献

[1] Rhee JM. Iatrogenic cervical deformity[J]. Seminar Spine Surg, 2011, 23(3): 173-180.
[2] Otsuka NY, Hey L, Hall JD. Postlaminectomy and postirradiation kyphosis in children and adolescents[J]. ClinOrthopRelatRes, 1998(354): 189-194.
[3] Albert TJ, Vacarro A. Postlaminectomy kyphosis[J]. Spine, 1998, 23(24): 2738-2745.
[4] Ruf M, Rehm S, Poeckler-Schoeniger C, et al. Iatrogenic fractures in ankylosing spondylitis—a report of two cases[J]. EurSpine J, 2006, 15(1): 100-104.
[5] Park Y, Riew KD, Cho W. The long-term results of anterior surgical reconstruction in patients with postlaminectomy cervical kyphosis[J]. Spine J, 2010, 10(5): 380-387.
[6] Lai CM, Kao TH, Chen SY, et al. Sagittal alignment maintained using anterior discectomy and fusion in a child with postlaminectomy kyphosis after intraspinal tumor excision—a follow-up imaging series[J]. Spine J, 2015, 15(8): 1904-1906.
[7] Anakwenze OA, Auerbach JD, Buck DW, et al. The role of concurrent fusion to prevent spinal deformity after intramedullary spinal cord tumor excision in children[J]. JPediatrOrthop, 2011, 31(5): 475-479.
[8] 宋滇文, 贾连顺, 袁文, 等. 椎板切除术后颈椎畸形的手术治疗[J]. 国外医学(骨科学分册), 2001, 22(2): 98-101.
[9] 宋滇文, 贾连顺. 椎板切除术后颈椎后凸畸形[J]. 中国矫形外科杂志, 2001, 8(10): 1014-1016.
[10] Simon SL, Auerbach JD, Garg S, et al. Efficacy of spinal instrumentation and fusion in the prevention of postlaminectomy spinal deformity in children with intramedullary spinal cord tumors[J]. JPediatrOrthop, 2008, 28(2): 244-249.
[11] Marchi L, Oliveira L, Amaral R, et al. Anterior elongation as a minimally invasive alternative for sagittal imbalance—a case series[J]. HSS J, 2012, 8(2): 122-127.
[12] Kostuik JP, Maurais GR, Richardson WJ, et al. Combined single stage anterior and posterior osteotomy for correction of iatrogenic lumbar kyphosis[J]. Spine, 1988, 13(2): 257-266.
[13] Jagannathan J, Sansur CA, Shaffrey CI. Iatrogenic spinal deformity[J]. Neurosurg, 2008, 63(Suppl3): A104-116.
[14] 吴艳刚, 孙宇. 青少年颈椎椎板切除术后凸畸形防治的研究进展[J]. 中国脊柱脊髓杂志, 2005, 15(11): 694-695.
[15] Yaman O, Dalbayrak S. Kyphosis and review of the literature[J]. Turk Neurosurg, 2014, 24(4): 455-465.
[16] McLaughlin MR, Wahlig JB, Pollack IF. Incidence of postlaminectomy kyphosis after Chiari decompression[J]. Spine, 1997, 22(6): 613-617.
[17] de Jonge T, Slullitel H, Dubousset J, et al. Late-onset spinal deformities in children treated by laminectomy and radiation therapy for malignant tumours[J]. EurSpine J, 2005, 14(8): 765-771.
[18] Bevevino AJ, Helgeson MD, Albert TJ. Iatrogenic spinal instability: cervical and thoracic spine[J]. SeminarSpine Surg, 2013, 25(2): 119-130.
[19] Amis J, Herring JA. Iatrogenic kyphosis: a complication of Harrington instrumentation in Marfan's syndrome. A case report[J]. J Bone Joint Surg Am, 1984, 66(3): 460-464.
[20] Yang X, He S, Yang J, et al. One-stage wedge osteotomy through posterolateral approach for cervical postlaminectomy kyphosis with anterior fusion[J]. World Neurosurg, 2018, 119: 45-51.
[21] Tao Y, Wu J, Ma H. Posterior-only vertebral column resection for revision surgery in post-laminectomy rotokyphoscoliosis associated with late-onset paraplegia: a case report and literature review[J]. Medicine, 2017, 96(1): e5690.
[22] Safain MG, Engelberg RB, Riesenburger R, et al. Pediatric iatrogenic thoracic kyphosis and tension myelopathy treated with a thoracic pedicle subtraction osteotomy: a case report and review of the literature[J]. Childs NervSyst, 2014, 30(7): 1293-1299.
[23] Hwang SW, Riesenburger RI, Benzel EC. Pediatric iatrogenic spinal deformity[J]. NeurosurgClin NAm, 2007, 18(4): 585-598.

第五节　青少年特发性颈椎后凸

青少年特发性颈椎后凸畸形（adolescent idiopathic cervical kyphosis，AICK）是指青少年不明原因性颈椎后凸畸形（图 21-5-1a），而非由先天性疾病、椎板切除后综合征、外伤后畸形、神经肌肉疾病（肌张力障碍）、Ⅰ型神经纤维瘤病、综合征型（Larsen 综合征）、强直性脊柱炎、脊柱结核感染、肿瘤、药物性（氟哌啶醇）或精神疾病所导致的颈椎后凸畸形，是一种较为独特的后凸类型。虽然既往有所报道，但是其发病率尚未明确，英文文献极少报道。由于颈椎局部受力异常，后凸节段及邻近节段的退行性改变可因后凸畸形而加重，并不断形成恶性循环。轻者可仅表现为颈部疼痛不适，而重者可导致脊髓受压而出现神经症状，此时多需要手术干预。

发病机制

在正常生理状态下，颈椎矢状面的轴向垂线

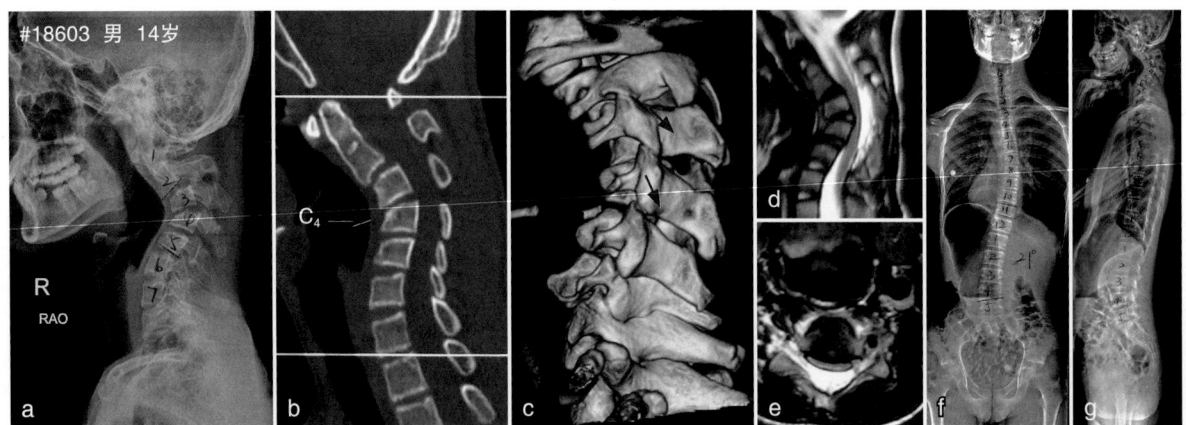

图 21-5-1　男（#18603），14 岁，特发性颈椎后凸畸形伴进行性神经损害。X 线片示后凸顶椎区椎体楔形变，后方棘突间隙增宽，为天鹅颈样畸形（a）；颈椎矢状面 CT 三维重建示 C_2~C_5 椎间隙前窄后宽，C_4~C_5 椎体楔形变，头颅重心垂线前移（b，箭头），颈椎前柱短缩，后柱延长，顶椎区后方椎板间隙张开明显（c，箭头）；颈椎矢状面及横断面 MRI 示顶椎区颈髓腹侧受压，前缘脑脊液消失，形态拉长变扁（d、e）；全脊柱正侧位 X 线片示胸椎轻度脊柱侧凸，矢状面胸椎后凸减小（f、g）

因生理性前凸的存在而通过 C_2 和 C_7 的后方。这种矢状面形态有助于减少颈椎椎体和相应的椎间盘结构受到较大的压缩性负荷；同时也有利于减少后部的张力带结构（如关节突关节、关节囊、棘间及棘上韧带、黄韧带）所承载的牵张性张力负荷，避免颈椎后方肌肉组织的持续性收缩产生力学性疼痛。生物力学研究也表明仅 36% 的负荷颈椎前柱传导。AICK 可表现为颈椎生理前凸减少，可能与长期屈颈状态、姿势不良和发育期的软骨终板损害有关。部分 AICK 患者常合并轻度胸椎侧凸畸形及胸椎后凸减小（图 21-5-1f、g）。此外文献报道 AIS 患者颈椎后凸的发生率为 40%~86%，Tong 报道在中国人群中的发生率为 60.7%，多见于胸椎后凸减小和前凸型胸弯型 AIS 患儿。沈晓龙等回顾文献发现颈后部伸肌内注射 A 型肉毒杆菌素可导致快速进展的颈椎后凸畸形，因此提出假设认为颈后部伸肌力量的减弱可能是导致特发性颈椎后凸畸形的潜在病因。

颈椎后凸后头颅的重心垂线向前移动，力学平衡破坏，导致施加于椎体前部和椎间盘的压缩性负荷及屈曲性力矩显著增加，同时后部韧带所承受的牵张性张力负荷加大。在这种情况下，为了维持颈部矢状面的力学平衡状态，位于颈部后方的肌肉组织必须主动收缩以提供额外增加的张力需求。随着后凸畸形不断发展，颈后方肌肉持续疲劳以致劳损、疼痛而不能有效对抗不断的恶化的畸形，可形成恶性循环。另外，头颅重心垂线前移导致椎体前部分所承受的压缩应力不断增加，在后凸顶椎区可达 10 倍以上。对于青少年患者，椎体的生长板处于生长发育期。根据 Wolf 定律，异常应力可以干扰椎体终板下软骨的生长发育，压应力抑制软骨骨骺生长，导致椎体楔形变的出现，进一步加重颈椎后凸畸形。另外，颈椎前方压应力的增加会引起前方椎间隙的变窄、颈椎椎间盘高度降低、椎体前缘高度下降，进一步加重颈椎后凸畸形的发展，甚至出现后凸顶点前方骨质增生、骨赘形成。颈椎后凸邻近的非后凸节段及枕寰枢复合关节将处于过度后伸位置，表现为棘突间距变小、椎间隙前方张开，以保持代偿性视线水平。

临床表现

AICK 患者在早期除外观畸形外没有明显的临床不适症状，颈部疼痛常较轻，随着时间及活动的逐渐增加，将会出现疼痛加重、双侧胸锁乳突肌紧张挛缩、颈肩部僵硬感、畸形进展与神经损害。疼痛最初是机械性及疲劳性的，随后畸形进展导致脊髓或神经根压迫成为疼痛的主要原因。在早期，许多患者通过休息可以改善疼痛，随后会尝试一些保守治疗如推拿、不同形式的牵引或肌肉的功能锻炼，部分患者的疼痛症状会得到缓解。但当畸形进展及矢状面失平衡、出现神经症状时，尽管患者尝试各种努力，仍不能取得理想的效果。患者在晨起时往往感觉较好，而随着时间推移及活动量增多，夜晚症状加重。患者常主诉颈后部棘突和椎旁肌隆起、质硬、头颈部不稳、活动受限，需要用手支撑头及颈托的保护，表现为天鹅颈样畸形。严重的后凸畸形可导致下颌下沉接近前胸部，可能会对平视、吞咽和呼吸产生不利影响。另外，后凸区颈椎间盘加速退行性改变也可能导致颈部疼痛。沈晓龙等报道的 23 例 AICK 患者中有 11 例患者因颈肩部酸痛、僵硬感就诊，10 例患者被家长发现颈部反弓畸形而就诊。Iwasaki 等报道了 4 例行手术的 AICK 患者，术前患者主要症状也表现为颈部疼痛。腰椎前凸增加也可以作为代偿机制出现以平衡严重的颈椎后凸，这类患者可同时主诉腰痛不适。

神经功能损害可表现为脊髓病和神经根性症状。患者可出现手指麻木、握力减弱、行走不稳等临床表现。体格检查可出现肢体肌力下降、腱反射亢进、病理征阳性等体征。郑永宏等报道部分患者的神经症状与体位有关，颈部屈曲时出现单侧或双侧肢体麻木，而后伸时症状缓解或消失。神经功能损害可能是由于脊髓被覆盖在后凸畸形顶点的椎体背侧，类似于所谓的弓弦效应（图 21-5-1d、e）。随着 AICK 的进展，脊髓向前移位到椎管的前部，并被齿状韧带和神经根袖牵拉。脊髓前方机械应力增加可能导致微血管压迫和缺血，继发的慢性脊髓微循环障碍可导致脊髓软化和脊髓萎缩。在此种情况下，反复的颈椎屈伸活动可导致重复性的脊髓损害。Shimizu 等在颈椎后凸畸形的动物模型中发现，受压迫的脊髓腹侧血管分布减少，脊索内神经纤维脱髓鞘，前角神经元丢失。另外，后凸型颈椎退行性改变所致的中央管和（或）神经根管狭窄也可能是继发神经损害的原因之一。

临床和影像学评估

对所有患者进行临床和影像学评估具有重要意义。临床评估包括病史和体格检查、神经功能、颈部外观畸形、疼痛以及其他相关症状。神经功能通常用改良的日本骨科协会脊髓病评分（Modified Japanese Orthopedic Association Myelopathy，mJOA）、Frankel 评分和 Nurick 评分来评估。mJOA 评分比 Frankel 评分更全面地衡量脊髓病的神经损害。因此，大多数医生现在主要使用 mJOA 评分来量化运动、感觉和小便功能。Nurick 评分关注步态较多，很难反映出上肢功能的变化，且对

根性症状的评估多于神经束症状。手术后患者的状态根据 Odom 标准分为优、良、一般、差，或分为差、不变、改善或治愈。疼痛强度评分用于评估颈部疼痛。颈部功能障碍指数（neck disability index，NDI）和视觉模拟量表（visual analog scale，VAS）用于评估颈部和手臂疼痛的临床结果。

AICK 后凸顶点多位于 C_4 或 C_5 椎体的后上缘，后凸累及颈椎部分节段。沈晓龙等研究发现颈椎后凸顶点在 C_4 椎体后上缘最为多见，C_5 次之，顶点相邻节段椎体间后凸角度较大，可占总后凸角度的 42.5%～43.8%。术前、术后及随访期间，应通过颈椎 X 线片（正侧位片、动力位片、站立正侧位大片）、CT 及 MRI 检查对畸形进行评估。颈椎侧位平片用于测量矢状面后凸角度，后凸 Cobb 角：后凸区域上端椎上终板与下端椎下终板连线的夹角（图 21-5-2a）；下颈椎曲度角（C_2～C_7 Cobb 角）：C_2 椎体下终板与 C_7 椎体下终板延长线的夹角（图 21-5-2c）；后凸后切线角（Harrision 角）：C_2～C_7 相邻椎体后缘平行线的夹角相加，即 C_2 与 C_7 椎体后缘平行线的夹角；而后凸后切线角即为后凸上下端椎椎体后缘平行线的夹角（图 21-5-2b）。由于后切线法测量的是椎体后缘的夹角，准确地反映了颈椎真实曲度。而 Cobb 法测量的是椎体终板间的夹角，由于椎体下终板与椎体后缘并非呈绝对垂直的状态，导致 Cobb 法的测量结果对颈椎曲度的反映存在误差。因此，Harrison 等认为后切线角能更准确地反映颈椎曲度的真实情况。Grob 等将后切线法测量的 C_2～C_7 曲度为 $-4°$～$+4°$ 定义为颈椎整体曲度直立，$<-4°$ 时定义为前凸，$>+4°$ 时后凸；节段间曲度（相邻椎体后缘间夹角）为 $0°$～$+4°$ 时定义为节段曲度直立，小于 $0°$ 或大于 $+4°$ 时分别定义为节段曲度前凸或后凸。

颈椎曲度指数（cervical curvature index，CCI；ishihara 指数）和后凸指数（kyphosis index，KI）的测量方法类似。ishihara 指数：连线 C_2 后下缘和 C_7 椎体后下缘，分别作 C_3～C_6 各椎体后下缘至 C_2～C_7 连线的垂线，各垂线距离之和与 C_2～C_7 椎体后下缘连线测值 E 的比值即为 CCI；垂线位于 C_2～C_7 连线的背侧，其测量值记为负，反之为正。而 KI 更适用于颈椎后凸严重程度的评估（图 21-5-2d），它是将 C_2、C_7 替换为后凸的上下端椎，连接上端椎后下缘和下端椎后上缘（E 线），测量其间后凸节段椎体后上缘至上下端椎连线（E 线）的垂直

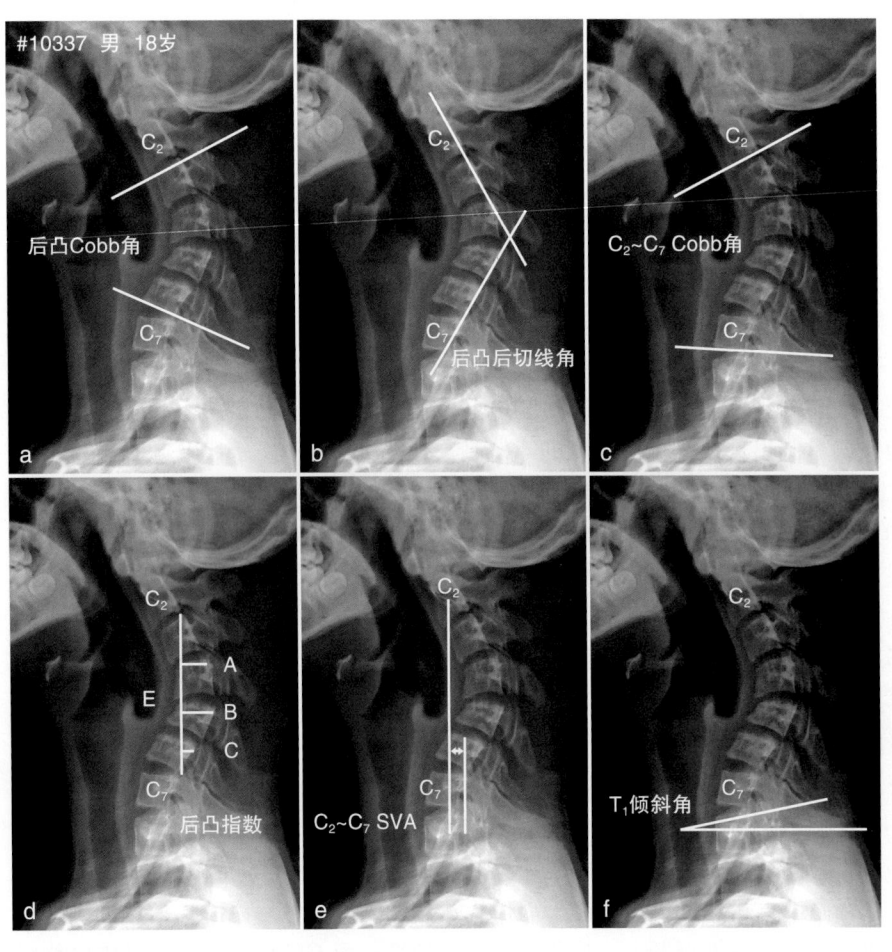

图 21-5-2　颈椎评估参数：后凸 Cobb 角（a），后凸后切线角（b）；C_2~C_7 下颈椎曲度角（c）；后凸指数（KI，d）；C_2~C_7 SVA：C_2 椎体中心的垂线与 C_7 后上角垂线间的距离（e，双箭头）；T_1 倾斜角：水平线与 T_1 上终板之间的夹角（f）

距离之和，其比值即为 KI [(A+B+C)/E×100%]。颈椎曲度指数和后凸指数可分别用于反映颈椎整体（C_2~C_7）和局部后凸区域（上下端椎之间）曲度改变的严重程度，尤其后者与后凸角度呈高度相关性，可准确反映后凸严重程度。在正常颈椎中，CCI 和 C_2~C_7 后切线角的相关性达 0.96，但在后凸颈椎中，该相关系数下降至 0.67。由于后凸指数（KI）排除了非后凸节段对后凸程度的影响，更直接地反映了后凸畸形的严重程度，因此 KI 和后切线角的相关系数在后凸患者中仍可维持为 0.865。C_2~C_7 SVA（C_2 椎体中心垂线与 C_7 椎体后上缘之间的水平距离，图 21-5-2e）和 T_1 倾斜角（图 21-5-2f）分别反映颈椎矢状面平衡和胸椎后凸的代偿情况。动态放射学检查可以评估畸形的柔韧性以及发现任何隐性不稳定或颈椎半脱位。立位全脊柱大片可以评估脊柱的整体矢状面平衡以及各脊柱节段之间相互的代偿情况。

薄层 CT 扫描用于了解骨性解剖结构、椎体楔变情况，了解椎体前缘骨赘、钩椎关节是否融合、关节突关节覆盖率以及评估椎弓根螺钉的植入条

件，并确定前柱和（或）后柱关节突关节是否存在骨性融合或强直。如果动态屈伸位片显示畸形后凸 Cobb 角减少不到 50%，薄层 CT 扫描显示节段性强直，AICK 将被定义为僵硬性后凸。在 AICK 患者中颈椎前缘骨赘增生相对较为少见，但一旦形成则提示颈椎不稳定，后凸进展的风险较高。MRI 扫描可以评估对脊髓和神经根的压迫。如果在 T2 加权矢状位 MRI 扫描中后凸顶椎区某一椎体后方脊髓前方仍存在脑脊液信号，则该椎体在颈椎前路矫形重建过程中可以作为融合区和非融合区的分界。Iwasaki 等在 MRI 上通过后凸畸形顶点处脊髓与延髓 - 脑桥结合部的前后直径之比来评估脊髓受压的情况（图 21-5-3），进而预测颈椎后凸相关脊髓病的进展风险，在正常人群中该平均值为 0.51，小于 0.30 则罹患脊髓病的风险较高，是脊髓病变的危险因素。此外，脊髓信号的改变提示脊髓损伤的存在，为评估预后提供依据。MRI 还可以评估椎体融合部位邻近节段椎间盘的退变情况。电生理学检查可帮助排除其他神经系统疾病，比如肌萎缩性侧索硬化、平山病等。

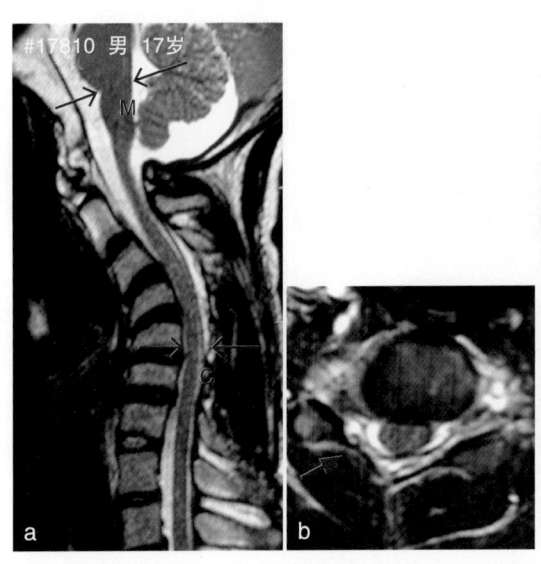
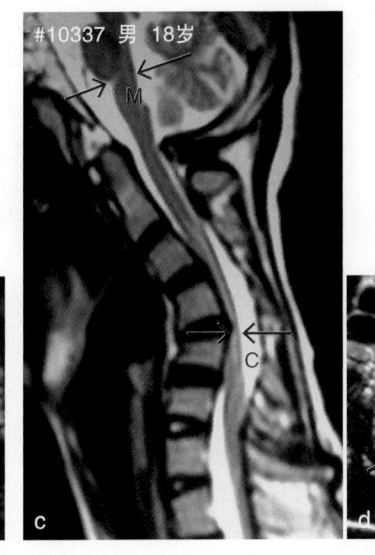
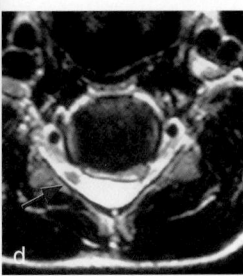

图 21-5-3　MRI 正中矢状位上颈椎后凸顶点处脊髓（spinal cord at apex of kyphosis，C）与延髓 - 脑桥结合部（medulla-pons junction，M）的前后直径之比（C/M）可评估脊髓病进展的风险。男（#17810），17 岁，C/M 值为 0.75，无神经损害，后凸顶椎区脊髓形态饱满（a、b）；男（#10337），18 岁，C/M 值为 0.20，脊髓高信号改变，形态变扁（c、d），伴不全瘫

治疗

AICK 的治疗方案包括保守治疗和手术治疗。

（一）保守治疗

适用于后凸在 35° 以下的患者，主要用于治疗颈部疼痛、僵硬的症状以及改善颈椎序列，包括物理治疗、药物治疗、生活习惯的改善（避免长时间低头、可抬头望远、进行头手对抗等颈项肌锻炼）、脊椎按摩护理、颈椎牵引和支具治疗。

（二）手术治疗

AICK 的手术治疗指征包括进行性神经功能损害、严重力学性疼痛、进行性加重的外观畸形、垂头畸形或功能障碍（包括吞咽困难或水平视线障碍）。手术的目的是神经减压、畸形矫正和脊柱融合固定。沈晓龙等报道如果后凸的矫正率 >80%，脊髓可获得充分减压。手术的原则是以后纵韧带为铰链、延长前柱、短缩后柱，矫正畸形并防止颈髓过伸伤。

对于后凸较严重且僵硬的患者术前可采取牵引治疗，可采取卧床颅骨牵引（先平牵，后过伸位牵引）或 Halo - 颅环轮椅重力牵引（图 21-5-4）。牵引过程中需密切观察四肢神经功能变化，如出现上肢麻木或无力，可以暂缓牵引或减轻牵引重量，待症状缓解后再继续牵引。牵引的目的在于：①松解颈椎前方挛缩的软组织，评估颈椎的柔韧性，增加畸形的可矫正程度。②对于合并神经损害的患者，颅骨牵引治疗可缓解脊髓前方的压迫，在牵引过程中可以密切观察神经功能的变化，为评估神经损害的预后和预测减压效果提供更多的参考。③颈椎后凸畸形后下颌部可对颈椎前方软组织产生遮挡，不利于颈前路手术中颈椎前方结构的显露。术前持续颅骨牵引可在一定程度上改善后凸畸形，有利于颈椎前方手术操作。一般牵引 5～7 天后可摄片评估后凸的矫正情况。如果牵引 7 天后脊柱后凸没有改善，则提示颈椎后凸较为僵硬。也有学者认为长达3 周的牵引仍然有效。此外，持续术中牵引或脊柱松解后牵引也有利于提高手术的矫形效果。

除了传统的过伸位牵引，张立和孙宇等提出颈椎平衡悬吊牵引（图 21-5-5），其机制是通过颈项部牵引兜带形成垂直向上的牵引力（使背部和枕部刚好离开床面），即在颈椎后凸的顶点直接顶压，依靠头颅和躯干的自身重量，以颈椎的关节突关节为旋转轴，产生向颈后部的旋转牵引力，使颈椎前方挛缩的前纵韧带、颈长肌以及椎间盘的前纤维环易于被牵开。基于此，悬吊牵引可以产生一个较好的预矫形效果，文献报道可达最终矫形效果的86%，降低了手术的难度，使得复杂手术简单化。颈椎平衡悬吊牵引的优势在于为无创牵引，牵引可

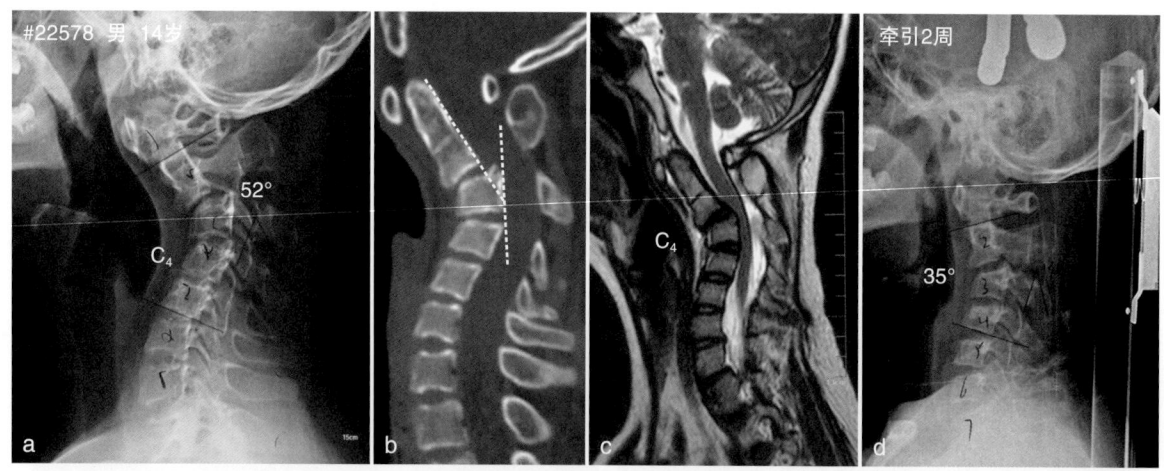

图 21-5-4   男（#22578），14 岁，特发性颈椎后凸畸形伴 C₂/C₃ 半脱位（a、b），X 线片示颈椎后凸 Cobb 角为 52°（a），颈椎 MRI 示颈髓前方受压（c）。卧位颅骨牵引 2 周后颈椎后凸 Cobb 角改善至 35°（d）

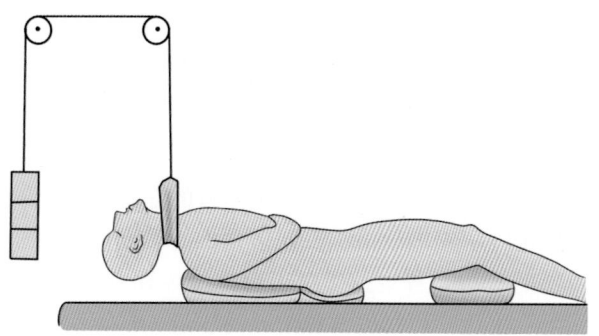

图 21-5-5   颈椎平衡悬吊牵引示意图

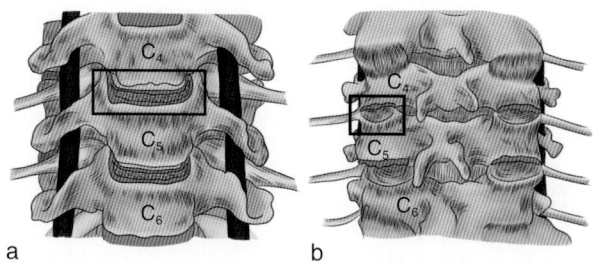

图 21-5-6   颈椎截骨分级的一级截骨包括颈椎前路的椎间盘和钩椎关节切除（a）以及后路关节突关节囊和部分下关节突的切除（b）

自由支配，对饮食起居的影响较小，且悬吊牵引时颈椎前方挛缩的软组织被牵开伸展的程度增加，而颈椎后方的关节囊、项背肌等结构不受牵引张力影响，无疼痛不适感，诱发神经及血管损害的风险减小。部分后凸畸形较为严重的患儿，可在悬吊牵引前先行脊柱前路或前后路联合松解术。前路松解时需切断前纵韧带、双侧 C₃~C₆ 颈长肌和钩椎关节的前侧关节囊，切除后凸区颈椎椎间盘的前 2/3。而后路松解时需切除 C₃~C₆ 侧块关节的部分关节囊和 C₃~C₅ 关节突的下 1/4。张立等报道平衡悬吊牵引的牵引预矫正率（70.3%）和手术后最终矫正率（83.8%）高于颅骨牵引组的（52.2%）和（70.4%），但无统计学差异。

AICK 的手术矫形方式包括前路、后路或前后路联合手术，一般采用的截骨方式为颈椎截骨分级的一级截骨方式，即颈椎前路的椎间盘和钩椎关节切除以及后路关节突关节囊和部分下关节突的切除（图 21-5-6）。由于青少年特发性颈椎后凸畸形相对柔韧度好，往往单一手术路径可以取得满意矫

正，具体手术的选择应根据患者后凸畸形的类型、僵硬程度、脊髓神经功能、全身状况等因素综合考虑。对于青少年特发性颈椎后凸畸形患者，在遵循重建颈椎序列、维持颈椎稳定平衡、解除脊髓神经根减压等基本原则的同时，还需考虑到患者年龄特点，全面评价患者的个体情况，综合评估各种治疗方案及手术方式对颈椎日后生长发育及长期预后的影响，确定个性化的治疗方案。

1. 前路手术   AICK 患儿颈椎前柱相对于后柱更为僵硬，对后凸畸形有着主要的贡献，且颈髓的压迫主要来自前方，后路椎管减压不能有效缓解脊髓前方压迫，因此对于 AICK 患者多首选颈椎前路手术，手术创伤较小，可同时完成椎管减压和椎间隙撑开矫形融合，改善颈椎的曲度和外观。首选前路手术的另一重要原因，是颈椎后路的椎弓根螺钉技术存在一定的难度，不易推广，而青少年侧块螺钉的生物力学强度较差，易出现矫正丢失，且后路手术对颈椎后方肌肉韧带等张力带结构的损伤较大，不利于后凸矫正的维持。一般在颈椎前路手术

前需先行颅骨牵引术闭合松解颈椎,以利于前路手术操作并增加畸形可矫正程度。前路融合节段的上下固定椎必须是正常椎体且邻近节段椎间盘无明显退变;在动力位上显示活动正常,椎间隙开放;在 MRI 矢状位上脊髓前方存在脑脊液信号。手术体位取仰卧位,颈椎尽量仰伸,麻醉状态下联合术中持续颅骨牵引畸形矫正程度会进一步增加(可在手术台下安排专人负责颅骨牵引的调整)。手术开始前 X 线透视以了解畸形状态,必要时可选择做斜切口,术中切除后凸区域椎体前缘骨赘及椎间盘,后

缘达后纵韧带,两侧至钩椎关节。松解脊柱并解除脊髓压迫,之后以椎体钉植入相邻椎体,Caspar 撑开器撑开椎间隙,逐节植入稍大号椎间融合器,可取髂前上棘自体骨为植骨材料。椎间融合器植入完毕,预弯钛板,固定范围头尾两端椎体以螺钉将钛板固定,以悬吊提拉方式逐节对后凸区域椎体进行提吊,逐步消除钛板与椎体前方间隙,依次锁紧螺钉,达到矫形固定的目的(图 21-5-7、图 21-5-8)。当后凸顶椎前方椎体楔形变较为严重及终板变形影响椎间融合器的植入时,可行椎体次全切除联合

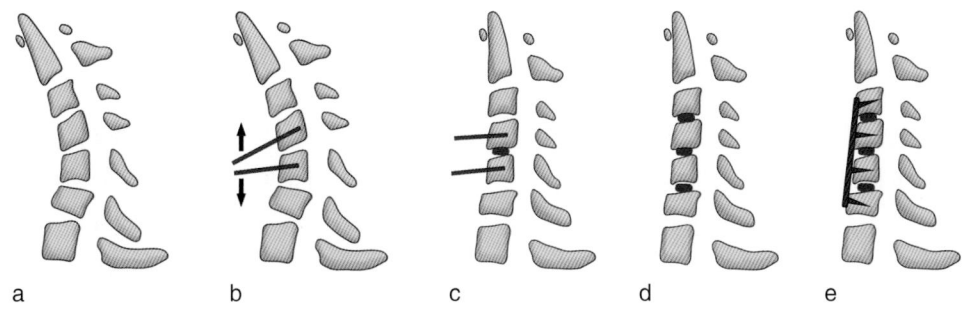

图 21-5-7　AICK 前路矫形手术示意图。切除椎间盘(a),植入撑开钉(b),Caspar 撑开器撑开椎间隙,植入融合器(c),完成矫形节段融合器植入(d),安装预弯钛板,悬吊提拉椎体,完成矫形(e)

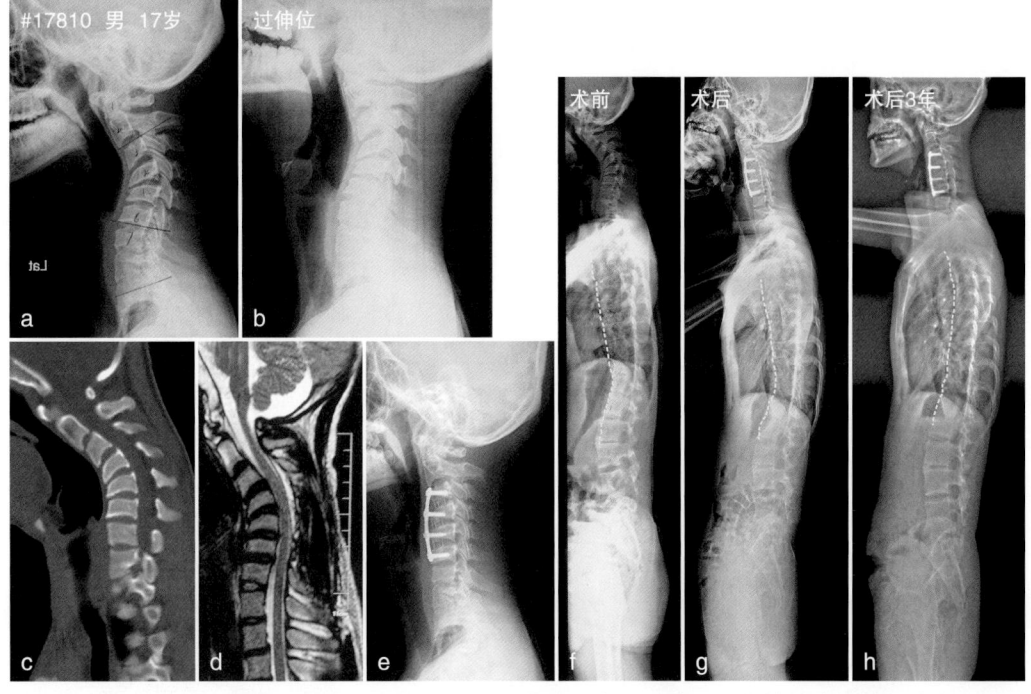

图 21-5-8　男(#17810),17 岁,特发性颈椎后凸畸形伴胸腰段后凸畸形及代偿性胸椎前凸减小(a、f)。颈椎过伸侧位 X 线片示后凸畸形较为僵硬(b);CT 及 MRI 矢状面重建示椎管无明显骨性狭窄,脊髓腹侧脑脊液间隙消失但脊髓形态无明显改变(c、d),患者无神经损害临床表现。行一期颈椎前路椎间盘切除逐节撑开矫形内固定植骨融合术(C_3~C_6),除颈椎后凸获得显著改善外(e),胸椎后凸也获得部分自发性矫正(g),术后 3 年随访示颈椎后凸矫正无明显丢失,胸椎后凸进一步改善(h,虚线)

邻近节段椎间盘切除术完成减压及矫形操作，前柱的重建可用钛网、三皮质髂骨块或者自体腓骨条支撑。手术后可采用颈胸支具固定于轻度后伸位。颈椎前路手术也存在假关节、植入物沉降和钛板松动的风险，尤其在后凸角度较大、后凸僵硬甚至后方关节突融合的患儿。此外前路手术因切口暴露受限，对 C_2 ~ C_3 节段后凸的矫形可能欠佳。

2. 后路手术 针对 AICK 行单纯后路矫形手术较为少见，局限于无明显神经损害、脊柱柔韧性较好、无节段不稳或关节突关节半脱位且椎体前方无明显骨赘增生或骨桥形成的柔软型 AICK 患者。术中患者俯卧位头架固定于后伸位，多节段颈椎椎弓根螺钉置入可增加内固定强度和矫形力，可术中使用 O 臂导航以增加颈椎椎弓根螺钉置入的精确性，降低椎动脉和颈髓损伤的风险。内固定节段方面一般近端需固定至枢椎。如因技术原因或椎弓根螺钉的植入风险，在 C_3 ~ C_6 节段只能植入生物力学强度较小的侧块螺钉，则远端需固定到 C_7，并在该节段植入椎弓根螺钉。在后凸顶椎区多节段后柱截骨（关节突切除）松解后通过抬高 Mayfield 头架及预弯生理性弧度的矫形棒重建颈椎前凸（图 21-5-9）。矫形完成后需在椎板间植骨增加融合率（必要时取自体髂骨），降低远期矫正丢失的概率。单纯后路矫形手术因技术要求高、创伤大，临床应用相对较少，但适用于后凸节段相对较长、C_2/C_3 或 C_6/C_7 椎间隙楔形变明显、前路矫形困难的患者，因为颈椎后路矫形手术对端椎区矫形的控制好于颈椎前路矫形手术。

3. 前后路联合及分期手术 前后路联合手术适用于僵硬性颈椎后凸畸形，后凸角度较大（大于 55°），牵引后后凸的矫正率小于 50%，多合并椎体前缘骨质增生、骨赘形成或关节突覆盖率减小、关节融合强直、邻近节段不稳或半脱位，分期手术和

手术间期持续牵引是较为理想的治疗方法。此类患者体检可发现被动伸展时颈前部肌肉软组织张力较高。单纯前路手术一般残留畸形较多，容易出现矫正丢失和交界区内固定失败。前后路联合入路可 360° 松解，即腹侧的椎间盘和前纵韧带切除松解和背侧的截骨松解。术后辅以颅骨牵引，二期再行前路植骨融合内固定，必要时可进一步行后路螺钉内固定矫形，这样可以获得更好的后凸矫正，同时可提供较强的稳定性和较大的抗拔出强度，有助于抵抗脊柱的屈伸和扭转，减少与移植物相关的并发症，提高融合率。

目前对于前后路联合手术是实行前后还是后前方案尚存在争议。椎体前方骨赘和关节突的融合情况可能对入路的顺序产生影响。一般来说，单纯前方骨赘且后方关节突关节无融合或者增生不明显的患儿，颈椎前路椎间盘韧带和骨赘切除松解后即可行牵引治疗，无需前后路联合松解。牵引 7 ~ 10 天后可二期沿原颈前路入路以 Caspar 牵开器撑开椎间隙，使用椎间融合器或取自体三皮质髂骨修成前凸型，逐节植骨延长前柱恢复前凸并行内固定术（≥ 3 个椎间隙），必要时可行补充性后路内固定融合术增加内固定强度或覆盖前路手术无法融合的寰枢椎区或颈胸交界区，避免远期交界区内固定失败，降低矫正丢失率。另一种可选的方式是在颈椎前路松解后直接在颈椎椎间隙植骨融合，之后行牵引治疗，二期行脊柱后路的截骨矫形内固定融合术（图 21-5-10）。

对于后方关节突存在明显融合的患儿，周许辉等建议可行前后路联合松解术，手术时先行颈椎后方的截骨松解，患者先俯卧位颈椎后路广泛暴露至侧块边缘后行多节段后柱截骨松解脊柱，仔细探查，确保在关闭截骨间隙时不对神经根形成卡压。后路截骨松解完成后再行颈前路松解切除后凸

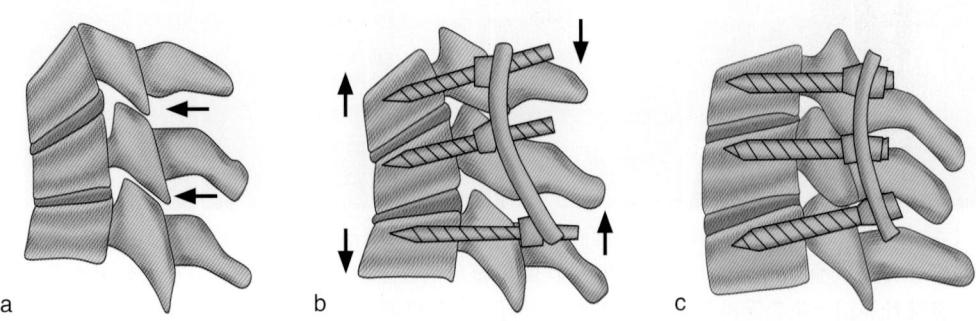

图 21-5-9 AICK 后路矫形示意图。颈椎一级截骨：下关节突切除（a，箭头）；安装预弯矫形棒至椎弓根螺钉（b）；抱紧短缩后柱、延长前柱，矫正后凸畸形（c）

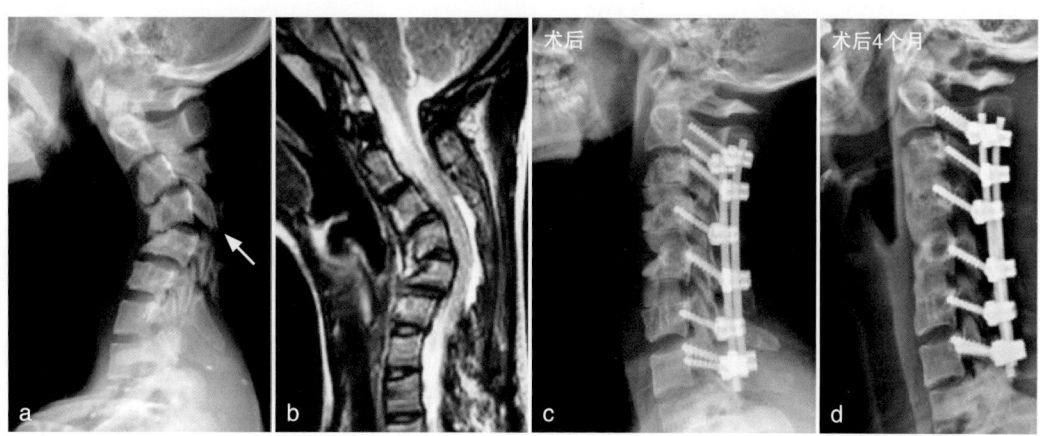

图 21-5-10　前后路联合手术治疗 AICK。特发性颈椎后凸畸形，可见颈椎前方骨赘形成，顶椎区后方小关节分离（a，箭头）；颈椎 MRI 示顶椎区脊髓前方受压变扁，前方脑脊液信号消失（b）；前后路联合手术治疗，前路椎间盘切除松解植骨 + 后路截骨矫形内固定植骨融合术（一级截骨）（c）；术后 4 个月随访示颈椎前柱融合良好（d）（此病例由邓幼文提供）

区域椎体前缘骨赘及椎间盘，后缘达后纵韧带，两侧至钩椎关节。术后行颅骨牵引（牵引重量为体重的 1/12～1/10），如在牵引过程中出现四肢神经症状加重，可适当减轻牵引重量。牵引 7～10 天后可再次经原颈前入路进入，使用 Caspar 撑开器逐节撑开椎间隙，植入前凸型融合器或自体髂骨块矫正后凸，恢复前凸并安装钛板完成内固定术（图 21-5-11）。他们报道了 12 例重度青少年 AICK 患者在按照此前后路联合松解和分期手术治疗后颈椎后凸 Cobb 角从 61° 矫正至 -2°，且无严重永久性神经系统并发症出现。

针对僵硬型 AICK 的前后路联合手术，一般考虑分期手术完成。分期手术可避免椎旁神经、血管、韧带组织短时间内受到过度牵拉，增加患者的耐受性和矫形的安全性。但针对僵硬性颈椎后凸畸形，也有部分学者主张行一期前后路联合手术，即先行颅骨牵引治疗，后一期完成前后前联合手术：先行颈椎前路松解切断颈长肌、前纵韧带，切除椎间盘，切开钩椎关节，试模融合器临时撑开矫形；再转行颈椎后路后柱截骨矫形松解内固定融合术；完成后路矫形后再沿原颈前路入路取出试模融合器，完成前方的最终椎间隙撑开矫形和钛板内固定，实现 360° 植骨融合内固定。一期联合手术可减少手术费用、缩短治疗周期，但手术的并发症理论上会增加，且对手术的技术要求（术中体位变化的一体化操作等）和手术团队的协作能力要求较高。

与矫形手术相关的并发症包括椎弓根螺钉误置、内固定移位松动、假关节、固定区和交界区矫正丢失、吞咽困难、声音嘶哑、伤口感染、硬脊膜撕裂、脑脊液漏、神经功能损害（如四肢瘫、神经

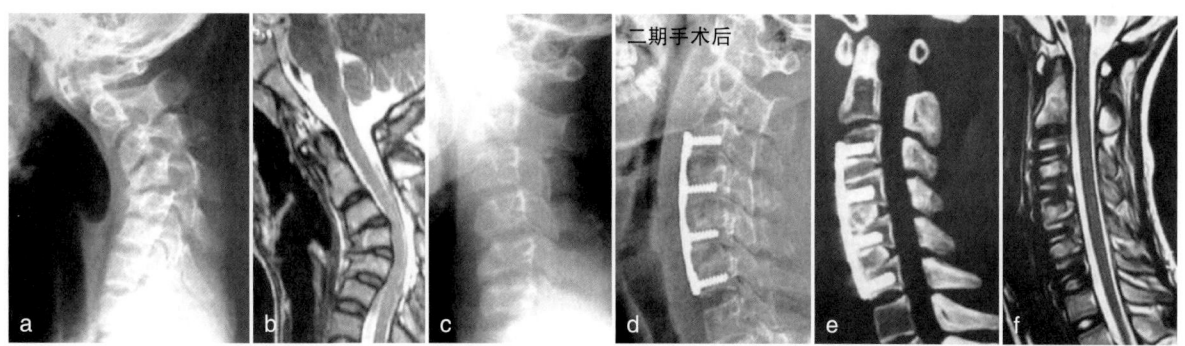

图 21-5-11　前后路联合手术治疗 AICK。特发性颈椎后凸畸形，可见颈椎前方骨赘形成，颈椎 MRI 示顶椎区脊髓前方受压变扁，前方脑脊液信号消失（a、b）；前后路联合截骨松解和牵引治疗后，第 8 天后凸 Cobb 角降低至 17°（c）。二期颈椎前路矫形内固定术后示后凸 Cobb 角矫正至 -9°，CT 三维重建示椎管容积恢复良好（d、e），颈椎 MRI 示颈椎前方脑脊液线清晰，脊髓压迫获得明显改善（f）（此病例由周许辉提供）

根损害和 C_5 神经根麻痹）和椎动脉损伤。既往也有报道颈前路手术后的气道和吞咽问题，特别是在接受多节段椎体切除术的患者中更易出现，因为手术暴露程度大，手术时间长。通过细致的止血、手术引流和在特定情况下清醒插管等可以减少气道和吞咽并发症。吞咽困难患者应通过暂时性行肠内营养。持续超过 7 天的吞咽困难患者应通过经皮胃造口管接受肠内营养。同样，呼吸困难的患者有时也需要行气管切开造口术。C_5 神经根麻痹可能是由于颈椎后凸矫正过程中神经根受到牵拉所致。总之，对于僵硬型 AICK，尤其是分期治疗和前后路联合手术的患者，需密切观察，预防和早期发现处理围手术期并发症；对于柔韧型的 AICK，需重点观察远期内固定失败和矫正丢失等并发症。

参考文献

[1] 张立,孙宇,张凤山,等. 颈椎牵引预矫形结合手术矫形治疗重度颈椎后凸畸形[J]. 中国脊柱脊髓杂志, 2018, 28(8): 698-704.

[2] 赵宇,邱贵兴,仉建国,等. 颈椎曲率指数(Ishihara 法)与颈椎(C_{2-7})夹角的关系[J]. 实用骨科杂志, 2004, 10(4): 305-307.

[3] 陈强,樊东升,康德瑄. 平山病的临床研究进展[J]. 神经疾病与精神卫生, 2001, 1(4): 3-4.

[4] 沈晓龙,田野,东人,等. 青少年特发性颈椎后凸畸形的影像学特征及其临床指导意义[J]. 2011, 21(9): 745-749.

[5] 郑永宏,郝定均,吴起宁,等. 特发性颈椎后凸畸形的手术治疗[C]//第七届西部骨科论坛暨青海省骨科年会论文集. 2011: 163.

[6] 张立,孙宇,李锋,等. 悬吊牵引预矫形手术融合内固定治疗青少年颈椎严重角状后凸畸形[J]. 中国脊柱脊髓杂志, 2008, 18(3): 206-211.

[7] 周许辉,张咏,方加虎,等. 重度青少年特发性颈椎后凸畸形的手术治疗[J]. 中华外科杂志, 2010, 48(4): 276-279.

[8] Yamamuro Y, Demura S, Murakami H, et al. Acute progressive adolescent idiopathic cervical kyphosis: case report[J]. JNeurosurgSpine, 2019, 30(6): 783-787.

[9] Iwasaki M, Yamamoto T, Miyauchi A, et al. Cervical kyphosis: predictive factors for progression of kyphosis and myelopathy[J]. Spine, 2002, 27(13): 1419-1425.

[10] Abumi K, Shono Y, Taneichi H, et al. Correction of cervical kyphosis using pedicle screw fixation systems[J]. Spine, 1999, 24(22): 2389-2396.

[11] Tang Y, Xu X, Zhu F, et al. Incidence and risk factors of cervical kyphosis in patients with adolescent idiopathic scoliosis[J]. World Neurosurg, 2019, 127: e788-792.

[12] Goel A, Kaswa A, Shah A, et al. Multilevel spinal segmental fixation for kyphotic cervical spinal deformity in pediatric age group—report of management in 2 cases[J]. World Neurosurg, 2017, 106: 661-665.

[13] Martus JE, Griffith TE, Dear JC, et al. Pediatric cervical kyphosis: a comparison of arthrodesis techniques[J]. Spine, 2011, 36(17): E1145-1153.

[14] Shen X, Wu H, Shi C, et al. Preoperative and intraoperative skull traction combined with anterior-only cervical operation in the treatment of severe cervical kyphosis (>50 degrees)[J]. World Neurosurg, 2019, 130: e915-925.

[15] Shen XL, Tian Y, Zhou XH, et al. A radiographic analysis of cervical sagittal alignment in adolescent idiopathic cervical kyphosis[J]. Clin Spine Surg, 2017, 30(5): E560-566.

[16] Ames CP, Smith JS, Scheer JK, et al. A standardized nomenclature for cervical spine soft-tissue release and osteotomy for deformity correction[J]. JNeurosurgSpine, 2013, 19(3): 269-278.

[17] Han K, Lu C, Li J, et al. Surgical treatment of cervical kyphosis [J]. Eur Spine J, 2011, 20(4): 523-536.

[18] Raj MS, Schwab JH. An unusual cause of cervical kyphosis[J]. Spine J, 2017, 17(2): e7-9.

[19] Xiaolong S, Xuhui Z, Jian C, et al. Weakness of the neck extensors, possible causes and relation to adolescent idiopathic cervical kyphosis[J]. Med Hypotheses, 2011, 77(3): 456-459.

第六节　青少年强直性脊柱炎

强直性脊柱炎（ankylosing spondylitis, AS）是以骶髂关节和脊柱附着点慢性进行性炎症为主要症状的疾病，常引起局部疼痛和进行性关节僵硬，最终导致关节骨性强直和畸形。Connor 于 1691 年首先描述了该病的特征，Strumpell 和 Marie 分别于 1897 年和 1898 年将该病首次作为一种独特的疾病描述。AS 好发于 20～30 岁的青壮年男性。然而，也有学者报道约 18% 的患者可在 20 岁前发病。根据发病年龄不同，AS 可分为青少年发病型强直性脊柱炎（juvenile-onset ankylosing spondylitis, JoAS）和成年发病型强直性脊柱炎（adult-onset ankylosing spondylitis, AoAS），多数定义以 16 岁为界，即发病年龄 ≤ 16 岁为 JoAS，而 ≥ 17 岁发病为 AoAS。此外，也有学者将 40 岁及以后发病者定义为迟发型强直性脊柱炎（late-onset ankylosing spondylitis, LoAS）。

流行病学

AS 在不同种族和地区间的患病率有差异。欧洲白人患病率为 0.15%～1.6%，日本患病率为 0.01%，中国 AS 的总体患病率约为 0.3%，美国 AS 的患病率为 0.13%～0.22%，非洲黑人中罕见有 AS 的报道，而印第安人 AS 患病率则高达 2.7%～6.3%。总体来说，AS 患病率以印第安人最高，白种人次之，黄种人低于白种人，黑种人最低。AS 在各个年龄均可发病，发病高峰为 20～30 岁，8 岁以前和 40 岁以后发病少见。AS 以往被认为男性多见，国外报告男女患病比例为 9：1；但是近年来的研究提示，男女比例差距没有如此悬殊，可能是由于女性发病较隐匿，症状轻，不易早期诊断。我国 AS 流行病统计发现，南方男女患病比例为 3.97：1，北方则为 4.39：1。

目前尚无文献专门统计 JoAS 发病率，绝大多数文献统计 JoAS 在 AS 整体人群中的比例。西方人群中，JoAS 占 AS 整体人群的 9%~21%。但是在墨西哥和韩国的报道中，JoAS 比例可达 40% 以上。Chen 等报道 JoAS 在 AS 患者中所占比例为 12.3%。Qian 等分析中国来自 25 个省区的 1251 例 AS 患者的临床特征，其中 JoAS 占 9.1%。另两项分别来自中国大陆和台湾的研究中，JoAS 占 AS 患者的比例分别为 29.8% 与 27.8%。

发病机制

本病发病原因不明，遗传和感染都被认为可能与 AS 发病相关。MHC 基因家族的 HLA-B27 基因被认为与 AS 发病有重要关系，动物实验研究表明，AS 患者 HLA-B27 阳性率高达 90%~96%，而健康人群只占 4%~9%。此外，HLA-B60、HLA-B7、HLA-B16、HLA-B35、HLA-B62、HLA-B38、HLA-B39 等也被发现与 AS 发病相关，但是仍然存在争议。一些非 MHC 基因也发现与 AS 发病具有相关性，比如 ERAP1、IL-1R2、ANTXR2、TRADD、TNFSF15、CARD9 以及 TNFR1 等基因被发现与 AS 发病相关。此外，微生物感染也被认为可能与 AS 发病相关，肺炎克雷伯菌、肠道寄生的革兰阴性菌如沙门菌、耶尔森菌、大肠埃希菌以及变形杆菌等被认为与 AS 发病相关。有些研究发现衣原体，主要是沙眼衣原体感染与 AS 发病相关，但是具体关联需要进一步研究。也有学者提出遗传和感染共同参与 AS 的发病。他们认为外源肽（如某些微生物）与 HLA-B27 的致病亚型的某些成分相似，外源肽进入机体后，通过分子模拟引发机体对自身抗原成分（即 HLA-B27）发生异常免疫反应，即自身免疫反应，从而导致疾病的发生。耶尔森菌、沙门菌、志贺菌、克雷伯菌均有成分与 HLA-B27 分子 α1 螺旋可变区的第 70~78 氨基酸序列相同，提示肠道杆菌可能通过分子模拟机制参与 AS 的发病。持续存在于机体内的衣原体的某些片段作为内源性肽也可模拟机体自身的 HLA-B27 配体，被 HLA-B27 分子递呈，从而引发机体的自身免疫反应，导致了 AS 的发生。

目前尚无研究专门比较 JoAS 和 AoAS 发病机制的异同。大多数研究中，JoAS 和 AoAS 人群的 HLA-B27 阳性率相似。Jadon 等的一项 Meta 分析研究中，纳入了 6 项比较 JoAS 和 AoAS 人群 HLA-B27 阳性率的研究，其中仅一项研究发现 JoAS 与 AoAS 人群间存在差异。Chen 等的研究发现 JoAS 患者中 HLA-B27 阳性率更高，且发病年龄小通常与男性患者比例和 HLA-B27 阳性率高相关，HLA-B27 阳性患者症状初发年龄低于 HLA-B27 阴性者。Mou 等比较不同 HLA-B27 亚型 JoAS 患者的临床特征，报道 JoAS 与 AoAS 间 HLA-B2702、HLA-B2704、HLA-B2705、HLA-B2715 及 HLA-B27 阴性的分布无显著差异，不同 HLA-B27 亚型 JoAS 患者间多数临床特征无明显差别，仅 HLA-B2704、HLA-B2705 阳性患者较 HLA-B27 阴性者外周关节炎发生率、红细胞沉降率及 C 反应蛋白水平明显提高，HLA-B2715 阳性者发病年龄早于其他亚型组。

病理学

目前尚无专门针对 JoAS 的病理学研究。AS 的基本病理改变为附着点炎，最多发生在骶髂关节、椎间盘、椎间韧带、跟腱等处。初期以淋巴细胞、浆细胞浸润为主，伴少数多核白细胞。进一步骨破坏和新骨形成，最终出现附着点纤维化和骨化。骶髂关节炎是本病突出的临床特征，其病变为炎性肉芽组织逐渐破坏了该关节，关节间隙消失，代之纤维化和骨化。随着 AS 持续的炎症和骨侵蚀、硬化、韧带附着点韧带钙化及骨桥的进展，患者逐渐出现由脊柱远端至近端、由脊柱后柱至前柱的关节韧带强直骨化，关节突关节间隙消失，脊柱棘间棘上韧带骨化，最终使得整个脊柱强直固定。这一过程中患者可因疼痛呈蜷缩体态、经常强迫侧位睡姿（疼痛缓解体位）及异常步态等因素逐渐出现脊柱矢状面后凸畸形，可发生在腰段、胸腰段、胸段及颈胸段／颈段，其中以胸腰段／腰段最为常见。AS 伴胸腰椎后凸畸形顶椎区也可合并应力性骨折，即假关节形成，可进一步加重后凸畸形的严重程度。

临床表现

AS 最常见的症状是腰背部疼痛或者不适，发生隐匿，无法定位。患者睡眠可被疼痛惊醒，有些患者需要下床活动后方能重新入睡。患者休息无法缓解疼痛，活动后反而可以部分缓解，该表现是炎症性腰背痛的典型特点，可与力学性腰背痛鉴别（表 21-6-1）。晨僵也是 AS 重要的临床特征之一，患者晨起后腰部僵硬，活动后可以缓解。肌腱和韧带骨附着点炎症可引起胸痛，患者在咳嗽或者打喷嚏时加重，也可出现轻中度胸廓活动度降低。颈椎僵硬，疼痛一般出现在数年以后，但是也有患者早期即出现此症状。超过一半的患者可以出现髋、膝、踝的外周关节症状，但是很少表现为持续性和破坏性。关节外症状一般不严重，可出现急性前葡萄膜炎或虹膜炎，可累及心血管、肺、神经、肌肉和肾脏等。然而，JoAS 患者与 AoAS 相比首发症状为腰背部症状的患者偏少，外周关节炎和附着点炎较更常见（表 21-6-2）。Riley 发现 AoAS 患者中轴骨症状发生率高达 62.6%，而 JoAS 患者只有 7.1%。Chen 等在对中国人群中的研究结果显示没有这么悬殊的差别。JoAS 中以中轴骨症状为

首发表现者少于 AoAS 患者（73.1% vs 85.2%）。同样，在整个病程中，AoAS 中轴骨症状发生率较 JoAS 患者高。Baek 等发现 JoAS 患者中轴骨症状发生率为 41.5%，显著少于 AoAS 的 80.7%；而外周关节症状显著高于 AoAS（73.2% vs 36.8%）。Chen 等研究发现，JoAS 患者胸骨疼痛的发生率高于 AoAS 患者，而 Stone 等未发现两者胸骨疼痛发生率存在显著差异。在腰椎，Stone 等发现就诊时 JoAS 患者腰痛及腰椎僵硬发生率显著低于 AoAS 患者（66% vs 71.5%），而 O'Shea 等及 Marks 等没有发现腰痛在这两组人群整个病程中的发生率存在明显差异。与 AoAS 相比，JoAS 颈椎病变的发生率相对较低，Baek 等发现 JoAS 颈椎病变发生率为 43.9%，显著小于 AoAS 的 66.7%。但是，也有文献并没有发现这种差异。Stone 等研究中，JoAS 和 AoAS 患者就诊时颈痛或颈部僵硬的发生率相似。类似的，O'Shea 等及 Marks 等的研究发现，JoAS 与 AoAS 患者在整个病程中出现颈椎症状的概率相似。

JoAS 外周关节病变的发生率较 AoAS 更高（表 21-6-2）。Riley 等研究表明，JoAS 患者肩关节或髋关节受累的发生率高于 AoAS 患者。Baek 等发现在韩国人群中，膝关节病变发生率在 JoAS 患者中为 26.8%，而在 AoAS 患者中只有 8.8%。Lin 等报道中国人群中，JoAS 患者髋关节炎发生率高达 61.7%，显著高于 AoAS 的 39.3%。Gensler 等研究中，JoAS 患者行全髋关节置换术的比例高于 AoAS 患者。Qian 等发现，JoAS 患者接受外科手术的概率是 AoAS 患者的 6 倍（4.9% vs 0.8%）。也有部分文献发现 JoAS 患者踝关节病变发生率也较 AoAS 高，但是这些研究样本量较小，存在一定的偏倚。JoAS 患者在首诊时可累及更多的外周小关节，在病情进展过程中，外周小关节炎在 JoAS 患者同样也更为普遍。有研究发现随着病情进展，JoAS 外周关节受累更加严重，并以距趾关节、手关节及膝关节为著。

AS 患者的脊柱受累后进展，可出现后凸畸形。AS 后凸畸形患者常不能平视、视野缩小，站、坐、平躺、行走、个人卫生等日常活动明显受限，而且由于外观因素限制了人际交往，可产生不良的心理影响。AS 患者站立时呈弯腰体位，骨盆向后方旋转，髋关节过伸，膝关节屈曲以及颈椎过伸等均可发生以代偿性维持水平视线及矢状面平衡，最终患者呈

表 21-6-1　炎症性腰背痛与力学性腰背痛的鉴别要点

炎症性腰背痛	力学性腰背痛
晨醒时疼痛	间歇性疼痛
夜间可痛醒	站立一段时间后出现疼痛
持续性疼痛	弯腰或伸腰后疼痛
休息后疼痛无法缓解	从椅子上站起来后疼痛
休息后出现僵硬感	跑步、咳嗽、打喷嚏后疼痛
	仰卧起坐后疼痛
	提重物时疼痛
	长时间开车后疼痛
	后半天疼痛明显

表 21-6-2　JoAS 与 AoAS 的比较

	JoAS	AoAS
中轴骨症状（脊柱、骶髂关节疼痛等）	相对少见	常见
外周关节病变	常见	相对少见
胸廓扩张度	受限相对较轻	受限更严重
肺功能	损害相对较轻	损害更严重
影像学 BASRI 评分	相对较好	较差
Andersson 损害	罕见	相对常见
脊柱骨折	罕见	相对常见
寰枢关节脱位	罕见	相对常见
血清 IgA 含量	更高	高

疲劳性站立位，易发生肌肉张力过高、能量过度消耗，产生疲劳及与活动相关的疼痛，造成姿势调整和平衡维持受到影响，长时间行走及维持直立站位比较困难。AS 患者步态异常可表现为步幅缩短、步速减慢。目前尚无研究发现 JoAS 与 AoAS 患者姿势与步态的异同。O'Shea 等报道在 AoAS 患者中，骶髂关节疼痛及臀部疼痛发生较 JoAS 普遍。这种现象可能有两种解释：第一，AoAS 患者中轴骨受累更明显，中轴骨症状更常见；第二，AoAS 患者病程较长，可能导致疼痛症状及功能异常更加明显。

AS 后凸畸形严重的病例，躯干塌陷，肋骨边缘对腹腔脏器形成压迫，可引起腹内脏器的并发症（膈疝、食欲减退、食量减小、营养缺乏导致缺铁性贫血等）。胸廓顺应性下降，胸式呼吸受限，表现为限制性通气功能障碍。后凸畸形及躯干塌陷导致肋弓对腹内脏器形成压迫，横膈活动度减幅，也进一步限制了腹式呼吸。Baek 等发现 JoAS 患者较 AoAS 患者胸廓扩张度更好，肺功能也更好，这可能与 AoAS 患者病程长有关系（表 21-6-2）。

Lin 等报道 JoAS 患者就诊时和整个病程中肠炎发生率更高。另一项来自摩洛哥的研究发现，JoAS 患者肠炎严重性评分更高，肠炎更加严重。但是，其他的一些文献却未发现两组之间肠炎的发生率和严重程度有差异。少数研究发现 JoAS 患者虹膜炎发生率高，但是绝大部分研究不支持这种结论。其他关节外表现，包括炎症性肠炎、银屑病以及尿道炎发生率在两组间未见明显差异。

畸形严重的病例，可合并髋关节屈曲挛缩畸形，严重者可呈折刀样畸形。AS 后凸畸形患者如出现严重的脊柱矢状面失平衡，则颅颈交界区应力增大。因此，此类患者若合并颈椎旋转受限、颈部疼痛伴上肢神经损害甚至颏触胸畸形应高度怀疑合并寰枢关节脱位（图 21-6-1）。寰枢关节脱位时寰椎前弓与齿突分离，寰齿关节面失去正常的对合关系，发生关节功能障碍和（或）神经压迫的病理改变，一般无外伤史，多数是 AS 的晚期表现，但文献也报道可作为早发性 AS 的首发症状。

对临床评分的影响方面，Chen 等及 Ozgocmen 等研究表明，反映 AS 疾病活动性的 BASDAI 评分在 JoAS 及 AoAS 患者之间无明显差异。而反映 AS 患者功能状态的 BASFI 评分及反映脊柱关节活动度的 BASMI 评分在两组间是否存在显著差异尚存争议。Stone 等及 Chen 等研究发现，JoAS

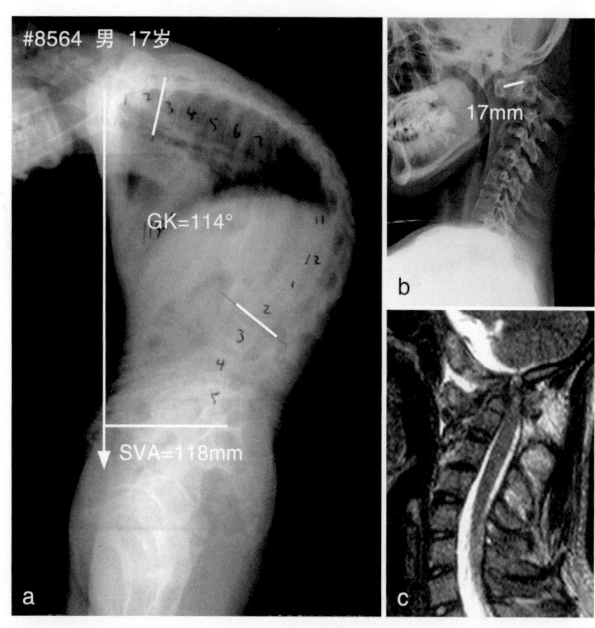

图 21-6-1　男（#8564），17 岁，AS。颏触胸畸形，全脊柱侧位片示颈椎后凸畸形、胸腰椎后凸畸形合并矢状面失衡，GK=114°，SVA=118mm（a）；颈椎侧位 X 线片示重度寰枢关节脱位，寰齿间距显著增大为 17mm（b）；颈椎 MRI 示颅颈交界区椎管狭窄，上颈髓明显受压（c）

患者的 BASFI 评分更低。而与之相反，加拿大的一项前瞻性研究发现，在校正病程后，AoAS 患者的 BASFI 评分比 JoAS 患者低 20%。另有研究未发现 BASFI 评分在两组间存在差异。关于 BASMI 评分，来自摩洛哥及中国台湾的两项研究未发现 BASMI 评分在 JoAS 及 AoAS 患者之间存在显著差异。而 Ozgocmen 等研究表明，在校正病程后，AoAS 患者的 BASMI 评分更差。

影像学表现

X 线一般用于诊断和判断病情的严重程度，操作简便，价格低廉，应用广泛，但对炎症活动性的监测效果欠佳。根据 AS 纽约修订标准，在 X 线上骶髂关节（sacroiliac joint，SI）表现可分为五级。0 级在 AS 病程早期骶髂关节无明显变化；Ⅰ级可疑变化，SI 关节面模糊；Ⅱ级为轻度异常，可见局限性软骨下骨的侵蚀、硬化，但无关节间隙的改变。Ⅰ级及Ⅱ级病变更多见于髂骨侧的关节面，双侧可呈非对称性改变。Ⅲ级及Ⅳ级为中晚期进展型骶髂关节炎，Ⅲ级表现为骶髂关节广泛的侵蚀和反应性骨硬化，关节间隙增宽（侵蚀）或狭窄（硬化）。Ⅳ级时 SI 关节大部分或完全强直，关节间隙消失（图 21-6-2），此时骨硬化表现可因长期废用、脱钙及骨质疏松而明显减轻。有研究报道，幼儿发病型 AS 通常具有更重的骶髂关节炎表现。然而，也有文献报道成年发病的 AS 患者Ⅳ级骶髂关节炎发生率更高。

腰椎 X 线可评估椎体骨赘形成、关节突关节融合、脊柱整体形态等。脊柱的 X 线表现一般首先在胸腰／腰椎出现，晚于 SI，因此未被列入 AS 的早期诊断依据标准内。根据改良 Stoke 强直性

脊柱炎脊柱 X 线评分（modified Stoke AS spine score, mSASSS，图 21-6-3），在病程早期，脊柱 X 线表现为无异常（0 分），或者局部骨硬化（亮白的椎体角，shiny corner）、侵蚀（Romanus 病变，椎体前上角处椎间盘下方骨炎伴三角形骨硬化和侵蚀）以及椎体方形变（1 分）；中晚期表现为椎旁前纵韧带骨赘形成但无骨桥连接（2 分）或者椎体间骨桥形成（3 分）。目前常用的 AS 严重程度分级多基于腰椎侧位 X 线上骨赘形成的严重程度，如巴氏强直性脊柱炎放射学指数（Bath

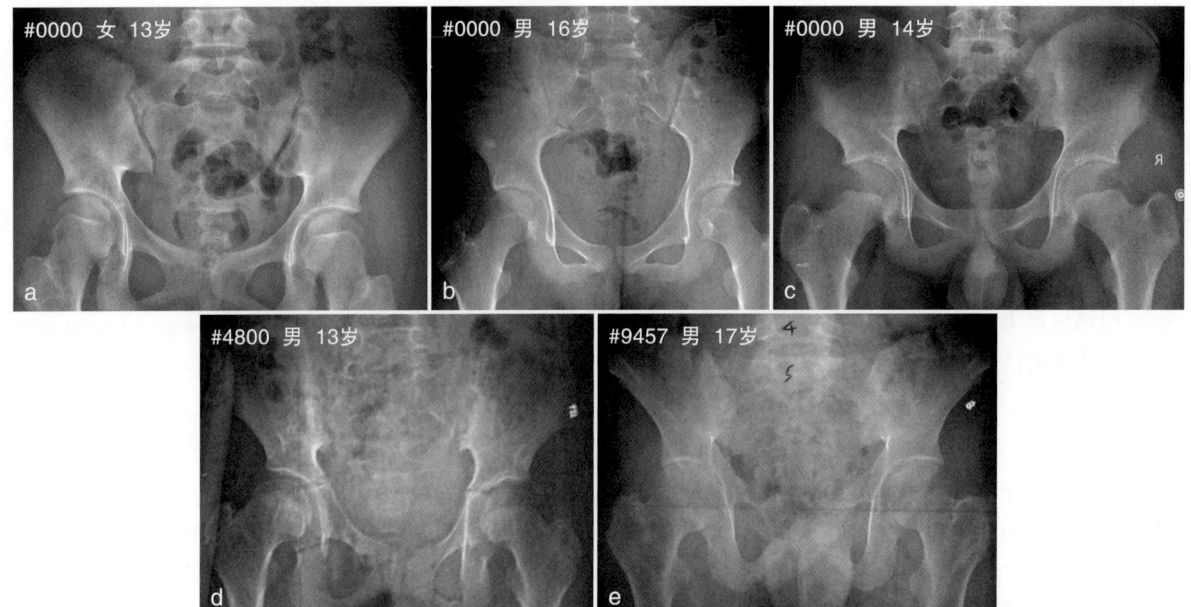

图 21-6-2　骶髂关节 X 线分级（纽约修订标准）。0 级：无明显变化（a）；Ⅰ级：可疑变化，骶髂关节关节面模糊（b）；Ⅱ级：轻度异常，可见局限性软骨下骨的侵蚀、硬化，但无关节间隙的改变（c）；Ⅲ级：骶髂关节广泛的侵蚀及反应性硬化，关节间隙增宽（d）；Ⅳ级：骶髂关节完全强直，关节间隙消失（e）

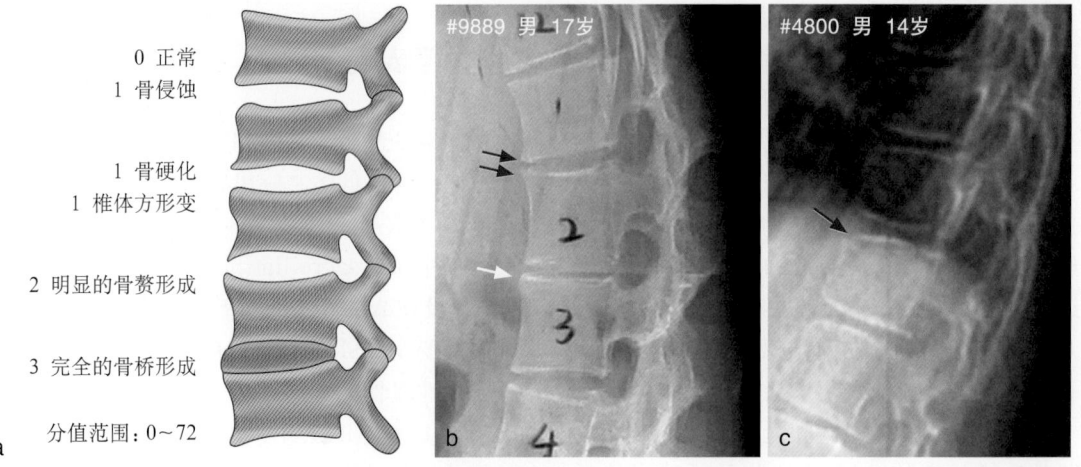

图 21-6-3　强直性脊柱炎 mSASSS 评分及 mSASSS 评分示意图（a）。男（#9889），17 岁，AS，脊柱侧位 X 线片示椎体方形变（b，白箭头，计 1 分）及椎体前缘明显骨赘形成（b，红箭头，计 2 分）。男（#4800），14 岁，AS，脊柱侧位 X 线片示椎体前缘骨侵蚀（c，红箭头，计 1 分）

ankylosing spondylitis radiology index, BASRI) 及 mSASSS 评分。有研究发现，与 BASRI 相比，mSASSS 评分具有更高的敏感度，且能有效反映 AS 预后，目前 mSASSS 评分被广泛用于 AS 结构性损害评估。Ozgocmen 等采用 BASRI 和 mSASSS 评分比较不同发病年龄 AS 脊柱影像学损害严重程度，发现成年发病患者评分更差（表 21-6-2）；Baek 等发现类似情况，AoAS 患者椎体骨赘形成更严重。以上均为横断面研究，Chen 等则比较在发病 10 年后，JoAS 与 AoAS 患者不同部位的 X 线椎体破坏程度，发现在颈椎，两组 mSASSS 评分、Romanus 损害、骨赘形成及关节突关节损伤程度均无显著差异；然而在腰椎，将性别和病程因素予以校正后，JoAS 患者腰椎骨赘形成及活动受限程度更严重。

在 AS 早期，CT 在骶髂关节 X 线表现不明确，同时患者无法耐受 MRI 检查时（金属内植物、起搏器、幽闭恐惧症等）具有一定的优势，且因其分辨率更高，可以更清晰地显示关节骨质形态和密度相关的细微的 SI 病变，包括局部骨侵蚀、硬化、骨质疏松、新骨形成和关节间隙宽度等，准确性和可重复性更高。其早期根据 CT 表现分为 0～Ⅱ级。0 级：关节正常或关节面稍模糊；Ⅰ级：关节周围骨质疏松，软骨下骨轻度糜烂，关节面模糊、关节间隙正常；Ⅱ级：关节面模糊，软骨下骨质破坏，骨质疏松、硬化，关节间隙基本正常（图 21-6-4a～c）。既往研究表明，针对 0～Ⅱ级病变，X 线

和 CT 分级的符合率较低，特别是对于 X 线Ⅰ级病变，约 53.6% 的患者经 CT 检查后病变级别可提高。而对于Ⅲ～Ⅳ级骨质病变（图 21-6-4d、e），X 线和 CT 分级的符合率较高。

应用 CT 可以观察早期脊柱关节突关节增生、关节囊钙化、韧带骨赘形成以及胸椎椎体、肋椎关节及肋横突关节的软骨下骨侵蚀、硬化和融合等，规避了 X 线重叠显影的劣势。总的来说，CT 在 AS 早期诊断的临床应用价值优于 X 线，但早期诊断敏感性不如 MRI，也不能有效评估炎症活动性。尽管如此，在 AS 晚期，CT 可用于评估假关节、椎体骨折、寰枢关节不稳或脱位等。但是这些病变在 JoAS 患者中较为罕见（表 21-6-2），可能是由于病程短，疾病没有发展到如此严重的程度，文献中也没有 JoAS 患者此类改变的相关描述。

MRI 能显示 X 线片和 CT 不能显示的骨髓水肿、滑膜软骨炎等急性炎性改变，也能发现脂肪沉积等改变，其早期诊断价值优于 X 线片和 CT 检查。骶髂关节的炎性病变在 MRI 上分为活动性和慢性炎性病变，在 AS 早期主要为活动性急性炎性病变（active inflammatory lesions）。单侧非对称性骨髓水肿在 AS 早期多见，骨髓水肿多于 2 个部位提示炎症为活动性，随疾病进展转变为双侧对称性。滑膜炎、滑囊炎或者肌腱起止点炎症多伴随骨髓水肿，在 T2WI 和 STIR 序列上信号增高，提示炎症为活动性。软骨下骨硬化在 T1WI 上表现为低信号，无法增强，边界模糊，动态观察有逐

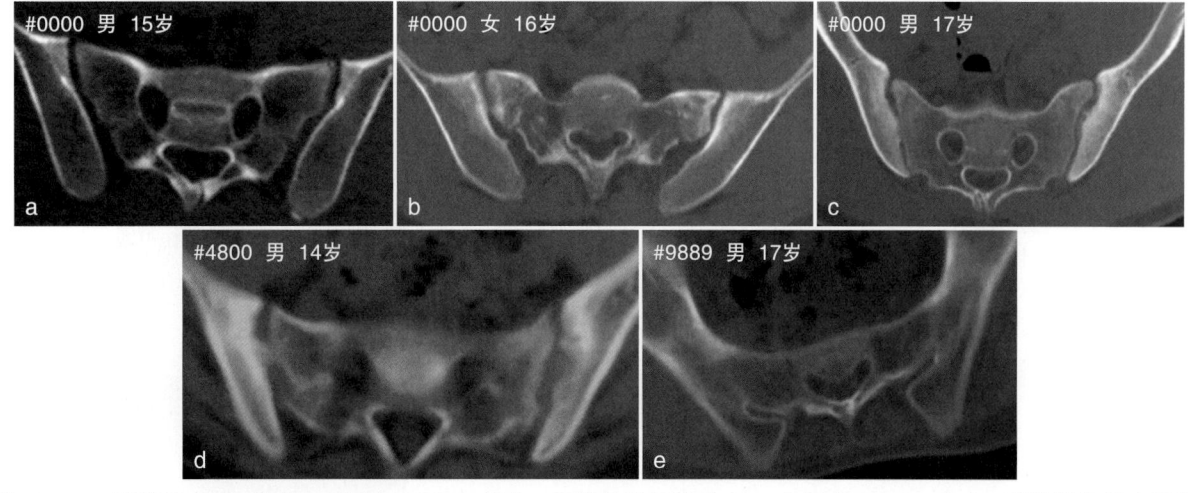

图 21-6-4 骶髂关节 CT 分级。0 级（#0000，男）：骶髂关节正常（a）；Ⅰ级（#0000，女）：骶髂关节轻度异常，软骨下骨轻度糜烂，关节面模糊、关节间隙正常（b）；Ⅱ级（#0000，男）：关节面模糊，软骨下骨侵蚀、硬化，关节间隙基本正常（c）；Ⅲ级（#4800，男）：骶髂关节广泛侵蚀伴反应性硬化，关节间隙增宽（d）；Ⅳ级（#9889，男）：骶髂关节完全融合，关节间隙消失（e）

渐扩大的趋势。活动性侵蚀病变表现为T1WI上低信号，STIR序列高信号，而静止性侵蚀病变在所有序列均为低信号。软骨下骨髓脂肪浸润在T1WI上为高信号，可被脂肪抑制序列抑制，无法增强。椎体、肋椎关节、肋横突关节处骨髓水肿在T1WI上为低信号，T2WI和STIR序列上为高信号，可增强显影，既往研究认为中胸段脊柱可能最早受累。侵蚀病变在T1WI上可使骨皮质正常的低信号影全层丢失，并破坏椎体内骨髓正常的高信号影。椎体上/下角处软骨下骨髓脂肪浸润在T1WI上为高信号，可被脂肪抑制序列抑制，无法增强，常发生在炎症活动性减低之后，预示着韧带骨赘和新骨形成的可能。AS脊柱MRI活动性（AS spine MRI-activity，ASspiMRI-a）评分系统（图21-6-5）和加拿大脊柱关节炎研究协会（the Spondyloarthritis Research Consortium of Canada，SPARCC）骶髂关节评分可辅助评估监测炎症活动性。

ASspiMRI-a评分系统是目前基于MRI的常用于评估AS脊柱炎症活动性的评分方法。ASspiMRI-a评分系统对 $C_2 \sim S_1$ 每个椎体单位（定义为矢状位影像上椎间盘和相邻两个椎体的一半面积）按活动性进行量化评分，椎体骨髓水肿为1~3分，伴随骨质侵蚀为4~6分，总分为138分。具体来说，0分为正常；1分为轻度骨髓水肿，所占面积≤1个椎体单位的25%；2分为中度骨髓水肿，所占面积≤1个椎体单位的50%；3分为严重骨髓水肿，所占面积>1个椎体单位的50%；4分

为骨髓水肿合并骨质侵蚀，所占面积≤1个椎体单位的25%；5分为骨髓水肿合并骨质侵蚀，所占面积≤1个椎体单位的50%；6分为骨髓水肿合并骨质侵蚀，所占面积>1个椎体单位的50%。

SPARCC骶髂关节评分是目前基于MRI的用于评估AS骶髂关节炎症活动性的评分方法。具体方法为利用MRI在斜冠状位（平行于 $S_1 \sim S_3$ 背侧连线）对骶髂关节扫描12个层面，选取其中的第4~9层进行3个项目（累及范围、水肿强度和水肿深度）的评分，总分72分。记分按以下三方面分别计算，累及范围评分：利用骶髂关节间隙将骶髂关节面划分为4个象限，每个象限内出现高信号骨髓水肿计1分，6个层面双侧骶髂关节总分为48分；水肿强度评分：每个层面骶髂关节髂侧或骶侧关节面病灶强度接近或超过同层髂前静脉信号强度计1分，6个层面双侧骶髂关节总分为12分；水肿深度评分：每个层面骶髂关节髂侧或骶侧关节面出现均匀明显且深度超过1cm的水肿信号计1分，6个层面双侧骶髂关节总分为12分。

当AS侵蚀性硬化累及椎间盘-邻近椎体界面时，谓之椎间盘炎或Andersson损害或脊柱假关节（pseudarthrosis），好发于下胸椎、腰椎，也可见于上胸椎及颈椎。文献报道MRI检出的Andersson损害在不同脊柱节段的发生率如下：下胸椎（37.2%）、腰椎（24.8%）、颈椎（21.7%）和上胸椎（16.3%）。由于缺乏明确的诊断标准，其准确的发生率还未知，文献中报道为1.5%~28%。前柱广泛累及的Andersson损害可导致前柱塌陷，短

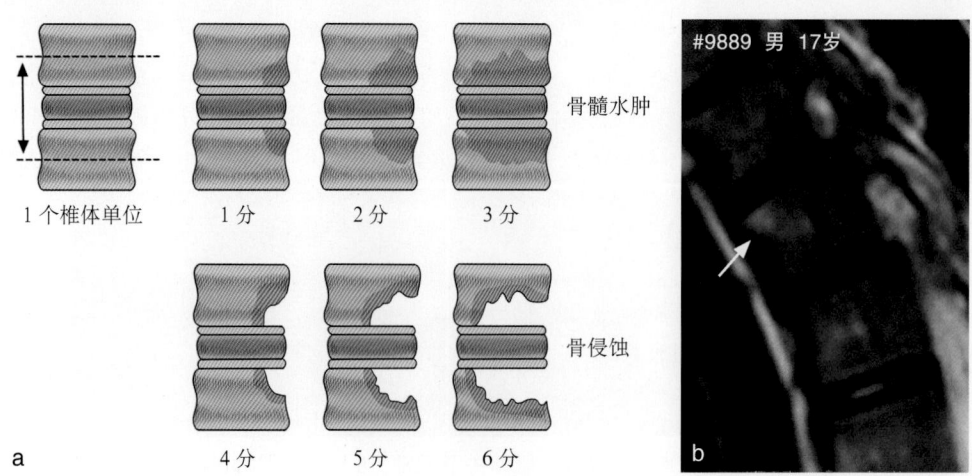

图21-6-5　ASspiMRI-a评分。评分示意图示1个椎体单位定义为矢状位MRI影像上椎间盘和相邻两个椎体的一半面积。根据受累范围的不同，骨髓水肿计为1~3分，骨侵蚀计为4~6分（a）。男（#9889），17岁，AS。矢状位MRI示椎体前上缘轻度骨髓水肿，所占面积<1个椎体单位的25%，计为1分（b，箭头）

期内显著加重脊柱后凸畸形，导致脊柱矢状面失平衡，局部后凸畸形可呈角状而非圆弧形，患者的水平视线可快速受限。JoAS 患者极少发生 Andersson 损害。钱邦平回顾了 107 例合并 Andersson 损害的 AS 患者，患者年龄为 23～68 岁，没有 1 例 JoAS 患者。通常认为，Andersson 损害是疾病进展到一定程度出现的病理学改变，JoAS 患者中轴骨症状少，病程短，极少出现该种损害。

实验室检查

活动期患者可见红细胞沉降率（erythrocyte sadimentation rate，ESR）增快，C 反应蛋白（C reactive protein，CRP）增高。轻度贫血和免疫球蛋白轻度升高。类风湿因子（rheumatoid factor，RF）多为阴性，但 RF 阳性并不排除 AS 的诊断。虽然 AS 患者 HLA-B27 阳性率达 90% 左右，但无诊断特异性。因为健康人也有阳性。阴性患者只要临床表现和影像学检查符合诊断标准，也不能排除 AS 可能。有研究报道 JoAS 患者 CRP、ESR 较 AoAS 显著升高，认为外周关节炎较中轴骨炎症活动度更高，且更多表现为急性炎症反应，而 JoAS 外周关节炎好发，增加了其炎症活动度。然而，也有研究未发现 JoAS 患者 CRP、ESR 水平与 AoAS 的差异。除 CRP、ESR 外，血清 IgA 含量被发现在 AS 患者明显升高，并与疾病活动程度显著相关。有研究发现，青少年发病型 AS 患者血清 IgA 含量显著高于成年发病型 AS 患者（表 21-6-2）。IgA 可作为 JoAS 炎症活动度评估的敏感指标。此外，近年有学者提出 MMP-3 与骨、软骨组织破坏程度相关，可作为 AS 的新型炎症反应指标。研究报道，MMP-3 较 ESR、CRP 在反映病情活动度与治疗效果上灵敏度与特异度更高。Mou 等发现，JoAS 患者 MMP-3 水平与 BASDAI、BASFI 评分呈正相关，且 MMP-3 是 JoAS 骨结构损伤进展的独立性预测指标。

诊断及鉴别诊断

（一）诊断

青少年发病型 AS 是青少年特发性关节炎（juvenile idiopathic arthritis，JIA）的常见疾病类型。JIA 包括一类儿童期发病、具有一定异质性的脊柱关节炎性疾病，而青少年脊柱关节病（juvenile-onset spondyloarthropathies，juvenile-onset，SpA）可占 JIA 50% 以上。青少年 SpA 的发生均与 HLA-B27 相关，包括青少年发病型 AS、反应性关节炎、银屑病性关节炎、炎症性肠病相关关节炎及其他未分化型青少年 SpA 等。SpA 由欧洲脊柱关节病研究组（European Spondylarthropathy Study Group，ESSG）于 1991 年定义，诊断标准包含临床及影像学诊断标准，而骶髂关节炎为影像学标准的主要指标。对于 JoAS，临床上与其他 SpA 区分常存在困难，虽然脊柱炎、骶髂关节炎在儿童及青少年中不多见，但其发生率会随年龄增长逐渐增多，60%～80% HLA-B27 阳性的青少年 SpA 患者在发病 10 年内可发展为 AS。

JoAS 的诊断一般采用 1984 年修订的 AS 纽约标准。对一些暂时不符合上述标准者，可根据有关 SpA 的诊断标准，诊断为青少年 SpA。SpA 的主要诊断标准包括 Amor 标准、ESSG 标准和 2009 年 ASAS 推荐的 SpA 分类标准。

1. 纽约标准　1984 年修订的 AS 纽约标准。①腰背痛持续至少 3 个月，疼痛随活动改善，但休息不减轻。②腰椎在前后和侧屈方向活动受限。③胸廓扩展范围小于同年龄和性别的正常值。④双侧骶髂关节炎 Ⅱ～Ⅳ 级，或单侧骶髂关节炎 Ⅲ～Ⅳ 级。

如患者具备第 4 条并分别附加第 1～3 条中的任何 1 条可确诊为 AS。

JoAS 早期多以外周关节病变为主，骶髂关节等中轴关节受累较轻。因此，病情早期骶髂关节 X 线表现可不明显，修订 AS 纽约标准在 JoAS 诊断上灵敏度较差。同成年患者相比，JoAS 更易发生诊断延误，Marks 等报道 JoAS 诊断延误时间平均为 8.3 年，而成人患者平均为 5 年。

2. 诊断 SpA 的 Amor 标准　包含 12 项内容，若总积分 ≥ 6 分，可诊断为 SpA。具体内容包括：①夜间腰背痛或晨僵（1 分）；②非对称性小关节炎（2 分）；③臀区痛（单侧 1 分，双侧 2 分）；④腊肠样指（趾）（2 分）；⑤足跟痛或其他明确的肌腱附着点炎（2 分）；⑥虹膜炎（2 分）；⑦非淋球菌性尿道炎（并存或关节炎起病前 1 个月内发生）（1 分）；⑧急性腹泻（并存或关节炎起病前 1 个月内发生）（1 分）；⑨银屑病或龟头炎或炎症性肠病（2 分）；⑩骶髂关节炎（双侧 ≥ 2 级，单侧 ≥ 3 级）（3 分）；⑪HLA-B27 阳性或一级亲属中有 AS、Reiter's 综合征、葡萄膜炎、银屑病或慢性结肠病史（2 分）；⑫用非甾体类消炎药治疗后症状明显改善，但停药后复发（2 分）。

3. **诊断 SpA 的 ESSG 诊断标准**　包括两项主要标准及 7 项次要标准。

（1）主要标准　①炎症性腰背痛；②非对称性或主要累及下肢的滑膜炎。

（2）次要标准　①阳性家族史；②银屑病；③炎性肠病；④关节炎前 1 个月内的尿道炎、宫颈炎或急性腹泻；⑤双侧臀部交替疼痛；⑥肌腱端病；⑦骶髂关节炎。

1 项主要标准并附加任何 1 项次要标准，即可诊断为 SpA。

4. **ASAS 推荐的 SpA 分类标准**　2009 年 ASAS 推荐的 SpA 分类标准可分类诊断中轴型 SpA 及外周型 SpA。

（1）中轴型 SpA 的诊断标准　起病年龄 <45 岁和腰背痛 ≥ 3 个月的患者，加上符合下述任 1 项标准：①影像学提示骶髂关节炎加上 ≥ 1 个下述的 SpA 特征；② HLA-B27 阳性加上 ≥ 2 个下述的其他 SpA 特征。

骶髂关节炎特征：① MRI 提示骶髂关节活动性（急性）炎症，高度提示与 SpA 相关的骶髂关节炎；②明确的骶髂关节炎影像学改变（根据 1984 年修订的纽约标准）。

SpA 特征：①炎性背痛；②关节炎；③起止点炎（跟腱）；④眼葡萄膜炎；⑤指（趾）炎；⑥银屑病；⑦克罗恩病；⑧溃疡性结肠炎；⑨对非甾体抗炎药（NSAID）反应良好；⑩SpA 家族史；⑪CRP 升高；⑫HLA-B27 阳性。

（2）外周型 SpA 的诊断标准　具备关节炎、肌腱端炎或指（趾）炎中任一项，再加上以下其中任一种情况即可作出分类诊断。

1）加上以下任一项 SPA 临床特征：①葡萄膜炎；②银屑病；③炎症性肠病（克罗恩病或溃疡性结肠炎）；④前驱感染；⑤ HLA-B27 阳性；⑥影像学提示骶髂关节炎。

2）加上以下至少 2 项其他的 SPA 临床特征：①关节炎；②肌腱端炎；③指（趾）炎；④炎性腰背痛既往史；⑤ SPA 家族史。

JoAS 患者大多以外周关节炎和肌腱附着点炎为首发症状，传统成年发病型 AS 诊断标准并不完全适合青少年发病患者。JoAS 患者临床表现难以满足 AS 诊断标准。此外，由于患儿骨骼发育尚未成熟，影像学上骶髂关节炎出现的时间亦较晚。对于 JoAS，应该建立一个与成年发病型 AS 不尽相同的诊断标准，并增加相关 MRI 检查指标。对于脊柱或外周关节疼痛的患儿，应常规行骶髂关节及脊柱 MRI 检查，以利早期诊断。

（二）鉴别诊断

因休门氏病多见于青少年，亦可导致胸腰椎后凸畸形，所以 JoAS 主要需与其鉴别。①患者体型不同：JoAS 是一种全身性炎症性消耗性疾病，患者多消瘦；而休门氏病患者肥胖者居多。②脊柱后凸畸形的临床表型不同：JoAS 多表现为胸腰椎整体后凸畸形，并伴有躯干前倾及矢状面偏移（sagittal vertical axis，SVA）的显著增大（图 21-6-6）；而休门氏病患者胸椎后凸畸形常更为明显，并同时伴有腰椎过度前凸，SVA 常表现为负值（图 21-6-7）。③两种疾病引起的疼痛性质不同：JoAS 早期主要表现为炎症性疼痛，休息不能缓解；而休门氏病患者主要因脊柱后凸畸形而出现力学性疼痛，体力活动后加重，休息可部分缓解。④对脊柱活动度及日常生活功能的影响不同：JoAS 患者可因长期慢性炎症及脊柱病理性成骨等降低脊柱活动度，进而严重影响日常功能；而休门氏病患者的脊柱活动度和功能一般不受影响。⑤受累器官不同：休门氏病一般仅导致脊柱后凸畸形，而 JoAS 为全身性疾病，常伴有外周关节受累，亦可累及脊柱关节外器官。⑥影像学表现不同：晚期 JoAS 的典型影像学表现为脊柱竹节样改变、关节突关节融合、骶髂关节融合及髋关节强直等（图 21-6-6）；而休门氏病典型的影像学表现为顶椎区连续多个椎体楔形变、椎体终板不规则以及 Schmorl 结节形成，可伴椎间盘膨出或突出，无骶髂关节和髋关节受累，关节突关节一般正常（图 21-6-7）。⑦实验室检查结果存在差异：休门氏病患者一般无特异性表现，而大多数 JoAS 患者呈 HLA-B27 阳性，活动期红细胞沉降率、C 反应蛋白升高。

自然史

JoAS 和 AoAS 自然史的差异主要表现为，JoAS 患者和 AoAS 患者相比，首发症状为外周附着点病变及外周关节炎症状者更多，在整个病程中

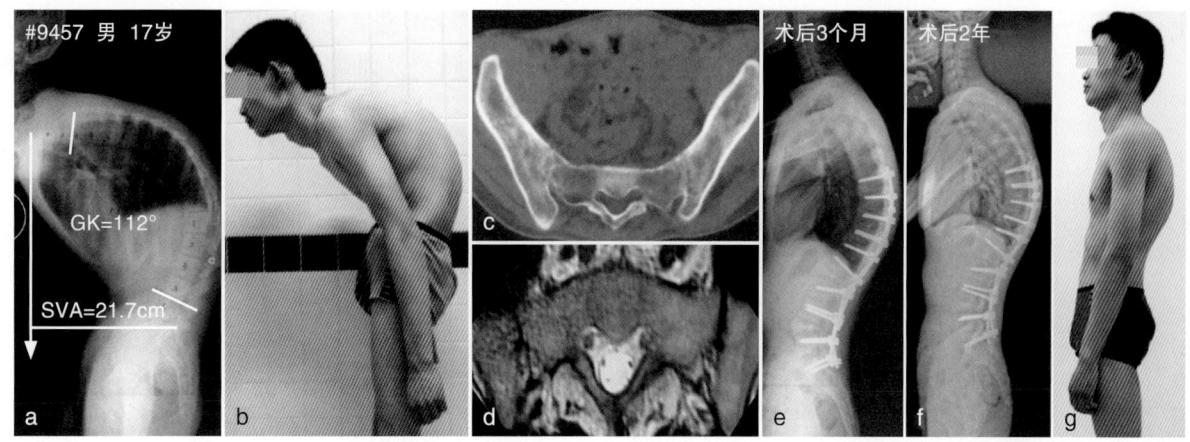

图 21-6-6　男（#9457），17 岁，JoAS。术前伴重度胸腰椎后凸畸形及矢状面失平衡（a、b），GK 为 112°，SVA 为 21.7cm（a），CT 示双侧严重骶髂关节炎，关节间隙部分消失（c），MRI 示骶髂关节部分融合，关节面骨硬化呈低信号（d），行 L_1、L_4 双节段 PSO，术后胸腰段后凸及矢状面失衡完全纠正（e），术后 2 年随访，无明显矫形丢失（f、g）

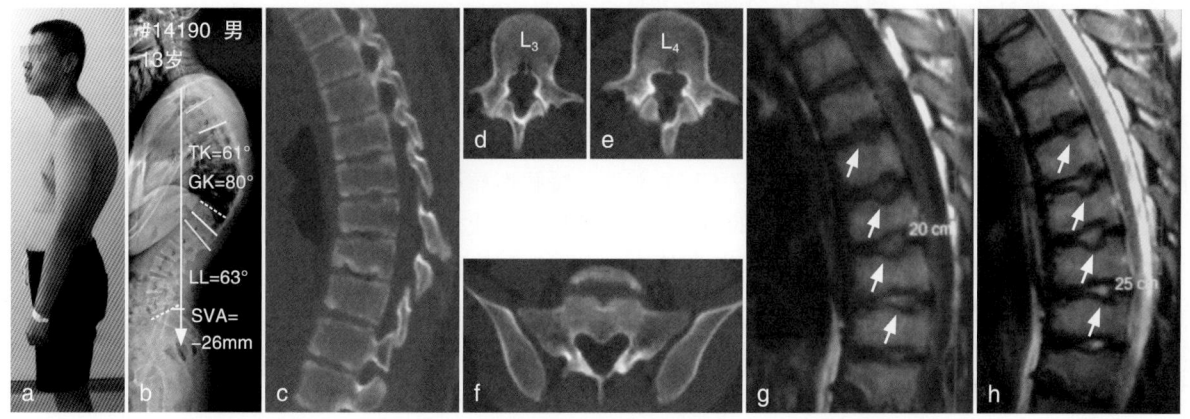

图 21-6-7　男（#14190），13 岁，休门氏病。外观照示胸椎后凸畸形（a）；全脊柱侧位 X 线片示 T_9~L_1 连续多节椎体楔形变，胸椎后凸畸形（TK=61°），腰椎代偿性前凸增加（LL=63°），GK 为 80°，SVA 为 −26mm（b）；CT 示胸椎多节椎体终板不规则、Schmorl 结节形成、椎间隙狭窄（c）；腰椎关节突关节及骶髂关节无明显异常（d~f）；MRI 示 Schmorl 结节（g、h，箭头）

外周附着点病变及外周关节炎的发生也更为常见。以炎症性腰背痛等中轴症状起病者相对较少，中轴症状出现时间相对较晚。Lin 等的研究纳入了 47 例平均病程为 14.1 年的 JoAS 患者和 122 例平均病程为 12.5 年的 AoAS 患者。高达 95.7% 的 JoAS 患者以外周症状起病（包括外周附着点病变和外周关节炎），仅 4.3% 的患者以中轴症状（脊柱、骶髂关节症状）起病。而与之相反，多数 AoAS 患者（67.2%）以中轴症状起病（图 21-6-8），仅 32.8% 的 AoAS 患者以外周症状起病。另外，在整个病程中，有分别高达 97.9% 和 78.7% 的 JoAS 患者出现了外周附着点病变及外周关节炎症状；而出现外周附着点病变及外周关节炎症状的 AoAS 患者分别为 72.1% 和 45.1%，少于 JoAS 患者。另外，

Marks 等研究表明，从外周关节炎发作到出现腰背痛的时间平均为 5.5 年。

既往研究中 JoAS 平均发病年龄为 11~15 岁，平均确诊年龄为 17~22 岁，这提示 JoAS 患者从出现症状到具有骶髂关节炎等 AS 典型影像学表现存在一定时间间隔（图 21-6-9）。García-Morteo 等分析了 24 例 JoAS 患者，首次出现症状的平均年龄为 11 岁。大多数（54%）患者以外周关节症状为首发症状，仅 1/4 的患者首发症状为单纯中轴症状，另有 21% 的患者初诊时合并有外周及中轴关节症状。Ozgocmen 等回顾性分析了 43 例平均病程为 16.8 年的 JoAS 患者。研究表明，该组病例首次出现症状的平均年龄为 12.7 岁，平均确诊年龄为 21.8 岁，平均诊断延迟时间为 9.1 年；32.6%

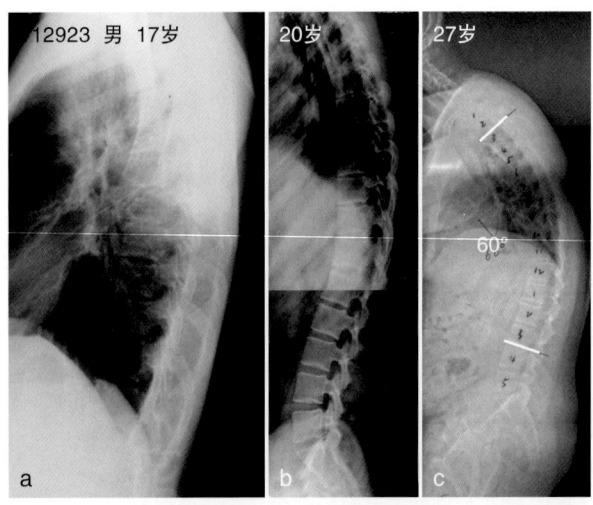

图 21-6-8　男（#12923），17 岁，AS。早期不伴胸腰椎后凸畸形，仅表现为腰骶部疼痛（a）；20 岁时，胸腰段出现局部后凸（b）；27 岁时，随着胸椎后凸的进一步增加及腰椎前凸的丢失，胸腰椎后凸畸形已较为明显，GK 为 60°（c）

的患者首发症状仅表现为外周关节受累。Chen 等回顾性分析了 67 例平均病程为 12.3 年的 JoAS 患者，平均发病年龄 14.5 岁，37.3% 的患者起病时存在外周关节炎症状。O'Shea 等回顾性分析了 84 例平均病程为 14.7 年的 JoAS 患者，这组病例首次出现症状的平均年龄为 12.8 岁，平均确诊年龄为 17.2 岁。病程中腰痛、背痛及晨僵的发生率分别为 61.2%、23.5% 及 72.1%；骶髂关节痛、骶骨疼痛及臀部疼痛的发生率分别为 33.8%、38.8% 和 38.2%；而 32.4% 及 38.2% 的患者在病程中分别出现颈痛和颈部僵硬。

晚期 JoAS 患者可因严重的髋关节病变和（或）脊柱后凸畸形，而需行髋关节手术和（或）脊柱截骨手术。从文献报道来看，需行髋关节手术的 JoAS 患者比例高于需行脊柱截骨手术者。Gensler 等分析了 79 例平均病程为 35.6 年的 JoAS 患者，17.7% 的患者在病程中接受了全髋关节置换术。Jadon 等分析了 162 例平均病程为 32.9 年的 JoAS 患者，平均发病年龄为 13.5 岁，平均确诊年龄为 20.6 岁；18.5% 的患者在病程中接受了骨科手术，13.6% 的患者接受了髋关节置换术，另有 0.6% 的患者接受了脊柱手术。

需要指出的是，既往关于 JoAS 自然史的研究多为回顾性研究，尚需更多前瞻性研究提供更高级别的循证医学证据。

治疗

AS 应通过非药物、药物和手术等综合治疗，缓解疼痛和僵硬，控制或减轻炎症，保持良好的姿势，防止脊柱或关节变形，必要时矫正畸形关节，以达到改善和提高患者生活质量的目的。

（一）药物治疗

1. NSAID　可迅速改善患者腰背部疼痛和晨僵，减轻关节肿胀和疼痛及增加活动范围，对早期或晚期 AS 患者的症状治疗都是首选。研究表明，NSAID 类药物可以通过干预青少年发病患者骨赘形成过程，起到改善病情的作用。NSAID 类药物的不良反应主要是胃肠道并发症，COX-2 选择性

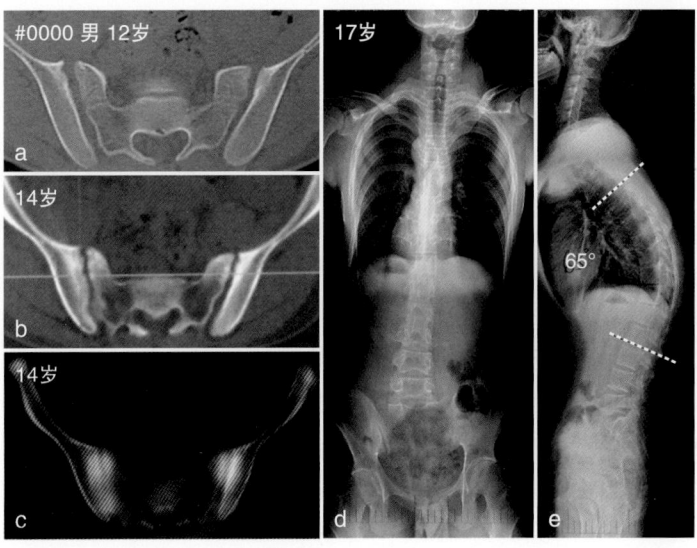

图 21-6-9　男（#0000），12 岁，JoAS，因腰痛行骶髂关节 CT 检查，未见明显异常（a）；14 岁时骶髂关节 CT 示双侧骶髂关节面毛糙，以右侧为著，关节面下髂骨骨密度增高（b）；SPECT/CT 融合图像示双侧骶髂关节面骨质改变伴放射性浓聚，提示骨代谢活跃，存在炎性改变（c）；17 岁时，全脊柱正、侧位 X 线片分别示躯干倾斜（d）及胸腰椎后凸畸形（65°），为典型的 JoAS 影像改变（e）

NSAID 类药物可以降低胃肠道并发症发生率，但是增加了心血管并发症的风险性。尽管传统上认为，儿童患者较成人此类并发症发生率低，但是研究表明，即使对于青少年患者，仍然存在一定的胃肠道及心血管并发症发生风险。

2.生物制剂　TNF-α 是 AS 病情进展过程中最重要的炎症因子，在附着点炎和滑膜炎的病理改变中起重要作用，生物制剂抗 TNF-α 治疗能够抑制炎症反应、控制病情进展。用于 AS 治疗的 TNF-α 拮抗剂包括：依那西普（Etanercept）、英夫利西单抗（Infliximab）和阿达木单抗（Adalimumab）等。这些生物制剂治疗 AS 已经通过多项随机双盲安慰剂对照试验评估，总有效率达 50%～75%。多项研究均表明，JoAS 患者使用 TNF-α 拮抗剂可以显著改善功能，降低炎症反应，可以取得不次于成人的治疗效果。阿达木单抗是第一种上市的全人类基因单克隆抗体 TNF-α 抑制剂，其不包含非人类基因序列，与 TNF 结合效率更高。Homeff 通过随机对照双盲试验发现，每 2 周一次 40mg 阿达木单抗应用仅 12 周后，疼痛评分及疾病活动度评分均获显著改善，其具有显效快，安全性高的优势。TNF-α 抑制剂的常见不良反应包括注射点反应、头痛及腹泻等，严重不良反应少见。Favalli 等比较了 TNF-α 抑制剂在青少年发病型与成年发病型 SpA 的用药延续性。在首次应用 10 年内，二者在终止 TNF-α 抑制剂治疗的比例上无显著差异，但其治疗中断的主要原因不同。青少年发病型患者因效果不佳终止的比例低于成年患者，因精神因素、胃肠道及眼部并发症中断治疗者则仅见于青少年发病型 SpA。

3.改善病情抗风湿药（DMARD）　柳氮磺吡啶可改善 AS 的关节疼痛、肿胀和发僵，并可降低血清 IgA 水平及其他活动性指标，特别适用于改善 AS 患者的外周关节炎。Darmawan 等对 NSAID 类药物无效的 JoAS 患者采取 DMARD 联合应用抑制免疫反应，即低剂量甲泼尼龙、环磷酰胺及甲氨蝶呤联合用药 6 个月，当 ESR 降至 20mm/h 以下时，加用霉酚酸酯、环孢素 A 低剂量口服，持续应用 2 年以上，6 年的长期随访显示，约 76% 的 JoAS 患者可获得症状显著改善，效果满意。

4.激素　一般不主张口服或静脉应用皮质激素治疗 AS，因为不良反应大，且不能阻止 AS 的病程。顽固性肌腱端病和持续性滑膜炎可能对局部皮质激素治疗反应好。前葡萄膜炎可以通过扩瞳和激素滴眼得到较好控制。对难治性虹膜炎可能需要全身用激素或免疫抑制剂治疗。对全身用药效果不好的顽固性外周关节炎（如膝关节）积液可行关节腔内注射糖皮质激素治疗。对顽固性的骶髂关节痛患者，可选择 CT 引导下的骶髂关节内注射糖皮质激素。类似足跟痛样的肌腱端病也可局部注射糖皮质激素来进行治疗。部分男性难治性 AS 患者应用沙利度胺（Thalidomide）后，临床症状、红细胞沉降率及 C 反应蛋白均明显改善。对上述治疗缺乏疗效的患者，AS 外周关节受累者可使用甲氨蝶呤和抗风湿植物药等，但它们对中轴关节病变的疗效不确定，还需进一步研究。

（二）手术治疗

髋关节强直和（或）脊柱后凸畸形的终末期 AS 患者需要接受髋关节置换术和（或）脊柱后凸畸形截骨矫形术。有文献报道，JoAS 患者因 AS 需接受骨科手术的可能性显著高于 AoAS 患者。

关于髋关节手术，Jadon 等发现 JoAS 患者行髋关节置换术的概率高于 AoAS 患者，但二者在髋关节表面置换术、双侧髋关节置换术、髋关节翻修术及髋关节翻修术后再翻修上无统计学差异。

就脊柱手术而言，虽然与 AoAS 患者相比，JoAS 患者的外周关节病变更为显著，中轴骨症状相对较少。但有研究显示，JoAS 患者行脊柱手术的可能性与 AoAS 患者并无显著差异。这种现象可能是由于，JoAS 患者发病年龄低，到成年期后病程相对较长，出现脊柱后凸畸形，需截骨矫形的概率和 AoAS 患者相似。JoAS 可导致胸腰椎后凸畸形和（或）颈胸段后凸畸形。经椎弓根椎体截骨术（pedicle subtraction osteotomy，PSO）和多节段 V 形截骨术（Smith-Petersen osteotomy，SPO）是治疗 JoAS 胸腰椎后凸畸形的主要术式；C_7 PSO 和 C_7/T_1 伸展性截骨则是治疗 JoAS 颈胸段后凸畸形的主要术式。因为 JoAS 患者诊断延误时间常较长，加上 JoAS 多从外周关节受累开始，故累及至脊柱，导致严重颈胸段或胸腰椎后凸畸形而行截骨手术治疗时，常已至成年期，所以在儿童期行截骨手术治疗的 AS 病例非常有限。鉴于治疗 AoAS 患者和 JoAS 患者的截骨矫形技术类似，故本文采用了部分成人病例展示手术技术。

1.体位　俯卧位是 AS 后凸畸形截骨矫形手术

最常用的体位。由于晚期 AS 患者常合并严重的僵硬性脊柱后凸畸形，无法将其放置于常规手术床。此外，因为 AS 患者常伴有骨质疏松，再加上异位骨化及脊柱后凸畸形等导致应力分布异常，脊柱骨折发生率高于正常人群，表现为无外力或轻微外力作用下即可发生脊柱骨折。以上原因均增加了术中体位摆放的难度及风险。

体位架的合理选择是实现体位合适摆放的首要步骤。由于不同的病情及手术要求在体位安放上各有特点，手术体位架可根据医院条件及医生对截骨后复位的要求选择。目前国内 AS 矫正手术较常用的体位架是分节式弓形脊柱手术托架（图 21-6-10a、b）。但对严重后凸或身材矮小的患者，不宜使用弓桥前端设计为平直型的体位架。因在弓形架调整复位后，其前端上翘可能造成对头面部的挤压，或压迫患者两侧颈部血管，致颈静脉血液回流不畅。俯卧位安放患者时务必使胸腹部悬空，保证垫物不滑动变位，保持膈肌呼吸动作不受任何限制；否则因患者自身体重的压迫，腹内压增高不仅可引起持续性呼吸困难而导致难以纠正的缺氧和 CO_2 蓄积，更可因压迫下腔静脉回流而致顽固性低血压。

具体来说，对于胸腰椎后凸畸形截骨矫形术，麻醉后，巡回护士与手术医生、麻醉医生共同将患者翻身俯卧于弓形体位架（图 21-6-10a），使截骨椎位于弓形体位架正中（行双截骨术患者，将第一截骨椎对准中央），头部顺势放置于头架上，不能过伸或悬空，以防因颈椎过屈、过伸而导致剪切型骨折。面部位于弓桥间时，脸颊部与弓桥臂之间可用小水凝胶垫衬垫缓冲。确保眼部和气管导管悬空。根据肩关节受累程度，将患者上肢屈曲置于头两侧，保持远端关节低于近端关节，或前臂向前置

于身体侧方。大腿与膝部下可使用钱邦平发明的调节气垫，复位时可通过调节气垫的气体容量，抬高下肢实现截骨面闭合（图 21-6-10）。小腿前放置大枕头或折卷的小棉被，使足呈功能位。

重度胸腰椎后凸畸形合并严重髋关节屈曲挛缩者，可在侧卧位完成截骨矫形（图 21-6-11）。侧卧位摆放患者时，背部沿床边对齐。对于因髋关节强直、下肢无活动度者，可用代用板将手术床延伸，方便安置下肢。双上肢用斜坡枕衬垫，让上肢自然处于功能位，避免神经损伤。整体可用宽胶布固定。复位时，把下肢固定带松开，截骨部位两端同时轻柔牵引，注意避免损伤脊髓。

对于颈胸段畸形矫正手术，因手术操作位置高，使头颈部受力大，须稳定固定患者头部。多选用 Mayfield 头架，用头钉固定头部保证其稳定性（图 21-6-12）。体位摆放时，先将 Mayfield 头架底座安装于手术床头端，将患者俯卧于体位架上，患者头部伸出手术床缘，助手或护士双手托扶住患者头部，由术者给患者头皮消毒后固定头钉，调整好角度及高度后，旋紧固定螺钉。两上肢置于身体侧方，向床尾适度牵拉固定，其余调节同胸腰椎截骨手术体位。主要注意事项包括：①患者翻身上体位架时人力要足够，特别是伴骨折、脱位患者翻身时注意轴心翻身，避免扭曲以免加重损伤。翻身时注意防止各种管线拉脱，翻身后及时检查在位情况。②安置体位后特别要注意躯干的固定，防止术中躯干下滑、移动，增加颈椎的应力，引发严重后果。③摆好体位后及手术开始前，测试 1 次体感诱发电位（somatosensory evoked potential，SEP）和运动诱发电位（motor evoked potential，MEP）获取基线，手术全程在 SEP 和 MEP 监护下完成。

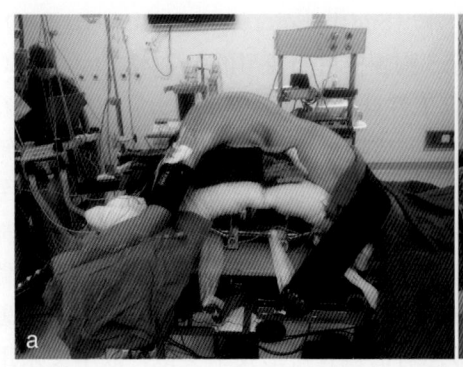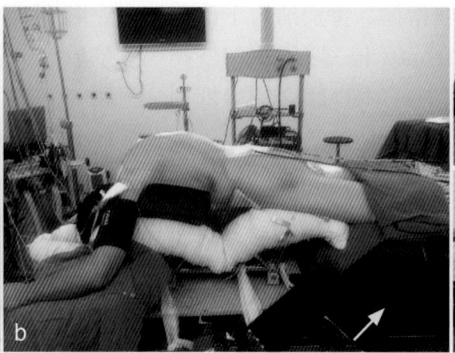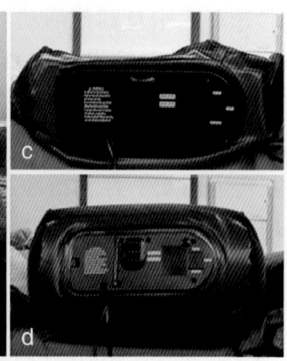

图 21-6-10　AS 胸腰椎截骨术中弓形体位架及调节气垫应用图。AS 胸腰椎截骨术前，患者俯卧于弓形架上（a），少量充气的气垫（c）置于患者大腿下方；复位时，气垫充气（d），气垫加高（b，箭头），抬高患者下肢

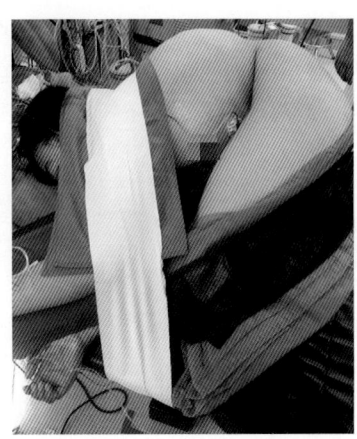

图 21-6-11　AS 重度胸腰椎后凸畸形合并髋关节屈曲挛缩患者行侧卧位腰椎截骨，术前体位摆放时，整体用宽胶布固定

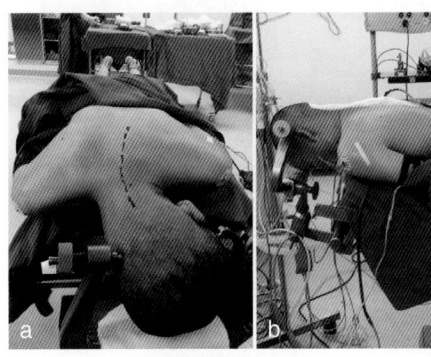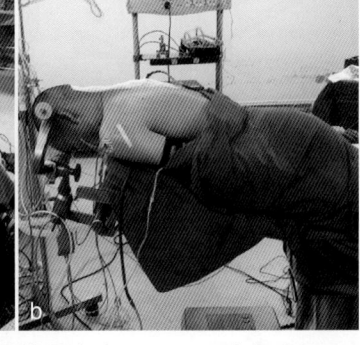

图 21-6-12　AS 颈胸段截骨术中 Mayfield 头架应用图。颈胸段截骨术前，用 Mayfield 头架固定 AS 颈胸段侧后凸畸形患者的头部（a）；在截骨面闭合过程中，台下助手配合调节头架；矫形完成后，患者颈胸段侧后凸畸形获得显著改善（b）

2. PSO 截骨　对于 JoAS 胸腰椎后凸畸形患者，行 PSO 截骨（图 21-6-13）的适应证为：①视野受限、不能平视；②无法平卧；③进行性加重的矢状面失平衡；④重要脏器受压，脏器功能损害；⑤对自身形体不满意、有强烈改善外观的愿望。尤其适用于前纵韧带严重骨化的患者。另外，对于重度 AS 胸腰椎后凸畸形（后凸角度 >100°）、后凸矫正目标 70°以上，或者平视功能明显受限，伴躯干严重塌陷者，需行双节段 PSO（图 21-6-6）。

PSO 截骨与多节段 V 形截骨相比，具有如下优势：①可在前柱完全骨化融合的情况下进行；②矫形能力更强，单节段 PSO 能达到三节段 V 形截骨的矫形效果；③可根据术前设计的截骨角度，取得相对精准的矫形效果；④截骨面闭合后接触面积较大，有利于截骨面骨融合，避免矫正丢失；⑤可避免因前柱张开而造成的前方大血管损伤。但需警惕 PSO

截骨可能存在风险：如术中截骨椎脱位风险较高、神经损伤风险大；截骨部位内固定应力较集中，易发生应力性及疲劳性断棒。

PSO 截骨手术策略的制订主要包括截骨椎的选择及融合范围的确定。对于单节段 PSO，截骨椎的选择主要应遵循顶椎原则（图 21-6-14），具体原因为：①在顶椎区截骨可实现整体后凸畸形的最大化矫形，对于外观的改善也较明显；②顶椎区多为局部后凸畸形最严重的区域，直接在此部位截骨可重建更为和谐平衡的矢状面序列（图 21-6-14d）；③顶椎区相对表浅，易于实施截骨操作。

截骨椎的选择除需考虑顶椎的位置外，还应综合考虑术前腰椎的形态、SVA 和骨盆倾斜角（pelvic tilt，PT）的目标矫正量及术后顶椎位置的改变等多重因素。具体包括：①术前腰椎的形态影响截骨椎的选择。钱邦平将 AS 胸腰椎后凸畸形患者术前的腰椎形态分为前凸型和后凸型（图 21-6-15）。对于腰椎前凸型患者，应尽量选择在胸腰段（T_{12} 或 L_1）截骨，可有效矫正胸腰段的后凸（图 21-6-15a~c）。相反，针对合并整体胸腰椎后凸畸形、腰椎呈后凸型的患者，应尽量于腰椎顶椎区（L_2 或 L_3）截骨，重建整体平衡的同时可恢复腰椎前凸（图 21-6-15d~f）。② SVA 和 PT 的目标矫正量也是截骨椎选择需要考量的因素之一。对于 SVA 和 PT 均较大的 AS 患者，更适合在胸腰段以下水平截骨，既能重建躯干的整体平衡，也能最大限度地消除骨盆的代偿，恢复自然形态（图 21-6-16）。③截骨节段的选择还应考虑术后矢状面顶椎位置的重新分布。因为术后顶椎位置可影响患者的平卧功能。钱邦平的研究表明，对于顶椎位于胸腰段、不伴特别严重的矢状面失平衡的患者，应尽量在顶椎区截骨；术后顶椎位置可明显上移，反映枕部与后凸顶点之间的水平距离显著减小，平卧功能可显著改善（图 21-6-17）；以避免在顶椎远端截骨后，因新的顶椎位置过低而导致术后舒适平卧的目标仍未能实现。

对于 SVA 大、骨盆旋后的严重后凸畸形，需行双节段 PSO，上位截骨椎一般选择在胸腰椎后凸畸形的顶椎（图 21-6-6），原因是：①顶椎区位置表浅，截骨后容易闭合截骨面；②直接在顶椎区矫形可获得最大的整体后凸矫正和明显的外观改善；③即使术中出现严重并发症而无法继续进行第二部位的截骨，患者总体外观的改善仍可达到相对满意

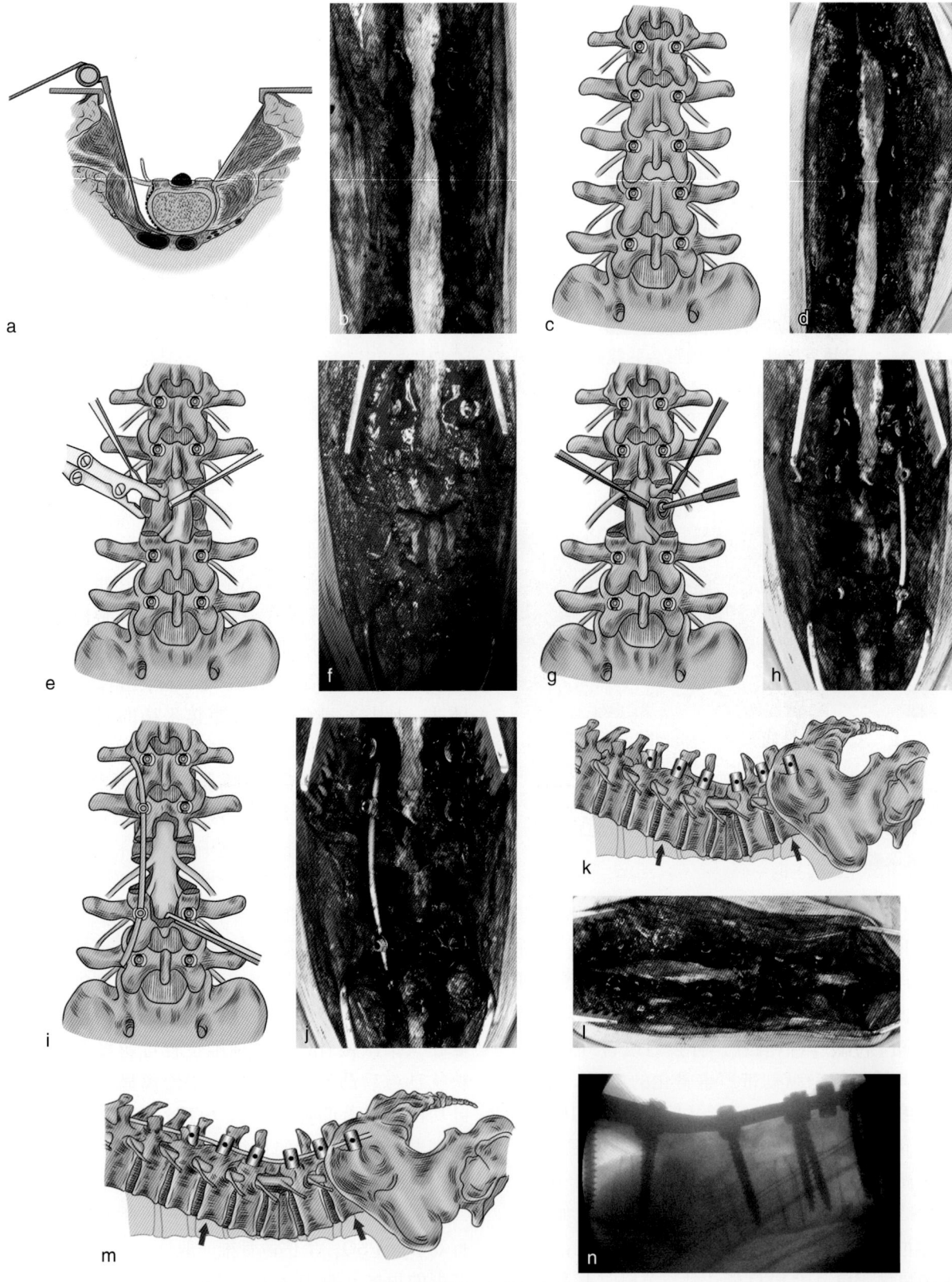

图 21-6-13　PSO 手术过程图。脊柱暴露：将椎旁肌和椎旁软组织剥离（a、b）；置钉：于预定节段置入双侧椎弓根螺钉（c、d）；对截骨椎行全椎板切除术：用超声骨刀在两侧椎弓根与椎板连接处切出两个骨槽，然后采用"揭盖法"将椎板完整切除（e、f）；一侧截骨术：经椎弓根去除一侧椎体骨松质，对侧用一短棒临时固定截骨区（g、h）；同样操作经对侧椎弓根进行椎体内截骨，去除椎体松质骨（i、j）；截骨面闭合：调节弓形架进行复位（k、l）；先进行一侧矫形棒内固定，透视确认矫形良好、无截骨椎脱位后，安装对侧矫形棒，完成矫形（m、n）

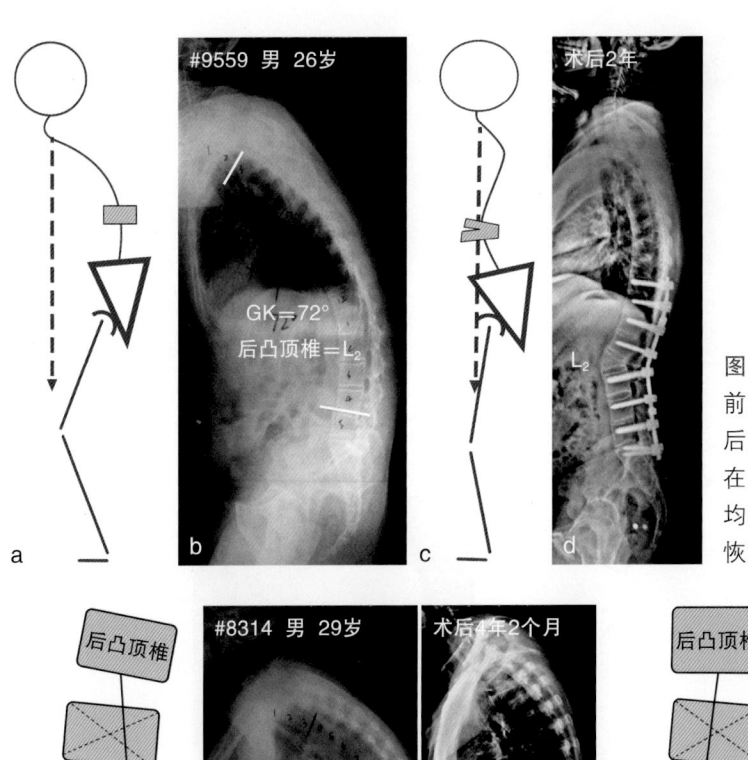

图 21-6-14 PSO 截骨的顶椎原则。PSO 截骨术前示意图（a）；男（#9559），26 岁，AS 胸腰椎后凸畸形（GK=72°），术前后凸顶椎为 L$_2$（b）；在后凸顶椎（L$_2$）截骨后，局部后凸及整体后凸均获显著改善，腰椎前凸得以重建，矢状面平衡恢复（c、d）

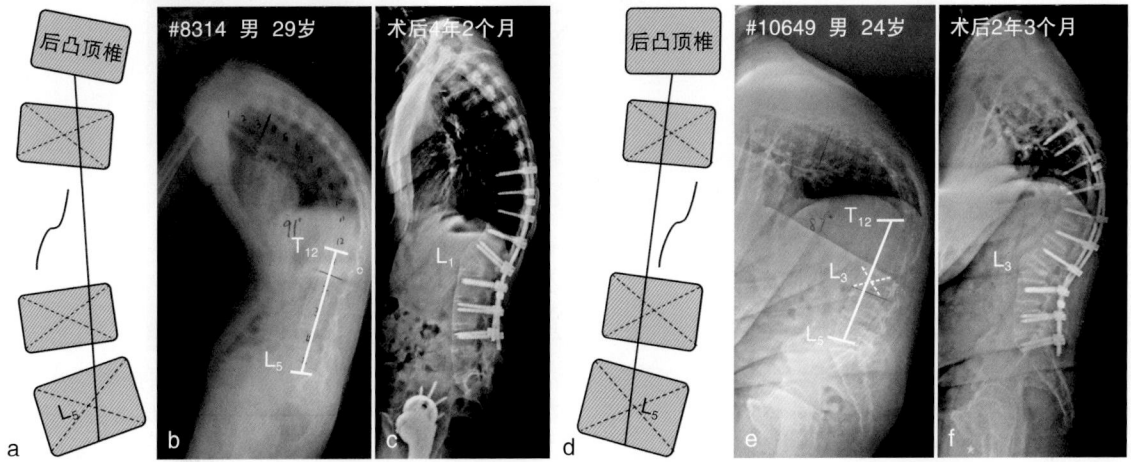

图 21-6-15 AS 胸腰椎后凸畸形患者术前腰椎形态分型。腰椎前凸型示意图（a），该型以胸腰段后凸为主，后凸顶椎远端椎体（b，L$_1$~L$_5$）的中心均在顶椎（b，T$_{12}$）与 L$_5$ 下终板连线前方；行 L$_1$ PSO 后，后凸畸形明显改善，术后 4 年 2 个月随访时，矢状面平衡维持良好（c）。腰椎后凸型示意图（d），该型后凸顶椎远端椎体中，至少存在 1 个椎体的中心在顶椎（e，L$_3$）与 L$_5$ 下终板连线后方；行 L$_3$ PSO，术后腰椎前凸及整体矢状面平衡均获得显著改善，术后 2 年 3 个月随访时矢状面形态维持良好（f）

的效果。当近端截骨椎确定后，下位截骨椎应尽量选择在与上位截骨椎相隔 2 个椎体处，如 T$_{12}$+L$_3$、L$_1$+L$_4$ 或 L$_2$+L$_5$ 的组合。如此选择下位截骨椎，具有以下优点：① 避免在短节段范围内骤然成角而使硬膜囊过度堆积或皱褶；② 截骨椎之间相隔两个节段可保证相邻椎体的内固定强度，并有利于截骨面的抱紧闭合；③ 相对远端的截骨，因力臂较长，对腰椎前凸的重建和 SVA 的恢复效果较好；④ 内固定的安装方便。

就融合节段而言，应综合考虑是否合并冠状面失衡、术前骨化程度及是否为双节段截骨等。具体包括：① 对于合并冠状面、矢状面双平面畸形的 AS 患者，可采用不对称 PSO（asymmetric pedicle subtrac-

tion osteotomy，APSO）技术（图 21-6-18），通过对脊柱凸侧进行更大范围的楔形截骨以实现双平面的平衡重建。对于此类患者，建议采用长节段固定直至中胸椎，原因是 AS 患者的冠状面畸形多不同于传统的侧凸畸形，而是表现为冠状面躯干的整体失衡，增加融合节段的长度既有利于纠正冠状面的整体失衡，亦有助于增加固定强度，降低矫正丢失的风险。② 融合节段的选择还应考虑术前的脊柱骨化程度。钱邦平对 AS 患者 PSO 截骨术后长节段（固定节段 ≥7）与短节段（固定节段 <7）固定的疗效进行比较发现，不论融合节段长短，均能维持良好的矫形效果，其中短节段组患者的平均 mSASSS 评分更高、骨化更严重。因此，对于术前脊柱骨化

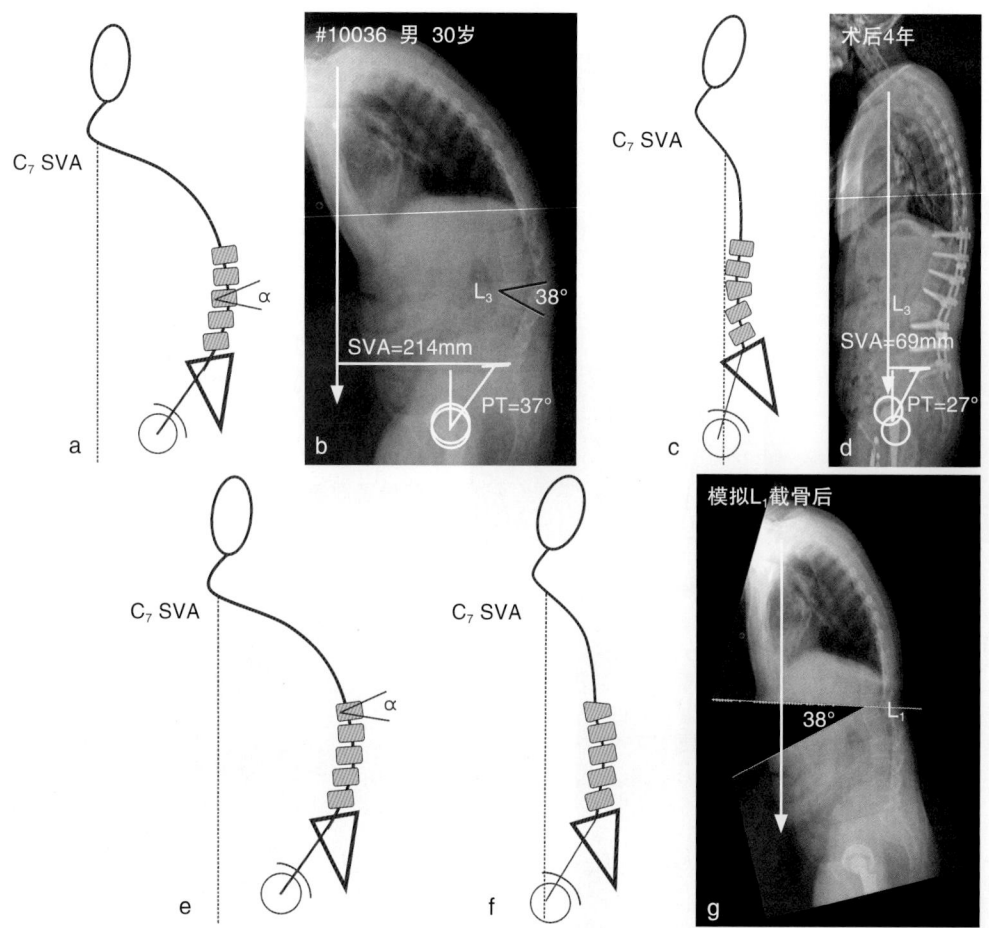

图 21-6-16　不同截骨水平对 SVA 及 PT 矫正的比较。对于术前 SVA 较大的患者，更适合在胸腰段以下水平截骨（a）。男（#10036），30 岁，术前 SVA=214mm，PT=37°，在 L_3 处行 PSO，截骨角 38°；截骨面闭合后，既能重建躯干的整体平衡，也能有效矫正 PT（c），术后 4 年随访时，SVA=69mm，PT=27°（d）；若截骨水平较高（e，L_1），应用相同的截骨角（α）进行截骨后，SVA 及 PT 恢复均有限（f）。同一患者模拟 L_1 截骨，截骨角仍为 38° 时，截骨面闭合后，SVA 矫正不足（g）

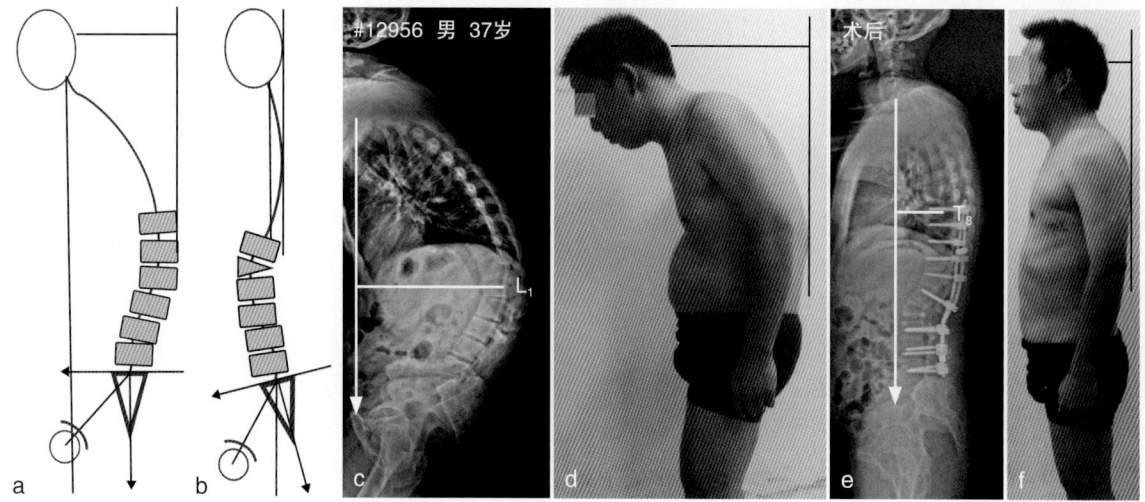

图 21-6-17　PSO 截骨后的顶椎位置的重新分布。术前后凸顶椎在胸腰段（L_1），SVA 相对不特别严重（a）；行顶椎区（L_1）截骨，术后后凸顶椎上移至 T_8，反映平卧功能的枕部与后凸顶点之间的水平距离显著减小（b）；男（#12956），37 岁，AS 胸腰椎后凸畸形，术前后凸顶椎在胸腰段（L_1）（c）；枕部与后凸顶点之间的水平距离较大，无法平卧（d）；行顶椎区（L_2）截骨，术后顶椎上移至 T_8（e）；枕部与后凸顶点之间的水平距离显著减小，平卧功能恢复（f）

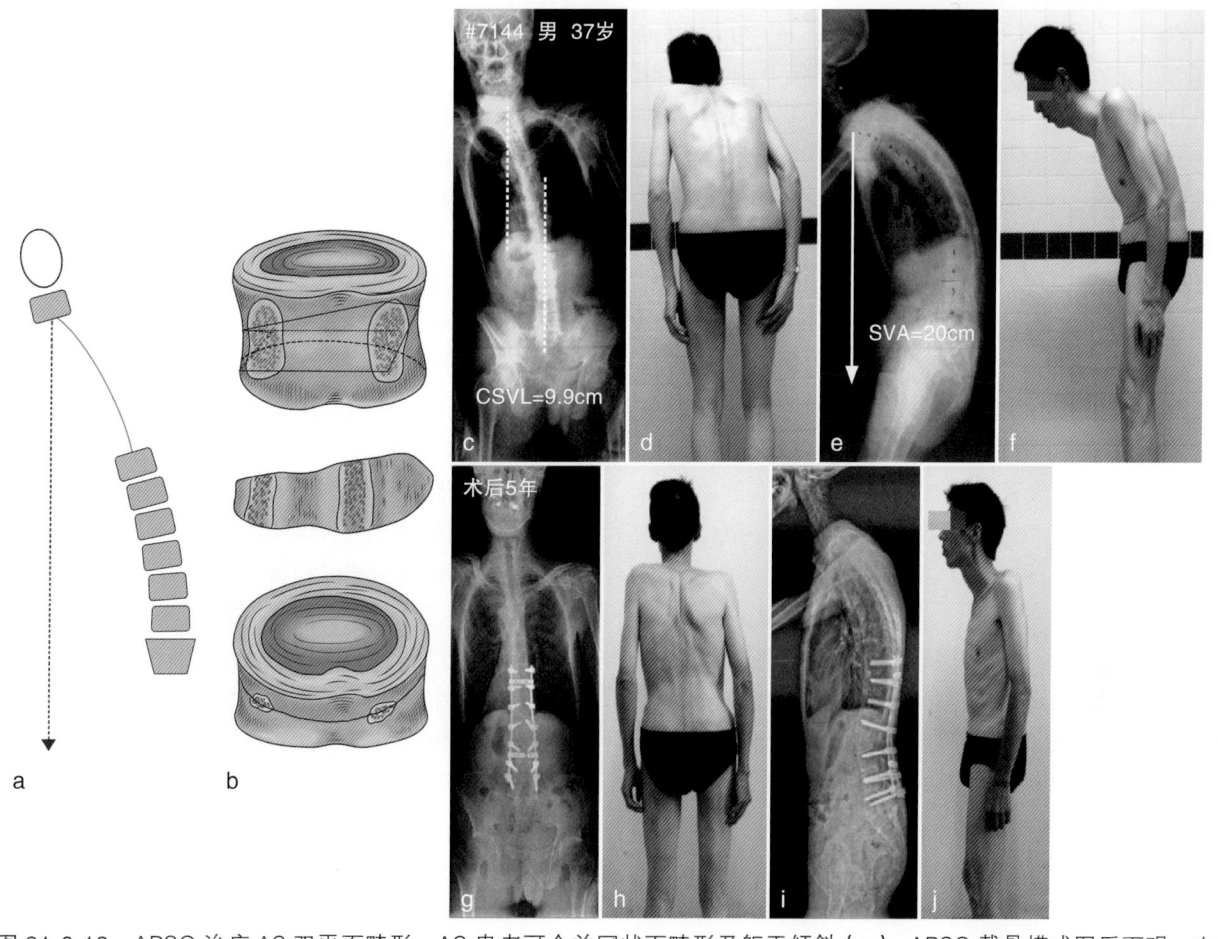

图 21-6-18 APSO 治疗 AS 双平面畸形。AS 患者可合并冠状面畸形及躯干倾斜（a），APSO 截骨模式图后面观，左侧为凹侧，右侧为凸侧，在凸侧进行更多量的截骨，切除不对称楔形骨块，闭合截骨面后，可同时获得后凸及侧凸畸形的矫正（b）。男（#7144），37 岁，AS 合并冠状面（c、d）、矢状面（e、f）畸形，术前 C_7 至骶骨中垂线（center sacral vertical line, CSVL）距离为 9.9cm（c），SVA 为 20cm（e）；行 L_2 APSO，双平面畸形均获显著改善，术后 5 年随访时，双平面脊柱形态维持良好（g~j）

程度高或者已完全骨化的患者，可采用相对短节段固定。反之，须行长节段固定，以防止远近端尚未骨化的脊柱区出现新的后凸畸形。③对于需行双节段 PSO 的重度 AS 患者，上位截骨椎一般选择在后凸顶椎，近端一般固定至中下胸椎，且需跨越后凸顶椎区（图 21-6-6）；远端多需固定至 S_1。因此，双节段 PSO 矫形后，应选择长节段固定融合。

尚无文献报道 PSO 截骨治疗 JoAS 的疗效，但有不少研究报道了 PSO 截骨治疗 AoAS 的疗效。从影像学矫形效果分析，单节段 PSO 一般可获得 35°~50° 的后凸矫正，腰椎前凸角（LL）一般可矫正 30°~45°，SVA 一般可获得 60~160mm 的矫正。2001 年，Chen 等报道的 78 例 AS 患者中，64 例接受单节段 PSO、14 例接受双节段 PSO，平均每节段 PSO 获得 35° 矫正。2003 年，Suk 等纳入 34 例行单节段 PSO 治疗的 AS 患者，发现 LL

和 SVA 平均获得 38°、89mm 的矫正。2005 年，Chang 等报道的 51 例行单节段 PSO 治疗的 AS 患者中，LL 获得平均 38° 矫正，SVA 获得平均 99mm 的矫正。2015 年，Xu 等报道的 37 例接受单节段 PSO 治疗的 AS 患者，平均获得 43° 的后凸矫正，SVA 平均矫正 132mm。Liu 等的一项荟萃分析显示，AS 患者 PSO 术后 SVA 平均能获得 124mm 的矫正；LL 平均能矫正 35°。2020 年，钱邦平的一项研究中，纳入了 100 例行单节段 PSO 治疗 AS 胸腰椎后凸畸形的病例，并进行了至少 2 年的随访。在末次随访时，整体后凸角（GK）、LL 及 SVA 的平均矫正值分别为 48°、44° 及 116mm。双节段 PSO 方面，Chen 等对 14 例后凸超过 70° 的 AS 重度胸腰椎后凸畸形患者行双节段 PSO，获得平均 63° 的后凸矫正，最大矫正达 100°。Zhang 等对 9 例 AS 胸腰椎后凸畸形患者行双节段 PSO，术后 GK 和 SVA 分别获得 54° 和 240mm 的矫正。Zheng 等分析了 48 例行双节段 PSO 治疗的 AS 胸腰椎后凸畸形病例，结果发现，术后 SVA 获得平均 160mm 的矫正。钱邦平分析了 21 例 GK ≥ 80°、行双节段 PSO 治疗的 AS 重度胸腰椎后凸畸形病例，并进行了至少 2 年随访，末次随访时，GK、LL 及 SVA 的平均矫正值分别为 78°、74° 及 188mm。

AS 胸腰椎后凸畸形患者行 PSO 矫形术后的临床效果主要可表现为两方面。①生理功能的改善：包括平视、平卧、呼吸及消化等功能的改善；②生活质量的改善：主要包括欧洲五维健康量表（European Quality of Life-5 Dimensions，EQ-5D）、SF-36、Oswestry 功能障碍指数（Oswestry disability index，ODI）等生活质量量表评分的提高。Thomasen 等的研究纳入 11 例 AS 患者，术后外观都得到良好矫正，术后平卧功能恢复。Thiranont 等报道的 6 例患者术后呼吸和胃肠道功能恢复良好。Chen 等将 AS 截骨术后效果分为优、良、中三个等级，78 例患者中 77 例都获得良好及以上结果，仅有 1 例患者因术后 L₂ 神经根疼痛而将手术效果报告为中。Brox 等的研究纳入 20 例行 PSO 矫形的 AS 胸腰椎后凸畸形患者，术后 1 年 EQ-5D 评分获得 0.27 分改善。Yildiz 等报道的 12 例 AS 患者 SF-36 功能状态、心理状态评分分别由术前的 23.4 分、29.3 分改善至术后的 35.3 分、41.2 分；ODI 评分术前为 79.0 分，术后降至 30.2 分。Hua 等的研究纳入 12 例行单节段 PSO、10 例行双节段 PSO 治疗的 AS 胸腰椎后凸畸形病例。结果表明，行单节段 PSO 的患者术后 ODI 评分平均改善 43.2

分，双节段组 ODI 评分平均改善 43.4 分。

PSO 截骨术的并发症主要可分为：①手术相关并发症，包括术中并发症，如硬脊膜撕裂、不良置钉、术中截骨椎脱位、神经根损伤等；术后并发症，如手术部位感染、迟发性神经损害、内固定失败、近段交界性后凸（proximal junctional kyphosis，PJK）等。②麻醉相关并发症，包括气管插管意外拔出、急性肺水肿致 CO₂ 潴留等。③一般并发症，如肺部感染、胸腔积液、胃肠道穿孔、急性胰腺炎等。

神经损害是脊柱手术灾难性的并发症之一，在常规脊柱手术中发生率为 0.12%~0.18%，而在脊柱截骨矫形手术中的发生率可超过 10%。Buchowski 等报道了 108 例行 PSO 治疗的僵硬性矢状面失衡病例，神经损害发生率为 11.1%，永久性神经损害发生率为 2.8%。Kim 等报道的 45 例接受 PSO 治疗的 AS 胸腰椎后凸畸形患者中，神经损害发生率为 11.1%。钱邦平的研究纳入 305 例行 PSO 治疗的 AS 胸腰椎后凸畸形病例，其中 4 例（1.3%）出现神经损害。Buchowski 等研究表明，术中截骨椎脱位是造成神经损害的重要原因。在他们报道的一组 108 例接受腰椎 PSO 治疗的僵硬性矢状面失衡病例中，12 例发生了神经损害，其中 4 例（33.3%）是由于术中截骨椎脱位所致。南京鼓楼医院研究表明，在截骨面闭合过程中，截骨椎可能因前壁过早骨折、截骨量不足或过多（图 21-6-19）或远近端截骨面不对称的闭合、悬梁臂技术不恰当的应用等原因而发生脱位（图 21-6-20），脱位的截骨椎可对硬膜囊或神经根造成直接的机械性损伤，而导致神经损害。因此，有效预防术中脱位对于减少神经系统并发症具有重要意义。钱邦平发明

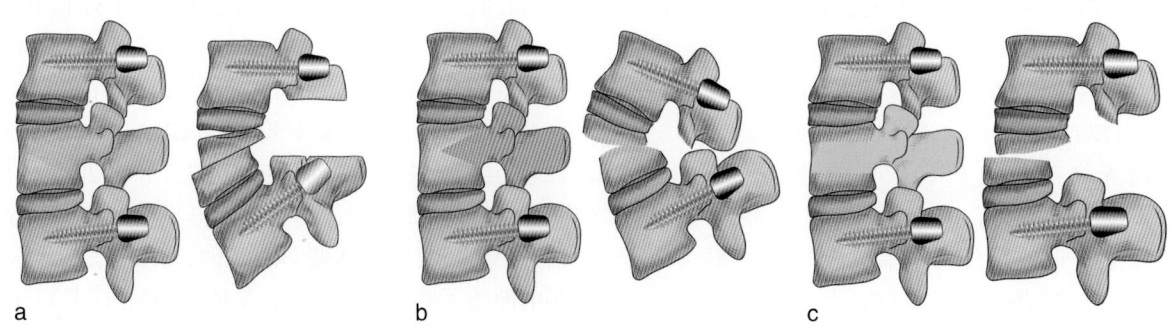

图 21-6-19　PSO 术中截骨椎脱位机制示意图。截骨椎前壁过早骨折（a），截骨面闭合时，椎体前方皮质发生骨折，而后方截骨缺损尚未完全闭合。这时截骨水平极度不稳，可造成截骨断端相互移位。截骨量不足（b），截骨椎椎体骨松质去除不足使常规闭合截骨面困难；为闭合截骨面，常需施加较大的抱紧力，易导致前壁骨折及截骨椎脱位。截骨量过多（c），骨松质去除过多时，闭合截骨面后表现为截骨椎的平行塌陷，这种截骨面的平行闭合显著降低了后凸矫形效果。为获得尽量满意的局部后凸矫形，加压抱紧过程中易发生截骨椎移位

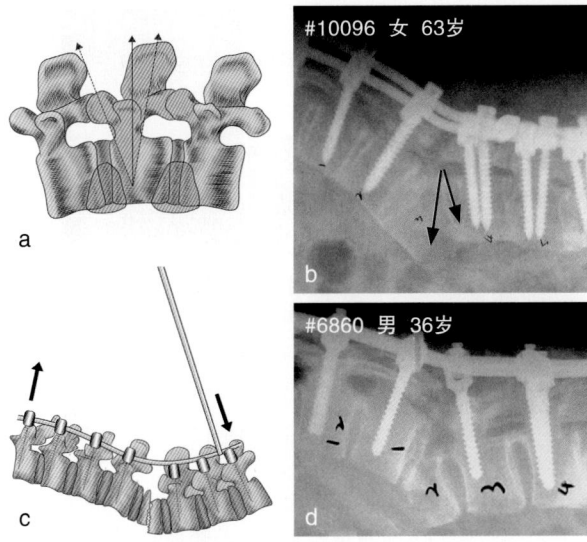

图 21-6-20　截骨近端闭合过多导致截骨椎脱位（a、b）；不恰当的应用悬梁臂技术亦可能导致截骨椎脱位。常出现在从近端向远端安装矫形棒的过程中，截骨椎近端与远端的反向移动导致脱位的发生（c、d）

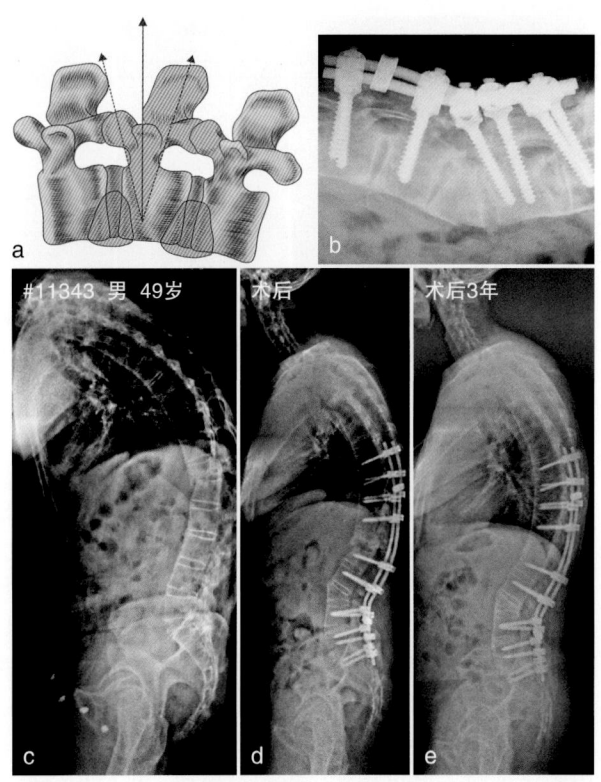

图 21-6-22　截骨面的对称性闭合。在复位过程中对称性闭合远近端截骨面，可预防截骨椎脱位（a、b）；男（#11343），49 岁，AS 胸腰椎后凸畸形（c）；行 L₃ PSO，对称性闭合截骨面，后凸畸形获得显著矫正，且未发生截骨椎脱位（d）；术后 3 年随访时，矫形效果维持良好（e）

的复位导向器可有效预防术中脱位，该复位导向器的主要原理是保证截骨面能仅在矢状面上进行可控闭合（图 21-6-21）。闭合截骨面时，一侧用持钉钳持住截骨椎远端相邻节段的椎弓根钉，在对侧使用复位导向器。对弓形复位架进行调整的过程中，复位导向器能随弓形复位架调整的节奏而滑动，在保持脊柱稳定的同时，尚能诱导复位，进而有效避免截骨椎脱位。此外，复位过程中尽量保持远近端截骨面的对称性闭合，亦可减少截骨椎脱位的发生（图 21-6-22）。

PJK 和内固定失败是 AS 患者 PSO 术后随访中并不罕见的并发症。PJK 通常定义为术后近端交界角（proximal junctional angle，PJA）大于

10°，且至少比术前测量值增加 10°。其中 PJA 定义为上端固定椎的下终板与其上位 2 个椎体的上终板所形成的 Cobb 角。钱邦平发现 AS 胸腰椎后凸畸形截骨矫形术后 PJK 的最常见形式为胸椎后凸的自然进展，其次为压缩性骨折和假关节形成（图 21-6-23），年龄、手术方式、术前近端交界

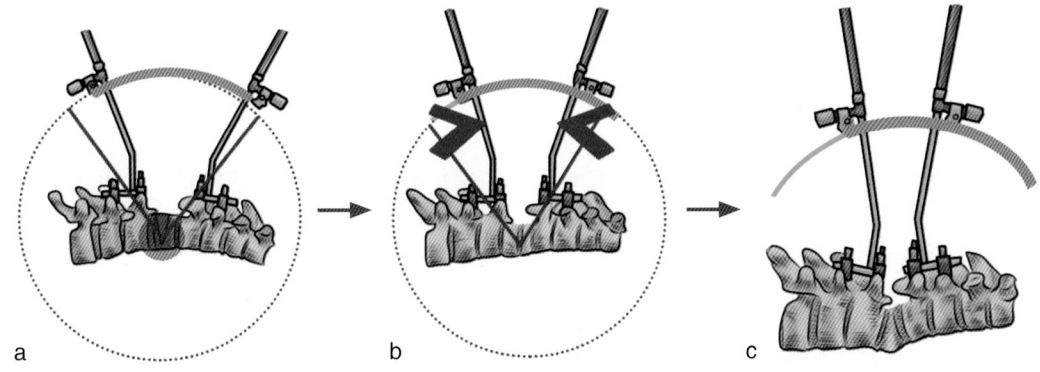

图 21-6-21　复位导向器辅助复位示意图。截骨完成后在截骨椎相邻上下各 2 个节段安装导向器（a）；在复位过程中，导向器以截骨椎中 1/2 为支点，随弓形架的复位，实现截骨面的闭合（b）；在复位导向器辅助下的截骨面无脱位闭合（c）

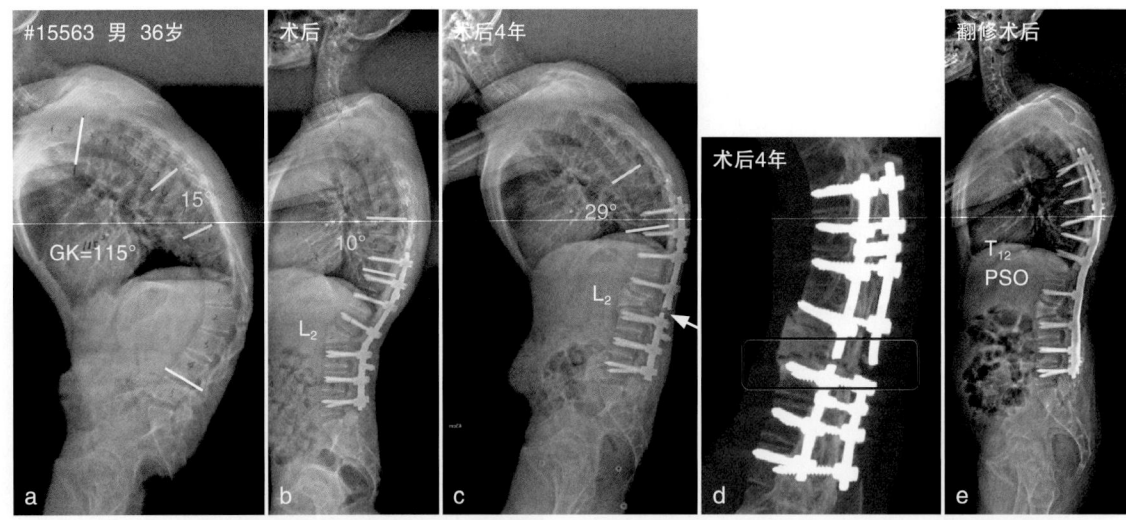

图 21-6-23 男（#15563），36 岁，AS 胸腰椎后凸畸形。术前全脊柱侧位 X 线片示重度胸腰椎后凸畸形（GK=115°），PJA=15°（a）；行 L_2 PSO 术后胸腰椎后凸畸形及矢状面失衡获得显著改善，PJA=10°（b）；术后 4 年随访时，胸椎后凸畸形进展，出现 PJK 及矢状面失衡，PJA 增大为 29°，截骨部位（L_2，箭头）断棒（c）；CT 三维重建示截骨部位假关节形成伴断棒（d）；行 T_{12} PSO+ 假关节修补术，翻修术后胸椎后凸畸形及矢状面失衡获得明显矫正（e）

角（PJA）和 SVA 均为 PJK 发生的危险因素。而内固定失败主要包括椎弓根螺钉松动、椎弓根钉断裂、内固定棒断裂及断棒合并假关节形成等。

3. 多节段 V 形截骨 多节段 V 形截骨，即多节段 SPO（图 21-6-24）主要适用于如下 JoAS 后凸畸形患者：①脊柱前柱未骨化融合或骨化程度较轻者；②累及节段较长的胸腰椎后凸畸形，后凸畸形顶椎位于胸腰椎/腰椎，伴胸椎代偿性前凸的患者。

文献报道，平均每节段 SPO 的矫正效果约为 10°。Chen 报道 16 例接受多节段 SPO 矫形的 AS 患者，平均矫正度数为 26°。Hehne 等报道 177 例多节段 SPO 治疗 AS 胸腰椎后凸畸形的病例，患者接受 SPO 的手术节段为 4~6 节段，平均获得 44°±16°的矫正，患者平均身高增高（9.2±2.4）cm。van Royen 等报道 21 例接受多节段 SPO 手术的 AS 患者，末次随访时矫正度数为 26°。Kim 等报道 19 例行多节段 SPO 治疗的 AS 患者，术后 SVA 平均矫正为 107mm。钱邦平报道 15 例行多节段 SPO 治疗的 AS 胸腰椎后凸畸形病例，术后 GK、SVA 的矫正分别为 39.6°和 119mm。一项荟萃分析研究结果显示，多节段 SPO 术后 SVA 平均获得 107mm 的矫正，LL 平均获得 32°的矫正。临床疗效方面，Arun 等研究显示多节段 SPO 术后末次随访时疼痛视觉模拟评分（visual analogue scale，VAS）平均改善 4.6 分，脊柱侧凸研究学会 -22 评分（Scoliosis Research Society-22，SRS-22）改善 72

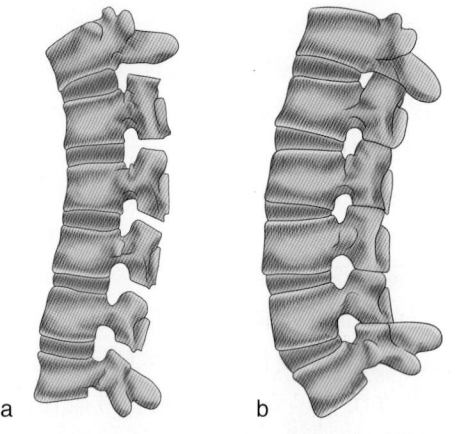

图 21-6-24 多节段 SPO 截骨示意图。多节段 SPO 切除范围为棘突、棘上韧带、棘间韧带、双侧上位脊椎部分下关节突及下位脊椎部分上关节突（a）；闭合后方截骨面，完成矫形，重建腰椎前凸（b）

分，Oswestry 功能障碍指数（Oswestry disability index，ODI）改善 30.7 分。

虽然目前一般认为 SPO 手术操作相对简单，与三柱截骨相比，手术时间较短、失血量较少、神经系统并发症发生风险较低，但仍存在相关并发症，不能忽视。多节段 SPO 的并发症包括神经系统并发症、硬脊膜损伤、感染、假关节形成、矫正丢失、PJK（图 21-6-25）及植入物相关并发症等。Hehne 等分析了 177 例行多节段 SPO 治疗的 AS 胸腰椎后凸畸形病例中，出现 4 例患者死亡，4 例患者发生神经根损伤，4 例患者内固定断裂，6 例患者发生深部感染。Chang 等报道的 127 例 AS 患者中，11 例发生硬脊膜损伤，5 例发生感染，7 例出现短暂性的神经麻痹，4 例发生断棒。钱邦平的研究纳入的 15 例行多节段 SPO 治疗的 AS 胸腰椎后凸畸形病例中，有 2 例在随访中出现 PJK（图 21-6-25），都是年龄相对较轻的成年人。

4. C₇/T₁ 伸展性截骨　AS 晚期因广泛的脊柱小关节和韧带异位骨化导致脊柱僵直，患者表现为进行性加重的脊柱后凸畸形，累及颈胸段时可出现颈胸段后凸或侧后凸畸形，严重者可出现颌触胸（chin-on-chest）、耳触肩（ear-on-shoulder）畸形等典型的临床表现，导致患者平视功能严重受损，无法平卧，张口、咀嚼、吞咽困难及呼吸困难，甚至因脊髓受压而出现神经损害症状。此时，截骨矫形手术是唯一有效的治疗方式。

颈椎截骨术式种类繁多，且可用于治疗多种病因引起的颈椎/颈胸段畸形。2013 年，国际脊柱研究小组（International Spine Study Group, ISSG）为统一分类标准，更有效地交流各种颈椎截骨术以及进行临床疗效比较，基于各种颈椎截骨术式不同的解剖学切除范围，将颈椎截骨分为七级（图 21-6-26）。等级越高，切除范围越大，矫形程度越大，但对脊柱稳定性的潜在破坏亦越大。对于前纵韧带和椎间盘尚未骨化或骨化程度较轻的 AS 颈胸段后凸畸形患者，可采用 C₇/T₁ 伸展性截骨（图 21-6-27），即颈椎五级截骨（图 21-6-26f）；而对于前纵韧带和椎间盘骨化较为严重的患者，则较常使用 C₇ PSO 截骨，即颈椎六级截骨（图 21-6-26g）。

C₇/T₁ 伸展性截骨通过脊柱后柱闭合、前柱张开实现矫形，以恢复患者的平视、平卧功能，与三柱截骨的 C₇ PSO 相比，术中对脊柱稳定性的破坏相对较小，因而不易出现术中脊椎脱位。但存在以下不足：截骨接触面积小，容易发生矫正丢失及假关节形成；术后 C₈ 神经根症状发生风险较高；术中需要使用较大外力才能使前柱张开复位矫形。

C₇/T₁ 伸展性截骨的临床疗效较好，颈胸段后凸的矫正可达 30°~54°，CBVA 的矫正范围为 15°~60°，且平视功能可获良好恢复。McMaster 分析了 15 例行 C₇/T₁ 伸展性截骨治疗的 AS 颈胸段后凸畸形病例，术后平均获得 54° 的矫正，所有患者平视功能都得以恢复。Mehdian 等报道的 1 例患者 CBVA 获得 60° 的矫正，平视功能恢复良好，术后 18 个月随访时未发生矫正丢失。Belanger 等报道的 26 例患者术后颈胸段后凸获得 38° 矫正，18 例术前有吞咽困难症状的患者术后明显好转。钱邦平等报道了 3 例 AS 颈胸段后凸患者采用 C₇/T₁ 过伸性截骨，平均获得 30° 的矫正，颈胸段 SVA 平均矫正 3.3cm，CBVA 平均矫正 15°。

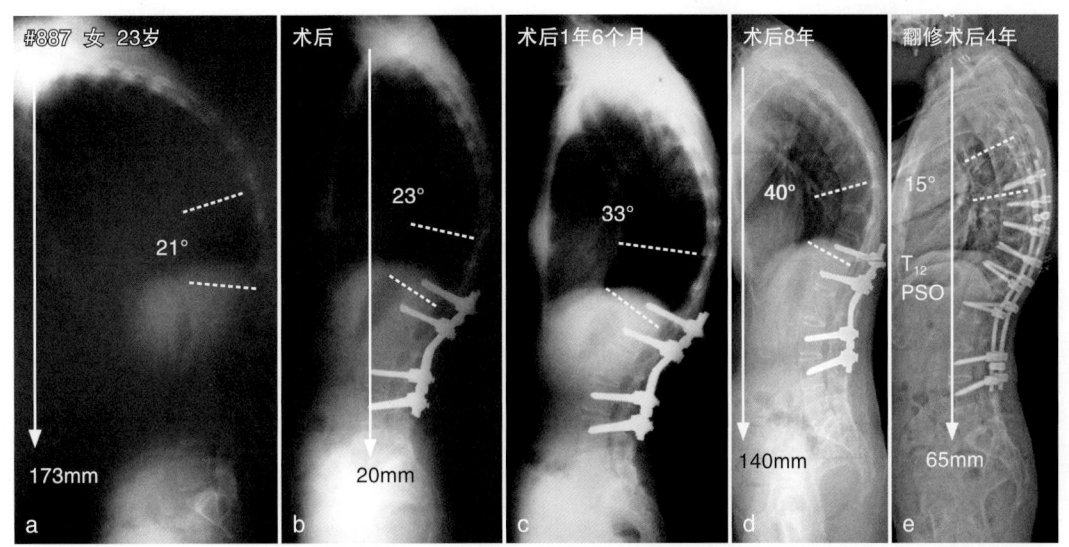

图 21-6-25　女（#887），23 岁，AS 胸腰椎后凸畸形。术前全脊柱侧位片示胸腰椎后凸畸形伴矢状面失平衡（SVA=173mm），PJA 为 21°（a）；行 T₁₂~L₄ 多节段 SPO，术后胸腰椎后凸畸形及矢状面平衡获得显著改善，SVA 矫正为 20mm（b）；术后 1 年 6 个月随访时，出现 PJK，PJA 增大为 33°（c）；术后 8 年随访时，PJK 进一步加重，PJA 增大为 40°，SVA 增大为 140mm（d）；行 T₁₂ PSO 翻修，术后 4 年矫形效果维持良好，SVA 为 65mm，PJA 为 15°（e）

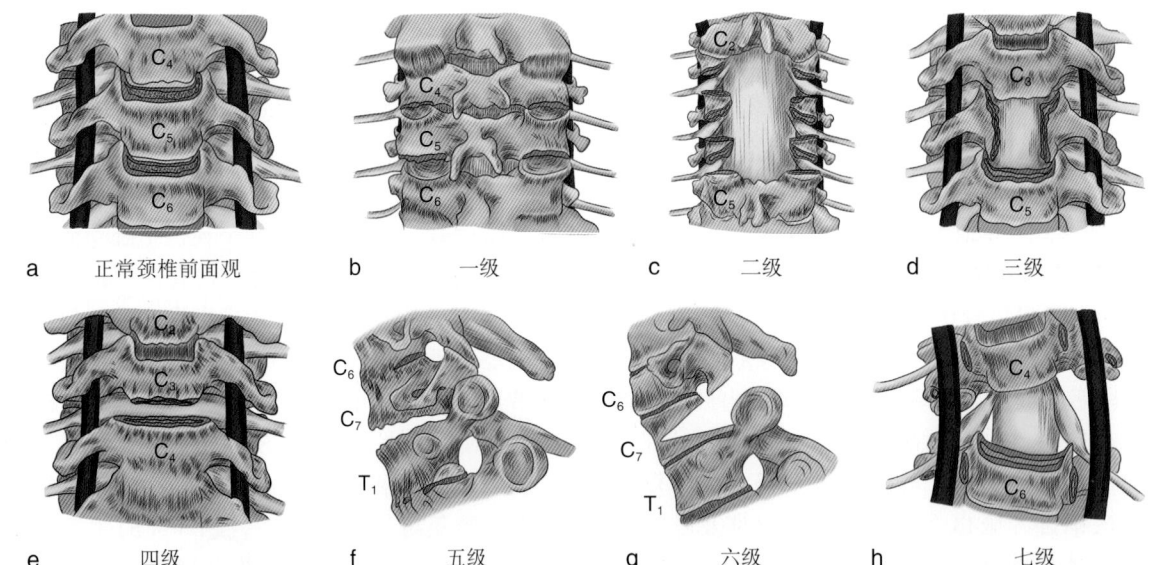

a　正常颈椎前面观　　b　一级　　c　二级　　d　三级

e　四级　　f　五级　　g　六级　　h　七级

图 21-6-26　颈椎七级截骨示意图。正常颈椎前面观（a）；一级：部分关节切除，包括前路椎间盘、部分钩椎关节切除，和（或）后路关节囊或部分关节突切除（b）；二级：后路关节突完全切除（c）；三级：前路椎体部分或完全切除（d）；四级：前路钩椎关节全部切除（e）；五级：后路伸展性截骨，例如 C$_7$/T$_1$ 伸展性截骨（f）；六级：闭合性三柱截骨，例如 C$_7$ PSO（g）；七级，全脊椎切除（一或多个脊椎，并包含邻近椎间盘的切除）（h）

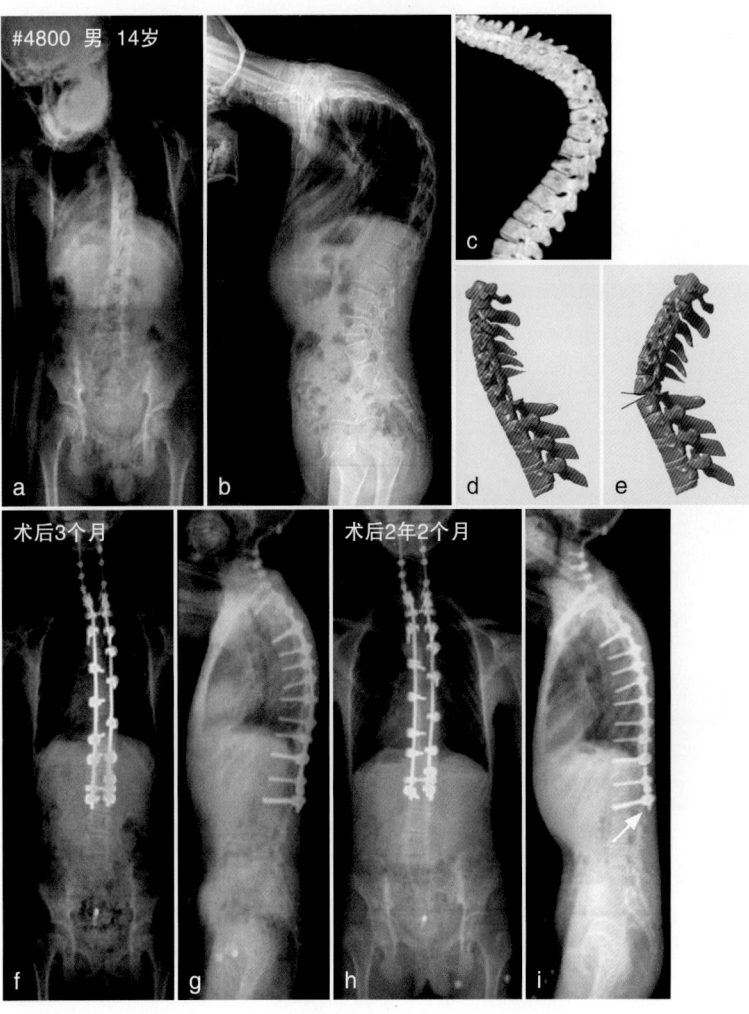

图 21-6-27　C$_7$/T$_1$ 伸展性截骨及胸椎多节段 SPO。男（#4800），14 岁，JoAS。全脊柱正位 X 线片示头部倾斜（a），侧位片示颈胸段后凸畸形及胸椎后凸畸形（b）；CT 三维重建示颈胸段后凸畸形及胸椎过度后凸，前纵韧带和椎间盘均未发生融合（c）。行 C$_7$/T$_1$ 伸展性截骨，切除 C$_7$ 全部椎板、棘突与部分椎弓根、C$_6$ 下半部分椎板、棘突及 T$_1$ 上半部分椎板、棘突（d）；截骨完成后通过调整 Mayfield 头架，伸展患者颈部直至完成矫形；同时行胸椎多节段 SPO 截骨纠正胸椎后凸畸形（e）；术后颈胸段后凸畸形、胸椎后凸畸形及头颈部倾斜均获得显著矫正（f、g）；术后 2 年 2 个月随访时胸椎后凸纠正维持良好（h），但出现轻度的远端交界性后凸（i，箭头）

C_8 神经根麻痹是 C_7/T_1 伸展性截骨术后最常见的神经系统并发症。McMaster 报道的 15 例患者中有 2 例出现 C_8 神经根麻痹，表现为手部感觉减退及肌力降低，这 2 例患者末次随访时手部肌力完全恢复，其中 1 例患者小指和环指仍有轻度感觉减退。Belanger 等报道的 26 例患者中有 5 例患者出现 C_8 神经根麻痹症状，无特殊处理后均好转。Langeloo 等报道的 16 例患者中 8 例出现一过性的 C_8 神经根麻痹。除神经系统并发症外，C_7/T_1 伸展性截骨还可能出现一些其他并发症。McMaster 报道了 3 例患者出现轻度吞咽困难，术后 10 日均恢复正常；2 例患者截骨部位形成假关节，均进行颈椎前路内固定植骨融合手术。Belanger 等报道了 10 例患者术后发生吞咽困难，术后 6 周吞咽困难症状均完全消失；1 例患者术后 10 日因重症肺炎、心脏骤停死亡。

5. C_7 PSO 2007 年，Tokala 等首次报道了 C_7 PSO 治疗 AS 颈胸段后凸畸形（图 21-6-28），该术式避免了截骨椎前方张开而降低椎体前方组织撕裂的风险；同时更大的截骨接触面积增加了生物力学稳定性。2017 年，Theologis 等首次报道 C_7 不对称 PSO（asymmetric C_7 pedicle subtraction osteotomy，C_7 APSO）治疗 AS 颈胸段侧后凸畸形，术后矫形效果良好，且无严重并发症发生，提示 C_7 PSO 还可用于治疗颈胸段冠、矢双平面畸形。总的来说，C_7 PSO 的适应证为：① 严重颈胸段后凸或侧后凸畸形影响平视功能；② 重度整体后凸经胸腰椎截骨后，仍残留颈胸段后凸，影响患者平视功能；③ 颌触胸（chin-on-chest）、耳触肩（ear-on-shoulder）畸形等严重影响患者外观及生理功能；④ 脊柱矫形术后发生颈胸段近端交界性后凸畸形，需行翻修术者。

选择 C_7 作为截骨椎，具有以下原因及优势：① C_7 处的椎管较为宽大，可降低截骨面闭合后脊髓受压的风险；② 99% 人群的椎动脉都不经 C_7 横突孔，可有效降低截骨操作时椎动脉损伤风险；③ C_7 椎体较大且矫形力臂较长，理论上更有助于颈胸段矢状面失衡的矫正；④ C_8 神经根主要支配前臂及手部尺侧的运动和感觉，即使损伤 C_8 神经根对上肢及手部功能影响较小；⑤ 与 T_1 PSO 相比，C_7 PSO 无需切除双侧肋骨，减少了暴露范围，操作相对简便。

C_7 PSO 治疗儿童 AS 颈胸段畸形病例的报道较少，综合成人文献报道，C_7 PSO 术后颈胸段后凸的矫正一般为 36°~53°，颌眉角的矫正为 38°~42°，颈胸段 SVA 的矫正为 41~45mm。Tokala 等分析了 8 例采用 C_7 PSO 矫形的 AS 颈胸段畸形病例，颈胸段后凸获得平均 53° 的矫正，CBVA 获得平均 42° 的矫正。Samudrala 等纳入 8 例 AS 颈胸段后凸截骨矫形病例，其中 1 例采用 C_7 PSO，颈胸段后凸矫正 40°，CBVA 获得 39° 矫正。Theologis 等报道 1 例非对称性 C_7 PSO 治疗 AS 颈

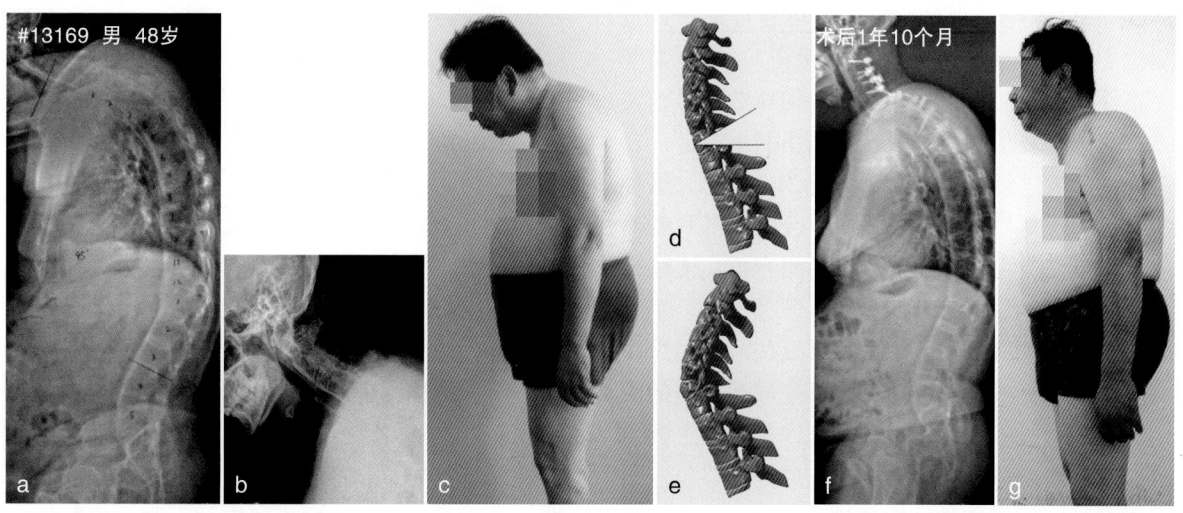

图 21-6-28 男（#13169），48 岁，C_7 PSO 治疗 AS 颈胸段后凸畸形。术前全脊柱侧位片及颈椎侧位片示颈胸段后凸畸形（a、b）；患者平视功能受限（c）；行 C_7 PSO，手术切除范围：C_7 棘突、椎板、椎弓根、部分椎体、C_6 下半部椎板、棘突及 T_1 上半部椎板、棘突（d）；截骨面闭合后，重建颈胸段前凸（e）；术后颈胸段后凸畸形及平视能力均获显著改善，1 年 10 个月随访时，矫形效果维持良好（f、g）

胸段侧后凸畸形病例，术后颈胸段侧凸 Cobb 角及颈胸段 SVA 分别获得 21°与 41mm 的矫正。南京鼓楼医院 8 例颈胸段畸形患者 C_7 PSO 术后，颈胸段后凸 Cobb 角、颈胸段 SVA 和 CBVA 分别获得 36°、45mm 与 38°矫正，颈胸段侧凸 Cobb 角平均矫正 20.4°。生活质量评分方面，Theologis 等报道的 1 例患者术后生理健康评分及心理健康评分分别改善了 13.6 分及 20.8 分。南京鼓楼医院的 8 例患者，术后颈椎功能障碍指数（neck disability index，NDI）及疼痛数字评分（numerical rating scale，NRS）分别改善了 8 分及 3.8 分。

需要注意的是，C_7 PSO 是一种技术难度较大的手术，需警惕截骨椎脱位、神经系统并发症、感染、截骨椎部位假关节、断棒、远端交界性后凸及吞咽困难等并发症的发生。其中，截骨椎脱位及神经系统并发症最为凶险，处理不当可能造成灾难性后果。虽然 C_7 PSO 作为一种闭合截骨方式，截骨后椎体前壁及前纵韧带完整性得以保存，降低了术中截骨椎脱位的风险，但术中截骨椎脱位仍可能发生。南京鼓楼医院的 8 例 C_7 PSO 手术患者中，1 例患者出现明显的术中截骨椎脱位，但未发生神经损害，术后患者使用 Halo-vest 头环固定，术后 6 个月随访时脱位部分已发生骨性融合，可能与 AS 患者较强的成骨能力、骨缺损部位自发愈合有关。对 C_7 PSO 术后发生截骨椎脱位、但未合并发生神经损害时，可采用头颈胸支具治疗；如果截骨椎脱位合并较大骨质缺损，建议行前路补充性融合手术。C_7 PSO 术中截骨椎脱位主要可通过选择合适的复位方法及截骨和复位时尽量保留 C_7 椎体前壁的完整性进行预防。铰链棒法及滑动棒法是目前文献报道的两种复位方法。铰链棒法指利用中部存在铰链的矫形棒进行复位的方法（图 21-6-29），这种包含铰链的矫形棒可在单一平面上改变铰链两侧棒的成角，以完成可控复位。截骨面闭合前，使铰链位于截骨水平，铰链上方棒固定于颈椎螺钉，下方棒固定于胸椎螺钉。在截骨面闭合复位时，通过缓慢调节铰链两侧棒之间的角度，可完成截骨面的闭合，且在闭合过程中，铰链棒只允许矢状面上的角度改变，进而避免了截骨椎前后方或侧方移位。截骨面闭合后，旋紧铰链的内置锁定螺钉，铰链棒可成为能提供坚强内固定的永久棒。滑动棒法指应用可滑动的临时棒进行可控复位的方法（图 21-6-30），在复位前，预弯后的临时棒一端锁紧于颈椎螺钉，

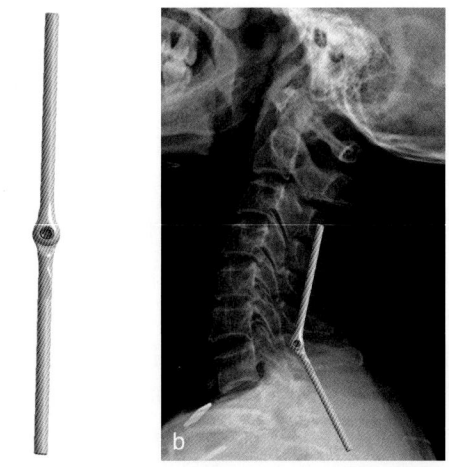

图 21-6-29　铰链棒法。可在单平面上调节夹角的铰链棒（a）；截骨面闭合时，铰链棒只允许矢状面上的角度改变，可预防截骨椎脱位（b）

胸椎端不锁紧。截骨面闭合过程中临时棒可在胸椎端滑动。截骨面闭合后用合适预弯钛棒代替双侧临时棒，完成矫形。此法因在复位过程中存在临时棒的限制，故可避免截骨椎过大幅度的移动，进而避免脱位的发生。

除术中截骨椎脱位外，尚有其他因素可能导致神经系统并发症的发生，主要包括：①截骨方法不当或者闭合截骨面时矢状面成角异常，脊髓神经组织在折叠过程中受损；②椎间孔部位的扩大不充分，截骨面闭合后 C_8 神经根受到压迫。Etame 等报道 AS 颈胸段后凸畸形患者术后神经系统并发症的发生率为 23.4%，绝大部分是暂时性的，主要为 C_8 神经根暂时性神经放射痛，以及手部的肌力下降和感觉减退，即 C_8 神经根麻痹。迄今为止，共有 9 篇报道颈椎／颈胸段截骨术后发生 C_8 神经根麻痹的文献，其中 7 篇为过伸性截骨，2 篇为 PSO。过伸性截骨中，除 Urist 的 1 例病例报道外，其余文献报道 C_8 神经根麻痹的发生率为 2.9%～56.3%；C_7 PSO 术后 C_8 神经根麻痹发生率为 8.3%～37.5%。术后合并 C_8 神经根麻痹何时必须探查，既往尚无文献具体讨论。

南京鼓楼医院的经验为，若同时满足以下三个条件可不予以急诊探查，而嘱患者进行积极的功能锻炼并进行密切随访：①术中 SEP、MEP 监护正常；②术后 CT 矢状面重建提示无截骨椎脱位或轻度脱位；③患侧上肢肌力 4～5 级，手内在肌肌力 4～5 级，浅感觉存在。

如果合并以下情况则建议急诊探查、行扩大减

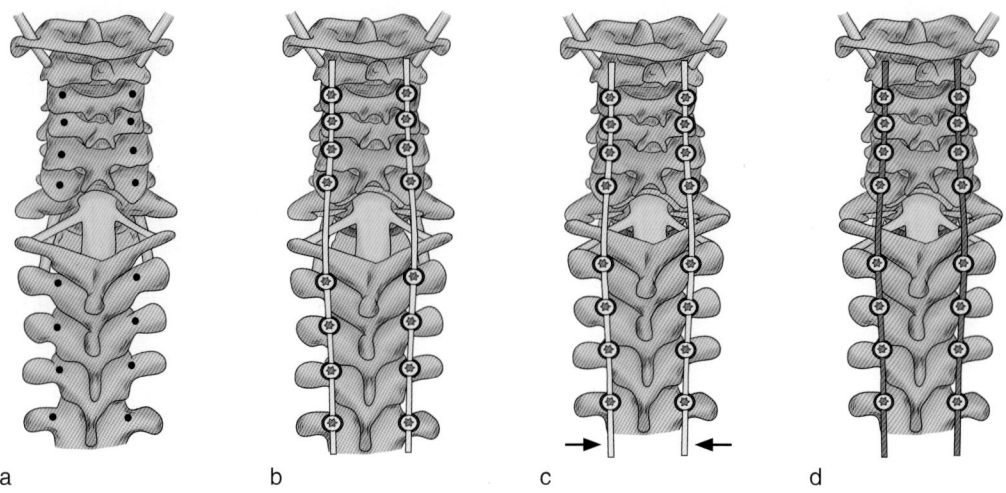

图 21-6-30　滑动棒法。截骨后（a）；复位前安装双侧临时棒，该棒仅锁紧于颈椎，胸椎端不锁紧（b）；在截骨面闭合、复位过程中，临时棒成为滑动棒，即该棒可随复位过程在胸椎端滑动（c，箭头），在复位过程中滑动棒胸椎端相对远端固定螺钉的距离延长；双侧矫形棒替代临时滑动棒，完成矫形（d）

压术。①术中神经监护异常；②术后 CT 矢状面重建提示截骨椎严重脱位；③上肢肌力 3~4 级，手内在肌肌力 3 级，南京鼓楼医院 8 例行 C_7 PSO 治疗的患者中有 2 例出现 C_8 神经根暂时性麻痹，1 例患者表现为左手内在肌肌力减弱；另 1 例患者表现为右手环指、小指背伸受限。因 2 例患者术中神经监护均无异常，且无严重的截骨椎脱位，患侧上肢及手内在肌肌力达到 4 级，故未采取手术探查，嘱患者积极功能锻炼，在术后 4~6 个月随访时症状均完全消失。

预后

　　JoAS 和 AoAS 患者生活质量之间是否存在显著差异尚存争议。Guan 等采用强直性脊柱炎生活质量问卷（ankylosing spondylitis quality of life，ASQoL）生活质量评分量表探究 AS 发病年龄对患者生活功能的影响，发现 JoAS 患者 ASQoL 评分显著低于 AoAS 患者；而 Ozgocmen 等在校正年龄和病程等混杂因素后，并未发现 JoAS 与 AoAS 患者在 ASQoL 评分上存在显著差异。此外，O'Shea 等研究却表明，AoAS 患者生活质量评分更差。以上研究结论差异较大，可能受回顾性研究设计、采用主观自评量表及纳入患者存在个体差异等因素影响。在其他方面，Guan 等发现 JoAS 患者受教育程度及接受高等教育比例低于 AoAS，受教育水平偏低影响就业情况，使得其就业率亦明显低于

AoAS 患者。此外，Stone 等发现，儿童或青少年发病的 AS 成年后结婚率明显低于 AoAS，二者分别为 60.4% 和 74.6%。

　　对 JoAS 预后的危险因素研究目前较少。Stone 等通过多元回归分析，发现发病年龄和收入状态是影响 AS 患者预后的独立危险因素；而 JoAS 患者发病年龄低，病程普遍较长，其预后可能更差。

参考文献

[1] Stolwijk C, van Onna M, Boonen A, et al. Global prevalence of spondyloarthritis: a systematic review and meta-regression analysis[J]. Arthritis Care Res (Hoboken), 2016, 68(9): 1320-1331.

[2] Jadon DR, Ramanan AV, Sengupta R. Juvenile versus adult-onset ankylosing spondylitis. clinical, radiographic, and social outcomes. A systematic review[J]. J Rheumatol, 2013, 40(11): 1797-1805.

[3] Chen HA, Chen CH, Liao HT, et al. Clinical, functional, and radiographic differences among juvenile-onset, adult-onset, and late-onset ankylosing spondylitis[J]. J Rheumatol, 2012, 39(5): 1013-1018.

[4] Huang JC, Diao WY, Qian BP, et al. Can fusion to S1 maintain favorable surgical outcomes following one-level pedicle subtraction osteotomy in patients with thoracolumbar kyphosis secondary to ankylosing spondylitis? [J]. Eur Spine J, 2020, 29(12): 3028-3037.

[5] Mou Y, Zhang P, Li Q, et al. Clinical features in juvenile-onset ankylosing spondylitis patients carrying different B27 subtypes[J]. Biomed Res Int, 2015 (2015): 594878.

[6] Jadon DR, Shaddick G, Jobling A, et al. Clinical outcomes and progression to orthopedic surgery in juvenile- versus adult-onset ankylosing spondylitis[J]. Arthritis Care Res (Hoboken), 2015, 67(5): 651-657.

[7] Horneff G, Fitter S, Foeldvari I, et al. Double-blind, placebo-controlled randomized trial with adalimumab for treatment of juvenile onset ankylosing spondylitis (JoAS): significant short term improvement[J]. Arthritis Res Ther, 2012, 14(5): R230.

[8] Favalli EG, Pontikaki I, Becciolini A, et al. Real-life 10-year retention rate of first-line anti-TNF drugs for inflammatory arthritides in adult- and juvenile-onset populations: similarities and differences[J]. Clin Rheumatol, 2017, 36(8): 1747-1755.

[9] Qian BP, Mao SH, Jiang J, et al. Mechanisms, predisposing factors, and prognosis of intraoperative vertebral subluxation during pedicle subtraction osteotomy in surgical correction of thoracolumbar kyphosis secondary to ankylosing spondylitis[J]. Spine (Phila Pa 1976), 2017, 42(16): E983-990.

[10] 钱邦平, 季明亮, 邱勇, 等. 经椎弓根截骨对强直性脊柱炎胸腰椎后凸畸形脊柱-骨盆参数的影响[J]. 中华骨科杂志, 2012, 32(5): 398-403.

[11] Huang JC, Qian BP, Qiu Y, et al. What is the optimal postoperative sagittal alignment in ankylosing spondylitis patients with thoracolumbar kyphosis following one-level pedicle subtraction osteotomy?[J]. Spine J, 2020, 20(5): 765-775.

[12] 钱邦平, 邱勇, 季明亮, 等. 复位导向器在强直性脊柱炎胸腰椎后凸畸形截骨矫形术中的应用[J]. 中国脊柱脊髓杂志, 2015, 25(9): 793-798.

[13] 冯帆, 钱邦平, 邱勇. 强直性脊柱炎颈胸段后凸畸形截骨矫形手术进展[J]. 中国脊柱脊髓杂志, 2013, 23(2): 178-180.

[14] 乔木, 钱邦平, 邱勇, 等. 顶椎远端截骨治疗强直性脊柱炎胸腰椎后凸畸形[J]. 中国脊柱脊髓杂志, 2019, 29(10): 868-874.

[15] 钱邦平, 黄季晨, 邱勇, 等. 截骨矫形术治疗强直性脊柱炎颈胸段畸形的疗效分析[J]. 中华骨科杂志, 2018, 38(4): 204-211.

第22章 脊柱畸形矫形手术并发症

邱 勇 沈慧勇 王 玉 秦晓东

第一节 脊柱畸形矫形手术并发症分类

脊柱畸形围手术期并发症可分为术中及术后并发症，其发生率因病因、体质状况及手术策略的不同而存在差异。同时，脊柱外科医生的临床经验对并发症的发生也存在影响。本章系统回顾了脊柱畸形的手术并发症，并对部分常见的并发症进行详细的阐述。

McDonnell 等统计了 447 例行脊柱侧凸前路矫形手术的病例，术后并发症发生率为 31%，作者根据病因进行分类，青少年特发性脊柱侧凸严重并发症发生率为 3%，轻度并发症发生率为 14%；先天性脊柱侧凸为 8%（严重）和 31%（轻度）；成人脊柱侧凸为 13%（严重）和 33%（轻度）；神经纤维瘤病伴脊柱侧凸则为 18%（严重）和 38%（轻度）。神经肌源性脊柱侧凸的围手术期并发症发生率相对最高，而特发性脊柱侧凸并发症发生率一般最低。作者进一步根据患者年龄进行分组，3~20 岁的患者并发症发生率为 9%（严重）和 20%（轻度），而 60 岁以上老年人并发症发生率为 32%（严重）和 44%（轻度），青少年患者手术并发症发生率相对较低。Grossfeld 等纳入 599 例行脊柱前路手术的儿童患者（其中，24 例单纯前路、300 例分期前后路联合，175 例一期前后路联合），术后严重并发症发生率为 7.5%，包括重症肺炎、呼吸窘迫、充血性心力衰竭、乳糜胸、大量出血、截瘫甚至死亡等。严重并发症方面，14 岁以上并发症发生率高于 14 岁以下（10.4% vs 5.7%），男孩并发症发生率高于女孩（11.7% vs 4.7%），后凸畸形并发症发生率高于侧凸畸形（16.3% vs 4.3%）。畸形程度也与并发症发生率有关，重度（Cobb 角 >100°）、中度和轻度畸形的并发症发生率分别为 17.8%、6.8% 和 5.2%。进胸腔的前路手术并发症发生率高于不进胸腔的（8.2% vs 1.5%）。肺功能方面，低于肺活量预测值 40% 的患者的并发症发生率高于超过预测值 40% 的患者（14.8% vs 9%）。此外，术后轻度并发症发生率为 33%，包括心律失常、肠梗阻、应激性溃疡、胸腔积液、普通肺炎、一过性神经损害等。研究发现，年龄大于 14 岁、重度畸形（Cobb 角 >100°）、术前肺活量预测值 <40%、分期前后路联合手术是轻度并发症发生的危险因素。Harms 研究团队纳入 1748 例青少年特发性脊柱侧凸病例，其中 379 例行脊柱前路矫形手术、1369 例行脊柱后路矫形手术。研究发现，前路手术几乎各项并发症发生率均高于后路，前路手术中发生率高的分别是肺部并发症（50.40%）、内科并发症（19.79%）和内固定并发症（17.41%），肺部并发症中最常见的是肺不张（21.37%），内科并发症中最常见的是后背痛（7.65%），内固定并发症中最常见的是断棒（3.43%）。后路手术中发生率高的分别是内科并发症（13.15%）、肺部并发症（10.23%）和切口问题（5.48%），内科并发症中最常见的是后背痛（4.31%），肺部并发症中最常见的是肺不张（4.67%），切口问题中最常见的是浅表感染（0.80%）（表 22-1-1、表 22-1-2）。本节就上述各种并发症进行阐述。

一、肺部并发症

根据 Harms 研究组的研究结果，AIS 患者行脊柱矫形手术，肺部并发症是最常见的并发症之一，其在前路手术中排名第一（50.40%），在后路手术中排名第二（10.23%），肺部并发症常见种类为肺不张、胸腔积液、肺炎、气胸、肺栓塞、呼吸衰竭等（表 22-1-1、表 22-1-2）。朱泽章等报道 184 例手术治疗的严重脊柱侧凸，术后胸导管损伤伴乳糜胸 1 例（0.5%）、肺损伤 2 例（1.1%）、胸膜破裂 4 例（2.2%）、创伤性胸膜炎 3 例（1.6%）。李明等报道 589 例 AIS，152 例行前路手术、367 例行后路手术、70 例行前后路联合，总并发症发生率为 6.1%，肺部并发症发生率为 2.2%。前路手术中最主要并发症为肺部并发症（5.9%），后路手术中肺部并发症为 0.3%，前后路联合手术中最主要并发症仍为肺部并发症（6.5%）。Almond 等报道 39 例青少年脊柱侧凸患者行脊柱矫形手术，29 例术后出现 65 种并发症，其中 69.2% 属于呼吸系统并发症，包括肺不张、气胸、胸腔积液、肺炎、

呼吸衰竭、喉头痉挛等。海涌等纳入 703 例非退变性脊柱侧凸患者，平均年龄为 20.8±9.0 岁，包括先天性 287 例、特发性 281 例、神经肌源性 103 例、综合征性 32 例。82 例患者术后出现肺部并发症，发生率为 11.7%，其中肺不张占 47.6%、肺炎 40.2%、气胸 3.7%、呼吸衰竭 3.7%、血胸 2.4%、肺水肿 1.2%、肺栓塞 1.2%。海涌等分析术后出现肺部并发症的危险因素包括：翻修手术、术前伴有呼吸系统疾病、术前 Cobb 角大于 75°、行胸廓成形术等。

表 22-1-1　AIS 前路手术并发症发生率（例数占比）统计

内科并发症 19.79%（75/379）	胃肠道并发症 6.07%（23/379）	内固定并发症 17.41%（66/379）	假关节 2.11%（8/379）
后背痛 7.65%	腹部不适 0.53%	远端 adding-on 2.64%	
烧灼感 0.26%	胆囊炎 0	断棒 3.43%	
胸壁痛 2.37%	恶心 0.79%	断钉 1.06%	
肋软骨炎 0.26%	胃轻瘫 0	曲轴现象 0	
低血压 0	胃肠不适 0.53%	横连问题 0	
深静脉血栓 0.26%	肠梗阻 1.32%	侧凸进展 0.26%	
发热 0.53%	胰腺炎 0.26%	内固定分离 0.79%	
头痛 0	肠系膜上动脉综合征 1.06%	螺钉／钩／钢丝移位 1.58%	
下腰部疼痛 2.37%	呕吐 1.58%	远端交界性后凸 0	
肌肉压痛 0		螺钉周围透光区 0.26%	
恶心 0		脱钩 0	
夜间遗尿症 0.26%		腰椎前凸增加 0	
疼痛和僵硬 0.79%		下腰部疼痛 0.26%	
胰腺炎 0		腰弯进展 0.26%	
包皮嵌顿 0		螺钉误置 0.26%	
椎旁疼痛 0		内固定周围滑囊炎 0	
残余侧凸 0		内固定突出引起疼痛 0	
肋骨疼痛 1.58%		近端后凸加重 1.06%	
严重瘙痒 0		内固定突出 0.26%	
肩部不适 1.85%		近端交界性后凸 0	
皮肤擦伤 0		螺钉碰撞 0	
紧张性脱发 0		螺钉松动 1.32%	
肿胀 0.26%		拔钉 2.64%	
尿路感染 0.53%		椎体骨折 0.79%	
视力变化 0.26%		其他 0.53%	
声带麻痹 0			
酵母菌感染 0			
其他 0.53%			

表 22-1-1	续		
切口问题 12.93% (49/379)	肺部并发症 50.40% (191/379)	神经系统并发症 12.40% (47/379)	输液相关并发症 1.32% (5/379)
脓肿 0.53%	肺不张 21.37%	MEP/SEP 信号减弱 0.26%	输血反应 0
深部感染 0	胸管破损 0	背侧/跖侧足部感觉异常 0	输血 0.79%
伤口裂开 2.37%	重置胸管 0	大腿皮肤神经痛 1.06%	大量失血 0.53%
皮炎 0.53%	间质水肿 0	足下垂 0.26%	
红肿渗出 1.58%	麻醉剂相关呼吸抑制 0	感觉过敏 0	
血肿 0.26%	肺栓塞 0	超敏反应 1.06%	
增生性瘢痕 2.90%	胸腔积液 17.41%	左下肢乏力 0	
瘢痕疙瘩 2.11%	肺炎 1.06%	感觉丧失 2.11%	
色素痣切除 0	气胸 9.76%	麻木 4.75%	
疼痛 0.79%	肺水肿 0.79%	疼痛 0.53%	
胸膜撕裂 0	呼吸衰竭 0	感觉异常 0.53%	
血清肿 0	其他 0	开胸术后疼痛综合征 0.53%	
浅表感染 0.53%		神经根病 0.26%	
切口肿胀 0		脊髓缺血 0	
瘢痕丑陋 0.26%		肌力下降 1.06%	
伤口感染 0.26%		其他 0	
其他 0.79%			

表 22-1-2	AIS 后路手术并发症发生率（例数占比）统计		
内科并发症 13.15% (180/1369)	胃肠道并发症 3.36% (46/1369)	内固定并发症 5.11% (70/1369)	假关节 0.44% (6/1369)
后背痛 4.31%	腹部不适 0.44%	远端 adding-on 0.51%	
烧灼感 0	胆囊炎 0.15%	断棒 0.22%	
胸壁痛 0.44%	恶心 0	断钉 0	
肋软骨炎 0.07%	胃轻瘫 0.07%	曲轴现象 0.07%	
低血压 0.29%	胃肠不适 0.44%	横连问题 0.07%	
深静脉血栓 0.07%	肠梗阻 1.31%	侧凸进展 0	
发热 0.07%	胰腺炎 0	内固定分离 0.44%	
头痛 0.15%	肠系膜上动脉综合征 0.51%	螺钉/钩/钢丝移位 0.29%	
下腰部疼痛 0.73%	呕吐 0.44%	远端交界性后凸 0.37%	
肌肉压痛 0.07%		螺钉周围透光区 0.22%	
恶心 0.15%		脱钩 0.07%	
夜间遗尿症 0		腰椎前凸增加 0.15%	
疼痛和僵硬 0.73%		下腰部疼痛 0.22%	
胰腺炎 0.07%		腰弯进展 0.07%	
包皮嵌顿 0.07%		螺钉误置 0.15%	
椎旁疼痛 0.15%		内固定周围滑囊炎 0.07%	
残余侧凸 0.07%		内固定突出引起疼痛 0.88%	
肋骨疼痛 0.73%		近端后凸加重 0.07%	
严重瘙痒 0.07%		内固定突出 0.22%	

内科并发症 13.15%(180/1369)	胃肠道并发症 3.36%(46/1369)	内固定并发症 5.11%(70/1369)	假关节 0.44%(6/1369)
肩部不适 1.39% 皮肤擦伤 0.07% 紧张性脱发 0.07% 肿胀 0.37% 尿路感染 0.22% 视力变化 0.15% 声带麻痹 0.07% 酵母菌感染 0.07% 其他 2.48%		近端交界性后凸 0.22% 螺钉碰撞 0.22% 螺钉松动 0.22% 拔钉 0.15% 椎体骨折 0 其他 0.15%	

切口问题 5.48%(75/1369)	肺部并发症 10.23%(140/1369)	神经系统并发症 5.33%(73/1369)	输液相关并发症 2.48%(34/1369)
脓肿 0.15% 深部感染 0.44% 伤口裂开 0.66% 皮炎 0 红肿渗出 0.66% 血肿 0.29% 增生性瘢痕 0.73% 瘢痕疙瘩 0.22% 色素痣切除 0.07% 疼痛 0.15% 胸膜撕裂 0.07% 血清肿 0.29% 浅表感染 0.80% 切口肿胀 0.22% 瘢痕丑陋 0.37% 伤口感染 0.22% 其他 0.15%	肺不张 4.67% 胸管破损 0.07% 重置胸管 0.07% 间质水肿 0.07% 麻醉剂相关呼吸抑制 0.07% 肺栓塞 0.22% 胸腔积液 4.02% 肺炎 0 气胸 0.07% 肺水肿 0.37% 呼吸衰竭 0.37% 其他 0.22%	MEP/SEP 信号减弱 0.22% 背侧/跖侧足部感觉 异常 0.07% 大腿皮肤神经痛 0.29% 足下垂 0 感觉过敏 0.07% 超敏反应 0.22% 左下肢乏力 0.07% 感觉丧失 0.95% 麻木 2.05% 疼痛 0.37% 感觉异常 0.22% 开胸术后疼痛综合征 0 神经根病 0.22% 脊髓缺血 0.07% 肌力下降 0.07% 其他 0.44%	输血反应 0.07% 输血 0.80% 大量失血 1.61%

1. 肺炎　脊柱畸形术后的肺炎大多为院内感染所致，表现为发热、咳嗽、咳痰，体格检查主要关注有无异常听诊音，如湿啰音、胸膜摩擦音等。辅助检查可见白细胞升高，X 线示肺部有炎症浸润。Harms 研究组报道，AIS 前路手术后肺炎发生率为 1.06%，后路手术后无肺炎病例。Banjar 等纳入 66 例特发性和先天性儿童脊柱侧凸患者，术后最常见并发症为肺炎和肺不张（44%），其中先天性脊柱侧凸的并发症发生率显著高于特发性脊柱侧凸患者。Keskinen 等纳入 42 例神经肌源性脊柱侧凸患者，行脊柱矫形手术，平均年龄为 14.6 岁，平均 Cobb 角 86°，这批患者在术前每年肺炎发生率为 8%，而术后肺炎发生率为 13.4%，进一步分析发现，神经肌源性脊柱侧凸中伴有癫痫的、非脑瘫病因的患者肺炎发生率更高。仉建国等纳入 298 例脊柱侧凸患者，对他们的肺功能与肺部并发症的关系进行分析：患者平均年龄为 16.4 岁，平均 Cobb 角为 73°，术后 19 例出现肺部并发症，其中肺炎 3 例（1%），这 19 例患者中有 12 例接受了前路开胸手术，发生肺部并发症的患者术后肺功能显著下降。Brooks 等报道，患者术后长期卧床，肺功能残气量会显著降低，是术后肺炎的诱发因素，因此

术后鼓励患者咳嗽、咳痰，进行肺部扩容训练，加速康复，早期下床活动等能有效预防肺炎的发生。

2. 气胸　是脊柱前路手术常见的肺部并发症，主要表现为血氧降低、心率加快、呼吸加快、呼吸音低及脸色改变，胸部 X 线见肺组织萎缩及气胸线可确诊。气胸可出现在术中或术后，对于术中出现的气胸，早发现、早处理尤为重要。Rahimizadeh 等报道 1 例先天性脊柱侧凸患儿，行脊柱后路 T_6 VCR 截骨矫形时麻醉师发现气道压升高，张力性气胸形成，其原因为手术操作时胸膜不慎撕裂，并且没有被及时发现，术中紧急采用导尿管置入气胸腔内引出气体，调整呼吸机参数，生命体征稳定后立即结束手术，更换标准的胸腔闭式引流，患儿术后呼吸功能恢复良好。Harms 研究组报道 AIS 患者前路手术后气胸发生率为 9.76%，而后路手术仅为 0.07%，其中有 2 例比较严重，为术区对侧的张力性气胸，表现为血压降低、氧饱和度降低，置入胸管后 2 例患者均治愈。该张力性气胸可能是因为对侧气道压高引起肺大疱破裂所致。Krasna 等报道 24 例行胸腔镜下前路松解术的患者中，4 例术后分别出现了肺不张、肺炎、气胸和伤口感染并发症，各并发症发生率为 4.2%。

朱泽章等报道 548 例胸椎侧凸患者行凸侧胸廓成形术，术后 3 例（0.55%）出现气胸，经胸腔内置管引流 1 周后恢复。仉建国等报道 298 例脊柱侧凸患者术后 3 例（1%）出现气胸，置入胸管后得到恢复。此外，有些患者因拔胸管时漏入气体引起气胸，需再次置入胸管引出气体。因此，在前路手术术后拔胸管时需注意操作规范，嘱患者深吸气末屏气时拔管，以减少医源性气胸的产生。

3. 乳糜胸　淋巴系统广泛地包绕脊柱，其中胸导管是全身最大的淋巴管，平 L_1 椎体前方从乳糜池出发，经主动脉裂孔进入胸腔，沿脊柱右前方和胸主动脉和奇静脉之间上行，至 T_5 水平经食管与脊柱之间向左斜行，沿脊柱向左前方上行，通过胸廓上口到达颈部（图 22-1-1）。因此胸椎前路手术的解剖和暴露有可能损伤胸导管主干及分支、乳糜溢出而发生乳糜胸，具体病例见本章第七节图 22-7-1。乳糜胸是胸外科手术特别是食管癌术后的严重并发症之一，对脊柱外科而言，由于淋巴管侧支循环可减少淋巴液的溢出，乳糜胸在前路手术发生率并不高，但若未及时发现和恰当处理，其后果严重。因此，早期发现、及时处理乳糜胸对其预后有

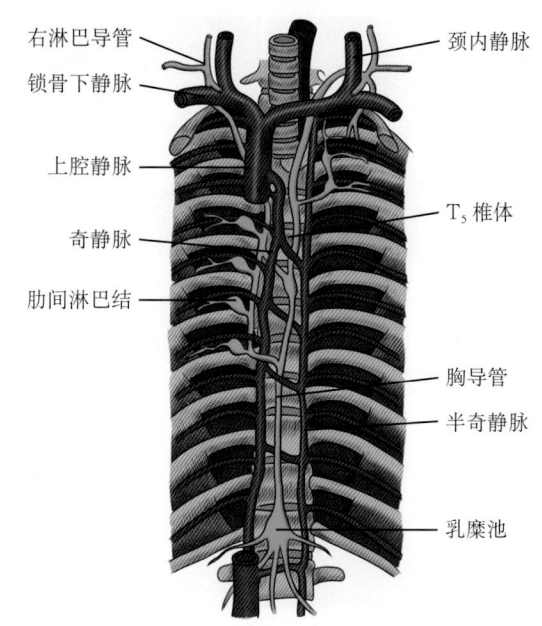

图 22-1-1　胸腹部淋巴导管及静脉示意图

十分重要的意义。文献中关于脊柱侧凸前路手术后并发顽固性乳糜胸的报道较少。

4. 呼吸衰竭　是各种原因引起的肺通气和（或）换气功能严重障碍，以致不能进行有效的气体交换，导致缺氧伴或不伴二氧化碳潴留。其中 I 型呼吸衰竭为氧分压低于 60mmHg，而二氧化碳分压正常；Ⅱ型呼吸衰竭为氧分压低于 60mmHg，同时伴二氧化碳分压大于 50mmHg（图 22-1-2）。Harms 研究组报道 AIS 患者行后路矫形术，术后呼吸衰竭发生率为 0.37%。朱泽章等报道 184 例严重脊柱侧凸患者行手术矫形，1 例（0.5%）发生呼吸衰竭。吕锦瑜等报道 106 例严重脊柱侧凸患者行一期前路开胸手术，术后出现呼吸衰竭 1 例（0.9%）。脊柱畸形术后容易出现呼吸功能障碍的患者主要有肌萎缩、脊旁肌肉萎缩、脑瘫、先天性脊柱畸形以及在儿童时期发病的特发性脊柱侧凸。Petrone 等报道脊肌萎缩症伴脊柱侧凸患者的呼吸肌中，肋间肌较为薄弱而膈肌力量相对强些，因此膈肌是这类患者呼吸的主要肌群，患者常表现为腹式呼吸。由于呼吸肌受损，患者咳痰无力，下呼吸道分泌物难以排出，睡眠时肺换气不足，胸壁和肺组织发育不全；反复的肺部感染也会加剧呼吸肌麻痹，破坏肺实质的完整性，因此术后更容易出现呼吸衰竭等肺部并发症。Keating 和 Suh 等建议，此类患者术前可采用正压通气，用于扩张肺组织和胸壁，改善通气功能，可仅在睡觉时，采用带鼻罩的

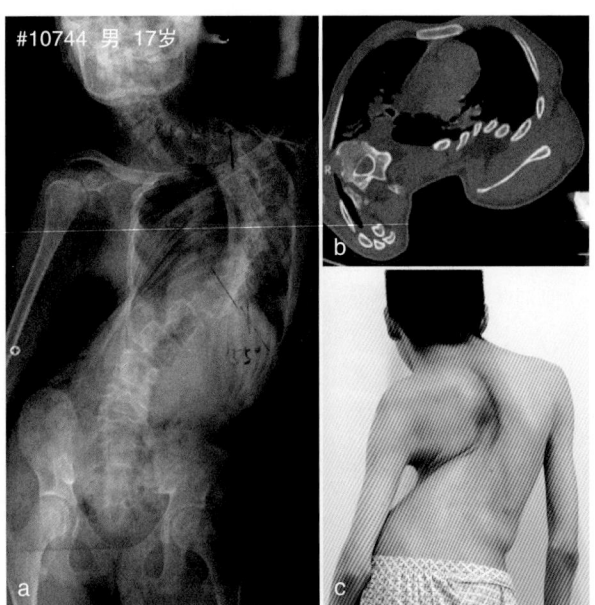

图 22-1-2　男（#10744），17 岁，先天性关节屈曲挛缩伴重度脊柱侧凸，肺功能严重减退，用力肺活量比预测值（FVC）为 23.4%，最大肺活量比预测值（VC max）为 22.9%，氧分压为 55mmHg，二氧化碳分压为 50mmHg，表现为 II 型呼吸衰竭

无创双相气道正压通气（BiPAP）。

　　除了这些累及呼吸肌的疾病外，严重脊柱畸形患者，由于脊柱偏移缩短、胸廓塌陷及胸廓不对称等，术前即出现限制性通气功能障碍，甚至呼吸衰竭，若对此类患儿行矫形手术，术后呼吸衰竭风险较高（图 22-1-3）。刘臻等报道，发病年龄小、大角度、长节段的先天性胸弯患者肺功能损害程度将会明显加重。朱锋等报道 16 例脊柱畸形患儿，Cobb 角为 90°～155°，术前 10 例诊断为 I 型呼吸衰竭、6 例诊断为 II 型呼吸衰竭，患者术前均有口唇发绀、四肢末梢循环差、呼吸节律浅快、消瘦、发育不良等慢性肺功能障碍表现，其中 5 例患者入院时依赖吸氧维持血氧饱和度。16 例患者经过规范的呼吸训练和呼吸机及牵引治疗后，呼吸状况均有明显改善，可以耐受脊柱侧凸矫形手术。10 例患者术后 1 小时顺利拔除气管插管，能够自主呼吸；另 6 例患者术后须转 ICU，呼吸机辅助呼吸，24 小时内恢复自主呼吸而拔管。术后 2 例患者发生肺水肿（其中 1 例合并肺部感染），未出现肺不张及重要脏器功能衰竭等严重并发症。因此，通过完备的术前肺功能评估和围手术期准备，可有效预防术后呼吸衰竭等严重并发症的发生，甚至对于术前已出现呼吸衰竭等手术禁忌证的患者，都可通过术前呼吸机

辅助呼吸、Halo - 牵引以及呼吸训练等综合治疗在短期内迅速改善患者的肺功能和动脉血气指标，肺活量达到预期值的 40% 以上，纠正呼吸衰竭，降低麻醉与手术风险，有助于脊柱侧凸患者围手术期的稳定，使患者安全地接受脊柱畸形矫形手术。

　　关于术前的呼吸训练，Petrone 及朱锋等报道采用经面罩无创正压（non-invasive positive pressure ventilation，NIPPV）通气治疗。其原理为在吸气和呼气两个时相均给予正压通气，有效防止气道的萎陷，避免肺泡的早期闭合，使得一部分因为肺不张等原因失去通气功能的肺泡扩张，改善肺泡通气功能及肺泡中氧向血液的弥散；通过胸壁及迷走神经传入及其反馈作用，使上气道开放肌群作用增加，上气道保持开放。在治疗过程中需根据患者的身高、体重及胸廓畸形程度调整合适的呼吸参数，在保证舒适度的前提下给予适当的吸气压力和呼气末正压以增加胸廓的顺应性，尽可能使受压的肺泡复张，减少死腔／潮气量比率，提高肺泡有效通气量，改善通气功能，提高肺功能，为手术后可能出现的呼吸功能障碍做好充分的代偿储备，预防和减少术后呼吸功能不全的发生。

　　5. 前路开胸手术与胸腔镜下脊柱手术并发症　作为一种经典标准手术入路，传统开胸脊柱侧凸松解存在并发症已被公认。Betz 等报道 50 例严重脊柱侧凸患者术后有 1 例出现神经功能减退。吕锦瑜等报道 106 例脊柱侧凸行前路开胸手术，术中出现乳糜池破裂 1 例、肺损伤 2 例、脑脊液漏 1 例、术后创伤性胸膜炎及胸腔积液 4 例、呼吸衰竭 1 例。胸腔镜下松解术虽然创伤较小，但仍具有手术风险。其主要并发症包括大出血、肺损伤、渗出性胸膜炎、淋巴管损伤、硬脊膜撕裂、脊髓损伤、胸腔引流量多及引流时间长等。Newton 等认为，胸腔镜下松解手术与开胸手术的并发症发生率相似。Krasna 等报道的 24 例胸腔镜下前路松解患者中，1 例术中因 T_5 松质骨出血不止而转换为开放手术，4 例术后分别出现了肺不张、肺炎、气胸、伤口感染并发症。Newton 等报道的 65 例中有 6 例出现并发症，其中渗出性胸膜炎 2 例、乳糜胸 1 例，改为开放手术 2 例，定位错误 1 例。邱勇等报道 38 例脊柱侧凸患者行胸腔镜下脊柱侧凸前路松解，术中奇静脉损伤出血而改为开胸手术松解 1 例（2.6%），肺损伤 2 例（5.2%），术后乳糜胸 1 例（2.6%），局限性肺不张 2 例（5.2%），渗出性

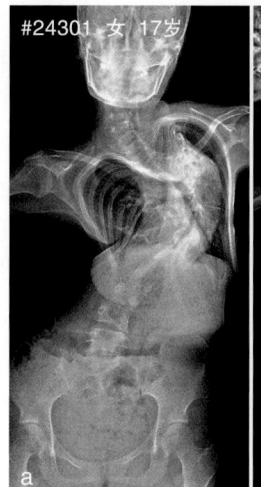
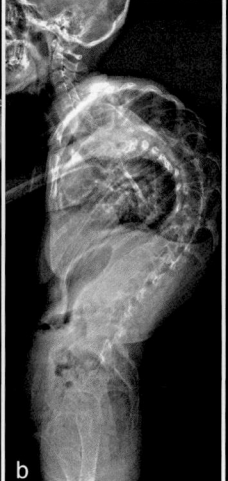
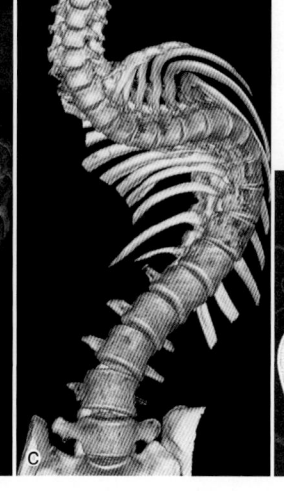
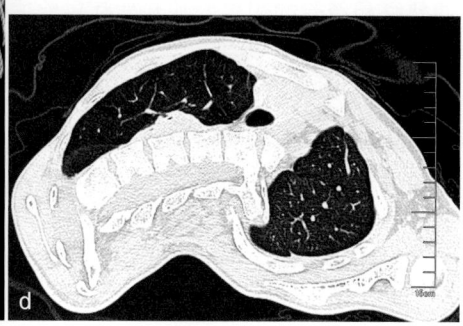

术前不吸氧状态

项目名称	结果	参考范围	
pH	7.37	7.35~7.45	
二氧化碳分压	↑68	35~45	mmHg
氧分压	↓51	80~100	mmHg
钠	↓134.0	135~145	mmol/L
钾	4.3	3.5~5.2	mmol/L
离子钙	1.15	1.1~1.34	mmol/L
红细胞压积	42		%
实际碳酸氢根	↑39.3	21.4~27.3	mmol/L
标准碳酸氢根	↑33.3	21.3~24.8	mmol/L
总二氧化碳	↑41.4	24~32	mmol/L
缓冲碱（ecf）	↑14.0	-3~3	mmol/L
剩余碱（B）	↑11.2	-3~3	mmol/L
氧饱和度	↓85	91.9~99	%

e　　　　　　　氧合指数：255

牵引后不吸氧状态

项目名称	结果	参考范围	
pH	7.36	7.35~7.45	
二氧化碳分压	↑68	35~45	mmHg
氧分压	89	80~100	mmHg
钠	↓132.0	135~145	mmol/L
钾	4.4	3.5~5.2	mmol/L
离子钙	↓1.02	1.1~1.34	mmol/L
红细胞压积	52		%
实际碳酸氢根	↑38.4	21.4~27.3	mmol/L
标准碳酸氢根	↑32.4	21.3~24.8	mmol/L
总二氧化碳	↑40.5	24~32	mmol/L
缓冲碱（ecf）	↑13.0	-3~3	mmol/L
剩余碱（B）	↑9.6	-3~3	mmol/L
氧饱和度	96	91.9~99	%

f　　　　　　　氧合指数：445

术后吸氧状态（FiO₂ 40%）

项目名称	结果	参考范围	
pH	7.38	7.35~7.45	
二氧化碳分压	↑90	35~45	mmHg
氧分压	93	80~100	mmHg
钠	138.0	135~145	mmol/L
钾	3.6	3.5~5.2	mmol/L
离子钙	1.22	1.1~1.34	mmol/L
红细胞压积	38		%
实际碳酸氢根	↑53.2	21.4~27.3	mmol/L
标准碳酸氢根	↑43.1	21.3~24.8	mmol/L
总二氧化碳	↑56.0	24~32	mmol/L
缓冲碱（ecf）	↑28.1	-3~3	mmol/L
剩余碱（B）	↑23.3	-3~3	mmol/L
氧饱和度	97	91.9~99	%

g　　　　　　　氧合指数：232

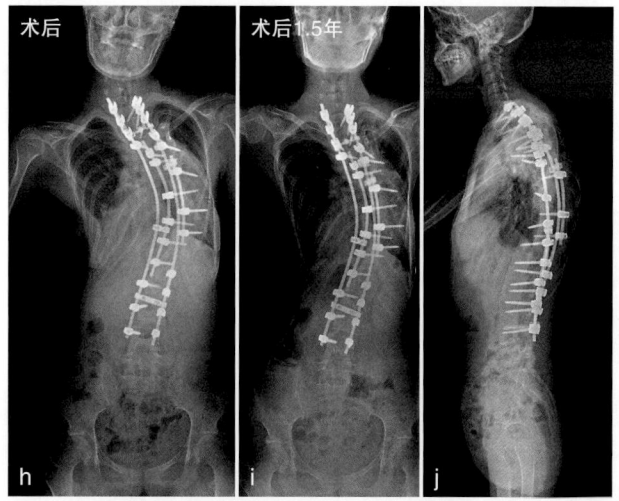

图 22-1-3　女（#24301），17 岁，先天性重度脊柱侧后凸（a~c），胸部 CT 示胸廓前后径缩小，双肺压缩明显（d），用力肺活量比预测值（FVC）为 26.1%，最大肺活量比预测值（VC max）为 25.5%，氧分压为 51mmHg，二氧化碳分压为 68mmHg，氧合指数为 255，表现为 Ⅱ 型呼吸衰竭（e）。行 Halo - 重力牵引、无创呼吸机辅助呼吸，2 个月后肺功能较前改善，氧分压上升为 89mmHg，氧合指数提高到 445（f）。行脊柱后路矫形内固定术（T₁~L₄）（h），术后因拔管困难转入 ICU，40% 浓度吸氧状态下氧分压仅为 93mmHg，二氧化碳分压进一步上升为 90mmHg，氧合指数进一步下降为 232，重度 Ⅱ 型呼吸衰竭（g），通过加强呼吸支持、抗感染等对症处理，4 天后成功脱离呼吸机，术后 1.5 年随访矫形效果维持良好，呼吸功能改善，可正常爬 6~10 层楼梯（i、j）

888 儿童脊柱外科学

胸膜炎2例（5.2%），胸腔引流时间>36小时、引流量>200ml 4例（10.5%），胸壁锁孔麻木1例（2.6%），作者发现在胸腔镜下脊柱侧凸松解术开展的早期，并发症可能高于传统开胸手术，随着操作的熟练和经验的积累，其并发症风险并不比开胸手术高。

与传统开胸手术相比，胸腔镜下的前路松解术中出血可能反而有所增多，可能原因是手术者用电凝而非结扎处理椎体节段性血管，断端容易再出血；另外，在椎间盘切除时，在非直视状态下髓核钳容易损伤终板进入椎体导致出血。节段性血管通常位于椎体中央部位的凹陷处，T_6以上的节段性血管略呈斜行跨过椎体，而$T_6 \sim T_{10}$的节段性血管呈水平跨过椎体，在游离节段性血管时，可以通过观察其走向来防止损伤。在电凝节段性血管时必须将周围软组织分离清楚，不可盲目提拉，防止节段动脉断裂，引起大出血。在节段血管的正下方，靠近肋骨头处通常存在一个较大的椎体滋养孔，出血时容易被误认为节段性血管出血，在显露清楚后，电凝止血，亦可用骨蜡涂塞止血。如术中出血无法控制，应果断地转换为开放手术。在手术野中如出现牛奶样或云雾状的液体则提示淋巴管损伤。通过使用内窥镜下的夹子或电凝装置可以使损伤的淋巴管得到关闭，同时术后应密切注意观察引流液颜色及积聚速度的变化情况，提防乳糜胸的发生。

在胸腔镜的前路手术中，最严重的手术并发症之一为脊髓损伤。在切除椎间盘时，电刀及髓核钳进入椎间盘的位置以及方向非常重要。肋骨头是

非常有用的参考标志，参考其位置可防止损伤大血管和避免进入椎管损伤脊髓。在切除椎间盘时，视野不可太小，必须使对应节段的肋骨头在任何时候都出现在视野内，才能保证操作器械不超过肋骨头的背侧而进入椎管。同时在使用髓核钳取出椎间盘时，必须严格控制髓核钳的深度，通常在椎体侧前方进入时，髓核钳进入的深度不应超过2.5cm，最深不应超过3cm。如果患者椎体较小时，可以通过对术前CT片上椎体大小的测量来估计进入椎间隙的深度。如术中SEP监护出现异常，表现为波幅的下降或潜伏期的延长，则表明有脊髓损伤的可能性，这时手术者应立即停止手术操作，并改变患者体位，同时应用大剂量激素以保护脊髓。

二、胃肠道并发症

Harms研究组报道AIS患者前路手术后胃肠道并发症发生率为6.07%，主要包括呕吐（1.58%）、肠梗阻（1.32%）、肠系膜上动脉综合征（1.06%）、腹部不适（0.53%）和胰腺炎（0.26%）等。AIS后路手术后胃肠道并发症发生率为3.36%，主要包括肠梗阻（1.31%）、肠系膜上动脉综合征（0.51%）、呕吐（0.44%）和腹部不适（0.44%）等。

1.肠梗阻　无论是前路手术，还是后路手术，肠梗阻是脊柱矫形术后常见的胃肠道并发症（图22-1-4）。Grossfeld等报道599例行脊柱前路手术的儿童患者中，术后肠梗阻发生率为3.5%。Althausen等则报道脊柱术后肠梗阻发生率为5%~12%，该发

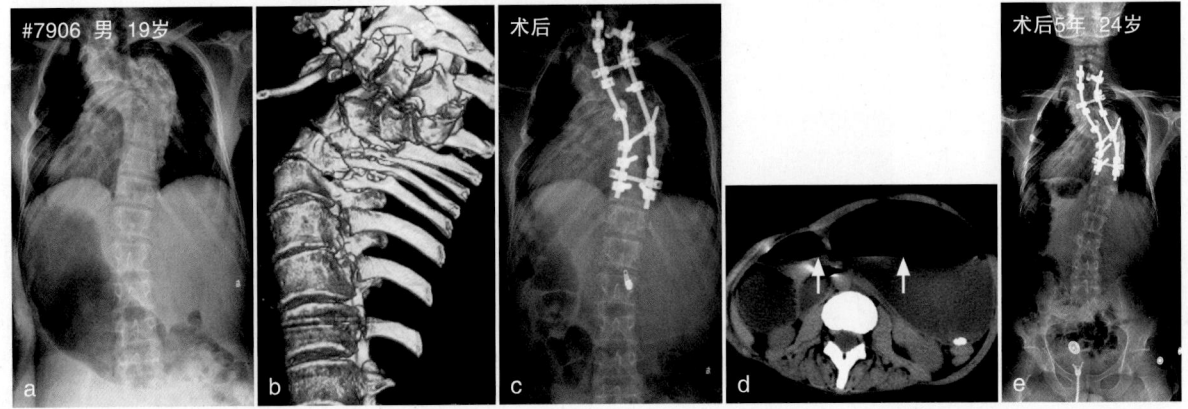

图22-1-4　男（#7906），19岁，NF1伴颈胸段侧后凸畸形（a、b）。术前行Halo-重力牵引1个月，行脊柱后路矫形内固定术（$T_1 \sim T_{11}$），术后X线示矫形效果良好（c）。术后4天患者诉腹痛、恶心伴呕吐，查腹部CT示肠梗阻表现：十二指肠及胃腔扩张积气积液，可见气液平（d，箭头），予以禁食禁水、肠外营养等保守治疗1周后症状缓解。术后5年，X线上未见明显矫正丢失，无内固定松动、断裂等并发症（e）

生率高于 Harms 和 Grossfeld 等的研究，因为其中纳入了成年患者。相较于青少年，成年患者，尤其是老年患者的术后肠梗阻发生率显著提高，此类患者出现肠梗阻的原因可能与术中牵拉后腹膜神经、术后疼痛使用过量麻醉剂、术后长期卧床等有关。对于此类肠梗阻，以对症治疗为主，如静脉营养，纠正水电解质酸碱平衡紊乱，鼓励患者早期下床活动，必要时进行胃肠减压，大多能治愈。

对于脊肌萎缩症、杜氏肌营养不良等神经肌源性脊柱侧凸患者，除了有呼吸肌麻痹外，消化道平滑肌也会出现麻痹，从而出现肠梗阻、胃食管反流、呃逆和吞咽困难等，Durkin 等报道出现严重胃肠道麻痹的脊肌萎缩症患者，需通过外科手术（如 Nissen 胃底折叠术）放置喂养管以确保营养摄入。

2. 应激性溃疡 严重创伤、大手术、休克、感染、多器官功能衰竭等应激情况可引起以急性胃黏膜多发性浅表糜烂、溃疡和出血为特征的应激性溃疡（stress ulcer，SU），虽然对其处理的成功率已大大提高，但 SU 并发上消化道大出血时，死亡率仍接近 50%。文献中关于脊柱矫形术后 SU 的报道较少，Harms 研究组报道的 AIS 术后胃肠道并发症中无胃溃疡表现，俞杨等报道 900 多例脊柱侧凸患者中，术后 2 例（0.22%）出现 SU。第 1 例患者为神经肌源性脊柱侧凸，13 岁，行腹膜后入路脊柱前路松解术，术后第 2 天行颅骨 - 骨盆牵引。术后 5 天出现腹胀、恶心呕吐，第 6 天后呕吐咖啡色液体，排柏油样大便，胃镜检查发现胃黏膜广泛性糜烂，多发性黏膜溃疡。予以停止牵引、吸氧，维持水、电解质和酸碱平衡，行鼻胃管减压，生理盐水反复冲洗引流，管内投放硫糖铝混悬液等对症处理，于前路松解术后 3 周行脊柱后路 TSRH 矫形融合术，术后预防性使用胃黏膜保护剂，并进行心理疏导，未再发生 SU。第 2 例患者为先天性脊柱侧凸患者，13 岁，经胸膈腹膜后入路行前路 CDH 脊柱矫形融合术。术后 4 天，感呼吸困难，恶心呕吐，摄胸部 X 线片示右侧气胸，予胸腔闭式引流后症状缓解。但恶心、呕吐频发，呕吐咖啡色液体，排柏油样大便，伴精神紧张。胃镜检查示胃内广泛性黏膜糜烂，多发性浅表溃疡。治疗方案同前例而痊愈。

SU 的诱发因素包括：①手术创伤大，手术时间长，尤其是前路开胸的矫形手术。②精神因素，患者术后因伤口疼痛、腹胀、睡眠差以及快速大重量牵引造成的身体不适，致精神紧张、情绪不稳，表现为精神性厌食和呕吐，致上消化道出血症状反复发作，必要时需行抗抑郁治疗。③胃肠功能紊乱，前路手术中对内脏大神经的损伤，术后腹膜后血肿的刺激以及快速大重量牵引使躯干延长、脊柱伸展、肠系膜上动脉易压迫十二指肠。以上因素均会造成术后患者胃肠功能紊乱，频繁严重呕吐，呕吐时胆汁反流，更加重了胃黏膜的损伤，易致 SU 的发生。

SU 的预防措施包括：①去除应激因素，维护水、电酸质和酸碱平衡，保持血 pH 值不影响胃黏膜 pH 值变化。输血和吸氧，改善机体微循环灌注和组织供氧。②及早予以营养支持，早期进食可中和胃酸，促进黏液分泌和黏膜上皮更新。对不能进食的患者可给予肠内营养。③恶心、呕吐严重的患者，应予胃管减压。④发生应激时，胃酸分泌并不增加，多数情况下胃酸分泌受抑制，因此应用中和胃酸或抑制胃酸分泌的药物并非必要，而应使用防止胃黏膜受胃液和胆汁渗透侵蚀并促进受损黏膜愈合的胃黏膜保护剂，如硫糖铝等。

3. 肠系膜上动脉综合征（superior mesenteric artery syndrome，简称 SMAS） 出现的原因是位于腹主动脉和肠系膜上动脉之间的十二指肠第三段遭到机械压迫。因早期报道于躯干石膏固定后，故又称石膏综合征或 WILKIE 综合征。脊柱矫形术后发生 SMAS 主要报道于 20 世纪 70～80 年代，发生率达 2%～9%，原因可能为当时的脊柱矫形手术主要使用大撑开力的哈氏技术，术后还需佩戴躯干石膏。20 世纪 90 年代后，三维矫形技术广泛使用，使脊柱侧凸的矫正率大大提高，但 SMAS 的报道反而锐减。可能原因为三维矫形术主要使用去旋转力和平移力矫正脊柱侧凸，术后不再需要躯干石膏。该并发症的具体内容详见本章第十四节。

三、心脏并发症

心脏并发症是成人（尤其是老年人）脊柱畸形手术的常见并发症之一。Daubs 等报道 46 例老年患者行脊柱矫形手术，术后 1 例（2.2%）发生心肌梗死。Fujita 等报道 149 例老年患者行脊柱手术，其中 48 例行矫形手术，术后共有 3 例（2.0%）出现心肌梗死。目前关于儿童脊柱畸形手术相关的心脏并发症研究较少。Harms 研究组报道的 AIS 术后并发症中无心脏并发症内容。朱泽章等报道 184 例严重脊柱侧凸患者在后路矫形术中出现 1 例 (0.5%) 心跳骤停，经复苏抢救成功。Faciszewski 等报道 1152 例脊柱手术中有 4 例 (0.3%) 发生心跳骤停，只有 1 例复苏成功。

而对于某些综合征性脊柱侧凸，本身伴有心脏疾病，术后出现心脏并发症的风险大大提高。如杜氏肌营养不良症（DMD）伴脊柱侧凸患者，此类患者肌肉组织中广泛缺乏抗肌萎缩蛋白，除了骨骼肌营养不良外，也可出现营养不良型心肌病。Punnoose 等报道 DMD 患者临床上典型的心肌病最早发生于 10 岁左右，18 岁时所有患者几乎都会出现心肌病表现。随着呼吸辅助支持治疗水平的提高，DMD 患者的寿命得到了延长，其死亡率逐渐下降，目前主要的死亡原因是心肌坏死。Domenico 等报道营养不良型心肌病可导致扩张型心肌病，进而引起进行性左心衰竭和心律失常。而一些严重前凸型脊柱畸形，由于纵隔的前后径减小，心脏位于前为胸骨后为脊柱的狭小空间内。手术中如对脊柱产生压迫性操作，如剥离脊柱、置钉等，都可造成对心脏的"意外按摩"，不仅可造成血压的波动，有时还可导致心律失常。因此，此类患者术前必须请麻醉师及心脏科医生评估其心律失常及左室功能不全能否耐受手术应激和麻醉。

四、体位相关并发症

1. 视力减退　脊柱矫形术后视力减退甚至失明发生率较低，但一旦发生即是灾难性的并发症。Stevens 等报道 3450 例脊柱手术后，7 例 (0.2%) 出现视力减退，其病理变化包括后视神经缺血、枕叶梗塞、中央视网膜静脉血栓。最终共有 3 例视力完全恢复，1 例部分恢复，其余 3 例永久性的视力减退。Chang 等回顾了 20 年的数据，纳入 14102 例脊柱手术患者，共有 4 例 (0.028%) 出现视力减退，3 例为俯卧位、1 例为侧卧位，4 例患者术中都出现过低血色素和（或）低血压，手术平均耗时 7 小时。Baig 等对脊柱手术后的视力减退并发症进行了系统性回顾，发现视力减退的危险因素包括手术时间过长、术中大量失血及过量补液，此外手术体位和术中严重低血压也与视力减退有关。视力减退常出现在术后 2 天内，出现永久性视力损害的

比例较高。Walick 等报道俯卧位，尤其是头低脚高的俯卧位可引起眼内压增高，视神经的血流灌注减少，进而引发视力损害。因此，为了预防术后视力损害的发生，术前应谨慎摆放体位，避免头低脚高，避免眼部受压；术中减少出血，维持较高的平均动脉压，注意胶体液的补液量不宜过多，控制手术时间。

2. 臂丛损伤　脊柱矫形术后出现的臂丛损伤大多是因体位摆放不当、姿势性压迫所致。O'Brien 等报道 21 例 AIS 患者由于术中姿势性压迫造成臂丛神经麻痹，术中神经电生理监测显示这些患者的上肢 SEP 信号明显改变，振幅减少 60% 以上，潜伏期延长 10%。若术中发现上肢 SEP 信号异常，重新摆放上肢体位，SEP 信号大多能立即恢复正常。因此，可采用神经电生理来监测此类损伤，即使术中未发现，大多数臂丛麻痹在术后数月内也会逐渐恢复。Faciszewski 等也报道前路脊柱融合手术中 0.3% 患者出现臂丛神经受损，术后半数患者数天内即恢复，另有半数患者在术后数月内恢复。

脊柱矫形术后还会有其他一些并发症，包括失血、感染、脑脊液漏、神经系统并发症等，详见本章后续内容。

参考文献

[1] McDonnellMF, Glassman SD, Dimar JR 2nd, et al. Perioperative complications of anterior procedures on the spine[J]. J Bone Joint Surg Am, 1996, 78(6): 839-847.

[2] Grossfeld S, Winter RB, Lonstein JE, et al. Complications of anterior spinal surgery in children[J]. J PediatrOrthop, 1997, 17(1): 89-95.

[3] Newton PO, O'Brien MF, Shufflebarger HL. Idiopathic scoliosis: the Harms Study Group treatment guide[M]. Leipzig: Thieme Medical Publishers, 2010.

[4] Almond PS, Pesson C, Macewen D, et al. Analysis of the two-team approach to anterior spinal fusion[J]. South Med J, 1990, 83(11): 1273-1276.

[5] Banjar HH. Pediatric scoliosis and the lung[J]. Saudi Med J, 2003, 24(9): 957-963.

[6] Keskinen H, Lukkarinen H, Korhonen K, et al. The lifetime risk of pneumonia in patients with neuromuscular scoliosis at a mean age of 21 years: the role of spinal deformity surgery[J]. J Child Orthop, 2015, 9(5): 357-364.

[7] Zhang JG, Wang W, Qiu GX, et al. The role of preoperative pulmonary function tests in the surgical treatment of scoliosis[J]. Spine, 2005, 30(2): 218-221.

[8] Brooks JA. Postoperative nosocomial pneumonia: nurse-sensitive interventions[J]. AACN Clin Issues, 2001, 12(2): 305-323.

[9] Krasna MJ, Jiao X, Eslami A, et al. Thoracoscopic approach for spine deformities[J]. J Am Coll Surg, 2003, 197(5): 777-779.

[10] Nagai H, Shimizu K, Shikata J, et al. Chylous leakage after circumferential thoracolumbar fusion for correction of kyphosis resulting from fracture[J]. Spine, 1997, 22(23): 2766-2769.

[11] Petrone A, Pavone M, Testa MBC, et al. Noninvasive ventilation

in children with spinal muscular atrophy types 1 and 2[J]. Am J Phys Med Rehabil, 2007, 86(3): 216-221.

[12] Keating JM, Collins N, Bush A, et al. High-frequency chest-wall oscillation in a noninvasive-ventilation-dependent patient with type 1 spinal muscular atrophy[J]. Respir Care, 2011, 56(11): 1840-1843.

[13] Suh MR, Choi WA, Kim DH, et al. Five-year follow-up and outcomes of noninvasive ventilation in subjects with neuromuscular diseases[J]. Respir Care, 2018, 63(3): 274-281.

[14] 钱邦平, 邱勇, 王斌, 等. 胸椎侧凸前路术后并发顽固性乳糜胸[J]. 脊柱外科杂志, 2004, 2(4): 243-244.

[15] 刘臻, 邱勇, 王斌, 等. 脊柱侧凸患者肺功能影响因素的分析及临床意义[J]. 中华医学杂志, 88(35): 2457-2460.

[16] 朱锋, 邱勇, 王斌, 等. 伴呼吸衰竭脊柱侧凸的围手术期处理及治疗策略[J]. 中华骨科杂志, 2010(9): 860-864.

[17] 朱泽章, 邱勇, 王斌, 等. 严重脊柱侧凸患者围手术期并发症及其预防[J]. 中国脊柱脊髓杂志, 2004, 14(4): 226-228.

[18] Betz RR, Harms J, Clements DH 3rd, et al. Comparison of anterior and posterior instrumentation for correction of adolescent thoracic idiopathic scoliosis[J]. Spine, 1999, 24(3): 225-239.

[19] 邱勇, 朱泽章, 王斌, 等. 胸腔镜下脊柱侧凸前路松解的并发症及预防[J]. 中国脊柱脊髓杂志, 2005, 15(4): 211-214.

[20] 吕锦瑜, 邱勇, 朱丽华, 等. 严重脊柱侧凸前路开胸手术的并发症[J]. 临床骨科杂志, 6(3): 231-233.

第二节　出血与止血

脊柱矫形手术是儿童脊柱畸形的主要治疗手段之一。此类手术创伤大、难度高、手术时间长，术中出血往往较多。相较于成年患者，儿童脊柱畸形患者年龄小、体重低、耐受性差，少数患者还可合并代谢性或发育性疾病，出血风险较成人更高。术中出血过多可引起患者低血压、贫血、凝血功能障碍等，增加术后切口感染、伤口不愈合或延迟愈合、肺功能损害等并发症的发生率；少数患儿还可因术中大量出血导致脊髓血液灌注不足、脊髓缺血缺氧，引起瘫痪等严重并发症；个别患儿甚至可因为大出血导致循环衰竭，危及生命。术中大量出血多需输血治疗。输血虽可维持血流动力学的稳定性，但也可引起发热、溶血反应、病毒感染、急性心力衰竭等不良反应，给临床治疗增加新的难题。因此，儿童脊柱矫形术中出血是脊柱矫形医生及麻醉医师需共同面对的严峻挑战之一。

一、大出血的定义

国外有麻醉学学者将成人患者 24 小时内失血量超过机体总血容量（60ml/kg）定义为大出血，也有学者将总出血量超过 4000ml 定义为大出血。Yu 等将术中出血量超过总血容量的 30% 定义为大出血，发现行脊柱矫形手术的患者术中发生大出血的比例高达 59.7%。然而，目前国内外尚无针对儿童脊柱畸形矫形术中大出血的确切定义和统一标准。现今，国际上通常采用术中失血量（blood loss，BL）占预计总血容量（estimated blood volume，EBV）的比值（BL/EBV）衡量出血量的多少。在国内，根据《中华医学会麻醉学分会小儿围手术期液体和输血管理指南（2014）》，认为 BL/EBV>15% 时即可影响患儿的循环稳定，建议输血纠正血容量的不足以维持循环的稳定。

二、脊柱畸形的病因学与大出血

脊柱畸形矫形手术术中失血量与脊柱畸形的病因学密切相关。AIS 是最常见的脊柱畸形，以往文献中关于 AIS 患者后路矫形手术出血量的报道差异较大，平均出血量在 600ml 至 1500ml 不等。对于 AIS 患者，手术固定节段的范围、椎弓根螺钉等内植物的数量、是否截骨以及脊柱矫形医师的经验等多种因素均可影响矫形手术中的出血量。

与 AIS 患者相比，神经肌源性脊柱侧凸（neuromuscular scoliosis，NMS）患者矫形术中出血倾向则更为明显，出血通常更多，发生大出血的比例也更高（图 22-2-1）。Meert 等对 NMS 和 AIS 患者矫形手术的出血量进行了比较分析，发现 AIS 患者后路矫形术平均 BL/EBV 比值仅为 20%（2%～82%），而 NMS 患者平均 BL/EBV 比值可高达 78%（25%～127%）。NMS 患者矫形术中易大量出血与多种因素有关。首先，与 AIS 患者相比，NMS 患者整体营养状况不佳，椎旁软组织发育较差，可致患者矫形术中发生大量出血。其次，NMS 患者的脊柱畸形往往比 AIS 患者更为严重，手术也更为复杂、难度更大，所需固定节段更长、剥离椎体更多，有些 NMS 患者需要骨盆固定，手术时间也更长，部分患者还需行截骨术，而这些因素均可显著增加 NMS 患者术中出血量。另外，少数 NMS 患者需服用精神类药物如丙戊酸钠等，而此类药物可引起患者凝血功能障碍，导致凝血时间延长，增加术中失血。

NMS 患者术中出血量较大与凝血因子耗竭较多较快有关。Kannan 等比较了 NMS 患者和 AIS 患者矫形术中凝血酶原时间和凝血因子浓度的变化，发现术中两组患者的凝血酶原时间均逐步增加，但 NMS 患者凝血酶原时间增加较 AIS 患者更为明显。类似地，两组患者术中Ⅶ因子的活性均逐步下降，且 NMS 患者Ⅶ因子的活性降低更为明显，提示 NMS 患者矫形术中凝血因子耗竭更多更快，从而导致术中出血量比 AIS 患者更多。

以马方综合征（MFS）为代表的结缔组织发育异常伴脊柱侧凸是另一类易发生术中大出血的脊柱畸形（图 22-2-2）。MFS 是一种累及全身结缔组

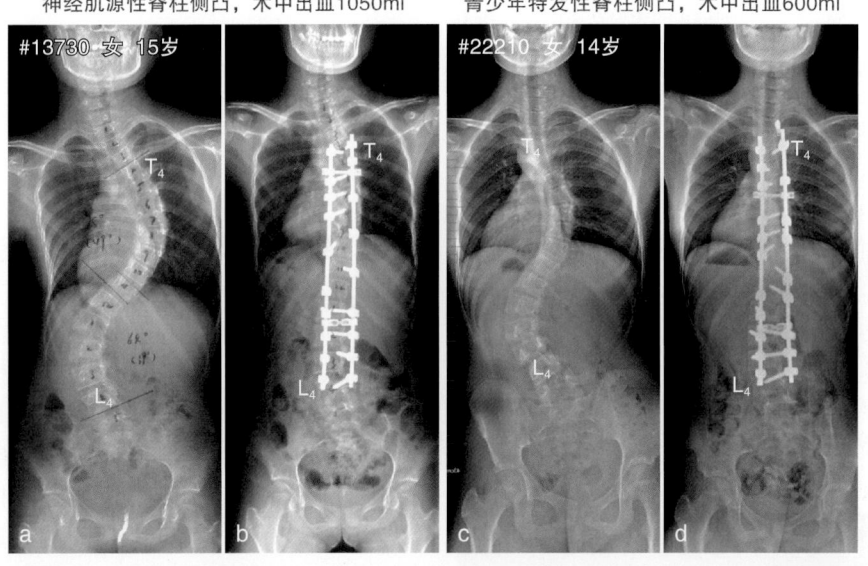

图 22-2-1　脊柱矫形术中出血量与脊柱畸形的病因学密切相关。女（#13730），15 岁，神经肌源性脊柱侧凸，正位 X 线片示胸腰双主弯（a），行后路多节段 SPO 截骨矫形内固定植骨融合术（T₄~L₄），术中出血达 1050ml（b）。女（#22210），14 岁，青少年特发性脊柱侧凸，正位 X 线片示弯型也为胸腰双主弯，弯型与神经肌源性脊柱侧凸类似（c），行后路矫形内固定植骨融合术（T₄~L₄），术中出血量为 600ml（d）。提示在弯型类似、融合节段相同的情况下，神经肌源性脊柱侧凸患儿矫形术中出血更多

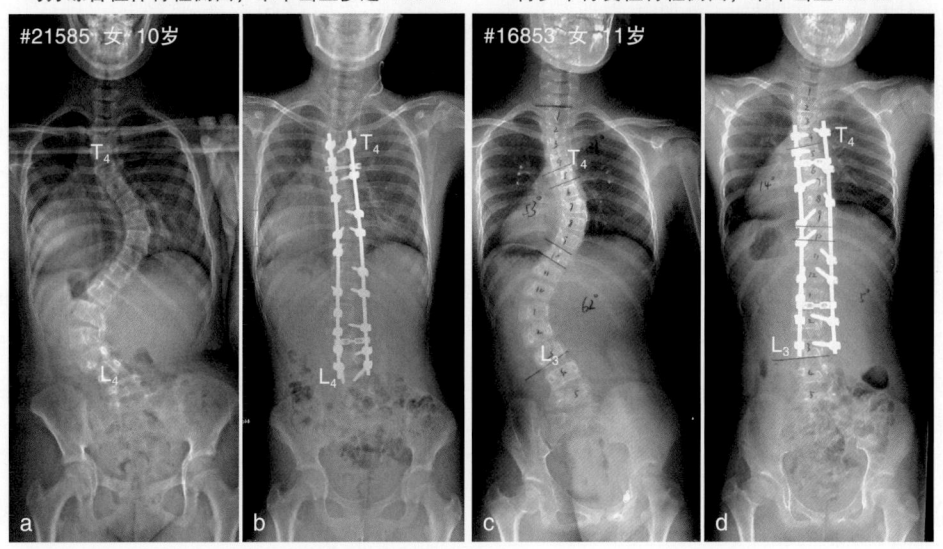

图 22-2-2　脊柱矫形术中出血量与脊柱畸形的病因学密切相关。女（#21585），10 岁，马方综合征伴脊柱侧凸，正位 X 线片示胸腰双主弯（a），行后路矫形内固定植骨融合术（T₄~L₄），术中出血达 1400ml（b）。女（#16853），11 岁，青少年特发性脊柱侧凸，正位 X 线片示弯型也为胸腰双主弯，弯型与马方综合征类似（c），行后路矫形内固定植骨融合术（T₄~L₃），术中出血量为 650ml（d）。提示在弯型类似、融合节段接近的情况下，马方综合征伴脊柱侧凸患儿矫形术中出血更多

织的常染色体显性遗传性疾病，可表现为心血管系统、骨骼系统和眼部等多器官畸形。此类患者合并的脊柱畸形多需手术治疗。Jones 等报道马方综合征伴脊柱侧凸的患者在后路矫形术中发生大出血的比例高达 10%。马方综合征伴脊柱侧凸患者矫形术中出血倾向与患者结缔组织发育异常导致的椎旁软组织弹性差、血管张力低有关。此外，与 AIS 患者相比，MFS 患者的脊柱畸形通常更为复杂、手术难度更大、所需融合范围也更长，MFS 患者常合并骨质疏松，术中松质骨出血多，椎弓根纤细，置钉时钉道出血凶猛，因此术中出血较 AIS 患者也更多。陈唯韫等通过病例对照研究发现，马方综合征伴脊柱侧凸患者术中出血量平均为 851ml，显著高于非马方综合征的脊柱侧凸患者（521ml）。

先天性脊柱畸形患儿发病早，畸形进展迅速，通常需尽早手术治疗。但由于其病情复杂多样，治疗极为棘手，手术治疗策略也各不相同，因此文献中关于先天性脊柱侧凸矫形术中出血量的报道也有较大差异。需要重视的是，由于多数先天性脊柱侧凸患儿同时存在低体重等发育性障碍，软组织条件较差，术中发生大出血的风险更高。申乐等回顾性分析了年龄在 1～6 岁并行后路矫形内固定术的先天性脊柱畸形患儿，发现低体重、身高偏矮的患儿术中更易发生大出血（BL/EBV>0.15），体重 ≤ 15kg 是此类患儿术中大量出血的危险因素。Jain 等发现，先天性脊柱畸形患儿术中大出血与患儿的体重密切相关，体格偏小的患者术中 BL/EBV 更大。他们认为，先天性脊柱侧凸患儿行脊柱后路矫形术期间 BL/EBV 更大的原因在于：一方面由于患儿体格偏小，手术视野狭窄，操作困难，技术难度高，导致手术时间延长，从而使术中出血量增加；另一方面由于患儿体重偏小，同等量的出血会导致较大的 BL/EBV 比值。

先天性脊柱畸形患儿病情复杂多样，手术矫形策略也不尽相同。患儿年龄、畸形严重程度、手术融合节段、是否行半椎体切除等均可显著影响术中出血量。Ma 等报道，除了半椎体切除可增加患者术中出血以外，术前 Cobb 角大于 50°、长节段融合也是先天性脊柱侧凸患者术中大出血的危险因素。此外，先天性脊柱侧凸患儿常可合并肋骨畸形、椎管内发育异常等，这些合并畸形可明显增加手术暴露和矫形难度，增加手术时间，导致术中出血增加。

三、大出血的危险因素

除脊柱畸形的病因学类型以外，多种与脊柱矫形手术相关的因素也可显著影响脊柱畸形矫形手术的出血量，如融合节段数、植入螺钉数、术前 Cobb 角、截骨等。然而，这些因素并不独立，而是互相联系，共同影响脊柱矫形术中的出血风险。认识脊柱矫形术出血量的影响因素，可以帮助脊柱矫形医生有效控制相关因素，做好术前准备，以减少术中出血量，减少因大出血给患儿带来的危害，同时降低输血需求及输血风险。

1. 融合节段数　脊柱畸形矫形手术多需固定融合多个椎体。钱邦平等报道，融合节段数是影响脊柱矫形术出血量的主要因素，随着融合节段的增加，术中出血量可随之显著增加（图 22-2-3）。脊柱融合时需切除关节突关节，小关节切除后骨面渗血可增加术中出血量。因此，融合节段越长，所需切除的小关节越多，术中出血也随之显著增加。其次，融合节段越长，手术所需切口也越长、所需剥离椎体也越多，手术创面的渗血也随之增加，从而导致术中出血明显增加。另外，融合节段越长，所需椎弓根螺钉等内固定植入物越多，而在脊柱矫形术中内固定物植入，尤其是椎弓根螺钉的置入，是脊柱矫形手术中难度大、耗时长的过程。一方面，置钉过程中钉道渗血可显著增加术中出血。另一方面，椎弓根螺钉置入数量增多使手术时间显著延长，从而导致椎旁肌等软组织渗血也随之增多。Yu 等通过回顾性分析发现，融合范围超过 6 个椎体是引起脊柱畸形患者大出血（BL/EBV>30%）的危险因素，而每增加一个融合节段，术中出血量甚至可随之增加约 200ml。

2. 置入螺钉数　现代脊柱畸形矫形技术强调坚强内固定，置入螺钉数目越多，固定越可靠。然而，在脊柱畸形矫形术中，椎弓根螺钉的置入数量可显著影响术中出血量。由于椎体松质骨血窦丰富，在椎弓根螺钉置入过程中，松质骨钉道因血窦的破坏而不停渗血。因此，随着椎弓根螺钉数量的增加，因松质骨钉道血窦破坏引起的出血量也会随之增加。脊柱畸形矫形手术难度大，多数椎体存在不同程度的旋转，使得椎弓根螺钉置入难度显著增大、技术要求明显提升，在整个脊柱矫形手术过程中需要时间也较长。此外，部分脊柱畸形患儿存在椎弓根发育不良，表现为椎弓根纤细、皮质硬化等，可进一步增加置钉难度、延长手术时间。钱邦平等报道，AIS 患者行矫形手术的手术时间与椎弓根螺钉置入数量呈正相关，而椎弓根螺钉置入数量越多，可导致手术时间显著延长，椎旁肌、骨面渗血等随之增加，术中出血总量也显著增多。Heller 等研究发现每置入 1 枚椎弓根螺钉，可使手术时间延长 5 分钟。Bharucha 等报道，在 Lenke 1 型 AIS 患者矫形手术中，每增加 1 枚椎弓根螺钉，可使出血量平均增加 39.4ml。

3. 术前 Cobb 角　脊柱畸形的严重程度是影响矫形手术出血量的另一重要因素（图 22-2-4）。Yu

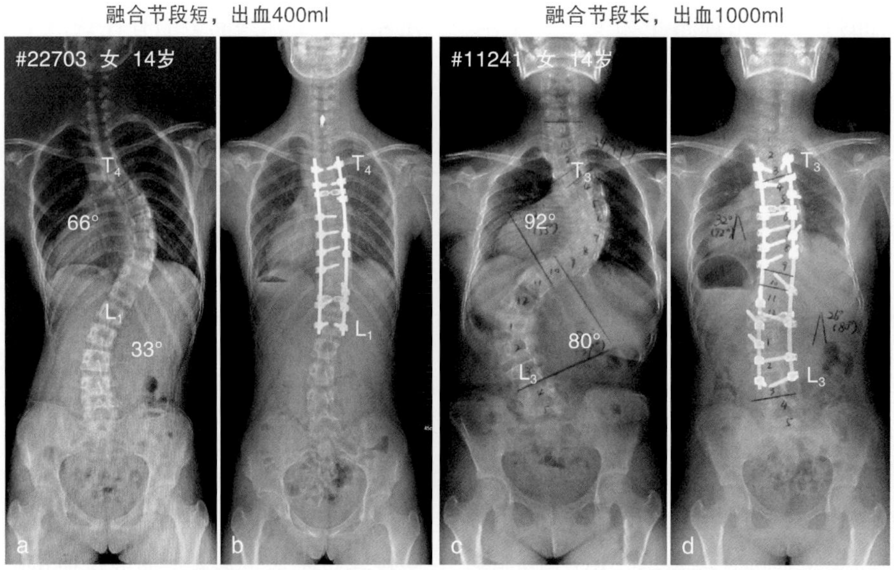

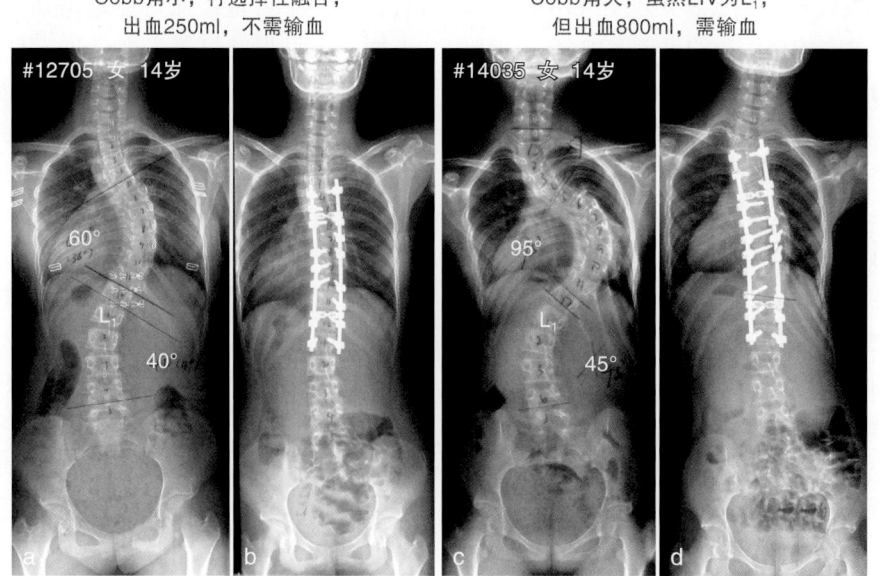

图 22-2-3　脊柱矫形手术术中出血量与融合节段范围有关。女（#22703），14 岁，Lenke 1 型青少年特发性脊柱侧凸（a），行后路矫形内固定选择性（$T_4 \sim L_1$）融合术（b），术中出血 400ml，无需输血。女（#11241），14 岁，Lenke 3 型青少年特发性脊柱侧凸（c），行后路 $T_3 \sim L_3$ 矫形内固定融合术（d），术中出血 1000ml。提示在年龄相同的情况下，脊柱矫形术中融合节段越长，术中出血越多

图 22-2-4　脊柱矫形术中出血量与脊柱畸形的严重程度有关。女（#12705），14 岁，Lenke 1 型青少年特发性脊柱侧凸，术前主胸弯 Cobb 角为 60°（a），行后路矫形内固定选择性（$T_4 \sim L_1$）融合术（b），术中出血 250ml，无需输血。女（#14035），14 岁，Lenke 1 型青少年特发性脊柱侧凸，术前主胸弯 Cobb 角为 95°（c），虽然同样行后路矫形内固定选择性（$T_3 \sim L_1$）融合术（d），但术中出血 800ml，需输血。提示术前脊柱畸形越严重，术中出血越多

等对 159 例脊柱侧凸矫形术患者进行回顾性分析发现，术前 Cobb 角 >50° 是引起患者术中大量出血（BL/EBV>30%）的危险因素之一。Tarrant 等研究发现，AIS 患者脊柱矫形术中出血量与术前主弯 Cobb 角呈正相关，主弯 Cobb 角每增加 1°，出血量可增加 10.4ml。脊柱侧凸 Cobb 角度数越大，提示畸形越僵硬，椎体旋转越严重，显著增加手术的复杂性和术中置钉、矫形的难度，使得手术时间显著延长，导致术中出血量明显增加。其次，术前脊柱畸形越严重，所需固定融合的范围也越长，需更多的椎体剥离、椎旁肌暴露、椎弓根螺钉置入，而这些因素均可显著增加术中出血量。此外，对于

部分严重脊柱畸形患者，为获得满意的三维矫形效果，术中还需行 SPO、PSO 或 VCR 等截骨术，而截骨可使此类患者术中出血总量显著增多，术中发生大出血的风险显著增高。

4. 截骨　严重脊柱畸形患者畸形较为僵硬，可合并冠状面、矢状面失平衡，多需截骨术以矫正局部侧后凸畸形、恢复冠状面和矢状面的平衡。截骨术虽可获得更好的三维矫形效果，但同时也使手术难度增加、手术侵袭性增大、手术时间明显延长，导致术中出血量明显增加（图 22-2-5），成为脊柱矫形医师所必须面对的棘手问题之一。截骨过程中，松质骨骨小梁结构破坏、骨面大量外露渗血

多节段 PCO 截骨，出血 750ml

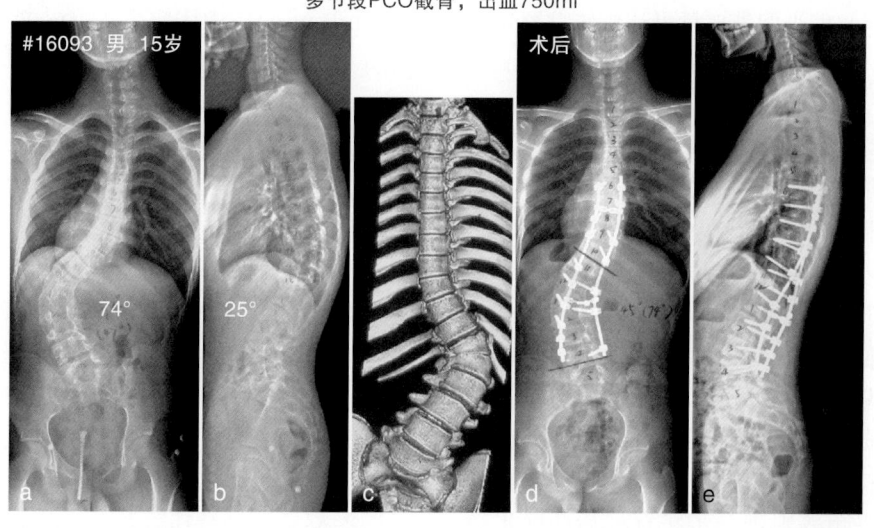

T₁₂VCR，出血 1100ml

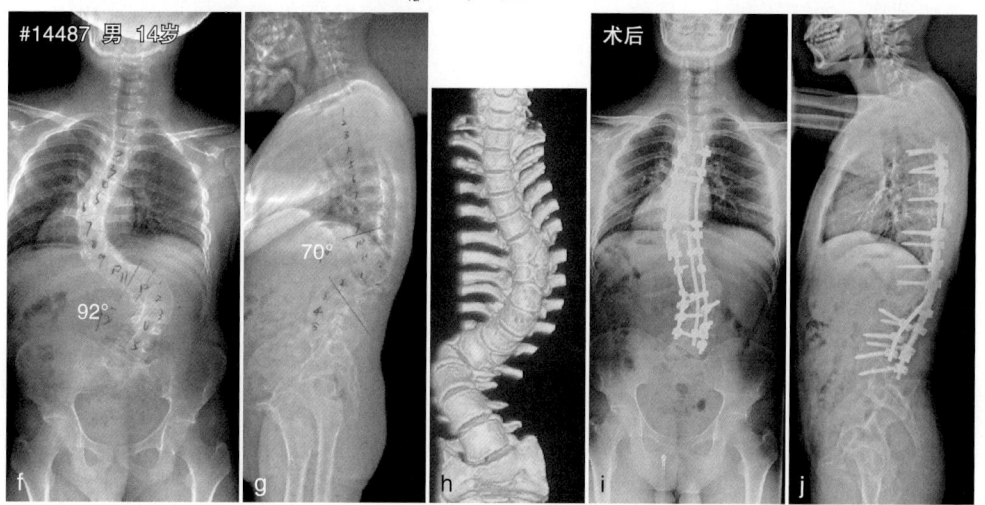

图 22-2-5　脊柱矫形术中出血量与术中是否截骨有关。男（#16093），15 岁，先天性脊柱侧凸畸形，T₁₂、L₁ 分节不良（a~c），矢状面见轻度后凸畸形（b），行后路矫形内固定植骨融合（T₆~L₄）、多节段后柱截骨术（PCO）（b），术中出血 750ml。男（#14487），14 岁，先天性脊柱侧后凸畸形，T₆、L₁ 半椎体畸形（f~h），矢状面见角状后凸畸形（g），行后路矫形内固定植骨融合（T₃~L₅）术，术中行 T₁₂VCR，术中出血 1100ml。提示术中出血随着截骨等级的升高而增多

是导致术中出血明显增加的主要原因。同时，截骨过程中需显露椎管，椎管内静脉丛破裂出血也是截骨阶段大量出血的重要原因之一。此外，截骨过程中节段性血管损伤、截骨面不能完全闭合也可导致术中大量出血。Yu 等报道，术中椎体截骨可使脊柱矫形手术出血量平均增加 0.5 倍。刘兴勇等报道，在脊柱后凸畸形截骨矫形术中，截骨阶段出血量占手术总出血量的 44.5%。此阶段不仅出血量大，且出血速度快，单位时间内出血量明显高于其他阶段，可造成患者短时间内大量失血，血压一过性降低，显著增加脊髓低灌注的风险。此外，截骨阶段的出血量也与截骨等级有关，随着截骨等级的升高，术中出血量也随之显著增加。Bekmez 等报道 PSO 截骨矫形术平均出血量达 1632ml。而全脊椎切除术（VCR）的平均失血量可达机体总容量的 65%，在部分患者甚至可超过患者总血容量。

四、脊柱矫形术中出血的特征

　　脊柱矫形术不同手术阶段的出血量不尽相同。Wahlquist 等将脊柱后路矫形术分为脊柱剥离、内固定置入、截骨矫形和关闭切口四个阶段，发现截骨矫形阶段出血量最大，占术中总出血量的 38%，内固定置入阶段次之（34%）。而在关闭切口阶段，由于椎体去皮质后的植骨床渗血和椎旁软组织的出血，出血量也较多（15%）。脊柱剥离阶段出血最少（13%）。刘兴勇等则进一步将脊柱后凸畸形矫形手术分为脊柱剥离、置钉、截骨、复位、置棒矫形及植骨闭合切口 6 个阶段，发现截骨和置钉阶段出血量分别占总出血量的 44.5% 和 12.6%，是手术中出血最多的两个阶段（图 22-2-6）。

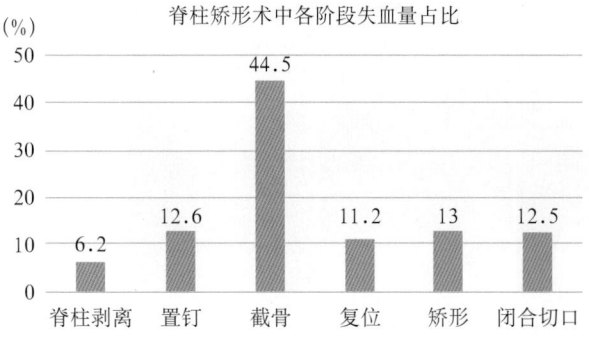

脊柱矫形术中各阶段失血量占比

图 22-2-6　术中脊柱剥离、内固定置入、截骨、复位、矫形及关闭切口阶段失血量占比

在截骨矫形阶段，松质骨的大范围显露使松质骨内血窦破坏出血和截骨过程中椎管内静脉丛出血是截骨过程中大量出血的主要原因，加之内固定钉道以及椎旁肌的慢性渗血可进一步增加此阶段的出血量。Suh 等报道，在截骨矫形阶段，去旋转、平移等手术操作可通过生理性应激使动脉压升高、心输出量增加，进而导致出血增多。此外，为增加脊髓在矫形阶段对外力牵拉、术中失血的耐受性，减少脊髓发生低灌注性损害，截骨阶段通常需使用升压药物提高平均动脉压，使平均动脉压适当高于脊柱剥离阶段及内固定置入阶段，而平均动脉压升高可在一定程度上增加出血量。

　　此外，截骨矫形阶段不仅出血量最多，出血速度也最快，可达 11.6ml/min，明显快于脊柱剥离（3.2ml/min）、内固定置入（6.0ml/min）和切口关闭（4.2ml/min）阶段。

五、大出血的危害

　　1. 循环不稳定　脊柱畸形患儿往往体重低、耐受性差，术中相同出血量占总血容量的比值比成人高，术中大量出血对脊柱畸形患儿的影响也更大，具体可表现为血压快速降低、红细胞压积丢失更多、血压难以维持等。严重时可引起严重的低血压、循环不稳定，甚至失血性休克、心脏骤停（图 22-2-7）等。

　　2. 感染　是脊柱矫形术后严重并发症之一，根据发生的时限可分为早期感染和迟发性感染。既往文献报道，脊柱矫形术后早期感染的发生率为 0.7%~8.5%，其发生既与患者自身病情和营养状况有关，也与手术操作、围手术期管理等相关。对于脊柱畸形患儿，椎旁软组织条件相对较差、抗感染能力低下是脊柱矫形术后早期感染的重要原因。除了这些患者体质因素以外，脊柱矫形术中大量出血也可显著增加患者术后感染的风险。王迎松等回顾性分析了脊柱畸形矫形术后切口感染等非神经系统并发症的危险因素，发现术中大量出血可显著增加术后感染等并发症的发生率。目前，多数研究认为其术后感染与术中大出血导致机体营养成分和免疫活性分子的大量丢失、大量输注异体血等多种因素有关。

　　血红蛋白、白蛋白浓度等是反映患儿营养状况的重要指标。Adogwa 等报道，术前合并贫血、低

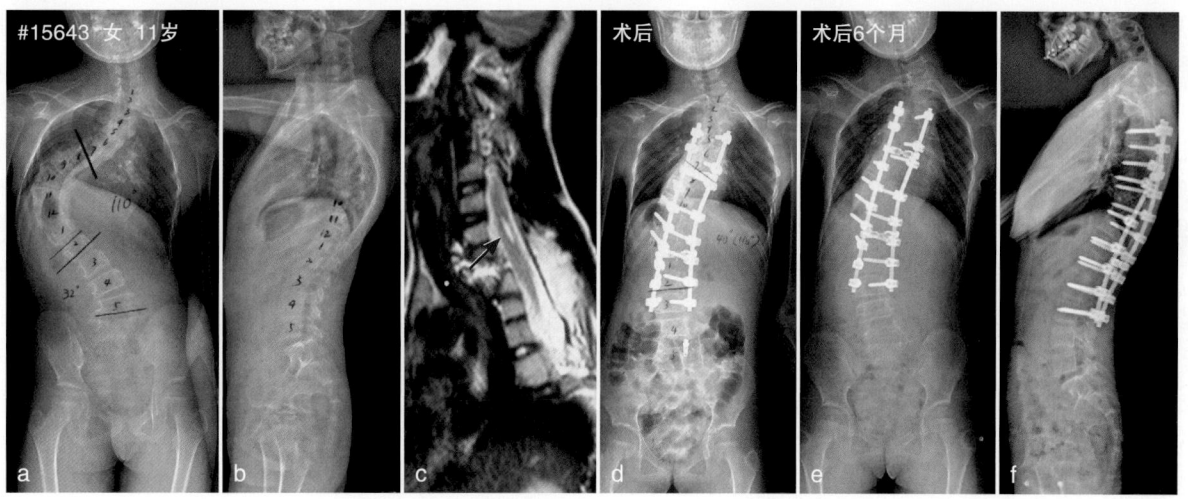

图 22-2-7　女（#15643），11 岁，神经肌源性脊柱侧凸（a~c），术前全脊髓 MRI 可见脊髓空洞（c，箭头），行后路矫形内固定植骨融合术（T₅~L₃）（d），在行 T₁₁ PSO 截骨术时，短时间内出现难以控制的出血，血压急剧下降，无法快速扩容，发生心跳骤停，立即行心脏复苏，随后心跳恢复，术后恢复良好，无并发症；术后 6 个月随访示矫形效果维持良好（e、f）

蛋白血症可增加脊柱融合患者术后感染等并发症的发生。类似地，脊柱畸形患儿术后贫血、血清白蛋白水平降低也可增加术后感染的发生。一方面，部分脊柱畸形患儿本身可合并发育性障碍，表现为体重低、身材矮小、营养状况差，实验室指标如血红蛋白、白蛋白浓度等低于同龄儿童。另一方面，此类患者行脊柱矫形术后，术中大量出血使血红蛋白、白蛋白等多种血液成分丢失，进一步导致患儿术后血红蛋白、白蛋白水平降低，加重患儿的营养不良，形成叠加效应，进一步增加患者术后感染风险。kudo 等报道，术后贫血、低血红蛋白血症、低蛋白血症可导致脊柱矫形术后切口感染的风险显著增加。Veeravagu 等通过多元回归分析发现，贫血（HCT<36）可使术后感染的风险增加 1.37 倍。Tominaga 等也发现脊柱矫形术后低血红蛋白血症可显著增加术后发生切口感染的风险，若及时纠正低血红蛋白血症则可减少此类并发症的发生。

脊柱矫形手术难度大，手术时间长，术中大量出血导致包括各种免疫球蛋白在内的多种血液成分丢失。免疫球蛋白是体内具有抗体活性的主动免疫活性分子，术中大量出血导致免疫球蛋白丢失过多可使患者抵抗力显著降低。Liu 等回顾性分析了 2715 例行脊柱后路手术的患者，发现术后感染组术后免疫球蛋白浓度显著低于未发生感染的患者，而术中失血量及手术时间均高于未发生感染的患者，作者认为脊柱后路手术时间延长、术中出血增多可导致患者低蛋白血症、大量免疫性球蛋白丢失，从而使患者主动免疫能力降低，增加术后感染的风险。

脊柱矫形术中大出血需及时输注红细胞、血小板、血浆蛋白等成分以补充丢失的各种血液成分，维持患者内循环的稳定性。然而，大量输注异体血制品也可显著增加患者术后切口感染的风险。Blajchman 等报道，大量输注异体血液成分可使患者免疫功能降低，其机制是异体输血可通过抑制人体免疫细胞尤其是 T 淋巴细胞的增殖而抑制患者免疫应答功能，导致患者抵抗力降低，术后感染的概率增加。

此外，术中大量出血需耗费外科医师大量的时间和精力用于止血，大大延长了手术时间，也增加了术中手术切口暴露的时间，从而使得细菌等微生物种植概率增加，增加了术后切口感染的发生率。Veeravagu 等报道，脊柱矫形手术时间超过 3 小时可使术后切口感染的风险增加 1.3~1.4 倍。

3. 脊髓低灌注　由于脊柱矫形医生及麻醉师的共同重视，以及麻醉技术的进步，现今因脊柱矫形术大出血导致患者死亡的报道已极为少见。然而大出血导致的持续性低血压、脊髓低灌注所引起的神经系统并发症已引起脊柱矫形医生及麻醉师的日益重视。持续性低血压可导致重要脏器灌注不足引起脏器功能障碍。既往研究报道，肾脏正常的血液灌注要求平均动脉压不低于 60mmHg，否则极易损伤肾小球的滤过功能，导致急性肾衰竭。而神经细胞对缺氧的耐受性则更低。当平均动脉压在

60~140mmHg 范围内波动时，脑组织可通过自身调节使脑组织血液灌注维持在正常范围内。当平均动脉压低于 60mmHg 以下时，可显著增加脑组织缺血缺氧的风险，引起脑功能障碍。脊髓的血供主要来自于脊髓前、后终末动脉，其血压的高低可直接影响脊髓的血液灌注，从而影响脊髓的功能。

脊髓低灌注造成的脊髓神经功能损害较早即引起了学者的重视。Apel 等早在 1991 年曾报道 3 例脊柱侧后凸畸形患者因持续性低血压导致脊髓低灌注造成患者永久性截瘫。Orchowski 等报道，在 265 例胸腰段脊柱手术中，2 例患者因脊髓缺血缺氧导致脊髓功能损害。脊髓低灌注导致的脊髓神经

功能损害与脊髓血液自动调节功能丧失和脊髓缺血再灌注损伤有关。脊髓在正常血液灌注下，可通过自身调节血液灌注维持脊髓的神经功能。在全身麻醉及血压降低的情况下，脊髓供血供氧降低，使脊髓血流自动调节功能下降甚至丧失，从而导致脊髓神经功能损害（图 22-2-8）。此外，脊髓神经细胞对缺血缺氧极其敏感，且耐受性较低，尽管恢复血液供应是防止脊髓神经元细胞损伤的必要措施，但近年来脊髓缺血再灌注损伤已日益受到学者的重视。目前脊髓缺血再灌注损伤的确切机制尚不明确，多数研究认为其可能与氧自由基的大量产生、炎症介质的作用、脂质过氧化以及离子平衡失调等

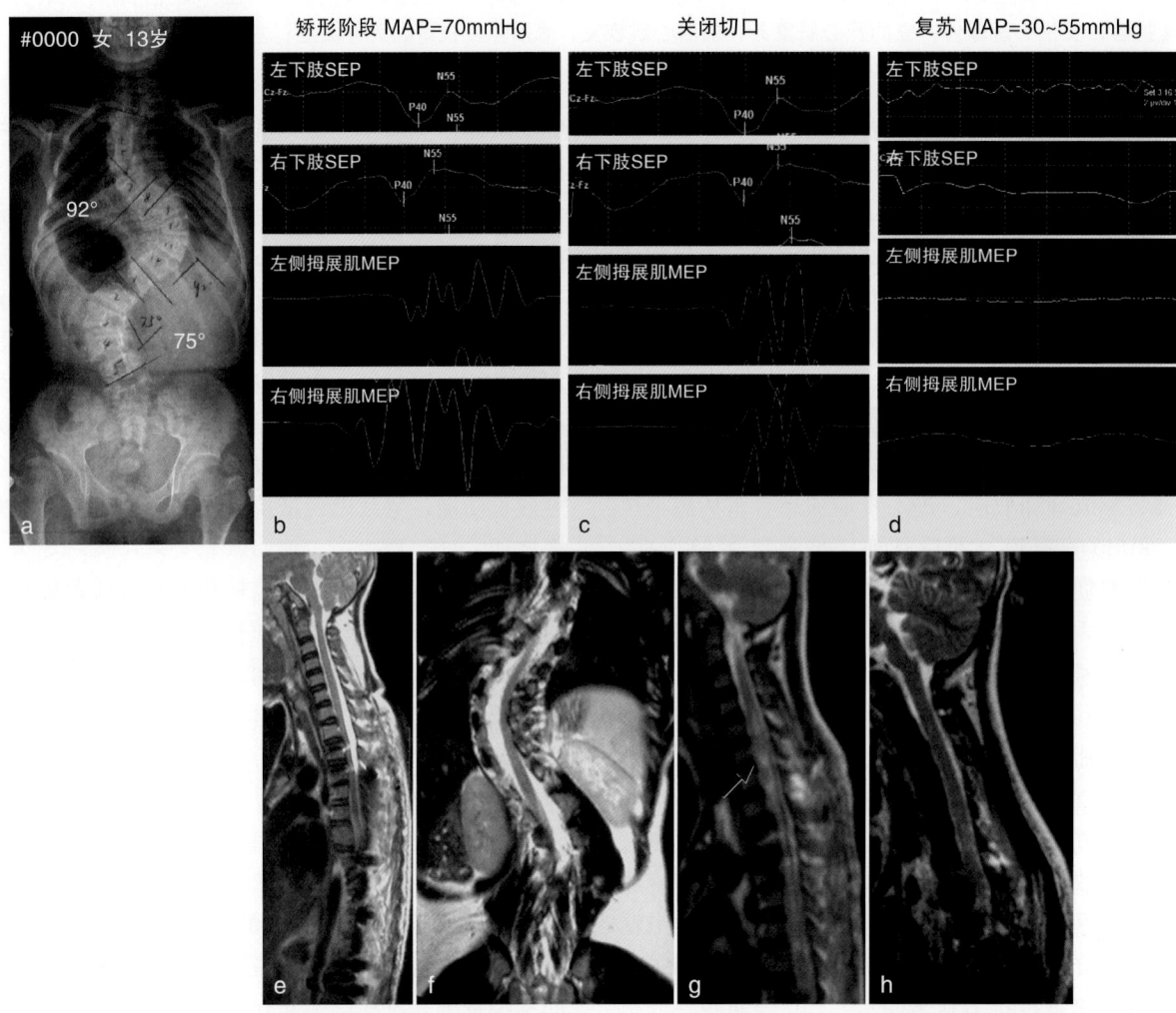

图 22-2-8　女（#0000），13 岁，青少年特发性脊柱侧凸（a）。行后路 T_8~L_2 SPO 截骨矫形术，平均动脉压为 70mmHg，SEP 及 MEP 波形正常，唤醒试验正常（b）；关闭切口阶段，SEP 及 MEP 波形正常（c）；复苏拔管阶段，平均动脉压持续低于 55mmHg，SEP/MEP 信号消失（d），患者双下肢瘫痪。立即全脊髓 MRI 未见椎管内血肿形成和螺钉误置（e、f），追踪该患者的麻醉记录，发现闭合切口前有持续性的低血压；术后第 2 天截瘫平面由 T_8 上升至 C_7，MRI 示胸髓水肿上升至下颈椎（g，箭头）；10 天后截瘫平面下降至初始脊髓损害水平（T_8），MRI 示脊髓水肿消失（h）。证实此例患者系因持续性低血压导致脊髓低灌注而出现脊髓神经功能障碍

多种因素有关，最终脊髓神经细胞以凋亡的形式产生永久性的神经功能丧失。遗憾的是，脊髓低灌注所导致的脊髓神经功能损害往往是不可逆的。

对于脊柱矫形术中维持脊髓正常血液灌注所需的平均动脉压，目前学术界尚未形成共识。Owen等认为平均动脉压高于 60mmHg 即可维持正常的脊髓血液灌注，术中脊髓体感诱发电位（SEP）及运动诱发电位（MEP）通常无明显变化。当平均动脉压低于 60mmHg 以下时，10 分钟左右 SEP 即可出现改变。Schwartz 等回顾性分析了 1121 例 AIS患者行脊柱矫形融合术的神经电生理监测资料，其中 9 例（0.8%）患者因平均动脉压低于 65mmHg而出现 SEP 和 MEP 波形改变，他们认为在 AIS 患者的脊柱矫形手术中，应保持患者的平均动脉压至少高于 65mmHg。但 Owen 和 Schwartz 的临床资料来自早年脊柱矫形术的经验，当时脊柱矫形术简单、手术时间相对较短。近年来，也有学者认为将平均动脉压保持在 80～85mmHg 才能使脊髓维持在最佳生理状态。Lenke 等也认为脊柱矫形术中保持正常的血压非常重要，术中需将平均动脉压保持在 75～80mmHg。邱勇等则综合考虑了大龄儿童脊柱矫形术中各阶段的出血量及不同的出血特征，认为应针对不同阶段制订不同的血压维持标准。脊柱矫形术出血主要发生在截骨、矫形阶段，单位时间内出血量明显高于其他阶段，此阶段必须保持平均动脉压在 80mmHg 以上和血红蛋白浓度大于10g 以保证脊髓足量的血液灌注。而在脊柱剥离、置钉阶段，可通过控制性降压将平均动脉压保持在70mmHg 左右，并利用适当扩充血容量、骨膜下剥离、骨蜡封堵钉道等一系列措施尽量减少出血。

术中神经电生理监测（intraoperative neuro-physiological monitoring, IONM）技术在脊柱矫形手术中的应用已日益普及。术中 SEP 和 MEP监测可早期发现低血压或医源性神经功能损害并及时采取必要措施，有效降低神经系统并发症发生率并显著改善患者预后。值得注意的是，SEP 和MEP 对脊髓缺血性损伤的敏感性并不一致。通常，MEP 对于低血压或血管损伤引起的脊髓血流改变非常敏感，而 SEP 的波形改变却呈一定滞后性。Schwartz 等研究发现，当血压降低导致脊髓灌注不足时，SEP 的波形变化要平均滞后于 MEP 约 5分钟。MEP 和 SEP 对低血压造成的脊髓损伤的敏感性差异可能与其不同的介导途径有关。脊髓内的前角运动神经元代谢率较高，使得前角灰质和脊髓运动系统极易受到缺血性损伤。此外，脊髓运动传导路径的血液供应也比感觉传导路径的血供少，增加了脊髓运动神经元细胞对缺血缺氧的敏感性。因此，对于脊柱矫形术中低血压造成的脊髓缺血性损伤，MEP 比 SEP 更易发生改变，使其成为脊髓低灌注所造成的缺血性神经功能损害的理想监测技术。鉴于 SEP/MEP 可能出现的滞后性，连续的 SEP/MEP 监测必须进行到手术完全结束和顺利拔管。

此外，脊柱矫形术中大量出血，多需异体输血纠正血容量不足。一方面，大量失血可导致患者术后贫血、低蛋白血症等，增加术后感染、切口愈合不佳等风险；另一方面，大量输注异体血可引起发热、溶血反应、过敏反应等并发症，给临床治疗带来新的难题。

六、预防及止血措施

脊柱矫形术中大出血后果往往较为严重，重点在于预防。由于多种因素可导致患者大量出血，因此可通过详细的术前准备（包括术前牵引、体位摆放等）、术中止血技术（包括术中止血技巧、控制性降压、新兴手术器械、止血药物的使用）等多种措施尽可能地缩短手术时间、减少术中出血。

1. **术前 Halo - 牵引**　严重脊柱畸形患儿普遍存在肺功能不全和营养不良，手术耐受性差，术中麻醉风险及出血等手术风险也较高。一方面，患儿自身可合并代谢性障碍，表现为低体重、椎旁软组织条件差。另一方面，由于肺间质发育一般在 10岁左右完成，先天性和早发性脊柱侧凸可因脊柱畸形而限制肺和胸廓的发育，从而导致严重的限制性通气功能障碍。患儿由于心肺受压，肺通气功能障碍，造成心肺功能不全，使机体供血供氧不足、组织吸收功能受限，是患儿营养不良的重要原因之一。此外，这类患者脊柱较僵硬，可合并脊髓受压，增加手术矫形难度，手术时间长，术中大出血等并发症的发生率高。对于此类患者，术前予牵引治疗，不但可以增加脊柱的柔韧性，增加脊髓对矫形术中牵拉和缺血的耐受性，降低手术难度和手术风险，还可在一定程度上增加胸廓容积，改善肺的顺应性和患者心肺功能，增加组织供氧，改善患者整体状况，提高手术耐受性。

牵引作为脊柱畸形的辅助治疗，是一种十分重要的技术。目前临床上应用最广泛的 Halo - 牵引术，包括 Halo - 股骨髁上牵引、Halo - 骨盆牵引以及 Halo - 重力牵引。Halo - 重力牵引术由 Stagnara 于 1971 年推广，利用患者的自身体重作为抵抗力，优势是患者可在轮椅和步行器上牵引，在牵引治疗的同时可进行呼吸肌功能训练。Sink 等于 2001 年报道了一组早期应用术前 Halo - 重力牵引辅助治疗儿童重度脊柱畸形的病例。患者术前平均牵引 13 周，牵引后主弯 Cobb 角由牵引前平均 84° 改善至术前的 55°，牵引矫正率为 35%；同时患者的血气分析指标及肺活量均显著改善，右心衰竭明显改善。他们认为 Halo - 重力牵引改善患者肺功能的机制是通过矫正部分脊柱畸形从而增加胸廓高度，扩大胸廓容积，改善纵隔和膈肌运动。朱锋等在国内首次报道了应用 Halo - 重力牵引辅助治疗严重侧后凸畸形患儿。17 例患者术前侧凸 Cobb 角平均为 116.4°，后凸平均为 90.2°，术前平均行 Halo - 重力牵引 10.4 周后侧凸矫正率平均达 38.4%，牵引后用力肺活量（FVC）由平均 0.82L 纠正至 1.12L，第一秒用力呼气量（FEV_1）由 0.76L 纠正至 1.01L，PaO_2 由平均 63.4mmHg 升高至 82.3mmHg，$PaCO_2$ 由平均 27.8mmHg 降低至 22.5mmHg。其中 6 例呼吸衰竭患者经牵引和呼吸功能训练后呼吸衰竭得以纠正。刘盾等报道 25 例神经纤维瘤病伴严重脊柱侧后凸畸形患儿牵引后 FVC 由 0.83L 上升至 0.89L，FEV_1 由 0.72L 上升至 0.78L，FVC 预测值和 FEV_1 预测值分别由 42.9% 和 40.6% 改善至 46.9% 和 43.6%，肺功能改善趋势明显。

Halo - 重力牵引不仅可纠正患者的限制性通气不足，还可通过增加肺的通气改善患者的整体营养状态。其机制是通过牵引改善患者肺通气功能、提高血液携氧和组织摄氧，增加营养物质的吸收，改善患儿营养状态。此外，在 Halo - 重力牵引的同时，患儿可主动增加呼吸肌和肢体的功能锻炼，从而使全身软组织条件和营养状况得以改善。程剑洋报道，15 例严重脊柱畸形患者术前行 Halo - 重力牵引后，BMI 由牵引前 16.3kg/m² 明显上升至牵引后的 18.0kg/m²，患者体重明显增加，血浆白蛋白含量由 43.0g/L 增加至 44.9g/L。表明 Halo - 重力牵引可有效改善患者营养状况，提高患者手术耐受力。Shimizu 等也有类似的发现，他们报道严重脊柱侧后凸畸形患者行 Halo - 重力牵引可使患者体重由牵引前平均 46.8kg 增加至牵引后平均 49.3kg。

2. 手术体位　脊柱矫形手术多需俯卧位进行。由于腹腔内含有腔静脉等大血管，俯卧位时腹腔压力增大可导致腔静脉等大血管内压力增高，可使术中出血增多，特别是需要进入椎管的各种截骨手术。因此，患者俯卧位时需将腹部悬空以避免腹部受压，降低腹腔内压力，有利于降低心脏前负荷、心输出量和平均动脉压。术前摆放体位时，应使用软垫等悬空患儿腹部从而避免腹部受压（图 22-2-9）。正确的俯卧位体位应满足以下要求：患儿双侧肩部、季肋部及髂部各垫一面包软枕，腾空胸腹部。Park 报道，通过正确摆放俯卧位体位，可使患者术中腹腔内压力缩小 60%，手术中出血量减少 50%。

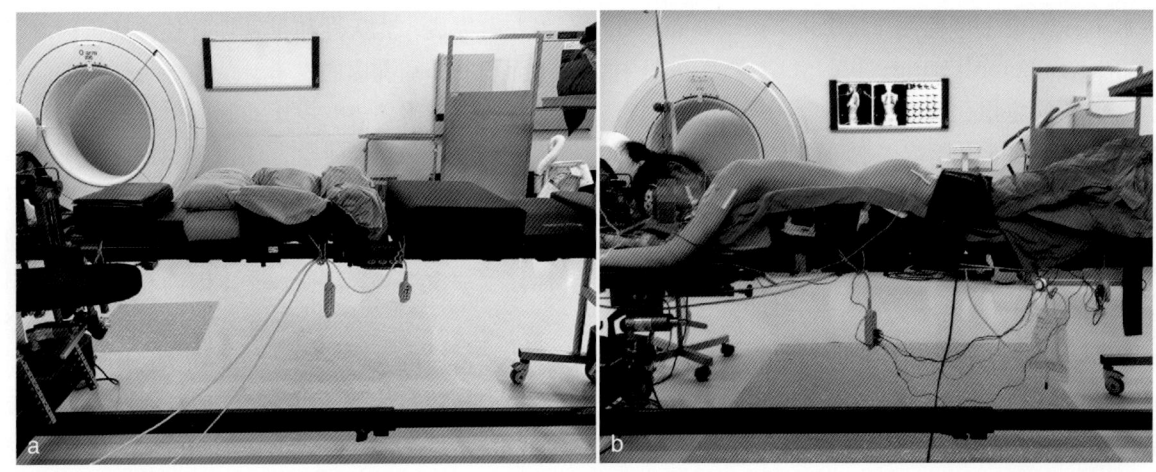

图 22-2-9　术前摆放体位时，使用软垫等悬空患儿腹部（a）；患儿俯卧于手术床上，通过垫高双侧肩部、季肋部及髂部以腾空患儿腹部（b）

Jackson 手术床是目前较符合要求的手术床。

3. 抗纤溶药物的使用　自 20 世纪 90 年代以来，抗纤溶药物由于可显著减少术中出血，逐步被应用于外科手术。常用的抗纤溶药物主要包括：抑肽酶、氨甲环酸、氨基己酸。早期使用较多的是抑肽酶，但大样本的临床应用研究显示，抑肽酶可引起严重的急性肾衰竭、心肌梗死等严重并发症，已逐步被停止临床使用。氨甲环酸是目前临床应用最为广泛的抗纤溶药物，是一种类似于赖氨酸的人工合成衍生物，其作用机理是通过与纤溶酶原的赖氨酸结合位点发生可逆性结合，使纤溶酶原的赖氨酸结合位点饱和，从而竞争性阻断纤维蛋白的赖氨酸残基与纤溶酶原或纤溶酶结合，抑制纤溶酶将纤维蛋白凝块裂解，从而产生止血的作用。另有研究显示，在同等剂量下，氨甲环酸的抗纤溶效价可达氨甲苯酸等抗纤溶药物的 6 倍，且安全性高于其他抗纤溶药物。

大剂量的氨甲环酸能有效减少出血和降低术中患者输血比例。作为临床应用广泛的人工合成的抗纤维蛋白溶解的氨基酸衍生物，氨甲环酸被广泛地应用于心脏、肝脏及关节置换手术中。近年来，氨甲环酸已被逐步推广至脊柱矫形术中，以减少术中出血和输血比例。Goobie 等通过病例对照研究发现，使用氨甲环酸可使 AIS 患者矫形术中失血量减少 27%。Lenke 等报道，在严重脊柱畸形患者行后路全脊椎截骨术时，使用抗纤溶药物可使术中出血明显减少。Sethna 等报道，术中应用氨甲环酸可使脊柱侧凸患儿术中出血减少 41%，但并不能降低输血比例。而 Cheriyan 于 2015 年进行了一项包含了 644 例行脊柱融合手术患者的 Meta 分析，所有患者术中常规使用氨甲环酸可使手术出血量平均减少 219ml，输血比例也明显降低，同时血栓形成风险并未明显增加。解京明等报道，使用氨甲环酸可使脊柱矫形术出血量减少 39.8%，使后路全脊椎截骨术出血量减少 57.4%。南京鼓楼医院脊柱矫形麻醉团队通过病例对照研究发现，使用抗纤溶药物可使脊柱矫形术中出血量减少约 1/3。

对于氨甲环酸的给药剂量，早年人们多采用 Horrow 等提出的经典方案，即负荷量 10mg/kg+ 维持量 1mg/（kg·h）。随后 Fergusson 等发现，采用较高剂量给药可进一步减少外科手术术中出血，即负荷量 30mg/kg+ 预充量 2mg/kg+ 维持量 16mg/（kg·h）。目前国内外临床中心大多采用与之相似的给药方案。马正良认为，在脊柱矫形术中，应根据患者的具体情况制订个体化的抗纤溶药使用方案。对于凝血功能异常、出血倾向明显或需行截骨的患者，可根据患者体重予以负荷量 10mg/kg+ 维持量 3~5mg/（kg·h）方案给药；而对于少数高凝患者，可减少剂量或不予使用。

氨甲环酸的主要不良反应包括：深静脉血栓形成、肺栓塞、肾功能损害、癫痫等。Murkin 等曾报道 24 例老年患者在心脏手术中使用大剂量氨甲环酸，3 例患者术后出现癫痫症状。Wong 等在老年患者脊柱融合术中使用了小剂量的氨甲环酸，并未观察到癫痫的发生，但 1 例患者于术后第 6 天出现无症状的心肌梗死。对于儿童脊柱畸形患者，目前尚无使用氨甲环酸导致深静脉血栓、癫痫等严重并发症的报道。尽管多数学者认为术中使用氨甲环酸是安全的，并不会增加术后深静脉血栓形成、肾功能衰竭、心脑血管意外等风险，但对于少数高凝风险的患者，仍应警惕使用。

4. 控制性降压　在影响手术失血量的诸多因素中，血压的调节发挥着重要的作用。在临床实际工作中，常采用控制性降压技术减少失血量。控制性降压是指利用药物或麻醉技术使患者平均动脉压下降并维持在一定水平，降低组织灌注压，以减少创面渗血，方便手术操作，缩短手术时间，进而减少术中失血的方法。1917 年 Cushing 等首次提出控制性降压的概念，随后该技术在临床实践中得以不断完善和改进。控制性降压已被证实可有效减少脊柱矫形术中出血量、降低输血比例。Lee 等报道利用控制性低血压可使术中出血量减少 30%。对于儿童脊柱畸形患者，文献报道在保证全身重要脏器正常血液灌注的前提下，应用控制性降压技术可使脊柱畸形患儿矫形术中出血量减少 55%。目前，综合运用血管扩张药或吸入麻醉剂等药物实施控制性降压，是临床上控制性降压的主要方法。硝普钠为非选择性血管扩张剂，主要作用于小动静脉的血管平滑肌，降压作用快，半衰期短，在机体中代谢迅速，用药 1 分钟即刻引起血压明显下降，停药后血压可迅速恢复，且可控性强，不良反应少，已成为目前控制性降压技术最常用的降压药物。

尽管控制性降压技术具有减少术中出血、降低输血比例等优势，但低血压对重要脏器供血的影响不容忽视。由于临床上无法直接测定小动脉压力和各重要脏器的血液灌注，通常行桡动脉穿刺监测桡动脉的平均动脉压作为实施控制性降压的依据。如何平衡控制性降压减少术中出血的同时维持重要脏器的血液灌注，是实施控制性降压的难点之一。在脊柱矫形术中，在应用控制性降压技术的同时，维持脊髓的正常血流灌注量以保持脊髓正常神经功能是手术中的重点和难点。

目前，国内外关于维持脊髓正常血液灌注所需平均动脉压的标准尚不统一，且脊柱矫形手术的不同阶段出血量、出血速度也不相同，因此术中不同阶段实施控制性降压的策略也不相同。邱勇团队总结了多年的脊柱畸形矫形经验，建议在脊柱剥离、置钉阶段，通常需将平均动脉压保持在 70mmHg 以上以维持脊髓的正常血液灌注，此阶段将血压适当降低到一定水平可有效降低肌肉微小动脉压，减少创面渗血，同时可通过适当扩充血容量等措施减少此阶段高质量血红蛋白的丢失。而在截骨矫形阶段，由于出血量大且迅速，可在短时间内使患者血压明显降低，此时若仍实施控制性降压可使患者平均动脉压迅速降低，引起脊髓血液灌注不足，极易造成脊髓传导功能损害而导致不可逆性神经功能损害的发生。因此，在截骨矫形阶段，应将平均动脉压维持在 80~85mmHg。同时还需密切监测红细胞容积，尽可能使血红蛋白维持在 10g/dl 以上，以保证血液携氧量。

脊柱畸形截骨矫形术出血多且迅速，麻醉要求高，需多学科协同合作。对于需行截骨矫形的患者，在截骨操作前，需与麻醉医师核实已出血量、当前血压、血红蛋白量等，以避免截骨时发生大出血致脊髓低灌注从而发生严重后果。南京鼓楼医院脊柱畸形矫形团队制订了截骨前核查清单（表 22-2-1），该清单由脊柱矫形医师、神经电生理监测医师、麻醉医师及手术室护士四方于截骨前逐一核查，为截骨操作做好麻醉、监护等各项准备，最大可能地通过缩短截骨时间而避免大出血导致神经功能损害及心血管意外事件的发生。

5. 手术器械的应用　椎弓根螺钉置入过程是脊柱矫形术中耗时最长的过程，缩短置钉时间是减少手术出血的有效方法之一。目前临床上采用较多的是徒手克氏针加压置钉法，其原理是利用 1.5mm 直径的克氏针钝头，凭手感钻探形成钉道。克氏针在进入椎弓根时阻力较小，也没有落空感，再用探测器探测孔内四周骨壁及孔底。克氏针具有很好的弹性和柔韧性，使用徒手克氏针加压制备钉道具

表 22-2-1	截骨前核查清单
1	神经电生理监测状态
2	血压、红细胞压积、总出入量等循环功能状态
3	患者一般状态（体温、血气、是否使用升压药等）
4	已经失血量及占预计总血容量的 %（BL/EBV）
5	预计后续出血量，异体血液是否就位
6	上级麻醉医师是否就位，并与之沟通
7	巡回护士及器械护士是否就位，并与之沟通
8	矫形器械是否就位（超声骨刀、矫形棒是否已预弯等）
9	自体血回输工作是否正常

有两种好处：一是降低了进针力度，不会破坏钉道侧方的骨皮质；二是克氏针可给予手术者良好的反馈，钉道不良时可及时提醒操作者改变进钉方向。但该方法同时具有耗时较长的劣势。邱勇团队在国内引入了电钻驱动置钉法。该方法是借助于电流自动产生动力制备椎弓根螺钉钉道（图 22-2-10）。传统使用椎弓根开路器时，需要对开路器施加较大力量，动态手感不明显，当感到阻力变化时，往往为时已晚，椎弓根已经破壁。而使用电动系统时，不需加压，通过手感调整方向，钻头往往可自行沿阻力较小的松质骨通道前进，同时该方法还可缩短手术时间，减少手术者体力和精神消耗，但对手术者的技术要求较高。闫煌等比较了应用徒手置钉和电钻驱动置钉在腰椎脊柱侧凸矫形手术中的置钉精确性，发现在脊柱侧凸矫形手术中应用电钻驱动置钉可使手术时间明显缩短，且与传统徒手置钉相比同样有较高的精确性和安全性。

惊喜的是，电钻驱动置钉已在神经电生理的实时监测下进行，为动力系统置钉的安全性进一步提供了可靠保障。近期，中国首套实时 Trigger-EMG（触发式肌电图）监控下动力置钉设备在南京鼓楼医院脊柱外科顺利安装，并于复杂脊柱畸形矫形手术中成功应用。该设备的原理是可在使用动力系统置钉时进行实时神经电生理监测，在开孔、攻丝或拧入螺钉的过程中若接近脊髓或神经根时，将会在显示屏上出现电生理监护的实时变化，从而确保精准置钉（图 22-2-11）。

20 世纪 90 年代以来，计算机辅助导航技术极大地推动了脊柱外科向精准化、数字化方向发展，

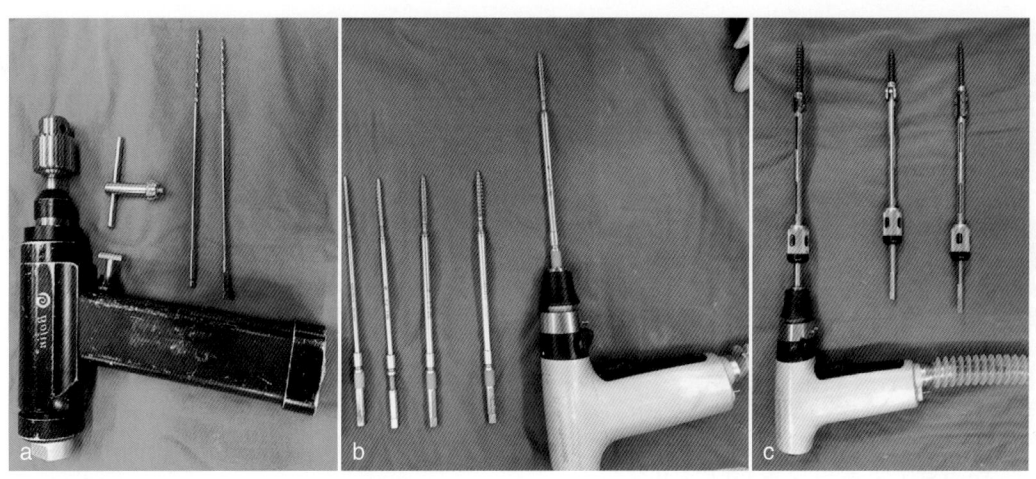

图 22-2-10　电钻驱动置钉利用电钻的电流产生动力钻孔（a），Power-ease 电动丝攻制备椎弓根螺钉钉道（b），电动打钉工具旋入椎弓根螺钉（c）

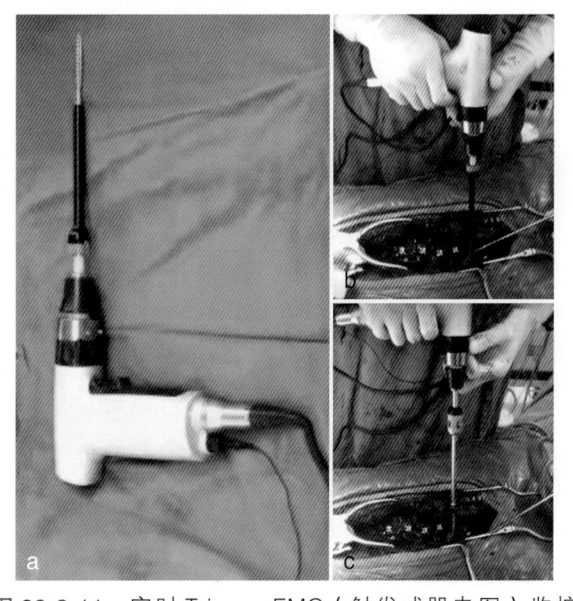

图 22-2-11　实时 Trigger-EMG（触发式肌电图）监控下动力置钉设备。连接神经电生理监测的动力置钉装置（a），在电生理监测下攻丝（b）、置钉（c）

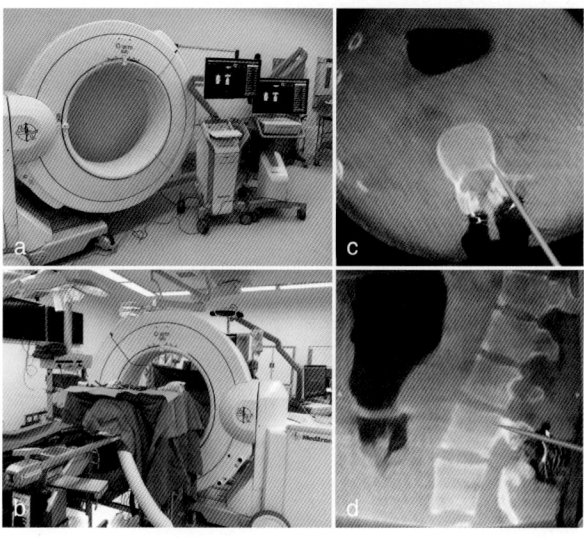

图 22-2-12　O 臂三维导航系统。O 臂三维导航仪（a、b），对于发育不良的椎弓根，通过三维导航图像可准确获取椎弓根的置钉钉道（c、d）

显著提高了椎弓根螺钉的置钉精确性和手术安全性。尤其是近年来最新一代的三维术中影像 O 臂导航系统，能够为术者提供分辨率更高、容积范围更广的导航地图，在各种复杂脊柱外科手术中已被广泛应用。尤其是对于伴有椎弓根发育不良的先天性脊柱侧凸、神经纤维瘤病伴脊柱侧凸等复杂脊柱畸形的矫形手术应用价值较大（图 22-2-12）。其优势在于可显著提高脊柱矫形手术中的置钉精确性，避免因徒手置钉不良引起的大出血，并可节省因置钉不良而反复调整螺钉位置所耗费的手术时间。刘臻等比较了再组分别采用 O 臂三维导航技术辅助

置钉和徒手置钉在神经纤维瘤病合并营养不良性脊柱侧凸矫形手术中的置钉精确性，发现 O 臂三维导航组置钉精确性显著高于徒手置钉组（95.1% vs 84.2%），且术中平均出血量少于徒手置钉组（1024ml vs 1228ml）。

　　超声骨刀是另一近年来新近流行的手术工具，其原理是通过压电转换装置将电能转换成机械能使钛合金刀头处于高频共振模态，利用刀头强大的机械加速度对目标骨组织进行粉碎和切割（图 22-2-13），最早应用于口腔骨的切割操作。1988 年 Hidaka 首次将超声骨刀引进于脊柱手术的骨切割操作。超声骨刀具有精准切割、创面整齐、避免

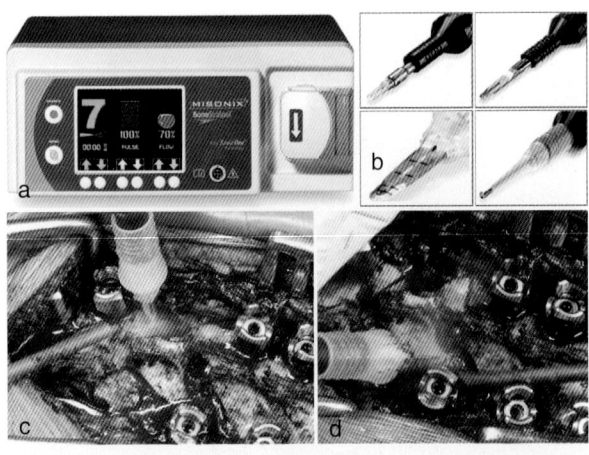

图 22-2-13 超声骨刀电能转换器（a）及其钛合金刀头（b）；利用刀头强大的机械加速度对目标骨组织进行粉碎和切割，具有精准切割、创面整齐、避免误伤血管、神经等优势，同时可减少骨面渗血（c、d）

误伤血管神经等优势，此外由于刀头切割骨组织时可产生一定温度，能明显减少骨面渗血，保持手术视野清晰，缩短手术时间，尤其是在进行截骨操作时，超声骨刀可显著减少截骨骨面的出血（图 22-2-14），在临床上已颇受脊柱矫形医师的喜爱。李浩等通过病例对照研究比较了使用超声骨刀组和未使用超声骨刀组先天性半椎体畸形患儿术前、术后血红蛋白下降率，发现术中使用超声骨刀的患儿术后血红蛋白丢失明显少于术中未使用超声骨刀的患者。Lu 等研究发现，与脊柱后路传统椎板切除方法相比，术中使用超声骨刀切除椎板可使术中出血减少 40.7%。

6. 自体血回输 该技术方便简单，且不易引起异体输血所引起的过敏、溶血反应等，在临床工作中已得以广泛应用（图 22-2-15）。Bowen 等比较了使用和未使用自体血回输技术的两组特发性脊柱侧凸矫形患者的输血比例，发现使用自体血回输技术可显著降低该组患者术中异体输血比例（6% vs 55%）。然而，对于该技术的成本效益尚有一定争议。Kelly 等研究发现，在三个或三个以下的腰椎融合手术中使用自体血回输并不具有成本效益，因此建议在失血量大于 500ml 时才考虑使用自体血回输。然而，对于儿童脊柱畸形患者，由于其全身血容量较少，即使回收少量的自体血也具有重要的临床价值，可明显减少异体血的用量。但需注意的是，回收的血液经过手术伤口刺激，血液中的血小板、凝血因子因激活已被破坏，回收后的最终血制品仅为红细胞及生理盐水，并不能补充血浆成分及血小板等。国内外文献报道，使用自体血回输技术红细胞的回收率为 38%~50%。

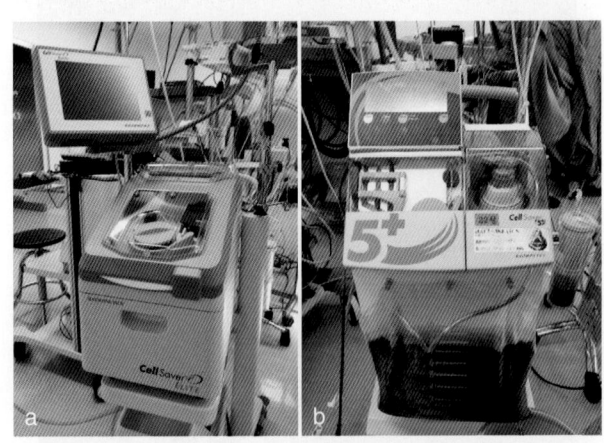

图 22-2-15 自体血回输无输血反应，并发症少，无异体输血引起的疾病，可节约血源，"废血"利用，节省开支（a、b）

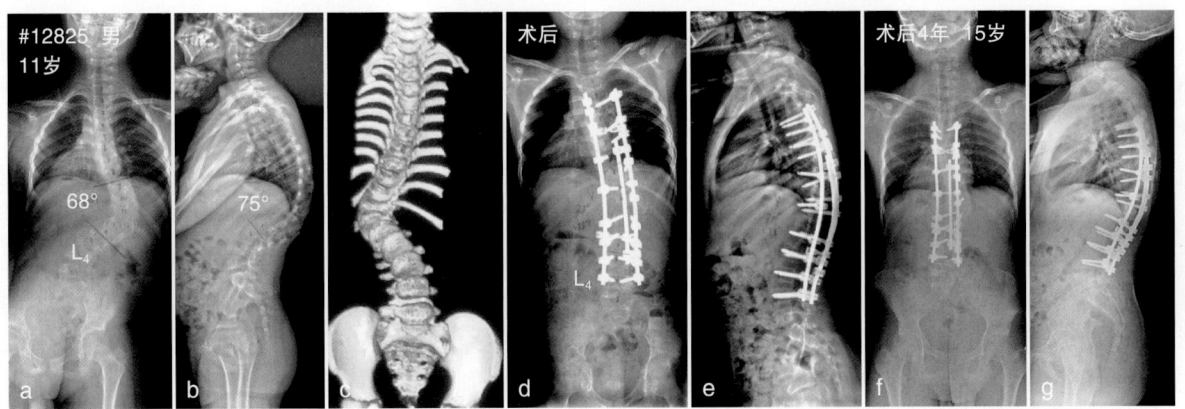

图 22-2-14 男（#12825），11 岁，先天性脊柱侧后凸畸形（a、b），术前三维 CT 可见 T_{12} 半椎体畸形（c）。行后路 T_{12} VCR 截骨矫形内固定植骨融合术（T_4~L_4），术中使用超声骨刀截骨，出血 800ml，术后矫形效果良好（d、e）；术后 4 年随访见矫形效果维持良好（f、g）

此外，Kwan 等报道，与 1 名脊柱矫形医师参与 AIS 的矫形手术相比，2 名经验丰富的脊柱矫形医师同时参与手术可显著缩短手术时间、减少术中出血量，提示矫形医师的临床经验及技术操作与手术出血也密切相关。在保证手术质量的前提下，尽量提高暴露速度（如采用双侧暴露），在操作中对手术野进行充分止血（骨面用骨蜡封闭止血以及适

当运用止血剂等），可以有效减少术中出血量。对于少数因外科医师解剖不熟悉或技术操作失误引起的不明原因大出血，可疑有大血管损伤、节段血管破裂等，可考虑在数字减影血管成像（DSA）下行造影术，一方面可进一步明确出血原因及部位，另一方面必要时可及时行栓塞止血（图 22-2-16）。

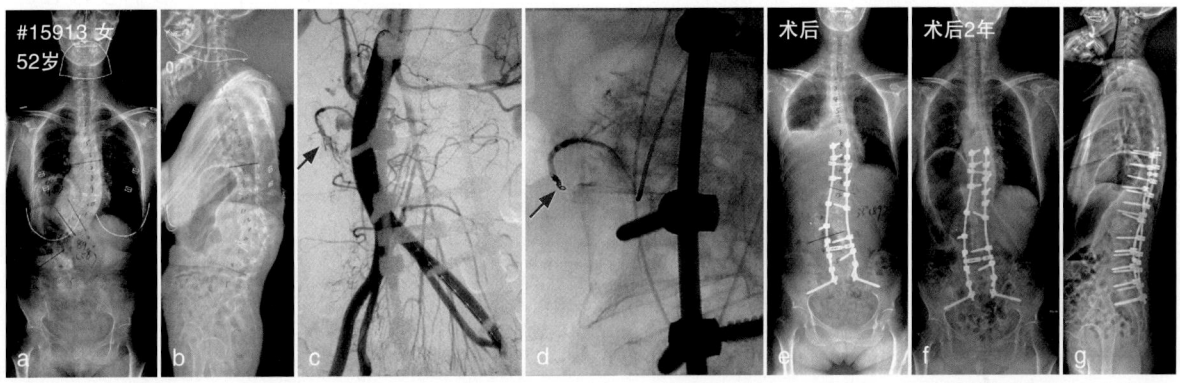

图 22-2-16 女（#15913），52 岁，退变性脊柱侧后凸畸形（a、b）。行 L$_2$ PSO 截骨术后出现腰动脉损伤，术后伤口短时间内引流出大量鲜血，并出现失血性休克。DSA 造影示 L$_2$ 左侧腰动脉损伤，血液外渗（c，箭头），DSA 下行弹簧圈栓塞，L$_2$ 左侧腰动脉区无出血（d，箭头）。双侧行骶髂螺钉固定至骨盆（S$_2$AI），矫形效果良好，冠状面平衡恢复（e）。术后 2 年随访示矫形效果维持满意，冠状面和矢状面平衡维持良好（f、g）

参考文献

[1] 钱邦平, 邱勇, 乔军, 等. 全椎弓根螺钉矫正青少年特发性脊柱侧凸术中出血量及手术时间的影响因素分析[J]. 解剖与临床, 2011, 16(2): 124-126.

[2] 刘兴勇, 钱邦平, 邱勇, 等. 经椎弓根椎体截骨术治疗强直性脊柱炎胸腰椎后凸畸形术中出血情况的分析[J]. 中国脊柱脊髓杂志, 2013, 23(8): 690-693.

[3] 刘盾, 李洋, 史本龙, 等. Halo 重力牵引在 I 型神经纤维瘤病伴严重脊柱侧后凸畸形患者中的应用研究[J]. 中华外科杂志, 2019, 57(2): 119-123.

[4] 朱锋, 邱勇, 王斌, 等. Halo 轮椅悬吊重力牵引在严重脊柱侧后凸儿童术前的应用价值[J]. 中国脊柱脊髓杂志, 2010, 20(7): 27-31.

[5] 王丽君, 郑曼, 张媛, 等. 氨基己酸对脊柱矫形术患者围术期失血量的影响[J]. 中国输血杂志, 2007, 20(4): 313-315.

[6] 闫煌, 刘臻, 伍伟飞, 等. 腰椎脊柱侧凸矫正中电钻驱动与克氏针加叩击法技术置钉精确性与安全性的比较研究[J]. 中国骨与关节杂志, 2016, 5(6): 454-458.

[7] 刘臻, 邱勇, 李洋, 等. O-arm 联合三维导航系统在 I 型神经纤维瘤病合并营养不良性脊柱侧凸患者后路矫形手术中的临床应用[J]. 中华外科杂志, 2017, 55(3): 186-191.

[8] Shapiro F, Sethna N. Blood loss in pediatric spine surgery[J]. Eur Spine J, 2004, 13 (Suppl 1): 6-17.

[9] Goobie SM, Zurakowski D, Glotzbecker MP, et al. Tranexamic acid is efficacious at decreasing the rate of blood loss in adolescent scoliosis surgery: arandomized placebo-controlled trial[J]. J Bone Joint Surg Am, 2018, 100(23): 2024-2032.

[10] Newton PO, Bastrom TP, Emans JB, et al. Antifibrinolytic agents reduce blood loss during pediatric vertebral column resection procedures[J]. Spine (Phila Pa 1976), 2012, 37(23): E1459-1463.

[11] Kannan S, Meert KL, Mooney JF, et al. Bleeding and coagulation changes during spinal fusion surgery: a comparison of neuromuscular and idiopathic scoliosis patients[J]. Pediatr Crit Care Med, 2002, 3(4): 364-369.

[12] Wahlquist S, Wongworawat M, Nelson S. When does intraoperative blood loss occur during pediatric scoliosis correction?[J]. Spine Deform, 2017, 5(6): 387-391.

[13] Owen JH. The application of intraoperative monitoring during surgery for spinal deformity[J]. Spine (Phila Pa 1976), 1999, 24(24): 2649-2662.

[14] Yu X, Xiao H, Wang R, et al. Prediction of massive blood loss in scoliosis surgery from preoperative variables[J]. Spine (Phila Pa 1976), 2013, 38(4): 350-355.

[15] Wu L, Qiu Y, Ling W, et al. Change pattern of somatosensory-evoked potentials after occlusion of segmental vessels: possible indicator for spinal cord ischemia[J]. Eur Spine J, 2006, 15(3): 335-340.

[16] Ma L, Zhang J, Shen J, et al. Predictors for blood loss in pediatric patients younger than 10 years old undergoing primary posterior hemivertebra resection: a retrospective study[J]. BMC Musculoskelet Disord, 2019, 20(1): 297.

[17] Jones KB, Erkula G, Sponseller PD, et al. Spine deformity correction in Marfan syndrome[J]. Spine (Phila Pa 1976), 2002, 27(18): 2003-2012.

[18] Veeravagu A, Patil CG, Lad SP, et al. Risk factors for postoperative spinal wound infections after spinal decompression and fusion surgeries[J]. Spine, 2009, 34(17): 1869-1872.

[19] Orchowski J, Bridwell KH, Lenke LG. Neurological deficit from a purely vascular etiology after unilateral vessel ligation during anterior thoracolumbar fusion of the spine[J]. Spine (Phila Pa 1976), 2005, 30(4): 406-410.

[20] Apel DM, Marrero G, King J, et al. Avoiding paraplegia during anterior spinal surgery. The role of somatosensory evoked potential monitoring with temporary occlusion of segmental spinal arteries[J]. Spine (Phila Pa 1976), 1991, 16(Suppl8): 365-370.

第三节　脊柱畸形矫正术后神经系统并发症

脊柱畸形矫正手术最具灾难性的并发症就是神经损害，其中最严重的便是脊髓的直接或间接损伤。尽管术中神经电生理监护越来越普及，但伴随各种脊柱植入物的更新以及对脊柱畸形的矫形能力的提高，开展了越来越多的严重脊柱畸形的矫治，因而神经系统并发症的发生率并没有显著降低。

流行病学

由于患者构成不同、使用的矫形内固定系统的更新及术中监护水平的变化，不同时期不同脊柱矫形中心的脊柱矫形的神经系统并发症发生率有较大的差异。1975 年，MacEwen 等回顾脊柱侧凸研究协会（SRS）发病率与死亡率数据库，纳入 1965—1971 年的 7885 例患者，行脊柱后路融合矫形手术，部分患者使用 Harrington 内固定系统，共 57 例（0.72%）出现神经系统并发症。作者发现，后凸型脊柱侧凸、先天性脊柱侧凸、严重的脊柱侧凸及术前出现神经损害的患者是神经系统并发症的高发人群；骨牵引、先天性脊柱侧凸的 Harrington 固定、骨牵引后 Harrington 固定也是神经系统并发症的高危因素。但他们同时也指出，有的研究中心报告资料不完整，有的研究者未报告神经系统并发症发生率，所以此组并发症发生率数据可能偏低。之后，van Dam、Dickson 及 Fitch 等报道在特发性脊柱侧凸患者中，采用 Harrington 或 Harrington-Luque 等内固定器械行脊柱矫形术，其神经系统并发症发生率为 0.6%~17%，其中大部分为暂时的或轻微的神经损害。但 Dutoit 等报道在重度（Cobb 角大于 100°）的非神经肌源性儿童脊柱侧凸患者中，矫形术后严重的或永久性的神经损害发生率高达 5.3%。

20 世纪 80 年代以后，Cotrel-Dubousset 提出脊柱侧凸的三维矫形理论。1997 年，Winter 等回顾文献，发现脊柱畸形矫形术后新发神经损害发生率为 0.3%~0.6%。1998 年，Bridwell 等报道脊柱畸形矫形术后严重神经系统并发症发生率为 0.37%。2006 年，Coe 回顾 SRS 并发症数据库，研究第 3 代矫形技术在青少年特发性脊柱侧凸（AIS）矫形中

的神经系统并发症发生率，纳入 2001—2003 年行手术矫形的 6334 例 AIS 患者，术后神经损害发生率为 0.5%，进一步分析发现前路、后路及前后路联合手术时，神经系统并发症的发生率分别为 0.26%、0.32% 和 1.75%，前后路联合手术的并发症风险大大提高。2007 年，为了避免数据来源存在的回顾性、不连续、选择性报道的不足，Diab 等在 2003—2006 年前瞻性收集了来自 28 个脊柱矫形中心的 1301 例 AIS 患者，共出现 9 例神经系统并发症（0.69%），包括硬脊膜破裂 3 例、神经根损伤 2 例和脊髓损伤 4 例。2008 年，邱勇等对 1998—2005 年在南京鼓楼医院接受矫形手术治疗的 1373 例脊柱侧凸患者的神经系统并发症发生情况进行了回顾总结和随访，神经系统并发症总体发生率为 1.88%，其中前后路联合手术组的发生率为 3.18%，明显高于单一前路手术组（0.95%）和单一后路手术组（1.27%），说明手术入路影响神经系统并发症的发生率。因该研究为目前为止世界上单一单位最大样本统计资料，减少了入组患者的异质性，避免了不同单位手术操作经验和流程差异对结果产生的影响，结果可能更接近确切的神经系统并发症发生率。2011 年，Hamilton 等再次查询 SRS 并发症数据库，纳入 2004—2007 年手术的 108 419 例脊柱侧凸患者，术后 1064 例（1.0%）出现新发神经症状，包括 662 例神经根损害、74 例马尾神经损害和 293 例脊髓损伤。其中儿童脊柱侧凸患者中，先天性脊柱侧凸神经系统并发症发生率为 2.0%，神经肌源性脊柱侧凸为 1.0%，特发性脊柱侧凸为 0.7%。进一步分析发现，翻修手术神经系统并发症发生率（1.25%）显著高于初次手术（0.89%），儿童手术神经系统并发症发生率（1.32%）显著高于成人（0.83%），有植入物的手术神经系统并发症发生率（1.15%）显著高于无植入物的（0.52%）。2011 年，Smith 等再次查询 SRS 并发症数据库，分析胸腰段矢状面畸形患者行矫形术后并发症发生率，共纳入 578 例患者，其中 402 例行截骨手术，术后新发神经症状发生率为 3.8%，行截骨手术患者的并发症发生率显著高于未行截骨的患者。Cognetti 等于 2017 年回顾性分析了 2004—2015 年 SRS 并发症数据库中的 29019 例神经肌源性脊柱侧凸，总体并发症发生率为 6.3%，其中神经系统并发症的发生率为 0.57%，按年度统计，每年神经系统并发症发生率最低为 0（2008 年），最高为 0.9%（2007 年）。

脊柱周围解剖关系复杂，邻近脊髓等神经组织，内固定的置入和矫形操作可以直接或间接损伤神经组织造成神经损害。根据损伤的神经组织的位置和程度不同，神经系统并发症的表现多样，从局部的浅感觉减退到完全性瘫痪。Bridwell 与 MacEwen 等将神经系统并发症分为重度神经系统并发症和轻度神经系统并发症。轻度神经系统并发症包括：①根性疼痛；②肌肉力量减弱；③感觉减退；④反射改变，表现为脑神经麻痹、手或足无力、躯干局灶性感觉缺失、腓神经损伤、Horner 综合征和神经性膀胱等，这些轻度并发症所造成的神经损害通常只是一过性和可逆的。重度神经系统并发症包括：①完全或部分的瘫痪、截瘫；②任何需要紧急或早期植入物去除的神经功能丢失；③任何可能造成永久性神经功能损害的神经系统并发症。MacEwen 等报道神经系统并发症的发生率为 0.72%，其中 85%（占总体的 0.61%）是重度神经系统并发症。Bridwell 等统计了 1090 例脊柱畸形患者，共有 4 例（0.37%）出现重度神经系统并发症。邱勇等报道重度和轻度神经系统并发症的发生率分别为 0.51% 和 1.26%。

病因学

脊柱矫形手术对脊髓的损伤主要通过两个途径：直接损伤和间接损伤。

1. 直接损伤　包括：①暴露椎管时操作失误损伤脊髓，对于存在隐性脊柱裂的患者，操作器械有可能误入椎管；②植入物位置不良对脊髓的直接刺激或损害，由于手术经验的积累，这种原因引起的神经损害已大大降低，但仍可能发生于有严重解剖异常的先天性脊柱侧凸或椎体高度旋转的严重病例（图 22-3-1）；③三柱截骨闭合过程中的脊髓局部过度皱缩，椎板嵌入椎管，残留截骨块压迫脊髓等（图 22-3-2）；④矫形时出现脱位，椎管内骨块压迫脊髓，主要发生于三柱截骨过程中（图 22-3-3）。此外，在 SPO 截骨矫形时，后柱缩短、前柱延长，出现脊髓过伸，也可引起神经损害；⑤术后硬膜血肿压迫脊髓（图 22-3-4）。有些特殊症状有助于判断损伤的原因，如绝大多数 Brown-Sequard 综合征是由于椎板钩的放置或术中的直接损伤。

椎管有一定的宽度，对于少量进入椎管的螺钉不一定会产生脊髓损伤，如果进入脊髓过多则容易

导致损伤。Panjabi 等基于 CT 测量，将椎弓根钉穿透椎弓根壁的距离分为 4 级，1 级：≤ 2mm，2 级：2～4mm，3 级：4～6mm，4 级：6～8mm。理论上，完美的置钉应该定义为椎弓根螺钉完全在椎弓根壁内，实际上，在运用 CT 进行评估时，往往出现伪影，当出现轻微破壁时会对评估造成影响，而且由于椎弓根具有一定的膨胀性，轻微的良性破壁一般不会造成神经损伤，所以大多数学者都把破壁距离小于 2mm 视为准确置钉。研究表明，不管是内侧破壁还是外侧破壁，都存在一定的安全范围，在此范围内的破壁都是可以接受的，一般不会引起置钉相关的并发症。通过 CT 脊髓造影，Gertzbein 等提出，在胸椎置入椎弓根螺钉时，内侧破壁 2～4mm 都是相对安全的，这是由于椎管内存在 2mm 的硬膜外间隙和 2mm 的蛛网膜下腔。而 Dvorak 等通过对尸体的解剖学研究提出，在胸椎置钉时，外侧破壁在 6.8mm 以内都是可以接受的，因为肋骨头增加了置钉的安全距离，对周围脏

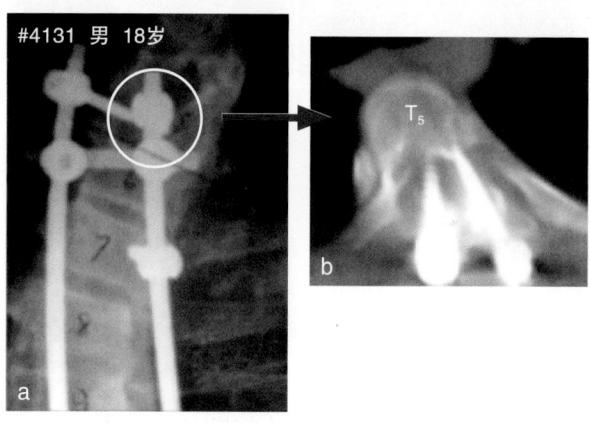

图 22-3-1　男（#4131），18 岁，先天性脊柱侧凸。于外院行脊柱后路矫形内固定（a），术后出现双下肢不全瘫，CT 示左侧 T_5 螺钉穿入椎管内（b）

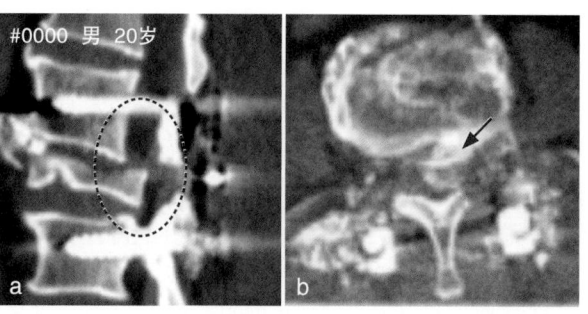

图 22-3-2　男（#0000），20 岁，先天性脊柱侧后凸畸形。行后路 L_2 SRS-Schwab Ⅳ级截骨矫形内固定术（a），CT 示截骨面残留骨块，嵌入椎管（b，箭头），患者出现迟发性瘫痪

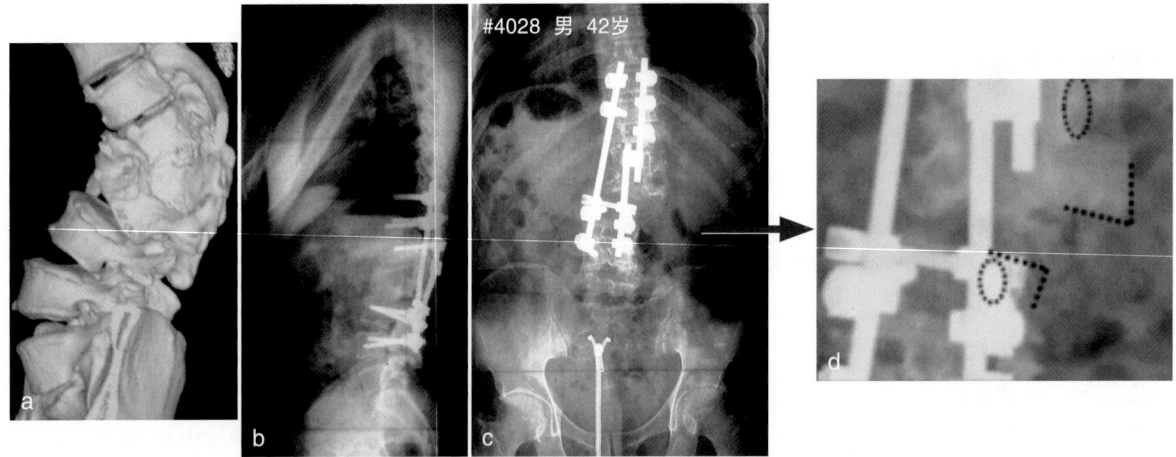

图 22-3-3　男（#4028），42 岁，先天性脊柱侧后凸畸形（a）。行后路 L$_2$ VCR 截骨矫形内固定术（b），X 线示截骨面上下出现明显脱位（c、d）

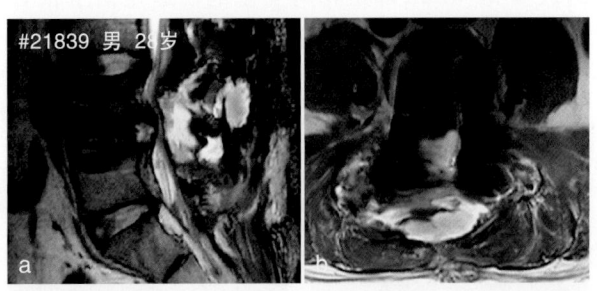

图 22-3-4　男（#21839），28 岁，腰椎椎板切除减压内固定术后 7 天，因血肿压迫脊髓出现迟发型脊髓损伤（a、b）

器起到一定的保护作用。基于以上研究，大多数文献都把内侧破壁 2mm 以内，外侧破壁 6mm 以内视为相对安全的。陈文俊等评估了青少年特发性脊柱侧凸椎弓根螺钉不良置入的模式并分析其原因，该研究定义穿破任一壁超过 2mm 为不良置钉，不良置钉中穿破内壁超过 4mm 或钉尖使主动脉变形定义为高危置钉。共置入椎弓根螺钉 1030 枚，即胸椎 773 枚、腰椎 257 枚，其中不良置钉 108 枚（10.5%），穿破外壁 35 枚、穿破内壁 56 枚、穿破椎体前缘 33 枚；高危置钉 16 枚（1.6%）；顶椎、顶椎近端第 5 节段和顶椎远端第 4 节段的不良置钉率高于其他节段，其中顶椎左侧和顶椎近端第 5 节段右侧不良置钉率均高于对侧；顶椎区高危置钉率最高，达 4.8%；Cobb 角 >90° 组不良置钉率高于 Cobb 角 40°～90° 组，椎体旋转Ⅲ～Ⅳ度组不良置钉率高于椎体旋转 0～Ⅱ度组。因此，螺钉误置的危险因素包括顶椎区域、Cobb 角较大、椎体旋转较重等。同时脊柱侧凸患者中存在的两侧椎弓根不对称也值得重视，凹侧椎弓根因为发育不良常伴

有弧形改变。Liljenqvist 等利用 CT 测量了 29 例特发性脊柱侧凸患者的椎体，发现凹侧椎弓根均明显小于凸侧，且脊柱侧凸患者的脊髓是向凹侧偏移的，凹侧的螺钉进入椎管更易导致脊髓损伤。综合征性脊柱侧凸患者的椎弓根大多存在发育异常的情况，给置钉带来很大困难。例如马方综合征合并脊柱侧凸患者的椎弓根发育较细，甚至整个椎弓根宽度几乎仅为两层皮质，在这种情况下操作，螺钉误置率显然会增高。但是由于马方综合征患者椎管较宽大，不良置钉引起的神经损伤并不常见。

2. 间接损伤　主要是脊髓牵拉和脊髓缺血。在脊柱矫形，凹侧撑开过程中，脊髓会受到延长牵拉，尤其是畸形严重的患者，若术中过度矫正，脊髓将受到严重牵拉，引起脊髓损伤（图 22-3-5）。此外，在截骨过程中，硬膜囊往往会被反复牵拉挤压，截骨面闭合时会出现长度缩短、脊髓折叠、硬膜囊皱缩，也是脊髓损伤的高危因素（图 22-3-6）。Dolan 等最早采用猫做实验，验证脊髓牵拉对脊髓功能的影响：缓慢牵拉 L$_2$～L$_3$ 位置的脊髓，发现远端脊髓血流速度减小 50%，脊髓监测信号显著改变，因此脊髓牵拉性损伤中也存在着脊髓缺血的病理变化。凌为其等利用动物模型研究脊柱侧凸三维矫形中旋转、牵拉脊柱对脊髓传导功能的影响。该研究纳入 36 只新西兰大白兔，随机分成 A、B、C、AA、BB、CC 六组：A、B、C 三组分别将脊柱旋转 20°、35° 和 50°，持续 15 分钟后去除负荷，于旋转后 1、5、10 分钟及去旋转后 5、15、30、60 分钟记录 SEP；AA、BB、CC 三组在旋转 20°、35° 和 50° 的同时牵拉脊柱延长 10%，其他同前。

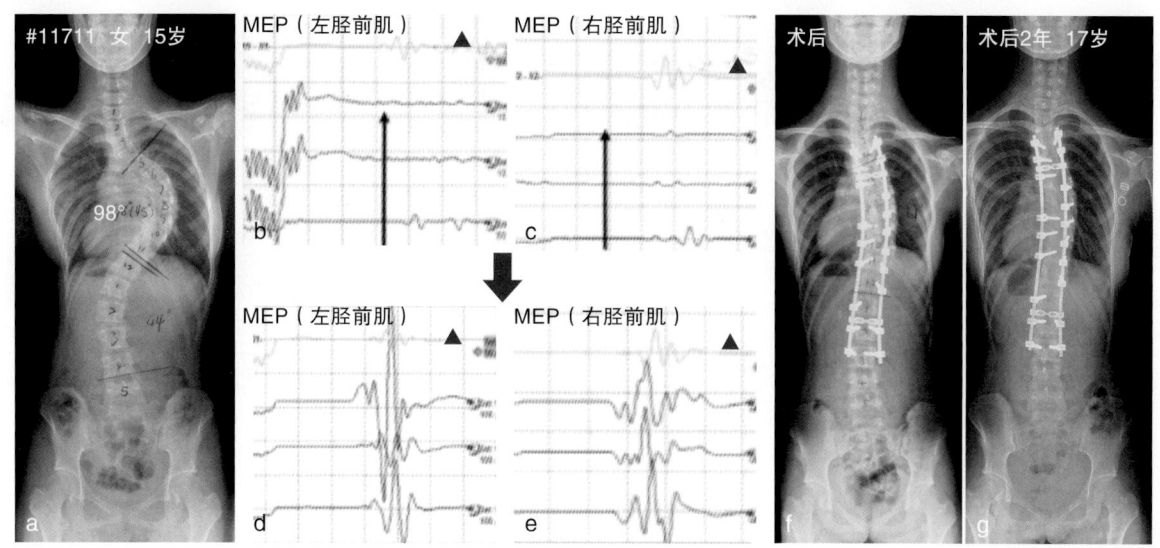

图 22-3-5　女（#11711），15 岁，特发性脊柱侧凸（a）。采用单平面矫形技术（Coplanar），术中神经电生理监测显示矫形过程中双侧胫前肌信号逐渐下降（b、c），立即去除矫形棒，电生理信号又逐渐恢复（d、e），图中三角形位置为基线水平。患者术后（f）未出现神经损害表现，提示术中过度矫正、脊髓过度牵拉，可引起脊髓损伤，术后 2 年随访，无明显矫正丢失及内固定并发症（g）

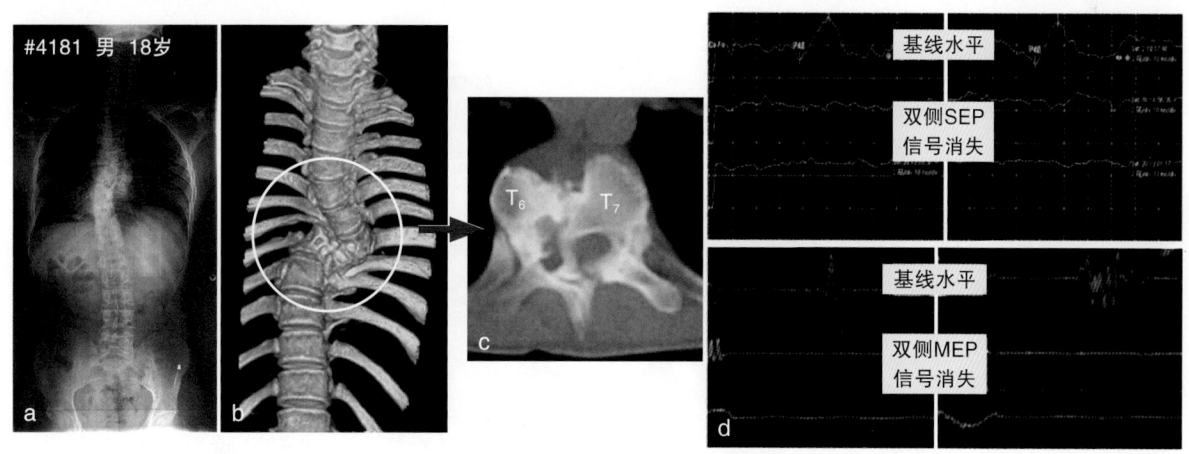

图 22-3-6　男（#4181），18 岁，NF1 伴脊柱侧凸，T_6/T_7 旋转半脱位（a~c）。在 T_7 三柱截骨过程中，神经电生理监测显示双侧 SEP 信号消失，继而双侧 MEP 信号消失（d），予以扩大椎板切除减压、脊髓内移等处理，术后临床上呈双下肢全瘫，7 天后下肢肌力开始恢复，术后 14 天大小便功能改善，术后 2 个月双下肢肌力恢复为 3 级，1 年随访下肢肌力完全恢复

研究发现：①旋转脊柱可导致脊髓损害，其严重程度随旋转度数和时间的增加而加重，呈指数关系；②轻度旋转脊柱对脊髓的影响较小，而旋转和牵拉同时作用易造成脊髓损害，两者具有协同效应；③ SEP 对脊髓损害敏感，其变化与损害严重程度一致（图 22-3-7）。

脊柱畸形矫形术中导致脊髓缺血的原因可分为两点：①直接原因，结扎节段性血管，或术中的低血压、低血氧、低红细胞压积和短时间内的大量出血，导致脊髓动脉的灌注不足，直接引起脊髓缺血。②间接原因，脊柱的延长或缩短造成脊髓过度牵张或折叠，引起脊髓内部压力增加，髓内毛细血管受到牵拉、压迫及发生痉挛，脊髓血供相应减少而导致脊髓缺血。脊髓缺血的严重后果就是脊髓的继发性神经损害。脊髓的神经元细胞是对缺血、缺氧极度敏感的神经细胞，脊髓出现缺血性损害后，血液中肿瘤坏死因子 -α 水平增高，血脊髓屏障受到破坏，同时缺血缺氧刺激血管内皮细胞表达血小板内皮细胞黏附分子增加，促使中性粒细胞聚集并穿越血管进入脊髓组织，最终引起神经损害。本章第二节报道了 1 例脊柱矫形术中脊髓低灌注引起的术后严重神经损伤（图 22-2-8）。

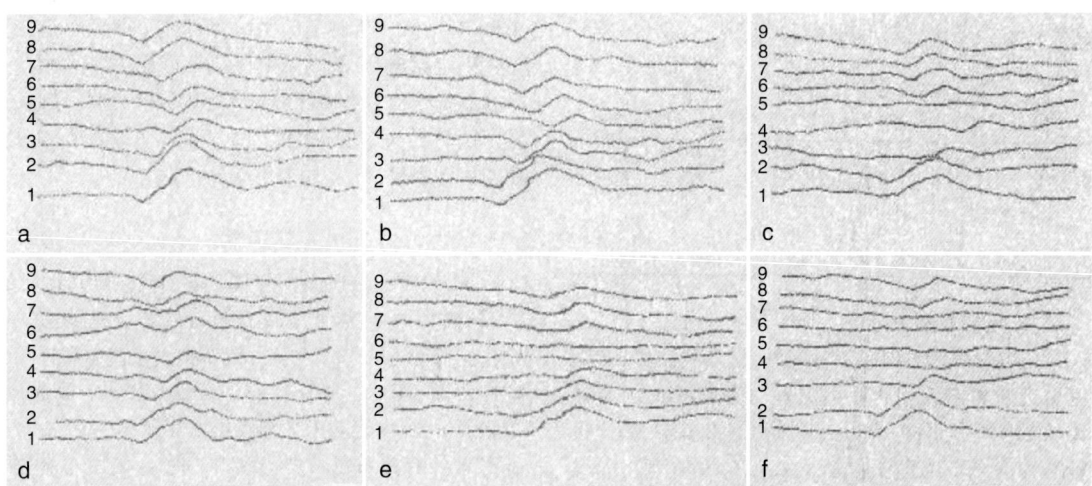

图 22-3-7　六组动物模型 SEP 曲线变化。旋转 20°（a），旋转 35°（b），旋转 50°（c），旋转 20° 并牵拉延长 10%（d），旋转 35° 并牵拉延长 10%（e），旋转 50° 并牵拉延长 10%（f）。其中 1 为正常基线，2 为截骨后，3 为旋转后 1min，4 为旋转后 5min，5 为旋转后 10min，6 为去旋转后 5min，7 为去旋转后 15min，8 为去旋转后 30min，9 为去旋转后 1h。a 组旋转后 SEP 呈一过性改变，去除旋转后 30min 恢复正常；b 组 SEP 改变更加明显且恢复缓慢；c 组 SEP 在短期内基本消失，恢复不良；d~f 组的改变较单纯旋转组更加明显

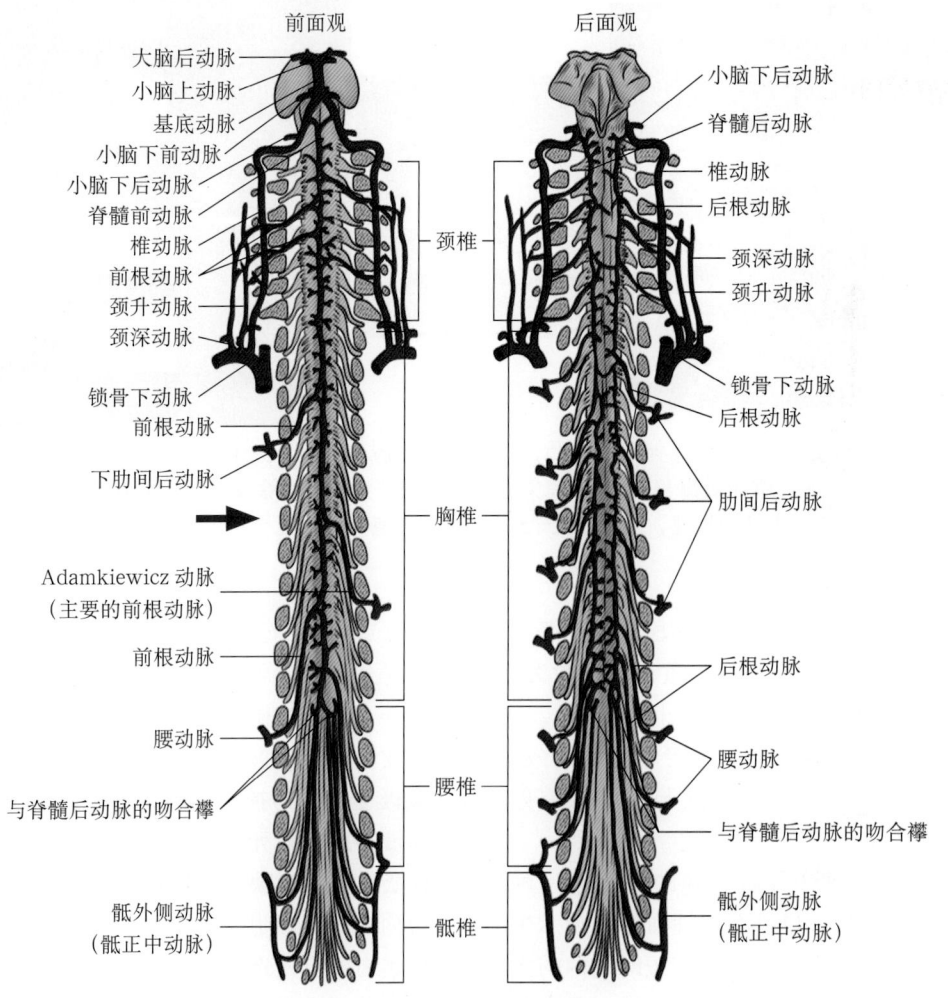

图 22-3-8　脊髓的血液供应：前、后面观，箭头处示脊髓血液供应薄弱区

供应脊髓的血管主要包括椎动脉、颈升动脉、肋间动脉和腰动脉等，可分为上、中、下三区。上区包括颈髓和上胸髓（$T_1 \sim T_3$），主要供应血管为椎动脉、甲状颈干的颈升动脉、肋颈干的颈深动脉和第 1、2 肋间动脉等；中区为中胸髓区（$T_4 \sim T_9$），血供主要来源于肋间动脉，肋间动脉共 11 对，第 1、2 肋间动脉起源于锁骨下动脉的分支肋颈干，其余的肋间动脉来源于胸主动脉。第 $2 \sim 4$ 肋间动脉平相应椎体，第 $5 \sim 11$ 肋间动脉依次降低一个椎体高度，肋下动脉位于 T_{12} 和 L_1 之间。中区的动脉细、数量少、血运差，动脉吻合不够充分，因此此区为血液供应的薄弱区，最易发生缺血性损伤。下区为下胸髓至脊髓圆锥区域，血供主要来源于腰动脉和髂内动脉起源的髂腰动脉、骶正中动脉和骶外侧动脉，此区动脉粗、血管多、血运丰富（图 22-3-8）。

这三个区的供血动脉在胚胎期共发出 $30 \sim 31$ 对根动脉，沿脊神经穿过椎间孔进入椎管，在椎管内发出供应硬脊膜、脊神经节的分支后，沿前根和后根到达脊髓的前方和后方，称为前根动脉和后根动脉。到成人时大部分根动脉出现退化，前根动脉仅保留 $6 \sim 8$ 支，后根动脉为 $10 \sim 23$ 支。前根动脉仅发出一支脊髓前动脉，供应脊髓前 2/3 的血供；而后根动脉则左右各发出一支脊髓后动脉，供应脊髓后 1/3 的血供，两侧脊髓后动脉之间有大量血管吻合（图 22-3-9）。因此，前根动脉和脊髓前动脉在外科手术中更受到重视。脊髓前动脉的分支主要分布于脊髓前角、侧角、灰质联合、后角基部、前索和外侧索；脊髓后动脉的分支则分布于脊髓后角的其余部分和后索。由于脊髓动脉的来源不同，有些节段因两个来源的动脉吻合薄弱，血液供应不够充分，大多位于 T_4 和 L_1 节段附近，此处易发生脊髓缺血性损伤。颈髓的前根动脉主要分布于 C_3、C_5/C_6，其次是 C_7；胸髓的前根动脉最常见的为两条，一条位于 T_3/T_4，另一条位于 T_8/T_9。下部胸髓至腰髓间有一支最大的前根动脉，称为 Adamkiewicz 动脉，该动脉通常是此段脊髓唯一的腹侧供给动脉，其位置最高见于 T_8，最低为 L_3，常见的部位为 $T_9 \sim T_{11}$，左右分布无明显差异。该动脉的远端与脊髓前动脉形成特征性的发卡结构。

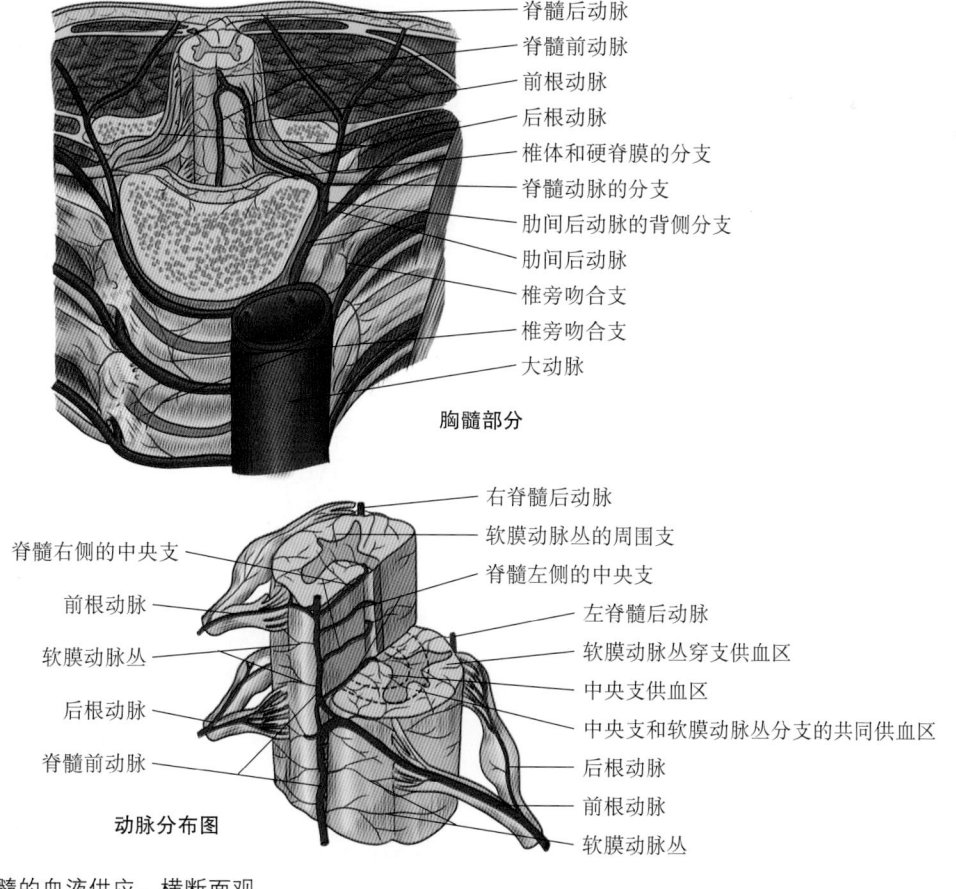

图 22-3-9　脊髓的血液供应：横断面观

脊髓的静脉较动脉多而粗，脊髓前、后静脉由脊髓内的小静脉汇集而成，通过前、后根静脉注入硬膜外隙的椎内静脉丛。有些特殊症状有助于判断损伤的原因，脊髓前动脉损伤主要表现为运动功能的受损，感觉受累较轻而且脊髓后份的功能大部分可以得到保留。

Bridwell 等报道的 4 例重度神经系统并发症中，有 1 例排除了脊髓压迫和脊髓牵拉，考虑到术中进行了单侧节段性血管的结扎，作者推测此例脊髓损伤的原因是脊髓的供血不足。Winter 等回顾了 1197 例脊柱侧凸前路手术患者，认为采取以下措施结扎节段性血管可避免脊髓缺血性损害的发生：①单侧阻断节段性血管；②阻断位置在凸侧；③避免麻醉低血压；④在椎体中间水平阻断。而 Apel 等报道在 44 例患者钳夹节段性血管后，有 7 例出现了 SEP 波形改变，松开后波形恢复，表明节段血管的结扎仍然存在影响脊髓血供的风险。Orchowski 等也报道了 265 例行前路胸腰段手术的患者，行单侧节段性血管结扎，平均每个患者结扎 5.1 根动脉，术后有 2 例（0.75%）出现神经损害，1 例发生于术后即刻、1 例发生于术后 24 小时，这两例患者均先做了后路脊柱后凸矫形手术，再行前路手术。Fujimaki 等利用狗作为动物模型，结扎其双侧节段性动脉，根据结扎动脉的数目将其分为 5 组：对照组（0 对）、组 1（3 对）、组 2（4 对）、组 3（5 对）、组 4（7 对）。结果发现，结扎节段性动脉数目 ≥ 5 对时，将会引起脊髓缺血，存在脊髓损伤的风险。术中为了暴露脊柱的需要，不可避免地需要结扎节段性血管。吴亮等认为，在结扎离断节段性血管前需实验性暂时夹闭，观察脊髓侧支循环，同时监测脊髓神经电生理的变化，在无解剖学异常的血管钳夹后会有 SEP 的改变但很快会恢复正常，如在钳夹后 17 分钟内 SEP 仍不能恢复到钳夹前水平应放弃结扎，尤其在存在神经损伤高危因素的患者（图 22-3-10）。以上资料提示，多种不同原因的脊髓缺血可导致脊髓损害。

危险因素

脊柱矫形手术发生神经系统并发症的危险因素包括术前因素和术中因素。术前危险因素包括已经存在神经损害症状（如不全瘫）或存在临床神经损害体征（如肌张力改变）、术前 Cobb 角较大、先天

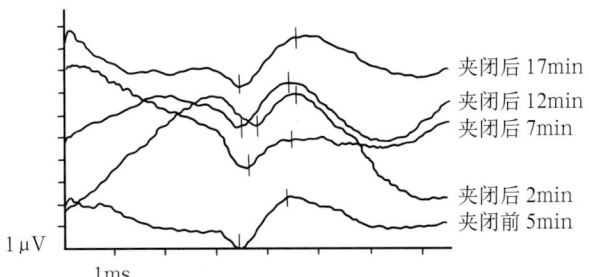

图 22-3-10　男（#2781），15 岁，AIS，行前路 $T_6 \sim T_{12}$ 脊柱松解术，术中行凸侧节段性血管阻断，并监测 SEP 波幅变化。夹闭前 5min，SEP 波幅为 2.21 μV，夹闭后 2min（0.76 μV）和 7min（0.78 μV），SEP 波幅显著下降，但夹闭 12min 后，波幅上升为 2.08 μV，17min 时已恢复至夹闭前水平。如上述夹闭试验可恢复的节段血管可进行安全的结扎

性后凸畸形、脊髓发育性畸形、神经纤维瘤病等骨骼发育不良、陈旧性结核后凸畸形等。术中危险因素包括截骨矫形、翻修手术及前后路联合手术等。

1. 术前危险因素

（1）病因学　脊柱侧凸的病因学是重度脊柱畸形矫形术中神经系统并发症的危险因素之一。Hamilton 等回顾了 SRS 并发症数据库中 108 419 例手术患者，分析其术后新发神经损害的发生率，其中 <21 岁患者为 25432 例，根据病因学进行分类，各病因学术后神经损害发生率为：脊柱侧凸（0.99%）、脊柱后凸（3.54%）、骨折（0.96%）、肿瘤（1.97%）。作者进一步对脊柱侧凸的患者进行病因学细分：先天性侧凸（2.00%）、神经肌源性侧凸（1.03%）、特发性侧凸（0.73%）；此外，对于脊柱后凸的患者进行病因学细分：医源性后凸（椎板切除术后）（9.38%）、先天性后凸（6.08%）、创伤后后凸（3.23%）、神经肌源性后凸（2.65%）、休门氏病后凸（1.74%）。Reames 等同样从 SRS 并发症数据库中回顾性分析了 19360 例行手术治疗的儿童脊柱侧凸患者，总体神经系统并发症发生率为 1.0%，其中先天性脊柱侧凸为 2.0%，神经肌源性脊柱侧凸为 1.1%，特发性脊柱侧凸为 0.8%。其中完全性脊髓损伤发生率为 0.09%，先天性、神经肌源性和特发性损伤分别为 0.15%、0.15% 和 0.05%。从以上大数据可以发现，先天性脊柱侧后凸畸形及医源性后凸畸形患者，术后神经系统并发症发生率较高，而特发性患者发生率相对较低。MacEwen 等报道的 74 例重度神经系统并发症患者中，51%

的患者为非特发性脊柱侧凸，其中 28% 为先天性脊柱侧凸，23% 为神经肌源性脊柱侧凸。邱勇等研究表明，特发性脊柱侧凸组中的神经系统并发症的发生率为 1.06%，远低于先天性脊柱侧凸组的 3.41% 和神经肌源性脊柱侧凸组的 3.05%。先天性脊柱侧凸患者较高的神经系统并发症一方面与本身伴发神经系统异常有关，也可能与先天性脊柱侧凸畸形的变异较大以及手术操作有关（如半椎体需行三柱截骨矫形术）。Riccio 等报道先天性脊柱侧凸伴发神经系统异常的比例为 21.7%～37.0%，并且其中 2/3 神经系统异常的患者体格检查是正常的，因此术前有必要行 MRI 检查。McMaster 研究了 251 例先天性脊柱侧凸患者，有 18% 出现脊髓发育性畸形。在 McMaster 的报道中，通过脊髓造影检查，最常见的脊髓发育畸形就是脊髓纵裂，另外还有囊肿、脊髓栓系、脂肪瘤和纤维脂肪瘤等。这些异常最容易出现在有单侧脊柱分节不良伴有对侧半椎体的患者中。

（2）畸形严重程度　畸形的僵硬程度和角度大小也会影响手术的风险性。对于严重僵硬的脊柱侧凸，常需要通过截骨术来提高矫形效果，截骨过程脊髓的扭转、折叠、皱缩等是脊髓损伤的高危因素。此外，对于严重的脊柱畸形，若过度矫正，脊髓将受到严重牵拉，增加脊髓损伤风险。邱勇等报道 Cobb 角 >90° 的脊柱侧凸患者，行脊柱矫形术中神经损害的风险远大于 Cobb 角 <90° 的脊柱侧凸患者（2.73% vs 1.77%），这一发生率在严重的先天性脊柱侧凸中高达 7.23%。MacEwen 也报道角度较大的侧凸、先天性脊柱侧凸、后凸畸形以及术前就有神经损伤的患者，术后发生神经损伤并发症的风险将成倍增加。Coe 等报道 AIS 患者中，行前后路联合手术的神经损害发生率（1.75%）显著高于单纯前路（0.26%）或单纯后路（0.32%），作者分析行前后路联合手术的 AIS 患者往往畸形较重，可能是其神经系统并发症发生率增加的原因。Sucato 等指出，严重脊柱畸形应与普通轻中度 AIS 相区分，两者的神经系统并发症发生率有显著差异，根据 SRS 并发症数据库的统计，普通 AIS 的神经系统并发症发生率为 0.54%～0.72%，而 Suk 等报道 16 例严重脊柱侧凸患者，行后路 VCR 截骨矫形术，术后 Cobb 角从 109° 矫正为 45°，但有 1 例（6.3%）出现永久性的下肢全瘫。Bradford 等报道 24 例严重僵硬的脊柱畸形患者，行前后路联

合 VCR 截骨矫形术，4 例（16.6%）术后出现一过性神经损害表现。Lenke 等报道 35 例严重的儿童脊柱畸形患者，行后路 VCR 截骨矫形术中，3 例（8.5%）出现神经电生理监护信号消失，2 例（5.7%）术后出现神经损害症状。Helenius 等报道 15 例 Cobb 角大于 90° 的重度儿童脊柱畸形患者采用后路钉钩混合内固定矫形，术后 1 例（6.7%）出现脊髓损伤。Apel 等对 44 例脊柱畸形患者的神经系统并发症进行分析，术中出现脊髓缺血性损伤的 3 例患者均为严重先天性侧后凸畸形，胸椎后凸角度为 105°～125°。以上研究表明，重度脊柱畸形的矫形手术，其神经损害并发症发生率显著提高。

（3）脊柱畸形弯型　不同部位的脊柱畸形，其术后神经系统并发症发生率存在差异，其中颈胸段畸形手术的神经损害发生率最高。儿童颈胸段常见的脊柱畸形为颈胸段半椎体或 I 型神经纤维瘤病（NF1）引起的侧后凸畸形，该类患者往往术前已存在一定的神经损害症状，且手术往往需要进行三柱截骨，大大增加了术后神经损害的风险（图 22-3-11、图 22-3-12）。Smith 等报道 23 例颈胸段畸形患者行三柱截骨术，其中 14 例行 PSO、9 例行 VCR，术后 90 天内神经损害发生率高达 17.4%，其中 1 例因严重神经症状行翻修手术。陈忠辉等报道 18 例颈胸段半椎体患儿，行单纯后路半椎体切除内固定术，术后随访 2 年，主弯 Cobb 角从 39° 矫正为 16°，远端代偿弯的自发性矫正率约为 41%，患者双肩平衡维持良好，但该批患者中螺钉误置率高达 20%，1 例出现一过性的右上肢放射痛，1 例发生 Horner 综合征。胸段 VCR 的神经损害风险明显高于腰段。Lenke 等采用 PVCR 治疗 43 例严重脊柱畸形患者，结果显示胸段 VCR 的神经系统并发症发生率高达 18.6%，而腰段 VCR 神经系统并发症发生率为 9.3%。Bridewell 等也认为胸段截骨的神经损害风险高于腰段截骨。Suk 等的一组 25 例行 PVCR 治疗的僵硬型腰骶部畸形患者，腰段 VCR 的神经系统并发症发生率为 8%。相比于颈胸段脊柱畸形，胸腰段脊柱畸形的术后神经系统并发症发生率相对较低。邱勇等报道 1373 例脊柱侧凸矫形手术患者中，胸弯患者神经系统并发症发生率为 1.86%、腰弯为 1.97%、胸腰弯为 1.96%、胸腰双主弯为 2.38%。Reames 等报道儿童脊柱侧凸患者中，仅采用腰椎椎弓根螺钉固定的神经损害发生率为 0.6%，仅固定胸椎的为 0.5%，胸腰椎都

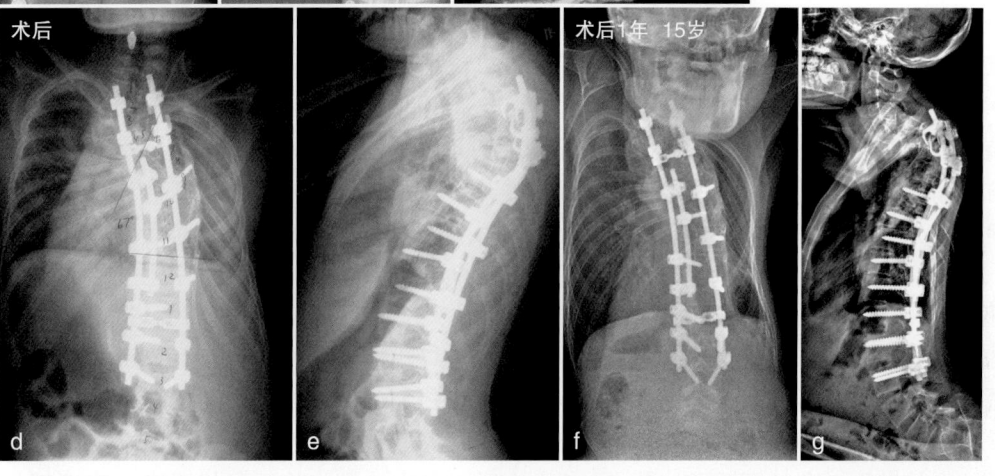

图 22-3-11　女（#16298），14 岁，Ⅰ型神经纤维瘤病（NF1）伴颈胸段侧后凸畸形（a~c）。术前双下肢肌力 3 级，予以 Halo-重力牵引 2 个月，下肢肌力无明显改善，行 T5 VCR 截骨矫形内固定术（d、e），术后肌力同术前，但术后 5 天出现脐平面以下感觉运动丧失，予以营养神经、维持血压和血色素等保守治疗，术后 1 年患者下肢肌力恢复到术前水平（f、g）

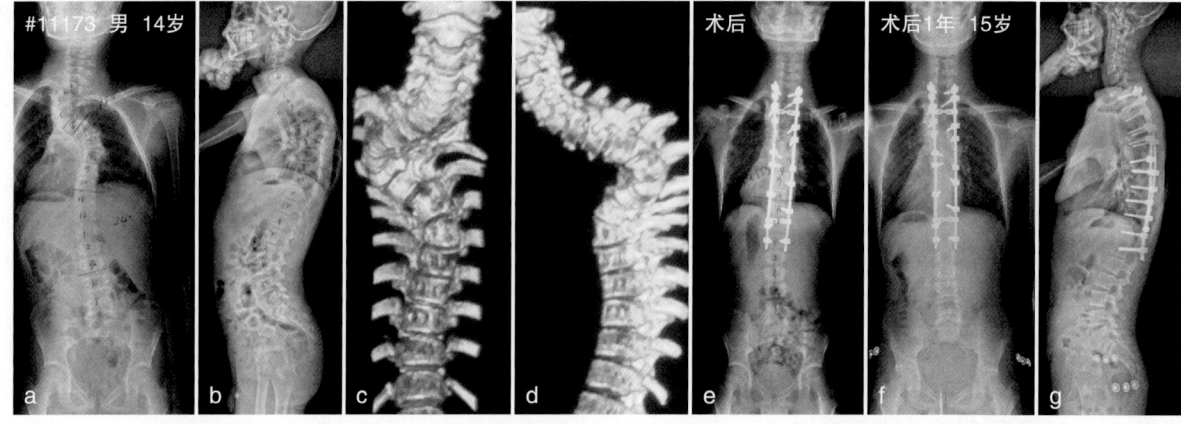

图 22-3-12　男（#11173），14 岁，NF1 伴颈胸段侧后凸畸形（a~d）。行 T4VCR 截骨矫形内固定术（e），术后出现双下肢感觉减退，肌力 3 级，予以营养神经、维持血压和血色素等保守治疗，2 周后下肢肌力感觉完全恢复，术后 1 年矫形效果维持良好（f、g）

固定的为 0.7%。在成人，颈胸段的畸形多见于强直性脊柱炎合并颈胸椎后凸，McMaster 等报道 15 例强直性脊柱炎伴颈椎后凸畸形患者，行颈椎三柱截骨术，术后 3 例（20%）出现神经损害表现，包括 1 例四肢瘫、2 例单侧 C8 神经根麻痹引起手部肌无力、感觉减退。Etame 等系统性回顾了六项强直

性脊柱炎伴颈胸段后凸畸形患者的临床研究，此类患者行颈胸段三柱截骨后神经系统并发症发生率为 23%，其中最常见的为 C8 神经根麻痹。

当脊柱侧凸伴有后凸畸形时，神经损害的发生率将进一步升高。脊柱后凸畸形的患者脊髓紧紧地贴在后凸成角的椎体上，很容易受到直接压迫或影

响脊髓前动脉,神经损害风险随着后凸畸形的角度和僵硬程度的增加而增加(图 22-3-13)。此外,在对脊柱后凸进行矫形手术时,尤其是先天性脊柱后凸,多采用截骨矫形,截骨时的手术操作和矫形时的脊髓牵拉大大增加了神经系统并发症的发生率。邱勇等报道脊柱侧凸伴后凸畸形的术后神经系统并发症发生率为 3.69%,高于非后凸型脊柱侧凸手术组的 1.35%,其差异有统计学意义。Kim 等回顾性分析了 26 例先天性脊柱后凸畸形患者,在应用前后路联合手术治疗 3 岁以上患者时,出现 2 例神经系统并发症,发生率为 7.69%,显著高于文献报道的脊柱侧凸手术神经系统并发症的发生率。Smith 等通过肋横突入路行前后路联合手术治疗先天性脊柱后凸和医源性脊柱侧后凸畸形 16 例,1 例出现术后下肢感觉迟钝,神经系统并发症发生率为 6.25%。Bridwell 等认为,与不伴后凸的脊柱侧凸相比,后凸畸形,特别是严重后凸、侧后凸是神经

系统并发症发生的危险因素。

当脊柱侧凸伴有明显的旋转半脱位(rotatory subluxation,RS)时,术后神经系统并发症发生率显著升高。RS 最早由 Trammell 等进行了描述,定义为椎体在轴面的旋转及矢状面的滑移,常见于先天性脊柱侧凸、Ⅰ型神经纤维瘤病和综合征性脊柱侧凸等非特发性脊柱畸形患者。RS 表现为相邻两个椎体的旋转角度存在较大的差值、冠状面上椎体向侧凸凸侧滑移及矢状面上椎体向前方滑移等,在轴面 CT 上 RS 表现为发生半脱位的节段在同一层面同时出现两个相邻椎体形态(图 22-3-14),而在矢状面 CT 上则主要表现为椎管连续性中断。大部分 RS 多发生于两个弯的交界区及胸腰椎和腰骶椎交界区,畸形严重患者的顶椎区亦可出现明显的 RS。对于伴有 RS 的脊柱畸形患者,脊柱生物力学不稳定,并且随年龄增长 RS 有进行性加重的风险,严重者可出现明显神经损害。史本龙等

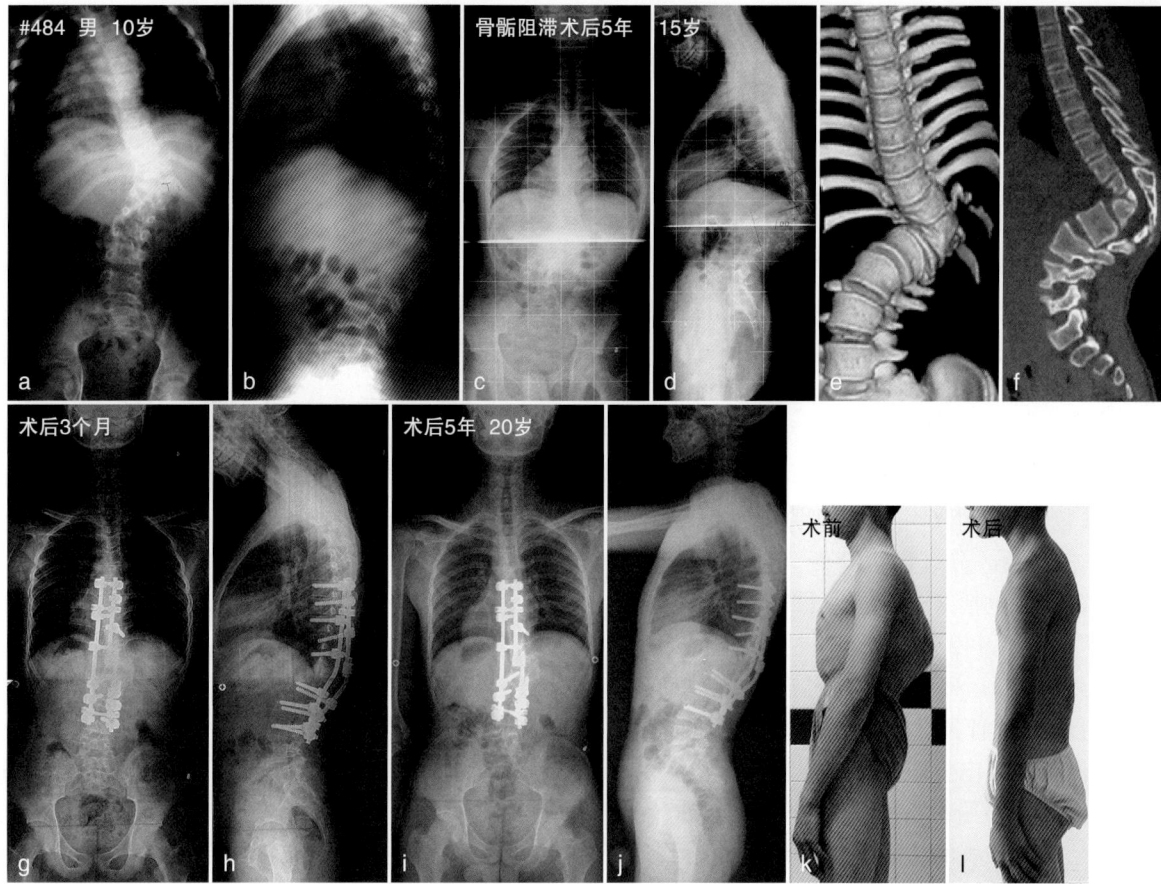

图 22-3-13　男(#484),10 岁,T₁₂半椎体伴脊柱侧后凸畸形(a、b)。予以半椎体骨骺阻滞术,术后 5 年侧后凸明显进展(c~f);予以脊柱后路半椎体切除三柱截骨矫形内固定术,术后 1 天双下肢出现麻木,下肢肌力 2 级,予以提升血压和血色素等保守治疗,术后 2 周下肢肌力恢复到 3 级,术后 3 个月下肢肌力完全恢复(g、h),随访 5 年冠状面及矢状面矫形效果维持良好(i、j),外观照示后凸畸形明显改善(k、l)

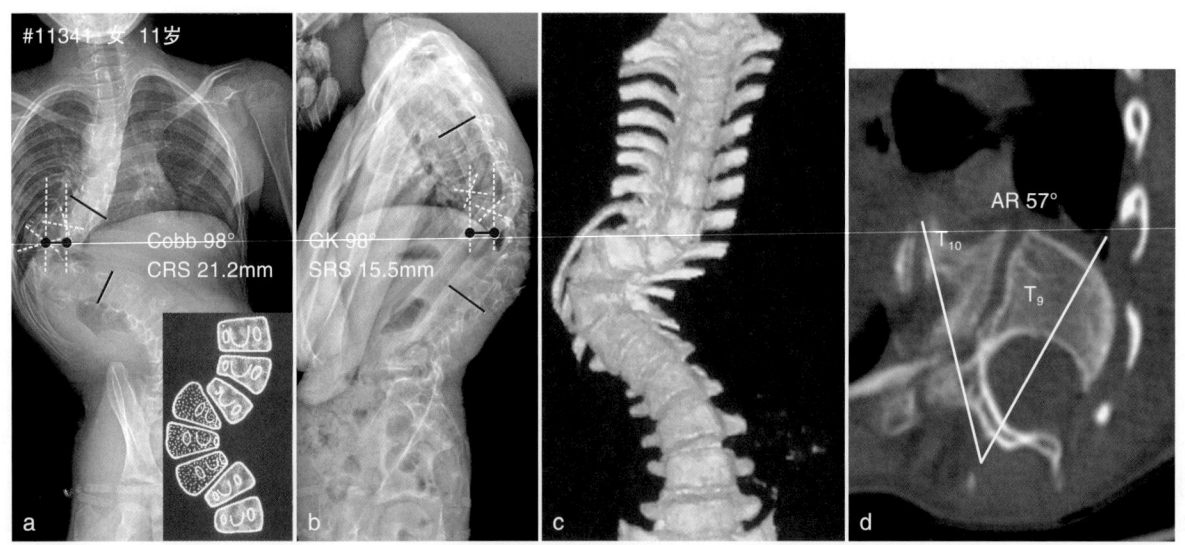

图 22-3-14　女（#11341），11 岁，I 型神经纤维瘤病（NF1）伴脊柱侧后凸畸形患者，T_9/T_{10} 旋转半脱位，表现为冠状面上两椎体偏移距离（CRS）为 21.2mm，矢状面上两椎体偏移距离（SRS）为 15.5mm（a～c），轴面上两椎体旋转相差角度（AR）为 57°（d）

回顾性分析了 35 例伴 RS 的先天性脊柱侧后凸及 I 型神经纤维瘤病伴脊柱侧后凸畸形患者，发现其中 9 例（25.7%）术前伴不同程度的下肢神经功能损害，而术前存在神经功能损害症状是出现术中神经电生理监测不良事件及术后神经系统并发症的重要危险因素之一。并且，RS 所需的手术操作及置钉难度增加等可能导致患者术中神经损害的发生率明显升高。李洋等回顾性分析了 37 例术前合并 RS 的脊柱畸形患者，术前未行牵引、术中采取三柱截骨矫形（RS 组），另选取 37 例不伴 RS 的脊柱畸形者作为对照组，记录患者术中出现神经电生理监测不良事件及唤醒试验阳性的发生率。两组患者术前影像学参数均无明显差异，术前合并下肢神经功能损害包括 RS 组 6 例（16.2%）、对照组 4 例（10.8%），Frankel 分级均为 D 级。术中神经电生理监测不良事件包括 RS 组 5 例（13.5%）、对照组 1 例（2.7%），其中 2 例 RS 组患者术中唤醒试验阳性（5.4%），术后残余下肢神经症状。因此，伴 RS 的脊柱畸形患者具有较高的术前神经损害发生率，术中出现神经电生理监测不良事件及神经损害加重的风险高于对照组。术前合并 RS 是脊柱矫形手术中发生神经损害的可能的危险因素，需引起脊柱外科医师的充分重视。

（4）术前神经功能状态　术前已存在神经功能损害或临界神经功能损害的患者，其脊髓对损害因素的耐受能力将会大大降低，如 Chiari 畸形伴脊髓空洞、脊髓纵裂、脊髓栓系、骨软骨发育不良伴严重椎管狭窄等，此类患者矫形术后神经系统并发症发生率也将明显增加。Suk 等纳入 70 例行后路 VCR 截骨矫形术的患者，术后 2 例出现完全性脊髓损伤，这 2 例患者术前即存在神经功能损害，Frankel 评分为 D 级，术前 SEP 显示波幅下降，潜伏期延长。此外，Suk 等对 16 例行 VCR 截骨矫形的患者进行 2 年以上随访，1 例术后即刻出现全瘫，此患者为 Beals-Hecht 综合征（详见第 19 章第二节），术前 Frankel 评分为 C 级，此患者进行急诊减压、去除内固定等操作，但随访过程中无明显恢复，作者认为患者出现全瘫的主要原因是术前脊髓已出现损害，其对术中的缺血耐受能力降低，从而引起严重的脊髓损伤。解京明等纳入 76 例重度僵硬的脊柱畸形患者，行后路 VCR 截骨矫形术，术后 6 例出现神经损害，其中 5 例（83.3%）术前即有脊髓或小脑异常（包括 Chiari 畸形、脊髓空洞、脊髓栓系等），并已存在神经功能损害。Lenke 等根据脊柱畸形患者术前 MRI T2 相上顶椎区横断面中脊髓、脑脊液和椎弓根三者之间的关系，将脊髓形态分为三型：I 型为正常脊髓，其形态为光滑的圆形或椭圆形，在脊髓和凹侧椎弓根之间可见清晰的脑脊液高信号；II 型脊髓出现受压，其外形仍呈光滑的圆形或椭圆形，但在脊髓和凹侧椎弓根之间无脑脊液信号；III 型脊髓明显受压，凹侧椎弓根或椎体出现畸形，脊髓与其之间无脑脊液信号，研究发现，

Ⅰ型患者矫形术中神经电生理监测阳性事件发生率最低,而Ⅲ型患者发生率显著升高,从而证实术前神经功能状态差的患者术中更容易发生神经损害。

2.术中危险因素

(1) 植入物误置 对于有严重解剖结构异常的脊柱畸形患者,如椎体旋转半脱位、椎弓根发生严重萎缩性改变、多发性先天性脊柱畸形等,置钉时存在较大难度,易发生植入物误置,从而引起脊髓损伤。陈忠辉等报道颈胸段半椎体畸形患者行后路半椎体切除、椎弓根螺钉内固定术,螺钉误置率高达 20%,神经系统并发症发生率为 11.1%。金梦然等报道发生萎缩性改变的 NF1 伴脊柱侧凸患者,顶椎区徒手置钉的误置率高达 33%,利用 O 臂导航技术可提高置钉精确性,但误置率仍约20%。Mac-Thiong 等回顾了 9 例 AIS 患者行脊柱后路矫形,CT 证实每个患者至少有一枚椎弓根螺钉穿入椎管内,且穿入椎管的距离占椎管直径的 21%~60%。其中 2 例术中即发现螺钉误置,立即去除内固定,术后下肢运动功能受损,1 例随访中完全恢复。Junichi 等报道 685 例患者行腰椎及骶骨椎弓根螺钉固定,螺钉穿破椎弓根皮质发生率为 6.2%,螺钉进入椎管发生率为 0.8%,有 11 例(1.6%)患者因螺钉误置出现神经损害表现。

(2) 过度矫正 侧凸矫形术中矫形操作(如冠状面脊柱的平移,水平面上的去旋转,螺钉抱紧与撑开以及截骨面的闭合等)对脊髓张力的改变和皱缩也是导致脊髓损伤不可忽视的因素。Dolan 及凌为其等通过动物实验已证实脊髓过度牵拉可导致脊髓损伤。对于重度脊柱畸形患者,若过度追求矫形效果,脊髓在矫形过程中将会受到严重牵拉,出现神经损害表现。

(3) 截骨矫形 脊柱矫形术中发生神经系统并发症的一个重要原因是截骨矫形,尤其是三柱截骨术。Smith 等回顾 SRS 并发症数据库,分析胸腰段矢状面畸形患者行矫形术后并发症发生率,共纳入 578 例患者,其中 402 例行截骨手术,包括 PSO 215 例、SPO 135 例、VCR 18 例和部分前路椎体切除手术。术后新发神经损害的发生率为 3.8%,行截骨手术患者的并发症发生率显著高于未行截骨的患者,且 SPO、PSO 和 VCR 的并发症发生率依次增加。Smith 等报道 23 例脊柱畸形患者行后路三柱截骨术(14 例 PSO/9 例 VCR),神经系统并发症发生率为 17.4%。Lenke 等报道 43 例重度

脊柱畸形患者行后路 VCR 截骨矫形术,术后取得较好的影像学矫形效果,侧凸患者矫形率为 69%,角状后凸患者矫形率为 63%,侧后凸畸形患者矫形率为 56%,但有 7 例(18%)患者术中 MEP 信号丢失,2 例术后残余神经症状。Reames 等也回顾性分析了 SRS 并发症数据库,19 360 例行手术治疗的儿童脊柱侧凸患者中有 1.0% 发生术后神经损害,作者根据截骨方式对患者进行了分组,各组神经损害发生率如下:未截骨组(0.9%)、SPO 组(1.1%)、PSO 组(2.6%)、VCR 组(7.3%)。SRS 及 AOSpine 等组织牵头开展了 Scoli-Risk-1 全球多中心前瞻性研究,旨在分析复杂成人脊柱畸形矫形术后神经系统并发症情况。Lenke 等从全球 15 个中心(含南京鼓楼医院的 17 例)纳入 256 例成人脊柱畸形患者,入选标准为畸形大于 80°,或先天性脊柱畸形,或需要截骨的翻修手术,256 例患者中共有 202 例(79%)行三柱截骨术。术后 44 例(17%)下肢肌力评分下降,进一步分析神经功能减退的危险因素包括:老年人、行截骨矫形的翻修手术。Fehlings 等在 Scoli-Risk-1 数据库中分析了 265 例病例,61 例(23%)术后出现神经损害,通过多元回归确定神经损害的危险因素包括老年、冠状面畸形程度重和腰椎截骨。Kelly 等从 Scoli-Risk-1 数据库中纳入 272 例前瞻性病例,同时从相同的手术中心、按相同的入选标准回顾性纳入 207 例病例,结果发现前瞻性组神经系统并发症发生率为 17.3%,回顾性组为 9.0%,前瞻性组报道的神经系统并发症发生率显著升高,且前瞻性组三柱截骨比例较大(尤其是 VCR 截骨术)。Kelly 等从 Scoli-Risk-1 数据库中纳入 207 例患者,其中 132 例行三柱截骨手术(截骨组),75 例行单纯后路手术(对照组),截骨组术中出血量显著增高,截骨组新发神经损害率为 9.9%,对照组为 6.7%。此外,截骨组内,VCR 组新发神经损害率为 15.8%,PSO 组为 8.8%。

椎体截骨可破坏脊柱的三柱结构,截骨完成时脊柱处于完全失稳状态,若截骨中未采用临时固定,截骨端的左右或前后移位会对脊髓产生剪切损伤;对包绕神经组织的骨质进行环形截骨时,任何不适当的操作均可造成脊髓的机械性损伤;截骨范围过长、顶椎区加压后脊柱缩短过多、闭合截骨面时凹侧撑开过多可致脊髓的牵拉伤;截骨后对畸形进行矫正的过程中,随着截骨两个断端之间位置角

度的改变，脊髓发生皱缩，如椎板切除不充分，截骨端的后缘与对应的椎板边缘可对脊髓产生"夹击"损伤。术中临时固定避免截骨后脊柱错位，矫形时交替调整矫形棒的弯度来逐渐矫正是减少脊髓损伤的重要手段。此外，截骨矫形中由于两侧骨端的角度变化，可导致脊髓内压力增高而影响脊髓血流供应，间接造成脊髓损伤；术中损伤硬膜外静脉丛可引起大量出血，在切除椎体的过程中，失血量尤为显著，平均一个 VCR 节段的出血量为850~1400ml，可致脊髓缺血性损伤。

（4）脊髓低灌注　本章的病因学部分已详细介绍了脊髓的血液循环。患者术中血压对脊髓传导功能具有重要影响。术中低血压导致的脊髓灌注不足或长时间缺血后再升压导致的再灌注损伤是脊髓缺血缺氧损伤的主要原因。矫形后血管牵拉、张力改变也是导致脊髓缺血缺氧损伤的另一原因。事实上，随着脊柱矫形外科医师手术操作能力的提高以及术中影像学辅助设备的逐步应用，术中因为内固定位置不良导致的神经损害在此类并发症中所占比例并不高，而脊髓牵拉和低灌注损伤所占的比例可能更高。

术中失血性低血压或麻醉控制性低血压均可引起脊髓缺血性损伤。而术中损伤硬膜外静脉丛、创面广泛渗血等引起的大量失血是导致脊髓处于缺血状态的高危因素。既往研究报道，术中短时间内平均动脉压过低，可使脊髓血流灌注不足，引起神经电生理监测信号降低或消失。Accadbled 等报道1例青少年特发性脊柱侧凸患者，行前后路联合矫形手术，在矫形操作开始后30分钟，患者双侧 SEP 和 MEP 信号均消失，此时平均动脉压仅为30mmHg，通过扩容升压、去除内固定，40分钟后 SEP 恢复，45分钟后 MEP 恢复，术后未出现明显神经损害表现。Owen 等报道，脊柱畸形矫形手术时可进行控制性降压，减少分离组织和剥离骨膜时的出血，但控制性低血压可能造成脊髓血流灌注的大幅度变化，易使脊髓处于临界缺血的危险状态，当平均动脉压低于60mmHg时，SEP 信号会发生显著改变，存在脊髓损伤风险。Owen 报道了1例脊柱畸形患者在矫形过程中，因术中控制性降压使得平均动脉压一度低于50mmHg而未能及时发现，导致脊髓缺血性损伤。Schwartz 等回顾性分析了1121例 AIS 患者的术中神经电生理监测结果，其中38例（3.4%）出现信号改变，其中9例

电生理信号改变与低血压有关，这9例患者出现电生理警报时的平均动脉压为59mmHg，因此作者建议术中平均动脉压应控制在65mmHg以上；如果考虑到血流动力学和细胞氧合作用的影响，特别是目前创伤最大的三柱截骨手术的广泛开展，术中平均动脉压在矫形阶段应保持在80mmHg以上。值得注意的是，脊柱畸形矫形术中采用麻醉控制性低血压，可造成脊髓血流减少及自动调节机制丧失，如发生短时间内大量失血，在两种因素综合作用下，将对脊髓的血流灌注和传导功能非常不利。此外，在长时间低血压和低灌注的基础上，骤然提升血压、恢复血流后可能引起脊髓缺血-再灌注损伤，导致更为剧烈的脊髓损伤和神经功能障碍。因此，邱勇团队也不建议对于幼儿和成年脊柱畸形患者术中行控制性低血压，仅对于基础状态良好的青少年患者在脊柱暴露时可行控制性降压，但平均动脉压不得低于60~65mmHg，而在置钉时必须高于70mmHg，在矫形时维持在80mmHg以上。

（5）术中骨折脱位　大角度侧凸矫形合并后凸患者行后路截骨矫形操作中，复位时断端可能发生脱位，残余的截骨块压迫脊髓。同时截骨面闭合时可引起脊髓折叠、缩短，硬膜囊皱缩，造成脊髓损伤。对于此类患者，适度矫形，截骨处植入人工椎体或钛网进行支撑，避免截骨后残留骨块在闭合截骨面时（如经椎弓根椎体截骨时截骨椎上下邻近节段椎板截骨不充分）压迫脊髓是预防神经损害的重要措施。

（6）翻修手术　由于解剖结构不清晰，在打开椎管时易损伤脊髓；翻修手术往往需要对融合的顶椎区域进行截骨矫形，增加神经系统并发症的发生风险；此外，部分翻修手术患者术前已存在神经损害表现，术后神经系统并发症的发生率升高。Linville 等对18例成人脊柱侧凸的初次矫形手术与26例成人脊柱侧凸的翻修手术进行术后短期（<6个月）并发症对比研究。翻修手术组有1例出现神经系统并发症，发生率为3.8%。Bridwell 等报道翻修手术重度神经系统并发症的发生率为1.7%，显著高于总体的平均发生率0.37%。邱勇等报道，翻修手术组的神经系统并发症发生率为4.48%，高于初次手术组的1.66%，差异有统计学意义。Hamilton 等查询 SRS 并发症数据库，发现翻修手术神经系统并发症发生率（1.25%）显著高于初次手术（0.89%）。Yagi 等报道50例儿童脊柱畸形患

者，行脊柱翻修手术，整体并发症发生率为14%，7.1%的患者术中出现神经电生理监测阳性事件。

（7）前后路联合手术　Coe等对SRS并发症数据库内6334例AIS患者的术后神经系统并发症以不同手术入路进行分析。前路、后路及前后路联合手术时，神经系统并发症发生率分别为0.26%、0.32%和1.75%，前后路联合手术的神经系统并发症发生率显著升高。邱勇等报道，前后路联合手术组神经系统并发症发生率为3.18%，明显高于单一前路手术组的0.95%和单一后路手术组的1.27%。Bridwell等回顾性分析了1090例侧凸、后凸和侧后凸患者发生重度神经系统并发症的原因和危险因素，认为前后路联合手术与单纯前路或后路手术相比，是神经系统并发症的危险因素；3例脊髓缺血性神经损伤均发生在前后路联合手术且并结扎了凸侧节段性血管的患者；特别对于严重后凸畸形的患者，在角状后凸畸形顶椎区集中多根节段性血管或脊髓已受到较大牵张拉力，使脊髓处于临界缺血状态，此时行前后路联合手术可能导致灾难性的神经系统并发症。Orchowski等采用前后路联合矫形手术翻修1例脊柱矫形失败患者，术中出现永久性脊髓缺血性神经损伤，此患者在既往手术和翻修手术中单侧结扎了13支节段性血管。该病例提示，过多结扎节段性血管后再行后路矫形手术可能是脊髓缺血性神经损伤的高危因素。

治疗

绝大部分的术中神经系统并发症，都能被脊髓电生理监测所反映。当出现监测信号异常时，监测医生应立即核实以下问题：①阻抗检查是否正常；②杂波干扰是否在正常范围内；③刺激参数设置是否正确；④各电极是否在位良好；⑤导线是否有未知干扰；⑥监测仪工作是否正常；⑦肌松剂减量是否>30分钟；⑧麻醉深度是否有较大变化；⑨吸入麻醉是否开启；⑩血压、体温等是否明显变化；⑪术前是否有感觉、运动异常；⑫询问手术者术中操作是否高危（表22-3-1）。监测医生必须在10分钟内迅速排除可能的非手术操作因素后，告知手术医生，停止操作；同时要求麻醉师立刻维持平均动脉压在80mmHg以上，并及时输血确保脊髓的血供。如等待15~20分钟后，电生理监测信号仍无恢复迹象，应进行唤醒试验评估患者双足运动功能：若患

表22-3-1	神经电生理监测事件发生时的检查列表	
	项目	结果
1	阻抗检查是否正常	
2	杂波干扰是否在正常范围内	
3	刺激参数设置是否正确	
4	各电极是否在位良好	
5	导线是否有未知干扰	
6	监测仪工作是否正常	
7	肌松剂减量是否>30分钟	
8	麻醉深度是否有较大变化	
9	吸入麻醉是否开启	
10	血压、血色素、体温等是否明显变化	
11	术前是否有感觉、运动异常	
12	术中操作是否高危（问手术者）	
13	事件汇报至手术者	

注：必须排除可能的非手术操作因素后才可警告手术者，但此排除时间不得大于10分钟。

者双足活动正常，则在稳定血压、血氧和血细胞压积的基础上，继续手术操作，密切关注监测变化；若一侧或双侧下肢活动障碍，则提示发生术中脊髓损害。但唤醒试验的结果并不能完全准确地反映脊髓损伤的情况，患者的配合度和术前已存在的运动功能损害均会影响唤醒试验的实用价值。这些都需要脊柱外科医生根据长期的临床经验做出判断。

当证实确已存在术中脊髓损害后，在充分保证脊髓灌注的同时，应考虑是否需要对矫形内固定进行松解或对可疑不良位置的螺钉进行去除。当矫形松解后如果脊髓监测信号得到改善，则可采取降低矫正程度的办法甚至仅行原位固定。透视检查术中是否有内固定对椎管的侵犯，或是否发生脊柱生理序列的改变，如截骨椎脱位。若发现位置不良的螺钉（如术中X线示冠状面螺钉的尖端超过椎体中线），应及时调整内固定位置或放弃在该节段置钉，术中螺旋CT扫描可以更准确地评估螺钉的位置；若发现三柱截骨后脱位，应松解内固定尽可能恢复脊柱的正常序列。如脊髓监测信号仍无改善，应进行脊髓内移术，使用磨钻及咬骨钳去除脊髓受压节段凹侧椎板关节突及椎弓根，范围一般为顶椎上下各2~3个节段，尽可能保护减压区内的脊神经根。当切除肋横突关节后，术中可见脊髓呈整体向凹侧

移位，脊髓压迫解除，凸侧后份结构可以不予切除（图 22-3-15）。刘臻等纳入 14 例伴神经损害的脊柱侧后凸畸形患者，行脊髓内移、脊柱后路矫形内固定术，术前胫后神经 SEP P40 的波幅与峰潜伏期

平均为 1.67μV 和 38.96ms，术后 1 周时平均为 2.10μV 和 35.54ms，与术前相比明显改善，患者神经功能均有显著改善，因此脊髓内移术对于已出现的脊髓损害具有一定的改善、挽救作用，直接证实了这一补救性操作可作为术中出现神经系统并发症后的抢救性手术（图 22-3-16）。完成脊髓内移术后再次行唤醒试验，若患者下肢活动障碍无明显好转，则应终止手术，如进行的是三柱截骨，可保留凸侧的棒以稳定脊柱，待患者术后神经功能恢复后考虑行二期手术。

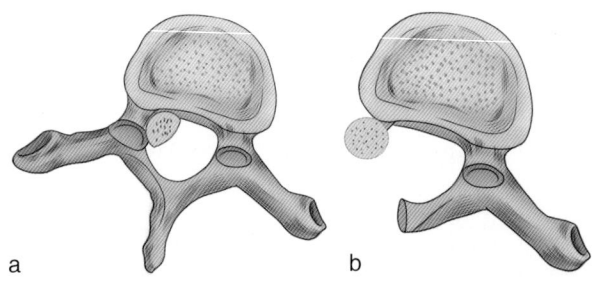

图 22-3-15　脊髓内移手术示意图。脊髓内移术前，顶椎区脊髓紧贴凹侧椎板，硬膜囊变形受压（a）；顶椎区凹侧椎弓根、椎板、关节突、棘突及肋横突关节切除后，脊髓呈整体向凹侧移位，脊髓压迫解除，硬膜囊形态学恢复（b）

此外，对于出现急性脊髓损伤的患者，应加强支持治疗，保持恰当的血压以增加脊髓灌注，同时应常规行甲泼尼龙冲击治疗。类固醇是目前唯一被证明对急性脊髓损伤有效的药物，Klemme 等报道其不但可以减轻炎症反应和水肿，对于稳定细胞膜和抑制自由基释放也有作用。一般推荐剂量为

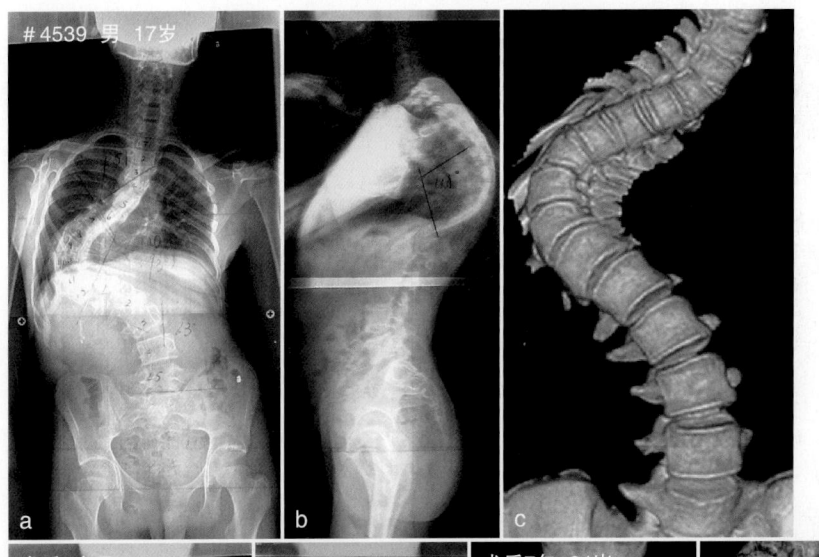

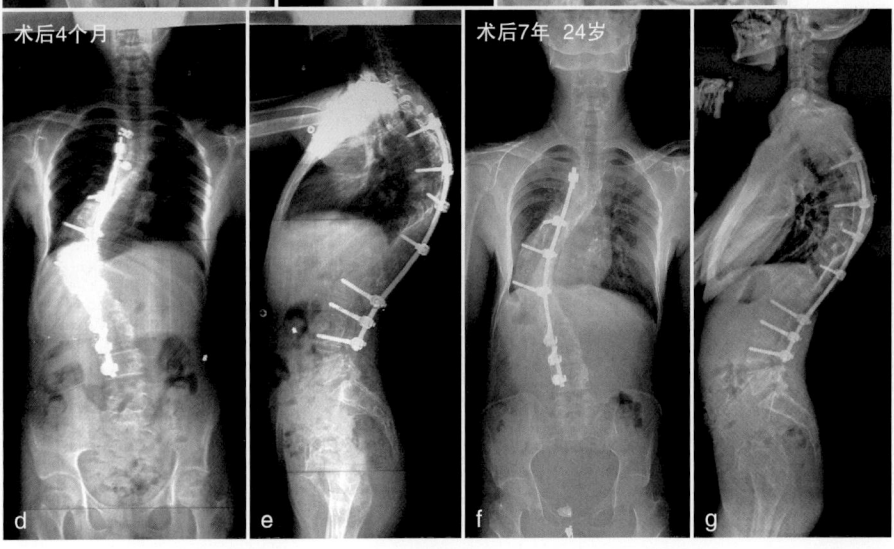

图 22-3-16　男（#4539），17 岁，先天性关节屈曲挛缩伴胸椎侧后凸畸形（a~c）。行后路 T_{10} 全脊椎截骨术（VCR），截骨闭合过程中 SEP 及 MEP 信号消失，唤醒试验两下肢不能动，予以去除凹侧内固定，行 T_9~L_1 脊髓内移术，术后 4 个月时双下肢肌力完全恢复（d、e），术后 7 年随访冠状面和矢状面矫形效果维持良好（f、g）

30mg/kg 的负荷剂量，以及 5.4mg/(kg·h) 的维持剂量。研究表明静脉给予利多卡因也可以起到舒张血管的作用，Yu 和 Cole 等通过动物实验证明了蛛网膜下腔局部注射 5% 利多卡因对脊髓的保护作用，在脊髓损伤后为了增加灌注可以适当使用。

预防

截瘫和四肢瘫等严重神经系统并发症一旦发生都是灾难性的，所以预防是第一位的，因此脊柱矫形手术首先要对上述神经系统并发症的高危因素有充分的认识，充分的术前评估，术中谨慎操作，关注神经电生理监测。

1. 术前评估

（1）完善术前病史及检查　前文已阐述不同病因学的脊柱畸形，其术后神经系统并发症发生率存在显著差异：非特发性脊柱侧凸显著大于特发性脊柱侧凸，而非特发性脊柱侧凸中，术后出现神经损害风险最大的是先天性脊柱侧凸，其次是神经肌源性脊柱侧凸。因此，在术前应对患者进行仔细评估，明确其病因。如萎缩型 NF1 患者的椎弓根细小，且常伴有旋转半脱位现象，交界区置钉困难；骨软骨发育不良可导致椎管狭窄，置钉的安全空间变小。此类患者可利用 O 臂导航辅助置钉，增加置钉精确性，降低神经损害发生率。

术前已存在的脊髓发育异常和脊髓损害（如脊髓空洞、脊髓纵裂以及栓系）使得脊髓对损害因素的耐受能力降低，自然也是神经损害并发症发生的危险因素之一。术前仔细的病史采集和体格检查有助于发现潜在的神经损害：步态异常、肌张力改变、生理反射的改变都提示了神经系统存在异常，但部分患者可能仅表现为轻度的步态不稳，且患者不主动提供此类信息，从而导致漏诊或误诊。特别是对于拟诊断为特发性脊柱侧凸的低龄、男性、有症状，神经系统体格检查阳性的或者不典型弯的患者，应进一步进行 MRI 检查排除中枢神经系统的异常。如 Chiari 畸形、脊髓裂、马尾终丝栓系综合征等，在矫形过程中由于脊髓牵拉过度，可导致不同程度的神经损害，为防止神经系统并发症的发生并提高脊柱侧凸的矫正效果，常需对脊髓畸形先进行治疗。如对 Chiari 畸形应先行枕骨大孔扩大减压术，脊髓空洞症可行内引流术，栓系综合征可切断终丝、松解马尾神经。

（2）术前牵引　对于重度脊柱侧后凸畸形的患儿，可进行 Halo - 重力牵引。牵引初始重量为 1kg，增加速度为 1kg/d，在患者的耐受范围内增加牵引力，直至几乎不能触到轮椅座位，在低龄儿童最大重量为体重的 50%。牵引在病床、轮椅、步行架间持续进行，日间牵引 12 小时以上；夜间睡眠时床上牵引，重量减轻至 50%。具体的牵引方法详见第 29 章第三节。

Rinella 和朱锋等报道，术前牵引一方面可以改善脊柱畸形并松解脊柱周围软组织增加脊柱柔韧性，另一方面可以提高神经脊髓耐受矫形牵拉的能力，从而降低手术难度并且可降低术中神经系统并发症发生率。尤其是对于伴有旋转半脱位或严重后凸畸形、术前已出现脊髓损伤的患者，通过循序渐进的牵引，逐步恢复脊柱的序列和椎管连续性，缓解脊髓的压迫从而改善神经症状，大大降低术后神经系统并发症的发生。此外，牵引过程中所有患儿均为清醒状态，可以对神经系统进行监测，畸形矫正通过牵引逐步获得改善，避免了快速脊柱矫形可能的神经系统并发症风险。

2. 术中预防

（1）唤醒试验　作为一种判断神经状况的有效手段，1973 年由 Vauzelle 等首次提出，目前仍然是术中判断神经损伤的金标准。唤醒试验需要降低麻醉深度，这就使得在术中不能实现对神经功能的实时监测，同时需要患者的配合限制了在低龄、智力障碍以及术前有肌力异常的患者中应用。唤醒试验有假阳性的可能，而且需要经验丰富的麻醉师和患者的术中配合。另外唤醒试验通常仅仅是观察脚趾或足的运动，有时可能会忽视一些细微的病变。唤醒试验的非连续性监护也是它的缺陷。降低麻醉水平有使患者气管插管脱管、扰乱手术及增加患者术后痛苦回忆等不足，因此在临床实践中一般只是在矫形完成后行唤醒试验，对神经损伤难以提供及时的预警。

（2）术中电生理监测　是另一有效的手段。运动诱发电位（MEP）和体感诱发电位（SEP）是最常用的、也是最基本的监测内容，分别监测脊髓的下行和上行传导功能情况。电生理监测的合理使用可以在术前排除一些神经系统异常，在术中给手术者在截骨、撑开、去旋转等高危操作时提供实时的提醒。SEP 波幅下降大于 50%，或潜伏期延长大于 10%，在排除其他影响因素后 10 分钟内未恢复者属 SEP 阳性，神经损伤的敏感性达 75%。马薇薇等认为，SEP 波形的形态是每个电位的波幅和潜伏期的综合，PVCR 术中 P40 潜伏期及 P40-N50 波幅没有发生变化，但出现宽大波形及 N50 潜伏期明显延长，为有潜在脊髓损伤的警告。MEP 则实现了对脊髓运动功能的实时监测，其敏感性达 91%，特异性达 96%。虽然两种监测方法不同程度受到麻醉深度、平均动脉压、体温等因素的影响，并且存在一定比例的假阴性和假阳性，但通过联合两种监测方法可以获得较高的敏感性和可靠性。SEP 和 MEP 的联合监测能够快速、实时、连续地轮流监测，可以根据诱发电位变化情况，及时、准确地提示可能影响脊髓功能的手术操作。Padberg 等通过对 500 例特发性脊柱侧凸患者的观察，提出联合使用 SEP 和 MEP 可以获得 98.6% 的敏感性和 100% 的可靠性。

SEP 与 MEP 的监测对于脊髓缺血性神经损伤的预警具有重要作用。Kato 等通过动物实验及临床研究证实 SEP 能够及时监测脊髓的血流状态和传导功能。Apel 等认为在前路脊柱矫形手术中，SEP 能警示和预防脊髓缺血性神经损伤的发生；当稳定的 SEP 信号潜伏期延长或突然中断时，应停止结扎节段性血管及其他手术矫形操作。Devlin 和 Schwartz 等进一步指出，SEP 信号波幅下降超过 50% 意味着脊髓濒临缺血状态，此时应立即暂停手术并迅速升高平均动脉压以改善脊髓血流灌注。对于 SEP 的报警标准，大部分学者主张采用国际上较通用的 50/10 法则，即反应波幅与基线比降低大于 50% 或潜伏期延长 10% 应立即预警。然而，单纯采用 SEP 监测术中脊髓缺血状态存在明显缺点：①假阴性率高，即 SEP 波形正常而术后出现脊髓缺血性神经损伤；②只能监测脊髓后动脉供血的脊髓后索和后外侧索的功能完整性，仅反映脊髓背侧的感觉传导通路，无法监测对缺血更为敏感的脊髓前角细胞；③叠加时间较长，本身信号较小且有一定的变异性，不能反映即刻脊髓功能状态。因此，必须联合应用 MEP，同时对脊髓前动脉供血的脊髓腹侧运动传导通路进行监测，以更全面地反映术中脊髓血流灌注状态。Pastorelli 等回顾性分析了 172 例脊柱矫形手术病例后发现：运用 SEP 和经颅电刺激运动诱发电位（TES-MEP）联合监测，较单纯 SEP 监测能更早期、更准确地警示脊髓缺血状态，防止神经系统并发症的发生。但目前对于

MEP 的报警标准尚存在争议，有学者建议 MEP 预警标准应设为反应波幅下降 80%，或提高刺激阈值。由于在常规刺激中，MEP 的波形中反应波幅和潜伏期的变异较大，往往难以通过设立阈值进行观察测量，故 Lall 等学者倾向于"全或无"的报警标准。近来，Sutter 等发现无论是 SEP 还是 MEP 均只能报告脊髓缺血性神经损伤后一段时间被记录下来的平均值，这种"事后性"是诱发电位监测的最大缺陷。对于手术者而言，更有意义的是像血管夹闭试验那样可重复性的监测脊髓血流与功能，或像肌电图（electromyogram，EMG）那样实时的直接证实神经功能。在此理念下，综合应用多种监测手段（SEP、MEP、EMG）的多模式术中神经功能监测（multimodal intraoperative monitoring，MIOM）被应用于脊柱矫形手术。Vitale 和 Glover 等证实，MIOM 能完整地监测脊髓前、后动脉供血的脊髓腹侧及背侧的神经功能，提高术中脊髓缺血性神经损伤的检出率。但 Fehlings 等认为 MIOM 在提高术中监测敏感性的同时降低了监测的特异性，出现较高"假预警"（假阳性）率，干扰正常的手术操作。尽管现有 MIOM 还不够完善，但这也提示了应根据各种监测方法自身的优缺点，针对不同的监测目的进行不同的组合，进一步开展临床对照研究，以获得脊柱畸形矫形术中多模式神经功能监测的循证依据，降低术中脊髓缺血性神经损伤的发生率。

（3）控制性降压　脊柱手术中为了减少出血，常需行控制性降压，过低的血压是导致脊髓灌注不足的重要因素。Owen 等报道平均动脉压维持在 65~70mmHg 可以维持脊髓灌注，而低于 60mmHg 会增加神经系统并发症的发生率。邱勇等通过动物实验，发现矫形操作时对脊髓的牵拉和扭转会进一步通过影响脊髓血供造成脊髓损伤，因此作者建议在矫形操作前半小时应将平均动脉压提高到 80mmHg 以上，以提高脊髓对机械牵张的耐受能力。

（4）临时棒固定　截骨操作时，采用临时棒固定避免截骨后脊柱错位，矫形时交替调整矫形棒的弯度来逐渐矫正是减少脊髓损伤的重要手段。Suk 等认为一侧截骨前，应在对侧行临时棒固定，避免截骨后脊椎脱位造成脊髓机械性损伤。Lenke 等认为脊柱缩短后脊髓会发生一定程度的皱缩，在矫形的过程中，前柱支撑后再进行后路施加压力矫形，可以避免脊髓的过度皱缩。此外，为了减少临时

棒交替过程中脊髓的来回牵拉伸缩引起的损伤，刘臻等提出可采用叠棒技术，将临时的短棒作为永久棒，内侧再放置两根长棒，采用双头钉进行连接，既避免了更换临时棒时潜在的脊髓损伤风险，也加强了围截骨区的内固定强度（图 22-3-17、图 22-3-18）。

预后转归

不同原因、不同程度的脊髓损害，其预后转归结果迥异。有学者对神经系统并发症的预后进行了归纳，并分析了影响预后转归的因素。MacEwen 报道 74 例患者出现脊髓损伤，55% 完全性瘫痪，45% 不完全性瘫痪，随访过程中 22 例完全恢复、28 例部分恢复、24 例未恢复，其中脊髓不全损伤的预后要明显好于完全性损伤。Bridwell 等统计了 1090 例脊柱畸形患者，共有 4 例重度神经系统并发症，其中 2 例完全恢复、2 例有神经症状残留。Diab 等前瞻性收集 1301 例 AIS 患者，共出现 9 例神经系统并发症（0.69%），包括硬脊膜破裂 3 例，术中均无电生理信号改变，术中未修补，术后无临床症状；神经根损伤 2 例，1 例为股神经麻痹，术后 6 个月恢复；另 1 例为 L_4 神经根麻痹，术后 3 个月自行恢复；脊髓损伤 4 例，其中 1 例去除内固定，做原位融合，1 例保留内固定但降低矫正力度，做原位融合，另 2 例保守治疗，术后 3 个月

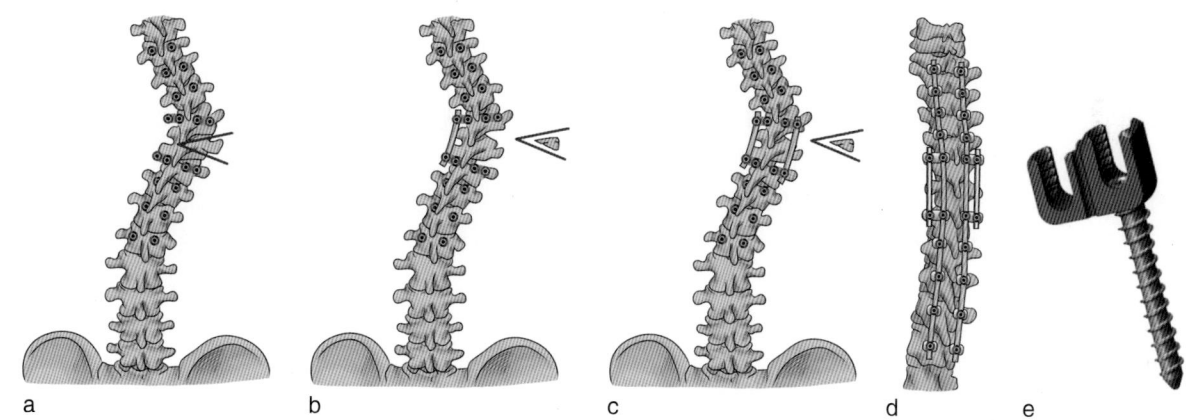

图 22-3-17　双头钉卫星棒技术手术过程示意图。暴露需融合节段，置入椎弓根钉，截骨椎体邻近节段置入双头钉（a）；凹侧双头钉间置入卫星棒固定，凸侧进行截骨（b）；截骨完成后截骨侧置入卫星棒，逐渐改变卫星棒的预弯角度以加压闭合截骨区（c）；截骨区闭合后两侧分别置入长棒形成坚强内固定（d）；双头钉示意图（e）

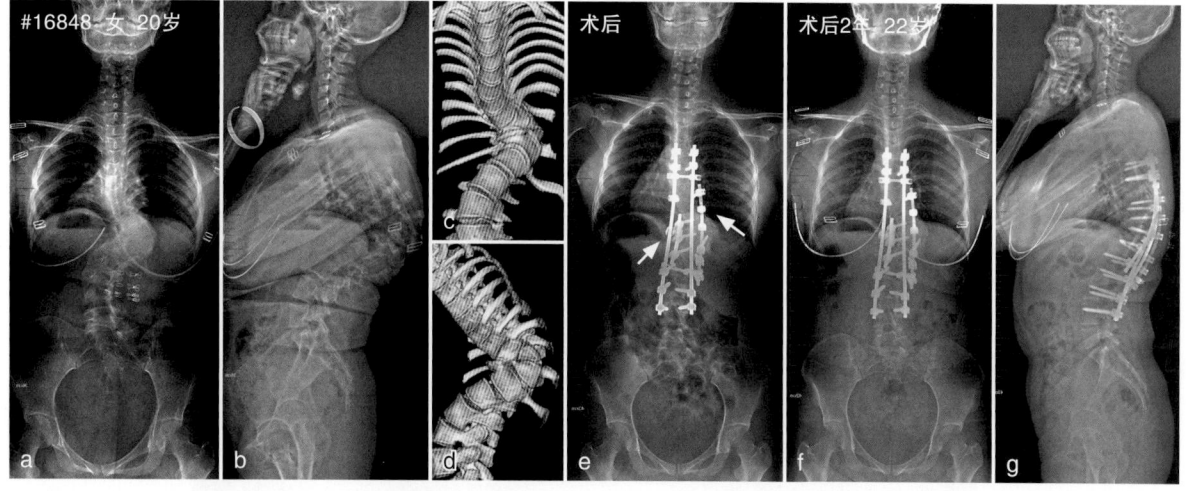

图 22-3-18　女（#16848），20 岁，先天性脊柱畸形。术前全脊柱 X 线及 CT 三维重建示胸腰段侧后凸畸形伴 T_{11}/T_{12} 旋转半脱位，T_{11} 半椎体畸形和 T_{12} 脊椎楔形变（a~d）；行脊柱后路 T_{11} 椎体切除（VCR）矫形内固定植骨融合术，卫星棒左侧置于 T_{10}~L_2，右侧置于 T_9~L_2（箭头），术后全脊柱 X 线示脊柱形态恢复良好（e）；术后 2 年，X 线示矫形效果得到良好的维持，无断钉、断棒等内固定相关并发症发生（f、g）

均恢复。Coe 等回顾 SRS 并发症数据库，6334 例 AIS 患者术后神经损害发生率为 0.5%，其中完全恢复 61%、不完全恢复或无恢复 39%。Hamilton 等再次查询 SRS 并发症数据库，纳入 108419 例脊柱侧凸患者，术后 1064 例（1.0%）出现新发神经症状，其转归情况如下：神经根损害，无恢复 4.7%、部分恢复 46.8%、完全恢复 47.1%；马尾神经损害，无恢复 9.6%、部分恢复 45.2%、完全恢复 45.2%；脊髓损伤，无恢复 10.6%、部分恢复 43.0%、完全恢复 45.7%。相比于儿童脊柱畸形的患者，成人脊柱畸形术后神经系统并发症发生率更高，预后更差。Kato 等通过 Scoli-Risk-1 国际多中心研究，前瞻性收集了 272 例复杂成人脊柱畸形患者，分析其术后 2 年内神经系统并发症的预后转归。术后出现神经功能减退的共有 61 例（23%），其中严重减退的为 20 例，随访 6 周时完全恢复率为 24%，6 个月时完全恢复率为 65%；但随访 2 年时，仍有 34% 的患者残存神经损害症状，6% 的患者较术后无改善。轻度减退的为 41 例，6 周时 49% 完全恢复，6 个月时 70% 完全恢复；随访 2 年时，26% 的患者残存神经损害，18% 的患者较术后无改善。Lenke 等也对上述 272 例患者进行研究，出院时 22.18% 的患者神经功能减退、12.78% 神经功能改善；术后 6 周存在显著变化，17.91% 减退，16.42% 改善；随访 6 个月时，10.82% 减退、20.52% 改善。

邱勇等报道 1373 例脊柱侧凸患者术后出现 7 例重度神经系统并发症，其中 5 例完全恢复，2 例

有症状残留。作者随后又进一步回顾接受矫形手术的 2348 例脊柱畸形患者，对发生严重神经系统并发症的 17 例患者的临床资料进行回顾性分析：3 例为双下肢全瘫，7 例发生双侧下肢不全瘫，7 例发生单侧下肢不全瘫。17 例患者中，9 例为先天性脊柱侧凸，4 例为神经肌源性脊柱侧凸，3 例为综合征性脊柱侧凸，1 例为特发性脊柱侧凸，其中 10 例行截骨矫形术。4 例患者急诊取出内固定，末次随访时 2 例患者残留部分功能障碍（跛行或下肢肌力减退）；13 例患者未取出内固定，其中 9 例行椎板切除减压术，该批患者末次随访时 11 例基本恢复正常（图 22-3-19），2 例残留部分功能障碍（图 22-3-20）。17 例患者术后即刻脊髓损伤水平评分（ASIA）为 15.2 分（0～32 分），出院时为 35.6 分（12～48 分），术后 3～6 个月随访时 ASIA 评分为 46.0 分（40～50 分），末次随访时为 48.2 分（40～50 分）。此外，患者术后深感觉及腱反射恢复明显早于运动功能恢复。因此，作者认为截骨手术是脊柱矫形手术严重神经系统并发症发生的主要危险因素之一，大多数严重神经系统并发症患者可以在术后 3 个月内基本恢复正常功能。对于此类患者尤其是伴有截骨手术的患者而言，如无影像学依据急诊取出内固定是没有必要的。此外，此类患者术后深感觉及腱反射早期恢复是预后良好的指征之一。作者总结了严重神经系统并发症预后转归的预测因素，预后较好的患者特点为：年轻，病因学为特发性脊柱侧凸，术前神经功能正常，术后神经损害表现为不完全性瘫痪。而预后较差的患者特点

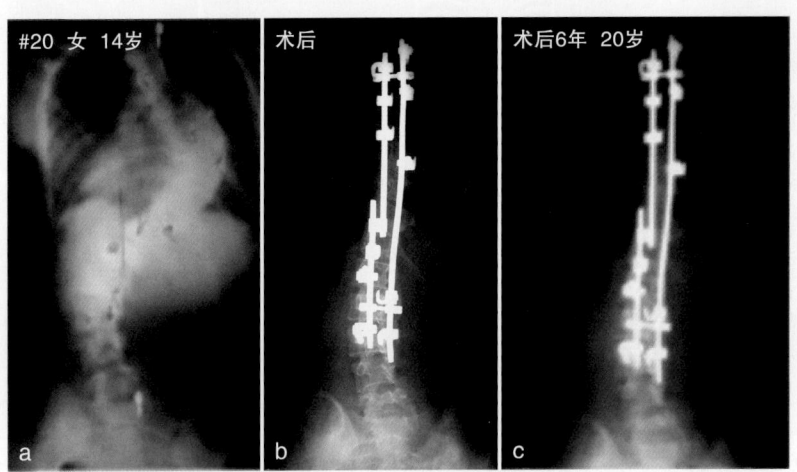

图 22-3-19　女（#20），14 岁，AIS（a）。行前后路联合脊柱矫形术（b）后出现双下肢全瘫（Franke IA），术后 1 个月开始逐渐恢复感觉，2 个月后出现肌力的改善，3 个月能辅助站立，术后 1 年下肢肌力完全恢复（Franke IE），随访 6 年，下肢神经功能完全正常，矫形效果维持良好（c）

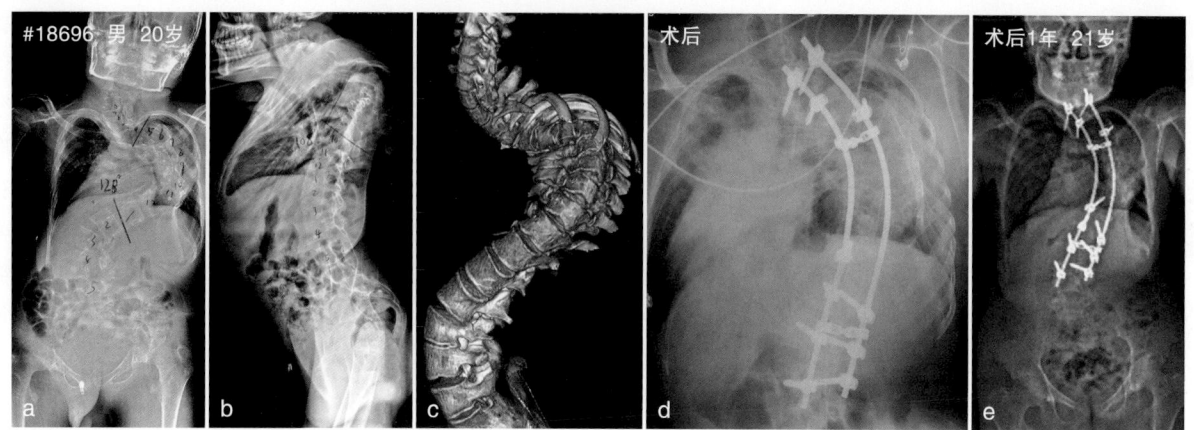

图 22-3-20　男（#18696），20 岁，先天性脊柱侧后凸畸形伴肌病（a~c），术前 II 型呼吸衰竭，双下肢不全瘫（Franke IC），Halo - 重力牵引 2 个月后行脊柱后路矫形内固定术，术中 SEP 及 MEP 信号消失，予以顶椎区去除螺钉、椎板减压，术后即刻出现双下肢全瘫（Franke IA）（d），术后 1 年下肢神经症状未见明显好转（Franke IB）（e）

为：年龄大，病因学为先天性脊柱侧凸，术前已出现神经损害，术后神经损害表现为全瘫。

迟发性神经损害

1. **定义**　临床会遇到一些病例，虽术中曾有"神经电生理监测阳性事件"，但手术还算"顺利"，结束时的唤醒试验正常，气管拔管后体检神经功能也正常或如术前，下肢肌力及感觉良好，但随后出现神经损害变现，被定义为迟发性神经损害，通常在手术后数小时到术后 3 周出现。对于神经电生理监测和唤醒试验均正常，但拔管后发现的两下肢神经功能障碍，不能定义为迟发性神经损害。根据文献报道，绝大多数迟发性神经损害发生在术后 72 小时之内。Auerbach 等对迟发性神经损害的发生时间进行了统计：术后 1~12 小时占 36%、13~24 小时占 27%、25~48 小时占 27%，超过 48 小时占 10%。迟发性神经系统并发症同样也可以按照上述原理分为重度和轻度两种神经系统并发症。

2. **发生率及危险因素**　Auerbach 等在美国脊柱侧凸研究学会会员中做了调查研究，发现迟发性神经损害的发生率为 0.01%，但该研究是问卷调查，并且涉及多个医疗中心、多个主刀医生，得到的数据结果可能存在一定偏倚，真实发生率应高于报道值。乔军等对 5377 例脊柱畸形手术患者进行了回顾性分析，通过单中心大样本的分析发现，迟发性神经损害的发生率为 0.13%。他们进一步分析发现，成人患者迟发性神经损害发生率为 0.17%，儿童为 0.10%；术中截骨的患者发生率为 0.35%，

不截骨患者发生率为 0.05%。显然，截骨和高龄是迟发性神经损害的危险因素之一。PSO 等三柱截骨过程中，即使手术操作没有刺激神经，截骨时的大量出血也是迟发性神经损害的危险因素。大量出血造成围手术期低血压，进而脊髓缺血，此类迟发性神经损害如不及时处理往往是不可逆的；此外，大量出血之后血液系统中血小板及凝血因子大量丢失，术中补液如不重视补充凝血因子，将造成患者凝血功能异常，存在出血倾向，术后易发生血肿压迫脊髓，引起迟发性神经损害。

3. **病因与对策**　迟发性神经损害可能的发生原因有脊髓低灌注、硬膜外血肿的形成、截骨处移位和残留骨块压迫脊髓、手术后早期的内固定移位、伤口深部的感染等。Auerbach 等报道 92 例迟发性神经损害病例，其中 69% 为脊柱侧凸，23% 为脊柱后凸，14% 为椎体滑脱，20% 的患者为翻修手术。作者进一步分析了这批患者出现神经损害的病因（有患者存在多种病因）：38 例为脊髓缺血、4 例脊髓水肿、9 例血肿压迫脊髓、7 例内固定压迫脊髓、2 例硬膜缝合过紧，但有 42 例无法确定病因。

（1）**术中低血压**　造成的脊髓灌注不足或长时间缺血后再升压导致的再灌注损伤是脊髓缺血缺氧导致迟发性神经损害的主要原因之一。随着脊柱矫形外科医师手术操作能力的提高以及术中影像学辅助设备的逐步应用，因为内固定位置不良导致的神经损害在此类并发症中所占比例并不高，而脊髓低灌注损伤所占的比例可能更高。Auerbach 等报道脊髓缺血导致的迟发性神经损害约占 1/3，乔军等报道约 15% 的患者因脊髓缺血而出现迟发性神经

损害表现。手术者应充分认识到低灌注对脊髓带来的损害，根据南京鼓楼医院的经验，脊髓缺血缺氧性损伤发生后，即使做了相应处理，神经功能也很难完全恢复，总体预后相对较差（图22-3-21）。本章第二节"出血与止血"并发症中报道1例儿童脊柱侧凸患者，因术中持续低血压造成脊髓低灌注损伤，引起迟发性神经损害，尽管进行了松解内固定、减压等操作，最终患者神经功能无明显恢复。

为降低脊髓低灌注引起神经系统并发症的可能性，在矫形前或行截骨术前就必须将平均动脉压提高至75mmHg以上，并在整个操作过程维持这一水平，而不是在操作中发现血压偏低后再通过输血补液或血管活性药物纠正。手术者应充分认识到脊髓的低灌注随时都有可能发生。即使在术中未发生缺血缺氧损伤，患者在术后仍然会因为容量不足（持续引流）或麻醉残留效应导致的低血压发生脊髓损伤。术后仍应通过各种措施维持患者血压的平稳。Saadeh 等提出术后5～7天应保持平均动脉压

为85～90mmHg，不仅可以防止迟发性神经损害的发生，也可促进神经功能的恢复。

此外，手术后脊髓组织的水肿发生的可能原因为组织缺血再灌注后导致的充血、局部的钙离子浓度过高导致再灌注损伤。Auerbach 等报道有4例患者因脊髓水肿而发生迟发性神经损害。这类神经系统并发症一般随着肿胀消退得到缓解，辅助的治疗包括使用激素、脱水剂以及一定的细胞膜保护剂。

极少数情况下，脊髓缺血可能是由于脊髓血管畸形引起的。Dapunt 等报道1例AIS患者，行T_3～L_4脊柱后路矫形术后第2天出现神经损害，MRI 显示 C_4～C_7 颈髓有缺血信号，遂行脊髓血管造影，结果发现 T_4 椎体周围有大量畸形血管团，在硬膜外静脉丛处形成动静脉瘘，使得供应下颈椎的静脉缺血，导致下颈椎处脊髓缺血，称为静脉充血性脊髓病，予以 T_4 处畸形动脉栓塞，患者神经功能有所改善。

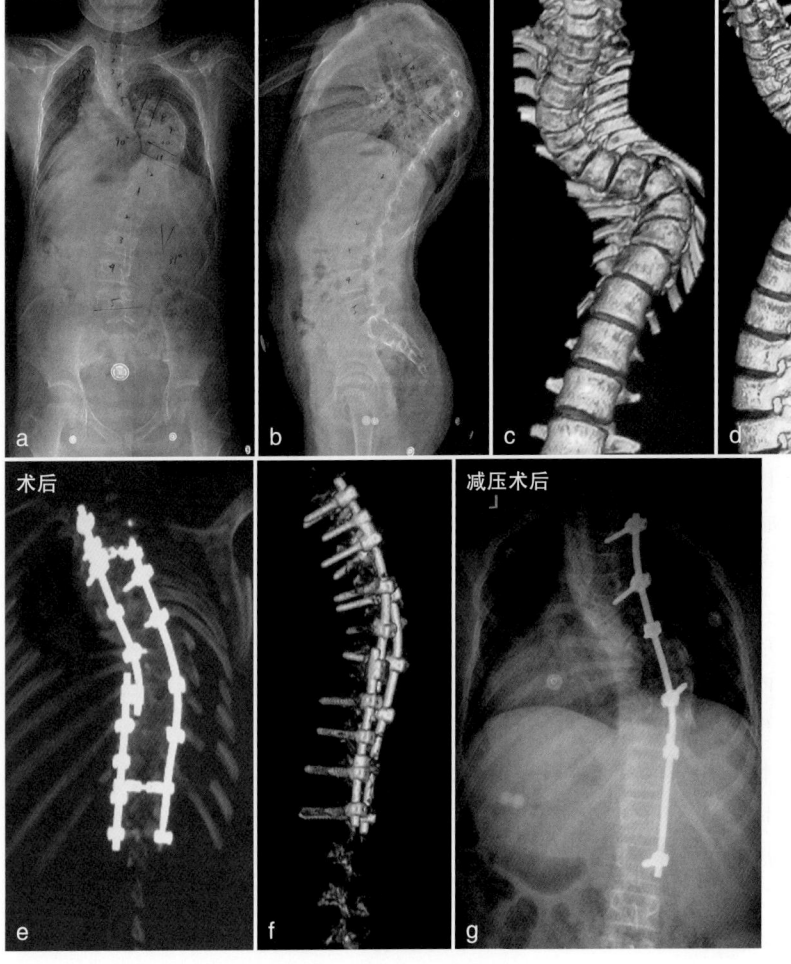

图 22-3-21　男（#10244），15 岁，先天性胸椎侧后凸畸形（a～d）。行 T_9 全脊椎截骨（VCR）、T_2～L_2 后路矫形内固定融合术（e、f），术中出血约 2500ml，术后 10 小时出现双下肢肌力逐渐减退至 0 级，T_6～T_7 水平以下针刺感觉减退。CT 未见明显螺钉侵犯椎管，予以急诊手术去除凹侧内固定，行 T_6～T_{10} 椎板切除减压和脊髓内移术（g），1 年随访神经功能无明显改善，仅保留下肢部分浅感觉，考虑为脊髓缺血引起的迟发性神经损害

（2）术后硬膜外血肿　压迫脊髓也是迟发性神经损害发生的原因之一。Auerbach 等报道 9 例患者因血肿压迫脊髓出现迟发性神经损害，乔军等报道 7 例迟发性神经损害患者中，3 例为血肿压迫引起。对明确有血肿压迫脊髓导致神经系统并发症的应当早期手术去处血肿解除压迫。Kao 等报道，腰椎减压术后若出现有神经症状的硬膜外血肿压迫，血肿清除越早，预后越好，早期发现并清除血肿是良好预后的保证。如果血肿清除后神经症状仍然没有改善，往往预示预后不良。对于患有血液系统疾病或各种危害凝血功能疾病的患者应当严密把握手术适应证，术前术中预防性用药。硬膜外血肿的形成因为隐蔽性较强，在发生症状前不容易被发现，这要求在手术的过程中细致操作，避免可能的刺激，选择合适直径的螺钉，避免钉道破裂损伤血管。Buchowski 等报道了术中钉道应用止血流体明胶，其漏入椎管后引起硬膜外血肿，导致下肢神经损伤，提示为了减少出血，局部使用流体明胶前应仔细探查钉道，同时减少流体明胶的使用量，避免对硬膜外血管的损伤，文中的 2 例患者行 MRI 检查明确了硬膜外血肿的存在，手术去除血肿后预后良好。

（3）截骨处移位和残留骨块压迫脊髓　由于截骨操作破坏了脊柱的三柱结构，截骨完成时脊柱处于完全失稳状态，在截骨面闭合时，截骨端会发生左右或前后移位，部分患者术中截骨椎移位时即产生对脊髓的剪切损伤，立即出现电生理监测信号异常，也有部分患者移位不明显，术中监测信号无异常，但由于截骨面对位不准，或截骨面残留骨块，脊髓腹侧处于长期受压状态，量变引起质变，最终术后出现神经损害变现。Auerbach 等报道 7% 的迟发性神经损害由内固定或残留骨块压迫脊髓引起，Early 等报道 1 例神经肌源性脊柱侧凸患者，因植入的异体骨压迫椎管而发生迟发性神经损害。因此，在截骨操作中，应仔细清理截骨面，避免截骨面有任何残留的凸起的骨块，术中透视若发现截骨面闭合后发生移位，应尽量复位。发生迟发性神经损害后，若有明确影像学证据表明截骨处骨块压迫脊髓，应行急诊减压手术。

（4）感染　如果患者术后 1 周左右出现神经损害症状同时还伴有高热，应高度怀疑感染的可能。局部的肿胀和不明原因的体温升高可能是硬膜外脓肿或局部脓肿形成的唯一线索，MRI 对这类患者可以明确诊断。一旦诊断是由于伤口深部感染引起的神经损害，需要尽快手术切除坏死组织和脓肿，进行神经减压，术后深部持续冲洗引流 3 周，否则只会造成感染的扩大和神经损害的加重。

（5）争议　对于严重的迟发性神经系统并发症的处理目前仍有争论，争议的焦点在于是否需要取出内固定和脊髓减压。可能多数人的第一反应是急诊手术去除植入物，Carlson 等报道压迫的早期解除有利于神经功能的恢复。Letts 等报道 1 例 AIS 患者采用 Harrington 棒行内固定矫形术，术后 3 天出现右下肢麻痹，作者在 4 小时内立即去除内固定，随访 18 个月后患者右下肢肌力基本完全恢复。Chang 等报道 1 例 12 岁脊柱侧凸患者，行前后路联合手术（前路 $T_6 \sim T_{12}$，后路 $T_2 \sim L_1$），术后 24 小时出现双下肢无力伴左下肢进行性麻痹，立即行急诊减压，并去除部分内固定，术后 2 周再次行二次手术重新置入内固定，完成矫形操作，术后 4 个月随访神经功能完全恢复，矫形效果保留了 85%。因此，该作者建议一旦术后出现神经损害表现，应立即手术减压，去除内固定，减少脊髓的牵张力。Mineiro 等同样报道 1 例 12 岁脊柱侧凸患者，伴有甲状腺功能减退、生长激素缺乏、垂体瘤等代谢性疾病，采用 CD HORIZON 脊柱内固定系统行脊柱后路 $T_5 \sim L_4$ 矫形内固定手术，术中 SEP 及 MEP 信号正常，术中血压维持在 80/55mmHg 到 100/60mmHg 之间，出血量为 500ml，术后神经功能正常。术后 24 小时左下肢远端开始出现肌无力，6 小时内迅速向近端蔓延，伴 T_8 以下感觉减退，肛门括约肌张力下降，期间血压维持在 98/55mmHg 到 130/72mmHg 之间。由于围手术期无明显的脊髓低灌注证据，作者怀疑脊髓受压可能性大，在未行影像学检查的情况下，立即行急诊探查手术，在 L_3/L_4 椎板钩处发现大量血肿，清除血肿后在 T_5/T_6、T_9/T_{10} 和 L_3/L_4 放置椎板钩处进行椎板切除扩大减压，并取出所有内固定。术后 4 个月时，该患者神经功能完全恢复。

但有些文献并不支持这一做法，尤其是脊髓完全损伤的患者。MacEwen 的研究表明出现神经系统并发症后植入物取和不取其病情发展几乎没有差别，这可能与迟发性神经损害的成因与多种因素有关。Early 等报道 1 例 12 岁的神经肌源性脊柱侧凸患者，采用 Galveston 棒行前后路联合矫形手术，术中电生理监测信号无异常，未做唤醒试验，术后出现双下肢肌张力升高，伴小便失禁，L_3以下感觉消失，作者行脊髓造影显示 L_2/L_3 处信号中断，遂行探查减压手术，取出 L_2 及 L_3 处放置的椎板钩，术中脊髓造影显示该处信号仍然阻断，遂予以椎板减压，最终发现 L_3 椎管内有一 8mm 的骨块与周围组织粘连，取出骨块后，脊髓造影未见异常，该骨块为初次手术时植入的异体骨。尽管做了减压手术，随访 9 个月时患者神经功能无恢复。Keyoung 等报道 1 例 18 岁肌萎缩伴胸椎后凸（110°）的患者，行前后路联合矫形术（前路 $T_7 \sim L_1$ 椎间盘切除术，后路 $T_7 \sim L_2$ 多节段 SPO 截骨矫形），术中神经电生理监测信号正常，术后后凸矫正为 64°，术后第 1 天神经功能正常，平均动脉压为 50~60mmHg，术后 48 小时突然出现左下肢麻痹伴 T_{10} 平面以下感觉减退。查血常规示红细胞比容（Hct）为 28%，CT 未见明显的椎管内血肿或内固定移位。作者怀疑迟发性神经损害的原因为脊髓低灌注，遂予以输血、补液，维持平均动脉压在 100mmHg 以上，并使用大剂量甲泼尼龙冲击 [30mg/kg 冲击剂量，后面 23 小时 5.4mg/（kg·h）]，2 天后左下肢肌力恢复为 3 级，术后 2 年神经功能完全恢复。

Auerbach 等综合文献报道 92 例出现迟发性神经损害的患者中，27% 患者立即急诊减压，41% 延迟减压，32% 采取保守治疗，从最终的神经功能恢复来看，急诊减压组与另外两组之间无显著差异。因迟发性神经损害再次手术的患者中 73% 都进行了影像学检查，作者认为如影像学证实有明显的内植入物位置不良，或脊椎脱位等机械性的硬膜受压，应尽早去除内植入物、进行减压。因为相对于缺血性脊髓损害，机械压迫导致的神经损害恢复的比率更高。相反，如在急诊减压手术前未在影像学上找到明确的脊髓受压征象，则急诊手术的有效性会打折扣。

综上所述，对于年龄较大、行三柱截骨术中出血较多的患者，术后从进入复苏室开始，就要密切关注患者的平均动脉压，对于血压较低的大龄儿童要使用去甲肾上腺素等升压药维持平均动脉压在 80mmHg 以上至少持续 48 小时；对于血细胞比容（Hct）较低的患者，需及时输注红细胞尽可能让 Hb>10g/dl，同时也要关注患者凝血功能，必要时输注凝血因子及纤维蛋白原等；需持续吸氧，维持较高的血氧浓度；另外，做好液体管理，观察患

者引流液变化，若短时间内引流较多，应去除引流盘的负压吸引，及时补充液体量。迟发性神经损害大部分发生在术后 72 小时内，若在此期间出现神经损害症状，应立即行影像学检查，CT 评估植入物位置，MRI 评估血肿状况，若存在明确的影像学证据证明植入物位置不良，应尽早去除内固定或行减压手术（图 22-3-22）；对于影像学无明确脊髓机械受压证据（如硬膜外血肿、植入物误置、截骨面脱位和椎管内残留骨块等），且神经功能评分较高的患者可以观察神经功能变化，同时予以升高血压及血色素、脱水、神经营养等保守治疗（图 22-3-23、图 22-3-24）。

4. 预后 Letts 报道 1 例 AIS 患者行脊柱矫形术，术后 4 小时出现神经损害，予以去除内固定，最终患者神经功能完全恢复。Chang 报道 1 例 AIS 患者术后出现迟发性神经损害，予以部分去除内固定并减压，最终完全恢复。Mineiro 等报道 1 例青少年脊柱侧凸患者，因血肿压迫发生迟发性神经损害，进行椎板切除扩大减压，并取出内固定，末次随访时该患者神经功能完全恢复。但 MacEwen 及 Early 等报道的严重脊髓损伤患者，取出内固定后神经功能仍无恢复。Keyoung 等报道 1 例神经肌源性脊柱后凸患者，术后出现迟发性神经损害，行保守治疗后神经功能恢复。钱邦平等报道 1 例青少年脊柱畸形患者，术后 14 小时出现迟发性进行性加重的两下肢瘫痪，直至全瘫，确认为硬膜外血肿压迫，紧急予以清除血肿减压术，术中即有 SEP/MEP 的恢复，拔管清醒后即能活动双下肢，2 周后神经功能完全恢复。Auerbach 的 SRS 会员调查研究显示，发生迟发性神经损害的患者获得完全性恢复的达 41%，部分恢复比率达 26%，无恢复的比率为 33%。以 ASIA 评分恢复 ≥ 1 级作为神经损害的恢复标准，压迫性损伤预后好于缺血性损伤（86% vs 51%），且采取即刻减压和延迟减压或保守治疗的预后无显著差别。末次随访时，ASIA E 级占 41%，ASIA D 级占 24%，两者共占 65%。神经功能的恢复速度方面，22% 的患者术后 1 周神经功能即恢复到最终状态，而术后 6 个月恢复到最终状态的患者占 73%。乔军等研究发现，发生迟发性神经损害的患者获得完全性恢复的达 57%，部分恢复比率达 29%，无恢复的比率为 14%，同样发现缺血性损伤预后较差。

邱勇发现术后 SEP 的早期出现往往能预测神

经功能有正常恢复的可能性。术后早期 SEP 信号出现，潜伏期和波幅有逐渐恢复的趋势，即使肌力此时仍为 0 级，患者的预后可能相对良性（图 22-3-25），其神经功能往往至少能部分恢复。他同时发现两下肢全瘫后的肌张力与最终神经功能的恢复并无肯定的关系，即使持续存在的"软瘫"，同样也可能有良好的神经功能恢复。

综上所述，脊柱侧凸手术时，导致神经系统并发症发生率较高的因素可能为：先天性脊柱侧凸、后凸型脊柱侧凸、前后路联合入路治疗脊柱侧凸、Cobb 角 ≥ 90° 的脊柱侧凸、翻修手术、三柱截骨术等。脊柱侧凸矫形手术操作复杂，方案选择需严谨，同时应针对不同临床表现的患者选择个体化的治疗方案。即使有经验的医生施术，神经系统并发症仍然存在，不容忽视。只有提高对神经系统并发症高危因素的充分认识，术前对高危患者进行排查、仔细拟定手术方案、有效的术中监护、精细的手术操作等来减少这一灾难性并发症的发生。应该强调的是，任何一个脊柱矫形手术，都应提高对神经系统并发症的防范，术中行脊髓神经电生理监测应视为必须。

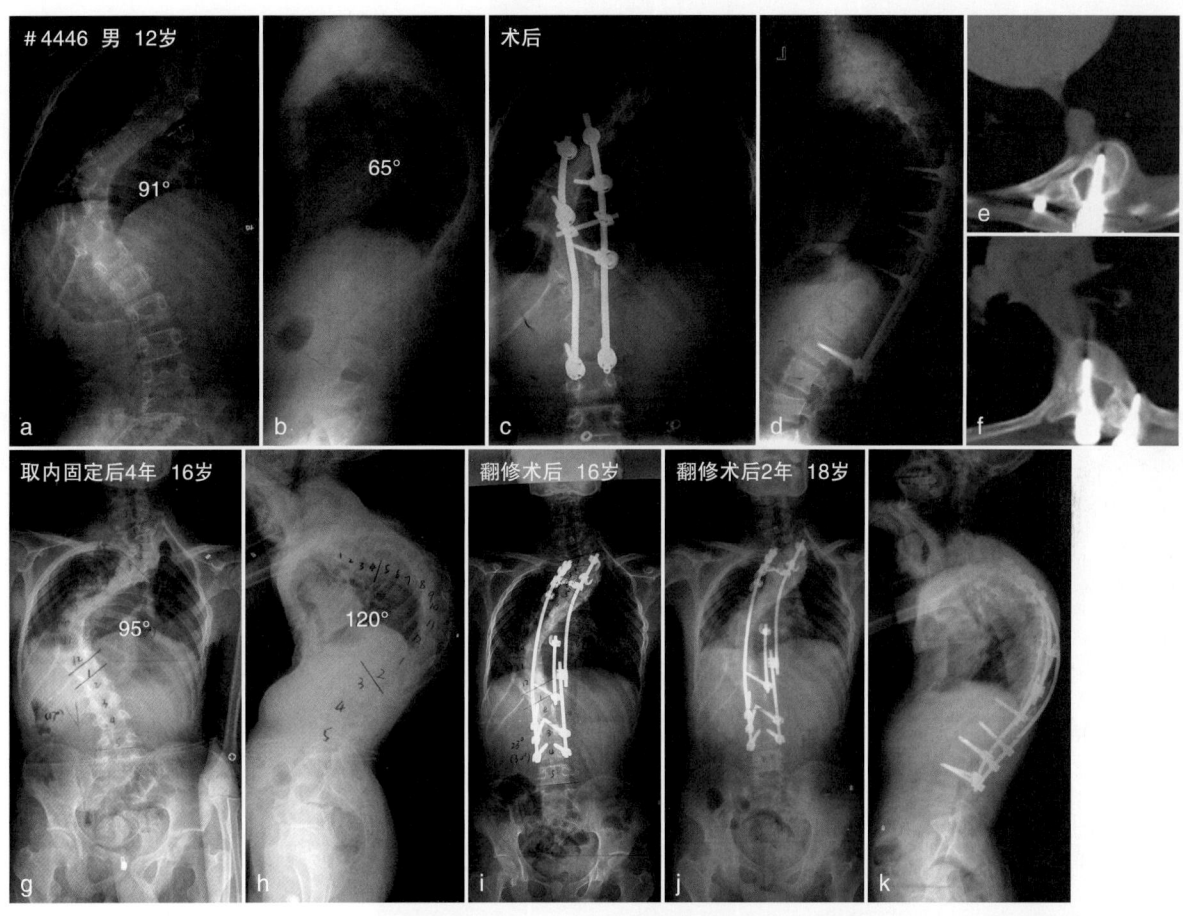

图 22-3-22　男（#4446），12 岁，NF1 伴脊柱侧凸。X 线示严重胸椎侧后凸畸形（a、b）；在外院行后路矫形术（T₆~L₃），术后 3 小时诉双下肢出现麻木、双下肢肌力减退为 2 级（c、d）；CT 示椎体高度旋转，2 枚螺钉进入椎管（e、f）；当地医院予以去除内固定后，患者肌力逐渐恢复，术后 4 年双下肢神经功能恢复，但畸形进展明显，尤其是后凸畸形进展为 120°（g、h）。行脊柱后路截骨翻修矫治手术（T₂~L₄）（i），术后 2 年冠状面矫形维持，无断钉、断棒等并发症发生，但残留部分后凸畸形（j、k）

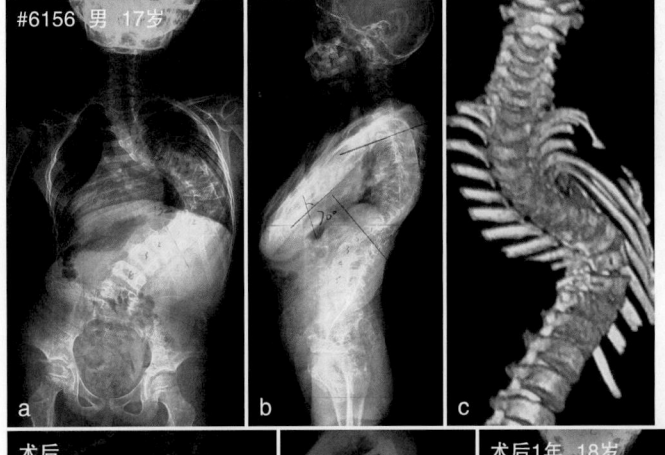

图 22-3-23　女（#6111），15 岁，先天性胸腰椎侧后凸畸形，T_{11}、T_{12} 多发半椎体（a~d）。行 T_{11}、T_{12} 半椎体切除（SRS-Schwab VI 级截骨）矫形内固定术（e、f），术后 10 小时左下肢肌力减退为 2 级，术者对术中各种操作感觉良好，引流通畅，予以提高血压和血色素等保守治疗，术后 11 个月左下肢肌力完全恢复，术后 2 年矫形效果维持良好，无明显矫正丢失，无断钉、断棒等内固定并发症（g、h）

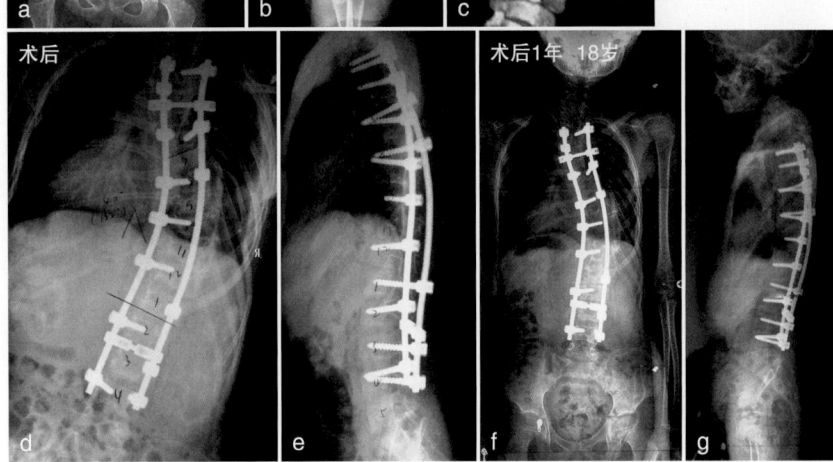

图 22-3-24　男（#6156），17 岁，NF1 合并胸椎侧后凸畸形（a~c）。行前路松解 + 一期后路 T_3~L_4 矫形内固定术（d、e），术后 5 小时双下肢感觉麻木，肌力减退为 3 级，但进展缓慢，深浅感觉、会阴部感觉仍存在，急查全脊柱 CT 未见螺钉误置，予以升高血压和血色素等保守治疗，术后 3 个月下肢神经功能完全恢复，术后 1 年矫形效果维持良好，无明显矫正丢失（f、g）

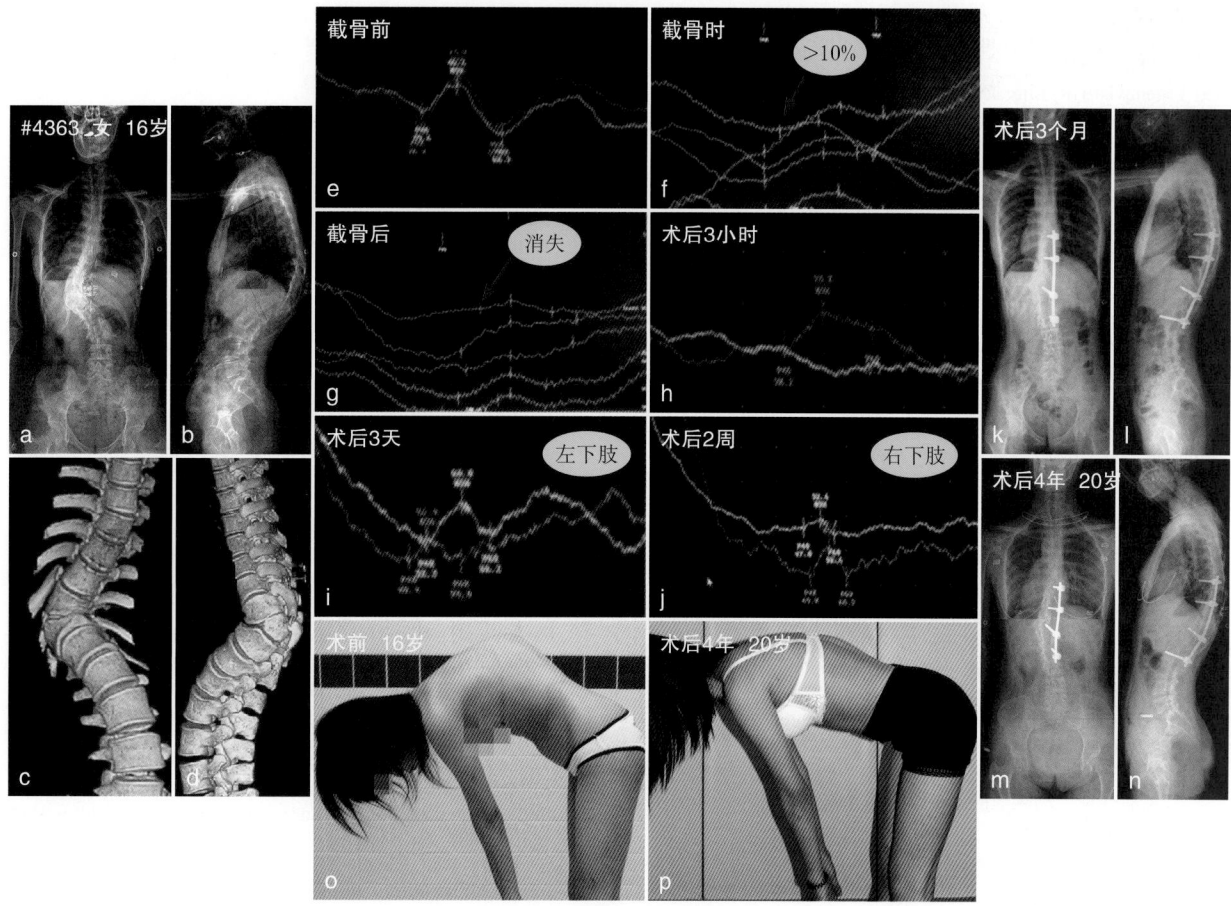

图 22-3-25　女（#4363），16 岁，T$_{11}$ 半椎体，先天性脊柱侧后凸畸形（a~d）。行后路 T$_{11}$ 半椎体切除、VCR 截骨矫形术，截骨时神经 SEP/MEP 信号波幅下降，后逐渐消失（e~g），唤醒试验两下肢全瘫，即行椎板切除减压和脊髓内移术，保留凹侧固定棒（k、l），术后仍无明显 SEP 信号（h），术后 3 天出现左下肢 SEP（i），但两下肢仍为全瘫，术后 2 周右下肢也逐渐出现 SEP，并有 1 级肌力和部分浅感觉恢复（j），2 个月时已能辅助站立，1 年随访两下肢肌力完全恢复，正常行走；4 年随访时，冠状面矫形良好，但残留部分后凸（m~p）

参考文献

[1] van Dam BE, Bradford DS, Imnstein JE, et al. Adult idiopathic scoliosis treated by posterior spinal fusion and Harrington instrumentation[J]. Spine, 1987, 12(1): 32-36.

[2] Dickson JH, Erwin WD, Rossi D. Harrington instrumentation and arthrodesis for idiopathic scoliosis. A twenty-one-year follow-up[J]. J Bone Joint Surg Am, 1990, 72(5): 678-683.

[3] Fitch RD, Turi M, Bowman BE, et al. Comparison of Cotrel-Dubousset and Harrington rod instrumentations in idiopathic scoliosis[J]. J Pediatr Orthop, 1990, 10(1): 44-47.

[4] Bridwell KH, Lenke LG, Baldus C, et al. Major intraoperative neurologic deficits in pediatric and adult spinal deformity patients[J]. Spine, 1998, 23(3): 324-331.

[5] MacEwen GD, Bunnell WP, Sriram K. Acute neurological complications in the treatment of scoliosis. A report of the scoliosis research society[J]. J Bone Joint Surg Am, 1975, 57(3): 404-408.

[6] Dutoit M, Rigault P, Pouliquen JC, et al. Surgical treatment of scoliosis of 100 degrees and greater in children and adolescents (neurological and myopathic scoliosis excluded). Apropos of a series of 66 cases[J]. Rev Chir Orthop Reparatrice Appar Mot, 1985, 71(8): 549-562.

[7] Winter RB. Neurologic safety in spinal deformity surgery[J]. Spine, 1997, 22(13): 1527-1533.

[8] Coe JD, Arlet V, Donaldson W, et al. Complications in spinal fusion for adolescent idiopathic scoliosis in the new millennium. A report of the Scoliosis Research Society Morbidity and Mortality Committee[J]. Spine, 2006, 31(3): 345-349.

[9] Hamilton DK, Smith JS, Sansur CA, et al. Rates of new neurological deficit associated with spine surgery based on 108, 419 procedures: a report of the scoliosis research society morbidity and mortality Committee[J]. Spine, 2011, 36(15): 1218-1228.

[10] Smith JS, Sansur CA, Donaldson WF 3rd, et al. Short-term morbidity and mortality associated with correction of thoracolumbar fixed sagittal plane deformity: a report from the scoliosis research society morbidity and mortality committee[J]. Spine, 2011, 36(12): 958-964.

[11] Smith JS, Saulle D, Chen CJ, et al. Rates and causes of mortality associated with spine surgery based on 108, 419 procedures: a review of the scoliosis research society morbidity and mortality database[J]. Spine, 2012, 37(23): 1975-1982.

[12] Qiu Y, Wang S, Wang B, et al. Incidence and risk factors of neurological deficits of surgical correction for scoliosis: analysis of 1373 cases at one Chinese institution[J]. Spine, 2008, 33(5): 519-526.

[13] Diab M, Smith AR, Kuklo TR, et al. Neural complications in the surgical treatment of adolescent idiopathic scoliosis[J]. Spine, 2007, 32(24): 2759-2763.

[14] Datir SP, Mitra SR. Morphometric study of the thoracic vertebralpedicle in an Indian population[J]. Spine, 2004, 29(11): 1174-1181.

[15] Liljenqvist UR, Link TM, Halm HF. Morphometric analysis of thoracicand lumbar vertebrae in idiopathic scoliosis[J]. Spine, 2000, 25 (10): 1247-1253.

[16] Winter RB, Lonstein JE, Denis F, et al. Paraplegia resulting fromvessel ligation[J]. Spine, 1996, 21(10): 1232-1233.

[17] Apel DM, Marrero G, King J, et al. Avoiding paraplegia during anteriorspinal surgery. The role of somatosensory evoked potentialmonitoring with temporary occlusion of segmental spinal arteries[J]. Spine, 1991, 16(Suppl 8): 365-370.

[18] 邱勇, 凌为其, 沈勤, 等. 节段性血管阻断对脊髓传导功能的影响[J]. 中国脊柱脊髓杂志, 2002, 12(4): 258-260.

[19] Owen JH. The application of intraoperative monitoring duringsurgery for spinal deformity[J]. Spine, 1999, 24(24): 2649-2662.

[20] 邱勇, 凌为其, 李卫国. 旋转牵拉脊柱导致脊髓传导功能障碍的实验研究[J]. 中华骨科杂志, 2004, 24(12): 751-756.

[21] Riccio AI, Guille JT, Grissom L, et al. Magnetic resonance imaging of renal abnormalities in patients with congenital osseous anomalies of the spine[J]. J Bone Joint Surg, 2007, 89(11): 2456-2459.

[22] Kim YJ, Otsuka NY, Flynn JM, et al. Surgical treatment of congenital Kyphosis[J]. Spine, 2001, 26(20): 2251-2257.

[23] Smith JT, Gollogly S, Dunn HK. Simultaneous anterior-posterior approach through a costotransversectomy for the treatment of congenital kyphosis and acquired kyphoscoliotic deformities[J]. J Bone Joint Surg Am, 2005, 87(10): 2281-2289.

[24] 邱勇, 朱泽章, 王斌, 等. 严重脊柱侧后凸畸形后路全脊椎截骨术后残留后凸畸形的原因及处理策略[J]. 中华骨科杂志, 2008, 28(1): 14-19.

[25] Linville DA, Bridwell KH, Lenke LG, et al. Complications in the adult spinal deformity patient having combined surgery[J]. Spine, 1999, 24(4): 355-363.

[26] Carlson GD, Minato Y, Okada A, et al. Early time-dependent decompression for spinal cord injury: vascular mechanisms of recovery[J]. J Neurotrauma, 1997, 14(12): 951-962.

[27] Buchowski JM, Bridwell KH, Lenke LG, et al. Epidural spinal cord compression with neurologic deficit associated with intrapedicular application of hemostatic gelatin matrix during pedicle screw insertion[J]. Spine, 2009, 34(13): 473-477.

[28] Klemme WR, Burkhalter W, Polly DW, et al. Reversible ischemic myelopathy during scoliosis surgery: a possible role for intravenous lidocaine[J]. J Pediatr Orthop, 1999, 19(6): 763-765.

[29] Yu CG, Jimenez O, Marcillo AE, et al. Beneficial effects of modest systemic hypothermia on locomotor function and histopathological damage following contusion -induced spinal cord injury in rats[J]. J Neurosurg, 2000, 93(Suppl 1): 85-93.

[30] Vauzelle C, Stagnara P, Jouvinroux P. Functional monitoring of spinal cord activity during spinal surgery[J]. Clin Orthop Relat Res, 1973(93): 173-178.

[31] 马薇薇, 邱勇, 朱锋, 等. 皮层体感诱发电位在全脊椎截骨手术中的预警应用价值[J]. 中华骨科杂志, 2009, 29(4): 325-329.

[32] Kato S, Kawahara N, Tomita K, et al. Effects on spinal cord blood flow and neurologic function secondary to interruption of bilateral segmental arteries which supply the artery of Adamkiewicz: all experimental study using a dog model[J]. Spine, 2008, 33(14): 1533-1541.

[33] Devlin VJ, Schwartz DM. Intraoperative neurophysiologic monitoring during spinal surgery[J]. J Am Acad Orthop Surg, 2007, 15(9): 549-560.

[34] Macdonald DB, Skinner S, Shils J, et al. Intraoperative motor evoked potential monitoring-a position statement by the American Society of Neurophysiological Monitoring[J]. Clin Neurophysiol, 2013, 124(12): 2291-2316.

[35] Sutter M, Deletis V, Dvorak J, et al. Current opinions and recommendations on multimodal intraoperative monitoring during spine surgeries[J]. Eur Spine J, 2007, 16(Suppl 2): 232-237.

[36] Macdonald DB. Intraoperative motor evoked potential monitoring: overview and update[J]. J Clin Monit Comput, 2006, 20(5): 347-377.

[37] Pastorelli F, Di Silvestre M, Plasmati R, et al. The prevention of neural complications in the surgical treatment of scoliosis: the role of the neurophysiological intraoperative monitoring[J]. Eur SpineJ, 2011, 20 (Suppl 1): 105-114.

[38] Lall RR, Hauptman JS. Intraoperative neurophysiological monitoring in spine surgery: indications, efficacy, and role of the preoperative checklist[J]. Neurosurg Focus, 2012, 33(5): E10.

[39] Vitale MG, Moore DW, Matsumoto H, et al. Risk factors for spinal cord injury during surgery for spinal deformity[J]. J Bone Joint Surg, 2010, 92(1): 64-71.

[40] Glover CD, Cading NP. Neuromonitoring for scoliosis surgery[J]. Anesthesiol Clin, 2014, 32(1): 101-114.

[41] Fehlings MG, Brodke DS, Norvell DC, et al. The evidence for intraoperative neurophysiological monitoring in spine surgery: does it make a difference?[J]. Spine, 2010, 35(Suppl 9): 37-46.

[42] 邱勇, 刘臻, 邵翔, 等. 脊柱侧凸矫形术中脊髓损伤的自然转归[C]//第三届全国脊髓损伤治疗与康复研讨会论文集. 2012: 6.

[43] Qiao J, Xiao L, Zhu Z, et al. Delayed postoperative neurologic deficit after spine deformity surgery: analysis of 5377 cases at 1 institution[J]. World Neurosurg, 2018, 111: e160-164.

[44] Chang JH, Hoernschemeyer DG, Sponseller PD. Delayed postoperative paralysis in adolescent idiopathic scoliosis: management with partial removal of hardware and staged correction[J]. Clin Spine Surg, 2006, 19(3): 222-225.

[45] Dapunt UA, Mok JM, Sharkey MS, et al. Delayed presentation of tetraparesis following posterior thoracolumbar spinal fusion and instrumentation for adolescent idiopathic scoliosis[J]. Spine, 2009, 34(25): E936-941.

[46] Keyoung HM, Kanter AS, Mummaneni PV. Delayed-onset neurological deficit following correction of severe thoracic kyphotic deformity: case report[J]. J Neurosurg Spine, 2008, 8(1): 74-79.

[47] Auerbach JD, Kean K, Milby AH, et al. Delayed postoperative neurologic deficits in spinal deformity surgery[J]. Spine, 2016, 41(3): E131-138.

[48] Reames DL, Smith JS, Fu KMG, et al. Complications in the surgical treatment of 19, 360 cases of pediatric scoliosis: a review of the Scoliosis Research Society Morbidity and Mortality database[J]. Spine, 2011, 36(18): 1484-1491.

[49] Divecha HM, Siddique I, Breakwell LM, et al. Complications in spinal deformity surgery in the United Kingdom: 5-year results of the annual British scoliosis society national audit of morbidity and mortality[J]. Eur Spine J, 2014, 23(1): 55-60.

[50] 刘臻, 邱勇, 朱卫国, 等. 伴神经损害脊柱侧后凸畸形患者脊髓内移后路矫形术后神经电生理变化[J]. 中国脊柱脊髓杂志, 2015, 25(7): 580-584.

第四节　颈胸段脊柱三柱截骨后并发 Horner 综合征

Horner 综合征（Horner syndrome）的名称源于瑞士眼科医生 Johann Friedrich Horner（1831-1886），他于 1869 年发表了一份病例报告，描述了一名 40 岁的女性出现了单侧瞳孔缩小、上睑下垂和面部无汗的症状。然而，早在 Johann Friedrich Horner 发现多年前就有关于这种综合征的病例报告，Edward Selleck Hare 在 1838 年、

Silas Weir Mitchell 在 1864 年分别发表了一份类似病例的报告。法国眼科医生 Claude Bernard 在 1852 年的动物研究中首次将这三种发现确定为眼交感麻痹的表现，因此 Horner 综合征有时也被称为 Claude Bernard-Horner 综合征，特别是在法国文献中。

发生机制

Horner 综合征又称小儿颈交感神经麻痹综合征，是指由支配头面部的交感神经传出通路中任一部分压迫受损或中断所引起的一系列特异性临床表现的综合征。头颈部交感神经链是一个由三级神经元组成的通路，包括中枢、节前、节后三级。中枢神经元位于下丘脑，神经纤维下行穿过脑干和脊髓，在 C_8~T_3 水平脊髓中形成突触。随后在此发出节前神经元（即二级神经元）并随相应节段脊神经根伴行出椎管后上行至颈上神经节（或星状神经节）；然后，由颈上神经节的三级神经元（即节后神经元）沿颈动静脉系统走行到达头面部和颈部靶器官如瞳孔开大肌、上睑提肌、头颈部汗腺等（图 22-4-1）。Horner 综合征可由沿此通路的任何部位的病变引起。Maloney 等一项关于 Horner 综合征病因的研究表明，65% 的 Horner 综合征患者被发现有可识别的病因，其中 13% 有中枢性病变，44%

有节前病变，43% 有节后病变。

1. 一级（中枢性）Horner 综合征　一级神经元的胞体位于下丘脑。神经纤维通过脑干下行至脊髓 C_8 至 T_3 水平与脊髓灰质侧角的节前神经元进行换元。因此，脑干和颈髓的病变有可能出现一级神经元 Horner 综合征，亦称为中枢 Horner 综合征。鉴于这条通路靠近重要的脑干结构，临床上很少单独表现为孤立性 Horner 综合征。下丘脑／丘脑损伤（肿瘤、梗死、出血）可引起同侧 Horner 综合征并伴有对侧偏瘫和感觉减退。背侧中脑损伤可导致同侧 Horner 综合征合并对侧第 4 对颅神经麻痹。影响脑桥的病变也可产生 Horner 综合征，并伴有同侧或双侧外展神经麻痹。

最常见的中枢性 Horner 综合征表现为梗死引起的延髓背外侧综合征，常表现为一系列症状：Horner 综合征、同侧共济失调和对侧痛觉减退，也可能出现眼球震颤、面部无力、吞咽困难和眩晕。颈椎或上胸段脊髓损伤（创伤、脱髓鞘、肿瘤、脊髓空洞或血管原因）可导致孤立性 Horner 综合征，但常伴有长束征等病理体征，如脊髓半切综合征。

2. 二级（节前）Horner 综合征　二级神经元病变又被称为节前病变。最常见的病因是创伤和肿瘤，研究发现，多达 25% 的节前 Horner 综合征是由恶性肿瘤引起的。另一项研究表明，28% 的节前 Horner 综合征病因不明。

二级神经元起源于 C_8~T_3 脊髓灰质侧角的节前神经元，之后进入颈交感神经链离开脊髓。在颈胸段，颈交感干由胸部上行，在最上肋间静脉内侧越过第 1 肋肋颈，并沿着椎动脉内侧上升，在颈动脉鞘的后方向上止于颈上神经节。在颈胸段有一重要解剖结构，名为星状神经节。星状神经节在颈长肌的外侧缘，锁骨下动脉的第 1 段以及椎动脉的起始部在星状神经节的前方，锁骨下动脉并不与星状神经节直接接触，而椎动脉则紧靠于神经节的上端。肺尖在神经节的前侧，被胸膜顶及胸膜上韧带分隔。有时会有一片薄弱的腱膜自斜角肌附着于椎骨处向下伸展，附着于胸膜上韧带，星状神经节几乎全部被其覆盖。此外，肋颈干、胸廓内动脉、甲状腺下动脉、颈总动脉、颈内静脉、头臂静脉、迷走神经、膈神经、右淋巴导管、胸导管也都位于星状神经节的前方附近。星状神经节接受来自第 1 胸神经的白交通支，少数可能有第 2、3 胸神经的白交通

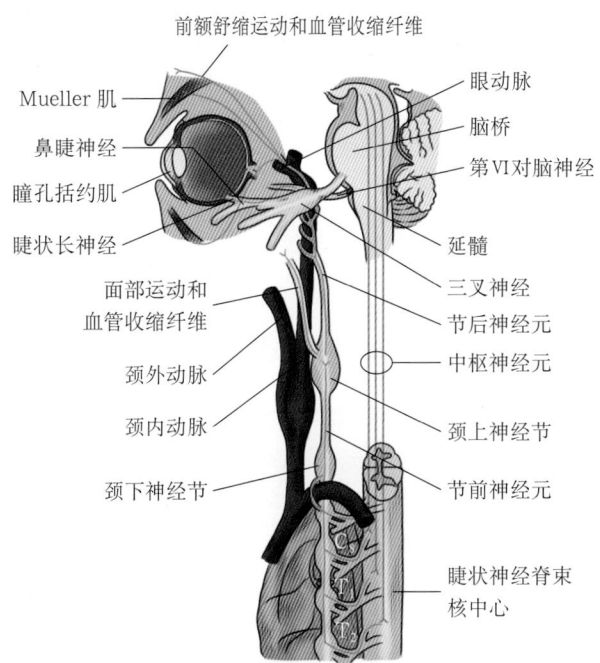

图 22-4-1　眼交感神经通路

前额舒缩运动和血管收缩纤维

Mueller 肌
鼻睫神经
瞳孔括约肌
睫状长神经

面部运动和血管收缩纤维
颈外动脉
颈内动脉
颈下神经节

眼动脉
脑桥
第 VI 对脑神经
延髓
三叉神经
节后神经元
中枢神经元
颈上神经节
节前神经元
睫状神经脊束核中心

支参加，主要含有交感干至颈上神经节的节前纤维，这些纤维自颈上神经节换元后发出节后纤维，支配头面部的血管、汗腺、涎腺，使血管扩张，汗腺及唾液腺分泌。当星状神经节或白交通支受损后，可以出现同侧面部泌汗障碍，即面部无汗。另外，星状神经节发出的交感神经还支配瞳孔开大肌、眼部Mueller肌。当星状神经节受损时，这些肌肉的功能障碍，出现瞳孔缩小，眼球后陷，上睑下垂。星状神经节发出的灰交通支至第8颈神经和第1胸神经，有的也至第7颈神经和第2胸神经，这些灰交通支内含有至臂丛的交感纤维，它们随着臂丛分布于血管、汗腺、竖毛肌、骨、关节等结构，所以当交感神经功能失调时，可导致上肢血管舒缩功能发生改变，从而引起上肢怕冷、出汗等症状。

因此，上胸腔的病变常导致Horner综合征。最为典型的即是Pancoast肿瘤，这种肺尖部的肿瘤常并发Horner综合征，有时还会产生同侧肩痛以及与胸廓出口综合征相关的体征和症状。创伤，包括臂丛或颈部软组织的损伤，或气胸也会导致Horner综合征。涉及上胸（如麻醉阻滞等）、颈部的外科手术和颈胸段椎体发育异常压迫颈交感神经传导通路同样可导致Horner综合征，李洋等曾报道了2例先天性颈胸段半椎体导致的Horner综合征。有报道称先天性脊柱畸形患儿中有35.0%~51.6%合并有脊髓神经发育异常，导致在

畸形矫正手术时易出现神经系统并发症。因此，在行颈胸段脊柱畸形矫形手术时，同样会导致极为罕见的医源性Horner综合征。Chen等报道颈胸段半椎体患者半椎体切除术后Horner综合征发生率为5.5%，仉建国报道的先天性颈胸段及上胸段侧后凸畸形矫形术后Horner综合征发生率为2.2%。南京鼓楼医院自2006年来共行颈胸段半椎体切除术55例，其中2例在术后出现了Horner综合征（图22-4-2）。

经后路颈胸段半椎体切除或截骨矫形导致Horner综合征的原因可能为术中直接或者间接对颈交感链的损伤或损伤脊神经根（脊神经发出的白交通支含有交感神经纤维）。有报道称颈胸段三柱截骨常涉及的是C_7~T_1椎体椎旁沟的交感神经节。因为颈胸段半椎体切除或截骨属于三柱截骨，截骨范围较大，并且在颈胸段，颈交感链常走行于椎体两侧、毗邻上肋间静脉，距离椎体前侧方很近（图22-4-3），在经椎弓根切除前方半椎体、椎间盘或终板时可能损伤椎体前方软组织，在肋骨头切除或椎弓根螺钉对前方椎体皮质穿透时，也可能损伤颈交感链。此外，由于颈胸段半椎体畸形患者同时可能伴有神经和血管的发育畸形，使得手术时神经损伤的发生率进一步增加，可达2%~2.89%，约是青少年特发性脊柱畸形手术后神经系统并发症发生率的2倍。

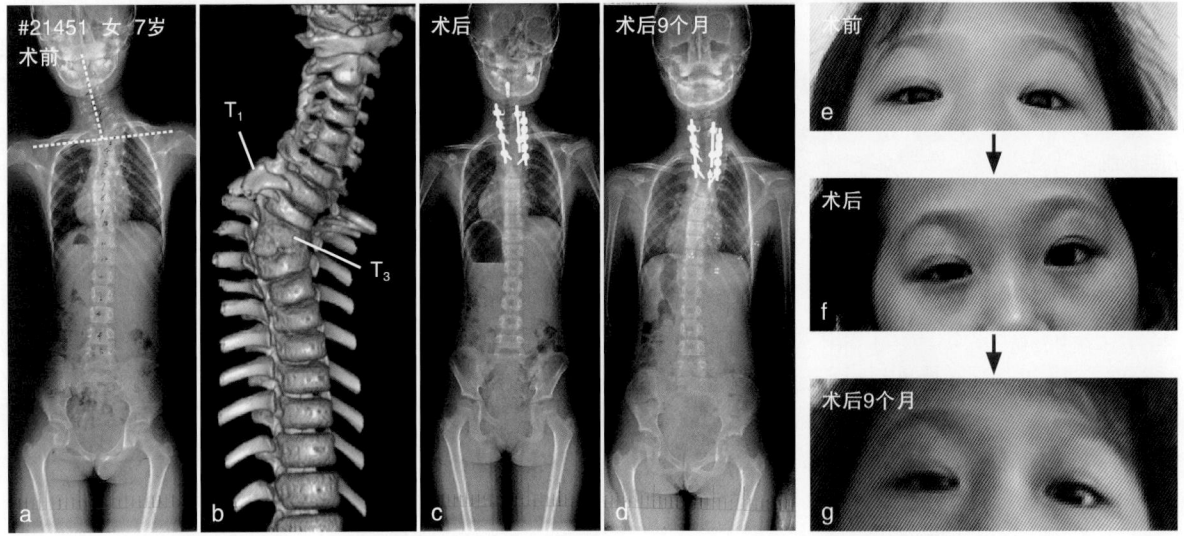

图 22-4-2　女（#21451），7岁，先天性颈胸段侧后凸畸形，双肩不等高，头颈部左倾（a）；T_1半椎体和T_3楔形椎（b），予脊柱后路T_1半椎体切除顶椎区三柱截骨矫形内固定术，术后患者头颈部平衡良好，双肩等高（c），但与术前（e）相比，术后外观照示患者出现Horner综合征，右侧眼睑下垂，眼裂变小，双眼大小不等（f）；术后9个月随访时，X线示头颈部居中，双肩等高（d），患者眼睑下垂症状改善，但仍存在两侧眼裂不对称，右眼小于左眼（g）

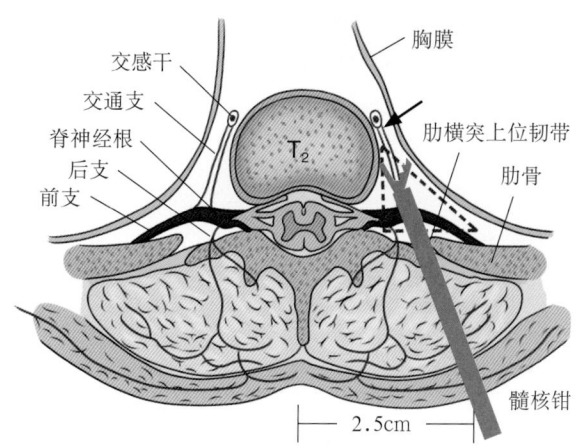

图 22-4-3　颈胸段椎体横切面示意图。当髓核钳经后方已切除的椎弓根间隙进入侧前方（虚线框），髓核钳在切除椎间盘和上下终板时可穿透前方或周围组织，此时有可能损伤走行于椎体周围或者前方的交感神经链（箭头）

3.三级（节后）Horner综合征　三级神经元胞体位于颈上神经节，位于颈动脉分叉处，靠近颌角。它的神经纤维并不是作为一条单一的神经而是以网状或神经丛的形式围绕着颈总动脉上行，然后沿着颈内（外）动脉上行支配头面部和颈部的靶器官。这个颈交感神经丛与颈动脉一起进入海绵窦。在海绵窦内与第Ⅵ对脑神经一起穿过海绵窦中部。交感神经纤维随后与第Ⅴ对脑神经的第一分支伴行通过眶上裂进入眼眶。支配瞳孔扩张肌的交感神经纤维穿过睫状神经节，分段地支配虹膜扩张肌。因此，节后（三级）Horner综合征常由上颈部、颅底和眼眶的病理改变引起。当节后Horner综合征中出现无汗症状时，唯一受影响的区域是眉毛上方的一小片区域，而侵袭颈上神经节或更近端的神经节可能导致半侧面部无汗症。节后Horner综合征最常见的原因之一是颈动脉夹层，Horner综合征的发生率为20%～30%，产生的主要机制是颈动脉的直径增加，牵拉、压迫或断裂交感神经丛。颈动脉夹层常因外伤（包括脊椎按摩手法）产生，偶尔也可自发。由此产生的Horner综合征通常伴有疼痛（颈部、眼睛、耳朵、牙齿或头部）和其他神经系统症状。节后Horner综合征的其他原因包括丛集性头痛（一过性发作和反复发作后的慢性头痛）或少见的颅底肿瘤（通常伴有面部疼痛或三叉神经受累的麻醉）。海绵窦病变，如海绵窦颈动脉动脉瘤，由于眼交感神经纤维与穿过海绵窦的第Ⅵ对脑神经密切相关，因此常表现为导致同侧Horner综合征合并第Ⅵ对脑神经麻痹。

由此可见，Horner综合征可有多种致病原因，如颈胸段手术、创伤、肿瘤以及中枢疾病等。黄轶刚等对Horner综合征的常见病因做了总结（表22-4-1），特别值得注意的是部分颈胸椎先天性脊柱侧凸，可能术前就已经存在Horner综合征（图22-4-4），因而在进行颈胸段手术前，应告知患者及其家属可能已经存在的Horner综合征病因。

临床表现

Horner综合征常表现为同侧上睑下垂、瞳孔缩小和面部无汗三联征。Horner综合征的患者通常表现为上睑下垂（1～2mm）和患侧瞳孔较小的眼球不对称。同侧额头或面部的无汗症对于诊断Horner综合征并非是一个可靠的症状，因为大多数时候临床上没有明显的症状（或者根本不存在）。与上眼睑相似，下眼睑也可以稍微闭合，使眼睑裂隙变窄，这样即使没有真正的眼球内陷，眼睛也会看起来像眼球内陷。Horner综合征一般不会引起功能性视觉障碍，但若是在手术后出现，在临床上就显得非常重要，患者及其家属常因术后Horner综合征的出现而表现出极大不满。

1.瞳孔缩小　在正常生理状况下，两个瞳孔大小相同。虹膜瞳孔的大小由虹膜中两组肌肉来控制。一是瞳孔括约肌，是虹膜中包围瞳孔的环状肌肉，由副交感神经自主系统支配，当被激活时会使瞳孔变小；二是瞳孔开大肌，由放射状肌肉纤维组成，受交感自主神经支配，当被激活时会扩张瞳孔。最终，瞳孔的大小取决于这些对立系统的平衡。在Horner综合征中，由于瞳孔开大肌的交感神经张力的丧失，患侧的瞳孔小于对侧的瞳孔。

2.上睑下垂　眼睑的交感神经张力增加会导致眼睑轻微回缩，使眼睑裂隙变宽（如应急反应时）。Horner综合征患者眼交感神经张力不足，则会产生相反的效果，使得患侧眼睑裂隙变窄。眼睑的主要提升力量是由第3颅神经支配的提上睑肌所提供的。然而，眼睑还有一部分提升的力量是由Mueller肌产生的，Mueller肌主要受交感自主神经支配，可为上眼睑提供1～2mm的提升力。因此，如果是眼交感神经性瘫痪，上睑会出现1～2mm的上睑下垂，使眼裂变窄。而在临床中大于1～2mm的上睑下垂则不能完全用Horner综合征来解释。下睑有一块与上睑相似的肌肉，因此发生Horner

表 22-4-1	Horner 综合征常见病因	
类型	解剖位置	病变类型
中枢性 Horner 综合征	下丘脑、丘脑或脑干疾患	缺血梗死，如 Wallenberg 综合征 肿瘤 脑出血 脱髓鞘病变
	颈髓疾患	肿瘤 创伤 脊髓空洞症
节前 Horner 综合征	颈髓疾患	肿瘤 创伤 脊髓空洞症 动静脉畸形 颈椎间盘突出症 硬膜外麻醉
	臂丛疾患	臂丛下干损伤（Klumpke 型） 产瘫（Ⅳ型） 神经瘤
	胸膜顶疾患	Pancoast 癌 医源性损伤，如心胸手术
	颈前区疾患	创伤 医源性损伤，如颈清扫术、颈静脉置管
节后 Horner 综合征	颈上神经节疾患	神经节切除术 颈淋巴结病 颈静脉扩张
	颈内动脉疾患	血栓形成 颈动脉夹层 创伤 肿瘤（如位于颅底的鼻咽癌）
	海绵窦疾患	肿瘤（脑脊膜瘤、垂体瘤） 颈动脉海绵窦癌 颈内动脉海绵瘤 炎症 感染 血栓形成
	血管性头痛	偏头痛 丛集性头痛

综合征时下睑可能会轻微隆起。这一点常只有通过比较两只眼睛之间下睑与角膜缘的位置才能发现。眼部交感神经张力丧失的最终结果是眼裂变窄。狭窄的裂隙可以出现外观上的眼球内陷，但是实际上 Horner 综合征中没有真正可测量到的眼球内陷。还需注意的是，Horner 综合征的上睑下垂也并非一定

出现。一项研究指出，12% 的患者没有上睑下垂。

3.面部无汗症　眼交感神经系统还是面部汗腺的支配神经，因此发生 Horner 综合征时会出现患侧出汗不足甚至无汗。面部的大部分汗腺由运动纤维支配，这些纤维与颈总动脉一起通过颈外动脉上行；还有一部分支配额头和鼻侧小部分区域的神

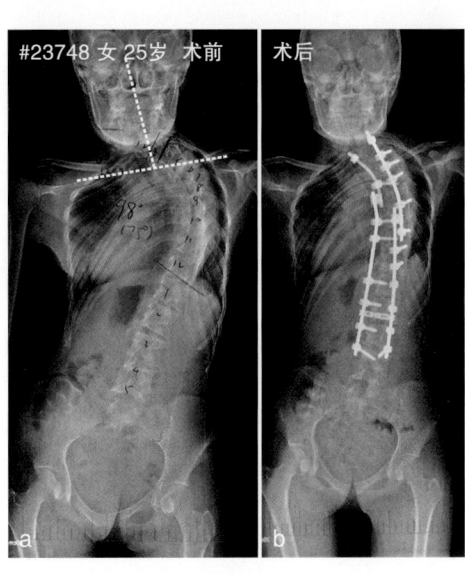

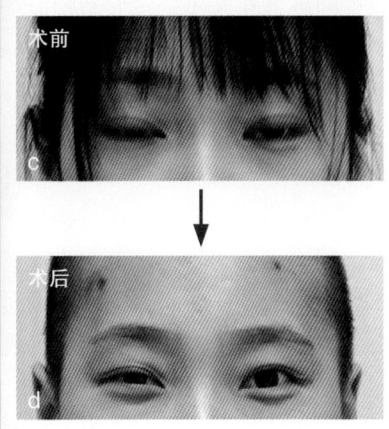

图 22-4-4　女（#23748），25 岁，先天性颈胸段侧后凸畸形，双肩不等高，头颈部左倾（a），术前外观照示患者存在 Horner 综合征，右侧眼睑下垂，眼裂变小，双眼大小不等（c）；T_3~T_6 分节不良，行脊柱后路矫形内固定植骨融合术（T_1~L_4），多节段 V 形截骨术（T_{10}~L_3），术后患者头颈部平衡良好，双肩等高（b），但术后外观照示患者 Horner 综合征仍然存在，右侧眼睑下垂，眼裂变小，双眼大小不等（d）

经纤维与颈内动脉伴行上升。因此，累及颈上神经节或更近端路径的病变可导致同侧面部无汗，但在三级神经元的更远端病变只会导致额头上眉毛以上的一小块皮肤无汗。理论上讲，脑干或脊髓损伤导致的 Horner 综合征甚至可能导致半身无汗。但在临床中，无汗的症状并不明显，也很少被患者注意到。在急性发作时，面部血管运动失去交感神经的控制从而导致血管扩张，出现脸红、结膜充血、流泪，甚至鼻塞，之后皮肤可能比正常侧苍白，这是由于血管系统对正常循环的肾上腺素超敏引起的。小丑征是婴儿 Horner 综合征的一个特殊的表现，多数有产伤或者颈胸部手术史，是婴儿交感血管运动神经丧失的一个显著表现，常伴随着严格遵守垂直中线的半边面部潮红。

颈胸段术后 Horner 综合征的自然转归

由颈部手术引起的医源性 Horner 综合征的发生率为 10%~18.5%。可能导致医源性 Horner 综合征的颈部手术包括甲状腺切除术、冠状动脉旁路手术、颈动脉内膜切除术、脊柱手术以及颈部或胸腔镜交感神经切除术等。多数研究认为甲状腺手术和开胸手术后的 Horner 综合征常属于节前 Horner 综合征，患者在术后（常为 2~4 天内）表现为受损交感链同侧上睑下垂、瞳孔缩小和面部无汗，但有的患者也表现为延迟性的 Horner 综合征。Seneviratne SA 等报道了 1 例甲状腺切除术后出现 Horner 综合征的病例，该患者术后无症状，术后 6 天出现了左侧上睑下垂、瞳孔缩小、眼

球内陷和面部无汗。颈部手术导致的 Horner 综合征常是因颈交感干直接或间接损伤而引起，直接损伤导致的 Horner 综合征常不能恢复，而间接损伤所致的 Horner 综合征随着时间的推移常能完全恢复或部分恢复。目前尚无文献详细阐述间接损伤颈交感链导致术后 Horner 综合征的恢复时间。恢复时间可能取决于神经损伤的修复时间，与导致神经损伤的因素相关。Boris Knyazer 等报道了 1 例行 C_7~T_1 节段的硬膜内脑膜瘤切除术后出现 Horner 综合征的病例，患者在 6 个月的随访中上睑下垂和瞳孔大小不等完全消失。Fountas KN 等报道了 1 例颈前路手术后出现 Horner 综合征的患者，该患者在术后 6 周症状得到了良好的缓解。Deburge 等曾报道了 1 例行前后路联合 C_7 半椎体切除手术的颈胸段半椎体患者，其术后出现一过性的 Horner 综合征。南京鼓楼医院曾收治 2 例颈胸段半椎体切除术后导致 Horner 综合征的患者，均在术后（9 个月和 24 个月）随访中 Horner 综合征的症状得到了改善（图 22-4-3）。一般认为，对于间接造成颈交感链损伤导致的 Horner 综合征，在术后 1 年内可得到明显好转。

术后 Horner 综合征的预后与治疗

术后 Horner 综合征的预后主要取决于及时识别症状和纠正致病因素，及时采取措施可以防止对神经通路的永久性损伤。有研究报道了在 9 例外伤性气胸胸腔闭式引流术后或肋间胸管置入术后发生医源性 Horner 综合征的患者中，有 33% 的患者随

访期间 Horner 综合征的症状完全消退，33% 的患者在随访期间不完全消退，其余 33% 的患者在 5 年随访时体征和症状较初始时没有改变。在其他研究中，对 Horner 综合征发病后的患者在 1 天内移除或重新放置胸管，可使高达 66% 的病例在术后随访中 Horner 综合征完全恢复。虽然目前没有术后出现 Horner 综合征患者发病时间与 Horner 综合征可逆性之间是否存在关系的报道，但在 Kaya 等报道的 4 例在胸管置入后确诊为 Horner 综合征的患者在 2 天内经胸管移除后最终痊愈。相反，其他研究报告显示，尽管在 3 个月到 1 年的随访中移除了胸腔引流管，但在随访中得到解决的病例不到 57%。这可能提示，术后出现的 Horner 综合征若是尽早处理致病因素，患者获得痊愈的机会也会增加。值得注意的是，关于颈胸段脊柱术后 Horner 综合征预后的远期随访目前尚未有报道。

Horner 综合征的治疗主要针对其原发疾患，该病本身一般不需要特殊处理。对于部分患者双侧睑裂不等，可采用睑成形术等美容整形手术，或用苯肾上腺素代替手术治疗。由于这种综合征在术后头几个月通常是暂时性的，这种情况下，通常只需使用肾上腺素类药物保守治疗；有文献建议，只有在手术至少 8 个月后，才建议通过略微缩短提肌腱膜，或切除部分睑结膜和 Mueller 肌来修复由 Mueller 肌麻痹引起的上睑下垂。

颈胸段半椎体切除术后 Horner 综合征的预防

颈胸段半椎体常导致患者肩部不平衡、颈部倾斜、躯干失平衡和肩胛部不对称等原发性外观畸形以及面部双侧不对称、双侧眼裂大小不对称和下颌部宽度不对称等继发性外观畸形。后路半椎体切除术是颈胸段半椎体患者最主要的治疗手段，但术后并发的 Horner 综合征可极大地影响患者及其家属对手术的满意度，术前应充分告知患者及其家属出现 Horner 综合征的可能性及预后。手术时除了对截骨区脊柱周围的解剖结构熟练掌握外还需注意：①尽量沿椎弓根基底剥离，保护神经根及血管，向外前方剥离，尽量显露半椎体外侧，向内剥离保护脊髓直至将完整半椎体暴露在视野。位于胸椎的半椎体同时切除对应肋骨头，任何在骨面的操作都必须保证在骨膜下。②半椎体切除时注意充分显

露，从外侧向内切除半椎体，在分离椎体前方和侧方结构时应最大程度保证椎体周边韧带的完整。避免损伤或牵拉椎体附近神经。③在切除半椎体前先用一临时棒置于一侧以稳定脊柱，在切除半椎体和上下椎间盘时操作器械的工作范围不要超出前纵韧带。④椎体椎弓根细小，椎弓根螺钉置入困难者用椎板钩替代，避免为增加螺钉的把持力而穿透椎体前方皮质。⑤手术操作过程均在脊髓体感诱发电位（SEP）及运动诱发电位（MEP）监测下进行。⑥术后采取合理的保护设备如颈托、保护性支具等。

总之，术后 Horner 综合征发生率较低，但严重影响患者及其家属对手术的满意度，因此在手术前需要和患者及其家属充分沟通，告知此类并发症的风险。

参考文献

[1] Abbas A, Manjila S, Singh M, et al. Johann Friedrich Horner and the repeated discovery of oculosympathoparesis: whose syndrome is it?[J]. Neurosurgery, 2015, 77(3): 486-491.

[2] 黄轶刚, 张世民. Horner综合征[J]. 中国临床解剖杂志, 2008, 26(6): 696-699.

[3] Maloney WF, Younge BR, Moyer NJ. Evaluation of the causes and accuracy of pharmacologic localization in Horner's syndrome[J]. Am J Ophthalmol, 1980, 90(3): 394-402.

[4] Martin TJ. Horner's syndrome, Pseudo-Horner's syndrome, and simple anisocoria[J]. Curr Neurol Neurosci Rep, 2007, 7(5): 397-406.

[5] Herbut PA, Watson JS. Tumor of the thoracic inlet producing the Pancoast syndrome;a report of 17 cases and a review of the literature[J]. Arch Pathol (Chic), 1946, 42: 88-103.

[6] 李洋, 朱泽章, 史本龙, 等. 颈胸段半椎体畸形伴Horner综合征2例报道[J]. 中国脊柱脊髓杂志, 2019, 29(7): 669-672.

[7] 胡伟明, 刘沛, 刘福云, 等. 儿童脊髓纵裂畸形225例诊疗分析[J]. 中华小儿外科杂志, 2008, 39(3): 204-208.

[8] Chen Z, Qiu Y, Zhu Z, et al. Posterior-only hemivertebra resection for congenital cervicothoracic scoliosis: correcting neck tilt and balancing the shoulders[J]. Spine (Phila Pa 1976), 2018, 43(6): 394-401.

[9] 王升儒, 仉建国, 田野, 等. 儿童及青少年颈胸段上胸段先天性脊柱侧后凸畸形手术治疗的疗效与并发症[J]. 中国脊柱脊髓杂志, 2019, 29(7): 597-603.

[10] 丁自海, 杜心如. 脊柱外科临床解剖学[M]//颈胸段移行部临床解剖学. 济南: 山东科学技术出版社, 2013.

[11] Baumgartner R, Bogousslavsky J. Clinical manifestations of carotid dissection[J]. Front Neurol Neurosci, 2005, 20: 70-76.

[12] Knyazer B, Smolar J, Lazar I, et al. Iatrogenic Horner syndrome: etiology, diagnosis and outcomes[J]. Isr Med Assoc J, 2017, 19(1): 34-38.

[13] Fountas KN, Kapsalaki EZ, Nikolakakos LG, et al. Anterior cervical discectomy and fusion associated complications[J]. Spine (Phila Pa 1976), 2007, 32(21): 2310-2317.

[14] Deburge A, Briard JL. Cervical hemivertebra excision[J]. J Bone Joint Surg Am, 1981, 63(8): 1335-1339.

[15] Kaya SO, Liman ST, Bir LS, et al. Horner's syndrome as a complication in thoracic surgical practice[J]. Eur J Cardiothorac Surg, 2003, 24(6): 1025-1028.

第五节　脊柱矫形术后深部感染

脊柱内固定术后手术部位感染（surgical site infection，SSI）是脊柱外科手术常见的并发症。1992 年，美国疾病控制与预防中心对需要植入物的脊柱手术的 SSI 定义为：感染发生在手术后 1 年内，并且感染与手术有关，涉及切口的深层软组织（如筋膜和肌肉层），并且至少有下列情况之一：①有来自于切口深部的脓性分泌物，但不是来自手术部位的器官／空间成分；②存在以下至少一种症状或体征时，且伤口自发性开裂或者由外科医生再次切开：发热超过 38℃、局部疼痛或压痛；③组织病理学、影像学检查或者再次手术时直接发现切口深部组织的脓肿或其他感染的证据；④外科医生诊断的切口深部手术部位的感染。Cahill、Buchowski 及 Ho 等报道，不同病因的儿童脊柱畸形患者脊柱矫形术后 SSI 发生率有所差别，AIS 患者术后 SSI 发生率为 0.5%～6.7%，休门氏病后凸畸形为 3.8%～4.3%，而神经肌源性脊柱侧凸的 SSI 发生率较高，为 4.3%～14.3%，其中脊髓发育不良伴脊柱畸形为 8%～41.7%，脑瘫伴脊柱畸形为 6.1%～15.2%。

Dowdell 等根据感染发生部位将 SSI 分为浅表感染和深部感染。浅表感染通常位于深筋膜之上的皮肤及皮下，不涉及植入物，大多可通过局部换药和抗感染治疗获得痊愈。深部感染位于深筋膜之下，尤其是感染累及植入物的情况下，处理较为棘手，目前仍无达成共识的标准处理方案。本节内容主要指深部感染。

SSI 根据发生时间可分为急性感染和迟发性感染。急性感染常为细菌直接种植手术部位，发生于术后数周内，常见病原菌为金黄色葡萄球菌、β-溶血性链球菌等致病力较强的革兰氏阳性菌。而迟发性感染常发生于术后数月之后，通常感染的细菌毒性较低，为凝固酶阴性葡萄球菌、丙酸杆菌、α-溶血性链球菌等。

一、急性深部感染

一般指术后 1 个月内发生的手术部位感染。后路手术感染发生率为 2.6%～9.7%，在一些脊髓发育不良患者中感染率大大增加，约 24%。与之相比，脊柱前路手术术后急性感染发生率显著下降。Faciszewski 等报道了 1152 例行前路手术的患者中仅有 7 例发生深部感染。

病因学

急性感染的主要原因是术中的细菌种植。外科医生对种植的细菌种类进行了研究。Osenbach 等回顾了 225 例脊柱术后急性感染病例，感染最多的为金黄色葡萄球菌，高达 48%，革兰氏阴性菌占 23%，链球菌占 9%。Cahill 等回顾了 1744 例儿童脊柱畸形手术患者，61 例患者术后发生感染，金黄色葡萄球菌感染高达 47.5%，其中约三分之一对甲氧西林耐药，表皮葡萄球菌感染约 19.7%，铜绿假单胞菌占 16.4%，其次为大肠埃希菌（14.8%）、粪肠球菌（1.6%）等。Fang 等报道 48 例脊柱术后感染患者，金黄色葡萄球菌感染占 42%，其次为表皮葡萄球菌（29%）、肠球菌（17%）、大肠杆菌（6%）和铜绿假单胞菌（6%）等，其中近半数患者为多种微生物混合感染。Aleissa 等报道儿童脊柱侧凸术后深部感染最常见致病菌为凝固酶阴性的金黄色葡萄球菌。Labbé 等报道儿童脊柱融合术后早期感染较常见的是革兰氏阴性菌，而迟发性感染较常见的是金黄色葡萄球菌。Sponseller 等报道神经肌源性脊柱侧凸术后深部感染最常见的致病菌为凝血酶阴性的葡萄球菌、肠球菌和大肠杆菌。

危险因素

1. 患者因素　不同病因学的脊柱畸形的 SSI 发生率差异较大，神经肌源性脊柱侧凸为 SSI 发生的高危因素。Aleissa 等纳入 227 例儿童脊柱侧凸患者，其中特发性 139 例、神经肌源性 57 例、综合征型 8 例、先天性 6 例、其他类型 17 例。随访时间为 1～9.5 年，最终有 14 例（6.2%）出现深部感染。作者分析发现：非特发性脊柱侧凸（尤其是神经肌源性脊柱侧凸）是深部感染的独立危险因素。Cahill 等回顾性分析了 1571 例儿童脊柱畸形患者，随访至少 2 年。不同病因学的 SSI 发生率如下：特发性脊柱侧凸 0.5%，脊髓脊膜膨出伴侧凸 19.2%，肌病伴侧凸 4.3%，脑瘫伴侧凸 11.2%。神经肌源性脊柱侧凸的感染发生率显著升高。Labbé 等纳入 270 例行脊柱融合术的儿童脊柱畸形患者，14 例

（5.2%）出现 SSI。其中脊髓发育不良伴脊柱畸形的患儿 SSI 发生率显著升高（32%）。Linam 等报道单中心儿童脊柱后路融合手术每年的 SSI 发生率为 4.4%，分析发现 SSI 的危险因素包括：患儿肥胖（BMI 为同龄儿童 95% 以上）和美国麻醉协会评分（ASA 分级）大于 2 级，而神经肌源性脊柱侧凸患者由于存在多系统疾病，往往术前 ASA 分级大于 2 级。Master 等纳入 151 例神经肌源性脊柱侧凸患儿，术后随访至少 2 年，共 8 例（5.3%）出现术后感染：5 例早期感染、3 例迟发性感染。通过多元回归分析发现，神经肌源性脊柱侧凸患者的 SSI 独立高危因素为术前行脑室腹腔分流术。此外，发生感染的患者住院时间延长、随访中更易形成假关节。

患儿是否存在心理与认知障碍也与 SSI 的发生有关。Sponseller 等通过多中心研究纳入 210 例神经肌源性脊柱侧凸患儿，最终 25 例（11.9%）出现深部感染，其中 16 例伴有脊髓脊膜突出、9 例伴有脑瘫。进一步分析发现，出现感染的患者中 32% 伴有严重的心理和认知障碍，而未出现感染的患者中仅有 2% 伴有认知障碍。Szöke 等对 172 例脑瘫伴脊柱侧凸患者行 U 型棒后路矫形，15 例（8.7%）出现术后感染（7 例为深部感染），所有感染者都有严重心理障碍、癫痫、麻痹性四肢瘫、无法行走等特点。

此外，患者术前的营养状况也与 SSI 的发生相关。Jevsevar 等纳入了 44 例脑瘫伴脊柱侧凸患者，行脊柱融合手术。根据术前血清白蛋白和淋巴细胞水平，将患者分成两组：组 1（24 人），术前血清白蛋白 ≥ 35g/L，全血白细胞 ≥ 1.5g/L；组 2（20 人），术前血清白蛋白 <35g/L，全血白细胞 <1.5g/L。研究发现，组 1 患者感染率显著降低，术后能较早拔除气管导管，住院时间缩短。Hatlen 等纳入了 59 例脊髓脊膜膨出伴脊柱侧凸儿童患者，共进行了 84 次脊柱融合手术，分析发现术前营养状况差（红细胞比容 <33g/L）的患者 SSI 发生率显著升高。因此，对于神经肌源性脊柱侧凸患者，术前应积极评估患者营养状况，改善患者的低蛋白血症和贫血状况后再行手术。

术前尿路感染也是 SSI 发生的危险因素。在 Hatlen 等的研究中，即使术前营养状况良好的患者，术前尿培养阳性的患儿中 80% 术后出现 SSI，此外发生感染的患者中三分之二的伤口细菌培养结果与尿培养结果一致。Verhoef 等报道三分之二脊柱裂患者伴有神经源性膀胱等并发症，大大增加了膀胱细菌定植、反复尿路感染的风险。因此，对于神经源性脊柱侧凸患者，术前应行尿常规和尿培养，对于阳性患者，应积极予以抗感染治疗。

2. 手术因素 手术入路与感染存在一定联系，SSI 常见于后路脊柱融合术，而前路手术后深部感染发生率较低。根据 Harms 研究组的结果，1369 例 AIS 患者行后路脊柱矫形术后，深部感染发生率为 0.44%，浅表感染发生率为 0.80%；而 379 例 AIS 患者行脊柱前路矫形手术，术后无患者出现深部感染，浅表感染发生率为 0.53%。

此外，Labbé、Aleissa 和 Rihn 等都报道脊柱畸形患儿在行前后路联合手术后，感染仅发生在后路切口。

术中使用异体骨进行植骨增加感染的风险，尤其是神经肌源性脊柱侧凸患者。在 Aleissa 等的研究中，神经肌源性患者采用自体骨植骨，术后无患者出现感染，而采用异体骨植骨，术后感染发生率为 18%。在 Sponseller 等的研究中，脑瘫和脊髓发育不良伴脊柱侧凸患者行脊柱矫形术，术后感染组 68% 采用了异体骨，而未感染组只有 16% 采用了异体骨。大量的异体骨在机体内可能会存在免疫排斥反应，从而增加感染的风险。

脊柱内固定植入物顶破皮肤是术后深部感染的危险因素。Mohamed 等回顾了 236 例脑瘫合并脊柱侧凸患者采用 U 型棒行脊柱矫形手术，术后 22 例（9.3%）出现深部感染。通过统计分析发现，内固定顶破皮肤是深部感染的危险因素，相比于无皮肤破损的患者，因内固定造成的皮肤破损者感染风险增加 11 倍，且皮肤破损大多集中在 U 型棒的近端位置。Sponseller 等也发现在脑瘫伴脊柱侧凸的患者矫形手术中，与普通棒相比，U 型棒大大增加 SSI 发生率（5% vs 15%），作者分析 U 型棒安装时对软组织的破坏比较大，覆盖在内固定上的软组织较少，从而易造成皮肤破损，引起深部感染。

抗生素的使用也与感染密切相关。Milstone 等纳入 1059 例 18 岁以下行脊柱融合手术的患者，深部感染发生率为 3.4%。分析发现深部感染的危险因素为：术前预防性抗生素使用时间不当，既往有脊柱手术史，融合节段大于 10 个，术中出血量大等。通过多元回归分析发现，术前抗生素使用不当是独立危险因素。作者建议所有儿童脊柱融合手术，术前 60 分钟内应预防性使用抗生素。

此外，Mohamed 等报道脑瘫合并脊柱侧凸患者术后残余 Cobb 角较大是深部感染的危险因素。患者术后平均 Cobb 角为 23.69°，在此基础上残余角度每增加 1°，感染风险增加 4%。较长的手术时间也会增加深部感染的概率，Veeravagu 等发现手术时长超过 3 个小时会增加术后感染的风险，Lim 等则报道超过 6 个小时的手术时间更易引起术后感染。

Olsen 等纳入了 41 例脊柱融合术后出现 SSI 的患者，分析发生感染的手术因素包括：①术前准备，如手术台次靠后，参观人数较多，急诊手术，器械消毒不严格；②手术策略，如手术时间长，融合节段长，术中出血量大，行腰骶椎融合，采用不锈钢内固定，术中发生脑脊液漏；③术后处理，如不放置引流，术后大量输血，引流时间过长，术后营养不良等。

临床表现

脊柱术后急性感染通常表现为表皮切口或引流口红肿、渗脓、有触痛或有波动感，甚至出现伤口裂开。此外，感染早期出现疼痛，随着感染程度加重，疼痛症状也相继加重，且常规对症治疗效果不佳。部分患者伴有畏寒、发热，体温常超过 38.5℃。腰背部压痛或叩痛是较为敏感的体格检查指标，对于肌肉较厚的肥胖患者有时无高热及切口红肿痛等表现，仅出现腰背部局部深压痛。Rihn 等回顾了 236 例 AIS 患者，术后随访至少 2 年。7 例（3%）患者术后出现感染，常见症状为腰背痛（5/7）和局部肿胀（4/7）。

影像学表现

影像学检查中，X 线可见一些感染的间接征象，如椎间隙高度迅速丢失、软组织异常肿胀等。但内植物常会干扰 X 线的检查结果，CT 对于确定内固定位置及骨组织改变方面优于 X 线，CT 或增强 CT 能更好地显示椎旁软组织。尽管会受到金属内植物的干扰，MRI 仍然是评估术后感染最好的影像学手段，感染灶在 T2 加权像上多呈高信号，增

强像信号强化（图 22-5-1）。在深部感染发生早期，脓肿还没有形成时，没有上述典型的影像学表现，但仍有一些证据提示感染，如 MRI 显示周围组织水肿，CT 显示钉道周围骨吸收、骨破坏及骨质疏松等（图 22-5-2）。

脊柱深部感染与单纯的术后脑脊液漏在影像学上表现较为相似，在 MRI T2 加权像上都呈高信号，需结合临床指标加以鉴别。手术中损伤硬脊膜，术后伤口引流管引流出清亮液体或大量淡红色血性液体，术后出现与体位相关的头痛、头晕，伤口有清亮液体或淡红色血性液渗出，则为脑脊液漏的表现。单纯的脑脊液漏患者无畏寒、发热等表现，皮下穿刺抽出的液体也为清亮或淡血性，此类患者大多可通过保守治疗痊愈，如体位调节、拔除引流加压包扎、加强补液、预防性使用抗生素等对症处理，必要时可予以腰大池置管引流（图 22-5-3），具体内容见本章第六节脑脊液漏。如患者出现畏寒、发热等表现，皮下穿刺抽出脓性液体，则高度怀疑脑脊液漏合并深部感染，应反复行血常规、C 反应蛋白、脑脊液培养、血培养等检查，若有阳性细菌学证据，则应尽快手术清创、置管持续冲洗引流，并根据培养结果使用能通过血脑屏障的敏感抗生素，需警惕颅内感染的发生。若术中有打开椎管的操作，并出现硬脊膜撕裂，术后严重的急性感染者可合并化脓性脑脊髓膜炎（图 22-5-4）。

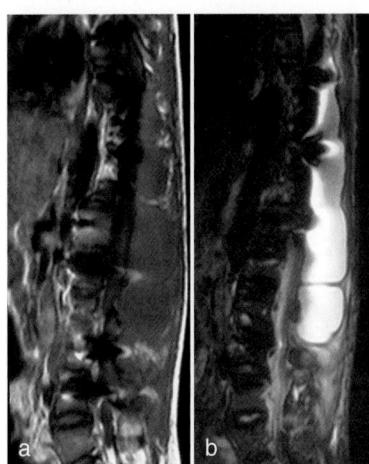
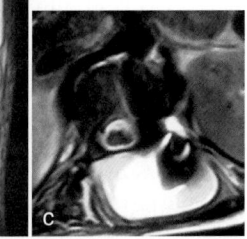

图 22-5-1　术后急性深部感染的典型影像学表现。MRI T1 相感染灶为均匀低信号（a），T2 相示脊柱后方高信号感染灶，脓液积聚于脊椎后方与皮下之间，周围软组织水肿，呈轻度强化信号（b、c）

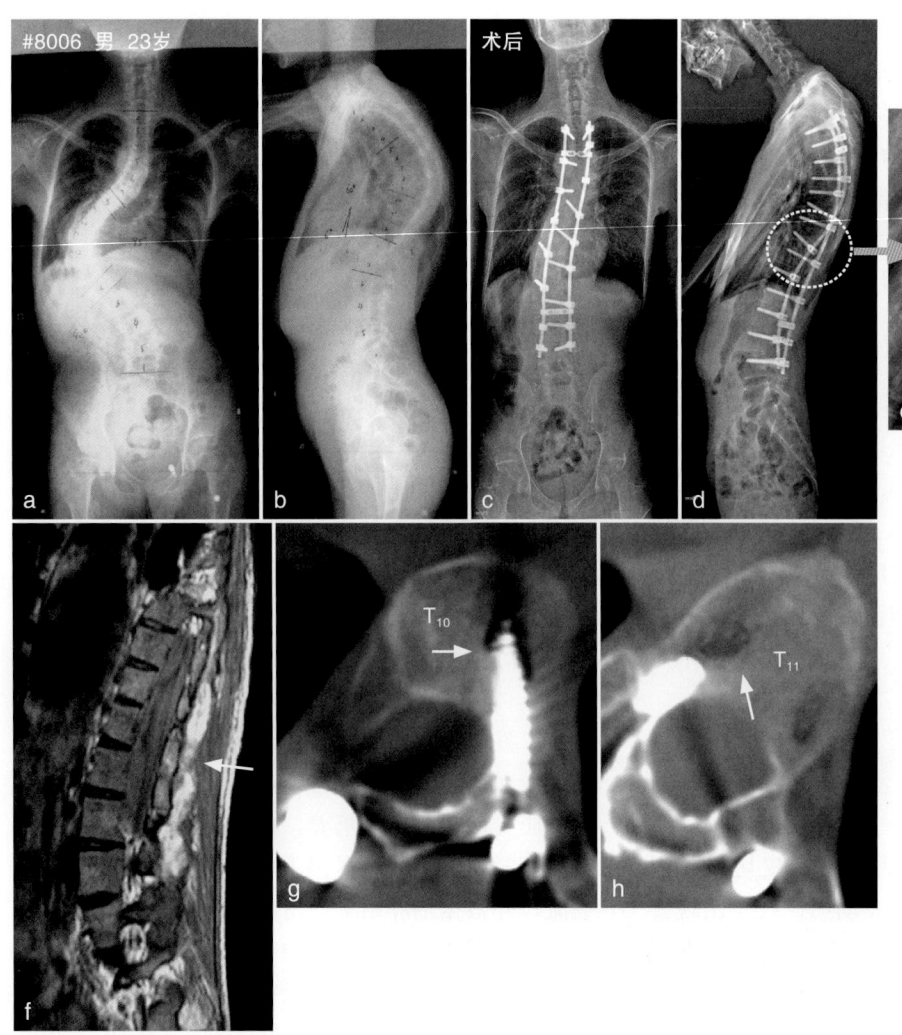

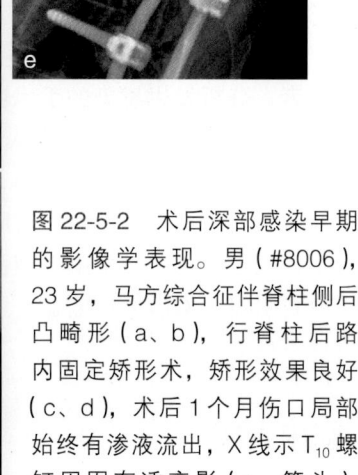

图 22-5-2　术后深部感染早期的影像学表现。男（#8006），23 岁，马方综合征伴脊柱侧后凸畸形（a、b），行脊柱后路内固定矫形术，矫形效果良好（c、d），术后 1 个月伤口局部始终有渗液流出，X 线示 T_{10} 螺钉周围有透亮影（e，箭头），MRI 示胸腰椎后方软组织水肿（f，箭头），CT 示螺钉周围骨质吸收，椎体骨质局部破坏（g、h，箭头），手术清创证实为深部感染

实验室检查

　　实验室检查中，白细胞总数、中性粒细胞计数及比例、红细胞沉降率（ESR）及 C 反应蛋白（CRP）升高提示存在感染可能。然而，即使没有发生感染，脊柱术后 ESR 和 CRP 也会一定程度升高：ESR 在术后第 5 天达到高峰，3~6 周内逐渐恢复至正常；CRP 的高峰较早，术后第 3 天即出现，并在 1~2 周内逐渐恢复正常。因此，一般情况下，术后 3 天 CRP 及术后 5 天 ESR 开始下降，若其反而升高则需警惕 SSI 可能。单纯看 ESR 和 CRP 的绝对值意义不大，ESR 和 CRP 术后出现升高的趋势更有临床意义。Takahashi 等发现脊柱内固定术后 2~3 天 CRP 即达到峰值，后逐渐下降，如术后 7 天 CRP 仍大于 8mg/dl，则提示感染可能。作者进一步研究发现，脊柱内固定术后 4 天若淋巴细胞比例小于 10% 或数量少于 1000/L，考虑存在感染可能。

治疗

　　由于急性感染后果严重，一旦怀疑切口感染，应采取积极的干预措施。如果只是浅表感染，如蜂窝织炎，则可采用抗生素或伤口局部处理等非手术治疗。如为伤口深部感染，则可能需要采取清创手术，并进行分泌物培养及药敏实验，经验性抗感染治疗，根据检查结果回报情况，调整抗生素，并检测白细胞、ESR 及 CRP 等指标，复查分泌物培养及药敏实验。

　　文献报道急性深部感染的治疗主要有以下几种方式：

　　1. 应用抗生素　Chang 等纳入 10 例脊柱内固定术后急性深部感染患者，其中 8 例出现伤口破溃伴疼痛，2 例出现严重的腰背部疼痛，予以单纯的抗生素静脉使用 4~6 周后改口服抗生素 1~3 个月，除了 1 例对抗生素过敏，其余 9 例均取得满意效果，

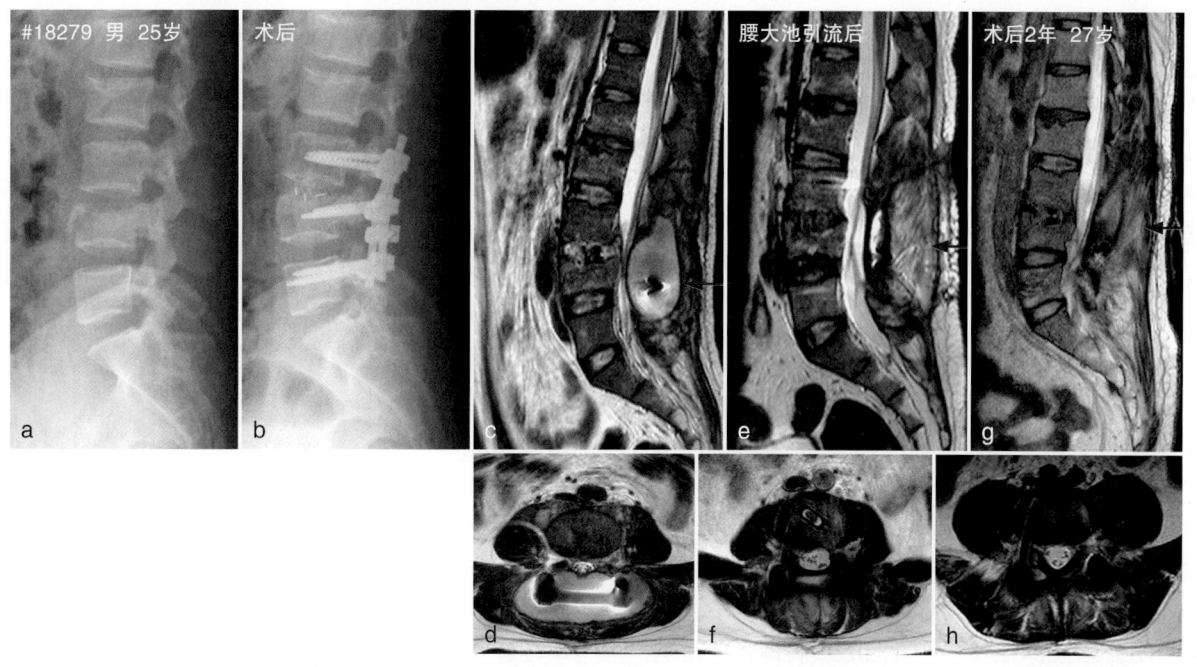

图 22-5-3　男（#18279），25 岁。腰椎骨折行 L₄ 椎板切除减压、L₃/L₄ 椎间融合内固定术，术中见硬脊膜撕裂，予以修补（a、b），术后伤口引流管引出大量清亮液体，MRI 示 L₄ 后方大片包裹性积液（c、d），患者无发热、头痛等症状，脑脊液培养未见细菌，予以腰大池置管持续引流 2 周后，复查腰椎 MRI 示积液明显减少（e、f）；术后 2 年复查 MRI 示软组织愈合良好，无积液（g、h）

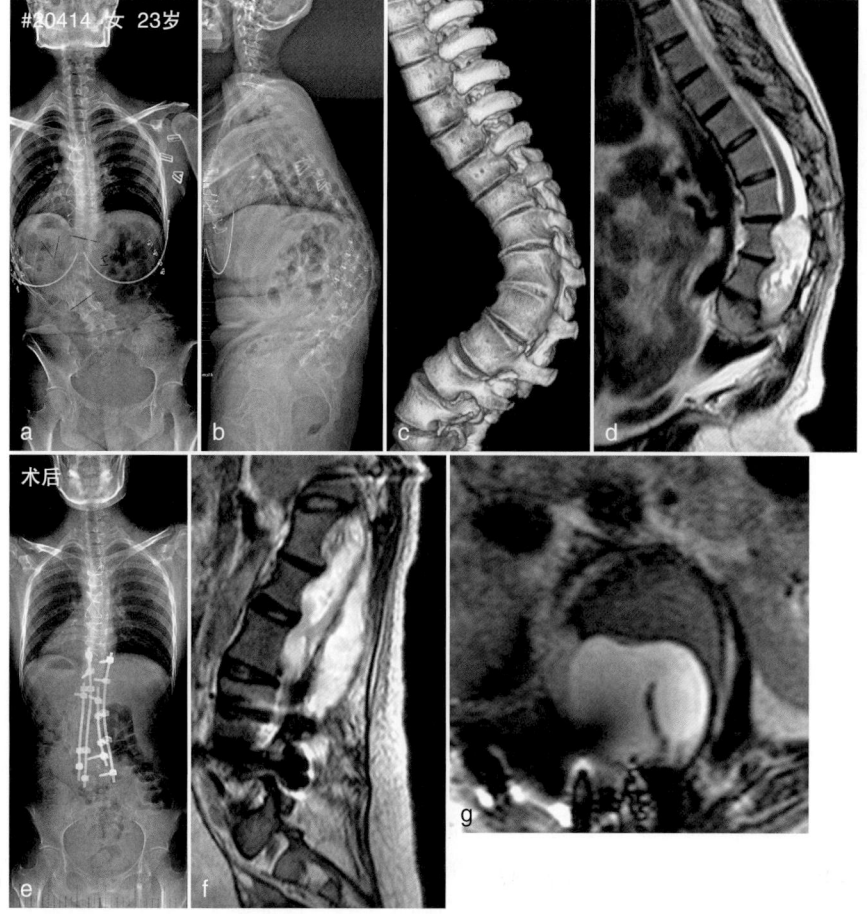

图 22-5-4　女（#20414），23 岁。先天性胸腰段侧后凸畸形，冠状面 X 线示躯干左倾（a）；矢状面 X 线及 CT 三维重建示胸腰段后凸畸形（b、c）；术前 MRI 示腰椎管内占位，T2 相为高低混杂信号影，术后病理证实为皮样囊肿（d）；行椎管内肿瘤切除，后路多节段 SPO 截骨矫形内固定术，术后矫形效果良好（e）；但术后患者持续高热，脑脊液漏，腰背部疼痛逐渐加重，伴头痛，MRI 示椎管内及皮下大量脓液积聚（f、g），脑脊液培养示耐甲氧西林金黄色葡萄球菌感染，血培养结果同样为耐甲氧西林金黄色葡萄球菌感染，诊断为化脓性脑脊髓膜炎、脓毒血症，予以伤口清创冲洗引流，蛛网膜下腔置管引流，万古霉素 + 利奈唑胺联合抗感染后治愈

引流 2 周后拔除，CRP 恢复至正常水平，因此作者建议脊柱术后急性感染可先尝试单纯抗生素治疗。但 Angel 和 Butler 等对此结果提出质疑，认为少数成功的例子不能作为深部感染处理的常规原则，此种方法存在以下几点缺陷：①局部血药浓度较低，仅有 20% 的患者能够达到合格的血药浓度；②细菌等微生物在植入物表面 72 小时形成生物膜，单纯抗生素难以穿透生物膜；③皮肤分泌物的细菌培养检出率较低，为 50% 左右，且取样时易污染，从而造成假阳性结果；④由于无法取得深部感染标本，只能经验性用药，造成抗生素敏感性较低。

术后伤口已发生感染者，在积极进行局部处理的同时，做细菌培养和药物敏感试验，根据药敏试验结果选用抗生素。在等待细菌培养结果期间，连续使用某种抗生素 3 天体温不降，应考虑更换抗生素。结合感染部位及推测可能的致病菌，改用新一代广谱抗生素。每次更换抗生素应至少使用 3 天以上，不宜频繁更换。关于抗生素治疗时间的长短不同，学者的观点差异较大。Meredith 和 Carreon 等提出在清创术后静脉使用抗生素至少 6 周，对于耐甲氧西林金黄色葡萄球菌（MRSA）等耐药菌可以延长至 8 周，在静脉抗生素治疗完成后改为口服抗生素继续治疗。Petilon 等推荐对腰椎融合手术后深部感染的患者进行 6 周的静脉抗生素治疗，之后改为口服抗生素继续治疗。Kowalski 等回顾性分析了 81 例脊柱内固定术后感染的患者，其中 28 例早期感染的患者取出了内固定，22 例在术后接受了 4～6 周的静脉抗生素治疗和 6 个月以上的口服抗生素治疗，6 例仅接受了 4～6 周的静脉抗生素治疗。结果显示，静脉+口服抗生素组的治疗失败率（22%）低于单纯静脉注射组（83%）；此外，他们分析发现在无药敏试验结果时，长期使用抗生素的彻底治愈率为 80%，而短期使用抗生素组仅为 33%。尹东等也建议静脉持续应用抗生素 6 周，后改为口服抗生素 6 周，其总疗程至少 3 个月。而 Richards 等则提出静脉使用抗身素 2～5 天后，即可改口服抗生素 7～14 天。Rihn 等认为 AIS 患者术后出现深部感染，静脉使用抗生素 2～3 天后，改口服抗生素 10～14 天。总之，抗生素使用应遵循静脉+口服、足效、足量的原则，静脉用药一般至少至拔引流管，后改成口服用药 6 周左右。

2. 清创手术+保留内固定+一期闭合伤口　部分学者采用此种抗感染方法取得一定效果，但此方法未置管冲洗，引流不彻底从而造成复发，增加二次清创的可能性。Christine 分析了 622 例儿童脊柱侧凸患者行脊柱后路内固定矫形术，术后共有 53 例（8.5%）出现深部感染，其中 31 例（5.0%）为急性感染，予以清创手术+保留内固定+一期闭合伤口，最终半数感染患者需要二次清创，12 例患者需去除内固定。

3. 联合清创手术、保留内固定和置管冲洗，一期闭合伤口　这是目前治疗急性深部感染的主流手段。清创时沿原切口全部敞开深筋膜，操作中避免使用电刀，可采用双极电凝止血。将切口内脓液吸除，做细菌培养和药敏试验。使用组织剪或刀片彻底清除所有感染坏死组织，尤其是初次手术中植入的异体骨及内固定周围的炎性肉芽组织，并用刮匙反复刮椎板表面，直到整个创面新鲜渗血。检查螺钉有无松动，若螺钉明显松动且钉道内有脓液积聚，取出螺钉，用小刮匙清除螺钉钉道内的肉芽和炎性组织。但大部分深部感染的早期不会发生螺钉松动，只有未做及时引流，脓液长时间对螺钉的钉道进行渗透，才会引起螺钉松动等现象。清除所有坏死组织后，进行伤口双氧水冲洗，再用生理盐水冲洗，而后用稀释的碘伏溶液浸泡至少 10 分钟，最后用生理盐水冲洗干净。按此流程反复冲洗 2～3 次。清创完成后，选择合适直径引流管行置管冲洗引流术，为了防止引流管堵塞引起冲洗不畅，伤口近端可置入 2 根冲洗管，远端同样可置入 2 根引流管，一期闭合伤口。在闭合切口的过程中，必须紧密缝合肌肉组织和深筋膜组织，不留死腔，每逢一层打开冲洗管检验是否有明显的渗漏；皮肤和皮下全层可采用减张缝合。术后伤口持续负压冲洗，对大龄儿童初始冲洗剂量为 24 小时 2000～3000ml 生理盐水，生理盐水中一般不用加抗生素，伤口及时换药，保持干燥。在临床症状消失，体温正常，连续 3 次血常规、ESR、CRP 指标正常，细菌培养呈阴性时停止冲洗，拔除冲洗进口管，改为负压吸引，48 小时引流量小于 50ml 则可拔除冲洗出口管，根据伤口愈合情况决定拆线时间。

负压闭式引流的使用可以消除间隙水肿，增加血供，刺激细胞和肉芽组织生长，有利于避免术后硬膜外血肿的形成。Rhee 和 Canavese 等评价了负压闭式引流对 14 例青少年脊柱矫形术后早期深部感染患者的治疗效果，所有患者都完全康复，并且没有取出内固定。Lee 等证实了负压闭式引流在硬脊膜暴露的脊柱深部感染患者中的安全性和有效性。Watt 等回顾性分析了 19 例颈椎术后早期深部感染的病例，使用清创、负压闭式引流和抗生素治疗，最终仅有 1 例患者需要取出内固定。以上研究者们认为，负压闭式引流对脊柱深部感染的治疗有效，并且能够保留内固定和植骨。因此，负压闭式引流有助于脊柱术后深部感染的治疗。但是需要注意，负压闭式引流的禁忌证是存在脑脊液漏、肿瘤及凝血功能异常的患者。

对于早期的急性感染，虽然内固定位于感染灶内，但感染早期细菌与内固定之间的多糖蛋白膜黏附并不稳定，彻底清创后持续灌洗可使残存的细菌脱落，无法于内植物表面形成稳固的生物膜，降低伤口内细菌和毒素的浓度。文献报道此种方法可取得良好效果：Mehbod 报道成人脊柱融合术后伤口深部感染，予以清创手术 + 保留内固定 + 置管冲洗 + 一期闭合伤口，80% 的患者一次清创成功，100% 的患者可保留内固定。Rohmiller 报道 500 例脊柱后路内固定融合术后，28 例出现深部感染，予以此方法冲洗抗感染，75% 的患者一次清创成功，100% 的患者可保留内固定。Lian 等纳入 23 例脊柱内固定术后早期深部感染的患者，同样予以清创、置管冲洗、一期闭合伤口，最终 91.3% 的患者一次清创成功，100% 的患者可保留内固定。Yin 等通过对 42 例脊柱内固定术后深部感染的患者研究发现，在内固定没有明显松动的前提下，保留内固定并进行仔细的清创 + 置管冲洗，联合双氧水及聚

维酮碘浸泡能够有利于创面的一期愈合。

对于脊柱内固定术后深部感染，植入物是否保留存在一定争议，尤其是在外科医生与感染科医生之间。去除内植物，可减少细菌附着，有利于感染根治，但可能导致内固定不稳定，发生矫正丢失，甚至需要翻修手术。一部分研究支持保留内固定：Maruo 等回顾性分析了该中心 126 例脊柱内固定术后感染的病例，这部分患者进行了清创并保留了内固定，最后感染治疗的成功率为 79%。在 Kowalski 等的研究中，22 例脊柱内固定术后早期感染的患者在清创术中保留了内固定，5 例感染治疗失败，治疗成功率为 77%。另一部分研究认为内固定的保留会导致抗感染治疗的失败：Aydinli 等报道了 8 例脊柱内固定术后早期感染的病例，在保留内固定清创后，所有 8 例患者均出现了复发性的感染，最终取出了内固定，但在取出内固定时，脊柱已经实现了稳定的融合。因此，在早期感染的情况下，彻底的手术清创同时保留内固定是治疗切口感染的有效方法。

大量临床研究证实对于脊柱畸形术后早发性深部感染的患者，只要早发现、早处理，经过彻底的清创和冲洗，伤口大多能愈合，若内固定无松动，大多可保留内固定，远期随访无感染复发，且骨融合良好（图 22-5-5）。值得注意的是，初次清创手术必须彻底清除感染坏死组织，若清创不彻底，残留异体骨等坏死组织，往往会出现感染复发（图 22-5-6）。

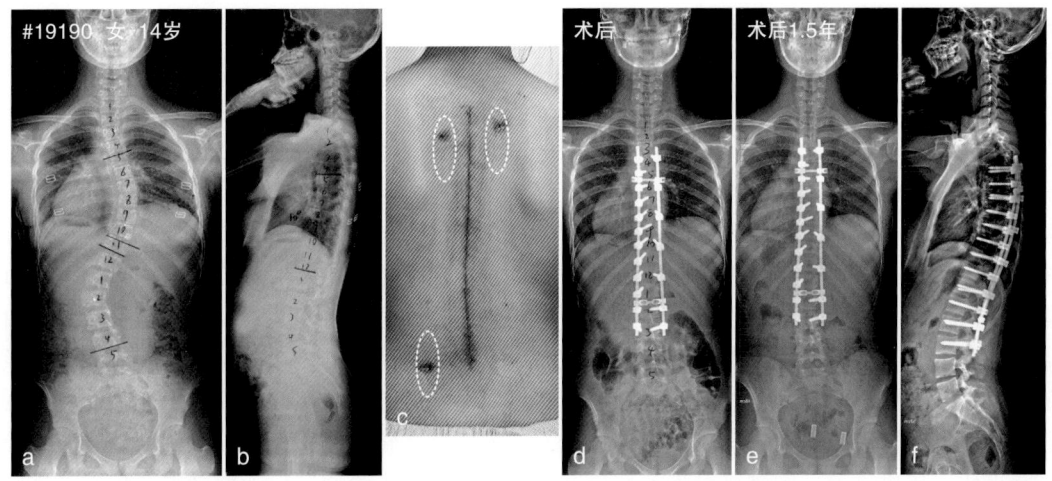

图 22-5-5 女（#19190），14 岁，青少年特发性脊柱侧凸（a、b）。行后路矫形内固定术（T$_4$~L$_3$），术后矫形效果满意（d），但患者发热，伤口远端持续渗液，分泌物培养示金黄色葡萄球菌感染，行清创术，并置管冲洗引流 2 周后拔管（c，线圈处为 2 个冲洗管口和 1 个引流管口）。术后随访 1.5 年，无感染复发，冠状面及矢状面矫形效果维持良好（e、f）

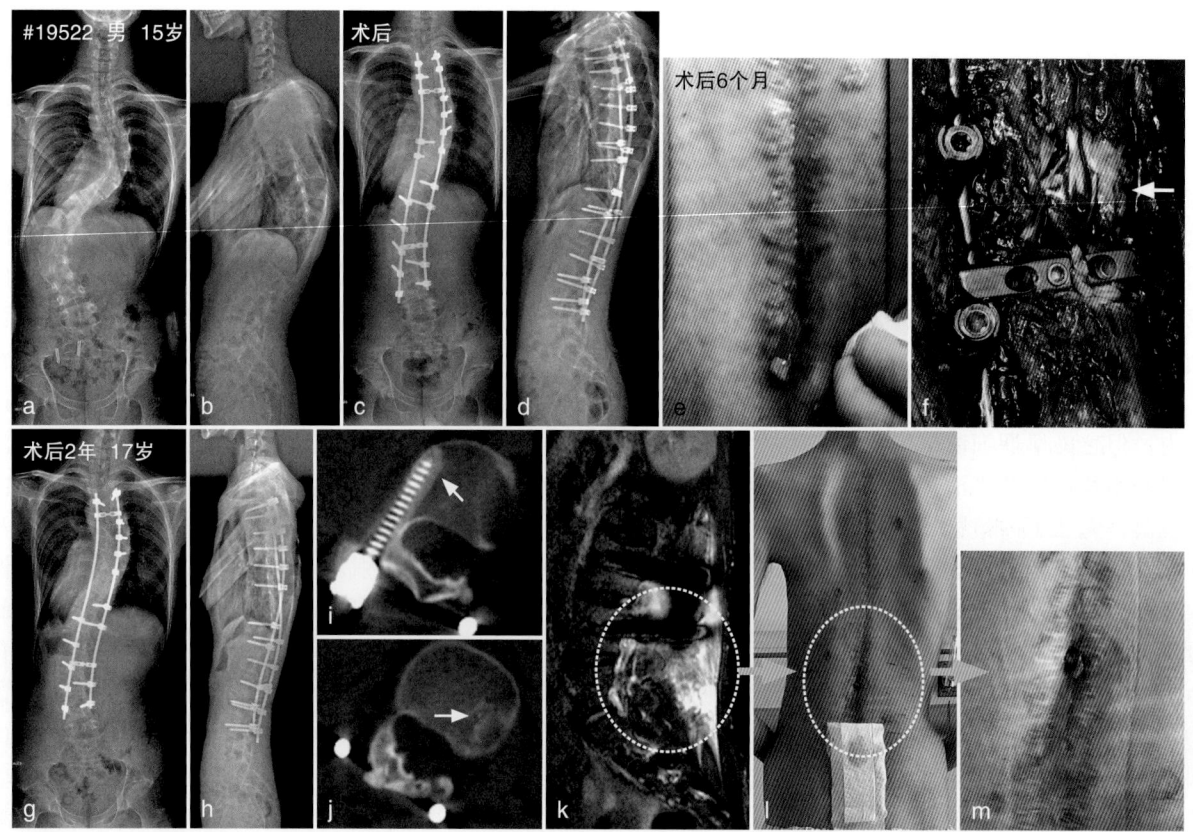

图 22-5-6　男（#19522），15 岁，马方综合征伴脊柱侧凸（a、b），行脊柱后路多节段 SPO 截骨矫形内固定术（T₃~L₄）（c、d）。术后 6 个月伤口远端出现脓性渗出，伴局部切口裂开，分泌物培养为耐药金黄色葡萄球菌，予以保守治疗无明显好转（e），遂行伤口清创术，术中见大量脓性分泌物积聚于远端横连附近（f，箭头），检查内固定无松动，保留内固定，置管持续冲洗 3 周，伤口一期愈合。术后 2 年，X 线示矫形效果维持良好，无明显矫正丢失和内固定并发症（g、h），但 CT 提示远端螺钉周围骨质吸收和破坏，螺钉松动（i、j），MRI 示腰背部筋膜层高低混杂信号，软组织水肿（k），伤口远端再次出现脓性分泌物，局部形成窦道，分泌物培养仍为耐药金黄色葡萄球菌（l、m），予以第二次清创。考虑到患者反复感染，脊柱矫形后已达到骨性融合，遂去除内固定，彻底清除坏死组织后置管冲洗，术后感染控制，伤口一期愈合

4. 持续引流　当深部感染合并脑脊液漏时，最大风险在于细菌沿着脑脊液逆行感染，引起化脓性脑脊髓膜炎。Mcclelland 等报道脊柱手术后颅内感染的发生率为 0.4%，而 Friedman 等报道持续脑脊液漏引起颅内感染的发生率为 10%。由于脑脊液是一种营养丰富的培养基，一旦出现颅内感染，病情发展快，感染不易控制。持续腰椎蛛网膜下腔引流或持续性腰大池引流治疗脑脊髓膜炎创伤小、易于控制，带管时间长，脑脊液引流量恒定，脑脊液压力稳定，可以防止脑脊液过度引流引起的低颅压等并发症，便于动态观察脑脊液压力及性状的变化，为脑脊液化验提供方便。同时可以带走部分细菌、毒素等，短期内迅速减轻脑膜刺激征，降低脑脊液中细菌浓度，减轻颅内感染，减少因感染引起的蛛网膜粘连，非常适合并发脑脊髓膜炎的患者

（图 22-5-4）。但置管引流的不足之处在于存在引流管逆行感染的风险，因此在置管和换药过程中，必须保证无菌操作以降低医源性感染风险。此外，由于血脑屏障的存在，大多数抗生素难以到达脑脊液起到抗感染作用，可采取鞘内注射抗生素，使其直接进入脑脊液循环，迅速消除炎症。Feng 等报道 3 例脊柱术后急性感染、脑脊液漏伴伤口全层裂开患者，通过清创手术、腰大池引流、伤口真空负压闭式引流等方法，获得痊愈。王斌等报道 3 例脊柱手术后脑脊液持续外漏、形成假性脊膜膨出伴化脓性脑脊髓膜炎的患者，经闭合蛛网膜下腔引流联合敏感抗生素的使用，感染得到控制。周纲等报道 2266 例脊柱手术患者，126 例出现脑脊液漏，其中合并脑膜炎者 12 例。所有感染的病例均进行彻底的清创，保留内固定，一期关闭切口，静脉使用敏

感抗生素，然后行腰大池置管持续引流，同时将敏感抗生素（通常为万古霉素）自腰大池引流管鞘内注入给药，所有患者均获得痊愈。

预防

脊柱内固定术后深部感染往往会带来灾难性的后果，因此采取积极的感染预防措施非常重要，具体可分为术前和术中预防。

1. 术前预防

（1）控制血糖　对于一些综合征型脊柱侧凸患者，如 Prader-Willi 综合征，患者体型肥胖，常伴有 2 型糖尿病，围手术期应严格控制血糖。Kuzulugil 等提出围手术期血糖应控制在 6~10mmol/L。

（2）术前可采用去细菌定植方法　如使用莫匹罗星软膏涂抹鼻腔，使用氯己定或聚维酮碘洗浴。Thakkar 等纳入 519 例脊柱手术患者，研究发现患者术前鼻腔金黄色葡萄球菌定植与术后感染密切相关，而术前鼻腔使用莫匹罗星等抗生素去金黄色葡萄球菌定植能显著降低术后感染发生率。Cindy 等纳入 331 例 AIS 患者，术前通过鼻咽拭子检测有无金黄色葡萄球菌定植，结果阳性率为 23%。对于甲氧西林敏感的金黄色葡萄球菌，术前 5 天鼻腔涂抹莫匹罗星软膏；而对于耐甲氧西林金黄色葡萄球菌，术前 30 分钟采用万古霉素（15mg/kg）静脉给药预防感染，所有患者术前 1 天和术前当天采用聚维酮碘洗浴，通过此方法术后金黄色葡萄球菌感染率从 5.1% 下降到 1.3%。Chan 等纳入 4266 例脊柱手术患者，研究发现术前采用氯己定洗浴可显著降低术后 SSI 发生率。

（3）术前 1 小时预防性使用抗生素　Milstone 等纳入 1059 例 18 岁以下行脊柱融合手术的患者，通过多元回归分析，发现术前抗生素使用不当是 SSI 的独立危险因素，进一步分析发现切皮前 1 小时静脉滴注抗生素效果最佳。Takahashi 等纳入 1415 例脊柱手术患者，发现术前应用抗生素能够显著降低 SSI 发生率，建议在麻醉诱导前 1 小时左右给药，从而在切皮时血液和局部组织能达到充足的药物浓度。

2. 术中预防

（1）术区消毒是术前准备的重要一环　目前常用的两种消毒液为氯己定和聚维酮碘。Savage 等在一项随机对照研究中比较了氯己定酒精和聚维酮碘酒精的疗效，纳入了 100 例接受腰椎手术的患者，在皮肤消毒后和伤口愈合后，两组皮肤培养阳性率没有差异。Patrick 等进行的一项随机对照研究显示，使用聚维酮碘酒精和氯己定酒精各消毒 1 次相比使用聚维酮碘酒精消毒 2 次，患者皮肤上细菌的检出率更低。但该研究以细菌活力为衡量标准，而不是术后感染的发生率，因而还需要更进一步的研究。Sidhwa 等对 10 项随机对照研究进行了 Meta 分析，发现氯己定或聚维酮碘联合酒精的消毒效果可能优于单纯的氯己定或聚维酮碘。因此，使用含酒精的消毒剂进行消毒术区的无菌效果可能会更好。

（2）术中静脉滴注抗生素是降低脊柱手术后感染风险的有效方法　目前常用覆盖革兰氏阳性菌的广谱抗生素，在切皮前 30~60 分钟开始静脉滴注，而术中当手术时间超过 3 小时或出血量大于 1500ml 时，追加 1 次抗生素。Swoboda 等纳入了 11 例行脊柱内固定手术的病例，依据药代动力学结果，作者推荐当手术时间超过 3 小时或出血量大于 1500ml 时，加用 1 次抗生素预防感染。对于青霉素或头孢类抗生素过敏的患者，可以改用克林霉素进行预防。

此外，对于有可能携带革兰氏阴性菌的患者，如有慢性尿路感染的患者（如神经肌源性脊柱侧凸），可根据尿培养结果对预防抗生素进行调整。Núnez-Pereira 等对后路脊柱融合固定的患者，根据术前尿培养的结果进行个体化抗生素预防，结果发现在患有神经源性膀胱或留置导管的患者中有较高的革兰氏阴性菌定植率，同时个体化抗生素预防能够有效降低革兰氏阴性菌引起的术后切口感染。

（3）使用抗菌缝线关闭伤口　Ueno 等纳入 405 例脊柱手术患者，研究发现采用含有三氯生等抗菌成分的手术缝线术后感染发生率为 0.5%，而普通缝线的感染发生率为 3.9%，两组有显著差异。Onesti 等纳入 15 项随机对照研究进行系统综述，分析发现抗菌缝线可显著降低缝线上定植的细菌含量，从而降低术后切口感染发生率。

（4）切口局部应用万古霉素粉末　近年来被广泛用于预防脊柱术后感染。万古霉素能够抑制细菌细胞壁肽聚糖的合成，从而杀死细菌。万古霉素对革兰氏阳性球菌和杆菌，特别是 MRSA 和 MRSE（耐甲氧西林表皮葡萄球菌）具有良好的效果。但是静脉使用万古霉素由于受到切口局部血肿、软组织损伤等原因，易使组织局部浓度较低，且易产生细菌耐药性。因而，切口局部应用万古霉素能够提高局部药物浓度，降低循环浓度而避免其不良反应。但是否局部使用万古霉素仍存在争议，Fletcher 等对 277 名脊柱侧凸研究学会／北美儿童骨科学会（SRS/POSNA）会员进行问卷调查，分析局部抗生素的使用情况。有 34% 的会员在植骨块中混入抗生素，其中 70% 使用的是万古霉素。Haller 等纳入 118 例早发性脊柱侧凸患者行生长棒撑开手术，局部使用万古霉素组感染发生率为 1.4%，而对照组为 5.5%，两组有显著差异。但 Tubaki 等前瞻性随机对照收集了 907 例脊柱手术患者，结果发现局部使用万古霉素并不能降低 SSI 发生率。Horii 等同样报道局部使用万古霉素不能降低脊柱手术的 SSI 发生率。

（5）术中维持正常体温　儿童脊柱畸形患者，尤其是 BMI 较低的患儿，术中出血较多时，体温明显下降，此时应用暖风机或保温毯进行保温。Kurz 和 Melling 等研究发现术中采用保温措施可显著降低 SSI 的发生率。

（6）切口关闭前冲洗　被认为能够降低细菌感染的风险。Watanabe 等回顾性分析了 223 例脊柱手术患者，发现每小时超过 2000ml 的生理盐水冲洗与手术后切口感染的预防具有相关性。Chang 等比较了聚维酮碘和生理盐水冲洗切口的疗效：他们将 244 例初次后路腰骶融合内固定手术的患者分为两组，一组使用聚维酮碘和生理盐水冲洗切口，另一组仅使用生理盐水进行冲洗。结果显示聚维酮碘组的感染率明显更低，而在融合率、伤口愈合率以及临床效果方面两组没有差异。Cheng 等对 414 例脊柱手术患者进行了随机对照研究，研究组使用 0.35% 的聚维碘酮进行冲洗，对照组没有冲洗。结果显示研究组术后切口感染发生率显著低于对照组。但是聚维酮碘是通过释放碘而穿透并破坏微生物细胞壁，并且通过与氨基酸和不饱和脂肪酸形成复合物而影响蛋白质合成等生命活动，从而达到杀菌的效果。因而，关于聚维酮碘对正常组织的损伤作用仍然值得关注，目前需要更多关于使用聚维酮碘冲洗对正常组织影响的研究。

3. 术后预防

（1）银离子敷料　银离子已经被证实具有良好的抗菌作用，并且由于其对人体细胞的毒性远低于对细菌的毒性而得到了广泛的应用。银离子敷料已经被报道能够降低术后切口的感染风险。Epstein 等比较了银离子敷料和普通敷料对于腰椎椎板切除术后感染率的影响。结果发现，普通敷料组发生浅部感染 11 例、深部感染 3 例，而银离子敷料组未发生感染。尽管理论上来说银离子敷料具有良好的抗菌作用，但是目前没有更多的证据表明银离子敷料对脊柱术后感染的预防效果。

（2）负压闭式引流　能够减少组织张力和水肿、加强切口渗出的清除、增加切口周围的血流量，从而对切口的愈合具有积极的作用。Adogwa 等回顾性分析了该中心 160 例长节段胸腰椎融合术的患者，其中 60 例术后使用了负压闭式引流。结果发现，使用负压闭式引流组相比未使用组切口裂开的发生率降低了 50%，感染发生率由 14.91% 降至 10.63%。Liu 进行了一项 Meta 分析，纳入了 5 项随机对照研究，共 1295 例进行腰椎手术的患者。结果发现负压闭式引流的使用并没有显著降低切口感染的发生率。目前关于负压闭式引流对于降低脊柱术后感染风险的预防效果尚无定论，仍然需要更进一步的研究。

（3）术后抗生素　目前为了避免耐药菌的产生，术后抗生素的使用不得超过 24 小时。而脊柱手术后引流管的放置时间通常长于 24 小时，引流管可能会被细菌污染而感染切口。因此，术后抗生素使用时间的延长能否预防切口感染也是一个问题。Takemoto 等进行了一项随机对照研究，将 314 例进行多节段胸腰椎手术的患者随机分为两组，一组术后使用 24 小时抗生素，另一组抗生素使用持续至引流管拔除。结果显示，24 小时组感染率为 12.4%，持续使用组感染率为 13.2%，两组之间并没有差异。因此，在没有明确感染的前提下，术后抗生素的使用时间建议不超过 24 小时，从而避免耐药菌的产生。以上资料主要源自无内固定的，或相对短节段内固定的、手术时间短的患者。但由于脊柱畸形手术时间长，植入物多，手术的潜在感染风险较大。Maciejczak 等于 2019 年开展了一项大样本的前瞻性队列研究，共纳入 5208 例脊柱手术患者，比较术后单次使用抗生素和延长抗生素至术后 72 小时的效果，研究表明对于未置入内固定的脊柱手术，单次抗生素组与 72 小时抗生素组，SSI 发生率无显著差异（1.2% vs 0.8%）；而对于置入内固定的脊柱手术，单次抗生素组的 SSI 发生率较显著高于 72 小时抗生素组（5.3% vs

2.2%）。鉴于延长使用抗生素所需要的低廉成本，和发生脊柱深部感染后所带来的灾难性后果，不建议盲目缩短预防性使用抗生素疗程。应根据患者实际情况个性化使用抗生素，对于感染高风险的患者可适当延长使用抗生素。

二、迟发性深部感染

在文献中没有关于"脊柱内固定术后迟发性感染"准确时间的定义。Wimmer 等将脊柱内固定术后 20 周后新出现的脊柱区感染称为迟发性感染，也有定义为手术后 3 个月、6 个月和 9 个月后出现的脊柱感染。根据 Viola 等的观点，迟发性感染为在脊柱内固定手术恢复正常后数月至数年内出现的脊柱区感染。在 Clark 等的研究中，迟发性感染通常在术后 1 年后出现。Ricbards 等报道 146 例采用 TSRH 内固定的患者中，10 例在术后平均 25 个月时出现迟发性感染。俞杨等报道 509 例脊柱侧凸患者行后路三维矫形融合术，5 例患者发生了迟发性感染（0.98%），距初次手术平均时间为 19.2 个月。Ho 等认为脊柱内固定术后感染的定义可参照关节术后感染的定义，将迟发性感染定义为Ⅲ度感染，是指内固定术后一段时间患者由无症状转变为有症状的感染，而不是单纯通过时间来定义。由于定义的不一致以及病例数量的差别，文献报道脊柱侧凸矫形术后迟发性感染的发生率为 1%～7%。

病因学

迟发性感染的病因以及发病学机制尚未明确。在迟发性感染中，内固定周围通常由正常的骨组织包裹，没有坏死骨的存在，提示不存在骨髓炎。其可能原因包括：金属磨损颗粒引起的排斥反应、术中低毒细菌进入切口、血源性细菌种植等。俞杨等报道 5 例迟发性感染患者，术中见大量炎性肉芽组织包裹内置物周围，钉钩和横连处有脓性分泌物。窦道均和横连、开口钩或侧方螺栓相通，可见开口钩内套筒及侧方螺栓明显松动，横连处亦见松动，且此二处软组织颜色发黑（图 22-5-7）。Shuttlebarger 等报道 4 例迟发性感染患者，手术取出内固定旁组织行细菌培养均为阴性。Hatch 等术中发现，迟发性感染患者的椎旁肌通过炎性反应附着在内固定上，且在内固定旁有脓性液体聚集，但

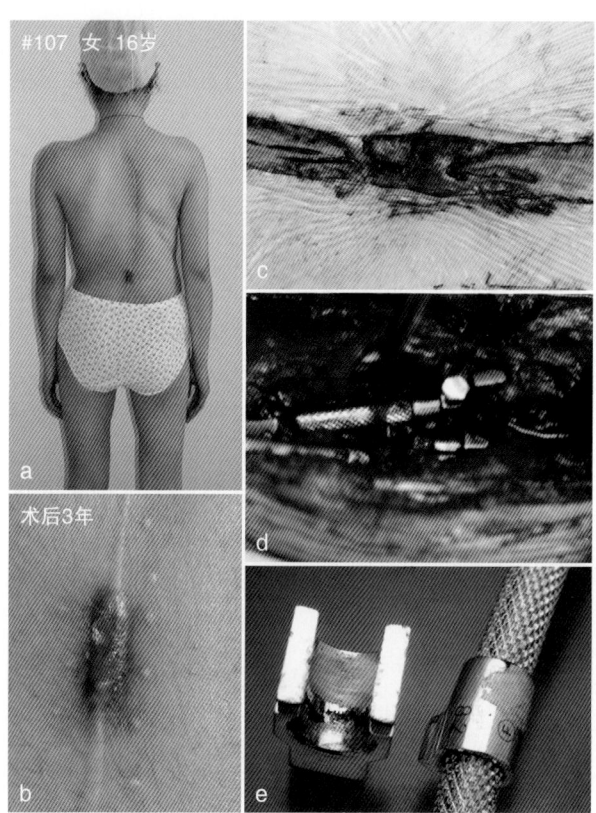

图 22-5-7　女（#107），16 岁。先天性脊柱后凸畸形术后 3 年出现迟发性深部感染，伤口远端可见窦道形成（a、b），皮肤窦道与横连相通（c），周围软组织发黑（d），在椎板钩套管与钩之间可见明显金属磨损（e），此为早年 CD 的钩 - 棒非锁紧型设计所致

内固定旁组织行细菌培养为阴性。他认为这种迟发性感染的本质可能不是感染，而是金属内置物磨损或微动引起的无菌性炎症反应。Dubousset 等报道的 18 例迟发性感染患者中，16 例组织细菌培养阴性，他也认为这些患者可能是由内固定松动磨损引起，而不是真正的感染。Wimmer 等报道了 6 例 CD 器械松动的病例，所有患者内固定旁组织细菌培养均为阴性。Soltanist 等报道 5 例迟发性感染患者均存在不同程度的内固定松动，其中 2 例出现断棒，内固定松动中最常见的是横连下方的区域出现磨损。在存在窦道的患者中，窦道常位于横连区域，内固定的腐蚀、磨损、假关节形成或者内固定的微动可能会引起异物肉芽肿以及滑膜囊。内固定表面的内源性蛋白质的变性所引起的对金属物的免疫或过敏反应也可能在迟发性感染中起重要作用。Muschik 等的研究中，29% 的迟发性感染患者有过敏倾向，明显高于未发生迟发性感染的同龄患者。Gaine 等认为连接处金属磨损及腐蚀产物可以提供给微生物

良好的体内环境,组织学检查可以见到异物反应。与钛合金内置物相比,不锈钢内置物和迟发性感染关系更明确。因此,这些研究者认为,临床上常见的脊柱内固定术后的迟发性感染,其本质可能是内固定后的排异反应,而不是真正的细菌性炎症。

Richards 等认为血肿形成、机体对内固定的反应以及内固定物磨损颗粒可能会促进细菌生长。即使内固定旁组织细菌培养为阴性,部分迟发性感染患者也很可能是由细菌感染引起的。Heggeness 等首次提出血源性种植是脊柱内固定术后迟发性感染的可能原因。他们报道了 6 例脊柱内固定术后 10 个月以上发生的迟发性脊柱感染,其中有 5 例患者在出现脊柱感染症状前,均存在身体其他部位的感染灶。作者提出可能的感染来源包括:2 例瘫痪患者的泌尿系统炎症,1 例肾盂肾炎合并肾结石以及 2 例静脉药物成瘾者。作者认为可能是反复发作的菌血症引起了迟发性感染。Dietz 等发现在未出现感染的骨科患者中,行内固定取出手术,深部组织进行细菌培养,其中 58% 为阳性。在这些阳性患者中,58% 的菌群为凝固酶阳性葡萄球菌,24% 为短小棒状杆菌。这些皮肤正常菌群可能是第一次手术时就进入伤口。Richards 等报道了 10 例出现迟发性感染的脊柱侧凸术后患者,怀疑其中 4 例是由术中种植引起,其理由是这 4 例患者初次手术时术中参观者很多,而其余 6 例参观者较少。

Muschik 等对 937 例脊柱侧凸术后的患者平均随访 3.5 年,5% 的患者出现迟发性感染。在 45 例迟发性感染患者中,37 例内固定旁组织细菌培养阴性。Lukaniec 等报道 667 例使用 CD 内固定器械的患者中,34 例(5%)发生迟发性感染;其中,81% 的患者内固定旁组织细菌培养 3 天时为阴性,但在培养超过 7 天以后,皮肤低毒性细菌的检出率超过 90%。Ho 等的研究也证实低毒性细菌是迟发性感染的主要感染源。

Gristina 等认为多糖 - 蛋白膜复合物可能是迟发性感染的关键因素。正常的皮肤菌群可能在术中直接进入伤口后黏附于内固定物表面,并形成生物膜,即多糖 - 蛋白膜。该生物膜可以保护细菌免受宿主免疫反应及抗生素的破坏,因此抗生素治疗效果不佳或者一过性好转后不久又复发。手术取出内固定物的同时也去除了这一生物膜,从而使抗生素和免疫细胞充分发挥作用。

短小棒状杆菌以及表皮葡萄球菌是最常见的皮肤菌群。在正常情况下,这些细菌为非致病菌群。Brook 等认为短小棒状杆菌感染的最常见以及最重要的因素是既往有内固定植入病史。在 Richards 的研究中,5 例迟发性感染患者内固定旁组织细菌培养发现了短小棒状杆菌。Soultanis 等报道在 60 例脊柱侧凸术后的患者中,5 例出现了迟发性感染,但内固定旁组织培养并未发现短小棒状杆菌,3 例培养出凝固酶阴性的葡萄球菌、1 例为鲍曼不动杆菌、1 例为链球菌,提示各种低毒性病菌均可能成为致病源,其中 2 例患者的感染组织在初次细菌培养时为阴性结果。因此,反复培养或延长培养时间是有必要的,短小棒状杆菌可能需要培养 10~14 天才能得出阳性结果。俞杨等报道 5 例迟发性感染患者,术中炎性肉芽组织送检,培养结果均为金黄色葡萄球菌,并非既往文献报道的表皮葡萄球菌、痤疮丙酸杆菌等低毒性细菌,作者分析可能的原因为:①该研究培养时间为 3~5 天,没有达到 Richards 等要求的 7~10 天;②东方人皮肤背部痤疮比西方人要少得多;③该研究 5 例患者皮肤破溃后到手术取内植物尚有一段时间,可能会污染到金黄色葡萄球菌,而该致病菌毒力强、繁殖快,在伤口内迅速成为优势菌群,容易被短时间内培养出来。

危险因素

迟发性感染的危险因素有:伴有认知障碍的患者,神经肌源性脊柱侧凸,患者采用异体植骨,术前骨牵引,术中失血较多等。Ho 等发现 AIS 患者初次手术时切口内引流失败和迟发性感染显著相关。手术后,凝血块、坏死脂肪以及其他液体等在椎旁不易被吸收。引流失败通常意味着切口内血肿形成,可能导致细菌残留。此外血肿也是那些生长缓慢细菌的培养基,引起迟发性感染。作者发现切口放置引流和不放置引流术后迟发性感染的发生率分别为 1.4% 和 4%。引流量巨大也可引起迟发性感染,可能是因为即使拔除引流后,伤口内仍可能有较大血肿形成。远端融合节段选择也和迟发性感染存在相关性,但是与近端融合节段无关,这可能是因为越往腰椎远端固定,死腔出现的可能性越大,从而导致血肿发生。还有研究者认为较长的手术时间和出血较多也和迟发性感染相关,Ho 等报道 AIS 患者术中大量输血是迟发性感染的危险因素,但 Soultanis 等未发现术中因素如手术时间、失血量等与迟发性感染的发生相关。Clark 等认为术中参观者较多是迟发性感染的危险因素。

有研究者认为相对于其他类型的侧凸来说，特发性脊柱侧凸患者术后迟发性感染的发生率最低，但也有研究提示低毒性感染在特发性脊柱侧凸术后和神经肌源性脊柱侧凸术后发生率相似。Hahn 等发现，特发性脊柱侧凸术后迟发性感染的发生率为 7.5%，神经肌源性脊柱侧凸术后的发生率为 6.3%。

内固定的选择与迟发性感染有关。Aleissa 等纳入 227 例儿童脊柱侧凸患者，研究发现内固定物的数量及体积和感染存在相关性；但 Hatch 等报道，单棒手术患者中也出现了迟发性感染。内固定材料在迟发性感染中的作用尚未确定，Chang 等在其研究中发现钢性材料沾染细菌的程度高于纯钛材料。Di Silvestre 等纳入 540 例 AIS 患者，行单纯后路矫形术，最终有 15 例（2.77%）因术后迟发性感染行翻修术，其中 11 例使用不锈钢棒、4 例为钛合金棒。使用不锈钢棒的感染发生率为 4.56%，显著高于钛合金棒组（1.33%）。Soultanis 等同样纳入 95 例 AIS 患者，其中 50 例采用不锈钢棒行后路矫形、45 例采用钛合金棒，术后随访 3~13 年，共有 7 例患者出现迟发性感染（7.3%），其中不锈钢棒组为 12%、钛合金棒组为 2%，两组有显著差异。作者认为可能原因是钛合金更稳定、骨融合面更多、多糖 - 蛋白膜形成面积较小。但 Wright 等纳入 874 例儿童脊柱侧凸患者，共行 1156 次手术，其中 752 次手术采用不锈钢棒，术后感染发生率为 5.9%；238 次手术采用钛棒，术后感染发生率为 6.7%；166 次手术采用钴铬棒，感染发生率为 6.0%，三组无显著差异。但该研究的不足在于入选患者的病因学混杂，包含了特发性、先天性、综合征型和神经肌源性脊柱侧凸等。

临床表现

迟发性感染很难早期诊断，其临床表现多样，可能会出现背痛不适、切口部位肿胀或渗出。局部红肿通常位于瘢痕的中间或远端，并最终可能引起局部破溃、窦道形成（图 22-5-7）。脓肿或窦道常邻近于内固定以及融合块，渗出是最常见的表现，而发热并不常见。当迟发性感染出现皮肤窦道表现时，其诊断不再困难；但有的患儿皮肤窦道可反复愈合、反复破溃，而被家长忽略，误认为是皮肤表

面的痤疮或疹子。俞杨等报道 5 例迟发性感染患者均有皮肤窦道形成，并有淡黄色液体渗出，窦道口位于原手术切口部位，周围无红肿热痛等急性炎症的局部临床表现，沿手术切口有深压痛但无明显波动感。其中 2 例有后背疼痛不适感，仅 1 例患者在皮肤破溃前曾有发热史。Richards 等报道的 23 例迟发性感染患者中，伴有发热者仅有 3 例。Viola 等认为不断加重的背部疼痛是脊柱感染的最可靠的指标，在他报道的 8 例患者中，所有患者在确诊前均存在不断加重的背部疼痛。Bose 在文献回顾中发现，96 例迟发性感染患者中有 31 例存在不断加重的背部疼痛。但 Clark 等认为疼痛并不是常见的临床症状。不过，脊柱内固定术后远期出现不断加重或者无法解释的疼痛时，要高度怀疑迟发性感染的存在。

影像学检查对确定是否存在感染很有帮助，通常表现为内固定松动，椎弓根螺钉附近的骨吸收等（图 22-5-8）。Robertson 等对 1 例迟发性感染患者进行 X 线、CT、锝扫描以及镓扫描检查后发现，镓扫描为阳性。而 Heggeness 等对 1 例脊柱术后 1 年背部疼痛以及发热的患者行 CT 检查，提示存在邻近内固定物的脓肿。MRI 平扫以及增强扫描可以清楚地判断是否存在硬膜外包块，同时还可以判断坏死组织的范围。虽然增强 MRI 以及 CT 在判断感染方面有 91% 的敏感性，但要确诊仍然存在很多困难。实验室检查中，红细胞沉降率以及白细胞计数可能升高，也可能正常。

治疗

最常用的治疗方法包括去除内固定、切口冲洗、清创以及抗生素治疗。但目前对是否保留内固定、伤口处理等方面均存在争议。

一期取出内固定、二期关闭伤口显然有效，但是患者会承受更大的痛苦。Wenger 等认为对于迟发性感染伤口化脓严重者，建议敞开伤口，通过反复换药后二期闭合伤口。多数学者认为取出内固定后一期闭合切口可行，不需要二期闭合切口。Clark 等对 22 例后路内固定术后迟发性感染的患者，采用去除内固定、一期闭合伤口以及短期抗生素治疗，所有患者治愈。Richards 也赞成此观点。Hahn 等报道一期取出内固定的患者中，感染的愈合率为 100%。但 Ho 等报道 22 例一期取出内固定

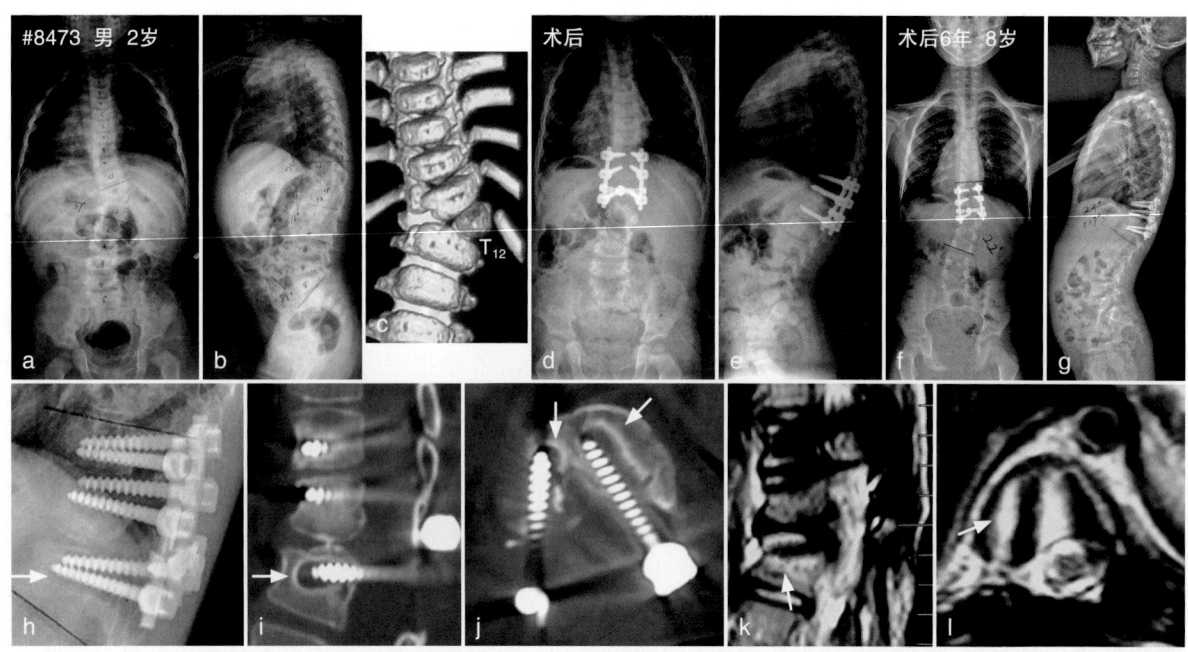

图 22-5-8　男（#8473），2 岁，先天性脊柱侧凸伴 T$_{12}$ 半椎体畸形（a~c）。予以 T$_{12}$ 半椎体切除短节段固定，并佩戴 Boston 支具（d、e），术后 6 年出现迟发性深部感染，远端螺钉松动伴远端冠状面失代偿（f、g）。术后迟发性感染的影像学表现为 X 线示螺钉周围透亮影，有松动迹象（h，箭头）；CT 示感染的椎体内螺钉周围骨吸收（i、j，箭头）；MRI T2 相示螺钉头周围为高信号的脓性积液（k、l，箭头）

的患者中，有 2 例需要再次手术清创。

抗生素治疗以及不取出内固定物的局部清创很少能完全控制感染。如果感染发生于骨融合之前，部分学者推荐在初次清创冲洗时保留内固定，早期清创灌洗有可能去除生物膜，继而长期口服抗生素维持治疗，直到形成坚强的骨融合。内固定至少要在初次手术 1 年后取出，因为很难在 1 年内达到坚强的骨融合。Sponseller 等对切口化脓严重、内固定表面软组织覆盖差的迟发性感染患者，采用敞开切口，促进肉芽在内固定附近生长，通过这种方法治疗的 14 例患者中有 7 例复发。Ho 等发现，保留内固定和感染复发显著正相关，43 例保留内固定的脊柱区感染的患者中，20 例患者出现感染复发，22 例需要再次手术的感染患者中，20 例是保留了内固定的患者；2 例需要超过 3 次清创的患者直到取出内固定后方能痊愈。

对于达到坚固骨融合的迟发性感染患者，清创手术时去除内固定已达成共识。一方面，迟发性感染通常由低毒力的细菌引起，病程较长，内固定表面往往形成生物膜，因而内固定的移除可以进行更彻底的清创，从而降低感染复发的风险。另一方面，在脊柱达到坚固骨融合后，内固定的取出对脊柱稳定性的影响不大。Hahn 等报道对于迟发性感染患者，经过内固定取出和彻底清创治疗后，感染的治愈率为 100%。在 Hedequist 等的研究中，所有 26 例迟发性感染的患者最终均取出了内固定，并且内固定取出越早，患者的翻修次数、住院时间及花费越少。Kowalski 等回顾性分析了 51 例迟发性感染的患者，其中 32 例早期进行了内固定的取出，19 例早期保留了内固定，结果显示取出内固定的患者 2 年的治疗成功率高于保留了内固定的患者。

关于感染对骨融合与畸形进展的影响，既往研究较少。早年，Lonstein 等报道使用 Harrington 内固定系统治疗脊柱侧凸畸形，术后无感染的儿童患者中假关节发生率为 11.5%，而感染患者中假关节发生率为 29.7%。对于已发生感染的患者，采取置管冲洗引流组的假关节发生率为 19.6%，而未置管引流的患者假关节发生率为 47.4%。这批患者的整体假关节发生率较高，可能与早年的 Harrington 内固定系统的稳定性不足有关。假关节与感染之间的因果关系也有待进一步探究，Merritt 等认为由于存在假关节，骨面之间的活动损伤周围软组织，引起组织坏死，为细菌生存提供环境。近年来，随着新型脊柱内固定系统的推广，越来越多的学者发现感染对骨融合的影响较小。Cahill 等纳入 1547 例儿童脊柱畸形手术患者，随访至少 2 年，术后深部感染发生率为 3.7%，感染组畸形进展平均为 12.2°，其中 56% 的感染患者畸形进展小于 10°。作者进一步进行亚组分析，未取内固定的患者畸形平均进展 2°，去除内固定的患者在取内固定前畸形进展 9°，取内固定后畸形进展为 14°。此外，在术后 1 年内取内固定和 1 年以后取内固定的两组患者间比较，前者畸形进展风险显著升高。他们认为感染本身不影响骨愈合，不会引起畸形进展，而大多数的畸形进展与术后早期（1 年内，未达到骨性融合）去除内固定有关。此外，研究发现深部感染对患者生活质量影响也较小，Mok 等在一项对 16 例脊柱后路融合手术后感染的配对分析中显示，在平均 62 个月的随访时间内，感染组和对照组在 SF-36 生活质量评分上并没有发现显著差异。Rhin 等发现在 AIS 患者中深部感染并没有影响术后 2 年的疼痛、功能、自我形象、满意度和 SRS-22 总评分。

南京鼓楼医院团队研究发现深部感染本身一般不影响骨融合的过程（图 22-5-9）。但如在骨融合前行清创手术并同时取出内固定，术后矫正丢失风险较大（图 22-5-10）。在骨坚固融合后取出内固定，矫正丢失的风险相对下降（图 22-5-11），但部分患儿仍会出现畸形进展（图 22-5-12、图 22-5-13），即使术后使用支具治疗，效果也较差，最终甚至需要再次行矫形翻修术（图 22-5-14）。虽然很多学者推荐取出内固定来治疗持续性深部感染，但已有不少文献报道内固定去除后，脊柱畸形的自然进程不是良性的。在骨融合不充分或者在假关节形成后取出内固定会导致一系列的问题，即使

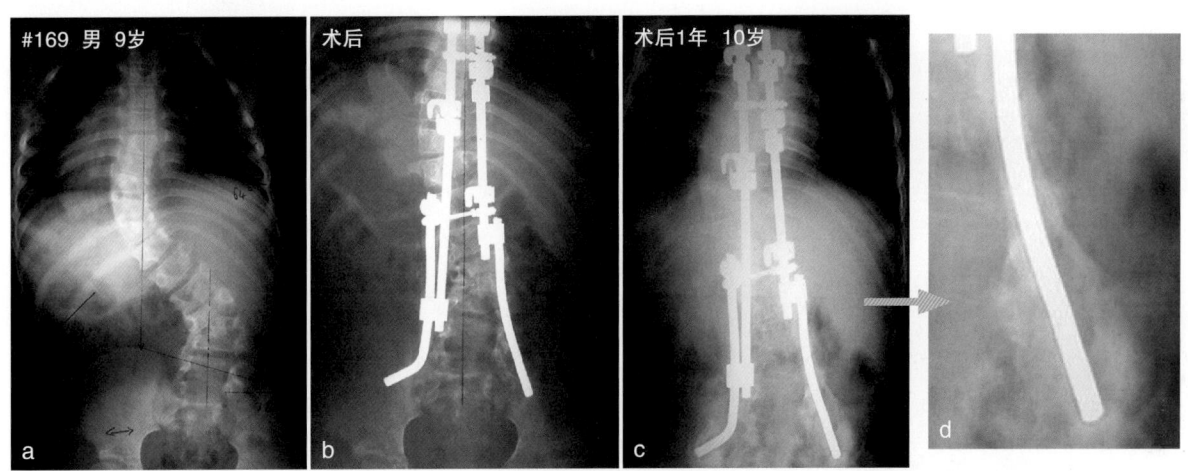

图 22-5-9　男（#169），9 岁，先天性脊柱侧凸伴腰骶部脊柱裂和马尾终丝栓系（a）。予以脊柱后路 CD 矫形内固定术 + 腰骶部 Galveston 棒内固定术，术后矫形效果良好，躯干和骨盆倾斜得到矫正（b），术后 1 年，患者腰骶部切口出现伴皮肤窦道的迟发性深部感染，但冠状面 X 线示无明显矫正丢失，Galveston 棒周围骨融合良好（c、d），予以取出内固定，感染治愈

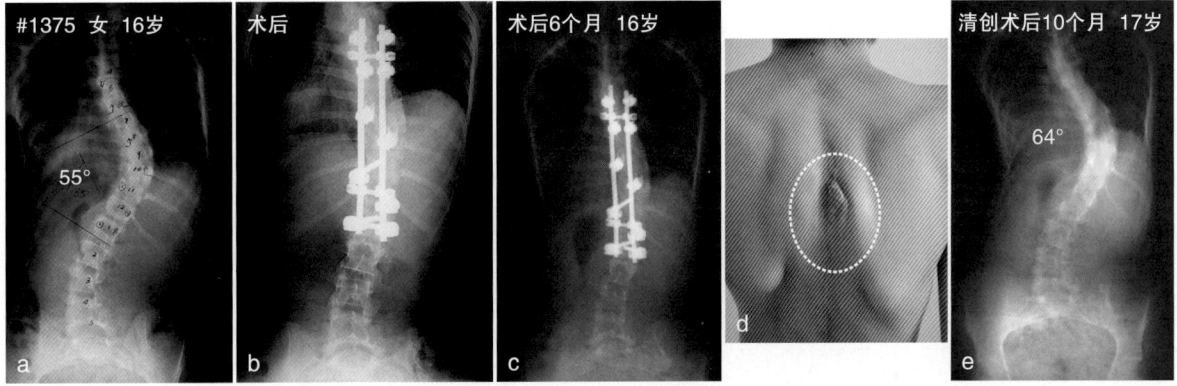

图 22-5-10　女（#1375），16 岁，特发性脊柱侧凸（a）。予以脊柱后路 TSRH 胸椎矫形融合固定术（b），术后 6 个月发生深部感染，并在伤口中段形成窦道（c、d），患者强烈要求取出内固定以保证伤口一期愈合，经沟通无效，予以清创手术 + 去除内固定 + 置管冲洗，伤口一期愈合，但 10 个月后侧凸明显进展，Cobb 角为 64°（e）

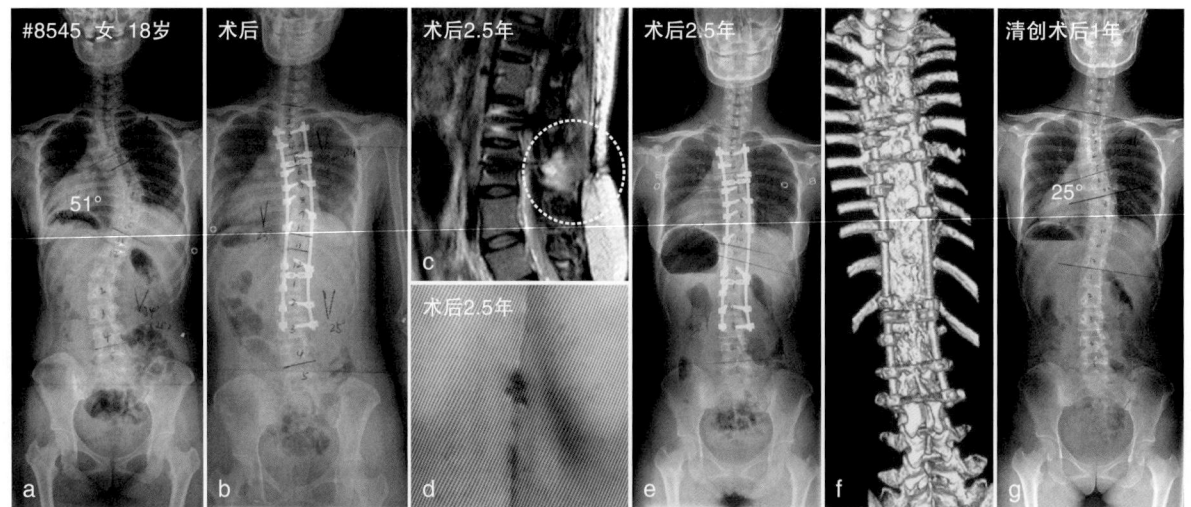

图 22-5-11 女（#8545），18 岁，特发性脊柱侧凸（a）。行脊柱后路矫形内固定术（T₃~L₃）（b），术后 2.5 年发生伴皮肤窦道形成的深部感染（d），MRI 提示内固定周围积液（c），X 线片及三维 CT 示矫形效果维持良好，骨融合坚固（e、f），予以清创手术 + 去除内固定 + 置管冲洗，清创术后 1 年右胸弯 25°，无明显矫正丢失（g）

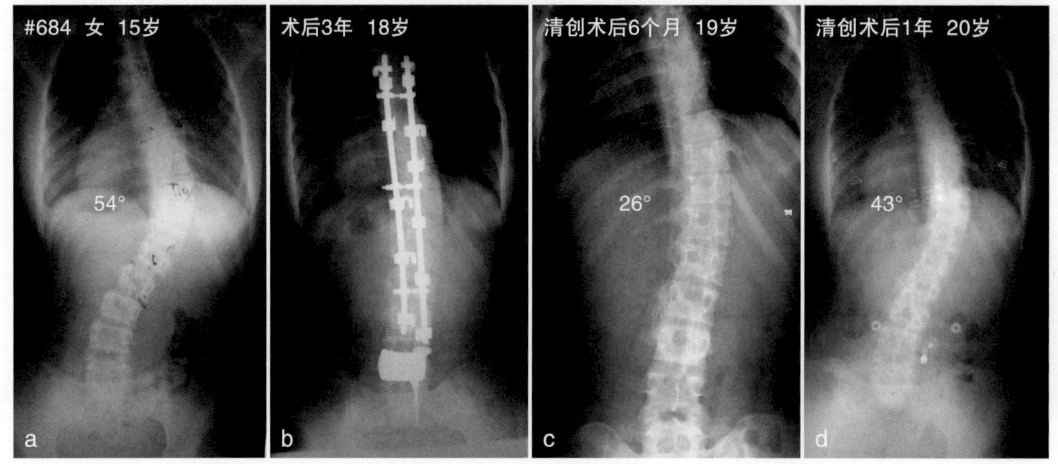

图 22-5-12 女（#684），15 岁，Chiari 畸形伴脊柱侧凸（a）。行脊柱后路 CD 矫形内固定术（T₄~L₄），术后 3 年 X 线示矫形效果维持良好，骨融合坚固（b），但伤口出现伴有皮肤窦道的深部感染，予以清创手术 + 去除内固定 + 置管冲洗，术中证实脊柱达到坚固的骨性融合，但清创术后 6 个月开始出现矫正丢失，右胸弯为 26°（c），术后 1 年进展为 43°，且主弯跨度增加，躯干向右倾斜（d）

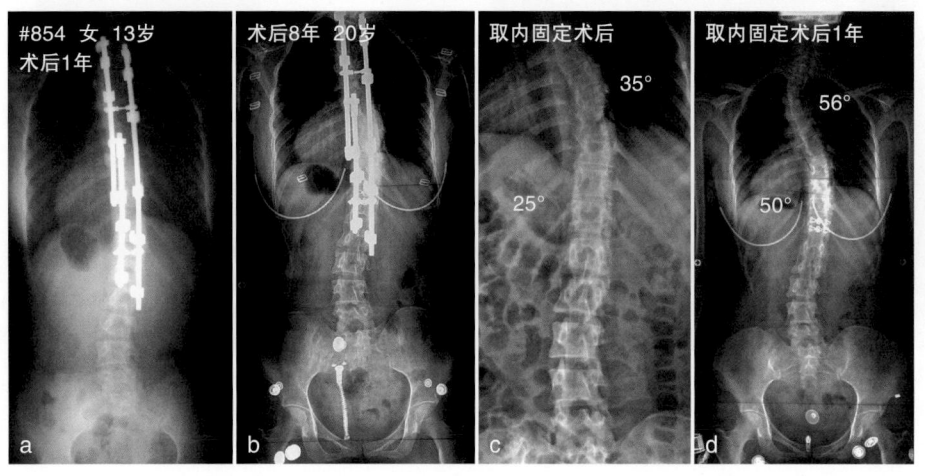

图 22-5-13 女（#854），12 岁，特发性脊柱侧凸。行脊柱后路 CD 矫形内固定术（a），术后 8 年 X 线示矫形效果维持良好，骨融合坚固（b），但出现迟发性深部感染，予以清创手术 + 去除内固定 + 置管冲洗（c），去除内固定后 1 年开始出现矫正丢失，上胸弯进展为 56°，右胸弯为 50°（d）

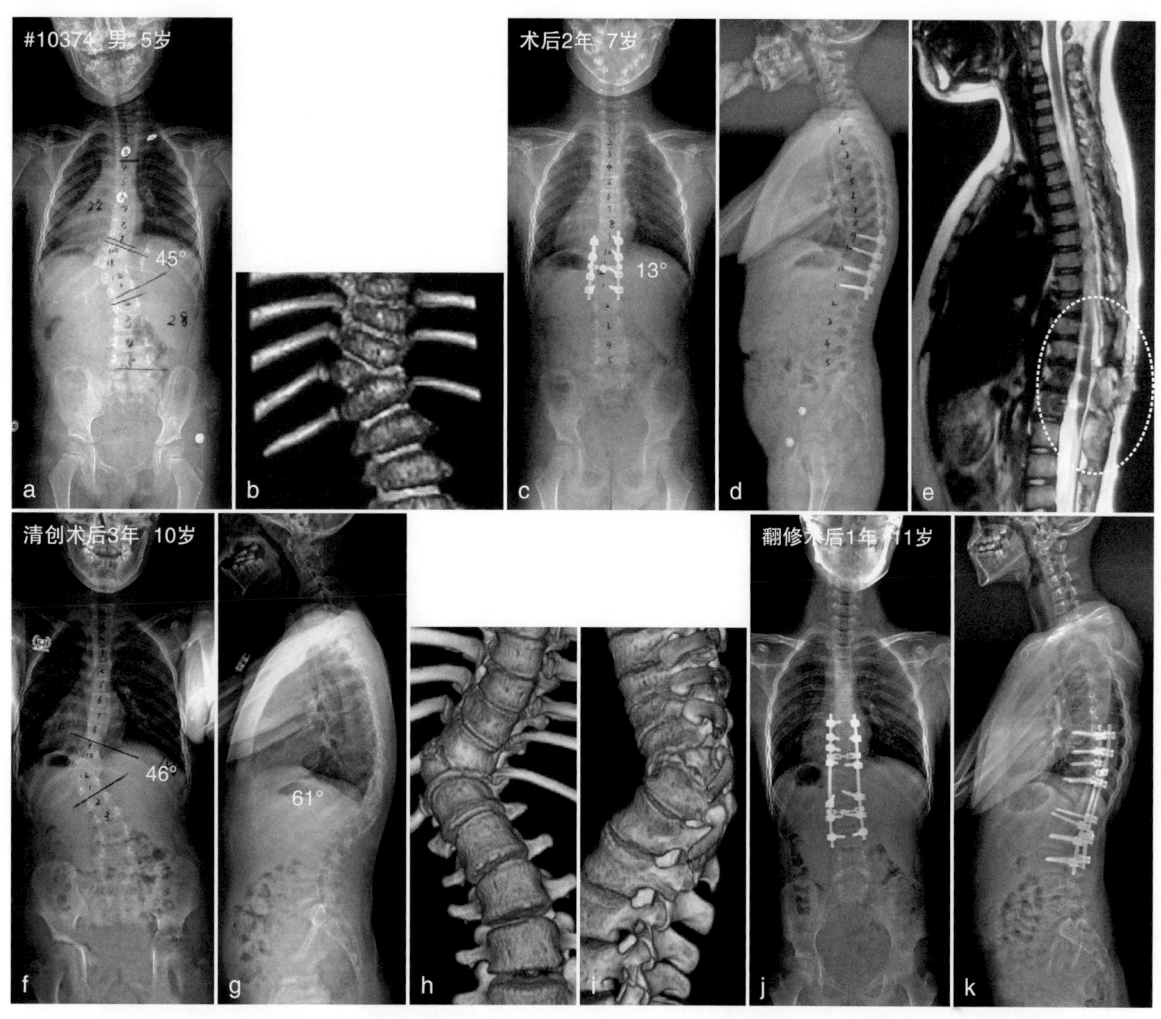

图 22-5-14 男（#10374），5 岁，T$_{11}$ 半椎体、先天性脊柱侧后凸（a、b）。行 T$_{11}$ 半椎体切除内固定术，术后 2 年无矫形丢失，骨融合良好（c、d），但患者诉腰背部疼痛，伤口破溃，MRI 示深部积液（e），遂予以一期清创手术＋内固定去除＋置管冲洗，术后支具治疗，随访 3 年感染未复发，但侧凸进展为 46°，矢状面出现胸腰段 61° 后凸畸形（f～i）。再次行脊柱后路翻修矫形术，T$_{12}$ 三柱截骨矫形，翻修术后 1 年，X 线示冠状面及矢状面矫形效果良好，无矫正丢失（j、k）

影像学以及手术中均提示坚强的骨融合后取出内固定，远期随访时也将出现矫正丢失等现象，因此在去除内固定之前需要与患者及其家属仔细沟通，并明确告知相关风险。Muschik 等回顾了 45 例因迟发性深部感染而取出内固定的脊柱侧凸患者，从初次矫形手术到取内固定平均为 3 年，大多数患者在内固定去除时已达到骨性融合，其中 35 例患者单独去除内固定，未重新置入新的内固定装置，在长期随访中发现去除内固定后，这批患者的伤口感染均得到控制，但畸形进展明显，末次随访时胸弯进展为 42°、腰弯进展为 29°。Rathjen 等报道 43 例特发性脊柱侧凸患者，初次矫形术后平均 2.9 年因深部感染和疼痛去除内固定，之后再随访 9.5 年，冠状面上 2 例患者侧凸进展为 11°～20°，矢状面

上 19 例患者后凸进展为 11°～20°，5 例患者后凸进展大于 20°。Alpert 等报道 75 例青少年脊柱侧凸患者，初次矫形术后平均 2.8 年因感染、疼痛或内固定失败等原因去除内固定，之后随访 10 年以上，结果发现畸形进展平均为 23.1°，且因感染而去除内固定的患者较非感染患者矫形丢失更为显著（33.8° vs 18.8°）。Deckey 等报道 116 例脊柱侧后凸畸形患者，行脊柱后路矫形融合术，其中 14 例患者在术后平均 40 个月时因内固定并发症和感染等原因需取出内固定，且此时都已达到坚固的骨性融合。但在去除内固定后平均 4.8 个月的随访中，有 4 例患者出现疼痛加重且矫正丢失，而需要行翻修手术，因此他们建议即使在骨性融合时也应尽量避免取出内固定。Ho 等报道 10 例取出内固定

的病例中，平均随访 10 个月，6 例患者出现 10°上的畸形进展。

　　因此，Muschik 等建议一期取出内固定，同时置入低切迹钛合金内固定，避免对软组织的机械刺激。作者采用一期手术包括窦道切除、取出内固定、清创冲洗、再固定以及自体松质骨植骨治疗，结果切口实现一期愈合，在平均 3 年的随访中，无感染复发，仅有 1 例患者远期出现显著矫正丢失，和没有再次内固定的患者相比，矫形效果的维持更好。所以对于软组织条件较好、感染未广泛扩散的患者，可采取一期清创手术 + 内固定翻修术（图 22-5-15）。Clark 等则推荐使用钛合金内固定分期进行再次固定。所有取出内固定的患者必须密切随访。毫无疑问，取出内固定会促进感染的愈合，但这要和

内固定取出后畸形的进展进行权衡。其中一种可选方案是对有窦道形成但软组织炎症不严重的患者，采用长时间局部引流换药、配合应用抗生素控制感染扩散，但引流必须保持通畅，以免感染在深部组织内扩散，直到骨融合坚固后再取出内固定。该方法的缺陷是不知何时能达到坚固的骨融合，即使数年后取出内固定后，仍有可能出现假关节，从而导致畸形快速进展。而对于软组织炎症明显，引流量多的患者，不宜采用长期换药的策略，因为此类患者，感染将沿钉道扩散，最终导致内固定松动，甚至引发骨髓炎，使得清创后感染再次复发。

　　Dipaola 等针对脊柱手术，提出脊柱术后感染治疗评分（postoperative infection treatment score for the spine, PITSS），用于预测患者是否

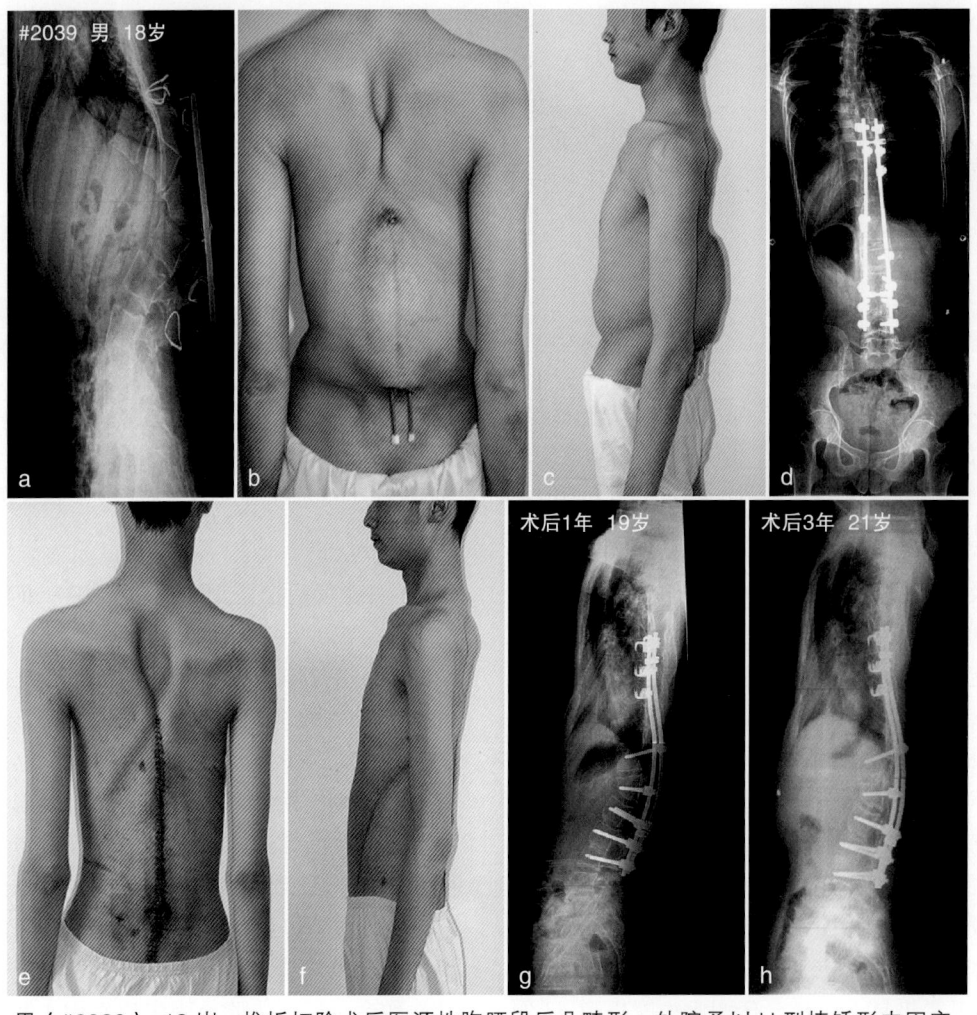

图 22-5-15　男（#2039），18 岁。椎板切除术后医源性胸腰段后凸畸形，外院予以 U 型棒矫形内固定，术后 1 年内固定断裂，远端顶破皮肤，形成窦道，出现迟发性感染（a~c）；考虑到患者腰背部软组织条件较好，感染局限，予以一期清创手术，取出内固定，一期行脊柱后路翻修内固定矫形术（d），术后腰背部隆起明显改善，切口愈合良好（e、f），随访 1 年及 3 年无感染复发，矢状面矫形效果维持良好，无矫正丢失，无内固定并发症（g、h）

会感染复发，需要行多次清创手术。如表 22-5-1 所示，预测因素包括感染位置、并发症、微生物检测、远端感染、内固定有无、是否植骨等。PITSS 为 7～14 分时，再次感染风险较低；PITSS 为 14～20 分时，再次感染风险中等；PITSS 为 21～33 分时，再次感染风险较高。

在那些没有获得明确病原学证据的迟发性感染患者中，如何使用抗生素尚不确定。通常情况下，抗生素治疗是先行静脉治疗、再口服治疗，最好能够根据细菌培养和药敏结果选用抗生素。但是，单独使用抗生素很难奏效，因为多糖 - 蛋白膜

表 22-5-1	脊柱术后感染治疗评分（PITSS）预测是否需要多次清创
预测因素	**PITSS 评分**
感染位置	
颈段	1
胸腰段	2
腰骶部	4
并发症	
无／其他	0
心血管／肺部	1
糖尿病	4
微生物	
革兰氏阳性菌	2
革兰氏阴性菌或混合细菌感染（不含 MRSA）	4
混合细菌感染（含 MRSA）/MRSA 单独感染	6
远端感染	
无	1
尿道或肺部感染	3
仅细菌感染	5
细菌感染 + 尿道或肺部感染	6
内固定	
有	6
无	2
植骨	
无	1
自体骨	3
其他（异体骨，BMP 等）	6

注：MRSA：耐甲氧西林金黄色葡萄球菌；BMP：骨形成蛋白。

的存在，很难在感染区域形成有效的杀菌浓度。表皮葡萄球菌以及其他凝固酶阴性葡萄球菌通常对青霉素酶拮抗的抗生素如甲氧西林和万古霉素等敏感。鲍曼不动杆菌以及消化链球菌对亚胺培南和氨苄西林等敏感，因此在培养结果为阴性时可以考虑试行经验性治疗。此外，清创术中是否取内固定也与抗感染治疗的周期有关。Collins 等回顾了 74 例脊柱内固定手术后发生迟发性感染的患者，在他们的研究中，如果在清创时发现脊柱融合良好则取出内固定，然后给予 4 周静脉和 5 周口服抗生素治疗。结果显示，取出内固定的感染治疗成功率很高（100%），而保留内固定的复发率达到了 40%。因此，作者提出对于取出内固定的深部感染，清创术后使用 6 周静脉抗生素，口服抗生素的使用时间可以在患者炎症指标，如 CRP、PCT（降钙素原）、ESR 回归正常后继续使用 2 周；对于保留内固定或耐药菌感染的患者，术后静脉抗生素的使用时间可能需要超过 6 周，口服抗生素的时间也需要进一步延长。

预防

手术室环境控制是减少术中细菌种植的有效手段。Bose 等建议使用切口皮下引流来减少血肿形成，以减少细菌培养的温床。而减少内固定的数量可以减少刺激和炎症，从而减少低毒性细菌生存的可能性。Cheng 等认为第一次手术时采用稀释碘冲洗切口可以明显降低迟发性感染发生率，在其研究中，208 例切口采用碘冲洗的患者无一例发生迟发性感染，而 206 例未用碘冲洗的患者中 2.9% 的患者出现了感染。Richards 等推荐使用聚维酮碘纱布封闭伤口。低毒皮肤表面菌群可能是主要的致病因素，且很难通过其他手段去除，50% 左右的迟发性感染由凝固酶阴性的葡萄球菌引起，因此推荐预防性使用抗生素。Ho 等推荐采用广谱的万古霉素来预防可能的表皮葡萄球菌感染，但这同时可能导致对万古霉素耐药的 MRSA 菌群出现。由于静脉使用万古霉素并发症较多，如血栓性静脉炎、红人综合征、肾毒性、蛋白尿、皮疹等，因此脊柱外科医生常采取局部使用万古霉素。Vitale 等认为局部使用万古霉素有以下优点：①能够有效降低特定人群感染发生率（如高龄、长节段固定等）；②对于复杂脊柱畸形、需要多次手术的脊柱畸形手术有一定

的疗效，但对于较为简单的脊柱畸形手术效果不明显；③安全性较高，药物相关并发症发生率低。此外，关于预防性使用抗生素，美国指南推荐术前采用头孢唑林、头孢呋辛、万古霉素、克林霉素等，术前60分钟静脉滴注，必要时术中追加抗生素，术后24小时可继续使用头孢唑林、头孢呋辛、万古霉素、克林霉素等。中国指南推荐术前采用头孢拉定、头孢唑林或头孢呋辛等，术前30分钟静脉滴注，术中超过3小时或失血量超过1500ml追加，术后24~48小时继续用头孢拉定、头孢唑林或头孢呋辛等药物。

参考文献

[1] Mangram AJ, Horan TC, Pearson ML, et al. Guideline for prevention of surgical site infection, 1999. Centers for disease control and prevention (CDC) hospital infection control practices advisory committee[J]. Am J Infect Control, 1999 , 27(2): 97-132;quiz 133-1344;discussion 96.

[2] Dowdell J, Brochin R, Kim J, et al. Postoperative spine infection: diagnosis and management[J]. Glob Spine J, 2018, 8(Suppl 4): 37-43.

[3] Aleissa S, Parsons D, Grant J, et al. Deep wound infection following pediatric scoliosis surgery: incidence and analysis of risk factors[J]. Can J Surg, 2011, 54(4): 263-269.

[4] Cahill PJ, Warnick DE, Lee MJ, et al. Infection after spinal fusion for pediatric spinal deformity: thirty years of experience at a single institution[J]. Spine, 2010, 35(12): 1211-1217.

[5] Ho C, Sucato DJ, Richards BS. Risk factors for the development of delayed infections following posterior spinal fusion and instrumentation in adolescent idiopathic scoliosis patients[J]. Spine, 2007, 32(20): 2272-2277.

[6] Jevsevar DS, Karlin LI. The relationship between preoperative nutritional status and complications after an operation for scoliosis in patients who have cerebral palsy[J]. J Bone Joint Surg Am, 1993, 75(6): 880-884.

[7] Labbé AC, Demers AM, Rodrigues R, et al. Surgical-site infection following spinal fusion: a case–control study in a children's hospital?[J]. Infect Control Hosp Epidemiol, 2003, 24(8): 591-595.

[8] Master DL, Connie PK, Son-Hing J, et al. Wound infections after surgery for neuromuscular scoliosis risk factors and treatment outcomes[J]. Spine, 2011, 6(3): E179-185.

[9] Milstone AM, Maragakis LL, Townsend T, et al. Timing of preoperative antibiotic prophylaxis - a modifiable risk factor for deep surgical site infections after pediatric spinal fusion[J]. Pediatr Infect Dis J, 2008, 27(8): 704-708.

[10] Mohamed Ali MH, Koutharawu DN, Miller F, et al. Operative and clinical markers of deep wound infection after spine fusion in children with cerebral palsy[J]. J Pediatr Orthop, 2010, 30(8): 851-857.

[11] Rihn JA, Lee JY, Ward WT. Infection after the surgical treatment of adolescent idiopathic scoliosis - evaluation of the diagnosis, treatment, and impact on clinical outcomes[J]. Spine, 2008, 33(3): 289-294.

[12] Sponseller PD, Laporte DM, Hungerford MW, et al. Deep wound infections after neuromuscular scoliosis surgery[J]. Spine, 2000, 25(19): 2461-2466.

[13] Faciszewski T, Winter RB, Lonstein JE, et al. The surgical and medical perioperative complications of anterior spinal fusion surgery in the thoracic and lumbar spine in adults[J]. Spine, 1995, 20(14): 1592-1599.

[14] Osenbach RK, Hitchon PW, Menezes AH. Diagnosis and management of pyogenic vertebral osteomyelitis in adults[J]. Surg Neurol, 1990, 33(4): 266-275.

[15] Fang A, Hu SS, Endres N, et al. Risk factors for infection after spinal surgery[J]. Spine(Phila Pa 1976), 2005, 30(12): 1460-1465.

[16] Cahill P, Warnick D, Lee M, et al. P7. The treatment of postoperative infection in pediatric spinal deformity surgery[J]. Spine J, 2008, 8(Suppl-5): 104-105.

[17] Olsen MA, Mayfield J, Lauryssen C, et al. Risk factors for surgical site infection in spinal surgery[J]. J Neurosurg Spine, 2003, 98(2): 149-155.

[18] Subramanyam R, Schaffzin J, Cudilo EM, et al. Systematic review of risk factors for surgical site infection in pediatric scoliosis surgery[J]. Spine J, 2015, 15(6): 1422-1431.

[19] Linam WM, Margolis PA, Staat MA, et al. Risk factors associated with surgical site infection after pediatric posterior spinal fusion procedure[J]. Infect Control Hosp Epidemiol, 2009, 30(2): 109-116.

[20] Szöke G, Lipton G, Miller F, et al. Wound infection after spinal fusion in children with cerebral palsy[J]. J Pediatr Orthop, 1998, 18(6): 727-733.

[21] Hatlen T, Song K, Shurtleff D, et al. Contributory factors topostoperative spinal fusion complications for children with myelomeningocele[J]. Spine, 2010, 35(13): 1294-1299.

[22] Verhoef M, Lurvink M, Barf HA, et al. High prevalence of incontinence among young adults with spina bifida: description, prediction and problem perception[J]. Spinal Cord, 2005, 43(6): 331-340.

[23] Newton PO, O'Brien MF, Shufflebarger HL. Idiopathic scoliosis: the Harms study group treatment guide[M]. New York: Thieme Medical Publishers, 2010.

[24] Sponseller PD, Shah SA, Abel MF, et al. Scoliosis surgery incerebral palsy: differences between unit rod and custom rods[J]. Spine, 2009, 34(8): 840-844.

[25] Di Silvestre M, Bakaloudis G, Lolli F, et al. Late-developinginfection following posterior fusion for adolescent idiopathic scoliosis[J]. Eur Spine J, 2011, 20(Suppl 1): 121-127.

[26] Soultanis KC, Pyrovolou N, Zahos KA, et al. Late postoperative infection following spinal instrumentation: stainless steel versus titanium implants[J]. J Surg Orthop Adv, 2008, 17(3): 193-199.

[27] Takahashi J, Ebara S, Kamimura M, et al. Early-phase enhanced inflammatory reaction after spinal instrumentation surgery[J]. Spine, 2001, 26(15): 1698-1704.

[28] Takahashi J, Shono Y, Hirabayashi H, et al. Usefulness of white blood cell differential for early diagnosis of surgical wound infection following spinal instrumentation surgery[J]. Spine, 2006, 31(9): 1020-1025.

[29] Hong HS, Chang MC, Liu CL, et al. Is aggressive surgery necessary for acute postoperative deep spinal wound tnfection?[J]. Spine, 2008, 33(22): 2473-2478.

[30] Hidalgo-Ovejero AM, Otermin-Maya I, Garcia-Mata S, et al. Is aggressive surgery necessary for acute postoperative deep spinal wound infection? 2008; 22: 2473-2478[J]. Spine, 2009, 34(7): 750; author reply 751.

[31] Butler JS, Devitt BM, Poynton AR. Hong HS, Chang MC, Liu CL, et al. Is aggressive surgery necessary for acute posto-perative deep spinal wound infection?Spine. 2008;33: 2473-2478[J]. Spine, 2009, 34(7): 751-752;author reply 751.

[32] Christine H, David SL, Jennifer WM, et al. Management of infection after instrumented posterior spine fusion in pediatric scoliosis[J]. Spine, 2007, 32(24): 2739-2744.

[33] Mehbod AA, Ogilvie JW, Pinto MR, et al. Postoperative deep wound infections in adults after spinal fusion[J]. J Spinal Dis Tech, 2005, 18(1): 14-17.

[34] Lian XF, Xu JG, Zeng BF, et al. Continuous irrigation and drainage for early postoperative deep wound infection after posterior instrumented spinal fusion[J]. J Spinal Dis Tech, 2014, 27(8): E315-317.

[35] Canavese F, Gupta S, Krajbich JI, et al. Vacuum-assisted closure

for deep infection after spinal instrumentation for scoliosis[J]. J Bone Joint Surg Br, 2008, 90(3): 377-381.

[36] van Rhee MA, de Klerk LW, Verhaar JA. Vacuum-assisted wound closure of deep infections after instrumented spinal fusion in six children with neuromuscular scoliosis[J]. Spine J, 2007, 7(5): 596-600.

[37] Meredith DS, Kepler CK, Huang RC, et al. Postoperative infections of the lumbar spine: presentation and management[J]. Int Orthop, 2012, 36(2): 439-444.

[38] Petilon JM, Glassman SD, Dimar JR, , et al. Clinical outcomes after lumbar fusion complicated by deep wound infection: a case-control study[J]. Spine, 2012, 37(16): 1370-1374.

[39] 尹东, 郑晓青, 顾宏林, 等. 脊柱内固定术后迟发性深部感染的治疗[J]. 中华骨科杂志, 2017, 37(18): 1150-1155.

[40] Richards SB, Emara KM. Delayed infections after posterior TSRH spinal instrumentation for idiopathic scoliosis[J]. Spine, 2001, 26(18): 1990-1995.

[41] Kowalski TJ, Berbari EF, Huddleston PM, et al. The management and outcome of spinal implant infections: contemporary retrospective cohort study[J]. Clin Infect Dis, 2007, 44(7): 913-920.

[42] Robertson PA, Taylor TK. Late presentation of infection as a complication of Dwyer anterior spinal instrumentation[J]. J Spinal Disord, 1993, 6(3): 256-259.

[43] Kuzulugil D, Papeix G, Luu J, et al. Recent advances in diabetes treatments and their perioperative implications[J]. Curr Opin Anaesthesiol, 2019, 32(3): 398-404.

[44] Wright ML, Skaggs DL, Matsumoto H, et al. Does the type of metal instrumentation aAffect the risk of surgical site infection in pediatric scoliosis surgery?[J]. Spine Deform, 2016, 4(3): 206-210.

[45] Thakkar V, Ghobrial GM, Maulucci CM, et al. Nasal MRSA colonization: impact on surgical site infection following spine surgery[J]. Clin Neurol Neurosurg, 2014, 125: 94-97.

[46] Cindy M, Marion C, Catherine D, et al. Does Staphylococcus aureus nasal decontamination affect the rate of early surgical site infection in adolescent idiopathic scoliosis surgery?[J]. Eur Spine J, 2018, 27(10): 2543-2549.

[47] Chan AK, Ammanuel SG, Chan AY, et al. Chlorhexidine showers are associated with a reduction in surgical site infection following spine surgery: an analysis of 4266 consecutive surgeries[J]. Neurosurgery, 2019, 85(6): 817-826.

[48] Takahashi H, Wada A, Iida Y, et al. Antimicrobial prophylaxis for spinal surgery[J]. J Orthop Sci, 2009, 14(1): 40-44.

[49] Bibbo C, Patel DV, Gehrmann RM, et al. Chlorhexidine provides superior skin decontamination in foot and ankle surgery: a prospective randomized study[J]. Clin Orthop Relat Res, 2005, 438: 204-208.

[50] Paocharoen V, Mingmalairak C, Apisarnthanarak A. Comparison of surgical wound infection after preoperative skin preparation with 4% chlorhexidine [correction of chlohexidine] and povidone iodine: a prospective randomized trial[J]. J Med Assoc Thai, 2009, 92(7): 898-902.

[51] 俞杨, 邱勇, 朱丽华. 脊柱侧凸后路三维矫形融合术后并发迟发性深部感染[J]. 中国矫形外科杂志, 2003, 23(11): 1589-1591.

[52] 仇建国, 李书纲, 杨新, 等. 脊柱侧凸后路矫形融合术后感染的治疗[J]. 中华骨科杂志, 2001, 21(8): 453-456.

第六节　脑脊液漏

　　脑脊液漏是脊柱畸形手术后的常见并发症之一，此并发症的出现往往是由于手术操作过程中损伤了硬脊膜和蛛网膜，脑脊液从受损的硬脊膜流出形成伤口漏和引流口漏。根据病因，脑脊液漏分为损伤性、医源性和自发性，其中以损伤性多见。脑脊液漏发生后，脑脊液分泌量大于吸收量，大量脑脊液丢失，若处理不当，容易导致手术伤口不愈合，引发伤口感染，甚至颅内感染，后果严重。因此对它的早期诊断与治疗，于患者术后恢复有重要意义。

发生率

　　脊柱矫形术后发生脑脊液漏并不少见。Diab M 等总结了 1301 例青少年特发性脊柱侧凸患者的并发症情况，发现其中 0.15% 为硬脊膜撕裂，该研究是迄今为止纳入样本量最大的关于儿童脊柱畸形术后脑脊液漏发生率的文献报道。而其余相关研究大多并未区分儿童与成人。Di Silvestre M 等回顾了 1999—2001 年行后路融合术的 115 例脊柱侧凸患者，其中脑脊液漏的发生率为 12.1%。Suk 等报道了采用胸椎椎弓根螺钉治疗的 462 例脊柱畸形患者（特发性脊柱侧凸 330 例、先天性脊柱侧后凸 68 例、脊柱后凸 50 例、其他类型 14 例）中 3 例（0.6%）出现了硬脊膜撕裂。随后，Li 等对 208 例脊柱畸形患者（特发性脊柱侧凸 119 例、先天性脊柱侧后凸 38 例、脊柱后凸 37 例、其他类型 14 例）矫形过程中造成了 3 例（1.4%）硬脊膜撕裂。2013 年，Feng 等报道了 695 例脊柱畸形患者进行后路矫形手术治疗，其中特发性脊柱侧凸 426 例、先天性脊柱侧后凸 259 例、其他类型 10 例，共 8 例（0.12%）出现脑脊液漏。朱锋等统计 2000—2014 年南京鼓楼医院共开展脊柱侧凸手术 5946 例，共 45 例患者存在有记录的硬脊膜破裂及脑脊液漏，其发生率为 0.77%，其中严重脊柱畸形脑脊液漏发生率为 1.6%、先天性脊柱后凸畸形硬膜撕裂发生率为 2.6%。综上所述，脊柱畸形手术中硬脊膜撕裂和脑脊液漏发生率约为 1%。

　　Farb 等总结了脊柱手术后脑脊液漏的发生部位，除了较为多见的硬膜囊背侧损伤外，隐匿性损伤主要见于以下四处：①椎体后缘刺破硬脊膜、蛛网膜，在硬膜囊腹侧形成瘘口；②在神经根袖近端、靠近椎间孔处撕裂；③在神经根袖处撕裂，并与周围静脉丛形成脑脊液-静脉瘘或局部假性脊膜膨出；④在神经根袖远端、靠近椎间孔出口处撕裂。在脊柱矫形术后，上述四种隐匿性脑脊液漏发生最多的是三柱截骨过程中硬膜囊腹侧的破损和后柱截骨（PCO）时椎间孔附近的神经根袖处撕裂，这两种硬脊膜的损伤术中不易发现，主要原因包括破口较小或硬膜囊的自动回复或截骨面闭合时硬膜囊的皱缩，导致术中脑脊液漏不可见或暂停，给术者一种假性的安全感而未予处理。三柱截骨后的截骨面闭合（图 22-6-1），如果椎体后壁清理不干净，或闭合后有骨片，也可刺破腹侧硬膜囊。

危险因素

　　目前针对儿童脊柱畸形手术中硬脊膜破裂的危险因素研究尚不深入。在儿童和成人脊柱畸形矫形术中出现硬脊膜破裂的危险因素包括：侧凸顶椎区凹侧置钉、侧凸角度 >80°、翻修手术等。Di Silvestre 等发现脊柱畸形患者术中硬脊膜破裂全部发生于凹侧置钉，14 例出现脑脊液渗漏的患者术前侧凸角度均大于 80°。在另一项回顾性研究中，该作者也报道硬脊膜破裂全部发生于凹侧置钉；Li 等报道 3 例患者矫形术中硬脊膜破裂的部位均为凹侧置钉，同时术前侧凸角度均大于 90°；Feng 等报道 87.5% 的硬脊膜破裂发生于凹侧。Cammisa 等统计美国特种外科医院 1989—1998 年完成的 2144

例脊柱手术，硬脊膜破裂的总体发生率为 3.1%，翻修手术中的硬脊膜破裂发生率则高达 8.1%。此外，复杂脊柱畸形也是矫形术后发生脑脊液漏的危险因素，特别是存在脊柱脊髓发育异常如脊髓脊膜膨出、椎板缺如及脊柱裂等情况时。刘志昂等报道 62 例先天性脊柱侧凸合并脊髓异常接受三柱截骨矫形术后 3 例（4.8%）出现了术后脑脊液漏。萎缩型 NF1 伴脊柱侧凸患者普遍存在的椎弓根发育不良和脊膜扩大膨出更容易造成硬脊膜损伤和脑脊液漏因而被认为是矫形术后发生脑脊液漏的高危人群。Li 等报道了 19 例 NF1 伴脊柱侧凸患者，行后路矫形内固定术后硬脊膜损伤比例高达 10.5%，远高于青少年特发性脊柱侧凸患者。另外，特殊部位如先天性颈胸段畸形因置钉和截骨操作困难也容易引起术后脑脊液漏的发生。高博等回顾性分析了一组接受后路三柱截骨矫形术治疗的先天性颈胸段脊柱畸形患者，发现术后脑脊液漏的发生率高达 4%。

诊断标准

　　术中发现硬脊膜破损为术后发生脑脊液漏的直接证据。术后符合下面 6 个条件之一即可诊断：①脊柱

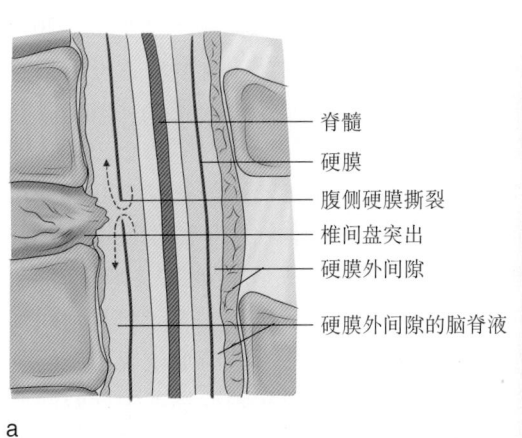

脊髓
硬膜
腹侧硬膜撕裂
椎间盘突出
硬膜外间隙
硬膜外间隙的脑脊液

a

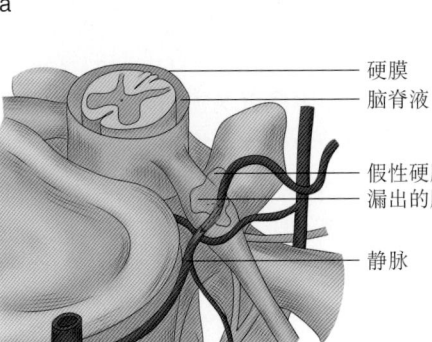

硬膜
脑脊液
假性硬膜膨出
漏出的脑脊液
静脉

b

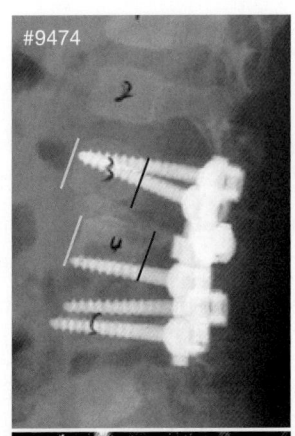
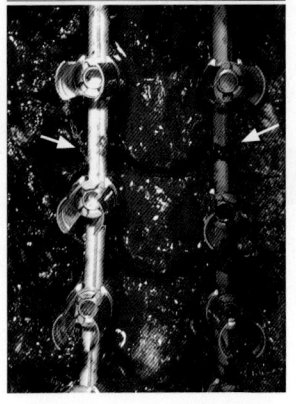

图 22-6-1　脑脊液漏可能存在的隐匿瘘口示意图。位于硬膜囊腹侧，此时脑脊液进入硬膜外间隙；多见于三柱截骨术中处理椎体后壁时撕裂硬膜囊，或三柱截骨闭合截骨面时出现截骨椎脱位、骨片刺破硬膜囊；右图为半椎体切除后闭合时出现的截骨椎 L₃~L₄ 脱位，伴硬脊膜撕裂，术后出现脑脊液漏（a）。在神经根袖处撕裂，形成局部假性脊膜膨出；也可位于神经根袖远端，此时脑脊液通过瘘口向筋膜下、椎体侧方漏出，而硬膜外间隙并无脑脊液；这种神经根袖处的损伤多见于后柱截骨（右图），在切除双侧关节突、松解黄韧带时可能在椎间孔处撕裂硬膜囊（箭头），这种脑脊液漏往往在翻修时不易找到肉眼可见的漏口（b）

手术后出现与体位相关的头痛、头晕、呕吐、恶心并伴有腰背部伤口有清亮液体或淡红色血性液体渗出；②手术记录曾记载有硬脊膜损伤、脑脊液漏、神经根袖损伤，术后有清亮液体或大量淡红色血性液体渗出；③术后伤口引流管引流出清亮液体或大量淡红色血性液体；④皮下积液穿刺抽出淡红色液体或清亮液体；⑤伤口渗出清亮液体或淡红色血性液体；⑥脊柱磁共振成像明确显示伤口内脑脊液聚集。

病因学

1. **医源性因素**　是引起脊柱畸形术后脑脊液漏的主要原因（图 22-6-2），如手术造成的术中损伤、硬脊膜未严密缝合等。术者经验不足，手术操作不熟练、粗暴，或对术中困难估计不足等也均可造成硬脊膜损伤，导致脑脊液漏。

2. **患者自身因素**　硬脊膜撕裂和脑脊液漏与脊柱畸形的严重程度相关，在畸形严重的脊椎置入椎弓根螺钉时更易损伤硬脊膜而发生脑脊液漏。部分患者硬脊膜与黄韧带粘连，术中分离不慎会导致硬脊膜破裂形成脑脊液漏。此外，马方综合征、神经纤维瘤病伴脊柱侧凸以及某些综合征伴脊柱侧凸的患者其硬脊膜发育较菲薄，术中轻微剥离就会造成硬脊膜破损。对初次手术曾经进入椎管的脊柱矫形翻修手术，如进行三柱截骨，瘢痕组织多与硬脊膜表面粘连紧密，在显露硬脊膜过程中会发生硬脊膜撕裂而造成脑脊液漏。此外，术后伤口负压过大，如术后咳嗽、喷嚏、排便困难、过早坐起站立，可使腹压骤然升高，硬膜囊内压力瞬间增大，脑脊液撑破撕裂变薄的硬脊膜或术中发现的硬脊膜小裂口重新裂开，致使脑脊液外漏，这可部分解释一些矫形手术术中未发生硬脊膜损伤，但术后发生了脑脊液漏的现象。

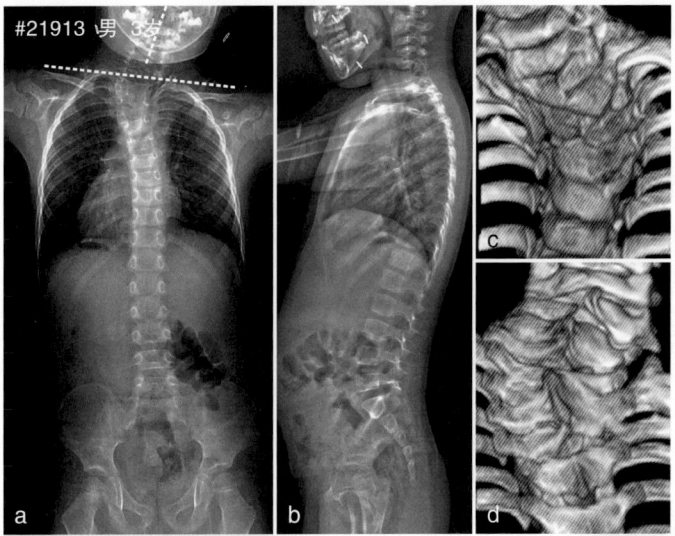

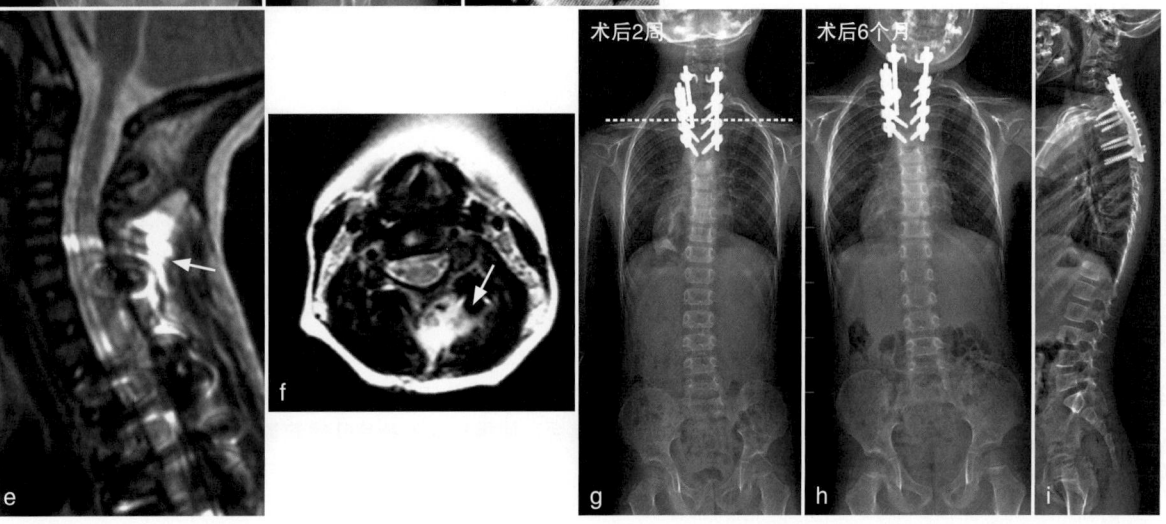

图 22-6-2　男（#21913），3 岁，先天性 T_3 半椎体畸形（a~d）；行 T_3 半椎体切除矫形内固定术，术中发生硬膜破裂。术后 3 天时切口引流出清亮的脑脊液，MRI 示脊膜周围 T2 高信号（e、f），提示脑脊液漏在深部积聚（箭头）。经加压等治疗 2 周后愈合，X 线摄片示颈胸段侧凸畸形完全矫正（g），术后 6 个月复查无矫正丢失（h、i）

治疗

综合国内外文献的病例报道，硬脊膜撕裂和脑脊液漏经过术中修补、术后加压引流、必要时二次手术等方案，均可以获得满意的临床疗效。对于大部分硬脊膜撕裂，只要术中及时发现并修复、严密分层缝合切口（尤其是深筋膜层）及卧床，硬脊膜裂口能够愈合而不发生脑脊液漏，可以无任何临床症状。

1. 术中处理　术中一旦发现硬脊膜破损或脑脊液漏原则上应积极修补，可能的情况下首选直视下硬脊膜修补，如果破损较大，可同时使用生物补片（图 22-6-3）或自体深筋膜或小块肌肉瓣覆盖硬脊膜破裂的区域。对于在三柱截骨中发生的小破口，可以不修补，先用棉片封堵，在截骨面闭合时，由于硬脊膜的皱缩，小破口可自行闭合。重度畸形显露时或咬除关节突时导致的脑脊液渗漏，可使用肌肉瓣覆盖或纤维蛋白胶密封。由不良置钉引起的脑脊液渗漏，由于一般不易修补，推荐使用骨蜡封堵钉道。

2. 术后治疗

（1）体位调节　对于在颈椎发生的脑脊液漏，可将床头抬高 40°，以降低高位硬脊膜承受的压力，利于硬脊膜的修复。胸、腰椎部位出现脑脊液漏可取头低足高位，侧卧位或俯卧位，抬高床尾 40° 左右。

（2）拔除引流　适当延长伤口引流管放置时间，引流量低于每天 50ml 时考虑拔除（一般在术后 48～72 小时拔除引流，用棉垫加压包扎伤口）。一般患者硬脊膜能够在 2～5 天后自行修复，脑脊液漏停止。应在脑脊液漏停止后 3 天将患者改为平卧位。对于延长引流时间后如果脑脊液漏持续引流量大，应及时拔出引流管，因为此时脑脊液已形成固定流向，引流管的负压反而造成脑脊液向低压处的持续流出，不利于愈合。拔出引流管后如在引流口或伤口流出脑脊液，可以进行局部全层皮肤皮下组织缝合，然后加压包扎（图 22-6-4）。

（3）支持治疗　加强营养，患者进食情况欠佳或者蛋白水平低于正常时静脉补充白蛋白或血浆。保持水电解质平衡，补液量充分，防止低颅压的发生。避免咳嗽、保持大小便通畅等防止增加腹压的因素。必要时可口服乙酰唑胺等减少脑脊液分泌的药物。所有患者静脉应用广谱抗生素并延长使用时间，预防感染的发生。

3. 其他治疗

（1）腰大池引流　对于脑脊液漏持续超过 4 周以上无自愈倾向的难治性脑脊液漏患者，可以考虑经腰大池持续引流，通过引流能迅速制止脑脊液从切口流出，使患者持续低内压状态，并能持续保持漏口干燥，促使组织间相互贴附及肉芽组织生长，在漏口周围形成有利于其愈合的环境。

患者取侧卧胸膝位，于 L_3/L_4 或 L_4/L_5 椎间隙进针，选用大号腰穿针，进入蛛网膜下腔拔除针芯，见有脑脊液流出后将硅胶引流管自腰穿针送入腰大池，方向向上，蛛网膜下腔置管深度 5～10cm。观察管内脑脊液流出通畅后退针，后用贴膜将引流管与皮肤牢固固定，引流管末端接三通管和无菌引流袋。保持半卧位，头部抬高 20°，引流管高度平腋中线平面或根据每天引流量调节高度，每天引流量控制在 250～350ml，并记录颜色、引流量、性状、引流是否通畅，引流不畅者应及时

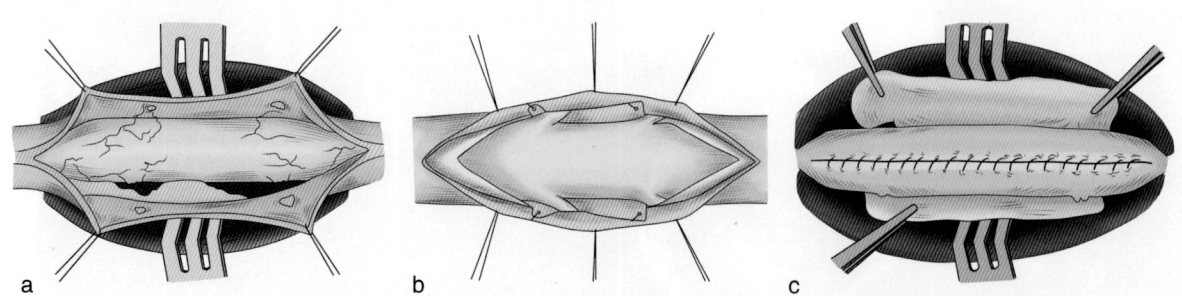

图 22-6-3　使用人工硬膜补片进行硬膜成形术的示意图。在硬脊膜四角使用丝线固定，向四周牵拉以显露蛛网膜（a）；将补片与硬脊膜缝合固定（b）；后正中连续缝合硬脊膜后，使用硬膜外补片从硬膜囊腹侧穿过，并覆盖于硬膜囊上方（c）

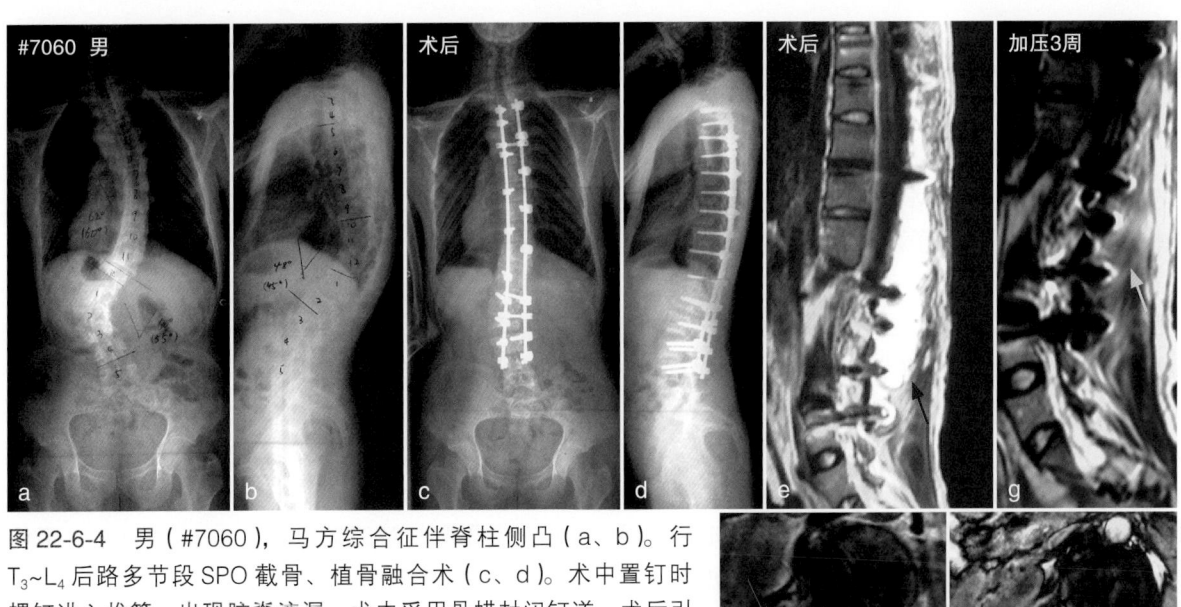

图 22-6-4　男（#7060），马方综合征伴脊柱侧凸（a、b）。行 T₃~L₄ 后路多节段 SPO 截骨、植骨融合术（c、d）。术中置钉时螺钉进入椎管，出现脑脊液漏，术中采用骨蜡封闭钉道。术后引流管引出清亮脑脊液，术后 1 周查 MRI 示 T₁₁~L₃ 层面可见皮下软组织积液（e、f，箭头），考虑为脑脊液积聚。术后嘱患者采取头低脚高位、加压包扎、拔除引流管后在管口缝针闭合。3 周后复查 MRI，皮下软组织积液信号消失，脑脊液漏愈合（g、h，箭头）

调整。每天留取脑脊液送常规及生化检验，了解有无颅内感染。确认脑脊液漏停止后，先夹闭引流管 24~48 小时，观察确无脑脊液再漏及其他异常即可拔管。一般保留置管 7~10 天，超过 10 天仍有脑脊液漏液者，应更换椎间隙重新置管，超过 4 周未愈者则考虑手术修补。置管期间必须保持伤口敷料干燥，一旦潮湿就应该更换，以免造成硬膜外置管的逆行感染。

（2）手术修补　大多数学者仅在严格保守治疗效果不佳时使用手术修补治疗。患者采用静脉麻醉，俯卧位。切开皮肤、皮下后显露硬脊膜。如平卧位未能见脑脊液流出，可调整手术床使之处于头高脚低位利于脑脊液自硬脊膜破裂处渗出。单纯的硬脊膜撕裂可直接用细线缝合，当硬脊膜张力较大不易缝合时，可在破裂的硬脊膜附近分离部分软组织覆盖于硬脊膜破裂处防止缝合时硬脊膜撕裂。

（3）抗感染　如存在感染的脑脊液漏，应行急诊手术，敞开伤口，使用双氧水、生理盐水反复冲洗伤口；清除坏死肌肉、筋膜等组织，必要时取出内置物和其他非生物材料特别是异体骨或人工骨，并创口引流，此时即使发现硬膜漏口，对直接修补硬脊膜也应谨慎，因为感染状态的硬脊膜修补失效率高，可用自体肌肉组织行局部封堵。

预防

正确处理术中硬脊膜损伤是预防医源性脑脊液漏的关键，具体措施包括：①腹侧小破口可不予修补，一般在硬膜囊回复后可以自行封口；②若发现硬脊膜局部缺损时，注意保护裸露的蛛网膜，此时可更换暴露进入椎管的途径，尽量避免撕裂蛛网膜而引起脑脊液漏；③对于曾有经椎管截骨术的患者，硬脊膜的鉴别和分离应从骨性椎管的边缘开始，在骨-瘢痕分界面处从外向内分离，可潜行到达椎管前方（即椎体后方），再进行截骨或减压等操作。

脑脊液漏的并发症

术中发现硬脊膜破裂后，即使进行有效修补，术后仍有可能出现脑脊液渗漏。脑脊液漏的常见并发症有：低颅内压综合征、椎管感染及颅内感染、急性气道阻塞、脑脊液囊肿等。

1. 低颅内压综合征　最常见的临床表现是体位性头痛，即站立时头痛，卧位时疼痛减轻。头痛具有搏动性，通常为双侧，也可为单侧。可为额部、额枕、全脑性或枕部的疼痛。这是因为脑脊液容量减少后脑脊液水垫的缓冲作用减弱或消失。因重力关系脑组织下沉，使脑底部硬脑膜、动脉、静脉和神经被压在凹凸不平的颅底骨上，特别是前后颅凹更明显，使这些痛觉敏感结构受到刺激。脑脊液容量减少后颅内静脉结构的扩张也是引起头痛的一个重要因素。治疗上予以补充液体，调节水电平衡。卧床休息是常规治疗方法，可采取头低脚高位以进一步拮抗重力作用。也有文献报道可以在持续引流的硬膜外导管的转换器上接三通管，定时测脑脊液压力，控制引流速度，保持脑脊液压力在80~100mm 水柱水平，并预防性应用抗生素。

2.假性脊膜膨出（迟发性脑脊液囊肿） 脑脊液漏经处理切口浅表愈合后，如在皮下形成积液腔隙，周围由反应性纤维组织形成囊壁，则可形成脑脊液囊肿，较大的囊肿又称假性脊膜膨出（图22-6-5）。囊肿可分为交通性及非交通性，非交通性脑脊液囊肿如果较小，一般不会引起症状，可不予处理。而较大的脑脊液囊肿或交通性脑脊液囊肿则可引起蛛网膜受压迫，久之可使受压局部血运及营养障碍而水肿，纤维素渗出，引起粘连性蛛网膜炎，患者可有头痛、头晕、头胀等中枢神经系统症状及脊髓压迫症状。假性脊膜膨出发病率较低，Schumacher 等报道腰椎术后假性脊膜膨出的发生率约0.2%。王斌等报道假性脊膜膨出4例，且均为颈部 Chiari 畸形术后发生（图22-6-6）。

假性脊膜膨出的治疗与脑脊液漏的治疗相似。卧床休息通常是第一步处理方案。局部压迫也是治疗巨大假性脊膜膨出的有效方法，可以防止姿势性头疼以及促进脊膜撕裂处的愈合，其可能的机制是增加了假性脊膜膨出处的静水压，从而减缓甚至防止更多的脑脊液漏。如果假性脊膜膨出巨大，可以采用穿刺抽吸减压，反复皮下穿刺抽液以降低可能的球阀效应。如果保守治疗无效，则需要考虑腰大池引流、闭合蛛网膜下腔引流，这已经被成功应用于脑脊液漏和假性脊膜膨出的治疗。引流降低了脊膜内外的压力差，从而促进脊膜愈合。大部分假性脊膜膨出的最终治疗是手术修补破损的脊膜，但是需要注意的是，如果患者同时合并脑脊髓膜炎时，不适合进行手术修补。

3.化脓性脑脊髓膜炎 既往研究多关注脊柱术后的脑脊液漏或脊柱术后感染的相关风险，而针对脊柱畸形术后脑脊液漏合并感染的报道较少。Twyman 等报道的脊柱术后脑脊髓膜炎的发生率约为0.18%（4/2180），Lin 等报道的发生率约为0.1%（21/20178）。

脑脊液漏一旦发生，其最大危险是引起逆行性感染，引起脑脊髓膜炎。原因主要包括脑脊液外漏易引起水电解质紊乱，同时手术本身对人体是一种创伤，术后人体免疫系统功能低下，手术破坏了血脑屏障，伤口未愈合，脑脊液可自伤口处与外界相通，容易导致逆行感染。脑脊液漏时间越长，颅内感染的概率越大，脑脊液漏超过10天感染的风险会明显增加。Friedman 等报道持续脑脊液漏引起颅内感染的发生率为10%。由于脑脊液是一种营养丰富的培养基，一旦出现颅内感染，病情发展快，感染不易控制。在脊柱手术术后，如果脑脊膜炎在短期内反复发作，必须怀疑合并假性脊膜膨出。

化脓性脑脊髓膜炎的最主要临床表现是发热和头痛，约85.7%的脑脊髓膜炎患者可以出现这一症状（图22-6-7）。同时还伴有颈抵抗征（90.5%）、精神状态改变（76.2%）等临床表现。

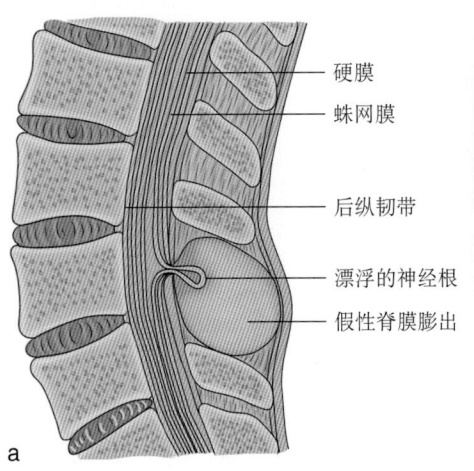
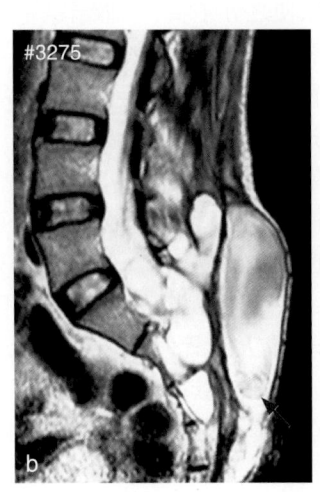

硬膜
蛛网膜
后纵韧带
漂浮的神经根
假性脊膜膨出

a

b

#3275

图22-6-5 脑脊液漏合并假性脊膜膨出示意图（a）。一般来说假性脊膜膨出中仅包含脑脊液，但在极少数情况下，如果硬膜囊和蛛网膜破损较多，可能有神经根或终丝随脑脊液飘入脊膜膨出中，尤其可能出现于腰椎手术的患者（b，箭头）

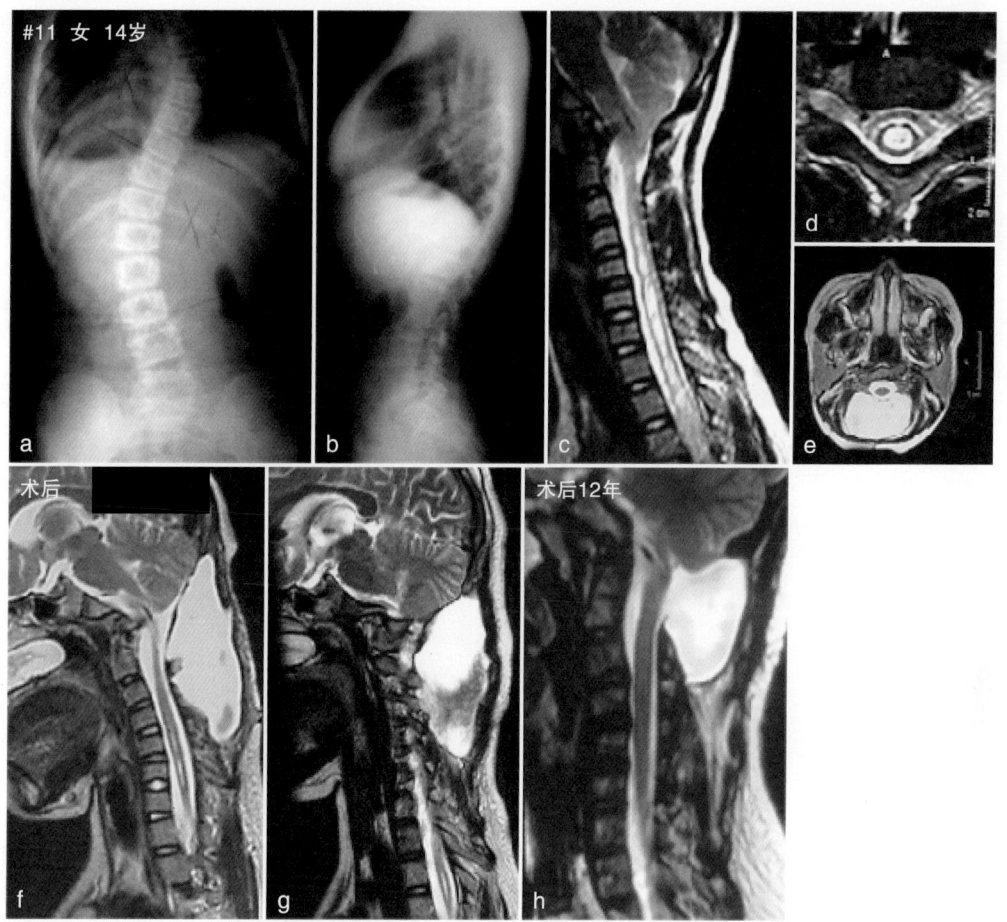

图 22-6-6 女（#11），14 岁，因脊柱侧凸就诊（a、b）。MRI 示 Chiari 畸形伴脊髓空洞（c、d），遂行后颅窝减压及硬脊膜成形术。术中发现蛛网膜点状破裂，予以明胶海绵覆盖。术后患者偶诉头痛。术后第 10 天局部出现包块，穿刺证实为脑脊液。同时切口出现脑脊液外漏，予致密缝合。MRI 示颈后 T1 相低信号、T2 相高信号囊腔（f），患者出现头痛、发热等化脓性脑脊髓膜炎症状，予以局部穿刺引流，但逐渐出现颅内压升高症状。引流 10 天后行囊肿切开引流，术中发现囊壁底部有一小洞，行修补术，修补术后脑脊液漏很快再现（g），患者出现高热不退，颈项强直等脑膜刺激征，予以腰椎蛛网膜下腔持续引流，局部加压包扎，抗生素治疗，症状逐步缓解，体温恢复正常。血常规及脑脊液检测均恢复正常后 1 周拔除引流。术后 12 年复查 MRI 示脊髓空洞已消失，但原脑脊液漏处出现假性脊膜膨出（h）

治疗上要加强抗感染治疗，勤换敷料，置管引流鞘内给药能提高治愈率。根据脑脊液培养结果应用敏感且容易透过血脑屏障的药物（如三代头孢），防止逆行感染导致进一步加重中枢神经系统感染。适当补充白蛋白或少量血浆、电解质，防止电解质紊乱。对于引流存在明显脓液的伤口，应及时采取伤口清创、置管冲洗，同时可以保留内固定。在清创手术的同时可进行脑脊液漏的近端蛛网膜下腔置管。往往蛛网膜下腔引流后体温即可下降，但如果在体温恢复正常后又出现发热，可能提示腰大池引流不畅。持续腰椎蛛网膜下腔引流治疗脑脊髓膜炎创伤小、易于控制，带管时间长，脑脊液引流量恒定，脑脊液压力稳定，可以防止脑脊液过度引流引起的低颅压等并发症，便于动态观察脑脊液压力及性状的变化，为脑脊液化验提供方便。同时可以带走部分细菌、毒素等，短期内迅速减轻脑膜刺激征，降低脑脊液中细菌浓度，减轻颅内感染，减少因感染引起的蛛网膜粘连，非常适合并发脑脊髓膜炎的患者。置管后需要调节脑脊液引流量，防止过度引流。适当口服减少脑脊液分泌的药物如乙酰唑胺，有助于裂口愈合。

对于脑脊液漏合并脑脊髓膜炎的患者，早期诊断和治疗是关键。有效抗生素和腰椎蛛网膜下腔持续引流是有效的治疗方法。在合并有脑脊髓膜炎时，不应尝试手术修补硬脊膜，在有炎症的情况下，任何手术修补"瘘口"的努力都可能失败。

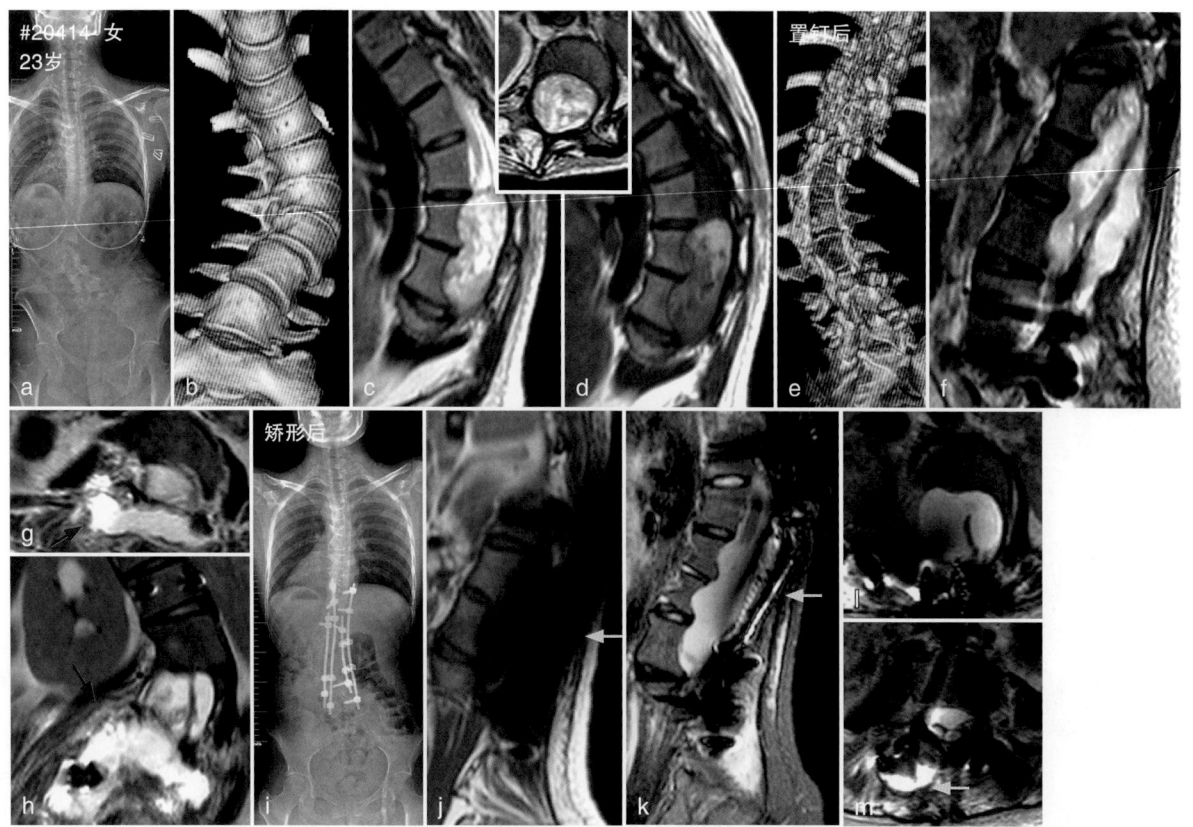

图 22-6-7　女（#20414），23 岁，椎管内神经鞘瘤合并先天性胸腰椎侧后凸畸形（a、b）。MRI 可见腰椎管内混杂信号占位，T1 相相对低信号，T2 相相对高信号（c、d）。一期椎管内肿瘤切除＋置钉、多节段 SPO 松解术（e）；术后 MRI 示硬膜外液体信号（f~h，箭头），考虑可能为脑脊液漏。患者此时无明显临床症状。一期术后 2 周后行二期置棒矫形术（i）。术中对皮下积液进行清理，并探查硬脊膜，未发现明显硬脊膜破裂。术后 3 天拔出引流管，术后 7 天复查 MRI 示脑脊液漏较术前显著减少（j~l），仅在局部存在少量脑脊液积聚（m）。二期手术后 12 天患者突发高热，出现昏迷等颅内高压症状，血培养示 MRSA，予万古霉素抗感染治疗。1 周内复查 3 次血培养均为 MRSA，患者高热不退，皮下逐渐可扪及液性波动。二期术后 18 天行急诊清创，见伤口脓性积液，顶椎区硬脊膜存在两处直径约 2mm 破口，遂予肌肉筋膜修补，直视下在 L₁ 水平置入蛛网膜下腔引流 1 根。术后脑脊液培养示 MRSA。清创后体温逐渐下降，复查血培养无细菌。硬膜下引流留置 1 个月后拔除，患者无发热，脑脊液漏或化脓性脑脊髓膜炎治愈

参考文献

[1] Jo DJ, Kim KT, Lee SH, et al. The incidence and management of dural tears and cerebrospinal fluid leakage during corrective osteotomy for ankylosing spondylitis with kyphotic deformity[J]. J Korean Neurosurg Soc, 2015, 58(1): 60-64.

[2] Diab M, Smith AR, Kuklo TR, et al. Neural complications in the surgical treatment of adolescent idiopathic scoliosis[J]. Spine, 2007, 32(24): 2759-2763.

[3] Di Silvestre M, Parisini P, Lolli F, et al. Complications of thoracic pedicle screws in scoliosis treatment[J]. Spine, 2007, 32(15): 1655-1661.

[4] Suk SI, Kim WJ, Lee SM, et al. Thoracic pedicle screw fixation in spinal deformities: are they really safe?[J]. J Spine, 2001, 26(18): 2049-2057.

[5] Li G, Lv G, Passias P, et al. Complications associated with thoracic pedicle screws in spinal deformity[J]. Eur Spine J, 2010, 19(9): 1576-1584.

[6] Feng B, Shen J, Zhang J, et al. How to deal with cerebrospinal fluid leak during pedicle screw fixation in spinal deformities surgery with intraoperative neuromonitoring change[J]. Spine, 2014, 39(1): E20-25.

[7] 朱泽章, 邱勇, 王斌, 等. 严重脊柱侧凸患者围手术期并发症及其预防[J]. 中国脊柱脊髓杂志, 2004, 14(4): 226-228.

[8] Shi B, Zhao Q, Xu L, et al. SRS-Schwab Grade 4 osteotomy for congenital thoracolumbar kyphosis: a minimum of 2 years follow-up study[J]. Spine J, 2018, 18(11): 2059-2064.

[9] Di Silvestre M, Bakaloudis G, Lolli F, et al. Posterior fusion only for thoracic adolescent idiopathic scoliosis of more than 80: pedicle screws versus hybrid instrumentation[J]. Eur Spine J, 2008, 17(10): 1336-1349.

[10] Cammisa FP, Girardi FP, Sangani PK, et al. Incidental durotomy in spine surgery[J]. Spine, 2000, 25(20): 2663-2667.

[11] 夏青, 孙建民. 单纯后路矫形治疗先天性脊柱侧凸合并 I 型脊髓纵裂畸形[J]. 中国骨科临床与基础研究杂志, 2017, 9(3): 146-154.

[12] Li M, Fang X, Li Y, et al. Successful use of posterior instrumented spinal fusion alone for scoliosis in 19 patients with neurofibromatosis type-1 followed up for at least 25 months[J]. Arch Orthop Trauma Surg, 2009, 129(7): 915-921.

[13] 李洋, 朱泽章, 史本龙, 等. 颈胸段半椎体畸形伴Horner综合征2例报道[J]. 中国脊柱脊髓杂志, 2019, 29(7): 669-672.

[14] 孙垂国, 陈仲强, 齐强, 等. 胸椎黄韧带骨化症手术并发硬脊

膜损伤或脑脊液漏的原因分析及防治[J]. 中国脊柱脊髓杂志, 2003, 13(12): 724-726.

[15] Sugawara T, Itoh Y, Hirano Y, et al. Novel dural closure technique using polyglactin acid sheet prevents cerebrospinal fluid leakage after spinal surgery[J]. Neurosurgery, 2005, 57(Suppl 4): 290-294.

[16] 初同伟, 周跃, 王建, 等. 脊柱术后脑脊液漏的处理[J]. 重庆医学, 2008, 37(10): 1041-1042.

[17] 郭涛, 宋跃明, 杨天府, 等. 脊柱手术并发脑脊液漏的治疗[J]. 中国骨与关节损伤杂志, 2007, 22(5): 418-419.

[18] Locatelli D, Rampa F, Acchiardi I, et al. Endoscopic endonasal approaches for repair of cerebrospinal fluid leaks: nine-year experience[J]. Neurosurgery, 2006, 58(4 Suppl 2): ONS-246-56; discussiom ONS-256-7.

[19] Sasaki K, Matsumoto T, Mizuno T, et al. Pneumocephalus associated with cerebrospinal fluid fistula as a complication of spinal surgery: a case report[J]. Case Rep Med, 2010, 2010: 328103.

第七节 脊柱前路矫形术后乳糜胸

经胸前方入路是治疗脊柱侧凸的常用手术入路之一。尽管前路矫形手术具有融合节段短、去旋转效果好等优势, 但前方入路由于需要经胸, 对呼吸功能影响大, 且可引起众多的并发症, 包括气胸、肺栓塞、大血管损伤和乳糜胸等。乳糜胸是由于胸导管主干和 (或) 分支、淋巴管、乳糜池等淋巴系统损伤导致乳糜溢出并积聚于胸腔, 从而引起胸腔内脏器机械性受压导致患者出现胸闷、气喘等相应临床症状。此类并发症是胸外科手术特别是食管癌手术的常见并发症之一, 在脊柱侧凸矫形手术较为罕见。鉴于淋巴系统广泛且紧密走行于胸段脊柱前方这一解剖学特点, 在胸椎前路矫形手术中显露脊柱相关结构或对脊柱进行置钉、撑开、去旋转等操作时, 有可能损伤乳糜池、胸导管等结构引起乳糜漏这一特殊并发症。

目前国内外文献关于脊柱侧凸前路矫形术后并发乳糜胸的报道较少。1977年 Einsentein 首次报道了1例6岁脊柱侧凸患儿行前路矫形 Dwyer 内固定术后发生了乳糜胸。Newton 等报道65例脊柱畸形患者行前路松解术, 1例患者术后出现了乳糜胸。据 Nakai 等对一所德国脊柱畸形矫形中心数据统计, 脊柱矫形术后乳糜胸的发生率为 0.3% (6/2000)。在国内, 钱邦平等于2004年首次报道了2例脊柱侧凸患者行前路松解术后发生了顽固性的乳糜胸。南京鼓楼医院脊柱外科数据库系统统计资料显示, 自1998年以来至今, 该脊柱矫形中心手术治疗脊柱畸形患者15 000余例, 其中381例接受单纯前路手术, 897例接受前后路联合手术, 共有5例患者前路手术后并发乳糜漏 (图 22-7-1), 发生率为 0.39%。

尽管脊柱矫形术后乳糜胸的发生极为罕见, 但若未及时发现或处理不当, 可引起严重的后果。大量淋巴液漏出可引起脱水、电解质平衡紊乱甚至耗竭、低蛋白血症、低血脂和脂溶性维生素缺乏等问题; 也可因淋巴液聚集过多形成乳糜胸或者乳糜囊肿, 压迫周围脏器而产生相应的临床症状。如果没有及时的支持治疗, 死亡率可达 50%。因此, 早期识别、及时处理乳糜漏对改善患者的预后十分重要。

胸导管的解剖学特点

乳糜胸的发生与乳糜池、胸导管等淋巴系统的分布、走行等解剖特点密切相关。乳糜池是胸导管起始端的膨大解剖结构, 呈 "池状", 故名乳糜池, 位于降主动脉的右后方, L_1 和 L_2 椎体的右前方, 由左、右腰干与肠干结合而成, 被膈肌的右脚所覆盖。乳糜管通过膈肌的主动脉裂孔进入到后胸膜腔形成胸导管。胸导管初始上行于胸段椎体的右前方, 表面仅覆盖一层胸内筋膜, 并于第5胸椎水平走行至胸椎椎体左侧, 并继续上行至颈基底部, 于左侧颈内静脉和左锁骨下静脉结合处呈鸟嘴状汇入左头臂静脉 (图 22-7-2)。但胸导管和乳糜池的解剖和走行变异性较大, 并且在椎体前方软组织内, 位置深且被膈肌脚覆盖, 因此术中往往不易被显露, 术中识别和保护的难度较大。

淋巴系统的主要功能是运输体内 60%～70% 的脂肪, 同时也是血管外蛋白再次进入血液循环的主要通道。淋巴细胞是胸导管淋巴的主要细胞成分。淋巴传输的快慢主要与食物中的脂肪含量有关, 而且主要与长链甘油三酯有关。

病因学及病理机制

淋巴系统广泛地包绕于胸段脊柱, 胸椎前路矫形术在解剖和暴露的过程中损伤胸导管主干和 (或) 分支是导致乳糜溢出从而发生乳糜胸的主要原因。另外, 在胸椎前路矫形手术中, 对椎体的暴露、置钉、抱紧、撑开和去旋转等操作均可能损伤胸导管或其分支导致乳糜漏。Knoch 等认为, 胸腰段脊柱骨折合并后凸畸形时胸导管与脊柱可发生粘连, 增加了椎体抱紧、撑开等矫形操作过程中对胸导管的机械性牵拉, 导致发生乳糜漏的风险增高。

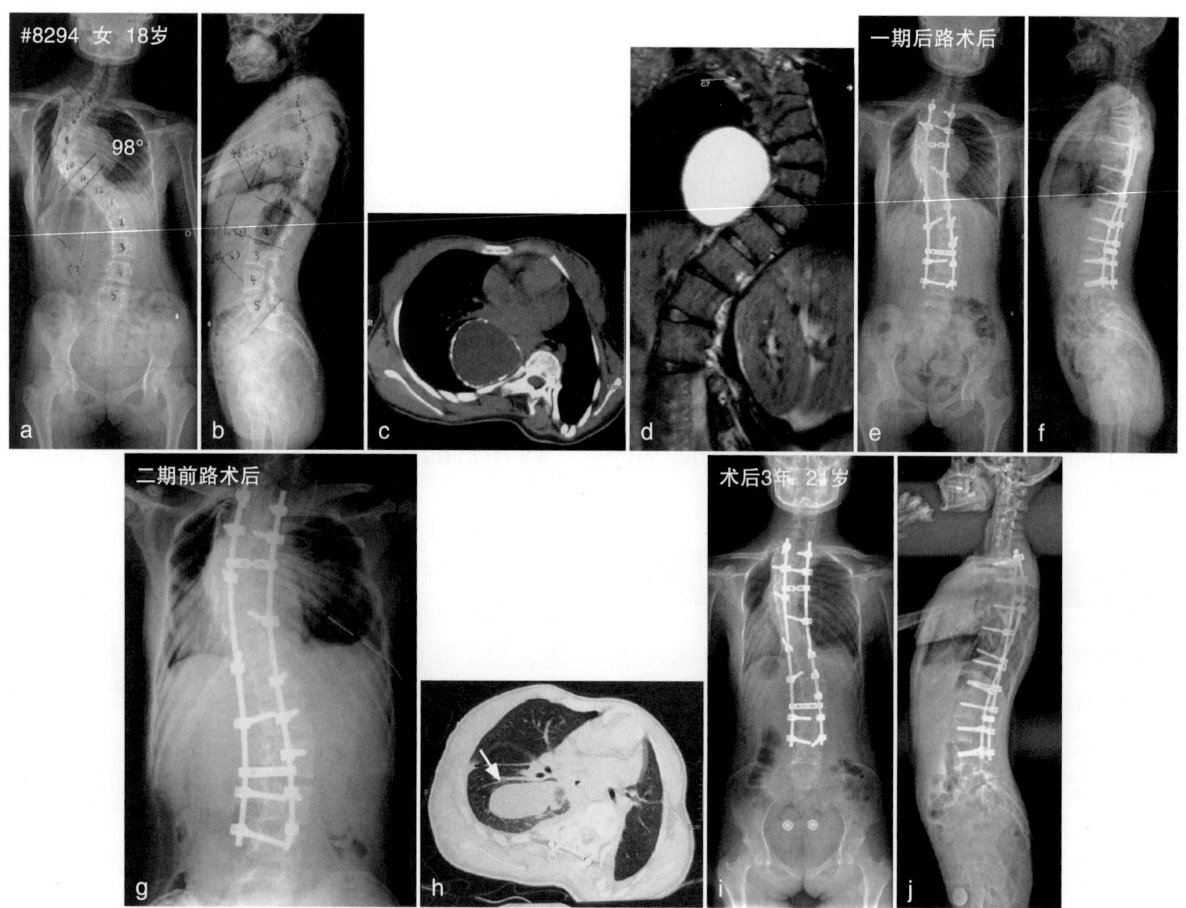

图 22-7-1　女（#8294），18岁，先天性脊柱侧后凸（a、b）。胸部 CT 和全脊柱 MRI 示右侧胸廓内脊柱旁囊性占位合并囊壁钙化（术后病理示肠源性囊肿）（c、d）；一期后路矫形术后全脊柱正侧位 X 线示矫形效果良好（e、f）；二期行经胸前路肠源性囊肿切除术，术后第 6 天胸腔闭式引流见乳黄色液体，生化检查明确为乳糜液，胸部 X 线示右中肺野片状高密度影（g），CT 示右肺门旁包裹性积液（h，箭头），予保守治疗；术后 3 年随访时全脊柱正侧位 X 线示矫形效果维持良好，乳糜胸未见复发（i、j）

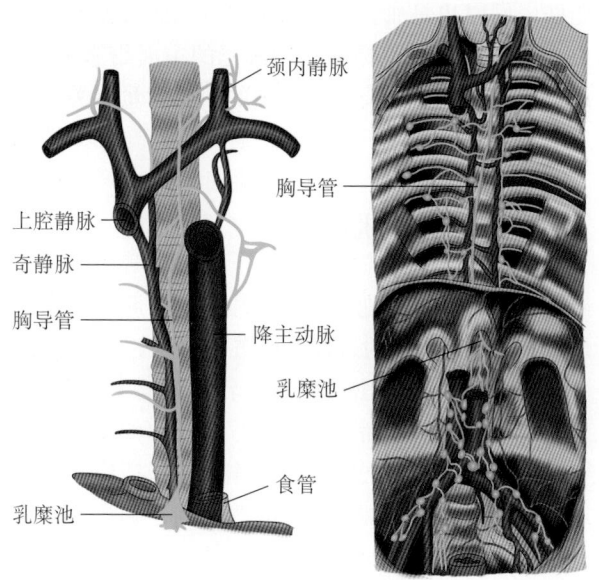

图 22-7-2　乳糜池、胸导管的解剖示意图

　　胸导管的解剖及走行特点决定了双侧胸腔均可发生乳糜胸，其发生侧别与胸导管损伤的平面有关。胸导管的损伤如果发生在 T_5、T_6 平面以下，易发生右侧乳糜胸；若损伤发生在 T_5、T_6 平面以上，则易发生左侧乳糜胸。理论上，双侧胸腔均可发生乳糜胸。但实际上，临床上右侧乳糜胸更为多见。其原因一方面在于特发性胸椎侧凸以右胸弯更为多见，前路手术多经右侧胸腔入路；另一方面在于前入路手术时 T_5、T_6 平面以上椎体位置高，且因肩胛骨的骨性遮挡较难显露。钱邦平等报道的 2 例乳糜胸均发生在特发性脊柱侧凸的凸侧（右侧）入路松解术后，均表现为右侧乳糜胸。

　　早年由于胸腔镜下脊柱畸形前路松解或矫形手术具有创伤小、出血少、术后恢复快等优点，成为脊柱侧凸前路手术的标准手术方法之一。但胸腔镜下前路手术技术要求高，且镜下手术视野相对局限、缺少三维立体感，术中对解剖标志的定位和鉴别有时十分困难。Newton 等和邱勇等比较了胸腔镜下前路松解手术与传统开胸松解手术的疗效及并发症，虽然发现胸腔镜下松解手术的并发症发生率并不高于开胸手术，但若术者对胸腔解剖不清、镜下操作及立体感不熟练或经验不足，仍可增加乳糜胸等并发症发生的风险。

淋巴系统的损伤会带来胸腔脏器机械性受压和代谢性的功能紊乱。大量漏出的淋巴液积聚于胸腔使胸腔内压力异常升高，肺组织受压，肺膨胀受限，使患者出现限制性通气功能障碍。同时，胸腔内大量积聚的乳糜液将纵隔推向对侧，使回心血流不畅、循环血容量减少，心排出量降低，导致患者出现继发性的心率增快，血压偏低。此外，乳糜液大量漏出可以导致机体脂肪、蛋白和脂溶性维生素等营养物质的大量丢失，并且由于每毫升乳糜中含有 400～600 个淋巴细胞，因此乳糜液大量丢失也会导致淋巴细胞的大量减少。严重者可出现营养不良、脱水、免疫抑制以及继发性感染等。

临床表现

乳糜胸的早期症状通常并不明显。由于患者术前禁食，使得淋巴液生成减少，流经胸导管的淋巴液少于 1ml/min，因此术中即使损伤淋巴管，往往也难以及时发现并诊断胸导管损伤。只有在极少数胸导管损伤的患者，术中就能看到肉眼可见的淋巴液漏出。绝大部分患者只有术后当溢出的淋巴液积聚到一定的量时，才表现出明显的症状，因此乳糜胸早期具有病情隐匿的特点。在南京鼓楼医院脊柱矫形中心并发乳糜胸的 5 例患者中，仅 1 例患者于术中即发现了淋巴管损伤导致的乳糜漏，另外 4 例患者术中均未能被及时发现胸导管损伤，分别直至术后第 4～30 天因出现引流液大量急剧增加、乳状引流液、胸痛、气急等临床症状方被进一步确诊为乳糜胸。此时患者已逐步开始恢复正常饮食，含脂肪饮食使得乳糜生成量增加，流速增快，从而导致乳糜液突然大量漏出。典型的临床表现为患者引流量突然增加，每天可达 300～500ml，引流液颜色呈乳黄色、乳白色等。患者可出现胸闷、气喘、乏力、呼吸困难、心悸、头晕等症状。

值得注意的是，部分患者在术后早期可无明显异常，乳糜与引流液体混浊而难以被及时发现，当聚集到一定量时才会出现临床症状，此时往往迁延不愈，反复发作。Weidner 等认为术中胸导管撕裂，乳糜进入周围组织，可在后纵隔形成一类似于"乳糜瘤"的包块，当胸膜完整时可保留 2 天甚至更长时间，当"乳糜瘤"积聚到一定体积破裂后才通过纵隔胸膜形成乳糜胸，这可能是部分乳糜胸在术后第 2～4 周才被发现的主要原因。钱邦平等报道 1 例患者于术后 30 天才出现胸痛、胸闷、气喘及咳嗽等临床症状，病程长达 5 个月。此类患者因淋巴液慢性丢失，可导致营养物质以及淋巴细胞明显减少，应警惕继发性的营养不良、脱水、免疫抑制以及继发性感染、败血症等，严重者甚至可导致死亡。

典型的乳糜液呈乳白色外观。乳糜液可与正常的淡血性引流液体相混合，因此除乳白色外，临床上多表现为淡黄色、乳黄色和粉白色。引流液的特征性表现为静置后出现乳脂层和浆液层，比重大于 1.012。引流液液体成分主要为甘油三酯，其他成分还包括乳糜微粒、蛋白和淋巴细胞。甘油三酯通常在 100mg/100ml 以上，胆固醇/甘油三酯的比值<1，白细胞计数增高，蛋白含量>3% 及苏丹Ⅲ染色阳性。

诊断及鉴别诊断

乳糜漏的诊断并不困难。若胸腔引流突然增多，达每天 300～500ml，在排除出血原因后应考虑到乳糜胸的可能。引流或穿刺出乳白色、淡黄色乳状液体以及引流液出现分层现象应高度怀疑乳糜漏。此外，引流量及颜色变化与进食之间的关系可协助诊断。若进食后胸腔引流液变浑浊，引流量明显增多，颜色发生改变，可作为诊断乳糜胸的有力证据。引流液的乳糜试验阳性，但在少数患者分析液体成分也可存在假阴性结果。对于渗漏量较少的可疑病例，有学者建议淋巴管造影术可有助于明确诊断，并确定渗漏的部位，但目前此种技术并未作为常规检查手段。

治疗

乳糜胸可采用保守或手术治疗。一般对乳糜量每天 500ml 以下的病例多采用保守治疗：引流、抑制乳糜的生成及支持疗法。为减少淋巴液流动及促进胸导管闭合，采用低脂饮食，补充蛋白，建议多食用富含中链甘油三酯的食物。因中链甘油三酯可直接通过门静脉系统吸收而不是通过肠道乳糜管吸收，不仅可以维持患者营养需求，且能被直接吸收入血流而不增加淋巴液的生成，可使胸导管流量降至最低，有利于损伤处修复。若饮食调整无效，则可进一步考虑全胃肠外营养支持治疗。Weniger 等报道经全胃肠外营养支持治疗后乳糜胸的治愈率可达 60%~100%。

通过反复胸腔穿刺或胸腔闭式引流，抽尽胸腔积液，促进肺组织扩张，消灭胸内残腔，有利于胸膜脏层与壁层粘连，可促进胸导管或其分支的破口早日愈合。钱邦平等报道的 2 例乳糜胸患者中，1 例行反复胸腔穿刺后，乳糜胸彻底治愈，随访时无复发；另 1 例行反复胸腔穿刺后症状缓解后出院，但因胸痛加剧再次入院，再次胸腔穿刺后，胸腔积液仍高达 944ml，遂行胸腔闭式引流后乳糜胸迅速得到控制。因此，若乳糜量大，病情顽固，反复胸腔穿刺疗效不佳，应及时改行胸腔闭式引流。胸腔闭式引流的优势在于：一方面治疗过程中保持胸腔引流通畅，有利于残腔消失，促进肺膨胀；另一方

面患者保持半卧位、充分咳嗽有利于膨肺，脏层胸膜与壁层粘连起填充压塞的作用，使乳糜不易自破口溢出，促进粘连的漏口加速愈合。此外，采用胸腔闭式引流后拔管的时机亦为影响疗效的重要因素，若 24 小时引流量 <150ml，连续 2~3 天引流量无增多趋势，可夹闭引流管，2 天放开 1 次，待引流量无明显增加时可拔管。

对于每天引流量小于 500ml 的病例经保守治疗多可痊愈，若引流量无减少持续超过 10 天，则可考虑手术治疗；而对于每天引流量为 500~1000ml 的病例应保守治疗 5 天左右，观察每天乳糜量有无减少趋势，再决定继续保守治疗或手术治疗。患者一旦出现严重的并发症，应及时手术治疗。胸导管结扎术可以有效地终止乳糜渗漏。南京鼓楼医院脊柱矫形中心 1 例患者因保守治疗后引流量无减少趋势，遂行胸导管结扎术（图 22-7-3）。Nagai 等也报道了 1 例胸腰段骨折合并后凸畸形患者行前路环形融合术后 5 周出现顽固性乳糜胸，经保守治疗无效最终需行手术结扎胸导管。近年来也有学者采用纤维蛋白胶封闭局部区域、胸导管栓塞以及淋巴管造影等方法。

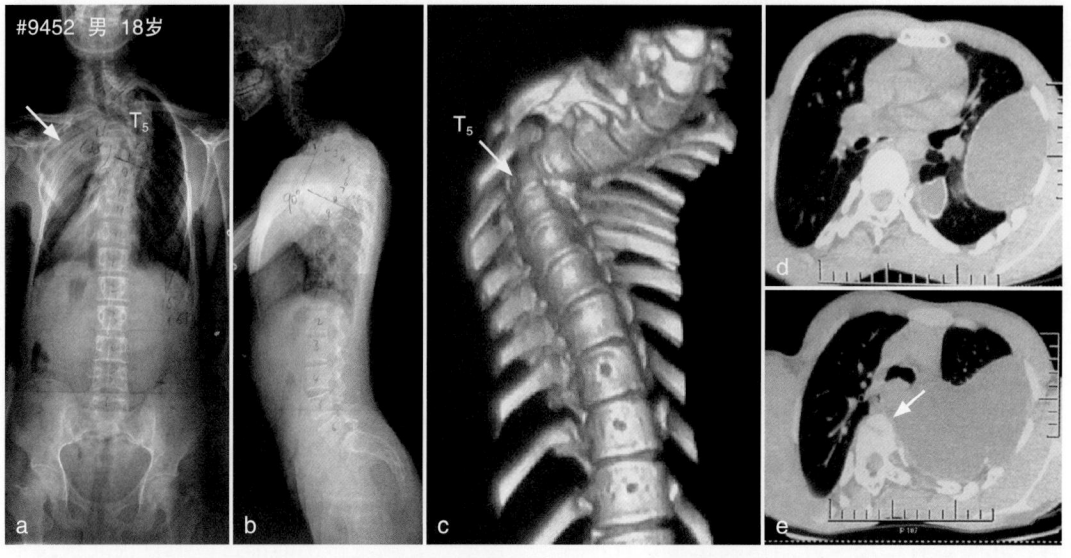

图 22-7-3　男（#9452），18 岁，先天性颈胸段侧后凸畸形（a~c）伴不全瘫，X 线可见左侧上胸椎旁胸廓内占位（a，箭头），全脊柱 CT 三维重建可见 T_5 半椎体畸形（c，箭头）。胸部 CT 和全脊柱 MRI 示左侧胸廓内巨大囊性占位合并囊壁钙化（术后病理：畸胎瘤）（d~h），畸胎瘤囊壁紧贴上胸椎椎体左外侧壁（e、h，箭头）。行经胸前路畸胎瘤切除术。术中未发现淋巴液漏出。术后第 4 天引流液体突然增多达 2500ml，呈乳白色。查胸部 X 线示左侧胸腔积液（i），生化检查明确为乳糜液。立即予禁食、补充白蛋白、抗感染及肠外营养支持等治疗。术后第 5、6 天引流仍无下降趋势，遂于术后第 7 天行胸导管结扎术，术后乳糜胸痊愈，但由于家属惧怕更严重的手术并发症，放弃后路脊柱侧后凸矫形术（j）

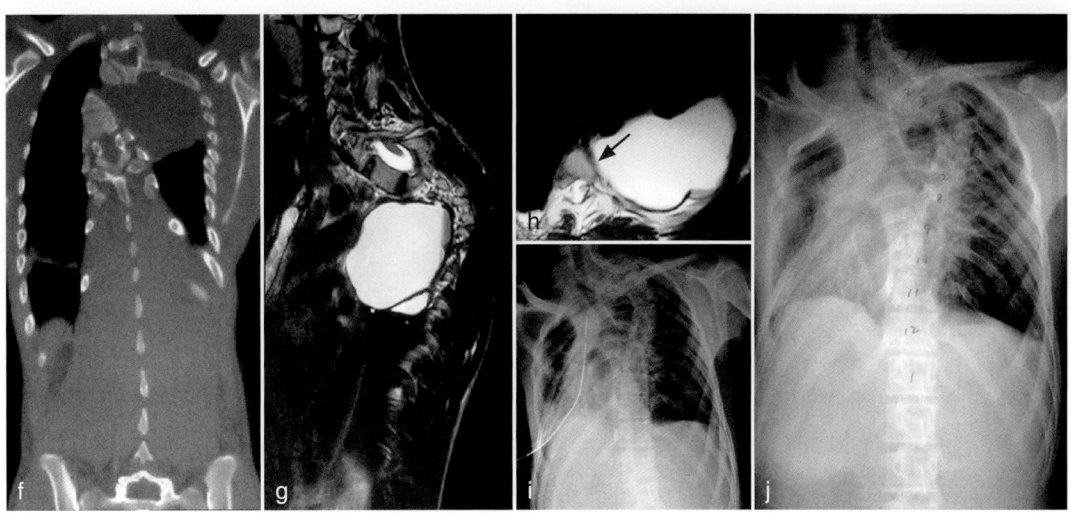

图 22-7-3（续）

预防

  及时发现、尽早治疗是改善乳糜胸预后的关键。骨科医师对胸椎前路手术的解剖结构不如对后路熟悉，因此术前熟悉前方入路周围的组织、器官等对避免前路并发症的发生有重要意义。对于脊柱外科医师，了解乳糜池、胸导管等淋巴管道的解剖以及与脊柱的关系是预防乳糜胸的重要基础。在骨膜下剥离前纵韧带进行椎体手术操作是避免淋巴结构破坏的重要手术技巧之一。若在手术野中出现牛奶样或云雾状的液体常提示淋巴管损伤，一旦术中发现胸导管损伤应及时进行结扎。通过使用内窥镜用的夹子或电凝装置可以使损伤的淋巴管得到关闭，同时术后应密切注意观察引流液颜色及积聚速度的变化情况，提防乳糜胸的发生。此外，由于苏丹黑 B 可以使淋巴管显示为亮蓝色，因此术前晚口服苏丹黑 B，在术中可以清晰地显示淋巴管的走行，从而可有效避免损伤以及损伤后可以及时发现并处理。

参考文献

[1] 钱邦平, 邱勇, 王斌, 等. 胸椎侧凸前路术后并发顽固性乳糜胸[J]. 脊柱外科杂志, 2004, 2(4): 243-244, 256.

[2] 邱勇, 王斌, 李卫国, 等. 胸腔镜下脊柱侧凸前方松解和矫形术中的解剖定位及其意义[J]. 中国微创外科杂志, 2004, 4(4): 302-303.

[3] 吕锦瑜, 邱勇, 朱丽华, 等. 严重脊柱侧凸前路开胸手术的并发症[J]. 临床骨科杂志, 2003, 6(3): 231-233.

[4] 邱勇, 朱泽章, 王斌, 等. 胸腔镜下脊柱侧凸前路松解的并发症及预防[J]. 中国脊柱脊髓杂志, 2005, 15(4): 211-214.

[5] Eisenstein S, O'Brien JP. Chylothorax: a complication of Dwyer's anterior instrumentation[J]. Br J Surg, 1977, 64(5): 339-341.

[6] Newton PO, Cardelia JM, Farnsworth CL, et al. A biomechanical comparison of open and thoracoscopic anterior spinal release in a goat model[J]. Spine (Phila Pa 1976), 1998, 23(5): 530-535;discussion 536.

[7] Nakai S, Zielke K. Chylothorax--a rare complication after anterior and posterior spinal correction. Report on six cases[J]. Spine (Phila Pa 1976), 1986 , 11(8): 830-833.

[8] Nagai H, Shimizu K, Shikata J, et al. Chylous leakage after circumferential thoracolumbar fusion for correction of kyphosis resulting from fracture. Report of three cases[J]. Spine (Phila Pa 1976), 1997, 22(23): 2766-2769.

[9] Shen YS, Cheung CY, Nilsen PT. Chylous leakage after arthrodesis using the anterior approach to the spine. Report of two cases[J]. J Bone Joint Surg Am, 1989, 71(8): 1250-1251.

[10] Bhat AL, Lowery GL. Chylous injury following anterior spinal surgery: case reports[J]. Eur Spine J, 1997, 6(4): 270-272.

[11] Knoch MV, Michiels I, Mueller S, et al. Chylous leakage after thoracolumbar fracture may cause paraplegia[J]. Spine (Phila Pa 1976), 2004, 29(2): E32-34.

[12] Newton PO, Wenger DR, Mubarak SJ, et al. Anterior release and fusion in pediatric spinal deformity. A comparison of early outcome and cost of thoracoscopic and open thoracotomy approaches[J]. Spine (Phila Pa 1976). 1997, 22(12): 1398-1406.

[13] Lenke LG, Newton PO, Marks MC, et al. Prospective pulmonary function comparison of open versus endoscopic anterior fusion combined with posterior fusion in adolescent idiopathic scoliosis[J]. Spine (Phila Pa 1976), 2004, 29(18): 2055-2060.

[14] Early SD, Newton PO, White KK, et al. The feasibility of anterior thoracoscopic spine surgery in children under 30 kilograms[J]. Spine (Phila Pa 1976), 2002, 27(21): 2368-2373.

[15] Su IC, Chen CM. Spontaneous healing of retroperitoneal chylous leakage following anterior lumbar spinal surgery: a case report and literature review[J]. Eur Spine J, 2007, 16(Suppl 3): 332-337.

[16] Lv S, Wang Q, Zhao W, et al. A review of the postoperative lymphatic leakage[J]. Oncotarget, 2017, 8(40): 69062-69075.

[17] Johnson OW, Chick JF, Chauhan NR, et al. The thoracic duct: clinical importance, anatomic variation, imaging, and embolization[J]. Eur Radiol, 2016, 26(8): 2482-2493.

第八节　远端叠加现象

远端叠加（distal adding-on，AO）现象，属于脊柱侧凸术后冠状面失代偿的一种，指从术后即刻到随访期间，在内固定远端发生主弯跨度延长、椎体数叠加，包括：①远端融合椎（lowest instrumented vertebra，LIV）下位椎间盘成角增加>5°；或②LIV下位椎体偏移骶骨正中线（central sacral vertical line，CSVL）距离增加>5mm（图22-8-1）。远端叠加现象具有较高的发生率，常伴有躯干倾斜、腰部畸形，可能增加再次手术的风险。

危险因素

1. **生长潜能大**　Cho等发现年龄小、Risser征低的患者更易发生AO。孙旭等也同样发现Risser征0~1级组和2~3级组叠加的发生率显著高于4~5级组；髋臼Y软骨开放组AO发生率同样远高于髋臼Y软骨闭合组。由此可见，骨骼的成熟度在AO的发生中起着重要的影响。生长发育状态低、生长潜能大的患者发生远端叠加现象的风险较大，包括低Risser征、髋臼Y软骨开放、月经未至等（图22-8-1）。

2. **主弯的过度矫正**　Yang等认为术后即刻腰弯的Cobb角大小是Lenke 1、2型AIS患者AO发生的危险因素。Yang等归纳总结了前人的研究成果并进行Meta分析，结果发现：和非AO患者相比，发生AO的患者术前的上胸弯、主胸弯、腰弯普遍较小，而上胸弯的术后矫正率较大。术前较小的上胸弯、主胸弯、腰弯，较大术前冠状面和矢状面的失衡以及冠状面与矢状面的过度矫正可视为AO发生的危险因素。

3. **内固定融合节段选择错误**　主要是选择性胸椎融合时融合节段过短。Parisini等早先提出了AO的发生与LIV相关，在入选的31例患者中有4例发生了AO，危险因素包括了LIV的选择。随后Wang等分析了Lenke 1A型患者AO发生的危险因素，在45例患者的回顾性研究中，作者发现AO的发生与LIV的选择高度相关。AO发生与LIV选择的关系逐渐得到了广大学者的关注并得以深入研究。既往关于LIV的选择主要有以下几种观点：

（1）端椎、中立椎和稳定椎　既往学者们在主胸弯的远端定义了三个独特的标志性椎体：端椎（ending vertebra，EV）、中立椎（neutral vertebral，NV）和稳定椎（stable vertebral，SV）。EV被定义为结构性弯远端最倾斜的椎体。NV是指在结构性弯的远端，保持旋转中立位的椎体。其两侧椎弓根在全脊柱正位X线上保持对称。SV则被定义为EV远端第一个被CSVL平分的椎体。早期，根据Harrington等提出的治疗原则，远端融合椎至少要选择在SV。Lenke等同样认为，远端融合至SV最为安全。如果不遵守这个原则，约22%的AIS患者可能出现术后的失代偿。King等认为，在King 3型（Lenke 1A）和4型（Lenke 2A）中，远端融合椎应选择在第一个被骶骨中线平分的椎体，即SV。而Moe等和Tambornino等则建议融合节段应包括所有同向旋转的椎体而止于NV。

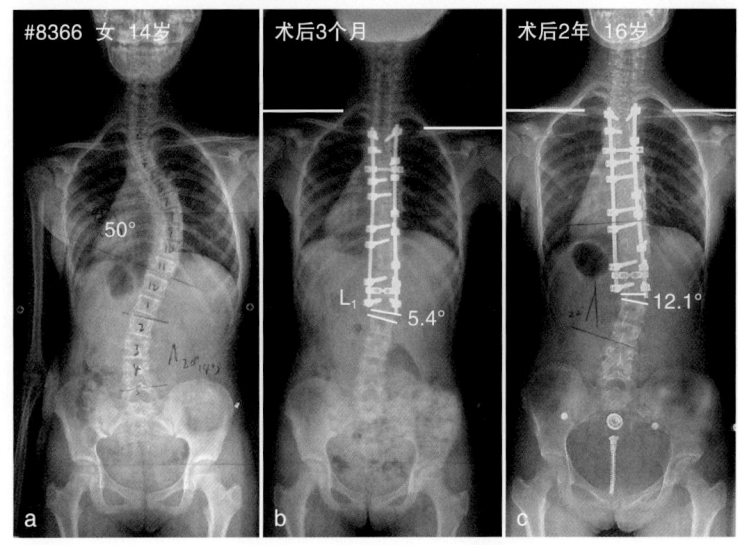

图22-8-1　女（#8366），14岁，Lenke 1A型特发性脊柱侧凸术后远端叠加现象。月经未至，Risser 0级，髋臼Y软骨未闭（a）；行后路主胸弯矫形术后3个月出现远端叠加现象，LIV（L₁）下位椎间盘成角5.4°，双肩不等高，左肩较右肩高20.6mm（b）；术后2年，双肩不平衡恢复但远端叠加现象进展，LIV下位椎间盘成角12.1°（c）

立足于三维矫形时代，Suk 等首先提出以 NV 作为基准选择 LIV。作者认为 Harrignton 时期选择 SV 作为 LIV 并不适合当前的椎弓根螺钉系统。这是由于椎弓根螺钉所拥有的去旋转能力，可能使得术后的 SV 与术前的 SV 并不一致。基于使用椎弓根螺钉系统治疗的 42 例 AIS 患者的回顾性研究，作者提出：当术前 NV 与 EV 的距离不大于 2 个椎体时（即 NV−EV ≤ 2），LIV 应融合至 NV；若术前 NV 与 EV 的距离大于 2 个椎体（即 NV−EV>2），LIV 选择在 NV−1 效果良好；当 LIV 选择在 NV−2 或 NV−3 时，AO 的发生率显著升高。耿翔等在一项包含 54 例 Lenke 1 型脊柱侧凸患者的研究中发现，固定到 NV 是最佳选择。当 NV−1 作为 LIV 时，术前 LIV 偏离 CSVL 的距离超过 10mm 容易发生 AO。

张宏志等对 Suk 的理论作出了修改。作者在 72 例患者的回顾性研究中发现，在 Lenke 1 型中存在 EV ≥ NV ≥ SV（≥ 表明位于近端或者重合）的关系。在这 72 例患者中，有 16 例患者存在 NV、SV 相差一个椎体以上的现象（即 SV−NV ≥ 2）。对于这部分患者，作者根据 Suk 原则，将前 6 例患者的 LIV 定在 NV，而剩下的 10 例则融合至 SV 的上一椎体（即 SV−1）。在随后平均 15.9 个月的随访中作者发现，前 6 例患者有 2 例出现轻度冠状面失衡，矫正率也显著低于后 10 例。因此，作者提出，当 NV、SV 相差 ≤ 1 个椎体时（即 SV−NV ≤ 1），按照 Suk 的原则，理论上可以取得良好的效果；然而，当 NV、SV 相差 ≥ 2 个椎体时（即 SV−NV ≥ 2），LIV 应选择 SV−1。

同样是基于 SV 的角度考虑，Erdemir 等则认为对于部分患者，应该融合至 SV。作者等从横断面和椎体旋转的角度，对 69 例 Lenke 1A 型行后路选择性融合的患者进行了分析。所有的患者根据腰椎旋转程度被分为三组：在第 I 组中，腰椎被认为是中立的；在第 II 组中，腰椎旋转的方向与主弯相同；在第 III 组中，腰椎旋转的旋转方向与主弯相反。根据这样的分类，作者发现并非所有 Lenke 1A 型患者根据 NV 进行 LIV 的选择，都能产生令人满意的结果，对于第 II 组患者，LIV 的选择仍需参考 SV。孙旭等也发现，当 LIV 选择在距离 SV 一个椎体以内时（即 SV−LIV ≤ 1），AO 的发生率明显降低；相反，当选择在距离 SV 两个或两个以上椎体时（即 SV−LIV ≥ 2），易出现 AO。

2007 年，Lenke 等在原先的 Lenke 分型上进行了补充，并建议对 Lenke 1 型患者，应以下端椎（lowest end vertebra，LEV）作为 LIV 选择的参考。他们认为，对于 Lenke 1A 型的患者，LIV 通常选择 TL/L 区域最靠近头端且与骶骨中线相交的椎体，它通常比主胸弯的 LEV 低一个节段，即选择 LEV+1。Lenke 2 型的选择往往也与 1 型相似。Sarlak 等则根据 L_3 和 L_4 椎体的倾斜情况，将 Lenke 1A 型分成了 4 个亚型。1A-A 型：L_3 和 L_4 椎体位于中立位，这也是最为常见的一种情况（53%）；1A-B 型：L_3 右倾而 L_4 保持中立位（28%）；1A-C：这是一种和 King 4 型非常相似的弯型，其 L_3 和 L_4 都倾向右侧（8%）；1A-D：L_3 中立而 L_4 左倾（11%）。基于这种分型，他们对 36 例 Lenke 1A 型的患者开展了平均随访时间为 52.1 个月的回顾性研究。他们发现：在 1A-A 和 1A-D 的弯型中，远端融合应该延伸至 LEV−1；而在 1A-B 和 1A-C 的弯型中，LIV 选择在 LEV 是相当必要的。其研究结果证实，在 Lenke 1A 和 2A 型患者的 LIV 选择中，LEV 同样是有力的参考指标。

无论是根据以上何种椎体作为 LIV 选择的主要参考指标，众多学者的研究显示患者均可取得良好的预后情况。具体如何选择，还得视患者情况和医生的过往经验加以权衡。但对于 EV、NV、SV 的定位，却存在着一定观察者间的偏倚。Potter 等对于 AIS 患者 EV、NV、SV 测定的可靠性进行了研究。作者让三名不同年资的医生（住院医、低年资主治医和高年资主治医）对 100 例预行矫形手术的患者进行术前的影像学评估。结果显示，对于 EV、NV 和 SV 判定，观察者内可重复性很好，并且随着观察者经验的增加而增加。但是观察者间的可靠性则显得不尽如人意。对于 EV、NV 和 SV，观察者之间的一致性分别为 48.5%、41.7% 和 51%。故而寻找一个可重复性高、观察者间差异性小的参考椎体，便成为了一个全新的探索方向。

（2）远端触及椎　Cho 等定义了一个全新的参考椎体，触及椎（touching vertebra，TV）或远端触及椎（lasting touching vertebra，LTV）。LTV 是指在远端第一个接触骶骨中线的椎体。借由此定义，Matsumoto 等在一项包含 112 例 Lenke 1A 型 AIS 患者的回顾性研究中发现，当 LIV 位于 LTV 近端时，二者距离越远，术后 AO 的发生率越大，建议将 LIV 的选择延伸至 LTV 以避免术后 AO 的发生。Cao 等对 116 例 Lenke 2A 型的患者进行同样的研究。作者根据 LIV 相对于 LTV 的位置关系分成了三组：LIV<LTV，LIV=LTV，LIV>LTV。长达 2 年的随访发现，选择 LTV 作为 LIV 能够有效地避免 AO 的发生。随后 Clément JL 等对 Lenke 1 和 2 型的患者，术后远端第一个未融合椎体的倾斜情况进行了长达 5 年的随访研究。在这一多达 182 例患者的多中心研究中，作者推荐，无论腰椎的修正型是 A、B 或 C，在 Lenke 1 型和 2 型的患者中，以 LTV 作为 LIV，都可以取得良好的预后效果。Zang 等对严重且僵硬的侧凸患者的 AO 发生和 LIV 选择进行了研究。在 48 例严重的侧凸患者中，除了术后即刻主弯的过度矫正，LIV 位于 LTV 近端与 AO 的发生显著相关，而融合至 LTV 及其远端则可很好地避免 AO 的发生。可见对于重度侧凸患者，LTV 依然是一个可靠的选择。

同样是基于对 LTV 的理解，LIV 的选择还存有另一种声音。施剑雄等在对 43 例 Lenke 1A 型患者，行后路椎弓根螺钉选择性胸椎融合的研究中，再次证实，AO 的发生与 LIV 的选择密切相关。LIV 延伸至 LTV+1，可有效防止术后 AO 的发生。他们认为，尽管 Matsumoto 等在 112 例患者术后 2 年多的随访结果研究中，仅 21 例发生 AO（18.8%），但因为该研究为多中心研究，难以对所用矫形器械和矫形手法加以控制，故结果存在一定缺陷。因此，LIV 选择在 LTV 是不够的，应选择 LTV+1 进行融合。近来，Suk 等又从骶骨倾斜的角度对 Lenke 1A 型 LIV 的选择进行了分析。在 126 例患者中，有 36 例（28.6%）出现了骶骨倾斜。其中，骶骨右倾的通常发生在 King 3 型中，而骶骨左倾则在 King 4 型中多见。不仅如此，Suk 等还发现，骶骨右倾的患者 LTV 位置较低，因此其 LIV 的选择常位于 LTV 近端，增加了 AO 的发生风险。事实上，对于这样的情况，外科医生们在保留更多的运动节段和预防 AO 的发生之间很难取舍。未来也需要更大样本量和更长随访时间的研究去探索其中合理选择的奥秘。

（3）充分触及椎（last substantially touched vertebra，LSTV）　既往学者对于 LIV 的选择仍存在一定争议，有的学者建议 LTV，有的则倾向于 LTV+1。其关键在于研究者对于 LTV 的判断仍不够准确。有时 CSVL 仅触及椎体的一角，此时很难判断该椎体是否为 LTV。为了解决这个问题，广大学者的注意力从 LTV 逐渐转移到充分触及椎（LSTV）。LSTV 是指骶骨中线与椎弓根相交或位于两侧椎弓根之间的最头端的腰椎。既往学者依据 L_4 的倾斜方向，将 Lenke 1A 型分为两个亚型，1A-R 和 1A-L，Lenke 1A-R 型的患者发生远端叠加现象的概率是 1A-L 型患者的 2.2 倍，并建议对该型患者，应选择 LSTV 作为 LIV。Murphy 等将 LSTV 的应用从 Lenke 1 型延伸至 Lenke 2 型。他们研究了 2008—2012 年间 Lenke 1A 和 2A 且为 AR 修正型（即 L_4 右倾），并分析后路融合患者的预后情况和远端叠加现象的危险因素。不仅是 Lenke 1A-R 型，选择 LSTV 作为 LIV 的 Lenke 2A-R 型患者，术后 AO 的发生率同样显著降低。因此，LSTV 作为 LIV 适用于 Lenke 1A 和 2A 型。随后 Bai 等就选择 LSTV 作为 LIV 的 Lenke 1A 和 2A 型的患者做了预后分析研究。在这个包含病例数多达 120 例、随访时间至少 3 年的回顾性研究中证实，不止是 L_4 右倾的患者，凡是融合至 LSTV 的 Lenke 1A、2A 型患者均获得了良好的预后。以 LSTV 为标准，不单单有利于降低患者术后 AO 的发生，减少失代偿的风险，同样也简化了 LIV 的选择。

虽然 LSTV 被广泛的认可和采用，但对于触及椎的认识并没有因此而停滞不前。秦晓东等在 LSTV 的基础之上，又重新定义了充分触及椎（substantially touched vertebra，STV）和非充分触及椎（non-substantially touched vertebral，nSTV）。非充分触及椎是指骶骨正中线位于椎体的边缘和椎弓根外侧的远端触及椎（图 22-8-2）。区分充分触及椎和非充分触及椎，不单单优化了 LIV 的选择，同样降低了术后 AO 的风险。他们研究分析了 104 例行后路融合的 Lenke 1A 型的患者，并对他们进行了长达至少 2 年的随访。结果显示，LIV 位于 STV 近端时远端叠加现象发生率升高。非充分触及椎的提出，是对触及椎概念的又一次拓展延伸。

同样，朱晓东等对触及椎也有新的理解。他们尝试将"触及"现象分为 A、B、C 三种类型。A 型：骶骨中线位于椎体边缘并未触及椎弓根，这类似于 nSTV；B 型：骶骨中线仅仅触及椎弓根；C 型：骶骨中线位于两侧椎弓根内。在作者等的研究中，92 例 AIS 患者，有 22 例发生了术后的 AO，其中 18 例患者 LIV 的选择是"触及"A 型，4 例

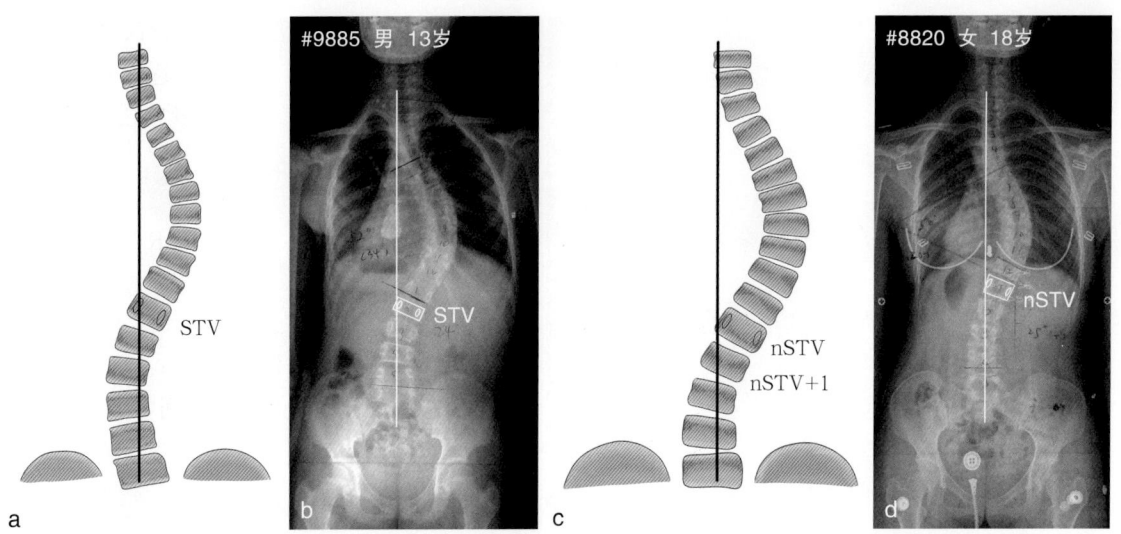

图 22-8-2　男（#9885），13 岁，STV（充分触及椎），指 CSVL 触及的远端第 1 个椎体，且 CSVL 穿过椎弓根或位于两侧椎弓根之间（a、b）；女（#8820），18 岁，nSTV（非充分触及椎），指 CSVL 触及的远端第 1 个椎体，但 CSVL 位于椎弓根与椎体边缘之间（c、d）

是 B 型，而 C 型未见术后 AO 的发生。他们建议最佳的 LIV 选择是融合至"触及"C 型。这最大程度地保证了腰椎的活动性，且术后的 SRS-22 评分与较短融合节段的控制组也没有显著差异。值得一提的是，他们的研究囊括了从 Lenke 1～6 型中除了 4 型以外所有的分型。这使得他们的研究结果对于单纯 Lenke 1A 和 2A 型的 LIV 选择指导意义不那么明确。尽管如此，"触及"分型仍旧可以作为 LIV 选择的参考，并有待进一步的研究。

自然史

术后远端叠加的发生率文献报道不一，多数报道在 20% 左右。Parisini 等纳入了 31 例 AIS 单胸弯患者，其中 4 例（12.9%）术后发生 AO。Matsumoto 等纳入了 112 例 Lenke 1A 型 AIS 患者，其中 21 例（18.8%）发生 AO。Peter Newton 等纳入 160 例 Lenke 1A/2A 型病例，27 例（16.9%）出现 AO。曹凯等报道在 Lenke 2A 型 AIS 中 AO 发生率为 13.8%。秦晓东等报道 Lenke 1A 型中 AO 发生率为 22.1%，他们进一步研究远端 AO 的自然史，根据随访过程中 AO 现象的变化，将其分为进展型和非进展型。比较初次发生远端叠加现象的 X 线片与末次随访的 X 线片：测量 LIV 下位椎间盘成角、LIV 下位椎体偏移 CSVL 距离。进展型定义为：发生远端叠加现象的患者在随访中椎间盘成角进一步增加大于 5° 或椎体偏移进一步增加

大于 5mm（图 22-8-3）。椎间盘成角变化小于等于 5° 且椎体偏移变化小于等于 5mm 则定义为非进展型。研究发现，进展型约占 40%，非进展型约占 60%。远端叠加现象进展的危险因素包括骨龄不成熟、LIV 位于远端充分稳定椎（substantially stable vertebra，SSV）近端，SSV 定义为 STV 或 nSTV+1。

远端叠加现象与肩平衡

既往研究发现 AIS 患者术后随访过程中肩平衡的改善与术后 AO 的发生相关。Koller 等发现对于上胸弯未融合的 Lenke 2 型患者，在随访过程中，患者可通过主弯矫正丢失、自发性腰弯矫正和 AO 等现象代偿术后即刻的肩失衡。Matsumoto 等研究了 Lenke 1A 型患者术后肩失衡的相关因素，结果发现术前锁骨角较大、上胸弯较大且僵硬、术中主胸弯矫正过度的患者更容易出现肩失衡。末次随访时，AO 组的锁骨角为 1.1°，非 AO 组为 2.0°，两组有显著差异；此外，AO 组的 T_1 倾斜角也显著小于非 AO 组（2.9° vs 5.6°），即末次随访时 AO 组拥有更好的肩平衡参数。由此，作者推测在随访过程中 AO 现象可在一定程度上代偿肩失衡。曹凯等纳入了 142 例 Lenke 2 型 AIS 患者，末次随访时 23 例（16.2%）发生肩失衡，20 例（14.1%）发生 AO。肩失衡组 AO 发生率显著降低，而 AO 组无肩失衡表现，因此可以推测由于

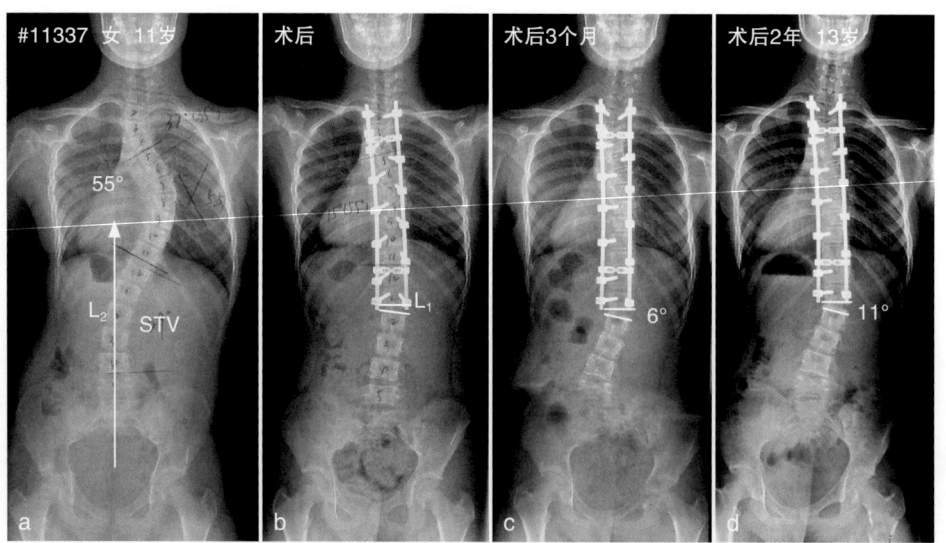

图 22-8-3　女（#11337），11 岁，进展型远端叠加现象。Lenke 1A 型，L₂ 为 STV（a）；行后路主胸弯矫形术后即刻，LIV 为 L₁，位于 STV 近端（STV–1）（b）；术后 3 个月发生远端叠加现象，LIV 下位椎间盘成角 6°（c）；术后 2 年，远端叠加现象进展，LIV 下位椎间盘成角 11°（d）

术后胸椎相对固定，固定椎远端可通过 AO 现象代偿固定椎近端的肩部不平衡。秦晓东等在研究远端叠加现象自然史时也发现：术后即刻 AO 进展组左肩高发生率为 37.5%，非进展组左肩高发生率仅为 8.1%，两组有显著差异，在随访过程中，AO 的进展能使右肩逐渐抬高，从而起到代偿术后左肩高的作用，末次随访时 AO 进展组的双肩不平衡得到显著改善（图 22-8-1），肩平衡与远端叠加现象之间的代偿机制有待深入研究。

生活质量评估

很多研究者采用脊柱侧凸协会 22 项量表（SRS-22）对远端叠加现象患者的生活质量进行了评估。Matsumoto 等比较了 21 例 AO 患者和 91 例未发生 AO 患者末次随访时的 SRS-22 得分，发现两组的 SRS-22 总得分，以及功能、疼痛、自我形象、心理健康和满意度五个亚组得分都无显著差异。李明等比较了 16 例发生 AO 的及 82 例未发生 AO 的 Lenke 1A/2A 型患者的 SRS-22 得分，两组也无显著差异。Peter Newton 等也报道 AO 组与非 AO 组患者生活质量无显著差异，作者认为 SRS-22 得分无差异可能与随访时间不够有关，随着远端叠加现象的不断发展，患者的自我形象等方面的差异将会越来越明显。Upasani 等报道 AIS 患者术后畸形进展，其 SRS-22 评分中的自我形象评分显著降低。秦晓东等对进展型和非进展型远端叠加现象患者进行生活质量评估，进展组末次随访时的 SRS-22 评分中的自我形象评分平均为 3.9±0.6 分，非进展组为 4.3±0.5 分，进展组显著低于非进展组，提示远端叠加现象的进展会对患者的外观产生影响。疼痛、功能状况、心理状况和治疗满意度评分两组之间无显著差异。

治疗

目前文献中关于远端叠加现象治疗方面的研究较少，其治疗方案大多数是根据脊柱外科医生的经验来确定。总的来说，对于轻度的非进展型远端叠加现象患者，且骨龄较低时，可通过术后的支具治疗、康复锻炼等重新获得脊柱的平衡而不需要再次手术（图 22-8-4）。当远端叠加现象不断进展，出现严重的外观畸形，躯干倾斜或疼痛等症状时则需要翻修手术，延长融合节段，恢复躯干平衡。Matsumoto 等报道 21 例 Lenke 1A 型 AIS 患者术后发生远端叠加现象，无患者因远端叠加现象行翻修手术。曹凯等报道 16 例出现远端叠加现象的 Lenke 2A 型 AIS 患者，有 1 例因胸腰弯持续进展伴下腰部疼痛而行翻修手术。李明等报道 16 例远端叠加现象患者，有 1 例因侧凸进展需行翻修手术，另 1 例通过支具治疗得到缓解。Peter Newton 等报道 27 例出现远端叠加现象的患者，2 例因侧凸进展行翻修手术，其中 1 例初次手术时固定至 L_2，术后 5 年 L_2/L_3 椎间盘成角明显增大，躯干倾斜，行翻修手术，下端延长至 L_4。秦晓东等报道在 24 例进展型远端叠加现象患者中，有 1 例术后 4 年行翻修手术，远端从 T_{11} 延长至 L_3（图 22-8-5）。

三维平衡评估，不能忽略脊柱矢状面的重要性。第四维的因素也就是时间和脊柱的生长。最后也是最重要的是慎重考虑融合的节段，结合经典的 CD 原则和 STV 原则选择合适的 LIV：① Bending 片上预选的 LIV 进入稳定区，LIV 下位椎间盘双向开放，LIV 旋转小于 15°。②对于胸弯度数较大、伴有躯干倾斜或是长胸弯伴低位顶椎的患者建议选择 STV 作为 LIV。③对于骨龄较低患者，建议选择 STV 作为 LIV。

预防措施

远端叠加现象的预防措施为：术前充分的脊柱

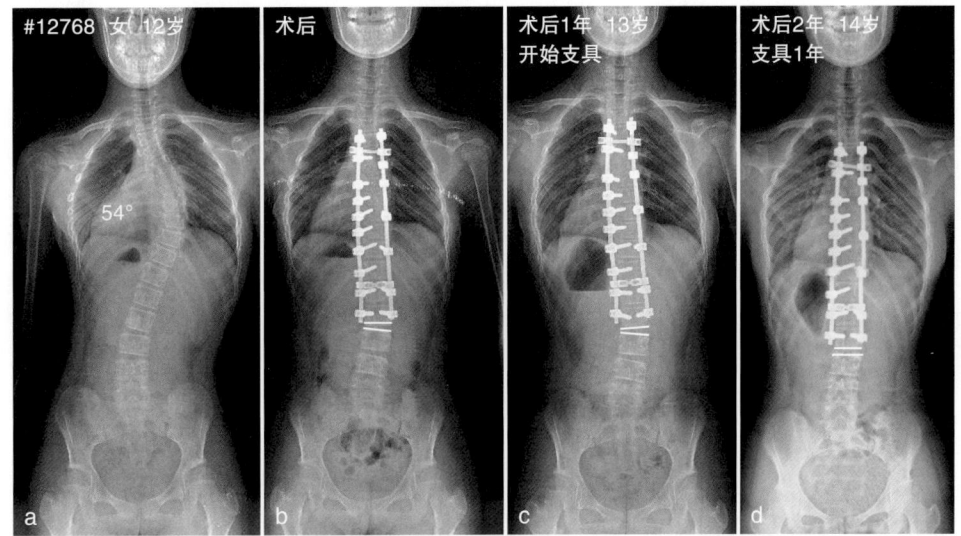

图 22-8-4　女（#12678），12 岁，Lenke 1A 型特发性脊柱侧凸，Cobb 角 54°。行后路主胸弯矫形内固定术（$T_4~L_2$），术后即刻出现轻度 LIV 远端椎间盘楔形变（a、b）；术后 1 年加重，呈典型的远端叠加现象，此时 Risser 1 级，开始 Boston 支具治疗（c）；Boston 支具治疗 1 年后远端叠加现象改善（d）

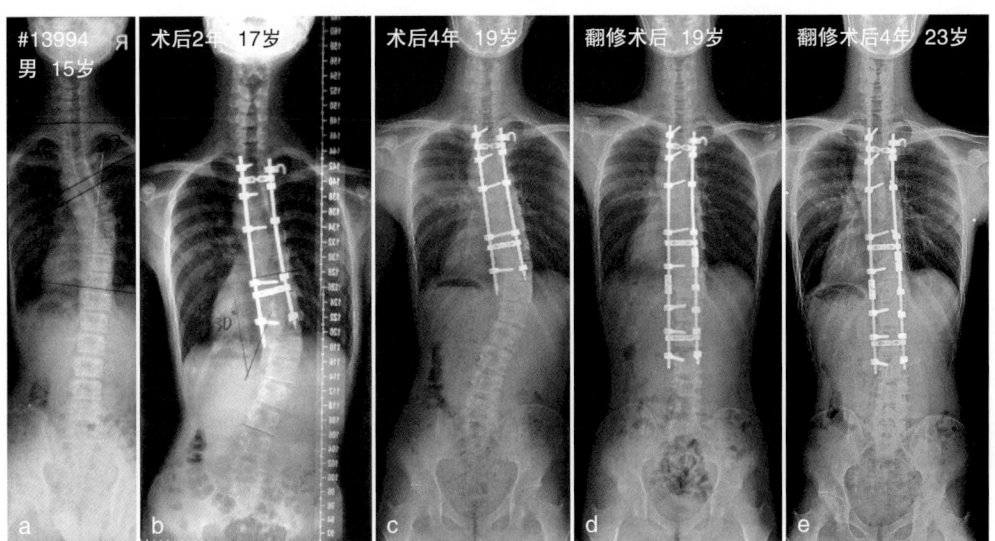

图 22-8-5　男（#13994），15 岁，特发性胸椎侧凸。术前冠状面平衡维持良好（a）；在外院行后路主胸弯融合，术后 2 年发生远端叠加现象（b）；术后 4 年远端叠加现象加重明显，躯干倾斜伴腰痛（c）；行翻修手术，远端延长至 L_3，冠状面恢复平衡，术后即刻左肩轻度抬高（d）；翻修术后 4 年，冠状面平衡维持良好，无明显矫正丢失，肩失衡逐渐自发性矫正（e）

参考文献

[1] Qin X, Sun W, Xu L, et al. Selecting the last "substantially" touching vertebra as lowest instrumented vertebra in Lenke type 1A curve[J]. Spine, 2016, 41(12): E742-750.

[2] Qin X, Xia C, Xu L, et al. Natural history of postoperative adding-on in adolescent idiopathic scoliosis: what are the risk factors for progressive adding-on?[J]. Biomed Res Int, 2018, 2018: 3247010.

[3] Qin X, He Z, Yin R, et al. Where to stop distally in Lenke modifier C AIS with lumbar curve more than 60°: L3 or L4?[J]. Clin Neurol Neurosurg, 2019, 178: 77-81.

[4] Qin X, He Z, Yin R, et al. Selecting the last substantially touching vertebra as lowest instrumented vertebra in Lenke type 2A-R and 2A-L curves[J]. Spine, 2020, 45(5): 309-318.

[5] Wang Y, Hansen ES, Hoy K, et al. Distal adding-on phenomenon in Lenke 1A scoliosis: risk factor identification and treatment strategy comparison[J]. Spine (Phila Pa 1976), 2011, 36 (14): 1113-1122.

[6] Suk SI, Kim JH, Lee SM, et al. Determination of distal fusion level with segmental pedicle screw fixation in single thoracic idiopathic scoliosis[J]. Spine, 2003, 28 (5): 484-491.

[7] Wang Y, Bunger CE, Zhang Y, et al. Distal adding on in Lenke 1A scoliosis: what causes it?How can it be prevented?[J]. Spine Deform, 2014, 2(4): 301-307.

[8] Yang C, Li Y, Yang M, et al. Adding-on phenomenon after surgery in Lenke type 1, 2 adolescent idiopathic scoliosis: is it predictable?[J]. Spine (Phila Pa 1976), 2016, 41(8): 698-704.

[9] Cao K, Watanabe K, Kawakami N, et al. Selection of lower instrumented vertebra in treating Lenke type 2A adolescent idiopathic scoliosis[J]. Spine (Phila Pa 1976), 2014, 39 (4): E253-261.

[10] Cho RH, Yaszay B, Bartley CE, et al. Which Lenke 1A curves are at the greatest risk for adding-on. . . and why?[J]. Spine, 2012, 37 (16): 1384-1390.

[11] Yang M, Zhao Y, Yin X, et al. Prevalence, risk factors, and characteristics of the "adding-on" phenomenon in idiopathic scoliosis after correction surgery[J]. Spine, 2018, 43(11): 780-790.

[12] Bai J, Chen K, Wei Q, et al. Selecting the LSTV as the lower instrumented vertebra in the treatment of Lenke types 1A and 2A adolescent idiopathic scoliosis[J]. Spine, 2018, 43(7): E390-398.

[13] Xu W, Chen C, Li Y, et al. Distal adding-on phenomenon in adolescent idiopathic scoliosis patients with thoracolumbar vertebra fusion[J]. Medicine, 2017, 96(38): e8099.

[14] Murphy JS, Upasani VV, Yaszay B, et al. Predictors of distal adding-on in thoracic major curves with AR lumbar modifiers[J]. Spine, 2017, 42(4): E211-218.

[15] Matsumoto M, Watanabe K, Hosogane N, et al. Postoperative distal adding-on and related factors in Lenke type 1A curve[J]. Spine, 2013, 38(9): 737-744.

[16] Parisini P, Di Silvestre M, Lolli F, et al. Selective thoracic surgery in the Lenke type 1A: King III and King IV type curves[J]. Eur Spine J, 2009, 18(Suppl 1): 82-88.

[17] Lenke LG, Bridwell KH, Baldus C, et al. Preventing decompensation in King type II curves treated with Cotrel-Dubousset instrumentation. Strict guidelines for selective thoracic fusion[J]. Spine, 1992, 17(Suppl 8): S274-281.

[18] 孙旭, 邱勇, 孙超, 等. 特发性胸椎侧凸选择性融合术后远端叠加现象[J]. 中国脊柱脊髓杂志, 2013, 23(2): 103-108.

[19] 秦晓东, 夏超, 薛冰川, 等. 青少年特发性脊柱侧凸术后远端叠加现象的自然史研究[J]. 中华骨科杂志, 2018, 38(4): 220-227.

[20] Cao K, Watanabe K, Hosogane N, et al. The association of postoperative shoulder balance with adding-on in Lenke type II adolescent idiopathic scoliosis[J]. Spine, 2014, 39(12): E705-712.

第九节　先天性脊柱侧凸术后冠状面失代偿

脊柱畸形矫形术后冠状面失平衡是退变性脊柱畸形常见的术后并发症之一。但是在儿童脊柱畸形患者中，尤其是特发性脊柱侧凸中，由于术前的冠状面基本处于平衡状态、较少进行三柱截骨操作、脊柱相对柔软、非融合区代偿能力强、不固定至骶骨或骨盆等因素，术后冠状面失平衡并不多见。但是先天性脊柱侧凸，尤其是半椎体畸形，不管发生在脊柱的哪个位置，均可发生躯干倾斜、双肩不等高等现象，并成为常见的术后并发症之一。

先天性脊柱侧凸是由于脊椎先天性发育异常，脊柱左右侧和（或）前后方纵向生长不平衡而引起的脊柱畸形。对于出现明显侧凸畸形、躯干失平衡、侧凸进展迅速等症状的患者，后路经椎弓根椎体截骨和全脊椎截骨作为可直接去除致畸因素并矫正畸形的有效术式已逐渐成为主流选择。先天性脊柱侧凸，特别是合并后凸畸形患者，常因重点关注后凸矫正和矢状面平衡而忽视冠状面平衡的重建。因此，术后冠状面失代偿是一个在临床上被"忽视"的并发症，多见于脊柱的胸腰段和腰骶段矫形术后。其中腰骶段由于位置特殊，在传递载荷、维持运动与躯干平衡方面具有承上启下的关键作用，其失代偿的机制也与胸腰段不同。因此，需要对这两种失代偿机制分别进行分析。

定义和分型

在脊柱畸形矫正融合术后，未融合部分通常具有通过自我矫正或代偿达到新的冠状面平衡的能力。如果未融合部分失去这种代偿能力，导致躯干向某一方向倾斜或平移时发生失平衡，即为术后冠状面失代偿。术后冠状面失代偿多表现为双肩不等高、躯干倾斜、腰部不对称、骨盆倾斜和姿势异常等。

躯干冠状面失代偿的评估方法和标准尚不统一，目前多以 C_7 椎体中心铅垂线（C_7 plumb line，C_7PL）到骶骨中垂线（center sacral vertical line，CSVL）的距离来评估冠状面平衡。在成人脊柱畸形矫形术后患者中，较多学者使用 C_7PL 到 CSVL 的距离大于 3cm 作为术后冠状面失平衡的标准。邱勇将成人脊柱侧凸术后冠状面平衡分为 3 型：A 型（平衡状态），C_7 偏移小于 3cm；B 型（凸侧失平衡），C₇ 向主弯凸侧偏移大于 3cm ；C 型（凹侧失平衡），C₇ 向主弯凹侧偏移大于 3cm。其中，B 型和 C 型统称为术后冠状面失平衡。鉴于儿童冠状面失平衡的生物力学原理类似于成人，此分型系统同样适用于先天性脊柱侧凸的小儿患者（图 22-9-1）。

发生率

目前尚无专门针对先天性脊柱侧后凸畸形矫形术后冠状面失平衡的研究报道。Yang 等报道 128 例先天性脊柱凸畸形患者短节段融合术后共 9 例出现新发代偿弯，发生率高达 7.1%。孙旭等报道先天性胸腰段侧后凸畸形患者三柱截骨矫形术后总体冠状面失代偿率为 22%（26/118）。Xu 等回顾性分析 130 例先天性胸腰段脊柱畸形患者的临床资料，结果显示 26 例（20%）患者矫形术后出现冠状面失代偿（C₇PL–CSVL 距离大于 3cm）。对于先天性腰骶段畸形，Nakamura 和 Bollini 等报道腰骶段半椎体切除短节段固定术后冠状面失平衡的发生率为 7.1%～50%。蒋彬等研究报道 23 例行长节段固定先天性腰骶段脊柱畸形患者中有 21.7%（5/23）的患者术后发生冠状面失平衡。以上有限的临床报道表明，先天性脊柱侧凸术后冠状面失代偿是一个确切存在但却被忽略的脊柱畸形矫形术后并发症。

发病机制

1. 颈胸段先天性脊柱侧凸术后失代偿 颈胸段半椎体畸形术后冠状面失代偿发病率低。通常，患者在接受后路半椎体切除术或其他的截骨矫形术

后，T₁ 倾斜角、锁骨角以及头颈部倾斜症状均可得到明显改善，头颈部偏斜症状在随访时可出现明显的自发纠正趋势，并且颈部倾斜的改善与 T₁ 倾斜角的纠正密切相关。在少数情况下，若存在主弯矫正过度，颈胸段半椎体畸形术后也可能会发生冠状面失代偿（图 22-9-2）。

2. 胸腰段先天性脊柱侧凸术后失代偿 首先，先天性胸腰段侧后凸畸形行后路经椎弓根椎体截骨、全脊椎截骨或半椎体切除术后，均需进行凸侧局部加压抱紧，该过程一方面矫正矢状面的后凸畸形，另一方面其产生的横向力在矫形侧凸的同时具有诱导躯干向凸侧进一步倾斜的趋势（图 22-9-3）。

其次，术后冠状面失代偿还与近、远端相应节段不能有效代偿有关。先天性胸腰段畸形的近端为相对较僵硬的胸椎，当主弯被过度矫正，未被融合的部分胸椎（上固定椎的近端）对融合区域可能难以进行代偿。同时，部分患者下固定椎有时会进入下腰椎，固定节段过长，也使得远端代偿节段减少（图 22-9-4）。孙旭等纳入了 130 例先天性胸腰段畸形（涵盖半椎体和分节不良）的患者，26 例患者（20%）出现术后冠状面失平衡，其中 18 例（70%）患者的下端固定椎位于 L₄ ～ S₁，因此他们提出远端节段代偿能力的降低亦是术后发生冠状面失代偿的重要原因之一。

第三，术前冠状面平衡状态也影响术后失代偿的发生，术前为鼓楼冠状面分型（图 22-9-1）C 型患者（凸侧失平衡，C₇PL–CSVL 距离大于 3cm）较 A、B 型患者更容易发生术后冠状面失平衡。徐亮等根据鼓楼冠状面分型对 130 例先天性胸腰椎畸形患者进行术前分型，包括 92 例 A 型（平衡）、

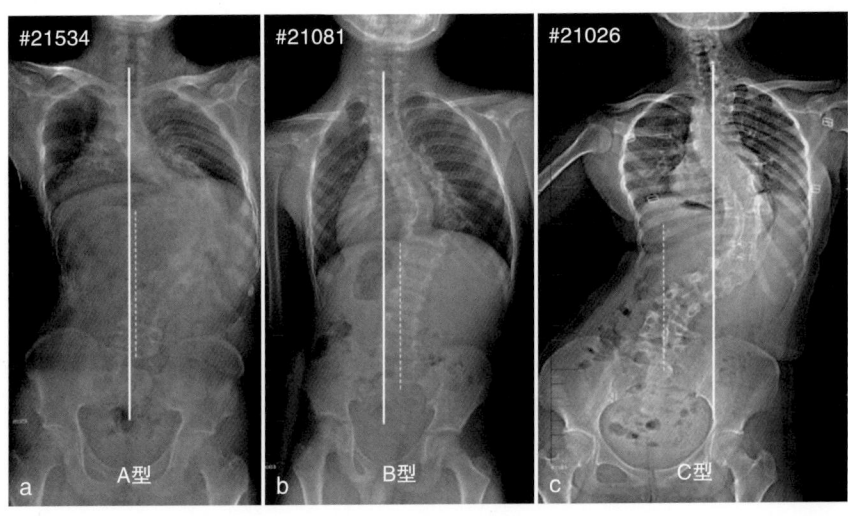

图 22-9-1 鼓楼冠状面分型在先天性脊柱侧凸中的应用。A 型为平衡状态（#21534，a），B 型为凹侧失平衡（#21081，b），C 型为凸侧失平衡（#21026，c）

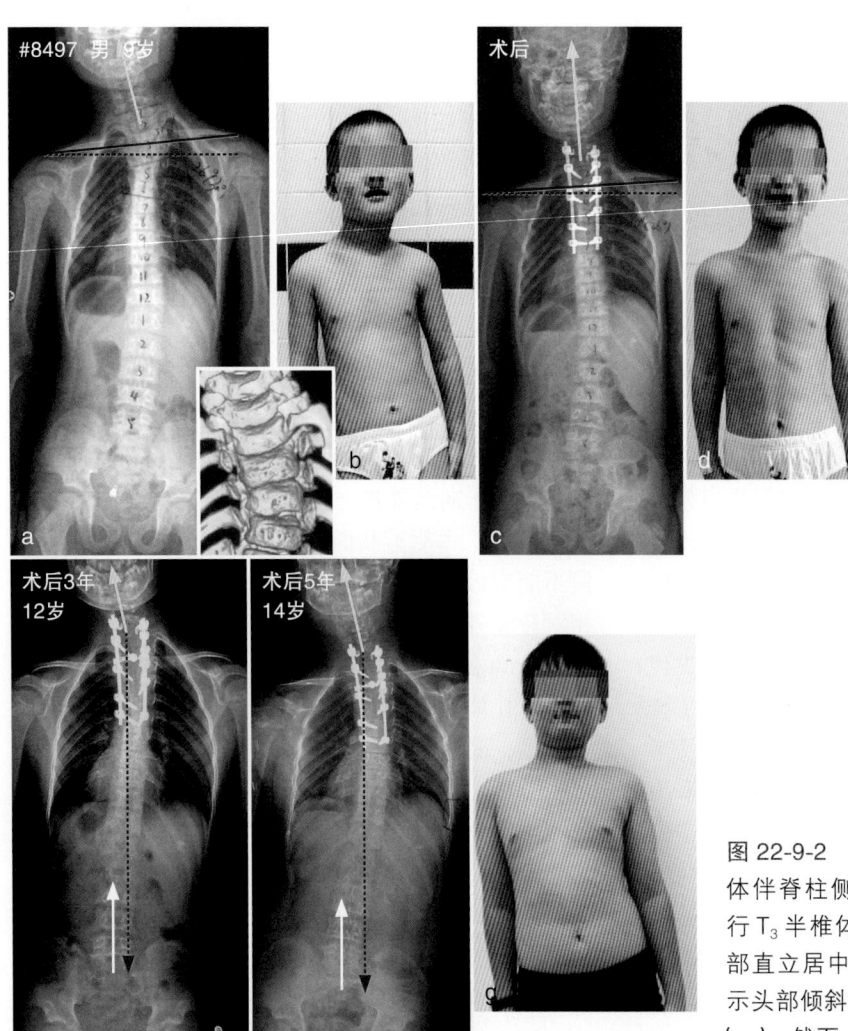

图 22-9-2   男（#8497），9 岁，先天性 T_3 半椎体伴脊柱侧凸、头部左倾、双肩失衡（a、b）。行 T_3 半椎体切除 T_1~T_7 矫形内固定术，术后头部直立居中、双肩水平（c、d），术后 3 年随访示头部倾斜较术后加重，但几乎没有躯干失平衡（e），然而术后 5 年随访时尽管双肩维持水平，但出现了冠状面失平衡，躯干向右侧倾斜（f、g）

6 例 B 型（凹侧失平衡）、32 例 C 型（凸侧失平衡）。在末次随访时，术前 A 型患者出现冠状面失平衡的概率为 13%，B 型为 0，C 型为 43.7%，这一结果证实术前冠状面分型 C 型是先天性胸腰段畸形三柱截骨术后发生冠状面失代偿的危险因素之一（图 22-9-5）。此外，术后上、下固定椎过度倾斜也被认为与术后发生冠状面失代偿密切相关。

3. 腰骶段先天性脊柱侧凸术后失代偿   不同于先天性胸腰段脊柱畸形，腰骶段畸形术后发生冠状面失平衡机制存在一定差异。腰骶段作为脊柱的"基座"在传递载荷、维持运动与躯干平衡方面具有重要的承启作用，其局部轻微的倾斜即可造成冠状位失平衡而产生严重的躯干偏移。腰骶半椎体切除不彻底导致的 L_4 或 L_5 水平化不足（图 22-9-6）、固定节段选择不当（最常见的是近端融合节段过高）导致的近端代偿能力下降是先天性腰骶段畸形术后

发生冠状面失平衡的主要原因。蒋彬等回顾性分析了 2007—2017 年间采用一期后路截骨矫形术治疗的 23 例先天性腰骶段脊柱畸形患者后发现，术后 5 例发生冠状面失平衡，发生率为 21.7%。此外，术前冠状面平衡状态也是术后出现冠状面失代偿的强关联因素。术前对冠状面平衡状况评估不充分、制订的矫形策略不当亦是矫形术后出现冠状面失代偿的重要原因。Bollini 等研究显示腰骶段畸形患者术前躯干通常向代偿弯凸侧倾斜，并认为矫形术后冠状面失平衡与术前躯干向代偿弯凸侧倾斜密切相关。部分腰骶部的先天性畸形可能伴有骶骨发育不良。骶骨缺如的部分会导致脊柱地基不稳，也容易加重躯干倾斜。张天元等对 6 例伴有骶骨发育不良的先天性腰骶部畸形患者的手术效果进行了随访，其中 5 例发生了术后冠状面的失代偿，并均向缺损侧倾斜，提示对于这类患者需要在术前仔细评估骶骨发

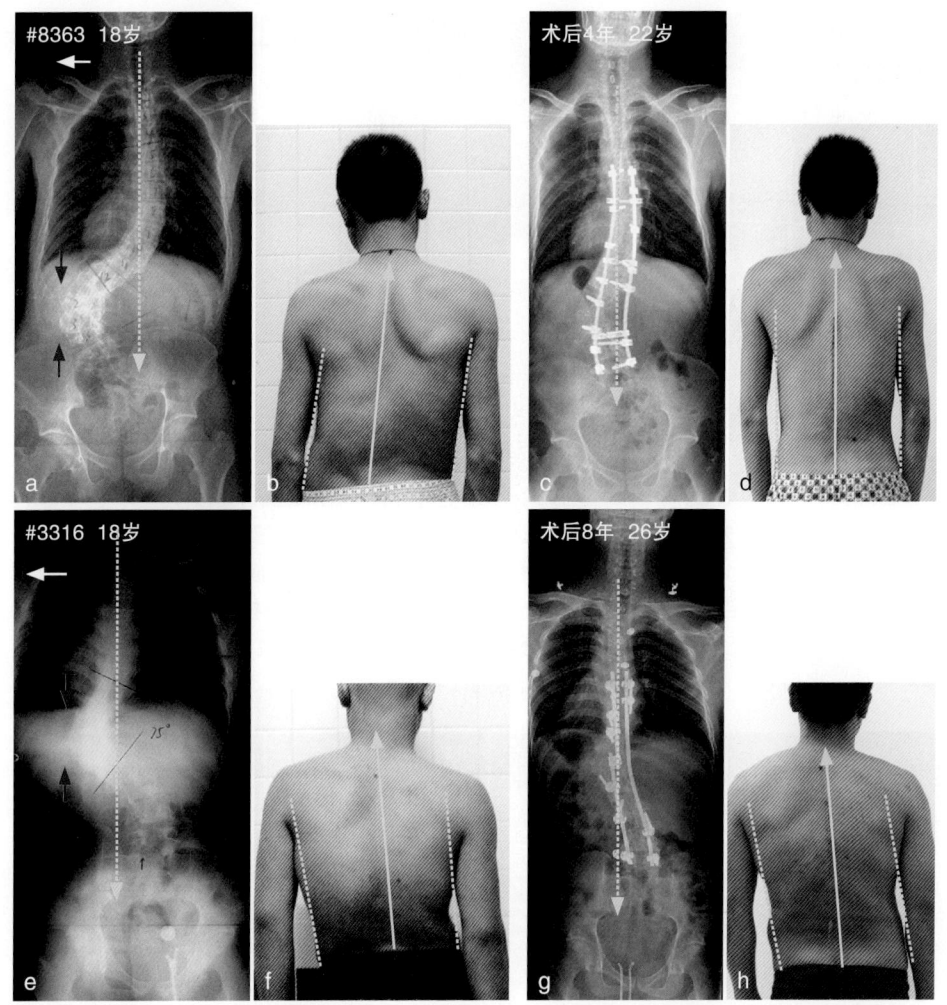

图 22-9-3　先天性胸腰段侧后凸畸形术后冠状面失代偿的发生示意图。在进行先天性胸腰段侧后凸畸形三柱截骨矫形操作时，均需对凸侧加压抱紧（a，红色箭头），该过程一方面可以有效纠正后凸畸形，另一方面，其产生的横向力会诱导躯干向主弯的凸侧平移（a，白色箭头）。对于术前冠状面平衡为 B 型的患者（a、b），这种横向力可以帮助其恢复冠状面平衡（c、d）；而对于术前冠状面平衡为 C 型的患者（e、f），由于其躯干原本就向主弯凸侧倾斜，此时在截骨处的纵向抱紧（e，红色箭头），这种横向力（e，白色箭头）反而会进一步加重冠状面失代偿的趋势（g、h）

育不良的程度并在术后进行针对性的植骨融合。

预防

　　充分认识术后冠状面失代偿的发生机制和危险因素有助于预防和减少该并发症的发生。对于先天性颈胸段半椎体畸形患者，能否改善患者的头颈部倾斜以及双肩失平衡状态是预测颈胸段半椎体切除内固定术后是否发生躯干失平衡的重要指标。目前已知肩平衡与许多参数有关，其中 T_1 倾斜角与内肩失平衡有较强相关性，而锁骨角与外肩失平衡有较强相关性。对于颈胸段半椎体患者，为取得较好矫形效果，手术过程中应尽量恢复 T_1 水平化及改善锁

骨角（图 22-9-7）。此外，应用序贯矫形策略可以将颈胸段畸形矫正过程分解为多个单一步骤，简化颈胸段半椎体畸形矫形手术的复杂性。序贯矫形首先利用卫星棒技术进行截骨面闭合（参见第 8 章第六、七节），其次再通过跨越颈胸交界区的长棒进行整体平衡的调节，可最大限度地做到局部侧凸畸形的矫正和 T_1 水平化，利于术后躯干冠状面维持稳定。

　　对于先天性胸腰段畸形，由于三柱截骨矫形具有诱导躯干向主弯凸侧进一步倾斜的趋势，因此对于凸侧失代偿患者（C_7PL 位于半椎体的同侧，$C_7PL-CSVL$ 距离大于 3cm，即 C 型失代偿），在三柱截骨（PSO，VCR）前应在凹侧做充分的松解，必要时在三柱截骨的上下邻椎行后柱截骨

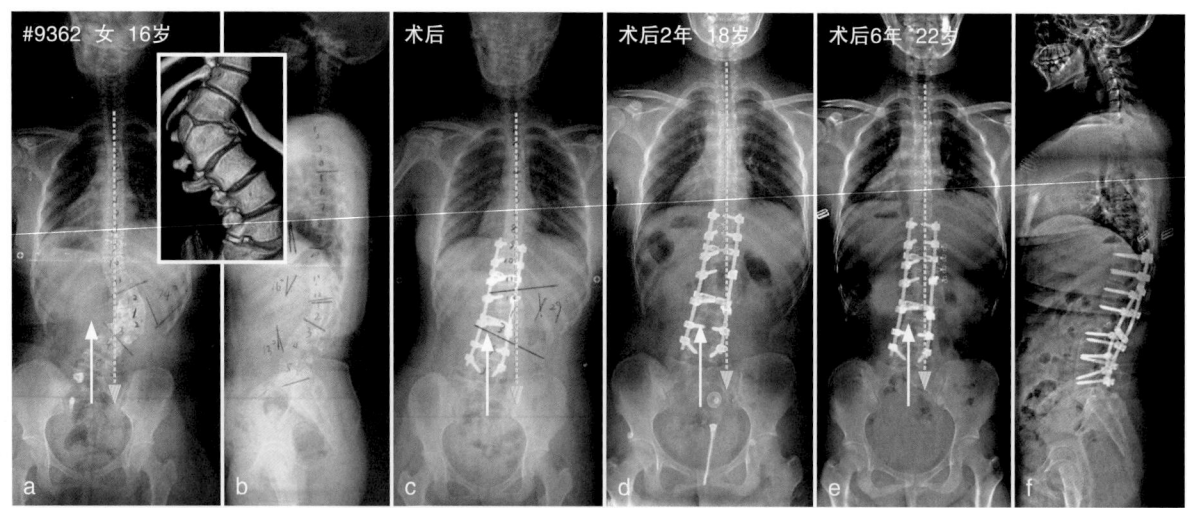

图 22-9-4　女（#9362），16 岁，先天性胸腰段侧后凸畸形伴 L$_2$ 半椎体，术前冠状面平衡为 C 型（a），矢状面为后凸畸形（b）。行 L$_2$ 半椎体切除、T$_9$~L$_5$ 矫形内固定术，术后出现冠状面失平衡，躯干向主弯凸侧倾斜加重（c），原因与术前冠状面平衡为 C 型和远端固定节段过长有关，过长的内固定降低了远端脊柱在术后自我平衡重建中的代偿功能，此例如远端固定至 L$_4$，近端固定至 T$_{11}$，此并发症可能不会发生。术后 2 年正位 X 线示躯干倾斜依然存在（d），该患者接受积极的姿势锻炼，术后 6 年随访示冠状面失平衡得到改善（e、f）

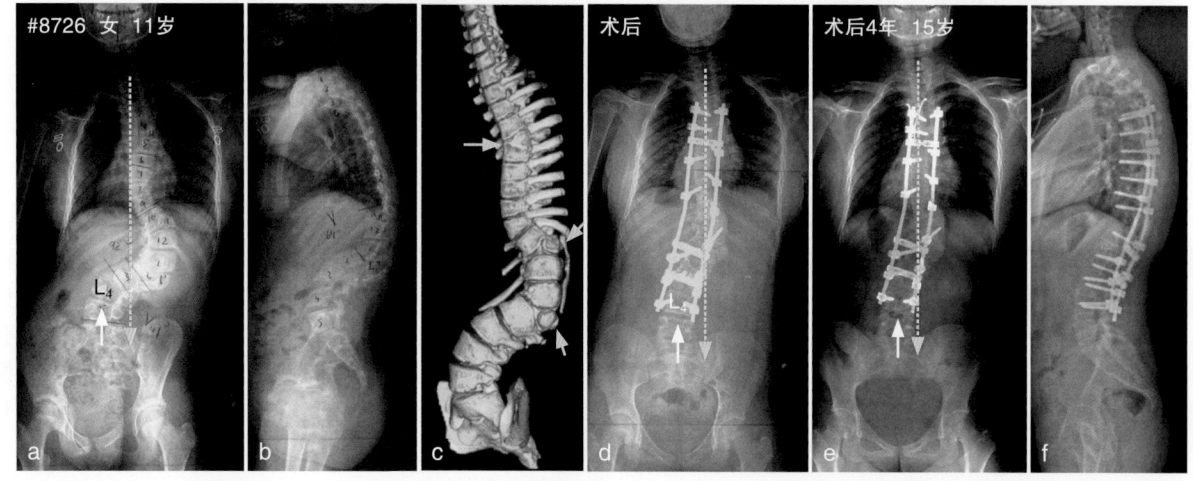

图 22-9-5　女（#8726），11 岁，T$_4$、T$_{11}$、L$_2$ 同侧半椎体（a~c），术前躯干向主弯凸侧倾斜，冠状面平衡为 C 型（a）。行 L$_2$ 半椎体切除、T$_4$~L$_4$ 后路矫形内固定术，术后未能矫正躯干倾斜，依然维持在 C 型失平衡（d），术后 4 年躯干持续倾斜（e、f）。该患者的术后躯干倾斜与术前 C 型失平衡密切相关，同时近端由于 T$_4$ 半椎体的存在，固定节段较高，也是可能的原因之一

（posterior column osteotomy，PCO）。这样在顶椎区三柱截骨后，凸侧加压抱紧时，有助于促进凸侧的缩短而尽可能地水平化上端固定椎（upper instrumented vertebra，UIV）和下端固定椎（lower instrumented vertebra，LIV，图 22-9-8）；如果截骨闭合后难以同时水平化 UIV 和 LIV，则优先选择水平化 LIV。邱勇等报道此方法可明显降低成人脊柱侧凸畸形中 C 型患者术后的矢状面失代偿的发生率，这种理念同样也可作为儿童先天性胸腰段侧后凸畸形截骨矫形手术策略制订的重要借鉴。其次，对于病程长且下腰椎倾斜大的病例，下固定椎要选择术后可水平化的腰椎。若预估下固定椎在术后可能残留明显倾斜，则可适当向远端延长固定范围。但同时，为了尽可能保留术后患者躯干代偿能力，在确保矫形效果的同时又应尽可能地"缩短"固定节段。

对于先天性腰骶部畸形，为重建腰骶水平化并恢复躯干整体力线平衡，合理选择个体化截骨方式至关重要。原发性畸形应具体区分致畸因素，完全分节的半椎体予以完全切除，部分未分节半椎体、

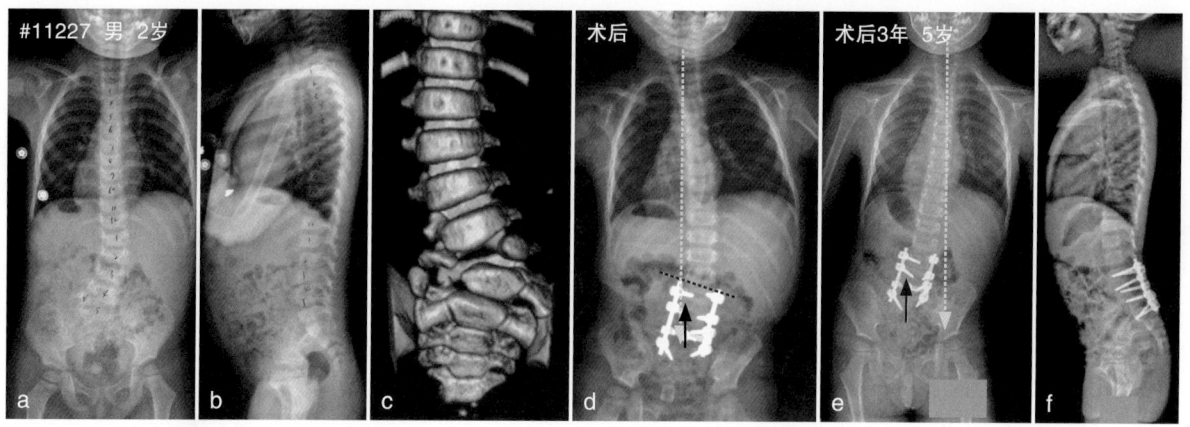

图 22-9-6　男（#11227），2 岁，先天性 L_5 半椎体（a~c）。行后路 L_5 半椎体切除 L_3~S_1 矫形内固定术，术后正位 X 线示上端固定椎 L_3 倾斜，水平化不足（d，红色虚线），术后 3 年随访正位 X 线示患者出现躯干倾斜，冠状面失平衡（e、f）

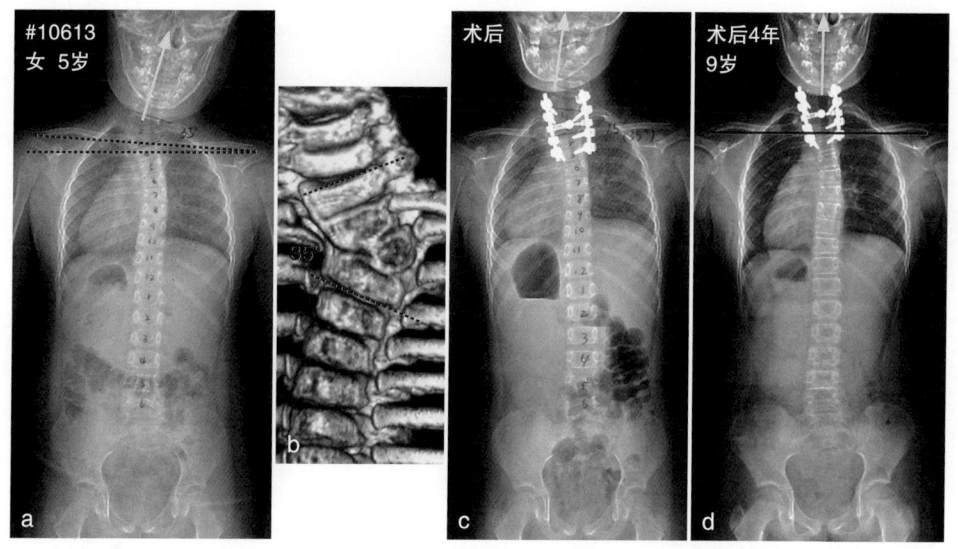

图 22-9-7　女（#10613），5 岁，先天性 T_3 半椎体畸形合并头颈部倾斜、肩部失平衡（a、b）。行后路 T_3 半椎体切除矫形内固定术，术后正位 X 线示畸形矫形满意（c）；术后 4 年畸形矫正维持满意，肩部平衡（红线），头颈部倾斜（d，黄线）改善明显

楔形椎和骶骨发育不良者应切除相邻椎间盘。此外，南京鼓楼医院前期研究发现腰骶部经椎间孔椎间融合术（transforaminal lumbar interbody fusion，TLIF）可以通过腰骶部代偿弯凸侧入路，充分松解凸侧直至凹侧，使腰骶部结构性代偿弯松解从而达到腰骶部水平化的维持；同时通过 360° 融合，为冠状面矫正提供平坦、稳固的基底部。此外，选择近端融合椎时应尽量避免因节段过长而导致代偿节段丧失和术后冠状面失平衡风险增加。近端固定节段的选择还应重视术前冠状位平衡状况，对于术前平衡者可终止于上端椎，而有失平衡表现者则倾向于在水平椎和端椎之间选择上固定椎以降低术后冠状面失平衡风险。由于腰骶段位于力学移行区，远端固定椎选择恰当与否对于手术矫正与冠状面平衡

维持亦具有重要作用。对于远端需固定至骨盆的患者推荐使用 S_1 组合 S_2AI（S_2 alar iliac）螺钉技术，因 S_2AI 螺钉具有暴露少、切迹低、稳定性高和近端内固定处于同一连线等优势。邱勇团队对腰椎退行性侧凸进行了系统分型，根据术前冠状面平衡状态将其分为 A、B 和 C 三种类型，王孝宾等借鉴此分型对先天性腰骶部畸形进行了研究，他提出：对于 C_7PL 偏离骶骨中垂线 CSVL 小于 3cm 的患者（A 型），凸侧与凹侧的撑开、加压操作应尽可能均等，以防止脊柱一侧短缩、另一侧延长导致躯干偏移失平衡；当 C_7PL 位于半椎体的对侧，C_7PL-CSVL 距离大于 3cm 时（B 型），可通过压缩半椎体被切除以后形成的空隙来使躯干向半椎体一侧平移，从而恢复冠状面平衡；但对于 C_7PL 位于半椎体的同侧，

C$_7$PL–CSVL 距离大于 3cm 的患者（C 型），半椎体切除以后的加压闭合操作会使 C$_7$PL 偏离 CSVL 更远，从而加重躯干的失平衡。此时需要在 L$_5$/S$_1$ 节段行反向凸侧撑开、凹侧加压以及 TLIF 的操作使 L$_4$、L$_5$ 椎体水平化，从而避免术后冠状面失平衡（图 22-9-9）。此外，切口关闭前可进行术中透视并辅助应用平衡仪评估冠状面平衡恢复情况。

治疗

目前，对于先天性颈胸段畸形术后冠状面失代偿的研究还不够深入。国际上普遍认为术后远端失代偿是患者自发躯干平衡重建的重要机制。Chen 等曾对 18 例行一期后路半椎体切除治疗的颈胸段半椎体患者进行回顾性分析，发现 16 例患者远端代偿弯在末次随访时出现进展，其中 4 例患者远端代偿弯加重至 >20° 并予以支具保护治疗，最终所有患者未行翻修手术。因此，当患者术后出现远端冠状面失代偿时需及时采用支具进行治疗。然而对于远端代偿弯进展迅速、脊柱发育近成熟的患者，则需行翻修手术重建肩部平衡，并向下延长固定节段至远端代偿弯，同时注意尽可能使远端融合椎水平化（图 22-9-10）。

先天性胸腰段畸形术后冠状面失代偿自然史相

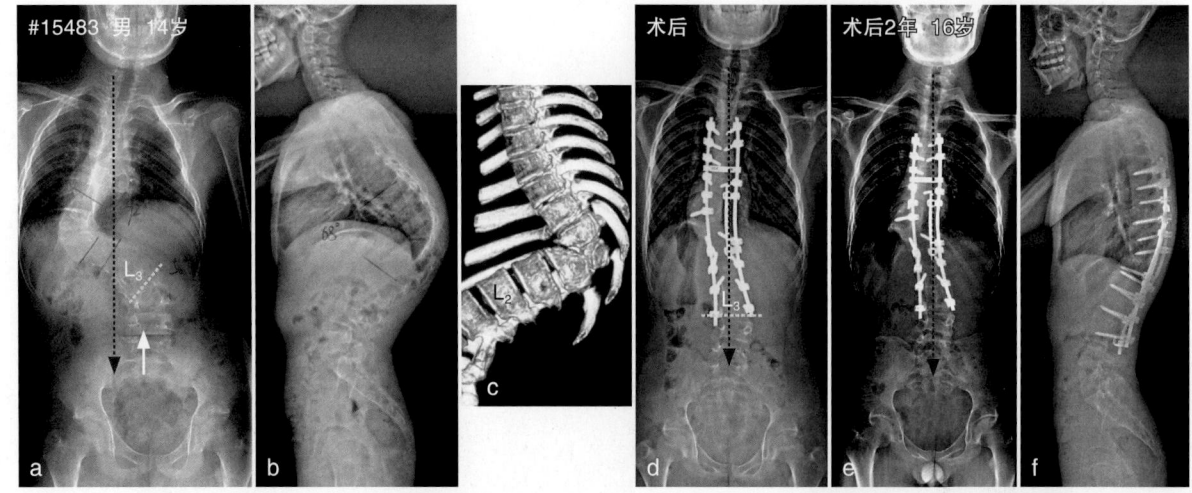

图 22-9-8　男（#15483），14 岁，先天性胸腰段侧后凸畸形（a、b），躯干向主弯凸侧倾斜，表现为冠状面失平衡 C 型，CT 三维重建示 T$_{11}$ 半椎体畸形（c）。行 T$_{11}$ 半椎体切除、三柱截骨、矫形内固定术，尽管术前 L$_3$ 极度倾斜（a，黄线），远端固定至 L$_3$ 也成功地水平化了 L$_3$（d，黄线），冠状面平衡恢复满意（d），术后 2 年随访示冠状面、矢状面平衡维持良好（e、f）

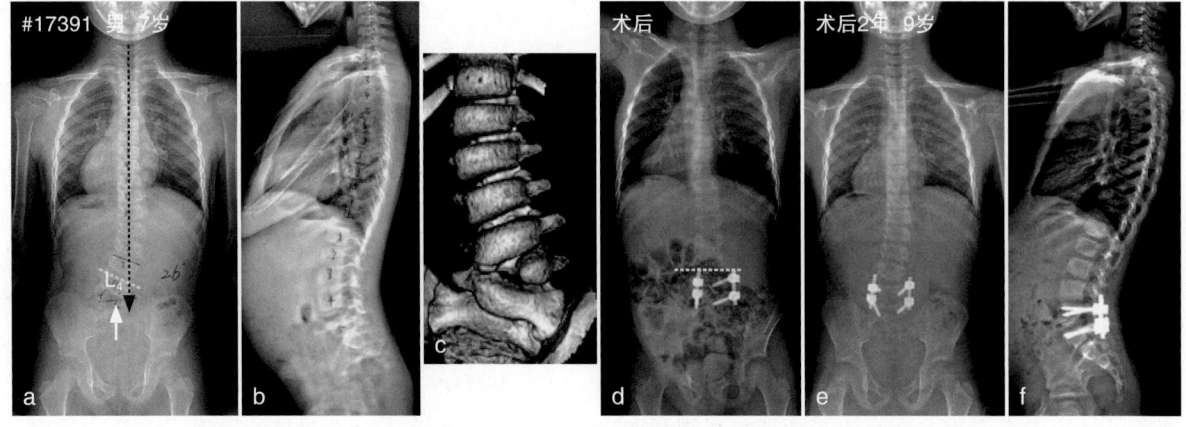

图 22-9-9　男（#17391），7 岁，先天性脊柱侧凸伴 L$_4$' 半椎体，术前正位 X 线示患者躯干向主弯凸侧倾斜（C 型）（a~c）。行后路 L$_4$' 半椎体切除矫形、L$_4$~L$_5$ 短节段内固定植骨融合术，术中行凹侧入路椎间撑开融合、凸侧加压抱紧，达到 L$_4$ 完全水平化（d，黄线），术后正位 X 线示矫形满意，冠状面平衡恢复（d），术后 2 年随访示冠状面平衡维持满意（e、f）

对良好，如果不合并后凸畸形，大多不需要翻修手术。由于儿童脊柱柔软，肌肉功能状态良好，如无合并融合节段远近端的先天性脊椎发育性畸形，早期可指导患者进行姿势训练。在主弯近端，姿势训练的主要目的是提高胸椎、头颈部和双肩的代偿能力；在远端，则期望达到脊椎两旁软组织和骨盆的重新平衡。对于远端融合椎位于下腰椎且伴有骨盆倾斜者，对骨盆抬高一侧的下肢进行夜间皮肤牵引有助于

松弛髂腰韧带，帮助恢复骨盆的水平，但不主张使用骨盆抬高侧的下肢垫高，这无助于骨盆水平的恢复，远期可导致此侧髂腰韧带挛缩和以假性"骨盆倾斜"为表象的躯干失平衡将失去代偿机会。多数患者在术后6~12个月可恢复至冠状面平衡状态，然而少数患者术后存在严重的冠状面失平衡，超出自身的代偿能力而需要进行手术翻修。翻修时如有可能，需尽量减少远端和（或）近端的固定节段（图 22-9-11）。

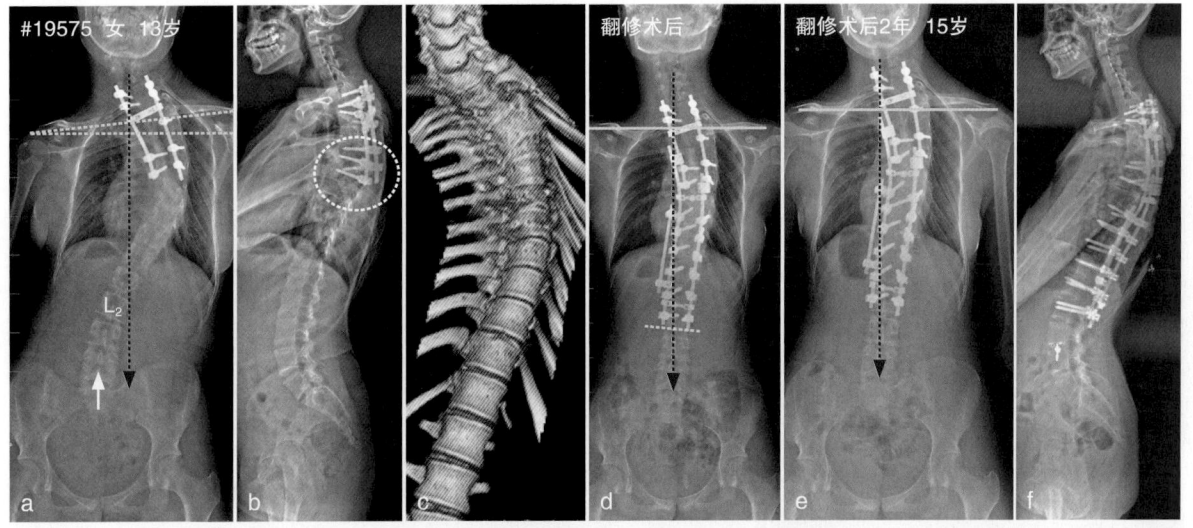

图 22-9-10　女（#19575），13岁，先天性颈胸段侧凸畸形术后伴冠状面失平衡（a~c）。2岁时于外院行凸侧椎体阻滞术，术后畸形持续进展，11岁时在另一家医院行后路矫形融合术，术后逐渐出现冠状面失平衡（a，红线）及右肩抬高（a，黄线），矢状面出现远端交界性后凸和内固定拔出（b，虚线圈）；CT三维重建示上胸段多节段椎体分节不良和广泛融合。翻修手术重点处理远端畸形及冠状面失平衡，将内固定向下延伸至L₂，术后L₂水平化良好（d，虚线），冠状面失平衡及双肩失平衡获得良好纠正（d）。翻修术后2年随访冠状面未发生失平衡（e、f）

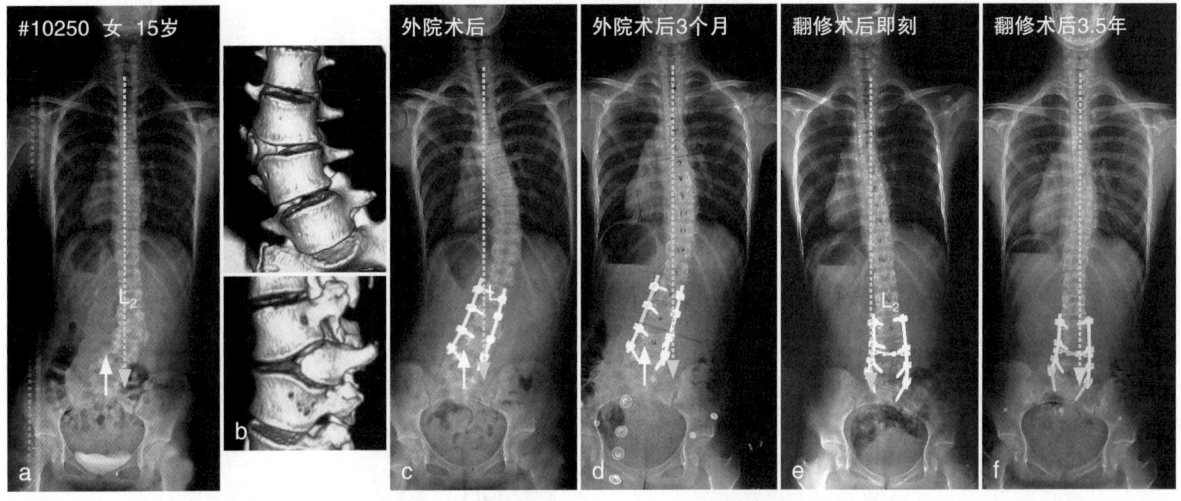

图 22-9-11　女（#10250），15岁，先天性脊柱侧后凸畸形（L₃'半椎体）（a、b）。外院行L₃'半椎体切除、L₂~L₅内固定术，术后即刻冠状面出现向主弯凸侧的严重失平衡（c），随访3个月后无改善（d）。此例发生术后冠状面失平衡的主要原因为下固定椎（LIV）较为倾斜且近端内固定较长，降低了近端的代偿能力。行翻修术时在L₄/L₅和L₅/S₁行双节段TLIF，内固定近端去除一对螺钉（原UIV为L₂，翻修术后为L₃）、水平化UIV、远端内固定延伸至S₁（e），翻修术后3.5年随访冠状面平衡良好（f）

腰骶部畸形术后发生的冠状面失衡往往因远端固定难以代偿不得不进行手术干预，支具保守治疗通常无效。在翻修术式的选择上，应根据患者原手术方式以及手术失败的具体原因，同时综合考虑患者冠状面和矢状面上的畸形程度，采取个体化的翻修方法。对于术后冠状面失代偿患者，翻修术中一方面需要重建腰骶部水平化，通过 L_5/S_1 间隙 TLIF 操作，最大程度使得 L_5 椎体水平化，为脊柱恢复冠状面平衡提供坚实而平坦的"基座"，另一方面对于初次手术未固定至骨盆患者，S_2AI 螺钉

或髂骨螺钉固定联合腰骶部 TLIF 技术可获得满意的临床疗效和远期冠状面平衡维持（图 22-9-12）；对于术后冠状面失代偿合并内固定失败者，腰骶部的 TLIF 操作不仅有利于重建水平化，更重要的是能促进腰骶部术后坚强的固定融合，最终降低内固定失败及躯干失平衡的发生率。此外，联合应用基于双头钉的卫星棒技术可以分散每根棒所承受的应力，降低内固定疲劳断裂风险。同时，如果近端融合节段过长，则在进行翻修手术时可适当减少近端的固定节段。

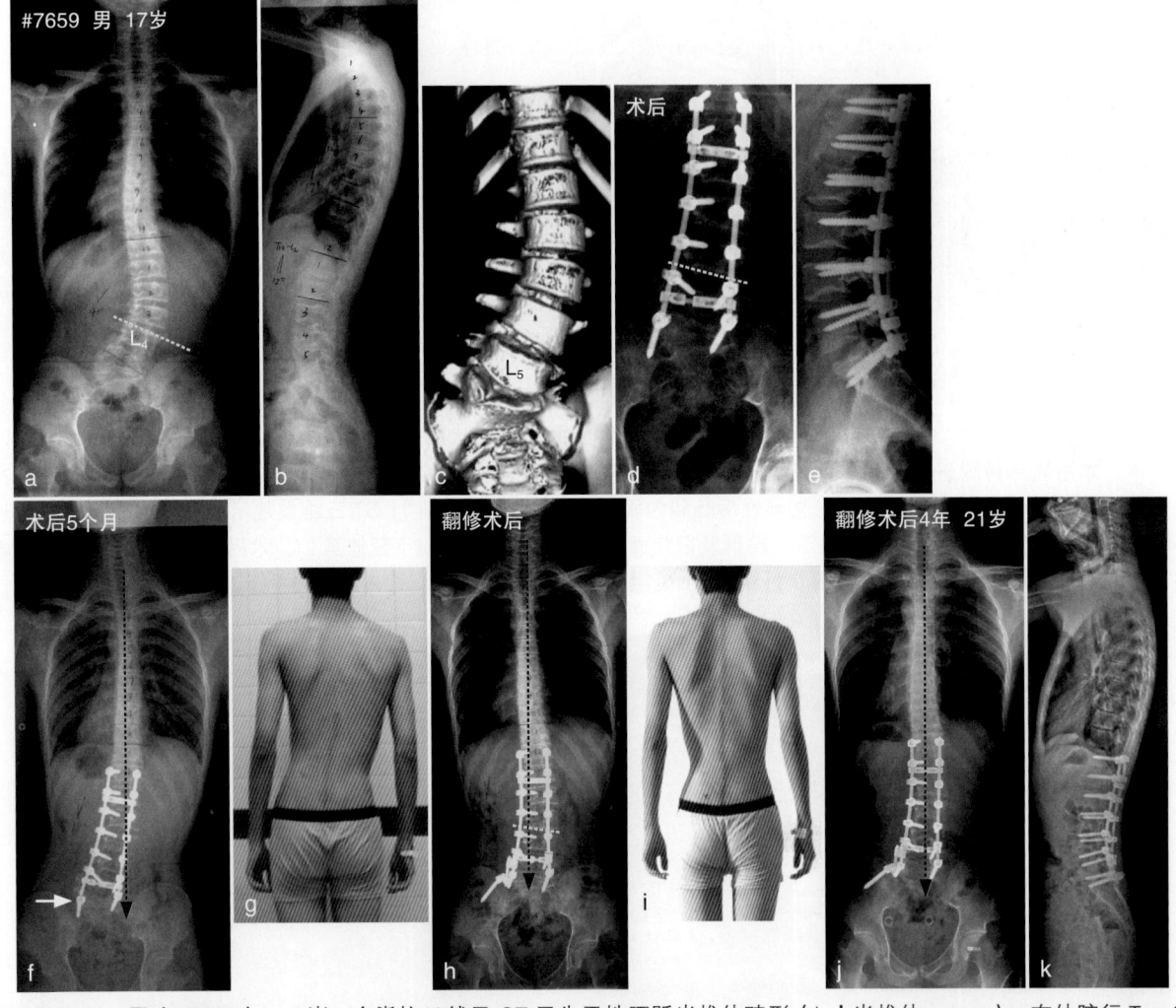

图 22-9-12　男（#7659），17 岁，全脊柱 X 线及 CT 示先天性腰骶半椎体畸形（L_5' 半椎体，a~c）；在外院行 T_{12}~S_1 的矫形手术，术后主弯畸形得到矫正（d、e），但 L_4 和 L_5 未水平化的主弯矫正（特别是近端又固定过长时）必然导致冠状面的失代偿；术后 5 个月正位 X 线示冠状面失平衡较前加剧且合并左侧 S_1 螺钉 - 棒松动（f、g）；行 L_5' 残留半椎体切除、椎间融合、L_4~L_5 水平化的翻修手术，为了保证 L_4 水平化（h，黄线），远端只能延长至髂骨，冠状面恢复平衡（h、i）；翻修术后 4 年，冠状面平衡维持良好，无明显矫正丢失（j、k）

参考文献

[1] McMaster MJ, Singh H. Natural history of congenital kyphosis and kyphoscoliosis. A study of one hundred and twelve patients[J]. J Bone Joint Surg Am, 1999, 81(10): 1367-1383.

[2] Giampietro PF, Blank RD, Raggio CL, et al. Congenital and idiopathic scoliosis: clinical and genetic aspects[J]. Clin Med Res, 2003, 1(2): 125-136.

[3] Nakamura H, Matsuda H, Konishi S, et al. Single-stage excision of hemivertebrae via the posterior approach alone for congenital spine deformity: follow-up period longer than ten years[J]. Spine, 2002, 27(1): 110-115.

[4] Slabaugh PB, Winter RB, Lonstein JE, et al. Lumbosacral hemivertebrae: a review of twenty-four patients, with excision in eight[J]. Spine, 1980, 5(3): 234-244.

[5] Holte DC, Winter RB, Lonstein JE, et al. Excision of hemivertebrae and wedge resection in the treatment of congenital scoliosis[J]. J Bone Joint Surg Am, 1995, 77(2): 159-171.

[6] Behensky H, Cole AA, Freeman BJC, et al. Fixed lumbar apical vertebral rotation predicts spinal decompensation in lenke type 3c adolescent idiopathic scoliosis after selective posterior thoracic correction and fusion[J]. Eur Spine J, 2007, 16(10): 1570-1578.

[7] Mccance SE, Denis F, Lonstein JE, et al. Coronal and sagittal balance in surgically treated adolescent idiopathic scoliosis with the King Ⅱ curve pattern[J]. Spine (Phila Pa 1976), 1998, 23(19): 2063-2073.

[8] Radcliff KE, Orozco F, Molby N, et al. Is pelvic obliquity related to degenerative scoliosis?[J]. Orthop Surg, 2013, 5(3): 171-176.

[9] Xu L, Chen X, Qiao J, et al. Coronal imbalance after three-column osteotomy in thoracolumbar congenital kyphoscoliosis: incidence and risk factors[J]. Spine, 2019, 44(2): E99-106.

[10] 孙旭, 钱邦平, 邱勇, 等. 先天性胸腰段侧后凸畸形三柱截骨矫形术后冠状面失代偿[J]. 中华骨科杂志, 2014, 34(9): 903-908.

[11] Yang X, Song Y, Liu L, et al. Emerging S-shaped curves in congenital scoliosis after hemivertebra resection and short segmental fusion[J]. Spine J, 2016, 16(10): 1214-1220.

[12] Bao H, Yan P, Qiu Y, et al. Coronal imbalance in degenerative lumbar scoliosis: prevalence and influence on surgical decision-making for spinal osteotomy[J]. Bone Joint J, 2016, 98-B(9): 1227-1233.

[13] Lyu Q, Hu B, Zhou C, et al. The efficacy of posterior hemivertebra resection with lumbosacral fixation and fusion in the treatment of congenital scoliosis: a more than 2-year follow-up study[J]. Clin Neurol Neurosurg, 2018, 164: 154-159.

[14] Chen Z, Qiu Y, Zhu Z, et al. Posterior-only hemivertebra resection for congenital cervicothoracic scoliosis: correcting neck tilt and balancing the shoulders[J]. Spine, 2018, 43(6): 394-401.

[15] Luhmann SJ, Sucato DJ, Johnston CE, et al. Radiographic assessment of shoulder position in 619 idiopathic scoliosis patients: can T1 tilt be used as an intraoperative proxy to determine postoperative shoulder balance?[J]. J Pediatr Orthop, 2016, 36(7): 691-694.

[16] Qiu XS, Ma WW, Li WG, et al. Discrepancy between radiographic shoulder balance and cosmetic shoulder balance in adolescent idiopathic scoliosis patients with double thoracic curve[J]. Eur Spine J, 2009, 18(1): 45-51.

[17] 邱勇, 邱旭升, 马薇薇, 等. 青少年特发性双胸弯患者肩部影像学平衡与美学平衡的相关性研究[J]. 中国骨科杂志, 2009, 29(4): 299-304.

[18] 邱勇, 王斌, 朱锋, 等. 退变性腰椎侧凸的冠状面失衡分型及对截骨矫形术式选择的意义[J]. 中华骨科杂志, 29(5): 418-423.

[19] 刘臻, 赵志慧, 胡宗杉, 等. 术中腰骶部水平化改善退变性腰椎侧凸术后冠状面平衡[J]. 中华骨科杂志, 2017, 37(4): 193-200.

第十节　近端交界性后凸畸形

脊柱侧凸矫形手术的目的之一是重建躯干平衡，而这种平衡不仅仅是冠状面上的平衡，还应包括矢状面，而矢状面探讨的焦点主要集中在融合区域近端和远端。随着椎弓根螺钉等强力矫形器械的出现，选择性融合已成为儿童脊柱矫形的主流手术策略，从而保留儿童更多的脊柱活动度，但随之而来的术后融合节段近端和远端的失代偿也逐渐增多。其中，近端交界性后凸畸形（proximal junctional kyphosis，PJK）是最具代表性的并发症，其典型的影像学表现为脊柱矢状面上近端固定融合交界区出现新发的后凸畸形。在成人脊柱侧凸或后凸畸形中，PJK 可导致背部疼痛、畸形进展和神经功能受损等系列问题，是广为重视且研究较为深入的并发症之一。虽然关于成人脊柱畸形术后 PJK 的部分理论也适用于未成年患者，但对后者而言，其生长特征和脊柱畸形的常见病因学与成人不同，因而其危险因素、临床干预方案和转归与成人有较大差异。因此，掌握儿童患者 PJK 的定义、发病率、影像学和临床评估、危险因素及处理方法等在治疗儿童脊柱畸形中尤为重要。

Lowe 等于 1994 年在接受 Cotrel-Dubousset 脊柱内固定系统治疗的休门氏病脊柱后凸畸形患者中最早提出了 PJK 的概念，即脊柱融合术后内固定近端交界区后凸角度的逐渐增大。在 1999 年，Lee 等在对 69 例接受后路脊柱融合术的 AIS 患儿进行回顾性分析，提出了较为明确的 PJK 定义，即 T_2 椎体和最上端固定椎（upper instrumented vertebra，UIV）后凸角度较相应节段正常生理弧度增加 5° 或以上。此定义中的相应节段正常生理弧度来源于 1989 年 Bernhardt 等对脊柱正常形态的描述，同时使用 5° 作为阈值显示出较高的敏感性（78%）和特异性（84%）。随后 Glattes 等引入近端交界角（proximal junctional angle，PJA），测量方法为 UIV 的下终板与 UIV+2 的上终板之间的后凸 Cobb 角，PJK 定义为同时满足以下标准：①术后 PJA 大于 10°；②同术前相比 PJA 角度增大 10° 以上（图 22-10-1）。选择 10° 作为阈值同样基于敏感度和特异性方面考虑，Glattes 等提出的定义是目前多数研究中最广为接受的 PJK 诊断标准。Bridwell 等亦建议将 PJA>20° 定义为 PJK，

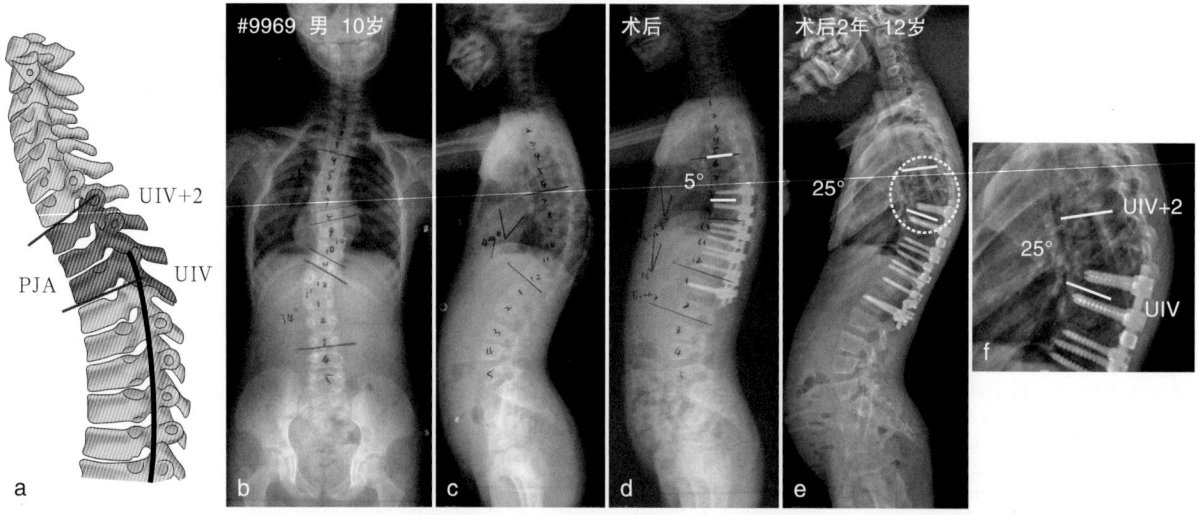

图 22-10-1　近端交界角（PJA）定义为 UIV 下终板与 UIV 近端 2 个椎体（UIV+2）上终板之间的夹角（a）。男（#9969），10 岁，先天性脊柱侧凸，T_{10} 半椎体畸形（b、c），予以 T_{10} 半椎体切除矫形内固定术（T_8~L_1），术后即刻近端交界角（PJA）为 5°（d），术后 2 年进展为 25°，诊断为 PJK（e、f）

在中老年人群中，该定义的 PJK 与患者高龄状态、肥胖、融合节段和生活质量等因素更具有相关性。在 Bridwell 等研究中，患者在末次随访时平均 PJA 为 26°，而陈曦等报道的低龄儿童先天性脊柱侧凸半椎体切除术后末次随访时平均 PJA 仅为 14.8°，因此在未成年人群中使用 20° 作为 PJK 的界定角是否合适值得商榷。关于 PJA 的测量范围，目前最常用的是 UIV 和 UIV+2，Sacramento-Domínguez 等发现 UIV+1 和 UIV+2 之间重复性和一致性无显著差异。但是在测量 PJA 角度时，理论上选择测量跨越范围越长，PJA 测量角度越大。

在 PJK 的基础上，Arlet、Lau 和 Raman 等提出了近端交界性失败（proximal junctional failure，PJF）的概念，以区分不伴有临床症状的 PJK。PJF 患者常伴有近端交界区椎体压缩或骨折脱位、内固定拔出、严重的背部疼痛和神经功能损伤等，往往需要行翻修手术治疗。2015 年，Reames 等将 PJF 定义为"PJK、疼痛、甚至神经功能损伤、内固定突出或其他原因需行翻修手术"，该定义为目前普遍接受的 PJF 诊断标准。根据 PJF 发生的时间，Hostin 等提出了急性交界区失败（acute proximal junctional failure，APJF）的概念，APJF 主要是指在术后 28 周以内发生以下情况的 PJK（PJF）：PJA 增加超过 15°、UIV 或 UIV+1 骨折、UIV 内固定失败或需要延长近端内固定节段

发生机制

PJK 在不同的人群中具有不同的发病机制。在成人及中老年人群中，PJK 的发病机制多与以下几个方面有关：①随年龄增长的脊柱后凸进展；②术中脊柱后方韧带复合体的损伤；③近端交界区椎体的骨折或脱位；④近端交界区椎间盘严重退变；⑤近端内固定失败。但未成年人群的患者因素和病因学特征与成人有较大差异，适用于成人及中老年人群的基础理论在未成年人群中仅可作为参考。在未成年人群中，PJK 的发生机制多与脊柱后方软组织破坏、后凸过度纠正或纠正不足、近端弯棒不足、置棒张力过大和儿童背部肌肉张力低下等有关。在行脊柱矫形手术时，需要对肌肉剥离，必要时椎板和关节突也需要切除，而 Cammatata 等的生物力学实验研究显示，后路完全切除双侧关节突关节、棘上韧带和棘间韧带等脊柱结构后，近端交界区屈曲应力即刻可增加高达 83%。处于近端融合区和未融合区的交界处，其生物力学环境改变，融合节段活动度的丢失主要由近端交界区弥补，更承担了较大的异常应力，导致近端交界区的椎间隙在应力挤压下出现楔形变。Lee 等认为脊柱矫形手术会对患者脊柱的整体矢状面平衡产生巨大影响，而 PJK 是术后早期脊柱的代偿性变化。在休门氏病脊柱后凸畸形或者 NF1 合并脊柱畸形的青少年患者中，UIV 选择的位置过低也将导致 PJK 的发生，分析其原因可能为脊柱后路内固定融合节段过短导

致锚定作用变差，近端融合过短导致生物力学上的不稳定，而近端交界性后凸是术后矫正丢失的一种表现形式。此外，低龄儿童行生长棒技术治疗后，在每次的撑棒过程中，PJA 也将逐渐增长，最终可导致 PJK 的发生。

流行病学

在既往文献中，由于患者年龄、病因学、PJK 的定义和随访时间等差异，报道的 PJK 的发生率各不相同。Kim 等对 193 例 AIS 患者行后路脊柱矫形术后进行长达 7.3 年的随访，26% 的患者发生 PJK。随后 Kim 等又扩大样本，对 410 例 AIS 患者进行术后 2 年以上的随访，结果显示 PJK 的发生率约为 27%。而 Lee 等对 69 例 AIS 患者术后进

行平均 2 年以上的随访，结果显示 PJK 的发生率高达 46%（图 22-10-2、图 22-10-3）。

在休门氏后凸畸形患者中 PJK 也有较高的发生率。Lowe 等对 32 例使用 CD 内固定器械的休门氏后凸畸形患者进行分析，在 42 个月的随访中，PJK 的发生率高达 31%。Denis 等对 67 例患者随访 5 年，发现 PJK 的发生率高达 30%。杜长志等报道行脊柱后路矫形融合术的青少年休门氏后凸畸形患者，术后平均随访 31.3 个月，PJK 的发生率为 31.7%（图 22-10-4）。在 Graat 等针对休门氏后凸畸形患者术后长达 18 年的随访研究中，PJK 的发生率达 53%。

同样在 NF1 伴脊柱畸形患者中，PJK 的发生率也较高。陈曦等报道，103 例 NF1 合并营养不良性脊柱侧凸的青少年患者，术后行 34.9 个月的随访，

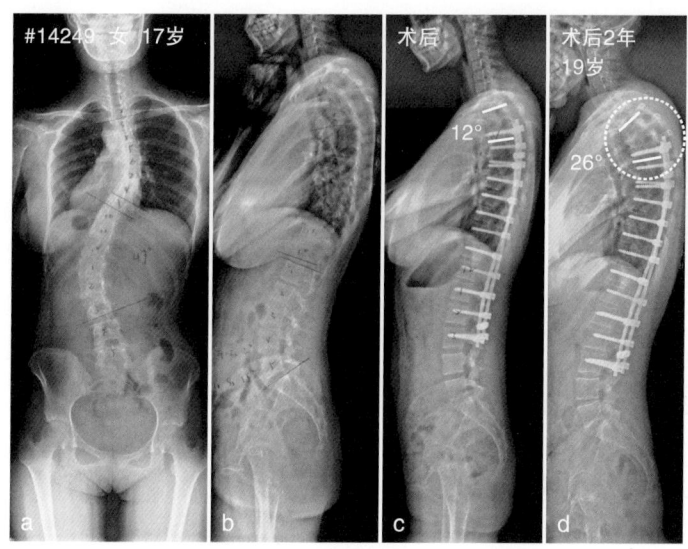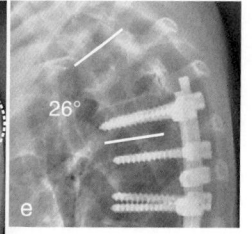

图 22-10-2 女（#14249），17 岁，特发性脊柱侧凸，Lenke 6CN 型（a、b）。行 T₄~L₃ 脊柱后路矫形内固定术，术后即刻 PJA 为 12°（c），术后 2 年 PJA 进展为 26°，出现 PJK 现象（d、e）

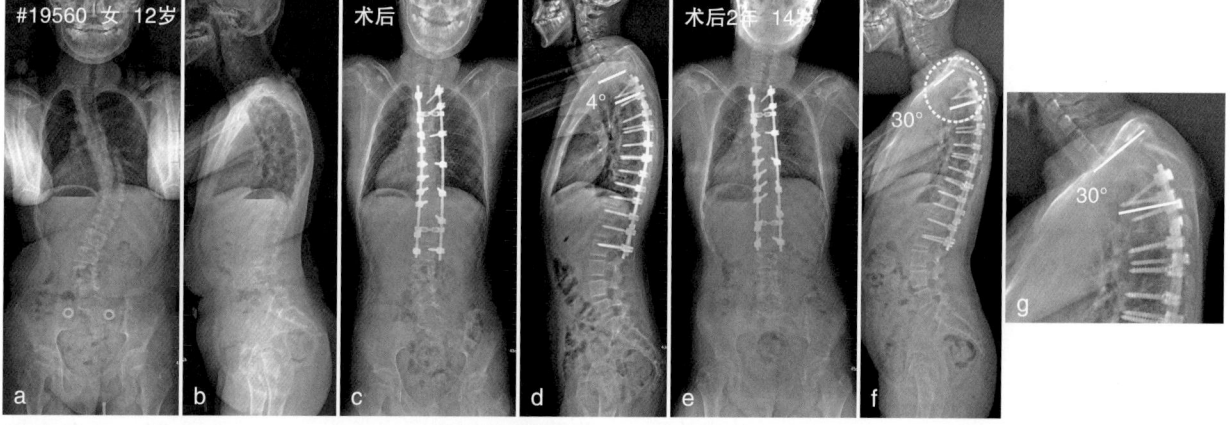

图 22-10-3 女（#19560），12 岁，特发性脊柱侧凸，Lenke 1AN 型（a、b）。行 T₃~L₂ 脊柱后路矫形内固定术，术后即刻 PJA 为 4°（c、d），术后 2 年冠状面矫形维持良好，无矫正丢失，矢状面上 PJA 进展为 30°，出现 PJK 现象（e~g）

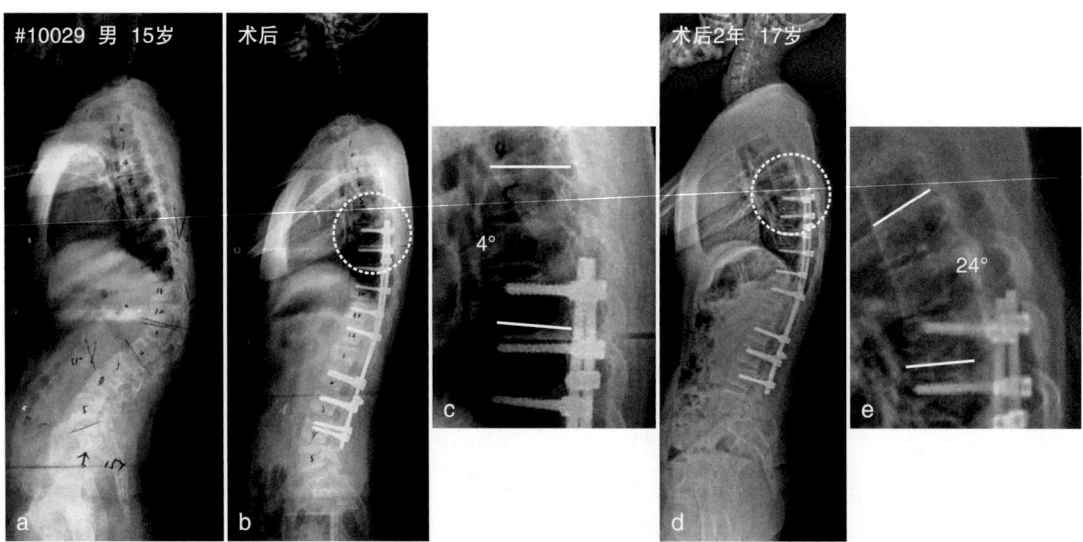

图 22-10-4　男（#10029），15 岁，休门氏后凸畸形（a）。行 $T_{10} \sim L_3$ 多节段 SPO 截骨矫形内固定术（$T_7 \sim L_4$），术后即刻 PJA 为 4°（b、c），术后 2 年 PJA 进展为 24°，出现 PJK 现象（d、e）

22 例发生 PJK（21.4%）。综上，目前在青少年脊柱畸形人群中，PJK 的发生率为 8.1%～53% 不等，其在青少年人群中是较为常见的术后并发症。

关于低龄儿童脊柱畸形矫形术后 PJK 的研究主要集中在后路脊柱融合术和非融合技术两个方面。脊柱后路矫形融合术方面，Wang 等对 37 例行半椎体切除短节段融合术后的低龄患儿进行观察，术后平均随访 4.5 年，结果发现 7 例（18.9%）发生 PJK。由于 Wang 等研究纳入患者相对较少，且时间跨度长达 12 年，结果存在一定偏倚。陈曦等对 189 例半椎体切除短节段融合的低龄患儿进行观察，平均随访 48.4 个月，PJK 的发生率约为 11.6%。此外，陈忠辉等报道低龄儿童先天性脊柱侧凸长节段融合术后 PJK 的发生率约为 18.6%。因此，低龄儿童先天性脊柱侧凸半椎体切除术后的 PJK 发生率为 11.6%～18.9% 不等，低于在成人和青少年人群中报道的发生率。

治疗低龄儿童脊柱畸形的非融合技术主要包括生长棒技术（growing rod，GR）和 VEPTR 技术，Barrett、Li 和 El-Hawary 等报道，此类患者 PJK 的发生率为 7%～56%。Shah 等对 34 例行 GR 治疗的早发性脊柱侧凸患儿平均随访 3.5 年，期间撑开 6.4 次，结果显示随着撑开次数的增加，PJA 角度和 PJK 发生率有逐渐增加的趋势。陈忠辉等研究结果显示，早发性脊柱侧凸患儿行 GR 技术治疗后，最常见的矢状面序列相关的并发症为 PJK，术后平均随访约 4.7 年，PJK 的发生率为 22.5%。而

Jain 等报道在 GR 治疗 NF1 合并脊柱侧凸患者时，在术后平均随访 54 个月的时间段内，PJK 的发生率高达 37.5%。

影像学评估

PJK/PJF 的诊断主要依靠 X 线侧位片。X 线片显示 UIV 下终板与 UIV+2 椎体上终板间的后凸角度大于 10°，即可诊断为 PJK。若 X 线片上出现 UIV 或 UIV+1 椎体骨折或脱位、UIV 的内固定拔出，伴有临床症状，可诊断为 PJF。CT 对于诊断 PJK/PJF 并不是必备的，但是对于需要进行手术翻修的患者，则可以帮助医生判断 PJF 的严重程度、是否存在假关节等。如 PJK 不伴有神经系统并发症，MRI 对于诊断 PJK/PJF 也并不是必备的，在严重的 PJF 患者中，MRI 可以显示近端后凸是否导致神经压迫。

PJK 存在不同的分型：① 根据 PJA 角度大小可分为 A 级（10°～19°）、B 级（20°～29°）和 C 级（>30°）；② Yagi 等根据 PJK 的发生机制将 PJK 分为 3 型：Ⅰ 型（椎间盘和后方韧带损伤）（图 22-10-5）；Ⅱ 型（骨折），传统认为此型主要发生在成人，特别是退变性脊柱畸形（图 22-10-6），但在儿童中并不少见（图 22-10-7）；Ⅲ 型（内固定失败，如内固定拔出）（图 22-10-8），其中 Ⅰ 型为排他性诊断，排除骨折及内固定并发症后可诊断为 Ⅰ 型；③ 根据 UIV 是否出现滑脱可分为：无滑

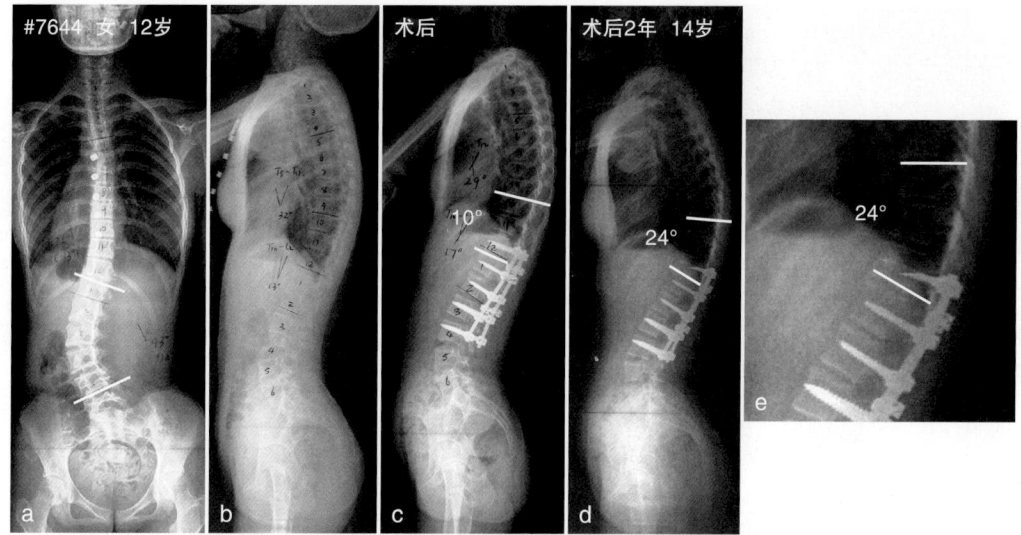

图 22-10-5　I 型 PJK。女（#7644），12 岁，特发性脊柱侧凸，Lenke 5CN 型（a、b）。行 T₁₂~L₄ 脊柱后路内固定矫形术，术后即刻 PJA 为 10°（c），术后 2 年进展为 24°，X 线示无骨折、无内固定失败，为单纯的后方韧带破坏（d、e）

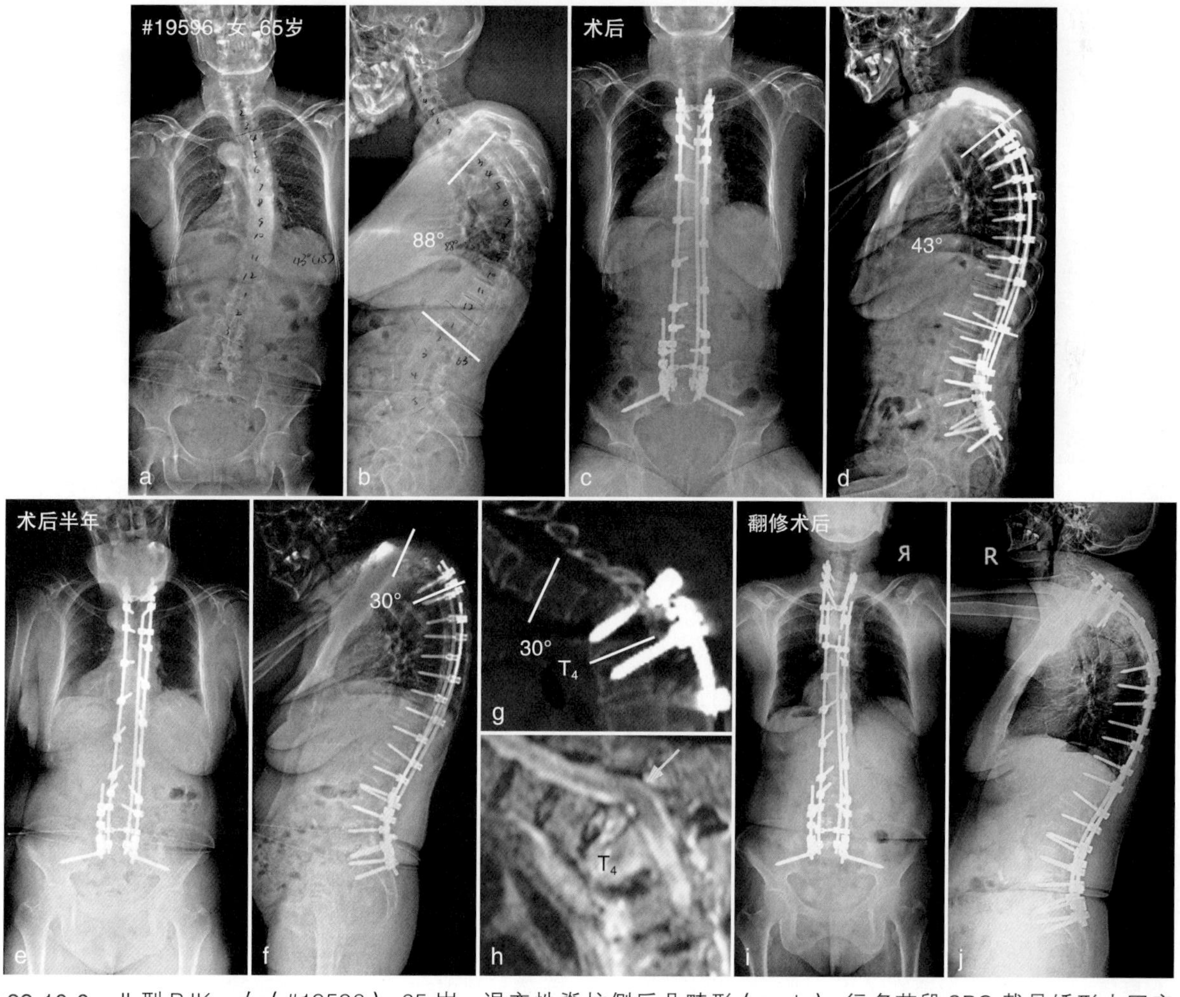

图 22-10-6　II 型 PJK。女（#19596），65 岁，退变性脊柱侧后凸畸形（a、b）。行多节段 SPO 截骨矫形内固定术（T₄~S₂），术后即刻后凸畸形矫正明显（c、d），术后半年 PJA 进展为 30°（e、f），UIV 及 UIV+1 椎体发生骨折（g），交界区椎管狭窄，脊髓受压（h，箭头），伴下肢不全瘫，予以 T₃/T₄ 全椎板切除减压，近端延长至 C₇（i、j）

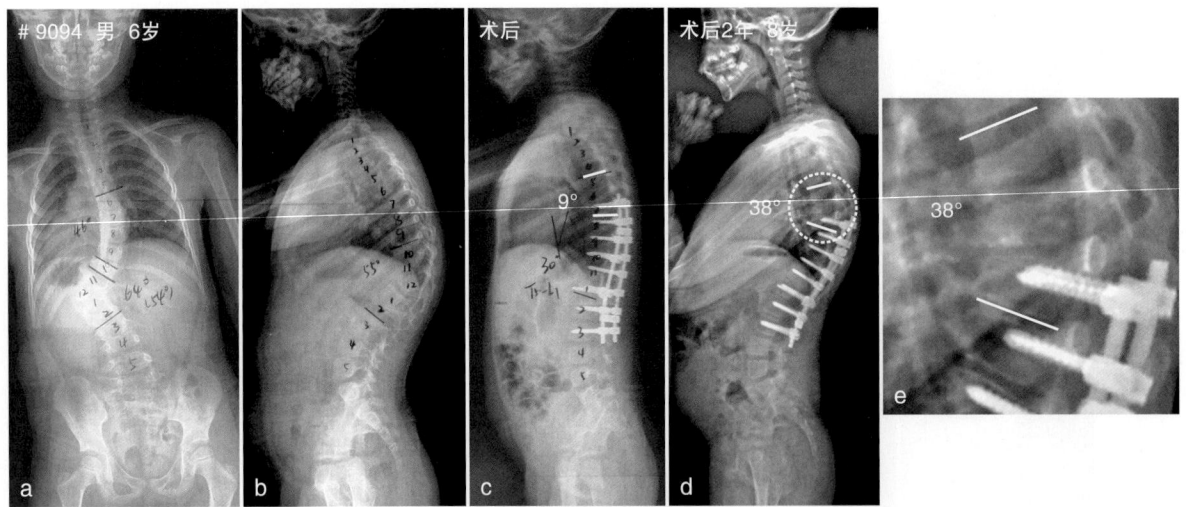

图 22-10-7　II 型 PJK。男（#9094），6 岁，先天性脊柱侧后凸畸形，T$_{12}$~L$_1$ 半椎体（a、b）。行 T$_{12}$、L$_1$ 半椎体切除矫形内固定术（T$_7$~L$_3$），术后即刻 PJA 为 9°（c），术后 2 年进展为 38°，X 线示 UIV 椎体发生骨折及楔形变（d、e）

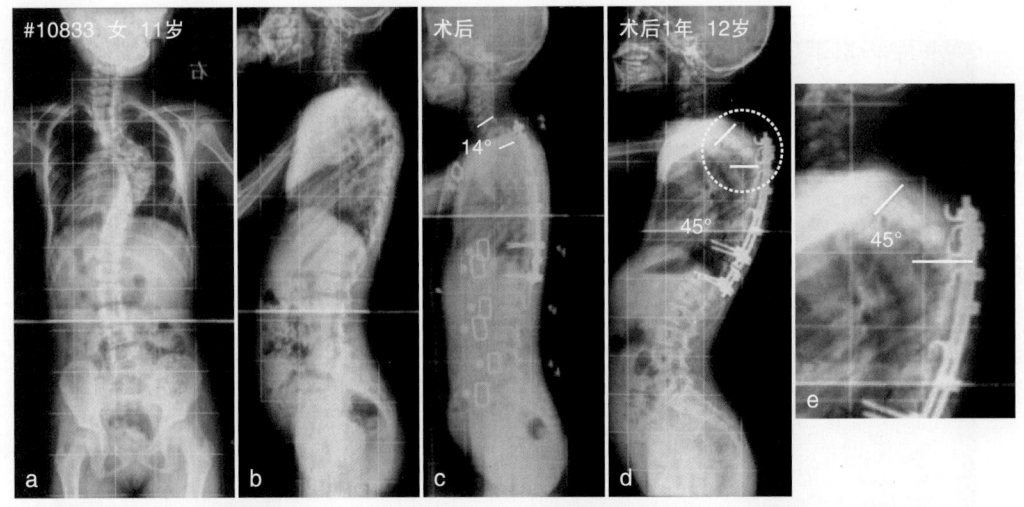

图 22-10-8　III 型 PJK。女（#10833），11 岁，I 型神经纤维瘤病伴脊柱侧后凸畸形（a、b）。外院行脊柱后路矫形内固定术（T$_1$~T$_{12}$），近端采用椎板钩固定，术后即刻 PJA 为 14°（c），术后 1 年进展为 45°，X 线示 UIV 处椎板钩拔出（d、e）

脱型（PJF-N）和滑脱型（PJF-S）。

　　孙旭等采用 Yagi 等方法对 PJK 进行评估，结果发现 117 例低龄先天性脊柱畸形儿童半椎体切除术后，19 例患儿出现 PJK，其中 I 型 13 例（68.4%）、II 型 1 例（5.2%）、III 型 5 例（26.4%）。Wang 等报道儿童行后路半椎体切除和短节段固定术后，最常见的 PJK 类型是 III 型，但值得注意的是，在他的研究中，6 例（85.7%）患儿伴有 UIV 的不良置钉。Sun 等报道在 AIS 人群中，PJK 的主要类型也为 I 型。而在 NF1 合并脊柱畸形患者中，陈曦等报道常见的类型为 I 型（63.6%），但 II 型（27.3%）比例较其他病因学的儿童患者明显增加，

分析其原因可能与 NF1 患儿骨质量较低造成的应力性椎体压缩有关。在休门氏后凸畸形患者中，杜长志等报道 I 型 PJK 占 63.2%，II 型占 21.1%，III 型占 15.7%。

危险因素

　　既往文献报道的 PJK 发生的危险因素很多。陈曦、Watanabe 和 Wang 等报道在 AIS、青少年 NF1 合并脊柱侧凸、青少年休门氏后凸畸形、早发性脊柱侧凸等患者中，术前脊柱整体或局部后凸过大均是术后 PJK 发生的危险因素。除此之外，

Wang 等研究结果显示，在 AIS 人群中，PJK 的危险因素还包括术后胸椎后凸减小大于 10°、行胸廓成形术、UIV 使用全椎弓根螺钉结构和最下端固定椎位于 L_2 以下等。Sun 等发现 AIS 患者术后 PJA 的持续增加与最下端固定椎位于 L_3 或以下、术后腰椎前凸过大等有关。Zhao 等证实在 AIS 人群中术前较大的 PJA 角和 UIV 位于下胸椎等是术后 PJK 的主要危险因素。Kim 等报道 AIS 患者中 PJK 发生相关的危险因素包括：①术前 TK（胸椎后凸角）大于 40°；②行胸廓成形术；③相对于全钩系统，使用钉钩混合系统的 PJK 发生率升高。此后，Kim 等扩大样本量，纳入 410 例 AIS 患者行脊柱后路矫形手术，再次证实术前 TK 大于 40° 和胸廓成形术是 PJK 发生的危险因素。作者进一步对三种内固定系统（全钩、钉钩混合和全钉）进行比较分析，发现同全钩系统相比，钉钩混合系统和全钉系统内固定术后 PJK 的发生率较高。此外，作者还发现胸椎后凸过度矫正的患者（TK 减小 >5°），术后更容易发生 PJK。Panjabi 等强调脊柱后方的韧带和软组织在维持椎体稳定、减少椎体间过度运动中起着重要作用。因此，脊柱后部软组织、韧带复合体和正常关节突的破坏可能是 PJK 发生的潜在危险因素。生物力学研究也证实小关节面和脊柱后方韧带切除后，PJK 发生率升高。

在休门氏病脊柱后凸畸形患者中，杜长志等发现 UIV 位置低及使用钩、过大的后凸矫正率（大于 50%）和矢状面上 UIV 至 C_7 中垂线的距离过大等是 PJK 的主要危险因素。Denis 等认为休门氏病脊柱后凸矫形术后 PJK 与 UIV 的选择有关，UIV 未跨越后凸上端椎易引起 PJK。因此，术前制订手术方案时应充分考虑到此因素，UIV 需跨过后凸节段以避免 PJK 的发生。类似的在青少年 NF1 半脊柱侧凸患者中，陈曦等发现除了胸椎过度后凸，PJK 发生的危险因素同样为 UIV 选择不当，当 UIV 位于 $T_3 \sim T_5$ 和 $T_8 \sim T_9$ 时，PJK 的发生率高达 45.7%，逻辑回归分析结果显示 UIV 选择在上述区域是 NF1 后路脊柱融合术后 PJK 发生的独立危险因素。

在低龄儿童中行后路脊柱融合术时，UIV 的不良置钉是发生 PJK 的危险因素，陈曦及 Wang 等分析其原因与 UIV 的不良置钉穿破椎体上终板，影响椎体的正常生长，同时导致近端螺钉的把持力下降有关。但随着手术技术的提升和术中导航设备的改进，由 UIV 不良置钉导致的 PJK 发生率逐渐降低。孙旭等报道在排除 UIV 不良置钉后，发现术后躯干前倾是 PJK 发生的危险因素，在术后早期，部分患儿由于背部疼痛、害怕跌倒或者心理因素而不敢直立站立，当患者躯干前倾时，前屈应力集中在近端交界区导致术后 PJK 的发生。陈忠辉等报道在低龄儿童行后路脊柱长节段融合时，PJK 主要与术前脊柱后凸过大及后凸过度矫正（图 22-10-9）有关。在行 GR 技术治疗的早发性脊柱侧凸患者中，Watanabe 等发现最下端固定椎位于 L_3 或

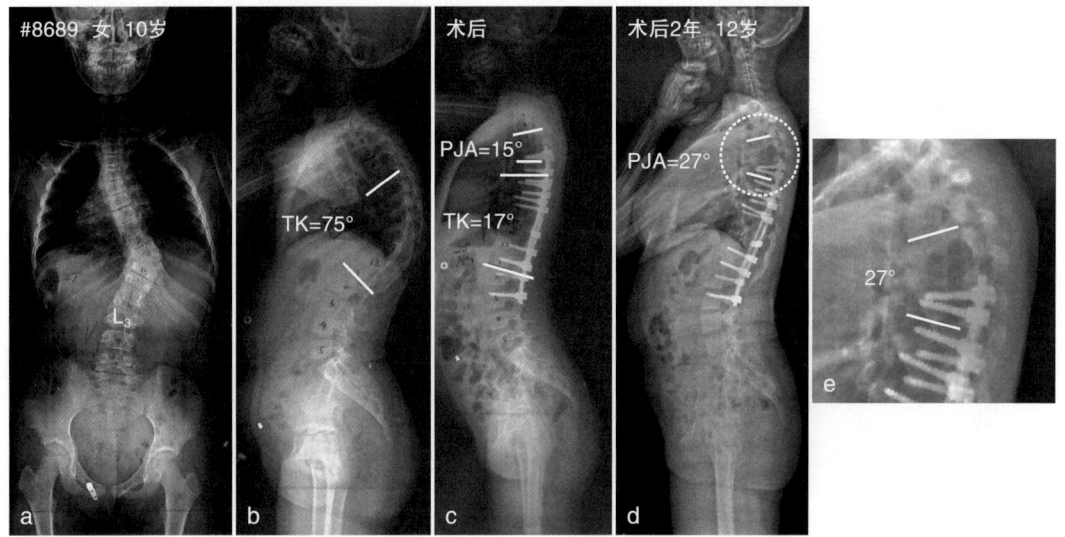

图 22-10-9　女（#8689），10 岁，先天性脊柱侧后凸畸形，T_{10}/T_{11} 半椎体伴对侧分节不良，侧凸 47°，矢状面上后凸 75°（a、b）；行 T_{10}/T_{11} 半椎体切除，$T_6 \sim L_3$ 脊柱后路矫形内固定术，术后即刻胸椎后凸过度矫正至 17°，近端 PJA 为 15°（c）；胸椎后凸过度矫正为 PJK 发生的原始因素，随访至术后 2 年，PJA 逐渐增大至 27°（d、e）

以下、主胸弯大于60°是PJK发生的独立危险因素。Inaparthy等发现在磁控GR治疗早发性脊柱侧凸患者中，PJK发生的相关危险因素主要包括低龄、男性患儿和综合征型脊柱侧凸。

生活质量评估

在成人，PJF虽然发生率低，但患者出现的严重背痛、脊柱失平衡、神经损伤等临床症状，对生活质量有较大影响，需要翻修手术干预的比例比较高。但在儿童，单纯影像学上的轻中度PJK对生活和学习并无特别影响，主要表现为交界区后凸引起的局部外观畸形。

文献研究显示在青少年人群中PJK对生活质量影响的评估结果与在成人中的不同。Kim等报道在成人中PJK达到一定程度会影响生活质量，导致SRS评分降低，尤其以背部疼痛为甚。但在AIS人群中，Kim等发现PJK对患者生活质量无显著影响，术后7.3年随访时发生和未发生PJK患者之间SRS-24评分无显著差异。与之类似的，在休门氏病脊柱畸形患者中，Graat等开展了长达18年的术后随访，结果证实尽管PJK的发生率高达53%，患者仍可获得较好的生活质量。对于低龄行脊柱畸形手术的患者，由于不能自主填写问卷，因此不能准确评估PJK对生活质量评分的影响。

自然史

PJK在不同人群中有不同的转归模式。在成年及中老年人群中，PJK常伴有UIV区域的椎间盘退变、椎体压缩性骨折和脱位等。随着年龄的增加，PJK将持续恶化，部分患者由于神经损伤、局部疼痛、内固定并发症、后凸角度进展等情况，需要行翻修手术治疗。而在AIS人群中，PJK的进展相对缓慢，在Kim等对193例患者长达7.3年的随访中，PJA的加重主要集中在术后早期，50例PJK患者术后2年内PJA平均增加15.2°，但术后2年至末次随访的时间段内仅增加1.7°。随后Kim等又纳入410例AIS患者，2年内随访111例患者出现PJK，但无患者因PJK行翻修手术。孙旭等报道AIS术后出现PJK的患者，其PJA术后3个月内进展最快，术后3个月到2年内PJA角度缓慢增长，2年以后趋于稳定（图22-10-10）。

在青少年休门氏病脊柱后凸畸形的患者中，杜长志等对60例患者术后随访31.1个月，其中19例发生PJK，2例因进展性PJK接受支具治疗，1例因内固定拔出和严重背部疼痛行翻修手术。Denis等纳入67例休门氏后凸畸形患者，随访5年内20例患者出现PJK，有4例持续进展最终需要行翻修手术。

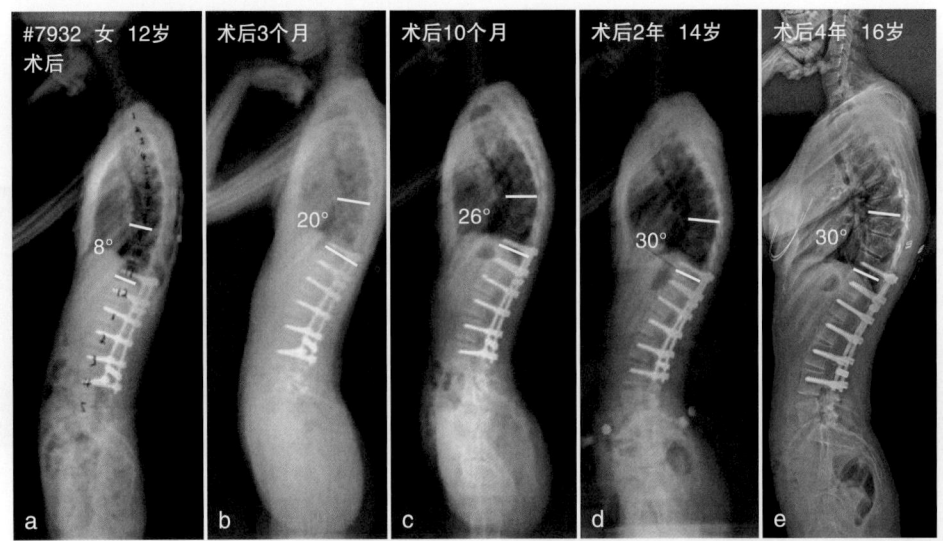

图22-10-10　女（#7932），12岁，特发性脊柱侧凸。行T₁₁~L₄脊柱后路内固定矫形术，术后即刻PJA为8°（a），术后3个月出现PJK现象，PJA进展为20°（b），到术后2年PJA缓慢进展至30°（c、d），术后4年随访PJA趋于稳定（e）

在低龄儿童脊柱融合术后，PJK 显示较好转归。陈曦等对 189 例行半椎体切除短节段融合术的患者平均随访 48.4 个月，22 例发生 PJK，其中 17 例发生在术后 3 个月内，4 例发生在术后 3~6 个月，1 例发生在术后 6 个月到 1 年之间，未见患者在术后 1 年以后再发生 PJK。在 PJK 组，平均 PJA 从术前 4.9° 增加至术后 3 个月的 17.0°，术后 6 个月时 PJA 为 18.5°，术后 1 年时 PJA 减小至 16.7°，至末次随访时 PJA 继续减小至 14.8°。陈忠辉等报道在低龄儿童脊柱后路矫形长节段融合术后，PJK 的自然史也与短节段融合术后类似，具有较好的转归（图 22-10-11）。

但是在青少年 NF1 合并脊柱畸形患者中，术后 PJK 在随访过程中有较明显的进展。陈曦等对 103 例 NF1 行脊柱后路矫正手术的患者，平均随访 35.2 个月，22 例发生 PJK，其中 6 例发生在术后 3~6 个月，3 例发生在术后 6~12 个月，1 例发生在术后 19 个月，1 例发生在术后 2 年，另有 1 例发生在术后 2.5 年；PJK 组术前的 PJA 为 7.4°，术后 6 个月进展为 21.8°，12 例患儿接受支具治疗，至末次随访时 PJA 为 23.8°，1 例患者行翻修手术。

在早发性脊柱侧凸行生长棒（GR）治疗的患者中，术后 PJK 与 NF1 患者也有类似的转归，整体呈进展趋势，这主要与生长棒的多次撑开有关。陈忠辉及 Shah 等报道，生长棒的撑开具有加重交界性后凸的特性，在撑开过程中 PJA 角度持续增

加。此外，行 GR 治疗的早发性脊柱侧凸患者，近端交界区是内固定相关并发症的高发区域，部分患者 PJK 的发生与内固定拔出和失败有关，此类患者翻修手术率较高。

PJK 的处理与预防

虽然脊柱矫形术后 PJK 是一种常见并发症，但是并不是每一例 PJK 患者都需要接受翻修手术。Kim 等的研究表明，尽管 PJK 的发生率较高，PJK 对患者术后生活质量的影响并不严重，这一结论也得到其他学者的支持。Reames 等认为，由于患者的生活质量与 PJA 大小并无直接关系，因此决定是否翻修时首先应考虑患者术后是否出现明显的局部症状和神经压迫。患者出现无症状 PJK 时一般无需特别处理；而如果患者存在 PJK 且有比较明显的症状，伴有畸形进展、UIV 骨折、疼痛等问题，则可以选择进行翻修手术，重建患者的矢状面。为了明确翻修手术的适应证，Hart 等提出了 PJF 严重程度 Hart-ISSG 评分量表，包括神经损伤、轴性疼痛、内固定并发症、后凸角度改变、交界区骨折情况以及 UIV 位置等 6 项（表 22-10-1）。当 6 项总评分达到 7 分以上时，建议行手术治疗。该评分能较全面地评估 PJK 进展和对患者功能的影响，拥有良好的可信度和可重复性，可为 PJK 的临床治疗提供有效的参考。

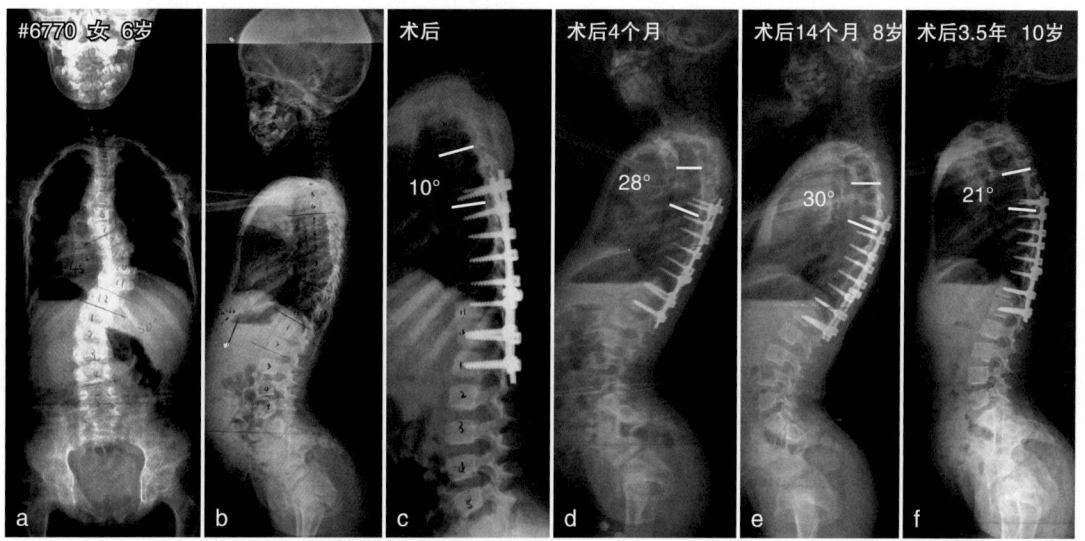

图 22-10-11　女（#6770），6 岁，先天性脊柱侧后凸畸形（a、b）。在外院行 T₇~L₁ 脊柱后路内固定矫形术，术后即刻 PJA 为 10°（c），术后 4 个月出现 PJK 现象，PJA 进展为 28°（d），术后 14 个月 PJA 缓慢进展至 30°（e），术后 3.5 年随访时 PJA 自发减小至 21°，矢状面形态学接近正常（f）

表 22-10-1	PJF 的 Hart-ISSG 评分
特点	**得分**
1. 神经损伤	
无	0
放射性疼痛	2
脊髓病变 / 运动损害	4
2. 轴性疼痛	
无	0
VAS 评分 ≤ 4	1
VAS 评分 ≥ 5	3
3. 内固定并发症	
无	0
部分内固定松动	1
内固定突出	1
完全内固定松动	2
4. 后凸角度及后方韧带情况	
0°＜后凸角度≤10°	0
10°＜后凸角度≤20°	1
后凸角度＞20°	2
后方韧带复合体损伤	2
5. 交界区骨折情况	
无	0
压缩性骨折	1
爆裂性骨折	2
骨折移位	3
6. UIV 位置	
胸腰段	0
上胸段	1

PJK 的翻修术一般采用延长融合节段的方法，将融合节段上移，跨过原有的交界区。一般可以向上延长 3 个节段或终止于稳定椎（图 22-10-12、图 22-10-13）。如螺钉呈拔出状，无法再使用椎弓根通道，或再次置钉失败，翻修时可采用椎板钩代替螺钉（图 22-10-14）。鉴于儿童横突的脆弱性，不建议使用横突钩。在早期发现 PJK 时可采用抗后凸支具治疗（图 22-10-15），如果支具治疗失败再考虑行翻修术治疗。需要注意的是，支具在对 PJK 有效的同时，可能会发生远端交界性后凸（DJK），这可能与内固定近端和远端的脊柱存在耦合运动、相互代偿有关。陈曦等报道支具治疗可有效控制 PJK 的进展，22 例 PJK 患者 PJA 至末次随访时显著减小，6 例患者 PJK 消失。

目前对 PJK 的预防主要基于以下几点：①加强交界区的软组织保护，术中减少对棘上韧带、棘间韧带和小关节等的破坏。②避免过度纠正胸椎后凸，尤其是术前后凸较大的患者。③近端弯棒要足够，UIV 要在无张力状态下与棒固定，Grelat 和闫鹏等研究结果显示不匹配的弯棒弧度显著升高术后 PJK 的发生率。④以顶椎为中心，矢状面上尽可能保证内固定在顶椎上下区域是对称的。Kim 等报道当患者胸椎或胸腰椎后凸畸形严重，有 PJK 发生的高危因素时，近端融合节段应跨越高危 UIV 区域并尽量上下对称固定，对预防 PJK 有益。⑤如近端椎弓根螺钉固定不可靠，改用椎板钩固定。Helgeson 等对 UIV 采用全椎板钩、全椎弓根螺钉和混合结构固定的 AIS 患者术后随访 2 年，发现使用全椎弓根螺钉结构的 PJK 发生率为 8.1%，而使用全椎板钩结构的患者未见 PJK 的发生。当然此结果并没有得到既往研究的一致认可，Kim 等纳入 410 例 AIS 患者，结果发现使用不同的 UIV 内固定方式对术后 2 年的 PJK 发生率无显著的影响。⑥在坚强内固定区与未固定的柔软脊柱之间保留一个应力移行区，也可降低 PJK 的发生。在休门氏病脊柱后凸畸形患者中，Yanik 等在 UIV 区域椎弓根螺钉固定时，螺钉不完全拧入椎体而预留两圈螺纹在外以便预留应力过渡区，术后随访 24.2 个月显示，PJK 的发生率显著降低。

孙旭等将基于双头钉的四棒交替加压矫形技术用于治疗休门氏后凸畸形，该技术于后路围截骨区两侧置入短的卫星棒（图 22-10-16），卫星棒经双头钉与同侧的长棒进行连接以形成统一的整体内固定系统，交替加压矫形，同时有效地分散截骨区每根棒所承受的应力，结果显示该技术可有效地降低术后 PJK 的发生率。分析其原因可能与下列因素有关：①传统的双棒技术使用悬梁臂的方法从近端开始矫形，因此异常应力集中在近端，导致 PJK 相对较高的发生率，而基于双头钉的四棒交替加压矫形技术先使用短的卫星棒直接对顶椎初步加压矫形，使得应力在整个内固定系统上分散，而有效地避免异常应力在棒的近端集中；②从卫星棒固定区到近侧双棒区再到近端非融合区，应力强度从高到低逐渐过渡，而内固定强度也相应地逐渐降低，预留了应力的过渡区避免应力集中。

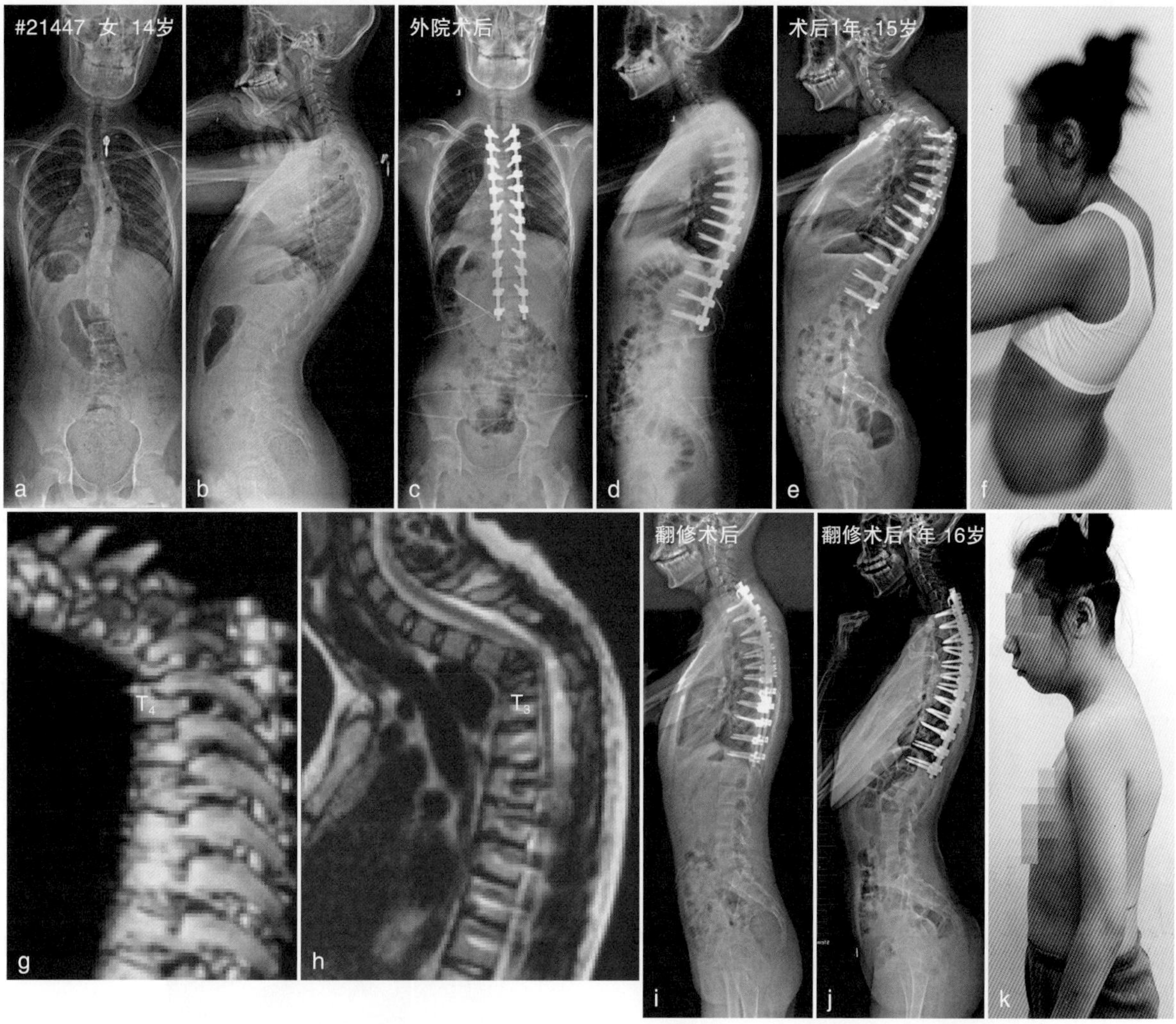

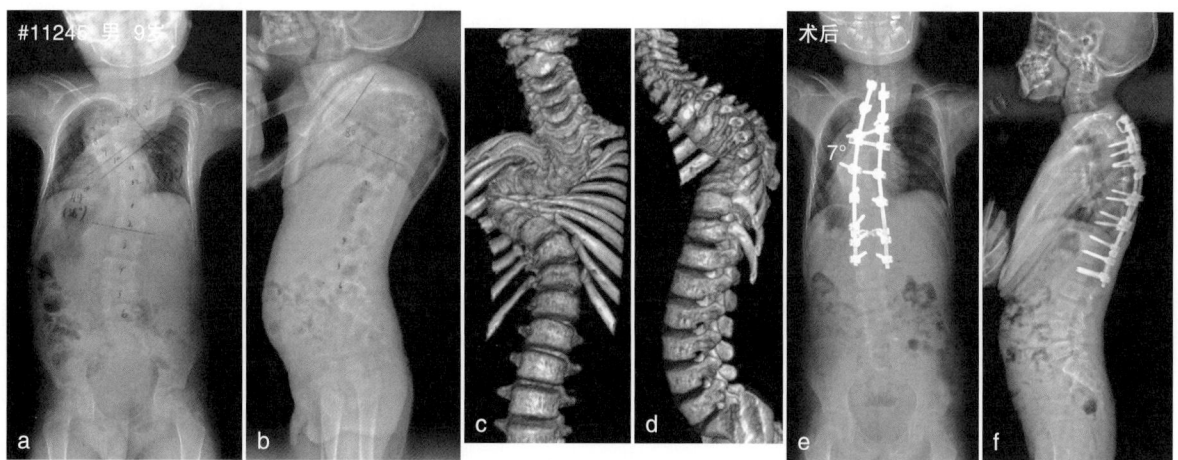

图 22-10-12　女（#21447），14 岁，特发性脊柱侧凸（a、b）。于外院行 T_3~L_2 脊柱后路矫形融合术（c、d），术后 1 年出现明显的 PJK（Ⅱ型），近端 PJA 为 58°（e），UIV（T_3）骨折，并与上位椎体（T_2）间出现滑脱，颈背部后凸外观明显，诉背部疼痛较重（f~h）；遂行翻修手术，近端向上延伸至 C_7，行上胸椎多节段 SPO 截骨，远端拆除 L_1、L_2 两对螺钉，目的在于恢复腰椎的自发性矫正能力，调节躯干平衡（i），术后 1 年矢状面平衡保持良好，近端 PJA 无增加，颈背部外观改善明显（j、k）

图 22-10-13　男（#11245），9 岁，Ⅰ型神经纤维瘤病伴脊柱侧后凸（a~d）。行脊柱后路 T_7 全脊椎切除 VCR 截骨矫形内固定手术（T_3~L_2），UIV（T_3）予以椎板钩固定，矫形良好（e、f）

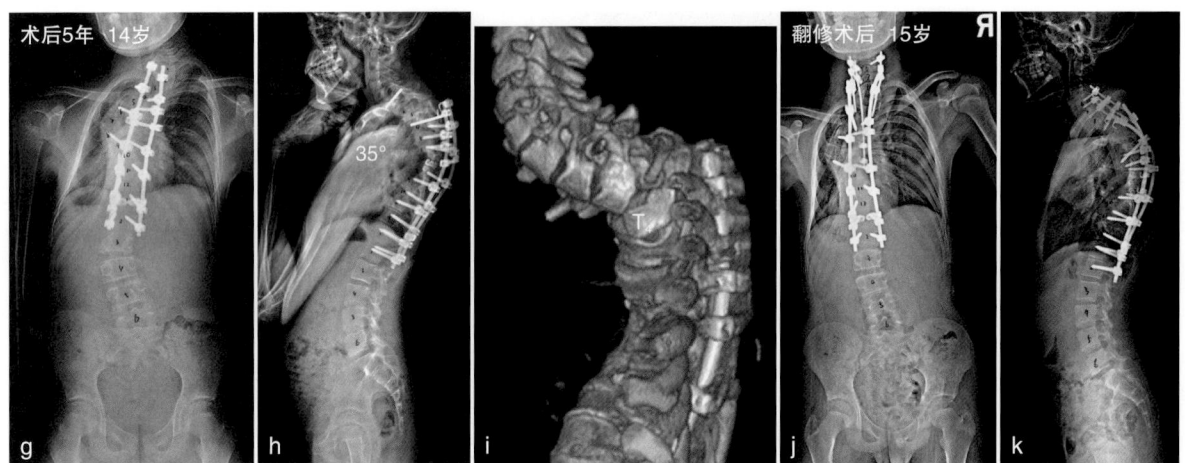

图 22-10-13（续）　术后 5 年近端椎板钩脱钩，PJA 为 35°，T_3 椎体骨折，T_3、T_4 间半脱位，头颈部明显向右倾斜，诉颈背部疼痛较重（g~i），遂行翻修手术，近端向上延伸至 C_6，行上胸椎多节段 SPO 截骨，术后冠状面及矢状面矫形效果良好（j、k）

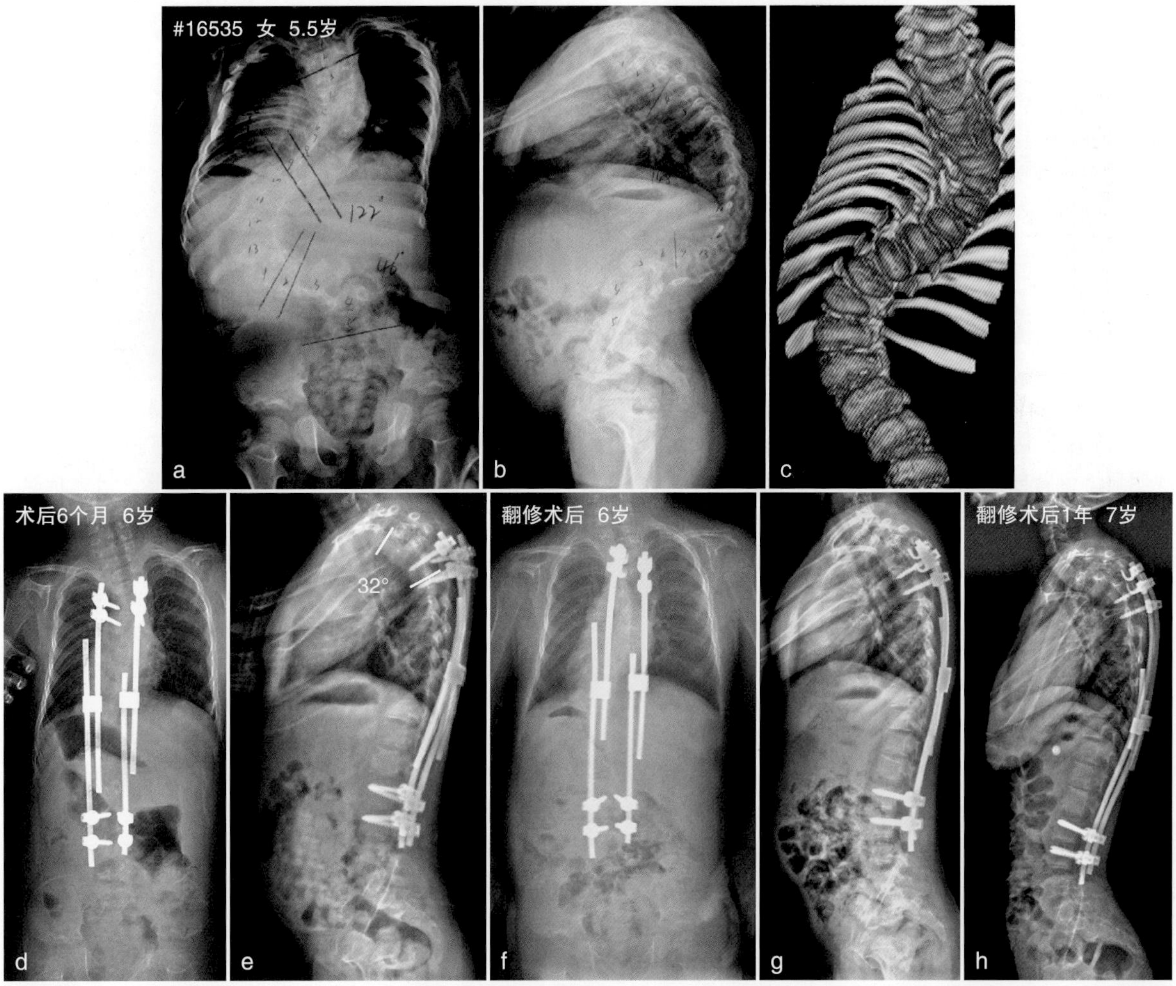

图 22-10-14　女（#16535），5.5 岁，骨软骨发育不良伴脊柱侧后凸（a~c）。行脊柱后路生长棒植入术，术后 6 个月外伤致 T_3、T_4 螺钉拔出，近端 PJA 为 32°（d、e），行翻修手术，近端更换椎板钩固定（f、g），翻修术后 1 年，撑开 1 次，近端 PJA 无增加（h）

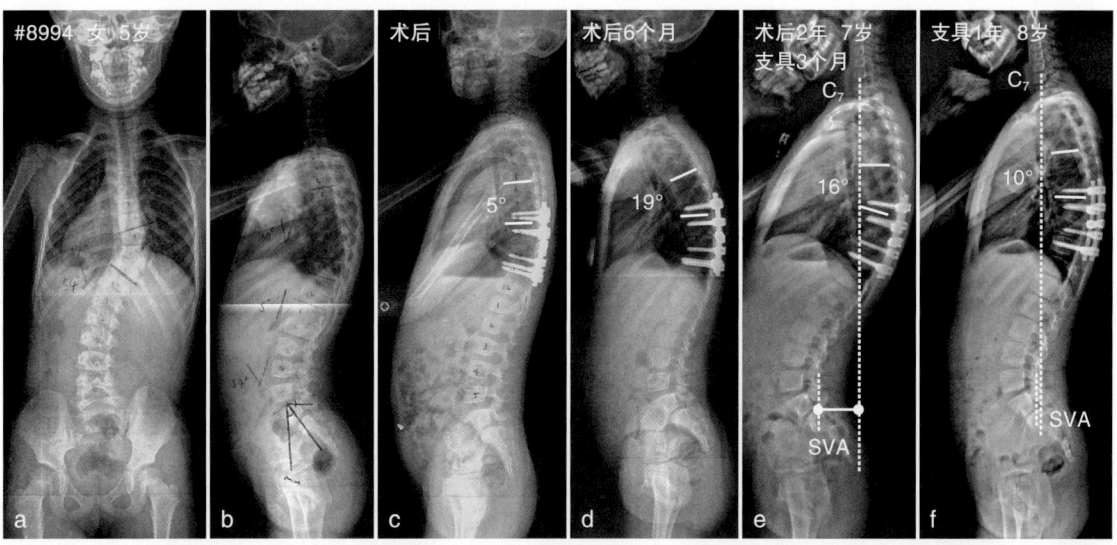

图 22-10-15　女（#8994），5 岁，先天性侧后凸畸形，T₉半椎体畸形（a、b）。行后路 T₉半椎体切除矫形术（c），术后 6 个月出现 PJK（d），术后 2 年 PJK 无明显好转，并出现腰椎的代偿性前凸增加，C₇ SVA 铅垂线明显后移（e），予抗后凸 Boston 支具治疗，支具治疗 1 年后 PJK 明显好转，SVA 线恢复正常，矢状面总体平衡恢复（f）

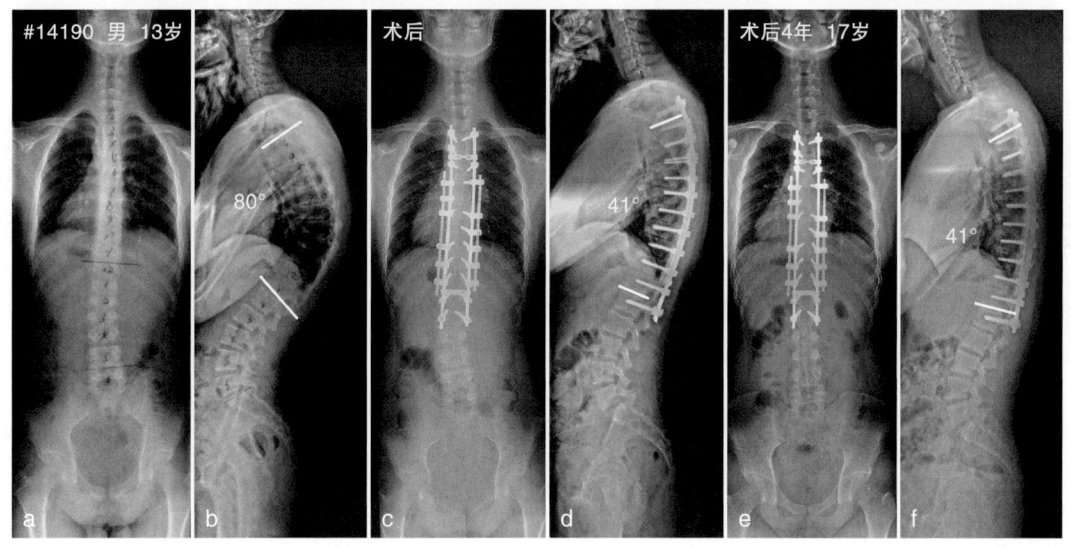

图 22-10-16　男（#14190），13 岁，休门氏后凸畸形（a、b）。行 T₉~L₁多节段 SPO 截骨矫形内固定术（T₃~L₂），截骨区两侧置入较短的卫星棒，术后即刻冠状面及矢状面矫形效果良好（c、d），术后 4 年随访，无矫正丢失，无 PJK 发生，脊柱矢状面恢复正常（e、f）

　　陈忠辉等报道对于行 GR 技术治疗的早发性脊柱侧凸患者，有术前局部过度后凸或侧凸等术后 PJK 发生的高危因素患者，采用一期顶椎区三柱截骨、局部短节段融合，初步矫正局部侧凸和后凸畸形后，同时行生长棒植入，可降低术后 PJK 的发生率（图 22-10-17）。

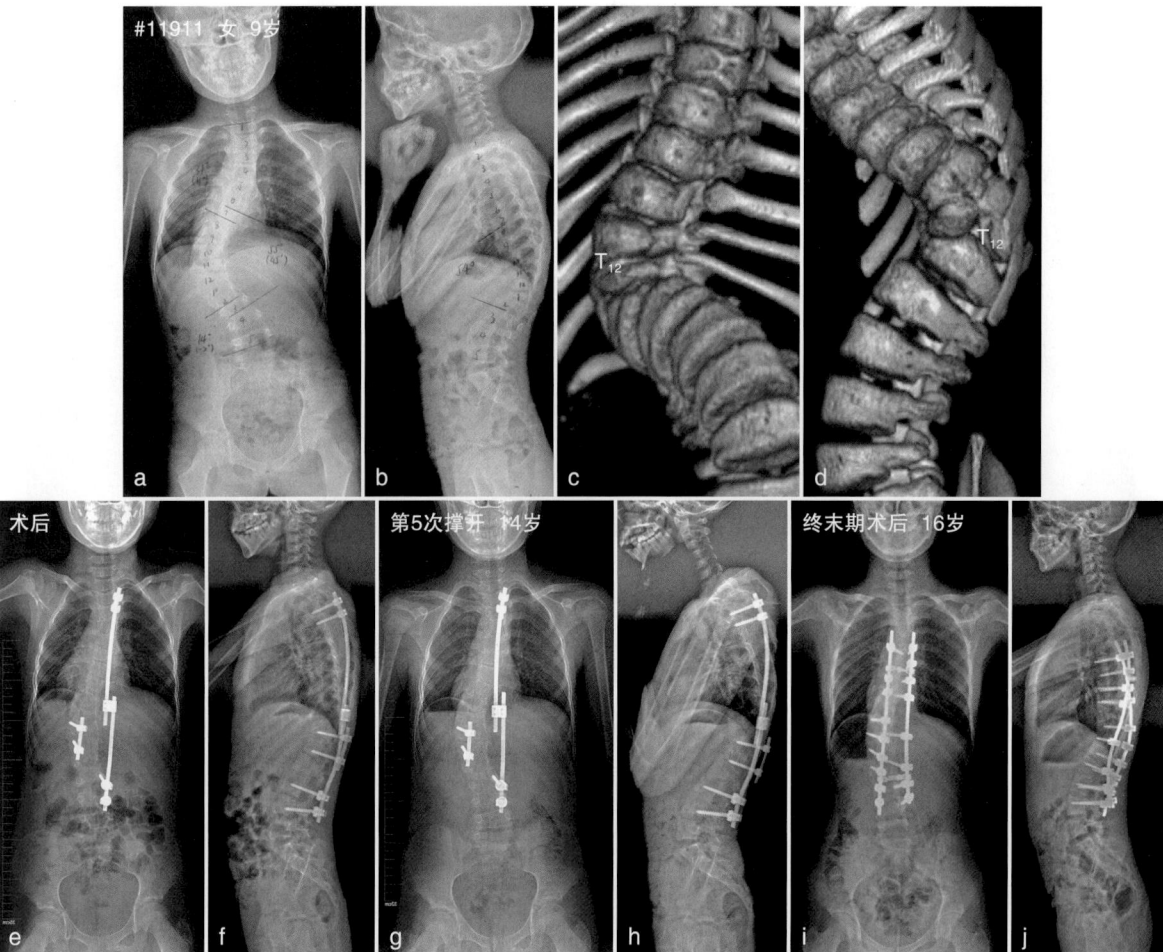

图 22-10-17　女（#11911），9 岁，先天性侧后凸畸形，T$_{12}$ 半椎体（a~d）。行凸侧 T$_{12}$ 半椎体切除短节段固定融合、凹侧生长棒植入术（e、f），术后 5 年内撑开 5 次，冠状面及矢状面矫形效果维持良好，无断钉、断棒等内固定并发症发生（g、h），16 岁时行终末期融合手术（T$_5$~L$_3$）（i、j）

参考文献

[1] Chen X, Chen ZH, Qiu Y, et al. Proximal junctional kyphosis after posterior spinal instrumentation and fusion in young children with congenital scoliosis[J]. Spine, 2017, 42(20): E1197-1203.

[2] Chen X, Xu L, Qiu Y, et al. Incidence, risk factors, and evolution of proximal junctional kyphosis after posterior hemivertebra resection and short fusion in young children with congenital scoliosis[J]. Spine (Phila Pa 1976), 2018, 43(17): 1193-1200.

[3] Arlet V, Aebi M. Junctional spinal disorders in operated adult spinal deformities: present understanding and future perspectives[J]. Eur Spine J, 2013, 22(Suppl 2): S276-295.

[4] Lowe TG, Kasten MD. An analysis of sagittal curves and balance after Cotrel- Dubousset instrumentation for kyphosis secondary to Scheuermann's disease. A review of 32 patients[J]. Spine (Phila Pa 1976), 1994, 19(15): 1680-1685.

[5] Lee GA, Betz RR, Clements DH, et al. Proximal kyphosis after posterior spinal fusion in patients with idiopathic scoliosis[J]. Spine (Phila Pa 1976), 1999, 24(8): 795- 799.

[6] Bernhardt M, Bridwell KH. Segmental analysis of the sagittal plane alignment of the normal thoracic and lumbar spines and thoracolumbar junction[J]. Spine (Phila Pa 1976), 1989, 14(7): 717-721.

[7] Glattes RC, Bridwell KH, Lenke LG, et al. Proximal junctional kyphosis in adult spinal deformity following long instrumented posterior spinal fusion: incidence, outcomes, and risk factor analysis[J]. Spine (Phila Pa 1976), 2005, 30(14): 1643-1649.

[8] Carman DL, Browne RH, Birch JG. Measurement of scoliosis and kyphosis radiographs. Intraobserver and interobserver variation[J]. J Bone Joint Surg Am, 1990, 72(3): 328-333.

[9] Bridwell KH, Lenke LG, Cho SK, et al. Proximal junctional kyphosis in primary adult deformity surgery: evaluation of 20 degrees as a critical angle[J]. Neurosurgery, 2013, 72(6): 899-906.

[10] Sacramento-Dominguez C, Vayas-Diez R, Coll-Mesa L, et al. Reproducibility measuring the angle of proximal junctional kyphosis using the first or the second vertebra above the upper instrumented vertebrae in patients surgically treated for scoliosis[J]. Spine (Phila Pa 1976), 2009, 34(25): 2787-2791.

[11] Sun Z, Qiu G, Zhao Y, et al. Risk factors of proximal junctional angle increase after selective posterior thoracolumbar/lumbar fusion in patients with adolescent idiopathic scoliosis[J]. Eur Spine J, 2015, 24(2): 290-297.

[12] Helgeson MD, Shah SA, Newton PO, et al. Evaluation of proximal junctional kyphosis in adolescent idiopathic scoliosis following pedicle screw, hook, or hybrid instrumentation[J]. Spine, 2010, 35(2): 177-181.

[13] Kim YJ, Bridwell KH, Lenke LG, et al. Proximal junctional kyphosis in adult spinal deformity after segmental posterior spinal instrumentation and fusion: minimum five-year follow-

up[J]. Spine, 2008, 33(20): 2179-2184.

[14] 陈曦, 邱勇, 孙旭, 等. I 型神经纤维瘤病合并脊柱侧凸术后近端交界性后凸的临床分析[J]. 中国矫形外科杂志, 2018, 26(19): 1734-1740.

[15] 杜长志, 孙旭, 李松, 等. 胸椎及胸腰椎后凸型休门病患者术后近端交界性后凸对比分析[J]. 中国骨与关节杂志, 2017, 6(1): 27-32.

[16] 孙旭, 陈曦, 陈忠辉, 等. 低龄先天性脊柱畸形儿童半椎体切除术后近端交界性后凸的临床分析[J]. 中华外科杂志, 2017, 55(3): 192-197.

[17] 邱勇. 重视成人脊柱畸形术后的近端交界性后凸[J]. 中国脊柱脊髓杂志, 2014, 24(08): 677-679.

[18] 孙旭, 陈曦, 陈忠辉, 等. Ponte 截骨联合四棒交替加压矫形技术治疗休门氏病脊柱后凸畸形[J]. 中华骨科杂志, 2017, 37(3): 129-136.

[19] Chen Z, Qiu Y, Zhu Z, et al. How does hyperkyphotic early-onset scoliosis respond to growing rod treatment?[J]. J Pediatr Orthop, 2017, 37(8): e593-598.

[20] Grelat M, Du C, Sun X, et al. 259. Under-contoured proximal rod: a potential risk factor of PJK in Scheuermann's kyphosis[J]. Spine J, 2019, 19(9): S127.

第十一节　远端交界性后凸畸形

目前，选择性胸椎融合已成为 AIS 矫形的主流手术策略之一，在取得满意术后矫形效果的前提下，应尽可能保留更多脊柱活动度。但该术式远期随访时的并发症也不容忽视，如前文提到的远端叠加现象、近端交界区后凸，以及远端交界区后凸 (distal junctional kyphosis, DJK) 等。DJK 可能导致患者出现腰背痛、椎体不稳、进展为后凸畸形以及邻近节段加速退变等，严重者需行翻修手术。DJK 主要发生于青少年特发性脊柱侧凸 (AIS) 或休门氏后凸畸形 (SK) 患者的脊柱矫形术后，部分先天性脊柱侧凸及后凸患者在手术矫形后也可能发生。本节主要讨论该并发症发生情况、危险因素及需要采取的手术策略。

远端交界区后凸角 (DJA) 定义为远端融合椎 (LIV) 上终板与其下一个椎体 (LIV+1) 的下终板之间成角，后凸为正值。而 DJK 为影像学定义，Lowe 等最早于 1994 年在对休门氏病后凸畸形患者的研究中，将 DJK 定义为脊柱融合术后内固定远端交界区局部后凸角度逐渐增大的现象。后于 2006 年，Lowe 与 Lenke 等将 DJK 现象进行量化，提出术后 DJA ≥ 10° 可诊断为 DJK。2017 年，Ghasemi 等进一步提出 DJK 的诊断需满足以下两个条件：① 术后 DJA ≥ 10°；② 术后 DJA 较术前至少增加 10°（图 22-11-1），该条件是目前最常用的 DJK 的诊断标准。

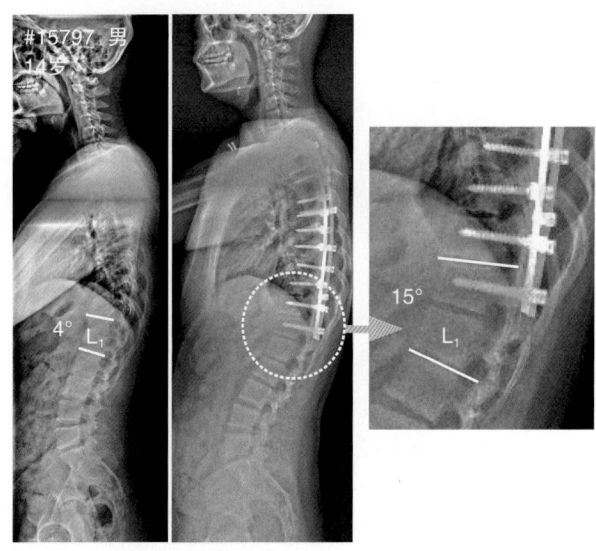

图 22-11-1　DJK 示意图

流行病学与危险因素

在 AIS 患者中，DJK 的发生率为 7.1% ~ 46.9%。Richards 等和 McCance 等在早期的研究中报道了 AIS 患者术后发生 DJK 的现象。Lowe 等通过对行前、后路矫形手术的 AIS 患者进行随访，发现前、后路手术术后 DJK 的发生率分别为 7.1% 和 14.6%。孙旭等回顾性分析了 153 例 Lenke 1A 型的 AIS 患者行后路选择性胸弯矫形，末次随访共 13 例患者发生 DJK，发生率为 8.4%。夏才伟等报道 AIS 患者前路手术的 DJK 发生率为 29.6%（8/27），后路手术的 DJK 发生率为 46.9%（15/32），该组患者后路手术 DJK 发生率较高与其远端使用钩的患者比例较大（19/32）有关。

在 SK 患者中，由于病例数及随访年限的差异，文献报道使用不同内固定器械及不同手术方式术后 DJK 的发生率不尽相同。Lowe 等首次对 SK 术后发生 DJK 进行了报道，认为使用 Luque 内固定器械会增加交界性后凸的发生。Reinhardt 等报道了 14 例使用 Luque 内固定器械矫形的 SK 患者，平均随访 2.8 年，DJK 的发生率为 36%。随着内固定器械的改进，三维矫形技术逐步应用于休门氏病的治疗。Lowe 等对 32 例使用 CD 内固定器械矫形的 SK 患者的研究发现，在平均 42 个月的随访中，DJK 的发生率为 28%。Denis 等对 67 例行单纯后路手术的休门氏病患者 5 年以上的随访研究发现，DJK 的发生率为 12%。Lonner 等对 78 例 SK 患者进行 2 年以上的随访研究发现，DJK 的发生率为 5.1%。朱卫国等纳入 45 例 12~18 岁青少年 SK 患者，采用椎弓根螺钉后路矫形内固定术，术前平均后凸为 78.8°，术后即刻矫正至 37.9°，末次随访维持在 39.0°，共有 5 例（11.1%）患者出现 DJK。

发生 DJK 的危险因素目前仍无明确定论。Lowe 等发现行后路手术的 AIS 患者中，发生 DJK 的患者术后胸腰椎后凸角度显著高于未发生 DJK 的患者。朱卫国等在对 59 例 AIS 患者的随访中也得出类似结论，即 DJK 的发生与矢状面胸椎后凸角度及胸腰椎交界区后凸角的增加呈正相关。孙旭等在对 Lenke 1A 型 AIS 患者进行随访时，也发现 DJK 患者术后胸椎后凸角度和胸腰椎交界区后凸角度较术前及术后显著升高，且显著高于未发生 DJK 的患者。该结果验证了 Lowe 等的发现，即 DJK 的发生与术后胸椎后凸角度和胸腰椎交界区后凸角度增大呈正相关。Ghasemi 等报道休门氏后凸畸形患者，DJK 的高危因素为低龄、胸椎后凸矫正过度致腰椎前凸减小、LIV 铅垂线后移。此外，远端软组织保护不足、韧带损伤等也可能与 DJK 的发生有关；远端融合椎的不当选择也是 DJK 发生的危险因素。

1. AIS 矢状面稳定椎（SSV）对降低术后 DJK 的意义　矢状面失平衡可能会影响患者的生活质量，因此在脊柱矫形中，术后矢状面平衡的重建备受术者关注。为了更好地维持矢状面平衡，Cho 等最早在青少年休门氏病的患者中提出 SSV 的定义，即骶骨后上角垂线所触及的最近端腰椎。同时发现，选择 SSV 作为远端固定椎（LIV）可有效地降低该类患者术后 DJK 的发生率。孙旭等认为可能的原因在于若 LIV 未融合至 SSV，LIV 常有向骶骨后上角垂线后方偏移的趋势，显著升高术后矢状面轴向距离，导致 LIV 远端交界区代偿性后凸以维持矢状面平衡，最终导致 DJK 的发生。Lundine 等证明了在休门氏后凸患者中，LIV 选择 SSV 可以显著降低术后 DJK 的发生率，且更好地维持矢状面平衡。

考虑到 AIS 患者的胸椎后凸往往较小，孙旭等将 SSV 定义为骶骨后上角垂线所接触的最远端下终板所在的椎体（图 22-11-2）。他们回顾性分析了行后路主胸弯选择性融合术的 Lenke 1A 型 AIS 患者，根据 LIV 与 SSV 的关系分为：LIV<SSV 组和 LIV≥SSV 组。测量患者冠状面主弯 Cobb 角和矢状面脊柱 - 骨盆参数，比较两组患者术后

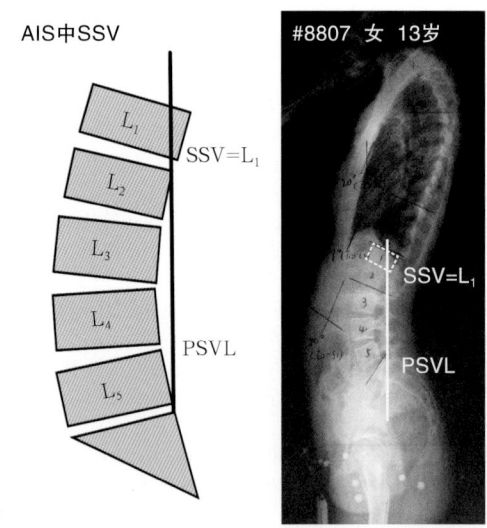

图 22-11-2　AIS 中的矢状面稳定椎（SSV）。骶骨后上角垂线相切的最远端下终板所在椎体，如图中所示矢状面稳定椎为 L₁ 椎体

DJK 的发生率。结果发现，LIV<SSV 组共 31 例，LIV≥SSV 组共 122 例，两组患者在性别、年龄、术前影像学参数及 SRS-22 评分差异均无统计学意义。随访中共 13 例患者发生 DJK，其中 LIV<SSV 组患者 DJK 发生率高于 LIV≥SSV 组（25.8% vs 4.1%）（图 22-11-3～图 22-11-5）。发生 DJK 患者与未发生 DJK 患者术前影像学参数及 SRS-22 评分无显著差异，但末次随访时，发生 DJK 患者胸椎后凸角、胸腰段后凸角、SVA、远端交界角以及 SRS-22 疼痛评分均高于未发生 DJK 患者，差异有统计学意义。

选择性胸弯融合术中 LIV 选择以 T₁₂ 和 L₁ 椎体多见，在孙旭研究的 153 例患者中，SSV 位于 T₁₂、L₁ 及其近端的共 132 例，故 AIS 患者术中融合节段常已包括 SSV，术后可获得较满意矢状面矫形效果。但对于 LIV 未融合至 SSV 的患者，其术后 DJK 的发生率常明显升高。此外，LIV 融合至 SSV 及其远端椎体的患者中仍有 5 例患者在随访中发生 DJK，其可能原因在于其术前胸椎后凸角度过大。Yanik 等发现，对于胸椎后凸较大而腰椎前凸重建不足的患者，DJK 的发生可能是为了代偿性增加腰椎前凸，所以建议在术中将棒的远端弯成前凸形状以匹配腰椎前凸形态从而避免 DJK 的发生。

2. SK 中 SSV 与第一前凸椎（FLV）的比较　休门氏疾病是一类以椎体楔形变、椎体终板变形和椎体前缘生长缓慢为特点的疾患，是青少年时期胸椎、

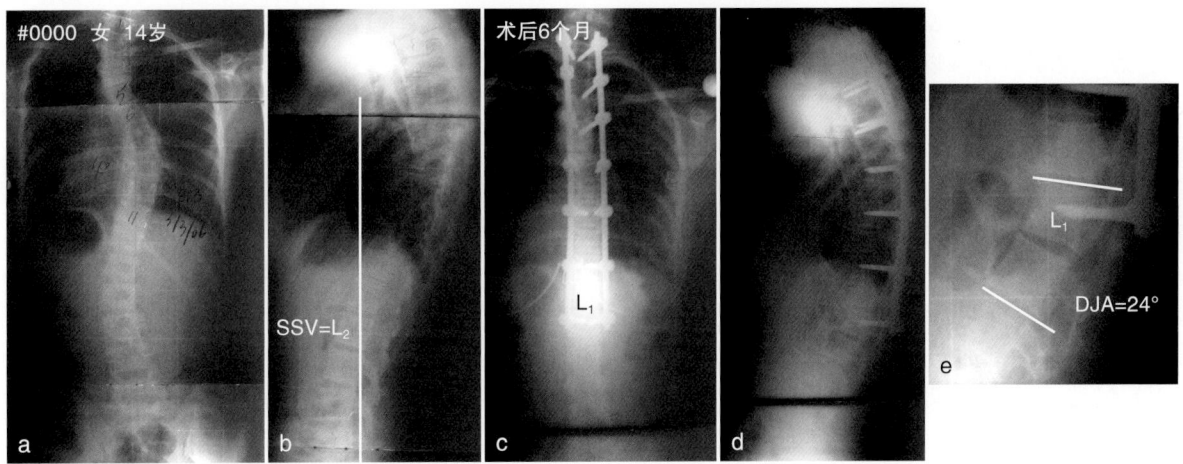

图 22-11-3 女（#0000），14岁，Lenke 1B型 AIS（a）。于外院行后路选择性胸椎 $T_1 \sim L_1$ 融合术，$SSV=L_2$，$LIV=L_1$，$LIV<SSV$（b），术后6个月远端出现明显交界性后凸畸形，$DJA=24°$（c~e）

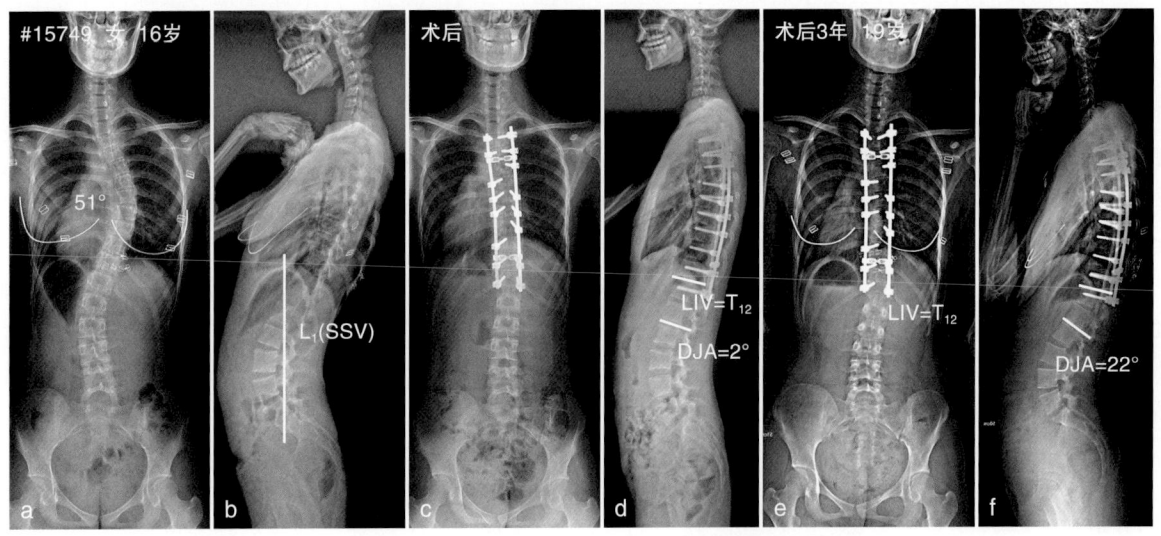

图 22-11-4 女（#15749），16岁，Lenke 1A型 AIS（a、b）。于行后路选择性胸椎 $T_3 \sim T_{12}$ 融合术（c、d），$LIV<SSV$。术前，$SSV=L_1$（a、b）；术后即刻，$LIV=T_{12}$，$DJA=2°$（c、d）；术后随访3年，$DJA=22°$，定义为 DJK（e、f）

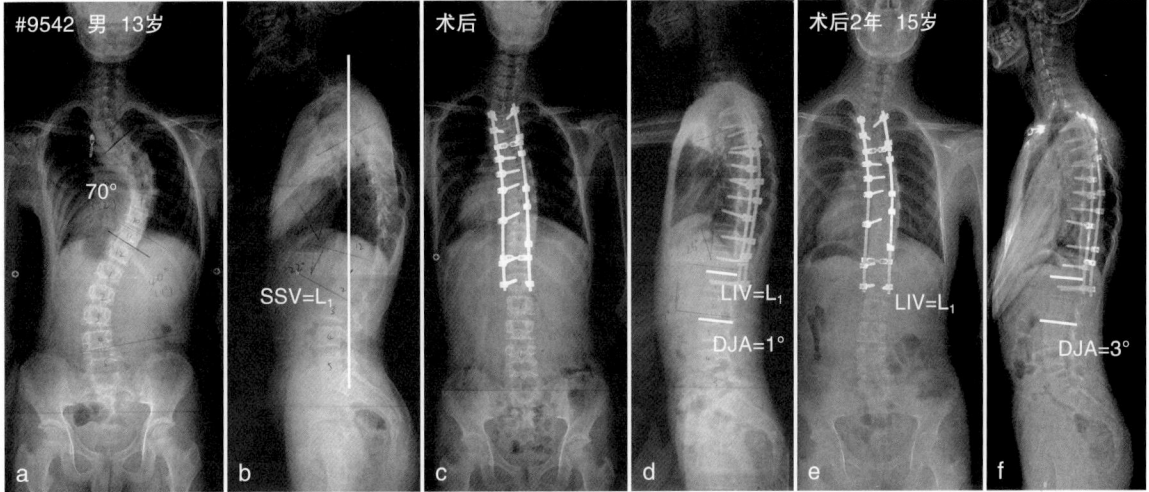

图 22-11-5 男（#9542），13岁，Lenke 1A型 AIS（a、b）。行后路 $T_3 \sim L_1$ 矫形融合术，$LIV=SSV$。术前，$SSV=L_1$（a、b）；术后即刻，$LIV=L_1$，$DJA=1°$（c、d）；术后2年随访，$DJA=3°$，冠状面和矢状面矫形效果保持良好（e、f）

胸腰椎过度后凸最常见的病因。当后凸角度超过70°、患者对于外观难以接受、出现持续的腰背痛或神经功能损害时，往往需要手术。关于该病的具体介绍详见第 21 章第三节 Scheuermann's 病。

后路全椎弓根螺钉矫形内固定植骨融合术是目前治疗休门氏病后凸的主要术式。对于上端固定椎（UIV）的选择，大多数学者认为胸椎后凸测量时上端最倾斜的椎体是 UIV 的最佳选择，可以降低近端交界性后凸的发生率。然而，下端固定椎（LIV）的选择标准尚未获得共识。理想的 LIV 不仅可以避免 DJK 的发生，同时可以保存更多的腰椎活动度。早期大多提倡固定节段应终止于 FLV，即相当于后凸畸形的下端椎。在 Denis 等的研究中，67 例休门氏病后凸患者接受了后路矫形内固定融合术，在远端融合止于 FLV 的患者中，DJK 的发生率仅为 3%。Lowe 等纳入 21 例 SK 患者，实施矫形手术并选择 FLV 作为远端融合椎，随访中发现仅 1 例患者并发 DJK（4.8%）。

为了实现术后脊柱冠状面平衡与结构稳定，King 等在胸椎特发性脊柱侧凸的手术策略中第一次提出了稳定椎的理念。Cho 等认为这一理念在矢状面畸形手术中同样适用，因此他们提出了 SSV 的概念（图 22-11-6），并将其应用于 31 例胸椎过度后凸患者的矫形手术中。他们发现远端融合止于

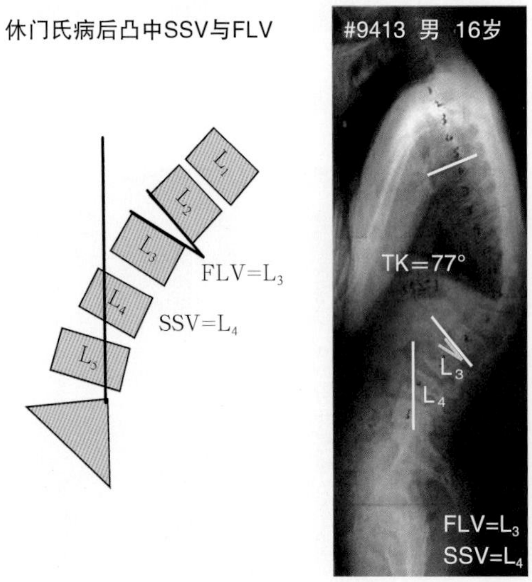

休门氏病后凸中SSV与FLV

图 22-11-6　休门氏后凸畸形中的矢状面稳定椎（SSV）与第一前凸椎（FLV）定义：SSV 为骶骨后上角垂线相切的远端第一个椎体，如图中所示 SSV 为 L₄ 椎体；FLV 为后凸畸形下方的第一个椎体，该椎体上方椎间盘呈前凸改变，如图中所示 FLV 为 L₃ 椎体

SSV 的患者，术后 DJK 的发生率远低于止于 FLV 的患者（8% vs 38%）。Lundine 等在包含 22 例胸椎过度后凸患者的研究中同样发现，融合至 SSV 比融合至 FLV 更有助于降低术后 DJK 的发生（13% vs 38%）。因此，他们认为在胸椎后凸畸形手术中，融合至 FLV 不足以阻止术后 DJK 的发生，而 SSV 是 LIV 的最佳选择。然而在他们的研究中，休门氏病患者并未与其他病因所致的胸椎过度后凸患者区分开来。同时，这些研究中的内固定系统使用了包含全钩或半钩结构在内的混合结构，而椎板钩固定欠牢固、稳定性较差，往往会引起交界区的并发症。

朱卫国等纳入 45 例单纯由休门氏病引起的胸椎后凸畸形患者，行后路全椎弓根螺钉矫形术。后凸畸形矫正显著，术后即刻和末次随访分别达到了（51.9±8.7）% 和（50.4±8.8）%。平均 27 个月随访时，共 5 例患者被发现伴发 DJK。根据 LIV 的位置，患者被分为 FLV 组（24 例，包括 5 例 FLV 与 SSV 为同一椎体的患者）和 SSV 组（21 例），FLV 组融合节段显著小于 SSV 组（10.4 vs 11.8），两组的术后即刻和末次随访的矫形效果无差异。与既往文献报道不同，该研究发现融合到 SSV 与融合到 FLV，两组的 DJK 发生率无显著差异（12.5% vs 9.5%）。作者认为远端椎弓根螺钉牢固的固定以及较少的软组织切除是降低 DJK 发生的重要因素，因此 FLV 组即使在固定节段少一椎体的情况下，其远端并发症并未多见。由此他提出，并非所有的患者都需要融合至 SSV，而在这些患者中，SSV 通常位于 FLV 远端一个节段，因而融合至 FLV 可比融合至 SSV 节省一个融合节段。Yanik 等同样发现类似的结论，他们纳入 54 例 SK 患者，均接受后路全椎弓根螺钉矫形手术，分别采取融合至 FLV 和 SSV 两种固定方式。随访中并未发现 FLV 组伴发更多的 DJK。他们认为在 SK 的矫形手术中，融合至 SSV 是不必要的，融合至 FLV 以相对较短的融合节段同样可以实现满意的后凸畸形矫正，同时并不增加发生远端邻近节段相关并发症的风险。

为了评价融合远端的重力线是否垂直通过骶骨上方，Cho 等在其报道中描述了 LIV-PSVL 这一参数，即 LIV 中心到骶骨后上缘的水平距离。他们之所以推荐远端融合至 SSV（图 22-11-7），是因为这样可使 LIV 的重心集中于骶骨上方，这对保持

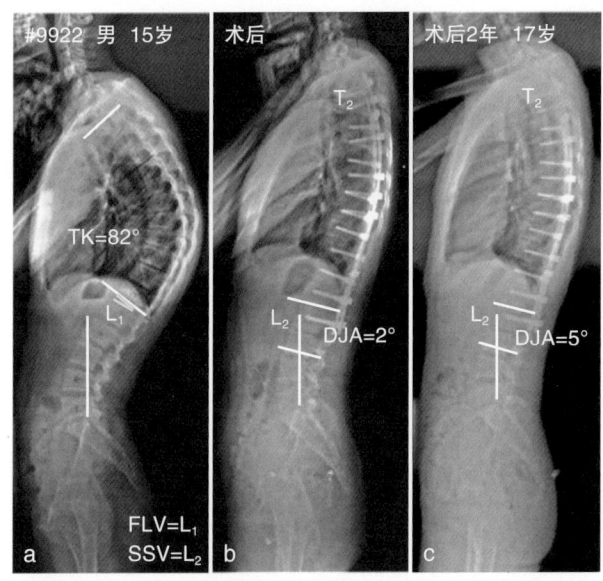

图 22-11-7　男（#9922），15 岁，休门氏后凸畸形，后凸 82°，FLV 为 L₁，SSV 为 L₂（a）。行 T₂~L₂ 后路矫形融合术，远端固定至 SSV，术后即刻矫正至 42°，矫正率为 48.8%（b），术后 2 年末次随访时矫形效果维持良好，无交界区并发症（c）

术后矢状面平衡具有重要作用。当 LIV 重心位于骶骨后方时，整体躯干处于矢状面负平衡的状态。为了代偿负平衡，躯干会呈向前倾斜的趋势，因此以脊柱后柱为支点的向前旋转力会集中作用于远端邻近椎体，从而促进了 DJK 的发生。与 SSV 相比，术前 FLV 重心处于骶骨更后方。然而，朱卫国等研究发现，在 SK 患者中，FLV 组术后 LIV 重心恰好处于骶骨正上方。后凸畸形的矫正和脊柱矢状面序列的重新排布促使了术后 FLV 重心向前移位。

因此，对 SK 患者采用后路全椎弓根螺钉矫形内固定融合术，并非都需要融合至 SSV，融合至 FLV 以相对较短的融合节段同样可以达到满意的矫正效果，并且不增加 DJK 的发生率（图 22-11-8）。相反，融合至 SSV 的患者，依然有 DJK 的发生（图 22-11-9），说明单纯通过延长远端融合节段，并不能完全预防 DJK。同时也说明 DJK 的发生是多因素的，一定存在着促使 DJK 发生的手术相关因素，如后凸的过度纠正等。

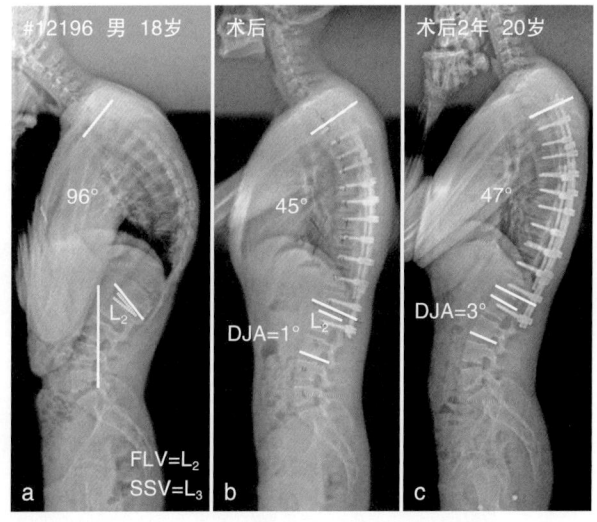

图 22-11-8　男（#12196），18 岁，休门氏后凸畸形，后凸 96°，FLV 为 L₂，SSV 为 L₃（a）。行 T₂~L₂ 后路矫形融合术，远端固定至 FLV，术后即刻矫正至 45°，矫正率为 53.1%（b），术后 2 年末次随访时矫形效果维持良好，无交界区并发症（c）

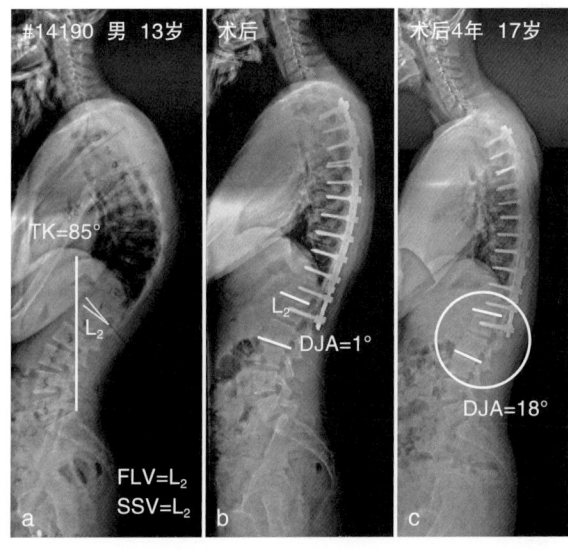 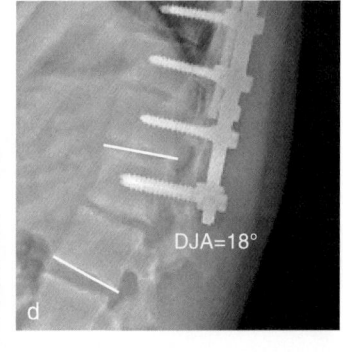

图 22-11-9　男（#14190），13 岁，休门氏后凸畸形，后凸 85°，FLV 为 L₂，SSV 也为 L₂（a）。行 T₃~L₂ 后路矫形融合术，远端固定至 SSV，术后即刻矫正至 41°，矫正率为 51.8%（b），术后 4 年末次随访时 DJA 进展为 18°，尽管远端固定至 SSV 仍然出现 DJK 现象（c、d）

3.**远端叠加现象与DJK现象** AIS患者术后冠状面上的失平衡存在一定的代偿机制，如远端叠加现象可与肩平衡相互代偿。而冠状面与矢状面之间是否存在代偿机制呢？临床中，秦晓东等发现有些病例同时合并冠状面上的远端叠加现象与矢状面上的DJK现象（图22-11-10），这两种失平衡之间的关系是相互促进，还是相互代偿减轻另一方的进展，还有待进一步研究。

临床意义与处理

不少学者对DJK的临床意义及患者生活质量之间的关系开展了研究。目前，大多数学者认为在青少年SK中，DJK的临床意义有限，大部分DJK患者仅仅是停留在影像学上的表现。朱卫国等

报道青少年SK患者中，末次随访时发生DJK与未发生DJK的两组SRS-22整体评分及各项亚组评分均无显著差异，无患者因DJK行翻修手术。Lonner等同样报道在青少年SK患者中，DJK的发生与SRS-22评分的改变无显著相关性，无患者因DJK需要行翻修手术。在AIS中，DJK的临床意义同样有限，但有部分学者报道其与术后疼痛存在一定联系。徐亮等报道发生DJK的AIS患者SRS-22整体评分与未发生DJK的患者无显著差异（3.53 vs 4.22），但DJK组的疼痛评分显著降低，提示DJK患者在远期随访时更有可能出现腰痛表现。Lowe等也报道发生DJK的AIS患者可因邻近节段生物力学的改变而加快腰背部疼痛、椎体不稳以及邻近椎间盘退变的进展，导致生活质量降低。Herndon等报道相较于近端交界性后凸畸形

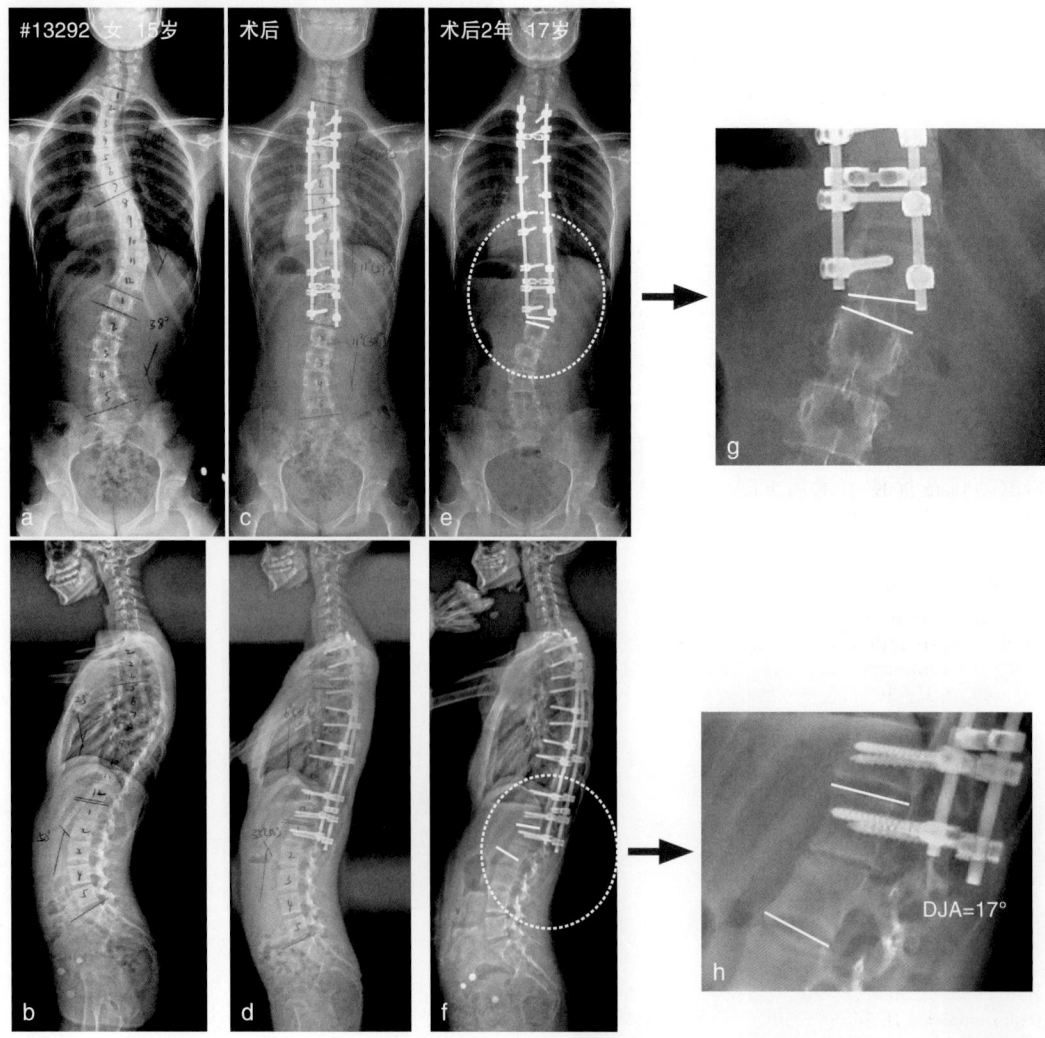

图22-11-10　女（#13292），15岁，Lenke 2B型AIS（a、b）。行后路选择性胸椎融合术（T_2~L_1），术后即刻冠状面及矢状面矫形效果良好（c、d）；术后2年末次随访时，冠状面出现远端叠加现象（e、g），矢状面上出现DJK现象（f、h）

（PJK），DJK 更容易引起腰背部疼痛，严重者甚至需要行翻修手术。

脊柱畸形术后 DJK 的治疗需要根据患者的症状和畸形类型进行选择。对于无症状、DJA 较小的 DJK，可以选择密切观察，如果患者骨骼成熟度较低，可以选择抗后凸支具治疗。Arlet 等提出如果 DJK 患者症状轻微或无症状，通常无需治疗，或仅进行保守治疗，包括限制活动、支具固定等。如果严格抗后凸支具治疗后畸形仍然进展，可以考虑进行翻修手术，延长远端固定椎，跨过原有的交界区。Meredith 等报道了 10 例术后 DJK 行翻修手术的案例，均取得了很好的疗效。

鉴于矢状面平衡是评估患者术后远期疗效的重要指标之一，脊柱外科医生在制订矫形手术方案时应该充分考虑发生交界性后凸的相关危险因素。LIV 的选择除了要考虑冠状面上的远端触及椎，还需要考虑矢状面上的 FLV 或 SSV；术中注意保护远端软组织，上棒时棒的远端应适当弯出前凸形状以匹配腰椎前凸；LIV 处应尽可能使用直径大的椎弓根螺钉；对于骨量不正常的综合征性脊柱畸形（如Ⅰ型神经纤维瘤病、马方综合征等），则在内固定远端联合使用椎板钩可以有效防止椎弓根螺钉拔出，有利于预防 DJK 的发生；术后还应适当使用支具保护。

参考文献

[1] Denis F, Sun EC, Winter RB. Incidence and risk factors for proximal and distal junctional kyphosis following surgical treatment for Scheuermann kyphosis: minimum five-year follow-up[J]. Spine, 2009, 34(20) E729-734.

[2] Lowe TG, Lenke L, Betz R, et al. Distal junctional kyphosis of adolescent idiopathic thoracic curves following anterior or posterior instrumented fusion: incidence, risk factors, and prevention[J]. Spine, 2006, 31(3): 299-302.

[3] Ameri E, Behtash H, Mobini B, et al. The prevalence of distal junctional kyphosis following posterior instrumentation and arthrodesis for adolescent idiopathic scoliosis[J]. Acta Med Iran, 2011, 49(6): 357-363.

[4] Zhu W, Sun X, Pan W, et al. Curve patterns deserve attention when determining the optimal distal fusion level in correction surgery for Scheuermann kyphosis[J]. Spine J, 2019, 19(9): 1529-1539.

[5] 邱勇, 夏才伟, 王斌, 等. 青少年特发性胸椎侧凸选择性融合术后的远端交界性后凸[J]. 中华骨科杂志, 2009, 29(2): 117-122.

[6] 徐亮, 孙旭, 史本龙, 等. 远端固定椎-矢状面稳定椎位置关系对特发性胸椎侧凸矫形术后远端交界性后凸发生率的影响[J]. 中国脊柱脊髓杂志, 2017, 27(6): 524-531.

[7] Ghasemi A, Stubig T, Nasto LA, et al. Distal junctional kyphosis in patients with Scheuermann's disease: a retrospective radiographic analysis[J]. Eur Spine J, 2017, 26(3): 913-920.

[8] Yanik HS, Ketenci IE, Coskun T, et al. Selection of distal fusion level in posterior instrumentation and fusion of Scheuermann kyphosis: is fusion to sagittal stable vertebra necessary?[J]. Eur Spine J, 2016, 25(2): 583-589.

[9] Cho KJ, Lenke LG, Bridwell KH, et al. Selection of the optimal distal fusion level in posterior instrumentation and fusion for thoracic hyperkyphosis: the sagittal stable vertebra concept[J]. Spine, 2009, 34(8): 765-770.

[10] Yang J, Andras LM, Broom AM, et al. Preventing distal junctional kyphosis by applying the stable sagittal vertebra concept to selective thoracic fusion in adolescent idiopathic scoliosis[J]. Spine Deform, 2018, 6(1): 38-42.

[11] Lowe TG, Line BG. Evidence based medicine-Analysis of Scheuermann kyphosis[J]. Spine, 2007, 32(Suppl 19): 115-119.

[12] Papagelopoulos PJ, Klassen RA, Peterson HA, et al. Surgical treatment of Scheuermann's disease with segmental compression instrumentation[J]. Clin Orthop Relat Res, 2001, 386(386): 139.

[13] Lowe TG, Kasten MD. An analysis of sagittal curves and balance after Cotrel-Dubousset instrumentation for kyphosis secondary to Scheuermann's disease. A review of 32 patients[J]. Spine, 1994, 19(15): 1680-1685.

[14] Lundine K, Turner P, Johnson M . Thoracic hyperkyphosis: assessment of the distal fusion level[J]. Global Spine J, 2012, 2(2): 65-70.

[15] Mikhaylovskiy MV, Sorokin AN, Novikov VV, et al. Selection of the optimal level of distal fixation for correction of Scheuermann's Hyperkyphosis[J]. Folia Med(Plovdiv), 2015, 57(1): 29-36.

[16] Lonner B. Operative management of Scheuermann's kyphosis in 78 patients: radiographic outcomes, complications, and technique[J]. Spine, 2007, 32(24): 2644-2652.

[17] Lonner BS, Parent S, Shah SA, et al. Reciprocal changes in sagittal alignment with operative treatment of adolescent Scheuermann Kyphosis-Prospective evaluation of 96 patients[J]. Spine Deform, 2018, 6(2): 177-184.

[18] Herndon WA, Emans JB, Micheli LJ, et al. Combined anterior and posterior fusion for Scheuermann's kyphosis[J]. Spine, 1981, 6(2): 125-130.

[19] Arlet V, Aebi M. Junctional spinal disorders in operated adult spinal deformities: present understanding and future perspectives[J]. Eur Spine J, 2013, 22(Suppl 2): 276-295.

[20] Meredith DS, Taher F, Cammisa FP, et al. Incidence, diagnosis, and management of sacral fractures following multilevel spinal arthrodesis[J]. Spine J, 2013, 13(11): 1464-1469.

第十二节　假关节

坚固的骨融合是脊柱畸形矫正手术的终极目标之一，影像学上表现为椎板等后份结构与后方植入的自体骨或异体骨与后方内固定形成完整的骨性融合，在三柱截骨术后则主要表现为截骨面闭合处的上下骨面完整地融合在一起（图 22-12-1）。假关节（pseudarthrosis）又称骨不融合（nonunion），通常指脊柱融合术后 1 年，手术节段融合失败，其实质是植骨不融合形成类似关节骨面相对异常的骨结构，未融合的骨结构因异常活动等形成骨吸收或缺损，最终形成相对应的硬化骨面（图 22-12-2）。作为脊柱融合术后常见的主要并发症，假关节形成时植骨节段因未达到坚固融合而出现局部异常活动可导致内固定失败、畸形进展、疼痛以及脊柱失平衡等，是翻修手术的主要原因之一。

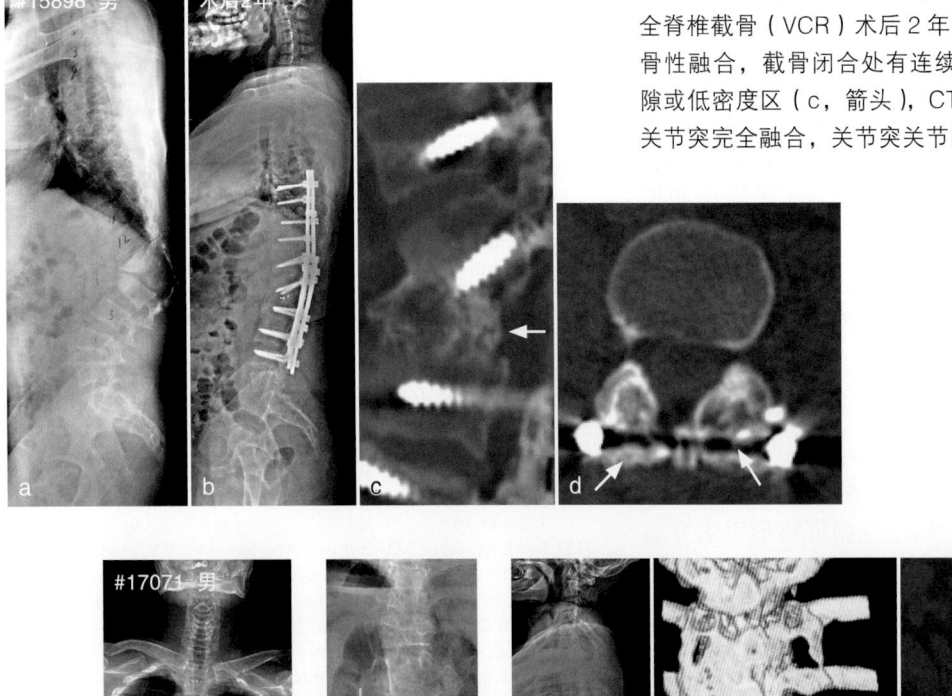

图 22-12-1 男（#15898），先天性胸腰椎后凸畸形。L₁ 全脊椎截骨（VCR）术后 2 年（b），CT 矢状面示椎间呈骨性融合，截骨闭合处有连续的骨小梁通过，椎间无间隙或低密度区（c，箭头），CT 平扫示后份植骨与椎板及关节突完全融合，关节突关节间隙完全消失（d，箭头）

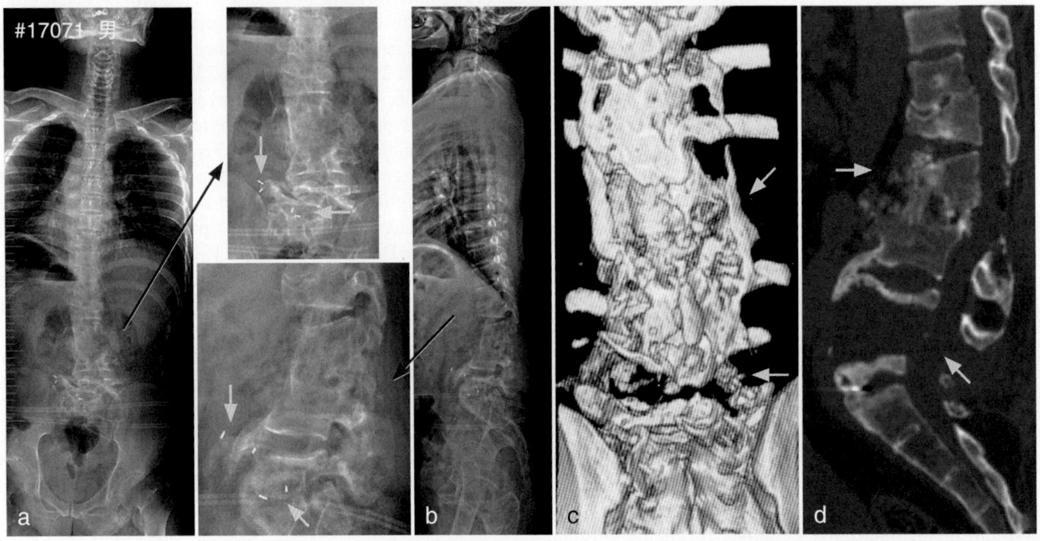

图 22-12-2 男（#17071），外院腰骶部"内固定融合术"后、内固定已去除，腰骶部广泛假关节形成。X 线示 L₄/L₅、L₅/S₁ 椎间融合器脱出（a、b，黄色箭头），CT 重建示腰椎后份大量散在不融合的骨片（c，箭头）、L₄/L₅ 处可见从前到后的空隙，无骨质填充。CT 矢状面示 L₂~L₃ 水平前方假关节形成，L₄~L₅ 水平无骨质（d）

发生率

由于患者一般状况、融合节段、手术入路、融合材料、内固定器械以及随访时间等不同，脊柱手术后假关节的发生率报道不一，既往文献报道的假关节形成的发生率为 0~52%。退变性脊柱侧凸患者往往因年龄较大以及合并骨质疏松等，术后出现假关节形成概率较高。Kim YJ 等统计了长节段固定融合至 S₁ 的退行性脊柱侧凸患者的假关节发生率为 17.2%~24.0%。Kostuik 等报道 45 例融合至 S₁ 的脊柱侧凸患者中共出现假关节 10 例（22%）。

与成人脊柱畸形不同，常见的儿童脊柱畸形

患者一般不存在骨量下降，因此其矫形术后的融合率通常较高。假关节形成在儿童和青少年如青少年特发性脊柱侧凸患者中较少见，往往多见于高危人群，神经纤维瘤病性脊柱侧凸、综合征性脊柱侧凸如马方综合征、Gorham-Stout 综合征、Hprintzen-Goldberg 综合征、Ehlers-Danlos 综合征或合并代谢性骨病的脊柱畸形患者。早在 1979 年，Winter 等报道应用单纯后路融合治疗后凸小于 50° 的 34 例神经纤维瘤病合并脊柱畸形患者中 2 例术后假关节形成；对于后凸大于 50° 的 11 例患者行单纯后路融合术后 7 例随访期间出现假关节；Betz 等报道对 23 例神经纤维瘤病性脊柱侧凸患者行后路矫形手术，其中 11 例患者术后被确诊为假关节形成。Jones 等报道合并马方综合征的脊柱畸形患者行矫形术后假关节的发生率约为 10%。孙旭等回顾了 11 例 Gorham-Stout 综合征合并脊柱侧凸患者，其中 4 例接受了后路长节段矫形融合术，随访过程中 2 例出现内固定失败合并假关节形成。Watanabe 等报道了 4 例 Shprintzen-Goldberg 综合征伴脊柱侧凸患者行手术矫形，其中 2 例采用后路矫形融合术，2 例采用生长棒，随访中 1 例出现假关节合并内固定失败。Milbrandt 等回顾单中心治疗的 33 例 Down 综合征伴脊柱侧凸患者，其中 7 例患者接受了矫形手术，术后 4 例 (57.1%) 出现了内固定并发症合并假关节形成。Jasiewicz 等研究发现，11 例行矫形手术的 Ehlers-Danlos 综合征合并脊柱侧凸患者中，4 例因并发假关节与内固定断裂接受了翻修手术。Topouchian 等报道了 20 例成骨不全合并脊柱侧凸患者行后路矫形手术，其中 1 例患者因术后假关节合并内固定断裂出现矫正丢失。总之，对于儿童脊柱畸形患者，术后假关节在综合征性脊柱侧凸中发生率较高。

危险因素

临床上影响脊柱融合率的因素很多，但总体可分为两方面，一是手术相关因素，包括固定方式、融合方式、融合材料的选择、植骨床的制备、植骨融合部位的应力分布、内固定的坚强程度以及手术后早期患者的制动情况等；二是患者的自身状况，包括年龄、病因、是否合并骨质疏松以及是否应用影响骨愈合药物等。

1. 手术相关因素 内固定种类和手术入路与假关节形成有关，第一代（Harrington 内固定系统）和第二代（Luque 内固定系统）矫形内固定器械远较目前的三维矫形内固定器械发生率高；对于儿童脊柱畸形特别是青少年特发性脊柱侧凸患者，前路融合发生假关节的概率往往高于后路手术，其原因可能与椎间残留椎间盘组织和缺少结构性支撑有关。Newton 等总结 50 例行前路矫形的胸腰弯特发性脊柱侧凸患者临床资料后发现其中 3 例随访过程中发生假关节形成合并内固定断裂。刘臻等在一项对 Lenke 5 型青少年特发性胸腰椎脊柱侧凸融合手术入路临床疗效的研究中，纳入 2005 年 1 月至 2010 年 12 月期间接受前路或后路胸腰椎融合术且

有 2 年以上的 AIS 患者 102 例（前路手术组 56 例、后路手术组 46 例），前路组 1 例患者在术后 5 年出现断棒、3 例在随访中出现假关节，而后路组所有患者均获得牢固融合，无内固定相关和假关节形成等并发症。

长节段融合远较短节段融合者假关节发生率高，脊柱侧凸患者特别是严重脊柱畸形患者由于植骨融合的节段较长，容易发生假关节，通常发生部位在胸腰段、下腰椎或两个弯曲的交界处，也可出现在内固定上方或下方的脊柱交界区。

近年来后路三柱截骨越来越广泛应用于脊柱畸形，其截骨断端可能存在闭合不全、前柱缺损、断端残留椎间盘等情况，因此三柱截骨后非骨面（如椎间盘、终板等）对骨面的闭合是假关节发生的另一重要危险因素，截骨区也是假关节发生的常见部位。

内固定的坚强程度与术后假关节形成亦具有密切联系，内固定强度不足引起的微动可以导致假关节形成，这也是腰骶交界区假关节形成的主要原因。但需要指出的是，如果内固定过于坚强，可以使脊柱应力直接经植入物传导至下方椎体，而坚强内固定所连接的椎体受到的压力变小，由于骨愈合需要压力的刺激，可能会导致截骨节段假关节形成；术后早期尚未形成坚强骨融合时的过度活动也可能增加假关节形成风险。

此外，假关节发生与植骨材料以及不同的植骨融合方式也密切相关。术中植骨量是否充足与假关节形成关系密切，植骨量少，术后假关节发生率较高。成功的植骨融合在局部需要一定的条件，即足够表面积的去皮质植骨床、足够的植骨量和充足的血供。McMaster 等证明，在脊柱侧凸融合术的基础上加坚强内固定和增加植骨量，可使假关节的发生率从 25% 降到 3%。在早期的文献研究中，脊柱矫形手术应用自体髂骨移植术后的假关节发生率为 0~10%。

2. 患者自身情况及病因学 目前已知的与成人患者相关的危险因素包括高龄、吸烟史、感染以及代谢异常等；Kim 等在研究腰椎融合手术时发现，假关节形成率随着年龄增长而增加，特别是患者手术时年龄 >55 岁时，术后假关节形成率显著增高。Raney 等发现 6 例脊柱假关节患者中，53% 的患者有未被发现的代谢性异常疾患，其中最常见的是绝经后骨质疏松、营养吸收障碍综合征、磷酸盐缺

乏、维生素 D 代谢紊乱、过度吸烟和酗酒。然而，对于青少年特发性和儿童脊柱畸形患者，这些危险因素并不成立。青少年特发性脊柱侧凸由于患者骨量正常，且年龄小，因而矫形术后的骨性融合率通常较高，术后假关节形成并不是一个严重的问题。

儿童脊柱畸形矫形术后假关节首先与畸形的病因学有关，往往多见于合并某些特殊病理改变的疾病包括神经纤维瘤病（图 22-12-3）、马方综合征、Ehlers-Danlos 综合征、Hprintzen-Goldberg 综合征、Down 综合征、Gorham-Stout 综合征等伴发脊柱侧凸以及合并代谢性骨病患者，通常有脊柱的萎缩性改变，由于自身骨质量的限制，术后融合率较普通患者低，假关节的发生率也因而比较高。而且此类假关节均类似于四肢骨的萎缩型假关节的病理改变，主要表现为假关节处的骨质吸收和萎缩。Jone 等认为马方综合征伴发脊柱侧凸患者易出现假关节可能与其脊柱后份相对薄弱、骨量降低以及异常的矢状面形态有关。

关于神经纤维瘤病性脊柱侧凸矫形术后出现假关节发生率高的原因，有学者曾提出假设，认为神经纤维蛋白的缺失和褪黑激素的不足是罪魁祸首。他们认为在骨愈合过程中没有神经纤维蛋白的上调作用将不能产生血小板源性生长因子和转化生长因子所介导的骨形成效应，另一方面褪黑激素缺乏可导致继发性皮质醇增多症，加速骨吸收而降低骨组织形成。另外，褪黑激素缺乏还可能导致成骨细胞分化下降、骨基质矿化率降低等，都不利于骨组织的愈合。目前，上述假设还是基于 I 型神经纤维瘤病的结构特点与神经纤维蛋白和褪黑激素的生物功能而建立的，神经纤维瘤病性脊柱侧凸行脊柱融合术后假关节发生率高的具体分子生物机制仍需进一步研究。

需要强调的是，虽然先天性脊柱侧凸并不像 NF1 伴脊柱侧凸、马方综合征伴脊柱侧凸等患者一样骨量较低，但是临床上先天性脊柱侧凸术后假关节却并不少见。How 等报道了先天性脊柱畸形（未区分儿童或成人）术后假关节的发生率为 4.5%（4/89）。这可能与先天性脊柱侧凸手术较多涉及三柱截骨术有关，如果截骨面闭合不良则较容易引起假关节。如果截骨区残留椎间盘和生长板，在生长过程中更加容易产生假关节（图 22-12-4）。How 等也强调，残留后凸畸形是假关节的危险因素之一，而先天性脊柱畸形多合并后凸，这也是 CS 患者假关节发生率高的可能原因之一（图 22-12-5）。

AIS 患者由于没有严重的骨量减少，且较少行三柱截骨术，因此假关节的发生较少。AIS 的假关节可见于前路矫形术后，在前路矫形手术，尤其是胸椎前路矫形术中，无法做到大量植骨融合，这可能是假关节形成的危险因素之一。而如果在后路术中认真进行植骨床准备和植骨融合术，假关节的风险可以被大大降低。

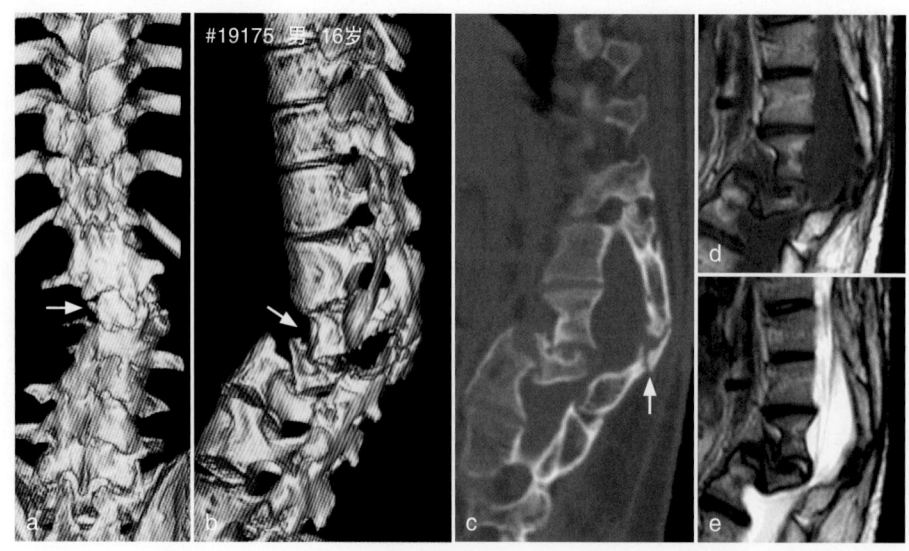

图 22-12-3　男（#19175），16 岁，I 型神经纤维瘤病伴脊柱侧凸。11 岁时于当地医院行后路矫形内固定植骨融合术，3 年后因 S_1 螺钉断裂行内固定取出术，畸形始终呈进行性加重。16 岁时发现后凸顶椎区存在假关节。CT 三维重建示椎体后份植骨区不融合，存在散在骨片（a，箭头），L_1 椎体存在萎缩性改变和塌陷，并与 T_{12} 之间形成假关节（b，箭头），L_1 后份结构存在中断、断裂（c，箭头）；MRI 示 L_1 椎体在 T1 相呈低信号，提示假关节（d、e）

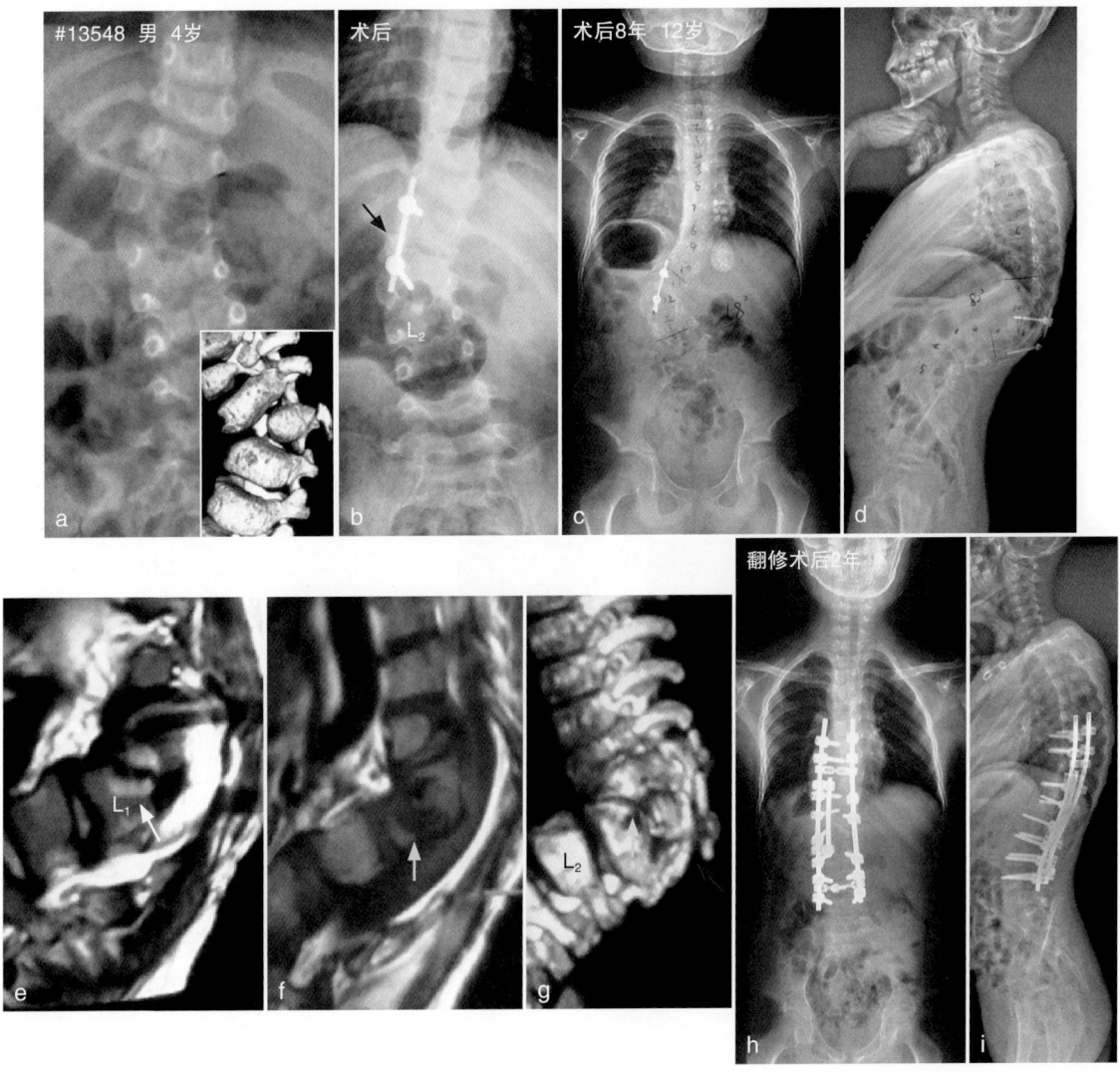

图 22-12-4　男（#13548），4岁，先天性 T₁₂ 半椎体畸形（a）。4岁时于外院行 T₁₂ 半椎体"切除"、单边内固定。但术后 X 线依然可见残留的半椎体（b，箭头）。术后 8 年显示侧后凸畸形加重，内固定断裂（c、d）。MRI 示软骨下骨在 T2 相呈高信号（e）、T1 相呈低信号（f），提示假关节；CT 重建示后份融合块断裂（红箭头）和椎体间间隙存在（黄箭头）（g）。行 T₁₂ 残留半椎体切除术，卫星棒加强固定，术后 2 年坚固融合、无矫正丢失（h、i）

诊断

　　假关节的诊断存在一定难度，发生假关节的患者早期多无临床症状或症状及体征不典型，脊柱融合术后假关节患者中约 50% 无任何临床症状。因此，单纯依靠临床症状诊断脊柱融合术后假关节形成可能会导致漏诊，诊断多依赖影像学检查，同时需要结合临床症状来综合分析与诊断。此外，手术探查融合节段仍是目前唯一能够直接准确评估融合情况和假关节形成的方法和"金标准"，但是手术探查的创伤性和费用问题使其不可能成为诊断假关节的首选手段。几乎所有假关节患者的初筛诊断方法都是摄正侧位 X 线片。影像学检查可以分为两类：一类是显示融合骨块缺陷的，即结构影像；另一类是显示融合节段运动的，即功能影像。前者包括普通 X 线、CT 和 MRI。后者包括弯曲位 X 线及应力下摄片等。

　　在影像学检查中，椎体融合的 X 线影像学表现包括植骨界面之间逐渐变得不透明或桥接的骨小梁通过融合间断，螺钉无松脱及融合器无下沉，反之，融合界面中出现任何透亮线均提示假关节形成。但是由于内固定的存在，单纯 X 线诊断存在较高的假阴性，X 线诊断与手术探查的一致性只有 43% ~ 82%，这使得 X 线平片对检查假关节并不敏

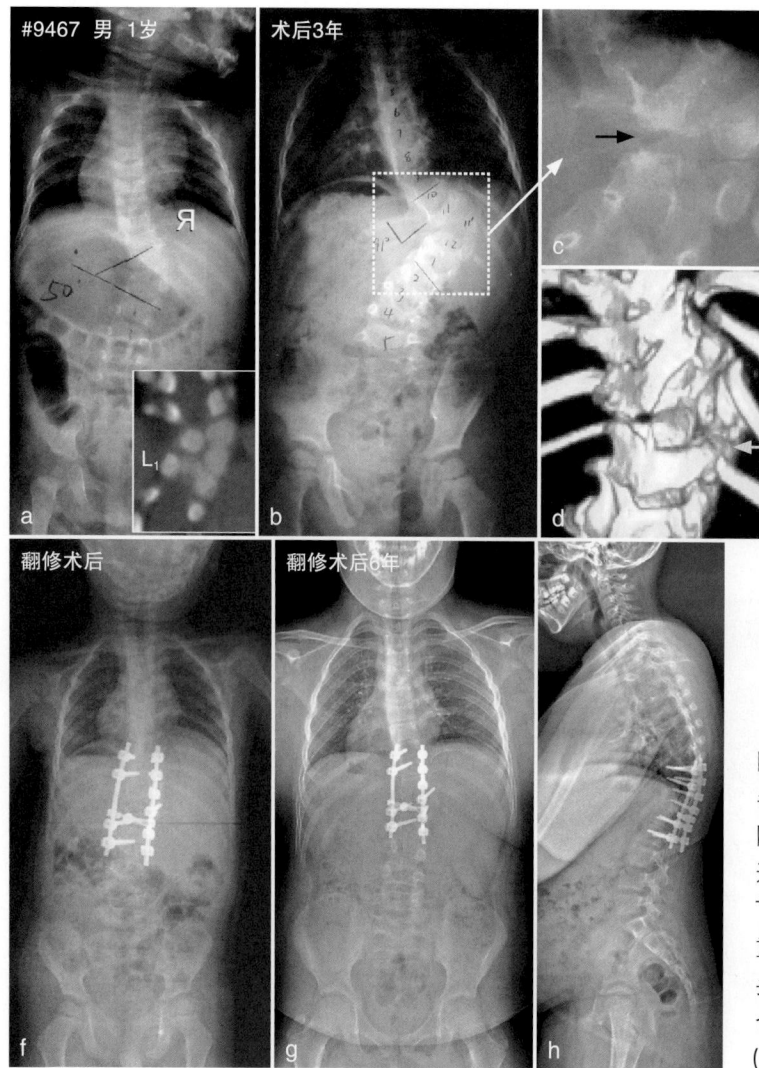

图 22-12-5 男（#9467），1 岁，先天性 T$_{11}$~T$_{12}$ 半椎体（a）。1 岁时于外院行半椎体"切除"、原位融合术。术后 3 年显示侧后凸畸形进行性加重（b、e），冠状面 X 线可见凹侧 T$_{11}$~T$_{12}$ 椎间存在巨大空隙（c，箭头），CT 重建示凸侧半椎体残留、后方假关节（d，箭头），再行半椎体切除术、后方充分植骨融合（f），翻修术后 6 年融合良好，无矫正丢失（g、h）

感。过伸／过屈位 X 线给脊柱融合节段提供了力学和功能上的评价。如果在动力位片上一旦出现固定节段内活动，假关节的诊断即可成立。

　　CT 作为常用的诊断脊柱融合的影像学检查方法可用于 X 线平片检查中不能明确判断骨桥状况时，其可清楚地显示假关节的骨桥不连续（图 22-12-6）、内置物沉降、终板囊性变及内置物周围光晕（提示松动）等表现，且其表现结果与术中探查结果的相关性强、吻合率高，可同时清楚地显示融合、植入物等细节情况，是目前评估脊柱融合术后假关节形成较准确的影像学方法，其较 X 线片具有显著的优势，因而推荐用于脊柱畸形术后融合和假关节形成的评估。

　　近年来，MRI、^{99}Tc 骨扫描等检查手段被逐渐用于脊柱融合术后假关节形成的诊断。使用 MRI 评估融合情况时，如在融合椎体相邻节段发现软骨

下骨低信号强度的 T2 加权像或高信号强度的 T1 加权像提示融合；相反，高信号强度的 T2 加权像或低信号强度的 T1 加权像提示不融合（图 22-12-7）。Buchowski 等报道 MRI 与术中探查所见的一致性为 66.7%，但由于金属植入物产生明显的伪影以及对骨性结构显示不佳，因此 MRI 不作为评估融合及假关节的常规手段。使用骨扫描评估融合情况时，如果手术融合部位放射标志物的增强表明持续的骨活动，提示假关节形成，但骨扫描的敏感度和特异度均较低。MRI、骨扫描等技术在融合情况及假关节评估仍存在局限性和争议，还需要进一步研究。

　　因此，脊柱融合术后假关节形成应结合临床症状和影像学检查来综合分析诊断。腰椎融合术后，当患者出现：①脊柱融合术后 1 年，负重或活动时疼痛或伴有局部压痛，或伴有神经症状；②超过骨性愈合时间，影像学出现内固定折断松动、下

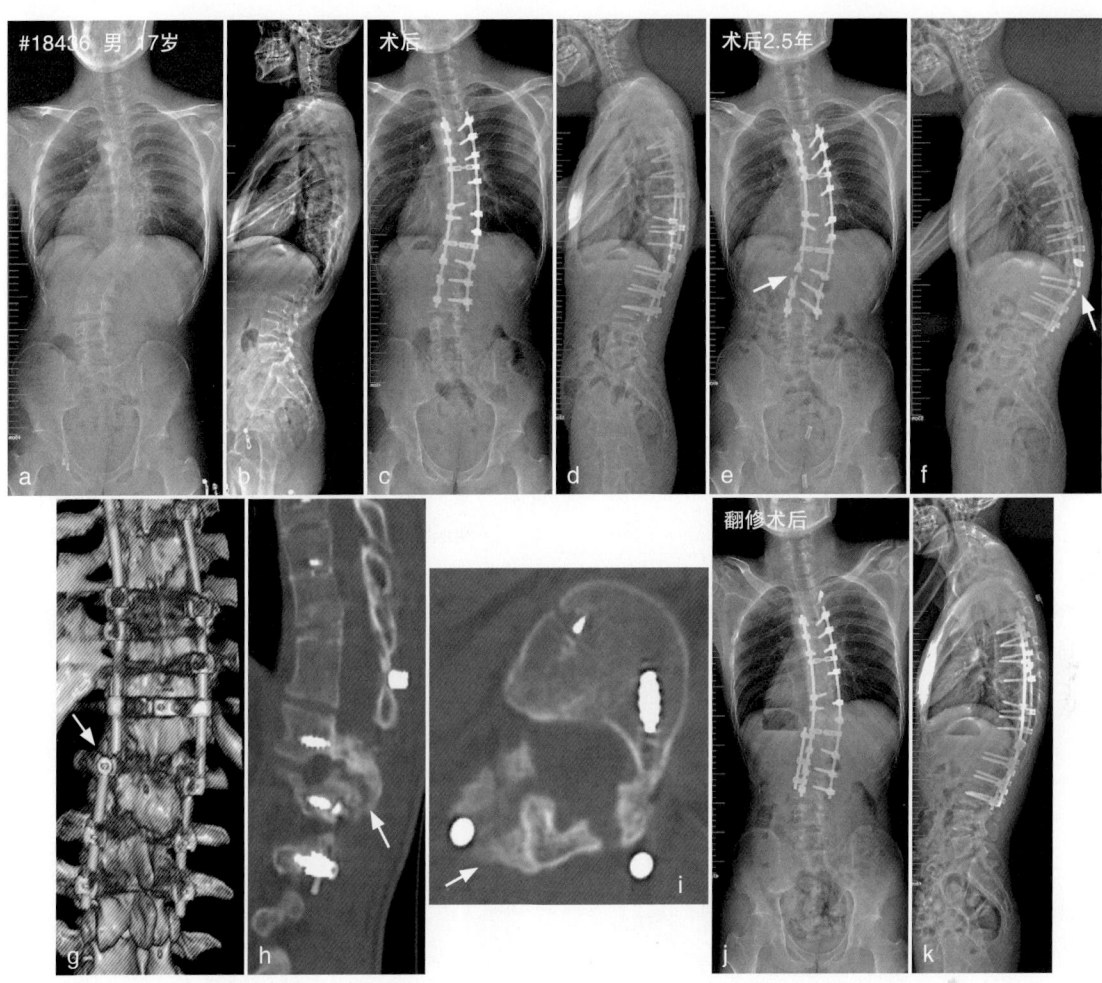

图 22-12-6　男（#18436），17 岁，先天性多节段胸椎分节不良（a、b）。行后路矫形融合术（c、d），术后 2.5 年在 L_1 水平发生断棒和后凸畸形复发（e、f，箭头），CT 示断棒处无连续的融合骨块（g，箭头），后份融合骨块中断（h、i，箭头）。行后方假关节清除、充分植骨融合、卫星棒加固翻修术（j、k）

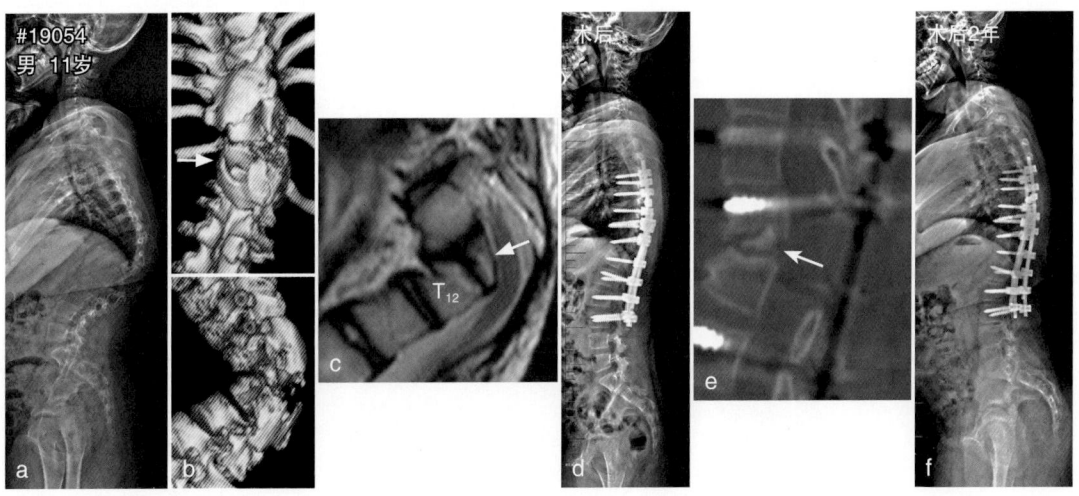

图 22-12-7　男（#19054），11 岁，先天性脊柱侧后凸畸形（a）。3 岁时在外院行 T_{11} 半椎体"切除"术，5 年后因感染去除内固定。初次术后 8 年因进行性加重的畸形就诊，CT 示原截骨区融合块断裂、假关节形成（b，箭头）；MRI 示残留 T_{11} 半椎体（c，箭头），T_{11} 与 T_{12} 之间存在椎间盘，且 T_{11} 与 T_{12} 的终板下在 T2 相呈高信号，提示骨不融合。行后路 T_{11} 残留半椎体切除、三柱截骨、假关节切除修补、椎间植骨术（d），术后 CT 可见原假关节区内植骨（e，箭头）。术后 2 年随访坚固融合、无矫正丢失（f）

沉或脱出；③超过骨性愈合时间，影像学发现植骨融合有骨小梁连续中断；④超过骨性愈合时间，腰椎过伸、过屈侧位 X 线片显示融合椎间出现水平移位 ≥ 3mm，角度改变 ≥ 5°。以上 4 项中，出现②③④项中任何 1 项，伴或不伴有第①项同时存在，则腰椎融合术后假关节诊断可成立；伴有第①项的患者考虑腰椎融合术后症状性假关节形成。反之，考虑无症状性假关节形成。而上述 4 项表现如果存在于脊柱畸形矫形术后，也可以帮助诊断假关节。在脊柱畸形患者中，在出现上述内固定相关并发症（断裂、松动）的同时，还会表现为畸形的矫正丢失（图 22-12-8）。

假关节形成的并发症

在脊柱矫形融合术中，假关节形成是导致内固定失败的最常见原因。虽然在有内固定的情况下融合失败不一定出现临床症状，但可能最终导致内固定断裂，随后出现症状，特别是矫正丢失。假关节形成部位的过度运动可造成断棒、螺钉拔出、断裂等，当上述内固定失败情况出现时，提示假关节存在，但并不绝对，有学者指出在没有假关节存在时也可以发生内固定断裂。假关节形成合并内固定失败危害在于可进一步导致疼痛、功能丧失、畸形进展等，是儿童脊柱畸形矫形术后最常见的翻修原因之一。Smith 等发现接受后路矫形内固定术的脊柱

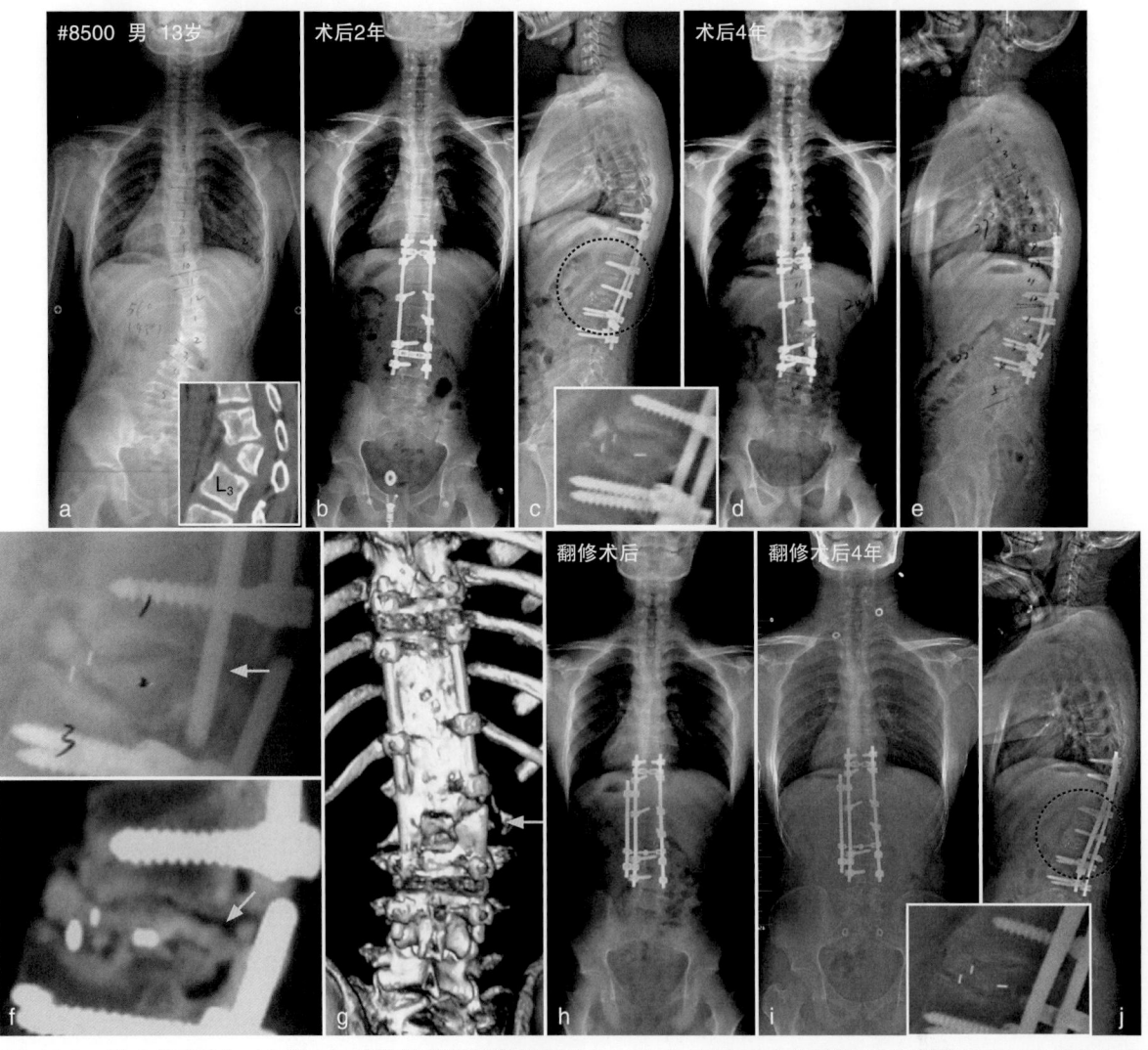

图 22-12-8　男（#8500），13 岁，L₂ 半椎体畸形伴脊柱侧凸（a、b）。初次手术为后路 L₂ 半椎体的上 1/2 和椎间盘切除（SRS-Schwab Ⅳ级截骨）、融合器支撑融合（c，线圈）。术后 4 年 L₂ 截骨处出现假关节，截骨面骨质硬化，合并断棒和后凸畸形复发（d、e）；CT 矢状面及平扫可见椎体间骨不连（f、g，箭头）。采用单一后路卫星棒 + 植骨融合进行翻修（h），翻修术后 4 年矫形维持良好、假关节完全愈合（i、j）

畸形患者术后早期（≤12 个月）较远期（>12 个月）发生断棒的风险更大，他认为导致这一现象的原因是术后早期植骨融合尚未坚固，此时内固定系统的载荷稳定性较差因而容易发生断棒现象，提示矫形术后脊柱融合不良如假关节形成与内固定失败的发生密切相关。吕国华等分析 2 例后路全脊椎截骨术后发生内固定棒断裂的患者资料，认为植骨融合不良导致的术后假关节形成可能是造成后路全脊椎截骨术术后内固定失败的原因。汪飞等分析了 7 例重度脊柱畸形行后路全脊椎截骨术术后内固定棒断裂的危险因素，结果显示内固定棒的断裂多发生于术后 2 年内，且翻修术中均发现断棒处未形成坚固的骨性融合。上述研究均说明融合失败导致的假关节形成可能是矫形术后长期随访中出现内固定失败的主要原因。

治疗

术后假关节被确诊后，首先应分析假关节发生的原因，根据不同的原因选择相应的处理措施。由于脊柱假关节发生的部位、发生的时间及原手术方法的不同，其处理措施也不尽一样。此外，假关节的治疗时机存在争议，通常假关节合并术后矫正丢失、新发神经损害以及顽固性疼痛需要手术。同时，脊柱畸形矫形术后骨性结构不愈合或内植物并发症的患者亦可伴有假关节，即便没有疼痛和矫正丢失，也应进行翻修手术，避免将来出现矫正丢失

失，增加手术难度。但是，如果骨性结构和内植物两者都保持稳定，患者无明显临床症状，特别是无矫正丢失时，也可不进行翻修手术，而对其临床症状和影像学结果进行观察（图 22-12-9）。

假关节翻修时需要仔细分析融合失败以及假关节形成的原因，有针对性地进行处理。常采用脊柱后入路，具体操作包括假关节切除再植骨融合、重新放置内固定及植骨融合，甚至需截骨矫形、内固定及再行植骨融合等。为了提高术后融合率以及解决自体骨不足问题，通常建议异体骨或合成材料与自体骨混合使用，有条件者可联合应用成骨诱导因子如人骨形态发生蛋白 -2（bonemorphogenetic protein-2，BMP-2）等。对于早期发现的内固定无明显松动的假关节，保留内固定，只做局部假关节切除再植骨，并予以一定的外固定。切除假关节时术中应彻底清理截骨处周围的椎板、关节突、横突及周围附着的软组织，同时植骨床表面软组织要充分清除，使植骨床和移植骨有充分的接触以利于骨移植物的置放从而促进骨融合。而合并有内固定失败如断棒、脱钩、螺钉松动或拔出，矫正度丢失大于 10° 者，在切除假关节的同时重新放置内固定，并广泛植骨，必要时可在断棒区应用基于双头螺钉的卫星棒技术以获得更坚强内固定。对于合并螺钉出现松动者，清除假关节后可直接更换更粗的螺钉，用以增加骨 - 螺钉间的摩擦力。同时，清理钉道内的纤维组织并植骨也可增加螺钉的抗拔出力。椎弓根螺钉断于椎弓根内时，可使用螺钉取出

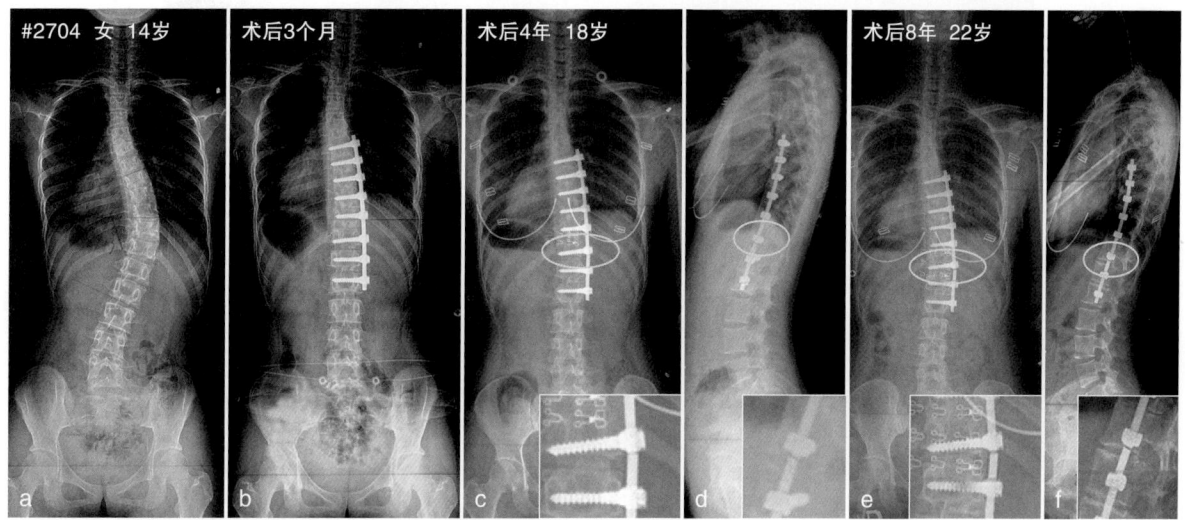

图 22-12-9 女（#2704），14 岁，特发性胸椎侧凸（a）。行前路矫形融合术（b），术后 4 年发现断棒和假关节形成（c、d），但是并无显著矫正丢失，患者也无症状，选择继续随访；术后 8 年随访显示假关节仍然存在，仅有轻度矫正丢失，未予翻修手术（e、f）

器将其取出。对于因螺钉取出而扩大的钉道，可使用前述方法进行处理后再行固定。若断钉不影响翻修，也未出现神经系统并发症，则无需取出。对于 $L_5 \sim S_1$ 形成的假关节，翻修时可以使用 S_2AI 螺钉进行骨盆固定。此外，对于假关节形成合并内固定失败患者，翻修手术入路不一定与初次手术入路相同：对于初次手术入路为前路的患者，虽然假关节在前方，但仍可通过后路植骨翻修融合，后方的坚固融合往往可促使前方假关节愈合（图 22-12-10）；对于存在明显矫正丢失、需要再次矫正并恢复原手术效果者，可联合前路彻底清除假关节内纤维肉芽组织，同时截骨、放置融合器，再行后路矫形内固定（图 22-12-11）。

预防

防止脊柱假关节形成的关键是提高手术过程的质量。既往的脊柱畸形手术，往往操作重心会放在矫形固定上，而在最后植骨融合阶段却过于放松或不精细，这容易导致术后假关节的形成。所以在植骨融合过程中，可通过多个方面来预防假关节的形成。

1. **仔细准备植骨床**　应用骨刀或磨钻等制备足够面积的去皮质骨面，认真剔除软组织，确保植骨床表面软组织充分清除，使植骨床和移植骨有充分的接触以促进骨融合。

2. **植骨的质与量**　对于融合材料的选择，建议选择自体骨移植或者使用 BMP，其能够获得较高的融合率，假关节形成率显著低于异体骨移植，但自体骨来源可能有限，如必要可采用异体骨或人工骨代替。另外，足够量的植骨也是防止假关节形成的重要因素。对于存在萎缩性或营养不良性改变的脊柱侧凸，如神经纤维瘤病、马方综合征伴发脊柱侧凸患者，必要时需行前路补充融合。行三柱截骨后，

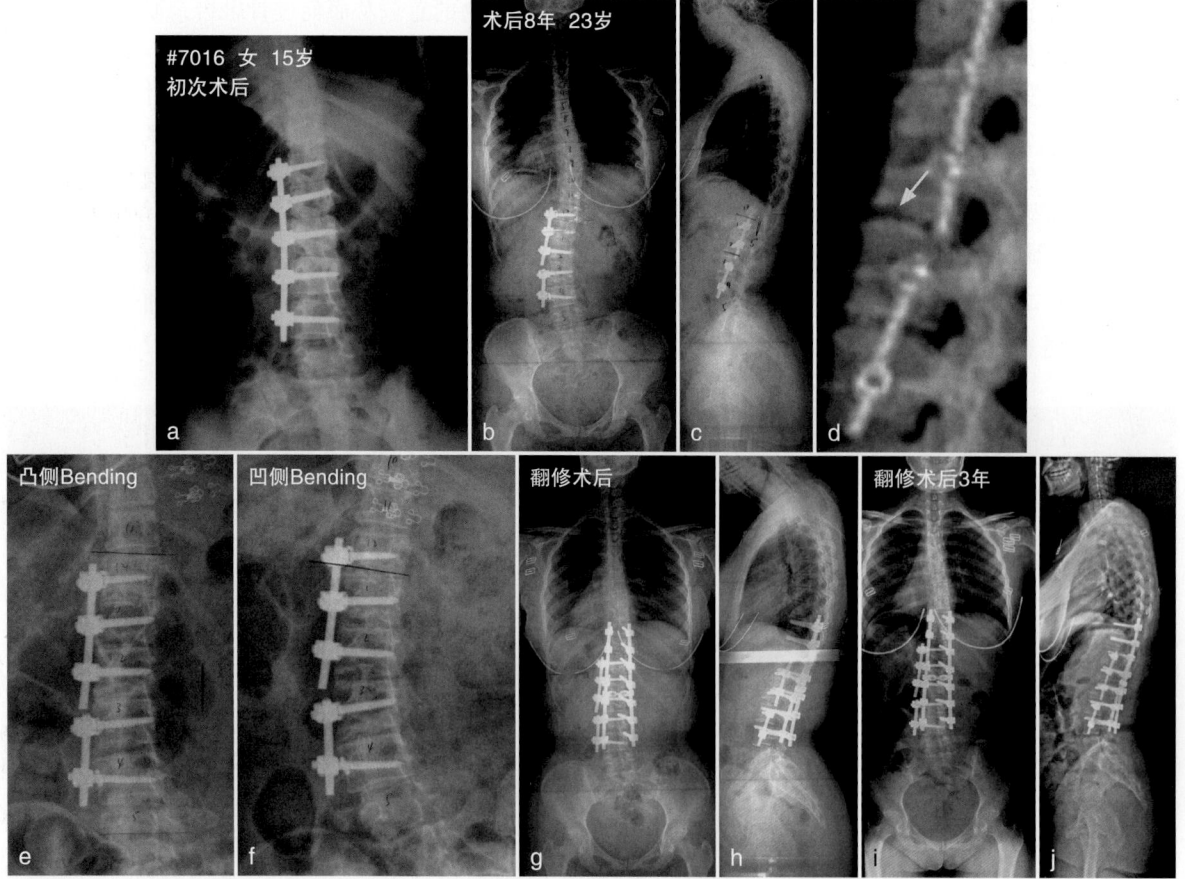

图 22-12-10　女（#7016），15 岁，Lenke 5C 型青少年特发性脊柱侧凸，外院前路术后 8 年发现断棒（a~c）。初次前路手术未行良好的椎间支撑植骨融合，$L_2 \sim L_3$ 及 $L_3 \sim L_4$ 处出现假关节，患者存在持续腰痛，CT 示 $L_2 \sim L_3$ 椎间隙增大，L_2、L_3 椎体外缘骨质增生（d）；凹凸侧 Bending 片示 L_2/L_3 出现反常活动（e、f）。行后路钉棒内固定加自体髂骨植骨术（g、h），术后 3 年随访示骨性融合，无矫正丢失（i、j）

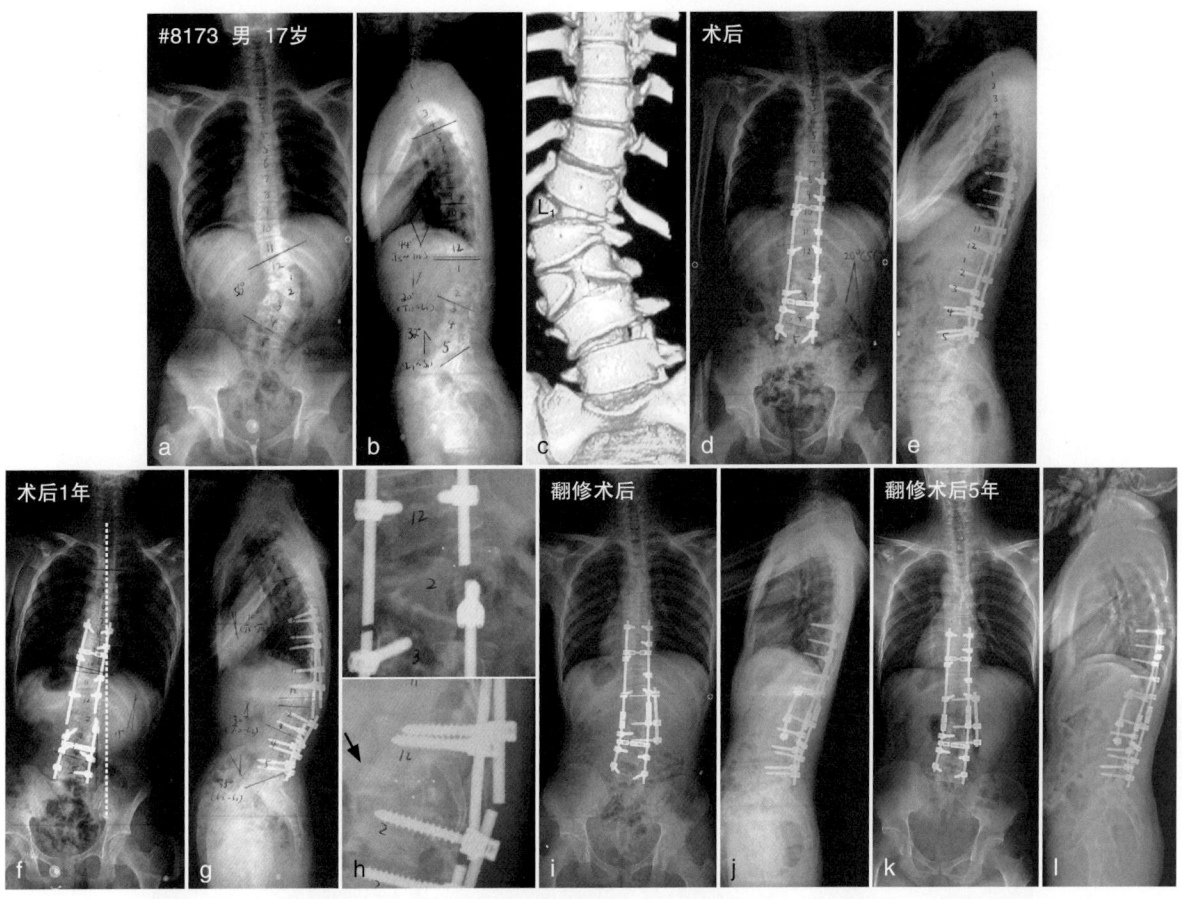

图 22-12-11　男（#8173），17 岁，L_1 先天性半椎体畸形伴 L_3 蝴蝶椎（a~c）。行 L_1 半椎体切除、椎间融合器置入截骨区（d、e），术后 1 年出现截骨区内固定断裂和明显后凸矫正丢失和躯干倾斜（f、g），X 线片可见截骨区未融合，正位与侧位片上 T_{12} 与 L_2 之间均可见透亮带（h，箭头）。行前后路补充植骨融合，后凸畸形重新获得纠正（i、j），术后 5 年原假关节处坚固融合，无矫正丢失（k、l）

如果截骨面闭合不良，可能导致假关节及断棒，此时可以行前路融合术（图 22-12-11）。

3. 结合卫星棒技术的坚强内固定　坚强的内固定对于植骨融合十分重要。如果内固定不可靠，则须给以足够时间的足够坚强外固定，否则无法消除作用在植骨融合节段上的应力和过度活动，而不稳定的环境可能影响融合节段中的骨生长愈合。对于行三柱截骨的脊柱畸形，可以在截骨节段使用卫星棒技术，以增加内固定强度减少微动（图 22-12-12）。然而，值得注意的是内固定过于坚强使脊柱应力直接经钉棒传导跨过三柱截骨区域，使所连接的截骨区椎体受到的压力变小，由于骨愈合需要压力的刺激，因而理论上过于坚强的内固定导致的这种压力不足反而可能会导致截骨处骨愈合时间过长或愈合不良。

4. 术后支具保护　是手术后对脊柱制动的一种重要方法。在对成人腰椎融合手术的研究中，Connolly 等应用单因素和多因素 Logistic 回归分析提示手术后是否支具保护 3 个月是脊柱内固定成败的重要因素，其可以限制患者的身体前屈动作，避免力通过脊柱的前柱传导，始终保持力通过脊柱的中柱向下传导，降低因过度活动而增加的假关节形成风险，同时避免椎弓根螺钉过度承重造成的内固定失败。但是在儿童脊柱畸形矫形术后进行支具保护的研究较少，鉴于成人脊柱外科的经验，以及儿童可能的术后康复不配合，在矫形术后短期使用外制动并非有害，特别是存在较多残留畸形或特殊部位手术（如腰骶部矫形）时。

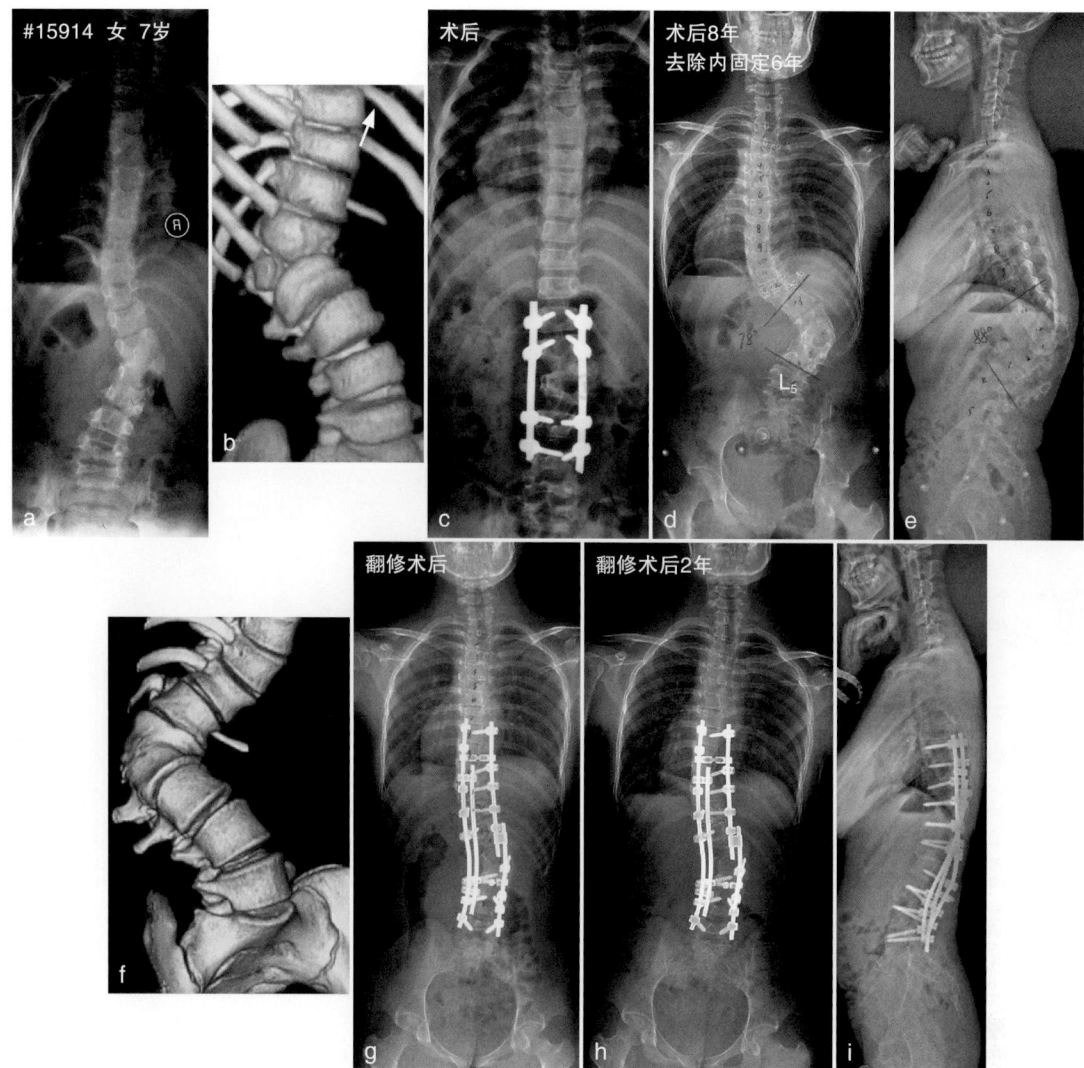

图 22-12-12 女（#15914），7 岁，L₁ 半椎体畸形（a、b）。7 岁时于外院行 L₁ 半椎体"切除"、T₁₂~L₄ 内固定术（c），术后 2 年去除内固定，内固定去除 6 年后因进行性加重的侧后凸畸形就诊（d、e），CT 示 L₁~L₂ 椎体广泛融合、楔形变（f）。行 L₁ VCR 截骨矫形术，卫星棒增加固定强度（g），翻修术后 2 年坚固融合，无假关节或矫正丢失（h、i）

参考文献

[1] Burch S. Surgical complications of spinal deformity surgery[J]. Neurosurg Clin N Am, 2007, 18(2): 385-392.

[2] Kim YJ, Bridwell KH, Lenke LG, et al. Pseudarthrosis in long adult spinal deformity instrumentation and fusion to the sacrum: prevalence and risk factor analysis of 144 cases[J]. Spine (Phila Pa 1976), 2006, 31(20): 2329-2336.

[3] Lykissas MG, Crawford AH, Jain VV. Complications of surgical treatment of pediatric spinal deformities[J]. Orthop Clin North Am, 2013, 44(3): 357-370.

[4] Scheer JK, Oh T, Smith JS, et al. Development of a validated computer-based preoperative predictive model for pseudarthrosis with 91% accuracy in 336 adult spinal deformity patients[J]. Neurosurg Focus, 2018, 45(5): E11.

[5] 钱邦平, 邱勇. 成人脊柱畸形矫形术后力学性并发症的危险因素及防范[J]. 中国脊柱脊髓杂志, 2019, 29(6): 481-483.

[6] Winter RB, Moe JH, Bradford DS, et al. Spine deformity in neurofibromatosis. A review of one hundred and two patients[J]. J Bone Joint Surg Am, 1979, 61(5): 677-694.

[7] Betz RR, Iorio R, Lombardi AV, et al. Scoliosis surgery in neurofibromatosis[J]. Clin Orthop Relat Res, 1989(245): 53-56.

[8] Jones KB, Erkula G, Sponseller PD, et al. Spine deformity correction in Marfan syndrome[J]. Spine, 2002, 27(18): 2003-2012.

[9] Du CZ, Li S, Xu L, et al. Spinal Gorham-Stout syndrome: radiological changes and spinal deformities[J]. Quant Imaging Med Surg, 2019, 9(4): 565-578.

[10] Watanabe K, Okada E, Kosaki K, et al. Surgical treatment for scoliosis in patients with Shprintzen-Goldberg syndrome[J]. J Pediatr Orthop, 2011, 31(2): 186-193.

[11] Milbrandt TA, Johnston CE 2nd. Down syndrome and scoliosis: a review of a 50-year experience at one institution[J]. Spine(Phila Pa 1976), 2005, 30(18): 2051-2055.

[12] Jasiewicz B, Potaczek T, Tesiorowski M, et al. Spine deformities in patients with Ehlers-Danlos syndrome, type Ⅳ - late results of surgical treatment[J]. Scoliosis, 2010, 5: 26.

[13] Topouchian V, Finidori G, Glorion C, et al. Posterior spinal fusion for kypho-scoliosis associated with osteogenesis imperfecta: long-term results[J]. Rev Chir Orthop Reparatrice Appar Mot, 2004, 90(6): 525-532.

[14] Newton PO, Parent S, Marks M, et al. Prospective evaluation of 50 consecutive scoliosis patients surgically treated with thoracoscopic anterior instrumentation[J]. Spine, 2005, 30(Suppl 17): 100-109.

[15] Kim YJ, Bridwell KH, Lenke LG, et al. Pseudarthrosis in primary fusions for adult idiopathic scoliosis: incidence, risk factors, and outcome analysis[J]. Spine(Phila Pa 1976), 2005, 30(4): 468-474.

[16] Abdel-Wanis ME, Kawahara N. The role of neurofibromin and melatonin in pathogenesis of pseudarthrosis after spinal fusion for neurofibromatous scoliosis[J]. Med Hypotheses, 2002, 58(5): 395-398.

[17] Williams AL, Gornet MF, Burkus JK. CT evaluation of lumbar interbody fusion: current concepts[J]. AJNR Am J Neuroradiol, 2005, 26(8): 2057-2066.

[18] Smith JS, Shaffrey CI, Ames CP, et al. Assessment of symptomatic rod fracture after posterior instrumented fusion for adult spinal deformity[J]. Neurosurgery, 2012, 71(4): 862-867.

[19] 吕国华, 王孝宾, 王冰, 等. 一期后路全脊椎切除术治疗重度僵硬性胸腰椎畸形的并发症分析[J]. 中华外科杂志, 2010, 48(22): 1709-1713.

第十三节　脊柱侧凸术后曲轴现象

儿童脊柱侧凸早期可采取随访观察和支具治疗，但保守治疗无效时，为了避免侧凸进一步加重，需要手术矫形。低龄儿童的手术面临一个矛盾的问题：一方面手术使得脊柱后方融合，控制畸形进展；另一方面患儿仍存在很大的生长潜能，脊柱将会继续生长。因此，对低龄脊柱侧凸进行单纯后路脊椎融合术，融合区内脊椎后份将停止生长，而椎体前份仍继续生长，导致前后生长不平衡，脊柱的前柱高度相对增加，可致融合区的椎体旋转加大，虽然脊椎后份呈坚固融合，但畸形加重。Dubousset 于 1973 年首次将此现象定义为曲轴现象（crankshaft phenomenon）（图 22-13-1～图 22-13-3）。目前脊柱外科医生普遍认同的曲轴现象的诊断标准为：在证实后路坚固融合的情况下，随访 X 线片的冠状面 Cobb 角、顶椎肋椎角差（RVAD）增加超过 10°；此外顶椎旋转增加超过 5°时也应考虑曲轴现象。

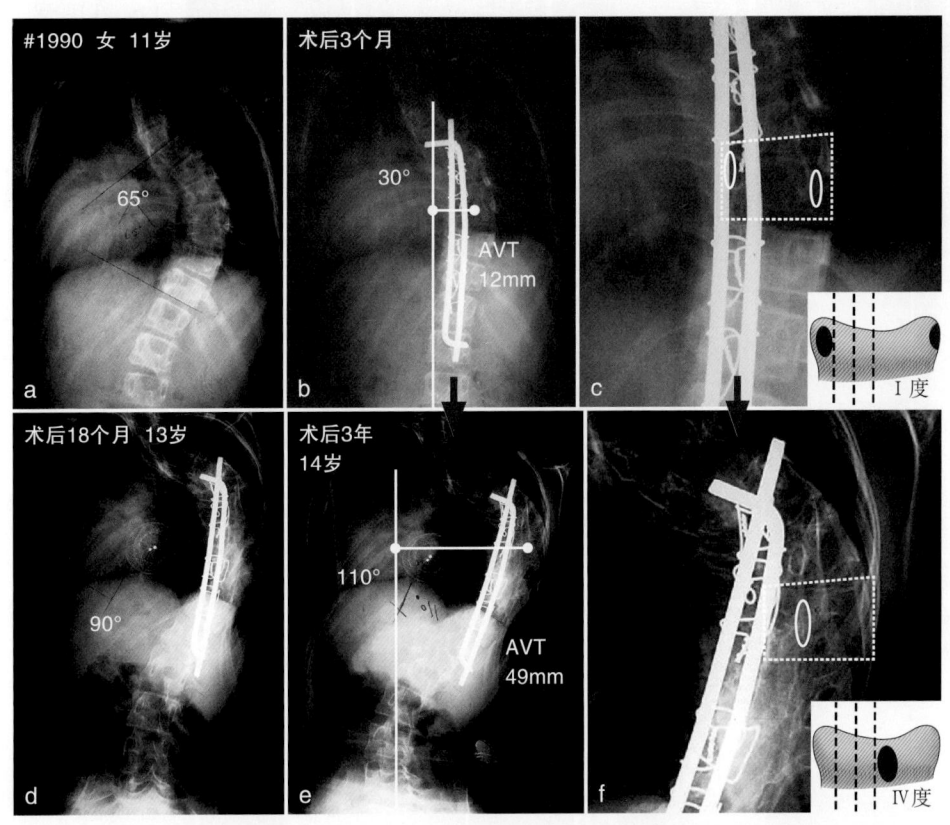

图 22-13-1　女（#1990），11 岁，月经未至，Risser 征 0 级，特发性脊柱侧凸，胸右弯 65°（a）。行单纯后路 Luque 矫形融合术，术后 3 个月示矫形效果"满意"，顶椎旋转 Nash-Moe 分级为 I 度（b、c）；术后 18 个月 X 线片显示融合区的脊椎旋转加大，畸形加重（d）；3 年后融合区的脊椎旋转进一步加大，Nash-Moe 旋转分级从 I 度加重至 IV 度，顶椎偏移（AVT）从 12mm 加重至 49mm，躯干完全偏离骨盆中央，畸形加重至 110°（e、f），呈现为典型的曲轴现象

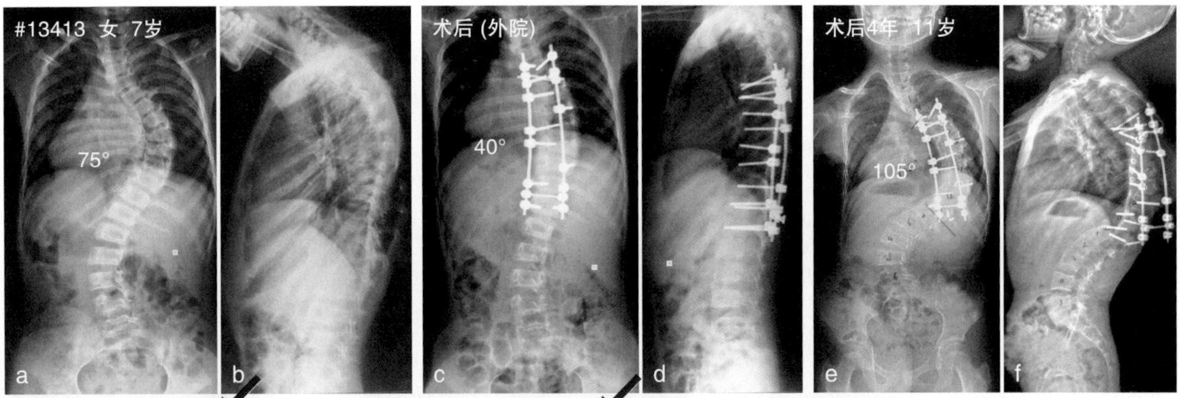

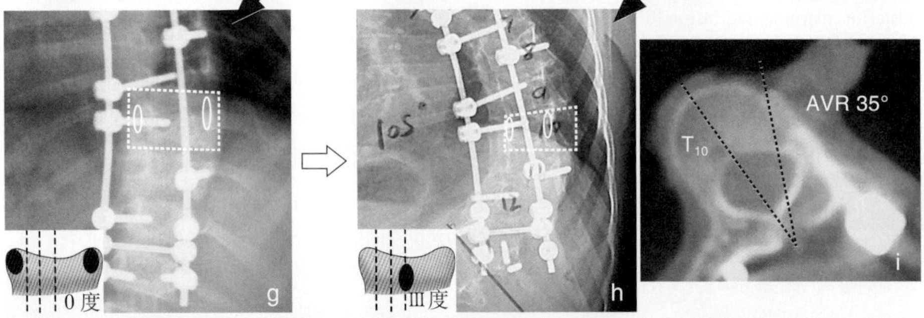

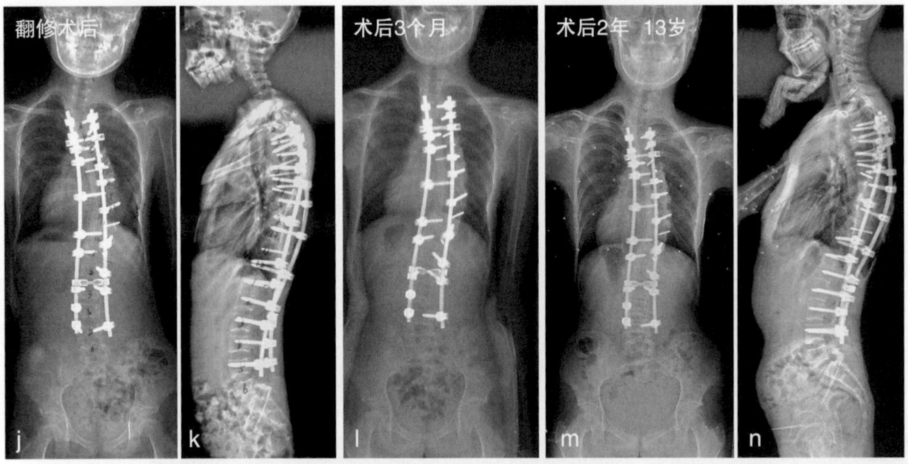

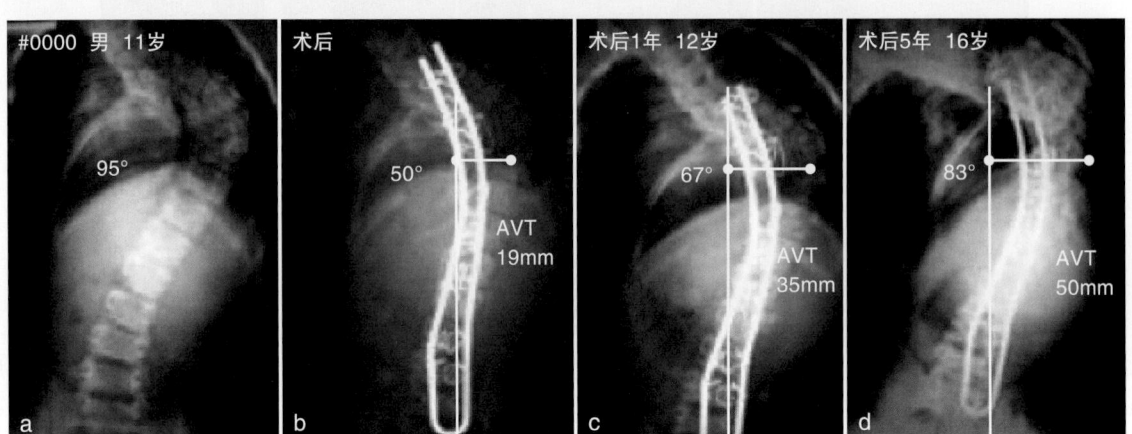

图 22-13-2 女（#13413），7岁，特发性早发性脊柱侧凸，右胸弯75°（a、b）。于外院行脊柱后路矫形融合术（T₅~L₁），矫形效果满意（c、d），术后4年出现内固定失败，融合区的畸形加重为105°（e、f），且椎体旋转明显加大，顶椎Nash-Moe旋转分级从0度加重到Ⅲ度，顶椎旋转35°（g~i）。行翻修手术，近端延长到T₃，远端延长到L₄（j、k），术后3个月及术后2年随访矫形效果维持良好，无冠状面和矢状面失代偿，无内固定相关并发症（l~n）

图 22-13-3 男（#0000），11岁，先天性脊柱侧凸矫形术后失代偿、曲轴效应。外院行U型棒单纯后路内固定矫形融合术，手术时 Risser 0 级（a、b）；术后1年示冠状面畸形加重，顶椎偏移（AVT）及旋转加大（c）；术后5年脊柱旋转畸形加重明显，顶椎偏距增大，躯干明显右倾，但脊柱的骨性融合良好（d）

发病机制与危险因素

椎体的生长中心包括：椎体的上下生长板（尤其是周围的环状骨突）、神经中央软骨、位于后方棘突和椎弓根处的关节突软骨（图 22-13-4）。脊柱后路融合手术后，后方的关节突软骨被破坏，但前方的椎体终板和神经中央软骨仍有生长潜能。低龄儿童行脊柱融合手术后，脊柱前柱可继续生长，后方脊柱融合起到栓系作用，从而导致脊柱侧凸和椎体旋转进一步加重，临床主要表现为术后矫正丢失、凸侧肋骨隆起、剃刀背畸形加重（图 22-13-5）。

目前，脊柱外科学界普遍认同与曲轴现象发生相关的危险因素包括生长潜能、脊柱畸形的类型以及手术相关因素，其中最重要的是患儿生长潜能。

1. 生长潜能　与曲轴现象发生有关的生长潜能风险因素包括：手术时患儿年龄小于 10 岁、髋臼 Y 软骨未闭、Risser 征 0 级、女性患儿月经初潮未至等。①生理年龄：判断生理年龄的指标很多，如女孩月经初潮、乳房发育和男孩的声音变粗，而其

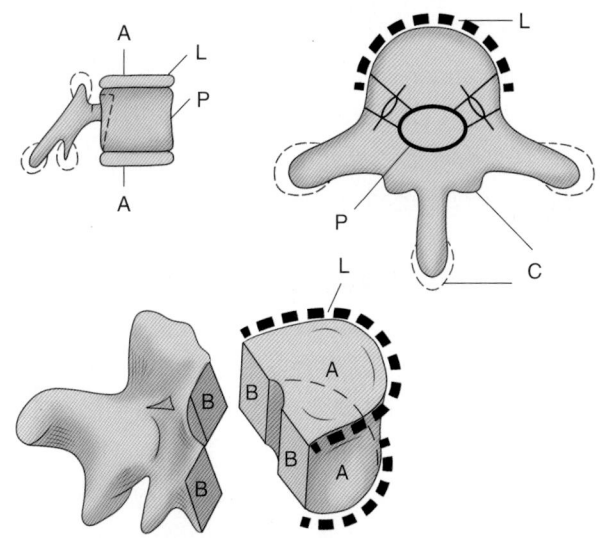

图 22-13-4　椎体生长中心示意图。A 为椎体上下终板，L 为终板周围的环状骨突，B 为神经中央软骨，C 为后方棘突和椎弓根处的关节突软骨，P 代表骨膜重塑

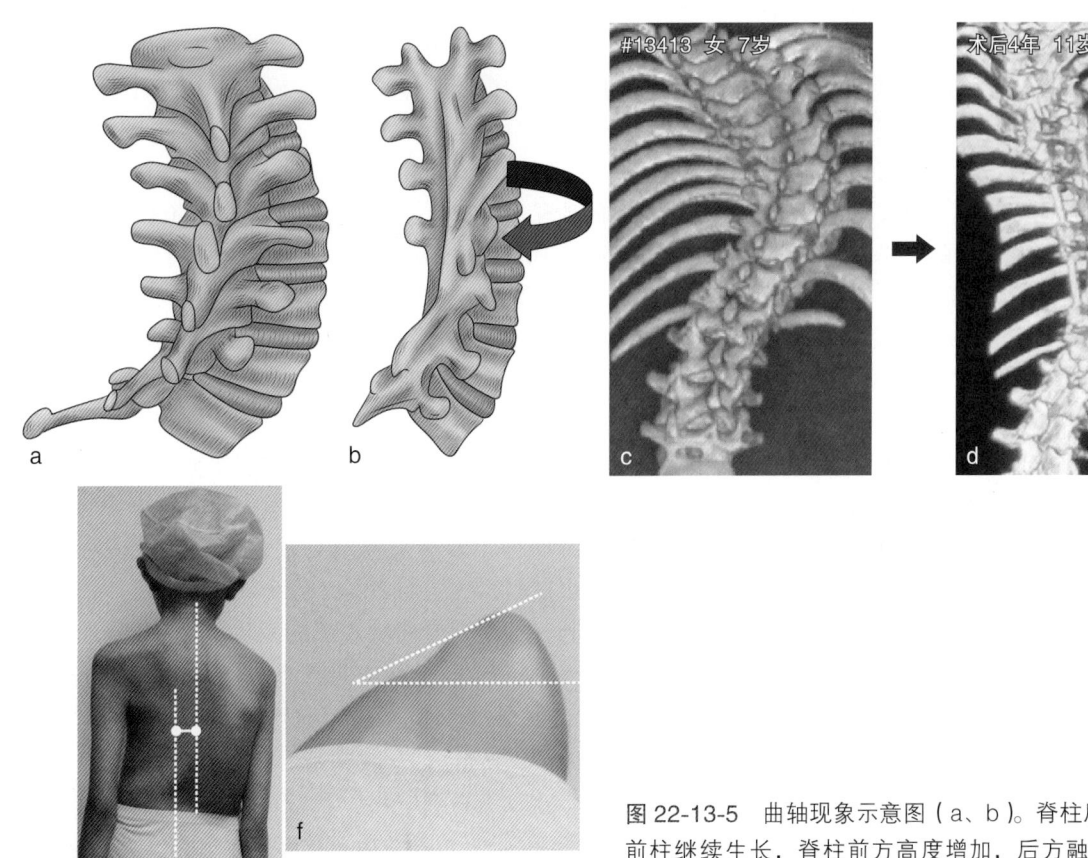

图 22-13-5　曲轴现象示意图（a、b）。脊柱后方融合后，前柱继续生长，脊柱前方高度增加，后方融合的脊柱起到栓系作用，导致椎体旋转加重，发生曲轴现象（c、d，#13413），临床表现为躯干倾斜及剃刀背畸形加重（e、f）

中 Tanner 发育分期是预测曲轴现象最敏感的非影像学指标。Lee 等报道 Tanner Ⅰ 期和 Ⅱ 期患儿行脊柱后路融合术后曲轴现象的发生率分别为 52% 和 26%，而 Tanner Ⅲ 期和 Ⅳ 期的患儿术后则无曲轴现象的发生（Tanner 征的具体分期见第 4 章第三节）。②实际年龄：患儿生长潜能也可通过实际年龄进行判断，一般小于 10 岁的患者还未进入生长加速高峰期（PHV），脊柱还有较大生长潜能。但 10 岁以后，实际年龄对生长潜能的判断误差就相对较大。Lee 等纳入 63 例特发性脊柱侧凸患者，行后路 Harrington 脊柱融合内固定时 Risser 征均为 0 级，结果发现曲轴现象的危险因素为年龄 ≤ 11 岁、骨龄 ≤ 10 岁和顶椎肋椎角差值（RVAD）>20°。③骨龄：目前常用的骨龄指标为髋臼 Y 软骨闭合情况和 Risser 征。Roberto 等发现 Risser 征 0 级和 1 级的患儿曲轴现象的发生率分别为 30% 和 10%，而髋臼 Y 软骨未闭的患者术后曲轴现象的发生率高达 54%。Sanders 等也发现髋臼 Y 软骨未闭是曲轴现象的危险因素，他们进一步研究发现 PHV 预测曲轴现象更准确，对于髋臼 Y 软骨未闭的患者，在 PHV 之前或期间进行脊柱融合手术，曲轴现象发生率显著升高。

2. 畸形类型　先天性脊柱侧凸患者的前柱生长能力部分破坏，而特发性脊柱侧凸患者则正常维持，所以后者在生长期内的后路脊柱融合术后出现曲轴现象的危险性比前者更大。既往研究也证实，单纯后路融合后曲轴现象的发生率在特发性脊柱侧凸要高于先天性脊柱侧凸。Lee 等报道骨龄未成熟的 AIS 患者行 Harrington 脊柱融合术后，Cobb 角和顶椎旋转每年进展平均为 3°，其中 35% 的患者 Cobb 角及顶椎旋转进展超过 5°、11% 的患者进展超过 10°。Roberto 等研究 Risser 0 或 1 级的 AIS 患者行脊柱后路融合术后，72% 的患者侧凸进展 ≤ 10°、21% 侧凸进展为 11°~15°、7% 侧凸进展 ≥ 16°。Sanders 等报道 23 例 Risser 0 级且髋臼 Y 软骨开放的 AIS 患者，术后 10 例（43%）出现曲轴现象。Kesling 等研究 Risser 0 级且髋臼 Y 软骨开放的 CS 患者，术后出现曲轴现象的发生率为 15%，手术时间越早、Cobb 角越大则术后曲轴现象的发生率越高。Terek 等报道 23 例小于 10 岁的 CS 患者行脊柱后路融合术，最终 7 例（30%）出现曲轴现象，这批患者中行前路骨骺阻滞者曲轴现象发生率明显降低。此外，也有学者对神经肌源

性脊柱侧凸术后的曲轴现象进行研究，由于部分神经肌源性疾病患儿（如脑瘫）生长发育迟缓，其脊柱融合术后曲轴现象发生率较低。Westerlund 等纳入 26 例骨骼未成熟的神经肌源性脊柱侧凸患者，行单纯后路 U 型棒矫形内固定术，随访至少 2 年，仅有 1 例发生曲轴现象，作者认为采用 U 型棒配合椎板下钢丝固定，可有效防止椎体旋转进展，减少曲轴现象的发生。

3. 手术相关因素　包括后路融合节段的长度、术前畸形的严重程度、术后畸形残留的大小和内固定类型等。Dubousset 等纳入 40 例特发性或麻痹性脊柱侧凸患者，行脊柱后路融合术后融合节段内前方存在的正常脊椎节段越多，曲轴现象发生的可能性越大。此外，Terek 等发现完全分节的半椎体所致的 CS 患者，其前柱存在较大的生长潜能，因此曲轴现象发生风险明显增大。

Shufflebarger 等发现术前畸形严重程度与术后曲轴现象密切相关，当术前 Cobb 角 >60°、顶椎旋转 >20° 时，术后曲轴现象发生率明显升高。此外，术后残留较大 Cobb 角和顶椎旋转或躯干偏移的患者，随访过程中曲轴现象的发生率也较大。

另外，使用不同的矫形内固定系统其曲轴现象的发生率存在差异。早年使用的第一代 Harrington 内固定系统是单平面撑开矫形，仅通过上下端椎的钩进行固定，因而把持力差、固定不牢固，易出现曲轴现象、断棒等内固定相关并发症（图 22-13-6）。第二代 Luque 和 Harri-Luque 相结合的内固定系统，采用钢丝等增加了脊椎的锚定点，虽然增加了固定的牢固性，但对发生在水平面上的旋转力控制依然较差，所以曲轴现象具有较高的发生率。现在采用经椎弓根的三柱固定，植入物密度增加，对脊椎旋转的控制力明显增加，因而曲轴现象的发生率大大下降。

Kioschos 等利用动物模型实验，发现后路椎弓根螺钉系统控制力强，可有效地限制椎体前方的生长，从而减少曲轴现象的发生。Lee 等报道骨龄未成熟的特发性脊柱侧凸患者，采用 Harrington 内固定系统矫形术后，曲轴现象发生率为 35%。Roberto 等报道 86 例骨龄未成熟的特发性脊柱侧凸患儿行手术矫形，其中 48 例采用 Harrington 内固定系统，18 例采用 Luque 或 Harri-Luque 内固定系统，10 例采用 CD 内固定系统，另外 10 例行单纯后路融合术并予以石膏支具治疗，未置入内固

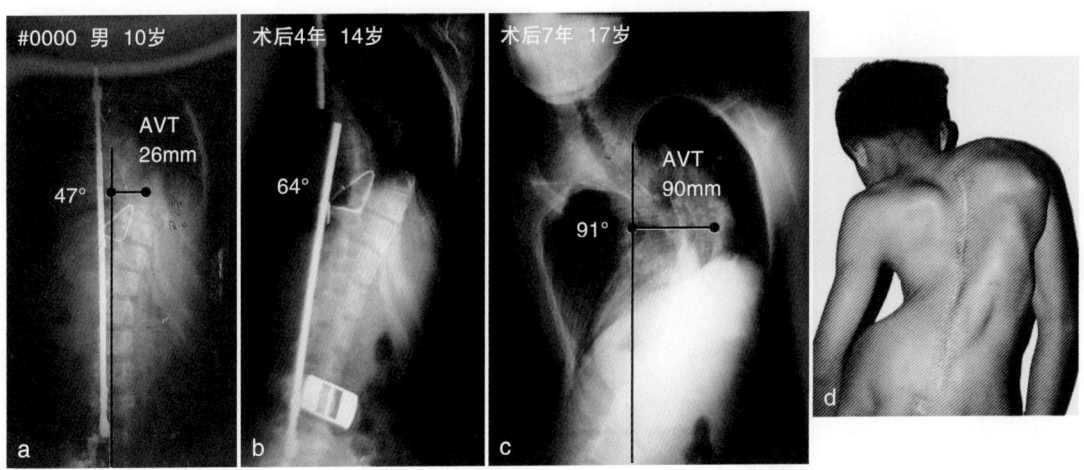

图 22-13-6　男（#0000），10 岁，青少年特发性脊柱侧凸，外院行 Harrington 棒矫形内固定术，术后即刻矫形效果满意（a），术后 4 年出现断棒，侧凸加重（b），予以去除内固定，术后 7 年 Cobb 角增大至 91°，顶椎偏移（AVT）从 26mm 增加至 90mm（c），外观照示躯干明显偏移中线（d），呈现为典型的曲轴现象

定，末次随访时曲轴现象发生率为 28%（24/86），其中 CD 内固定系统的曲轴现象发生率为 10%。Sanders 等报道 43 例 Risser 为 0 级的患儿接受脊柱矫形手术，其中 18 例采用 TSRH 系统、19 例采用 CD 系统、5 例采用 Harrington 系统、1 例采用 Harri-Luque 系统，曲轴现象整体发生率为 25%（11/43），作者根据 Cobb 角增加的度数对曲轴现象进行分级：I 级（增加 10°~20°）6 例、II 级（增加 20°~30°）3 例、III 级（增加 >30°）2 例，其中 2 例 III 级和 1 例 II 级发生在 Harrington 或 Harri-Luque 系统（50%），其余的 2 例 II 级和 6 例 I 级发生于 CD 或 TSRH 系统（21%），作者认为该批患者的 CD/TSRH 系统大多数采用钩固定，可能是曲轴现象发生率相对较高的原因。Giorgi 等报道 36 例重度脊柱侧凸患者采用 CD 内固定系统（钉钩混合固定），末次随访时曲轴现象发生率仅为 3%。Tao 等纳入 67 例骨龄未成熟的 AIS 患者，术后至少随访 3 年，比较了钉钩混合固定、间隔螺钉固定和连续螺钉固定三组的曲轴现象发生率，结果发现钉钩混合组的发生率高达 33%，而另外两组未见曲轴现象发生，因此作者认为对于骨龄未成熟的 AIS 患者，采用全椎弓根螺钉固定可有效降低曲轴现象的发生。

影像学评估

　　虽然曲轴现象易于理解，但是测量较为困难，常用的方法是对术后随访的 X 线片进行测量。测量的指标有：冠状面 Cobb 角、顶椎旋转度（Nash-Moe 方法）、顶椎 RVAD、躯干平衡、顶椎偏移、肋骨畸形的改变，其中 Cobb 角和顶椎旋转度测量准确性相对较高。测量时发现冠状面 Cobb 角、顶椎 RVAD 增加 >10°、顶椎旋转度增加 >5° 时，应考虑曲轴现象。Sanders 等还将曲轴现象按其严重程度分为四级：

　　0 级：Cobb 角和顶椎 RVAD 变化 ≤ 10°。
　　1 级：10°<Cobb 角和顶椎 RVAD 变化 ≤20°。
　　2 级：20°<Cobb 角和顶椎 RVAD 变化 ≤30°。
　　3 级：Cobb 角和顶椎 RVAD 变化 >30°。

　　术后发生躯干倾斜、畸形加重的原因有很多，需要与曲轴现象相鉴别。在具有生长潜能的患儿，手术融合节段选择不当以及融合策略的错误，均会导致远端叠加现象的出现（见本章第八节）。该现象是指术后出现侧凸累及的椎体数增多、弯曲的长度进一步加长，但融合区内畸形本身加重并不明显（图 22-13-7）。远端叠加现象多发生于手术时年龄较小的患者，或是对结构性弯曲的判断错误，导致融合节段过少（此情况常出现在以平卧位 X 线片确定融合节段时）。此时，往往出现畸形加重、躯干失代偿，严重者可发生总体平衡的丢失，如骨盆倾斜，最终需要翻修手术向下延长融合区。

治疗及预防

　　通常曲轴现象并不会严重到需要立即进行手术干预。如果患儿出现曲轴现象时已经发育成熟，可

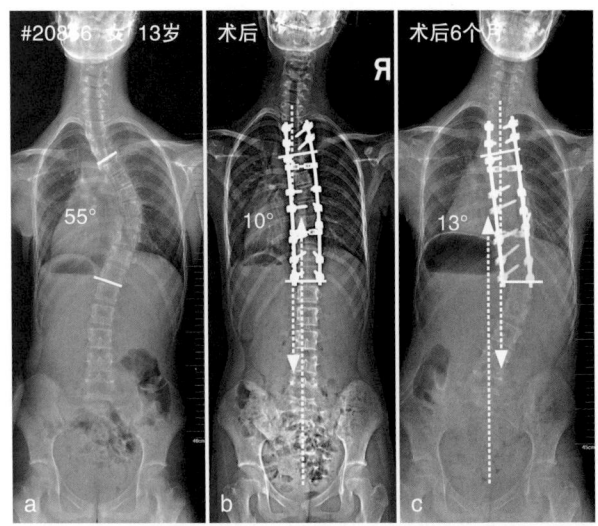

图 22-13-7　女（#20866），13 岁，青少年特发性脊柱侧凸，Risser 1 级，髋臼 Y 软骨闭合，月经来潮 6 个月（a）。行脊柱后路选择性胸弯矫形融合内固定术（T₄~T₁₂），术后即刻矫形效果良好（b），随访 6 个月时出现远端叠加现象，伴躯干倾斜，但固定融合区的畸形并没有明显增加（c）

随访观察，若畸形无明显进展则可予以保守治疗。对于术后发生曲轴现象并产生明显脊柱畸形的患者，既往有学者认为行前路骨骺阻滞并植骨融合，可阻止畸形发展。Barrios 等报道一例 11 岁的特发性脊柱侧凸患者，应用 CD 系统行脊柱后路内固定术，术后患者出现曲轴现象。作者在胸腔镜下行 T₆~T₁₁ 前路骨骺阻滞术，术后患者畸形进展得以有效控制。Wenger 等也提出对于进展较快的曲轴

现象，可行单纯前路骨骺阻滞并植骨融合，或行前后路联合翻修手术。目前，随着手术技术的不断提高，对于曲轴严重的患儿，如出现严重躯干倾斜伴疼痛、内固定拔出或断裂、随访期间畸形快速进展等，可利用椎弓根螺钉系统行后路经融合区的矫形翻修术，由于顶椎区往往高度旋转伴严重畸形，通常需要行三柱截骨术（图 22-13-8）。另外，重度僵硬的脊柱畸形患者在翻修手术前可行 Halo-重力牵引术以增加脊柱的柔韧性，增加脊髓对翻修手术中脊髓牵拉的耐受性，降低三柱截骨手术时的神经损害风险（图 22-13-9）。

对于骨骼尚未发育成熟的脊柱侧凸患者，尤其是处于青春期快速生长期或是在此之前的患者，在病情允许的情况下，应该穿戴支具保护，至患儿发育接近成熟时再行脊柱矫形术。如患儿侧凸进行性加重，必须要早期手术，则应根据患儿的具体情况制订手术方案。既往学者对于曲轴现象发生的可能性大且可能造成明显畸形的患者，采取前方骨骺阻滞，同时进行前方的松解，再行后路植骨融合术。随着椎弓根螺钉等后路坚固内固定系统的广泛使用，脊柱外科医生可通过提高植入物密度、加强顶椎区椎体的去旋转、减少术后残留 Cobb 角和躯干偏移等方法，降低单纯后路融合术后曲轴现象的发生率（图 22-13-10）。Burton 等报道 18 例 Risser 为 0 级的 AIS 患者，采用坚固的后路内固定系统行脊柱矫形术，随访 2 年以上无患者出现曲轴现象。Westerlund 等也报道 26 例骨骼未成熟的神经肌源

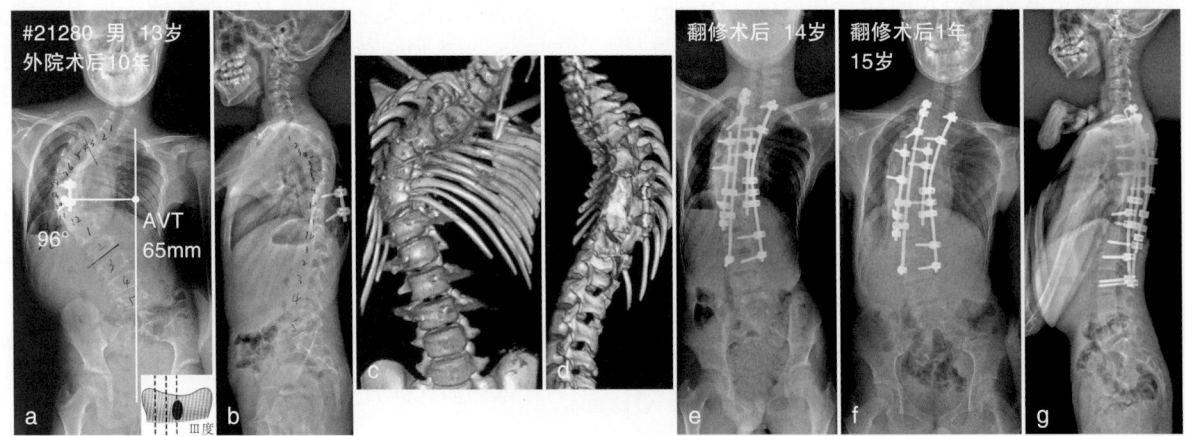

图 22-13-8　男（#21280），13 岁，先天性脊柱侧凸伴多发半椎体畸形。3 岁时在外院行脊柱后路半椎体部分切除固定术（T₁₀~T₁₁），术后 10 年侧凸进展为 96°，且出现后凸畸形，顶椎偏移（AVT）65mm，躯干倾斜，顶椎旋转 Nash-Moe 分级Ⅲ度，出现严重的曲轴现象（a~d）。行 T₁₁ 节段 VCR 三柱截骨矫形内固定翻修术（T₂~L₃），术后即刻冠状面矫形效果良好（e），翻修术后 1 年矫形效果维持良好，无冠状面和矢状面失代偿，无内固定相关并发症（f、g）

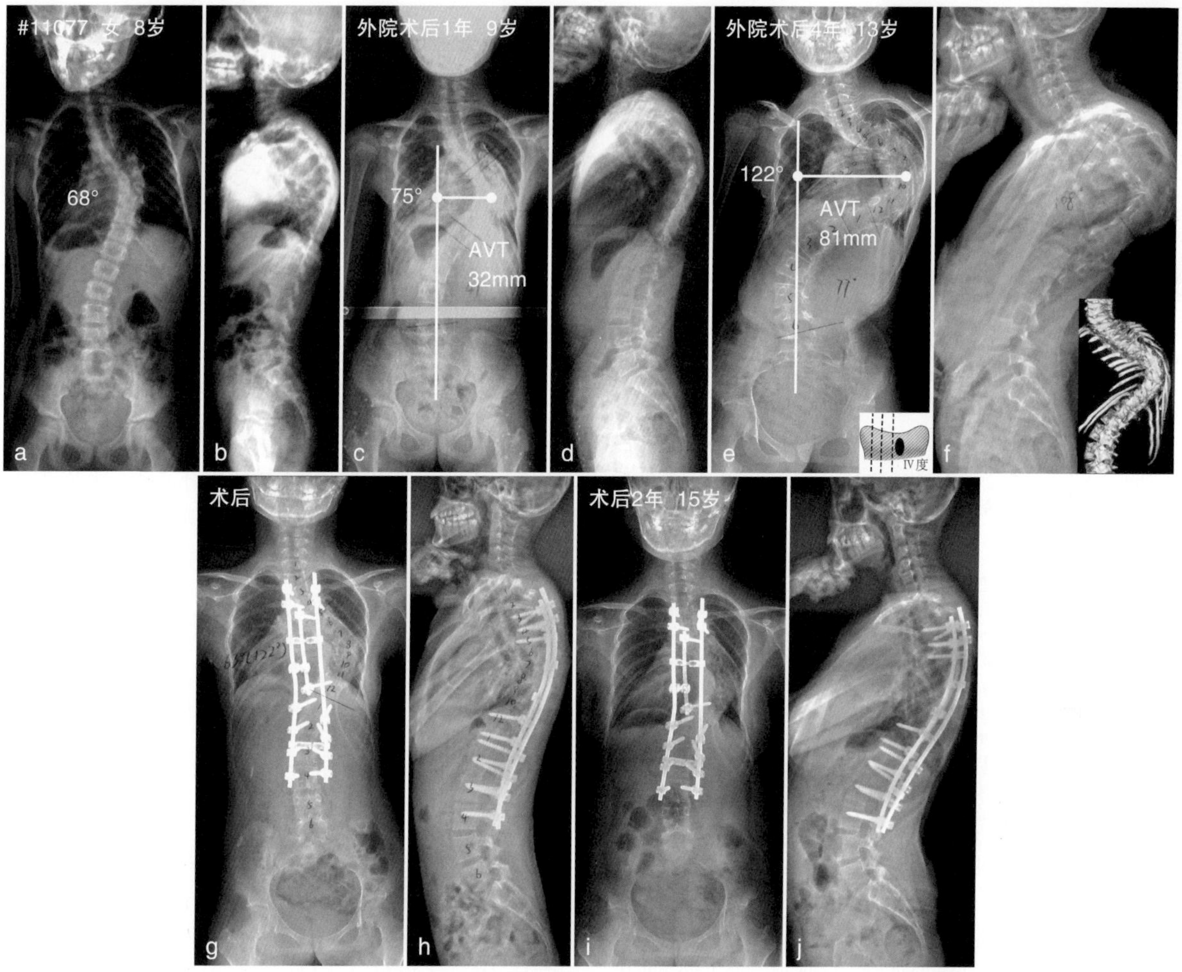

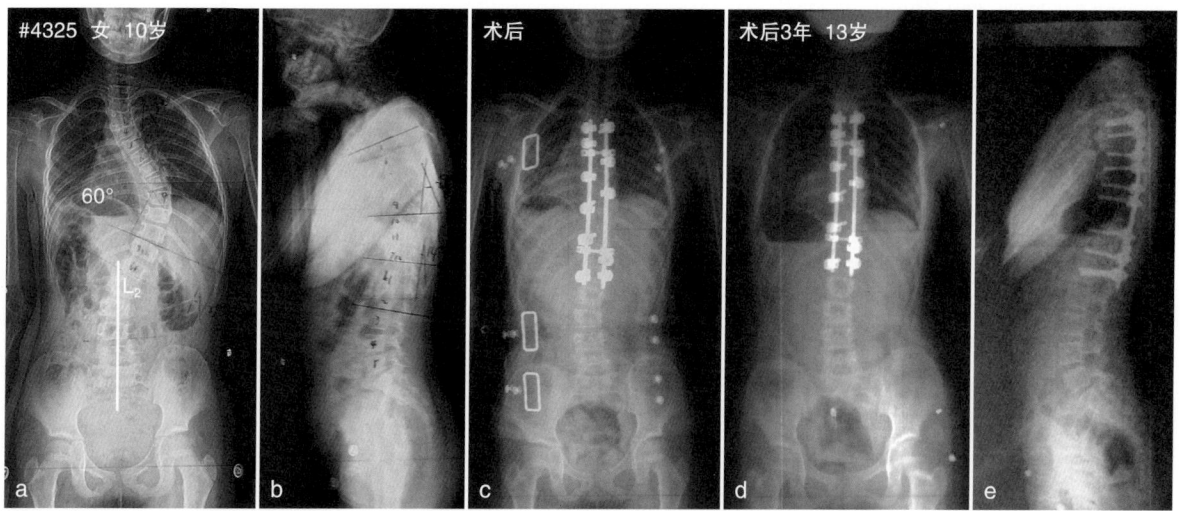

图 22-13-9　女（#11077），8 岁，特发性早发性脊柱侧凸，右胸弯 68°。于外院行胸弯凸侧骨骺阻滞术（a、b），术后 4 年内畸形迅速进展，胸弯进展为 122°，顶椎偏移（AVT）增加至 81mm，顶椎旋转 Nash-Moe 分级 Ⅳ 度（c~f）。予以 Halo - 重力牵引 2 个月后行脊柱后路顶椎区三柱截骨矫形融合术（T₃~L₄）（g、h），术后 2 年矫形效果维持良好，无冠状面及矢状面失代偿现象，无内固定相关并发症（i、j）

图 22-13-10　女（#4325），10 岁，特发性脊柱侧凸，Risser 0 级，髋臼 Y 软骨未闭，月经未至，L₂ 为远端触及椎（a、b）。患儿拒绝支具治疗推迟手术，故行脊柱后路去旋转矫形融合术，远端固定至 L₁（c），术后 3 年矫形效果维持良好，无曲轴现象、远端叠加现象等并发症发生（d、e）

性脊柱侧凸患者，采用坚固后路内固定系统，术后随访至骨龄成熟，只有 1 例出现曲轴现象。因此，坚固的后路内固定系统是预防曲轴现象发生的重要保证。

参考文献

[1] Dubousset J, Herring JA, Shufflebarger H. The crankshaft phenomenon[J]. J Pediatr Orthop, 1989, 9(5): 541-550.

[2] Sanders JO, Herring JA, Browne RH. Posterior arthrodesis and instrumentation in the immature (Risser-grade-0) spine in idiopathic scoliosis[J]. J Bone Joint Surg Am, 1995, 77(1): 39-45.

[3] Sanders JO, Little DG, Richards BS. Prediction of the crankshaft phenomenon by peak height velocity[J]. Spine, 1997, 22(12): 1352-1356.

[4] Shufflebarger HL, Clark CE. Prevention of the crankshaft phenomenon[J]. Spine, 1991, 16(Suppl 8): 409-411.

[5] Terek RM, Wehner J, Lubicky JP. Crankshaft phenomenon in congenital scoliosis: a preliminary report[J]. J Pediatr Orthop, 1991, 11(4): 527-532.

[6] Kesling KL, Lonstein JE, Denis F, et al. The crankshaft phenomenon after posterior spinal arthrodesis for congenital scoliosis: a review of 54 patients[J]. Spine, 2003, 28(3): 267-271.

[7] Lee CS, Nachemson AL. The crankshaft phenomenon after posterior Harrington fusion in skeletally immature patients with thoracic or thoracolumbar idiopathic scoliosis followed to maturity[J]. Spine, 1997, 22(1): 58-67.

[8] Murphy RF, Mooney JF 3rd. The crankshaft phenomenon[J]. J Am Acad Orthop Surg, 2017, 25(9): e185-193.

[9] Dohin B, Dubousset JF. Prevention of the crankshaft phenomenon with anterior spinal epiphysiodesis in surgical treatment of severe scoliosis of the younger patient[J]. Eur Spine J, 1994, 3(3): 165-168.

[10] Barrios IG, Caparrós SF, Jurado M MA. Anterior thoracoscopic epiphysiodesis in the treatment of a crankshaft phenomenon[J]. Eur Spine J, 1995, 4(6): 343-346.

[11] Tao F, Zhao Y, Wu Y, et al. The effect of differing spinal fusion instrumentation on the occurrence of postoperative crankshaft phenomenon in adolescent idiopathic scoliosis[J]. Clin Spine Surg, 2010, 23(8): e75-80.

[12] Delorme S, Labelle H, Aubin CÉ. The crankshaft phenomenon: is cobb angle progression a good indicator in adolescent idiopathic scoliosis?[J]. Spine, 2002, 27(6): E145-151.

[13] Roberto RF, Lonstein JE, Winter RB, et al. Curve progression in Risser stage 0 or 1 patients after posterior spinal fusion for idiopathic scoliosis[J]. J Pediatr Orthop, 1997, 17(6): 718-725.

[14] Westerlund LE, Gill SS, Jarosz TS, et al. Posterior-only unit rod instrumentation and fusion for neuromuscular scoliosis[J]. Spine, 2001, 26(18): 1984-1989.

[15] Kioschos HC, Asher MA, Lark RG, et al. Overpowering the crankshaft mechanism. The effect of posterior spinal fusion with and without stiff transpedicular fixation on anterior spinal column growth in immature canines[J]. Spine, 1996, 21(10): 1168-1173.

[16] González Barrios I, Fuentes Caparrós S, Avila Jurado MM. Anterior thoracoscopic epiphysiodesis in the treatment of a crankshaft phenomenon[J]. Eur Spine J, 1995, 4(6): 343-346.

[17] Wenger DR, Mubarak SJ, Leach J. Managing complications of posterior spinal instrumentation and fusion[J]. Clin Orthop Relat Res, 1992(284): 24-33.

[18] Burton DC, Asher MA, Lai SM. Scoliosis correction maintenance in skeletally immature patients with idiopathic scoliosis. Is anterior fusion really necessary?[J]. Spine, 2000, 25(1): 61-68.

[19] Giorgi GD, Stella G, Becchetti S, et al. Cotrel-Dubousset instrumentation for the treatment of severe scoliosis[J]. Eur Spine J, 1999, 8(1): 8-15.

第十四节　脊柱侧凸矫形术后肠系膜上动脉综合征

定义及流行病学

肠系膜上动脉综合征（superior mesenteric artery syndrome，SMAS）是指位于腹主动脉和肠系膜上动脉（superior mesenteric artery，SMA）之间的十二指肠第三段（水平部）遭受 SMA 机械压迫，进而出现机械性肠梗阻的临床表现。

SMAS 最早由 Rokitansky 在 1861 年提出，但直到 1927 年 Wilkie 报道了 75 例 SMAS 病例后才引起了重视，因此 SMAS 又称 Wilkie 综合征。随后，许多研究陆续报道了该综合征。因早期报道的 SMAS 为继发于躯干石膏固定后，故又称石膏综合征（cast syndrome）。此外，文献中亦有采用慢性十二指肠梗阻（chronic duodenal ileus）、间歇性肠系膜血管性肠梗阻（intermittent arteriomesenteric occlusion）等名词来描述该综合征。

SMAS 可发生于任何年龄段，但年轻患者居多，好发年龄为 10～39 岁。女性患者更为常见，男女比例为 1：3 至 2：3。导致 SMAS 的病因较多，可归纳为先天性和后天获得性两类。引起 SMAS 的先天性解剖因素主要为 SMA 或十二指肠的解剖变异；后天获得性因素又可分为手术相关因素和非手术因素。术后 SMAS 可见于脊柱矫形术后及腹部外科手术后；而非手术因素主要是体重明显下降，见于存在消耗性疾病者，如获得性免疫缺陷综合征（acquired immunodeficiency syndrome，AIDS）、癌症、烧伤等；或存在进食障碍者，如神经性厌食、严重颅脑外伤、药物滥用等。虽然 SMAS 是脊柱侧凸手术中较为少见的并发症，但文献报道其在脊柱矫形术中的发生率可达 1%～9%，高于一般人群中的发生率。1990 年以来，随着对脊柱矫形患者围手术期处理技术的改进，SMAS 的发生率有所下降，但 SMAS 仍然是一种可能危及生命的并发症。虽然 SMAS 可表现为良性病程，但部分 SMAS 进展迅速。如若诊断、治疗不及时，可导致代谢性碱中毒、水电解质失衡、急性胃破裂、吸入性肺炎、心力衰竭等，死亡率甚至可高达 33%。此外，儿童因处在身高的快速增长期，可能更易在脊柱侧凸术后发生 SMAS。因此，在儿童脊柱矫形手术中需重视 SMAS，并进行早期诊断和干预。

解剖学基础

SMAS 的发生与十二指肠、SMA 和主动脉三者之间的解剖位置关系密切相关。SMA 是供应小肠、盲肠、升结肠及横结肠的主要血管，约在 L_1 水平起源于腹主动脉前壁，与腹主动脉成 $25°\sim60°$ 的锐角向前下方斜行，约在 L_3 水平向右前下方横跨十二指肠第三段进入小肠系膜。十二指肠被十二指肠悬韧带悬吊、固定于后腹壁，十二指肠第三段的前方为 SMA，后方为腹主动脉和脊柱（图 22-14-1），任何破坏这种紧密解剖关系的因素都可能导致十二指肠第三段受压阻塞，主要包括主动脉-SMA 夹角的减小、主动脉-SMA 距离的缩短以及十二指肠被十二指肠悬韧带提拉位置过高，这是导致 SMAS 的解剖学基础。

病因和危险因素

1. **脊柱延长**　文献报道，脊柱矫形术后，脊柱的延长、身高的增加是发生 SMAS 的重要因素。一方面，脊柱的延长可减少主动脉-SMA 夹角；另一方面，脊柱延长后十二指肠悬韧带的位置发生改变，可将十二指肠提拉过高，使之更接近 SMA 与主动脉的分叉处。以上两方面因素均会使十二指肠第三段受压加重，进而引起 SMAS。Chung 等报道 1 例脊柱矫形术后发生 SMAS 的病例，术后身高增加达 7.5cm。Rai 等报道 1 例行一期前后路联合矫形手术治疗的 13 岁先天性脊柱侧凸女性患者，术后第 6 天出现腹痛、呕吐以及上腹部压痛，影像学检查示 SMAS。该患者术后身高增加了 8.5cm。朱泽章报道的 1 例出现 SMAS 的脊柱侧凸病例，其术后身高增加达到 15cm。在以后凸为主要畸形的强直性脊柱炎（ankylosing spondylitis, AS）脊柱畸形中，截骨矫形术后后凸畸形的矫正会使身高急剧增加，脊柱迅速拉长，导致主动脉-SMA 交界点向身体头侧移动，从而减小主动脉-SMA 夹角及主动脉-SMA 距离（图 22-14-2）。钱邦平对 33 例接受单节段经椎弓根椎体截骨矫形（pedicle subtraction osteotomy, PSO）治疗的 AS 后凸畸形患者进行了 SMA 与主动脉之间位置关系的解剖

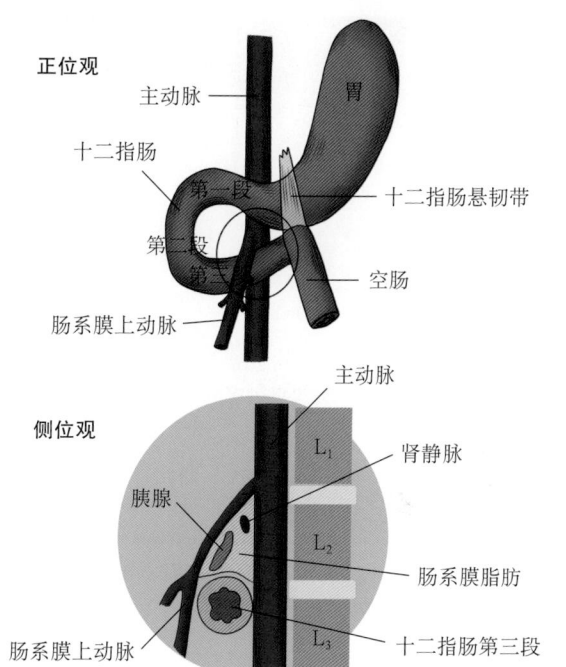

图 22-14-1　十二指肠、肠系膜上动脉（SMA）和主动脉解剖位置关系示意图。十二指肠第三段位于 SMA 和主动脉之间。该段肠管可因主动脉与 SMA 之间距离缩短、主动脉与 SMA 之间夹角减小或十二指肠悬韧带提拉十二指肠使之位置过高而遭受机械性压迫，导致 SMAS

测量，结果发现，PSO 术后由于腹侧脊柱的延长，主动脉-SMA 夹角与主动脉-SMA 距离分别减小了 5.9° 和 5.3mm，且这两者的减少均与整体后凸角（global kyphosis, GK）、局部后凸角（local kyphosis, LK）的矫正及身高的增加显著相关，这是脊柱后凸畸形截骨矫形术后发生 SMAS 的解剖学基础。需要注意的是，除了脊柱矫形手术引起的脊柱延长可造成 SMAS 外，过重的头环-股骨牵引亦可能通过脊柱的过度延长而导致 SMAS。南京鼓楼医院报道了 3 例在前路松解后头环-股骨牵引中发生 SMAS 的脊柱侧凸病例。

2. **低体重与低身体质量指数（body mass index, BMI）**　许多研究表明，低体重尤其是低 BMI 是发生 SMAS 的重要原因。低 BMI 患者表现为与身高不成比例的消瘦，文献中多将这类患者的体型称为高瘦虚弱体型（asthenic habitus）。诸多研究探讨了高瘦虚弱体型与 SMAS 的相关性。Hutchinson 和 Bassett 报道 8 例脊柱融合术后出现 SMAS 的病例，这些患者具有共同的特点，即与身高不成比例的消瘦。Avinash 发现，大约 80% 出现 SMAS 的病例为瘦弱体型。Shapiro 等研究表明，大多数

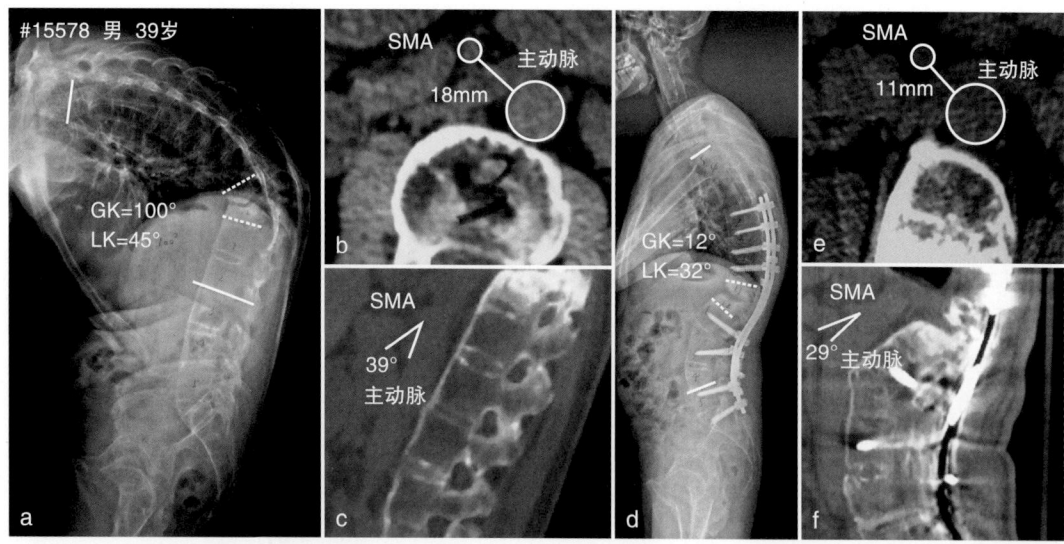

图 22-14-2 男（#15578），39 岁，胸腰椎后凸畸形。术前 GK 为 100°，LK 为 45°（a），SMA 与主动脉距离及夹角分别为 18mm 和 39°（b、c）；行 L₂、L₄ PSO 截骨矫形后，GK 及 LK 分别矫正为 12° 和 32°（d），SMA 与主动脉距离及夹角亦分别减小为 11mm 和 29°（e、f），部分解释了脊柱畸形矫形术后发生 SMAS 的机理

SMAS 患者的体重低于理想体重至少达 20%。高瘦虚弱体型患者在脊柱侧凸矫形术后出现 SMAS 的原因可归纳为以下几点：首先，瘦弱体型的患者本身主动脉和 SMA 之间的夹角可能已较小，在脊柱矫形术后，由于躯干延长，该夹角进一步减小；第二，青少年特发性脊柱侧凸（AIS）发生于生长高峰期，瘦弱体型患者在身高快速增长后，主动脉和 SMA 之间的夹角进一步减小；第三，当脊柱延长、主动脉和 SMA 之间的夹角减小时，瘦弱体型患者因腹膜后脂肪较少，难以有效充当缓冲垫而为十二指肠提供足够的空间，故 SMA 对十二指肠的压迫更重（图 22-14-3）。

　　Lam 等报道了 14 例脊柱侧凸手术后出现 SMAS 的 AIS 患者，他们发现，BMI 小于第 5 百分位数是发生 SMAS 的危险因素之一。Braun 等研究发现，BMI 小于第 25 百分位数是发生 SMAS 的危险因素之一。Chung 等报道 2 例脊柱侧凸矫形术后出现 SMAS 的 AIS 患者，这 2 例患者均存在低体重及低 BMI，1 例术前体重位于第 5.48 百分位数，BMI（16.4kg/m²）位于第 6 百分位数；另 1 例体重位于第 3.75 百分位数，BMI（16.3kg/m²）位于第 2.6 百分位数。

　　除了应用 BMI 评估体型外，Shah 等还应用身高别体重百分位数（the weight percentile for height）衡量瘦弱程度。他们进行了一项研究，旨在探究脊柱矫形术后，哪些 AIS 患者出现 SMAS

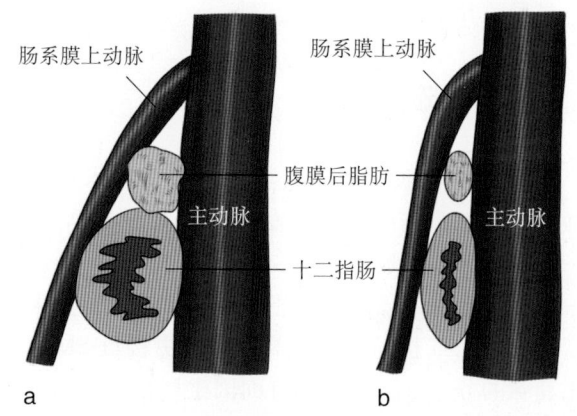

图 22-14-3 十二指肠第三段从主动脉和肠系膜上动脉（SMA）之间穿过（a）。腹膜后脂肪垫位于 SMA 从主动脉分出的起始部位的后方，腹膜后脂肪垫的存在可使十二指肠在 SMA 和主动脉两支血管间无阻碍的通过，起到缓冲和支撑作用。瘦弱体型患者因腹膜后脂肪较少，从而减小了 SMA 和主动脉之间的夹角，最终导致十二指肠受压（b）

的风险较高。他们回顾性分析了 17 例脊柱融合术后出现 SMAS 的病例，其中 6 例合并脊柱侧凸（5 例为 AIS）；并纳入了 16 例于同一家医院行脊柱融合手术但未出现 SMAS 的病例作为对照。另外还与数据库中年龄匹配的正常人进行对比。结果发现，术前身高别体重百分位数在术后出现 SMAS 的脊柱侧凸患者和未出现 SMAS 的患者两组间存在显著差异。身高别体重百分位数在 SMAS 组为

3%，而在非 SMAS 组为 49%。6 例合并脊柱侧凸及 SMAS 的患者在脊柱矫形术后，有 2 例患者的身高别体重百分位数进一步减小。与年龄匹配的正常人进行比较，身高别体重百分位数在出现 SMAS 的脊柱侧凸患者中亦显著较小。根据 Shah 等研究结果，身高别体重百分位数可能可作为脊柱侧凸患者行矫形手术后，出现 SMAS 的风险预测因素。他们认为，身高别体重百分位数定量衡量了瘦弱程度，身高别体重百分位数接近均值以下两个标准差水平的脊柱侧凸患者，可能更易在脊柱矫形术后出现 SMAS。南京鼓楼医院纳入 640 例行手术治疗的脊柱侧凸患者，其中 7 例术后出现 SMAS。发生 SMAS 的 7 例患者的身高大于性别、年龄匹配的正常人群的均值；而他们的体重低于性别、年龄匹配的正常人群的均值，并发现体重低于第 25 百分位数是发生 SMAS 的危险因素之一。

尽管 BMI 和身高别体重百分位数可以从一定程度上评估脊柱侧凸患者的体型及瘦弱程度，但亦有其局限性，因为脊柱侧凸患者的身高并不是这些患者的"真实身高"（侧凸会降低身高），所以 BMI 及身高别体重百分位数的评估可能并不完全准确。

3. **脊柱冠状面及矢状面形态**　脊柱侧凸矫形术后 SMAS 的发生还与脊柱冠状面及矢状面形态有关。①在冠状面上，胸弯较为僵硬、腰弯顶椎偏离中线较远、长胸腰弯以及矫正百分比高被认为是 SMAS 发生的可能危险因素。Braun 等研究发现，胸弯柔韧性较低是术后发生 SMAS 的危险因素之一，胸弯 Bending 片上矫正 <60% 者发生 SMAS 的概率是 ≥ 60% 者的 6.67 倍。Chung 等报道了 1 例术后出现 SMAS 的脊柱侧凸病例，其胸弯较为僵硬，Bending 片上矫正率仅为 26.5%。Braun 等还发现，对于 AIS 患者，腰弯修正型为 B 或 C 型者亦为发生 SMAS 的危险因素。他们认为，对于腰弯顶椎偏离中线较远的患者，侧凸矫形术中在平移腰弯侧凸顶椎的同时，对于腰椎前凸（lumbar lordosis，LL）的恢复也较大，因此对 SMA 的牵拉较大，主动脉-SMA 夹角的减少较多，易导致十二指肠受压。亦有研究表明，术前较长的胸腰弯可能是 SMAS 的危险因素，因为较长胸腰弯的矫正可能对内脏器官造成更为明显的牵拉。邱勇回顾性分析了接受脊柱矫形的各种脊柱畸形病例 560 例，其中脊柱侧凸 430 例，全部病例术后侧凸 Cobb 角平均矫正率为 62%。该组病例中共发生 5

例 SMAS，该 5 例患者术后 Cobb 角平均矫正率为 68%，高于全部病例的侧凸平均矫正率（62%）。因此，脊柱矫形术后纠正百分比较高亦可能与 SMAS 的发生有关。②矢状面形态对 SMAS 的影响似乎更大，主要危险因素包括术前后凸较重、术后 LL 过大以及后凸和 LL 的过度矫正。较大的 LL 对 SMA 的牵拉较大，SMA 和主动脉之间的夹角较小，易对十二指肠造成压迫。术前较重的后凸及术后较大的后凸矫正可使脊柱延长较多，从而更易造成 SMAS。朱泽章报道的 7 例术后出现 SMAS 的脊柱侧凸患者中，有 4 例术前胸椎后凸（thoracic kyphosis，TK）过大，达 55°～88°（>50°）。2 例患者存在胸腰段后凸，分别为 25° 和 32°。另 1 例 TK 虽在正常范围（48°），但邻近正常上限。Braun 等进行了一项病例对照研究，纳入 17 例出现 SMAS 的病例，34 例对照。结果发现，术前 TK 为正值的比例在 SMAS 组显著更多。因此，对于胸椎／胸腰段呈现后凸的后凸型脊柱侧凸患者，尤其应警惕术后 SMAS 的发生。

4. **其他因素**　除了上述三种主要因素外，文献中还报道了一些其他引起脊柱矫形术后 SMAS 的原因和危险因素。例如性别可能会影响 SMAS 的发生。Becker 等发现 SMAS 在女性中更为常见，可能原因是神经性厌食在女性中更为常见。因此，瘦高体型及腹膜后脂肪不足在女性中更常见。Skandalakis 和 Gray 发现女性发生 SMAS 的概率可达男性的 3 倍。此外，本身有胃肠道疾病者，可能也会增加脊柱侧凸矫形术后 SMAS 的发生风险。Avinash 等发现，出现 SMAS 者中 25%～45% 的患者伴有消化性溃疡，50% 的患者存在胃酸过多。另外，术后长时间仰卧，由于重力作用，会缩短主动脉-SMA 距离，加剧 SMA 对十二指肠的压迫。腹肌力量较弱者，由于内脏下垂牵拉肠系膜及 SMA，进而减小主动脉-SMA 夹角，也易致 SMAS。先天性因素例如 SMA 从腹主动脉分离部位过低、十二指肠悬韧带过短或位置过高造成十二指肠位置过高等的解剖变异，会导致十二指肠受到 SMA 和腹主动脉所形成的夹角根部压迫，也会增加发生 SMAS 风险。需要指出的是，尽管一般认为，低 BMI 和过度矫正是脊柱矫形术后发生 SMAS 的危险因素，但也有例外。Hod-Feins 等纳入 133 例行脊柱侧凸矫形手术的儿童，主要为特发性脊柱侧凸，还包括神经肌源性和先天性脊柱侧凸病例。97 例患者行后路手术，13 例行前路手术，23 例行前后路联合手术。术后 2 例（1.5%）出现 SMAS，均为 13 岁的 AIS 患者。本研究中发生 SMAS 的患者体重均大于平均水平，且没有过度矫正。Hod-Feins 等认为，去旋转、平移技术的应用及术中剥离时自主神经的损伤可能是发生 SMAS 的原因。因此，他们认为，低 BMI 和过度矫正可能不是发生 SMAS 的必要因素。

临床表现

十二指肠梗阻程度的差异，SMAS 可表现为不同的临床表现。一开始由于十二指肠、主动脉及 SMA 相对解剖位置的改变，可导致十二指肠受压、部分梗阻，此时恶心、呕吐是常见的临床症状，还可伴有腹痛、腹胀。Lam 等报道的 14 例发生 SMAS 的患者中，最常见的临床表现为呕吐（92.9%），其次为腹痛／压痛（57.1%）、腹胀（42.9%）。腹痛、呕吐常在餐后发生，呕吐常呈间歇性胆汁性呕吐，呕吐物常为棕绿色混浊液体。在呕吐后，症状可有所缓解。SMAS 患者因餐后出现腹痛、恶心及呕吐等症状，会逐渐倾向于避免饮食。厌食和营养摄入的减少会使体重减轻，导致腹膜后脂肪的持续减少，进而引起十二指肠受压加重、SMAS 症状持续，形成恶性循环。持续的呕吐、胀气等导致肠黏膜水肿，进一步加重梗阻，最终表现为完全性梗阻，停止排便、排气，如若不及时治疗，可导致代谢性碱中毒、水、电解质失衡，甚至危及生命。

SMAS 的症状与体位有密切关系。仰卧位可减小 SMA 和主动脉之间的距离，因此十二指肠受压程度最为严重，SMAS 症状也最重。而 SMAS 的症状在俯卧位或左侧卧位时，因 SMA 与主动脉之间的距离增加、十二指肠压迫程度减少而可获得缓解。亦有部分患者采用前倾坐姿，甚至躯干屈曲将膝盖置于胸前以减少十二指肠受压，减轻 SMAS 症状。SMAS 患者的体征可表现为上腹部压痛、叩诊可呈鼓音、听诊可闻肠鸣音，有时肠鸣音可活跃，甚至亢进呈金属音。

需要注意的是，SMAS 初期症状可能不明显，还会与胃炎、消化性溃疡、肠易激综合征、胃轻瘫综合征等更常见的胃肠道疾病具有一定的相似症状。因此，对于脊柱矫形术后出现恶心、间歇性呕吐、餐后上腹胀痛等表现，同时有瘦高体型，后凸

矫正较多的患者，应怀疑此病，进一步的影像学检查有助于明确诊断。

影像学检查

1. B 超　腹部 B 超是一种操作简便的无创性检查，可显示 SMA 与腹主动脉的位置关系，可作为初筛检查手段。主要有以下四个典型征象辅助诊断 SMAS：①腹主动脉与 SMA 夹角 <15°（图 22-14-4）；②十二指肠呈"斗形"或"葫芦形"；③十二指肠降部扩张，内径 >30mm；④饮水后 SMA 与腹主动脉夹角内，十二指肠横断肠管在蠕动时最大宽度 <10mm。Neri 等研究表明，超声检查对于发现 SMAS 患者主动脉 - SMA 夹角和距离的减少有帮助。Unal 等同样也发现，在超声矢状位和横断面图像上可分别测量主动脉 - SMA 的夹角及距离，且超声测量结果和 CT 测量结果具有显著相关性。需要注意的是，腹部 B 超对于过胖、腹腔气体积聚过多患者的检查存在一定局限性。

2. X 线及钡剂造影　SMAS 患者的腹部 X 线片可示胃和（或）十二指肠充气性扩张、气液平，以及远端肠腔内气体缺失。有时还可见十二指肠梗阻所特有的"双泡征"（图 22-14-5）。上消化道钡剂造影在以往 SMAS 的诊断中占有非常重要的地位，可动态、实时评估上消化道情况，不仅能显示胃肠道黏膜情况，还能观察胃肠道形态和功能，是评估 SMAS 的经典影像学检查手段。SMAS 的典型征象（图 22-14-6）为：①钡剂通过十二指肠第

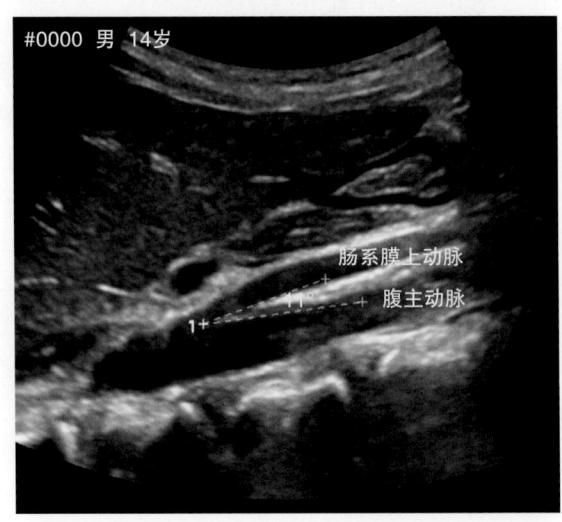

图 22-14-4　男（#0000），14 岁。腹部 B 超示肠系膜上动脉与腹主动脉之间的夹角显著减小为 11°

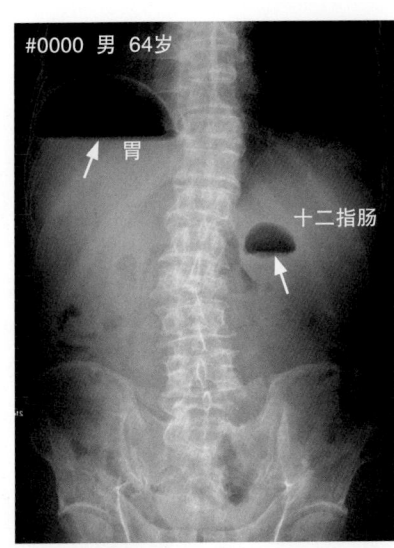

图 22-14-5　男（#0000），64 岁，腹部立位 X 线平片示胃十二指肠水平段以上扩张，胃及十二指肠梗阻近端见含气囊泡影，并可见气液平（箭头），提示十二指肠梗阻

三段时受阻，呈"笔杆征"或"刀切征"压迹（图 22-14-6d）；②钡剂受阻部位以上的十二指肠扩张，在十二指肠梗阻区的近端肠道可出现强烈的逆蠕动波，或梗阻附近钡剂呈来回摆动的"钟摆征"，钡剂可反流入胃内；③钡剂在胃、十二指肠中滞留及排空延迟；④胃腔扩大，但幽门管通畅；⑤消化道钡餐表现因体位改变而不同，在仰卧位时，十二指肠部位的阻塞最为明显；而更换至俯卧位、左侧卧位或胸膝位后，梗阻减轻，肠内造影剂可通过，表现为梗阻远端肠腔内造影剂增多、近端胃肠道扩张减轻。虽然该检查方法有其特异性表现，但吞服钡剂可能会加重肠梗阻的症状，导致剧烈呕吐，难以很好配合。这不仅加重患者痛苦，还可能无法显示梗阻位置。另外，SMA 压迫十二指肠造成的 SMAS 可能仅表现为不完全性肠梗阻，此时部分造影剂可

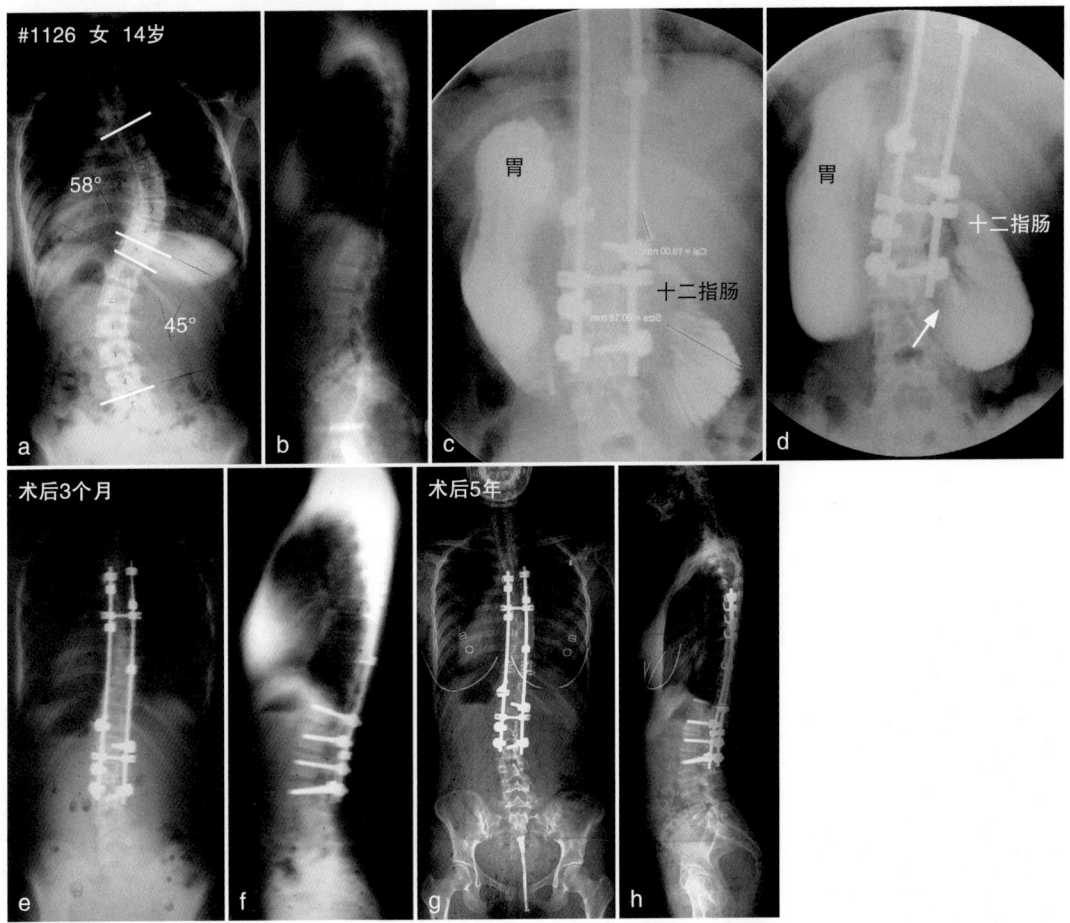

图 22-14-6　女（#1126），14 岁，AIS（a），无明显的胸椎后凸减小（b）。行后路 T₅~L₃ TSRH 矫形术，术后 2 周出现 SMAS，行上消化道钡餐造影，造影剂先通过胃进入十二指肠（c），经过 1 小时后，造影剂仍难以通过十二指肠第三段（水平部），可见类似笔杆压迫的纵行切迹，即"笔杆征"（d，箭头），钡剂受阻部位以上的十二指肠扩张，胃腔扩大、胃下垂（d），胃肠减压、左侧卧位等保守治疗后好转。术后 3 个月，全脊柱 X 线片示矫形效果良好（e、f）；术后 5 年，全脊柱正侧位 X 线片示内固定在位，无明显矫正丢失（g、h）

通过梗阻部位，难以准确判定 SMAS 的存在。

3. CT 和 CT 血管造影　腹部 CT 在诊断 SMAS 方面具有重要价值。腹部 CT 可以评估主动脉、SMA 以及胃肠道情况，三维重建后，可清晰显示 SMA、主动脉及十二指肠之间的立体结构关系，确定 SMA 对十二指肠的压迫及严重程度，并能同时排除肿瘤、胰腺水肿渗出等其他消化系统疾病，目前该方法在临床上应用较多。SMAS 的腹部 CT 表现包括主动脉-SMA 夹角减小、主动脉-SMA 距离减小、胃肠道扩张伴主动脉和 SMA 分支处肠腔的突然变窄。主动脉与 SMA 之间的夹角和距离可分别在矢状位 CT 及轴位 CT 上测得。正常的主动脉-SMA 夹角一般为 $25°\sim60°$（图 22-14-7），主动脉-SMA 距离一般为 $10\sim28$mm。文献报道，当主动脉-SMA 夹角减小至 $6°\sim22°$ 或主动脉-SMA 距离减小至 $2\sim8$mm 时，可发生 SMAS（图 22-14-8）。Spinnato 等报道 1 例行 $T_3\sim L_4$ 后路矫形手术治疗的 13 岁重度脊柱侧凸患者，术后 2 天出现剧烈腹痛、恶心及呕吐。体检示腹胀，腹部叩诊呈鼓音。腹部 X 线平片示胃部严重扩张，侧位片示

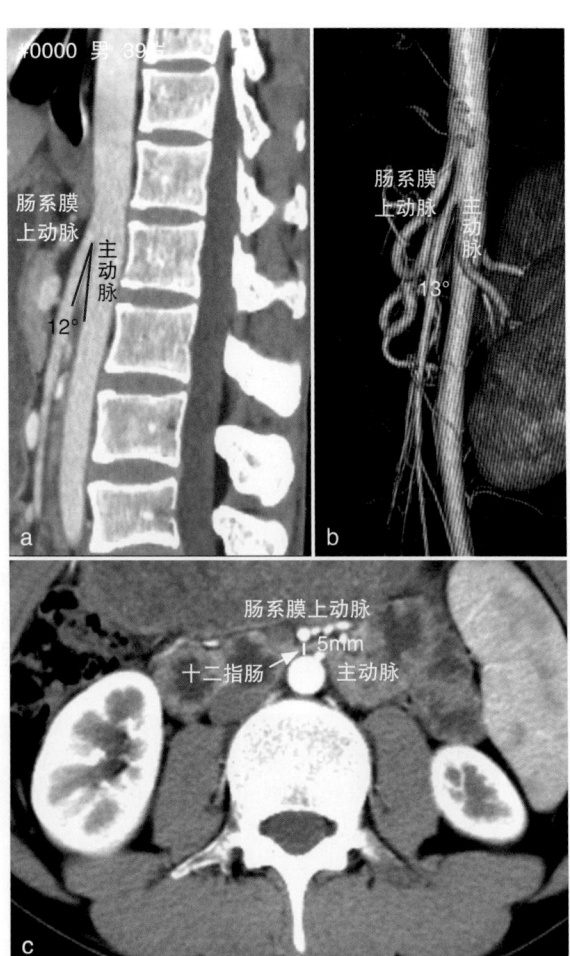

图 22-14-8　男（#0000），39 岁，腹部 CT 矢状位图像（a）及三维重建（b）示肠系膜上动脉（SMA）和主动脉夹角明显减小，分别为 12° 和 13°。CT 轴位图像（c）示 SMA 和主动脉之间距离显著减小，为 5mm，十二指肠明显受压（c，箭头）

巨大气液平，十二指肠第一段亦明显扩张，而其他肠管难以识别。进一步行腹部增强 CT，结果证实胃及十二指肠扩张，并显示出位于 SMA 和主动脉之间的十二指肠第三段存在局部受压，SMA 和主动脉之间的距离仅为 4mm，SMA 和主动脉之间的夹角仅为 14°。Keskin 等报道 1 例行 $T_3\sim L_3$ 矫形治疗的 17 岁女性 AIS 患者。术后 5 天，患者出现恶心、呕吐和腹胀。腹部增强 CT 示主动脉-SMA 夹角显著减小为 11°，SMA 和主动脉之间的十二指肠几乎完全受压梗阻，诊断为 SMAS。此外，SMAS 患者除了胃、十二指肠扩张外，甚至还可能因肠内压力过高使得气体进入肠壁以及门静脉，腹部增强 CT 可予以证实。

尽管主动脉-SMA 夹角和距离可在增强 CT 上测量，CT 血管造影有其独特的优势，包括扫描层

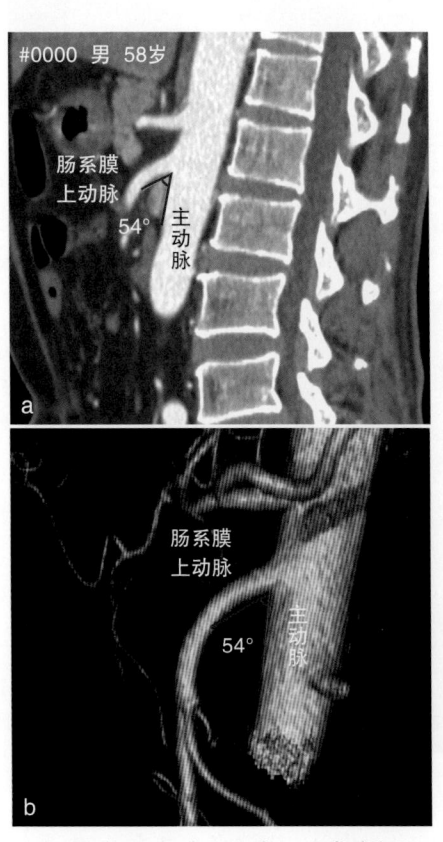

图 22-14-7　男（#0000），58 岁，正常腹部 CT 矢状位图像（a）及三维重建（b）示肠系膜上动脉（SMA）和主动脉夹角正常，为 54°

厚小（1mm）以及可对血管进行三维重建，因此可对主动脉与 SMA 之间的夹角和距离进行更精确的评估。此外，CT 血管造影更易确定十二指肠是否存在血管压迫。腹部 CT 造影中，轴位和冠状位 CT 图像能最好地显示胃肠道扩张及 SMA 部位肠道的阻塞情况。

4. MRI 和磁共振血管成像（MR angiography，MRA）　虽然和 CT 相比，MRI 较少地用于评估 SMAS，但 MRI 有其无辐射的优势。SMAS 的 MRI 表现与 CT 表现相似，包括主动脉-SMA 夹角减小、主动脉-SMA 距离减少、胃肠道扩张伴主动脉和 SMA 分支处肠腔的狭窄。MRI 对软组织的分辨率要高于 CT，可更为清晰地显示十二指肠受压的情况。MRA 能清晰显示 SMA 与腹主动脉之间的位置关系，具有无创、无辐射等优点，但存在检查费用高、检查时间长、易受体内金属支架等影响的缺点。

5. 超声内镜　既可以显示 SMA 与腹主动脉之间的角度关系，也可以实时观察消化道内的状况，证实十二指肠横断外压性改变、显示十二指肠肠腔内形态、排除肠内病变引起的梗阻、明确十二指肠受压的具体原因，是一种实用快捷的检查手段。

6. 手术探查　创伤较大，并不作为首选，仅在诊断十分困难且患者症状严重时建议行手术探查。

诊断及鉴别诊断

1. 诊断　SMAS 的诊断主要需结合临床表现和影像学检查，其中影像学检查的诊断价值更高。此外，因十二指肠梗阻导致的呕吐，实验室检查可表现为低钾血症、低氯血症、代谢性碱中毒和急性肾损伤。虽然实验室检查结果对于 SMAS 诊断的特异性不强，但也可以用于辅助评估 SMAS 的严重程度。

2. 鉴别诊断　值得注意的是，脊柱矫形术后发生的 SMAS 需与因麻醉、止痛剂、电解质紊乱、早期饮食等造成的"肠麻痹"症状相鉴别。以腹胀、呕吐等为主要表现的"肠麻痹"症状一般在术后早期发生（常在术后 1 天内），3～5 天内自动消失。而 SMAS 的发生存在时间延迟，即常不在术后即刻发生。朱泽章报道的 7 例脊柱矫形术后出现 SMAS 的患者，均在术后约 5 天时出现恶心和间断性呕吐症状。Hod-Feins 等报道的 2 例 SMAS 发

生于术后 6～8 天。Lam 等报道的 14 例发生 SMAS 的患者中，接近 30% 的患者在术后 2 周以后才出现症状。甚至有文献报道，某些迟发性 SMAS 在术后 40 天才出现。另外 SMAS 听诊可闻肠鸣音，有时肠鸣音可活跃甚至亢进，而术后"肠麻痹"症状者的肠鸣音减弱甚至消失。

另一个需与 SMAS 进行鉴别的症状是 Nutcracker 综合征。Nutcracker 综合征是由于位于 SMA 与腹主动脉之间的左肾静脉受压而导致的临床表现。Nutcracker 综合征主要表现为左腰腹疼痛、不能直立、疲劳、血尿等。男性患者可伴有左侧精索静脉曲张，女性患者可出现月经紊乱、盆腔瘀血综合征。Nutcracker 综合征患者可同时伴有十二指肠受压，即 Nutcracker 综合征可合并 SMAS。

治疗

对于脊柱矫形术后并发的 SMAS，保守治疗常是首选的治疗方法。只有当保守治疗无效，呕吐、腹痛等症状持续不能缓解，水电解质、酸碱平衡紊乱难以纠正，或并发严重的消化性溃疡、胰腺炎等时，才考虑手术干预。

保守治疗的基本原则是减轻梗阻症状、纠正营养状态。一旦诊断明确，应积极采取胃肠减压、解痉、止吐、纠正水电解质及酸碱平衡紊乱等治疗措施，并同时采取左侧卧位或胸膝位减轻 SMA 对十二指肠的压迫以缓解 SMAS 症状。如果之前应用了支具，应及时去除，以避免十二指肠受压加重。如果原先应用了头环-股骨牵引，应减少牵引重量或去除牵引。关于饮食，对于尚能耐受直接口服者，可采取少量规律流质饮食，保持饮食有助于增加体重及腹膜后脂肪，从而减轻十二指肠受压程度。梗阻症状较重，不能直接饮食者，可采用鼻胃管、鼻空肠管放置或全肠外营养的方法，改善患者营养状况。此外，适当的功能锻炼以增强腹壁肌肉，有助于纠正因内脏下垂而牵拉肠系膜及 SMA，改善主动脉-SMA 夹角。亦有学者报道采用促胃动力药物、质子泵抑制剂等治疗 SMAS。朱泽章报道了 7 例在脊柱矫形术后出现 SMAS 的病例，均接受保守治疗，其中 5 例患者症状在 5～7 天后好转，另 2 例患者保守治疗分别持续 12 天和 18 天后症状缓解。

保守治疗时间尚未有明确指南规定，文献中指出，一般在 3~4 周保守治疗无效后，即考虑手术治疗。但这也不是绝对的，对于症状持续较重（如持续胆汁性呕吐）、体重显著下降、水电解质失衡难以纠正时，应考虑早期手术干预。SMAS 的手术治疗方式主要包括十二指肠悬韧带切断松解术、十二指肠空肠吻合术、胃空肠吻合术。十二指肠悬韧带切断松解术，又称 Strong's 术，其优势在于避免切开肠管，但复发率较高，可能与术后粘连有关。术后粘连可将十二指肠再次上移到十二指肠悬韧带切断前悬吊的位置。而与胃空肠吻合术相比，十二指肠空肠吻合术的优势在于保留了幽门功能。因此，近年来，更多学者倾向于应用十二指肠空肠吻合术进行手术治疗，尤其是对于十二指肠重度扩张，伴有消化性溃疡或十二指肠移动较为困难时。Keskin 等报道 1 例行 T_3~L_3 矫形治疗的 17 岁女性 AIS 患者，术后出现 SMAS。患者先行鼻胃管减压联合肠外营养，但每天都能引流出 1500ml 胆汁，且未见减少。1 周保守治疗后，症状未见明显缓解。复查上消化道 CT 造影及腹部增强 CT，十二指肠梗阻及主动脉 - SMA 夹角减少的异常表现仍然存在。因此，采取十二指肠空肠侧侧吻合术，术后症状缓解。随着微创技术的发展，亦有研究报道采取腹腔镜下十二指肠空肠吻合术治疗 SMAS。Rai 等报道 1 例行一期前后路联合矫形手术治疗的 13 岁先天性脊柱侧凸女性患者，术后第 6 天出现腹痛、呕吐以及上腹部压痛。影像学检查示 SMAS，保守治疗 3 周后症状无明显缓解，进而行腹腔镜下十二指肠空肠吻合术，改善了症状。

参考文献

[1] 邱勇, 朱丽华, 朱泽章, 等. 脊柱侧凸矫形术后并发肠系膜上动脉综合征[J]. 中华骨科杂志, 2002, 22(4): 223-225.

[2] Zhu ZZ, Qiu Y. Superior mesenteric artery syndrome following scoliosis surgery: its risk indicators and treatment strategy[J]. World J Gastroenterol, 2005, 11(21): 3307-3310.

[3] Qian BP, Ji ML, Jiang J, et al. Anatomic relationship between superior mesenteric artery and aorta before and after surgical correction of thoracolumbar kyphosis[J]. J Spinal Disord Tech, 2013, 26(7): E293-298.

[4] Schwartz A. Scoliosis, superior mesenteric artery syndrome, and adolescents[J]. Orthop Nurs, 2007, 26(1): 19-24.

[5] Warncke ES, Gursahaney DL, Mascolo M, et al. Superior mesenteric artery syndrome: a radiographic review[J]. Abdom Radiol (NY), 2019, 44(9): 3188-3194.

[6] Hod-Feins R, Copeliovitch L, Abu-Kishk I, et al. Superior mesenteric artery syndrome after scoliosis repair surgery: a case study and reassessment of the syndrome's pathogenesis[J]. J Pediatr Orthop B, 2007, 16(5): 345-349.

[7] Spinnato P, Aparisi Gómez MP, Giugliano A, et al. Superior mesenteric artery syndrome after scoliosis surgery[J]. Pediatr Int, 2019, 61(11): 1181-1182.

[8] 吴楚添, 汤绍辉. 肠系膜上动脉压迫综合征的诊疗进展[J]. 海南医学, 2019, 30(3): 388-391.

[9] 付中华, 牛殿英, 刘芳芳. 彩色多普勒超声诊断肠系膜上动脉压迫综合征的应用价值[J]. 中国医药科学, 2016, 6(9): 159-161.

[10] Rai RR, Shah S, Palliyil NS, et al. Superior mesenteric artery syndrome complicating spinal deformity correction surgery: a case report and review of the literature[J]. JBJS Case Connect, 2019, 9(4): e497.

[11] 徐长明, 杨铎, 陈瑞科, 等. 肠系膜上动脉综合征的临床X线诊断[J]. 医学影像学杂志, 2009, 19(10): 1353-1354.

[12] Lam DJ, Lee JZ, Chua JH, et al. Superior mesenteric artery syndrome following surgery for adolescent idiopathic scoliosis: a case series, review of the literature, and an algorithm for management[J]. J Pediatr Orthop B, 2014, 23(4): 312-318.

[13] Chung WH, Anuar AA, Lee KJ, et al. Superior mesenteric artery syndrome: a rare complication of scoliosis corrective surgery[J]. J Orthop Surg (Hong Kong), 2020, 28(3): 2309499020945014.

[14] Braun SV, Hedden DM, Howard AW. Superior mesenteric artery syndrome following spinal deformity correction[J]. J Bone Joint Surg Am, 2006, 88: 2252-2257.

[15] 郑刚, 张进峰, 张建军. 腹腔镜十二指肠空肠吻合术治疗肠系膜上动脉压迫综合征的临床分析[J]. 腹腔镜外科杂志, 2018, 23(3): 180-183.

第23章 儿童脊柱损伤

俞 杨 冯世庆 许 斌 李建军 高 峰

儿童脊柱损伤相对于成人来说少见得多，占所有脊柱创伤患者的2%~5%。儿童脊柱损伤最多见于5岁以下和10岁以上的儿童。儿童脊柱骨折的好发部位为胸腰椎，而颈椎相对少见。这些损伤最常见的原因有交通事故、高处摔落、运动损伤以及暴力损伤等。儿童脊柱尚处于生长发育过程中，解剖结构有其独特特点，并且其损伤机制、影像学特点及临床表现都与成人有所区别。误诊、漏诊引起患儿慢性脊柱不稳、脊柱畸形、神经系统后遗症及创伤后椎管狭窄会引起远期严重后果。随着儿童年龄的增长，脊椎的软骨所占的比例在逐渐减小，生长板不断闭合。这些持续的解剖学变化使得评估儿童脊柱损伤变得较为复杂，尤其是在颈椎区域。

儿童颈椎骨折发生率非常低，仅占儿童骨折的1%，占所有儿童脊柱骨折的2%。但是儿童颈椎骨折实际发生率可能更高，这是因为儿童颈椎骨折有时在X线片诊断中容易被遗漏。10岁以内的儿童颈椎损伤主要位于上颈椎（枢椎及以上节段）。这是因为年龄较小的儿童脊柱韧带更为松弛，上颈椎活动度大且关节面更水平，脊柱发生异常移位时所受到的阻力较小加之幼儿的头部相对于脊柱较大，使得上颈椎在颈部活动时成为了运动杠杆的支点。随着年龄的增长，儿童颈椎损伤的类型特点也逐渐向成人靠近。10岁以上的大龄儿童颈椎损伤更多见于下颈椎区域，这是因为10岁以后儿童脊柱的生物力学特性开始类似成人。儿童颈椎损伤后神经损害的发生率较成人要小。如果伴有脊髓损伤，其预后恢复也较成年人好。虽然颈椎损伤可以带来严重后果，但导致严重后果的比例并不高。导致严重致残的脊柱损伤主要发生在胸腰椎，所幸的是儿童胸腰椎骨折发生率较成人要低。儿童的脊柱十分柔软，脊柱在外力作用下耐受形变的能力要大于脊髓的耐受力，所以一部分儿童脊髓损伤患者在影像学上无脊柱骨折脱位的情况，创伤十分隐匿，需要由经验丰富的小儿骨科医生进行及时准确的评估。

第一节 颈椎损伤

要了解儿童颈椎的生物力学和损伤模式，首先要了解这一区域的发育和解剖学特点。儿童正常的颈椎软骨结合部在影像学上与骨折十分相似，因而了解儿童颈椎的结构特点是区分骨折和正常发育的关键所在。儿童脊柱的颅椎区域（枕颈交界区、寰椎和枢椎）因其特殊的发育特点，与下颈椎（C_3~C_7）存在一定差异，其损伤机制和损伤特点也不尽相同。

寰椎（C_1）在发育过程中有三个初级骨化中心，包括一个前弓和后方左右两侧各一个神经弓。三者之间有开放的软骨结合部（图23-1-1a）。神经弓通常会在3岁时在后方融合形成C_1后弓，而前弓和左右两侧的神经弓直到7岁左右才融合。在闭合之前，不可将这些结构误认为骨折。到4岁时，寰椎发育与成人相似，4岁以后固定寰椎不会导致远期的椎管狭窄。如果寰椎在胚胎发育时期未能和枕骨分开就会导致寰椎枕化，继而导致颅底凹陷，枕骨大孔狭窄。这些改变使得患儿的脊髓容易在外伤中受到损伤。与C_1不同的是，枢椎（C_2）有四个骨化中心。除了一个椎体骨化中心和左右两个神经弓之外，还有一个骨化中心位于齿突。该骨化中心内还包含两个独立的骨化中心，在胚胎期5个月时融合于中线。两侧神经弓在3岁时发生融合，神经弓和枢椎椎体融合发生在3~6岁，齿突和枢椎椎体融合也在3~6岁（图23-1-1b）。齿突和枢椎椎体之间的软骨联合在部分儿童中可持续到10~11岁。齿突和枢椎椎体融合后会残留一条骺线遗迹，不能将其误认为齿突骨折。齿突骨折一般发生在基底部，大约和侧块关节处于同一水平，而骺线遗迹位于枢椎椎体内，其位置低于侧块关节水平（图

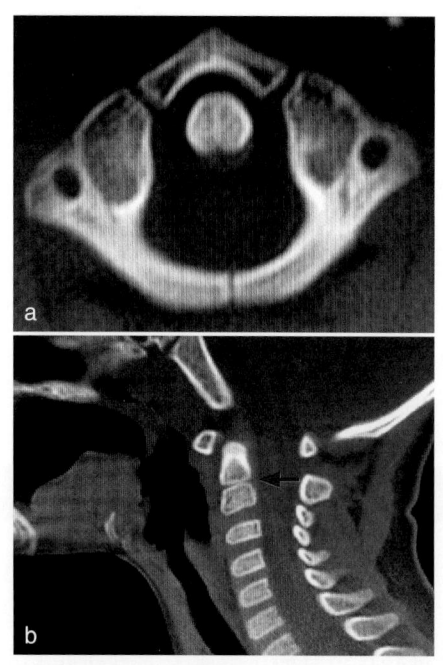

图 23-1-1　3 岁男性儿童的正常寰椎，分为三个骨化中心，包括前方的前弓以及后方的两个神经弓。前弓与两侧神经弓未闭合，两侧神经弓在后方也尚未融合（a）。5 岁男性儿童的枢椎，在 CT 矢状面上可见齿突和枢椎椎体之间存在软骨结合，尚未融合（b，箭头）。这种影像学特征不可误认为是骨折

23-1-2）。这一特征有助于两者的鉴别诊断。

儿童下颈椎（C₃~C₇）遵循相同的发育模式，一共有三个骨化中心，包括椎体骨化中心和左右两个后方神经弓。与 C₁ 和 C₂ 类似，儿童 3 岁左右时两个神经弓在后方发生融合，而椎体与左右两侧神经弓在 3~6 岁发生融合。在青春期，颈椎的横突和棘突会存在次级骨化中心，这些次级骨化中心有时可能会被误诊为横突或棘突骨折。

儿童的头部与躯干的比例相对较大，颈椎活动的支点为 C₂/C₃，因此儿童颈椎损伤更容易发生于上颈椎。儿童颈椎由于发育尚未成熟而具有以下

特点：韧带和肌肉组织薄弱，骨化不完全，椎体呈楔形，缺乏钩突关节，关节面较浅并且方向趋近水平化。以上这些特征都使得儿童颈椎容易在外伤中受到损伤。发生损伤时因其颈椎本身活动度大且骨骼容易发生变形，使得颈椎整体屈曲及伸展幅度较大，最终导致脊髓无法耐受这种形变而发生损伤。在青少年时期脊柱和软组织逐渐发育成熟，随着脊柱发育的不断成熟，颈椎的力学支点向下迁移至 C₅ 或 C₆ 水平，到 14 岁时颈椎的生物力学基本与成人相仿。

儿童颈椎损伤的临床表现多样，最常见的临床症状是外伤后出现颈椎疼痛或固定压痛。有些患儿会诉头痛以及放射到肩部的枕后部疼痛。此外，患儿还可表现为斜颈，颈椎活动受限，神经损害表现等。患者遭受高能损伤时出现头颅外伤，昏迷或无法脱离呼吸机时要高度怀疑可能的颈椎损伤。有时为了明确诊断需要行特殊体位的摄片，如张口位片。急性损伤时不建议行颈椎屈伸动力位片以免加重可能已经存在的脊髓损害。阅读颈椎 X 线片时要注意椎前软组织间隙的宽度，这一宽度（一般小于5mm）增加时提示可能存在的韧带或骨结构的损伤。在儿童颈椎的上部，椎体之间（C₂/C₃，C₃/C₄）的移位在 3mm 以内可以是正常现象，而颈椎生理前凸消失可能是颈椎损伤时肌肉痉挛导致。对于 X 线无法明确的骨折损伤，往往需要 CT 断层扫描以更清晰地显示骨折线位置。CT 检查对鉴定枕骨髁骨折和颈椎侧块骨折相对于普通 X 线片更具优势。MRI 可以评估颈髓受损情况，合并的韧带损伤，尤其是在诊断无骨折脱位颈髓损伤时十分有效。

一、新生儿颈椎损伤

新生儿颈椎损伤（neonatal cervical spine trauma）

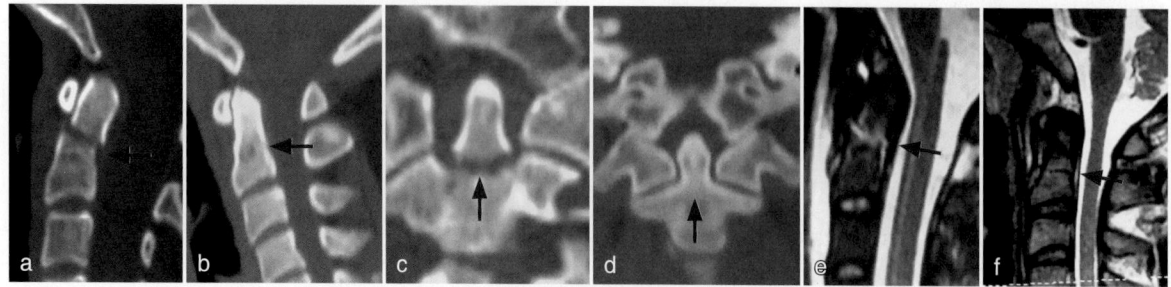

图 23-1-2　齿突骨折与齿突骺线遗迹的区别。大多数齿突骨折线的位置基本平寰枢侧块关节水平（a、c、e，箭头），而骺线遗迹的位置要低于侧块关节水平（b、d、f，箭头）

往往后果十分严重，有时可以是致死性的。临床上可表现为寰枕脱位、寰枢关节脱位、枢椎骨折甚至是颈髓撕裂，也可表现为下颈椎的损伤。该病常见于胎儿子宫内臀位阴道产的情况，在分娩过程中颈椎过度牵拉所致，其临床发生率无法准确估计。患儿可表现为呼吸困难、四肢肌张力减退。如果医生感觉新生儿身体异常柔软，且有难产史则要高度怀疑此病。患儿还可以表现出臂丛神经麻痹的表现。X 线片检查往往无阳性发现。该病往往预后不良。该病治疗的主要手段是保守治疗，复位后行颈托固定，后期可用头颈胸石膏固定。

二、寰枕脱位

儿童寰枕关节的稳定性较差，韧带松弛使得儿童寰枕关节遭受暴力时容易损伤。大部分寰枕脱位（atlanto-occipital dislocation，AOD）的患者病情往往十分严重并且容易导致死亡。由于这些损伤的高死亡率，使得它们的发病率在临床上可能被大大低估。AOD 多见于车祸伤或其他高能撞击性创伤，其发病机制是头部相对于上颈椎的过度运动。AOD 临床表现差异大，轻症患者可以没有任何神经症状及体征，也可表现为颈部疼痛、颈椎活动受限、低位脑神经麻痹等。严重患者可表现为一侧偏瘫、四肢瘫和呼吸功能衰竭。患者常合并多发伤，而其他系统的损伤表现可能会掩盖 AOD 的症状。因此，对于高能损伤的患儿，应警惕合并 AOD 的可能性。

1986 年 Traynelis 将 AOD 分为三种类型（图 23-1-3）。①Ⅰ型：前脱位，枕髁相对于寰椎侧块向前移位，是最多见的类型。②Ⅱ型：纵向垂直脱位，枕髁相对于寰椎侧块向上移位大于 2mm，多

因牵拉损伤所致。③Ⅲ型：后脱位，枕髁相对于寰椎侧块向后移位，此型较少见。

目前临床上用来评估和判断 AOD 的影像学指标有枕骨大孔前缘中点到枢椎体后侧皮质连线的距离（basion-axialinterval，BAI；图 23-1-4a 中的 AC 连线）、枕骨大孔前缘中点到齿突尖的距离（basion-densinterval，BDI；图 23-1-4a 中的 AB 连线），以及 Power's 比例等，其中 Power's 比例目前应用最为广泛。其测量方法为在颈椎侧位片或 CT 矢状面重建图像上测量枕骨大孔前缘与 C_1 后弓的距离（图 23-1-4b，AD 连线）和枕骨大孔后缘到 C_1 前弓的距离（图 23-1-4b，BC 连线）。两者的比值即 Power's 比例。Power's 比例

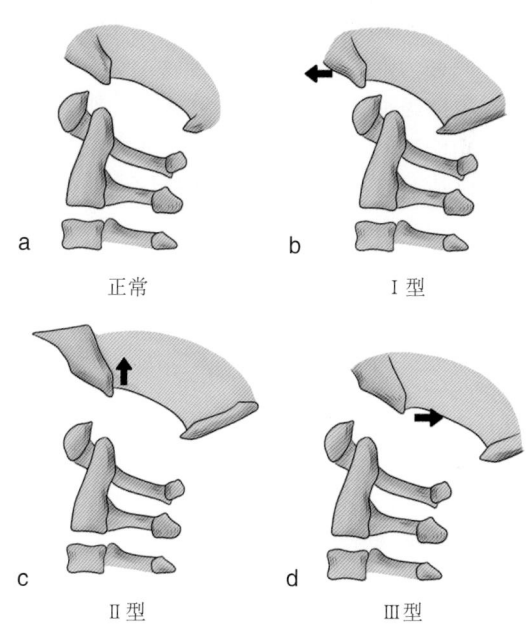

图 23-1-3　AOD 的 Traynelis 分型示意图。正常寰枕关节（a），Ⅰ型为前脱位型（b），Ⅱ型为纵向垂直脱位型（c），Ⅲ为后脱位型（d）

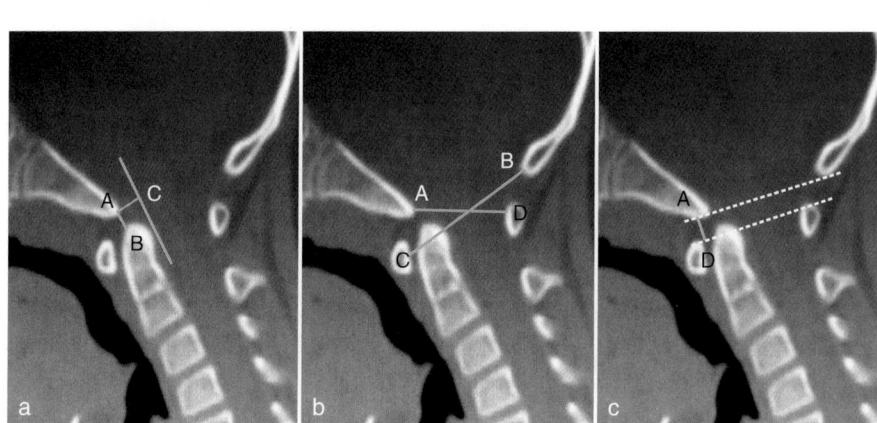

图 23-1-4　常用的 AOD 评估指标。BAI：AC 连线，枕骨大孔前缘中点到枢椎体后侧皮质连线的距离；BDI：AB 连线，枕骨大孔前缘中点到齿突尖的距离（a）；Power's 比例：AD/BC（枕骨大孔前缘与 C_1 后弓的距离和枕骨大孔后缘到 C_1 前弓距离的比值）；枕髁和 C_1 寰枕关节面的距离 AD（c）

小于 0.9 为正常，而大于 1.0 则提示存在寰枕关节前脱位。但 Power's 比例不太适用于纵向脱位。Kaufman 提出，测量枕髁和 C_1 寰枕关节面的距离来评估纵向脱位，认为此距离大于 5mm 时存在纵向脱位（图 23-1-4c）。Harris 提出利用 BAI 和 BDI 来诊断 AOD。BDI 的值一般小于 12mm，BAI 的正常值为 −4~12mm。当 BDI 大于 12mm 时提示 AOD 的可能，BAI 小于 −4mm 时提示后脱位的可能，而大于 12mm 时提示前脱位的可能。近年来 Bellabarba 还将 AOD 根据严重程度分为三个级别：1 级，移位程度很轻，寰枕关节周围韧带保持稳定；2 级，寰枕关节可自发性完全或几乎完全复位，BAI 或 BDI 指标超出正常值小于 2mm，牵引实验证实存在寰枕关节周围韧带不稳定；3 级，BAI 或 BDI 指标超出正常值大于 2mm，严重程度最高。

对于确诊为寰枕脱位的患者应该立刻予以颈部制动，避免神经损害加重甚至导致死亡。如果出现呼吸循环功能障碍，应立即插管，必要时行气管切开。寰枕脱位与寰枢椎脱位不同的是，前者不能行牵引治疗，因为牵引可能会进一步加重血管、神经损害。目前外固定装置多选用 Halo-vest 支架，这也是 Bellabarba I 型损伤最常采用的治疗方式。对于 II 型和 III 型损伤建议行手术内固定治疗。

小儿 AOD 的手术治疗多采用枕骨 -C_1/C_2 融合固定，应尽量固定至 C_1 以保留寰枢关节功能。如果枕颈部结构损伤严重，则应适当延长远端固定范围。手术方式可以采用钢丝或椎弓根螺钉固定加髂骨块植骨。患儿术后仍需要 Halo-vest 支架固定 3~4 个月。

三、寰椎骨折

寰椎骨折在小儿颈椎骨折中并不多见，其发病率占脊柱骨折的 1%~2%，占颈椎骨折的 5% 以下。其发病机制是头部受到轴向暴力从枕骨传递至寰椎导致其在薄弱处发生骨折，一般发生在前弓或后弓。该类骨折在 X 线片上很难被发现，应行 CT 三维重建和 MRI 进一步评估。CT 扫描既可以发现骨折的位置又可以评估是否存在累及横韧带的撕脱骨折。当侧块分离严重时提示横韧带断裂，导致寰枢关节不稳定。MRI 在评估横韧带损伤的同时还可以评估是否存在脊髓损伤。

患儿临床表现为颈部疼痛、颈部肌肉痉挛、活动受限。寰椎骨折一般不会引起神经损害。寰椎骨折在临床上有多种分型方法。比较有代表性的是 Landell 分型（图 23-1-5）。① I 型骨折：为孤

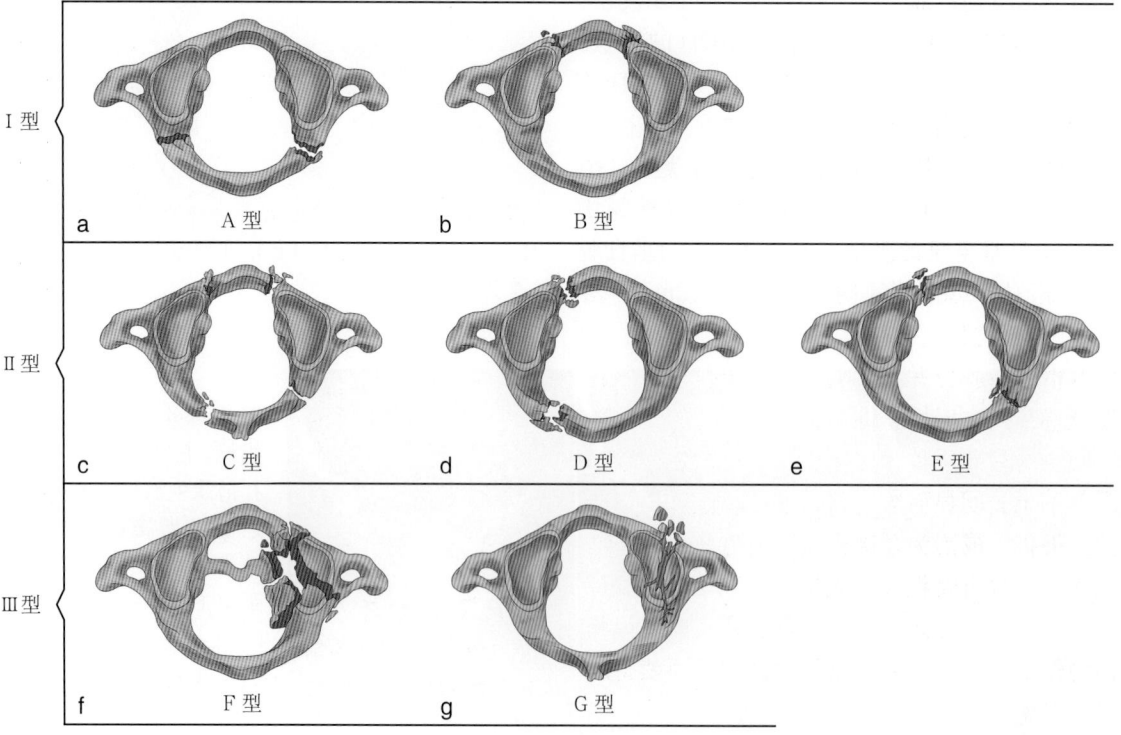

图 23-1-5　Landell 骨折分型

立的前弓或后弓骨折（A 型：孤立的后弓骨折；B
型：孤立的前弓骨折）。② Ⅱ 型骨折：为 Jefferson
骨折（C 型：前后弓双侧双骨折；D 型：同侧前
后弓骨折；E 型：一侧前弓骨折，对侧后弓骨折）。
③ Ⅲ 型骨折：为侧块合并前弓或后弓骨折（F 型：
侧块骨折累及前弓；G 型：侧块骨折累及后弓）。

　　寰椎骨折大多为稳定型骨折，一般不需要外科
处理。但如果合并枢椎骨折或横韧带损伤就会导致
寰枢关节不稳定，需要手术治疗。对于稳定型寰椎
骨折，可以采用颅骨牵引，halo 架固定或头颈胸石
膏外固定。对于不稳定型骨折手术方法则主要有枕
颈融合术、寰枢椎融合术。如果寰椎侧块或椎弓根
形态尚完整，应尽量选择寰枢椎融合术，以保留寰
枢关节活动度。但对于复位困难的陈旧性骨折，或
因 C_1 侧块骨折无法置入内固定时也可采用枕颈融
合术。

四、寰枢关节前后脱位与旋转脱位

　　枢椎横韧带是维持寰枢关节稳定的重要结构，
其次是齿突尖韧带和翼状韧带。创伤性寰枢关节脱
位是由高能暴力损伤导致（如车祸）。发生暴力时
头面部遭到撞击使得颈部过度伸展，可导致横韧带
损伤甚至断裂，继而发生寰枢关节脱位。此脱位为
寰椎相对于齿突向前脱位。还有一种少见的脱位为
寰椎相对于齿突向后脱位，是由于 C_1 前弓或齿突
骨折引起的严重的外伤性寰枢关节脱位，可以导致
灾难性后果，有较高的致死率，使得其发病率被低
估。创伤性寰枢关节脱位的临床表现根据病情严重
的程度不同而呈现多样性。轻症患者可仅表现为颈
部疼痛、轻度神经损害或仅有 C_2 神经根支配区域
感觉的改变。严重患者可在外伤现场死亡，或者表
现为严重的脊髓损害。事实上，由于外伤导致的儿
童急性寰枢关节脱位并不多见。而由于骨软骨发育
不良以及枕颈区先天性骨性结构畸形导致的慢性寰
枢关节脱位的患儿中更为多见，这些患儿往往因临
床表现并不十分明显而被忽略，或在轻微外伤下出
现了神经损害，或因为颈部出现不适症状行影像学
检查时才被发现有寰枢关节脱位。这种类型的脱位
并非完全是外伤所导致的，而是早已存在的。但是
在外伤的作用下，脱位的严重程度会加重而使得患
儿出现临床症状。

　　颈椎侧位 X 线片和颈椎 CT 矢状面重建图像都
可以清楚显示外伤性寰枢椎脱位的严重程度，可以
观察寰齿前间隙（ADI）宽度的变化。ADI 在成人
正常小于 3mm，而在儿童中小于 5mm。ADI 大于
5mm 提示存在横韧带损伤。颈椎 MRI 可以评估伴
随的脊髓损害程度。

　　寰枢关节旋转半脱位是导致小儿斜颈的主要
原因。寰枢关节对于颈椎运动功能十分重要，占颈
椎旋转功能的一半。寰枢关节旋转半脱位最常见的
原因是创伤和咽喉/上呼吸道感染，也可发生在
头颈部手术后。Fielding 和 Hawkins 将寰枢关节
旋转半脱位分为四型（图 23-1-6）。1 型：为单侧
旋转半脱位，无横韧带损伤，寰齿前间隙正常；2
型：为单侧旋转半脱位伴横韧带损伤，寰齿前间隙
3～5mm；3 型：为双侧旋转半脱位伴横韧带损伤，
寰齿前间隙大于 5mm；4 型：比较少见，为寰椎
相对枢椎向后移位，与齿突发育不良有关，一般与
外伤无关。各种病因导致的寰枢关节旋转半脱位如
果长时间不能复位，可以最终导致韧带和关节囊发
生挛缩，形成旋转脱位与固定。如果患儿的半脱位
是暂时性的，斜颈容易自发性复位则为可复性旋转
半脱位；而如果患儿斜颈持续存在无法自发性复位
则为难复性/固定型旋转半脱位。寰枢关节旋转半
脱位患者的临床表现主要是颈部疼痛、斜颈。患儿

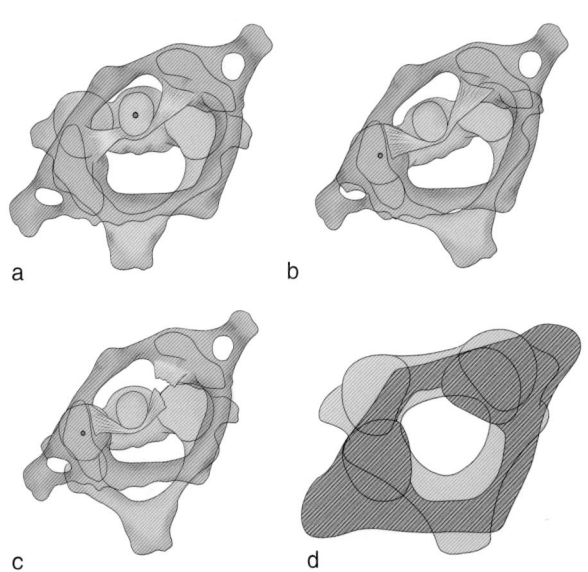

图 23-1-6　寰枢关节旋转脱位示意图。1 型为单侧旋转
半脱位（a）；2 型为单侧旋转半脱位伴横韧带损伤（b）；
3 型为双侧旋转半脱位伴横韧带损伤（c）；4 型为寰椎相
对枢椎向后移位（d）

下颌转向一侧而头部却偏向另外一侧。与肌性斜颈不同的是，寰枢关节旋转半脱位患儿的胸锁乳突肌痉挛在斜颈的对侧。患者大多神经功能完整，部分患者可表现为 C_2 神经根损害或脊髓损害表现。

值得一提的是，部分低龄儿童因在上呼吸道或咽喉部感染后出现了斜颈表现而就诊。影像学检查可以发现患儿有寰枢关节的旋转半脱位。这种半脱位是非结构性的，可能与炎症累及寰枢关节而导致韧带松弛有关。也有部分儿童在一次急性颈部外伤后出现了斜颈表现，在影像学上也可表现出寰枢关节半脱位。这种半脱位则可能和颈部肌肉的痉挛有关。以上两种原因导致的寰枢关节脱位，在颈托制动或配合以牵引治疗大多能自行复位。

颈椎侧位 X 线片上如果枕颈交界区或寰椎前弓模糊不清，则高度提示可能存在寰枢关节旋转半脱位。脱位明显的患者在 X 线片上可以观察到齿突与寰椎侧块解剖关系破坏，寰齿前间隙改变。张口位 X 线正位片上向前脱位的一侧侧块表现得更宽或更靠近中线。CT 可以清晰显示寰枢关节旋转半脱位的解剖关系，是诊断此种疾病的最佳手段，可同时观察到骨性椎管的大小。在 CT 冠状面重建图像上如果发现两侧侧块关节不能同时出现在同一层面，则高度提示存在旋转半脱位。如果患者没有神经损害，MRI 对于评估这类患者的情况价值不大。

创伤性寰枢关节脱位是否需要手术取决于寰齿前间隙（ADI）的大小和复位的难易程度。大多数患者都需要手术治疗。如果 ADI 为 5～10mm，患者可以行颈椎外固定，并避免颈椎过度活动。如果 ADI 大于 10mm，或是出现脊髓损伤表现，则应行手术治疗。手术方式应在牵引下复位，并行寰枢融合术。寰枢椎旋转半脱位的保守治疗还要根据具体情况而定。如果出现斜颈的时间在 1 周以内，可先行颈托固定以及卧床休息，1 周后如果未能自发复位，则需要行牵引治疗。如果斜颈时间超过 1 个月以上，建议行颅骨牵引 2～3 周后再行头颈胸支具固定 2～3 个月。各种牵引治疗都无法复位寰枢关节时需要行手术复位。当寰枢关节严重不稳、横韧带损伤，伴有神经功能损害以及脱位时间过长导致无法通过保守治疗方式复位时都应该行手术治疗。术前行颅骨牵引尽量复位寰枢关节，再行后路寰枢关节固定术。如牵引效果欠佳，也可先行前路经口咽入路松解寰枢关节，再行后路固定（图 23-1-7）。

五、齿突骨折

齿突骨折是小儿颈椎骨折中比较常见的一种类型，约占儿童颈部骨折的 10%，平均患病年龄在 4 岁左右。齿突骨折多由交通事故、高空坠落所致。齿突骨折多发生在齿突基底部的软骨交界处，此处骨质较为薄弱。水平剪切力与轴向压缩力的共同作用是造成齿突骨折的主要机制。目前使用广泛的临床分型是由 Anderson 和 D'Alonzo 提出的分型：Ⅰ型为齿突尖端翼状韧带附着部的斜形骨折；Ⅱ型为齿突基底部的骨折，此型最多见；Ⅲ型：齿突骨折累及枢椎体（图 23-1-8）。但是这一分型主要是应用于成人分型，对于低龄儿童，尤其是齿突和椎体尚未融合的儿童并不适用。成人齿突骨折多发生在齿突根部（即 Anderson Ⅱ型骨折），而低龄儿童的齿突骨折多发生在齿突和椎体间的软骨结合部。Hosalkar 在 2009 年针对齿突和椎体之间软骨未闭合的患儿提出了自己的分型，共分为两大类型，Ⅰ型中又分为三个亚型，共四型（图 23-1-9）。Ⅰ型患者骨折均发生在软骨结合部位。ⅠA 型齿突前移位程度小于 10%，在 X 线片上无明显异常发现；ⅠB 型齿突前移位程度大于 10%，小于 100%；ⅠC 型齿突前移位程度大于 100%；Ⅱ型患者骨折线在软骨结合部下方，无明显移位。

齿突骨折患者在临床上容易漏诊，患者可能仅表现为颈部疼痛，上颈椎有压痛，无法后仰头部。如存在寰枢关节脱位，压迫脊髓可表现为不同程度的脊髓损害。咽后血肿可引起的头部旋转疼痛和吞咽困难。颈椎正位片对于诊断此病的价值不大，尤其是对于骨折发生在软骨结合部的低龄儿童更是容易漏诊。齿突骨折如果有移位，可以在颈椎侧位片上看到寰枢关节脱位。齿突如果没有明显移位，而病史和体征又高度怀疑存在上颈椎损伤的患儿，强烈建议行 CT 矢状面平扫以及三维重建评估。如果还是难以分辨，可以行颈椎 MRI 检查。Schippers 等的研究发现，如发现 C_1、C_2 水平软组织以及软骨交界处有信号改变，则高度提示齿突骨折。

用于成人齿突骨折治疗策略制订的 Anderson 分型对治疗大龄儿童齿突骨折有同样的指导意义。保守治疗的适应证包括 Anderson Ⅰ型、Ⅲ型、部分无移位的Ⅱ型骨折。但是，无移位的Ⅱ型齿突骨折保守治疗的不愈合率很高。对于无移位的Ⅱ型骨

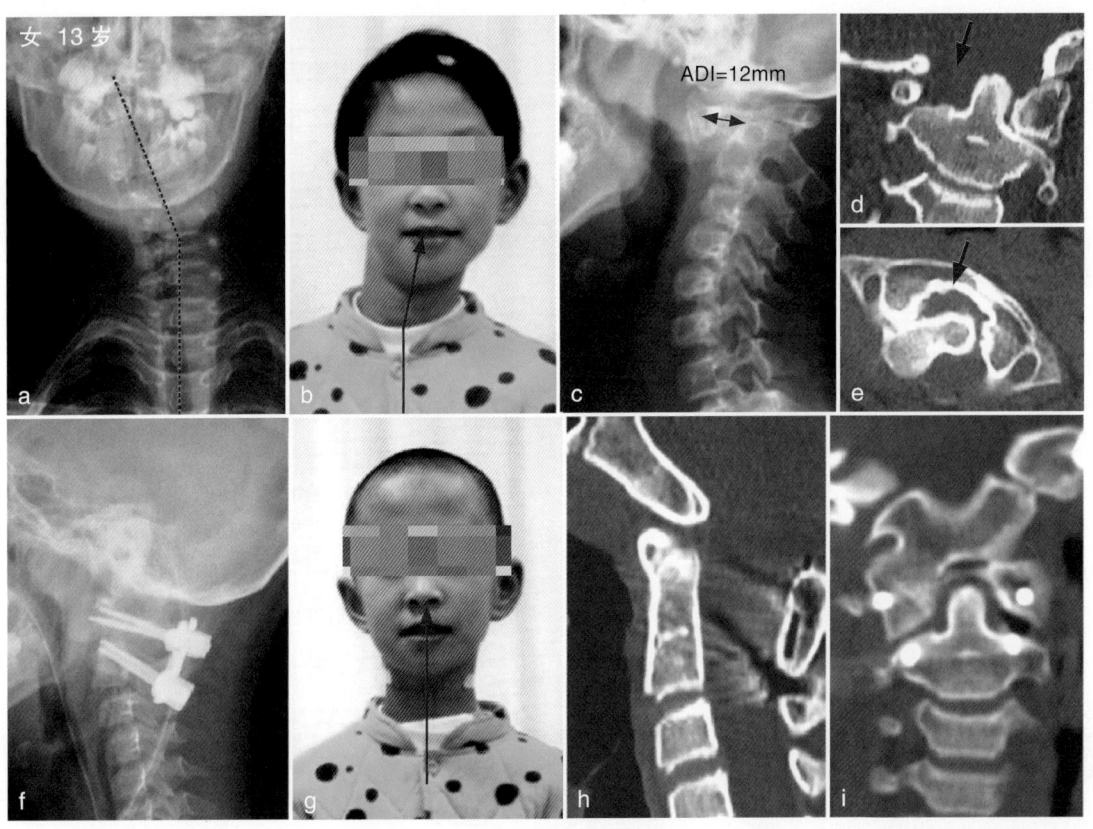

图 23-1-7　女，13 岁，颈部外伤后导致斜颈 6 个月，期间行颈托固定以及牵引治疗无效，斜颈逐渐加重（a、b）。术前颈椎侧位 X 线片显示 ADI 为 12mm（c），CT 显示齿突距离 C_1 两侧侧块不等（d、e），诊断为寰枢关节旋转半脱位固定。行颅骨牵引效果不佳后行前路经口咽寰枢关节松解术，二期行后路寰枢关节固定术，术后侧位 X 线片见内固定位置良好，寰枢关节复位满意（f）。患儿斜颈得到很好纠正（g），CT 显示 ADI 恢复正常，齿突两侧间隙相等（h、i）（此病例由李危石提供）

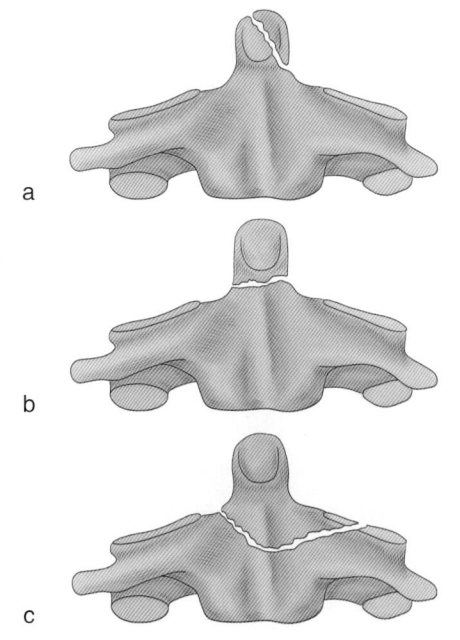

图 23-1-8　齿突骨折的 Anderson 分型示意图。Ⅰ型为齿突尖端翼状韧带附着部的斜形骨折（a）；Ⅱ型为齿突基底部的骨折（b）；Ⅲ型为齿突骨折累及枢椎体（c）

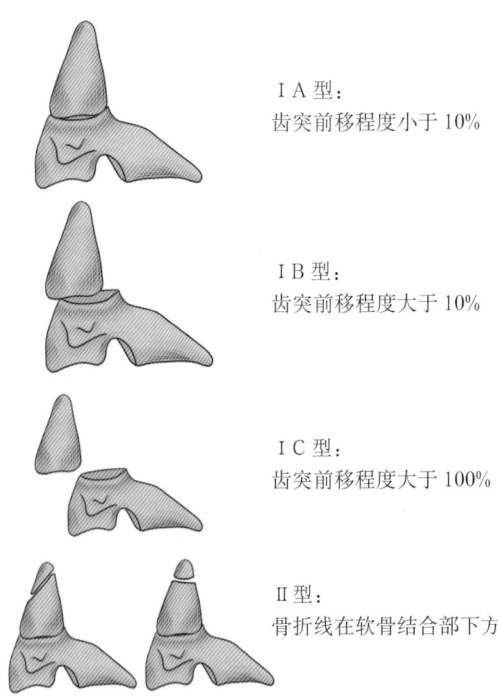

ⅠA 型：
齿突前移程度小于 10%

ⅠB 型：
齿突前移程度大于 10%

ⅠC 型：
齿突前移程度大于 100%

Ⅱ型：
骨折线在软骨结合部下方

图 23-1-9　低龄儿童齿突骨折的 Hosalkar 分型示意图

折是否可以采用保守治疗仍存在争议。保守治疗可采用颅骨牵引复位或头颈胸支具，或 Halo-vest 支架固定。而对于低龄儿童，齿突和枢椎椎体尚未完全融合的患儿，其合理的治疗策略目前尚无统一的标准。根据 Hosalkar 分型，IA 型属于稳定型骨折，可行保守外固定治疗；IB 型可在牵引复位后再行外固定治疗；IC 型移位严重，需要手术固定。II 型如果移位不严重也可行外固定治疗，若移位严重，则同样需要行手术固定。

保守治疗的主要缺点是患儿依从性不高，给患儿的生活带来诸多不便。而手术术式目前多采用后路寰枢椎经关节螺钉内固定术以及后路寰枢椎椎弓根螺钉内固定术（图 23-1-10、图 23-1-11）。后路手术可以为骨折提供很好的固定，临床上融合率也很高。但后路手术的缺点是患儿 C_1、C_2 发育尚未成熟，侧块以及椎弓根形态细小，置钉困难，且鲜

有针对儿童设计的寰枢椎内固定物，有时需要行枕颈融合术。患儿术后同样需要颈部固定数周。已有研究者尝试前路齿突螺钉固定并获得成功。Bhagat 对 1 例 2 岁齿突骨折患儿成功地进行了前路齿突螺钉固定术获得成功。Farrokhi 也利用该术式成功治疗 1 例 18 个月龄女性患儿，他认为前路固定避免了后路手术螺钉尺寸不匹配的问题，而且可以保留寰枢关节的旋转功能。但目前对低龄儿童行前路齿突固定是一项技术要求高的手术，目前尚未广泛开展（图 23-1-12）。

六、Hangman 骨折

Hangman 骨折，为枢椎椎弓根骨折。损伤机制是颈部在过伸位状态下受到轴向压迫导致。目前认为此种骨折多发生于 2 岁以下儿童，因为

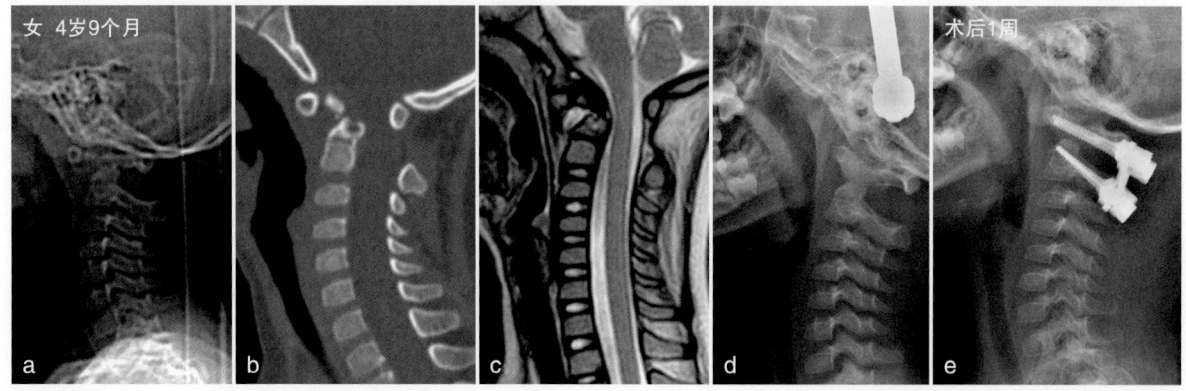

图 23-1-10　女，4 岁 9 个月，因外伤导致四肢肌力减退，颈椎 X 线片和 CT 矢状面重建图像显示齿突 II 型骨折伴寰枢关节脱位（a、b），术前 MRI 显示颈髓受压（c）。患儿先行颅骨牵引治疗 1 个月后（d），行后路寰枢关节复位内固定术（e）（此病例由张学军提供）

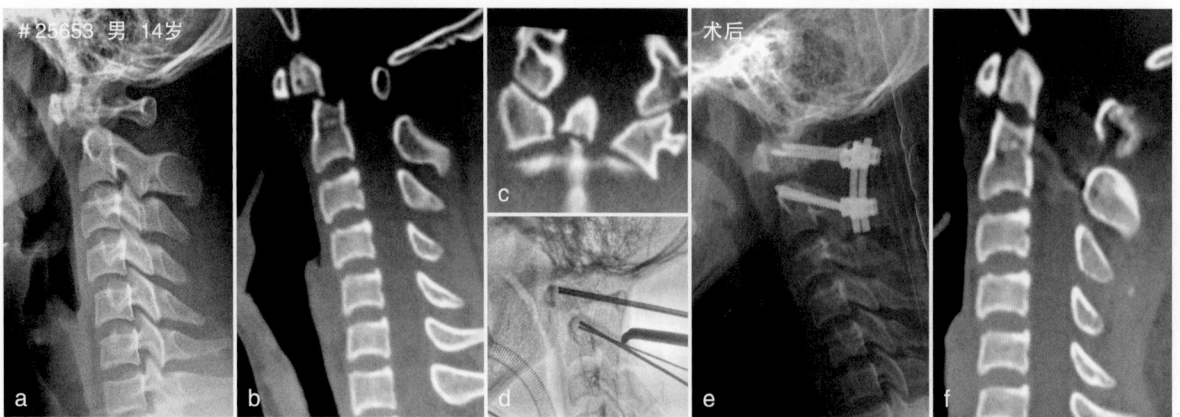

图 23-1-11　男（#25653），14 岁，因外伤导致颈部疼痛，旋转受限，四肢活动无异常。颈椎侧位 X 线片和 CT 重建图像均可显示齿状突骨折 II 型伴寰枢关节脱位（a~c），行颈椎后路寰枢关节复位固定术，术中透视显示导针位置良好（d）。术后颈椎侧位 X 线片见内固定位置佳（e），CT 矢状面重建图像显示寰枢关节复位良好（f）

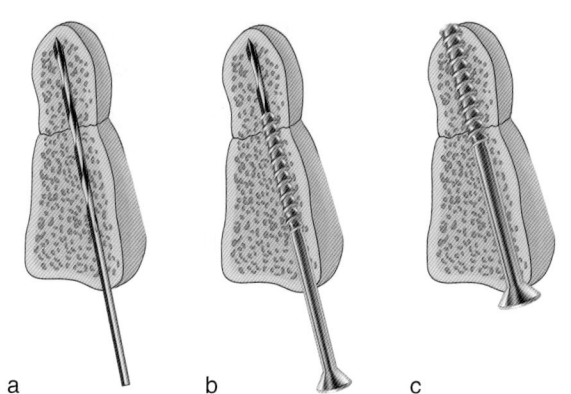

图 23-1-12　齿突骨折内固定示意图。骨折复位后，从 C₂ 前方下缘中点在透视下向齿突顶端钻导向孔，并将克氏针自导向孔插入（a）。选择合适长度的直径为 3.5mm 或 4.0mm 带部分螺纹的空心自攻拉力螺钉自克氏针方向拧入（b）。将螺钉前端拧至穿破齿突顶点皮质，完成拉力加压（c）

2 岁以下儿童头部相对较大且肌肉控制力较差。Hangman 骨折常见原因为交通意外和高空坠落伤。还有一种罕见的可能性，即发生在不同场合的儿童虐待，应引起关注。

此类骨折一般不伴有脊髓损伤，大部分患儿表现为颈部疼痛和颈部活动时僵硬感。但小于 3 岁的患儿往往无法很好地主诉症状，给初步诊断带来一定困难。经历高能损伤的低龄患儿如果出现精神状态改变、斜颈、神经功能损害等表现时要注意可能存在枢椎骨折。颈椎侧位片可见枢椎椎弓根前方一透亮线，可伴有枢椎相对于 C₃ 向前的滑脱移位。值得注意的是，在小于 8 岁的患儿 C₂ 可以相对于 C₃ 向前有 3mm 以内的滑脱移位。CT 图像可以清楚地

显示骨折线、移位情况及与椎管的关系。但是应注意与患儿先天性 C₂ 发育畸形相鉴别，包括关节突发育不良、先天性 C₂ 峡部裂等。MRI 可以了解脊髓受损与否和严重程度，为手术策略的制订提供依据。成人 Hangman 骨折分类常采用 Levine-Edwards 分型（图 23-1-13），而该分型也用于儿童 Hangman 骨折的分型。Ⅰ 型骨折：有轻微的移位，C₂ 向前移位小于 3.5mm，韧带损伤轻微。Ⅱ 型骨折：C₂ 有超过 3.5mm 的向前移位合并有 C₂ 和 C₃ 成角大于 11°；ⅡA 型骨折：C₂ 和 C₃ 成角大于 11° 但是 C₂ 前移位小于 3.5mm，骨折线是斜行或水平的，椎间盘自后向前撕裂，通常不伤及前纵韧带。Ⅲ 型骨折：移位严重，同时伴有后方小关节交锁固定。

根据 Levine-Edwards 的分型，Ⅰ 型和 Ⅱ 型骨折属于稳定型骨折，可行保守治疗，颈部制动 6～12 周。而 Ⅱ 型和 Ⅲ 型骨折属于不稳定型骨折，需要手术治疗，常用的方法是后路 C₂/C₃ 复位内固定术（图 23-1-14）。

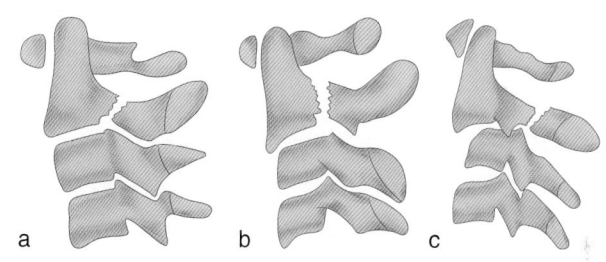

图 23-1-13　Hangman 骨折的 Levine-Edwards 分型示意图。Ⅰ 型：轻微位移，C₂ 向前移动小于 3.5mm；Ⅱ型：C₂ 位移超过 3.5mm，合并 C₂、C₃ 成角大于 11°；Ⅲ型：位移严重，同时伴有后方小关节交锁固定

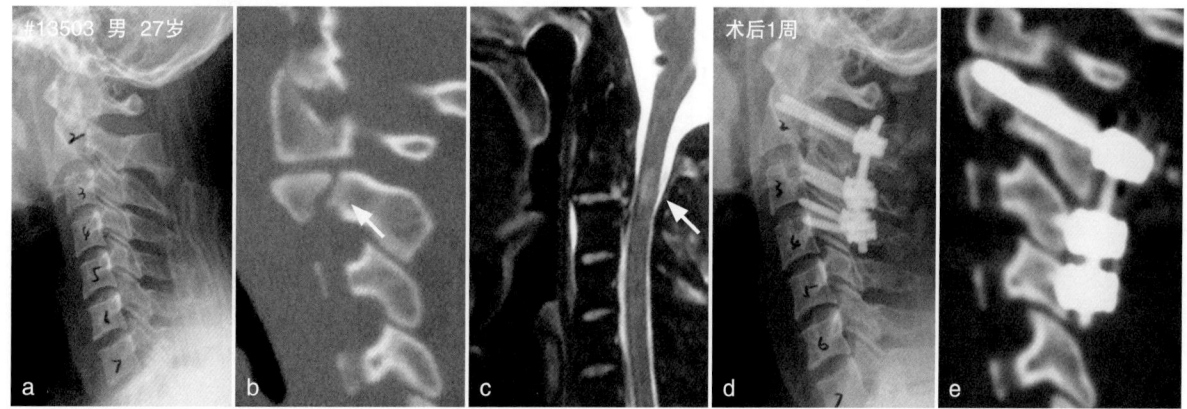

图 23-1-14　男（#13503），27 岁，外伤致 C₂ Hangman 骨折伴不全瘫（a），CT 矢状面重建可见 C₂ 峡部断裂（b，箭头），颈椎 MRI 可见 C₂ 水平信号改变（c，箭头）。一期行后路 C₂~C₄ 内固定术，术后 1 周复查颈椎 X 线片，见颈椎矢状面序列良好（d），CT 矢状面重建见内固定置入位置良好（e）

七、下颈椎骨折

下颈椎骨折（$C_3\sim C_7$）很少发生于婴幼儿，多发生在 8 岁以上儿童。常见的原因包括车祸伤、运动损伤、高空坠落等。这些损伤包括压缩性骨折、爆裂性骨折、后侧韧带损伤、单侧或双侧关节脱位。下颈椎骨折大多是单个节段骨折，好发节段在 C_6 或 C_7。

压缩性骨折是儿童下颈椎骨折最为常见的类型，由屈曲损伤和轴向负荷引起。脊柱后方韧带完整，椎体后缘完整无骨块和椎间盘突入椎管。压缩性骨折属于稳定性骨折，极少伴有脊髓损伤。压缩性骨折有时很难诊断，因为 X 线片上椎体楔形变程度较轻。而爆裂性骨折的发生机制是很大的轴向负荷作用于头部，同时伴有头部的轻度屈曲。典型的爆裂性骨折为在椎体前下缘看到的小的泪滴样碎骨片。这种泪滴样骨折和单纯撕脱骨折的区别是前者累及小关节、前后纵韧带或椎间盘，属于不稳定性骨折。椎体后部也可发生骨折，且非常危险，骨块突入椎管可导致严重的脊髓损害。对于此类患者，应该行 CT 检查观察骨折块位置和椎管内情况。颈椎 MRI 可以检查相关软组织和脊髓损伤。

后方韧带损伤是由颈椎在屈曲位受到旋转外力导致。患儿后方韧带和关节囊都会受到损伤。暴力程度较轻时仅为后方韧带撕裂，暴力严重时可伴有一侧或双侧小关节脱位。患者可表现为损伤部位疼痛和压痛。X 线上可表现正常，也可表现为棘突间距增宽。

单侧或双侧小关节脱位是仅次于压缩性骨折的第二常见的儿童下颈椎损伤，可以同时合并关节突骨折。一侧关节脱位时椎体前移程度就可以达到矢状径的 1/4～1/2（图 23-1-15），可表现出一侧神经根受压症状或脊髓损害表现。双侧脱位的发生率较单侧少，但稳定性更差且脊髓损害程度更重。颈椎侧位片上可以做出诊断，但儿童重叠的软骨无法显影，可表现为骑跨关节。

压缩性骨折多为稳定性骨折，无明显神经损害，多可通过保守制动治疗。一般颈椎固定 2～4 个月可获得最终痊愈。压缩不严重的患儿椎体在生长发育过程中可以有良好的再塑性，椎体高度可以部分或完全恢复。爆裂性骨折可导致神经损害，可先行头颅牵引，如果牵引后仍有脊髓压迫表现，则需要前路清除骨块或椎间盘并行植骨融合术（图 23-1-16）。如果没有神经损害，一般不建议前路融合手术，因为前路手术可以破坏前方生长潜能，导致医源性后凸形成。单纯后方韧带损伤患儿一般无神经损害，可过伸位固定。如果损伤严重形成颈椎不稳则需要后路固定植骨融合。单侧或双侧关节脱位患儿应及时行头颅牵引复位、颈部先行屈曲位牵引，检查复位后改为后伸位，复位后有效固定 2～3 个月（图 23-1-15）。如果无法复位则需要后路复位内固定植骨融合。

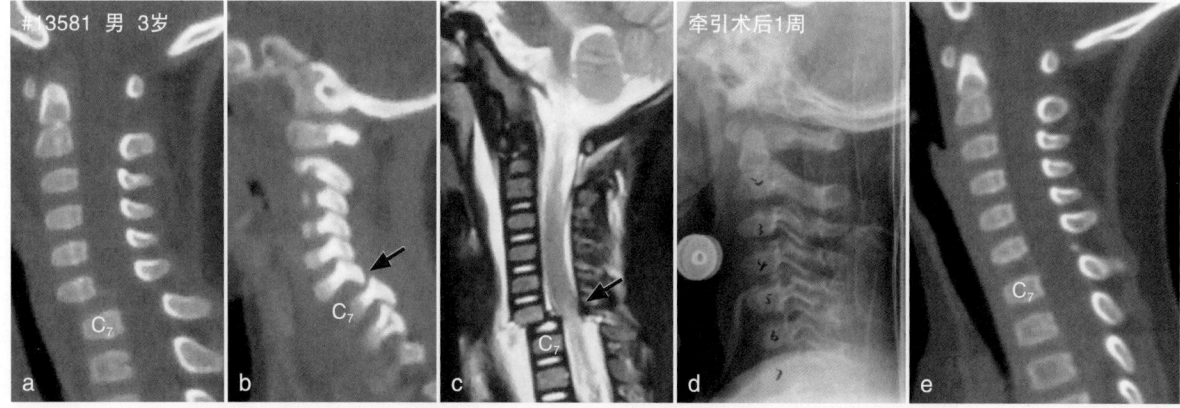

图 23-1-15　男（#13581），3 岁，C_6/C_7 骨折伴脱位（a），CT 矢状面重建可见 C_6/C_7 关节突交锁（b，箭头），颈椎 MRI 可见脱位处颈髓受压，信号改变（c，箭头）。行颅骨牵引术，牵引术后 1 周复查颈椎 X 线片，见颈椎矢状面序列恢复（d），CT 矢状面重建见关节复位成功（e），后期行 Halo-vest 外固定治疗

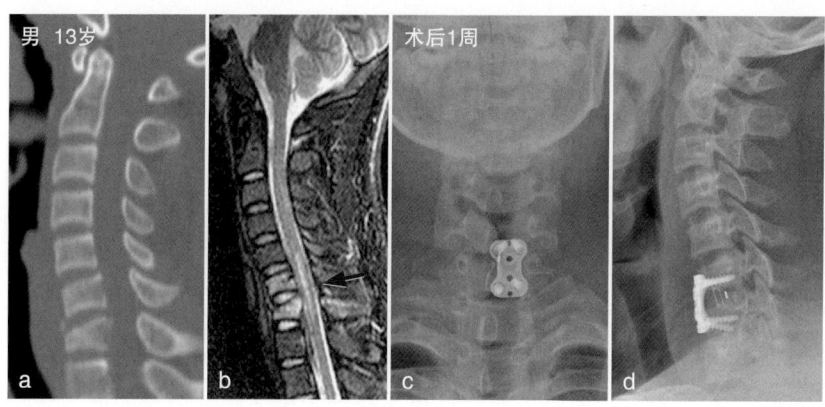

图 23-1-16　男，13 岁，C_6/C_7 骨折伴双上肢不全瘫，CT 矢状面重建可见 C_6、C_7 椎体楔形变（a）；颈椎 MRI 可见脊髓以 C_6/C_7 为中心长节段高信号影（b，箭头）；行颈椎前路 C_6/C_7 椎间盘切除减压内固定椎体间融合术（c、d）（此病例由王向阳提供）

八、无骨折脱位型脊髓损伤

无骨折脱位型脊髓损伤（spinal cord injury without radiographic abnormality，SCIWORA）这一术语是指普通 X 线片、CT 扫描检查都未发现明显骨折脱位，但患者却存在明显颈脊髓损伤的症状和体征。SCIWORA 在所有脊髓损伤儿童中的发病率报道为 4%～67%。儿童脊柱的生物学特性使得其容易发生 SCIWORA。儿童脊柱的柔软性高于脊髓，脊柱在发生较大形变时也不会发生骨折脱位，而此时脊髓已经因为经受了较大的形变发生了严重损伤。颈椎过度的后伸和前屈可以使得脊髓在瞬间受压牵拉和挤压，造成不同程度的脊髓损害表现，如脊髓横断征、中央脊髓综合征、脊髓半切综合征等。患儿在受伤后即可出现神经损害表现。而有一部分患者却可以出现迟发性脊髓损害。这种迟发性脊髓损害被认为与受伤后脊柱未能进行有效地固定有关。受伤后神经损害程度可以提示 SCIWORA 的预后。神经症状轻的儿童可能会完全恢复神经功能；然而神经损害严重的儿童神经功能通常恢复有限甚至无法恢复。

SCIWORA 患儿在 X 线片和 CT 上并无异常表现，颈椎 MRI 是必须要检查的项目。MRI 可以观察到脊髓水肿或血肿、软组织以及韧带的损伤。值得注意的是，有 5%～10% 的患儿在颈椎 MRI 上表现也是阴性的。儿童 SCIWORA 与成人 SCIWORA 不同，后者在受伤前大都已经存在不同程度的颈椎管狭窄、颈椎间盘突出和明显的颈椎退行性病变，大多需要手术。而 SCIWORA 患儿如果无骨性结构异常和不稳定，大多可以采取保守治疗，严格颈椎制动 2～3 个月，牵引、脱水、营养神经药物，以及针灸辅助治疗等（图 23-1-17）。

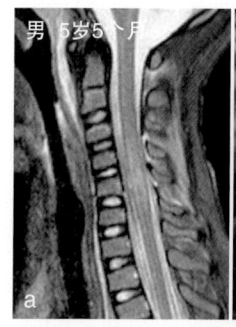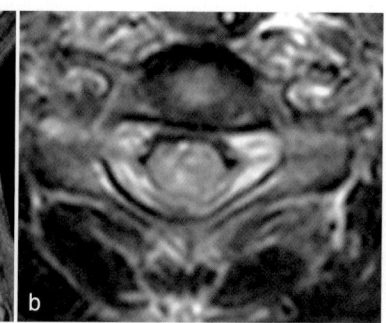

图 23-1-17　男，5 岁 5 个月，车祸伤，下肢不全瘫。MRI 示 C_3～C_6 水平脊髓高信号改变，局部脊髓水肿膨大，但椎管通畅，无脊髓受压现象（a、b），无脊柱骨折脱位，6 个月后神经功能恢复正常（此病例由张学军提供）

参考文献

[1] Bellabarba C, Mirza S, West G, et al. Diagnosis and treatment of craniocervical dislocation in a series of 17 consecutive survivors during an 8-year period[J]. J NeurosurgSpine, 2006, 4(6): 429-440.
[2] Copley P, Tilliridou V, Kirby A, et al. Management of cervical spine trauma in children[J]. Eur J Trauma Emerg Surg, 2019, 45(5): 777-789.
[3] Farrokhi M, Rezaei H, Farrokhi F. Anterior screw fixation in type II odontoid fracture in an 18-month-old girl: a case report and review of the literature[J]. Br J Neurosurg, 2019, 33(6): 699-702.
[4] Gornet M, Kelly M. Fractures of the axis: a review of pediatric, adult, and geriatric injuries[J]. Curr Rev Musculoskelet Med, 2016, 9(4): 505-512.
[5] Harris J, Carson G, Wagner L. Radiologic diagnosis of traumatic occipitovertebral dissociation: 1. Normal occipitovertebral relationships on lateral radiographs of supine subjects[J]. AJR Am J Roentgenol, 1994, 162(4): 881-886.
[6] Harris J, Carson G, Wagner L, et al. Radiologic diagnosis of traumatic occipitovertebral dissociation: 2. Comparison of three methods of detecting occipitovertebral relationships on lateral radiographs of supine subjects[J]. AJR Am J Roentgenol, 1994, 162(4): 887-892.
[7] Hosalkar H, Greenbaum J, Flynn J, et al. Fractures of the odontoid in children with an open basilar synchondrosis[J]. J Bone Joint Surg Br, 2009, 91(6): 789-796.
[8] Karlsson M, Magnus K, Moller A, et al. A modeling capacity of vertebral fractures exists during growth: an up-to-47-year follow-up[J]. Spine(Phila Pa 1976), 2003, 28(18): 2087-2092.

[9] Knox J, Schneider J, Cage J, et al. Spine trauma in very young children: a retrospective study of 206 patients presenting to a level 1 pediatric trauma center[J]. J Pediatr Orthop, 2014, 34(7): 698-702.

[10] Madura C, Johnston J. Classification and management of pediatric subaxial cervical spine injuries[J]. Neurosurg Cli N Am, 2017, 28(1): 91-102.

[11] Moller A, Hasserius R, Besjakov J, et al. Vertebral fractures in late adolescence: a 27 to 47-year follow-up[J]. Eur Spine J, 2006, 15(8): 1247-1254.

[12] Montalbano M, Fisahn C, Loukas M, et al. Pediatric hangman's fracture: a comprehensive review[J]. Pediatr Neurosurg, 2017, 52(3): 145-150.

[13] Murphy R, Davidson A, Kelly D, et al. Subaxial cervical spine injuries in children and adolescents[J]. J Pediatr Orthop, 2015, 35(2): 136-139.

[14] Özbek Z, Özkara E, Vural M, et al. Treatment of cervical subaxial injury in the very young child[J]. Eur Spine J, 2018, 27(6): 1193-1198.

[15] Poorman G, Segreto F, Beaubrun B, et al. Traumatic fracture of the pediatric cervical spine: etiology, epidemiology, concurrent injuries, and an analysis of perioperative outcomes using the kids' inpatient database[J]. Int J Spine Surg, 2019, 13(1): 68-78.

[16] Purvis T, De la Garza-Ramos R, Abu-Bonsrah N, et al. External fixation and surgical fusion for pediatric cervical spine injuries: short-term outcomes[J]. Clin Neurology Neurosurg, 2018, 168: 18-23.

[17] Serratrice N, Fievet L, Aulanier A, et al. C1-C2 type Harms internal fixation for unstable C2 fracture in a 6-year-old boy: case report[J]. Neurochirurgie, 2019, 65(6): 417-420.

[18] Traynelis V, Marano G, Dunker R, et al. Traumatic atlanto-occipital dislocation. Case report[J]. J Neurosurg, 1986, 65(6): 863-870.

[19] Wilson J, Buchowski J. Post-traumatic deformity: prevention and management[J]. Handb Clin Neurol, 2012, 109: 369-384.

[20] Parisini P, Di Silvestre M, Greggi T. Treatment of spinal fractures in children and adolescents: long-term results in 44 patients[J]. Spine(Phila Pa 1976), 2002, 27(18): 1989-1994.

第二节　胸腰椎创伤

胸腰椎解剖学及损伤生物力学

小儿胸腰段脊柱和颈椎一样，都处于尚未发育成熟阶段。胸腰椎的发育和下颈椎一样，每块椎骨有三个骨化中心：一个椎体骨化中心和两个神经弓，通常会在 2~6 岁融合。胸腰椎关节突关节面更趋向于水平方向且骨化不完全，所以椎体间活动性很大。小儿关节突关节在 15 岁时才可达到成人关节突角度水平。总之，由于韧带松弛、小关节角度较浅、椎旁肌肌肉组织不成熟和椎体骨化不完全，使得小儿脊柱具有较大的活动能力和弹性。这种弹性可以使得外力呈多节段分布，所以儿童胸腰椎骨折中多节段损伤较成人更为多见，也更容易合并胸腹部联合伤。由于儿童脊柱肌肉组织和支撑结构较弱，创伤力也很容易更直接、更严重地传递到脊髓，从而导致神经并发症。

儿童脊柱骨折中严重的致残性损伤多发于胸腰段。胸腰段损伤主要好发于大龄儿童，常见的部位是 T_4~T_{12}，其次是 T_{12}~L_2。儿童胸腰段骨折损伤机制主要分为三种：屈曲损伤（伴或不伴椎体压缩）、牵拉损伤以及剪切损伤。小儿胸腰椎特点是椎间盘较椎体相比有更强的抵抗垂直压力的能力。在儿童椎间盘达到所能承受的最大暴力极限之前，椎体已经发生崩塌。当垂直压力逐渐增加时，椎间盘的形变是自椎体终板向松质骨内突出，将椎体松质骨内血液挤出，降低了椎体吸收能量的能力并最终导致骨折。屈曲损伤导致的椎体前柱压缩损伤最为常见，中后柱保持完整。但当屈曲角度增大时，可导致椎体后柱的张力带损伤。牵拉损伤可见于汽车突然制动减速，患儿的躯干由于安全带的束缚而发生极度屈曲，继而导致中后柱牵拉损伤。较大的暴力损伤，如车祸直接撞击可以因剪切力发生严重的胸腰椎损伤，骨折线可以通过终板产生剪切应力导致创伤性椎骨滑脱。

儿童胸腰椎骨折伴发脊髓损伤的原因主要分为原发性和继发性两种。"原发"是暴力对脊髓的直接损伤，如震荡，骨块直接压迫，过度牵拉等可以导致脊髓的机械性损害。"继发"主要是指因为脊髓在经历了原发损害后，引起炎症反应和脊髓水肿，加重脊髓的机械压迫，导致恶性循环，进一步加重了脊髓的损害。患儿如果合并有严重胸腹部损伤时，也可因为大量失血而加重脊髓缺血性损害。

临床表现及影像学表现

小儿胸腰椎损伤往往是由于严重的暴力伤，如车祸伤、高空坠落等。但近年来临床上发现，因高强度或姿势不当的体育运动，甚至是舞蹈训练所导致的脊柱脊髓损伤有所增加。此类暴力伤在引起胸腰椎骨折的同时，也合并有其他系统的损伤。系统的体格检查必须对气道、呼吸和循环进行评估。临床评估时还应重点了解此次受伤的机制、脊柱的生长成熟度、神经功能受损的程度。必须进行详细的神经功能检查，包括直肠部位检查、肛门括约肌的反射情况和感觉，同时还要仔细对整个脊柱进行触诊以发现压痛和畸形。

意识清醒和检查合作的患儿多主诉脊柱受伤部位疼痛，局部有压痛。有不稳定脊柱损伤和神经损害的患儿会出现下肢功能障碍和肢体肌肉的痉挛。

神经损害可表现为完全性损伤或是部分损伤。完全性损伤表现为损伤平面以下所有感觉运动的完全丧失。患儿是否为不完全性脊髓损伤需要等脊髓休克期过后神经功能检查结果而定。对于恐惧、非常疼痛、体格检查不配合的患儿进行神经系统检查非常困难。肢体的屈曲或反射性收缩会被误认为是随意运动。对儿童的触诊会引起哭闹，也会被误认为感觉正常。所以，要了解患儿神经功能的真实情况需要反复多次观察和检查。

大部分胸腰椎骨折在 X 线片上可以被发现。在 X 线片上可观察椎体高度的变化，椎弓根间距是否增宽，棘突是否对称。X 线片上提示脊柱不稳的征象有椎体塌陷伴椎弓根间距增大，椎管被椎板或椎体骨折块占据大于 1/3，椎体间滑脱大于 2.5mm 等。CT 三维重建可以更好地评估椎管内骨块占位的情况，特别是对于爆裂性骨折患儿。MRI 检查可以明确脊髓是否有损伤，以及损伤的严重程度。在 T2 加权像上脊髓水肿为高信号，挫裂伤为混杂信号，急性出血为低信号。由于损伤可发生在多个平面，必要时需行全脊柱 CT 或 MRI 检查以避免漏诊。

临床分型和稳定性评估

对胸腰椎骨折稳定性的判断对治疗策略的选择至关重要。目前临床上判断骨折的稳定与否主要基于 Denis 的脊柱三柱理论。Denis 将脊柱分为前、中、后三柱（图 23-2-1）。前柱包括椎体和椎间盘的前半部分，以及前纵韧带；中柱包括椎体和椎间盘的后半部分，以及后纵韧带；剩余的部分为后柱，包括椎弓根、椎板、黄韧带、关节突、棘突、棘间韧带和棘上韧带。Denis 认为当发生两柱或两柱以上结构

损伤时应当考虑脊柱存在高度不稳定性。

Denis 将胸腰椎骨折分为四类，包括压缩性骨折（Ⅰ型）、爆裂性骨折（Ⅱ型）、屈曲分离骨折（Chance 骨折，Ⅲ型）以及骨折合并脱位（Ⅳ型），每一种分型下面还有一些亚型。尽管该分型起初是用于对成人胸腰椎骨折的描述，但在临床上仍可以作为儿童胸腰椎骨折诊断与治疗的重要参考。

1. 压缩性骨折（Denis Ⅰ型）　压缩性骨折是儿童最常见的胸腰椎骨折类型。它们通常发生在胸腰交界区，主要是由于低能量轴向负荷，如跌倒或某些轻度运动损伤导致。压缩性骨折为前柱损伤，中柱完整，暴力程度过大时可导致后柱的牵张骨折。由于中柱没有受到损伤，此类骨折一般不会出现椎体骨折块向椎管内突出压迫脊髓的情况，椎管完整，因此较少出现神经损害表现。椎体的压缩可以发生在上终板，也可以发生在下终板或上下两端终板受累。因此，压缩性骨折可以分为四种亚型（图 23-2-2）。A 型：上下终板骨折；B 型：上终板骨折；C 型：下终板骨折；D 型：前侧骨皮质挤压，上下终板完整。

患儿可表现为多节段骨折。大多数骨折导致的椎体高度丢失不超过 30%；如果椎体高度丢失在 50% 以上则提示后方韧带复合体损伤，需要通过磁共振成像及时评估。大部分压缩性骨折都是低能量损伤，不需要手术干预，椎体高度在后期生长发育过程中大多可以自发恢复（图 23-2-3）。但如果椎体生长板受损严重，同时伴有后方韧带复合体损伤，在发育过程中产生的进行性加重的胸腰段后凸畸形又可导致椎体前部负荷过重阻碍椎体生长板内的软骨生长，引起后凸畸形加重的恶性循环。因此，累及到后方韧带复合体损伤的压缩性骨折应尽量选择手术治疗（图 23-2-4）。

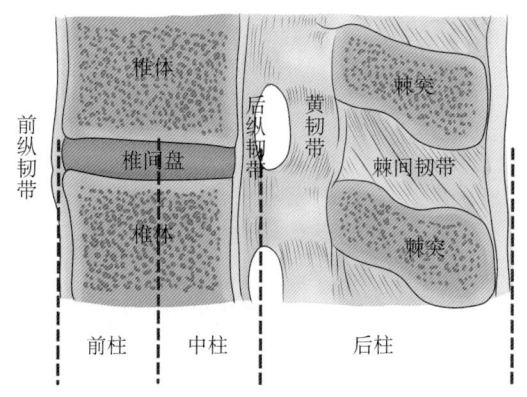
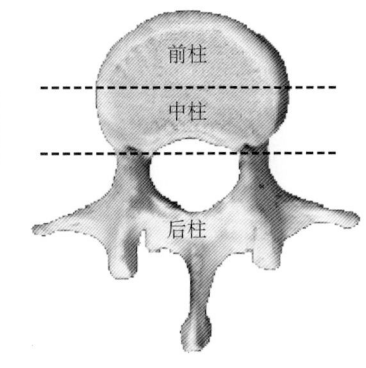

图 23-2-1 脊柱的 Denis 三柱理论示意图

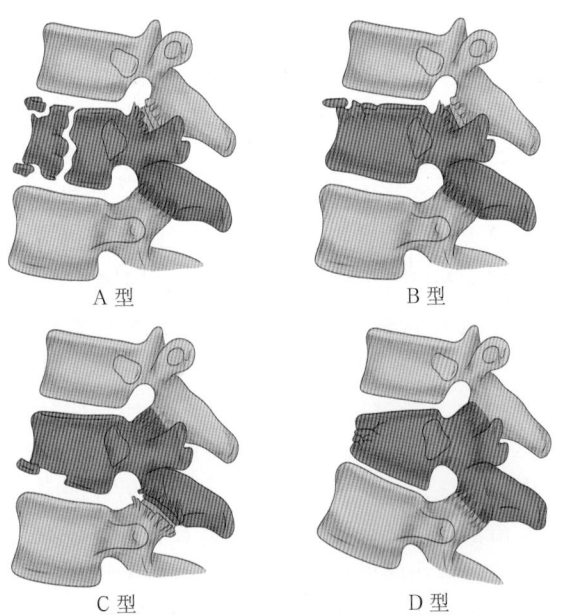

图 23-2-2 压缩性骨折的四种亚型示意图。A 型：上下终板骨折；B 型：上终板骨折；C 型：下终板骨折；D 型：前侧骨皮质挤压，上下终板完整

2.爆裂性骨折（Denis Ⅱ 型） 爆裂性骨折与压缩性骨折的区别是存在椎体后壁的骨折，即中柱的骨折，使得椎体后部骨折块向后突入椎管造成椎管狭窄。此类损伤的暴力程度较大，所以往往造成患儿伴发神经损害症状。爆裂性骨折主要的损伤机制是受到了轴向高能量暴力伤，高能创伤会使髓核进入椎体，导致前柱和中柱破裂。爆裂性骨折可分为 A 型：上下终板骨折；B 型：上终板骨折；C 型：下终板骨折；D 型：爆裂-旋转型骨折；E 型：侧方爆裂骨折（图 23-2-5）。

患者骨折的爆裂程度主要由暴力的速度决定，暴力作用得越快速则椎体后方骨块突入椎管的可能性更大。不少患者还可以同时存在椎板的骨折。这种椎板骨折通常是纵向的，可导致椎管后方椎板皮

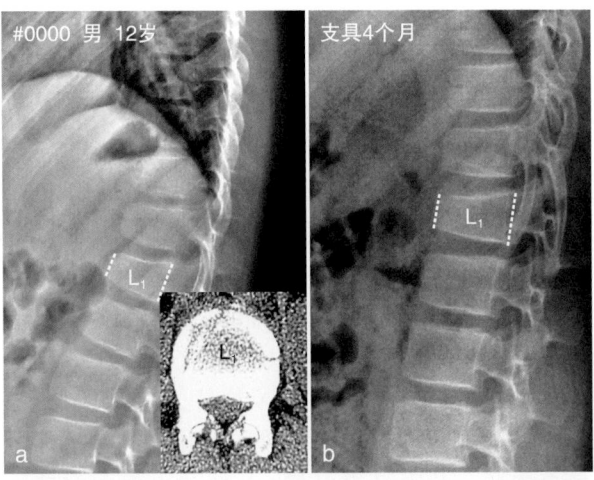

图 23-2-3 男（#0000），12 岁，L₁ 压缩性骨折椎体楔形变，椎体高度降低，尤其是在前部。CT 显示椎体后壁完整，提示中柱未受到明显损伤（a），行 Boston 支具治疗后 4 个月，椎体重构，椎体前部高度恢复，楔形变和前后缘高度差减小（b）

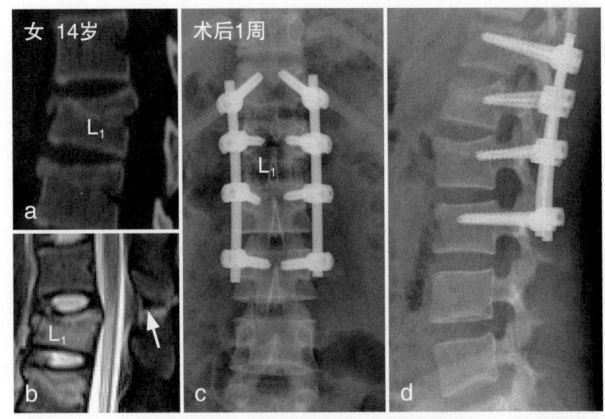

图 23-2-4 女，14 岁，高空坠落伤后腰痛但下肢神经功能完好，CT 矢状面重建可见 L₁、L₂ 两节段椎体楔形变，L₁ 更为明显（a）；腰椎 MRI 可见 L₁、L₂ 椎体以及相应高信号，后柱可见 T₁₂~L₁ 水平后方张力带结构的损伤（b，箭头）；行后路骨折复位内固定植骨融合术，术后见椎体高度恢复良好（c、d）（此病例由王向阳提供）

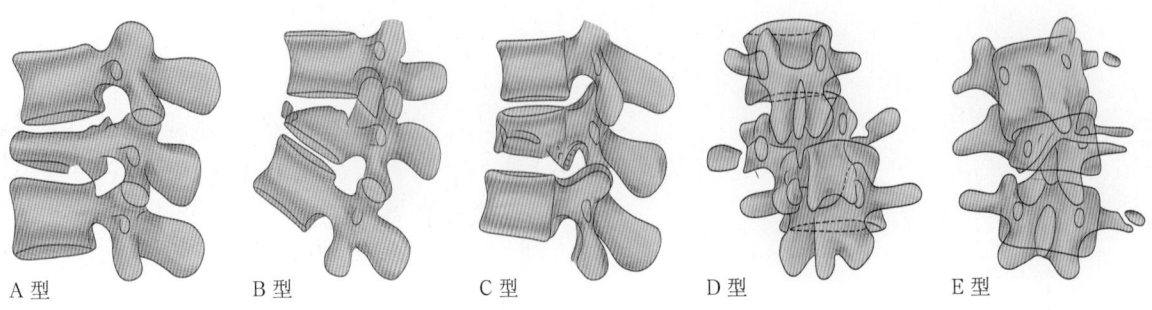

图 23-2-5 爆裂性骨折的五种亚型示意图。A 型：上下终板骨折；B 型：上终板骨折；C 型：下终板骨折；D 型：爆裂-旋转型骨折；E 型：侧方爆裂骨折

质张开（图 23-2-6），椎管内马尾神经可经破裂的硬膜囊被嵌入椎板的骨折块之间。所以，手术中在进行椎板切除减压时应仔细分离椎板骨折块和硬膜囊，尽可能减少马尾神经的医源性损伤。胸腰椎爆裂性骨折被认为是不稳定的，常伴有神经损伤（图 23-2-7）。椎体后方的碎骨片进入椎管是导致神经损伤的常见因素之一。CT 是首选检查，可以评估椎管受压的程度和骨质损伤的程度。除此之外，MRI 可以更好地显示神经结构，包括脊髓、脊髓圆锥和可能受影响的神经根，以及后方韧带复合体（图 23-2-7）。在年幼的儿童中，这些骨折可能损伤椎体生长板的生发层，远期会导致骨骺过早融合，导致椎体楔形变。爆裂性骨折是典型的不稳定性骨折，绝大多数需要手术治疗。

3. **安全带损伤（Denis Ⅲ型）** 安全带损伤是一种特殊类型的脊柱屈曲-分离损伤，这种损伤多发生于交通事故中乘客使用的安全带肩部没有牢固的束缚，所以又被称为安全带损伤（seat-belt injury），导致后柱和中柱承受过大张力而损伤。损伤过程中前柱相当于一个支点。该型骨折通常累及脊柱三柱，损伤累及组织可以均为骨性组织，或全为韧带组织，或两者兼而有之，属于不稳性骨折，根据骨折线的走向可以分为四个亚型（图 23-2-8）。A 型：骨折通过一节椎体；B 型：骨折通过一节椎间盘和韧带；C 型：骨折波及两个节段，中柱骨质损伤；D 型：骨折波及两个节段，中柱椎间盘和韧带损伤。由于骨折线经过椎体的骨折最早被 Chance 在 1948 年报道，所以有时把此类骨折统称为 Chance 骨折。

儿童的重心相对于成人位置较高，且大多并不能和成人安全带较好地匹配，在发生交通事故车辆突然减速，身体受到安全带斜下方的牵拉，剧烈压迫腹部的同时，椎体发生甩鞭样损伤。躯干向前屈曲时，产生向椎体后部结构牵拉应力和椎体前部的压应力，导致棘间韧带、黄韧带和小关节囊的断裂。不少患儿还伴有严重腹部创伤和颅脑外伤。该型骨折最常见的骨折节段是 L_2 和 L_3，由于儿童脊柱的柔韧性较好，瞬间损伤发生时，其位移可能超过脊髓的耐受程度，从而造成脊髓损伤。这种损伤模式的患儿需要特别考虑其他部位可能合并的创

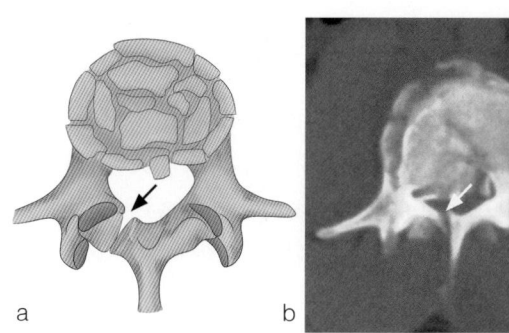

图 23-2-6 胸腰椎爆裂性骨折可合并椎管后方椎板骨折（a），马尾神经可能由此被嵌入其中（b，箭头）

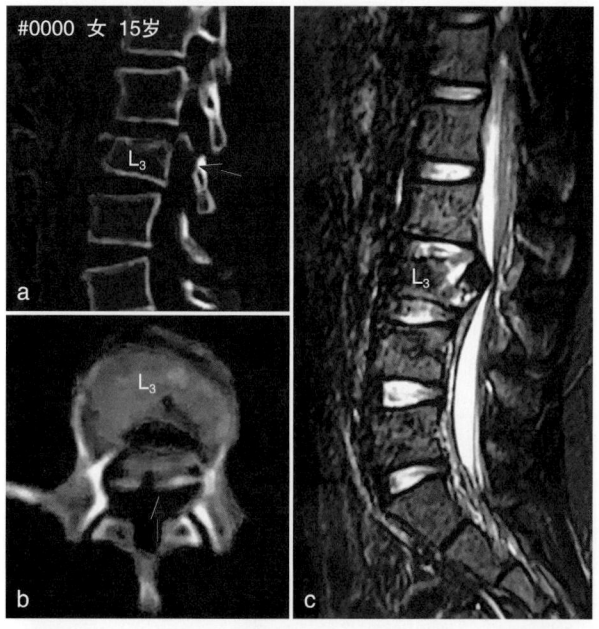

图 23-2-7 女（#0000），15 岁，高空坠落伤后腰痛伴双下肢不全瘫，CT 矢状面重建和横断面均可见 L_3 水平碎骨块向后方突入椎管导致椎管狭窄（a、b），腰椎 MRI 矢状面见骨块突入椎管内导致脊髓明显受压（c）

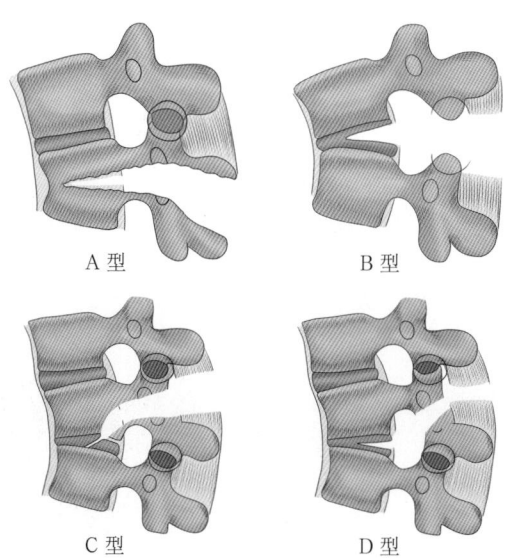

图 23-2-8 屈曲-分离骨折（Chance 骨折，Denis Ⅲ型）的四种亚型

伤。此类损伤多需要手术治疗。

4. 骨折合并脱位（Denis Ⅳ型）　此型胸腰椎骨折脱位多由屈曲、剪切、牵张或旋转等复合应力所致。脊柱三柱均受损，前柱受旋转力和屈曲压缩力作用，后柱受旋转力与张应力作用，中柱可以同时受累，产生椎体骨折及关节突骨折合并脱位，是典型的不稳定性骨折。骨折合并脱位多合并神经根、脊髓或马尾神经损伤。可分为三种类型（图23-2-9），即 A 型：屈曲-旋转型，外力通过椎体或椎间盘，常合并下方椎体小关节骨折；B 型：剪切力骨折（后前、前后）；C 型：屈曲-分离型。骨折合并脱位患者脊柱高度不稳定，需要手术固定减压（图23-2-10）。

5. 无骨折脱位型脊髓损伤　儿童胸腰椎骨骼发育未成熟，和颈椎一样，可以在没有骨折脱位的情况下发生脊髓损害，但是发生率要低于颈椎。有文献统计胸椎和腰椎部位无骨折脱位型脊髓损伤的发生率仅占所有此类型损伤的21%和13%。与颈椎活动度大的特点不同，胸腰椎由于受到肋骨和腹部的保护，在一定程度上保护了其过度弯曲和伸展。但这种保护力是相对的。儿童脊柱韧带和关节囊的弹性大，可以承受较大的拉伸力而不撕裂。但儿童

脊髓最大仅可拉长0.6cm，当脊柱的形变超出脊髓的最大承受范围时，即会导致脊髓的损伤。除了导致脊髓的机械损害之外，过大的脊柱形变还可以导致血管暂时的闭塞缺血以及后期的脊髓炎症反应，这些都会使得脊髓损伤加重。在我国，儿童胸腰椎无骨折脱位型脊髓损伤主要与体育运动、极度过伸过屈的舞蹈动作有关。如果患儿合并先天性椎管发育狭窄，则更容易在外伤的情况下发生无骨折脱位型脊髓损伤。有时此类脊髓损伤并不一定即刻出现神经损害的临床表现，而是在伤后几小时后才逐渐出现下肢瘫痪的症状。如果后期神经损害恢复不佳，有极大比例的患儿会出现麻痹性脊柱侧凸（详见第13章第十一节）。

脊髓损害严重程度的评估

目前临床上应用最为广泛的脊髓损害严重程度的评估手段是美国脊髓损伤评估协会（American spinal cord injury association, ASIA）分级标准，根据神经损害的严重程度分为 A 到 E 五个级别。A 级为完全性损伤，E 级为神经功能正常，B、C、D

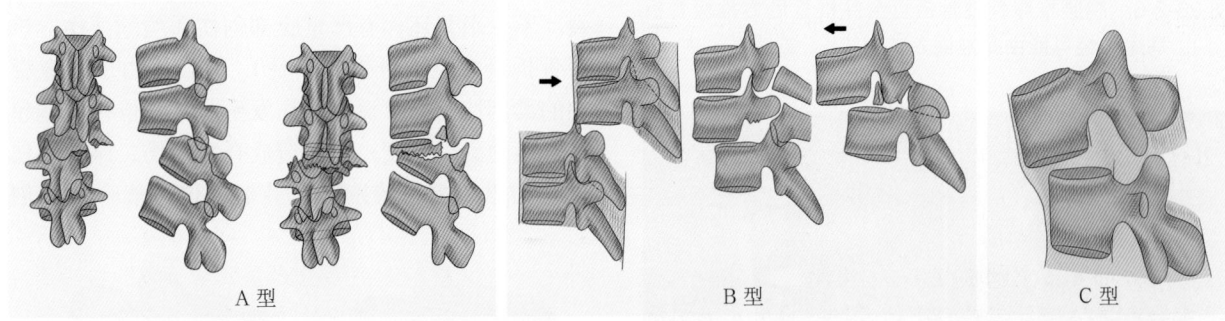

图23-2-9　骨折合并脱位的三种亚型示意图。A 型：屈曲-旋转型；B 型：剪切力骨折；C 型：屈曲-分离型

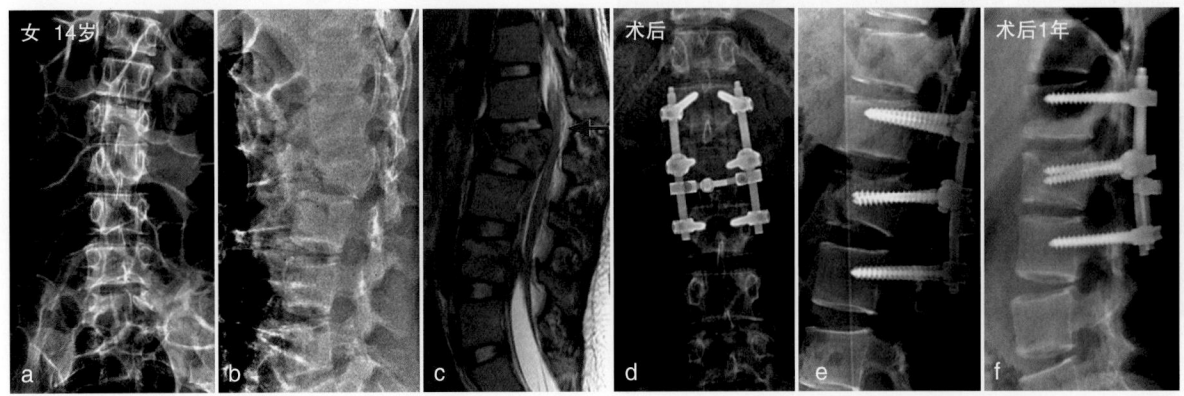

图23-2-10　女，14岁，交通事故导致 L_1 骨折脱位伴截瘫（a、b），磁共振显示腰椎脱位导致脊髓受压（c），行腰椎后路复位减压内固定植骨融合术，术后复位良好（d、e），术后1年骨折愈合良好（f）（此病例由马向阳提供）

三级为不完全性损伤，程度依次减轻。A 级损伤表现为直到 $S_4 \sim S_5$ 节段也完全没有功能；B 级损伤表现为损伤水平以下包括 $S_4 \sim S_5$ 节，有感觉功能，但没有运动功能；C 级损伤表现为损伤水平以下保留一定的运动功能，但是大多数关键肌肌力小于 3 级；D 级损伤表现为损伤水平以下运动功能存在，大多数关键肌肌力大于 3 级。

以上是脊髓损害程度的定性评估指标，在具体评估神经功能时 ASIA 和国际脊髓学会利用人体皮肤的针刺觉和轻触觉的感觉关键点分布情况进行总体评估（参见第 5 章第四节）。人体一侧每个感觉关键点的最高评分为 2 分左右，两侧两种感觉分数综合最高为 224 分，分数越高则越接近正常状态。同样也可通过类似方法评估运动功能。每一个脊髓节段有一个对应的关键肌肉，肌力为 1 级则评 1 分，5 级则评 5 分，10 块关键肌肌力评定后最高分左侧 50 分，右侧 50 分，共计 100 分。脊髓损伤的平面判定主要依据双侧同时有正常的运动和感觉功能的最低脊髓节段。运动损伤平面和感觉损伤平面可根据对神经支配的关键肌和关键感觉点准确判定。在确定损伤平面时，肌力为 3 级以上的最低关键肌即代表运动平面。这些评估指标既可以对患者脊髓损伤后的神经功能进行客观评估，也可以评估后期患者神经功能恢复程度。

治疗及预后

（一）保守治疗

对大部分儿童胸腰椎骨折可以行保守治疗，非手术治疗是临床上年龄较小的骨折患者和稳定性骨折患者的首选治疗方法。目前临床上多用 Denis 脊柱三柱理论来评估骨折的稳定性（表 23-2-1）。爆裂性骨折、屈曲 - 分离骨折和骨折合并脱位累及 2

柱以上，均属于不稳定性骨折；压缩性骨折多为稳定性骨折。一般来说，压缩性骨折如果胸腰段后凸小于 10° 患者卧床休息 2~3 个月即可；若后凸角度大于 10° 则卧床过伸位制动 2 个月，后期佩戴 1 年支具；若后凸角大于 30°，则需要手术矫正后凸。对于无神经损害的爆裂性骨折，部分患者也可通过卧床过伸位制动 2 个月，后期佩戴 1 年支具治疗的方法治愈。但如果椎体高度丢失或是椎管内容积丢失大于 50%，或是后凸角大于 30°，则需要手术治疗。多发性脊柱骨折也可非手术治疗，但应密切随访患者的畸形进展和脊柱的稳定性情况。

（二）手术治疗

1. 手术指征　目前胸腰椎损伤分类及损伤程度（thoracolumbar injury classification and severity，TLICS）评分系统是临床上用以指导胸腰椎骨折治疗策略应用最为广泛的标准。TLICS 评分系统的分值统计基于骨折的形态、患者的神经功能状况和后方韧带复合体的完整性。这三大项中每一项根据不同的损伤严重程度给以相应的评分，总分在 4 分以下行保守治疗，4 分可以考虑手术，而大于 4 分必须行手术治疗（表 23-2-2）。但该评分系统主要应用于成人胸腰椎骨折，对于是否能够应用于儿童胸腰椎骨折报道并不多。Savage 等在对一组 20 例儿童胸腰椎骨折患者的研究中发现，TLICS 评分系统在指导制订儿童骨折手术策略时有很好的有效性和可靠性。但是该研究纳入样本数量较少。Sellin 在随后的一项验证研究中纳入了 102 例胸腰椎骨折患儿，结果显示 TLICS 评分系统确实可以同样应用在儿童患者。利用此评分系统制订的治疗策略与传统方法相比，保守治疗的符合率高达 96%，手术治疗的符合率高达 93%，进一步证实了 TLICS 评分系统在儿童骨折患者中应用的有效性和可靠性。

表 23-2-1	胸腰椎骨折 Denis 分型与稳定性的关系				
	前柱损伤	中柱损伤	后柱损伤	不稳定性	首选治疗
压缩性骨折	+	−	+/−	**	大多数保守
爆裂性骨折	+	+	+/−	***	手术
安全带损伤	+	+	+	****	手术
骨折脱位	+	+	+	*****	手术

注：+：存在；−：不存在；+/−：可能存在；**：轻中度；***：中重度；****：重度；*****：极重度。

表 23-2-2	TLICS 评分系统
评估项目	评分
骨折类型	
压缩性骨折	1
爆裂性骨折	2
旋转移位	3
分离移位	4
神经功能	
无神经损害	0
神经根损害	2
脊髓或圆锥损害（若为不完全型损害则再加 1 分）	2
马尾损害	3
后方韧带复合体	
完整未受损	0
可疑损伤	2
损伤	3

注：评分在 0～3 分保守治疗，达到 4 分可考虑手术治疗，大于 4 分必须手术治疗。

合并有脊髓损伤的患儿，如无明显手术禁忌，应尽早手术。值得注意的是，有文献报道发现，儿童胸腰椎骨折伴脊髓损伤者脊髓功能恢复要明显优于成年骨折患者，有部分术前表现为全瘫的患儿在术后可以实现独立行走功能，甚至完全恢复，而且部分患儿的神经功能在经过术后很长一段时间后仍然可以继续改善，这更进一步提示儿童骨折合并脊髓损伤者早期手术的必要性。

2.儿童胸腰椎骨折的手术要点　随着脊柱内固定器械的不断发展，目前儿童胸腰椎骨折的大都采用后路经椎弓根螺钉固定。即使是低龄儿童，可以使用直径 4.0mm 甚至 4.5mm 螺钉固定。患儿取俯卧位，单个椎体骨折行短节段内固定者术前可利用克氏针体表透视定位，避免切口选择错误。儿童椎板间间隙相对于成人较大，在剥离椎旁肌时应格外小心，防止电刀误入椎管。暴露胸椎时应剥离至胸椎横突外缘，而暴露腰椎时并不需要暴露至横突，剥离至关节突外缘即可，以免因剥离至横突导致出血过多或损伤腰神经。儿童胸腰椎骨折术中椎弓根螺钉的进钉点与成人并无太大差别，但低龄儿童腰椎椎弓根内倾角度有时较成人要大，这要求手术医生在术前仔细阅读脊柱 CT 资料，以指导术中精确置钉。

儿童脊柱较成人更为柔软，置钉过程中动作应小心轻柔，避免操作幅度过大和暴力操作。青少年螺钉尺寸的选择与成年人相似，而对于低龄儿童，胸椎可以选择直径 4.0mm 或 4.5mm 的螺钉，腰椎可以选择 5.5mm 的螺钉。胸椎螺钉的进钉点为上关节突外缘与横突上缘的交点。确定好进钉点后，内聚 10°～15°，进钉的头尾倾斜方向应与同节段棘上韧带垂直。腰椎螺钉进钉点可选择人字嵴点或上关节突外缘与横突中线交叉点（可少量剥离横突）。置钉前去除下关节突，可以更清晰地显露解剖标志。钉道内聚方向一般为 10° 左右（图 23-2-11）。少部分患儿腰椎椎弓根内倾角度较大，为了避免置钉操作幅度过大，尽量避免使用钝性椎弓根开路锥探取钉道，宜用电钻缓慢探取钉道。使用电钻时应双手握持，缓慢前进，一边进钻头，一边感觉钻头前方是否落空，避免电钻误入椎管内或椎管外过深。低龄儿童骨量较成人低，证实钉道完整无误后，在使用攻丝和最终拧入螺钉的过程中动作应轻柔谨慎，避免动作粗暴使得螺钉改道，椎弓根破裂。由于低龄儿童椎弓根直径过小，术中椎弓根内壁可能在置钉过程中破裂，并在术后 CT 影像中被发现。但如果患者无神经损害，螺钉侵犯椎管程度不重，一般不需要进行翻修手术重新置钉，因为儿童椎管容积相对较大，硬膜外安全空间大。

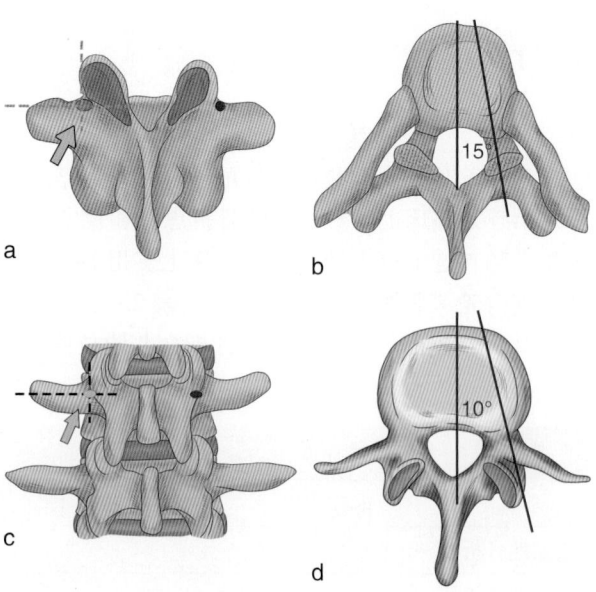

图 23-2-11　胸椎椎弓根螺钉进钉点位于横突上缘与上关节突外缘交点（a），胸椎椎弓根螺钉内聚角度一般控制在 15°（b），腰椎椎弓根螺钉进钉点位于横突中点水平线与上关节突外援的交点（c），螺钉内聚角度一般在 10° 左右（d）

螺钉置入后，在没有神经损害和骨块侵入椎管过多导致显著椎管狭窄时，可直接对骨折进行复位。应将棒预弯成正常生理弧度，胸腰段骨折往往通过棒的置入就可以达到复位的效果。胸腰段骨折往往在骨折椎处形成后凸畸形，而此处正常生理弧度为直线或略微前凸。可将预先弯好的棒以后凸形态锁入螺钉顶帽内，再通过旋转棒，使得棒弧度由后凸变为前凸，即可达到骨折椎复张的效果。如果此方法复位效果欠佳，还可撑开近端螺钉，达到进一步撑开椎体，恢复骨折椎高度的作用（图23-2-12）。儿童椎体较小，骨量较成人低，在撑开近端螺钉时，动作应缓慢轻柔，以免因撑开力量过大导致椎弓根上缘断裂，螺钉移位。复位成功后用刮匙或咬骨钳去除上关节面软骨，将去除的下关节突骨块咬碎后植于原关节突处，以期达到小关节融合。

如骨折块突入椎管过多，椎管狭窄导致患儿神经损害者，应行伤椎椎板切除。若椎板完整，术中切除椎板难度并不大。有时，患儿在术前椎板已发生骨折，甚至骨块从后方突入椎管。在这种情况下，断裂的椎板骨块可能已经刺穿硬膜，术中咬除椎板后，可见硬膜破口，脑脊液从破口处涌出。如果破口较小，可直接缝合，若破口较大无法直接缝合，可之用人工硬脑膜补片直接覆盖于破口表面。

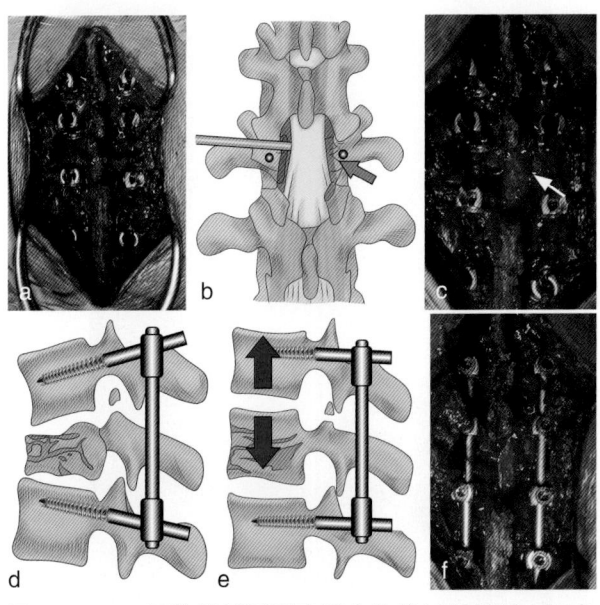

图 23-2-12　严格骨膜下剥离后在伤椎以及邻近上下各两个节段双侧置入共 4~8 枚螺钉（a），如果患者有椎管狭窄，脊髓压迫，需要行伤椎椎板切除减压，减压时应小心谨慎避免损伤硬脊膜（b、c，箭头），置入固定棒后，近端撑开螺钉实现复位（d~f）

如果神经根嵌入骨折断段，应小心清除破碎骨块，游离神经根。减压的椎板骨块可植于横突两侧，行后外侧融合。术后如还存在脑脊液漏，应在拔出引流管后伤口处加压包扎。术中硬膜破裂的患儿尽量避免使用同种异体骨植骨，降低感染的风险。

（三）预后

儿童脊柱损伤合并脊髓损害后期恢复目前研究多以无骨折脱位型脊髓损害患儿为研究对象。传统的观念认为儿童脊髓损害的预后一般要好于成人，但鲜有有力的临床试验结果来佐证这一结论。与成人脊髓损害类似的是，儿童脊髓损害程度越轻，则神经功能恢复的结果越好。Wang 的研究发现 20 例脊髓完全性损害的患儿中 7 例死亡，7 例没有好转，仅有 6 例脊髓功能得到部分好转。而另一组 10 例脊髓不完全性损害的患儿中，10 例脊髓功能都得到了不同程度的恢复。既往单篇文献所纳入的研究样本量均较小，所统计的数据临床参考价值有限。有两位学者做了此方面的文献荟萃分析，其结果可作为读者预测临床上儿童脊髓损伤后神经功能恢复预后的参考。Boese 等的研究纳入了 40 篇文献中的 114 例无骨折脱位型脊髓损害患儿，分析结果显示根据 ASIA 分级，每个患儿平均恢复了 1.8 个等级，其中 A 级平均提高了 0.7 个等级，B 级平均提高了 1.8 个等级，C 级平均提高了 1.3 个等级，而 D 级平均提高了 0.9 个等级。在末次随访时，A 级患儿残留神经功能损害的比例为 87.5%、B 级为 63.2%、C 级为 45.7%、D 级为 7.1%。Boese 在分析中还将原本应用在成人脊髓损害的 MRI 影像学分级应用于儿童中。Ⅰ型：MRI 无异常发现；Ⅱa 型：脊髓外异常信号；Ⅱb 型：脊髓内异常信号；Ⅱc 型：脊髓内外均有异常信号。结果发现，在可以行 MRI 分级的 49 例患儿中，Ⅰ型预后最佳；在 Ⅱ型患者中，Ⅱa 型好于Ⅱc 型，而Ⅱb 型预后最差。Carroll 的研究纳入了 22 例文献中行 ASIA 分级的 263 例患儿，神经功能平均恢复 0.89 个等级，其中 A 级平均提高了 0.33 个等级，B 级平均提高了 1.36 个等级，C 级平均提高了 1.2 个等级，而 D 级平均提高了 0.96 个等级。D 级患儿末次随访神经功能完全恢复率为 97.27%，C 级为 35.%，B 级为 21.42%，A 级患儿无人能完全恢复。和既往文献中成人脊髓损害恢复情况相比，C 级和 D 级患儿恢复程度优于成人，而成人患者中 A 级和 B 级患儿恢复要优于儿童，这一结论与传统观点不完全相同，值得大家注意。

成人胸腰椎骨折保守治疗的一个常见并发症就是骨折区域的后凸畸形。这种后凸畸形随着时间的推移，继而会导致疼痛甚至是脊髓损害的严重后果。然而，早期已有文献发现了儿童胸腰椎骨折保守治疗后局部后凸角度和椎体前后缘高度差异在后期生长发育过程中得到减小的现象。这充分说明了儿童脊柱生长板具有较强的重构能力（图 23-2-13、图 23-2-14）。显然，这种重构能力是建立在生长板仍然具有较强生长能力和在骨折过程中并未受到严重损伤基础上的。要想了解其重构机制，首先要了解儿童胸腰椎正常骨化中心的分布和对脊柱生长的具体贡献。脊柱的三维生长主要依靠在椎间盘和椎体之间的软骨生长板（决定椎体的纵向生长），椎体和神经弓之间的神经中央联合的软骨（决定椎体的前后生长，即椎管的容积）以及椎体外周的骺环（决定椎体的横向生长）。在儿童胸腰椎骨折出现局部后凸畸形后，椎体前方高度丢失。很显然，椎体高度的重构主要依赖椎体软骨生长板的生长潜能，而该生长潜能的大小应该和患儿的年龄大小有关。从理论上推测，患者发生骨折时年龄越小，则生长板的重构能力也应该越强。反之，患儿的年龄越靠近成年期，则生长板的重构能力也越小。

Magnus 对于椎体软骨生长板的重构能力有一项长达 47 年的长期随访研究，纳入了 24 例年龄在 7~16 岁的稳定性骨折且接受保守治疗的患儿。有研究发现，发生骨折后由于前柱高度的丢失，椎体前后高度比值平均为 0.75，而在末次随访时该值增加到 0.87。末次随访时有 8 例患者骨折后出现局部胸腰段后凸畸形减小，而且这 8 例患儿发生骨折时年龄都小于 13 岁。由此可见，稳定性胸腰椎骨折患儿的椎体软骨生长板有很强的重构能力，在生长发育过程可以重新调节椎体前后方生长速度，以减轻由于前柱压缩骨折导致的椎体楔形变和后凸畸形。当然，这种重构能力只存在于还具有较好生长潜能的低龄儿童。大龄儿童的这种重构能力会大大减弱，患儿进入成年期后局部后凸并不能减小。为了更精确地评估大龄儿童的生长板重构能力，Moller 进行了一项针对性研究，纳入 16~18 岁的大龄胸腰椎骨折患者，结果证实了这类患者椎体生长板重构能力有限。由此可见，儿童年龄越小，其生长板的重构能力越强。

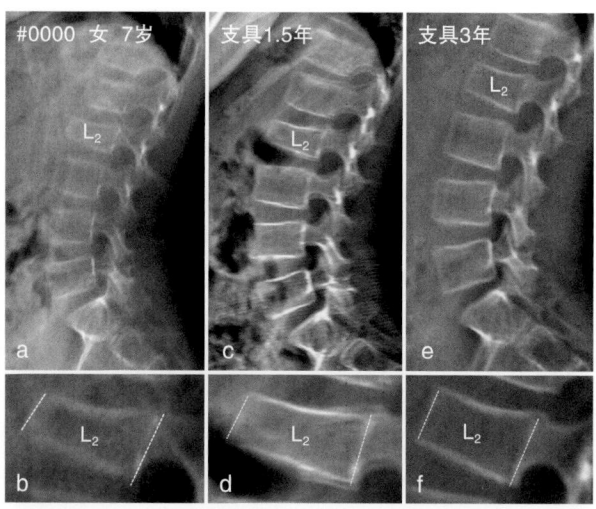

图 23-2-13　女（#0000），7 岁，L$_2$ 椎体压缩性骨折，椎体楔形变以及前后缘高度差明显（a、b），行支具保守治疗 1.5 年后见椎体前后缘高度差异减小（c、d），支具保守治疗 3 年后见椎体形态基本恢复正常（e、f）

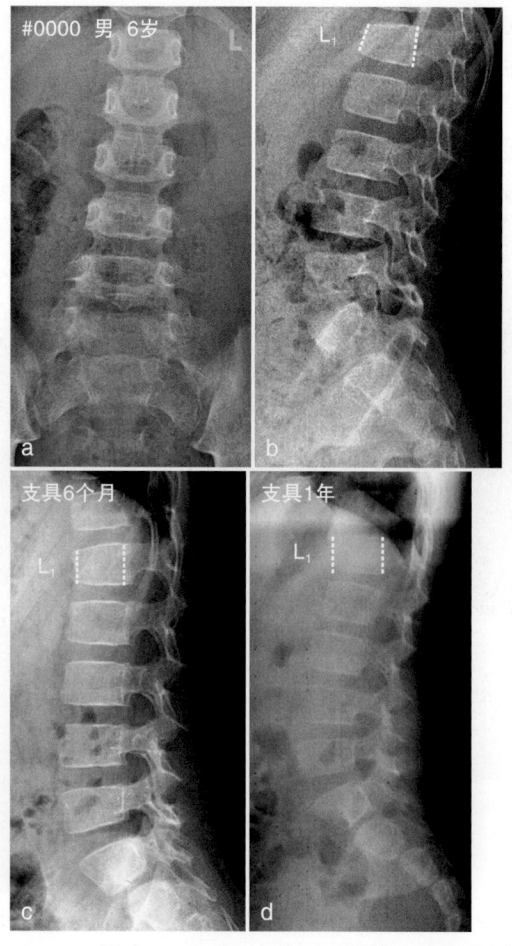

图 23-2-14　男（#0000），6 岁，L$_1$ 椎体压缩性骨折，X线侧位片可见 L$_1$ 椎体楔形变以及前后缘高度差明显（a、b），行支具保守治疗 6 个月后见椎体前后缘高度差异逐渐减小（c），1 年后见椎体前后缘高度恢复一致（d）

Parisini 的一项长期随访研究也证实了儿童稳定性胸腰椎骨折在远期并不会导致明显的后凸畸形，而对于损伤较重的不稳定性胸腰椎骨折，行保守治疗的患儿在远期都出现了明显的后凸和侧凸畸形。值得注意的是，远期的后凸进展范围不仅局限在骨折椎本身，还累及邻近节段。这就说明累及三柱损伤的胸腰椎骨折患儿远期后凸的形成并不仅仅是可能损伤了椎体的生长板，而邻近椎体的生长板由于长期承受局部后凸造成的异常压应力，可以出现继发性的生长抑制效应，这对于后凸畸形的产生也起到一定的作用。事实上，儿童胸腰椎骨折一般很少损伤到软骨生长板，这种后凸的形成还与骨折时同时伴有后方张力带结构的损伤有关。所以，对于存在明显后方张力带损伤的患儿，保守治疗可能是不合适的。在 Parisini 的研究中还发现，合并有神经损害的患儿在接受保守治疗后会出现严重的脊柱侧凸或后凸畸形。这种畸形的进展与生长板功能障碍关系可能并不紧密，主要还是和患儿的脊髓功能丢失相关，属于神经肌源性脊柱畸形的范畴（详

见第 13 章第十一节）。

儿童胸腰椎骨折除了会造成局部后凸之外，由于暴力作用于椎体左右两侧的程度可能存在差异，会导致骨折处出现脊柱侧凸畸形。至于生长板的重构能力是否也可以调节椎体左右两侧的高度差，目前这方面的研究较少。Angelliaume 的研究结果发现了一个有趣的现象，在数年的随访之后，患儿骨折椎体上下终板的 Cobb 角是减小的，但是患者脊柱整体的侧凸 Cobb 角度是增加的。对于这种现象可能的解释是，伤椎左右两侧生长板具有一定的重构能力，在一定程度上可以弥补椎体左右两侧高度差，但无法实现完全代偿，椎体两侧仍然存在一定差异，这是导致脊柱侧凸整体存在的始动因素。后期脊柱生长过程中因为侧凸畸形已经存在，使得整个脊柱各个椎体左右两侧生长板受到的压力不同，导致脊柱左右两侧生长出现差异，最终导致侧凸逐渐加重，这是导致侧凸程度加重的进展因素（图 23-2-15）。这种侧凸的进展在低 Risser 征、腰椎骨折、单处骨折的患儿中更为常见，但这种侧凸与儿

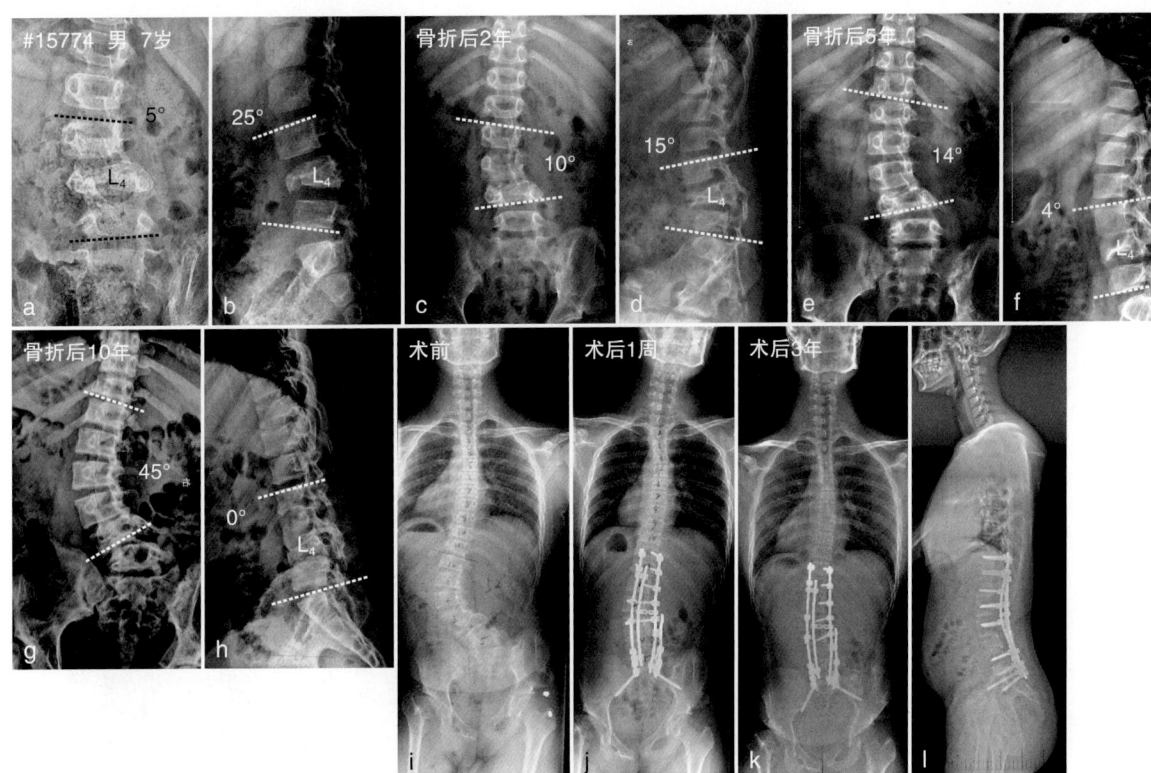

图 23-2-15　男（#15774），7 岁，L₄ 椎体爆裂性骨折，无神经损害表现。腰椎 X 线片显示腰椎冠状面侧凸 5°（a），矢状面由于椎体压缩导致腰椎后凸 25°（b）；骨折后 2 年，侧凸加重至 10°（c），腰椎前凸由于椎体的重构能力后凸减小至 15°（d）；骨折后 5 年，侧凸进展至 14°（e），腰椎后凸减小至 4°（f）；骨折后 10 年，侧凸进展严重至 45°（g），腰椎后凸减小至 0°（h）。术前躯干倾斜明显（i），行后路 T_{11}~S_2 内固定、L₄ PSO 截骨矫形术，术后侧凸矫正效果满意（j）；术后 3 年矫形效果维持满意（k、l）

童不稳定性骨折合并脊髓损害在远期出现的侧凸有本质上的差异，前者是骨折后脊柱生物力学内环境被破坏而导致的脊柱侧凸，以力学因素为主；而后者是由于脊髓损害后躯干肌肉失神经支配，肌力不平衡导致的侧凸，以神经肌源性因素为主。

总体上说，儿童胸腰椎骨折大多属于稳定性骨折且可以通过保守治疗获得痊愈，且远期随访结果大都良好，因其椎体生长板具有的生长重构潜能，并不会出现显著的侧凸和后凸畸形，也不会出现明显的腰背痛而降低远期生活质量。这种潜能在低龄患儿中更为强大。当然，如果损伤程度较重伤及生长板，其后期必然出现生长模式异常，导致不同程度的侧后凸畸形。对于不稳定性骨折，尤其是后方张力带损伤的患儿，保守治疗的远期效果不太理想，手术稳定脊柱相关结构是防止后期脊柱畸形进展的有效方法（图23-2-16）。

（四）脊髓损伤的治疗与康复

除了必要的手术减压固定之外，许多其他针对脊髓损伤的非手术治疗手段不断应用于临床。在受伤早期，大剂量甲泼尼龙曾经被广泛用于各种脊髓损伤的治疗，但后期在针对成年人进行的多项临床试验未能证明其确切临床疗效，并且导致切口感染的风险增加甚至有可能导致肺栓塞、败血症和死亡等严重并发症。所以，目前临床上应用已逐渐减少，一般不作为常规治疗手段，尤其是对于儿童患者，应更加慎用。

与成人脊髓损害相比，儿童脊髓损害的功能恢复被认为比成人好。以往关于儿童脊髓损伤后神经功能恢复的研究发现，儿童脊髓功能大多恢复良好，尤其是那些不全瘫的患儿的预后最好，部分严重的完全损伤的患儿其神经功能可能会随着时间的

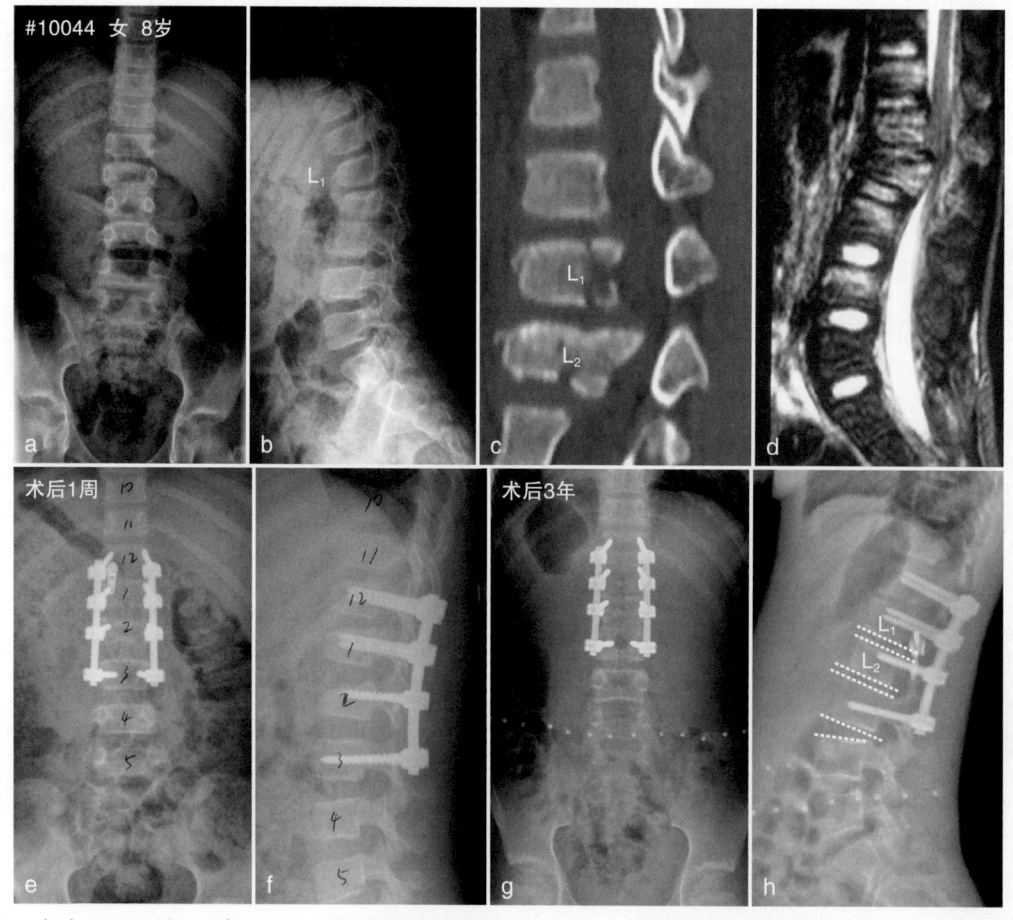

图23-2-16　女（#10044），8岁，L₁、L₂椎体爆裂性骨折（a、b）。L₂椎体高度显著丢失，骨块向后移位，导致椎管狭窄（c），脊髓受压（d）。行后路骨折复位内固定术（e），术后胸腰椎后凸畸形得到显著改善（f）。术后3年随访结果显示腰椎前凸维持良好，L₁、L₂椎体完全重新塑形成正常形态（g、h），但是固定融合区域由于椎体的持续生长导致椎间盘高度降低（h，虚线）

推移而改善。在脊髓功能恢复过程中，康复训练的作用不容忽视。严重的脊髓损害会导致儿童肢体瘫痪、感觉丧失、二便障碍与自主神经功能障碍，进而严重影响患儿的日常生活与社会活动。此外，脊髓损害还可以导致诸如压疮、脊柱侧凸、疼痛、胃肠道功能障碍、呼吸功能不全等并发症。脊髓损伤患儿的康复期处于生长发育的时期，使得康复治疗具有很大的挑战性，其具体的康复方案也具一定的独特性。

目前针对脊髓损伤患儿的康复训练方法并不多，而且针对儿童的相应研究较少。功能性电刺激早已广泛应用于临床。对于脊髓损伤患儿，功能性电刺激可以应用于增强肌力、增加运动范围，以及延缓肌肉萎缩。有研究者专门为儿童开发了可满足不同康复训练需求的功能性电刺激训练项目，并有希望正式应用于临床。为评估运动训练对肌力与肌容积的康复效果，有研究者将脊髓损伤患儿随机分配为功能性电刺激单车训练组、被动单车训练组与电刺激训练组。研究证明，脊髓损伤患儿接受电刺激治疗后，其肌容积与肌力显著优于单纯接受运动训练的患儿，证明针对脊髓损伤患儿进行电刺激治疗的优越性。肌容积、肌力的增加可以有效改善运动功能、降低心血管疾病、胰岛素抵抗、糖耐量降低与 2 型糖尿病的发病率。

除此之外，运动康复训练可有效改善脊髓损伤患儿行走距离、步伐速度、姿势控制与社会参与度等。使用辅助设备可能会干扰神经重塑与神经恢复。因此，训练的重点是康复并尽可能减少各种辅助设备使用。部分运动功能受损的脊髓损伤患者即使在损伤多年后，也可以通过运动训练恢复行走。有研究显示，应用硬膜外刺激，即使完全性运动功能损害的脊髓损伤患者也可以恢复部分自主运动与站立功能。

脊髓损伤患儿在日常生活及康复治疗过程中易出现胸腰段脊柱侧凸畸形，应注意保持正确的姿势与体位，如仰卧位时肩关节轻度外展、肘关节伸展，前臂旋前，腕关节背屈，手指处于功能位，髋关节伸展、轻度外展，膝关节伸展，踝关节背屈；侧卧位时位于上方的上下肢应处于伸展位，下方的上下肢处于屈曲位，颈部和躯干用垫子固定。

高位颈髓损伤易导致患儿膈神经受损引起呼吸困难，有研究者为脊髓损伤患儿植入肌肉内膈肌起搏器替代正压机械通气治疗，使患儿成功恢复自主呼吸，完成脱机治疗。在任何年龄段，进行成功的脱机治疗都至关重要。恢复脊髓损伤患儿自主呼吸可以减少并发症的发生，使患儿尽可能恢复正常生活，从而促进患儿参与社交以及建立正常的人际关系。完成康复治疗后，患儿应尽早开始参与社会活动，重归社会。对于中枢神经系统受损导致智力低下的患儿，即使部分时间去学校上课也可以帮助他们的生活正常化。继续学业可以使患儿接触到同龄人，可以帮助患儿建立自信，维护心理健康与积极的态度，与朋友建立良好的人际关系，也对日后融入社会有积极的作用。

参考文献

[1] Angelliaume A, Bouty A, Sales De Gauzy J, et al. Post-trauma scoliosis after conservative treatment of thoracolumbar spinal fracture in children and adolescents: results in 48 patients[J]. Eur Spine J, 2016, 25(4): 1144-1152.
[2] Angelliaume A, Simon A, Boissière L, et al. Conservative treatment of pediatric thoracic and lumbar spinal fractures: outcomes in the sagittal plane[J]. J Pediatr Orthop B, 2017; 26(1): 73-79.
[3] Babu R, Arimappamagan A, Pruthi N, et al. Pediatric thoracolumbar spinal injuries: the etiology and clinical spectrum of an uncommon entity in childhood[J]. Neurology India, 2017, 65(3): 546-550.
[4] Boese C, Oppermann J, Siewe J, et al. Spinal cord injury without radiologic abnormality in children: a systematic review and meta-analysis[J]. J Trauma Acute Care Surg, 2015, 78(4): 874-882.
[5] Canavese F, Sussman MD. Strategies of hip management in neuromuscular disorders: duchenne muscular dystrophy, spinal muscular atrophy, Charcot-Marie-Tooth disease and arthrogryposis multiplex congenita[J]. Hip Int, 2009, 19 Suppl 6(1): S46-52.
[6] Courvoisier A, Belvisi B, Faguet R, et al. A new Paradigm for the management of thoracolumbar pediatric spine traumas[J]. Pediatr Emerg Care, 2017, 33(8): e10-14.
[7] Daniels A, Sobel A, Eberson C. Pediatric thoracolumbar spine trauma[J]. J Am Acad Orthop Surg, 2013, 21(12): 707-716.
[8] Danov Z, Schroth M. Respiratory management of pediatric patients with neuromuscular disease[J]. Pediatr Ann, 2010, 39(12): 769-776.
[9] Dearolf W, Betz R, Vogel L, et al. Scoliosis in pediatric spinal cord-injured patients[J]. J Pediatr Orthop, 1990, 10(2): 214-218.
[10] Denis F. The three column spine and its significance in the classification of acute thoracolumbar spinal injuries[J]. Spine(Phila Pa 1976), 1983, 8(8): 817-831.
[11] Franklin D, Hardaway A, Sheffer B, et al. The role of computed tomography and magnetic resonance imaging in the diagnosis of pediatric thoracolumbar compression fractures[J]. J Pediatr Orthop, 2019, 39(7): e520-523.
[12] Harvey B, Brooks G, Hergenroeder A. Lumbar injuries of the pediatric population[J]. Prim Care, 2013, 40(2): 289-311.
[13] Helenius I, Viehweger E, Castelein R. Cerebral palsy with dislocated hip and scoliosis: what to deal with first?[J]. J Child Orthop, 2020, 14(1): 24-29.
[14] Jauregui J, Perfetti D, Cautela F, et al. Spine injuries in child abuse[J]. J Pediatr Orthop, 2019, 39(2): 85-89.
[15] Özkan N, Wrede K, Ardeshiri A, et al. Management of traumatic spinal injuries in children and young adults[J]. Child

Nerv Syst, 2015, 31(7): 1139-1148.

[16] Ren J, Zeng G, Ma Y, et al. Pediatric thoracic SCIWORA after back bend during dance practice: a retrospective case series and analysis of trauma mechanisms[J]. Child Nerv Syst, 2017, 33(7): 1191-1198.

[17] Satyarthee G, Sangani M, Sinha S, et al. Management and outcome analysis of pediatric unstable thoracolumbar spine injury: large surgical series with literature review[J]. J Pediatr Neurosci, 2017, 12(3): 209-214.

[18] Savage J, Moore T, Arnold P, et al. The reliability and validity of the thoracolumbar injury classification system in pediatric spine trauma[J]. Spine(Phila Pa 1976), 2015, 40(18): E1014-1018.

[19] Sayama C, Chen T, Trost G, et al. A review of pediatric lumbar spine trauma[J]. Neurosurg Focus, 2014, 37(1): E6.

[20] Sellin J, Steele W, Simpson L, et al. Multicenter retrospective evaluation of the validity of the Thoracolumbar Injury Classification and Severity Score system in children[J]. J Neurosurg Pediatr, 2016, 18(2): 164-170.

第三节　脊髓损伤

脊髓损伤（spinal cord injury, SCI）是一种严重的中枢神经系统创伤性疾病，常由脊柱骨折或脱位造成脊髓或马尾神经不同程度的损伤，进而导致感觉及运动功能的部分甚至全部丧失，严重者可出现多器官功能衰竭甚至死亡。儿童脊髓损伤是导致儿童长期（或永久）残疾和死亡的常见原因，会对患儿造成巨大的生理及心理影响，且目前对于脊髓损伤尚无十分有效的治疗方法，是当今医学界最具挑战性的难题之一。

流行病学

儿童脊髓损伤（pediatric spinal cord injury, PSCI）的发病率相对较低，占全部脊髓损伤的0.3%~9.47%。部分患者尽管存在明显的脊髓损伤的症状或体征，但X线片和CT检查均未发现明显的骨折或脱位。Pang于1982年将此类脊髓损伤定义为无骨折脱位型脊髓损伤（spinal cord injury without radiographic abnormality, SCIWORA），占儿童脊髓损伤的5%~69.5%。这是由于儿童脊柱的软骨成分较多，且脊柱周围的软组织在儿童及青少年时期具有较大的伸缩性，所以儿童脊柱的活动性及柔韧性均较高，脊柱发生较大形变时，超出了脊髓耐受形变的程度，这是儿童脊髓损伤发生的解剖学基础之一。在患儿神经损害较轻时，很容易被漏诊、误诊。外力作用使椎体发生瞬间移位后自行恢复，是此类损伤的主要机制。这与儿童脊柱韧带、关节囊、椎间盘弹性好、关节突的关节面浅、脊椎活动度大等解剖学特点有关。临床上，90%以上的脊髓损伤均为创伤性脊髓损伤，常由交通事故、暴力、运动或高处坠落等事件引起。初始症状轻的不完全性脊髓损伤患儿预后理想，59%~95%不完全性脊髓损伤患者可完全恢复正常；完全性脊髓损伤患者预后较差，神经功能恢复效果不佳。

不同的国家或地区，其儿童脊髓损伤的流行病学特点也有所差异。Falavigna等的一项多中心研究回顾性分析了南美地区共计215例儿童脊髓损伤患者，其研究结果显示坠落伤（52.6%）为引起儿童脊髓损伤的主要原因，其次为交通事故（33.5%）。儿童脊髓损伤患者以男性多见（72.5%），且损伤平面多位于胸椎（58.7%），这可能与坠落伤的发生率较高有关。Devivo等的研究发现，美国儿童和青少年脊髓损伤最常见的原因是交通事故，其次为暴力和运动伤。此外，国外多数研究认为，3岁前儿童脊髓损伤男女比例并无显著统计学差异，而随着年龄的增长，男性患儿的比例明显增加，这可能与男孩较女孩有更高的参加冒险活动的倾向及更频繁参加对抗性的活动有关。Carroll等发现儿童无骨折脱位型脊髓损伤的机制以运动相关损伤最为多见（39.83%），其次为高处坠落伤（24.18%）和交通事故（23.18%）；颈髓为高发部位，约占全部SCIWORA患者的87.19%，上颈段更易受累。

在国内的情况则有所不同。王一吉等的研究纳入了275例儿童脊髓损伤患者，他们发现交通事故（26.9%）、非外伤性损伤（26.2%）和体育运动（25.5%）为主要致伤原因。女性脊髓损伤患者较男性多见，约占59.6%，多发生在4~7岁，且绝大多数与舞蹈动作练习，尤其是与下腰动作有关（图23-3-1），胸髓为最常见的损伤部位。当患儿练习下腰时，胸椎处于极度过伸位，而颈椎与腰椎的位置相对固定，脊髓被相应地拉伸。儿童脊柱固有弹性较好，椎体在外力的作用下发生移位后可自行复位，而脊髓的顺应性较脊柱小，对于损伤十分敏感，即使轻度牵拉、屈伸也易造成脊髓损伤。Leventhal等发现，婴幼儿的脊柱可耐受约5cm的牵拉，但脊髓所受牵拉超过约0.6cm时，即可引起损伤。其损伤机制类似于用力拉扯绳线两端，因此此类损伤多为完全性脊髓损伤。

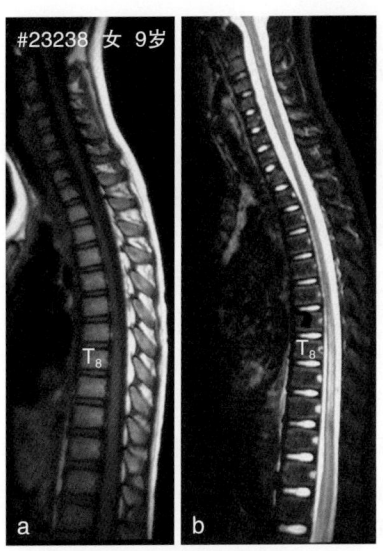

图 23-3-1　下腰是常见的舞蹈练习动作之一，此时脊柱处于极度过伸状态，如果意外摔倒或受到其他暴力伤，可导致严重脊髓损害。女（#23238），9 岁，在练习舞蹈下腰动作时自感腰部疼痛，逐渐出现下肢瘫痪表现，最终双下肢肌力 0 级。急诊颈胸椎 MRI 检查显示 $T_8 \sim T_{10}$ 平面出现脊髓肿胀，T1 加权像上呈低信号（a），T2 加权像上呈高信号（b）

病理生理学

脊髓损伤后病理过程分为原发性损伤（primary injury）和继发性损伤（secondary injury）两个阶段。原发性损伤产生于暴力作用下即刻发生的组织损伤和结构破坏，是判断脊髓损伤严重程度的关键。继发性损伤是由原发性损伤引起的一系列不可控的、破坏性的级联反应，伴随着炎症、异常分子信号、缺血和继发性细胞功能障碍。

1. 原发性损伤　是指在暴力的作用下，脊髓发生挫伤、撕裂或压迫，引起神经细胞变性、坏死的过程。造成原发性损伤的原因往往与急性椎间盘突出、爆裂性骨折和骨折脱位等有关。原发性损伤的机械力可导致出血、细胞膜完整性的破坏以及离子和神经递质失衡，从而立即损害神经功能。

2. 继发性损伤　继发性损伤在脊髓损伤后的几分钟内即可发生，可持续数周至数月。主要病理表现为血管损伤引起局灶性出血或血栓形成，进而导致损伤部位的血流减少、血脊髓屏障的整体功能丧失。随着微循环的破坏，以及随之而来的病理改变如离子失衡、兴奋性毒素、自由基的过量产生、脂质过氧化和炎症反应等，引起了神经元和神经胶质

细胞的进一步损伤。继发性损伤主要的病理生理学机制主要有以下几种，各机制间相互作用，共同加重脊髓损伤。

（1）血管损伤　局部血管损伤和缺血是脊髓损伤的主要继发性损伤机制之一。原发性损伤往往并不会损害脊髓前动脉等较大的血管，但易导致小血管及毛细血管的机械性损害。Sekhon 等的研究表明，脊髓损伤后早期出血明显，且脊髓灰质因毛细血管床密度高、需氧量大，比白质更容易发生缺血性损伤，可引起受损部位的组织坏死和脊髓软化。氧自由基可在再灌注早期大量产生，作用于血管内皮，加重局部血管损伤。微循环障碍主要发生在毛细血管和小静脉，主要表现为血管通透性增加、局部水肿和微血栓形成。此外，血管活性物质的释放引起的血管痉挛、全身灌注不足，以及自主神经调节功能紊乱也可能是导致脊髓局部低灌注与缺血进一步加重的原因之一。

（2）兴奋性谷氨酸中毒和离子失衡　谷氨酸是中枢神经系统主要的兴奋性神经递质，被认为在中枢神经系统的创伤性或缺血性损伤中发挥重要作用，脊髓损伤后的细胞损伤和缺氧、缺血等会导致谷氨酸的大量表达。病理情况下，谷氨酸通过作用于 N - 甲基 -D - 天冬氨酸（NMDA）受体产生神经毒性。Xu 等的研究发现 SCI 后谷氨酸与 NMDA 受体结合后，离子通道开放，胞外 Ca^{2+} 内流，从而使细胞内 Ca^{2+} 浓度迅速升高。细胞内 Ca^{2+} 浓度升高时，星形胶质细胞也可释放大量的谷氨酸，而重新摄取谷氨酸的能力降低，导致了谷氨酸的进一步累积。在中枢神经系统中，神经元细胞和少突胶质细胞膜表面表达大量谷氨酸受体，易发生谷氨酸兴奋性中毒，引起损伤周围的神经元细胞凋亡或坏死、轴突脱髓鞘和传导阻滞。此外，钙超载还会激发大量钙依赖反应，严重改变细胞代谢状态，加重神经元细胞的损伤。

（3）自由基释放和脂质过氧化　活性氧（ROS）和活性氮（RNS）的形成是 SCI 后病理生理过程中的重要特点，这是细胞内 Ca^{2+} 浓度升高、线粒体功能障碍、花生四烯酸分解和诱导性 NO 酶激活等共同作用的结果。Nigam 等的研究报道 ROS 与 RNS 可启动脂质过氧化，引起膜结构破坏，损伤细胞骨架及细胞器，导致神经元细胞的凋亡或坏死。Xiong 等发现，除引起细胞膜结构过氧化外，自由基还可加剧线粒体功能的障碍，导致细胞内钙

超载、钙依赖性蛋白酶的激活，引起细胞骨架蛋白的分解。因此，急性脊髓损伤后，活性氧和活性氮等自由基多方面作用，可引起细胞广泛性破坏和局部组织损伤加重。

（4）炎症和免疫反应　脊髓损伤时血脊髓屏障遭到破坏，免疫细胞在损伤早期即可进入损伤区域。研究表明参与脊髓损伤后的炎症细胞主要有中性粒细胞、巨噬细胞、淋巴细胞和小胶质细胞等。激活的中性粒细胞和巨噬细胞在脊髓损伤早期即可渗出血管到达损伤部位，在清除组织碎片、启动早期的损伤修复的同时，也可释放炎症介质，激活其他炎症细胞和小胶质细胞，形成炎症级联反应，引起坏死、脱髓鞘、空洞等病理改变，导致神经细胞的损害。活化的小胶质细胞可释放大量炎症因子，如 TNF-α、IL-1β、IL-6 等。淋巴细胞在脊髓损伤中的作用目前尚存争议。Popovich 等认为自身反应性 T 淋巴细胞具有破坏性，可加重轴突损伤，诱导脱髓鞘病变并导致功能缺失。但也有学者认为淋巴细胞并不是一个病态的标志。相反，它对脊髓神经具有保护作用。Rossignol 等发现在脊髓损伤后试验性地消耗巨噬细胞或阻断中性粒细胞的浸润有利于脊髓损伤的修复，否则炎症反应会加速细胞坏死、阻碍轴突生长。因此，早期控制炎症反应对于减少继发性损伤和促进功能恢复具有重要意义。

儿童脊髓损伤的特点

由于处于生长发育阶段的小儿脊柱在解剖学和生物力学方面的特殊性，其损伤特点与成人脊髓损伤有所不同，常表现为以下特点：

1. 损伤水平以颈椎更为多见（图 23-3-2）。主要因为：①儿童头部的比例相对较大，过大的头体比例导致脊柱活动的支点处于高位，颈椎承受更高的应力，因此外伤时该处更容易出现过伸性损伤；②儿童颈部肌肉尚未发育完全，韧带结构未完全发育成熟，直至 8～10 岁才达到稳定；③ 10 岁以下儿童尚未形成可限制椎体侧向运动和旋转的钩突，关节突关节面表浅趋于水平，容易水平移动，这增加了脊柱的活动度从而使稳定性降低。即便是轻微的外力作用，也可使椎体发生较大程度的移位。

2. 儿童脊柱的柔韧性更高，更易发生无骨折脱位型脊髓损伤（SCIWORA）。Lee 等的研究表明低龄儿童（<10 岁）SCIWORA 的发生率（60%）显著高于 10 岁以上的儿童（20%）。

3. 软骨终板为薄弱区域，易遭受损伤。

4. 迟发性神经损害多见。

5. 完全性脊髓损伤比例较高，在发生椎体间明显脱位时尤为明显（图 23-3-3），且不同年龄组之间脊髓损伤的严重程度也有所差异。Hamilton 等的研究发现，0～9 岁儿童脊髓损伤患者中，约 50% 的患者发生了完全性脊髓损伤，而在 15～17 岁的患者，这一比例仅为 11%。

临床表现

儿童脊髓损伤后的临床表现复杂多样，可出现感觉异常、肌力减退、偏瘫、截瘫和全瘫等，其症状轻重往往与损伤部位以及损伤严重程度密切相关。大多数脊髓损伤的特点与成人类似，但脊髓圆锥、马尾部位的损害因儿童脊髓发育的特点而与成人患者有所不同。

1. **脊髓震荡**　脊髓遭受强烈震荡可出现短暂的

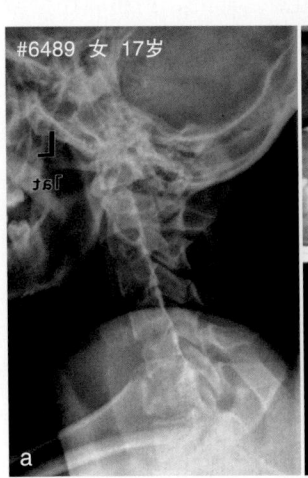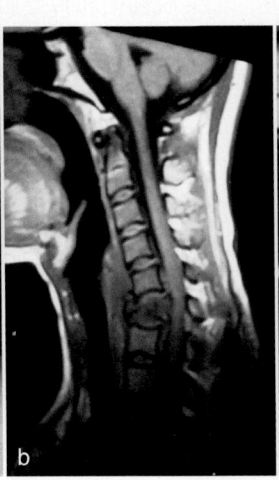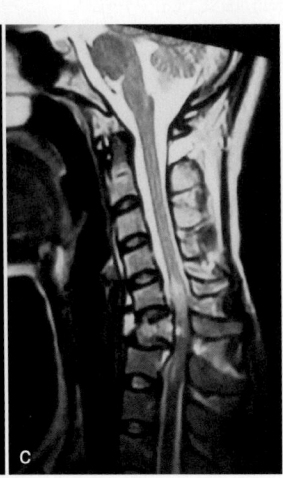

图 23-3-2　女（#6489），17 岁，外伤后 C_6 椎体爆裂性骨折伴四肢全瘫（a）。颈椎 MRI 检查显示 C_6 椎体骨折平面硬膜囊明显受压，脊髓信号改变，T1 加权像上呈低信号（b），T2 加权像上呈高信号（c）

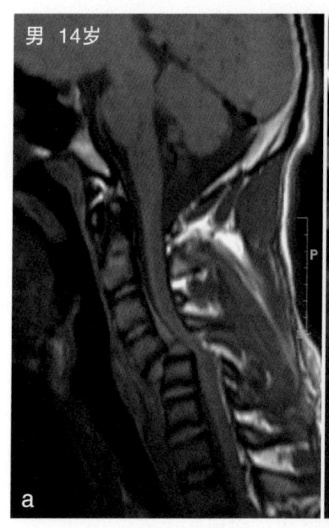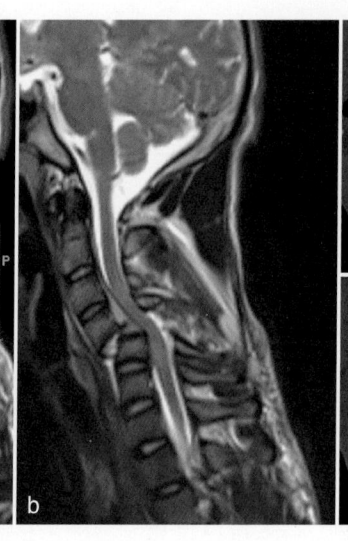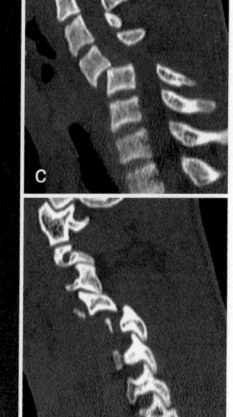

男 14岁

图 23-3-3 男，14岁，运动训练伤致 C₄/C₅ 椎体脱位伴四肢全瘫。颈椎 MRI 显示 C₄/C₅ 椎体脱位，同平面脊髓明显受压（a、b），颈椎 CT 示 C₅ 椎体前脱位伴关节突绞锁（c、d）（此病例由许斌提供）

神经功能抑制现象，发生迟缓性瘫痪。临床表现为损伤平面以下感觉、运动及反射完全消失或部分消失。但因为在组织形态学上并没有明显病理变化发生，只是暂时性的功能丧失，一般经过数小时至数天，感觉和运动开始恢复，且不遗留任何神经系统后遗症。

2. **不完全性脊髓损伤** 损伤平面以下保留部分感觉及运动功能，包括以下四种类型：

（1）前脊髓综合征 由颈脊髓前方受骨片或椎间盘严重压迫，或脊髓前中央动脉损伤引起。临床表现为四肢瘫痪，但下肢和会阴部仍保留位置觉和深感觉，有时甚至还保留有浅感觉。此型损伤预后为不完全性脊髓损伤中最差。

（2）后脊髓综合征 多见于颈椎于过伸位受伤者，由脊髓后方结构挫伤所致。临床表现为脊髓受损平面以下运动功能和痛温觉、触觉存在，但深感觉全部或部分消失。

（3）脊髓中央管周围综合征 为不全性脊髓损伤中最常见一型，多发生于颈椎过伸性损伤。颈椎管因颈椎过伸而发生容积减小，脊髓受黄韧带皱褶、椎间盘或骨刺前后挤压，使中央管周围的传导束受到损伤。表现为损伤平面以下的四肢瘫，特点为上肢与下肢的瘫痪程度不一，上肢重于下肢，没有感觉分离。

（4）脊髓半切综合征 又名 Brown-Sequard 综合征。损伤平面以下同侧肢体的运动及深感觉障碍，对侧肢体痛温觉消失，但触觉功能无影响。由于一侧骶神经尚完整，故患者二便功能仍正常。

3. **完全性脊髓损伤** 脊髓实质完全性横贯性损害，损伤平面以下的最低位骶段感觉、运动功能完全丧失，包括肛门周围的感觉和肛门括约肌的收缩运动丧失，称为脊髓休克期。2~4 周后逐渐演变成痉挛性瘫痪，其临床表现为肌张力增高、腱反射亢进，并出现病理性锥体束征，受累骨骼肌出现不自主的收缩。胸段脊髓损伤表现为截瘫，颈段脊髓损伤则表现为四肢瘫。上颈椎损伤的四肢瘫为痉挛性瘫痪，下颈椎损伤的四肢瘫由于颈髓颈膨大部位和神经根的毁损，上肢表现为迟缓性瘫痪，下肢仍为痉挛性瘫痪。

4. **脊髓圆锥损伤** 新生儿出生时脊髓圆锥最远可至 L₃ 水平，出生 3 个月后会上升至 L₁/L₂ 水平。因此，出生 3 个月以后患儿 T₁₂、L₁ 或 L₂ 骨折可发生脊髓圆锥损伤，表现为会阴部（鞍区）皮肤感觉缺失，括约肌功能丧失致大小便不能控制和性功能障碍，双下肢的感觉和运动仍保持正常。

5. **马尾神经损伤** 马尾神经是脊髓圆锥水平以下 10 对腰骶神经根的总称，新生儿出生 3 个月后脊髓圆锥一般已上升到 L₁/L₂ 水平，因此儿童的马尾神经一般起自 L₂ 的骶脊髓，终止于 S₁ 椎下缘。马尾神经损伤很少为完全性损伤。多表现为损伤平面以下的迟缓性瘫痪，引起感觉、运动功能和性功能障碍及括约肌功能丧失、肌张力降低、腱反射消失，没有病理性锥体束征。

影像学检查

早期的影像学检查对于明确脊柱的结构性损伤、判断脊髓损伤的严重程度至关重要。X 线片和

CT 检查为诊断脊髓损伤最常规的影像学检查，可发现损伤部位的骨折或脱位情况。但是对于无骨折脱位型脊髓损伤患者，MRI 检查则显得非常必要。MRI 检查不仅可以显示脊髓损伤部位、受压程度，还可观察到脊髓的出血、水肿以及周围软组织损伤情况等，对于确定脊髓损伤、判断脊髓损伤的严重程度及预后有一定意义（图 23-3-3）。

诊断及鉴别诊断

1. **诊断**　根据患者病史、临床表现、影像学检查等辅助检查结果，SCI 的诊断并不困难。然而，由于儿童表达能力及合作能力较差，无法准确表达症状，增加了漏诊及误诊的概率。临床医生应重视低能量创伤（如舞蹈下腰、剧烈蹦跳、腰部扭伤等）引起的脊髓损伤，提高对无影像学异常的脊髓损伤的认识。若 X 线片及 CT 均未见骨折或脱位，而既往有外伤史应高度怀疑 SCIWORA，临床医生应进行细致的专科检查以及针对性的 MRI 检查，以免漏诊和误诊。

电生理检查也是诊断儿童脊髓损伤的重要手段，尤其是对于无影像学异常证据的脊髓损伤患儿。电生理检查包括体感诱发电位（somatosensory evoked potential，SEP）及运动诱发电位（motor evoked potential，MEP），可了解脊髓的功能状况。体感诱发电位代表脊髓感觉通道的功能，是检查损伤脊髓感觉功能完整性的可靠方法；运动诱发电位代表锥体束运动通道功能。SEP 与 MEP 的表现与损伤的程度有关，通过观察其潜伏期和波幅改变，可以对脊髓损伤程度以及预后情况作出判断。若二者均不能引出，则为完全性截瘫。

脊髓损伤严重程度分级可作为脊髓损伤的自然转归和治疗前后对照的观察指标。目前临床上应用最为广泛的是美国脊髓损伤评估协会（ASIA）根据 Frankel 分级而修订的 ASIA 分级（表 23-3-1）。在此基础上制订的 ASIA 评分包括运动评分（左右各 10 组关键肌肌力分级评分）和感觉评分（左右各 28 个皮节针刺觉和轻触觉评分），临床应用较为复杂。

2. **鉴别诊断**　典型的儿童创伤性脊髓损伤病史中一般有明确的外伤史，诊断明确，但是对于轻微外伤导致的儿童脊髓损伤，如舞蹈动作练习、运动训练等，发病较为隐匿，易被忽略，需反复追问受

表 23-3-1	ASIA 功能分级标准	
级别	**损伤程度**	**功能**
A 级	完全损伤	损伤平面以下无任何感觉、运动功能
B 级	不完全损伤	损伤平面以下，包括腰骶段感觉存在，但无运动功能
C 级	不完全损伤	损伤平面以下有运动功能，一半以上关键肌肉肌力小于 3 级
D 级	不完全损伤	损伤平面以下有运动功能，一半以上关键肌肉肌力大于或等于 3 级
E 级	正常	感觉和运动功能正常

伤史并与其他脊髓疾病相鉴别。

SCIWORA 常被误诊为急性脊髓炎（图 23-3-4），二者的临床表现与 MRI 上的异常信号相似，故常被误诊。急性脊髓炎是一种原因不明的急性横贯性脊髓损伤，目前认为可能是病毒感染后所诱发的一种自身免疫病，其病理损害以脊髓白质脱髓鞘病变为主。此病进展较 SCIWORA 慢，80% 的患者在起病后 3~10 天达高峰期，急性期的进展情况也可作为二者鉴别的要点之一。大多数急性脊髓炎患者有前驱感染史，典型病例多在脊髓症状出现前 1~2 周出现呼吸道感染或腹泻等症状，或近期有疫苗接种史，受凉、劳累等可为发病的诱因。此病的主要临床表现为感觉、运动障碍与二便异常，部分患者起病时可伴有低热。外伤史是二者的重要鉴别点，急性脊髓炎患者发病前多无外伤。脑脊液检查可辅助鉴别二者，急性脊髓炎患儿脑脊液检查常表现为细胞数和蛋白含量正常或轻度增高，以淋巴细胞为主。

并发症及处理原则

脊髓损伤的并发症是影响患者生活质量及预后的主要原因之一，积极治疗并发症对降低患者病死率及提高患者生存能力有很大意义。

1. **呼吸衰竭与呼吸道感染**　呼吸系统并发症是儿童急性脊髓损伤的严重并发症，也是导致患儿死亡的主要原因。脊髓损伤患者长期卧床，咳嗽反射减弱、肺活量减小、分泌物排出不畅和自主神经功能障碍是导致患者出现肺部并发症的主要原因。

脊髓损伤节段和 ASIA 分级是预测患者是否需

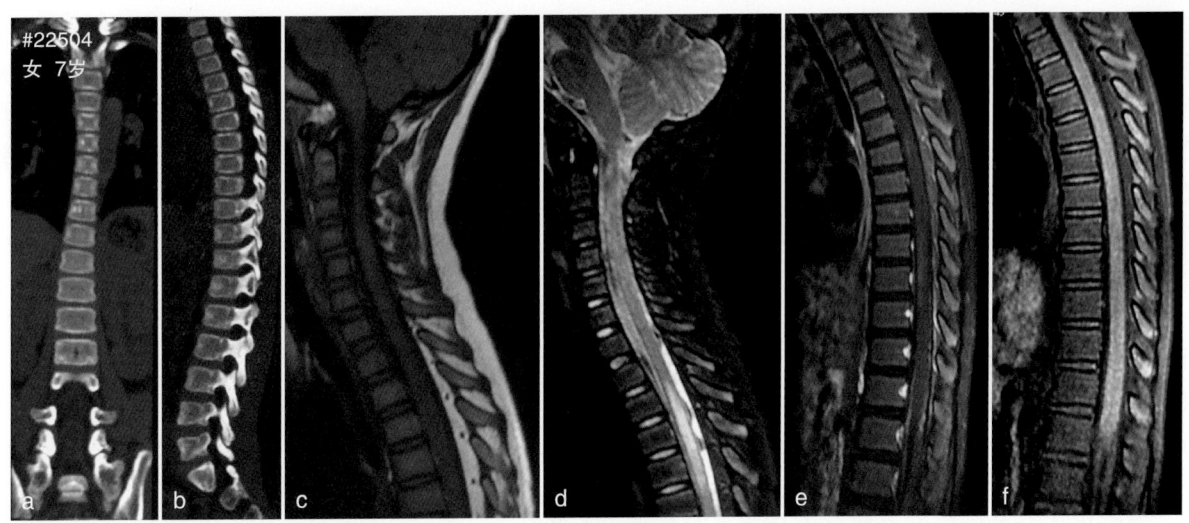

图 23-3-4　女（#22504），7 岁，因腰部外伤出现进行性双下肢麻木，逐渐加重至瘫痪，因全脊柱 CT 未见骨性结构损伤而被诊断为无骨折脱位型脊髓损伤（a、b），后在当地医院康复治疗 1 年，未见明显好转。12 岁时因"脊柱侧凸"来我院就诊，查阅患者损伤当时 MRI 示颈椎、胸椎脊髓在 T1 加权像上呈低信号（c），T2 加权像上 T_2 水平以下广泛、条索状高信号影（d），MRI 示胸椎髓外软组织未见明显异常信号，但胸段脊髓呈弥漫性水肿、增粗，疑似当时为急性脊髓炎（e、f），而非"无骨折脱位型脊髓损伤"

要插管的重要指标。损伤节段越高、脊髓损伤的程度越严重的患儿，其发生此类并发症的风险越大。尤其对于颈脊髓损伤患者，其肋间肌麻痹、胸式呼吸消失，伤者能否生存很大程度上取决于腹式呼吸能否保留。膈神经是控制腹式呼吸的主要神经，由 $C_3 \sim C_5$ 组成。C_5 以上的脊髓损伤几乎 100% 需要插管。因此，临床救治急性脊髓损伤患者时应密切监测患者的肺功能，包括肺活量、最大吸气压和二氧化碳分压水平，以预测需行气管插管的时机。而脊髓损伤患者插管后的拔管问题同样需要临床医生的关注。Berney 等总结 114 例颈脊髓损伤患者治疗经验后发现，拔管失败率约为 8.7%，而瑞士的一项调查研究也显示，约 6% 的脊髓损伤儿童病例需长期接受呼吸机辅助通气。若患者条件允许，也可考虑辅助使用可刺激膈肌神经或膈肌肌肉的刺激器来增加自主呼吸运动。

同时，由于机械通气及呼吸、咳嗽咳痰能力减弱，脊髓损伤的患儿更易出现肺部感染，因此选用合适的抗生素以控制肺部感染，帮助患儿定期翻身、拍背，并辅以咳嗽咳痰训练也有助于呼吸功能的改善。

2. 低血压　低血压是脊髓损伤患者常见的并发症之一，且顽固性的低血压常与病情严重程度、预后密切相关。脊髓水肿与周围微血管损伤可引起伤后数天内病灶周围的持续缺血，而颈脊髓损伤后，交感神经活动受到抑制，也可导致患者出现心率减慢、血压下降等神经源性休克表现，若患者合并多发伤则增加了低血压的风险。

研究表明，预防脊髓损伤后的低血压，甚至提高患者的平均动脉压（MAP）以保证脊髓灌注量，可能有助于神经功能的恢复。Vale 等对一组成人急性脊髓损伤病例进行了前瞻性研究，干预措施为受伤 7 天内维持平均动脉压大于 85mmHg，排除手术干预因素后，作者认为早期足够的血压控制可增加 ASIA 评分、提高患者步行和膀胱控制能力。目前，AANS/CNS 指南也推荐应在脊髓损伤后的前 7 天，持续监测血流动力学，同时将患者的平均动脉压维持在 85mmhg 以上。然而，指南中尚未指出儿童脊髓损伤患者血压维持方案。Hwang 等监测了儿童及青少年脊髓损伤的基线血压发现，基线血压随着患儿年龄、BMI 的增加而升高，心率随年龄和 BMI 的增加而降低。因此，监测儿童脊髓损伤患者的基线血压和心率对于识别和处理心血管并发症至关重要，尤其是对于存在不典型体征和症状的患者。初期的复苏应包括静脉输注晶体溶液；若低血压持续存在可辅以血管升压药（如去甲肾上腺素、多巴胺等），减少外周血管扩张，改善损伤后脊髓局部的灌注压。儿童脊髓损伤患者对于容量负荷耐受力较低，补液时需控制输注速度，以免造成充血性心力衰竭等并发症。

3. 泌尿系统感染　脊髓损伤后，膀胱括约肌由于失去上运动神经元支配而出现功能障碍，形成神经源性膀胱。研究显示，80% 颈髓损伤、58% 胸髓损伤和50% 腰髓损伤患儿的膀胱容量低于预测值，较易发生尿潴留、尿路感染等并发症。儿童脊髓损伤患者常因排尿功能障碍而需长期留置导尿管，进而增加泌尿系统感染的风险。尽管目前对于神经源性膀胱的管理水平明显提高，但尿路感染的发生率仍在 50% 以上，而继发于尿路感染的败血症仍会导致约 2.3% 的年死亡率。因此，加强泌尿系统管理仍是改善患者长期生活质量、延长预期寿命的主要措施。

脊髓损伤后的神经源性膀胱管理主要包括改善膀胱存储功能和促进膀胱排空两种主要方式。目前的防治方法主要有：①早期干预的重点是优化膀胱存储功能，应于伤后 2~3 周开始定期开放导尿管，其余时间夹闭，以使膀胱充盈、避免膀胱肌挛缩，并指导患者在膀胱区按摩加压，排空尿液，训练成自主膀胱，争取早日拔除导尿管。尤其对于马尾神经损伤的患儿，此种训练方法可以最大程度地提高生活质量。②国际指南中推荐使用清洁间歇性导尿术 （clean intermittent self-catheterization, CISC） 作为护理标准。间歇性导尿术应在患儿 3 岁时开始使用，其目标是在 5~7 岁时获得完全的独立性。临床医生需指导患者及其家属遵循无菌操作法，自行定时插导尿管排尿。③需长期留置导尿管而又无法控制泌尿生殖道感染者，可做永久性耻骨上膀胱造瘘术。④对于已发生感染者，合理应用抗生素是有效的预防及治疗手段。氟喹诺酮类药物因其可能会损伤软骨和肌腱，应避免对 18 岁以下患者使用。⑤对于逼尿肌痉挛的儿童，可能需要使用抗胆碱能药物或接受膀胱扩张术，以增加膀胱的储存能力。

4. 压疮　由于截瘫患者皮肤感觉丧失且需长期卧床，骨隆突部位的皮肤易因长时间受压而发生坏死，成为压疮 （pressure ulcers）。最常发生的部位为骶骨、股骨大转子、髂嵴和足跟等处。Groeneveld A 等的一项多中心回顾性研究发现，与成人 （29.2%） 相比，儿童 （13.1%） 压疮的发生率相对较低。但是由于脊髓损伤患儿存在感觉、运动功能障碍，皮肤和肌肉压力感受器无法对中枢神经系统进行有害刺激的反馈，发生压疮的风险仍较大。

防治方法：①床褥平整柔软，或用气垫床；加强皮肤护理，保持皮肤清洁、干燥；②定时翻身，坚持每 2~3 小时为患者翻身一次；③对骨隆突部位每日用 50% 乙醇擦洗，滑石粉按摩；④浅表压疮可用红外线灯烘烤，深度压疮应及时清除坏死组织，勤换敷料，必要时行转移皮瓣修复。

5. 深静脉血栓　深静脉血栓形成 （deep venous thrombosis，DVT） 在儿童脊髓损伤患者中相对少见。Vogel 等的研究发现 5 岁以下的脊髓损伤患儿中无一例发生了 DVT，6~12 岁儿童中 DVT 的发生率仅为 1.9%，但在青少年中的发生率则达到了 7.9%~9.1%。儿童脊髓损伤后出现深静脉血栓与瘫痪肢体静脉回流缓慢及伤后出现的血液高凝状态有关。深静脉血栓脱落可导致肺栓塞并危及患儿生命。DVT 在临床上表现为突然出现一侧下肢的肿胀 （左侧多见），有时伴有低热和皮温升高。彩色多普勒超声可以明确诊断。

目前的临床实践指南尚未对儿童与成人 DVT 预防的适应证或持续时间加以区分。与成人类似，儿童和青少年在脊髓损伤后的 8~12 周易发生 DVT。因此，也应对儿童脊髓损伤患者进行 DVT 的预防，包括穿戴弹力袜、下肢按摩促进血液流动或预防性使用低分子肝素抗凝 （皮下注射 0.5mg/kg，12 小时 1 次） 等。对于已经发生 DVT 的患儿，可静脉注射低分子肝素 [初始 10 分钟 75U/kg，随后以 10~20U/ （kg·h） 静脉泵入]。同时监测抗 Xa 因子水平以调整剂量，维持活化的部分凝血活酶时间为正常对照值的 1.5~2.0 倍。

6. 体温失调　体温调节异常的严重程度与神经功能受损的严重程度有关，婴儿或更小年龄的儿童因其体表面积较大、表达能力有限而更易受到影响，患儿既可出现发热，也可出现低体温。

脊髓损伤患者损伤平面以下皮肤出汗能力丧失，热量得不到散发，患者常易产生高热，严重者可达 40℃ 以上。此外，若患儿合并肺部或泌尿系统感染、肢体疼痛、静脉血栓、异位骨化、药物反应等情况，更易出现发热症状。处理方法是：①密切监测患儿的体温变化及生命体征，监测患者的热型及伴随症状；②保持室温在 22~24℃ 之间；③物理降温：可放置冰袋于患者的头部、颈部、肘窝、腋下等部位；④若存在明确的病因，则需进行抗感染、抗炎等针对病因的治疗。

低温定义为口腔温度低于 35℃ 或肛肠温度低于 35.6℃，多出现在冬季或继发于不当的药物治疗。低温主要是由于自主神经系统功能紊乱后，皮下血管广泛扩张，进而导致散热加快；加之脊髓损伤的患者对下肢随意肌的控制减弱、瘫痪的肌肉丧失了舒缩能力，患者无法通过寒战来提高核心温度。对于此类患者应密切监测体温，并注意生命体征的变化。维持室温为 24～26℃，并增添衣物。

7. 低钠血症　高位颈髓损伤的早期，可出现以血钠降低为主要表现的顽固性低钠血症。其具体发病机制目前尚无定论，目前认为脑性耗盐综合征 (cerebral salt wasting syndrome，CSWS) 和抗利尿激素不当分泌综合征 (syndrome of inappropriate antidiuretic hormone，SIADH) 是导致此类患者血钠降低的主要原因。前者因颈脊髓损伤抑制了体内的交感神经系统，导致肾素 - 血管紧张素 - 醛固酮系统受到抑制，醛固酮释放减少，肾保钠作用降低，导致低钠血症；后者的主要机制是下丘脑 - 神经垂体系统的过度兴奋导致抗利尿激素的分泌异常增加，从而产生水潴留现象，导致稀释性低钠血症。由于低钠血症起病隐匿，容易被临床医生所忽视，若治疗延误，可导致颈脊髓损伤的节段水肿加重，影响患者神经功能的恢复。严重的低钠血症可导致神经细胞的脱髓鞘病变，甚至并发脑水肿、脑疝，导致患者死亡。

低钠血症的发生率常与颈脊髓损伤严重程度有关。有研究表明，脊髓损伤患者的神经功能评分越低，其伤后出现低钠血症的风险也越高。Ohbe 等分析了 213 例日本脊髓损伤病例后也发现低钠血症与损伤程度评分、ASIA 评分、医院获得性肺炎、深静脉血栓、心动过缓等因素明显相关。

鉴于脊髓损伤后低钠血症的发病机制尚不明确，临床上对其治疗方法尚未达成共识。对于脊髓损伤合并低钠血症的治疗应首先判断是低渗性低钠血症或血容量不足导致。前者的治疗应限制液体的摄入量，儿童患者需控制在 40～60ml/（kg·d），直至血钠恢复正常水平。但对于严重的低钠血症患者，单纯限水治疗可能无效，此时可缓慢输注高张氯化钠溶液，同时辅以快速利尿剂（如呋塞米等）。对于后者的治疗，应在积极补充血容量的基础上补充丢失的钠盐，容量替代和保持正盐平衡是治疗 CSWS 的主要目标。补钠的同时需监测血钠上升的速度，控制在 0.7mmol/（L·h）以下，每天最大矫正量在 20mmol/L 以下。

8. 高钙血症　10%～23% 的脊髓损伤患儿可发生高钙血症，好发于青少年男性，通常发生于受伤后的前 3 个月，与骨骼去神经营养及肢体制动导致的骨量丢失相关。其典型临床表现为腹痛、多尿、呕吐、全身不适、乏力、嗜睡等，部分患者也可能出现行为改变或精神问题。高钙血症还会增加肾钙沉着症、泌尿系统结石和肾衰竭等并发症的风险。对于出现此类症状的患者应保持高度警惕。诊断时应排除引起血钙升高的其他原因，如甲状旁腺功能障碍或 Paget 病等。治疗通常采用积极的补液，或用呋塞米利尿。

9. 自主神经功能障碍　自主神经功能障碍 (autonomic dysreflexia，AD) 常见于损伤平面在 T_6 或更高水平的脊髓损伤患者，其特征是突发的急性高血压，严重者可能危及生命。可能的病理生理机制为损伤平面以下的刺激引起交感神经放电，导致外周血管收缩、损伤水平以上的强烈副交感反应。儿童与成人的临床表现相似，但 5 岁以上的患儿可具有典型症状，如出现面部潮红、头痛和竖毛等，5 岁以下的儿童则很少出现此类症状。需要与成人相区别的是，儿童正常血压的基线值较低，其血压较基线值上升 20～40mmHg 即可被认为是自主神经功能障碍的征兆。常见的诱因为膀胱或肠道的扩张，因此合理的膀胱和肠道管理是预防 AD 的关键。一般情况下，对症治疗即可取得较好的效果。可采用硝苯地平片舌下含服；复发性自主神经反射障碍患者可用哌唑嗪或特拉唑嗪治疗。

10. 骨科并发症　与成人脊髓损伤不同，儿童骨骼成熟度较低，这大大增加了脊髓损伤后患儿骨科相关并发症发生的风险，临床中常见的有脊柱侧凸、髋关节发育异常、骨质疏松及异位骨化等。

（1）脊柱侧凸　（详见第 13 章第十一节）。

（2）髋关节脱位　髋关节（半）脱位是儿童脊髓损伤特有的并发症之一。与成人相比，儿童髋臼较浅，当患儿处于坐位时，因其下肢肌力减弱或丧失，在下肢重力和骨盆倾斜的影响下，髋关节趋向于内收状态以维持坐位平衡。此时，股骨以髋臼下缘为支点内收旋转，导致股骨头与髋臼脱位（图23-3-5）。伤后 1 年 57% 的患儿可能出现髋关节（半）脱位，尤其是完全性损伤的截瘫儿童。10 岁以下的脊髓损伤患儿，90% 以上会出现髋关节（半）脱位，但对于 10 岁以上的患者，这一比例降低到了 9%。髋关节不稳定的进行性加重可导致患者出现骨盆倾斜，不但影响患者的站立、在轮椅上的坐

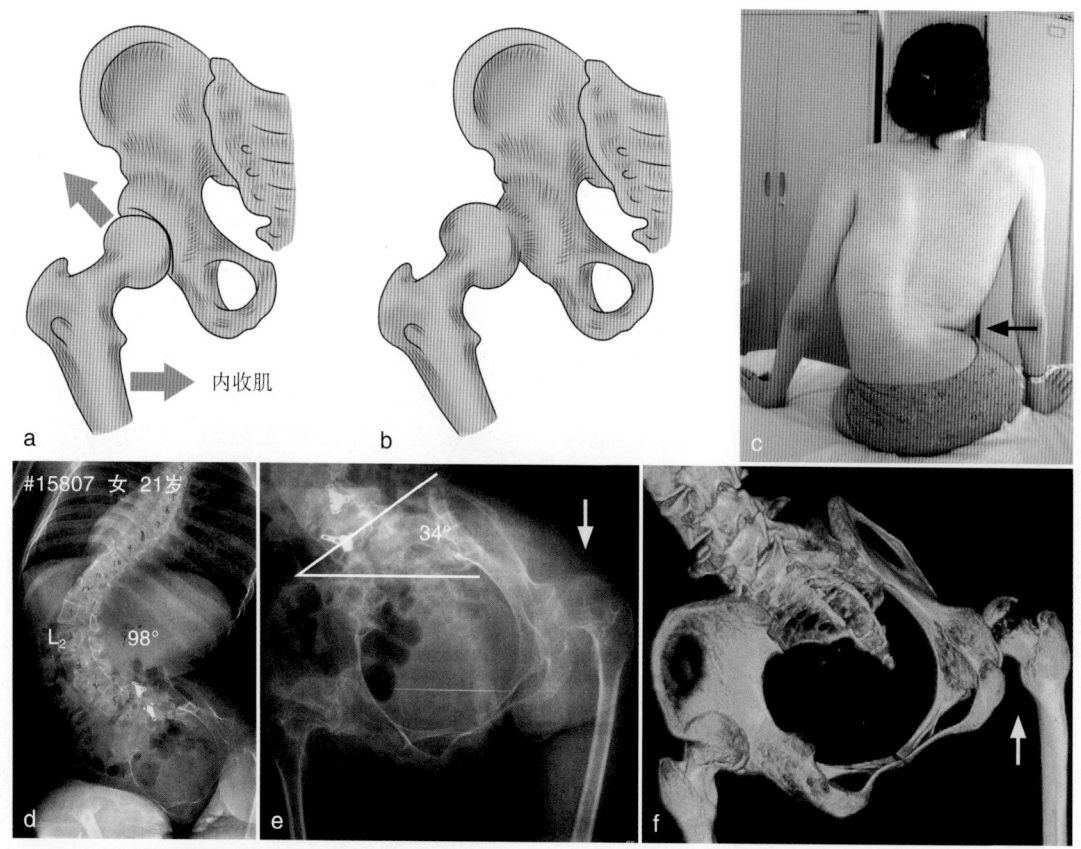

图 23-3-5　髋关节脱位机制示意图。在重力和骨盆倾斜的作用下，髋关节内收肌挛缩，股骨以髋臼下缘为支点内收旋转（a），进而导致髋关节脱位（b）。女（#15807），21 岁，7 岁时因胸椎无骨折脱位型脊髓损伤致 T_{10} 平面以下完全性瘫痪；11 岁时被家人发现胸背部隆起不对称，未做特殊处理（c）；近 2 年侧凸逐渐加重，并出现躯干塌陷、坐姿不稳，坐位时可见明显肋骨骨盆撞击征，需双手支撑以保持躯干平衡。坐位全脊柱 X 线片示顶椎为 L_2 的腰椎侧凸（d），右侧髋关节脱位（e），骨盆 CT 三维重建示明显骨盆倾斜，右髋臼发育不良和股骨头脱位（f）

姿，还会增加压疮等并发症发生的风险。

　　不正确的坐姿是导致脊髓损伤儿童髋关节脱位的主要原因。在坐位和卧位时使用下肢外展架以维持髋关节处于适当外展位（图 23-3-6），是预防患儿髋关节脱位的关键。对于年龄小于 10 岁的儿童脊髓损伤患者，应积极采取预防措施，主要包括软组织的主动拉伸、痉挛的控制和预防性使用髋关节外展支具等。此外，也有学者建议应在夜间佩戴支具，以保持髋部处于固定的位置。

　　髋关节脱位的手术治疗尚未达成共识，目前多数学者不推荐手术治疗儿童脊髓损伤患者的髋关节脱位，因为这种脱位可能对患者的步行功能影响不大。Rink 等的研究评估了 17 例脊髓损伤时年龄小于 9 岁的患儿，发现尽管有 1 例患者出现疼痛症状、3 例患者存在缺血性坏死的征象，但患儿的步行能力没有显著改变。

　　（3）骨质疏松（osteoporosis）　儿童脊髓损伤

患者长期卧床，丧失了肌肉收缩对骨的应力作用，减少了骨骼的机械刺激，导致骨形成与骨吸收的不平衡，引起患儿骨密度（bone mineral density，BMD）不同程度的降低。Trbovich 等的研究表明，脊髓损伤后约 75% 的患者在损伤平面以下出现快速而严重的骨量丢失，约有 60% 的患者出现骨质疏松。饮食习惯的改变、神经对骨的营养作用消失、钙调节激素的变化也可能是引起患者骨质疏松的原因。骨密度是测定骨质疏松的可靠指标，一般将儿童骨密度的 Z 值 <-2 定义为骨密度降低，将 Z 值 <-2 且存在临床意义的骨折史定义为儿童骨质疏松症。研究发现，脊髓损伤患儿的骨密度比同龄、同性别儿童降低约 40%。

　　对于存在发生骨质疏松风险的儿童，早期识别和干预至关重要。因此，临床上有必要对患儿进行骨密度的监测，同时在膳食中增加钙及维生素 D 的摄入量。双膦酸盐作为抗骨吸收药物的一种，已广

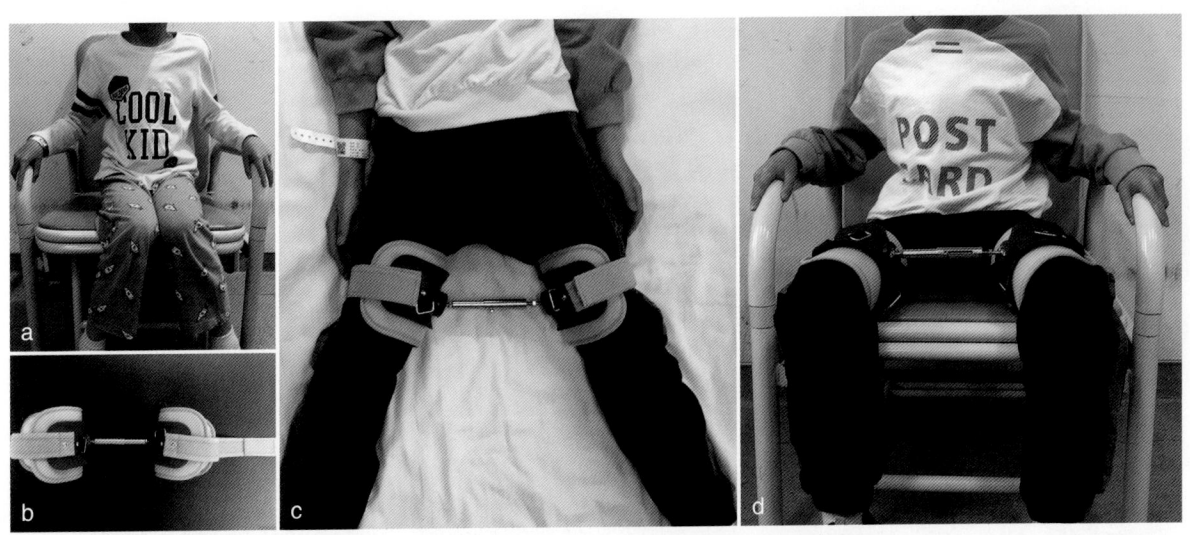

图 23-3-6　双腿并拢等不正确的坐姿是加速儿童脊髓损伤患者髋关节脱位的主要原因之一（a），坐、卧位时应尽量使髋关节保持适度外展位。临床上可使用髋关节外展支架（b），患者可将外展架系于膝关节上方，通过中间的连接杆调节撑开距离，避免髋关节内收（c、d）

泛用于儿童骨质疏松的治疗。此外，研究发现脊髓损伤后缺乏康复训练的患儿，其伤后 18 个月的骨密度仅相当于正常儿童的 1/3，极易出现病理性骨折。因此，应鼓励患儿尽早开始功能锻炼。

（4）异位骨化　异位骨化（heterotopic ossification，HO）是指在关节周围的软组织内有新生骨形成，以关节周围钙化及骨化为临床特点。异位骨化常见于 20～40 岁的患者，在儿童中发病率相对较低，为 3%～10%。脊髓损伤后的异位骨化多发生在伤后 1～6 个月（伤后 2 个月为高峰期），而儿童脊髓损伤患者中的平均发病时间相对较晚，多在损伤后约 14 个月出现。本病通常发生在损伤水平以下，最常累及髋关节，其次为膝、肩、肘关节等。多数患者临床症状较轻，典型临床表现为局部出现红、肿及灼热感，关节活动范围受限，严重者甚至引起周围神经卡压、压疮。X 线主要表现为关节周围软组织内的云絮状、斑块状、条索状或不规则状的钙化灶，发病 2 周后 X 线可见新骨形成。因此，对于脊髓损伤患者应进行详细的体格检查，若发现损伤平面以下出现局部肿胀或可触及软组织内包块时，应及时采取相应的影像学检查以明确诊断。

非甾体抗炎药可通过抑制前列腺素及相关物质的释放，抑制炎症过程及间充质细胞向成骨细胞分化，从而减少软组织的骨化，预防异位骨化的形成。若 HO 已经对患者的关节活动功能造成损害，则建议手术切除异位骨。Freehourn 等的研究表明，在脊髓损伤后 7～11 个月切除异位骨，可有效预防

关节强直、肌肉挛缩，并减少术后异位骨化复发的发生率。

（5）夏科氏（Charcot）关节病　Charcot 关节病是截瘫或完全性脊髓损伤后期的一种脊柱、关节退行性病变，其整体发病率较低。Krebs 等的研究发现，220 例脊髓损伤患者中平均有 1 例 Charcot 关节病，约占全部脊髓损伤的 0.45%，相比之下，发生于四肢的夏科氏关节病则更为常见。该病起病缓慢且隐匿，平均发病时间为脊髓损伤后的 17.3～19.6 年，儿童脊髓损伤患者由于预期寿命较长，其发生 Charcot 关节病的风险较成人更高。Charcot 关节病的具体发病机制尚不明确，目前认为可能与脊髓损伤后痛觉和本体感觉丧失，从而失去了关节的自我保护有关。患者活动或调整体位时易对关节造成反复的冲击、震荡或扭转，导致关节软骨、关节囊的反复损伤。该病往往累及感觉神经，而运动神经并无侵犯，因此临床上受累关节的活动度并无明显受限，关节损伤的严重程度往往与患者的症状不符。受累肢体麻木、感觉减退或消失是其常见的临床表现，体格检查时可见受累关节肿胀、松弛或触及活动性的肿块，部分患者可出现关节的半脱位或完全脱位，在关节周围可见有积液形成（图 23-3-7）。

Charcot 关节病的治疗包括保守治疗与手术治疗，选择治疗方案前应详细评估患者的一般情况，同时积极对原发病进行相应治疗。对于无明显致残性的疼痛、神经功能良好的患者，可首先考虑卧

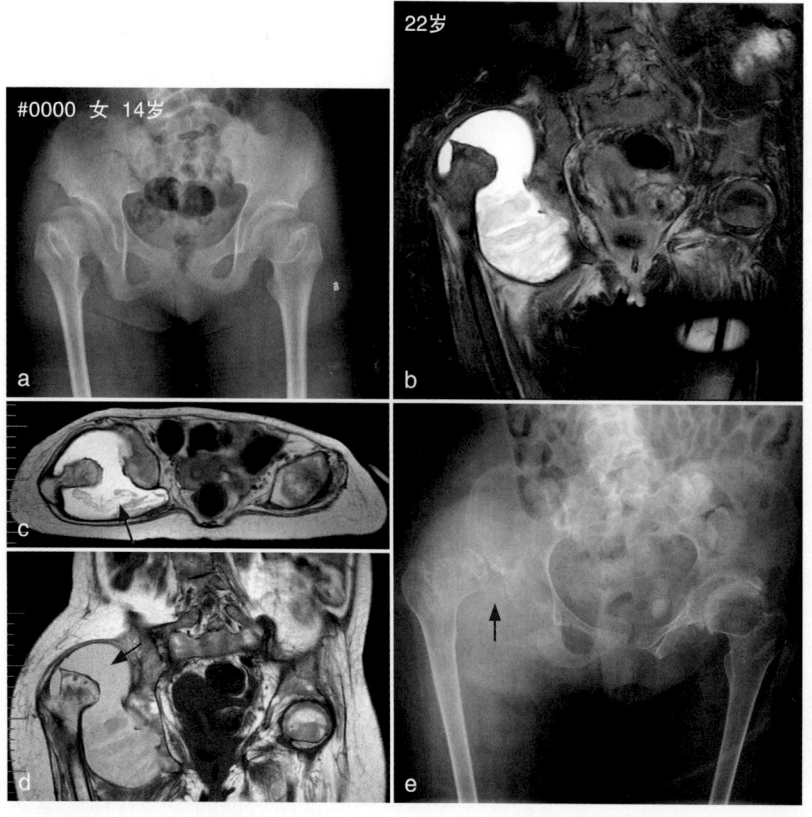

图23-3-7　女（#0000），14岁，脊髓损伤伴双下肢截瘫8年余，损伤当时骨盆X线片仅见左侧扁平髋、髋臼发育不良（a）。8年后左侧髋关节出现大量积液，左侧股骨头体积明显减小、形态不规则（b~d）。骨盆X线片示双侧髋关节骨质增生硬化，边缘可见骨赘形成，右侧髋关节间隙变窄，左侧髋关节完全脱位（e）

床休息、制动、支具固定等保守治疗措施，以减少关节面负重，最大程度地避免关节畸形的加重。对于出现顽固性疼痛（症状持续>6个月）、神经功能损害、畸形进展、皮肤出现瘘口或并发感染的患者，建议行手术治疗，包括病灶清除、切开复位内固定、自体骨移植、外固定、关节置换等。手术治疗应以缓解疼痛、改善关节功能、矫正局部畸形为主要目标。然而，鉴于Charcot关节病患者存在神经营养障碍，关节周围的血供较差，手术清除病灶及游离骨赘时可遗留空腔，增加术后感染、关节积液的风险，并发症的发生率较高。Parvizi等对29例Charcot关节病患者行全膝关节置换术，平均7.9年的随访结果显示，患者的生活质量得到明显改善，但有6例患者（20.7%）术后因深部感染、无菌性松动等原因行二次手术。

治疗

　　急性脊髓损伤的处理原则包括限制主动和被动运动、药物治疗、手术解除对脊髓的压迫并恢复脊柱的稳定性、康复治疗以及预防并发症等。

　　1. 院前急救　院前的急救工作同样需要注意，早期急救措施的正确与否直接影响患者早期的生命安全和远期神经功能的预后，而不恰当的早期急救措施可能会对患者造成二次损伤。对于有明确外伤史的病例，如果合并头颈部、胸背部、腰背部疼痛，有神经功能异常、意识障碍等，均应考虑脊柱骨折及脊髓损伤的可能。因此，院前急救的主要目标是在不加重脊髓损伤的前提下，将患者的脊柱固定在中立位，同时确保患者的气道通畅以及血流动力学稳定。

　　在外伤后，急救人员应迅速评估患者的一般情况及生命体征，优先处理威胁生命的急症及相关并发症，必要时应随时提供生命支持，包括维持气道畅通、恢复通气和维持循环稳定。对于可疑颈椎损伤的患者，建议首先进行颈托固定制动；若无颈托，可考虑使用具有支持性的硬物或束带固定头颈部。若怀疑患者合并胸腰椎损伤，推荐胸腰椎支具固定。此外，转运脊柱骨折患者时的急救搬运方式也至关重要。搬运伤员时，应减少脊柱的弯曲及移动度，以避免外力造成脊髓损伤的进一步加重。正确方法是采用担架或平板运送：将担架放在伤员的一侧，保持伤员的头部、颈、脊柱在同一纵轴，由三人将伤员平托至担架上（图23-3-8）。对于颈髓

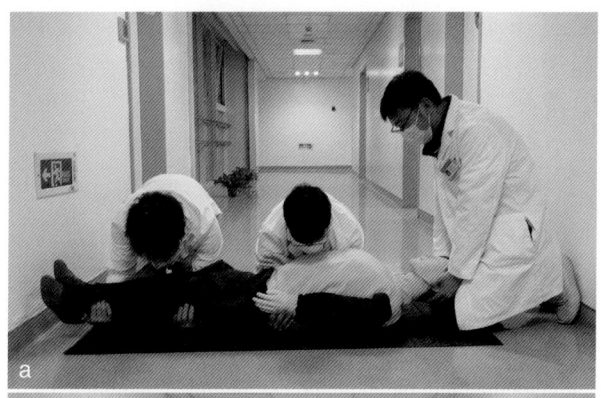
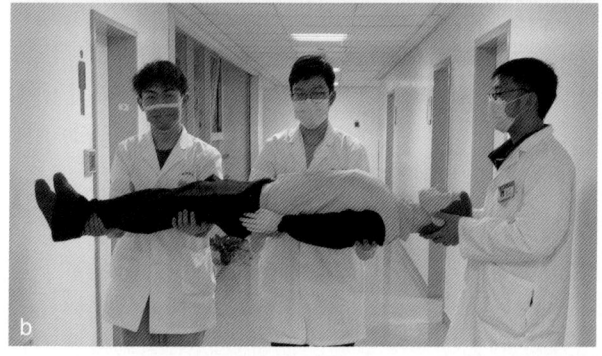

图 23-3-8 脊髓损伤患者的正确搬运方法。保持患者头部、颈、脊柱在同一纵轴线上（a、b）

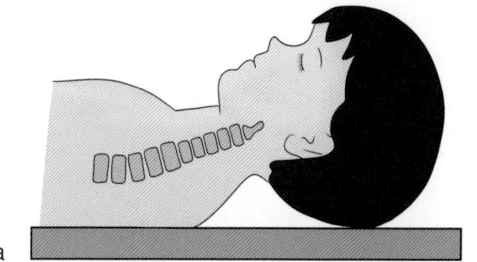
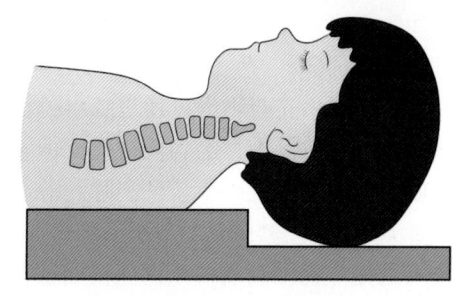

图 23-3-9 低龄儿童的头体比相对较大，将低龄患儿平放在标准的平板上会导致其颈椎的被迫屈曲（a）；可采用带有头部凹槽的专用平板将患儿的颈部保持在中立位（b）

损伤患者，通常采用颈托固定；对于胸腰髓损伤的患者，转运过程中要注意保持脊柱的力线。值得注意的是，6 岁以下儿童的头部的比例相对较大，若平躺在标准平板上时会导致颈椎的被迫屈曲，因此对于此类儿童，搬运时应使用带有头部凹槽的儿童专用背板，抬起患者的躯干以使颈椎固定于中立位（图 23-3-9）。

2. 药物治疗　在保证患者生命安全的前提下，药物治疗为脊髓损伤治疗的重要环节，旨在尽可能减少和（或）防止继发性损伤的进展，从而减少细胞凋亡或坏死，尽可能保护神经元细胞和轴突，为患者远期的神经功能恢复创造条件。

（1）皮质类固醇　早期的动物实验发现，大剂量应用甲泼尼龙（Methylprednisolone，MP）可以抑制脂质的过氧化反应、稳定溶酶体膜、减轻组织水肿、改善脊髓血流量，从而避免损伤后脊髓缺血进一步加重，以减少神经纤维变性，改善神经功能。1990 年，Bracken 等的一项随机对照研究证实此疗法有助于急性脊髓损伤患者的神经修复。然而，最新的研究表明，大剂量 MP 疗法对患者神经功能的恢复并没有明显作用，且存在增加感染、消化道出血等并发症的风险。因此，美

国神经外科医师协会（American Association of Neuro Surgeons，AANS）和神经外科医师大会（Congress of Neurological Surgeons，CNS）在 2013 年的指南中已不推荐将大剂量 MP 冲击治疗作为急性 SCI 的常规疗法。尤其是对于儿童脊髓损伤患者，应更加慎用。但是对于受伤时间在 8 小时以内的脊髓损伤（尤其是颈脊髓损伤）患者，激素冲击治疗仍是一种可选的治疗方案。使用时需注意以下几点：①应准确把握患儿的体重以及用药剂量，并严格控制正确的输注速度。一般情况下，按每千克体重 30mg 剂量用药一次，15 分钟内静脉输注完毕后休息 45 分钟，随后以 5.4mg/(kg·h) 的速度持续静脉滴注 23 小时；②对于神经系统症状已缓解的患者，应尽早停止 MP 使用，以减少激素的毒副作用。③准确把握 MP 治疗的禁忌证，包括：无神经功能障碍的脊柱损伤；受伤时间超过 8 小时；合并胃肠道出血、糖尿病或肺部感染者等。

（2）神经节苷脂（Ganglioside）　神经节苷脂是存在于神经细胞膜上的糖脂分子，具有促进轴突再生和神经保护作用。2002 年的美国神经外科医师协会关于急性颈脊髓损伤药物治疗的指南中建议将神经节苷脂作为药物治疗的一种选择。然而，近年来临床研究发现神经节苷脂并未显示出明显的促神经功能恢复作用。因此，2013 年更新的指南中已不推荐将神经节苷脂用于急性脊髓损伤患者的常规治

疗，其具体作用机制有待于进一步研究。

（3）神经营养药　甲钴胺及腺苷钴胺是为辅酶型维生素 B_{12} 在体内代谢后的两种活性成分。它可以促进神经细胞内核酸、蛋白质的合成，进而促进轴索再生及髓鞘的形成。但此类药物多用于治疗外周神经损伤，对于脊髓损伤病例的临床效果鲜有报道，各种脊髓损伤的治疗指南亦无推荐。

（4）其他药物　促红细胞生成素、离子通道阻滞剂（利鲁唑）、抗凋亡药（米诺环素）、阿片类受体拮抗剂（纳洛酮）等药物也可通过各自的作用途径阻止继发性损伤并促进神经功能恢复，但其疗效仍有待更多临床试验的进一步验证。甘露醇能减轻继发性脊髓水肿，在无禁忌证的情况下可早期应用。

3. **牵引治疗**　伤椎制动可以避免损伤部位的病理性活动，防止因反复挫伤或压迫导致的脊髓损伤的进行性加重。而牵引治疗是通过轴向牵引来稳定并重新恢复脊柱的序列，进而达到减少脊髓、神经根压迫的目标。胸椎、腰椎损伤病例可选择固定至髂骨的 Halo-支架，但牵引后往往还需切开复位固定。使用枕颌带、颅骨牵引器及可调节 Halo-支架是颈椎牵引的常用方法。牵引治疗的临床效果与牵引的重量、方向、患者肌肉力量及配合度密切相关。

儿童韧带弹性较好、体重较轻且肌肉发育不完全，牵引治疗的并发症发生率相对较高。此外，与成人相比儿童颅骨较薄，牵引时易穿透颅骨内板，造成脑脊液漏甚至颅脑损伤。因此，牵引前应完善头颅 CT 检查。

4. **高压氧治疗**　20 世纪 70 年代，Holbach 等首次将高压氧（hyperbaric oxygen，HBO）治疗应用于 SCI 的康复治疗，已经成为继手术、药物治疗之外的重要方法。高压氧治疗是物理康复治疗的一种，通过让脊髓损伤患者在高气压环境下吸入纯氧或高浓度氧，增加患者血液中的含氧量。HBO治疗 SCI 的主要机制包括增加损伤的脊髓组织的局部血氧含量，促进局部有氧代谢；抑制氧自由基的生成，减少缺血再灌注对脊髓组织的损伤；改善损伤组织局部微循环，尽可能多地保留可逆性损伤的神经组织，促进脊髓的功能恢复。既往动物实验的研究结果表明，脊髓损伤后 1 小时给予高压氧治疗，大鼠的皮层体感诱发电位波幅恢复明显优于对照组。近年来，多项临床研究也表明，在常规治疗基础上辅以高压氧治疗，对脊髓损伤患者的运动、感觉功能恢复有明显效果。高压氧治疗在脊髓损伤后 4~6 小时即可开始使用，但因受限于客观条件，国内患者往往在手术后且病情稳定时才开始行高压氧治疗。

5. **手术治疗**　详见本章第一、二节。

6. **康复治疗**　脊髓损伤的康复治疗旨在促进患者的神经功能恢复、改善肢体活动受限、提高患者日常生活的独立性，以便使患者重返家庭和社会。常规康复治疗包括运动训练、心理治疗等，而近年来随着现代医学和康复技术的不断提高，功能性电刺激（functional electrical stimulation，FES）、脑机接口等技术为脊髓损伤患者的康复带来了新的希望。

（1）运动训练　运动康复训练对于脊髓损伤后运动和感觉功能的恢复十分重要。反复运动训练形成的条件性刺激有利于脊髓可塑性的发生，并可最大程度地刺激损伤平面以下的神经肌肉系统，改善运动功能。传统的被动运动康复训练包括关节活动度训练、按摩等。关节被动活动时，动作应保持轻柔，避免损伤关节周围韧带及软组织；按摩不仅可以降低压疮和深静脉血栓的发生率，而且可以促进神经功能的恢复。但是临床实践中难以实现高强度、重复性的训练，具有一定的局限性。目前，国内外研究多认为在 SCI 患者病情稳定后，对于ASIA 分级为 C~D 级或股四头肌肌力 ≥ 2 级的患者，应尽早行主动康复训练。

减重步行训练（body weight support treadmill training，BWSTT）是改善 SCI 患者步行能力最常用的主动康复训练技术。BWSTT 通过特殊的悬吊装置减少下肢负荷，辅助下肢运动功能损伤的患者进行步行训练（图 23-3-10）。Sommers 等的研究发现，当脊髓损伤患者的股四头肌肌力 ≥ 2 级时，行减重步行训练的患者下肢肌电图明显改善、承重能力提高。

在 BWSTT 的基础上，机器人辅助步行训练在近年来取得了突破性的进展。Nam 等的研究发现，机器人辅助训练组者的步行距离、下肢力量和活动度明显优于传统步行训练组。Lokomat 步态康复训练机器人是第一套辅助下肢运动障碍患者进行减重步行训练的机器人，由固定髋部和双下肢的支具、减重系统和运动平板组成。在 SCI 患者进行康复训练时，Locomat 通过传感器可实时监测患者的运动状态，引导患者以正确姿势进行步行训练。

（2）心理治疗　在治疗脊髓损伤儿童时，有许多特殊的考虑因素。各个因素在不同的阶段有不同

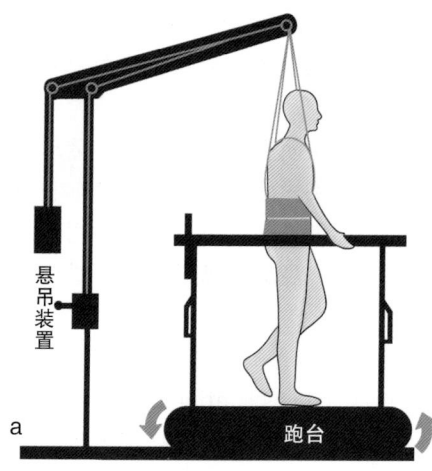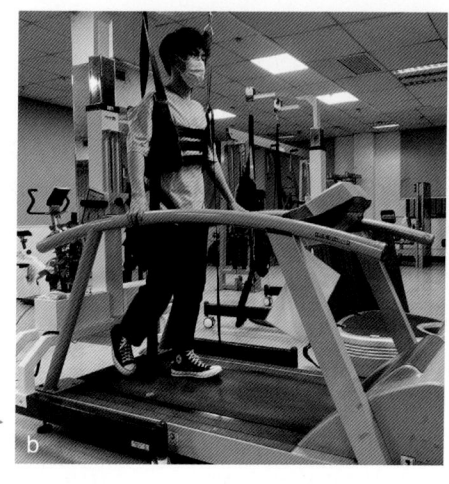

图 23-3-10　减重步行训练工作示意图。通过悬吊装置减轻患者下肢负荷，辅助患者进行步行功能的训练（a、b）

的权重。对于婴儿来说至关重要的问题是感觉运动体验和探索性行为，随着过渡到幼儿开始获得自我照顾技能并更积极地操纵环境中的物体而发生变化。对于学龄前和学龄儿童来说，掌握日益复杂的自我照顾、玩耍和学习技能是很重要的。青少年面临的问题包括学校、职业前、家庭和社区技能。所有这一切都必须放在个人的社会文化背景下来看待，并考虑到儿童在受伤时处于发育连续体的位置。

脊髓损伤患者因突发的意外事件，引起了其生理、心理和社会功能的急剧变化，易产生潜在的包括焦虑、烦躁、抑郁等心理问题，而脊髓损伤相关慢性神经性疼痛则会进一步加重上述症状，严重者甚至会产生自杀倾向。因此，临床医生应早期介入，在治疗期间及时给予患者及家属心理支持；鼓励家属学习相应康复和护理知识，帮助患者重建信心。对于儿童脊髓损伤患者，还应关注他们成长过程中发生的动态变化，增加其适应社会的能力。

（3）功能性电刺激　正常生理情况下，大脑皮层产生的电脉冲可直接刺激神经，从而引起肌肉的兴奋及收缩。然而，由于脊髓损伤患者的运动神经元的功能受损，大脑的指令无法有效传达，进而引起运动功能障碍。近年来，功能性电刺激（functional electrical stimulation，FES）是神经肌肉电刺激技术的一种，它通过利用表面电极或置入电极将电流作用于神经和肌肉的方法，可以对瘫痪肌肉或肌群产生一定频率的电刺激，提高神经元的动作电位，引起肌肉收缩，从而促进运动功能的恢复。刺激电极可植入体内或经皮放置，目前已广泛应用于脊髓损伤患者的运动康复治疗。

既往动物实验的结果表明，FES 可有效维持肌肉体积、改善肌肉组织的物质代谢、维持快慢肌纤维在肌肉结构中的比例，避免脊髓损伤后慢肌纤维的含量下降，增加其抗疲劳性。Kern 等研究了功能性电刺激对长期失神经性肌肉萎缩的临床疗效，其肌肉活检结果表明 FES 可增加尚存的肌纤维的体积、促进新生肌纤维的再生并有效逆转肌肉萎缩。Triolo 等的研究发现，使用 FES 刺激脊髓损伤患者的躯干肌肉，可以改善患者的坐姿、增加躯干的稳定性。此外，也有研究表明功能性电刺激联合膀胱功能训练可改善脊髓损伤患者膀胱功能及性功能。

（4）脑机接口　脑机接口（brain-computer interface，BCI）技术是人机接口的一种方式，其不依赖于传统的脑-外周神经-肌肉这一正常输出通路，而是通过利用计算机系统采集脑电信号并将其加工成效应器的指令来控制辅助设备，为 SCI 患者的康复治疗提供了新的可能。BCI 技术按照电极放置的位置分为有创式与无创式。有创式将微电极植入大脑皮质直接获取皮质脑电波，而无创式则从头皮表面获取头皮脑电波。目前，BCI 技术在 SCI 患者康复治疗的应用主要为基于脑机接口的康复机器人和基于脑机接口-功能性电刺激（BCI-FES）技术等。对比其他康复治疗方法，脊髓损伤患者可以在外骨骼、功能性电刺激及脊髓内微刺激等输出设备的辅助下控制患肢，完成抓握、站立、行走等动作。Eliseyev 等的研究发现，完全性脊髓损伤的患者在使用基于脑机接口控制的外骨骼装置进行长期训练后，表现出躯体感觉和自主运动功能的改善。此外，BCI 技术还可以通过信息反馈让患者调整大脑活动，促进神经重塑。尽管 BCI 系统的应用前景较好，但其仍存在信号翻译效率低、使用者易疲劳、研发成本高等局限性，其长期疗效仍有待更多的临床研究证实。

7. 脊髓损伤治疗的新进展

（1）细胞疗法　细胞移植治疗为 SCI 患者恢复神经功能带来了新的可能，其主要机制包括替代受损的神经元、促进轴突再生和髓鞘形成、分泌营养因子改善微环境等。常用的可移植的细胞主要包括全能性的胚胎来源干细胞（embryonic stem cell，ESC）、少突胶质前体细胞（oligodendrocyte progenitor cell，OPC）、间充质干细胞（mesenchymal stem cell，MSC）、神经干细胞、嗅鞘细胞、施万细胞等。目前细胞移植的途径主要包括髓内注射、鞘内注射和经静脉注射，不同的移植方法各有利弊。髓内注射为最有效的移植方法，它可以通过与宿主环境的直接交互作用，促进轴突再生，但此法侵入性最高，尤其是对于不完全性脊髓损伤的患者，此法有导致穿刺处局部出血、脊髓二次损伤的风险；经静脉输注干细胞侵入性最小，此法简单易行、风险性较低，但由于其到达损伤部位局部的干细胞数量有限，难以取得较为理想的治疗效果；鞘内注射为目前临床研究中最为常用的输注方式。在一般情况下，干细胞移植最佳时间在创伤后的 2～4 周，若移植时间过早，脊髓损伤的微环境尚不利于细胞的存活；较晚移植则不利于脊髓功能的恢复。

ESC 具有最佳的神经细胞分化潜能，前期动物试验也证实具有改善运动功能的能力，但由于法律、伦理的限制，目前已不常用。临床研究证实 OPC 可通过分化成熟少突胶质细胞、促进轴突髓鞘再生而修复脊髓损伤部位，动物实验亦证实 OPC 移植后运动功能可获得明显改善。一项正在进行的一期／二期 ESC 来源的 OPC 细胞移植治疗颈脊髓损伤的早期结果显示，5/6 例患者的上肢运动功能获得改善，且无不良事件发生。MSC 获得途径广泛，且此类干细胞免疫原性低，较少引起移植排斥反应，在临床中的应用前景较好。Kang 等首次在临床中将人脐带血来源的 MSC 移植至 1 例 37 岁女性脊髓损伤患者身上，其研究结果显示，该患者在治疗的 41 天内运动和感觉功能均有所改善。Yao 等对 25 例脊髓损伤患者注射人脐带血来源的 MSC，1 年随访结果显示 11 例患者（44%）神经功能有不同程度的恢复，自主神经功能部分恢复，9 例患者（36%）体感诱发电位潜伏期缩短。脑脊髓来源的神经干细胞也是目前 FDA 批准的用于临床实验的一类细胞。Curtis 等在 2018 年报道了该细胞首次用于临床治疗的一期结果，发现 4 例慢性胸脊髓损伤病例随访 18～27 个月后尽管无不良反应，但神经功能并无明显改善。尽管大量动物实验和前期临床试验结果显示，干细胞移植有利于部分 SCI 患者神经功能的恢复，但目前尚未明确最佳方案。寻找一种安全、高效的综合治疗方法仍是未来干细胞治疗的研究方向。

（2）基因治疗　基因治疗脊髓损伤的基本策略是将特定的生长因子目的基因转染至载体，并移植入受体细胞，使目的基因在体内持续表达并充分发挥生物学效应，作用于相应的靶细胞，促进脊髓损伤后的功能恢复。基因载体常采用转染率高的病毒载体，如慢病毒、腺病毒、反转录病毒等；受体细胞以神经干细胞、间充质干细胞、施万细胞（Schwann cell，SC）等为主；目的基因常选择神经营养因子（neurotrophic factor，NTF），如神经生长因子（nerve growth factor，NGF）、脑源性神经营养因子（brain-derived neurotrophic factor，BDNF）、血管内皮生长因子（vascular endothelial growth factor，VEGF）。Tuszynski 等将 NGF 外源性基因成功修饰施万细胞，移植于大鼠脊髓损伤区域，并检测到 NGF 在损伤区域中持续、稳定的表达，可促进神经细胞存活、轴突再生和功能的恢复。

目前脊髓损伤的基因治疗尚处研究阶段，仍存在移植排斥、移植细胞存活时间短等亟待解决的问题，其在临床中的应用仍有待更多研究实现。

（3）低温治疗　低温疗法最早应用于心脏外科手术及脑动脉瘤手术中，近年来将低温疗法用于治疗脊髓损伤的理念也逐渐形成。体外及动物研究也证实它可以增强脊髓对缺血的耐受性、减少包括神经胶质细胞的凋亡、降低氧化应激刺激及炎性细胞的激活或浸润在内的继发性损伤，且有研究发现低温治疗可促进神经干细胞的分化、存活。

低温治疗包括系统性低温和局部低温两种治疗方法。既往动物实验结果已证实两种方法均可促进 SCI 患者的功能恢复。系统性低温可降低机体基础代谢率并减轻全身炎症反应，临床试验表明，脊髓损伤后 6 小时内系统性低温治疗 2 天可获得较为满意的临床疗效，目前推荐 32～34℃是系统性低温治疗最有效的温度范围。局部低温治疗可通过开放式或封闭式技术进行硬膜外或硬膜下冷却液灌洗

（6℃）实现，但此种治疗方法仅通过降低损伤组织的局部温度来减少耗氧量，目前其临床疗效尚存争议。Levi 等对 14 例 ASIA 评分为 A 级的颈脊髓损伤患者进行了系统性低温治疗，他们通过股静脉插入血管内冷却导管，以 0.5℃/h 的最大降温速度使患者体温降低至 33℃，维持 48 小时后，以 0.1℃/h 的速度复温至 37℃，随后拔出导管，维持体温在正常范围内。研究发现在伤后 1 年中，接受低温治疗的患者其神经功能有明显的改善趋势。截至 2016 年，关于系统低温治疗创伤性 SCI 的临床研究有 4 项，关于损伤局部低温治疗的仅有 1 项。Alkabie 等总结了这 5 项研究后认为系统或局部低温均有助于神经功能恢复，且无不良并发症出现。

低温疗法治疗脊髓损伤目前仍处于探索阶段。两种低温治疗方法的适应证、禁忌证和治疗起始时间、持续时间以及治疗后复温速率的确定尚需多中心、大样本的临床试验确定。

预后

脊髓损伤患者的预后与损伤节段、原发性脊髓损伤的严重程度、伤后脊髓受压时间、继发性脊髓损伤的治疗效果以及并发症的防治等多种因素有关。多项研究表明，儿童 SCI 的神经功能恢复明显优于成人，且不完全性损伤患者的预后更好。Haldley 等的研究纳入了 122 例儿童脊柱损伤患者，在最初表现为不完全性损伤的患者中，89% 的患者的神经功能有所改善，而仅有 20% 的完全性损伤患者神经功能有所恢复。Wang 等的研究也得出了类似的结论，他们回顾性研究了 30 例脊髓损伤患儿发现，46.7%（14/30）的儿童 SCI 患者的神经功能有不同程度的改善，10 例不完全性脊髓损伤患者中，8 例（80%）有神经功能的改善；而 20 例完全性脊髓损伤患者中，5 例（25%）患者在伤后 4~50 周的时间里逐渐恢复了行走能力，儿童 SCI 后的功能恢复可持续数周至数月。另一项多中心的回顾性研究纳入了 71 例年龄小于 18 岁的脊髓损伤患儿，发现 16 例（22.5%）患者的运动功能可完全恢复。

ASIA 评分对于预测患者的预后有一定的价值。85% ASIA 评分为 A 级的患者将无法恢复神经功能；在 15% 功能有所改善的患者中，仅有 3% 的患者会有运动功能的恢复。而超过一半（54%）

的 ASIA 评分为 B 级的患者和绝大多数（86%）ASIA 评分为 C 和 D 级的患者会有神经功能的改善。Zhang 等对 SCI 患者进行了 4 年的随访发现，初次 ASIA 分级为 A 级的患者神经功能均无明显改善，评分为 B、C、D 级的患者其神经功能改善率分别为 21.4%、25.0% 和 97.3%，结果提示受伤初期神经功能较好者其远期预后更佳。Crozier 等的研究发现，ASIA 分级为 B 级的患者，如果损伤平面以下存在针刺觉，则其步行能力的预后优于损伤平面以下仅存在轻触觉的患者。

此外，MRI 检查也可预测脊髓损伤患者的预后。Pang 等将 SCI 患者受伤时的 MRI 表现分为正常、仅有水肿、少量出血、大量出血与脊髓离断五个等级，并将其与伤后半年随访时的神经功能做了相关性分析发现，受伤时 MRI 表现为脊髓离断与大量出血的患者，其神经功能预后最差，13 例患者中神经功能均没有恢复；而受伤时 MRI 表现为少量出血或仅有水肿的患者，其半年随访时神经功能均有不同程度的恢复；23 例受伤时 MRI 表现为正常的患者，其神经功能均恢复至正常，其中 2 例患者尽管在受伤初期表现为完全性脊髓损伤，但在半年随访时均完全恢复。

参考文献

[1] 佟安妮, 张军卫. 儿童创伤性脊髓损伤研究进展[J]. 中国康复理论与实践, 2020, 26(4): 377-381.

[2] 徐文斌, 邓红平, 胡灏, 等. 脊柱夏科氏关节病的诊断与治疗[J]. 中华骨科杂志, 2021, 41(1): 43-48.

[3] 赵贺, 滕紫藤. 儿童无骨折脱位型脊髓损伤研究进展[J]. 国际儿科学杂志, 2019, 46(3):174-177.

[4] 张丽, 翟瑄, 李禄生, 等. 儿童无骨折无脱位型脊髓损伤的临床特征及其诊疗策略[J]. 中华神经外科杂志, 2020, 36(9): 908-912.

[5] 王一吉, 周红俊, 卫波, 等. 儿童无骨折脱位型脊髓损伤120例临床特征分析[J]. 中华医学杂志, 2016, 96(2): 122-125.

[6] Ong B, Wilson JR, Henzel MK. Management of the patient with chronic spinal cord injury[J]. Med Clin North Am, 2020, 104(2): 263-278.

[7] Dhillon JK, Shi J, Janezic A, et al. U.S. Estimates of pediatric spinal cord injury: implications for clinical care and research planning[J]. J Neurotrauma, 2017, 34: 2019-2026.

[8] Eldahan KC, Rabchevsky AG. Autonomic dysreflexia after spinal cord injury: Systemic pathophysiology and methods of management[J]. Auton Neurosci, 2018, 209: 59-70.

[9] Fan B, Wei Z, Yao X, et al. Microenvironment imbalance of spinal cord injury[J]. Cell Transplant, 2018, 27: 853-866.

[10] Galeiras Vázquez R, Rascado Sedes P, Mourelo Fariña M, et al. Respiratory management in the patient with spinal cord injury[J]. Biomed Res Int 2013; 2013: 168757.

[11] Hwang SW, Safain MG, King JJ, et al. Management of spinal cord injury-related scoliosis using pedicle screw-only constructs[J]. J Neurosurg Spine, 2015, 22: 185-191.

[12] Ryken TC, Hurlbert RJ, Hadley MN, et al. The acute cardiopulmonary management of patients with cervical spinal cord injuries[J]. Neurosurgery, 2013, 72 Suppl 2: 84-92.

[13] Shin JI, Lee NJ, Cho SK. Pediatric cervical spine and spinal cord injury: a national database study[J]. Spine (Phila Pa 1976), 2016, 41(4): 283-292.

[14] Hayta E, Elden H. Acute spinal cord injury: A review of pathophysiology and potential of non-steroidal anti-inflammatory drugs for pharmacological intervention[J]. J Chem Neuroanat, 2018, 87: 25-31.

[15] Patel NP, Huang JH. Hyperbaric oxygen therapy of spinal cord injury, Med Gas Res, 2017, 7(2): 133-143.

[16] Kulshrestha R, Kuiper JH, Masri WE, et al. Scoliosis in paediatric onset spinal cord injuries[J]. Spinal Cord, 2020, 58(6): 711-715.

[17] Solinsky R, Donovan JM, Kirshblum SC. Charcot spine following chronic spinal cord injury: an analysis of 201 published cases[J]. Spinal Cord, 2018, 57(2): 85-90.

第四节   胸腰椎骨折伴迟发性后凸畸形

尽管儿童较少暴露在高能量损伤的外部环境中，但低能量暴力相关外伤导致的脊柱损伤在日常并不少见。儿童脊柱骨折的发生率约为 1.99/100 000，占儿童骨折的 1%~3%。不同于成人，儿童脊柱骨折多见于颈椎，占所有脊柱骨折的 60%~80%，胸腰段骨折占比为 5.4%~34%。由于儿童脊柱软骨成分较多、椎间盘较厚、韧带相对松弛、柔韧性较高、能量可在多节段之间传导，应力分散后可导致多节段连续或跳跃式脊柱骨折。基于儿童脊柱存在较大的生长潜能，脊柱在生长过程中具有较强的再塑形能力，继而椎体高度丢失的风险小于成人，因此部分轻微稳定的脊柱骨折患儿在脊柱生长发育成熟时并不会残留明显的脊柱后凸畸形。但仍有部分患儿可进展为迟发性的可合并疼痛甚至神经损害的三维脊柱后凸畸形或侧后凸畸形，多伴有脊柱的畸形愈合或假关节形成，需要手术干预矫形及重建脊柱的稳定性。文献中将其定义为创伤后疼痛性角状后凸畸形，但没有具体定义后凸 Cobb 角超过多少度可以认定为脊柱骨折后迟发性后凸畸形。这种迟发性脊柱后凸畸形可能继发于脊柱骨折和韧带损伤导致的脊柱不稳定性、脊柱骨骺生长板损伤导致的生长不平衡和塑形能力的丧失，也可能与神经损害、错误的保守治疗或者手术治疗中发生的医源性损害有关。20 世纪 90 年代后，随着经椎弓根螺钉内固定技术的普及和对胸腰椎骨折生物力学认识的加深，儿童脊柱骨折后初期处理的及时性、正确性和有效性得到提升，胸腰椎骨折后迟发性后凸畸形的发生率有所下降，但仍是一个突出存在的问题。

危险因素

儿童胸腰椎骨折后是否继发创伤性脊柱后凸畸形取决于脊柱创伤的类型、是否合并神经损害、患儿骨骼成熟度及是否采取及时或正确的治疗方法（就诊延迟或治疗不当导致初始稳定性没有得到良好的重建，或在术后未获得良好的维持）等。不同于成人，儿童脊柱骨折后的椎体具有再塑形能力，与生长潜能大小呈正比。此外，不同部位的再塑形能力也存在差异。文献报道儿童胸椎骨折的再塑形能力强于腰椎骨折。胸腰段因处于交界区（后凸与前凸，肋骨区与非肋骨区），因此是最容易出现创伤后后凸畸形的骨折部位；颈胸段和胸段次之，下腰段最不容易出现创伤后后凸畸形，但最容易出现平背综合征和矢状面失平衡。非手术治疗指征错误是迟发性胸腰椎后凸畸形另一危险因素。目前对于有神经损害的胸腰椎骨折应该进行手术治疗已成为共识，而对于无神经损害的患者，手术指征主要取决于对脊柱稳定性的判断，后者带有一定的主观性，使得部分不稳定或潜在不稳定的胸腰椎骨折患者接受了不正确的非手术治疗（如后纵韧带复合体的完全断裂），导致不稳定因素持续存在。一旦创伤后脊柱局部后凸角度大于 20°，后凸畸形就可能发展为进行性后凸畸形，并呈现持续加重的趋势。

单纯的胸腰椎压缩骨折，椎体压缩小于 50%、无关节突及椎体后柱韧带损伤、无椎体后壁的骨折，为稳定型骨折，保守治疗为其主要的治疗策略。在石膏支具外固定或卧床治疗的过程中，儿童椎体的再塑形能力可改善椎体的楔形变、预防后凸畸形的加重甚至改善局部后凸。临床观察中发现稳定型骨折进展为脊柱迟发性后凸畸形的风险较小。Pouliquen 等对 52 例平均年龄为 12 岁、Risser 征 <4 级的儿童胸腰椎压缩骨折患儿进行了长达平均 8 年的随访直至骨骼发育成熟，他发现外伤后初始脊柱后凸 Cobb 角 <10° 且 Risser 征为 0 级或 1 级时，单纯石膏外固定治疗已足够控制脊柱畸形的发生发展，治疗效果与未接受治疗患儿的长期随访结果无明显差异。对于 Cobb 角 >10° 且 Risser 征 ≤ 2 级的患者，石膏外固定 2 个月联合支具治疗 1 年可有效防止脊柱后凸畸形。骨骼成熟时的随访结果显示，节段性后凸的再塑形及自发性矫正率为 58%，节段性侧凸的自发性矫正率为 54%。当 Risser

征≥3 级时，由于生长潜能的下降、椎体自发性再塑形能力较差，存在明显椎体压缩的胸腰段骨折的保守治疗可能无效，继发迟发性后凸畸形的风险增大。Angelliaume 等则认为除了伤椎椎体的再塑形，伤椎邻近节段椎体的生长代偿或椎间隙代偿性张开也是儿童患者矢状面平衡维持的重要因素。

严重的胸腰段脊柱或腰椎的爆裂性骨折（图 23-2-15）和未治疗或不当治疗的屈曲 - 牵张型及旋转型损伤是创伤后迟发性后凸畸形的主要危险因素。大于 20° 的稳定性爆裂骨折（脊柱关节突和后柱韧带无损伤）和所有不稳定性爆裂骨折在非手术治疗的随访中均可能出现脊柱侧后凸畸形，尤其是对于那些过早承重和不戴支具的患者。继发于稳定性和不稳定性脊柱爆裂性骨折后凸畸形的区别在于，不稳定性骨折畸形可能进展更快，局部后凸角度更尖锐，同时可合并冠状面畸形。由于爆裂性骨折中骨小梁结构遭到破坏（压缩塌陷），即使经过手术治疗，其力学承重结构也无法复原，甚至出现蛋壳样椎体，负重能力较差，远期存在内固定失败（松动、断裂）和脊柱后凸畸形发生发展的风险。部分脊柱爆裂性骨折患儿可合并急性 Schmorl 结节的形成，影响骨愈合和骨小梁的重塑恢复。此外，椎间盘损伤后加速退变导致的椎间隙狭窄也是迟发性后凸畸形的重要原因之一。

Soo 等研究发现前纵韧带损害、上位终板的碎裂、上位椎间盘的损伤以及椎体骨髓大范围的 MRI 水肿信号（超过 1/3）是胸腰段后凸畸形进展的危险因素，其进展的风险分别增加了 14.1、3.7、6.8 和 10.4 倍。即使进行了手术治疗，也有部分患儿因前柱复位不佳、支撑不足、生长板损伤或者椎板减压术后后柱张力带结构破坏，导致矫正丢失甚至内固定失败继发后凸畸形。部分爆裂性骨折患儿脊柱内固定术后未获得骨性融合即取出内固定，前柱内骨质缺损明显或假关节形成，有效的支撑功能丧失，也可能导致术后伤椎负重后楔形变，再发后凸畸形（图 23-4-1）。多节段椎体压缩骨折也是远期后凸畸形进展的危险因素。

Chance 骨折（屈曲 - 牵张型胸腰椎损伤，安全带损伤）为三柱损伤，属于不稳定型脊柱骨折，为儿童脊柱胸腰段骨折的常见类型（安全带损伤，多在 L₂ 或 L₃），占 43%～50%，其中 15%～43% 的患儿可合并神经损害。此类骨折多合并胸腹腔血管或内脏的损伤，因此脊柱损伤的评估和早期治疗多被延误，文献报道延迟诊断率可达 50%～71%。由于此类骨折脊柱稳定性较差，在不恰当的保守治疗过程中可能出现迟发性的骨折脱位或者进展性的脊柱后凸畸形。即使进行手术治疗，短节段的后路固定可能不可靠，无法预防和有效阻止脊柱侧后凸畸

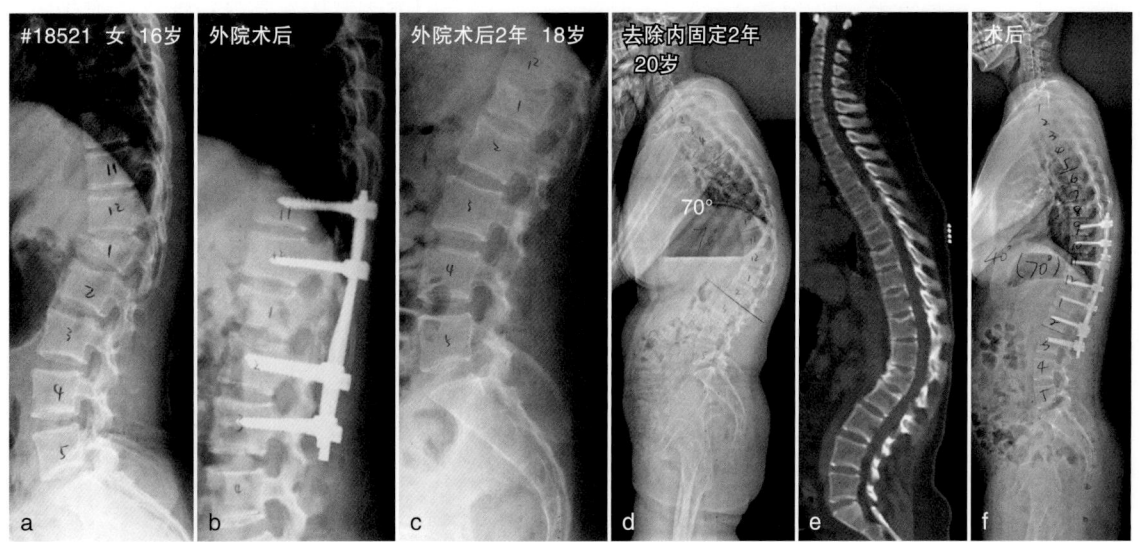

图 23-4-1　女（#18521），16 岁，因外伤致 L₁ 椎体压缩性骨折局部后凸 27°（a），于外院行脊柱后路经皮微创内固定手术，术后即刻复位良好（b），2 年后取出内固定（c）。随访过程中因缺乏后柱的坚固骨性融合逐渐出现脊柱后凸畸形，内固定去除术后 2 年，后凸 Cobb 角进展至 70°，呈圆弧形后凸畸形跨度较大（d），CT 示无骨融合，后凸 36°，显示后凸畸形柔软（e）。行脊柱后路多节段 SPO 截骨矫形内固定植骨融合术，术后胸腰段局部后凸改善明显，矢状面形态重建满意（f）

形的进展。因此，文献报道当局部后凸角度大于22°时，建议手术治疗重建脊柱稳定性，尤其要重视前中柱支撑功能的重建，否则可能出现迟发性脊柱后凸畸形。

神经损害多见于不稳定三柱骨折、合并骨性椎管狭窄和后纵韧带复合体（PLC）损伤的患者，可影响躯体重力线的位置和躯体平衡的控制，进而导致脊柱畸形。鉴于神经损害而行椎板切除减压术后未进行有效内固定和融合，也可能是导致脊柱后凸畸形发生的原因之一。此外，文献报道 10 岁前（青春期生长高峰期前）合并脊髓损伤的患儿其脊柱畸形的发生率可达 96%～100%；在 10 岁后损伤者，其发生率降为 12%～52%。脊柱侧凸是最常见的类型，可合并脊柱后凸或前凸畸形。年龄较大的青春期后患儿或者接受过椎板切除减压而无坚固内固定的患儿远期脊柱后凸的发生率更高。截瘫和完全性脊髓损伤脊柱畸形的发生率大于四肢瘫和不完全性脊髓损伤。

对于已经接受手术治疗的患儿，手术复位不满意、脊柱矢状面重建欠佳（图 23-4-2）或过度复位导致的椎体内骨质缺损、椎间隙过度撑开及过早拆除内固定等前柱支撑功能丧失，均可能导致迟发性脊柱后凸畸形的发生。此外，手术后假关节形成，植入物松动、内固定失败等也是后凸畸形发生的危险因素。

临床表现

儿童脊柱骨折后迟发性后凸畸形可表现为单纯矢状面的后凸畸形或侧后凸畸形。单纯后凸畸形多见于外伤时 Risser 征 ≥ 3 级或初始脊柱后凸 Cobb 角较大的患儿，一般神经功能完整，可仅出现外观畸形（无痛性），也可出现轻度至中重度的腰背痛（50%～100%）。腰背痛常作为首诊症状出现，可发生在后凸顶椎区，在后凸严重甚至角状后凸患者中表现得更为明显。疼痛在活动后加重、卧床休息后缓解，可能与不良矢状面形态导致的肌肉疲劳性痉挛有关。如前屈后伸时患者自感异常声响出现则该疼痛提示存在明显不稳定（假关节、关节突关节不稳／脱位、椎间隙退变塌陷、后纵韧带复合体断裂等）。有时腰痛也可表现为下腰痛，这可能是由于骨折处椎管狭窄或下腰椎代偿性过度前凸，甚至出现椎体滑移不稳定。水平视线受影响较为少见，可能与颈椎的代偿能力较好有关。

迟发性胸腰椎骨折后凸畸形多局限于局部畸形，矢状面邻近节段代偿性后凸减少或者前凸增加，但整体矢状面失平衡较为少见。周恒才、赵清华等通过对照研究发现，患者存在胸椎后凸减小、腰椎前凸增大的现象，但未发生骨盆矢状面参数的代偿，可能与胸腰椎陈旧性骨折所形成的后凸畸形

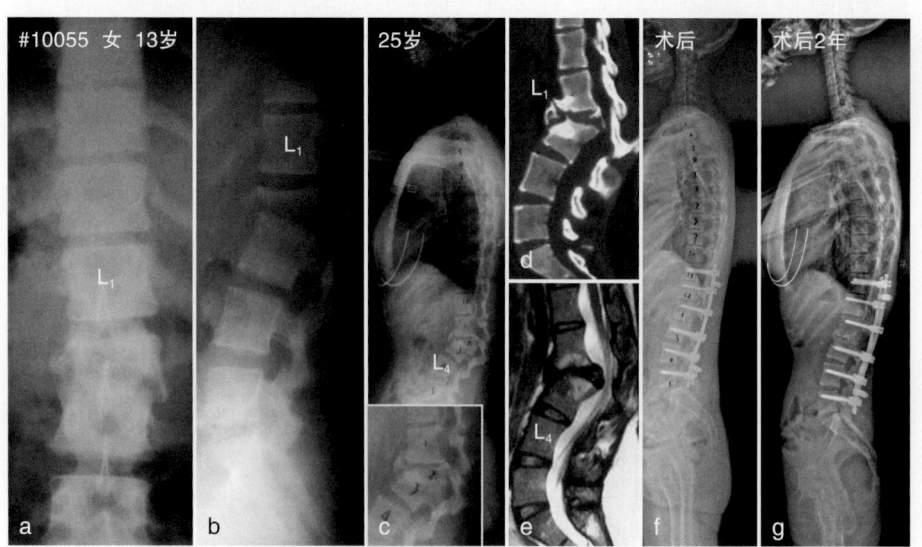

图 23-4-2　女（#10055），13 岁，因外伤致 L₂ 骨折（a、b），于外院行脊柱前路植骨融合手术，没有很好地重建前柱，术后逐渐出现进行性胸腰段脊柱后凸畸形，25 岁时胸腰段后凸发展为 44°（c），CT 三维重建示骨折区骨质硬化伴假关节形成，L₂ 椎体残留部分被挤向后方，下腰椎代偿性前凸（d），后凸顶椎区脊髓前方受压（e）。行后路 L₂ 全脊椎切除（VCR）融合器植入矫形内固定术，术后及术后 2 年随访显示矢状面形态矫正及维持良好（f、g）

大部分不严重且累及的节段较短有关。稳定性的后凸畸形主要继发于畸形愈合，容易出现在爆裂性骨折，可能的远期危害是椎管狭窄和迟发性神经损害；而不稳定型的后凸畸形多继发于 Chance 骨折或者骨折脱位型损伤。即使是进行性的脊柱后凸畸形，临床上也只有不足 50% 的患者能主观感觉到后凸畸形的进行性加重。

脊柱侧后凸畸形多继发于不稳定性骨折和合并神经损害的患儿，表现为冠状面及矢状面双平面的畸形，后凸顶椎区的腰背痛相对更明显，与其力学性不稳定有关，表现为疼痛在活动后加重，休息后缓解，疲劳感明显。三柱不稳的患儿脊柱后凸可呈现角状后凸，病程较长的患儿可能因顶椎的折顶和软组织增生等出现迟发性神经损害。邱勇等研究发现陈旧性胸腰椎骨折患者如在神经功能稳定一段时间后出现新的神经功能的渐进性恶化（下肢肌力减退等），应高度怀疑出现创伤性脊髓空洞（囊性变）的可能性（图 23-4-3），其发生率文献报道为 1.1%～5.2%，可能与脊髓的缺血、坏死、液化和蛛网膜下瘢痕和粘连等因素有关。空洞的形成可能经历两个过程：原始空洞的形成和随后空洞的扩展。空洞可呈圆形、椭圆形和不规则形，可能的临床症状包括疼痛（78.6%）、下肢肌力下降（66.7%）、下肢痉挛（46.7%）、感觉减退或丢失（46.7%）、下肢运动协调功能障碍（20%）和自主神经系统症状（6.7%）。

外伤时合并脊髓损伤（不全瘫或截瘫）而无恰当康复治疗或手术内固定重建脊柱稳定性的骨折后脊柱畸形患者，慢性背痛的发生率可达 65%，同时可合并骨盆倾斜、臀部及后凸顶点处压疮和自主神经系统功能紊乱等。此类患者坐位及移动均需过度依赖上肢，日常生活质量较差。

影像学表现

影像学检查的目的主要在于评估脊柱的序列、稳定性、畸形部位椎管的狭窄情况及椎间盘损伤退变情况。立位全脊柱正侧位片主要用于评估冠状面及矢状面平衡情况、局部畸形的严重程度、邻近节段的代偿情况及骨盆旋转状态，为融合节段的选择提供依据。后凸畸形的评估包括伤椎楔变角和局部后凸畸形角（图 23-4-4）。伤椎楔变角为伤椎上下终板延长线的夹角，反映椎体本身的楔形变程度；局

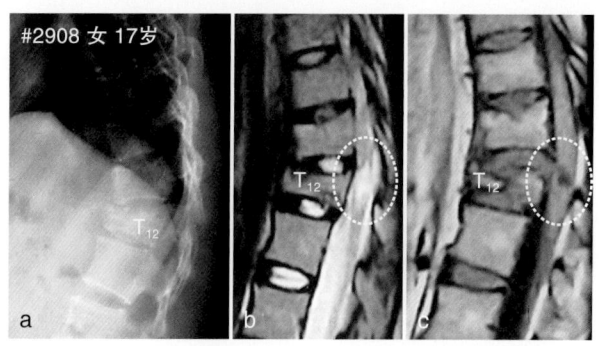

图 23-4-3　女（#2908），17 岁，T$_{12}$ 陈旧性骨折伴迟发性后凸畸形（a），伤后 3 年出现下肢神经功能进行性恶化，MRI 检查示 T$_{12}$ 水平后方椎管内外伤性脊髓空洞形成（b、c）

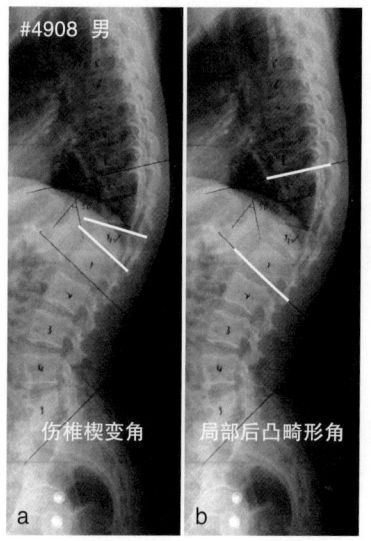

图 23-4-4　伤椎楔变角（a）和局部后凸畸形角（b）测量示意图

部后凸畸形角定义为伤椎上最倾斜椎体上终板与伤椎下最倾斜椎体下终板的夹角，反映后凸畸形的严重程度。一般来说局部后凸畸形角大于 30° 或截瘫患者大于 15° 或进行性加重可认定为不稳定。此外，骨科医师可在立位全脊柱正位片上评估 Risser 征及髋臼 Y 软骨闭合情况，了解生长潜能，尽可能缩短融合节段，以期减少对脊柱纵向生长的影响。过伸过屈位 X 线片是评价稳定性的主要手段，如伤椎有 5mm 以上的移位或大于 15° 的局部矢状面旋转，或大于 30° 的相对矢状面成角则可认定为不稳定。冠状面上若存在脊柱侧方移位、脊柱侧凸、假关节形成或骨折椎体骨量明显丢失也可认定为脊柱不稳定性。合并侧凸的患者可摄脊柱 Bending 片进一步评估脊柱柔韧性，但对不稳定型患者及合并不全进展性神经损害的患者需慎重使用。

脊柱 CT 三维重建可进一步明确创伤后脊柱骨折的畸形愈合情况及其对后凸畸形的影响，有助于进一步了解骨折块形态、明确骨质缺损情况、椎旁及椎管内骨赘增生情况、骨性椎管的狭窄程度（骨块的椎管侵占情况）、是否存在椎管重塑、是否存在假关节、后方关节突是否存在半脱位／脱位的现象（图 23-4-5），为截骨策略的制订、入路的选择和是否椎管减压提供可靠依据。

脊柱 MRI 检查主要用于评估后凸顶椎区椎体后壁和脊髓之间的毗邻关系，明确脊髓的形态（拉长变细等）、受压程度（脊髓前方脑脊液间隙）、椎管狭窄程度、椎间盘退变情况以及是否存在外伤性脊髓囊肿或空洞，以评估截骨风险。Lenke 和邱勇等将矢状面脊髓形态分为三型（图 23-4-6），以预估截骨矫形过程中的神经损害风险。Ⅰ型：为圆形／椭圆形外观，无变形，脊髓周围脑脊液清晰可见；Ⅱ型：脊髓的形态仍为圆形／椭圆形，但脊髓与骨性椎管前壁（椎体后壁）之间的脑脊液信号消失；Ⅲ型：脊髓形态因压迫而变形（变细、拉长、凹陷等），脊髓与骨性椎管之间没有脑脊液信号。一般认为Ⅲ型患者截骨手术的神经损害风险较大，这样的术前 MRI 评估有利于更好地进行术前沟通，告知患者相应的脊髓神经损害的手术风险，也有利于指导手术入路选择，针对Ⅲ型患者也可考

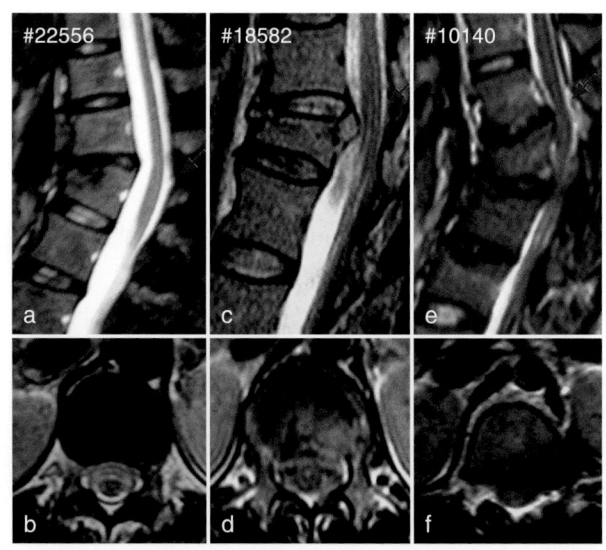

图 23-4-6　脊柱后凸畸形脊髓形态 MRI 分型。Ⅰ型：硬膜囊和椎管后壁之间可见脑脊液填充，脊髓无明显变形（a、b）；Ⅱ型：硬膜囊紧贴椎体后壁，二者之间无脑脊液填充，但脊髓无明显变形（c、d）；Ⅲ型：硬膜囊前方受压，二者之间无脑脊液填充，矢状面上脊髓发生形变（e、f）

虑前路直接减压。此外，邱勇等研究发现部分陈旧性骨折后凸畸形患者可合并胸腰段创伤性脊髓空洞，遗留神经损害或出现神经损害加重，MRI 检查可帮助了解是否存在脊髓软化、空洞形成以及空洞的形态。他们的研究发现脊髓创伤性空洞一般呈

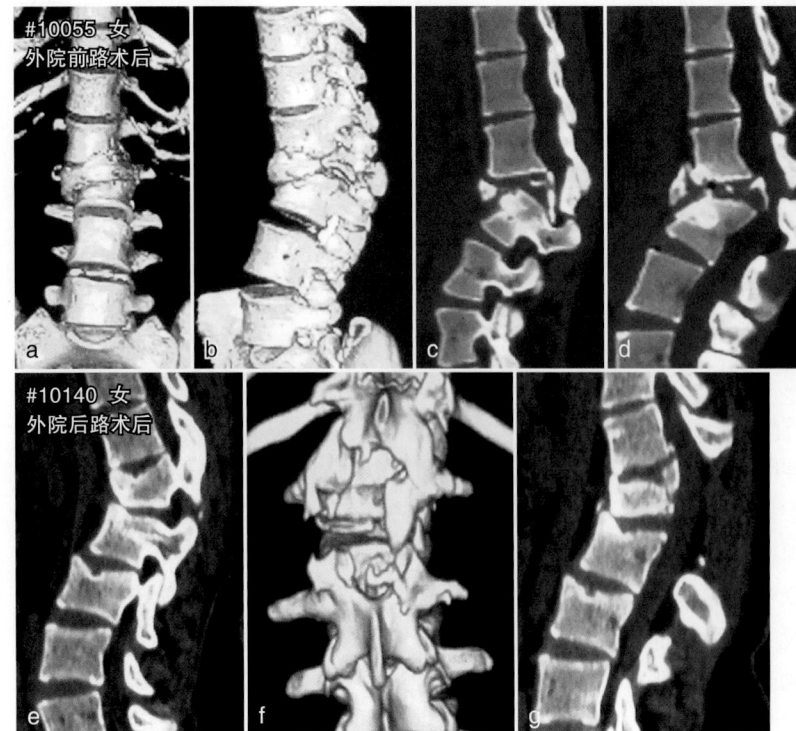

图 23-4-5　陈旧性骨折后凸畸形的翻修术前 CT 评估。女（#10055），椎旁骨赘增生（a、b），椎体倾倒和小关节脱位（c），骨性椎管狭窄（d）；女（#10140），椎板切除后后柱不稳、关节突关节脱位和缺如（e~g）

圆形（40%）和椭圆形（40%），少数为不规则形（20%）。对于有神经损害的患者，可精确确定减压部位和范围。MRI 也可评估伤椎内肉芽增生和椎管狭窄情况。增生肉芽组织在 T1WI 上呈低信号，在 T2WI 上可呈稍高信号或不等信号。此外，MRI 也可用于评估伤椎邻近椎间盘的退变程度和后方韧带复合体的损伤修复情况。

治疗

儿童胸腰段脊柱陈旧性骨折在随访过程中一旦出现后凸畸形进行性加重，多提示脊柱前中柱支撑功能丧失或明显降低，脊柱的再塑形能力不足或有限，或者同时合并后方关节韧带复合体的永久损伤。对于此类错过早期手术的年幼儿童，可以考虑首先尝试支具治疗，但主要适用于尚存在一定的生长潜能（椎体生长板尚存）、神经功能基本完整、局部后凸角度小于 30°、椎体高度丢失小于 50% 和后方韧带复合体无明显损伤的患儿。希望随着体格的生长，这类患儿的椎体形态和高度可以发生再塑形或发生自发性融合，或软组织的进一步成熟，增加脊柱的稳定性。在治疗过程中需严密监视后凸畸形的变化和伤椎的再塑形情况。即使无法完全实现伤椎的再塑形，支具治疗也可降低后凸畸形的严重程度或延缓手术干预的时机。一旦前柱进行性塌陷、椎体前后壁比值下降或后方棘突间隙进行性张开，多提示脊柱不稳或前后柱生长不平衡，需尽早手术干预治疗。对于已经出现显著椎体前柱塌陷、后方小关节脱位或半脱位、棘突间隙显著增宽、短节段角状后凸的患儿，则应放弃支具治疗，尽早进行手术治疗。对于创伤性瘫痪后脊柱侧后凸畸形，支具治疗可首先用于后凸角小于 20° 的脊柱畸形患儿。虽然支具治疗不能有效控制脊柱畸形的进展，但同样可以延缓手术干预的时机。

手术治疗适用于胸腰段后凸畸形持续进展、脊柱不稳定、持续性腰背痛（后凸伴椎体间塌陷）甚至影响神经功能的患儿，目的在于治疗骨折不愈合或假关节、矫正后凸畸形、解除脊髓神经的压迫（骨性椎管狭窄或后凸顶点对脊髓的压迫），获得持久的骨性融合、脊柱矢状面平衡及稳定性，以缓解疼痛症状。对于进入成年期胸腰段后凸角大于 20° 合并功能障碍的迟发性后凸畸形也应尽早行手术治疗，也有学者使用 30° 作为手术治疗的指征。

手术治疗应遵循个体化治疗的原则，术前计划包括入路的选择、矫形方式的选择（截骨或椎体重建）、融合的方式和融合节段的选择等。后凸畸形的严重程度、矢状面平衡情况、是否有既往手术史、是否合并神经损害、椎管内脊髓的受压情况影响着手术入路和方式的选择。

在脊柱后路椎弓根螺钉技术未广泛使用之前，单纯脊柱前路手术常作为首选。单纯前路椎体次全切除或全切除和减压后可使用人工椎体、大段异体胫骨条、带自体骨钛网或带三面骨皮质的自体髂骨在椎间撑开器轻微撑开的帮助下植入原骨折椎间隙，辅以前路钉棒系统内固定术，利用前柱的撑开获得后凸的矫正（图 23-4-7）。但是单纯前路手术不适用于后凸较重、角状后凸或合并脊柱侧凸的患者。Benli 等关于单纯前路手术的 5 年随访发现，前路手术的后凸矫正率为 88.7%，随访丢失平均为 1.4°，疼痛改善率为 92.5%，神经症状改善明显。相关分析证实从创伤到手术之间的时间越短，前路后凸矫正的效果越好。此外，他们的研究也证实前路手术对于后凸为 30°~50° 的患者的矫正效果好于后凸角为 50°~80° 的患者（96.4% vs 76.3%），且相对于双棒内固定，前路手术使用钛板内固定可能增加医源性侧凸畸形的风险。对于曾经后路手术椎板切除减压的患者，为避免后路截骨矫形时对脊髓的损伤，翻修手术时也可采用前路手术（图 23-4-8）。陈经勇等报道一期前后路联合手术治疗陈旧性胸腰椎骨折后凸畸形，先行后路关节突关节松解及部分切除植骨，再行前路松解，切除前纵韧带，椎体次全切除甚至全切，彻底清除椎管前方畸形愈合的骨块和破裂的椎间盘组织，减压撑开，支撑植骨，Z-plate 钢板内固定术，后凸 Cobb 角由术前的平均为 34.7° 矫正至术后的 7.8°。这种术式仅适用于后凸跨度较短、角度不大的患儿。此类前路手术的缺点是创伤大（胸膜、膈肌、肺等）、时间长、术中需改变体位，且后凸矫形效果不肯定。此外，如果病史较长，则脊柱后柱由于关节突的自发性融合变得僵硬，前柱的延长也变得相对困难，可明显降低前路手术的后凸矫正能力，在随访过程中可出现明显的矫正丢失。Mohammad 报道前路矫正手术后 2 年随访矫正丢失发生率高，平均矫正丢失度数为 3.4°，可能与支撑植骨塌陷、融合欠佳或钛网沉降有关。

随着后路椎弓根螺钉技术的发展，前后路联合

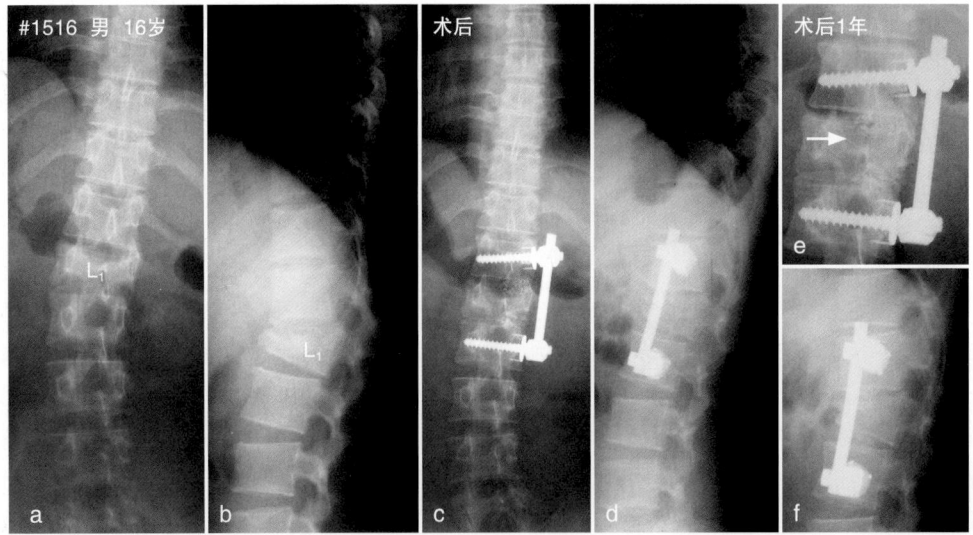

图 23-4-7　男（#1516），16 岁，外伤致 L_1 骨折，曾行保守治疗，但出现进行性加重的胸腰椎后凸畸形伴轻度冠状面倾斜（a、b）。行前路椎体间植骨融合椎体螺钉内固定术（c、d），术后 1 年随访示椎体间融合良好（e，箭头），矢状面后凸矫正无明显丢失（f）

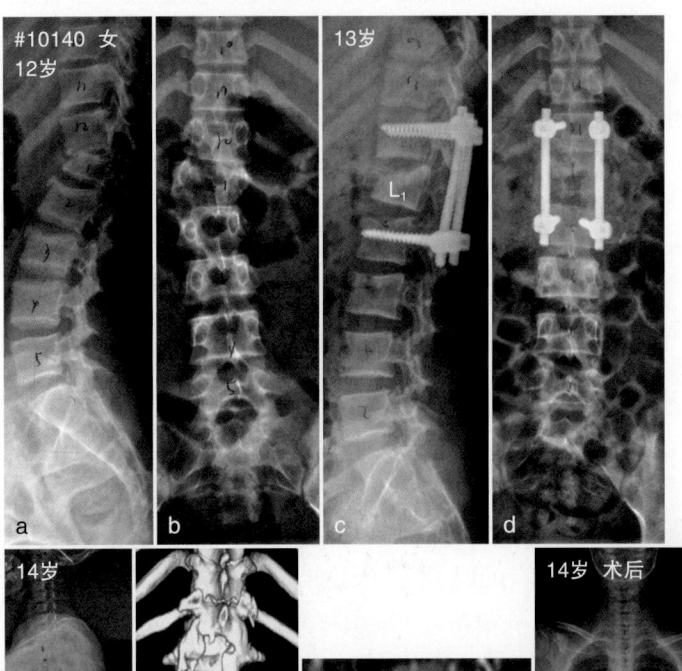

图 23-4-8　女（#10140），12 岁，因外伤致脊柱骨折伴不全瘫（L_1 骨折伴 T_{12}/L_1 脱位）（a、b），于外院行脊柱后路内固定 + 椎板切除减压术，术后 L_1 椎体高度复位欠佳（c、d）。术后 2 年内固定取出术后脊柱前柱塌陷，后柱关节突关节脱位，后凸畸形持续进展，MRI 示脊髓硬膜囊紧贴椎体后缘受压（e~h）。行脊柱前路 L_1 椎体次全切除人工椎体植入 + 双棒内固定术，术后矢状面形态矫正满意（i、j）。术后 1.5 年随访，矫正未见明显丢失（k、l）

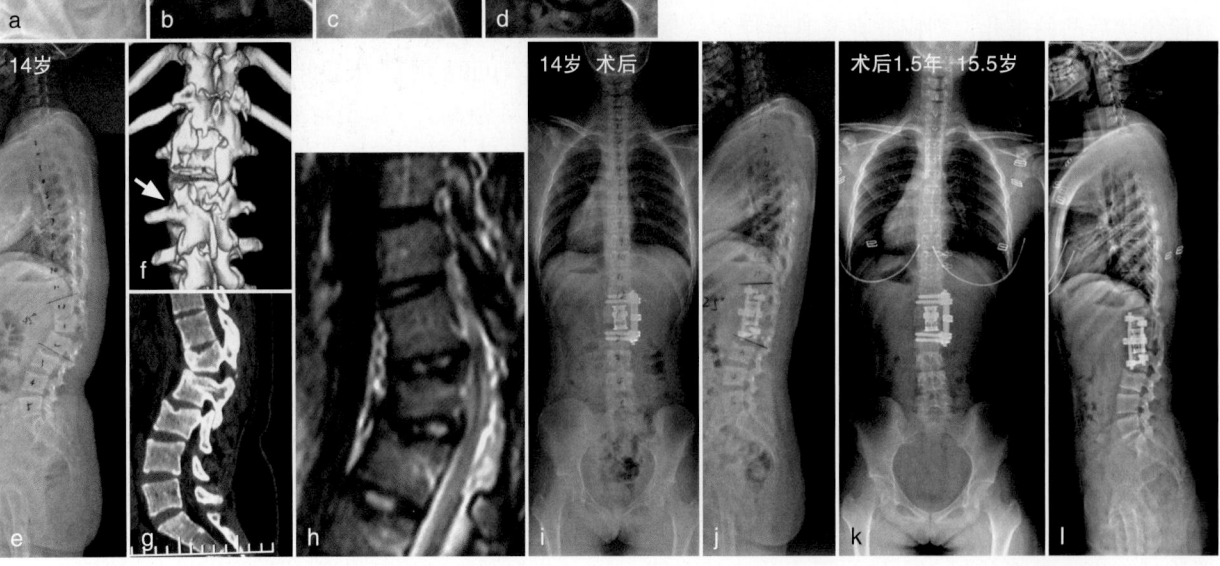

手术更多地采用前路减压松解联合后路内固定联合关节突截骨（Ⅰ级、Ⅱ级截骨）的方式来完成后凸的矫正。李危石等报道前方椎体间隙松解减压植骨联合后方截骨矫形内固定的方式治疗胸腰段陈旧性骨折后凸畸形。前方松解时切除椎间盘、软骨板和前纵韧带，保留伤椎，同时行椎体间自体肋骨或髂骨块植骨融合。之后再行后正中入路经关节突楔形截骨椎弓根螺钉内固定及后外侧植骨矫正后凸畸形。李危石等也提出了改良的一期"前路-后路-前路"入路方案，在侧卧位下完成矫形，即先俯卧位完成后路的置钉和松解截骨，再改行侧卧位前路松解减压，之后在侧卧位完成后路的矫形内固定，最后再完成前路的椎体间植骨（自体肋骨和髂骨），这样可以实现更充分确实的脊柱前中柱的植骨，具有一定的临床意义。也有学者认为可采取"后路-前路-后路"的手术策略，即先行后路松解，再行前路松解减压和椎体重建，最后行后路矫形内固定。这样的方式更适用于后凸较重和后柱融合较明显的患者，以降低前路手术操作的难度，可获得满意的减压效果和良好的后凸矫正，缺点是创伤较大。

脊柱后路三柱截骨技术的日渐成熟和广泛运用，使得针对胸腰椎骨折后迟发性后凸畸形的矫正更多地采取单一后路脊柱截骨内固定的手术治疗方案，而非传统的单纯前路或前后路联合手术。其优点在于只需一次脊柱后路手术，三柱截骨短缩后闭合截骨面，形成骨面对骨面的闭合，相对稳定，易于融合。短节段固定适用于相对柔软的单纯后凸畸形且后凸 Cobb 角相对较小的患者。长节段固定适用于后凸节段跨度较大或后凸 Cobb 角较大、角状后凸、合并脊柱侧凸、合并躯干失衡或多节段后凸的患儿。多节段 SPO（Smith-Peterson Osteotomy）截骨术可用于脊柱柔韧性较好、后凸较小、椎体楔形变较轻的后凸畸形患儿，可在顶椎区近远端后凸区域内做多节段 SPO 截骨（图 23-4-1），单节段 SPO 的后凸矫正度数约为 10°。部分学者主张经椎弓根上缘进入椎间隙，切除病变椎间隙的椎间盘，刮除上下终板，凿除伤椎后部部分楔形椎体，并将截下的自体骨植入椎间隙前方塌陷的椎体前柱上方，之后安装矫形棒抱紧闭合截骨面完成矫形。由于 SPO 对后凸的矫正也属于前中柱延长型，导致后方内固定的负荷增加，且矫正度数较小，适应证有限。PSO 截骨术、改良 PSO 截骨术（切除伤椎上方椎间盘、保留伤椎椎弓根下 1/3 及

下关节突）和保留椎体下部的 SRS-Schwab Ⅳ 级截骨术（经椎弓根向上切除呈楔形压缩椎体的上半椎体、附着椎间盘及上位椎体下终板，向下截骨至椎弓根下缘，同时直接对椎体后方减压，从而完成后凸的矫正）（图 23-4-9）因更强的后凸矫正能力、牢固的前方支撑、较充分的后方减压和脊柱短缩型后凸矫正，应用更为广泛。其中 SRS-Schwab Ⅳ 级截骨术最为常用（图 23-4-10），其优势在于截骨后残留的伤椎起着一个骨性"融合器"或"人工椎体"的支撑作用，截骨面较大，呈骨面对骨面的接触，同时切除了退变和疝入的椎间盘组织，融合率好，且短缩截骨松弛了脊髓和神经根，减低了神经损伤的风险。一般术中截骨时需保留至少 1cm 的缩短椎体的高度和完整的下终板和椎间盘，以保证

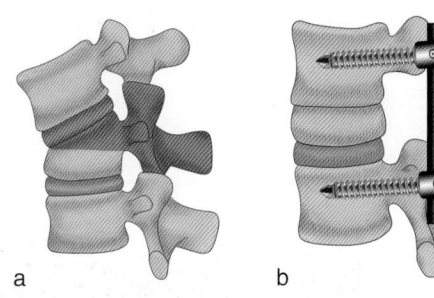

图 23-4-9　SRS-Schwab Ⅳ 级截骨术示意图。经椎弓根向上切除呈楔形压缩椎体的上半椎体、附着椎间盘及上位椎体下终板，向下截骨至椎弓根下缘，同时直接对椎体后方减压，从而完成后凸的矫正

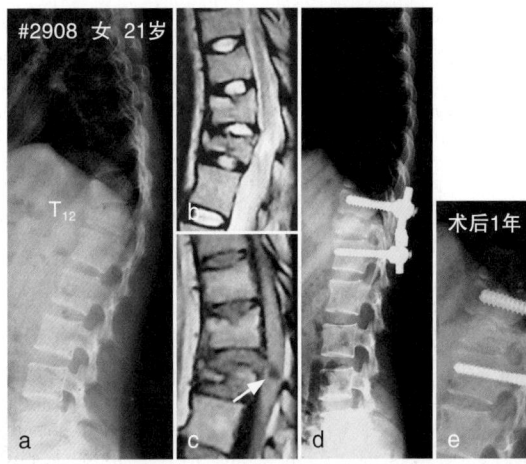

图 23-4-10　女（#2908），21 岁，17 岁时因交通事故致 T₁₂ 压缩性骨折行保守治疗，成年后因持续腰痛就诊，X 线片示进行性胸腰段后凸畸形（a），MRI 示外伤性脊髓空洞（b、c）。行脊柱后路 Ⅳ 级截骨短缩脊柱矫形 TSRH 螺钉内固定术（d），术后 1 年随访示矢状面后凸矫正无明显丢失（e）

椎间孔直径足够大而避免神经根受压。此外，此类截骨切除了受损的椎间盘和伤椎上终板，避免了椎间盘组织继发移位影响截骨面骨性愈合，导致内固定失败、慢性轴性疼痛、继发椎间盘退变和后凸矫正丢失等。为降低断棒的风险，需长节段固定者可在围截骨区采用双头钉连接卫星棒固定以降低矫形棒所承受的应力。部分学者认为在截骨间隙植入 Cage 可避免脊髓过度短缩和硬膜皱褶，同时可以在使用悬臂梁技术时作为铰链增加截骨面闭合时的稳定性和安全性，主要适用于角状后凸和后凸节段较长的患儿。虽然经后路也能完成椎骨的全切 (VCR，V 级截骨)，但除非应用在严重的角状后凸或者合并侧凸畸形或骨折椎体塌陷萎缩残留较小的患者 (图 23-4-2)，一般 SRS-Schwab Ⅳ 级截骨已足够。

Suk 等比较了前后路联合手术和后路闭合楔形截骨 (PSO) 治疗陈旧性骨折后凸畸形的疗效。他们认为后路手术的手术时间更短、出血更少、矢状面矫形更可靠、融合更坚强且术后并发症发生率更低。Mohammad 也做了类似的比较研究，他们发现 PSO 组的平均后凸矫正度数为 29.8°，而前后路联合组的后凸矫正度数为 22°，且 PSO 组对于 ODI 和 VAS 的改善更佳，满意度更高 (93% vs 81%)。

尽管单纯后路截骨矫形手术在当下已成为主流，但对于前中柱塌陷碎裂明显、前柱融合失败形成假关节、合并椎管前方骨块突入椎管的患者，前后路联合手术仍有它的应用价值。除此以外，对于后路二次或多次手术 (包括脊柱全椎板切除减压术、初次脊柱后路手术合并切口感染) 后椎管内瘢痕严重，需要神经减压的迟发性后凸畸形患儿，由于局部硬脊膜周围瘢痕粘连，短缩截骨前需仔细完全分离瘢痕和硬膜及神经根，否则由于脊髓和神经根周围的操作较多，脊髓、神经根损伤及脑脊液漏的风险较高。如果无法实现粘连的完全分离，需考虑前后路联合手术完成减压和矫形，包括后路的骨性松解及前路的椎体重建 (图 23-4-8)。对于合并创伤性脊髓空洞的患者，有文献报道分流术对防止神经功能进一步恶化有重要作用，但更多的报道是结果不理想。因此，目前一般只建议对长度 4~20cm 的巨大空洞或出现进行性加重的神经损害和严重疼痛的患者，引流术才有实行的意义和价值。

融合节段的选择取决于局部后凸畸形的严重程度，一般融合范围包括伤椎上下 1~2 个节段即可。

Everard 等认为如果在矫形手术过程中前纵韧带和后纵韧带都需要切断，那么后路手术时内固定范围应包含截骨椎上下至少各 2 个节段 (图 23-4-11)，如果只包含各 1 个节段则需辅以前路内固定以补充增加内固定强度；如果前纵韧带得以保留且椎体骨质量良好，那么截骨椎上下各 1 对椎弓根螺钉辅以横连装置也可能获得足够的内固定强度 (图 23-4-10)。如果后凸角度较大，远端固定椎可以考虑延伸至矢状面稳定椎，近端延伸至矢状面上端椎即可。此外，可根据具体矢状面形态进行微调选择。合并冠状面畸形也需要相应的延长融合节段 (图 23-4-12)。神经功能的预后方面，迟发性神经损害的预后一般好于外伤后即刻产生的神经损害。疼痛的改善方面，文献报道的改善率为 60%~92.5%。

入路的选择和手术方式具有多样性且存在争议。2010 年，一项针对脊柱外科医生的关于手术策略的问卷调查研究显示对于继发于稳定性爆裂骨折的后凸畸形，51% 的外科医生倾向于选择前路椎体次全切除和钛板内固定，而 49% 的医生倾向于选择后路截骨联合短节段固定作为治疗方法。针对继发于 PLC 损伤的后凸畸形，全部的医生均选择后路矫形的手术入路，其中 16% 的医生倾向于需辅以后路截骨。针对如何实现骨性融合，66% 倾向于 PSO 截骨后通过骨面-骨面接触实现融合，33% 倾向于分期手术 (主要为前-后-前) 实现椎体重建和骨性融合。

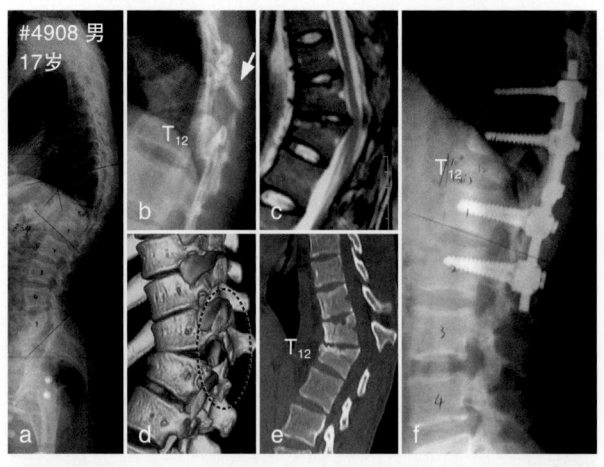

图 23-4-11　男 (#4908)，17 岁，T$_{12}$ 陈旧性骨折伴胸腰段后凸畸形 (a)，呈进行性疼痛，骨折椎体与邻近椎体关节突关节脱位 (b，箭头；d，圈)，MRI 示后凸顶椎区脊髓前方受压 (c)，CT 矢状面三维重建示 T$_{12}$ 椎体楔形变，畸形愈合 (e)。脊柱后路 T$_{12}$ 经椎弓根脊柱截骨 (Ⅳ 级截骨) 短缩 TSRH 矫形融合术，术后胸腰段后凸获得矫正 (f)

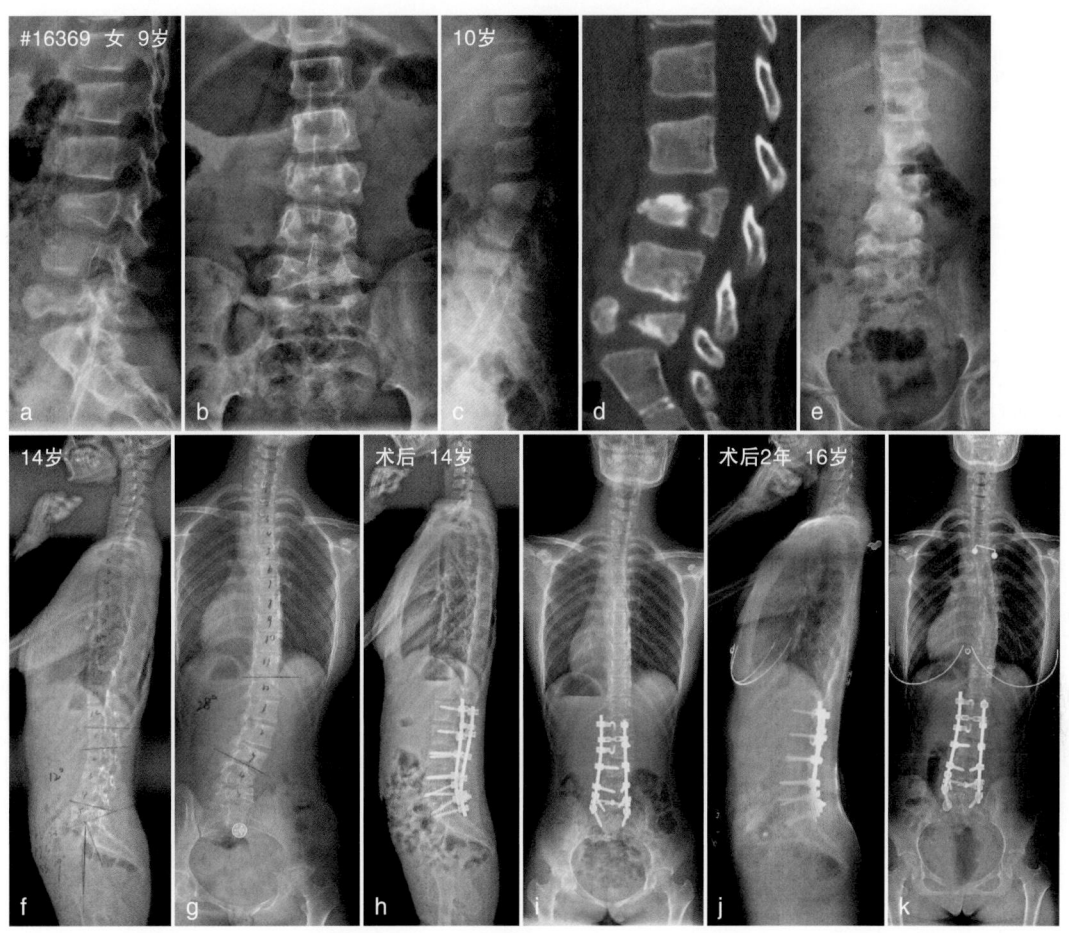

图 23-4-12 女（#16369），9 岁，因外伤致 L₃~L₅ 椎体爆裂性骨折（a、b），保守治疗，10 岁时后凸畸形加重伴轻度侧凸（c~e）。伤后 5 年可见腰椎后凸畸形加重，并出现侧凸畸形、躯干偏移（f、g）。行脊柱后路矫形内固定术重建脊柱稳定性，因患者脊柱后凸不明显，未行三柱截骨术，但在 L₄~S₁ 节段行 TLIF 术增强术后脊柱稳定性（h、i）。术后 2 年随访示脊柱冠状面及矢状面形态维持良好，L₃ 和 L₅ 见椎体高度和形态重塑（j、k）

91% 的医生倾向于使用自己熟悉的手术方式实现融合，74% 的医生选择在术后使用支具保护并促进融合。植骨材料方面，后路手术多采用自体骨，而前路手术时骨形态发生蛋白（BMP）的使用较多。

继发于瘫痪的儿童胸腰椎骨折后迟发性脊柱侧后凸畸形患者，周期性的密切随访非常重要。一旦侧后凸超过 40°，年龄大于 10 岁，可行手术治疗（详见第 13 章第十一节）。针对神经肌源性脊柱侧凸的手术治疗策略可应用于创伤后神经损害伴后凸畸形的患者。此类长 C 形圆弧状侧后凸畸形通常不需要 3 级以上的脊柱截骨治疗，除非合并严重的脊柱骨性结构不稳定，侧后凸畸形呈角状。当骨盆倾斜大于 10° 时，通常需要骨盆固定以改善骨盆倾斜。此类患者因多存在营养状况欠佳、合并呼吸和泌尿系统的慢性炎症、骨质疏松等，围手术期切口感染、愈合不良、假关节和内固定并发症发生率较高。

参考文献

[1] Parent S, Mac-Thiong JM, Roy-Beaudry M, et al. Spinal Cord Injury in the Pediatric Population: A Systematic Review of the Literature[J]. J Neurotrauma, 2011, 28(8): 1515-1524.

[2] Angelliaume A, Bouty A, Sales De Gauzy J, et al. Post-trauma scoliosis after conservative treatment of thoracolumbar spinal fracture in children and adolescents: results in 48 patients[J]. Eur Spine J, 2015, 25(4): 1144-1152.

[3] Brayda-Bruno M, Luca A, Lovi A, et al. Post-traumatic high thoracic angular kyphosis: posterior approach with correction and fusion in two steps[J]. Eur Spine J, 2012, 21(12): 2724-2726.

[4] Carreon LY, Glassman SD, Campbell MJ. Pediatric spine fractures: a review of 137 hospital admissions[J]. J Spinal Disord Tech, 2004, 17(6): 477-482.

[5] Hu W, Wang B, Run H, et al. Pedicle subtraction osteotomy and disc resection with cage placement in post-traumatic thoracolumbar kyphosis, a retrospective study[J]. J Orthop Surg Res, 2016, 11(1): 112.

[6] Schoenfeld AJ, Wood KB, Fisher CF, et al. Posttraumatic kyphosis: current state of diagnosis and treatment: results of a multinational survey of spine trauma surgeons[J]. J Spinal Disord Tech, 2010, 23(7): e1-8.

[7] Vialle LR, Vialle E. Pediatric spine injuries[J]. Injury, 2005, 36 Suppl 2: B104-112.

[8] Angelliaume A, Simon AL, Boissière L, et al. Conservative

treatment of pediatric thoracic and lumbar spinal fractures: outcomes in the sagittal plane[J]. J Pediatr Orthop B, 2017, 26(1): 73-79.

[9] Benli İT, Kaya A, Uruç V, et al. Minimum 5-year follow-up surgical results of post-traumatic thoracic and lumbar kyphosis treated with anterior instrumentation: comparison of anterior plate and dual rod systems[J]. Spine, 2007, 32(9): 986-994.

[10] Martiniani M, Vanacore F, Meco L, et al. Is posterior fixation alone effective to prevent the late kyphosis after T-L fracture?[J]. Eur Spine J, 2013, 22(Suppl 6): 951-956.

[11] Gao R, Wu J, Yuan W, et al. Modified partial pedicle subtraction osteotomy for the correction of post-traumatic thoracolumbar kyphosis[J]. Spine J, 2015, 15(9): 2009-2015.

[12] El-Sharkawi MM, Koptan WMT, El-Miligui YH, et al. Comparison between pedicle subtraction osteotomy and anterior corpectomy and plating for correcting post-traumatic kyphosis: a multicenter study[J]. Eur Spine J, 2011, 20(9): 1434-1440.

[13] Liu Y, Li X, Sun H, et al. Transpedicular wedge osteotomy for treatment of kyphosis after L1 fracture using intraoperative, full rotation, three-dimensional image (O-arm)-based navigation: a case report[J]. Int J Clin Exp Med, 2015, 8(10): 18889-18893.

[14] Parisini P, Silvestre MD, Greggi T. Treatment of spinal fractures in children and adolescents: long-term results in 44 patients[J]. Spine, 2002, 27(18): 1989-1994.

[15] 陈经勇. 一期前后联合手术治疗陈旧性胸腰椎骨折后凸畸形[J]. 创伤外科杂志, 2006, 8(1): 31-33.

[16] 刘少军, 李涛, 滕云升, 等. 经后路改良楔形截骨治疗创伤后胸腰椎骨折后凸畸形[J]. 颈腰痛杂志, 2014, 35(6): 453-455.

[17] 马维虎, 徐荣明, 冯建翔, 等. 脊柱陈旧骨折后凸畸形的矢状面重建[J]. 中国脊柱脊髓杂志, 2003, 13(11): 692-694.

[18] 赵清华, 邱勇, 朱泽章, 等. 胸腰椎陈旧性骨折伴后凸畸形成人脊柱侧凸委员会Schwab Ⅳ级截骨矫形的疗效评估[J]. 中华医学杂志, 2018, 98(19): 1474-1478.

[19] Suzuki S, Fujita N, Hikata T, et al. Asymmetrical pedicle subtraction osteotomy for progressive kyphoscoliosis caused by a pediatric Chance fracture: a case report[J]. Scoliosis Spinal Disord, 2017, 12(1): 8.

[20] 朱锋, 邱勇. 陈旧性胸腰椎骨折后凸畸形的临床评价与手术治疗[J]. 中国脊柱脊髓杂志, 2003, 13(5): 315-318.

[21] Sielatycki JA, Cerpa M, Baum G, et al. A novel MRI-based classification of spinal cord shape and CSF presence at the curve apex to assess risk of intraoperative neuromonitoring data loss with thoracic spinal deformity correction[J]. Spine J, 2018, 18(8): S21.

[22] Parent S, Mac-Thiong JM, Roy-Beaudry M, et al. Spinal cord injury in the pediatric population: a systematic review of the literature[J]. J Neurotrauma, 2011, 28(8): 1515-1524.

[23] Schoenfeld AJ, Wood KB, Fisher CF, et al. Posttraumatic kyphosis: current state of diagnosis and treatment: results of a multinational survey of spine trauma surgeons[J]. Clin Spine Surg, 2010, 23(7): e1-8.

[24] Brayda-Bruno M, Luca A, Lovi A, et al. Post-traumatic high thoracic angular kyphosis: posterior approach with correction and fusion in two steps[J]. Eur Spine J, 2012, 21(12): 2724-2726.

[25] Jun DS, Shin WJ, An BK, et al. The relationship between the progression of kyphosis in stable thoracolumbar fractures and magnetic resonance imaging findings[J]. Asian Spine J, 2015, 9(2): 170-177.

第24章　青少年腰椎滑脱

王　斌　刘　臻　王　玉

第一节　概述

椎骨滑脱（spondylolisthesis）指头侧椎体相对于邻近的尾侧椎体发生向前的移位。腰椎滑脱是引起儿童或青少年下腰部疼痛的常见原因之一，在儿童及青少年人群中发病率约为5%。部分患者滑脱的发生可能与遗传因素有关，而反复的腰椎过伸、旋转运动可使青少年运动员发病风险增加。Wiltse-Newman等将儿童滑脱分为两种类型，即Ⅰ型发育不良性滑脱与Ⅱ型崩裂性滑脱。其中，发育不良性滑脱以骶骨关节突及L_5下关节突发育不良为特征，可伴有神经功能损害；而崩裂性滑脱由腰椎椎弓峡部缺损引起，两种类型的椎骨滑脱病因学不同，治疗方案也存在差异（图24-1-1）。

流行病学

青少年滑脱最常发生于L_5/S_1节段，占90%，而发生于L_4/L_5、L_3/L_4节段分别约占5%和4%。其发病率受遗传因素、人种以及活动水平等的影响。通常认为直立姿势是滑脱发生的必要条件，目前未见无行走能力的患者发生滑脱的相关报道，也未见系统性文献报道新生儿发生滑脱。

Borkow等报道了1例患者于出生后15周行X线检查确诊滑脱，后接受手术治疗，术中证实存在椎弓峡部崩裂。在高加索人中，学龄儿童腰椎滑脱的发病率为4.4%~5%，在进入成年期后增加至6.0%~7.2%。有滑脱家族史的患者其发病率可高达22%，且常合并脊柱裂等先天性改变。在特定人种中儿童滑脱的发病率可增高。在爱斯基摩人群中，青少年滑脱的发病率为13%；而在因纽特人种，发病率则高达32.9%。此外，Wiltse-Newman Ⅱ型崩裂性滑脱的发病率在从事特定的体

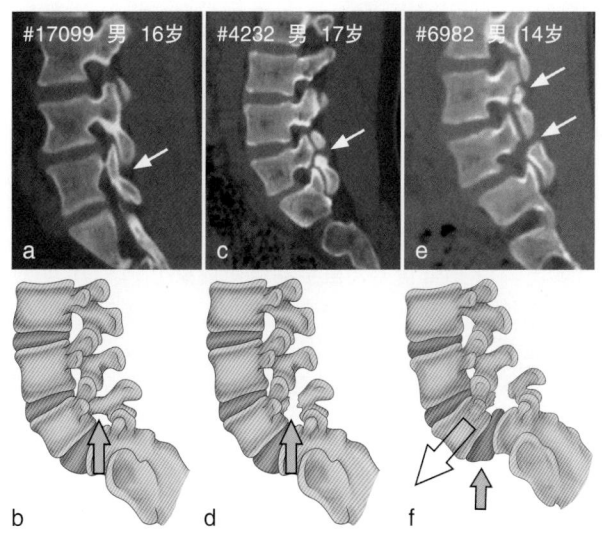

图24-1-1　腰椎滑脱示意图。正常腰椎椎弓峡部（a、b）；L_5椎弓峡部崩裂（c、d，箭头），但未发生L_5滑脱；L_4、L_5椎弓峡部崩裂并发生L_5滑脱（e、f，箭头）

育运动如潜水、体操的运动员群体中显著增高，文献报道在此类人群中滑脱发病率可高达47%。

分型

腰椎滑脱的临床表现及影像学表现均存在较大的个体差异性，建立可靠的分型系统有助于准确诊断和治疗。1932年，由Meyerding等提出的Meyerding分度成为其他滑脱分型的基础。随后有学者根据腰椎滑脱的病因学、严重程度以及其他影像学参数提出了多种分型系统，包括Wiltse-Newman分型、Marchetti和Bartolozzi分型、Mac-Thiong分型以及由国际脊柱畸形研究组（Spinal Deformity Study Group，SDSG）建立的SDSG分型等。

1. **Wiltse-Newman分型**　目前临床中最常用的腰椎滑脱分型系统为Wiltse-Newman分型（图

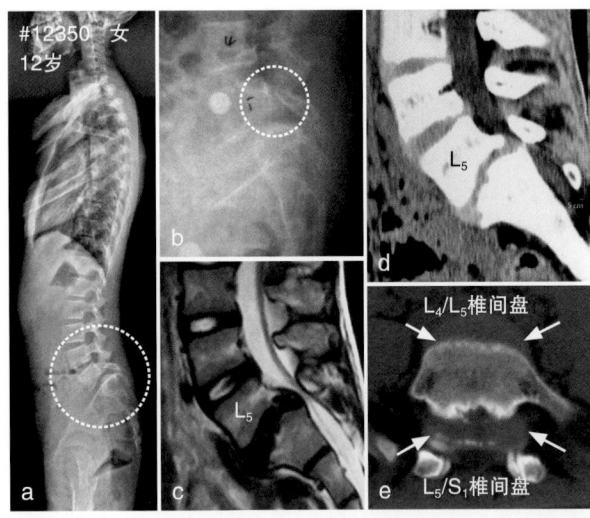

图 24-1-2 女（#12350），12 岁，青少年 L5 发育性滑脱（Ⅱ度，虚线圈），Wiltse-Newman Ⅰ 型（a），无椎弓峡部裂，但峡部延长（b，虚线圈）。MRI 可见椎间盘膨出，T2 相低信号，呈早期退变迹象（c）。CT 可见骶骨上终板不规则，并呈穹隆样（d），滑脱节段见双椎间盘影（e，箭头）和椎管狭窄（e），按照 Wiltse-Newman 分型及 Marchetti 和 Bartolozzi 分型则均为高度发育不良性腰椎滑脱（注：发育性滑脱 Meyerding 分度标准见本章第二节）

表 24-1-1	腰椎滑脱的 Wiltse-Newman 分型
分型	特点
Ⅰ 型	发育不良性
Ⅱ 型	崩裂性 A 型：崩裂性，峡部疲劳性骨折；B 型：崩裂性，反复应力骨折引起峡部延长；C 型：崩裂性，急性峡部骨折
Ⅲ 型	退变性：小关节不稳但不合并骨折
Ⅳ 型	创伤性后弓骨折
Ⅴ 型	肿瘤性：峡部病理性破坏所致畸形

长甚至断裂，造成椎体滑脱。此型相对少见，占 14%～21%。

Ⅱ 型继发于椎弓峡部缺损，其中 A 型最为常见（图 24-1-3），由于峡部反复受力引起影像学可见的峡部崩裂。B 型由峡部微骨折后融合，引起峡部重塑与延长引起，影像学常无阳性发现。C 型为急性外伤引起峡部崩裂。Wiltse 认为遗传因素可能在 Ⅱ 型滑脱的发病中起作用。

2. Marchetti 和 Bartolozzi 分型 该分型于 1982 年由 Marchetti 和 Bartolozzi 提出（表 24-1-2），按照病因学将滑脱分为两大类，获得性腰椎滑脱（4 个亚型）与发育性腰椎滑脱（2 个亚型）（图 24-1-3）。该分型目的在于区分两种腰椎滑脱病因学的不同，以指导临床治疗。在发育性滑脱中，高度发育不良的特征包括显著的腰骶部后凸、骶骨穹隆样变、骶骨垂直化、L5 椎体楔形变以及重度横突

24-1-2）。该分型由 Wiltse 于 1976 年提出，根据病因学提出分型，包括五种类型（表 24-1-1），其中 Ⅱ 型又分为 A、B、C 三种亚型。而儿童滑脱为 Ⅰ 型或 Ⅱ 型。其中，Ⅰ 型滑脱继发于腰骶部椎间关节发育异常，常伴有关节突位置不良、关节面发育不全以及脊柱裂或骶骨发育不良。Ⅰ 型患者多有椎弓峡部发育不良，在长期应力作用下可引起峡部延

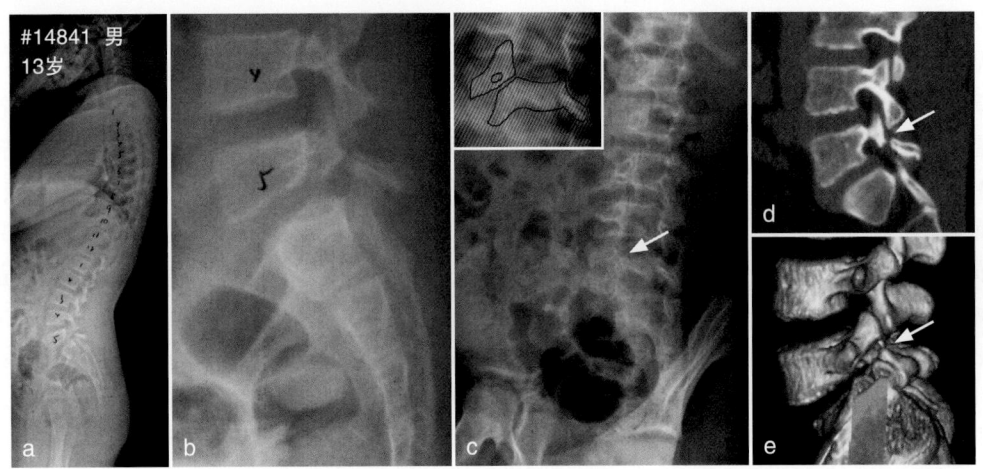

图 24-1-3 男（#14841），13 岁，L5/S1 崩裂性滑脱（SDSG Ⅱ 型，Wiltse-Newman Ⅱ A 型）。腰椎斜位 X 线片可见苏格兰犬颈断裂征（c，箭头），CT 侧位片及三维重建可见左侧椎弓根崩裂（d、e，箭头）。按照 Wiltse-Newman 分型为 Ⅱ A 型，而 Marchetti 和 Bartolozzi 分型属于获得性创伤性腰椎滑脱

表 24-1-2	腰椎滑脱的 Marchetti 和 Bartolozzi 分型
分型	亚型
发育性	高度发育不良性
	低度发育不良性
获得性	创伤性（traumatic）
	退变性
	病理性
	手术后滑脱

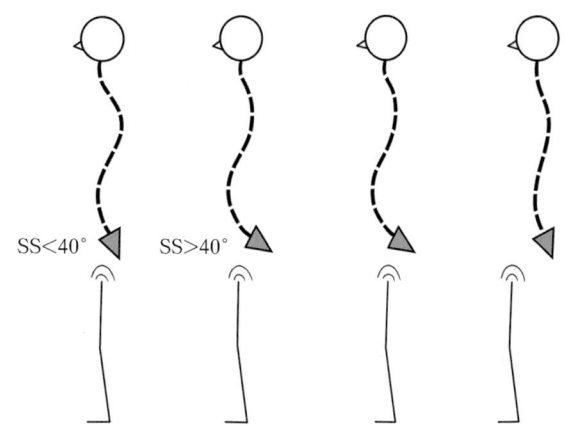

低 PI/ 低 SS　高 PI/ 高 SS　高 SS/ 低 PT　低 SS/ 高 PT
胡桃夹子型　　剪切型　　骨盆平衡型　骨盆后旋型

图 24-1-4　Mac-Thiong 分型及脊柱-骨盆平衡示意图

发育不良。而在低度发育不良患者中，L_5 椎体形态相对正常，骶骨上终板以及腰骶部解剖学形态无明显变化。

3. Mac-Thiong 分型　该分型由 Mac-Thiong 等和 Labelle 结合脊柱-骨盆、骶骨-骨盆矢状位平衡的概念提出（图 24-1-4）。该分型主要基于以下三个因素：滑脱程度、发育不良程度、脊柱 - 骨盆矢状面平衡。滑脱程度按照 Meyerding 提出的标准分度（详见本章第二节）。发育不良程度由腰骶部后凸、L_5 椎体楔形变、S_1 上终板穹隆化、关节面或椎板发育不良、横突大小、L_5/S_1 椎间盘高度及信号、骨与结缔组织异常等 7 个方面进行评估，满足 3 个因素以上则认为是高度发育不良型。

对于低度滑脱者，按照 Roussouly 提出的分类分为 2 组，SS<40° 时为低 PI/ 低 SS 组，称为胡桃夹子型（图 24-1-5）；当 SS>40° 时，为高 PI/ 高 SS 组，称为剪切型。对于高度滑脱者，则按照 Hresko 等学者提出的阈值线，阈值线以上为骨盆平衡型（高 SS/ 低 PT），阈值线以下患者划入骨盆后旋型（低 SS/ 高 PT）。在此分型中，若 C_7 铅垂线落于股骨头或其后方，认为脊柱平衡；若 C_7 铅垂线落于股骨头前方时，认为脊柱不平衡。该分型的优势在于按照滑脱严重程度分型，对处于不同等级滑脱手术策略的制订具有指导作用。

4. SDSG 分型　在 Mac-Thiong 分型中，由于腰骶部发育不良程度难以准确评估，国际脊柱畸形研究组（Spine Deformity Study Group，SDSG）在其基础上进行了改良，提出 SDSG 分型。其分型方法如下：首先根据腰骶椎滑脱程度分为轻度滑脱和重度滑脱，即在站立位全脊柱侧位 X 线片上，当 L_5 椎体后下缘至经过 S_1 后切点的 S_1 上终板的垂线间的距离与 S_1 上终板长度（S_1 前、后切点间的距离）的比值小于或等于 0.5 时为轻度滑脱，大于

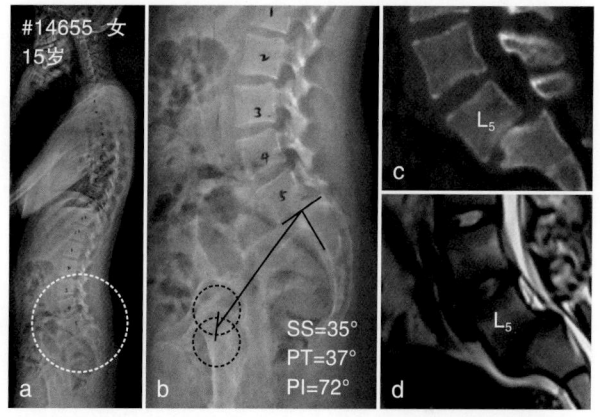

图 24-1-5　女（#14655），15 岁，L_5 发育性滑脱（Ⅱ度）（a，虚线圈）。骶骨倾斜角（SS）为 35°，骨盆倾斜角（PT）为 37°，骨盆入射角（PI）为 72°（b）。CT 及 MRI 可见 L_5 椎体呈前长后短楔形变、S_1 上终板不规则穹隆化、L_5/S_1 椎间隙高度减小（c），椎间盘 T2 相低信号改变，表明早期退变（d），为高度发育不良性滑脱。按照 Mac-Thiong 分型标准，该患者为低度滑脱，低 SS/低 PI 型，即胡桃夹子型

0.5 时为重度滑脱。

根据 SDSG 推荐的方法，S_1 前切点为紧贴骶骨前缘的直线（骶骨前皮质线）向前上方延长时与骶骨前缘失去接触的点，S_1 后切点为紧贴骶骨后缘的直线（骶骨后皮质线）向前上方延长时与骶骨后缘失去接触的点；当骶骨前皮质线凹陷成弧线时，S_1 前切点为骶骨前缘弧线与 S_1 上终板弧线的交点。（图 24-1-6、图 24-1-7）。

在轻度滑脱中，根据骨盆入射角（PI）的大小分为Ⅰ型（PI<45°）、Ⅱ型（45°≤PI≤60°）和Ⅲ型（PI>60°）。在重度滑脱中，先根据骶

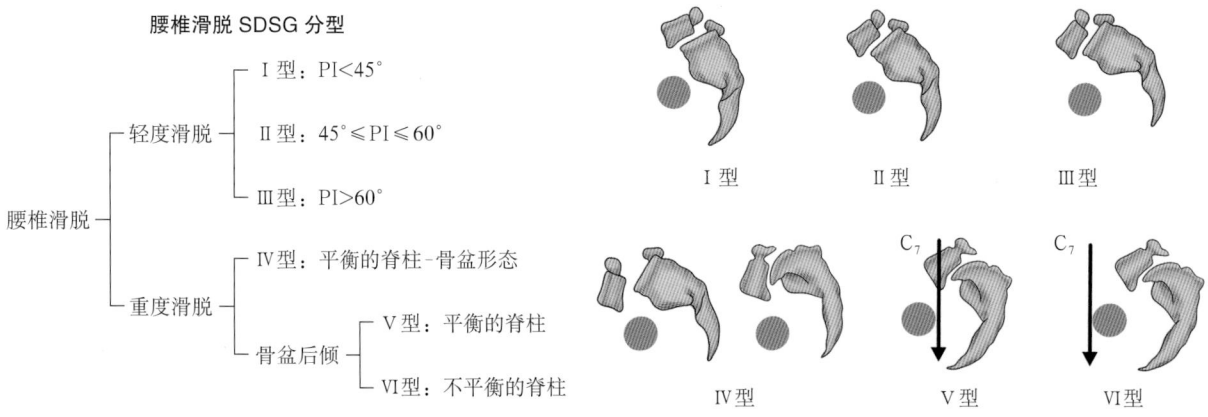

图 24-1-6　SDSG 分型示意图

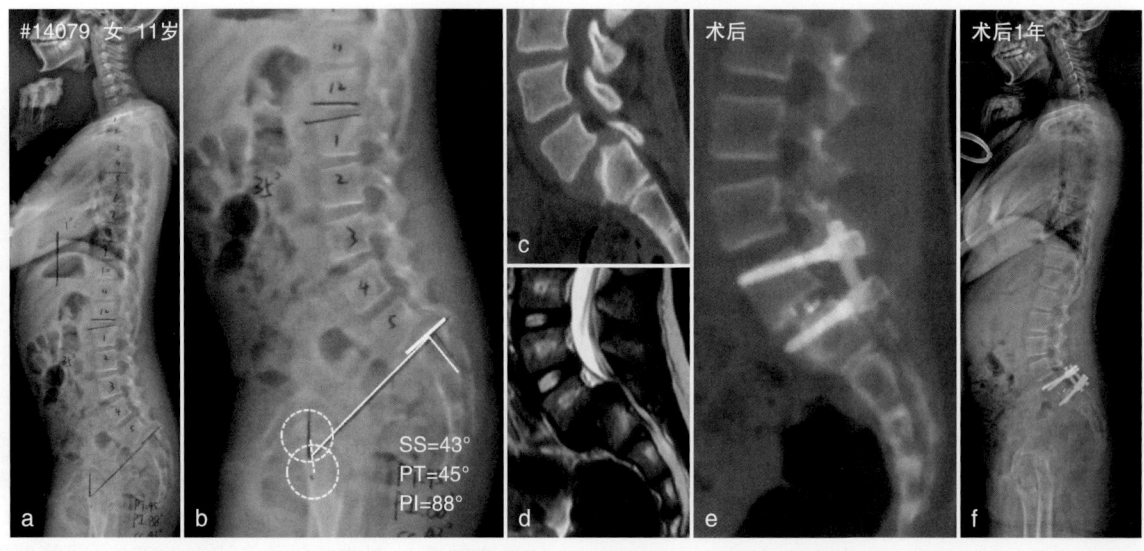

图 24-1-7　女（#14079），11 岁，青少年 L₅ 发育性滑脱（Ⅱ度）（a）。胸椎呈代偿性前凸状态，SS、PT、PI 分别为 43°、45°、88°（b），按照 SDSG 分型为Ⅲ型。CT 可见 L₅ 椎体楔形变，S₁ 上终板不规则、呈金字塔形（c），MRI 可见椎间盘膨出，椎管狭窄（d）。行后路复位内固定椎间融合术（e），术后 1 年滑脱复位良好，胸椎生理性后凸逐渐恢复（f）

骨倾斜角（SS）和骨盆倾斜角（PT）的关系判断骶骨 - 骨盆是否平衡，以 PI 为横坐标、SS[SS=（0.844835×PT）+25.021] 为纵坐标描记一点，若此点位于阈值线的上方，则为平衡的骶骨 - 骨盆形态；若此点位于阈值线下方，提示骶骨 - 骨盆存在后倾。在此类中进一步根据 C₇ 铅垂线（C₇ plumb line，C₇PL）与双侧股骨头中心连线的中点（hip axis，HA）的关系判断脊柱平衡情况：C₇PL 与 HA 重合或位于 HA 后方为平衡的脊柱，C₇PL 位于 HA 前方为不平衡的脊柱。与 Mac-Thiong 分型相比，SDSG 分型可重复性与可信度较高，且更加简便易行。该分型的临床指导意义在于将骨盆后旋时脊柱平衡情况进一步区分，并建议对Ⅵ型即骨盆后旋伴脊柱不平衡的患者进行复位。

自然史及进展的危险因素

1. 自然史　了解儿童或青少年椎骨滑脱的自然史对于及时采取治疗措施、预后判断以及疗效评估均具有重要意义。然而，目前关于青少年腰椎滑脱的自然史并不明确，其主要原因在于既往关于滑脱的疾病预后的研究对象多接受了不同程度的干预和治疗。

1950 年，Fredrickson 对 500 例美国正常青少年进行腰椎滑脱筛查，包括崩裂性滑脱与发育性滑脱在内共发现 30 例患者。2003 年，该学者又对其早期研究中的 30 例患者进行了平均 45 年的回顾性研究，该研究是迄今为止最大样本且跨时最长的滑脱自然史研究。在这 30 例患者中，所有滑脱在初诊时均为低度滑脱，即 Meyerding Ⅰ度或Ⅱ度。至末次随访时，无一例患者进展至 Meyerding Ⅲ度以上。尽管随着时间的推移滑脱可能出现进展，随访开始第 1 个 10 年内进展率平均为 7%，而第 4 个 10 年内进展率则降至 2%。该研究结果还显示，儿童腰椎滑脱中双侧崩裂较单侧崩裂具有更高的进展风险，而初诊时滑脱的严重程度及是否伴有疼痛症状与滑脱进展并不相关。此外，作者认为初诊时的滑脱程度可能与 L_5/S_1 椎间盘的松弛度也有关，18% 初诊确诊为双侧崩裂的患者，末次随访未出现滑脱进展。尽管末次随访时严重滑脱患者 MRI 椎间盘退变更严重，但退变程度与滑脱进展亦无关联。

Nachamson 等对 47 例年龄小于 16 岁的低度青少年滑脱患者进行了长达 7 年的随访研究，结果显示仅 4% 的患者发生滑脱进展，但均未进展至 Meyerding Ⅲ度以上。值得注意的是，在该研究中，接受非手术治疗的患者日常活动水平未受任何限制，且在末次随访时疼痛评分与正常同龄对照组无统计学差异。

目前尚缺乏关于未经治疗的高度滑脱自然史的报道。Pizzutillo 等报道了 12 例初诊为 Meyerding Ⅲ度或Ⅳ度且伴有疼痛症状的青少年腰椎滑脱患者接受保守治疗后，有 11 例因症状无法缓解而最终接受手术。该研究提示在青少年患者中，初诊时为高度滑脱的患者经保守治疗改善程度有限。Harris 等比较了初诊时处于 Meyerding Ⅲ度或Ⅳ度的滑脱患者接受手术治疗与非手术治疗的随访疗效，该组患者获得诊断的年龄为 10~25 岁。其中 11 例接受保守治疗的患者在平均随访 18 年后，有 36% 的患者无任何临床症状，55% 的患者有轻微的临床症状，仅有 1 例患者临床症状较重，具体包括脊柱侧凸、腘绳肌紧张、脊柱活动受限及滑脱进展等。所有患者（包括 5 例从事体力劳动者）日常活动均未受影响。

2. 滑脱进展的危险因素　既往文献提出了较多的临床与影像学指标对儿童椎骨滑脱的预后进行预测，但最佳的预测指标目前仍存在争议。目前多数学者认同的滑脱进展危险因素包括初诊时滑脱程度大于 30%、骨骼未发育成熟以及骶骨发育不良的程度等。

Saraste 等认为腰椎指数（lumbar index），即 L_5 椎体后缘与前缘高度比值较低为预测滑脱进展的危险因素（图 24-1-8）。Fredrickson 等研究

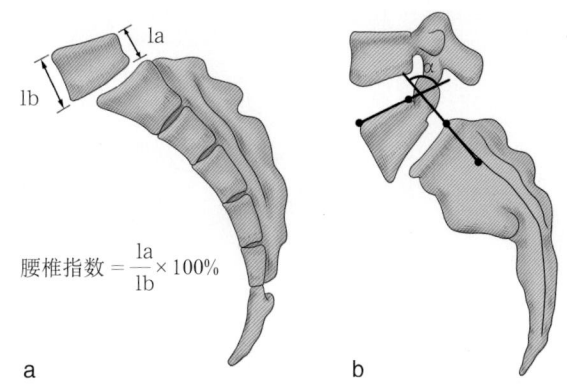

$$腰椎指数 = \frac{la}{lb} \times 100\%$$

图 24-1-8　腰椎指数与腰骶部后凸角测量示意图。腰椎指数即 L_5 椎体后缘（la 线）与前缘高度（lb 线）比值（%）（a）；腰骶部后凸角即骶骨后缘切线与 L_5 椎体上终板切线夹角 α（b）

表明，尽管女性患者中腰骶部椎体发育不良以及严重滑脱更为多见，但性别因素与滑脱进展并无显著相关性。多数滑脱进展发生于 10~15 岁，在 16 岁之后滑脱的进展风险变小。Taillard 等认为 L_5 椎体呈楔形改变、腰椎指数低于 65%，同时骶骨呈穹隆样改变者有较高的滑脱进展风险。而随着滑脱的进展，L_5 椎体的楔形改变可能随之加重，该趋势在男性患者中更为显著。随后有学者认为以上解剖学畸形可能是椎体滑脱的一种继发改变。

Dubousset 等认为腰骶部后凸角（lumbosacral kyphosis，LSK），即骶骨后缘切线与 L_5 椎体上终板切线夹角 >100° 可预测儿童腰椎滑脱进展。此外，Hosoe 等提出，骶骨倾斜角即骶骨上缘延长线与水平线的交角更大的患者腰骶交界处受到的剪切力更大，因此滑脱进展的风险更高。赵杰等认为在汉族人群中较大的骨盆入射角（PI）为青少年崩裂性滑脱的危险因素，此类患者常表现为躯干前倾，且腰椎前凸与颈椎后凸均增加。

不同类型的腰椎滑脱进展的风险存在差异。Wiltse-Newman Ⅰ型滑脱由 L_5 椎体相对于骶骨向前下方滑移造成，常伴 L_5 椎体后份结构及骶骨发育不良。此型滑脱常导致腰椎管狭窄，并造成 L_5、S_1 神经根受压的症状，出现下肢放射痛及膀胱直肠功能障碍。与Ⅱ型崩裂性滑脱相比，Ⅰ型患者出现神经并发症的风险更高，滑脱进展的风险也更大，需要进行手术治疗的患者比例更高。McPhee 等的研究指出，至骨骼发育成熟时，儿童发育不良性滑脱患者进展的风险约为 32%（图 24-1-9），而崩裂性滑脱患者滑脱进展风险小于 4%。

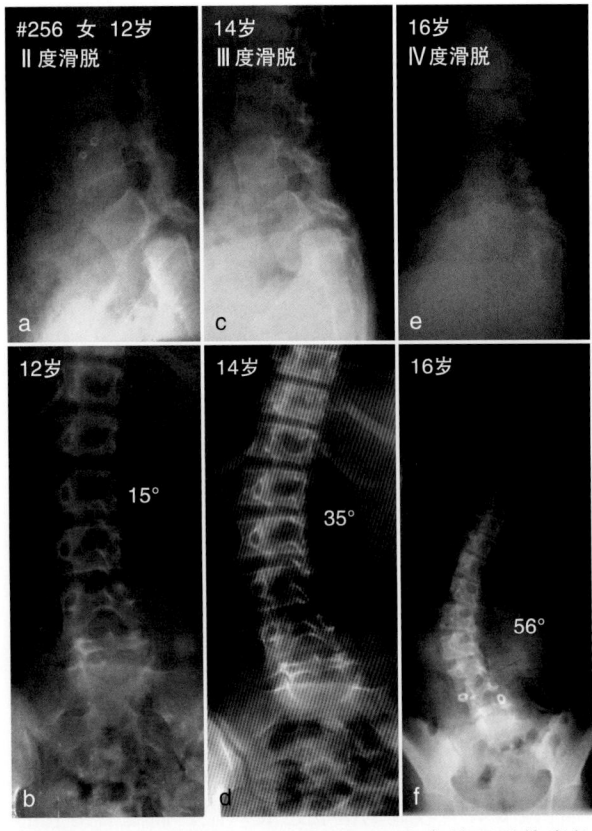

图 24-1-9 女（#256），12 岁，L₅/S₁ 发育性滑脱伴脊柱侧凸（a、b）。14 岁时，滑脱进展至Ⅲ度，同时侧凸进展至 35°（c、d）。16 岁时，滑脱与侧凸角分别进展至Ⅳ度及 56°（e、f）

Wiltse-Newman Ⅱ型滑脱由椎弓峡部与椎板长期反复承受应力造成峡部崩裂造成。通常情况下，经过制动及保守治疗一般预后良好。一般情况下，最终发生滑脱并出现进展的患者均为双侧崩裂，单侧崩裂患者且崩裂未涉及骨皮质者一般可获得良好愈合。部分未经治疗的患者可出现崩裂不愈合，导致进展性滑脱。

参考文献

[1] Mac-Thiong JM, Labelle H. A proposal for a surgical classification of pediatric lumbosacral spondylolisthesis based on current literature[J]. Eur Spine J, 2006, 15(10): 1425-1435.

[2] Borkow SE, Kleiger B. Spondylolisthesis in the newborn. A case report[J]. Clin Orthop Relat Res, 1971, 81: 73-76.

[3] Wiltse LL, Newman PH, Macnab I. Classification of spondylolisis and spondylolisthesis[J]. Clin Orthop Relat Res, 1976(117): 23-29.

[4] Bartolozzi P. Classification of spondylolisthesis as a guideline for treatment[M]//Bridwell KH, DeWald RL. The textbook of spinal surgery. 2nd ed. Philadelphia: Lippincott Raven, 1997: 1211-1254.

[5] Beutler WJ, Fredrickson BE, Murtland A, et al. The natural history of spondylolysis and spondylolisthesis: 45-year follow-up evaluation[J]. Spine (Phila Pa 1976), 2003, 28(10): 1027-1035.

[6] Saraste H. Long-term clinical and radiological follow-up of spondylolysis and spondylolisthesis[J]. J Pediatr Orthop, 1987, 7(6): 631-638.

[7] Taillard W. Spondylolisthesis in children and adolescents[J]. Acta Orthop Scand, 1954, 24(2): 115-144.

[8] Seitsalo S, Osterman K, Hyvärinen H, et al. Progression of spondylolisthesis in children and adolescents. A long-term follow-up of 272 patients[J]. Spine (Phila Pa 1976), 1991, 16(4): 417-421.

[9] Dubousset J. Treatment of spondylolysis and spondylolisthesis in children and adolescents[J]. Clin Orthop Relat Res, 1997(337): 77-85.

[10] Zhao J, Xiao Y, Zhai X, et al. Difference of sagittal alignment between adolescents with symptomatic lumbar isthmic spondylolisthesis and the general population[J]. Sci Rep, 2018, 8(1): 10956.

[11] McPhee IB, O'Brien JP, McCall IW, et al. Progression of lumbosacral spondylolisthesis[J]. Australas Radiol, 1981, 25(1): 91-95.

第二节 青少年发育性腰椎滑脱

青少年发育性滑脱，即 Wiltse-Newman Ⅰ型椎骨滑脱，由腰骶部椎间关节发育异常引起，而椎弓峡部是完整的。此型常伴有脊柱裂、骶骨发育不良等结构性异常，较青少年崩裂性腰椎滑脱进展风险更高。

临床表现

青少年发育性滑脱通常无明显临床症状，2.5%~3.5% 无明显临床症状的滑脱患者为 MRI 或 CT 扫描时偶然发现。部分患者可伴有不同程度的腰骶部疼痛，可向臀部或双侧大腿放射。疼痛常因外伤或剧烈运动诱发，休息后部分患者可缓解。尽管儿童滑脱可能在 10 岁之前发病并进展，但一般在 10~15 岁即生长发育高峰期才出现明显疼痛。而疼痛的出现与否与滑脱的严重程度无明显相关性。

此外，腘绳肌紧张为儿童或青少年滑脱的一种典型临床表现，在有症状的滑脱患者中出现此症状的比例可达 80%，可能与腰骶部失稳及神经受激惹有关。为维持整体矢状面平衡，重度滑脱患者常采取屈髋、屈膝的特殊姿势，称为 Phalen-Dickson 征（图 24-2-1）。此时患者常表现为腰椎前凸增加，前屈受限、步幅减小，蹒跚步态。重度滑脱患者可出现骨盆后旋，腰骶部后凸畸形，同时伴有躯干缩短，出现前胸突出、腰部内陷。少数患者可伴有放射性疼痛，以及马尾神经受压的表现，出现膀胱、直肠功能障碍。对于滑脱患者，仔细触诊可及 L₅ 棘

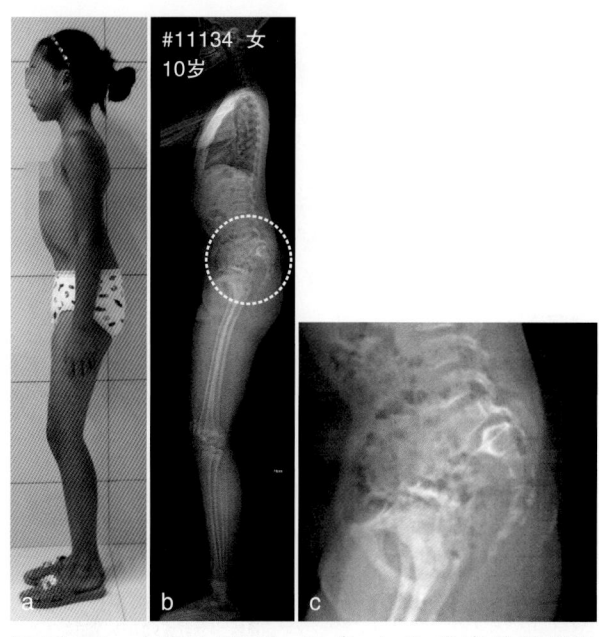

图 24-2-1　女（#11134），10 岁，L₅/S₁ 发育性腰椎滑脱。患者以屈髋、屈膝的特殊姿势站立，前胸突出，称为 Phalen-Dickson 征（a）。EOS® 全身摄像可见髋关节与膝关节屈曲（b、c）

突突起，有台阶感。部分患者可因神经根受刺激、肌肉痉挛或冠状面不对称扭曲移位发生脊柱侧凸。

影像学表现

　　滑脱程度常通过立位 X 线侧位片以骶骨上终板为参考测量获得。目前，Meyerding 等提出的标准为临床中最常用的滑脱分度标准（图 24-2-2）。其中，无任何滑脱为 0 度，滑脱程度 <25% 为 Ⅰ 度，

25%～50% 为 Ⅱ 度（图 24-1-2），50%～75% 为 Ⅲ 度，>75% 为 Ⅳ 度，L₅ 椎体完全滑脱超过骶骨前缘为 Ⅴ 度。此外，Taillard 提出的 Taillard 滑脱百分比（图 24-2-3）亦是临床常用的方法。以上两种方法具有较高的可重复性和可信度。同时，可拍摄卧位片观察滑脱程度有无复位。

　　对于儿童患者，滑脱角为判断滑脱严重程度及预测疾病进展最常用的影像学指标。其测量方法为 L₅ 下缘的平行线和 S₁ 椎体后缘的垂线，两条线的交角称为滑脱角（图 24-2-3）。正常情况下，腰椎滑脱角为 0°～10°，大于 55° 时滑脱进展风险较高。文献

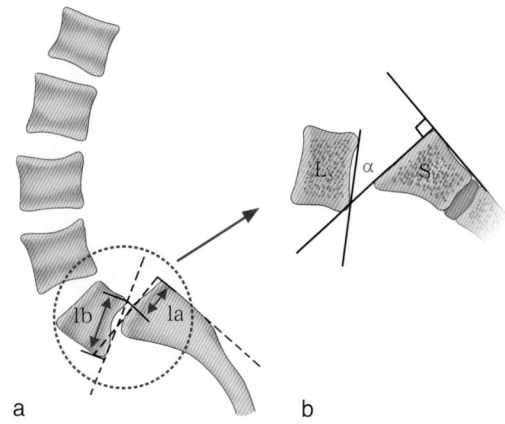

图 24-2-3　Taillard 滑脱百分比及滑脱角的测量示意图。Taillard 滑脱百分比，即上位椎体下终板相对于下位椎体滑出的距离（Ia）与上位椎体下终板长度（Ib）的比值（a）。滑脱角测量为侧位 X 线片滑脱上位腰椎椎体下终板平行线与下位腰椎椎体上终板后缘垂线的夹角（b）。如果滑脱发生在 L₅/S₁，此角又可被称为腰骶角（lumbosacral angle，LSA）

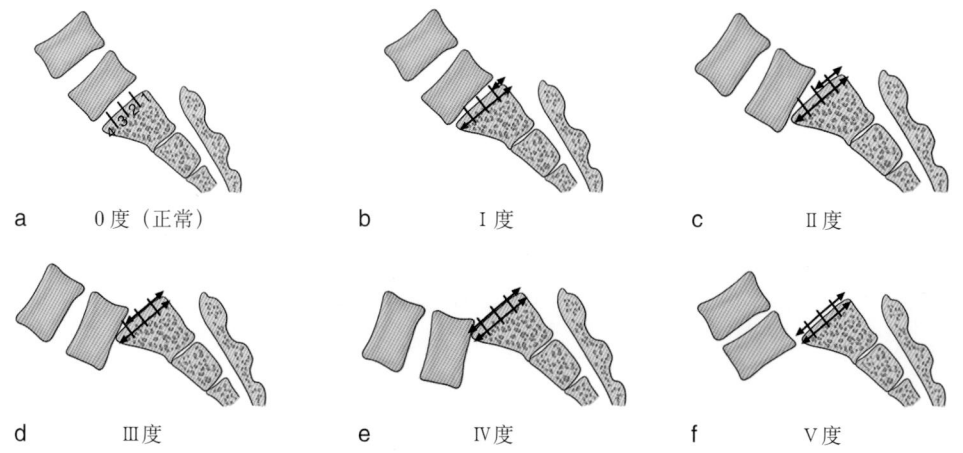

图 24-2-2　Meyerding 滑脱分度测量方法示意图。腰椎侧位 X 线上将下位椎体上缘前后径分为 4 等分（a），上位椎体向前移位 <25% 者为 Ⅰ 度（b），25%~50% 为 Ⅱ 度（c），50%~75% 为 Ⅲ 度（d），>75% 者为 Ⅳ 度（e），与下位椎体完全错开为完全滑脱，超过骶骨前缘为 Ⅴ 度（f）

报道有 22%~42% 的青少年滑脱患者可伴有脊柱裂、腰椎骶化等。滑脱程度大的患者中脊柱裂更多见。而在伴有峡部发育缺陷的患者中，90% 以上伴有脊柱裂，其中 70% 的患者将持续存在直至成年期。

脊柱过伸与过屈侧位片有助于评估脊柱的稳定性。若动力位片观察到滑脱程度加重，同时滑脱椎体与下位椎体终板成角增大，则表明脊柱稳定性差（图 24-2-4）。采用 EOS® 全身摄像可评估患者整体矢状面变化及下肢关节代偿情况（图 24-2-1）。然而，青少年滑脱患者常伴有 L_5 椎体重塑，常给影像学测量带来困难。对于有马尾综合征或神经根受压表现的，可进行 CT 或 MRI 检查。CT 可见椎弓突向硬膜囊，关节突关节发育不良，包括关节缺损与峡部延长、S_1 椎体穹隆样改变、L_5 椎体后方楔形变等发育不良性改变。同时可观察到脊柱裂、关节面及椎体后份结构发育异常。对于无明显滑脱且 X 线无阳性发现患者，CT 可发现早期关节突关节的异常改变如峡部变细或硬化等，有助于预防滑脱的发生。MRI 可评估椎管狭窄的程度及脊髓受压情况，可见小关节病变、神经根沉降征等，同时可见滑脱节段椎间盘假性突出、椎间隙高度丢失，有助于发现脊髓栓系及其他髓内病变。

治疗

对于无症状性低度儿童发育性滑脱，无需采用特殊治疗措施，亦无需限制活动与锻炼。推荐定期拍摄 X 线片观察，直至骨骼发育成熟。当出现疼痛等明显临床症状时可拍摄 X 线片以明确是否发生

滑脱进展。青少年发育不良性滑脱的手术适应证包括：滑脱大于 30% 且持续进展、儿童滑脱程度超过 50% 或骨骼发育成熟的青少年患者滑脱程度超过 75% 或伴有明显的疼痛及体态异常、脊柱侧凸、下肢神经症状等可考虑手术。手术的目的在于缓解症状，预防滑脱进展，重建矢状面平衡并恢复腰骶交界处力学稳定性。低度发育不良性滑脱且骨盆代偿良好（骨盆后旋较小、骶骨倾斜较大），L_4 及 L_5 横突发育正常时，可采用 L_4~S_1 原位融合内固定。高度发育不良性滑脱但未出现脊柱 - 骨盆矢状面失平衡时，可考虑采用后方减压，最大程度复位以及 L_5/S_1 椎间融合内固定治疗，如术中复位不佳，内固定困难，特别是局部后凸畸形不易矫正时，可进行 L_4~S_1 的融合内固定以使植骨融合块处于有利的生物力学状态中，减少远期滑脱复发或假关节形成的可能（图 24-2-5、图 24-2-6）。

1. 后路融合手术　对于低度滑脱（小于 50%），后外侧原位融合术曾经为常用的手术方法（图 24-2-6）。早期有学者报道，横突间、关节间、椎板间的标准后外侧融合植骨融合率达 80% 以上，79%~95% 患者可获得良好的症状改善。当患者存在下肢根性疼痛、麻木、酸胀或神经症状时，应进行神经根减压。对儿童患者仅采用减压手术可增加滑脱进展的风险，应常规行后路融合内固定术，不仅可以早期下床活动，还能明显增加融合率和防止滑脱复发。所以，目前最常用的典型术式为椎板切除减压、神经根管扩大，L_5/S_1 椎间盘切除椎间融合，L_5 滑脱复位经椎弓根内固定术（图 24-2-7、图 24-2-8）。对于 S_1 上终板穹隆样变明显的患者，为增

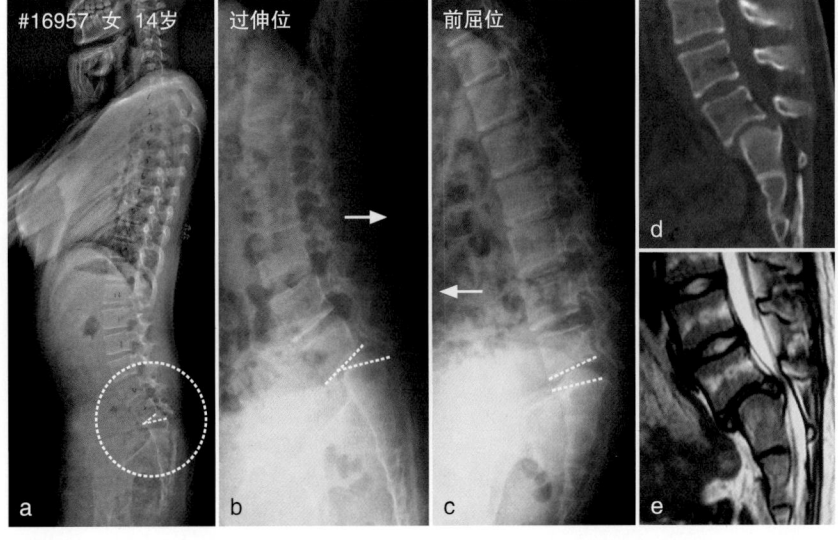

图 24-2-4　女（#16957），14 岁。L_5/S_1 发育性滑脱（a，虚线圈）。术前腰椎动力位片可见过伸位时滑脱程度加重（b，虚线），前屈位时滑脱程度减轻（c），且 L_5 椎体与 S_1 上终板夹角增大（b，虚线），显示脊柱不稳定。CT 与 MRI 显示骶骨上终板呈穹隆样改变（d、e）

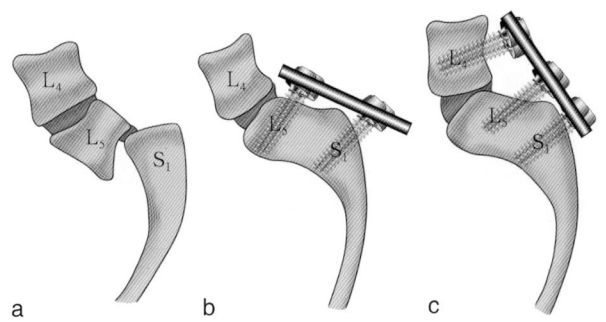

图 24-2-5 L₅/S₁ 发育性滑脱后路融合手术示意图。L₅/S₁ 发育性滑脱（a）；L₅/S₁ 滑脱复位、椎间融合后 L₅/S₁ 后路内固定（b）；L₅/S₁ 滑脱复位、椎间融合后 L₄~S₁ 后路内固定（c）

加椎间融合的稳定，可做 S₁ 穹隆部切除（图 24-2-9b）。对于 L₅/S₁ 高度滑脱只能部分恢复和可能残留较大滑脱角的患者，近端内固定可延伸至 L₄ 椎体，

保证内固定强度以尽量避免术后内固定并发症的发生。值得注意的是，在有较大滑脱残留的儿童患者中，后路融合术后植骨吸收、塌陷，内固定松动、拔出、断裂等并发症的发生率较高。

2. 前后路联合手术 Bradford 和 Lovett 等学者推荐采用前后路联合手术治疗儿童椎骨滑脱。其优势在于与单一前路手术相比，可增加骨性接触面，促进融合，降低假关节发生的风险。前后路联合手术可使滑脱复位更加彻底，也有利于腰骶部后凸畸形和矢状面旋转的矫正，术后复位矫正丢失风险更低。同时，对于合并 L₅ 脊柱裂、后份发育不良、横突短小的患者，单一后路手术常难以获得牢固固定，此时可考虑前后路联合手术。对于Ⅳ度或Ⅴ度滑脱的患者，Gaines 报道采用一期通过前路手术切除 L₅ 椎体以及 L₄/L₅ 和 L₅/S₁ 椎间盘，二期后路手术切

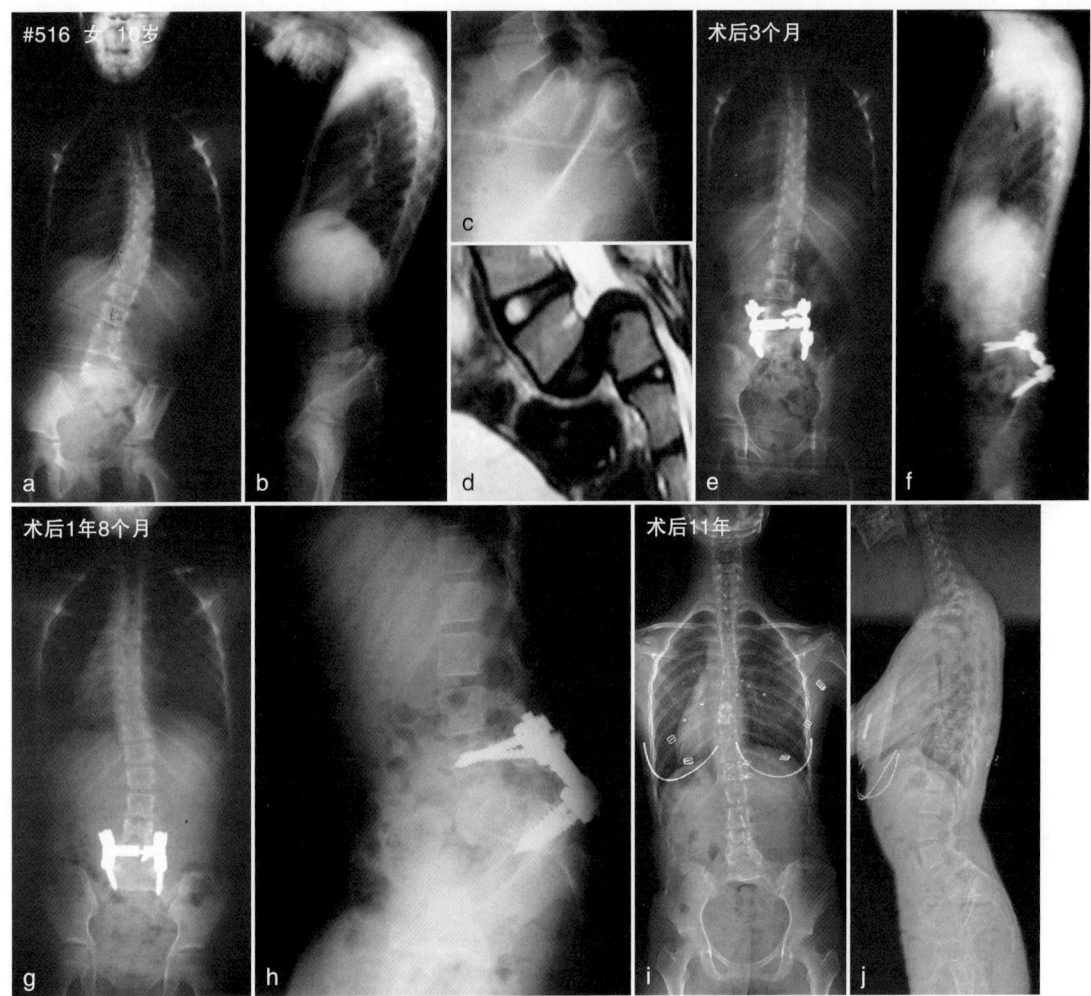

图 24-2-6 女（#516），10 岁，L₅/S₁ 发育性滑脱（a~d）。行后路减压 L₄~S₁ 复位内固定术，滑脱复位至Ⅱ度（e、f），术后 1 年 8 个月时脊柱侧凸明显改善（g、h），患者要求取出内固定，术后 11 年随访见脊柱侧凸未加重，滑脱复位无丢失（i、j）

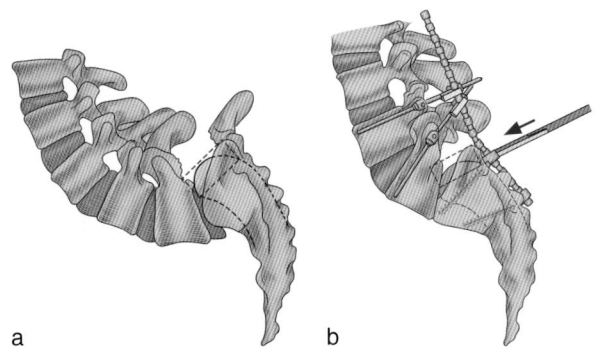

图 24-2-7　高度滑脱复位手术示意图。高度滑脱复位（a），S_1 穹隆部切除（b）

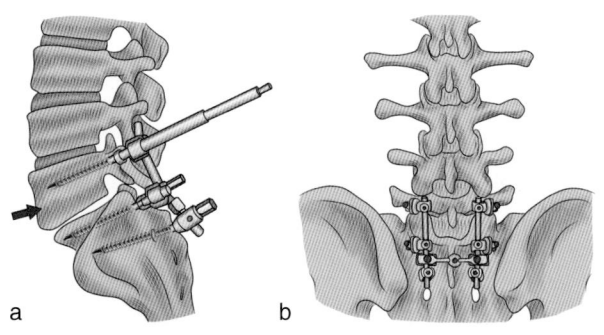

图 24-2-8　腰椎滑脱经椎间孔椎体间融合手术示意图。对滑脱椎体 L_5 进行提拉复位（a）；L_5/S_1 滑脱复位 TLIF 术后（b）

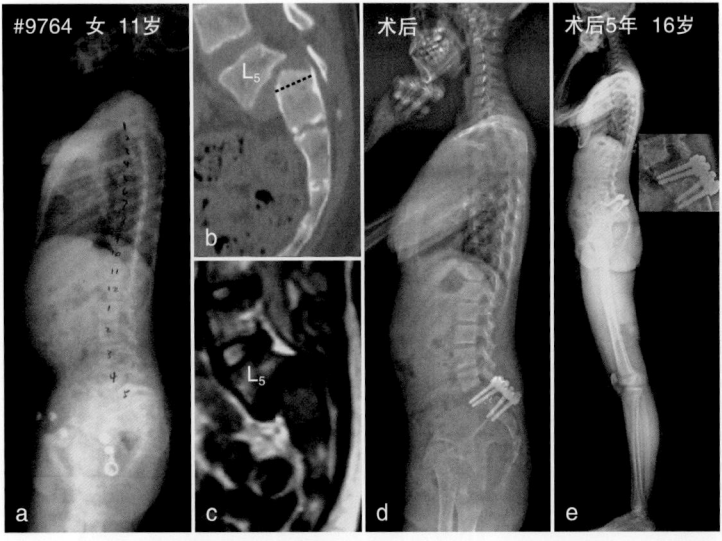

图 24-2-9　女（#9764），11 岁，Ⅲ度发育不良性滑脱，骨后盆旋，骶骨垂直化，胸椎代偿性前凸（a）。术前 CT 可见 L_5 椎体呈楔形，S_1 发育不良，终板不规则，明显穹隆化（b）。L_5/S_1 椎间盘隆出、椎管狭窄（c）。行后路 S_1 穹隆部切除（b，虚线）L_5/S_1 滑脱复位融合内固定术（d），术后 5 年随访 EOS® 全身摄像示脊柱整体矢状面形态正常，骨盆和骶骨恢复正常前倾，胸椎正常后凸恢复，膝、髋关节无屈曲畸形，L_5/S_1 坚固融合（e）

除已松解的 L_5 椎体后份结构、关节突和椎弓根，对脊髓进行减压后，将 L_4 椎体直接复位至 S_1，进行 $L_4 \sim S_1$ 的经椎弓根后外侧融合。但该方法术后医源性神经损伤的发生率高达 1/3（图 24-2-10）。

　　3. 复位　对于高度滑脱的患者，术中是否需要进行复位目前仍存在争议。部分学者认为高度滑脱可影响患者外观，造成步态和姿势异常，因此需进行复位以恢复良好的矢状面平衡和生物力学内环境。良好的复位可以充分恢复椎管容积，达到彻底减压的目的，同时可更好地矫正腰骶部后凸畸形，改善整体矢状面平衡，同时恢复正常的解剖对位关系，有利于降低融合节段应力集中，有助于获得牢固融合并预防滑脱进展。然而，高度滑脱的复位常需通过复杂的手术操作实现，手术时间长、失血量大，且术后并发症发生率高。在高度滑脱时，L_5 神经根由于 L_5 椎体的前移，往往处于相对缩短状态，强力或大范围的复位可过度牵拉 L_5 神经根，导致

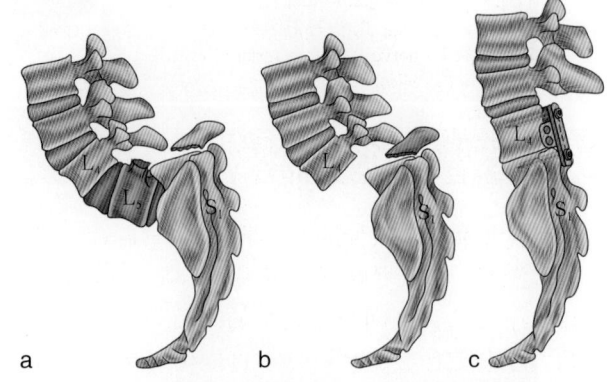

图 24-2-10　Gaines 等报道的分期前后路手术示意图

神经并发症。朱泽章采用干燥骨标本建立 L_5/S_1 滑脱模型并进行复位实验。结果显示，在各个滑脱角水平，随着复位程度的增加，神经张应变均由负（神经松弛）到正（神经拉伸）逐渐增大，复位 50% 时平均张应变为 −0.35%，从复位 50% 到复位 100% 平均张应变增加 7.89%。而在部分复位时，如果腰

骶部后凸得到改善后，L_5 神经根受到的牵拉可得到减轻。朱泽章的研究证实了滑脱复位造成的神经牵拉损伤主要发生在复位的最后阶段。郭昭庆等指出重度发育不良性滑脱除椎体结构异常之外，常伴有 L_5 神经根缩短、紧绷，对牵拉更加敏感，因此复位前缩短局部脊柱，充分显露并松解 L_5 神经根对减少神经根牵拉有重要作用。Petraco 等发现复位 50% 至完全复位时，L_5 神经根损伤的发生率占 71%，而复位前 50% 时为 29%。因此，对于高度滑脱的患者采用部分复位可能是较为安全的手术方式。

高度发育不良性滑脱患者是否采取复位需充分考虑患者个体情况。通常在伴有严重椎体发育不良、明显的腰骶部后凸畸形、脊柱 - 骨盆矢状面失平衡、伴有明显的姿势和外观异常时，应尽可能进行部分复位。

参考文献

[1] Cavalier R, Herman MJ, Cheung EV, et al. Spondylolysis and spondylolisthesis in children and adolescents: I. Diagnosis, natural history, and nonsurgical management[J]. J Am Acad Orthop Surg, 2006, 14(7): 417-424.

[2] Bradford DS. Treatment of severe spondylolisthesis. A combined approach for reduction and stabilization[J]. Spine, 1979, 4(5): 423-429.

[3] Gaines RW, Nichols WK. Treatment of spondyloptosis by two stage L5 vertebrectomy and reduction of L4 onto S1[J]. Spine (Phila Pa 1976), 1985, 10(7): 680-686.

[4] 朱泽章, 邱勇, 朱丽华. 骶骨前移伴旋转法对腰5滑脱复位时腰5神经牵拉的实验观察[J]. 中国脊柱脊髓杂志, 1999(4): 204.

[5] 郭昭庆, 陈仲强, 齐强, 等. 重度发育不良性腰椎滑脱的手术治疗[J]. 中华外科杂志2014, 52(11): 845-850.

[6] Petraco DM, Spivak JM, Cappadona JG, et al. An anatomic evaluation of L5 nerve stretch in spondylolisthesis reduction[J]. Spine (Phila Pa 1976), 1996, 21(10): 1133-1139.

第三节 青少年崩裂性腰椎滑脱

青少年崩裂性腰椎滑脱，即 Wiltse-Newman II 型腰椎滑脱，由椎弓峡部崩裂引起。椎弓峡部是指连接上下关节突之间椎弓狭窄的部分（图 24-3-1）。生物力学研究证实，腰椎位于过伸位时前凸增加，从而导致腰骶部应力更加集中，峡部受到的剪切应力也相应增大，可能引起腰骶部椎弓峡部反复发生微骨折，并发生延长和重塑。而在休门氏后凸畸形的患者中，也可能因代偿性腰椎前凸而增加椎弓崩裂的风险。青少年患者峡部裂通常发生于 L_5/S_1 节段。L_4/L_5 峡部裂较少见，以男性居多，滑脱程度通常较 L_5/S_1 轻，但更容易造成椎管狭窄并引起神经症状。

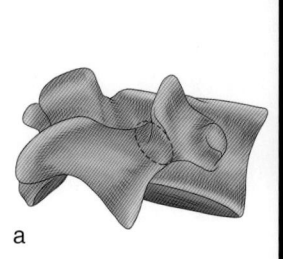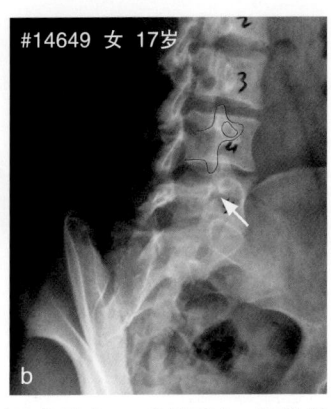

图 24-3-1 椎弓峡部解剖示意图（a，虚线圈）；腰椎斜位 X 线片显示 L_5 下关节突和 S_1 上关节突对峡部产生剪切应力，导致峡部断裂（b，箭头）

临床表现

在从事潜水、举重、排球以及体操运动员中较为常见，常有外伤史。L_4/L_5 滑脱常伴明显疼痛症状。可有腰骶部筋膜紧张，棘突压痛，行走时步幅减小，屈髋屈膝。L_5/S_1 神经根受压时可出现直腿抬高试验、Lasegue 试验阳性，多数经休息后症状可缓解。

影像学表现

腰椎斜位 X 线片可见椎弓峡部断裂，表现为峡部出现一条状裂隙，称为苏格兰犬颈断裂征（图 24-3-2）。Mocirta 等提出斜位片上可将崩裂分为不同时期，早期可见峡部骨折线，进展期表现为骨折断端间隙增宽，终末期表现为假关节形成。在侧位片上可见峡部连续性中断，双侧断裂者在有滑脱时更明显，可见游离的脊椎后份。一侧崩裂时在对侧可见峡部或椎板硬化，但在双侧更常见。CT 扫描平面如未与 L_5/S_1 关节面平行，可增加鉴别难度。一侧崩裂时对侧峡部可见关节退变，甚至发生椎体后份结构骨折。部分患者可见 Gill 小体（图 24-3-2），通常认为是由于崩裂处不稳定，形成假关节伴病变断面软骨化，碎裂脱落形成。同时，CT 可见崩裂椎体呈不对称旋转，可能是继发性脊柱侧凸的发病基础。MRI 可见 L_5/S_1 椎间盘位于骶骨上方，可能出现撕裂、膨出，引起椎管狭窄，急性期峡部骨折可见应力反应导致的骨髓水肿信号。

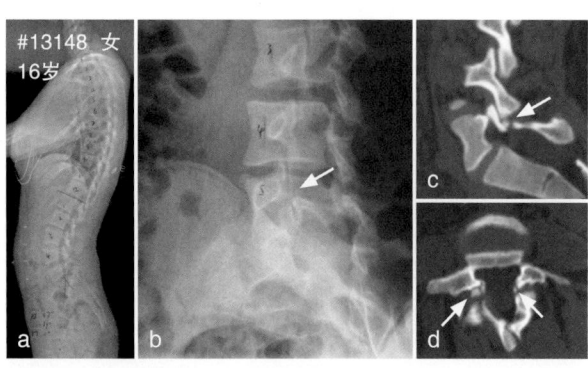

图 24-3-2　女（#13148），16 岁，青少年 L₅ 崩裂性滑脱（Ⅰ度）。腰椎斜位 X 线片可见典型苏格兰犬颈断裂征（b，箭头），CT 示椎弓崩裂（c），可见 Gill 小体（d，箭头）

治疗

（一）保守治疗

对于有多次外伤史的患者（如运动员），停止剧烈活动，卧床休息，一般可获得较好的临床疗效。伴有明显疼痛症状的患者可口服止痛药、非甾体抗炎药及理疗等以改善症状。如有明确的外伤史，可进行同位素扫描，如出现局部高浓度积聚，考虑是急性峡部应力性骨折，支具有助于缓解疼痛、促进骨折愈合。对于 0 度或Ⅰ度滑脱的患者，80% 的患者经支具治疗后可获得良好的临床症状缓解，甚至崩裂愈合（图 24-3-3）。支具通常需佩戴 3~6 个月，随后逐渐撤除支具。Ⅰ度或Ⅱ度滑脱经保守治疗，临床症状恢复后可适当参与体育活动，

注意避免腰椎过伸或负荷过重再次造成损伤。滑脱程度低于 20% 的患者经保守治疗后进入成人期后极少发生进展。

（二）手术治疗

对于青少年崩裂性滑脱，手术适应证主要包括滑脱大于 30% 或滑脱呈进展性，经过保守治疗 6 个月以上仍存在持续的疼痛，伴有明显的体态异常，脊柱侧凸，下肢神经症状等。对于轻微峡部崩裂（间隙 <4mm）不伴滑脱或伴有轻度滑脱的患者，若受累节段脊椎终板规则、椎间盘高度和关节突发育正常，可采用峡部崩裂的直接修补术。具体手术方法包括采用峡部去除瘢痕组织和异化软骨面后植骨修补，椎弓根螺钉固定和同节段椎板钩固定（图 24-3-4），或单枚螺钉直接固定峡部（图 24-3-5），以保留崩裂节段的椎间运动，如崩裂处愈合，理论上这是最符合生理状态的术式。

无滑脱或轻微滑脱的患者可考虑行 L₄/L₅ 后外侧原位融合内固定术，术后融合良好，疗效同样确切，因为 L₄/L₅ 虽然没有进行椎间融合，但此处的负荷力明显小于 L₅/S₁ 间隙，发生内固定并发症少，并且未融合的上下生长软骨在随访过程中保持生长，继而达到了自动支撑的力学效应。Anders 等对 28 例接受原位融合的儿童高度崩裂性滑脱患者进行长达 30 年的随访研究，术前平均滑脱程度为 74%，末次随访时 25 例患者均可进行整体矢状面代偿，代偿模式包括胸椎后凸减小、骨盆后旋等方式，而患者生活质量未受影响。

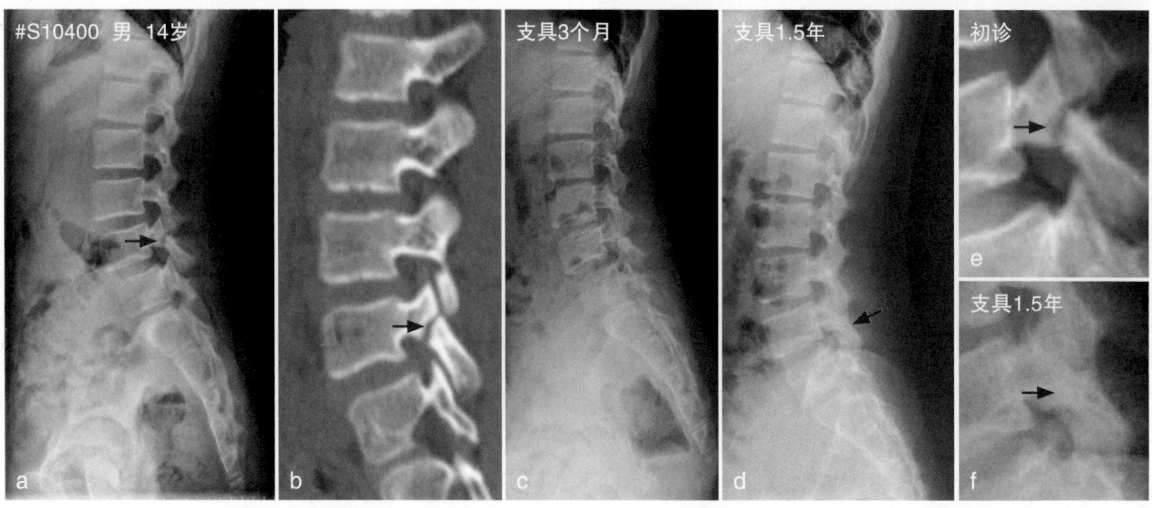

图 24-3-3　男（#S10400），14 岁，初诊 X 线片及 CT 发现 L₄ 椎弓根崩裂但无明显滑脱（a、b、e，箭头）；支具治疗 3 个月后崩裂处出现愈合迹象（c）；支具治疗 1.5 年后 X 线片示崩裂处愈合（d、f，箭头）

伴有神经症状的患者应在后路融合的同时进行减压，减压的重点是上位神经根，即在 L_5/S_1 滑脱时应减压 L_5 神经根，因为上位神经根紧贴椎弓根，离开椎管进入椎间孔，峡部周围增生的骨质和瘢痕组织是上位神经症状的主要原因。

早期学者采用单纯减压原位融合术治疗此类滑脱，在远期随访中发生了滑脱进展以及假关节形成等并发症。所以，目前主流的手术方法与发育不良性滑脱类似，包括椎板切除减压、神经根管扩大、椎间盘切除椎间融合、滑脱复位经椎弓根内固定术（图 24-3-6）。对于大龄儿童，可采用微创通道下经腰椎椎间孔入路进行神经根减压、椎间盘摘除、椎间植骨融合内固定术（MIS-TLIF）（图 24-3-7、图 24-3-8）。

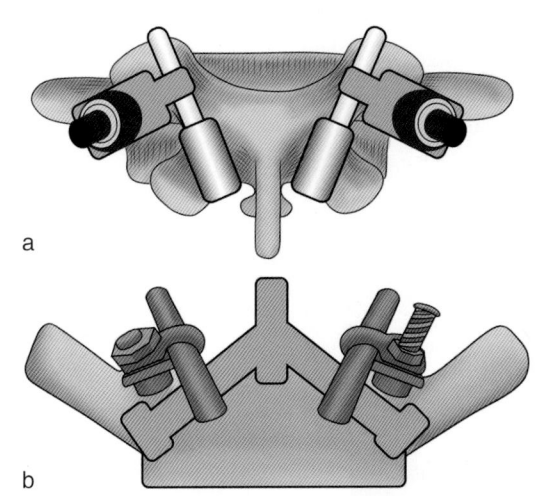

图 24-3-4　钉钩联合固定示意。椎弓根螺钉固定峡部后分别与椎板钩连接：后面观（a），下面观（b）

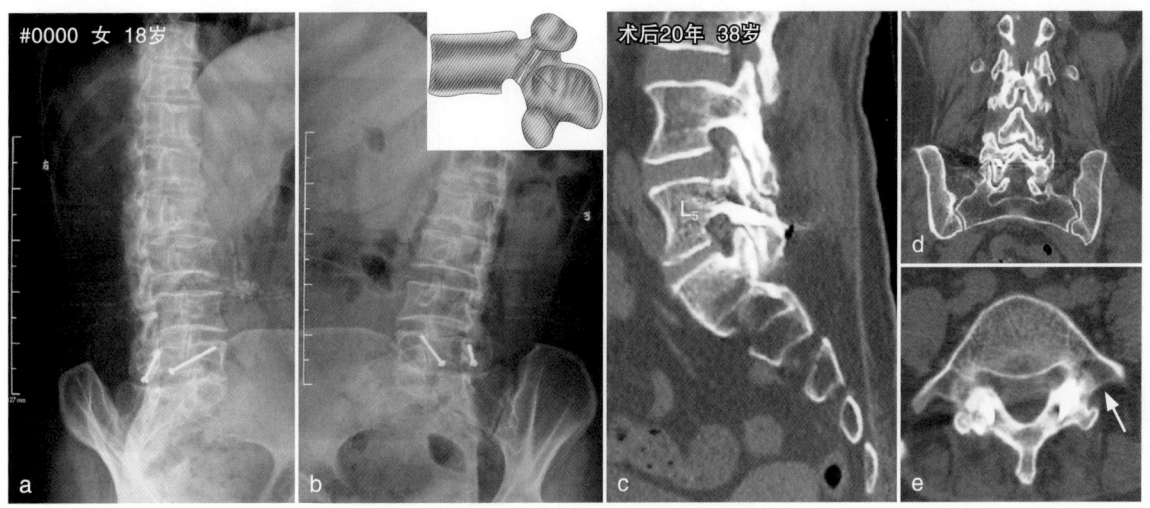

图 24-3-5　女（#0000），18 岁，因 L_5 峡部裂行峡部修补松质骨拉力螺钉固定术（a、b）。20 年后随访 CT 示 L_5 椎弓峡部已愈合，无滑脱复发（c~e，箭头）

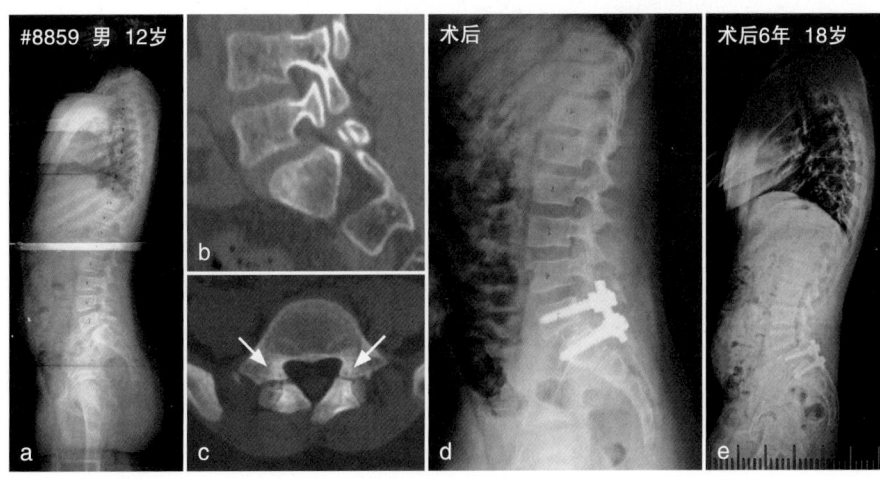

图 24-3-6　男（#8859），12 岁，Ⅰ度青少年崩裂性滑脱（a）。术前 CT 示 L_5 椎弓双侧崩裂，伴 L_5 脊柱裂（b、c）。行 L_5/S_1 复位内固定椎间融合术（d）。术后 6 年随访，内固定在位，融合良好（e）

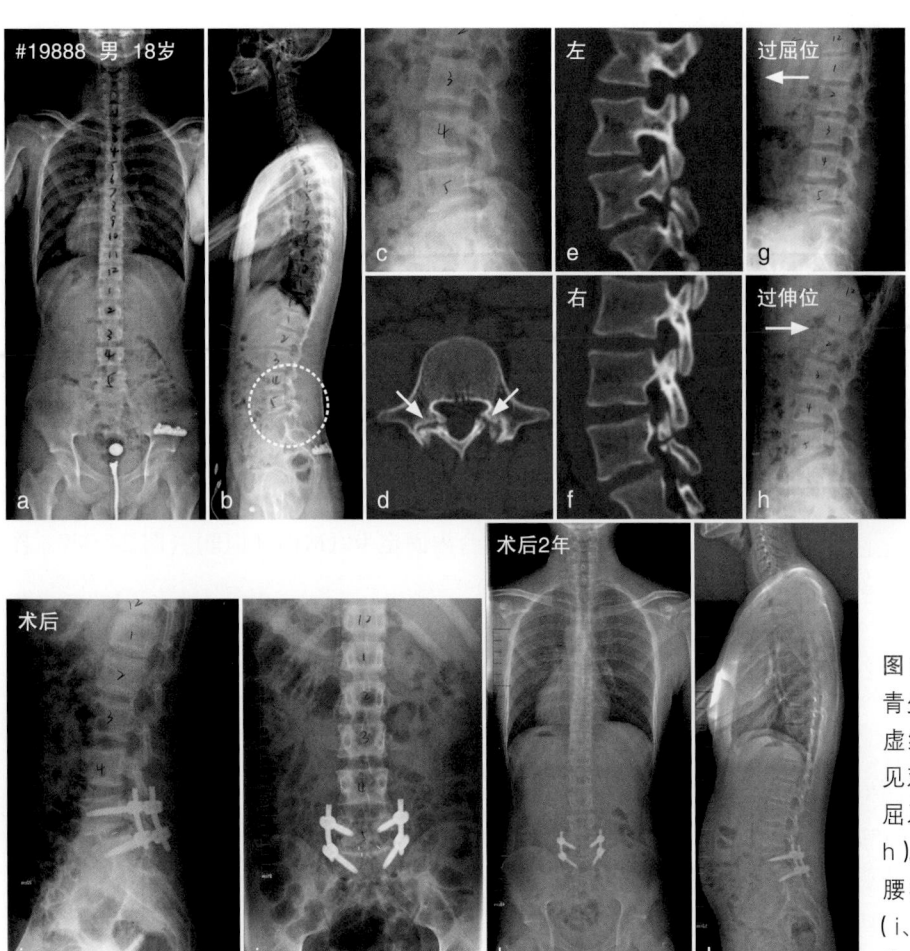

图 24-3-7　男（#19888），18 岁，青少年崩裂性腰椎滑脱（Ⅰ度，b 虚线圈）（a~c），腰椎斜位片可见双侧椎弓峡部崩裂（d~f）；过屈及过伸位片未见滑脱加重（g、h）。行 L₅/S₁ 后路微创经椎间孔腰椎椎体间融合术（MIS-TLIF）（i、j）。术后 2 年随访复位无丢失，融合良好（k、l）

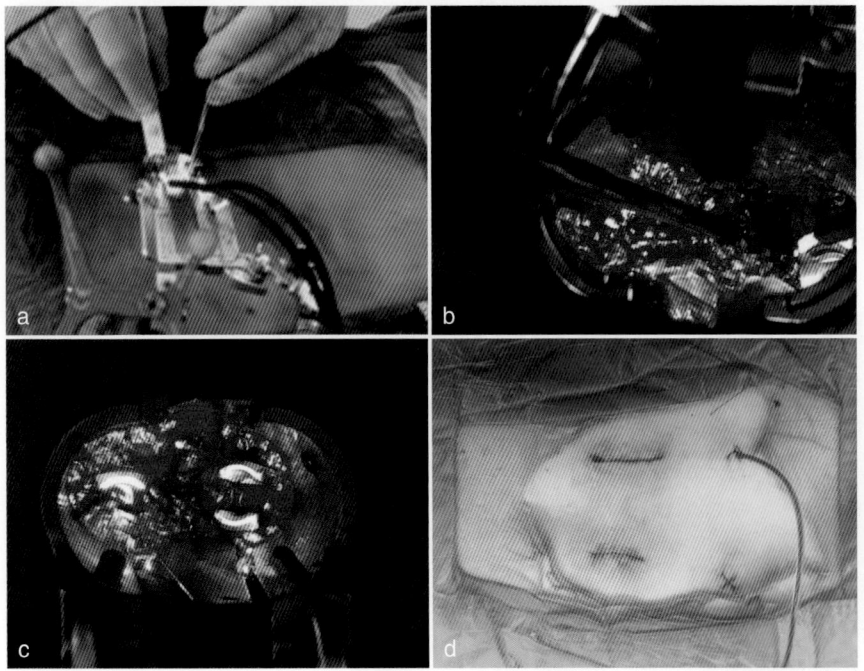

图 24-3-8　L₅/S₁ 后路微创经椎间孔入路复位融合内固定术（MIS-TLIF）手术。通道置入、暴露（a）、减压（b）、椎间融合（c）及术后外观（d）

参考文献

[1] Sundell CG, Jonsson H, Ådin L, et al. Clinical examination, spondylolysis and adolescent athletes[J]. Int J Sports Med, 2013, 34(3): 263-267.

[2] Debusscher F, Troussel S. Direct repair of defects in lumbar spondylolysis with a new pedicle screw hook fixation: clinical, functional and Ct-assessed study[J]. Eur Spine J, 2007, 16(10): 1650-1658.

[3] Joelson A, Danielson BI, Hedlund R, et al. Sagittal balance and health-related quality of life three decades after in situ arthrodesis for high-grade isthmic spondylolisthesis[J]. J Bone Joint Surg Am, 2018, 100(16): 1357-1365.

[4] Tsirikos AI, Garrido EG. Spondylolysis and spondylolisthesis in children and adolescents[J]. J Bone Joint Surg Br, 2010, 92(6): 751-759.

[5] Sairyo K, Sakai T, Yasui N. Conservative treatment of lumbar spondylolysis in childhood and adolescence: the radiological signs which predict healing[J]. J Bone Joint Surg Br, 2009, 91(2): 206-209.

[6] Dubousset J. Treatment of spondylolysis and spondylolisthesis in children and adolescents[J]. Clin Orthop Relat Res, 1997(337): 77-85.

第四节　青少年腰椎滑脱伴脊柱侧凸

青少年特发性脊柱侧凸的发病率为 0.5%~3%，而腰椎滑脱的发生率为 4%~6%。在临床中，青少年腰椎滑脱同时伴有脊柱侧凸的比例为 15%~48%，而特发性脊柱侧凸患者合并腰椎滑脱的比例为 6.2%~7.8%。此外，伴有疼痛症状的滑脱患者发生脊柱侧凸概率高于无症状患者，其发生率分别为 43.1% 与 23.8%。目前公认的是通常脊柱侧凸并不导致腰椎滑脱发生，而腰椎滑脱则可能诱发脊柱侧凸。目前，这两种合并疾病的发病率、关联及治疗策略仍存在争议。

分型

Mau 等将青少年腰椎滑脱伴脊柱侧凸分为由于腰椎滑脱引起的脊柱侧凸和由于腰椎侧凸引起的滑脱。而 Crostelli 等提出将青少年腰椎滑脱合并脊柱侧凸的按病因分为三类。Ⅰ型：胸椎或胸腰椎"特发性脊柱侧凸"伴腰椎滑脱或腰椎崩裂，常以脊柱侧凸引起的外观改变而就诊，摄片时意外发现合并存在的腰椎滑脱，此类型的侧凸与滑脱独立存在，有人称之为青少年特发性脊柱侧凸样（adolescent idiopathic scoliosis like，AIS-like）；Ⅱ型：由于下腰椎相对于骶骨的非对称性向前和旋转滑移造成的脊柱侧凸，有文献称扭转性（torsional scoliosis）脊柱侧凸；Ⅲ型：为痉挛性侧凸，由于滑脱引起的神经根受压或肌肉痉挛所致。

临床表现及影像学表现

Ⅰ型患者早期无明显症状，一般以脊柱侧凸为主要的临床表现。常表现为脊柱侧凸引起的美观问题，而滑脱则是在脊柱摄片时被发现。其侧凸的弯型表现为典型的青少年特发性脊柱侧凸，如典型的 Lenke 1 型脊柱侧凸（表现为右胸弯，顶椎多位于 $T_8 \sim T_{11}$，胸椎后凸减小等）或 Lenke 5 型脊柱侧凸（表现为左腰弯）。脊柱整体平衡良好（图 24-4-1、图 24-4-2）。Ⅰ型患者的腰椎椎弓崩裂可发生在双侧，也可能仅发生在单侧（图 24-4-3）。如果特发性脊柱侧凸表现为右胸弯或左侧腰弯，且顶椎旋转大于滑脱椎体，则可认为两者是独立存在的疾病，其中一种疾病不影响另外一种疾病的发生。Mau 和 Koptan 等认为胸腰椎或者腰椎特发性脊柱侧凸可导致下腰部椎体椎板发育不良、受力不对称而引发腰椎滑脱，此类患者在脊柱侧凸经支具治疗得到矫正后，发生椎弓崩裂也可获得愈合，但脊柱侧凸是腰椎崩裂的原发病因的理论，仍未被广泛接受。

Ⅱ型患者，滑脱椎体发生左右非对称性移位，造成椎体失稳，继而引起上方椎体发生扭转，诱发脊柱侧凸（图 24-4-4）。此类患者常伴有下肢放射痛。脊柱侧凸由滑脱移位引起，无症状性滑脱引起的脊柱侧凸通常比同等程度的特发性脊柱侧凸旋转程度更大。Mau 等指出由于一侧椎弓峡部崩裂可使腰椎凸向对侧，以减轻患侧负重，引起轻度脊柱侧凸。在这种情况下，健侧椎板与椎弓可因长期承

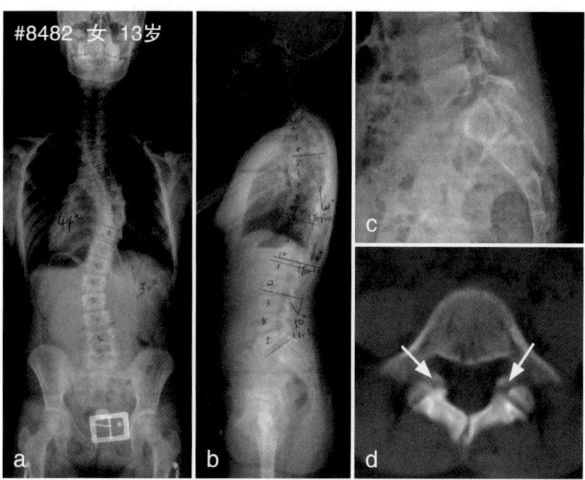

图 24-4-1　女（#8482），13 岁，青少年 L_5/S_1 崩裂性腰椎滑脱伴 Lenke 1A 脊柱侧凸（Ⅰ型）（a、b）。术前 CT 可见 L_5 椎弓峡部崩裂（d，箭头），未发生明显旋转

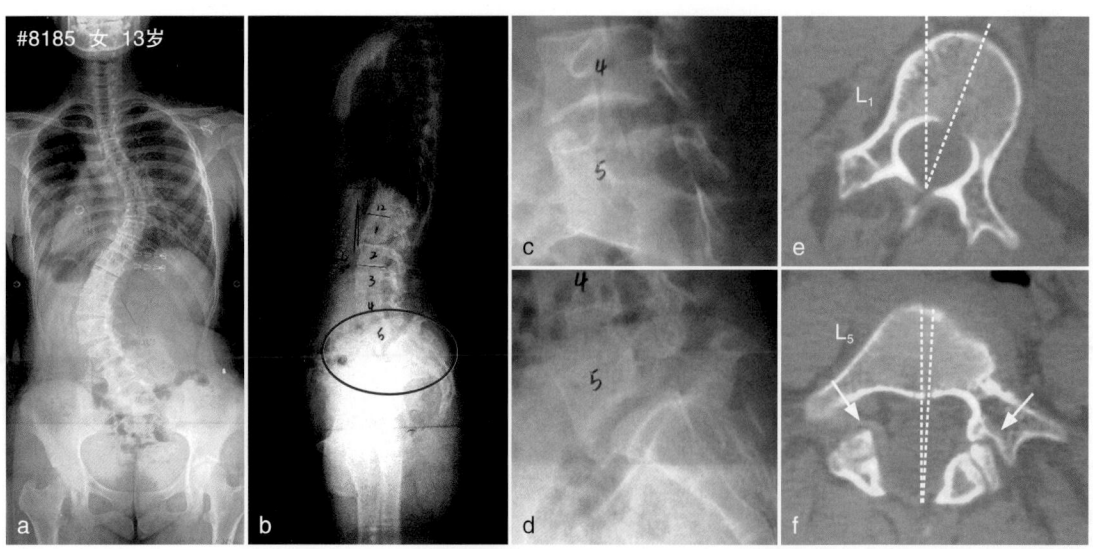

图 24-4-2　女（#8185），13 岁，特发性脊柱侧凸（Lenke 3 C-）（a、b），以脊柱侧凸首诊，X 线摄片发现合并 L_5/S_1 崩裂性滑脱 Ⅱ 度（c、d）。腰椎侧凸顶椎（L_1）旋转程度显著大于滑脱椎体（L_5）（e、f）

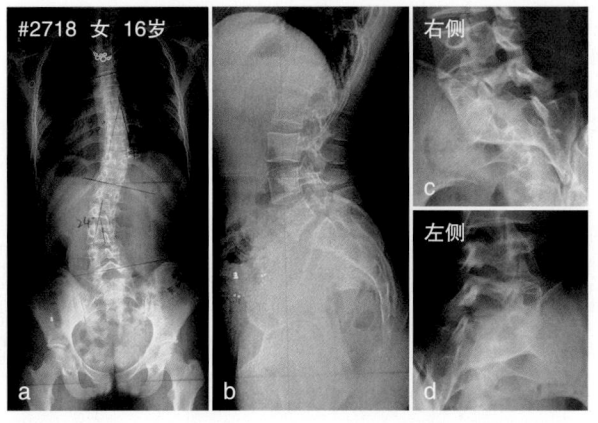

图 24-4-3　女（#2718），16 岁，特发性脊柱侧凸，L_5/S_1 崩裂性滑脱（a、b）。术前腰椎左右斜位 X 线片可见 L_5 右侧峡部裂（c），而左侧峡部完整（d）

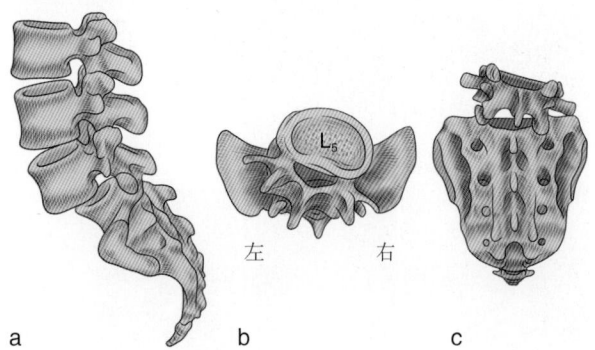

图 24-4-4　腰椎滑脱合并脊柱侧凸（Ⅱ型）发病机制示意图。向前滑脱的椎体同时旋转，侧向分离（a、b），并在旋转方向的同侧（b 的右侧）呈不对称性下沉（c），引发顶椎在 L_5 旋转方向同侧（b 的左侧）发生脊柱侧凸

受重力增加发生硬化，最终导致双侧椎弓崩裂。特发性脊柱侧凸常以顶椎旋转最显著，而在滑脱引起的脊柱侧凸中，滑脱脊椎旋转程度最大。这一假说由 Glorieux 和 Roederer 等基于 X 线片观察后提出，近期有学者对双侧峡部崩裂患者进行腰椎 CT 扫描，结果提示一侧峡部崩裂间隙宽于另一侧（图 24-4-5d）。

尽管在临床中并非所有患者均发生双侧真性崩裂，但可发生非对称性变化包括一侧椎弓根崩裂，另一侧峡部延长（可能因曾经骨折后边愈合边受应力影响而拉长），或关节突关节面形态异常。Tojner 和 Peterson 等指出在双侧腰椎峡部裂的脊椎中，在狭窄的峡部裂隙处，脊椎可能发生旋转并滑脱。随后旋转又可引起滑移椎体的侧向移位，同时相应节段椎间盘可因受力不均发生撕裂，并导致椎体在该侧下沉，从而造成上方脊柱不对称旋转移位，并且可以进一步引起静态失平衡和代偿性脊柱侧凸的发展（图 24-4-4）。简而言之，滑脱造成的脊柱侧凸的机制可能是与 L_5 的倾斜和滑脱椎的不对称滑移（以不稳定的非对称滑移椎体为基础并发生扭转性脊柱侧凸）有关，最大旋转发生在滑移缺损处，而不是在侧凸顶点处（图 24-4-5）。

Ⅲ型的特征是症状性腰椎滑脱患者的椎间孔神经根受压和肌肉痉挛导致的冠状面失代偿，此型脊柱侧凸的发病机制与其他疾病如腰椎间盘突出症、骨样骨瘤引起的神经根压迫和肌肉痉挛引起的腰椎侧凸类似。这种脊柱侧凸是一种功能性（非结构）

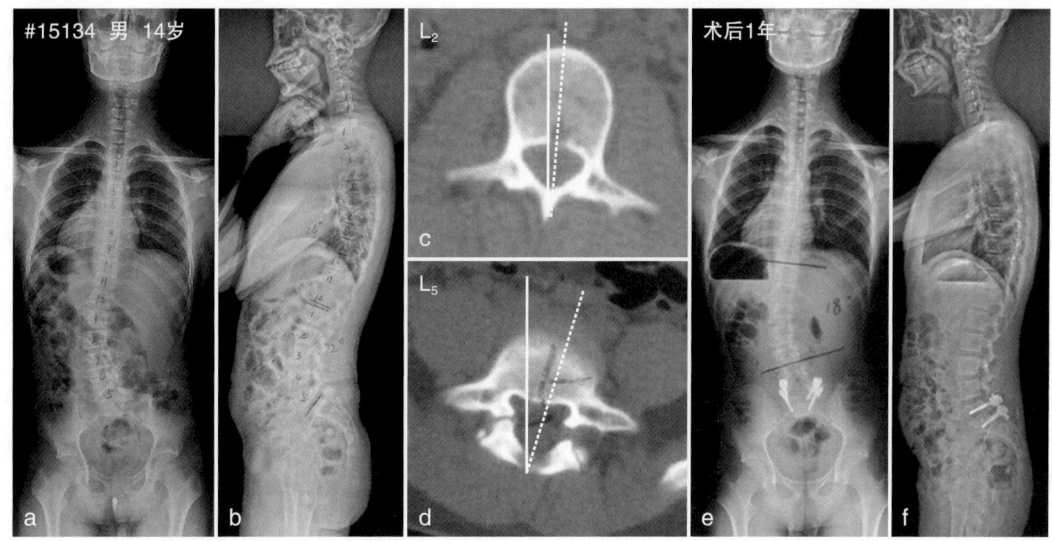

图 24-4-5 男（#15134），14 岁，青少年 L_5/S_1 崩裂性滑脱伴脊柱侧凸（a、b，Ⅱ型）。术前 CT 可见 L_5 旋转程度显著大于顶椎 L_2，且 L_5 两侧崩裂间隙不对称，左侧崩裂间隙大于右侧（c、d）。行腰椎后路椎板切除减压复位内固定椎间融合术，术后 1 年腰椎侧凸未明显进展（e、f）

继发畸形，很少合并椎体旋转，但常以腘绳肌紧缩和冠状面失平衡（胸段躯干位移）为特征，这种脊柱侧凸的特征是跨度大、Cobb 角小，但躯干倾斜明显。Ⅲ型脊柱侧凸的临床特点是：常以腰痛为主诉，可放射至臀部，下肢放射性疼痛可能不明显，但直腿抬高试验阳性，有时以脊柱侧凸为首诊；伴有躯干偏移、侧凸角度小，但侧凸跨度大（图 24-4-6），早期取卧位时侧凸可缓解；背肌痉挛为常见伴随症状。

治疗

脊柱侧凸伴腰椎滑脱的手术适应证包括不可逆的肌肉挛缩、侧凸进展、持续疼痛、发生神经并发症以及引起患者外观畸形等。青少年腰椎滑脱伴脊柱侧凸应根据其具体类型制订治疗方案。

对于伴有腰椎滑脱的青少年特发性脊柱侧凸（AIS）患者（Ⅰ型），应该分别采用各自公认的治疗方法来分别治疗这两种疾病，脊柱侧凸的治疗完全遵循对 AIS 治疗的原则。无症状的腰椎滑

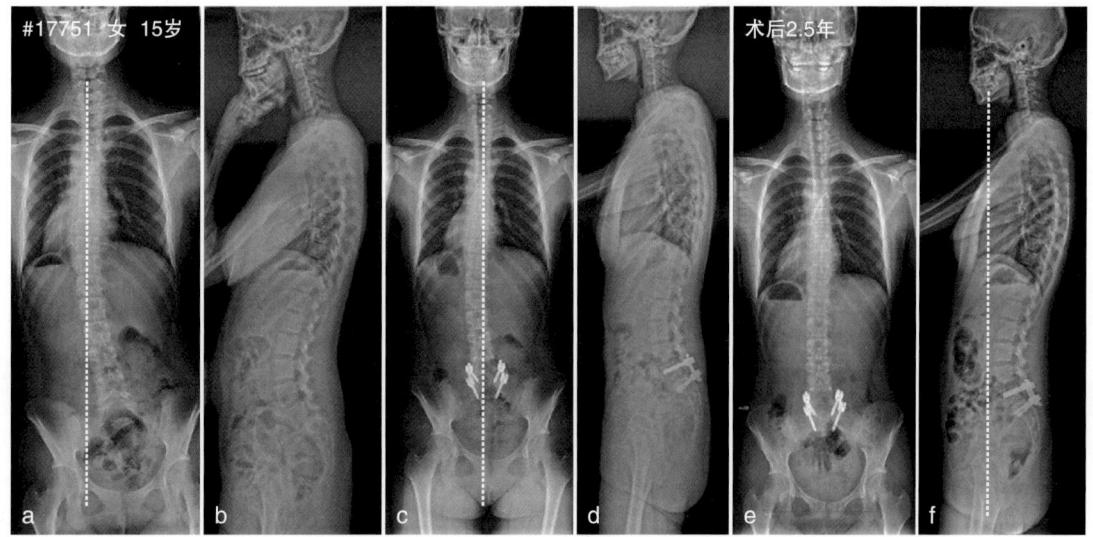

图 24-4-6 女（#17751），15 岁，青少年 L_5/S_1 崩裂性滑脱伴脊柱侧凸（Ⅲ型），术前正位 X 线片可见躯干倾斜，冠状面失平衡，侧凸跨度大，角度小，难以确定侧凸顶椎（a、b）。行腰椎后路椎板切除减压复位内固定椎间融合术（c、d），术后即刻脊柱侧凸明显改善，恢复冠状面平衡，术后 2.5 年随访脊柱恢复正常形态（e、f）

脱合并轻度特发性脊柱侧凸，可继续观察或支具治疗。脊柱侧凸超过 45°伴无症状的轻度腰椎滑脱（Meyerding 分级≤Ⅰ度），只需对特发性脊柱侧凸手术治疗（图 24-4-7）。然而，如果脊柱侧凸通过保守治疗得到良好控制，在随访期间出现滑脱进展伴明显疼痛症状，则可对滑脱采取手术治疗。如果腰椎滑脱有症状或进行性加重，特发性脊柱侧凸的 Cobb 角超过 45°，则脊柱侧凸和腰椎滑脱应该一期手术治疗，但对于腰椎侧凸，应尽量避免在矫正侧凸和复位滑脱时把整个腰椎与骶骨全部一起固定，中间即使留下 L_4/L_5 一个运动的节段，对保留部分腰椎运动依然十分重要（图 24-4-8）。

对于由腰椎滑脱引起的脊柱侧凸（Ⅱ型），早期的研究表明，不论侧凸严重程度或腰椎滑脱相关症状是否存在，手术的适应证均为Ⅱ度及以上的腰椎滑脱。通常认为，同时脊柱侧凸的矫正并无必

要。一般情况下，后路复位融合内固定术可以缓解滑脱的相关症状，在随访期间亦可获得脊柱侧凸的显著改善。术后可采用支具治疗以促进腰椎侧凸的恢复，而当腰椎侧凸持续进展时才应考虑行腰椎融合。周忠杰等报道了 1 个病例，在高度腰椎滑脱获得良好复位后，未手术的 50°脊柱侧凸在随访期间发生了良好的自发矫正。此类滑脱是脊柱侧凸发生、发展的原始因素，应切除椎间盘与骶骨穹隆后，最大程度进行复位，特别是尽量矫正 L_5 椎体冠状面倾斜与旋转移位，可使用椎间融合器以恢复良好的矢状面序列，为术后腰椎侧凸恢复提供尽可能正常的解剖与生物力学基础（图 24-4-9）。

痉挛性脊柱侧凸（Ⅲ型）同样为功能性脊柱侧凸，此型患者与Ⅱ型患者治疗原则相同。绝大多数情况下，在侧凸进展至结构性畸形之前，采用手术治疗解除滑脱的神经压迫、缓解肌肉痉挛后可获得

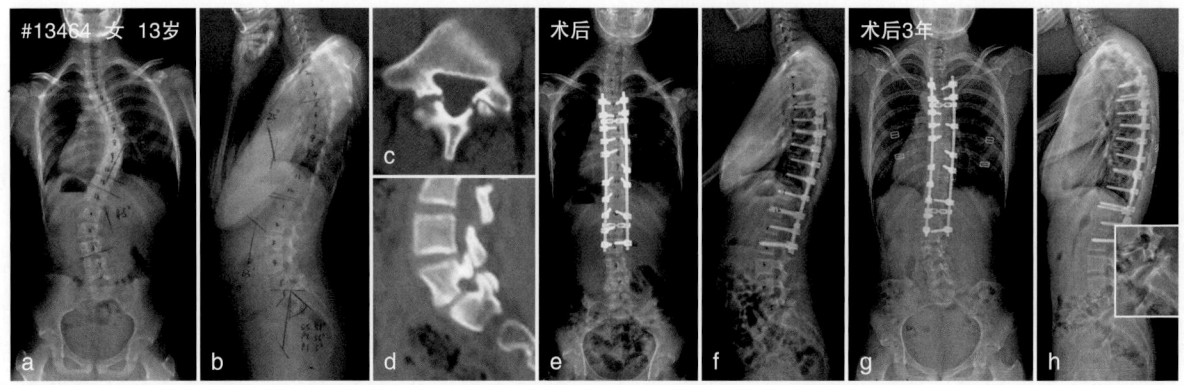

图 24-4-7　女（#13464），13 岁，青少年 L_5/S_1 崩裂性滑脱伴 Lenke 1C 脊柱侧凸（Ⅰ型）（a、b）。术前 CT 可见 L_5 椎弓峡部崩裂（c、d）。行一期非选择性矫形（e、f），术后 3 年随访滑脱未进展（g、h）

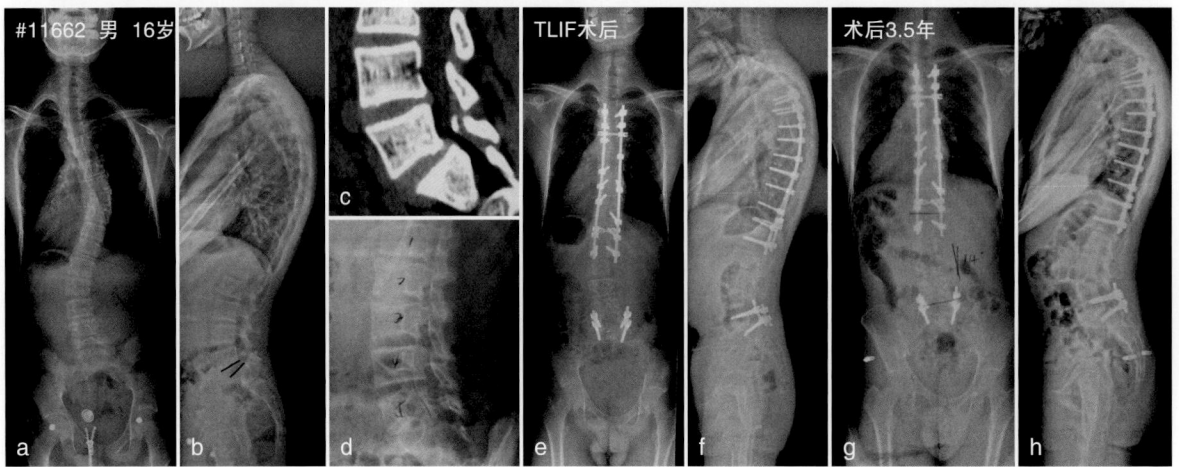

图 24-4-8　男（#11662），16 岁，青少年 L_5/S_1 崩裂性滑脱伴 Lenke 1B 脊柱侧凸（Ⅰ型）（a、b）。术前 CT 可见 L_5 椎弓峡部崩裂（c、d）。行一期胸弯选择性矫形、L_5/S_1 TLIF 复位固定术（e、f），术后 3.5 年随访示维持良好，融合牢固（g、h）

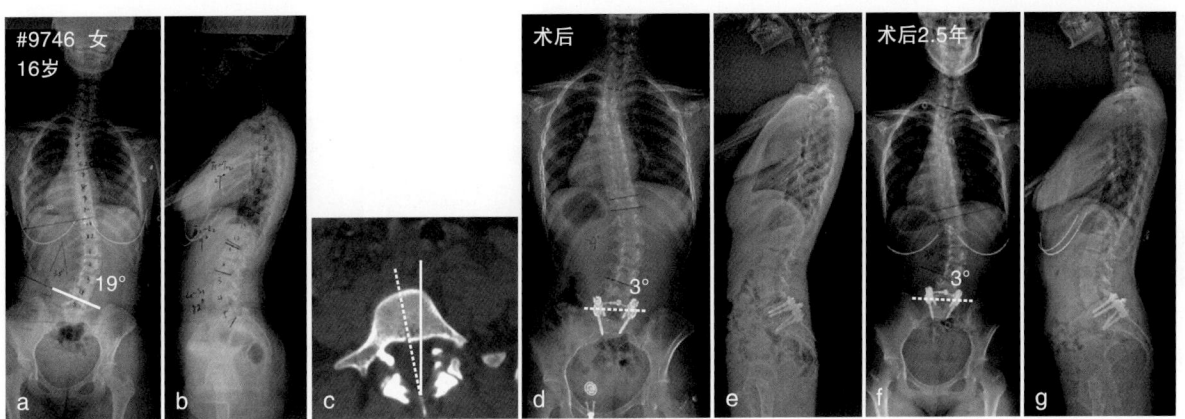

图 24-4-9　女（#9746），16 岁，青少年 L_5/S_1 崩裂性滑脱伴腰椎脊柱侧凸（Ⅱ型）（a、b），L_5 倾斜（c），CT 示 L_5 椎弓峡部崩裂，L_5 椎体旋转（c）。行 L_5/S_1 TLIF 复位固定术，术后 L_5 完全水平化（d、e），术后 2.5 年随访示腰椎侧凸无明显进展，L_5/S_1 坚固融合（f、g）

良好矫正。Srivastava 等报道，这些患者采用后路减压和经椎间孔椎体间融合术（TLIF）术后，腰痛和 L_5 神经根放射痛得到明显缓解，术后脊柱侧凸和冠状面平衡可获得自发性矫正（图 24-4-10）。有学者发现，腰椎滑脱复位固定后对脊柱侧凸的自发性矫正比继发于腰椎间盘突出症的脊柱侧凸更好，但也有学者得出了相反的结果。

转归

Crostelli 等的研究发现，青少年特发性脊柱侧凸伴无症状性Ⅲ度滑脱，在接受矫形手术后，术后平均随访 5.3 年时，滑脱未见明显进展，表明胸腰椎／腰椎侧凸无需将下端融合节段延伸至 S_1。

Dietrich 等回顾了 1531 例 AIS 患者，其中 120 例患者合并有 L_5 低度崩裂性滑脱，进行平均 4.4 年随访显示腰椎滑脱对 AIS 的弯型、畸形转归以及经支具或手术治疗后远期疗效均无明显影响。提示以上两种疾病为相互独立的两种疾病，因而此类患者应归类于Ⅰ型。

然而，对于Ⅱ型患者中的脊柱侧凸，有学者发现对于发育不良性高度滑脱，脊柱侧凸的发生率较高。在生长发育高峰期，随着腰椎滑脱的进展，脊柱侧凸和椎体旋转逐渐发展，可以推测脊柱侧凸的发生和恶化可归因于进行性的腰椎滑脱。举例来说，一位 12 岁的女性患者以下腰痛为主诉，前后位 X 线片显示 L_5/S_1 处Ⅲ度发育不良性腰椎滑脱，此时腰椎侧凸仅为 15°，4 年随访腰椎滑脱从

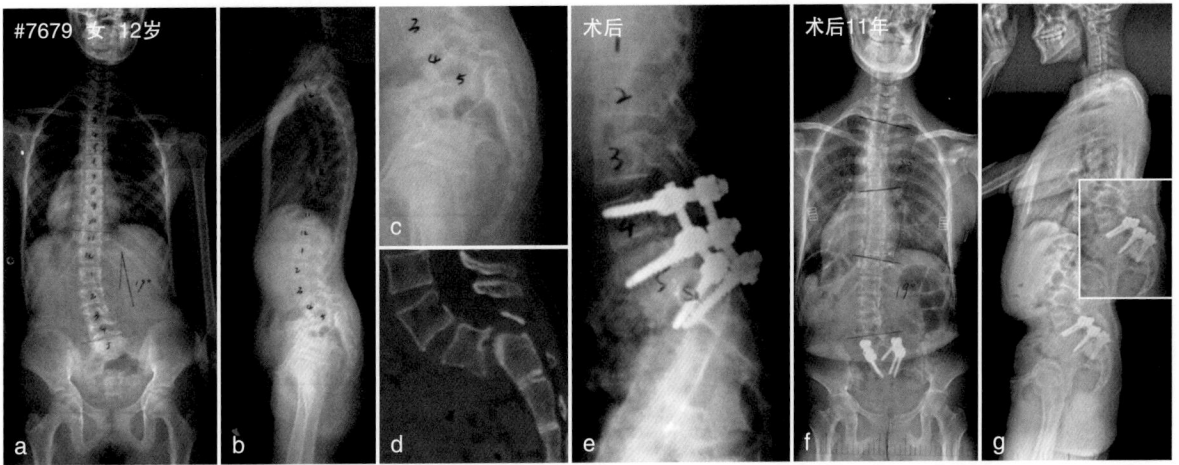

图 24-4-10　女（#7679），12 岁，Ⅲ度发育不良性滑脱，合并脊柱侧凸（a）。矢状面可见骨盆后旋，骶骨垂直化（b、c）。CT 可见 L_5 椎体呈楔形变，S_1 发育不良，终板不规则，呈穹隆样改变（d）。行后路 S_1 穹隆切除、L_5/S_1 滑脱复位融合内固定术（e），术后 11 年随访示整体冠状面与矢状面形态恢复良好，L_5/S_1 坚固融合（f、g）

Ⅱ度增加到Ⅳ度，同时脊柱侧凸也在 4 年内进展至 56°（图 24-1-9）。

值得注意的是，仅行腰椎滑脱原位融合术往往无法阻止儿童和青少年脊柱侧凸畸形的进展。在脊柱发育过程中，滑脱及畸形可同时进展，最终导致成年期重度滑脱与严重脊柱畸形的发生（图 24-4-11）。此外，若仅进行原位融合固定而未复位，在随访中滑脱也发生加重（图 24-4-12）。因此，对于Ⅱ型或Ⅲ型的青少年滑脱合并脊柱侧凸的患者，应尽可能地复位、内固定，并且最大程度水平化滑脱的腰椎，以消除脊柱侧凸畸形进展的异常生物力学基础，才有可能使所伴发的脊柱侧凸在术后发生自发性矫正（图 24-2-6）或稳定（图 24-4-9），以及维持良好的脊柱矢状面平衡。

当然，腰椎滑脱的程度与脊柱侧凸的发生及进展也可以不一致，在部分患者中，滑脱可能对于上方脊柱侧凸的进展起到制约作用，如 L_5/S_1 椎体发生滑脱时，L_5 椎体向前下方移位，远低于髂骨翼，此时髂腰韧带对于防止滑脱加重起重要作用。而当滑脱发生于 L_4/L_5 节段，由于缺少韧带的稳定作用，滑脱与侧凸均容易进展。

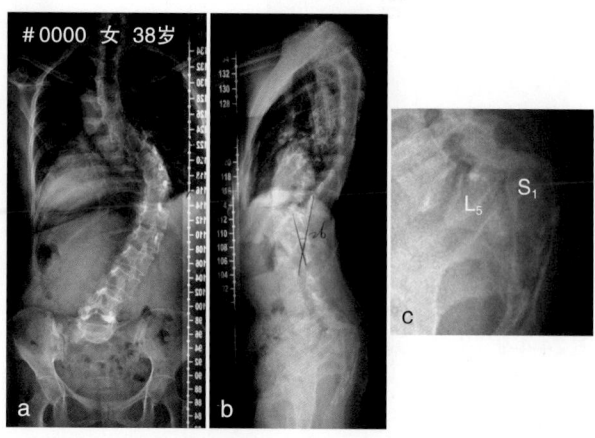

图 24-4-11　女（#0000），38 岁，L_5/S_1 Ⅳ度滑脱合并脊柱侧凸（a、b）。患者在儿童期曾接受 L_5/S_1 原位融合手术，未进行滑脱复位与内固定（c），根据此弯型分析，此脊柱侧凸可能不属于青少年特发性脊柱侧凸，而是继发于 L_5/S_1 发育不良性腰椎滑脱，当初的原位融合未能为脊柱侧凸的改善提供稳定的生物力学内环境，使此侧凸在进入成年期后变得十分僵硬

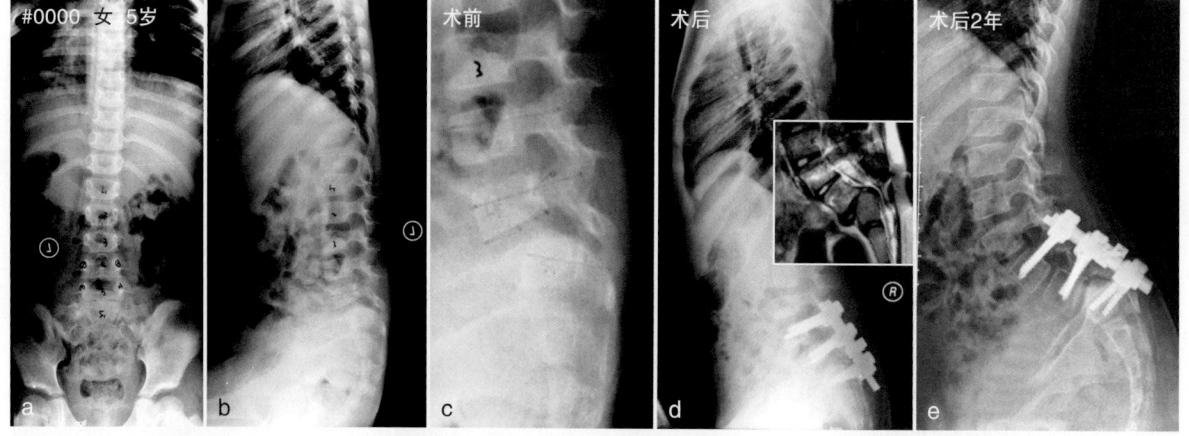

图 24-4-12　女（#0000），5 岁，L_5/S_1 发育性滑脱（Ⅱ度）（a~c）。在外院接受原位融合内固定手术，未进行复位（d）。术后 2 年随访发现滑脱明显进展，并伴发表现为躯干前倾的矢状面失代偿（e）

参考文献

[1] Fisk JR, Moe JH, Winter RB. Scoliosis, spondylolysis, and spondylolisthesis. Their relationship as reviewed in 539 patients[J]. Spine, 1978, 3(3): 234-245.

[2] Mau H. Scoliosis and spondylolysis-spondylolisthesis[J]. Arch Orthop Trauma Surg, 1981, 99(1): 29-34.

[3] Crostelli M, Mazza O. AIS and spondylolisthesis[J]. Eur Spine J, 2013, 22(Suppl 2): 172-184.

[4] Tojner H. Olisthetic scoliosis[J]. Acta Orthop Scand, 1963, 33: 291-300.

[5] Srivastava A, Bayley E, Boszczyk BM. The management of high-grade spondylolisthesis and co-existent late-onset idiopathic scoliosis[J]. Eur Spine J, 2016, 25(10): 3027-3031.

[6] Zhou Z, Song Y, Cai Q, et al. Spontaneous resolution of scoliosis associated with lumbar spondylolisthesis[J]. Spine J, 2013, 13(5): e7-10.

第25章 青少年腰椎间盘突出症

刘 臻 徐建广 毛赛虎

腰椎间盘突出症（lumbar disc herniation，LDH）是常见的腰椎退变性疾病，是引起腰腿疼痛的常见原因，虽然常见于30~50岁的成人，然而当青少年出现腰背部、臀部疼痛伴下肢的放射性疼痛时，特别是有创伤史或高强度运动史的，也应考虑腰椎间盘突出症的可能性。

有症状的腰椎间盘突出症在儿童及青少年中并不常见，早期研究报道，在因LDH住院的患者中，儿童以及青少年仅分别占0.5%和6.8%。在1945年，Wahren报道了第一例12岁男性腰椎间盘突出症患者，随后越来越多的学者开始关注儿童及青少年腰椎间盘突出问题。在日本学者的研究中，青少年椎间盘突出症可达到15.4%，患者性别分布无显著差异。而另一项大样本流行病学调查跟踪报道了12 058名芬兰婴儿随访至28岁时的LDH的发生情况，15岁以前无一例患者因LDH而住院，这一比例在20岁时增加至0.1%~0.2%；其中LDH以男性多见，同时观察到19~21岁为男性患者的发病高峰期。随着时代以及人们生活习惯的变化，青少年由于生长发育的提前、学习负担的加重，以及疾病筛查的普及，腰椎间盘突出症的发病率有上升趋势。

关于青少年腰椎间盘突出症的年龄界限目前尚无一致意见，一般认为发病年龄段多为12~17岁，也有学者提出椎体终板软骨作为二次骨化中心，在21岁左右才与椎体融合，因此建议将青少年LDH的年龄上限定为21岁。青少年或儿童LDH绝大多数发生在腰椎，颈椎或胸椎椎间盘突出仅占1%。成人LDH患者一般在初次出现症状后4~5个月得到确诊，而青少年这一时间间隔可达10个月，其原因在于青少年腰椎间盘突出症患者出现的症状种类比成人患者多，部分患者症状并不表现为典型下肢放射性疼痛、酸胀或者麻木，甚至完全没有下肢症状，而仅以功能性脊柱侧凸为首诊，经追问病史，可能曾有过下肢或臀部的症状，因此临床易误诊。

病因学

目前对青少年腰椎间盘突出症的病因学存在较大的争议，对于青少年腰椎间盘突出症的病因学主要考虑有外伤、早期退变、先天性畸形、遗传因素及发育异常等。腰椎间盘是由内部的髓核和外围的纤维环所组成，中央髓核是胶原蛋白分泌的位置，含有多种蛋白多糖，有助于水分的保持并能够抵抗脊柱轴向的压力。髓核主要由Ⅱ型胶原蛋白组成，约占其总质量的20%。而纤维环则是使髓核保持在椎间盘中心位置，含有少量的蛋白多糖，其70%的重量主要由Ⅰ型胶原所组成。在腰椎间盘突出症患者中，尽管纤维环保持完整，椎间隙的降低可能是由于髓核膨出所造成。椎间盘的一些生物学变化包括髓核水分的降低，髓核以及内层的纤维环中Ⅰ型胶原蛋白的增加，胶原以及细胞外基质的降解和降解系统功能的上调如细胞凋亡、基质金属蛋白酶的表达和炎症通路等在腰椎间盘突出症的发病中起重要作用。

1. **遗传因素及性别因素** 有多重基因被证实与腰椎间盘突出症的易感性相关。据估计，约有75%的腰椎间盘突出症与遗传因素相关。已发现的会显著增加青少年腰椎间盘突出症风险的易感基因包括结构蛋白AGC、胶原酶编码基因COL-9及COL-11、基质金属蛋白酶MMP-3、IL-1和IL-6等。既往研究报道许多青少年患者有家族史，Kurth等报道了33例青少年患者，其中61.0%有家族史。Lee等也报道了15例青少年患者，有>20.0%的患者有家族史。曾有文献表明<16岁女性患者发生LDH风险最高，其原因可能与男性与女性生长速率峰值及身高与体重增长速率的不同有关，但目前研究显示青少年腰椎间盘突出症发病率无显著性别差异。

2. **轴向应力增加** 并非所有的腰椎间盘突出

都发生在退变性疾病中。一部分青少年腰椎间盘突出症患者髓核水分及蛋白多糖均保持良好，在这种情况下，患者可能是由于脊柱超负荷应力而产生的腰椎间盘突出症。既往研究报道，相比于生理负荷及运动负荷，静态的应力更容易造成椎间盘向后方突出。这可能是拥有经常久坐及久站生活方式的年轻患者腰痛及腰椎间盘突出症发病率增加的机制之一。

3. 外伤因素　青少年腰椎间盘突出症与外伤史显著相关，在举重、体操运动员等容易导致跌倒的运动员中腰椎间盘突出的风险明显增高。当青少年患者诉背部外伤史、负重过大或反复轴向负荷过重以及从事剧烈运动后、提重物、极度屈伸、跌倒等，脊柱活动度下降，应考虑腰椎间盘突出症发生的可能。Ozgen 等报道的 17 例青少年病例中，82.0% 有外伤史，症状均在伤后即刻或数小时内出现。Zucker 等报道了 102 例青少年患者，42.0% 有外伤史。Silvers 等报道了 16 例青少年患者，其中 44.0% 有外伤史。其他学者也报道了 40%～70% 的青少年患者发病前存在明显的外伤史，外伤事件以高强度体育运动占多数，其次为搬运重物、扭伤、摔伤、背部直接外伤等。

从青少年骨骼生长发育来看，椎体末端外层的骺软骨环尚未与椎体完全融合，当遇到较大的暴力时，特别是旋转屈曲暴力，可将软骨板和骺环从椎体上撕脱，使纤维环失去约束连同髓核组织向后移动突向椎管内，突出物内含有软骨和骨组织。然而，也有学者认为外伤与青少年腰椎间盘突出症的联系并不紧密。Kurth 等报道了 33 例青少年患者，有明确外伤史的患者仅占 6.0%。Kumar 等报道了 25 例青少年患者，仅 8.0% 有明确外伤史。

4. 椎间盘退变　在通常情况下，随年龄增长脊柱发生退行性改变，腰椎间盘纤维环、髓核及结缔组织失去弹性。近年来越来越多的学者提出，青少年腰椎间盘突出症组织学改变与成人相似，椎间盘早期退变也是青少年腰椎间盘突出症的原发病因，外伤只是在退变的基础上起触发作用。Takatalo 等进行了横断面研究，通过 MRI 检查，发现腰椎间盘退变与 18～21 岁青少年的腰背痛有相关性，同时发现约 1/3 无症状者也存在椎间盘退变。Kjaer 等开展了一项流行病学调查，439 例 13 岁青少年中，约 1/3 的 MRI 检查发现有椎间盘退变征象。Phélip 也提出青少年椎间盘退变并不少见且与下腰痛、腰椎间盘突出症存在相关性，并从 MRI 及

组织学两方面均证明椎间盘退变最早可能开始于青少年时期。Lee 等报道了 15 例青少年患者，仅 1 例有明确外伤史，术后进行组织学观察发现，所有病例椎间盘均有退行性改变，其中有明显退变的占 73.0%。Borgesen 等报道了 25 例青少年患者，16.0% 患者有外伤史，术后病理显示所有患者椎间盘均有退行性改变。

5. 先天畸形　先天畸形常见有脊柱侧凸、移行椎体、脊椎隐裂等。有研究发现脊柱先天畸形可能在青少年腰椎间盘突出症的发生中起到一定作用。Kamel 等报道了 12 例青少年腰椎间盘突出症患者，其中有先天性畸形的患者占 17.0%，主要畸形为移行椎和脊柱隐裂，而仅 10.0% 的成人腰椎间盘突出症中发现有先天畸形。Grobler 等报道 29 例青少年患者，其中 31.0% 有脊柱隐裂或移行椎，并发现 71.0% 的病例中存在关节突关节不对称，认为这可能在椎间盘损伤的发生机制中起重要作用。Ishihara 等通过对青少年和成人两组患者的影像学检查回顾分析发现，关节突关节不对称在青少年腰椎间盘突出症组中的发生率为 41.0%，显著高于成人组（8.0%）。Ishihara 认为关节突关节不对称是青少年腰椎间盘突出症的一个影像学特点。从力学角度来看，移行椎、脊柱隐裂及关节突关节不对称等脊柱先天畸形的存在常使椎间盘受力不均匀从而导致椎间盘的积累损伤及早期发生退变，故先天畸形可能在发病过程中起到一定作用，但以上先天性因素的异常与腰椎间盘突出症的发生是否具有因果关系尚不明确。

临床表现

青少年 LDH 常见于高龄儿童，南京鼓楼医院收治的青少年 LDH 最低年龄为 10 岁（图 25-1）。除了发病年龄，他们的临床症状也与成人 LDH 临床表现常存在差异，往往表现为症状轻而体征重的特点。部分患者有明确的外伤史，伤后即发生急性腰痛或下肢疼痛，休息后疼痛可缓解，活动后疼痛再次发作。直腿抬高试验呈阳性为最常见的临床体征。除了常见的腰痛与腿痛等症状，脊柱侧凸、行走困难和椎旁肌肌肉痉挛也是青少年 LDH 常见的临床表现。神经症状如肢体麻木以及肌力下降在青少年患者中较少见。下肢肌萎缩少见，腱反射一般正常。

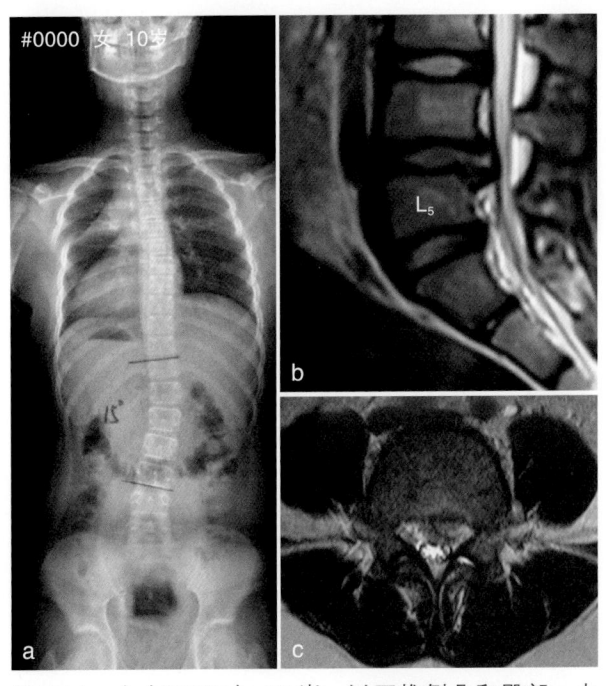

图 25-1　女（#0000），10 岁，以腰椎侧凸和臀部、大腿酸胀为首诊，站立位 X 线片示腰椎右侧凸（a）。术前 MRI 可见 L_4/L_5 节段左侧椎间盘突出压迫神经根，造成相应节段椎管狭窄（b、c）

影像学表现

　　青少年腰椎间盘突出症以 L_4/L_5 节段最多见。腰椎 X 线片通常作为首选检查。通过后前位片可

评估是否有脊柱侧凸、移行椎以及其他发育不良和先天性改变。侧位片可评估是否存在腰椎滑脱，判断椎间隙高度丢失以及椎弓峡部崩裂等。腰椎过伸过屈侧位片可判断是否存在节段性腰椎不稳。但青少年或儿童腰椎间盘突出患者 X 线检查常无阳性发现。腰椎 MRI 为诊断腰椎间盘突出的标准方法。MRI 不仅可准确显示椎间盘、脊髓及神经根，还有助于明确是否合并脊髓空洞、脊柱肿瘤以及其他脊柱周围软组织异常。怀疑有峡部崩裂的患者，或巨大的椎间盘突出时因可能伴有椎体骨骺环骨折，建议行 CT 检查以确诊。

　　根据椎间盘的影像学表现，可将腰椎间盘突出症分为三型：膨出型、突出型和脱出型。①膨出型：指髓核因受压向椎管内局限性隆起，呈对称性，表面光滑完整。②突出型：指髓核突破纤维环向椎管内突出，但仍与纤维环内髓核相连。③脱出型：指突出的髓核呈游离状，与纤维环及髓核失去连接。其中，突出型与脱出型因髓核组织均突破纤维环与后纵韧带，故被称为非包含性椎间盘突出，而膨出型纤维环仍保持完整，故又称为包含性椎间盘突出。此外，根据椎间盘突出的位置，通常将其分为中央型、旁中央型，外侧型，极外侧型。青少年腰椎间盘突出症以包含性、旁中央型多见（图 25-2）。

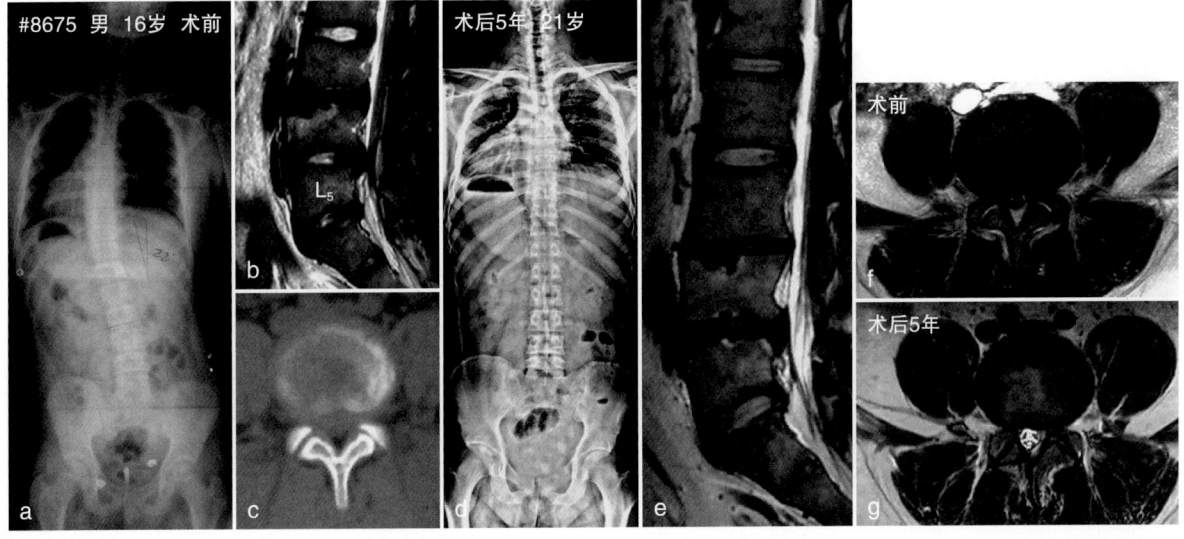

图 25-2　男（#8675），16 岁，L_4/L_5 腰椎间盘突出症（左侧）伴功能性脊柱侧凸（长胸左弯），冠状面失平衡（躯干左倾）（a）。术前 MRI 及 CT 可见 L_4/L_5 节段左侧椎间盘突出压迫神经根，造成相应节段椎管狭窄（b、c、f）。开窗 L_4/L_5 左侧髓核摘除，术后 5 年随访胸椎侧凸自发性矫正，冠状面平衡恢复（d），术后 5 年 MRI 示 L_4/L_5 节段椎间盘突出未复发（e、g）

合并脊柱侧凸

脊柱侧凸指冠状面、矢状面及轴状位的序列异常，在青少年患者中以特发性脊柱侧凸多见。腰椎间盘突出症患者的症状除了腰痛以及腿部的疼痛以外，也可能伴发脊柱侧凸、躯干偏移，以及脊柱矢状面的生理曲度丢失。此类脊柱侧凸又被称为坐骨神经痛性脊柱侧凸（sciatic scoliosis）。Matsui等报道了446例腰椎间盘突出症患者，平均年龄为31岁，其中有9%的患者合并有功能性脊柱侧凸。Kim等报道了164例成人腰椎间盘突出症，其中18%伴有脊柱侧凸。而Ozgen则发现在青少年LDH病例中，有47%合并脊柱侧凸，远远高于成年患者。在部分青少年患者中，脊柱侧凸可能成为首次就诊的主诉。然而，由于青少年LDH的发病率较低，且症状不具备特异性，误诊的概率较高，临床中最常误诊为青少年特发性脊柱侧凸从而采取支具治疗，但对此类患者追问病史，可能发现其曾有下肢和臀部酸胀、麻木的症状，经过细致的临床评估以及其伴有的脊柱侧凸明显与青少年特发性脊柱侧凸不同的影像学特征，不难鉴别（图25-3）。

青少年LDH患者伴有的脊柱侧凸是由于患者为缓解神经根刺激而产生的代偿姿势或止痛体位，一般认为是对神经根受刺激的保护性反应或者椎旁肌的痉挛导致躯体向一侧倾斜。由于青少年比成人

脊柱具有更灵活柔软的解剖特征，与成人相比，青少年患者发生坐骨神经痛性侧凸的发病率高（文献报道为9%~82%）。脊柱侧凸通常发生在L_4/L_5以上，在L_5/S_1节段由于双侧骶腰韧带的稳定作用，相对于L_4/L_5节段较少发生脊柱侧凸。在临床表现上，青少年LDH伴脊柱侧凸患者局部症状通常较轻微，运动与感觉异常一般不明显，而下肢放射性疼痛通常为大腿，较少延伸至足部。通过休息之后一般脊柱侧凸可缓解，Adam's前屈试验时往往脊柱侧凸和腰部剃刀背畸形反而会改善，直腿抬高试验阳性，这是与青少年特发性脊柱侧凸鉴别诊断的重要依据之一（图25-4）。

青少年LDH患者伴有的功能性侧凸具有鲜明的影像学特征，与特发性脊柱侧凸存在明显区别。首先，此类侧凸通常由腰骶部短节段部分性侧凸与近端胸段与胸腰段反向长节段侧凸构成，腰骶部侧凸累及节段一般为2~3个，而近端代偿性侧凸累及节段可达10个以上。代偿性胸椎侧凸一般呈非典型性，顶椎无明显楔形变且旋转多不超过Ⅰ度，多数患者难以观察到典型的顶椎。青少年的这种代偿性侧凸弯型与King分型中的Ⅳ型长胸腰弯相似，应予以鉴别。其次，在青少年LDH患者侧凸角度一般较小，但常合并较为严重的冠状面失平衡，绝大多数患者躯干偏移达到2cm以上（图25-6）。再次，此类患者多合并矢状面序列异常，主要包括腰椎前凸不足、胸椎后凸不足等。行脊柱Bending

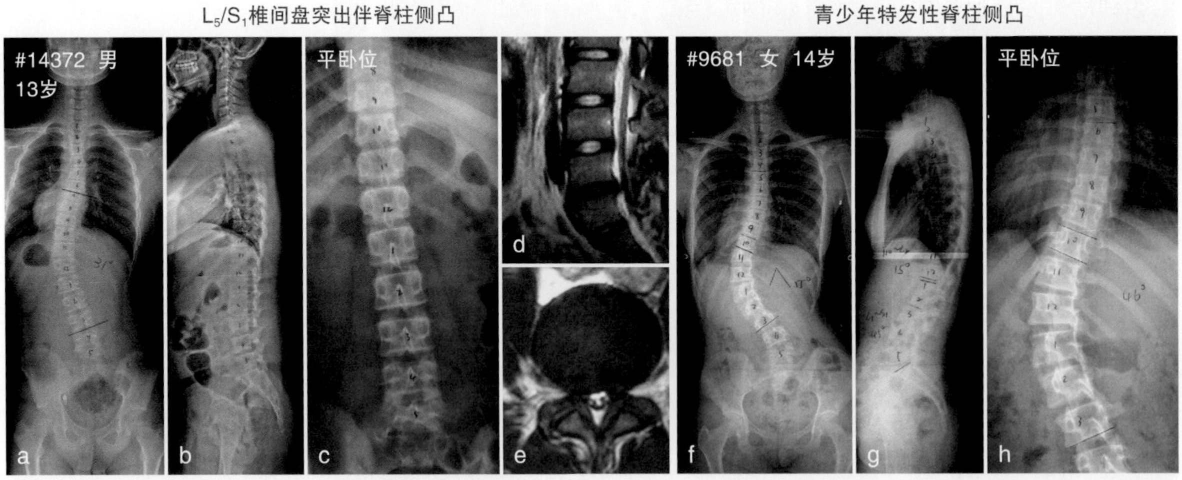

L₅/S₁椎间盘突出伴脊柱侧凸   **青少年特发性脊柱侧凸**

图25-3　青少年腰椎间盘突出症伴脊柱侧凸（#14372）与青少年特发性脊柱侧凸（#9681）的影像学特征比较。对于青少年LDH伴发脊柱侧凸，X线正位片可见长胸腰弯，累及T_7~L_3共9个节段，顶椎T_{12}无明显旋转，躯干向椎间盘突出的对侧倾斜（a），侧位片见腰椎前凸减小（b），卧位片示脊柱侧凸消失（c），MRI示L_5/S_1椎间盘突出（d、e）；对于特发性脊柱侧凸，X线正位片可见胸腰弯累及T_{11}~L_3共5个节段，顶椎L_1旋转明显，为典型的Lenke 5C型AIS（f），侧位片上腰椎前凸存在（g），卧位片示侧凸无明显改善（h）

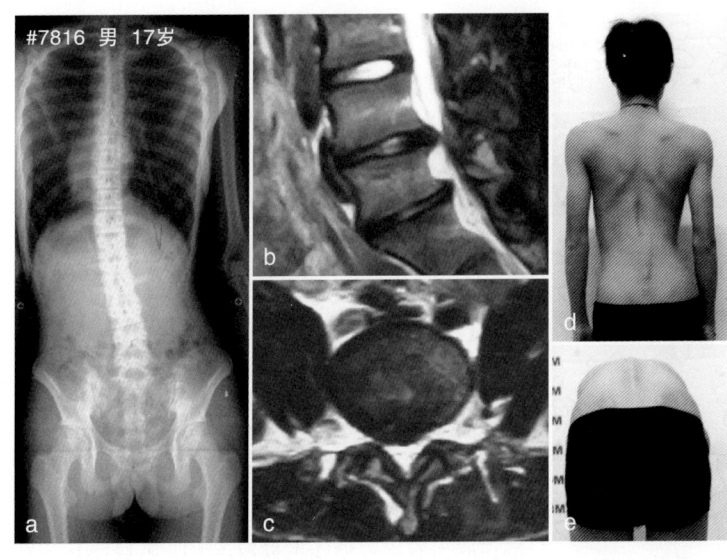

图 25-4　男（#7816），17 岁，青少年腰椎间盘突出症伴脊柱侧凸。正位 X 线片可见脊柱侧凸，躯干左侧倾斜（a），腰椎 MRI 可见 L_4/L_5 左侧椎间盘突出（b、c）。站立位可见躯干左倾，胸腰段脊柱侧凸（d），Adam's 前屈试验时脊柱侧凸消失，无剃刀背畸形(e)，这是与青少年特发性脊柱侧凸的特征性区别

片检查可评估患者脊柱的柔韧性，同时可鉴别脊柱侧凸是否属于结构性侧凸。

早期学者认为脊柱侧凸的方向与椎间盘突以及神经根的位置关系有关。Finneson 等提出当椎间盘突出位于神经根外侧或肩侧，将会形成向健侧倾斜的姿势性脊柱侧凸。反之，若椎间盘突出位于神经根内侧或腋侧，侧凸方向则为病变同侧，但该理论并未得到广泛研究证实。Suk 等报道 45 例 LDH 伴脊柱侧凸患者中，有 30 例（66.7%）患者椎间盘突出位于侧凸凸侧，他认为此类侧凸可减轻凸侧椎间盘突出的程度。在朱泽章等的研究报道中这一比例更高，26 例患者中有 22 例（84.6%）椎间盘突出位于凸侧，其原因可能由于青少年患者具有更好的柔韧性，可以通过向一侧屈曲以更好地保护神经根。同时，作者发现 LDH 伴脊柱侧凸患者躯干显著地向对侧偏移，可能的原因为通过躯干偏移减轻患侧下肢负重，从而减轻神经根激惹症状。

治疗

（一）保守治疗

青少年腰椎间盘突出症应首先考虑保守治疗。其措施主要包括停止体育活动，并卧床休息。卧床休息 2 周之后，患者症状或活动受限有所缓解之后可进行适当有氧活动，避免长时间站立、跳跃及脊柱屈伸运动。药物治疗包括非甾体抗炎药、肌松剂及口服糖皮质激素有助于改善症状、缓解疼痛。部分学者建议采用硬膜外皮质激素注射治疗，及支具治疗等方法。一般情况下，不伴有神经症状的儿童或青少年腰椎间盘突出症经保守治疗后可获得良好疗效。

（二）手术治疗

经保守治疗 6 周后疼痛无明显缓解，或发生进行性神经损害时应考虑手术治疗。手术目的是缓解疼痛症状并尽早恢复正常活动水平。后路显微椎间盘切除术（micro-discectomy）是治疗 LDH 的标准手术方式。开放手术时，应在暴露责任节段椎间盘的同时尽量减少对骨组织与韧带的损伤，以保留脊柱稳定性（图 25-5）。值得注意的是，青少年或儿童患者椎间盘通常含水量较高，部分患者真性突出不明显，因此切除难度较成年患者大。部分患者合并椎体骨骺环骨折，经保守治疗后骨折已经愈合，术中应注意鉴别是否存在异位的骨块，必要时予以切除。术中行椎间盘部分切除或完全切除取决于椎间盘突出的大小及位置，一般以单侧椎间盘切除术为主，而部分中央型、巨大椎间盘突出则需要采取双侧椎间盘次全切除或完全切除术。

朱泽章等的研究指出，对于青少年腰椎间盘突出症伴脊柱侧凸，应建议积极手术治疗，避免功能性脊柱侧凸进展为结构性；此外，相较于成人腰椎间盘突出症，青少年腰椎间盘突出症的手术时机应更为积极，原因是为了更早恢复其学习与正常生活和避免脊柱侧凸恢复得不完全。

近年来，内镜技术已经被广泛应用于 LDH 的手术治疗。1997 年，Foley 和 Smith 等首先描述了采用显微内镜下腰椎间盘切除术（micro-endoscopic discectomy，MED）治疗 LDH。近年来有国内学

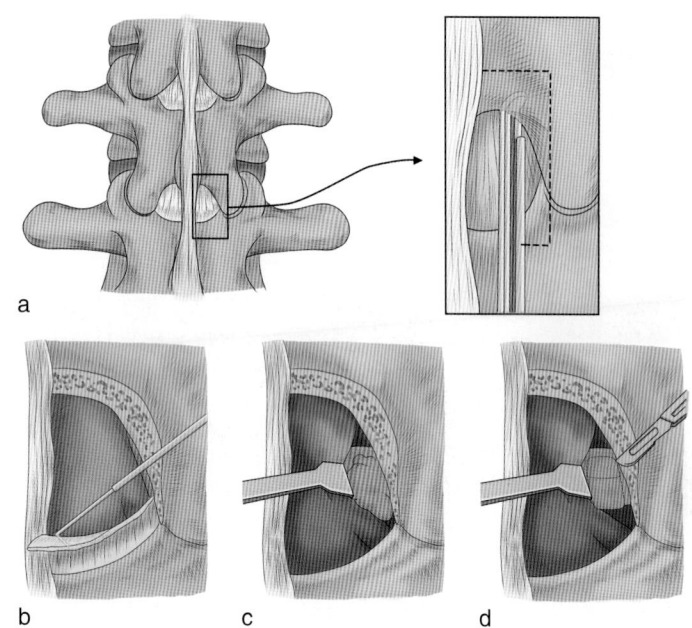

图 25-5　椎板开窗髓核摘除术示意图。椎板切除范围从黄韧带上方中线附着点斜向下至黄韧带外缘（a），将黄韧带从上方止点处向远端剥离（b），接着用神经根拉钩将神经根拉向内侧，用髓核钳取出脱出或游离的髓核（c），将纤维环切开后用髓核钳取出突出的髓核（d）

者报道采用 MED 治疗青少年 LDH，其术后优良率可达到 94%～100%。另一项内镜手术技术经椎间孔镜下髓核摘除术（percutaneous transforaminal endoscopic discectomy，PTED）近几年得到广泛应用。相比于传统开放手术与 MED 手术，其具有进一步减小创伤的优势，可减少对正常脊柱结构，如黄韧带、肌肉和小关节的破坏，防止医源性不稳定，以及硬膜外瘢痕组织的形成。对于青少年 LDH 患者，通常经椎间盘切除术后，除非合并明显脊柱失稳，否则不推荐采用脊柱融合手术。

此外，胶原酶化学溶解术和射频消融术也是可用的治疗方法选择，特别是对于镇痛科和介入科医生。该技术在 X 线或 CT 引导下，将胶原酶准确注射至突出的椎间盘周围，使得突出的椎间盘溶解吸收。该技术适用于腿痛明显、直腿抬高试验阳性以及 CT 证实为软性突出患者。尽管各种形式的髓核化学或物理溶解术已广泛用于成人 LDH，但较少应用于青少年。

青少年腰椎间盘突出症 PTED 术后常见的并发症包括硬脊膜撕裂以及短暂的感觉迟钝。文献报道硬脊膜撕裂的发生率为 0.4%～10.4%，而一过性感觉迟钝的发生率为 3.8%，其原因可能与操作空间较小以及术中神经牵拉有关。

通常情况下，超过 90% 的青少年 LDH 经椎间盘切除术后可获得良好短期手术疗效，且其短期手术疗效优于成人。Parisini 等对 98 例青少年 LDH 术后疗效进行长达 12.4 年的远期随访，结果显示术后 95% 的患者获得疗效达到良好以上，这一比例在末次随访时为 87%。对于青少年 LDH 合并脊柱侧凸，既往多篇研究报道，该脊柱侧凸是可逆的，一旦疼痛刺激消除，侧凸可自发性纠正，而早期手术可以避免功能性脊柱侧凸进展成为结构性脊柱侧凸。Ranhee 等报道了 29 例接受经皮内镜椎间盘切除术的腰椎间盘突出症伴脊柱侧凸的患者，观察到超过 50% 的脊柱侧凸可在术后 6 个月内恢复至正常状态。Suk 等对 45 例 LDH 合并脊柱侧凸患者行腰椎间盘切除术，发现 Cobb 角可从术前平均 9.8°矫正到术后 7 天的平均 1.8°。

朱泽章报道了 26 例青少年继发于腰椎间盘突出症的功能性脊柱侧凸患者行髓核摘除术后胸腰椎侧凸与腰骶部侧凸均获得显著改善，同时躯干偏移由术前平均 3.7cm 恢复至 1.2cm。邱勇近期一项研究对 42 例接受手术治疗的青少年 LDH 伴侧凸患者进行回顾，术后 1 个月内，54.76% 的青少年患者与 56.01% 的成人患者侧凸恢复正常，术后 6 个月这一比例分别为 85.71% 与 92.68%，两组间差异无统计学意义。以上结果表明青少年 LDH 患者在术后有与成年患者相似的侧凸演变规律，且绝大多数患者可获得正常转归（图 25-6）。

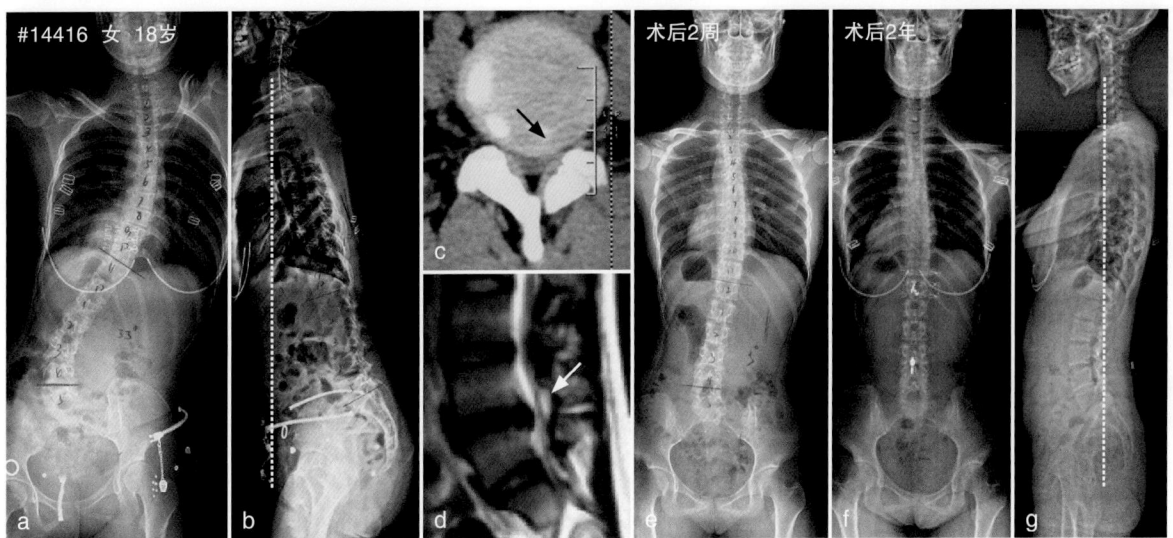

图 25-6　女（#14416），18 岁，背部畸形持续加重 6 个月。X 线片可见明显躯干右倾，冠状面失平衡（a）；侧位片可见腰椎前凸消失，躯干明显前倾，矢状面轴向距离 SVA 为 16cm（b）。MRI 及 CT 平扫显示 L_4/L_5 左侧椎间盘突出（c、d）。行 L_4/L_5 髓核摘除术，术后 2 周脊柱侧凸自发纠正（e）。术后 2 年随访时，脊柱侧凸消失，脊柱恢复正常形态（f、g）

参考文献

[1] Wahren H. Herniated nucleus pulposus in a child of twelve years[J]. Acta OrthopScand, 1945, 16(1): 40-42.

[2] Kurihara A, Kataoka O. Lumbar disc herniation in children and adolescents. A review of 70 operated cases and their minimum 5-year follow-up studies[J]. Spine, 1980, 5(5): 443-451.

[3] Zitting P, Rantakallio P, Vanharanta H. Cumulative incidence of lumbar disc diseases leading to hospitalization up to the age of 28 years[J]. Spine, 1998, 23(21): 2337-2343.

[4] Theodore N, Ahmed AK, Fulton T, et al. Genetic predisposition to symptomatic lumbar disk herniation in pediatric and young adult patients[J]. Spine, 2019, 44(11): E640-649.

[5] Strömqvist F, Strömqvist B, Jönsson B, et al. Lumbar disc herniation surgery in children: outcome and gender differences[J]. Eur Spine J, 2016, 25(2): 657-663.

[6] Kumar R, Kumar V, Das N, et al. Adolescent lumbar disc disease: findings and outcome[J]. Child's Nerv Syst, 2007, 23(11): 1295-1299.

[7] Takatalo J, Karppinen J, Niinimäki J, et al. Prevalence of degenerative imaging findings in lumbar magnetic resonance imaging among young adults[J]. Spine, 2009, 34(16): 1716-1721.

[8] Kjaer P, Tunset A, Boyle E, et al. Progression of lumbar disc herniations over an eight-year period in a group of adult Danes from the general population–a longitudinal MRI study using quantitative measures[J]. BMC Musculoskelet Disord, 2016, 17(1): 26.

[9] Børgesen SE, Vang PS. Herniation of the lumbar intervertebral disk in children and adolescents[J]. Acta Orthop Scand, 1974, 45(4): 540-549.

[10] Kamel M, Rosman M. Disc protrusion in the growing child[J]. Clin Orthop Relat Res, 1984(185): 46-52.

[11] Grobler LJ, Simmons EH, Barrington TW. Intervertebral disc herniation in the adolescent[J]. Spine, 1979, 4(3): 267-278.

[12] Ozgen S, Konya D, Toktas OZ, et al. Lumbar disc herniation in adolescence[J]. Pediatr Neurosurg, 2007, 43(2): 77-81.

[13] Ishihara H, Matsui H, Osada R, et al. Facet joint asymmetry as a radiologic feature of lumbar intervertebral disc herniation in children and adolescents[J]. Spine, 1997, 22(17): 2001-2004.

[14] Matsui H, Ohmori K, Kanamori M, et al. Significance of sciatic scoliotic list in operated patients with lumbar disc herniation[J]. Spine, 1998, 23(3): 338-342.

[15] Finneson BE. Low back pain[M]. Philadelphia: Lippincott Williams & Wilkins, 1973.

[16] Suk KS, Lee HM, Moon SH, et al. Lumbosacral scoliotic list by lumbar disc herniation[J]. Spine, 2001, 26(6): 667-671.

[17] Zhu Z, Zhao Q, Wang B, et al. Scoliotic posture as the initial symptom in adolescents with lumbar disc herniation: its curve pattern and natural history after lumbar discectomy[J]. BMC Musculoskelet Disord, 2011, 12(1): 216.

[18] Parisini P, Di Silvestre M, Greggi T, et al. Lumbar disc excision in children and adolescents[J]. Spine, 2001, 26(18): 1997-2000.

[19] Dang L, Liu Z. A review of current treatment for lumbar disc herniation in children and adolescents[J]. Eur Spine J, 2010, 19(2): 205-214.

[20] Kim R, Kim RH, Kim CH, et al. The incidence and risk factors for lumbar or sciatic scoliosis in lumbar disc herniation and the outcomes after percutaneous endoscopic discectomy[J]. Pain Physician, 2015, 18(6): 555-564.

[21] Li H, Jiang C, Mu X, et al. Comparison of MED and PELD in the treatment of adolescent lumbar disc herniation: a 5-year retrospective follow-up[J]. World Neurosurg, 2018, 112: e255-260.

[22] Smorgick Y, Floman Y, Millgram M A, et al. Mid-to long-term outcome of disc excision in adolescent disc herniation[J]. Spine J, 2006, 6(4): 380-384.

[23] Zhang Y, Li W, Xu L, et al. Sciatic scoliosis evolution after lumbar discectomy: a comparison between adolescents and young adults[J]. Pain Physician, 2019, 22(5): E457-465.

第26章 脊柱肿瘤及肿瘤样病变

郭 卫 肖建如 王守丰 王 军 吴志鹏

第一节 脊柱肿瘤概述

脊柱是肌肉骨骼系统中最易发生肿瘤的骨性结构之一。广义的脊柱肿瘤是指发生于脊柱骨性结构与椎管内外各种组织的肿瘤，还包括肿瘤样病变（如嗜酸性肉芽肿），以及发生于椎管内的先天性肿瘤（如表皮／皮样囊肿和畸胎瘤）等。狭义的脊柱肿瘤不包括肿瘤样病变和椎管内先天性肿瘤。在脊柱肿瘤中，以转移性骨肿瘤最常见。在儿童与青少年中，原发性脊柱肿瘤很少见，占儿童骨骼肿瘤不到5%。

根据肿瘤的组织来源和发生部位，脊柱肿瘤分为发生于脊椎的骨结构肿瘤、起源于脊髓的神经组织肿瘤以及发生于脊膜、血管和外周神经被膜等神经附属组织的肿瘤；根据是否为原发性肿瘤，又将脊柱肿瘤分为原发性脊柱肿瘤和继发性脊柱肿瘤，后者又包括脊椎转移性肿瘤和椎管内转移性肿瘤。另外，脊柱肿瘤传统上被分为骨结构肿瘤和椎管内肿瘤两大类，其中骨结构肿瘤为本部分讨论重点。

椎管内肿瘤，是指生长于脊髓及与椎管内脊髓邻近组织，包括神经根、硬脊膜、血管、脊髓及脂肪组织等的原发、继发肿瘤。可分为髓内肿瘤与髓外肿瘤：髓内肿瘤主要包括神经胶质瘤、神经鞘瘤、脊髓星形细胞瘤、室管膜瘤，髓外肿瘤包括神经鞘瘤、脊膜瘤、神经胶质瘤、先天性肿瘤（表皮样囊肿、皮样囊肿、畸胎瘤）、海绵状血管瘤、血管网状细胞瘤、转移瘤、神经纤维瘤和施万细胞瘤等。

根据肿瘤恶性程度，脊柱肿瘤可分为良性和恶性，骨样骨瘤、血管瘤、骨软骨瘤等属于良性脊柱肿瘤，软骨肉瘤、骨肉瘤、尤因（Ewing）肉瘤等为恶性脊柱肿瘤，而骨巨细胞瘤虽属良性肿瘤，但有侵袭性骨破坏的特性，侵袭性成骨细胞瘤在生物学行为上也较接近骨肉瘤。

脊柱转移性肿瘤：常见的发生脊柱转移的肿瘤按发生率依次为乳腺癌及前列腺癌、肺癌、甲状腺癌和肾细胞癌。但在儿童脊柱肿瘤中，原发性肿瘤占绝大多数，转移性肿瘤极为少见。

影像学表现

儿童脊柱肿瘤的影像学表现包括生长速度、发生部位和骨破坏特征等，可以通过这些影像学表现推断出脊柱肿瘤可能的诊断。

不同脊柱肿瘤的常见发生区域不同，如骨样骨瘤好发于腰椎，多见于椎弓、椎板和关节突等后份结构。脊柱骨结构肿瘤在CT上的骨破坏特征分为三类：地图样骨破坏（geographic bone destruction）、虫蚀样骨破坏（motheaten bone destruction）和浸润性骨破坏（permeative bone destruction）。地图样骨破坏，进展性最低，见于生长较缓慢的肿瘤，肿瘤边界鲜明清楚，易与周围正常的骨组织相区别（图26-1-1）；虫蚀样骨破坏，有一定的进展性，肿瘤边界欠清楚，与周围正常骨组织界限不够分明，与正常骨组织间的移行区较长（图26-1-2）；浸润性骨破坏，进展性最高，生长速度快，肿瘤边界不清楚，不易与正常骨组织鉴别开，其真实大小往往比影像学照片上的更大（图26-1-3）。

一般来说，肿瘤的大小与其恶性程度无关，但有助于对肿瘤的类型进行鉴别。此外，骨样骨瘤与成骨细胞瘤病理组织学同源，前者病灶大小小于2cm，后者则大于2cm。血液系统肿瘤和转移性脊柱肿瘤常侵犯多节段脊椎。良性脊柱肿瘤或肿瘤样病变通常不破坏椎体的上下终板，而恶性肿瘤和转移性肿瘤可破坏上下终板；椎间盘在脊柱原发和转移性肿瘤中通常不受侵犯。

肿瘤的周围硬化骨提示生长较缓慢，在肿瘤骨与周围正常骨之间出现反应性硬化。肿瘤基质钙

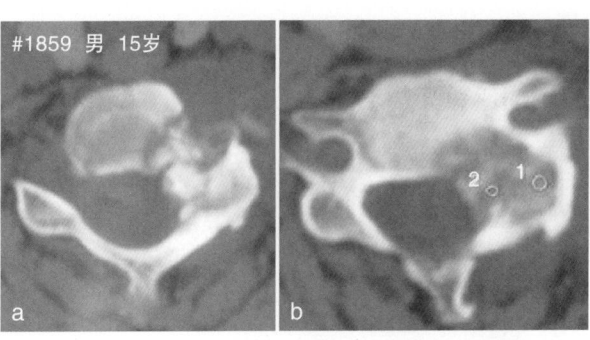

图 26-1-1 男（#1859），15 岁，C₅ 成骨细胞瘤。呈地图样骨破坏特征，肿瘤位于左侧椎弓根、关节突处，边界鲜明清楚（a、b）

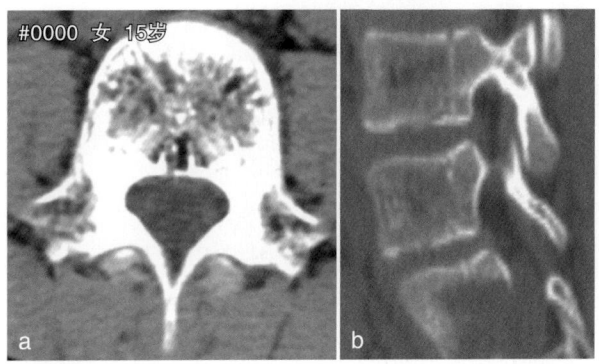

图 26-1-2 女（#0000），15 岁，尤因肉瘤。L₅ 椎体呈虫蚀样骨破坏（a、b）

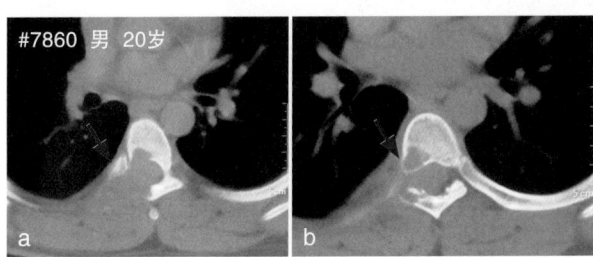

图 26-1-3 男（#7860），20 岁，骨巨细胞瘤。CT 平扫示 T₆ 左侧椎弓溶骨性破坏（a、b）

化常见于骨软骨瘤和软骨肉瘤等含软骨基质的肿瘤（图 26-1-4）。另外，生长迅速且个体很大的肿瘤也常见钙化，如神经母细胞瘤。软组织包块常在脊柱恶性骨肿瘤旁见到软组织包块影，如骨肉瘤、尤因肉瘤和软骨肉瘤等。

脊柱肿瘤可引起继发性骨性特征改变，且不同类型肿瘤的好发年龄段、好发部位及比例均各不相同（详见本章各论）。脊柱侧凸畸形常见于骨样骨瘤、成骨细胞瘤、脊髓星形细胞瘤、神经节细胞瘤等儿童患者的肿瘤。肿瘤引起的脊柱侧凸一般呈不典型特发性脊柱侧凸特征，此为功能性脊柱侧凸，

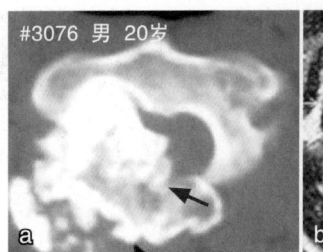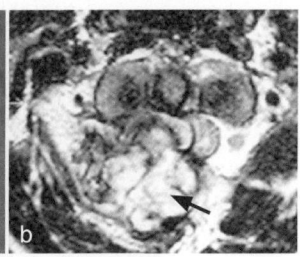

图 26-1-4 男（#3076），20 岁，C₂ 骨软骨瘤。CT 示肿瘤位于 C₂ 后弓处，基底宽大而致密，顶端密度稍低，内有钙化的肿瘤基质（a、b）

表现为小角度但躯干倾斜（图 26-1-5），或呈长 C 形弯曲。胸椎后凸、腰椎前凸减小或消失，肿瘤部位椎弓根扩大、椎体楔形变及扇贝样改变、溶骨性破坏、椎间孔扩大、异常钙化及软组织肿块等。脊椎压缩性改变，即椎体因骨质破坏而出现压缩性改变，呈楔形变或呈"扁平椎"，见于骨巨细胞瘤、嗜酸性肉芽肿、脊索瘤、孤立性浆细胞瘤和脊柱转移性肿瘤等。椎体血管瘤可出现骨小梁增粗，呈现栅栏状、车轮样或蜂窝状。骨皮质受侵蚀破坏、穿透或膨胀；神经鞘瘤、神经纤维瘤等可见骨皮质受侵蚀破坏，椎体后缘、椎弓和椎板等可见弧形压迹；恶性肿瘤中骨皮质全层被穿透，皮质不连续，见于软骨肉瘤和骨肉瘤；而皮质膨胀可见于动脉瘤样骨囊肿。

临床表现与诊断

大多数患有脊柱肿瘤的儿童都以疼痛原因就诊。一项大样本（1242 例青少年）研究发现，脊柱肿瘤患儿背痛的发生率高达 36%。这种疼痛通常是局限性和非力学性的，逐渐加重，且在夜间加重。可伴有全身性症状如发热、盗汗、嗜睡、无法解释的体重下降或食欲改变等。

神经损害可以由肿瘤、缺血、椎管内出血或病理性骨折所引起。神经组织肿瘤主要表现为进行性加重的脊髓损害引起运动障碍和感觉异常，甚至截瘫。还可出现鞍区感觉障碍、膀胱和直肠括约肌功能紊乱等。而神经附属组织肿瘤主要表现则为局部或根性疼痛、神经支配区进行性加重的运动障碍和感觉异常。

某些肿瘤存在性别间发病差异。多数良性脊柱骨结构肿瘤以男性多见，如骨样骨瘤、成骨细胞瘤、骨软骨瘤、嗜酸性肉芽肿等，而骨巨细胞瘤、

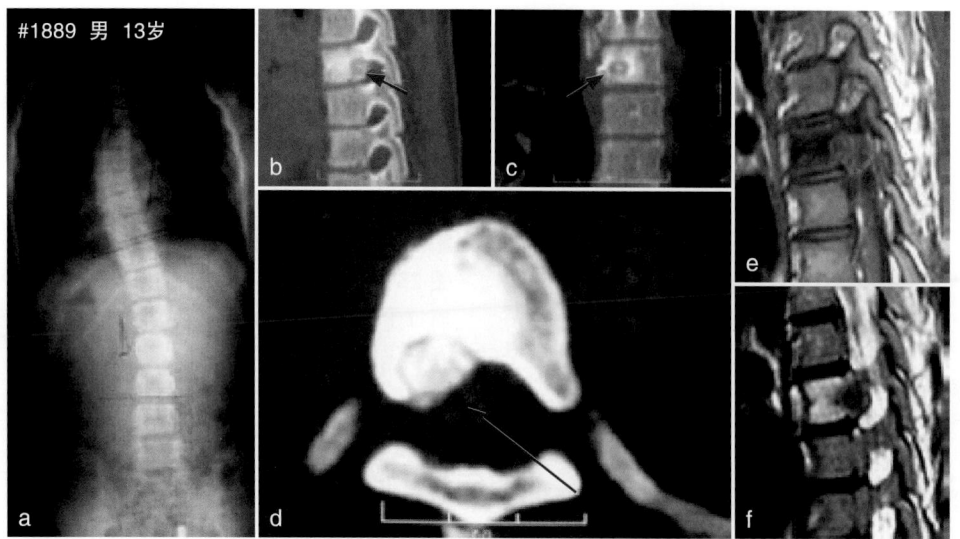

图 26-1-5 男（#1889），13 岁，T$_6$ 椎体骨样骨瘤。X 线片示脊柱侧凸（左胸弯 22°）与躯干倾斜（a）；CT 示 T$_6$ 椎体右后方可见圆形瘤巢与反应性硬化骨，周围以低密度区与正常骨组织相邻（b~d）；MRI 上 T1WI 示瘤巢为低或等信号，硬化的边缘为低信号（e），T2WI 上瘤巢为混杂信号，硬化的边缘为低信号（f）

动脉瘤样骨囊肿和血管瘤以女性多见；恶性肿瘤中脊索瘤、尤因肉瘤和软骨肉瘤等以男性多见，而骨肉瘤无性别间差异。此外，脊膜瘤男女发病率之比为 1 : 4。

每一种脊柱肿瘤都有一定的好发区域。原发性恶性骨结构肿瘤很少发生于颈椎，但恶性脊髓肿瘤可发生于颈髓。从脊柱的头端向尾端，骨软骨瘤好发于枕颈区、颈椎和胸椎；成骨细胞瘤以颈椎多见，其次为胸椎和腰椎；动脉瘤样骨囊肿可发生于颈椎、胸椎和腰椎；嗜酸性肉芽肿好发于胸椎，但颈椎和腰椎也可发生；血管瘤好发于胸椎，腰椎也是常见部位；骨样骨瘤以腰椎最常见，颈椎和胸椎也可发生；骨巨细胞瘤是骶骨常见的良性肿瘤，胸腰椎也可发生；约 50% 的脊索瘤发生于骶骨，30%发生于枕颈部；软骨肉瘤以胸椎和骶骨多见，腰椎和颈椎次之；半数以上的尤因肉瘤发生于骶骨。

良性骨结构肿瘤多见于脊椎后份结构，如骨样骨瘤、骨软骨瘤、成骨细胞瘤和动脉瘤样骨囊肿等，血管瘤、骨巨细胞瘤以及嗜酸性肉芽肿则多见于椎体，而恶性肿瘤和转移性肿瘤常见于椎体（表 26-1-1）。

对于脊柱肿瘤的诊断，全脊柱正侧位 X 线平片是脊柱肿瘤的最初影像学筛查手段；CT 对于骨性结构显示极佳，可清楚显示肿瘤大小和具体部位，以及鉴别良性肿瘤与肿瘤样病变（表 26-1-2）；MRI 可清楚显示肿瘤的边界和周围组织的浸润情况，以及瘤灶与脊髓之间的关系；骨扫描对转移性肿瘤及脊柱病变敏感度高，但特异性低；动脉造影可有效评估血运丰富的肿瘤，如动脉瘤样骨囊肿、血管肉瘤、甲状腺癌和肾细胞癌等。实验室检查有助于鉴别肿瘤与特异性感染，蛋白电泳有助于诊断多发性骨髓瘤，而白细胞分类和骨髓活检等对诊断血液系统肿瘤至关重要。

不少患儿以脊柱侧凸为首诊，需与特发性脊柱侧凸进行鉴别（图 26-1-6）。"肿瘤源性脊柱侧凸"的发病机制主要包括椎旁肌痉挛、椎体非对称性破坏及神经根受肿瘤激惹等。常有背部疼痛及神经压迫症状，而 Adam's 前屈试验常无剃刀背畸形表现。影像学上，青少年脊柱肿瘤患者伴有的脊柱侧凸具有鲜明特征，平卧位时，侧凸畸形会明显减轻。顶椎无明显楔形变且多数患者难以观察到典型的顶椎，脊柱侧凸角度小但躯干倾斜明显。侧凸弧度或不柔和，或呈长 C 形弯曲。这些特征明显不同于 AIS，后者表现为典型的跨越 5~7 个脊椎的胸椎或腰椎侧弯，顶椎易辨识且伴明显旋转，常无躯干倾斜。还可出现椎弓根破坏、椎体压缩性改变及软组织肿块等异常的 X 线表现。CT 平扫或高分辨 CT 有助于特异性诊断。对于存在神经功能异常或有神经功能异常病史者，首选 MRI 评估椎管及脊髓情况，有助于对脊柱肿瘤的鉴别。

表 26-1-1	常见的儿童脊柱恶性肿瘤的鉴别		
肿瘤类型	好发年龄段	主要症状	影像学表现
尤因肉瘤	10～19 岁	疼痛及神经功能障碍	CT 可见硬化性病变，针状骨生长，伴软组织肿块
骨肉瘤	5～10 岁	疼痛及神经功能障碍	CT 可见溶骨及硬化病变相结合，皮质骨破坏，软组织钙化
白血病	0～5 岁	疼痛，神经功能障碍及全身症状	X 线片与 CT 可见脊柱多发性弥漫性的溶骨性破坏；广泛性的骨量减低

表 26-1-2	常见的儿童脊柱良性肿瘤与肿瘤样病变的鉴别		
肿瘤类型	好发年龄段	主要症状	影像学表现
骨样骨瘤	5～10 岁	夜间痛，可用水杨酸类药物缓解	X 线片与 CT 可见孤立的放射性透亮区，伴有硬化带，直径 <2cm
成骨细胞瘤	10～20 岁	疼痛，但夜间痛不如骨样骨瘤明显	CT 可见破坏性膨胀性病变，部分有钙化或硬化带，直径 >2cm
骨软骨瘤	10～20 岁	活动性病灶可有疼痛症状	X 线片很难识别，但 CT 和 MRI 可清楚显示软骨帽和肿瘤骨松质基底部
骨巨细胞瘤	10～20 岁	疼痛，约 1/3 合并神经症状	CT 可见溶骨性膨胀性病变，伴有基质钙化及硬化带
血管瘤	任何年龄段	极少有症状	CT 可见栅栏样或蜂巢状表现
动脉瘤样骨囊肿	5～10 岁	疼痛	CT 可见溶骨性膨胀性病变，伴有血性积液，CT 和 MRI 可见液平
嗜酸性肉芽肿	0～5 岁	疼痛	X 线侧位片上表现为扁平椎

功能性脊柱侧凸　　　　　　　　　　　　　青少年特发性脊柱侧凸

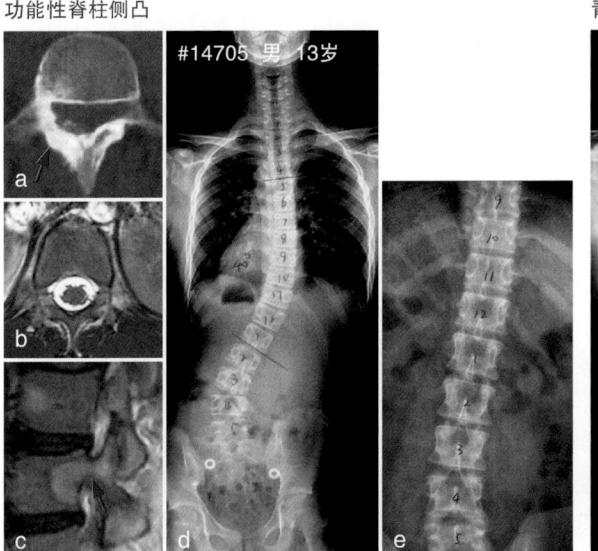
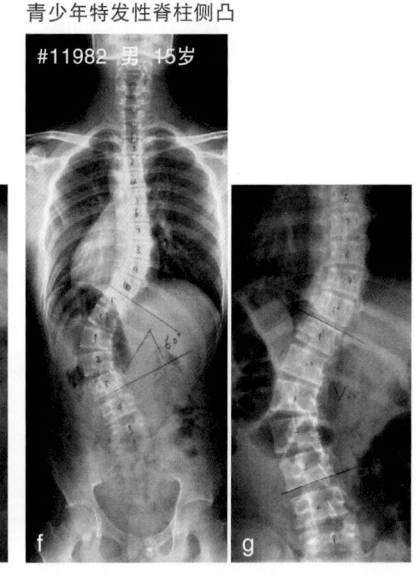

图 26-1-6　男（#14705），13 岁，以脊柱侧凸为首诊的 L₄ 右侧椎板骨样骨瘤，CT 示肿瘤位于 L₄ 右侧椎板，椎弓处可见反应性硬化骨（a）；MRI 上 T1WI 示瘤巢为低信号（b），T2WI 示瘤巢周围软组织水肿呈高信号（c）。同时伴发脊柱侧凸，表现为长弯，度数小，但躯干倾斜明显（d）；而在平卧时，侧凸畸形自发改善（e），与特发性脊柱侧凸明显不同。男（#11982），15 岁，表现为累及 5 个节段（T₁₁～L₃）的胸腰弯，顶椎 L₁ 旋转明显（f），卧位 X 线片示侧凸无明显改善（g）

参考文献

[1] Crawford JR, Zaninovic A, Santi M, et al. Primary spinal cord tumors of childhood: effects of clinical presentation, radiographic features, and pathology on survival[J]. J Neurooncol, 2009, 95(2): 259-269.

[2] Dea N, Gokaslan Z, Choi D, et al. Spine oncology-primary spine tumors[J]. Neurosurgery, 2017, 80(3S): S124-130.

[3] Binning M, Klimo P Jr, Gluf W, et al. Spinal tumors in children[J]. Neurosurg Clin N Am, 2007, 18(4): 631-658.

[4] Zhou Z, Wang X, Wu Z, et al. Epidemiological characteristics of primary spinal osseous tumors in Eastern China[J]. World J Surg Oncol, 2017, 15(1): 73.

[5] Ravindra VM, Eli IM, Schmidt MH, et al. Primary osseous tumors of the pediatric spinal column: review of pathology and surgical decision making[J]. Neurosurg Focus, 2016, 41(2): E3.

[6] Beer SJ, Menezes AH. Primary tumors of the spine in children. Natural history, management, and long-term follow-up[J]. Spine (Phila Pa 1976), 1997, 22(6): 649-659.

[7] Fenoy AJ, Greenlee JD, Menezes AH, et al. Primary bone tumors of the spine in children[J]. J Neurosurg, 2006, 105(Suppl 4): 252-260.

[8] Grigoriou E, Dormans JP, Arkader A. Primary aneurysmal bone cyst of the spine in children: updated outcomes of a modern surgical technique[J]. Int J Spine Surg, 2020, 14(4): 615-622.

[9] Denaro L, Berton A, Ciuffreda M, et al. Surgical management of chordoma: a systematic review[J]. J Spinal Cord Med, 2020, 43(6): 797-812.

[10] Choi EY, Gardner JM, Lucas DR, et al. Ewing sarcoma[J]. Semin Diagn Pathol, 2014, 31(1): 39-47.

[11] 李海峰, 阮狄克. 脊柱原发性骨肉瘤的研究进展[J]. 中华骨科杂志, 2006, 26(12): 846-848.

[12] 邱勇, 王以明. 脊柱脊髓畸形——影像学与临床[J]. 中国医学影像学杂志, 2010(4): 328.

[13] 肖建如. 严格掌握原发性脊柱肿瘤全脊椎整块切除的适应证[J]. 中国骨与关节杂志, 2014 (5): 327-329.

[14] Kim DH, Chang UK, Kim SH, et al. Tumors of the Spine[M]. Amsterdam: Elsevier, 2008.

第二节　肿瘤分期与治疗原则

一、肿瘤分期

1.良性肿瘤分期　脊柱肿瘤的临床评估系统尚未统一，较为常用的有以全身评估为主的Tomita评分与以肿瘤局部评估为主的Enneking分期和WBB（Weinstein-Boriani-Biagini）分区。Tomita评分侧重于对预后的判断。Enneking分期可用于脊柱良性肿瘤的GTM外科分期（表26-2-1），根据肿瘤组织学分级（G）、位于解剖间室内和间室外（T）以及有无远处转移（M）等3个方面进行评估。良性为G0，低度恶性为G1，高度恶性为G2；外科区域分为良性囊内（T0）、解剖间室内（T1）和间室外（T2）；区域淋巴结或远处转移为M。然后根据病变的组织学、临床和影像学结果将病变分为三个阶段（图26-2-1）。

1期（S1）为良性潜伏性病变。良性组织学

表26-2-1	良性脊柱肿瘤的 Enneking 分期
良性脊柱肿瘤的 Enneking 分期	
S1：隐匿性	G0 T0 M0
S2：活动性	G0 T0 M0
S3：侵袭性	G0-1 T0-1 M0-1

模式（G0），总是在良性囊内（T0），并且无转移（M0）（如骨样骨瘤）。第1阶段病变有时无症状并偶然发现。在X线平片上，通常可以看到明确的边缘。要么保持静止，要么自发愈合。S1脊柱病变的处理取决于实体、自然病史、位置和病变的大小（图26-2-1a）。

2期（S2）为活动性良性病变。良性细胞学特征（G0），保持在解剖间室内（T0），并且不转移（M0）（如侵袭性较低的动脉瘤性骨囊肿）。S2病变在解剖边界内积极扩大并经常产生症状。在影像学上，这些病变以一层薄薄的反应性骨骼为界，虽然在间室内，它们可能使其延伸的障碍变形或扭曲。通常通过MRI清楚地定义S2脊柱病变，并且骨扫描通常是阳性的。在S2脊柱病变中，充分的病灶切除术后通常复发率较低（图26-2-1b）。

3期（S3）为侵袭性良性脊柱病变。良性细胞学特征（G0），病变通常是囊外（T1），有时是解剖间室外（T2）（如，侵袭性动脉瘤性骨囊肿）。S3脊柱病变的转移发生率较低（M1），通常不像肉瘤所见的那样具有侵袭性。整体外观类似于恶性病变。临床上，它们是快速生长的肿瘤，患者通常会出现疼痛。存在恶变的可能性。在放射学上，S3脊柱病变很少被反应性骨骼所包含，并且看起来具有模糊的边界。MRI可以清楚地定义假包膜并描绘其与神经血管结构的关系。通常，这些病变需要整块或广泛切除，或偶尔行扩大的病灶清除术（图26-2-1c）。

总体而言，良性病变在生长过程中比骨骼发育成熟后更常见。它们通常在青春期呈现为活跃的S2病变，并在S1病变消退并停止生长。更现代的分期系统包括手术分期，如WBB和Tomita系统，将在下一节进一步讨论。

2.恶性肿瘤分期　也可根据Enneking分期。低度恶性为G1，高度恶性为G2；外科区域分为解剖间室内（T1）和间室外（T2）；区域淋巴结或远处转移（M）。然后将病变分为三个阶段（表26-2-2）。

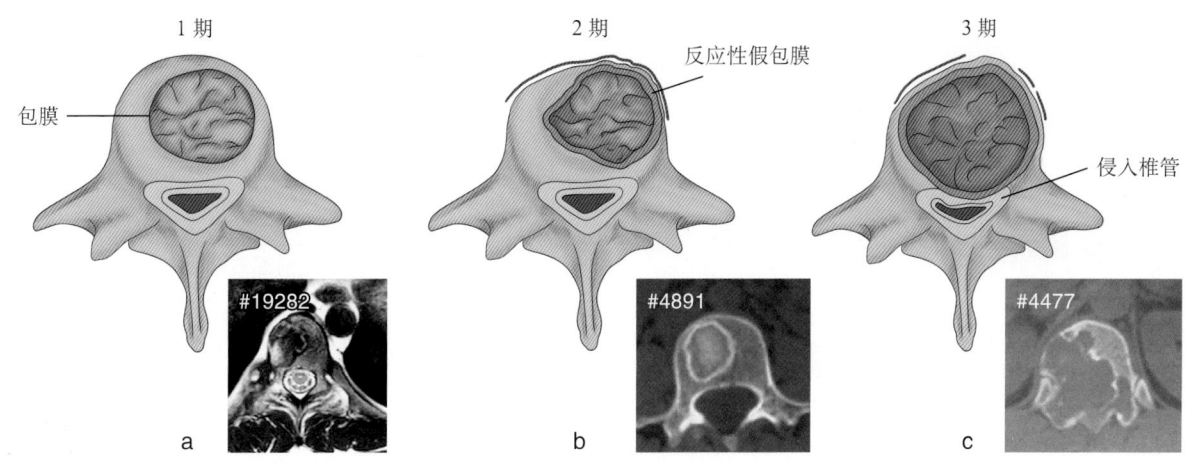

图 26-2-1　脊柱良性肿瘤的 Enneking 分期系统示意图。1 期的肿瘤有包膜，境界清晰，位于解剖间室内（a，骨纤维结构发育不良）；2 期的肿瘤有反应性假包膜包绕，并在肿瘤边界内积极扩展，假包膜为血管性或骨性的反应性组织（b，成骨细胞瘤）；良性侵袭性肿瘤为 3 期，肿瘤可突破椎体后壁而压迫脊髓，假包膜与硬膜粘连（c，骨巨细胞瘤）

表 26-2-2		恶性脊柱肿瘤的 Enneking 分期	
恶性脊柱肿瘤的 Enneking 分期			
Ⅰ 期	低度	a：间室内	G1 T1 M0
	低度	b：间室外	G1 T2 M0
Ⅱ 期	高度	a：间室内	G2 T1 M0
	高度	b：间室外	G2 T2 M0
Ⅲ 期	低度或高度	任意 T，G1-2，T1-2，M1	

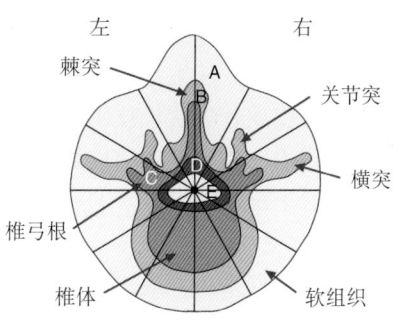

图 26-2-2　脊柱肿瘤 WBB 分区示意图

A. 骨外软组织层
B. 骨性结构浅层
C. 骨性结构深层
D. 椎管内硬膜外
E. 硬膜内

低度恶性肿瘤通常被解剖间室包裹，并且可以包含于椎体内（Ⅰa 期），或者存在椎旁入侵（Ⅰb 期）。高度恶性肿瘤进一步分为 Ⅱa 期或 Ⅱb 期。虽然这些病变未发现远处转移，但可能存在跳跃性病变。它们还可以表现为病理性骨折和硬膜外侵犯。Ⅲ 期病变因存在远处转移，不同于 Ⅱ 期病变。

二、治疗

1. 手术分期　是一种更详细的分期方法，在规划脊柱恶性肿瘤复杂的切除手术时非常有用，包括 Weinstein-Boriani-Biagini（WBB）分区系统和 Tomita 分型系统。CT 平扫和 MRI 是精确分期肿瘤所必需的。WBB 脊柱肿瘤分区的指导思想是建立在诊断基本明确、Enneking 分期已确立的基础上的。这种分区系统根据术前脊柱肿瘤三维影像学研究来描述肿瘤的侵袭范围（图 26-2-2），进而有助于制订合理的肿瘤切除边界。它包括三个方面的

内容：①以椎管中央为中心，将脊椎在横断面上按顺时针方向分为 12 个扇形区域，其中 4~9 区为前部结构，1~3 区和 10~12 区为后部结构；②组织层次从椎旁到椎管共分为 A~E 五个层次：A 为骨外软组织层，B 为骨性结构浅层，C 为骨性结构深层，D 为椎管内硬膜外，E 为硬膜内；③肿瘤累及的纵向范围。每例脊柱肿瘤患者都要记录肿瘤的扇形位置、组织层次和纵向受累范围。

日本学者 Tomita 在 WBB 分期的基础上制订了具有指导手术意义的 Tomita 分型，分为解剖间室内、间室外及多发性三大类，共七种类型（图 26-2-3），并在 Tomita 分型的基础上创立了整块全椎体切除（total en bloc spondylectomy，TES）的手术技术（见后述）。

2. 活检术　准确的活检术为脊柱肿瘤早期和适当的治疗提供保证。无论处理良性或恶性脊柱肿瘤，最重要的两个步骤都包括：①准确的活检；②在治疗之前进行合适的分期。有文献指出，不当的活组

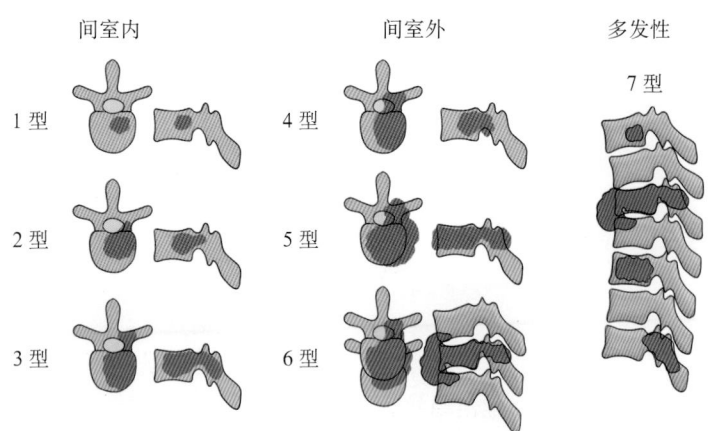

间室内　　　　间室外　　　　多发性

1 型

2 型

3 型

4 型

5 型

6 型

7 型

图 26-2-3　脊柱肿瘤的 Tomita 分型。A 类病变局限在椎体内：1 型为单纯前部或后部的椎体病灶，2 型为前部或后部椎体病灶累及椎弓根，3 型为椎体、椎板与椎弓根均受累；B 类病变累及椎体外：4 型累及蛛网膜下腔，5 型累及椎旁，6 型累及相邻椎体；7 型为多节段跳跃性病变

织检查可能会影响治疗策略，其概率达 30% 以上。为了降低这种风险，活检应优先由具有治疗骨肿瘤患儿经验的医生完成。

活组织检查可以使用经皮或开放技术进行，通常都需要对儿童进行全身麻醉。从细针抽吸到较大的套管针活组织检查，经皮或针吸活检技术需要特殊的专业技术。当基于病史、体格检查和成像已经预期某种诊断时，或者对于难以手术进入的病变位置，推荐使用经皮技术。

儿童脊柱的许多病变最好采用开放式活检进行评估，以便获得足够的组织标本。同时，对于儿童脊柱的大多数良性肿瘤，术中冷冻切片明确诊断，然后在同期手术中切除肿瘤。

脊柱后份的肿瘤可以通过开放式活检或 CT 引导针技术取样。脊柱前份的肿瘤也可以通过经皮 CT 定向穿刺活检或通过肋骨切除术或经椎弓根入路进行的开放式活检取样。胸腔镜下胸椎活检在某些胸椎椎体病变也可作为一种选择方式。

3. 治疗原则　脊柱肿瘤的治疗原则主要包括镇痛治疗、切除肿瘤病灶、神经减压、重建脊柱稳定性，以及化疗和放疗。儿童以及青少年脊柱肿瘤治疗方法包括外科治疗和非外科治疗。尽可能完全地切除肿瘤、恢复和重建脊柱的稳定性、解除神经压迫、缓解疼痛、改善生活质量既是成人也是儿童及青少年脊柱肿瘤外科治疗的目的。对于儿童及青少年脊柱肿瘤，外科治疗是主要的治疗手段，可行边缘切除或广泛切除。脊柱肿瘤的 Enneking 分期、WBB 分区及 Tomita 分型系统对切除肿瘤病灶具有指导性意义。

手术治疗原则

对于持续性背痛与明显神经功能障碍的患儿，即使是良性肿瘤也应尽可能采取肿瘤完全切除，神经减压加脊柱融合内固定术。手术本身还可以减少因病变进展而导致的脊柱畸形。而对于不能完全切除的恶性肿瘤，如尤因肉瘤、软骨肉瘤等，可行姑息性减压术，同时固定脊柱，从而改善生活质量。

脊柱肿瘤的切除方式包括病灶内切除、边缘切除和广泛切除。为使原发性肿瘤获得长期控制，全脊椎整块切除术为真正意义上的肿瘤广泛切除术。手术入路的选择需要根据肿瘤的侵犯程度和肿瘤所在的具体节段进行，通常有以下入路方式：一期后路，为经典的手术入路，适用于 $T_2 \sim L_3$ 节段、Tomita 分型为 1~4 型及部分 5 型和 6 型的脊柱肿瘤。前后联合入路，当肿瘤侵犯椎旁大血管或节段血管时，需要先行前路分离肿瘤组织，然后再行后路全脊椎整块切除手术；相比单纯后路手术而言，前后联合入路在分离周围血管及重要脏器时更为安全，主要适用于 Tomita 分型为 5、6 型的脊柱肿瘤。后前（后）联合入路，当肿瘤侵犯节段较多且侧前方软组织有侵犯时，或肿瘤位于下腰椎时，需要后路联合前路或后前后联合入路手术。早期的手术存在耗时长、出血多、术后并发症发生率高等问题，也曾受到一些学者的质疑。但从肿瘤学的角度，手术无疑是获取合理外科边界的更好手段，国内外各大脊柱外科中心相继进行了大量手术实践与改进，全脊椎整块切除及其各种改良术式成为近年来脊柱肿瘤外科界聚焦的关键技术之一。全脊椎整块切除手术技术、适应证与并发症等详见后述。

对于伴有脊柱侧凸的患儿，在原发肿瘤切除后，部分患者的脊柱侧凸可自行矫正，如嗜酸性肉芽肿。对于生长发育尚未终止的青少年，如术后侧凸畸形继续存在，则需行规范化支具治疗，对伴有严重脊柱侧凸畸形者，可行矫形手术，融合节段通常选择固定至稳定区，如节细胞神经瘤伴脊柱侧凸。

放疗与化疗原则

对于低度的恶性肿瘤，目前的治疗原则是术后应行辅助放疗和化疗。对放、化疗敏感者，应在术前术后均辅以放、化疗，以延长患儿的生存期，如淋巴瘤患儿，常以放、化疗为主，辅以手术，并根据免疫表型选择不同的化疗方案。其治疗大多采用外科治疗联合放、化疗的综合疗法，如骨肉瘤术后可采用顺铂（DDP）、异环磷酰胺（IFO）及阿霉素（ADM）的联合化疗方案。尤因肉瘤较其他肉瘤对射线更敏感，放疗后肿瘤能迅速缩小，疼痛减轻，但放疗不能阻止其发展和转移。

化疗也可用作术前的辅助治疗。有国内学者采用 DIA 方案作为脊柱骨肉瘤患者术前的首选化疗策略，其优点为持续时间短，应用方便，患者依从性高。首先给予顺铂（DDP）化疗，间隔 1 周后再给予异环磷酰胺（IFO）与阿霉素（ADM），此为一疗程。2 周后，进行第二疗程治疗。全部药物均由静脉给药，活检明确诊断后 9 周左右进行手术。对于脊柱骨巨细胞瘤，术前动脉栓塞是一项重要的辅助治疗措施，保证了手术能安全进行，也改善了患者的生存期。Hosalkar 等研究发现，术前动脉栓塞能最大程度地减少这些富血管性肿瘤术中的出血量，特别是病灶切除术手术治疗。

此外，一些良性肿瘤也可采用放、化疗。有个案报道成骨细胞瘤的患儿采用联合甲氨蝶呤、顺铂、阿霉素等化疗药物，有效缩小了肿瘤的体积，限制了其进展。但放疗在脊柱成骨细胞瘤治疗中的应用存在争议。Harrop 等认为，放疗药物可作为联合放疗或二次手术前的辅助治疗手段。放疗可用于椎体血管瘤的治疗，放射线可以导致椎体内的血管坏死，从而消除血管瘤及缓解疼痛症状。但应注意，放疗并不能改善疾病预后且有导致肿瘤恶变的可能。因此，放疗只适用于手术无法彻底切除肿瘤、术后复发或需行辅助治疗的患者。并且儿童患者的放疗剂量较成人难以掌握，长期大剂量放疗易

造成骨骼畸形、性腺损伤，甚至放射性脊髓功能损害。

免疫、基因及分子靶向治疗

免疫、基因和分子靶向治疗为儿童脊柱恶性肿瘤的治疗提供了新的方向。其中免疫治疗主要包括非特异性免疫治疗、特异性免疫治疗、过继免疫治疗等，通过各种方式增强机体对肿瘤的识别和杀伤作用。地诺单抗，因其能抑制破骨细胞的活化和增殖，防止肿瘤进一步恶化，近年来开始用于治疗脊柱巨细胞瘤。目前已成功应用于 Ⅱ 期临床试验。基因治疗包括反义基因治疗，抑癌基因、自杀基因治疗及联合基因治疗等。基因治疗是从基因水平对肿瘤的功能进行调控，但目前仍处于研究阶段，对于基因的特异性调控等问题仍亟待解决。分子靶向治疗通过特异性抑制肿瘤相关蛋白或基因的表达而达到治疗效果。目前，西妥昔单抗和替西罗莫司已应用于骨肉瘤分子靶向治疗的 Ⅱ 期临床试验，在联合顺铂或者环磷酰胺的体内试验中已表现出明显的抗肿瘤活性。

脊柱肿瘤的综合治疗

脊柱肿瘤的治疗策略因肿瘤分类不同而不同，而最佳方案的制订需要肿瘤内科、放射治疗科、骨科及介入放射科等相关科室的多学科协作。

放疗、手术、化疗联合应用效果较单一治疗好。如对于尤因肉瘤的治疗，可采用长春新碱、达托霉素、环磷酰胺、异环磷酰胺等化疗药物；且因其对射线相对敏感，放疗后肿瘤可缩小，疼痛可减轻，可作为化疗和手术治疗的辅助治疗，特别是对于手术中有残留肿瘤组织或对化疗反应差的患者。基于化疗基础上的手术能改善尤因肉瘤患者的预后。有证据表明全脊椎整块切除术能有效控制局部的复发率。目前对于高度恶性尤因肉瘤的治疗建议是组织活检后先行早期化疗和放疗，然后行脊柱肿瘤切除术和重建术，以降低局部复发的风险和提高长期生存率。对于低级别尤因肉瘤，目前的治疗标准是术后行辅助化疗和放疗。

1. 脊柱肿瘤切除　符合肿瘤学原则的外科治疗能显著改善脊柱肿瘤患者的临床预后，即使需要牺牲主要血管和神经也要获得正确的肿瘤边界。但

这种做法不适用于脊柱转移瘤、S1 期及大多数 S2 期肿瘤。在肿瘤外科中，整块切除包含两个必需条件，一是瘤体被整块地移除，手术操作不进入肿瘤内（不进瘤原则）；二是切下来的瘤体被一层正常组织所包裹（肿瘤外切除原则），即切除边界在正常组织内，也称间室外切除，这是肿瘤切除术所遵守的基本原则。分块切除（piecemeal resection）始终是经瘤内的切除（intralesional resection），总是伴有局部复发，因此现已不推荐。

解剖间室外（extracompartmental）不经瘤的整块切除（en bloc resection）是治疗原发性脊柱恶性肿瘤的最佳选择（详见下节）。在制订手术方案时，需要进一步斟酌切除方式（整块或分块）与手术入路（单纯后路或前后联合入路等）。近期，Mukherjee 等探讨了手术治疗对原发性脊柱恶性肿瘤患者生存期的影响，其研究结果表明肿瘤切除手术显著延长了脊柱脊索瘤、软骨肉瘤和尤因肉瘤患者的生存时间。Fisher 等提出脊柱肿瘤的外科治疗必须考虑切除范围与肿瘤边界之间的关系，手术所能够获得的病理边界与临床预后直接相关。脊柱肿瘤的独特之处在于肿瘤边界多由重要解剖结构（如脊髓、神经根、大动脉及静脉）构成，且距离肿瘤很近。而在这种情况下，肿瘤学上的彻底切除（radical resection）必须以牺牲这些结构为代价。被牺牲的重要结构包括硬膜囊、马尾神经、颈神经根，甚至脊髓和内脏。因此，外科医生不仅应关注"已切除的"，更应该关心是否有"尚残留的"，组织学上的手术边界无瘤对患者生存期的影响往往比保留神经功能和脊柱结构稳定更为重要。

2. 整块切除术（en bloc） en bloc 一词源于法语，en 相当于英语 in 的意思，而 bloc 是英语 block 的意思，所以脊柱肿瘤的 en bloc 切除就是要将脊椎肿瘤一整块切除的意思。en bloc 切除术成为近年来中青年医生竞相追求掌握的关键技术之一。整块切除技术在脊柱肿瘤手术中的应用最早可追溯到 20 世纪 60 年代，Lièvre 等首先在一例腰椎巨细胞瘤的分期切除手术中运用了该技术。此后，Stener 等在 1971 年的病例报道中详细介绍了前后路联合整块切除胸椎肿瘤的手术操作和术后疗效。Roy-camille 在 1981 年的报告中介绍了 3 例单纯后路整块切除胸椎肿瘤的病例，并具体阐述了手术方法。20 世纪 90 年代是脊柱肿瘤整块切除技术进一步发展和趋向成熟的阶段。Boriani 等在 1997 年

根据 WBB 分区系统详细介绍了三种经典的脊柱肿瘤整块切除方案，即椎体切除（vertebrectomy）、矢状切除（sagittal resection）和后弓切除（resection of the posterior arch），是迄今为止最全面且合理的脊柱肿瘤整块切除方案。在同一时期，Tomita 等提出了从后路对胸腰椎肿瘤实施整块全脊椎切除（total en bloc spondylectomy，TES）的经典手术技术。

TES 技术是术中应用线锯（T-saw）将病椎双侧椎弓根切断（图 26-2-4），再于病椎上下椎间盘分别截断，这样把整个病椎分成附件和椎体两块切除（图 26-2-5）。最后必须行脊柱稳定性的重建（图 26-2-6）。Huang 等把 TES 优化为"前锯后刀"会师法，即先用线锯从前向后切割椎间盘至中后 1/3 处，改用 L 形骨刀缓慢从后向前凿至与线锯切割水平，完成整个椎间盘的截断。此法较好地避免了经典 TES 在线锯切断椎间盘后时对脊髓的牵拉，提高了手术安全性。但是从后向前凿椎间盘后 1/3 时仍有损伤脊髓、硬膜囊破裂等风险。此外，吕国华等报道了在上颈椎肿瘤手术中使用内镜辅助下的 TES 技术，即先经前方内镜下完成脊柱周围神经、血管的分离、结扎与保护，后经后路实施 TES，术野清晰、出血少，有效避免了椎体前方神经、血管

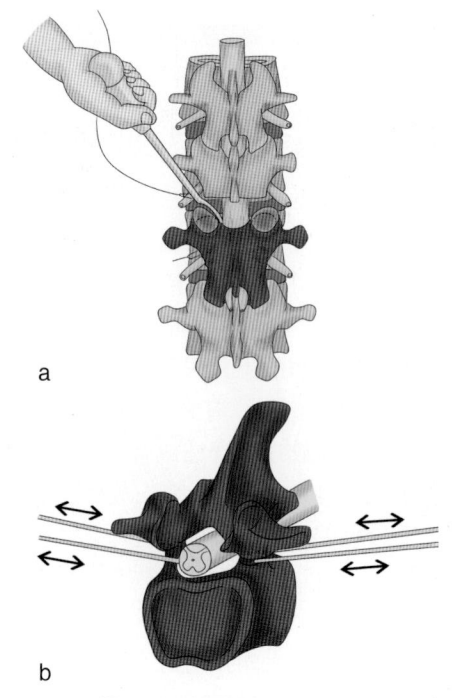

图 26-2-4　用骨刀和咬骨钳切开上下椎间盘与椎板（a）；使用线锯，从左右两侧椎弓根小心穿过椎体（b），完整切除脊椎后份结构

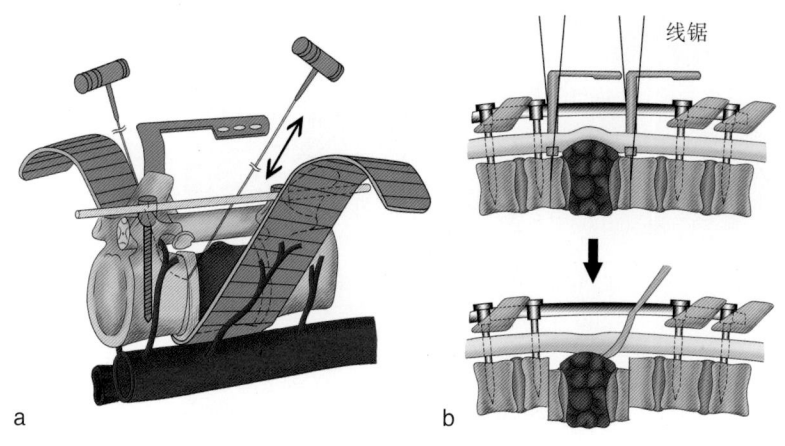

线锯

图 26-2-5　在用线锯（T-saw）将椎间盘与肿瘤椎完全离断的同时，通过特殊剥离器保护周围血管（a）；将邻近脊椎用椎弓根螺钉与棒固定并撑开，即可整体切除病灶椎体和肿瘤（b）

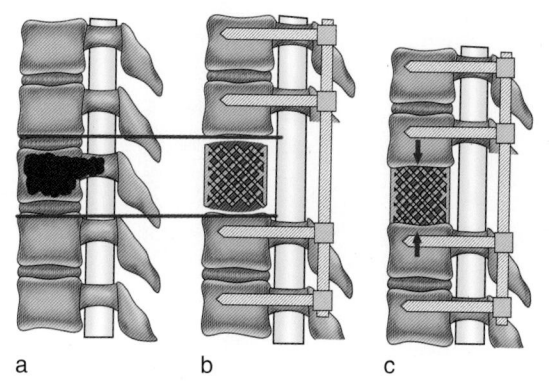

图 26-2-6　脊柱稳定性的重建。受累节段完整切除后（a），置入椎弓根螺钉和钛网或人工椎体实现坚强内固定（b），并适当加压（c）

的损伤，实现了 TES 手术的微创化，减小了 TES 手术创伤，极大地提高了手术安全性。

全脊椎整块切除手术属于脊柱外科难度较高的手术，就其技术本身而言存在以下难点：①如何将脊椎在椎弓根处截断，其风险在于要将线锯紧贴脊髓绕过椎弓根，如稍有不慎，则可能损伤脊髓，在截断椎弓根时，如果线锯不光滑，也可能损伤脊髓，因此 Tomita 设计了 T-saw，但只要掌握手术技巧、仔细操作，普通线锯也完全可以完成这一操作。②椎体侧方向前方的分离，一般而言了解此处的解剖、有了一定的技术积累后可以顺利完成，但要小心行走于椎体侧壁的节段性血管，且不能损伤神经根。③椎体后缘血管处理。圆锥以下可以牵拉硬膜双侧电凝止血。圆锥以上相对困难，但只要操作轻柔，可以稍牵拉脊髓，以便进行椎间隙及椎体后缘静脉丛的处理。④如何切断椎间盘，这是手术中最难的一部分，许多国内外学者都有自己的改良术式，而最经典的仍是 Tomita 法。

从脊柱肿瘤侵袭范围来看，TES 手术适应证为

Tomita 分型中的 3、4、5 型；1、2、6 型为相对手术适应证；7 型为 TES 手术禁忌证。原发性肿瘤的适应证包括：①脊柱恶性肿瘤（Ⅰ期、Ⅱ期）；②良性侵袭性肿瘤（Ⅲ期）。转移性肿瘤的适应证包括：①孤立性转移病灶；②预计患者生存时间＞6个月。Luzzati 等提出多节段肿瘤的整块切除的适应证则为：除上述标准外，还包括侵及≥2个且≤5个椎体的原发性恶性肿瘤或侵袭性较强的良性肿瘤，或者复发的原发性脊柱肿瘤，以及部分转移性肿瘤。

随着技术的不断成熟与优化，单节段整块切除术的手术时间与术中出血量均已显著减少，手术创伤和并发症发生率也得到改观。鉴于患者为术式付出的代价明显减低，实施整块切除术的适应证得到逐步扩大，早期认为的一些相对手术禁忌也被逐渐克服。整块切除较分块切除能更好控制出血量也成为众多专家的共识。为减少出血，整块切除术也被用于部分具有切除指征的良性血管瘤。切除节段数方面，2~3 个节段整块切除的文献报道已不少见，近期甚至有学者报道了 4~5 个节段整块切除的病例。尽管如此，仍应认识到，对良性肿瘤和预后较差的转移性脊柱肿瘤，不可滥用整块切除术。应按照脊柱肿瘤治疗理念，严格掌握整块切除手术适应证。

对于符合适应证的脊柱肿瘤患者行整块切除，可以获得满意的肿瘤局部控制以及缓解疼痛、改善神经功能的效果，能延长患者生存期（图 26-2-7）。脊柱肿瘤多采用单一后路切除。根据文献报道，原发性脊柱肿瘤整块切除术后 1 年、5 年、10 年无病生存率分别为 92.6%、63.2% 及 43.9%。以脊索瘤为例，作为一种生长缓慢的恶性脊柱肿瘤，在既往的研究中，有 60% 的患者采用整块切除术，其 5

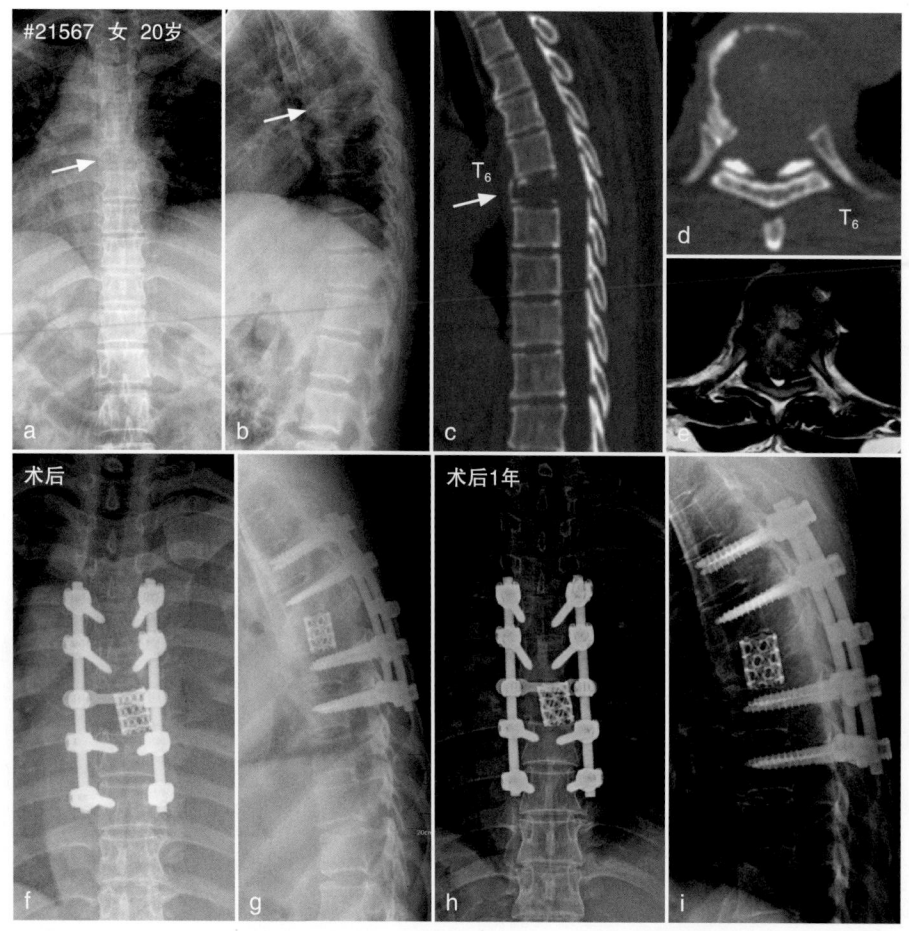

图 26-2-7　女（#21567），20 岁，T₆ 骨巨细胞瘤伴不全瘫。X 线片示 T₆ 椎体压缩（a、b），CT 平扫可见椎体虫蚀状破坏，骨皮质变薄不连续（c、d），MRI 平扫可见肿瘤在 T2WI 上为低信号（e），由椎体侵入椎管，压迫脊髓。行后路整块肿瘤切除内固定，钛网置入植骨融合术（f、g）。术后 1 年内固定在位，融合良好（h、i）

年生存率为 55%～87%，广泛切除肿瘤后复发率为 5%～17%。而转移性脊柱肿瘤整块切除术后 1 年、5 年、10 年无病生存率分别为 61.8%、37.5% 以及 0，且对于转移性脊柱肿瘤，术后局部复发率较低，仅为 11%。根据颈胸腰段脊柱肿瘤的不同位置，采用不同的手术方式和脊柱重建技术进行全脊椎切除，以减少手术创伤，降低肺部感染风险，提高脊柱重建的稳定性。随着手术技术及相关仪器的不断优化与进步，其疗效也逐渐得到提升。单节段整块切除手术由早期的 7 小时以上缩短至目前的 3～5 小时，出血量降低至 1000～3000ml，手术创伤与并发症的控制也获得明显改善。

　　3. 手术并发症　整块切除手术面临的首要挑战就是术中大出血，如何减少术中出血与手术的成功与否关系密切。Boriani 等指出，整块切除术中损伤血管是最常见的并发症之一。Bandiera 等报道脊柱整块切除手术的血管损伤相关并发症发生率为

2.98%（4/134）。Kawahara 等在 2006 年报道实施 TES 手术 97 例，但其术中平均出血量仍然高达 2800ml。对于如何减少整块切除术中大出血，国内外学者达成共识：①术前行选择性动脉栓塞，将供应肿瘤的营养动脉暂时闭塞。栓塞阻断肿瘤血供的同时也会影响脊髓的血供。Nambu 等认为将连续 3 个椎节的双侧节段动脉结扎后，脊椎的血供可减少 25%，而脊髓功能并不受影响。Kato 等研究发现，将连续 4 个椎节的双侧节段动脉结扎后，脊髓血供减少至 53.5%，但可引起脊髓缺血综合征。因此，同时选择性栓塞病椎及上、下相邻的 3 对节段动脉在大部分患者是安全的，而 ≥ 4 节则有脊髓缺血的风险。②术中采用控制性降压，将收缩压控制在 80～100mmHg，该方法能够有效降低术中出血，且不会影响脊髓血供。③术中尽量行瘤外操作，能够有效减少术中出血。④术者必须熟知椎体和内脏器官、大血管、节段血管及其脊髓支之间的解剖关

系及解剖变异情况，避免医源性损伤。吕国华等采用内窥镜技术用于上颈椎肿瘤切除手术，术中平均出血量为 1147ml。该技术先经前方内镜下完成脊柱周围神经血管的分离、结扎与保护，后经后路实施 TES，术野清晰、出血少，有效避免了椎体前方神经、血管的损伤，实现了 TES 手术的微创化，减小了 TES 手术创伤，极大地提高了手术的安全性。此外，预防大出血的措施还包括，术前严格检查患者凝血功能，可行自体血预存，充分备血；术中进行低温、低压麻醉。对于椎管内静脉丛出血，采用双极电凝止血及明胶海绵压迫止血。

整块切除手术的第二大严重并发症是神经损害。术中操作时暴露分离肿瘤、切割椎间盘、取椎体时震荡和结扎节段血管过多等均可引起脊髓及神经根的损伤。Tomita 等的研究中报道了 58.2%（46/79）的胸椎肿瘤患者术前存在神经功能损害。而在行整块切除术后的 5 年随访中，其中 54.3% 的患者 Frankel 分级有至少 1 级以上的改善，而其余患者的神经功能未有改善。Bandiera 等在研究中发现，脊柱整块切除术后神经并发症发生率为 1.49%（2/134）。刘忠军等曾报道 11 例接受整块切除并行脊柱稳定性重建的颈胸椎肿瘤患者，其中 2 例出现术后神经功能一过性下降。陈志达等报道了整块切除手术治疗原发性胸腰椎肿瘤 41 例，其中 1 例（2.4%）出现脊髓损伤，2 例（4.9%）出现神经牵拉伤。沈慧勇等提出一种改良的后路 TES 用于胸腰椎肿瘤的切除，术后 72.7%（8/11）的患者神经功能的 ASIA 评分有不同程度改善。该方法首先以自制线锯、L 形骨刀和叉形骨刀，把 TES 优化为"前锯后刀"会师法，较好地避免了经典 TES 在线锯切断椎间盘后 1/3 时对脊髓的牵拉，提高了手术的安全性。

为避免术中操作尤其是牵拉、扭曲等对脊髓和神经根的机械性损伤，术中脊髓功能监测有助于术者了解手术操作对脊髓的影响，并及时避免不当操作。其次，设计专用器械有助于简化操作以降低神经损伤风险。Jimbo 等报道，其设计的专用线锯主要用于椎弓根及前方椎体的截骨，可最大限度降低对周围软组织的损伤。当肿瘤侵及椎管内硬膜外间隙时，会造成脊髓压迫。Kawahara 等提出采用三步法，将前方椎体连同硬膜外肿瘤作为一个整体切除，可避免对脊髓造成损伤。首先确定硬膜外肿瘤的边界，在其上下缘约 10mm 处作为截骨的安全边界，采用特制线锯沿所确定的安全边界进行椎体截骨；其次将患椎向腹侧推移 5～10mm，使硬膜囊与患椎之间产生一定的间隙；最后以神经剥离子将肿瘤假包膜从硬膜囊上分离，再将硬膜囊腹侧与椎管后壁之间的粘连组织清除，彻底游离患椎椎体和肿瘤组织。此外，在进入椎管前 30 分钟，预防性应用大剂量的甲泼尼龙（30mg/kg）15 分钟内静脉滴注，可减少脊髓周围的炎性反应及肿胀。

此外，肿瘤细胞污染、残留及复发是贯穿整个肿瘤外科手术的关键问题。既往文献报道，整块切除术后肿瘤复发率为 5.2%～16%。在 TES 术中，即使是肿瘤切除能获得安全边界，肿瘤细胞污染的风险也始终存在，因此手术时必须坚持无瘤操作技术这一基本理念。多项研究表明，T-saw 是一种能够最大限度降低肿瘤细胞污染的有效工具。椎弓根截骨及椎体截骨之后，采用骨蜡封闭截骨面也可以降低肿瘤细胞污染。局部化疗也是一种杀灭术区可能污染的肿瘤细胞的有效方法。Demura 等发现，TES 术后以蒸馏水和高浓度顺铂顺序浸泡手术区，使肿瘤细胞的细胞膜渗透性增加，顺铂大量进入细胞质，进而杀死肿瘤细胞。Kose 等提出，当肿瘤细胞先用蒸馏水浸泡 2.5 分钟，再用高浓度顺铂（0.5mg/ml）浸泡 2.5 分钟后，没有肿瘤细胞能够存活。其原因可能是经蒸馏水浸泡后，肿瘤细胞膜的通透性升高，使进入细胞内的顺铂量增高，导致肿瘤细胞死亡。这些方法可减少肿瘤的复发率。

TES 术后局部复发的主要因素在于肿瘤边缘切除不彻底，造成肿瘤组织残留，最后引起肿瘤局部复发。因此，严格的肿瘤外科分期、手术入路的选择及肿瘤切除边界的设计是预防 TES 术后残余肿瘤组织局部复发的关键。

参考文献

[1] Rao G, Suki D, Chakrabarti I, et al. Surgical management of primary and metastatic sarcoma of the mobile spine[J]. J Neurosurg Spine, 2008, 9(2): 120-128.

[2] Luzzati A, Scotto G, Cannavò L, et al. En bloc resection in patients younger than 16 years affected by primary spine tumors: indications, results and complications in a series of 22 patients[J]. Eur Spine J, 2020, 29(12): 3135-3147.

[3] 陈铿, 黄霖, 蔡兆鹏, 等. 后路一期全脊椎切除术治疗复发性脊柱肿瘤[J]. 中华外科杂志, 2015, 53(2): 121-125.

[4] Demiralp B, Ege T, Kose O, et al. Reconstruction of intercalary bone defects following bone tumor resection with segmental bone transport using an Ilizarov circular external fixator[J]. J Orthop Sci, 2014, 19(6): 1004-1011.

[5] Delamarter RB, Sachs BL, Thompson GH, et al. Primary neoplasms of the thoracic and lumbar spine. An analysis of 29

consecutive cases[J]. Clin Orthop Relat Res, 1990(256): 87-100.

[6] Pombo B, Cristina Ferreira A, Cardoso P, et al. Clinical effectiveness of Enneking appropriate versus Enneking inappropriate procedure in patients with primary osteosarcoma of the spine: a systematic review with meta-analysis[J]. Eur Spine J, 2020, 29(2): 238-247.

[7] Tomita K, Kawahara N, Murakami H, et al. Total en bloc spondylectomy for spinal tumors: improvement of the technique and its associated basic background[J]. J Orthop Sci, 2006, 11(1): 3-12.

[8] 吕国华, 邓幼文, 王孝宾, 等. 内窥镜辅助下前路上颈椎肿瘤切除与稳定性重建[J]. 中国脊柱脊髓杂志, 2010, 20(8): 640-644.

[9] Tomita K, Kawahara N, Baba H, et al. Total en bloc spondylectomy. A new surgical technique for primary malignant vertebral tumors[J]. Spine (Phila Pa 1976), 1997, 22(3): 324-333.

[10] Kato S, Demura S, Shinmura K, et al. Clinical outcomes and survivals after total en bloc spondylectomy for metastatic leiomyosarcoma in the spine. Eur Spine J, 2020, 29(12): 3237-3244.

[11] Demura S, Kawahara N, Murakami H, et al. Total en bloc spondylectomy for spinal metastases in thyroid carcinoma[J]. J Neurosurg Spine, 2011, 14(2): 172-176.

[12] Nishida K, Doita M, Kawahara N, et al. Total en bloc spondylectomy in the treatment of aggressive osteoblastoma of the thoracic spine[J]. Orthopedics, 2008, 31(4): 403.

[13] Enneking WF, Spanier SS, Goodman MA. Current concepts review. The surgical staging of musculoskeletal sarcoma[J]. J Bone Joint Surg Am, 1980, 62(6): 1027-1030.

[14] Jimbo H, Kamata S, Miura K, et al. En bloc temporal bone resection using a diamond threadwire saw for malignant tumors[J]. J Neurosurg, 2011, 114(5): 1386-1389.

[15] Boriani S, Bandiera S, Colangeli S, et al. En bloc resection of primary tumors of the thoracic spine: indications, planning, morbidity[J]. Neurol Res, 2014, 36(6): 566-576.

第三节　脊柱肿瘤样病变

一、朗格汉斯细胞组织细胞增生症

朗格汉斯细胞组织细胞增生症 (Langerhans cell histiocytosis, LCH), 是一类以组织细胞异常增多和嗜酸性粒细胞浸润为组织学特征的疾病总称, 涵盖了此前使用过的多个临床诊断, 包括骨嗜酸性肉芽肿 (eosinophilic granuloma of bone, EGB)、Hand-Schüller-Christian 病和 Letterer-Siwe 病。LCH 最常见于 20 岁以下, 可在任何骨骼中发生, 可见于颅骨、下颌骨、脊柱和四肢骨。Pilepich 等报道 LCH 在脊柱的发生率为 10%~15%, 颈胸段多发。Garg 等在一项回顾性研究发现, 超过 3/4 的脊柱 LCH 病变发生于颈椎和胸椎, 且多节段病变较常见。

Jaffe 等在 1935 年首先报道本病, 病因目前尚不明确。现多认为可能与免疫系统缺陷、病毒感染有关, 还可能与肿瘤发生及遗传因素等有关。Lourda 等研究发现 LCH 患儿中所有的单核细胞亚群分泌白介素 -17A (interleukin-17A, IL-17A),

且 IL-17A 的表达水平与 LCH 疾病活性相关。LCH 通常是良性和自限性过程, 涉及局灶性骨破坏然后修复。然而, LCH 到底是肿瘤还是仅仅为炎性反应, 学术界尚未定论。近年来, Badalian-Veryd 等首次发现 50% 以上的 LCH 患儿中存在 BRAF V600E 基因突变, 其在 RAS-RAF-MEK-ERK 信号通路中起重要作用。因此, 该基因突变的发现为 LCH 是肿瘤源性疾病提供了有力的证据。

临床表现

体格检查可见背部活动受限, 触诊有局部叩痛的特点。由于椎体塌陷引起的疼痛和背部肌肉痉挛, 可出现躯干倾斜与脊柱侧凸, 颈椎病变可见斜颈, 胸椎病变可出现脊柱后凸。其与 AIS 典型弯型的区别是肿瘤患者在进行躯干前屈的 Adam's 试验时, 剃刀背畸形表现反而减轻, 而 AIS 则出现剃刀背畸形加重。

全身症状较少, 病变的自愈性和复发与缓解间歇等特点具有诊断价值。背部钝痛通常是脊柱 LCH 患儿的主要症状, 部分患者以脊柱侧凸为首诊。虽然神经系统症状很少见, 但可能会出现脊柱多节段受累。严重者可出现病理性骨折或脊髓受压。少数伴脊柱后凸畸形且脊髓受压的患者可发生不全性下肢瘫痪。实验室检查白细胞总数正常或略增高, 但分类计数可有嗜酸性粒细胞增高, 红细胞沉降率可增快。

影像学表现

X 线片上, 通常可见椎体部分或完全塌陷。脊椎完全塌陷的椎骨破坏通常呈扁平椎, 表现为两个完整的相邻椎间盘之间有一个扁平的硬币边缘样骨楔 (图 26-3-1a)。相邻的椎间盘高度维持正常, 椎旁软组织无肿块。嗜酸性肉芽肿的椎体破坏可引起脊柱非对称性生长, 严重者可导致脊柱侧凸 (图 26-3-2a)。CT 平扫可见椎体不同程度溶骨性骨质破坏, 边缘不规则, 部分边缘清楚, 无明显硬化边缘, 皮质部分消失, 破坏区内见多个小碎片状残留骨碎片 (图 26-3-1c、d)。可有椎旁软组织影, 伴硬膜囊受压及椎弓根等附件破坏 (图 26-3-2b)。少数病例可出现跳跃式的多节段病灶 (图 26-3-3c~e)。MRI 显示椎体骨质破坏变扁平, 病灶在 T1WI 上为等或稍

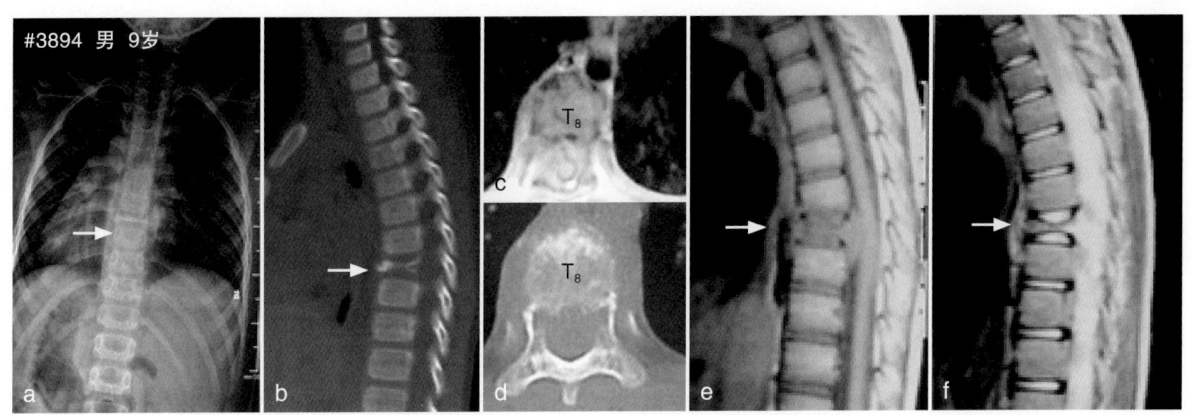

图 26-3-1　男（#3894），9 岁，T$_8$ 嗜酸性肉芽肿。T$_8$ 椎体塌陷变扁，呈硬币征（a、b，箭头）；MRI 见椎体 T$_8$ 椎体信号不均匀（c），CT 示 T$_8$ 椎体不同程度溶骨性破坏，边缘不规则，部分边缘清楚，无明显硬化边缘，皮质部分消失（d）；MRI 示在 T1WI 上 T$_8$ 病灶为等或稍低信号（e），T2WI 上病灶为混杂信号（f），邻近椎间盘信号无明显变化

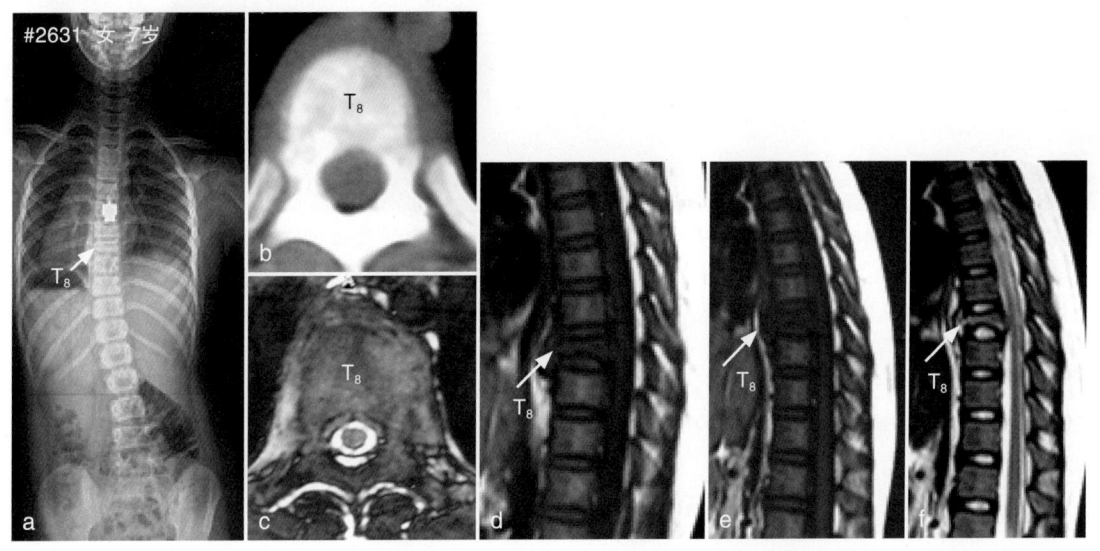

图 26-3-2　女（#2631），7 岁，T$_8$ 椎体嗜酸性肉芽肿伴脊柱侧凸。因胸背部疼痛就诊，查体示胸背部有叩击疼。X 线片示左胸弯伴躯干倾斜、轻度侧凸，T$_8$ 椎体高度减低（a）；CT 平扫示 T$_8$ 椎体边缘不规则，皮质部分消失，周围形成软组织密度影（b）；MRI 示椎体部分骨质破坏变扁平，病灶在 T1WI 上为等或稍低信号（d、e，箭头），在 T2WI 上（c、f，箭头）为混杂信号，椎体横径增宽，椎体周围形成较细长的软组织信号影，横断面表现为环状带（c），矢状面呈袖套状紧贴于椎体周围；病理诊断为 T$_8$ 椎体嗜酸性肉芽肿

低信号（图 26-3-1e，图 26-3-2d、e），在 T2WI 上为混杂信号（图 26-3-1f，图 26-3-2c、f）。

　　脊柱的 LCH 可以根据最大椎体塌陷的模式进行分类。部分患者会累及多节段不相邻的椎体，所以 MRI 应包括全脊柱。通常通过典型的影像学改变不难明确诊断，但应与可能出现椎体破坏或椎骨平坦的恶性肿瘤进行区别，如尤因肉瘤、淋巴瘤、白血病和神经母细胞瘤。大多数恶性肿瘤存在椎旁软组织影，而 LCH 脊柱病变通常无软组织肿块。

病理学特征

　　病变由来自网状内皮系统的含脂质的组织细胞（由特征性咖啡豆外观组成）、许多嗜酸性粒细胞和朗格汉斯巨细胞组成。显微镜下主要表现为朗格汉斯细胞和嗜酸性粒细胞浸润，并混杂数量不等的多种炎症细胞（图 26-3-4）。电镜下可见胞浆中伯贝克颗粒（Birbeck granule）包涵体。其病变发展过程符合炎症的基本病变过程（炎症充血渗出 - 肉芽肿形成 - 纤维化修复），分三个阶段：Ⅰ期，朗格

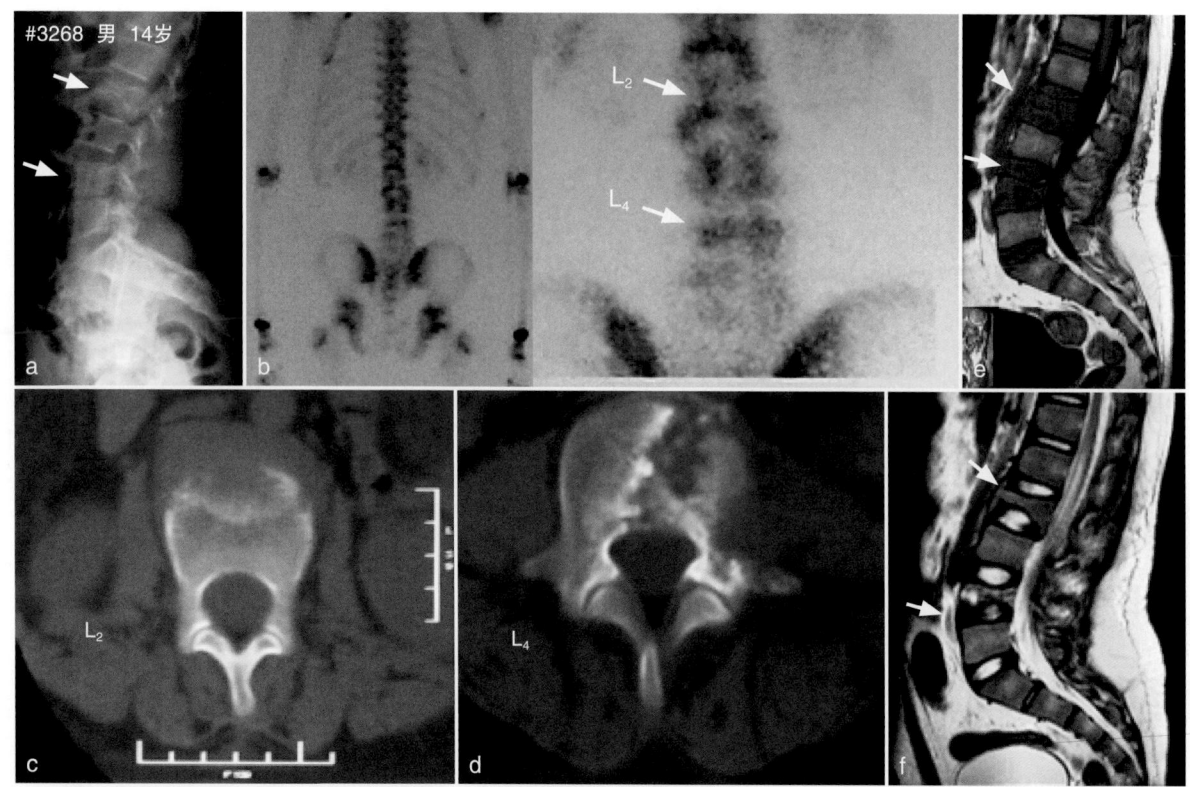

图 26-3-3　男（#3268），14 岁，L$_2$、L$_4$ 多发性嗜酸性肉芽肿。X 线片示 L$_2$ 椎体塌陷变扁平，L$_4$ 椎体形态似正常（a，箭头）；核素骨扫描示 L$_2$、L$_4$ 病灶表现不一致，L$_2$ 病灶呈局部热区（b，箭头），而 L$_4$ 病灶呈冷区（b，箭头）；CT 示 L$_2$（c）、L$_4$（d）呈溶骨性破坏，边缘不规则，病变区可见多个小碎片状残留骨碎片；MRI 示病变区在 T1WI 上呈等或稍低信号（e），T2WI 为混杂高信号（f）

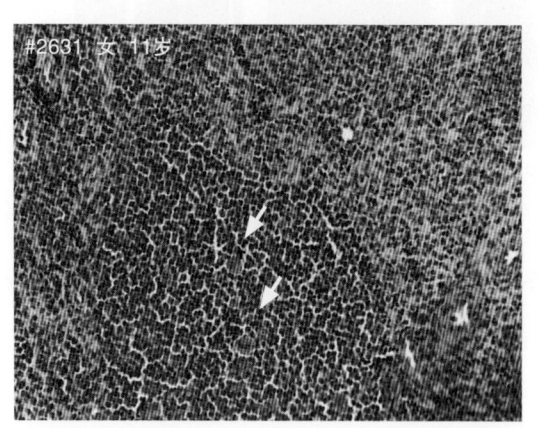

图 26-3-4　女（#2631），11 岁，镜下可见大量朗格汉斯细胞和嗜酸性粒细胞浸润（箭头），以及增生的纤维组织（HE 染色，×100）

汉斯细胞集聚和增生期；Ⅱ 期，肉芽肿期；Ⅲ 期，退缩期，常有结缔组织增生、纤维化和骨化。

自然史

对脊柱 LCH 的自然史研究表明，孤立性病变可随着时间的推移自发愈合，随后椎体高度恢复，脊柱 LCH 具有自限自愈修复的特点，但也有多发病灶、复发与缓解间歇等特点。损害通常 3 个月后慢慢缓解，一般需要 2 年才恢复。扁平椎的自然转归与症状改善有关。因此，伴有脊柱畸形的 LCH 患儿，在行支具治疗后，由于病灶自限性的特点且随着椎体高度逐渐部分恢复，脊柱侧凸／后凸可以自发性改善或恢复（图 26-3-5）。少数患者保守治疗后损害可进一步加重，并累及邻椎。Kamimura 等报道，椎体高度在骨骼发育成熟前可恢复 18.2%～63.8%，骨骼发育成熟后可恢复 72.7%～97%。

治疗

1. 保守治疗　包括支具治疗、化疗与放疗等。在没有全身性疾病或明显脊柱畸形的情况下，一般不需要手术治疗，但应进行制动以缓解疼痛。若椎体塌陷明显或伴脊柱侧凸，则应采取严格的支具治疗（图 26-3-6）。Scaglietti 等首次报道了用甲泼尼

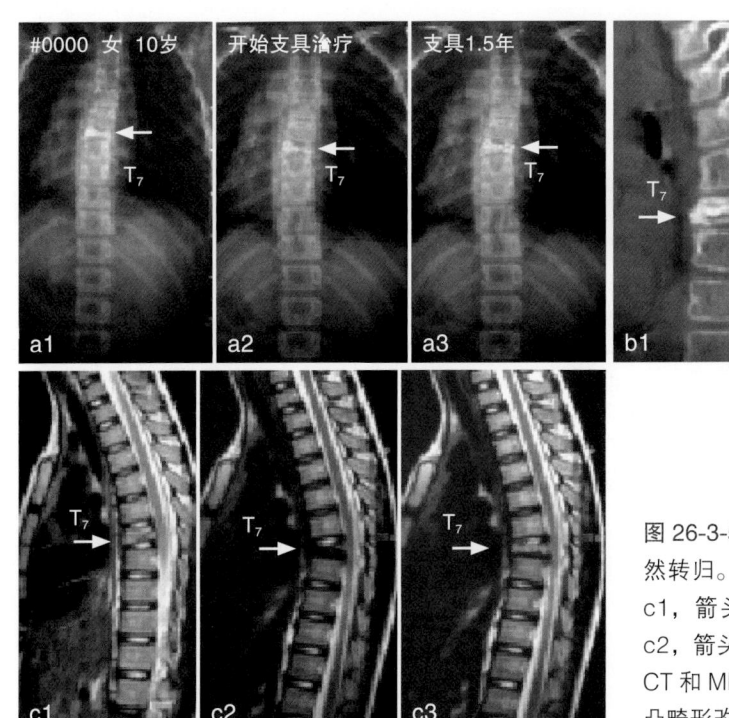

图 26-3-5　女（#0000），10 岁，T$_7$ 嗜酸性肉芽肿的自然转归。外院初诊时见椎体高度尚未完全塌陷（a1、b1、c1，箭头），3 个月后就诊时见椎体完全塌陷（a2、b2、c2，箭头），即开始行 Boston 支具治疗，治疗后 18 个月，CT 和 MRI 显示椎体病灶内开始成骨，密度增加，局部后凸畸形改善，但椎体高度仅部分恢复（a3、b3、c3，箭头）

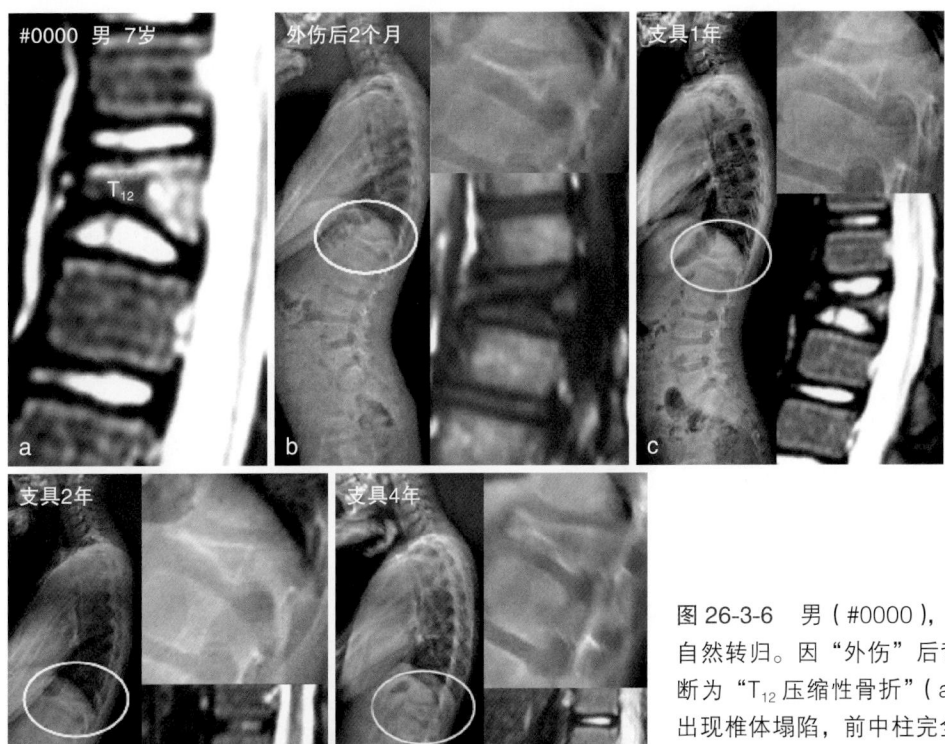

图 26-3-6　男（#0000），7 岁，T$_{12}$ 嗜酸性肉芽肿的自然转归。因"外伤"后背痛就诊，在当地医院被诊断为"T$_{12}$ 压缩性骨折"（a）；行卧床处理，2 个月后出现椎体塌陷，前中柱完全压缩（b），南京鼓楼医院诊断为 T$_{12}$ 椎体嗜酸性肉芽肿，予 Boston 支具治疗，1 年后椎体开始出现成骨（c）；2 年后椎体高度部分恢复，前柱高度恢复至 1/4（d）；支具治疗 4 年后椎体高度恢复至 2/3（e），椎体塌陷获得了部分重塑，无后凸畸形

松龙局部注射治疗嗜酸性肉芽肿且效果很好，并推荐注射甲泼尼松龙作为首选治疗方法。最近，很多学者推荐，CT 引导下局部注射甲泼尼松龙可作为嗜酸性肉芽肿治疗的一种安全有效的方案。对于一些患有多发性全身或侵袭性 LCH 病变的儿童才需要进行化疗。国际组织细胞学会采用长春新碱＋泼尼松＋甲氨蝶呤治疗多系统侵袭性 LCH，治疗周期为 12 个月。高危组远期生存率可提高为 84.0%，复发率降低至 27.0%；长疗程治疗低危组复发率降低为 37.0%。

Rabb 等报道低剂量的放疗可以控制病情的进展，但应警惕放疗本身潜在的并发症。而有些学者并不支持放疗，Johansson 等认为放疗会导致肉瘤和脊髓炎等并发症的发生。近年来，随着 RAS-RAF-MEK-ERK 信号通路中其他基因靶点突变的发现，为 LCH 的基因靶向治疗提供了一个新方向。Baumann 等报道 LCH 患者使用 BRAF 多激酶抑制剂索拉菲尼联合伊马替尼治疗有效且安全性高。

2. **手术治疗**　若保守治疗无效而出现脊柱畸形进展或神经受压，则应采取手术治疗以减轻神经受压，同时矫正畸形。手术治疗不但能直接明确诊断，还可实施肿瘤的绝大部分切除，而后重建脊柱稳定性（图 26-3-7、图 26-3-8）。Zheng 等曾报道采用前路肿瘤切除术加后路融合术，联合非甾体抗炎药口服 6 个月，成功治疗 6 例颈椎嗜酸性肉芽肿引起寰枢关节不稳的患者。术后无神经损伤、椎动脉损伤、硬膜撕裂、伤口感染及内固定断裂等并发症，在 7 年左右的随访中，未出现脊柱不稳或脊柱畸形的重现。Bilge 等报道一例嗜酸性肉芽肿侵犯 L_5 椎体，行后路病灶清除减压术加椎弓根螺钉内固定植骨融合术，术后患者神经根症状解除，在 2.5 年的随访中，未见复发。

二、Gorham-Stout 综合征

Gorham-Stout 综合征（Gorham-Stout syndrome，GSS），也称 Gorham 病，是一种以自发性、侵袭性和进行性大块骨质溶解为特征的类肿瘤样疾病。该病最早于 1838 年由 Jackson 报道了 1 例肱骨特发性骨溶解。Gorham 与 Stout 于 1955 年系统报道了 24 例患者，并定义了该病独特的病理过程，Gorham-Stout 综合征由此得名。本病曾用名繁多，包括大块骨质溶解症（massive osteolysis）、幻影骨病（phantom bone disease）、消失骨病（disappearing bone disease）、大块自发性骨溶解（massive idiopathic osteolysis）、急性自发性骨吸收（acute spontaneous absorption of bone）等。

GSS 为罕见病，国内外报道仅 200 余例。其发病年龄从 1 个月到 75 岁，以青少年为主。无种族及性别差异，也未发现遗传因素。GSS 可以影响骨骼的任何部分，形成如颌面部、上肢（包括肩胛骨）和躯干（包括肋骨、锁骨和骨盆带）的大块骨

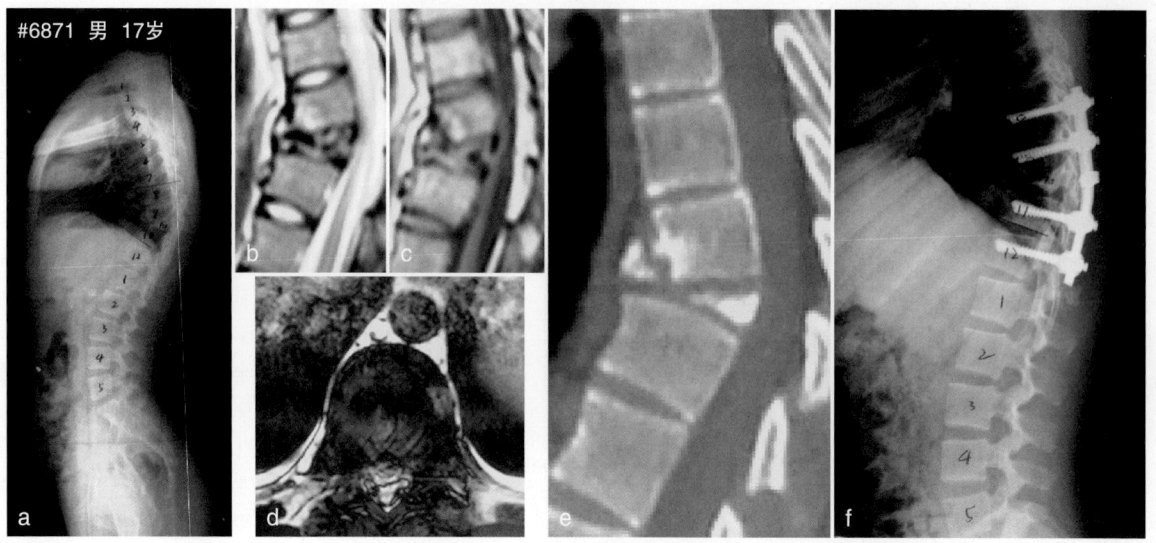

图 26-3-7　男（#6871），17 岁，T_9、T_{10} 嗜酸性肉芽肿伴胸腰椎后凸畸形（a），T_{10} 椎体完全塌陷（b、c），受侵袭的椎体径线增加，椎体周围伴有局限性薄层软组织肿块，表现出袖套征（d）。CT 示病变椎体呈溶骨性破坏，伴脊柱侧后凸畸形（e）。行脊柱后路肿瘤切除、脊柱缩短椎间融合内固定植骨融合术（f）

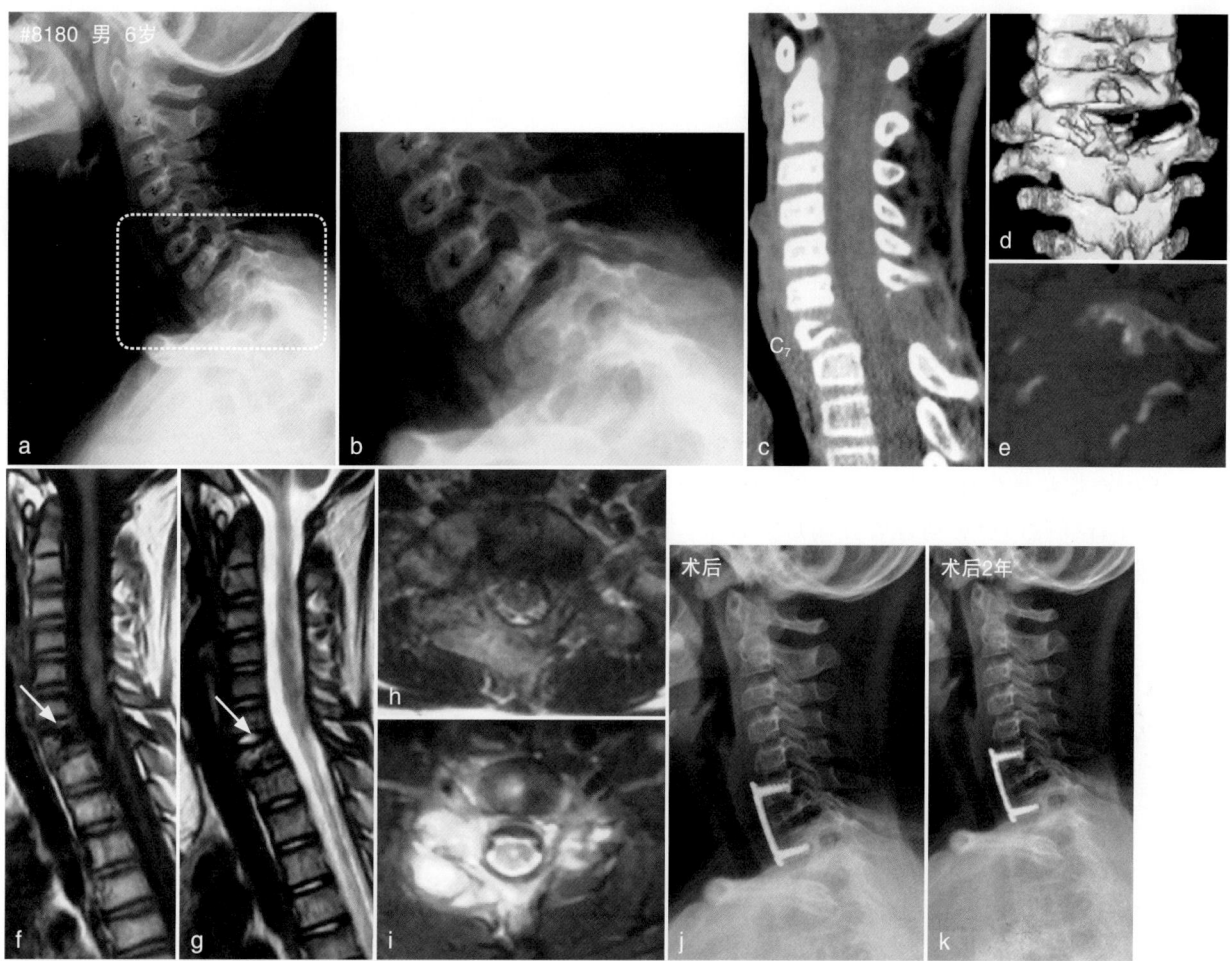

图 26-3-8 男（#8180），6 岁，C₇ 椎体嗜酸性肉芽肿伴 C₇/T₁ 椎体不稳，前滑脱，局部后凸畸形（a、b）。CT 矢状位可见 C₇ 椎体溶骨性破坏，横断面可见 C₇ 椎板和后份结构均破坏（c~e）。MRI 显示 T1WI 为等信号，T2WI 上为稍高信号改变（f~i）。行颈前路 C₇ 椎体次全切与钢板内固定植骨融合术（j），术后 2 年复查 C₆~T₁ 椎间见骨性融合，无后凸畸形（k）

病变。GSS 在脊柱虽很少见，但从颈椎到骶椎均可发生，以胸椎受累为主，也可累及肋骨和髂骨。南京鼓楼医院近期报道了 11 例 GSS 伴脊柱侧后凸畸形患者的影像学特点，并探讨了 GSS 合并脊柱畸形的进展和治疗方法。

GSS 的病因与发病机制尚不明确。Gorham 和 Stout 发现 GSS 患者骨溶解区局部血流量增加、pH 值改变及机械压力增加可导致内皮细胞增生，这可能会促进骨质流失。Gorham 病发病早期表现为局限性骨质破坏，髓腔内和皮质下可见小透光区，以致形成斑点状骨质稀疏图像。随着病程进展，透光区逐渐扩大并相互融合，同时新的破坏区不断产生。骨皮质和骨膜被破坏，正常骨结构仅见于个别区域，局部软组织受累。最后骨骼完全被纤维组织替代。由于生物力学的影响，局部椎体破坏后，脊柱通常呈现角状后凸、侧后凸、半脱位甚至脱位。

关于本病的发病机制，目前有三种假说：血管与淋巴管增殖，破骨细胞作用及机械损伤。Colucci 等发现病变区存在异常增殖的毛细血管内皮细胞及高表达的 IL-6 与 VEGF-A。Karpanen 等在骨溶解区发现大量不受控制增殖的淋巴管及其标志物淋巴管内皮透明质酸受体 -1（lymphatic vessel endothelial hyaluronan receptor-1，LYVE-1）与 D2-40 高表达。Hagendoorn 等进一步证实 PDGFR 通路在 GSS 患者淋巴管增殖的调控中发挥重要作用。此外，破骨细胞作为唯一一种能引起骨吸收的组织成分，可能在 GSS 发病机制中起了关键作用。外伤或其他因素引起破骨细胞的分化及功能调节出现病理性紊乱，使得高活性的破骨细胞数目增加而导致骨吸收增加，被吸收的骨组织被血管纤维组织代替。

临床表现

GSS 的临床表现与发病骨部位和病程长短有关，早期临床表现无特异性，多可正常生活；后期常表现为脊柱局部隐痛，通常是由隐性骨折引起，查体可发现局部压痛与叩击痛。疾病本身并不引起剧烈疼痛。外伤后可出现严重的病理性骨折，骨溶解加重后多形成局部畸形改变。

由于骨质溶解早期临床表现的非特异性，脊柱受累的 GSS 患者可以继续日常活动，直至病理性椎体骨折或症状性脊柱畸形。杜长志等报道的 11 例 GSS 伴脊柱侧凸患者均以脊柱畸形为首诊。随着骨溶解的进展，可能引起可变的脊柱畸形，例如脊柱侧凸、脊柱后凸、半脱位甚至脊柱脱位。有时，由于脊髓内血肿或继发于脊髓 GSS 的严重椎

体脱位，可能会出现神经功能缺损。如果伴有胸廓的额外受累，脊柱畸形的 GSS 患者可能会出现乳糜胸、限制性通气障碍或危及生命的并发症。实验室检查多正常，少数提示红细胞沉降率增快或骨碱性磷酸酶升高。

影像学表现

X 线表现为局限性骨质破坏、骨质稀疏。随着病程进展，椎体塌陷。该病的溶骨性破坏常引起脊柱侧凸和后凸（图 26-3-9a、b）。CT 能够准确评估骨质破坏的范围，特别是复杂部位（图 26-3-9c）。CT 平扫可见广泛性的脊柱骨溶解，部分区域软组织受累，以及根据对椎管内侵犯程度的不同而出现脊髓受压情况。CT 检查能更早、更好地反映皮质骨骨质的细微变化及其下方的骨缺损情况，在显示

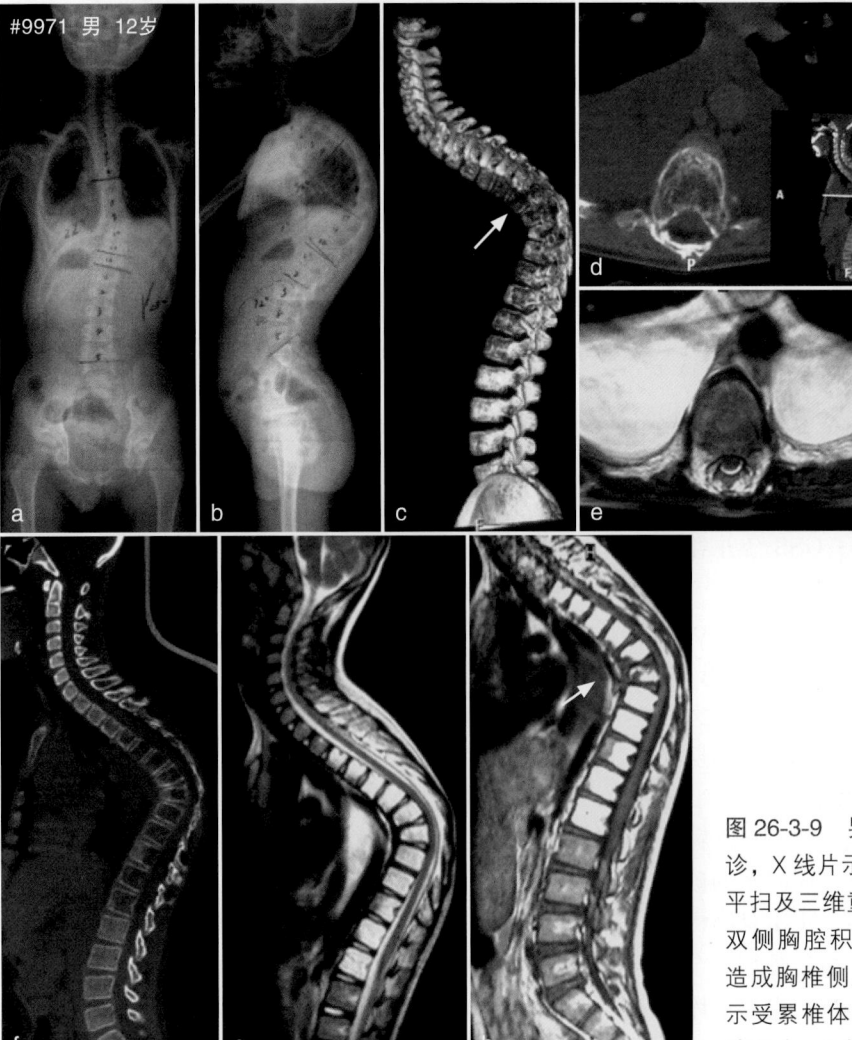

图 26-3-9　男（#9971），12 岁，以脊柱后凸首诊，X 线片示胸椎后凸伴轻度侧凸（a、b）。CT 平扫及三维重建示多节段椎体出现虫蚀样破坏，双侧胸腔积液（c、d），T_6~T_8 椎体形状畸形，造成胸椎侧后凸畸形。MRI 在 T1 与 T2 加权像示受累椎体呈现高信号（T_3~L_1），顶椎区椎管狭窄（e~h）

脊柱、肋骨及骨盆的骨质溶解、早期发现邻近骨的侵犯与蔓延方面具有重要诊断价值（图 26-3-9d）。

MRI 检查在 T1WI 上显示为混杂的高信号改变（图 26-3-9h），T2WI 上表现为更高的信号（图 26-3-9e、g）。其主要是由病变部位的纤维组织所引起。增强后无信号异常改变。病变稳定后可能表现为 T1WI 低信号、T2WI 高信号改变。早期 T1WI 呈与肌肉信号相近的低信号，T2WI 呈明显的高信号，T1WI 强化明显，提示病灶内血管丰富。后期病变静止，纤维组织逐渐取代血管组织，T1WI 和 T2WI 均呈低信号。不同的病变在 MRI 上的表现存在差异，这可能与病变内水、脂质、含铁血黄素等成分的含量差异有关。Carbó 等发现穿刺病灶内含乳糜样液体，而 Vinée 等报道穿刺病灶内为淡黄色清亮液体。

病灶的位置常为连续且多变的。在杜长志等近期报道的 11 例 GSS 伴脊柱侧凸患者中，病灶位于颈胸椎 2 例、胸椎 1 例、胸腰椎 5 例、胸腰骶椎 1 例，平均跨度为 10 个节段。最常见的位置为胸椎。所有患者均有楔形椎。最常见的病理性骨折与高度楔形椎常见于上胸椎与胸腰椎。7 例（63.6%）患者以后凸畸形为主，其中 4 例合并有矢状面失平衡。脊柱后凸与侧凸的顶椎均位于骨溶解最严重的区域。

病理学特征

病理大体观可见，早期为局限性骨质破坏，髓腔内和皮质下可见小透光区，以至形成斑点状骨质稀疏图像。随着病程进展，透光区逐渐扩大并相互融合，同时新的破坏区不断产生。骨皮质和骨膜被破坏，正常骨结构仅见于个别区域，局部软组织受累。最后骨骼完全被纤维组织替代。由于生物力学的影响，局部椎体破坏后，脊柱通常呈现角状后凸以及侧凸畸形。显微镜下基本的病理改变是蔓延增生的异常毛细血管和淋巴管导致邻近的骨组织溶解消失，并可向外扩展损伤邻近的骨、软组织和器官，骨和软组织溶解消失处被血样液体充填，但不伴增生，无细胞异型（图 26-3-10）。

自然史

本病的自然史包括病变本身的"自然史"，即

自愈倾向，数年后 CT 上椎体的骨性溶解缺损处可自发性"愈合"，MRI 上可见原病灶区高信号减弱且病灶范围缩小（图 26-3-11j），实为替代的富含脉管结构的纤维结缔组织，这也是 GSS 的重要特征之一；而脊柱畸形的"自然史"常表现为骨溶解逐渐恢复的同时脊柱侧凸却进行性加重（图 26-3-11g、h）。本病的进展和预后取决于病变所发生的部位，有的病例经数年后可稳定一定时期。Kery 曾报道 1 例侵犯左小腿胫、腓骨的病变，20 年后病变自行停止发展。但若侵犯胸骨及椎体，则可引起脊柱畸形进而引发脊髓神经或肺损伤等严重的并发症。

骨质的破坏与自愈可交替出现，脊柱侧后凸畸形可随骨质破坏的加重而进展。本病预后不易估计，可在若干年后自发性痊愈。支具治疗可减轻脊柱畸形的进展（图 26-3-12）。有些患儿的病变可持续至成年期，并以严重脊柱畸形和神经并发症而就诊（图 26-3-13）。

当病变侵犯肋骨、下颌骨时，可引起呼吸衰竭、气道阻塞。主要死因为脊椎受累引起神经系统病变，以及胸膜受累引起难以控制的乳糜胸或血胸，少数患者死于呼吸衰竭。对于脊柱畸形进展且支具治疗失败或神经功能损害的患者，椎管减压和脊柱截骨矫形固定的手术策略可以获得良好效果（图 26-3-11）。然而，GSS 患者的脊柱融合失败与移植物再吸收的发生率也高，可能需要再次手术。

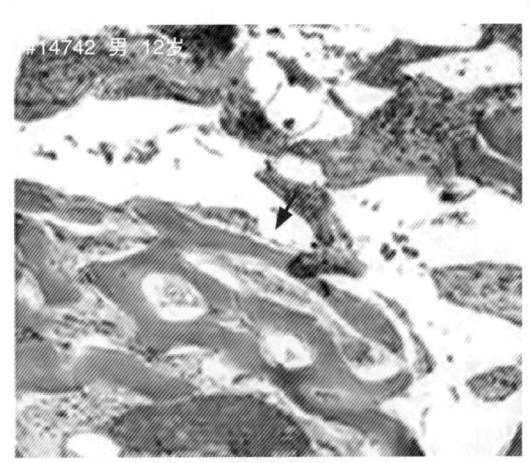

图 26-3-10　GSS 骨溶解区在镜下可见异常增殖的薄壁毛细血管与淋巴管（箭头），邻近的骨组织溶解消失并被血样液体填充（HE 染色，×40）

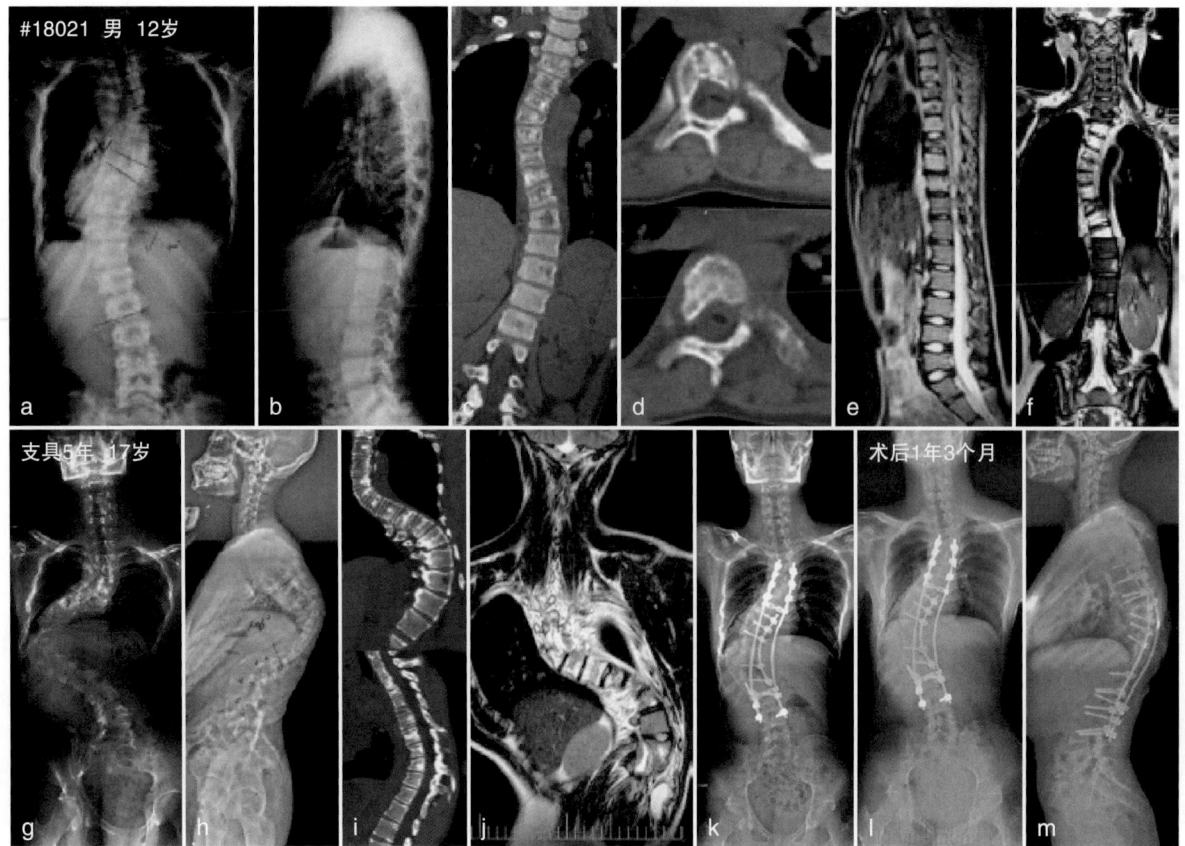

图 26-3-11   男（#18021），12 岁，GSS 合并胸椎侧后凸畸形。12 岁时因脊柱侧凸畸形（a、b）就诊，就被确诊为
GSS。CT 示胸椎多节段溶骨性破坏（c、d），MRI 示病灶在 T2WI（e）和 T1WI（f）上均呈高信号，且伴有椎管内均
匀高信号长条状影，可能为椎管内出血或淋巴液积聚。予以支具和二膦酸盐药物治疗 2 年后自停支具。5 年后因下肢
神经症状而复诊，X 线示侧后凸畸形已明显加重（g、h），但 CT 示骨溶解病变较前有自发性改善，椎体内可见成骨
性改变（i），MRI 示原病灶区高信号有减弱且病灶范围缩小（j），提示病变区有骨形成。行脊柱后路截骨矫形融合术
（k），神经功能较前好转。术后 1 年 3 个月，内固定在位，融合良好，未见有矫形丢失现象（l、m）

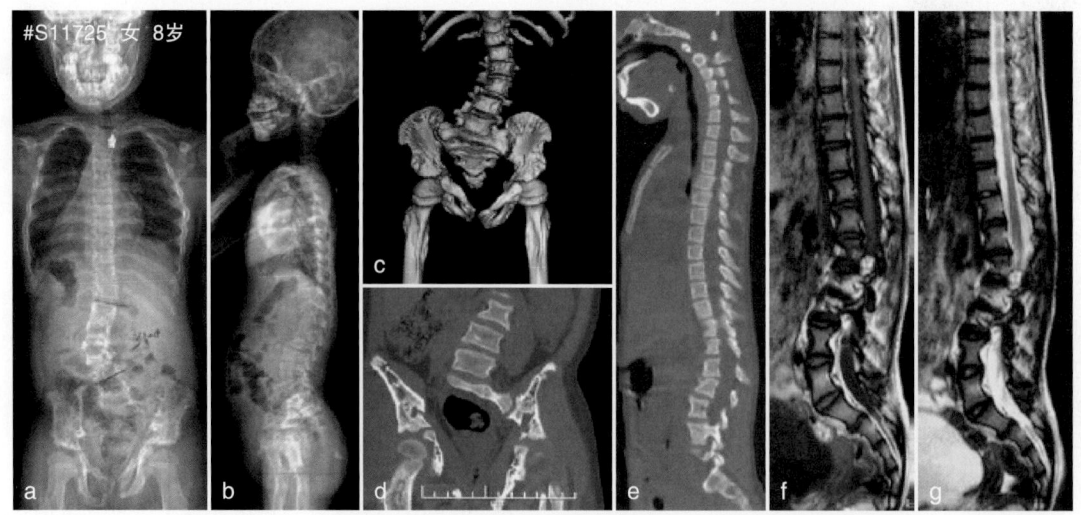

图 26-3-12   女（#S11725），8 岁，胸腰椎 GSS 合并胸腰段侧后凸畸形。8 岁 9 个月时因腰椎侧后凸畸形（a、b）就
诊。骨盆 CT 可见骨溶解和骨盆 / 髋外翻畸形（c、d），脊柱 CT 显示局部多节段腰椎楔形变伴骨溶解（e），MRI 示病
变区在 T1（f）和 T2 相（g）上均为明显高信号

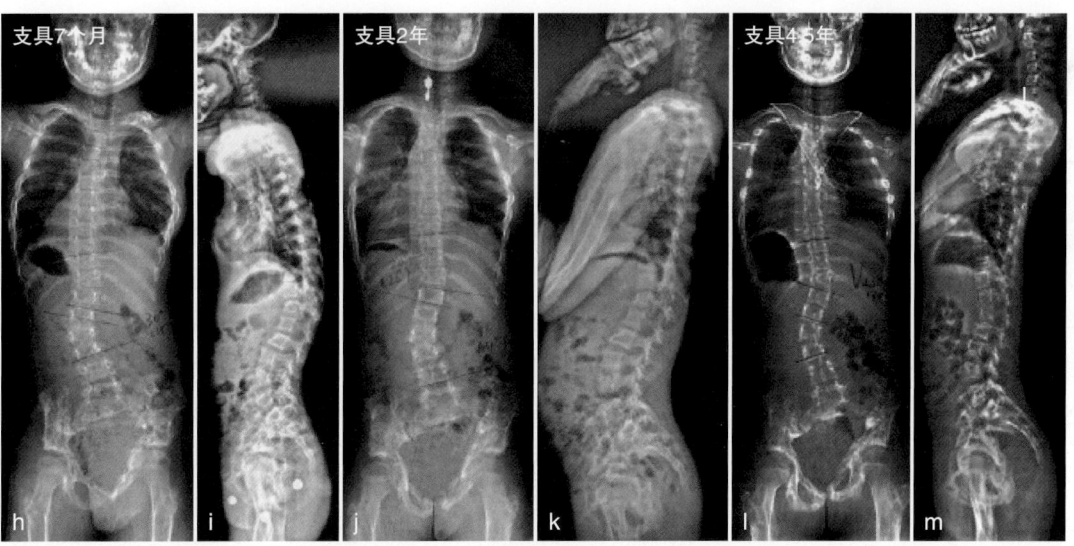

图 26-3-12（续）　行 Boston 支具治疗，随访示 4.5 年后侧后凸畸形得到满意控制（h~m）

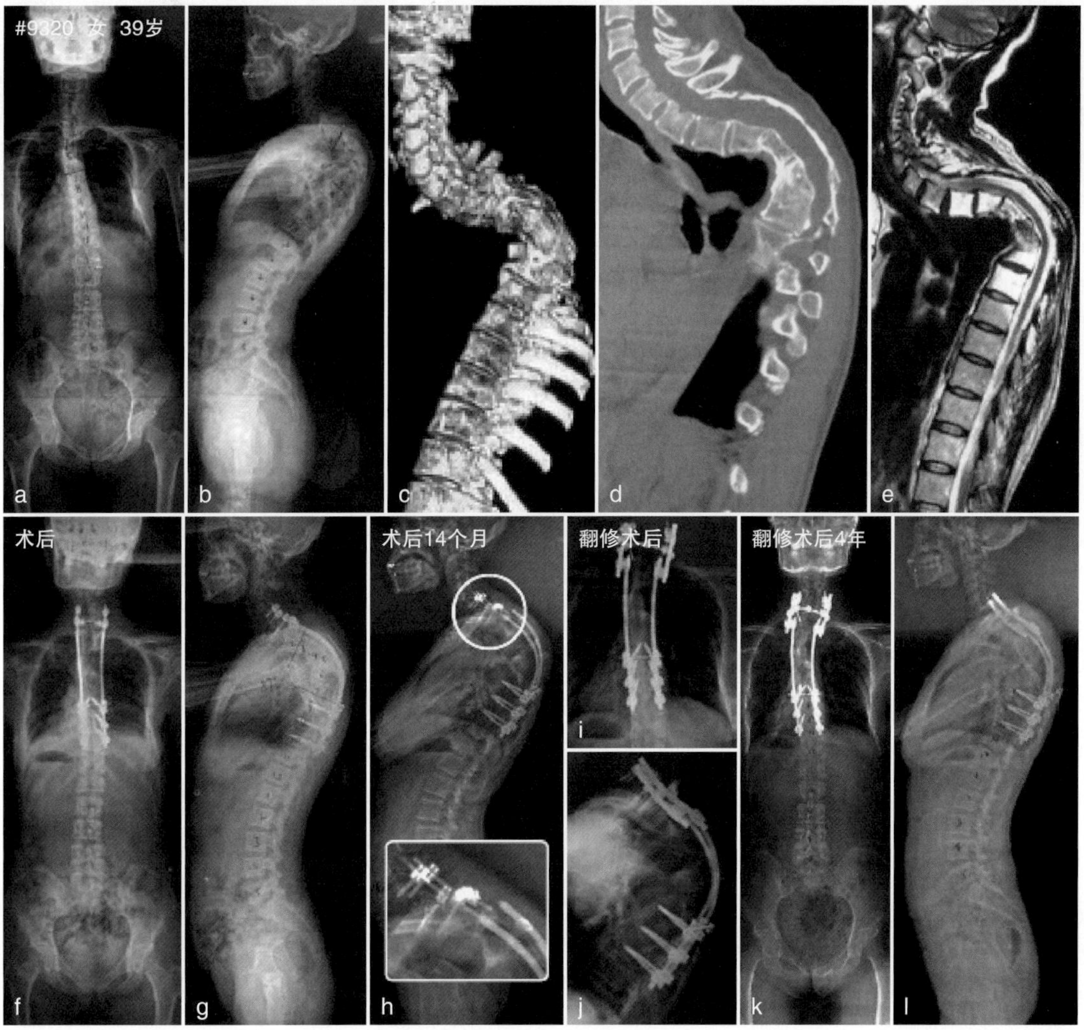

图 26-3-13　女（#9320），39 岁。自青少年期即存在上胸椎"后凸畸形"，但从未就诊，39 岁时因出现进行性加重的两下肢无力而就诊，确诊为上胸椎 GSS 合并后凸畸形。术前 X 线示上胸椎 90° 角状后凸（a、b），CT（c、d）证实为多节段进行性椎体溶解，同时自发融合（T_3~T_8），MRI 在 T2WI 上显示为显著的高信号改变（e）。行后路 C_6~T_{10} 固定融合术（f、g），术后骨融合较差，14 个月出现断钉断棒（h），后行翻修手术（i、j），翻修术后 4 年，骨性融合无矫形丢失（k、l）

治疗

GSS 的治疗方案包括药物治疗、放疗和手术，但到目前为止尚无统一意见。

1. **保守治疗**　药物治疗的作用在于稳定病灶，公认的药物包括维生素 D、二膦酸盐、干扰素、贝伐单抗、伊马替尼等。Stove 报道对 GSS 病变区使用 40Gy 的放疗剂量可缓解疼痛症状并能中断溶骨进程，但对于儿童患者的剂量与疗效尚不明确。对合并脊柱畸形、轻度无症状的患者，支具治疗可以稳定病情或推迟患者手术年龄（图 26-3-12），每天至少佩戴 20~22 小时，半年随访一次，生长发育高峰期阶段可增加随访频率。

2. **手术治疗**　对 GSS 的手术治疗，文献报道局限于对脊柱畸形的治疗。对于局限性病变，有人尝试椎体成形术。Carbó 等报道了 1 例 10 岁 GSS 患者接受椎体成形术治疗，术后 VAS 评分由 8 分恢复至 2 分，并在 4 年的随访中效果满意。由于严重的多节段骨溶解和脆弱的骨性结构，手术困难，并发症多。Ganal-Antonio 等报道了 1 例中年女性患者在随访的 14 年中接受了 6 次翻修手术，用于解决近端交界区后凸、断钉、脱钩、远端交界区后凸、螺钉拔出等并发症。融合节段也从最初的 $C_5 \sim T_3$ 逐渐延伸为枕骨到 L_3，并且患者最终在肢体麻痹和依赖呼吸机后死于败血症。

GSS 常累及后份结构，而从后路暴露脊柱很容易出现淋巴漏，因此对于病变严重的顶椎区，置钉时可旷置此区。避免在病变严重的椎体置钉，一方面固定不可靠，另一方面可能导致淋巴漏。国内曾有过前路松解术后患者死于无法控制的淋巴漏与胸腔积液（乳糜胸）的报道。因此，不建议使用前路松解等前入路手术。三柱截骨的运用也需谨慎，任何进入病椎区域的操作都可能导致淋巴漏。

对于严重不稳定的畸形，脊柱矫形手术可能是维持稳定性的唯一方法（图 26-3-14）。骨质疏松也是此类患者的特征之一，加上为避免术后出现淋巴漏而减少的植入物密度，使得内固定相关并发症发生率上升，李卫国和 Aizawa 等报道达到 50%~60% 的矫正率即可。

三、骨性纤维结构不良与 McCune-Albright 综合征

骨性纤维结构发育不良（osteofibrous dysplasia，OFD）又称骨纤维发育不良、骨纤维异常增殖症，是一组以骨纤维变性为特征的类肿瘤疾病，是多见于儿童的良性疾病，以正常骨髓组织被增生的纤维组织替代为其组织病理学特征。Campancci 于 1976 年首次提出 OFD 的命名，并指出 OFD 就是长骨骨化性纤维瘤。1992 年 Sweet 等报告了 30 例同样的病变，并命名为长骨皮质内骨性纤维发育异常。WHO 在 1995 年补充修订的骨肿瘤分类中，首次将 OFD 作为新病种与纤维结构不良平行列入骨肿瘤及肿瘤样病变中。OFD 按其病变的范围及有无合并的内分泌障碍，可分为单骨型、多骨型及 McCune-Albright 综合征三种。McCune-Albright 综 合 征（McCune-Albright syndrome，MAS），又称多发性骨纤维发育不良（multiple fibrous dysplasia of bone），是由基因突变所致的一种罕见病。1936 年由 McCune 报道了第 1 例，随后 Albright 等在 1937 年也报道了 1 例，因此得名 McCune-Albright 综合征。

OFD 为一种罕见的先天性疾病，国内外文献报道其发病率为（2~30)/1 000 000。Chow 等报道 OFD 发病率约占类肿瘤疾病的 7%。张英泽等统计 OFD 占骨肿瘤样病变的 40%。男女均可患病，但多见于女性，男女比例为 1:（3~6)。该病可发生于任何年龄，绝大多数发病年龄不超过 30 岁，平均为 8 岁，均为散发，未见有家族性发病或遗传史者。

OFD 可发生于任何骨骼，但以四肢长骨为多，有单发也有多发。多位于长骨的干骺端，可局限或向骨干扩散。股骨的近远端与胫腓骨近端是最常见的部位，其次有肱骨、肋骨、锁骨及脊柱等。MAS 常累及一侧肢体，偶尔也可双侧发病。国内外关于脊柱骨纤维结构不良的临床资料偶见于个案报道。脊柱较少受累，椎弓受累多于椎体受累，多表现为多骨型纤维结构发育不良。骨盆受累较常见，髋骨受累多于骶骨受累。

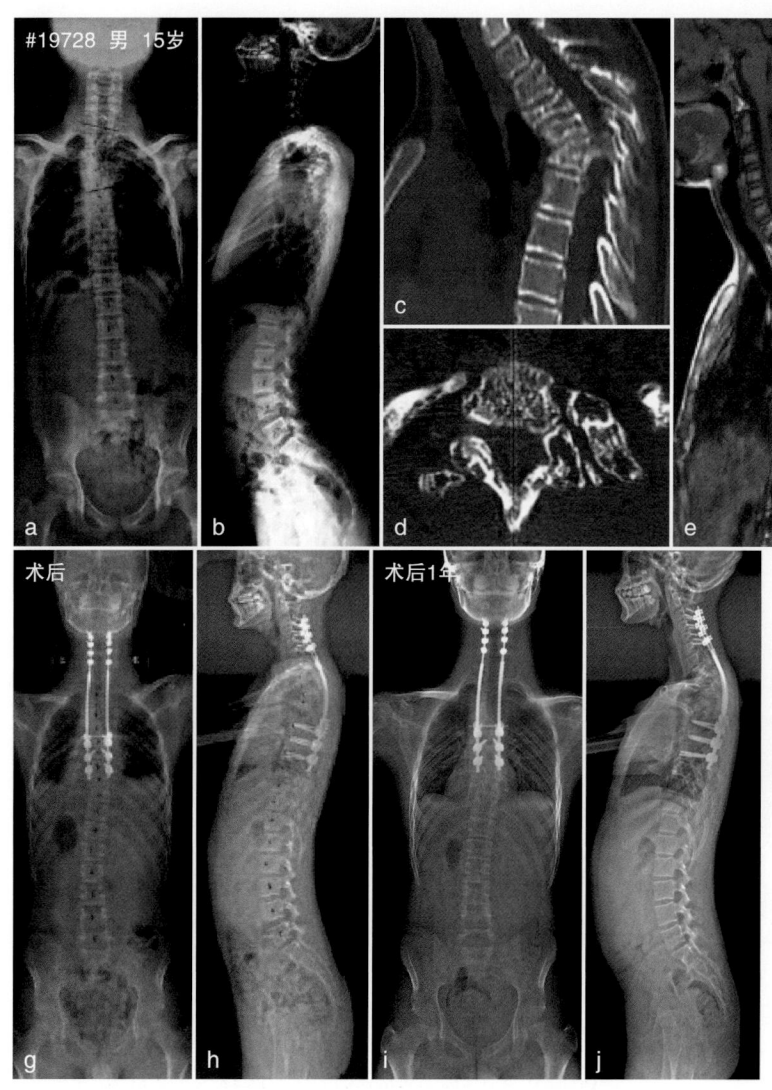

图 26-3-14　男（#19728），15 岁，颈胸椎 GSS 合并后凸畸形。就诊时已出现双下肢不全瘫（a、b）。CT 示颈胸交界区角状后凸畸形，C_7~T_5 及双侧肋骨出现溶骨性破坏（c、d），MRI 示病灶在 T1（e）和 T2 相（f）上均为高信号改变。行脊柱后路一期矫形融合术，术中显露脊柱时即出现淋巴漏，由于顶椎区骨破坏显著，为了防止置钉后的淋巴漏而将顶椎区旷置，内固定跨越溶骨病变区，行 C_4~C_6 与 T_6~T_8 矫形融合术（g、h），术后 1 年 X 线示内固定矫形满意，融合良好（i、j）

OFD 病因未明，Tobar-Rubin 等的病因学研究显示位于 8 号外显子第 201 号氨基酸的 GNAS1 基因突变可能与其有关，一般无遗传史或家族史。患者常伴随内分泌系统异常如甲状旁腺功能亢进、肢端肥大症、性早熟等。近年来，Boyce 等进一步证实 OFD 患者广泛存在着鸟核苷酸结合蛋白（G 蛋白）的兴奋性 α 亚基（Gs）基因突变，细胞内的 cAMP 堆积。其结果是激活依赖 cAMP 作用的受体（如 ACTH、TSH、FSH、LH 受体），使相关的激素直接作用于对应靶器官。

临床表现

OFD 是一种骨生长发育性病变，骨损害以灶性病变为主。体格检查可见背部活动受限，局部叩痛。椎体塌陷可引起疼痛和痉挛，因此可出现躯干倾斜与脊柱侧凸。

大多数早期病变可存在多年而无症状，继而出现疼痛、功能障碍、畸形或病理性骨折。颅面受累，常出现畸形或肿块，如颜面不对称、上颚突起等。脊柱受累首发症状多为局部疼痛，较多累及椎体及椎弓，严重者可有神经压迫症状。

骨骼损害、性早熟和皮肤色素沉着是 MAS 的三大主征。典型的色素斑称牛奶咖啡（Cafe-au-lait）斑，形状不规则，多见于背部，亦可见于口唇、腰臀部和大腿等处（图 26-3-15），以中线为界多偏于患侧。为一处或多处点片状大小不等的深黄色或黄棕色皮斑，边界不规则，有时呈齿状，组织结构与正常皮肤相似。内分泌疾病在 MAS 中也很常见，并且以自主分泌和生成激素的组织器官的功能亢进为特征。

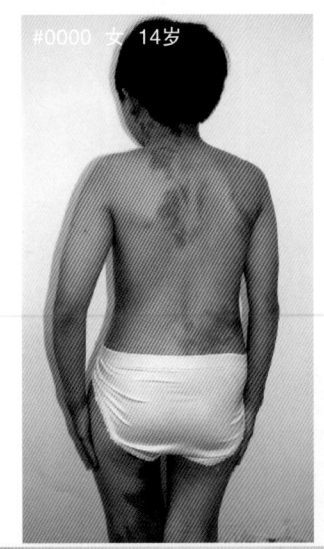

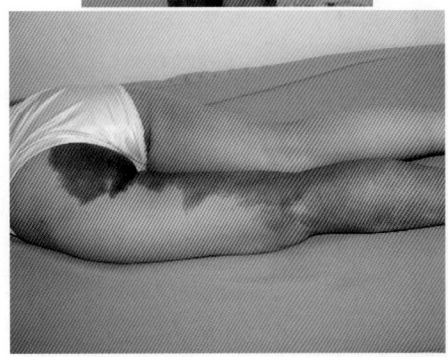

图 26-3-15　女（#0000），14 岁，MAS。有特征性皮肤色素沉着斑，但不高出于皮肤，斑块主要散在分布于腰骶部、臀、大腿等处，以中线为界多偏于患侧，为一处或多处点片状大小不等的深黄色或黄棕色皮斑，边界不规则，有时呈齿状，组织结构与正常皮肤相似

影像学表现

　　患者的受累骨骼常表现为磨玻璃状、囊性变或膨胀性改变。X 线片上常可见囊状膨胀性改变（图 26-3-16），可为单囊或多囊，以单囊多见，囊状透亮区界限清晰，骨皮质轻度膨胀，外缘光滑，内缘呈波浪或稍毛糙；囊内常散在有条索状骨纹和斑点状致密影，为本病特征性改变。多囊病灶常表现为大小不等的圆形或椭圆形透光区，与正常骨界限清晰，有较短的骨嵴自边缘伸向囊腔，呈梅花瓣状，但此型改变常见于长骨。CT 平扫可见囊肿样改变，主要表现为囊状透光区，CT 值为 30~50Hu，骨皮质变薄，囊内有磨玻璃样钙化。多囊状病灶，囊内有粗大的骨小梁，囊性病变周围可有硬化。硬化性改变的特点是非一致性密度增高，在硬化区内有散在的颗粒状透亮区。MRI 可见病骨膨胀，T1WI、T2WI 均为等信号，STIR 序列（一种脂肪抑制序列）呈高信号，病灶边缘清楚。当病灶内坏死液化时，T1WI 表现为低信号，T2WI 表现为高信号。T1WI 增强时病灶呈不均匀强化。病变有时为多发，病灶可呈丝瓜瓤样膨胀性破坏，可累及多个椎体，甚至可蔓延至肋骨并伴脊柱侧凸畸形。

　　少数患者进入成年期后可能发生慢性的病理性骨折。病灶内因出血－骨质增生－骨折愈合过程和椎体变形而致影像学特征变得不典型，难以诊断（图 26-3-17）。或进入成年期后，轻微外伤导致畸形病理性骨折才被诊断（图 26-3-18）。

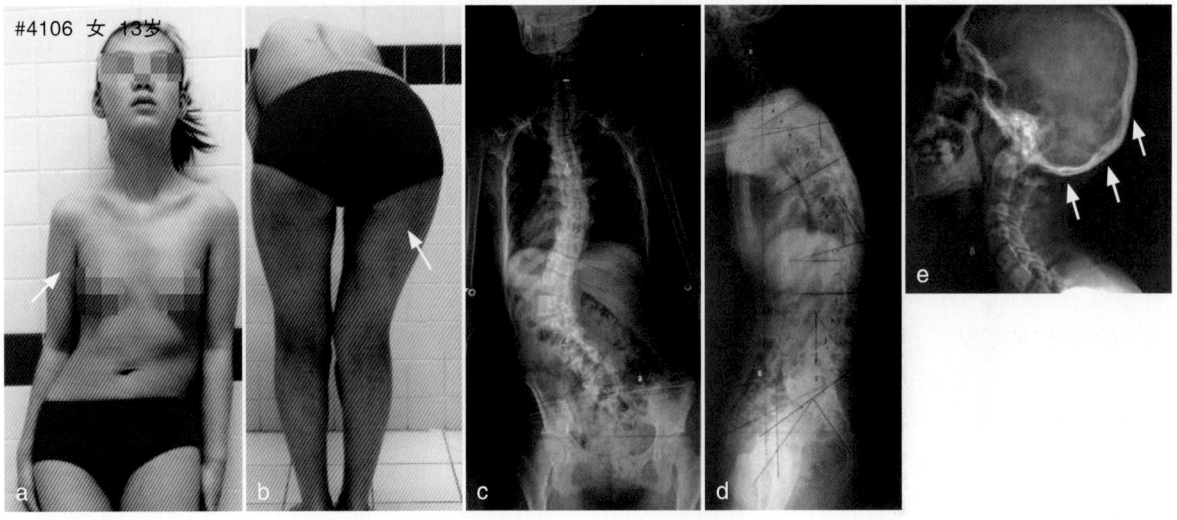

图 26-3-16　女（#4106），13 岁，多发性骨性纤维结构发育不良伴腰椎脊柱侧凸。外观可见面部不对称，腋窝与大腿根处牛奶咖啡斑（a、b）。全脊柱正侧位 X 线片示腰椎左弯与骨盆旋转（c、d）。颅骨后下方出现囊性改变（e）

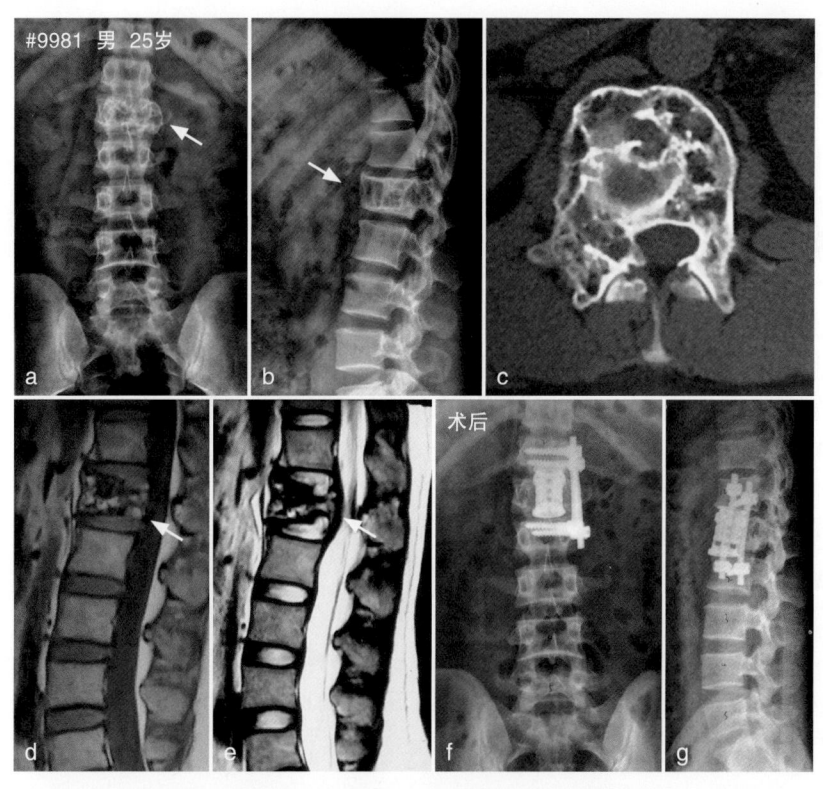

图 26-3-17　男（#9981），25 岁。X 线片可见 L₁ 椎体呈压缩性改变（a、b）；CT 平扫显示椎体呈梅花瓣状膨胀性改变（c）。MRI 矢状面可见 T1WI 上为不均匀等或稍低信号，T2WI 呈低信号（d、e）。行前路 L₁ 椎体肿瘤切除术与人工椎体重建内固定术，内固定在位，脊柱重建效果满意（f、g），术后诊断为 L₁ 骨纤维结构发育不良

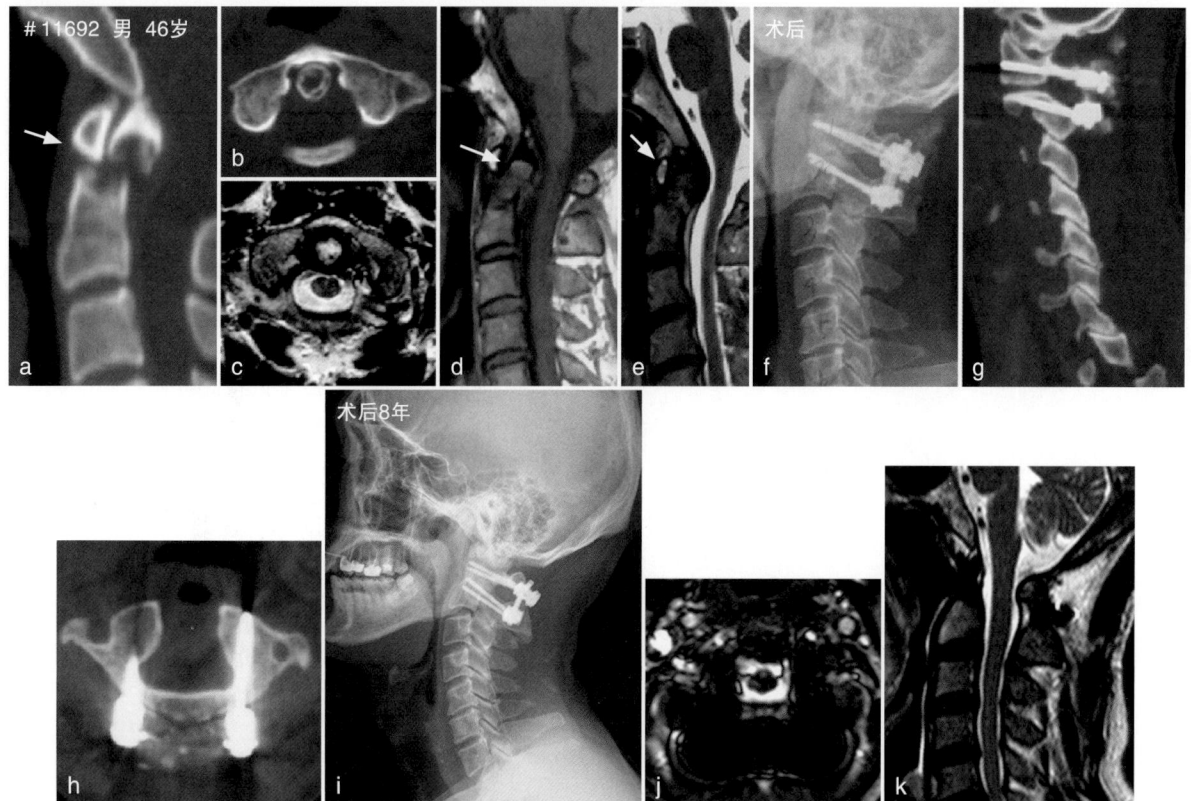

图 26-3-18　男（#11692），46 岁，颈部轻微外伤后就诊发现 C₂ 齿状突骨纤维结构发育不良伴病理性骨折（a）。CT 显示齿突骨质呈膨胀性改变，齿突基底部骨折（b），MRI 上可见轴状位 T1WI 上椎体为等信号，周围低信号考虑为骨折后血肿（c）。矢状位上 T1WI 为等信号，T2WI 为等或稍低信号（d、e）。行颈椎后路寰枢椎固定融合与经口入路齿突病灶清除术，术后肿瘤病灶完全切除，内固定稳定（f~h）。术后 8 年，X 线示内固定在位，位置良好（i），MRI 示病灶无复发（j、k）

鉴别诊断

1. **动脉瘤样骨囊肿**　其椎弓呈气球样扩张。CT 可见典型的膨胀性溶骨性病变，边界清楚。病灶的外周为骨质硬化带，可常见到局灶性骨皮质破坏，内部为密度减低区，可有骨性分隔。MRI 有助于显示具有多腔膨胀性病灶及其特征性液 - 液平面。

2. **嗜酸性肉芽肿**　X 线片上可见椎体部分或完全塌陷。脊椎完全塌陷的椎骨破坏通常呈扁平椎。相邻椎间盘的高度维持正常，椎旁软组织无肿块。嗜酸性肉芽肿的椎体破坏可引起脊柱非对称性生长，严重者可导致脊柱侧凸。CT 平扫可见椎体不同程度溶骨性骨质破坏，边缘不规则，矢状面平扫可见两个完整的相邻椎间盘之间有一个扁平的"硬币边缘"样骨楔。

3. **骨样骨瘤**　X 线片上可见中央透亮的瘤巢，多位于顶椎凹侧或近顶椎区。CT 平扫可见瘤巢多位于脊柱后份，呈圆形或卵圆形，直径小于 2cm，周围以低密度区与正常骨组织相邻，瘤巢一般为密度减低区，中央钙化可呈高密度。MRI 可见瘤巢在 T1WI 为低或等信号，硬化的边缘为低信号；在 T2WI 为低、等或高信号，硬化的边缘为低信号，而周围组织可出现高信号改变。

4. **许莫氏结节**　X 线侧位片上可见椎体后缘三角翘起的阴影，椎体终板凹陷。CT 平扫可见凹陷的终板周围密度高、中央密度低的结节。在 MRI 上，结节表现为 T1WI 低信号，可见椎间盘源性骨硬化；T2WI 上高信号，周围还可出现骨髓水肿相（图 26-3-19）。

5. **骨岛**　为松质骨内的骨性结节，通常小于 1cm，较大的骨岛可大于 2cm。X 线片上可见具有针状放射的刷状边缘。CT 显示病灶为均匀的高密度病变。MRI 上所有序列中均为均匀的低信号，缺乏周围水肿（图 26-3-20）。

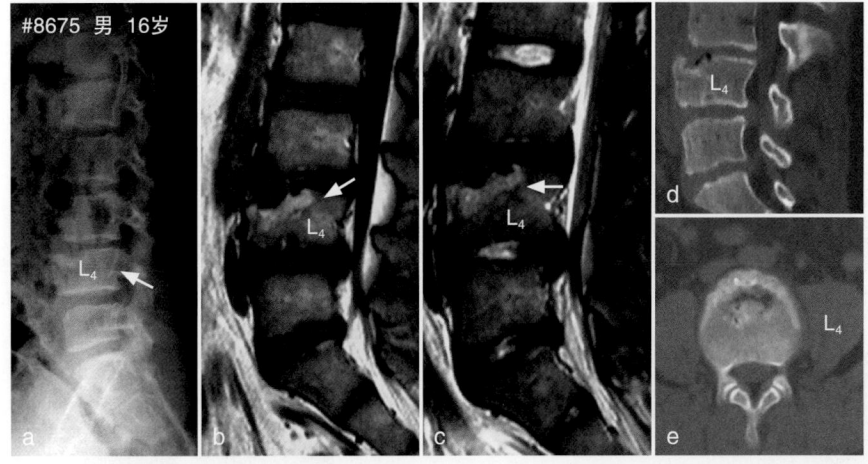

图 26-3-19　男（#8675），16 岁，X 线侧位片上可见 L$_4$ 椎体终板前缘凹陷（a）。MRI 上的 L$_4$ 上终板在 T1WI 与 T2WI 上分别可见等信号与稍高信号改变，椎体前部缺如，被与椎间盘等信号的软组织替代（b、c，箭头），CT 平扫可见相应位置的密度减低区，椎体前缘还可见高密度钙化影（d、e）

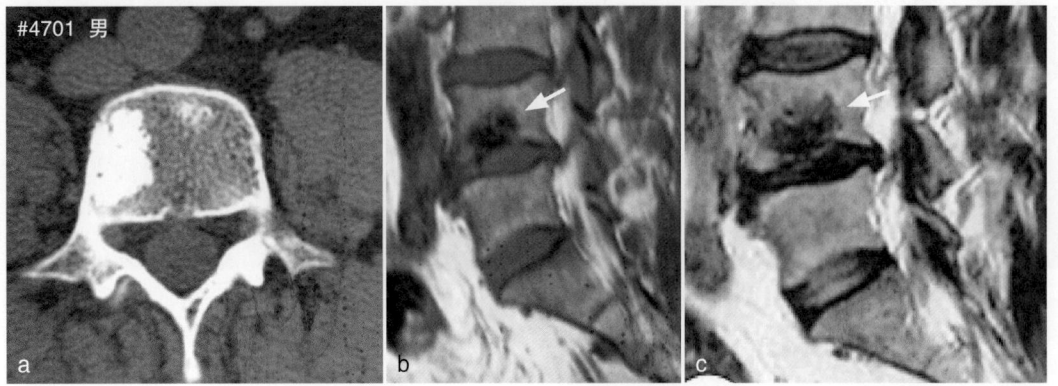

图 26-3-20　男（#4701），L$_4$ 椎体骨岛。横断面 CT 示 L$_4$ 椎体右侧一局部密度增高影，边界清晰，密度均匀（a）；MRI 示病灶在 T1WI 和 T2WI 上均呈均匀的低信号（b、c，箭头）

6.椎体成软骨细胞瘤　X 线片可见中央或偏心性溶骨性病灶,境界较清楚。椎体变扁塌陷,骨质破坏,密度不均匀。CT 平扫可见肿块边缘呈薄的硬化边缘,相邻椎间孔扩大,增强扫描可无明显强化。MRI 上,病灶在 T1WI 呈低信号,T2WI 上为混杂信号。

病理学特征

大体标本可见病灶位于骨髓腔内,色灰白,质韧、脆,刀切有沙砾感。有时可见胶冻样黏液变或囊性变,骨皮质变薄。病变与周围正常骨的界限不明显。病变区纤维成分较多时,可见囊性密度减低区,类似于囊肿或囊性肿瘤。显微镜下可见疏松的细胞性纤维组织代替正常骨组织,主要为梭形细胞背景上散在分布形态各异的小梁状编织骨,形似鱼钩、逗号。也可继发黏液变、囊性变及出现良性软骨岛(图 26-3-21)。骨小梁的周围往往缺乏成排的成骨细胞。间质成纤维细胞大小一致,呈梭形或星形。增生的纤维结缔组织中富血管,有时还可见骨样组织、软骨岛、破骨细胞。在单发病灶中,如果软骨成分较多,称作纤维软骨性结构不良。

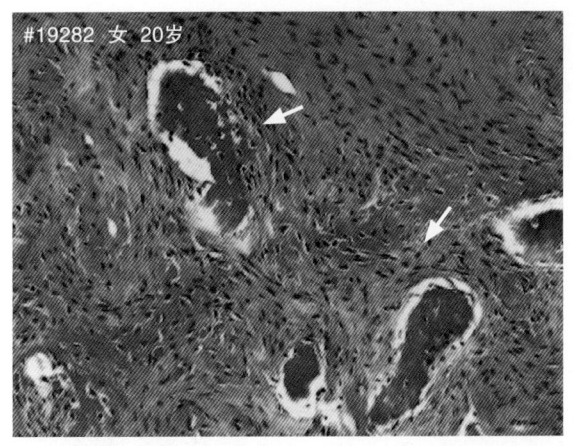

图 26-3-21　显微镜下可见形状不规则的小梁状编织骨,多处富细胞的软骨岛以及增生的纤维样组织的细胞,其核呈梭形,胞质丰富嗜酸性(HE 染色,×100)

自然史

病程发展在发育期较快,成年后较慢,且病变趋于稳定,一般不会出现新的病损。可并发或继发动脉瘤样骨囊肿,较少恶变。有报道 0.4%~0.5% 的患者可发生恶变,依次可恶变为骨肉瘤、纤维肉瘤、软骨肉瘤、骨巨细胞瘤。肉瘤样变预后较差。男性及多骨型患者发生恶变率高。

治疗

1.保守治疗　骨骼病变的保守治疗包括降钙素、二膦酸盐类药物(帕米膦酸钠)以及维生素 D3 等,一般不推荐放疗。降钙素 50~100U 隔天或 1 周 2 次,肌内注射。1994 年 Liens 等首先报道静脉滴注帕米膦酸二钠治疗多发性骨性纤维结构发育不良获得确切效果后,二膦酸盐类药物得到广泛应用。Lee 等研究表明,二膦酸盐类的药物能够有效地抑制破骨细胞所介导的骨质吸收过程,缓解骨骼疼痛,提高骨密度,控制骨病进展,降低 MAS 患儿骨折率。临床较常用的是 DiMeglio 推荐的治疗方案:每个疗程的帕米膦酸钠总剂量为 180~240mg,分 3~4 次输注,3~6 个月为一疗程。若病变小且症状不明显时,在排除其他肿瘤后,可以暂时定期随访。

2.手术治疗　单发病例以手术治疗为主,如病灶清除、植骨或代用品填充。早期常前路行肿瘤病灶切除,随着手术技术的改进,现在可经后路椎弓根途径进入椎体进行肿瘤切除。肿瘤组织不富血管,因而出血少。由于是良性病变,也不需要行整块切除。除非合并严重的病理性骨折,一般不需用人工椎体重建。椎体内的自体骨植入一般可获得良好的愈合。

对于具有恶变为骨肉瘤及纤维肉瘤可能的 OFD,且同时继发病理性骨折导致脊髓神经损伤,因其后果严重,需彻底清除病灶,这也是防止复发的关键。对于畸形严重者可行截骨矫形术。刮除病灶骨,采用植骨与内固定(图 26-3-22、图 26-3-23),但术后有可能复发。

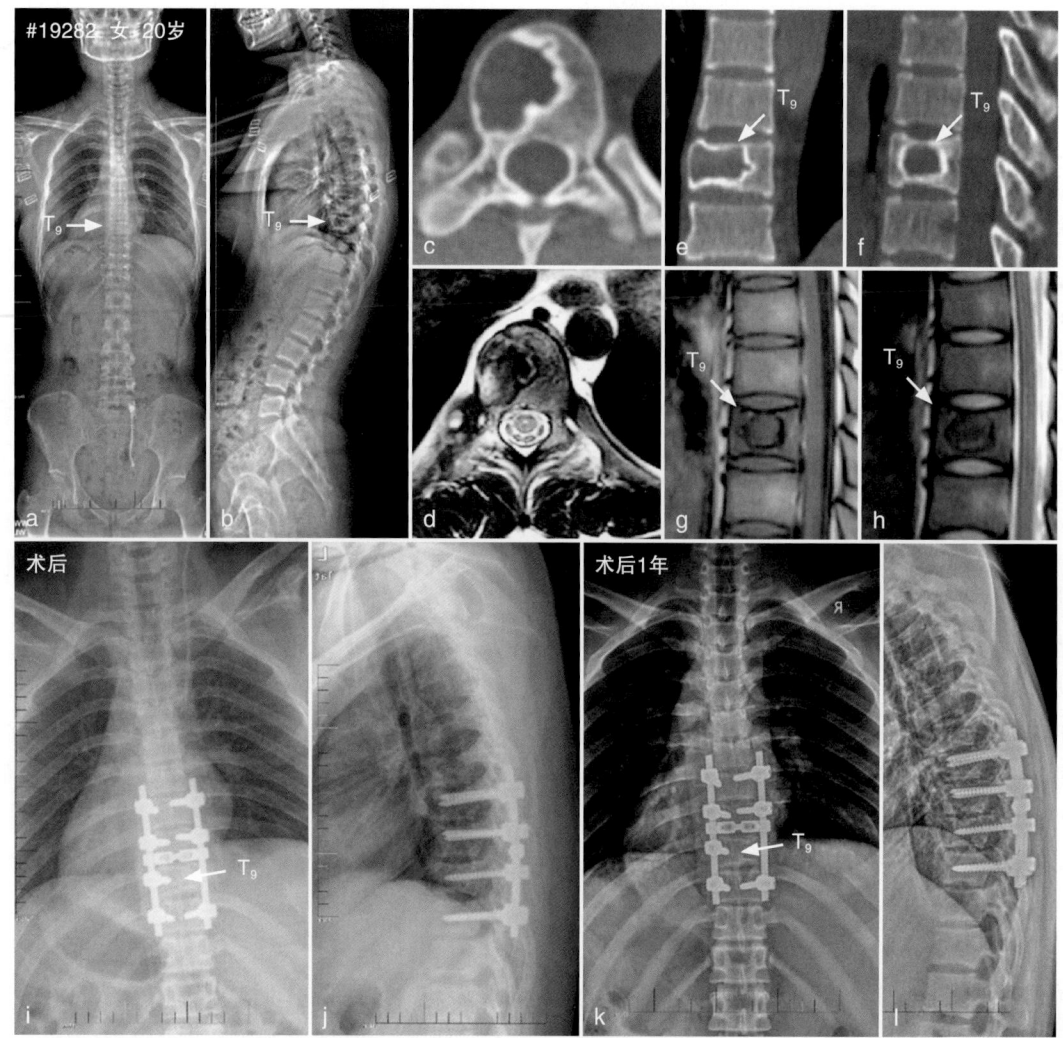

图 26-3-22　女（#19282），20 岁，骨性纤维结构发育不良。X 线示 T₉ 椎体有低密度改变（a、b）。CT 平扫与三维重建示 T₉ 椎体前份囊状透光区，边缘硬化，椎体骨皮质变薄（c、e、f）。MRI 可见 T1WI、T2WI 上病灶均为等信号（d、g、h）。行后路 T₉ 经椎弓根椎体病灶清除植骨与内固定术（i、j）。术后 1 年，T₉ 椎体内植骨愈合良好（k、l）

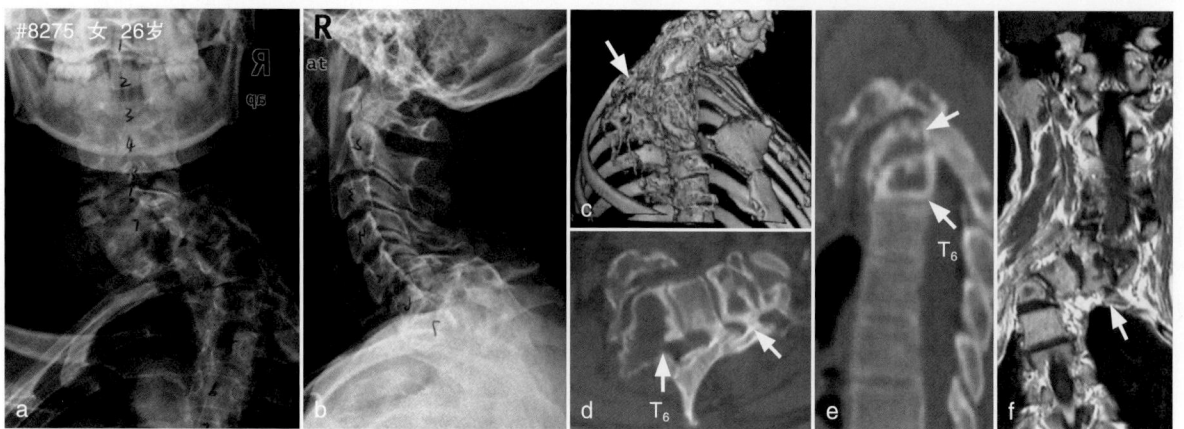

图 26-3-23　女（#8275），26 岁，C₆~T₅ 椎体多发性骨纤维发育不良合并上胸椎脊柱侧凸、后凸畸形伴不全瘫（a、b）。CT 平扫与三维重建示受累椎体及肋骨呈囊状膨胀性改变，骨皮质变薄，边缘硬化（c~e，箭头）

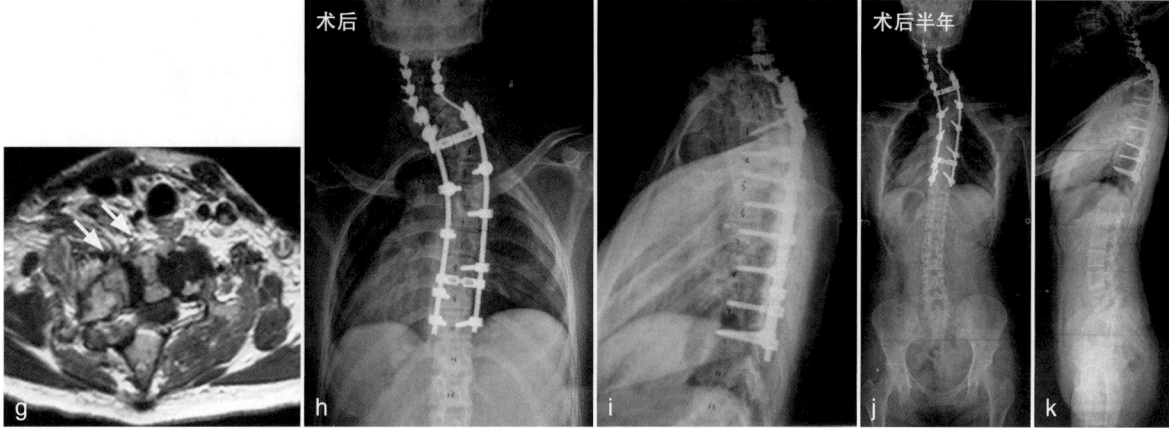

图 26-3-23（续） MRI 在 T1WI 上呈低信号改变（f、g，箭头）。行后路椎板切除减压、肿瘤部分切除和矫形内固定植骨融合术，颈胸段冠、矢状面形态恢复（h、i）。在半年随访时，内固定在位，未见松动（j、k）

参考文献

[1] Teo HE, Peh WC. The role of imaging in the staging and treatment planning of primary malignant bone tumors in children[J]. Eur Radiol, 2004, 14(3): 465-475

[2] Garg B, Sharma V, Eachempati KK, et al. An unusual presentation of eosinophilic granuloma in an adult: a case report[J]. J Orthop Surg (Hong Kong), 2006, 14(1): 81-83.

[3] Jaffe N. Advances in the management of malignant bone tumors in children and adolescents[J]. Pediatr Clin North Am, 1985, 32(3): 801-810.

[4] Badalian-Very G. A common progenitor cell in LCH and ECD[J]. Blood, 2014, 124(7): 991-992.

[5] Kamimura M, Kinoshita T, Itoh H, et al. Eosinophilic granuloma of the spine: early spontaneous disappearance of tumor detected on magnetic resonance imaging. Case report[J]. J Neurosurg, 2000, 93(Suppl 2): 312-316.

[6] Scaglietti O, Marchetti PG, Bartolozzi P. Final results obtained in the treatment of bone cysts with methylprednisolone acetate (depo-medrol) and a discussion of results achieved in other bone lesions[J]. Clin Orthop Relat Res, 1982(165): 33-42.

[7] Mavrogenis AF, Abati CN, Bosco G, et al. Intralesional methylprednisolone for painful solitary eosinophilic granuloma of the appendicular skeleton in children[J]. J Pediatr Orthop, 2012, 32(4): 416-422.

[8] Lindelöf B, Forslind B, Hilliges M, et al. Langerhan's cell histiocytosis in an adult. Acta Derm Venereol, 1991, 71(2): 178-180.

[9] Baumann M, Cerny T, Sommacal A, et al. Langerhans cell histiocytosis with central nervous system involvement—complete response to 2-chlorodeoxyadenosine after failure of tyrosine kinase inhibitor therapies with sorafenib and imatinib[J]. Hematol Oncol, 2012, 30(2): 101-104.

[10] Zhang XH, Zhang J, Chen ZH, et al. Langerhans cell histiocytosis of skull: a retrospective study of 18 cases[J]. Ann Palliat Med, 2017, 6(2): 159-164.

[11] 杜长志, 孙旭, 邱勇, 等. 脊柱Gorham病合并重度侧后凸畸形的手术疗效及其对策[J]. 中华骨科杂志, 2020, 40(23): 1583-1591.

[12] Colucci S, Taraboletti G, Primo L, et al. Gorham-Stout syndrome: a monocyte-mediated cytokine propelled disease[J]. J Bone Miner Res, 2006, 21(2): 207-218.

[13] Carbó E, Riquelme Ó, García A, et al. Vertebroplasty in a 10-year-old boy with Gorham-Stout syndrome[J]. Eur Spine J, 2015, 24(Suppl 4): S590-593.

[14] Ganal-Antonio AK, Samartzis D, Bow C, et al. Disappearing bone disease of the humerus and the cervico-thoracic spine: a case report with 42-year follow-up[J]. Spine J, 2016, 16(2): e67-75.

[15] Sweet DE, Vinh TN, Devaney K. Cortical osteofibrous dysplasia of long bone and its relationship to adamantinoma. A clinicopathologic study of 30 cases[J]. Am J Surg Pathol, 1992, 16(3): 282-290.

[16] Lee RS, Weitzel S, Eastwood DM, et al. Osteofibrous dysplasia of the tibia. Is there a need for a radical surgical approach?[J]. J Bone Joint Surg Br, 2006, 88(5): 658-664.

[17] Robinson C, Collins MT, Boyce AM. Fibrous dysplasia/McCune-Albright syndrome: clinical and translational perspectives[J]. Curr Osteoporos Rep, 2016, 14(5): 178-186.

[18] Spencer T, Pan KS, Collins MT, et al. The clinical spectrum of McCune-Albright syndrome and its management[J]. Horm Res Paediatr, 2019, 92(6): 347-356.

第四节 脊柱良性肿瘤

一、骨样骨瘤

骨样骨瘤（osteoid osteoma）是一种由成骨细胞及其产生的骨样组织构成的良性骨肿瘤，中央为一瘤巢，是血管性骨样组织，周围为反应性硬化骨包绕。Bergstrand 于 1930 年首次报道该肿瘤。Jaffe 于 1935 年首次命名并定义其为含血管丰富的疏松结缔组织形成的良性骨肿瘤，通常为 1.5~2cm。

骨样骨瘤好发于 7~25 岁，男女比约为 3∶1。Barei 等报道 70% 的骨样骨瘤患者发病年龄小于 20 岁。最多见于股骨和胫骨，四肢骨与脊柱也可发生。

骨样骨瘤在良性骨肿瘤中占 12%，Zileli 等报道脊柱骨样骨瘤占全身骨样骨瘤的 10%，好发于腰椎和颈椎。Harish 等报道脊柱骨样骨瘤绝大多数见于后份结构，以椎弓根、椎板、关节突和横突基底部最为常见，为高度血管化间质中界限分明的具有骨形成活性的瘤灶组织。瘤灶在骨皮质内最常见，而骨膜下和松质骨内较少见。

骨样骨瘤病因未明，Pines 等认为可能与炎症、病毒感染或动静脉发育异常有关。Baruffi 等通过细胞遗传学研究发现，骨样骨瘤的常染色体 22q13.1 缺失可能影响其细胞增殖调控的关键基因，并抑制参与细胞凋亡信号转导通路的磷酸丝氨酸结合蛋白的合成，影响细胞正常的有丝分裂。Marcove 等发现骨样骨瘤与前列腺素的含量有关。多项研究表明前列腺素 E_2 与前列环素的分泌在骨样骨瘤的发生发展中扮演重要作用。

临床表现

疼痛为骨样骨瘤的主要症状，夜间或脊柱活动时加剧，服用水杨酸类药物后疼痛可缓解，而后又反复。随病程进展，病灶处的疼痛可频繁发作且症状加重。Marcove 等认为引起疼痛的原因是骨样骨瘤的瘤巢可分泌前列腺素 E_2，它具有降低痛觉感受器阈值的作用，从而刺激神经末梢产生疼痛。患者血液中的前列腺素明显升高，为正常人的 100~1000 倍，而非甾体抗炎药（NSAID）可抑制前列腺素 E_2 的合成，所以可减轻疼痛。

脊柱骨样骨瘤另一常见的体征是脊柱侧凸。Saifuddin 等通过对 421 例脊柱骨样骨瘤研究发现，63% 有脊柱侧凸，且病灶常位于侧凸顶椎的凹侧。脊柱侧凸的发生与否与病灶的部位有关，胸、腰椎比颈椎易发生，下位颈椎比高位颈椎多见，合并脊柱侧凸患者的病灶多偏向中线的一侧。因此，当儿童出现疼痛性脊柱侧凸时应高度怀疑骨样骨瘤。颈椎骨样骨瘤患者可以斜颈或颈椎活动受限就诊。腰椎骨样骨瘤患者腰部局部活动受限，部分患者可出现特殊的躯干前倾等体态。少数患者有椎旁肌萎缩或局部压痛等表现。极少伴有神经系统受损症状，体征可能仅有背部肌肉痉挛和局部叩痛。

影像学表现

X 线片上可见中央透亮的瘤巢，若中央有钙化可呈较高密度。可伴脊柱侧凸，瘤巢多位于侧凸的凹侧顶椎或近顶椎区（图 26-4-1a、b）。CT 平扫

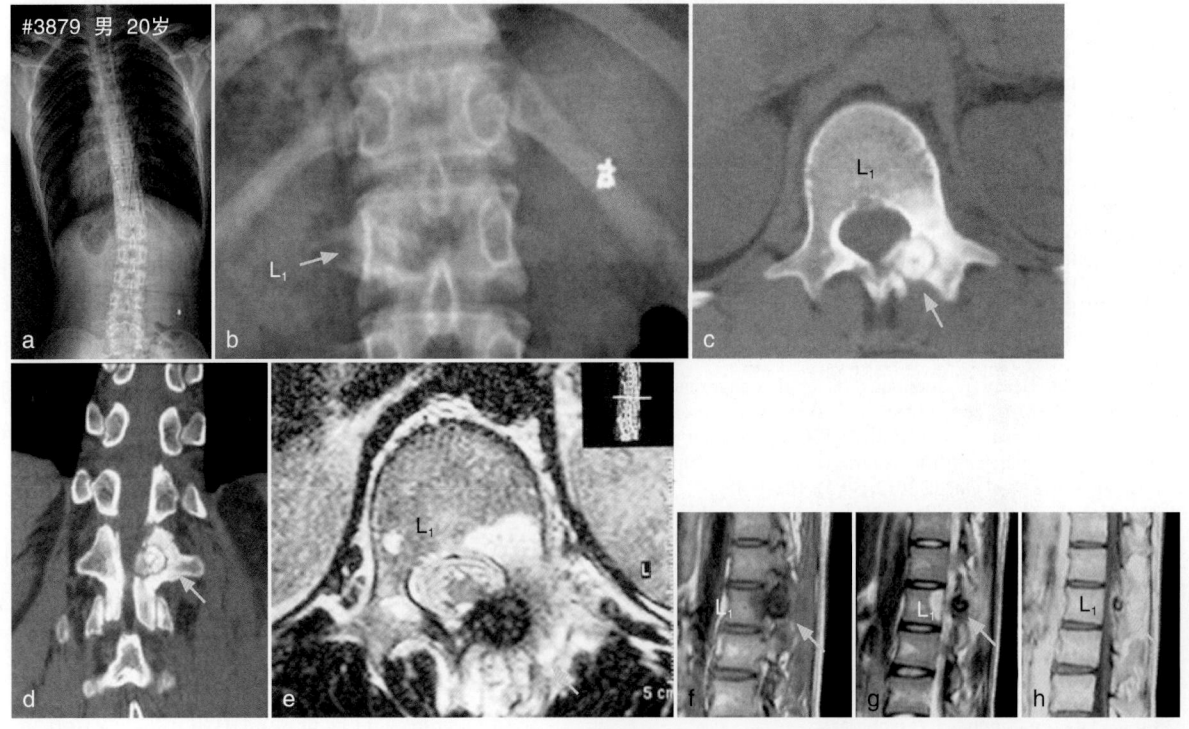

图 26-4-1   男（#3879），20 岁，L_1 骨样骨瘤。X 线片示轻度腰椎右侧凸伴躯干倾斜（a），局部放大可见 L_1 左侧椎弓根影密度增高（b）；CT 示瘤灶位于 L_1 左侧椎板处，中央为卵圆形瘤巢，外周为硬化骨（c、d）；MRI 示瘤巢在 T1WI 上呈低信号（f）、T2WI 上呈低信号（e、g），且在 T1WC+ 上无强化（h），瘤巢周围硬化骨在 T1WI 和 T2WI 上均呈低信号（f、g），外周水肿在 T2WI 上呈高信号（e，箭头）

可见瘤巢多位于脊柱后份，呈圆形或卵圆形，直径小于 2cm，周围以低密度区与正常骨组织相邻，瘤巢一般为密度减低区，若瘤巢中央有部分钙化可呈等密度或高密度（图 26-4-1c、d，图 26-4-2b、c，图 26-4-3b）。瘤巢周围的硬化骨呈高密度，部分瘤巢不明显者仅见局部骨质硬化。MRI 可见瘤巢在 T1WI 为低或等信号，硬化的边缘为低信号（图 26-4-1f）；而在 T2WI 瘤巢为低、等或高信号，硬化的边缘为低信号。周围组织可出现高信号改变，甚至累及邻近脊椎和肋骨（图 26-4-1e、g，图 26-4-2c、d），这些严重的反应性改变易被误诊为恶性肿瘤或炎症。

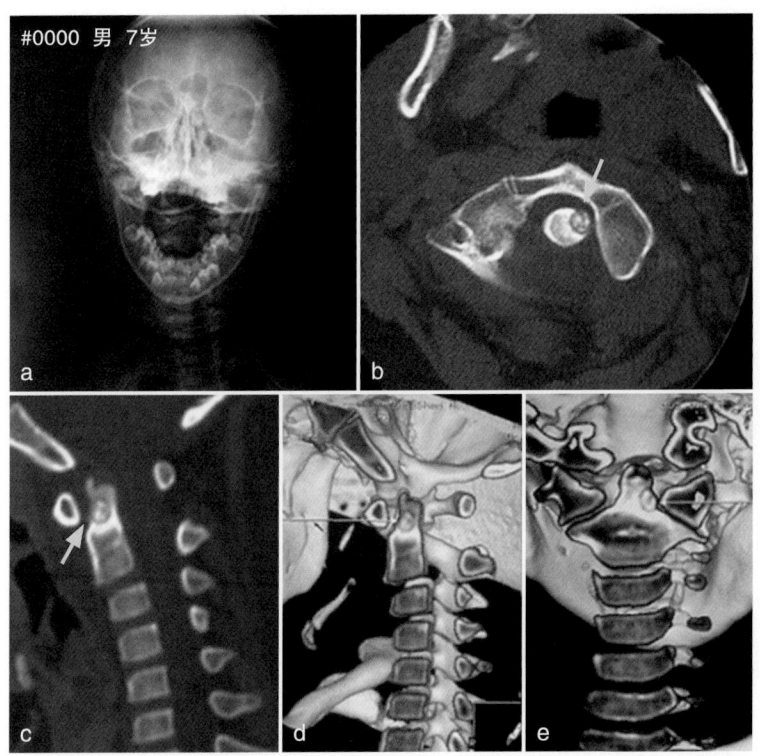

图 26-4-2　男（#0000），7 岁，齿突骨样骨瘤。因上颈部疼痛、斜颈伴活动受限首诊。张口位片示齿突左侧一占位病变（a）；CT 平扫示瘤灶位于齿突左前侧，中央为圆形瘤巢（b、c，箭头）；CT 三维重建更立体地显示了瘤巢相对于齿突的位置（d、e）

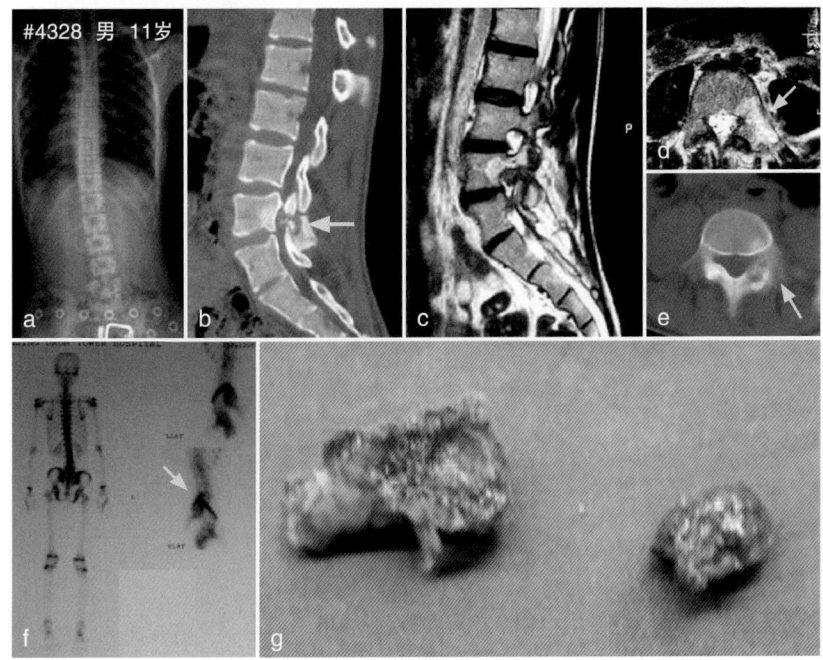

图 26-4-3　男（#4328），11 岁，L₄ 椎弓根及下关节突处骨样骨瘤。X 线示伴有腰椎左侧凸和躯干倾斜（a）；CT 示瘤灶位于 L₄ 椎弓根关节突处（b、e，箭头）；MRI 示 T2WI 上瘤巢呈等信号，周围软组织呈高信号提示水肿（d、e，箭头）；核素扫描示局部放射性核素聚集（f，箭头）；术中整体切除见瘤巢颜色呈暗红色（g）

病理学特征

大体标本可见肿瘤呈卵圆形或圆形，直径较小，一般小于2cm（图26-4-3g），与正常骨组织边界分明。中心为瘤巢所在，为樱桃红或棕红色，质柔软，若钙化则可呈坚硬或含沙样，周围为白色硬化骨组织。镜下见间质结缔组织内包含有不同成熟度的骨组织、新生骨小梁和丰富的毛细血管（图26-4-4）。成骨细胞部分呈上皮样细胞表现，但无多型性或不典型等恶性肿瘤特征，并常有少量破骨细胞、淋巴细胞和浆细胞。

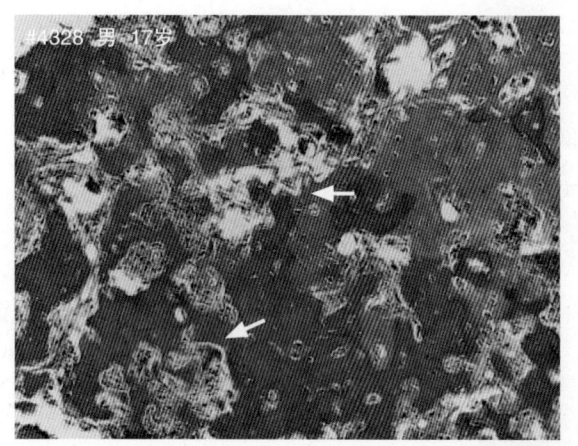

图26-4-4 骨样骨瘤镜下见间质结缔组织内包含有不同成熟度的骨组织、新生骨小梁和丰富的毛细血管

自然史

本病缺乏大样本的自然史研究。个别报道显示可能会自发缓解，也可能会增大。完整手术切除瘤灶后预后佳，但少数可复发。伴有的脊柱侧凸早期为功能性，病灶切除后，侧凸可逐渐消失。在生长发育的患儿，若治疗不及时，最初的代偿性姿势性脊柱侧凸随病程的延长可进展为伴椎体旋转的结构性脊柱侧凸，侧凸的弯度和椎体旋转的程度与病程的长短呈正相关。

治疗

1. 保守治疗 该病无需放疗或化疗。非甾体类抗炎药可缓解疼痛症状，但影像学无明显改变，复发率较高。二膦酸盐因其有直接或间接的抗肿瘤效应，也常被用于防止骨并发症、缓解骨疼痛、提高生存率。所以Bousson等提出可用二膦酸盐来缓解骨样骨瘤患者的疼痛症状。

2. 手术治疗 本病的最佳治疗方法是手术完全切除病灶。若不能完整切除肿瘤，则应尽可能完整刮除瘤巢和周围反应性硬化骨。可使用苯酚、95%酒精或冷冻等方法灭活囊壁，一般作局部刮除后行自体骨、人工骨或异体骨移植，也可应用骨水泥充填瘤腔以降低复发率。近来，刘晓光等研究发现CT引导下经皮射频消融术来治疗脊柱骨样骨瘤，疗效安全可靠。

如手术对肿瘤的切除可能导致脊柱不稳定，应进行内固定重建脊柱稳定性（图26-4-5）。近期，Chen等报道1例9岁的L_5椎弓骨样骨瘤伴脊柱侧凸患儿，在行病灶切除术后脊柱侧凸与疼痛症状均得到改善。Saifuddin等认为病程超过15个月，即使病灶完全切除，术后脊柱侧凸也不能全部改善。因此，小儿脊柱骨样骨瘤早期诊断、早期治疗十分重要。由于骨样骨瘤大多位于后份，大多采用后入路瘤巢切除。内固定节段仅限于肿瘤切除节段，术后可用支具进一步控制畸形进展。

二、成骨细胞瘤

成骨细胞瘤（osteoblastoma），是一种趋向于分化为成骨细胞的骨肿瘤，可产生骨样组织和粗糙的编织骨组织。Jaffe和Mayer于1932年首先报道1例"掌骨的成骨细胞性骨样组织形成的肿瘤"。该病曾被称为良性骨母细胞瘤、巨大骨样骨瘤、良性成骨细胞瘤或成骨性纤维瘤等。但由于该肿瘤常有侵袭性，甚至会出现肺转移或恶变，为实现诊断名称统一与避免误解，现多采用Jaffe于1965年提出的"成骨细胞瘤"。它的组织学特点类似于骨样骨瘤，但其转归不同于骨样骨瘤。

成骨细胞瘤病因未明。有学者认为该肿瘤是对非化脓性感染的反应，也有研究认为它并非一般的感染，而可能与病毒感染或血管发育异常有关。肿瘤细胞中未发现端粒酶活性，Kido等认为这可能与成骨细胞瘤的良性特征相关。Dancer等发现在肿瘤细胞中存在Runx2和Osterix蛋白的高表达，Runx2蛋白可以上调Osterix基因转录和蛋白表达，后者对于成骨细胞的分化调节非常重要。Oliveira等研究发现成骨细胞瘤存在p53基因10

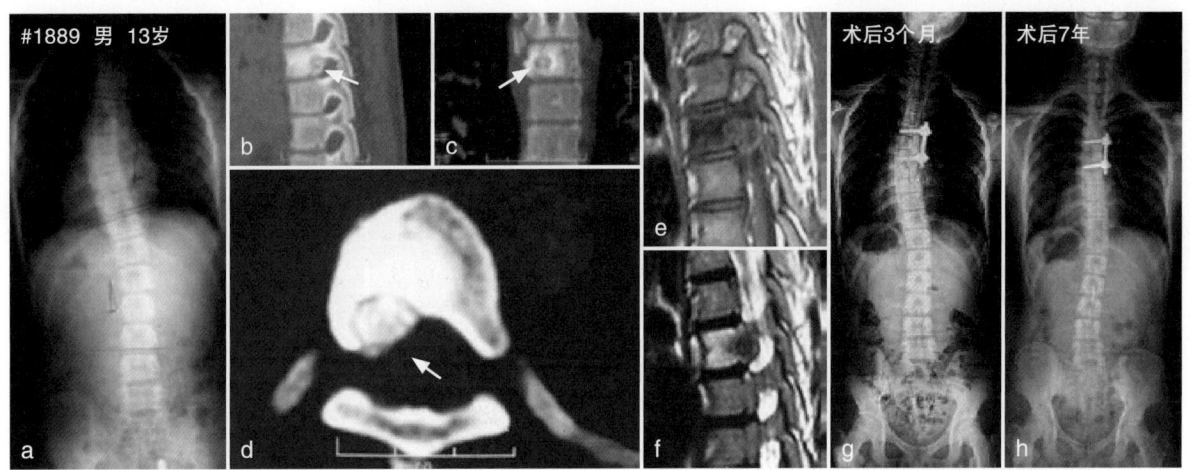

图 26-4-5 男（#1889），13 岁，以脊柱侧凸为首诊的 T_6 椎体骨样骨瘤。X 线示轻度脊柱侧凸（左胸弯 22°），但已出现躯干倾斜（a）；CT 示 T_6 椎体右后方可见一圆形或卵圆形瘤巢，周围以低密度区与正常骨组织相邻（b~d）；MRI 上 T1WI 示瘤巢为低或等信号，硬化的边缘为低信号（e），T2WI 上瘤巢为混杂信号，硬化的边缘为低信号（f）。行前路肿瘤切除内固定术后 3 个月，侧凸逐渐好转（g），术后 7 年随访时仅残留轻度侧凸（h）。此部位的病变目前也可采用一期后路切除

号外显子突变，同时还发现 p53 蛋白表达与肿瘤复发显著相关。

成骨细胞瘤较少见，约占骨肿瘤的 1%，好发于 10~30 岁的少年与青年人群，25 岁左右为发病高峰，男性患者多于女性，男女比例为（1.5~2）: 1。与骨样骨瘤不同，成骨细胞瘤病灶直径常大于 2cm，好发于脊柱和扁骨。12%~46% 的成骨细胞瘤发生于脊柱，占脊柱所有原发肿瘤的 4%~9%，好发于椎弓根、关节突等附件部位，其中半数发生于腰椎，其次是胸椎、颈椎和骶椎，椎骨上的病变多位于脊柱的后方，尤以椎弓根易先受累。

临床表现

患者常表现为轻至中度的局部疼痛，服用水杨酸类药物难以缓解疼痛。但同骨样骨瘤相比，成骨细胞瘤患者的疼痛往往不如骨样骨瘤患者剧烈。成骨细胞瘤分泌的前列腺素可引起周围软组织广泛性水肿。

脊柱成骨细胞瘤可伴有脊柱侧凸和椎旁肌肉痉挛等表现，因此对于疼痛性脊柱侧凸的儿童和青少年均应怀疑成骨细胞瘤。若脊柱成骨细胞瘤进展，可出现脊髓压迫症状与放射性根性痛，亦可并发骨软化症。少数患者为隐匿性起病，有些患者可发生自发性硬膜外血肿，以神经损害症状首诊。

影像学表现

X 线片上瘤灶表现为椎弓部位的膨胀性、溶骨性骨破坏区，局部可有小片状或斑点状钙化（图 26-4-6a，图 26-4-7a）。CT 平扫可见肿瘤区有溶骨性骨破坏，界限清楚，周边硬化，内部可见钙化灶（图 26-4-6b~d，图 26-4-8a），有时与软骨肉瘤和内生软骨瘤的钙化软骨难以鉴别，肿瘤内部也可有新骨形成，甚至出现不规则骨小梁。肿瘤常向椎体侵犯，可见椎体后方有锐利的透亮区。若向周围软组织侵入，则可见瘤灶周有钙化环包绕（图 26-4-6d）。对于侵袭性成骨细胞瘤，骨皮质可中断。如病变出现在胸椎，可出现附近肋骨的骨膜反应、胸膜的渗出性改变和增厚（图 26-4-8b），有时也可出现黄韧带骨化。MRI 上可见，T1WI 上瘤灶呈低或等信号，其中的钙化灶和硬化的边缘呈低信号（图 26-4-6e，图 26-4-7c、d）；T2WI 上瘤灶呈低、等或高信号，其中的钙化灶和硬化的边缘呈低信号（图 26-4-6f）。MRI 还可清楚显示瘤灶周围水肿区域，有时类似恶性肿瘤或感染（图 26-4-7c、d）。胸椎成骨细胞瘤可伴胸膜渗出性改变。约 15% 的患者因有动脉瘤样骨囊肿改变而出现液平。侵袭性成骨细胞瘤可破坏骨皮质，可引起椎管内硬膜外血肿（图 26-4-8b~e）。MRA 成像可见局部血供丰富。

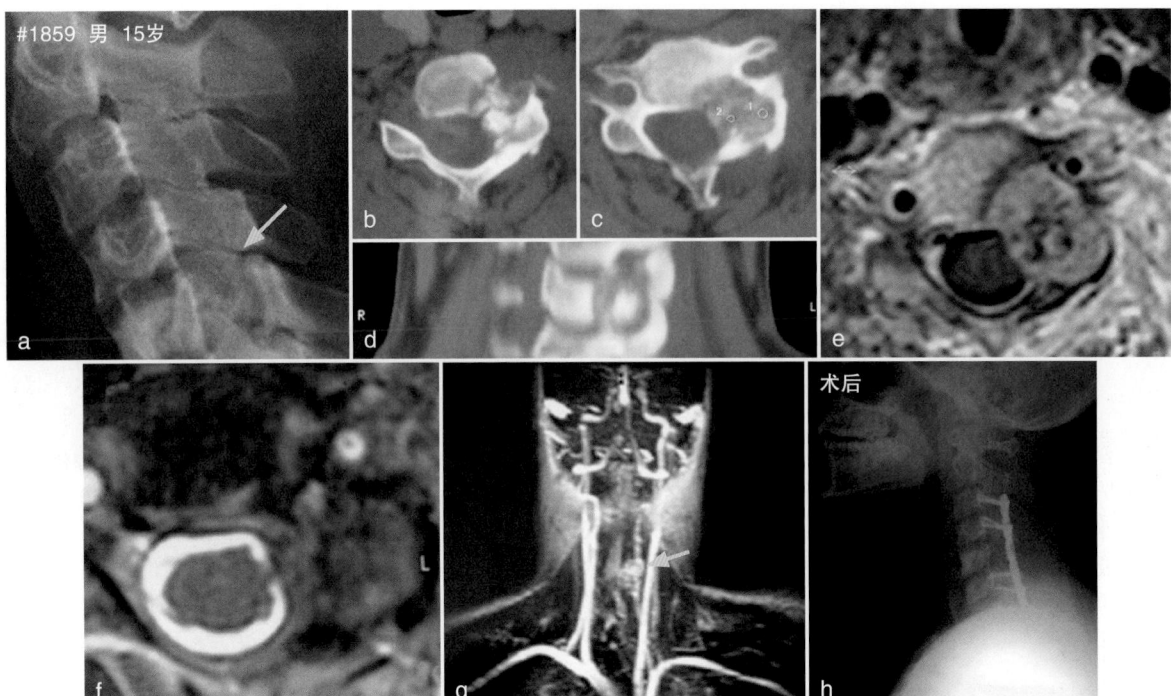

图 26-4-6　男（#1859），15 岁，C₅ 椎弓根、关节突处成骨细胞瘤。X 线示 C₅ 椎弓根处局部密度减低区，C₅ 椎弓根膨胀性、溶骨性骨破坏区（a，箭头）；CT 平扫和冠状面重建示局部膨胀性、溶骨性骨破坏区，直径约 3cm（b~d）；横断面 MRI 示肿瘤 T1WI 上呈等信号，其中的钙化灶和硬化的边缘呈低信号（e）；在 T2WI 上呈等信号，其中的钙化灶和硬化的边缘呈低信号（f）；MRA 示瘤灶局部血供丰富，但肿瘤没有侵犯椎动脉（g，箭头）。行后路肿瘤切除与内固定融合术（h）

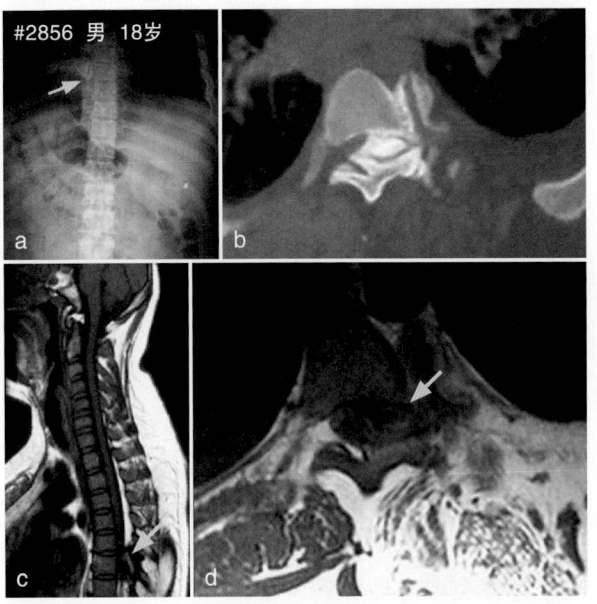

图 26-4-7　男（#2856），18 岁，T₆ 肋横突部成骨细胞瘤。X 线示 T₆ 横突增大增粗，左侧第 6 肋头部增粗（a，箭头）；CT 可见 T₆ 肋横突部（左侧）膨胀性病灶占位，有片状钙化，左侧胸腔内可见少量渗出性积液（b）；MRI T1WI 示局部低信号（箭头），伴有周围软组织呈高信号，易与软组织肿瘤混淆（c、d）

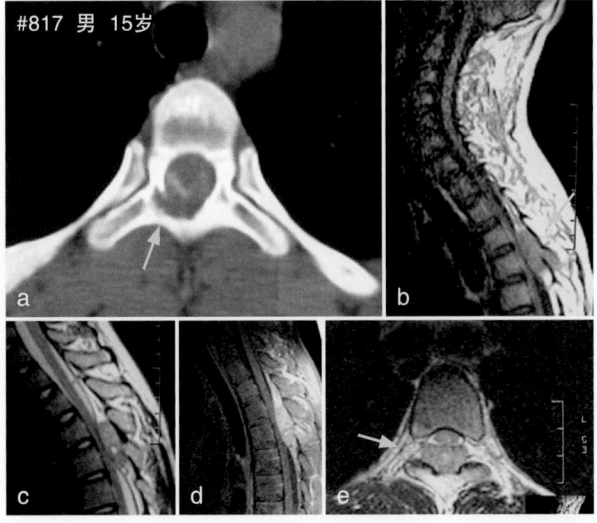

图 26-4-8　男（#817），15 岁，以轻微外伤后截瘫就诊，确诊为 T₄ 椎板成骨细胞瘤伴自发性硬膜外血肿。CT 平扫示 T₄ 右侧椎板密度减低区伴内侧皮质破坏、椎管内占位（a，箭头）；矢状面 MRI 示 T₄ 水平椎管内硬膜外血肿，位于背侧，呈梭形，在 T1WI 上呈偏低信号（b、e），在 T2WI 上呈等信号（c），在 T1WI+C 上可被强化（d）

腰椎和胸椎发病者多伴有脊柱侧凸，常为顶椎区凸侧。Akhaddar 等报道 2 例成骨细胞瘤侵犯椎体，X 线片的典型表现是伴脊柱侧凸畸形，病程较长者可见脊椎旋转，表现为结构性脊柱侧凸。

鉴别诊断

1. 成骨细胞瘤与骨样骨瘤　脊柱的成骨细胞瘤和骨样骨瘤均属于成骨性肿瘤，骨样骨瘤好发于青少年，一般为 20 岁以前，而成骨细胞瘤发病年龄较前者略大。成骨细胞瘤临床表现与骨样骨瘤不同，不仅一些患者无症状，而且水杨酸类药物不容易缓解疼痛；自然病史也不同，骨样骨瘤趋向消退，而成骨细胞瘤则趋向进展，有恶变潜力。影像学上，成骨细胞瘤直径通常大于 2cm，表现为界限清楚、卵圆形、膨胀性的溶骨性骨破坏区；而骨样骨瘤的瘤巢为一均匀的小范围（直径小于 2cm）的圆形或卵圆形放射线透亮区，瘤巢周围有反应性硬化骨组织包绕。

2. 成骨细胞瘤伴脊柱侧凸与青少年特发性脊柱侧凸　Saifuddin 等研究发现，成骨细胞瘤一般位于侧凸的凹侧，可能是疼痛引起肿瘤同侧的椎旁肌痉挛所致；但肿瘤也可发生在凸侧，可能提示病变范围广泛，存在周围软组织侵犯。这与青少年特发性脊柱侧凸有区别，后者一般不伴有疼痛症状，且进展缓慢。而在肿瘤患者，背部叩痛明显，前屈试验时剃刀背畸形不明显，平卧位时侧凸程度较立位减轻。通过 CT 和 MRI 可精确定位肿瘤累及节段、清晰显示其细微结构及其与周围软组织的关系，以及椎管侵犯情况等，从而与特发性脊柱侧凸相鉴别。

病理学特征

成骨细胞瘤的最大径可在 2~13.5cm 不等，边界分明，周围有薄层硬化骨，内为暗红色。肿瘤的侵蚀可使骨皮质膨胀。镜下见高度血管化结缔组织间质中含有大量类骨质和原始骨小梁组织，类骨质和骨小梁组织的成熟度不一（图 26-4-9）。骨小梁周围可见成骨细胞呈薄片状包绕，良性成骨细胞瘤成骨细胞一般无异型变，少有有丝分裂相。存在破骨细胞，其参与原始骨小梁的重塑。侵袭性成骨细胞瘤组织学特征表现为成骨细胞体积更大、核突出、有丝分裂相更多、胞质呈嗜酸性，称为上皮细

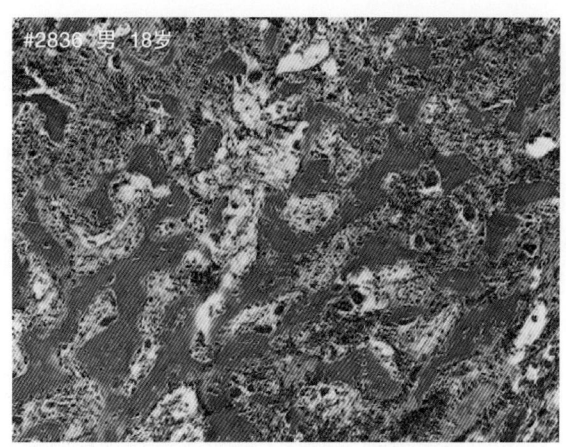

图 26-4-9　成骨细胞瘤镜下见高度血管化结缔组织间质中含有大量类骨质和原始骨小梁组织，骨小梁周围可见成骨细胞呈薄片状包绕，存在破骨细胞（HE 染色，×100）

胞样成骨细胞，瘤内含有较多的多核破骨细胞样巨细胞。

自然史

成骨细胞瘤根据组织细胞学表现，分为两种类型：良性成骨细胞瘤和侵袭性（或恶性）成骨细胞瘤。二者的好发部位相似，但侵袭性成骨细胞瘤更易侵袭周围软组织。良性成骨细胞瘤生长缓慢，很少复发或恶变。而侵袭性成骨细胞瘤易复发，复发率可达 50%。侵袭性成骨细胞瘤组织学特征为成骨细胞体积更大、核突出、有丝分裂相更多，瘤内含有较多的多核破骨细胞样巨细胞。

脊柱成骨细胞瘤多数预后良好，文献报道其总体复发率在 10%~24%。Marsh 等报道了 52 例随访 1 年的成骨细胞瘤病例，总体复发率为 15%，其中脊柱病例 27 例，4 例复发（15%）；非脊柱病例 25 例，复发 4 例（16%），两者无明显差异。Boriani 等报道的脊柱成骨细胞瘤手术切除病例，其复发率为 13%。刘忠军团队研究报道了 10 例脊柱成骨细胞瘤患者随访 1~8 年，复发 2 例，复发率为 20%。

成骨细胞瘤继发脊柱侧凸的严重性及进展性与患者的发病年龄及病程长短有关。Ranford 等研究发现，骨骼成熟期发病的患者，即便是病程较长，也很少有椎体旋转，脊柱侧凸进展较慢。而青少年期发病的患者，如果治疗不及时，持续的凹侧椎旁肌痉挛会导致凹侧椎体生长，软骨板及附件骨骺压力增高，将妨碍或延缓凹侧骨质生长，而对侧骨质继续正常生长，从而发生椎体旋转引起结构性脊柱侧凸。

治疗

1. 保守治疗　目前研究认为，保守治疗效果有限。Camitta 等曾报道 1 例 C_2 成骨细胞瘤的患儿，联合甲氨蝶呤、顺铂、阿霉素等化疗药物，有效地缩小了肿瘤的体积并限制了疾病的进展。但尚无对其确切疗效的大样本研究。Harrop 等认为，放疗可作为联合化疗或二次手术前的辅助治疗手段。放疗在脊柱成骨细胞瘤治疗中的应用存在争议。Marsh 等研究发现，放疗不能改善疾病预后且有导致肿瘤恶变的可能。因此，放疗适用于手术无法彻底切除肿瘤、术后复发或需行辅助治疗的患者。

2. 手术治疗　过去认为成骨细胞瘤属良性肿瘤，治疗中如能彻底将病变刮除并植骨填塞空腔，则病变很少复发。如关节突破坏或切除过多，可行短节段内固定融合术（图 26-4-10）。但是在肿瘤切除不彻底时有 10% 的复发率。因此，对一般成骨细胞瘤的切除应较彻底，不能过于保守。而对侵袭性成骨细胞瘤，应做整块切除术，必要时予以内固定以重建脊柱稳定性。若肿瘤体积较大，术前可先行肿瘤血管栓塞。若同时伴有神经根或脊髓压迫症状的，手术治疗旨在减压，其效果主要取决于压迫的程度和时间，以及减压手术是否彻底。

针对伴有的脊柱侧凸，Akbarnia 等认为，若脊柱侧凸为非结构性，则不必行侧凸矫形术。仅行病灶清除，术后疼痛可消失，椎旁肌肉痉挛缓解，脊柱侧凸可得到良好的自我矫形。吕国华团队的研究表明，脊柱良性成骨细胞瘤引起疼痛性脊柱侧凸一旦确诊，应立即手术切除，无需术后化疗与放疗。继发的脊柱侧凸多为功能性侧凸，不需额外矫形。若为结构性脊柱侧凸，可按脊柱侧凸的矫形原理进行侧凸矫形内固定术。

三、动脉瘤样骨囊肿

动脉瘤样骨囊肿（aneurysmal bone cyst，ABC）是由大小不等充满血液等的腔隙组织组成的膨胀性、溶骨性病变。Jaffe 与 Lichtenstein 于 1942 年将其命名为动脉瘤样骨囊肿，本病发生于骨而向骨外膨胀性生长，其内容物为充满血液的囊腔血窦，以纤维组织间隔。ABC 可为原发性，也可继发于成骨细胞瘤或成软骨细胞瘤等，通常为 Enneking 2 期（S2）或 3 期（S3）阶段，但可能存在局部侵袭性病变。

ABC 约占所有原发性骨肿瘤的 1%，患者年龄多在 10~20 岁之间，女性更常见。ABC 可发生于任何骨，最常见于长管状骨。Dahlin 等在研究中报道了 289 例原发性 ABC 患者，其中 14% 的病变累及脊柱，通常为脊柱后份，但可以向前累及椎体。有时也可扩展到两个或三个邻近椎体，但几乎不会侵入椎间盘。Cugati 等的近期研究发现，

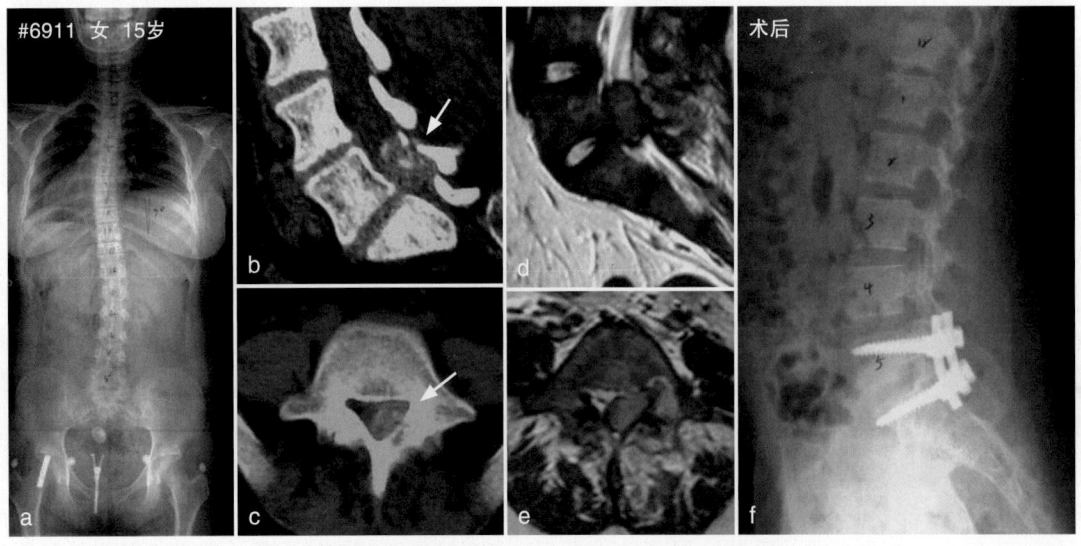

图 26-4-10　女（#6911），15 岁，L_5 成骨细胞瘤，椎管内血肿伴左下肢不全瘫。X 线示 L_5 椎体左侧密度减低，腰椎轻度右弯（a）。CT 可见 L_5 水平左侧椎板溶骨性破坏，管内占位并可见硬化碎骨片（b、c），MRI 见椎管内占位严重压迫脊髓（d、e）。行后路 L_5 全椎板切除减压肿瘤切除术及 L_5~S_1 内固定融合术（f）

10%～30% 的 ABC 病例发生于脊柱，多位于腰椎和胸椎。Hay 等报道了 92 例脊柱 ABC，其中 12 例位于骶骨。

ABC 病因未明，通常认为是由先天性血管畸形导致骨内恶性血流动力学改变而造成的。Han 等认为创伤或其他病理改变造成了恶性血流动力学改变，从而导致局部静脉回流压力增大，在骨内出现充血和血管床扩张。

临床表现

ABC 的主要临床特征为进行性局部疼痛和肿胀。约 1/3 的患者症状的出现与创伤有关，病理性骨折少见。若发生病理性骨折，则常有明显疼痛与压痛，局部皮肤温度增高。

脊柱发生病变时，疼痛症状明显，可因椎体和附件破坏、压缩而发生脊柱畸形，可出现脊髓压迫症状，甚至发生截瘫。ABC 的临床症状与体征可因病灶发展速度、病变部位和骨破坏程度而有所不同。发展快者可于数月内出现严重的临床症状；发展缓慢者可能一两年症状才逐渐出现，也有可能几年呈停滞状态无变化。绝大多数患者从出现症状至就诊时间一般不超过 6 个月。

影像学表现

影像学检查具有一定的诊断价值。在 X 线平片上，受累骨骼明显扩张或膨胀。骨皮质常因膨胀变薄，但通常是完整的。病灶呈现是膨胀性、侵袭性的溶骨性破坏和"肥皂泡样"隔膜。CT 可见典型的膨胀性溶骨性病变，边界清楚；外周为骨质硬化带，常见局灶性骨皮质破坏，内部为密度减低区，可有骨性分隔。MRI 有助于显示多腔膨胀性病灶及其特征性液 - 液平面（该特征也可见于毛细血管扩张性骨肉瘤）。T1WI 上，囊腔内信号强度与病程有关，新鲜出血者为低信号，陈旧者信号强度随病程进展而增加；T2WI 上，囊腔内为高信号（图 26-4-11）。病变通常是高度血管性的。MRI 有助于区分 ABC 与单房性骨囊肿（unicameral bone cyst，UBC）。存在双密度液平面、隔膜、低信号的 T1 加权像和高信号的 T2 加权像，可强烈提示为 ABC，而不是 UBC。

病理学特征

ABC 呈海绵状红色肿块，瘤灶与周围软组织界限清楚，易于剥离。瘤灶一般直径小于 10cm，瘤灶可为单一的大的囊腔，或由多个独立的大小不等的小室样的囊腔组成。瘤灶内包含大量血性液体和纤维隔，纤维隔将多个小室样的囊腔相互隔开。显微镜下可见含血的囊腔内衬成纤维细胞和多核破骨细胞样巨细胞，缺乏正常血管的内皮细胞和弹性组织以及平滑肌组织；纤维隔由类骨质和初级骨小梁构成，将囊腔分隔为多个含血窦性腔隙（图 26-4-12）。电镜下可见囊腔和窦腔壁缺乏正常血管的上皮细胞和基底膜。

自然史

ABC 为良性病变，但瘤灶生长迅速，对骨组织造成进行性破坏，并可累及周围软组织。该病预后尚可，少数可自行缓解。在有些病例，ABC 可

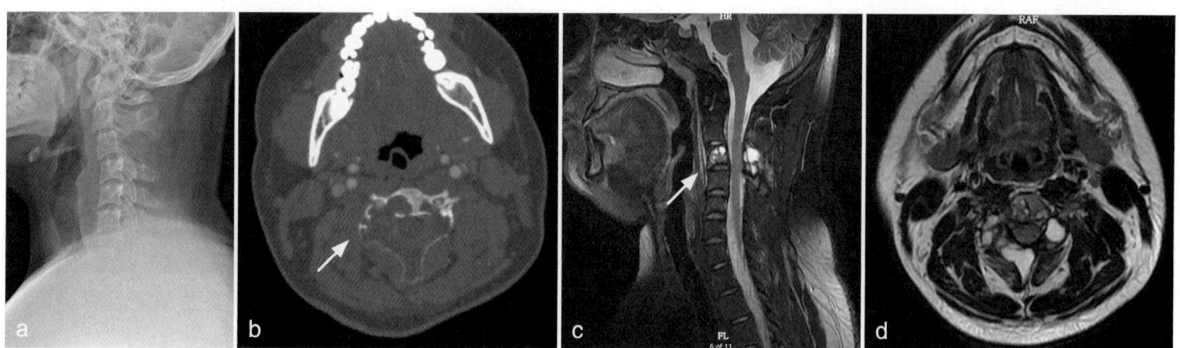

图 26-4-11　男，17 岁，X 线可见 C₃ 附件膨大、矢状面形态失稳，密度减低（a）。CT 示 C₃ 椎骨及其附件可见骨质破坏（箭头），其内密度不均，附件体积膨大（b）。MRI 在 T2WI 示 C₃ 椎体及附件见多发囊状水样信号影（c，箭头），部分可见液平，增强扫描可见不均匀强化（c、d）（此病例由肖建如提供）

停止生长并自行骨化，在 2～3 年后可自愈。国内外文献报道，脊柱 ABC 在手术切除后的复发率为 10%～30%；如切除不彻底，复发率更高。

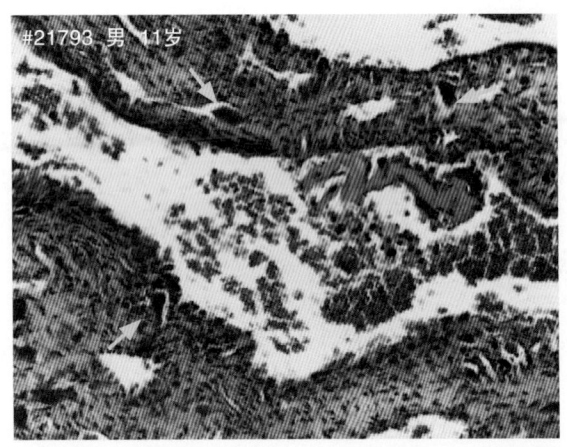

图 26-4-12　镜下可见大量成纤维细胞构成的含血的囊腔及破骨细胞样的巨细胞，核多深染（箭头），而无正常血管的内皮细胞和平滑肌组织（HE 染色，×100）

治疗

1. **保守治疗**　近年来，儿童脊柱 ABC 的治疗方法已经有所改进。对于无症状、不进展、不影响脊柱稳定性和无神经损害症状的患者，可暂时观察、定期随访。对于疼痛为唯一症状且没有神经症状的患者，Ohash 推荐可以通过选择性动脉栓塞，或病灶内注射降钙素和甲泼尼松龙治疗。放射疗法由于可引起生长板阻滞和继发性肿瘤等远期并发症而不再推荐使用。

2. **手术治疗**　对于仅有腰背痛症状的椎体 ABC 患者，可以通过椎体成形术治疗。有神经症状的患者则需要通过手术治疗（图 26-4-13、图 26-4-14）。手术可以分为刮除术和完整切除术两种。目前国际主流研究推荐的 ABC 治疗方法为切口活检，术中采用冰冻切片，然后采用四步法技术（完整切除术、高速磨钻、病灶内壁电凝和酚化）。完整切除病灶是目前治疗 ABC 最有效的手术方式，

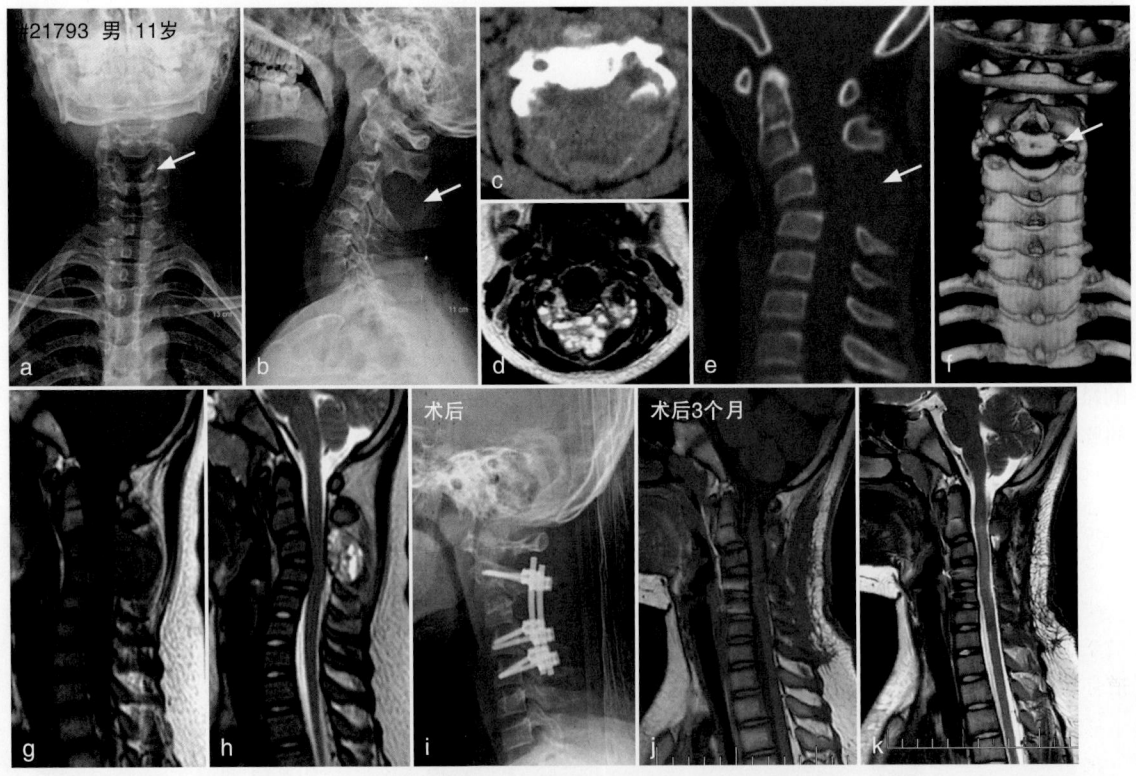

图 26-4-13　男（#21793），11 岁，因"颈痛与双上肢麻木无力"就诊。颈椎正侧位 X 线示 C₃ 椎体后份骨溶解性破坏，颈椎后凸畸形（a、b），CT 平扫与三维重建示 C₃ 后弓与棘突典型的严重溶骨性病变，骨皮质破坏（c、e、f）。病灶在 T1WI 上为低信号，在 T2WI 上为高信号（d、g、h），诊断为动脉瘤样骨囊肿。行后路整块肿瘤切除术与椎弓根螺钉内固定术，术后颈椎稳定性与矢状面形态恢复良好（i），双上肢感觉、肌力恢复。术后 3 个月随访时，内固定在位，MRI 上未见肿瘤复发（j、k）

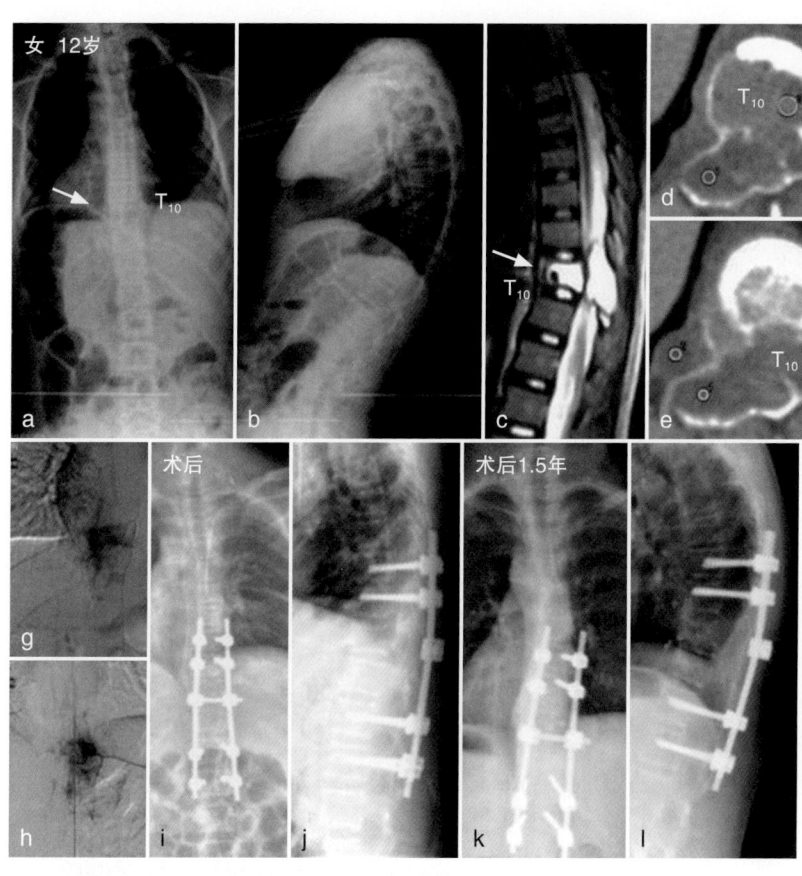

图 26-4-14　女，12 岁，动脉瘤样骨囊肿。术前胸椎正侧位 X 线（a、b）、胸椎 CT 示 T10 占位，骨破坏；胸椎 MRI 示 T10 占位，T2WI 高信号（c~e）；ECT 检查示 T10 椎体核素异常浓聚（f）；脊髓造影示 T10 椎体处异常血管团块（g、h）；行内固定术（i、j），术后 1.5 年随访内固定在位、未见肿瘤复发（k、l）（此病例由郭卫提供）

复发率也最低。Boriani 等推荐，对于涉及后柱的 ABC 病灶可予全椎体切除，而对于前柱的病灶给予彻底的刮除。然而，脊柱侧后凸畸形、脊髓和神经根的压迫及功能障碍等均给手术的完整切除带来了一定的困难。

　　因此，对于病灶的处理往往采用刮除和植骨。但是对于脊柱 ABC 患者行简单的刮除植骨术效果并不佳，这种技术的缺点是术中出血风险高且容易复发。Marcov 报道病灶刮除和植骨术后的复发率高达 60%。Vergel 等在一项 238 例的回顾性研究中报道，19% 的患者会在 2 年内复发。完整切除病灶并使用内固定重建脊柱稳定性可获得满意的疗效。手术主要的并发症是术中出血，可通过术前栓塞来减少术中出血，必要时采用内固定融合术来预防或纠正脊柱不稳定。此外，Barbanti-Brodano 等近来报道使用浓缩自体骨髓注入病灶治疗 2 例脊柱青少年 ABC 患者，疼痛症状缓解，并在 2 年随访中保持脊柱稳定。

四、脊柱血管瘤

　　血管瘤为起源于血管的良性骨肿瘤，多见于脊柱，但可发生于全身各处骨骼，主要侵犯椎体，以胸椎、腰椎和颈椎常见。1867 年，Virchow 首次报道并详细描述了该病。椎体血管瘤由来自中胚叶异常增生的新生海绵状血管或毛细血管组成，分为海绵状血管瘤、毛细血管瘤和包含两种血管瘤的混合型血管瘤三种亚型，其中以海绵状血管瘤最常见。

　　脊柱血管瘤（hemangioma）可发生于任何年龄，多见于中年人，以 40~50 岁最常见，儿童较为少见且通常无症状。因病理性骨折而发生疼痛，可少见神经根或脊髓受压。成人发病率可达 10%~12%，其中 2.5%~3% 可为多发性血管瘤。发病率女性略高于男性，男女比例约为 1∶1.5，其好发部位依次为胸椎、腰椎和颈椎。病灶多位于椎体内，偶有向后弓侵袭及多节段受累者。

　　通常认为脊柱血管瘤为错构瘤性质病变。血管瘤的发病可能是一个多因素下的复杂过程。Martin-Padura 等研究发现，血管瘤内皮可表达与正常细胞内皮相似的 CD31、CD34、ICAM-1、vWf、VLA 整合素等抗原分子，并证明血管瘤的发生是由于局部分泌一种可溶性因子，引起内皮的非正常增殖，而非细胞自身表型的改变所致，但这种可溶性细胞因子仍未被确定。Berg 等研究证实，血管瘤组织内的染色体 5q 存在杂合性丢失，因此推测与基因缺失突变有关。也有研究认为血管内皮祖细胞的存在是血管瘤早期增殖的原因。此外，近年来有很多学者提出细胞凋亡功能相关基因可能与血管瘤的发病机制有关。

临床表现

多为隐匿性起病，无明显症状。脊柱血管瘤最早出现且最多见的症状是局部疼痛，神经症状常出现较晚且进展较为缓慢。Cross 等报道神经症状产生的原因主要包括：①椎体及后方皮质膨胀导致椎管变形、狭窄；②椎板、关节突等后方结构受累；③软组织肿块侵及椎管或神经根管；④受累椎体的压缩骨折导致脊髓腹侧受压；⑤硬膜外血肿形成等。

影像学表现

在 X 线片上，脊柱血管瘤通常是一个孤立的病变，位于椎体内，偶尔会延伸到后弓。可以看到由异常增厚的骨小梁产生的突出的垂直条纹（图

26-4-15a、b，图 26-4-16a），间以密度减低区，呈栅栏样或灯芯绒布料样表现，也可呈蜂巢、网眼或车轮样表现。CT 平扫可见骨小梁增粗，间以密度减低区，呈典型的圆点花纹布样表现（图 26-4-15c）。矢状面 CT 和三维 CT 示骨小梁增粗，间以密度减低区，呈栅栏样（图 26-4-15d、e，图 26-4-16b）。MRI 显示液体含量和血流量增加，在 T1WI 可为低（提示以血管为主）（图 26-4-16d）或高信号（提示以脂肪为主）（图 26-4-15f、h），T2WI 上均为高信号（图 26-4-15g、图 26-4-16e）。在 T1WI 上若为低信号，或有病理性骨折，或向椎管内侵犯，则提示该病灶具有侵袭性。MRI 还可以用于评估神经根或脊髓被侵犯的情况。

病理学特征

大体标本可见肿瘤一般无包膜，呈紫红色，大小不一，可小至数毫米，大至充满整个椎体。胸椎区的椎体血管瘤较其他部位更具侵袭性。典型的血管瘤镜下可分别表现为：海绵状血管瘤为充填于骨松质间隙内的内皮细胞构成的较大的薄壁血管窦，

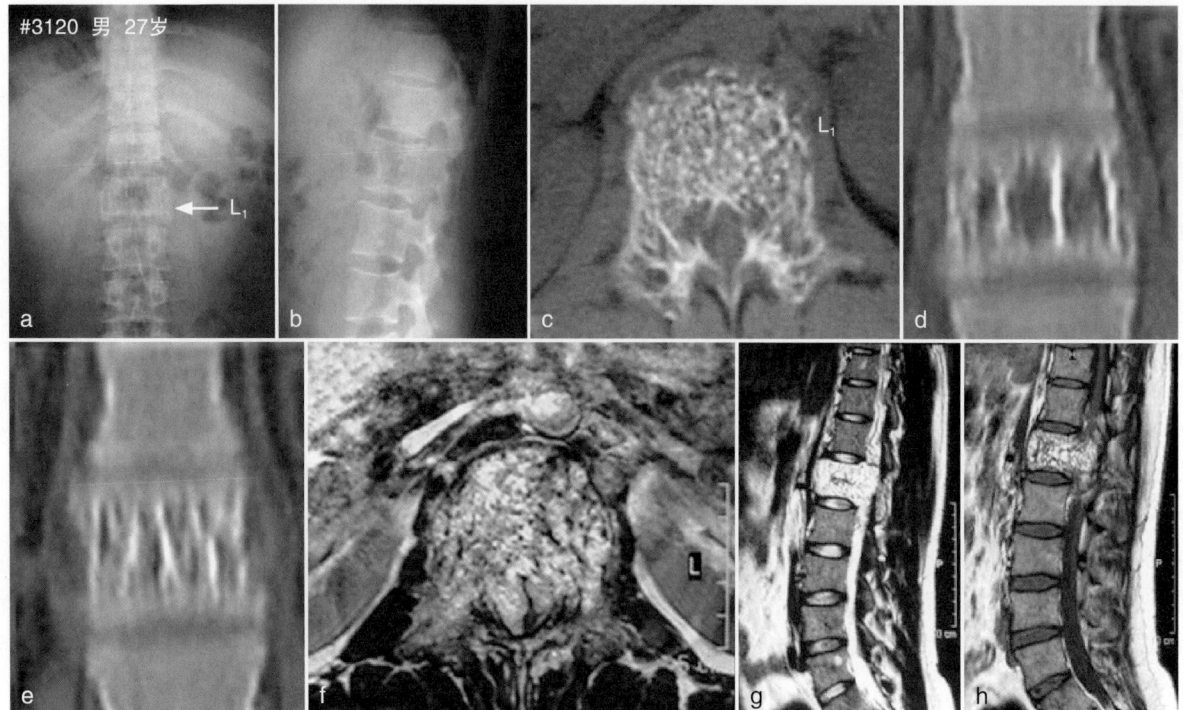

图 26-4-15　男（#3120），27 岁，L₁ 血管瘤伴不全性瘫痪。X 线示 L₁ 椎体骨小梁增粗，间以密度减低区，呈栅栏样表现（a、b）；CT 平扫可见典型的蜂巢样表现，瘤灶累及双侧椎弓根、关节突和大部分椎板，血管瘤的膨胀性病变使椎管狭窄（c）；CT 重建示椎体骨小梁密度不均匀，横向骨小梁被吸收，而轴向的负重骨小梁增粗，但变性稀疏（d、e）；MRI 示稀疏的骨小梁呈低信号（f~h），且椎体后缘血管瘤出血，引起自发性硬膜外血肿

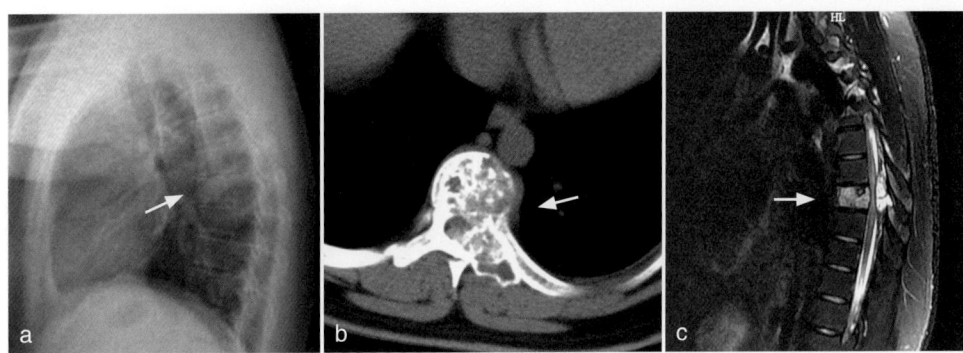

图 26-4-16　男，18 岁。X 线示 T₇ 椎体形态欠规整，其内密度不均匀，左侧椎弓根显示不清（a，箭头）。CT 平扫可见 T₇ 椎体及左侧附件见溶骨性骨质破坏，局部可见骨皮质连续性不佳，周围见软组织肿块形成（b，箭头）。MRI 上 T2WI 可见 T₇ 椎体变扁，椎体及左侧附件内见异常信号影，左侧附件膨大，局部可见骨皮质连续性不佳（c，箭头）（此病例由肖建如提供）

窦腔充血扩张（图 26-4-17）；毛细血管瘤为扩张的毛细血管，管腔较小。肿瘤穿插于椎体骨小梁间，纵形排列的骨小梁增粗。若血管瘤为侵袭性，则可见更多的血管基质。

自然史

典型的血管瘤为良性肿瘤，常隐匿起病，肿瘤缓慢增大，有时可长期稳定，预后佳。侵袭性血管瘤的预后取决于病变大小、硬膜外间隙的侵犯程度和有无脊髓压迫。一些日本学者建议对于存在脊髓腹侧压迫的侵袭性脊柱血管瘤行椎体全切除术，可以达到脊髓的彻底减压及肿瘤的彻底切除，但椎体全切术存在手术风险高、出血多、技术难度大等问题。

治疗

1. 保守治疗　大多数的椎体血管瘤无症状且多为无意中发现，多数患儿无需手术治疗，只有引起疼痛或由于椎体病理性骨折或脊髓、神经根受压出现脊髓或根性症状时才需要治疗。治疗方法包括经皮技术（经皮椎体成形术，血管栓塞，瘤体内无水酒精注射）、放疗、手术治疗及结合上述方法的综合治疗。Heyd 等首次报道放疗用于椎体血管瘤的治疗。放疗主要通过致使血管坏死从而消除血管瘤及缓解疼痛症状。目前认为，放疗主要适用于合并有轻度及进展缓慢的神经功能损伤的椎体血管瘤。至少 34Gy 的放射剂量可有效缓解疼痛及减少肿瘤次全切除术后的复发。对于单独应用放疗治疗血管瘤，目前仍有争议，因为放疗的作用具有延迟

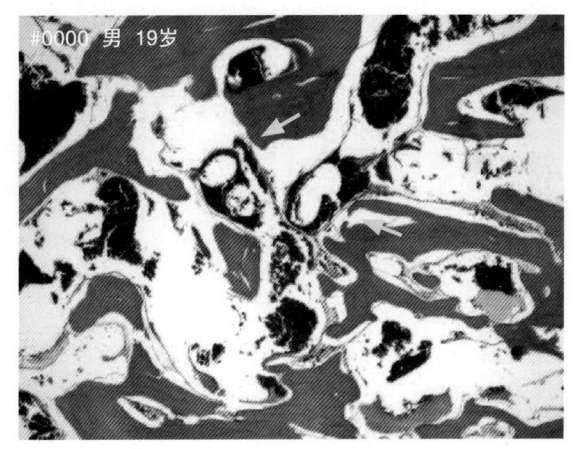

图 26-4-17　镜下可见海绵状血管瘤为充填于骨松质间隙内的内皮细胞构成的较大的薄壁血管窦，窦腔充血扩张

性且具有放射性骨坏死、皮肤溃疡、放射性脊髓炎及肿瘤恶性变等风险。目前，放疗多用于手术切除术后的辅助治疗，以降低其局部复发率。

2. 手术治疗　对于儿童的无症状性病变，可以采用定期随访。由于病灶有发生骨折的可能，部分患者仍有可能进行手术治疗。椎体成形术或后凸成形术越来越受欢迎，但这仅限于后壁完整的病例。出现病理性骨折和神经损害的患者仍需要行切除病灶的开放手术（图 26-4-16f）。椎板减压术可以达到对压迫神经的即刻而充分的减压。此外椎板减压术可以与椎体成形术（图 26-4-18、图 26-4-19）及无水酒精注射联合应用。王岩等认为采用开放手术结合无水酒精注射有以下优点：直视下进行注射可以降低其局部渗漏风险，且渗漏后更容易发现并及时处理；开放手术可以达到神经的有效减压；此外，通过短节段的脊柱内固定可以降低病理性骨折的发生。

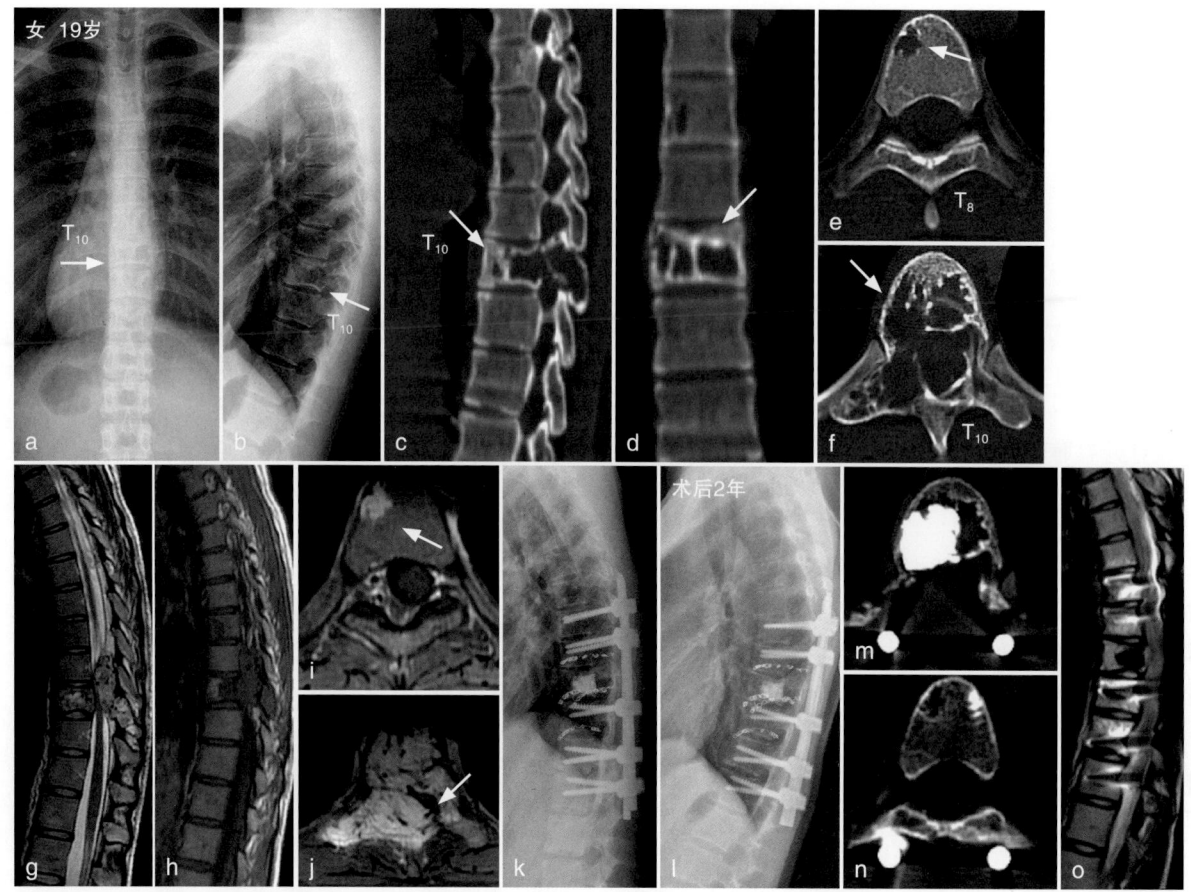

图 26-4-18　女，19 岁。术前胸椎正侧位 X 线示 T_{10} 椎体骨小梁增粗（a、b）；胸椎 CT 示 T_8、T_{10} 占位，椎体溶骨性破坏（c~f）；胸椎 MRI 示受累椎体 T1WI 低信号，T2WI 高信号改变（g~j）。行内固定与骨水泥填充术后胸椎正侧位 X 线示椎体高度恢复，填充无渗漏（k）。术后 2 年随访，内固定在位（l）；CT 以及 MRI 示肿瘤无复发（m~o）；术后病理证实椎体血管瘤（此病例由李方财提供）

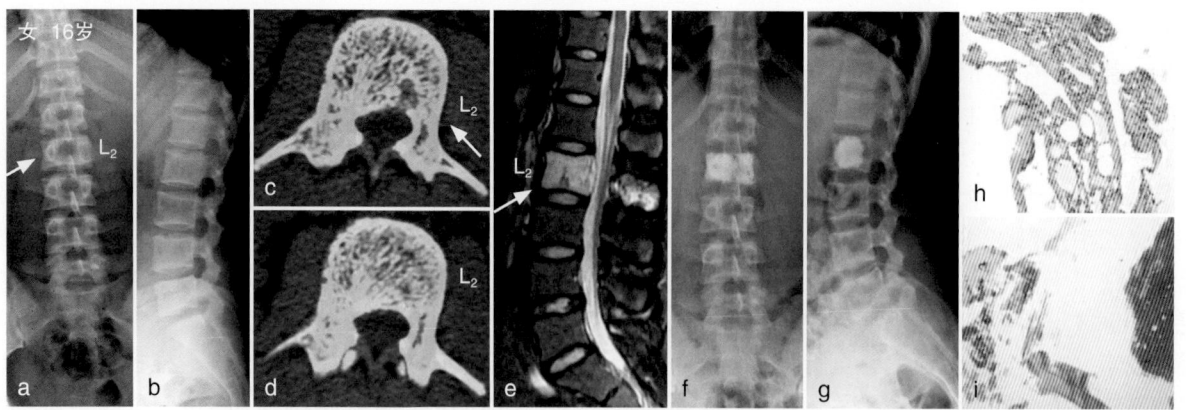

图 26-4-19　女，16 岁，血管瘤。术前腰椎正侧位 X 线（a、b）及 CT（c、d）示 L_2 椎体占位，骨破坏；腰椎 MRI 示 L_2 占位，T2WI 高信号（e）；行骨水泥填充术（f、g），术后病理示血管瘤（h、i）（此病例由郭卫提供）

五、骨软骨瘤

骨软骨瘤（osteochondroma）是最常见的良性骨肿瘤之一，有单发性和多发性两种类型，病因未明。单发性骨软骨瘤又称单发性外生骨疣、骨软骨性外生骨疣、孤立性外生骨疣；多发性骨软骨瘤（multiple osteochondroma，MO）又称遗传性多发性骨软骨瘤（hereditary multiple osteochondroma，

HMO)、家族性多发性外生骨疣、遗传性畸形性软骨发育障碍、软骨发育不良或软骨发育异常症等。

　　骨软骨瘤通常发生于长骨干骺端，以股骨远端、胫骨近端和肱骨近端最为多见，但较少累及脊柱。Albrecht 等报道约 4% 的单发骨软骨瘤发生在脊柱；在 MO 中，有 9% 的病变累及脊柱。在所有脊柱骨软骨瘤中，颈椎较胸椎和腰椎更常受累，尤其是 C_2。本病在儿童和青少年最为常见，好发年龄为 10~20 岁，男性多于女性。病变常累及椎体的后弓、横突和棘突。

　　骨软骨瘤发病机制尚未明确。单发性约占 90%，无遗传特性；而多数 MO 与遗传有关。Trebicz 等发现 MO 患者的肿瘤抑制基因 Ext1 和 Ext2 存在突变，造成糖基转移酶含量降低，从而导致骨软骨瘤和骨骼畸形。然而，10%~15% 的 MO 患者无 Ext 基因突变，提示可能有其他发病机制。Szuhai 等进一步提出，体细胞嵌合体伴有大片基因缺失是 Ext 基因突变阴性的 MO 患者潜在的发病机制。Albrecht 等认为，颈椎骨软骨瘤高发的原因与其活动度大、更易引起椎体骺板的微创伤有关。

临床表现

　　骨软骨瘤通常是无痛的，除非病变的大小达到压迫相邻结构的程度。在脊柱，病变可压迫脊髓和神经根，引起疼痛和神经症状。起源于颈椎后份结构的病变，可在体表触及质地较硬的肿块。Khosla 等在一篇综述中报道了 41 例孤立性椎体软骨瘤，其中大部分病变发生在颈椎（56%）。此外，继发于上颈椎的外生骨疣还可能导致颈髓压迫和呼吸衰竭。Wang 等曾报道 1 例 C_2 骨软骨瘤患者出现吞咽困难与睡眠呼吸暂停。

影像学表现

　　骨软骨瘤在影像学上具有高度特征性的表现。骨软骨瘤的典型 X 线表现是"骨皮质相连，髓腔相通"，即在正常的骨干骺端出现一个或多个骨性突起，其皮质与周围正常骨的皮质是连续的，骨性突起的髓腔与周围正常骨的髓腔相通（图 26-4-20a）。骨软骨瘤与正常骨相连的部位叫做基底部。CT 平扫可见肿瘤与脊椎附件骨皮质相连，瘤体内

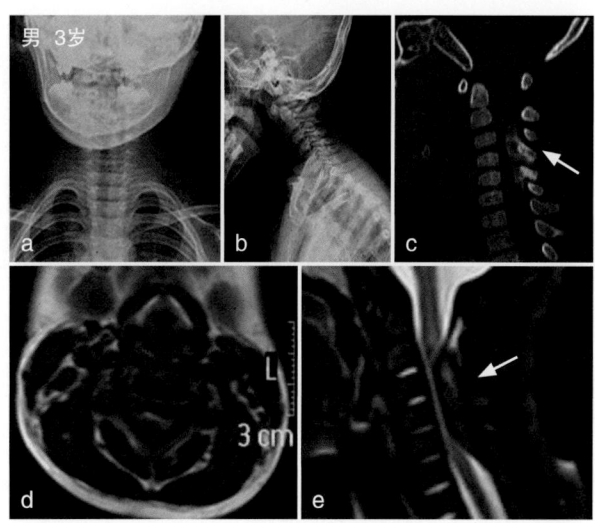

图 26-4-20　男，3 岁，行走不稳 2 个月，加重 1 周。X 线示颈椎生理曲度变直，未见侧弯及滑脱，颈椎体未见骨结构增生和破坏，小关节面清。韧带未见钙化，颈椎各椎间隙未见狭窄（a、b）。CT 矢状位示颈椎生理曲度略反弓，序列可。C_3~C_6 水平椎管内见不规则骨性突起物，局部与附件相连（箭头），部分边缘硬化，相应水平椎管继发狭窄，同水平硬膜囊及脊髓受压（c）。MRI 示颈椎生理曲度变直，序列可。C_3~C_6 水平椎管内见不规则高低混杂信号影，局部与附件相连，相应水平椎管狭窄，同水平硬膜囊及脊髓受压，脊髓内见条状高信号影（d、e）（此病例由肖建如提供）

骨小梁组织和正常松质骨密度一致。瘤体可呈膨胀性生长，内有点状或条索状的钙化或骨化影，而瘤体尖端为透亮性软骨阴影（图 26-4-20b、d、e）。MRI 在 T1WI 和 T2WI 均显示为等信号；软骨帽在 T1WI 为低信号而在 T2WI 为高信号（图 26-4-20f、g）。

病理学特征

　　大体可见骨软骨瘤形态多样，带蒂的骨软骨瘤可呈管状或圆锥状，表面光滑或呈结节状；无蒂的骨软骨瘤可呈碟状、半球形或菜花状。肿瘤切片见软骨帽下有骨松质，黄骨髓和红骨髓散在分布其间。镜下可见肿瘤分为三层，由表及里依次为纤维组织层、软骨组织层和海绵状骨松质层（图 26-4-21）。软骨组织层多为透明软骨，结构与骨骺近似，软骨细胞越靠近表层，分化越幼稚；软骨细胞越靠近骨松质层，分化越成熟。软骨组织层中可见呈核分裂象的软骨细胞及少量钙质碎屑。

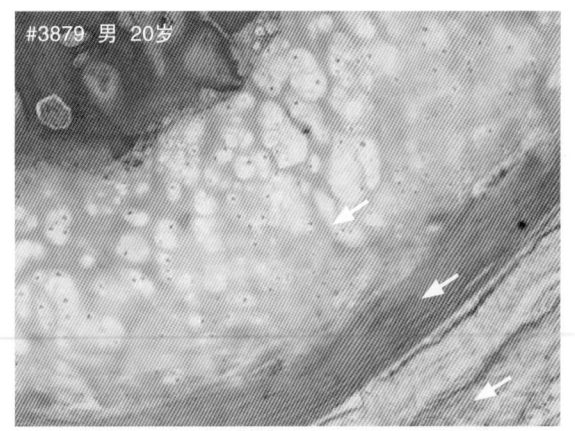

图 26-4-21　镜下可见肿瘤清晰地分为纤维组织层、软骨组织层和海绵状骨松质层。软骨组织层多为透明软骨，软骨细胞呈核分裂象（HE 染色，×100）

自然史

　　骨软骨瘤为良性肿瘤，切除后很少会复发，不到 1% 的孤立性骨软骨瘤和 5%~25% 的 MO 可恶变为软骨肉瘤（图 26-4-20e~g）。多发性骨软骨瘤及宽基底的骨软骨瘤有更高的恶变率。多发性骨软骨瘤表现为全身多处的骨性突起，往往具有遗传性，还可以引起明显的脊柱畸形，也称为多发性遗传性骨软骨瘤病，这种骨软骨瘤发生恶变通常在 15 岁以后。与单发的骨软骨瘤一样，骨骼发育停止后，多发性骨软骨瘤也停止生长，但是如果成年后脊柱肿瘤仍在生长，因其可能侵袭椎管引起神经损害，所以不管是单发性还是多发性骨软骨瘤都要引起高度重视，可能是发生恶变的征兆。

治疗

　　无症状的骨软骨瘤可以密切随访，并不需要其他辅助治疗。手术的适应证包括合并神经并发症或脊柱侧凸畸形，长期疼痛保守治疗无效或疑似恶性转化。Gunay 等建议切除肿瘤时应将包括骨软骨瘤的纤维包膜、软骨帽、瘤体连同基底部正常骨组织一起切除，完全切除软骨帽是避免局部复发的必要条件。由于骨软骨瘤多生长于脊柱后方，所以多选择后侧入路（图 26-4-22），并应避免遗留可复发生长的软骨帽碎片。若存在脊柱不稳定，可行内固定融合术。

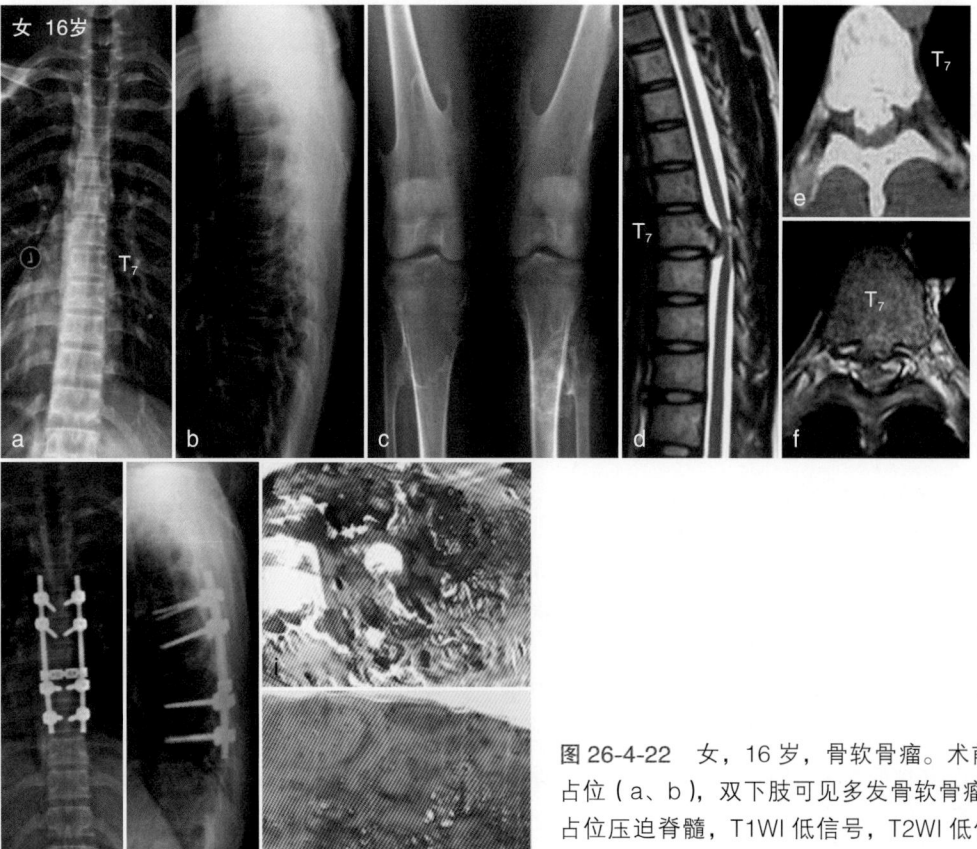

图 26-4-22　女，16 岁，骨软骨瘤。术前胸椎正侧位 X 线示 T₇ 占位（a、b），双下肢可见多发骨软骨瘤（c）；胸椎 MRI 示 T₇ 占位压迫脊髓，T1WI 低信号，T2WI 低信号（d、f）；胸椎 CT 示 T₇ 占位，高密度影（e）；行胸椎椎板切除减压内固定术（g、h）；术后病理示骨软骨瘤（i、j）（此病例由郭卫提供）

Gille 等回顾分析了 62 例有脊髓压迫的脊柱骨软骨瘤患者，其中 3 例（5%）术后死亡，5 例（8%）术后症状加重，3 例（5%）术后神经损害没有改善，48 例（77%）神经较术前改善。刘忠军团队曾报道 17 例随访 4 年以上的脊柱骨软骨瘤手术患者，术前有脊髓神经功能障碍者均恢复至正常的 Frankel E 级，末次随访时 CT 检查均未发现肿瘤复发或恶变，表明彻底切除的远期疗效肯定。

六、骨巨细胞瘤

骨巨细胞瘤（giant cell tumor of bone，GCTB）是以破骨细胞样多核巨细胞散在分布于单核基质细胞中为特征，具有局部侵袭行为的原发性肿瘤。1940 年 Jaffe 首次对 GCTB 做了报道。随着近十年的研究进展，国内外对 GCTB 已有较深刻的认识，但对该肿瘤起源的认识仍不明了。WHO 骨肿瘤分类中，将其定义为一种侵袭性的潜在恶性病变，这意味着仅用病理组织学特点来评价骨巨细胞瘤是不完全可靠的。

根据西方国家统计，GCTB 并不多见，约占全部骨骼肌肉系统肿瘤的 10%。马其军等报道，中国发病率较西方国家高，占骨肿瘤的 14%～16%。GCTB 通常发生于骨骺，占原发性骨肿瘤的 5%。Orguc 等研究发现，发生在脊柱的 GCTB 好发年龄为 20～40 岁，很少发生于儿童，其中女性多于男性。Bidwel 等报道，脊柱 GCTB 发病部位以骶骨最为多见，胸椎次之，腰椎和颈椎较少见。肿瘤在椎体较多见，可累及多节段，伴椎体压缩表现。

多数研究认为 GCTB 起源于骨髓中未分化的间充质干细胞，肿瘤组织由单核基质细胞与多核巨细胞组成，但 GCTB 的发病机制至今仍未研究清楚。Kaneko 等报道肿瘤蛋白 P53 及异柠檬酸脱氢酶的编码基因突变是 GCTB 发生发展的关键因素。Han 等研究结果显示，Runx3 在 GCTB 中起到了肿瘤抑制的作用，Runx3 的甲基化可能是其低表达的分子基础。

临床表现

Dormans 等报道，疼痛、压痛和局部肿胀是 GCTB 最常见的临床表现，也可表现为不同级别的瘫痪。局部疼痛常为隐匿性发作，夜间加重。椎体压缩者可出现后凸畸形，30% 的患者可发生病理性骨折。脊髓或神经根受压迫时可出现神经系统阳性症状和体征。骶骨肿瘤者可有鞍区麻木和括约肌功能障碍等。

影像学表现

X 线上呈囊性溶骨性表现，常为偏心性膨胀生长，进展快者穿破骨皮质。肿瘤与正常骨组织间的移行过渡区不明显，溶骨性病灶边缘一般无硬化（图 26-4-23、图 26-4-24a）。骨皮质变薄或皮质中断，可伴有椎体塌陷及继发的节段性后凸表现。冠状面和矢状面可见椎体膨胀性骨破坏，椎体变扁，呈双凹征，无椎旁软组织影（图 26-4-25a、b）。

CT 平扫可清楚显示肿瘤为实体性病灶，密度与肌肉相近。GCTB 的组织密度常为 20～70Hu。肿瘤呈膨胀性、溶骨性骨破坏改变（图 26-4-25c、d），病灶内可有分隔，可呈多房性的肥皂泡样改变。MRI 可确定病灶与椎管内结构的关系。病灶在 T1WI 上呈低或等信号（图 26-4-23d、图 26-4-24c、图 26-4-25e），在 T2WI 上呈低或等信号（图 26-4-23e、f，图 26-4-24e、图 26-4-25f）。MRI 增强扫描时若信号增强则提示瘤组织出血，动态对比强化的 MRI 有特征性的灌注图像，呈不均匀信号增强，而瘤灶中央坏死区无增强表现。此外，肿瘤边缘有放射性核素聚集，核素扫描呈特征性炸面圈征（doughnut）表现。

病理学特征

大体标本可见肿瘤体积较大，为实质性肿瘤，色褐黄或淡红，可伴出血。瘤内出血、囊性变和坏死较常见。恶性巨细胞瘤包壳菲薄，侵入周围软组织，周围可有纤维组织或反应性骨组织包绕。镜下可见大量散在均匀分布的破骨细胞样多核巨细胞，胞质嗜酸性。胞核聚集在中央，核为圆形或椭圆形，核数目十几到一百多不等，这些多核巨细胞并不能产生骨或软骨样基质。周围为大量的卵圆形、圆形或梭形的单核基质细胞，胞核外形与多核巨细胞中胞核相似。单核基质细胞中可见核分裂象，巨细胞无核分裂象。瘤灶中可见大量间质血管，血管壁和管腔内可见巨细胞和基质细胞。周围可有骨膜反应引起的骨样组织（图 26-4-26）。

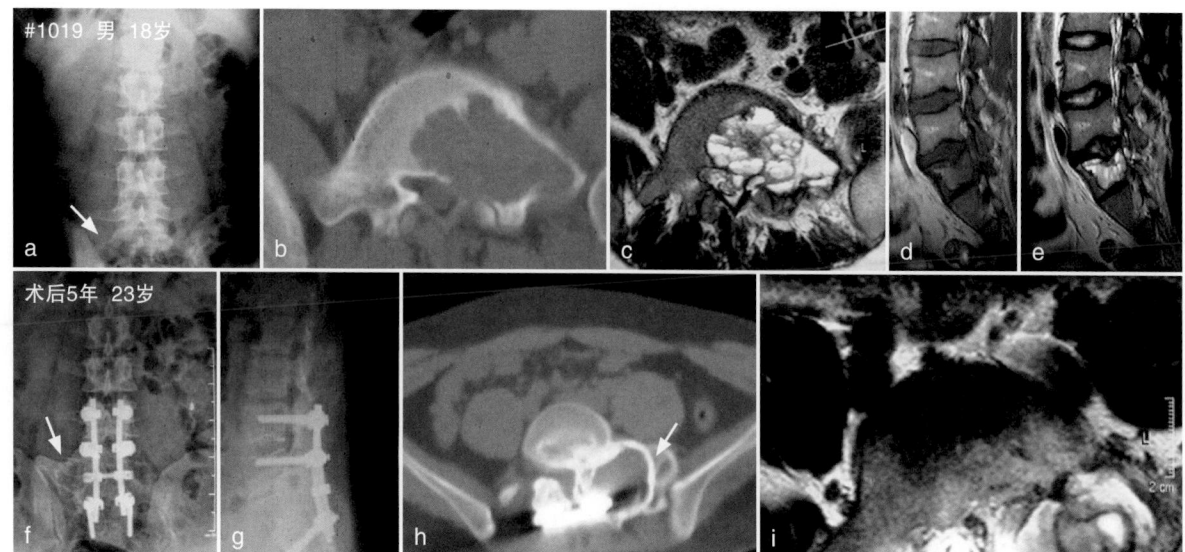

图 26-4-23　男（#1019），18 岁，S₁骨巨细胞瘤。X 线示 S₁椎体中片状密度减低区（a）；CT 平扫示位于 S₁椎体左半和左侧横突处的大片密度减低区（b）。MRI 示病灶在 T1WI 上呈低信号（d），在 T2WI 上呈不均匀高信号，在矢状面可见 S₁椎体呈溶骨性破坏（d、e），横断面呈肥皂泡状改变（c）；行后路 S₁骨巨细胞瘤切除、内固定、植骨融合，术后 5 年随访示 S₁左侧横突处一类圆形密度减低区（f、g），CT 平扫示圆形区内软组织密度，边缘为硬化骨质（h），MRI 示囊性区内在 T2WI 上呈不均匀高信号（i）；由于与肿瘤复发难以鉴别，行手术探查发现为囊性空腔，充填有炎性结缔组织，无肿瘤复发

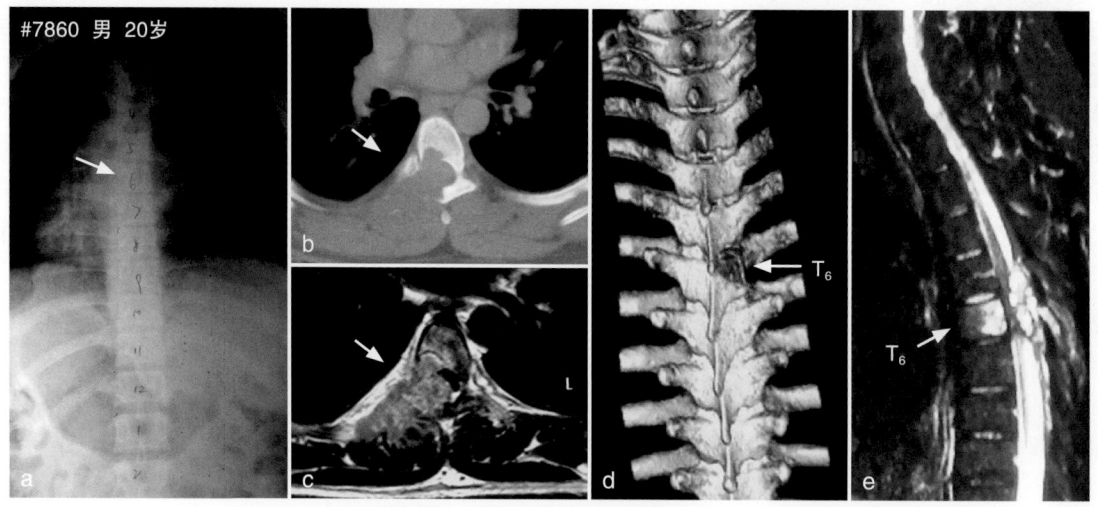

图 26-4-24　男（#7860），20 岁，T₆骨巨细胞瘤。X 线示 T₆椎体左侧片状密度减低区（a）；CT 平扫与三维重建示 T₆右侧椎弓溶骨性破坏（b、d）；MRI 示病灶在 T1WI 上呈低信号（c），于左侧椎弓软组织肿块侵入椎管，压迫脊髓（e）

自然史

Martin 等研究发现，脊柱的骨巨细胞瘤比四肢的预后要差，术后复发率达 70%，而且会发生肺转移。也有学者认为骨巨细胞瘤是一种潜在恶性的肿瘤，10%～15% 的患者可伴有动脉瘤样骨囊肿。此肿瘤既非完全良性，也非完全恶性，而是交界性

肿瘤，侵袭程度表现不一。Miller 等报道，骨巨细胞瘤有 2%～3% 的恶变概率。肿瘤切除后复发率很高，亦可向远处转移，术后 3 年内有 1%～2% 的患者发生肺转移，但生长缓慢或稳定。由于骨巨细胞瘤有较高的复发风险，成功的全椎体切除术能最大程度地减少骨巨细胞瘤复发的风险，极少数演变为恶性骨巨细胞瘤，预后差。

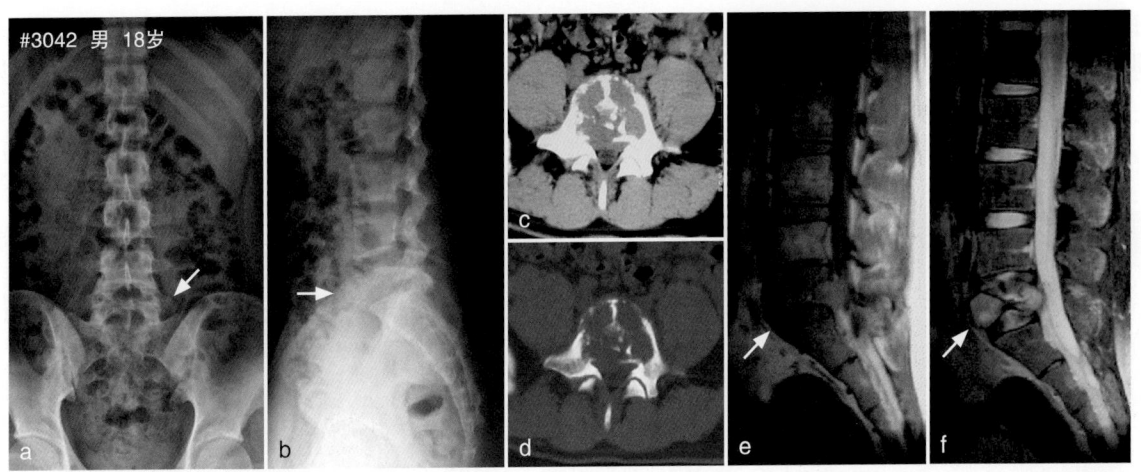

图 26-4-25　男（#3042），18 岁，L₅ 骨巨细胞瘤。X 线示 L₅ 椎体骨质破坏，压缩性改变（a、b）；CT 平扫示椎体呈溶骨性破坏（c、d）；MRI 示病灶在 T1WI 和 T2WI 上呈低信号，并侵入椎管（e、f）

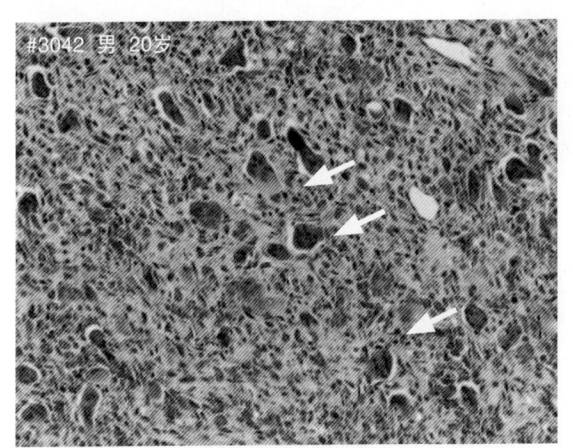

图 26-4-26　骨巨细胞瘤镜下可见大量散在均匀分布的破骨细胞样多核巨细胞，胞质嗜酸性。周围为大量的卵圆形、圆形或梭形的单核基质细胞（箭头），胞核外形与多核巨细胞中胞核相似（HE 染色，×100）

治疗

1. **保守治疗**　对于条件允许的患者放疗可以有较好的预后，可为不适合手术的患者提供另一种治疗方式。Leggon 等认为放疗不适合用于治疗脊柱 GCTB，因为它可能导致脊髓炎和肿瘤恶变，因此不被强烈推荐使用。化疗通常仅用作术前的辅助治疗。GCTB 的动脉栓塞是一项重要的辅助治疗措施，保证了手术能安全进行，也改善了患者的生存期。术前动脉栓塞能最大程度地减少这些富血管性肿瘤切除手术中的出血量。Hosalkar 等对 9 例骨巨细胞瘤患者成功实施了系列栓塞治疗，这组患者在 6 周内接受对肿瘤供应血管的分次栓塞治疗，直至继续栓塞 6~18 个月后没有新的侧支循环出现，其中 7 例患者在远期随访中无肿瘤进展趋势，并未接受手术治疗。

近年来，地诺单抗逐渐用于治疗脊柱 GCTB，它是一种抑制核因子 κB 受体活化因子配体（receptor activator of NF-κB ligand，RANKL）的人类单克隆抗体，能抑制破骨细胞的活化和增殖，防止肿瘤进一步恶化。Vaishya 等报道了 3 例接受地诺单抗治疗（皮下注射，120mg/ 次，每 28 天 1 次）的 GCTB 患者（分别累及脊柱、肱骨近端和股骨近端），首月在注射后 8、15 天加注，随访 25 周，治疗后 6 个月出现良好的组织学和影像学反应。Thomas 等在一项 Ⅱ 期临床试验中报道了 37 例术后复发或手术无法切除的 GCTB 患者接受地诺单抗治疗（方案同上），其中接受组织学检查的 20 例中，近 90% 的 GCTB 被消除；而接受放射学检查的 15 例中有 10 例提示肿瘤行为无影像学进展。而 Branstetter 等研究发现，地诺单抗的使用并不能降低肿瘤的复发率，但是对于不能完整切除的患者或术后仍有肿瘤残余的患者有帮助。

2. **手术治疗**　儿童脊柱骨巨细胞瘤主要治疗手段是整块切除术。肿瘤发生于上胸椎和下腰椎的患者需要行后路和前路联合手术（图 26-4-27、图 26-4-28）。整块切除通常需要牺牲关节突，因而需要充分的脊柱重建，术后一般可获得良好的融合，不易复发（图 26-4-28h~k）。而刮除加植骨的治疗方式会使复发率很高，既往文献报道脊柱的肿瘤复发率达 80%，长骨的局部复发率为 40%~60%，多在术后 3 年内复发。Gitelis 等报道整块切除术的患者在随访中未见复发。McDonald 等报道，刮除加辅助措施的方式其复发率为 34%。

因手术后存在肿瘤复发的风险，术后应定期复查。但由于肿瘤切除后的植骨融合可能出现局部形态的不规则，骨组织结构在 CT 和 MRI 上又较难与肿瘤复发相鉴别，此时更需定期复查，必要时甚至手术探查。

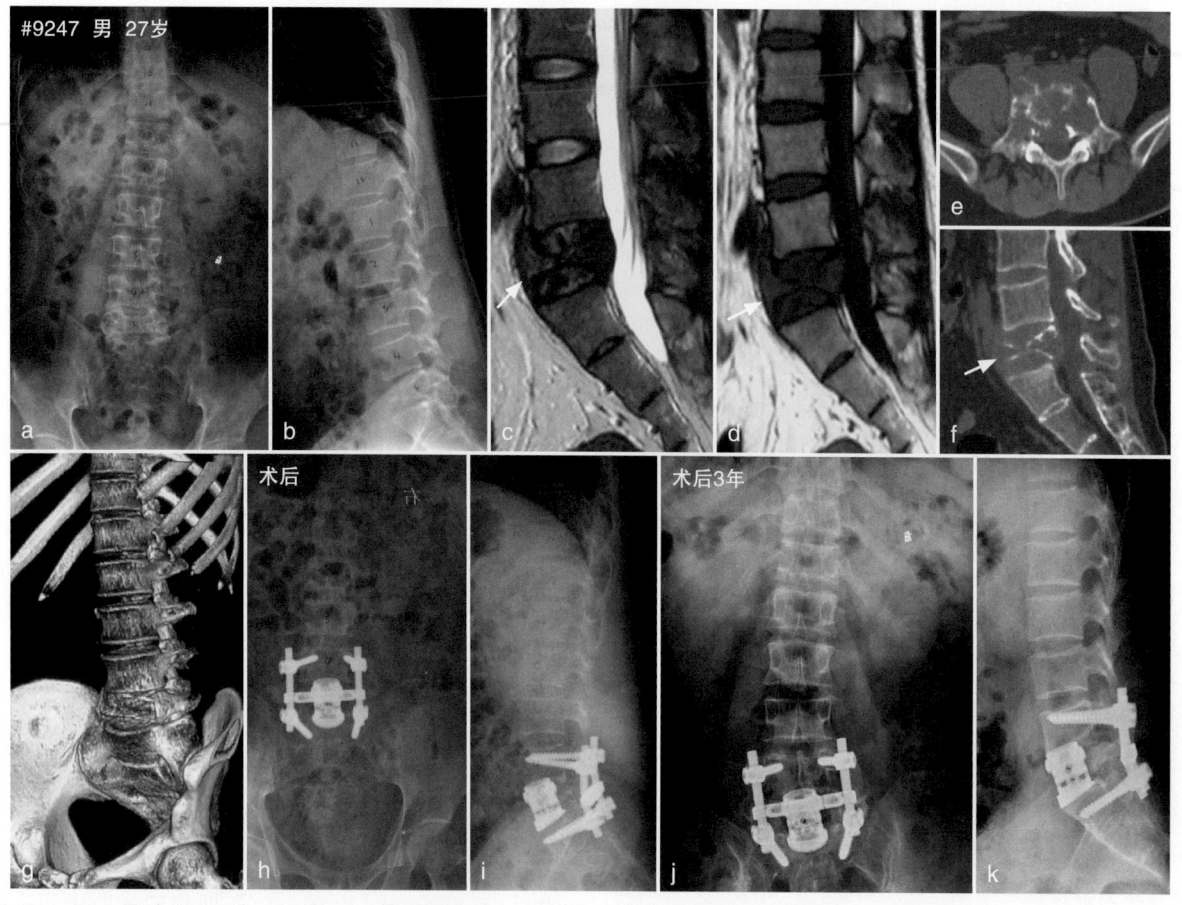

图 26-4-27　男（#9247），27 岁，L_5 骨巨细胞瘤。X 线示 L_5 椎体骨质破坏、楔形变（a、b）；MRI 示病灶在 T1WI 和 T2WI 上均呈低信号（c、d）；CT 平扫示 L_5 椎体呈溶骨性破坏（e~g）。行前后路肿瘤切除与内固定融合钛网植入术（h、i）。术后 3 年随访，内固定在位，融合满意，未见肿瘤复发（j、k）

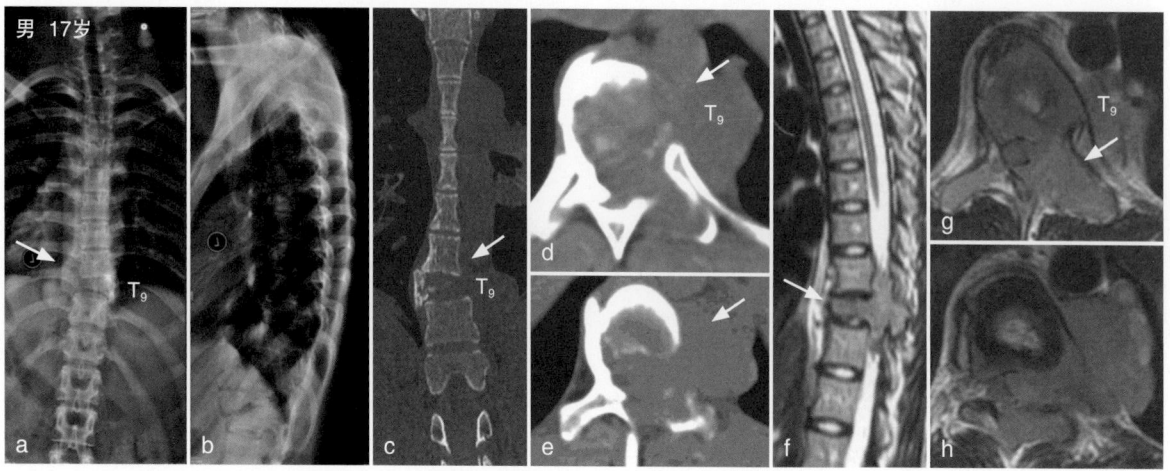

图 26-4-28　男，17 岁，骨巨细胞瘤。术前腰椎正侧位 X 线（a、b）示胸椎 T_9 椎体占位，CT 可见骨破坏（c~e）；胸椎 MRI 示 T_9 占位，T1WI 混杂信号，T2WI 低信号（f~h）

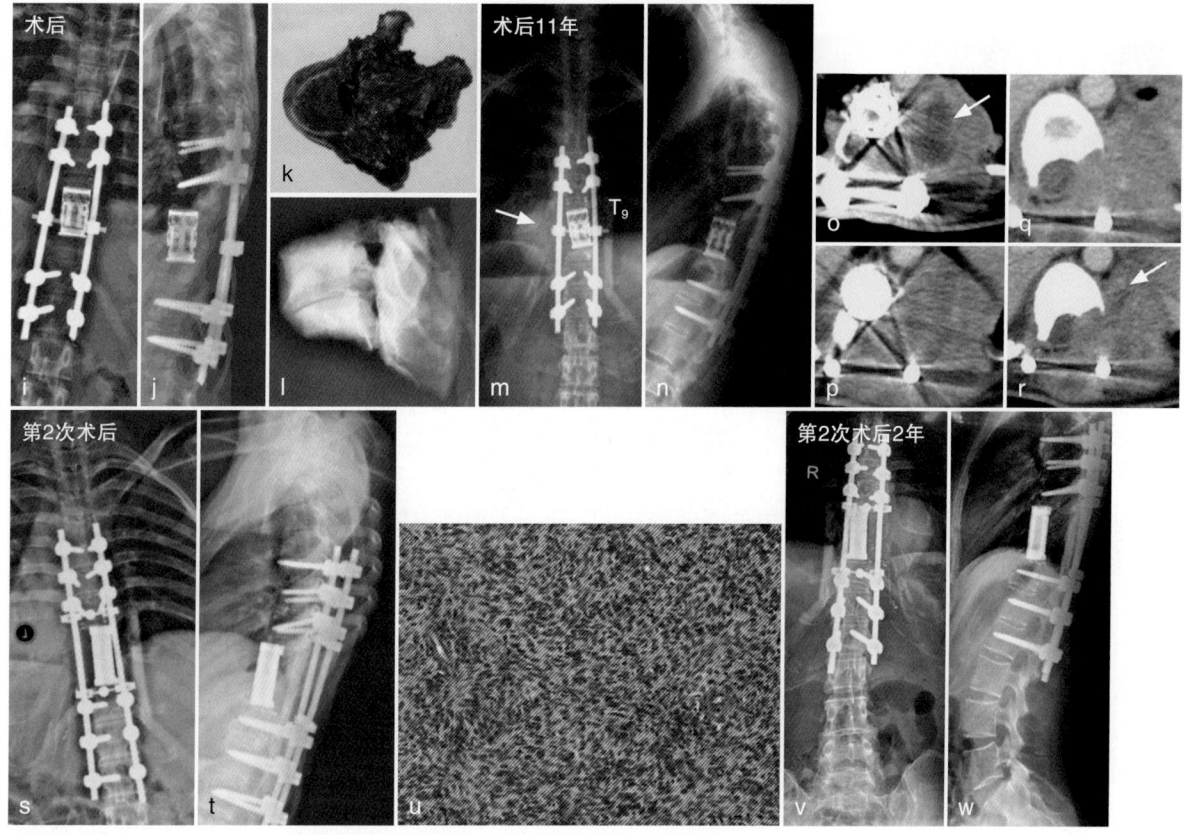

图 26-4-28（续）　行 T₉ 全椎体切除内固定术（i、j），切除的瘤体及骨块（k、l）；术后 11 年胸椎正侧位 X 线（m、n）及 CT（o~r）示肿瘤复发；行第 2 次肿瘤病灶清除内固定术（s、t），术后病理示骨巨细胞瘤（u）；第 2 次术后 2 年随访内固定在位，肿瘤无复发（v、w）（此病例由郭卫提供）

参考文献

[1] Chen YL, Jiang WY, Ma WH. Osteoid osteoma: lower back pain combined with scoliosis[J]. J Int Med Res, 2020, 48(2): 300060520903873.

[2] Saifuddin A, White J, Sherazi Z, et al. Osteoid osteoma and osteoblastoma of the spine. Factors associated with the presence of scoliosis[J]. Spine (Phila Pa 1976), 1998, 23(1): 47-53.

[3] Shaikh MI, Saifuddin A, Pringle J, et al. Spinal osteoblastoma: CT and MR imaging with pathological correlation[J]. Skeletal Radiol, 1999, 28(1): 33-40.

[4] Akbarnia BA, Rooholamini SA. Scoliosis caused by benign osteoblastoma of the thoracic or lumbar spine[J]. J Bone Joint Surg Am, 1981, 63(7): 1146-1155.

[5] Jayakumar N, Ismail HMB, Mulay S, et al. Aneurysmal bone cyst in the cervical spine[J]. BMJ Case Rep, 2019, 12(10): e231870.

[6] Cugati G, Pande A, Jain PK, et al. Aneurysmal bone cyst of the lumbar spine[J]. Asian J Neurosurg, 2015, 10(3): 216-218.

[7] Mascard E, Gomez-Brouchet A, Lambot K. Bone cysts: unicameral and aneurysmal bone cyst[J]. Orthop Traumatol Surg Res, 2015, 101(Suppl 1): S119-127.

[8] Boriani S, De Iure F, Campanacci L, et al. Aneurysmal bone cyst of the mobile spine: report on 41 cases[J]. Spine (Phila Pa 1976), 2001, 26(1): 27-35.

[9] Barbanti-Brodano G, Girolami M, Ghermandi R, et al. Aneurysmal bone cyst of the spine treated by concentrated bone marrow: clinical cases and review of the literature[J]. Eur Spine J, 2017, 26(Suppl 1): S158-166.

[10] Martin-Padura I, De Castellarnau C, Uccini S, et al. Expression of VE (vascular endothelial)-cadherin and other endothelial-specific markers in haemangiomas[J]. J Pathol, 1995, 175(1): 51-57.

[11] Okada E M. D, Matsumoto M M. D, Nishida M, et al. Epithelioid hemangioma of the thoracic spine: a case report and review of the literature[J]. J Spinal Cord Med, 2019, 42(6): 800-805.

[12] Parekh AD, Amdur RJ, Mendenhall WM, et al. Long-term tumor control with radiotherapy for symptomatic hemangioma of a vertebral body[J]. Spine (Phila Pa 1976), 2019, 44(12): E731-734.

[13] Albrecht S, Crutchfield JS, SeGall GK. On spinal osteochondromas[J]. J Neurosurg, 1992, 77(2): 247-252.

[14] Khosla A, Martin DS, Awwad EE. The solitary intraspinal vertebral osteochondroma. An unusual cause of compressive myelopathy: features and literature review[J]. Spine (Phila Pa 1976), 1999, 24(1): 77-81.

[15] Gunay C, Atalar H, Yildiz Y, et al. Spinal osteochondroma: a report on six patients and a review of the literature[J]. Arch Orthop Trauma Surg, 2010, 130(12): 1459-1465.

[16] Orguc S, Arkun R. Primary tumors of the spine[J]. Semin Musculoskelet Radiol, 2014, 18(3): 280-299.

[17] Dormans JP, Kearney SP. Expert's comment concerning grand rounds case entitled "solid variant of aneurysmal bone cyst on the cervical spine of a child: case report, differential diagnosis, and treatment rationale" (by Christos Karampalis, Robert Lenthall, and Bronek Boszczyk)[J]. Eur Spine J, 2013, 22(3): 532.

[18] Lackman RD, Hosalkar HS, Ogilvie CM, et al. Intralesional curettage for grades Ⅱ and Ⅲ giant cell tumors of bone[J]. Clin Orthop Relat Res, 2005, 438: 123-127.

[19] McDonald DJ, Sim FH, McLeod RA, et al. Giant-cell tumor of bone[J]. J Bone Joint Surg Am, 1986, 68(2): 235-242.

第五节　脊柱恶性肿瘤

一、骨肉瘤

骨组织恶性肿瘤占儿童恶性肿瘤的 6%，其中 3% 为骨肉瘤。脊柱骨肉瘤是儿童和青少年中最常见的原发性恶性骨肿瘤。在 20 岁以下人群的骨恶性肿瘤中，骨肉瘤占 56%。儿童至青少年期或年龄大于 65 岁是骨肉瘤发病的两个高峰期，在 15~20 岁人群最常见恶性肿瘤中位列第五，占儿童所有原发性肉瘤的 20%~25%。男女比例为 1.3∶1。

骨肉瘤的发生与青少年期生长发育的高峰存在关联，因为其发生部位干骺端为骨生长与骨干延长的关键部位，同时在女性患者中发病年龄较男性提前，这也与女性生长发育高峰期出现较早相符。只有 4% 是原发性脊柱骨肉瘤，胸椎和腰椎是最常见的部位，大多数肿瘤都累及椎体。

骨肉瘤目前的发病机制尚不清楚。多数骨肉瘤具有复杂的不平衡核型，包括同源染色体 6p21、8q24、12q14 扩增以及 10q21.1 杂合子丢失等。视网膜肉瘤和 p53 肿瘤抑制途径联合失活在骨肉瘤中很常见。同时，转录调节因子活化蛋白 -1（AP-1）、转化生长因子（TGF）、胰岛素样生长因子（IGF）和结缔组织生长因子（CTGF）失调、miRNA-29a 沉默以及 14q32 miRNAs-cMYC 相互作用可能参与骨肉瘤的发生。Fuchs 等报道骨肉瘤发生的危险因素包括既往有放射治疗或化疗病史、Paget 病、骨纤维异常增生，或携带有 RB1 及 P53 基因突变者等。

此外，血管内皮生长因子（vascular endothelial growth factor，VEGF）可以反映肿瘤血管的生成，被认为与骨肉瘤的肺转移相关。P53 基因是骨肉瘤的重要相关基因，其表达的蛋白与骨肉瘤的发生密切相关，并可以预测骨肉瘤的预后，甚至认为该基因参与或激发骨肉瘤细胞多药耐药的发生。Charity 等研究证实，骨肉瘤组织中 VEGF 的高表达提示肿瘤预后较差。

临床表现

骨肉瘤早期最常见表现为背痛，常见部位为肿瘤发病部位，夜间疼痛加剧。其次是局部软组织肿胀。可出现病理性骨折，70% 的病例有神经系统异常。大约 15% 的骨肉瘤患者出现肿瘤转移，最常转移至肺部。约 25% 的患者在就诊时已经有肿瘤转移。有 1%~6% 的患者可出现跳跃性转移，即与原发性肿瘤同一骨内的或位于邻近关节对侧骨内的孤立转移结节，此类患者预后较差。发热等全身症状并不多见。实验室检查通常无明显异常，部分患者有碱性磷酸酶、乳酸脱氢酶升高。

影像学表现

骨肉瘤的 X 线可能显示成骨性、破骨性或者混合型病变，可扩张的肿瘤肿块通常会有弥漫性钙化，表明肿瘤的骨化性质。脊柱骨肉瘤的 X 线表现并不像四肢骨肉瘤一样出现 Codman 三角及骨膜反应等典型特征。脊柱骨肉瘤可以是成骨或溶骨改变，但两者混合更多见，还可见椎体病理性压缩骨折征象（图 26-5-1a、b）。

CT 平扫可见椎体呈虫蚀状或斑片状缺损，被中等密度肿瘤组织填充。肿瘤边缘无高密度硬化，骨皮质破坏或呈不规则变薄，偶可见轻度膨胀。肿瘤组织的 CT 值大约为 100Hu，内部可有形态各异的高密度肿瘤骨。大多数患者（约 80%）在肿瘤内可见骨基质（图 26-5-1c、d，图 26-5-2b），而少数患者（约 20%）可只有溶骨性改变而无骨基质。MRI 上的肿瘤特点是正常骨软组织结构的破坏：T1WI 上的低信号强度（图 26-5-1e、f）和 T2WI 上的高信号强度（图 26-5-1g~i）。MRI 检查能很好地显示受骨肉瘤侵犯的软组织范围、脊柱破坏程度以及脊髓神经受压等情况，是目前诊断、鉴别脊柱骨肉瘤的最好手段，有助于手术方案的制订。全身骨扫描可以发现多发病变和远隔部位转移，但无法鉴别肿瘤的良恶性，故对诊断脊柱原发性骨肉瘤的价值有一定局限性。有文献报道含镓的 PET 有助于评估患者对化疗的反应。

病理学特征

骨肉瘤是起源于成骨系间叶组织的恶性肿瘤，肿瘤细胞可直接分泌类骨质。根据组织学类型可进一步分为成骨性、成软骨性和成纤维性骨肉瘤。大体标本可见骨肉瘤血供丰富，骨皮质破坏，骨外有大的软组织肿块。表面毛糙，通常有沙砾感，如以骨硬化为主，则可见大片骨硬化区。镜下可见瘤体

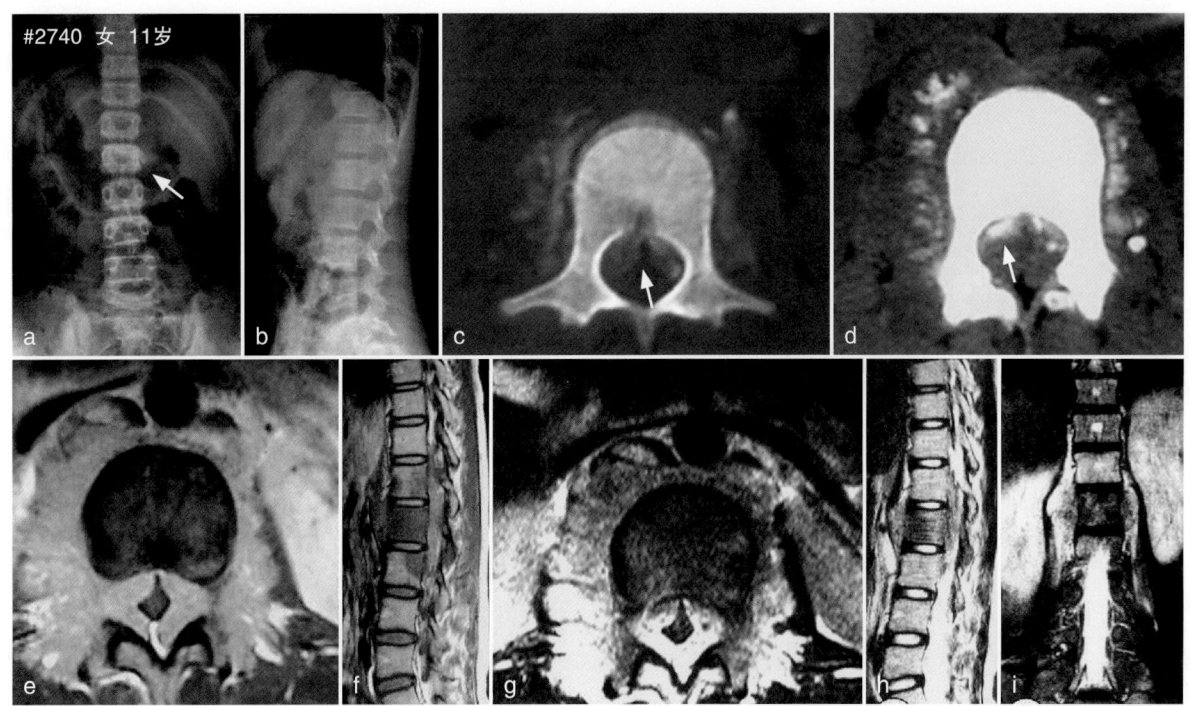

图 26-5-1　女（#2740），11 岁，L₂ 骨肉瘤、椎管内占位伴双下肢完全性瘫痪。X 线平片见 L₂ 椎体压缩性改变和骨质破坏伴椎体周围新骨形成（a、b，箭头）。横断面 CT 示 L₂ 椎体局部骨硬化，伴椎体四周辐射状骨膜反应，椎体后壁的骨膜反应造成椎管狭窄（c、d，箭头）。MRI 示邻椎 L₁、L₃ 也受累；L₂ 椎体和椎弓在 T1WI 和 T2WI 上均呈不均匀低信号，提示为成骨改变明显（e、g）；L₁ 和 L₃ 椎体后半部呈 T1WI 上低信号、T2WI 上等信号，提示成骨改变明显较轻（f、h、i）；L₂ 椎体四周的软组织肿块呈 T1WI 上等信号、T2WI 上高信号，因骨膜反应而致信号不均匀（e、g）

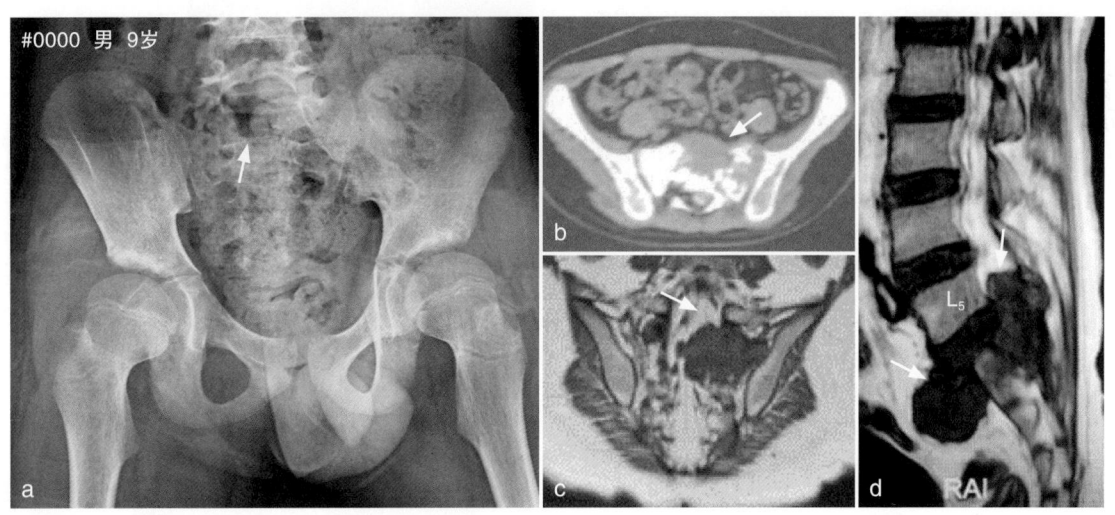

图 26-5-2　男（#0000），9 岁，骶骨骨肉瘤、椎管内占位。X 线见 S₁ 椎体左侧骨密度降低，骨质缺损（a，箭头）。横断面 CT 示 S₁ 椎体及左侧椎弓骨质破坏（b，箭头）。MRI 示 S₁ 椎体完全破坏及椎体前后方巨大软组织肿块；肿瘤在 T1WI 和 T2WI 上均呈不均匀低信号，并侵犯椎管（c、d，箭头）

组织中有大量圆形或卵圆形成骨细胞样肿瘤细胞，或大量梭形成纤维细胞样细胞，还可见有一些呈不规则形状的多核肿瘤细胞及其分泌合成的类骨质（图 26-5-3）。

自然史

术后复发率高，并可向肺、肝、四肢骨骼等远处器官转移。预后差，平均生存期 6~30 个月，由于脊柱手术的难度高于四肢，生存期也明显短

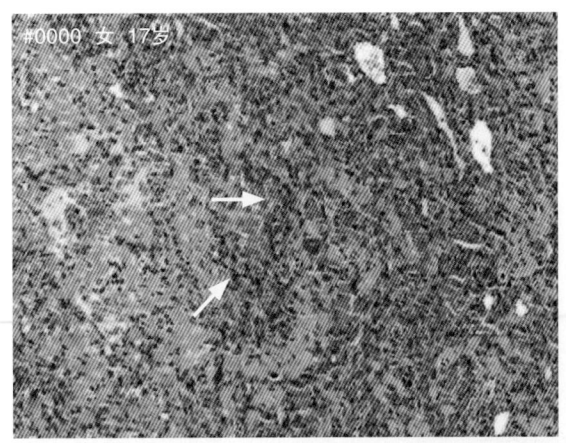

图 26-5-3　骨肉瘤组织中有大量圆形成骨细胞样肿瘤细胞和梭形成纤维细胞样细胞（箭头），间杂多核肿瘤细胞（HE 染色，×100，病理标本由吕倩提供）

于四肢的骨肉瘤。积极治疗后仅极少数患者可生存 5 年以上。Shives 等曾报告一组 27 例脊柱骨肉瘤患者的治疗结果，除 1 例外，其余患者均死亡，平均生存期仅为 10 个月（1~28 个月）。有研究者认为脊柱原发性骨肉瘤一经发现，可能已属 Enneking ⅡA 或 ⅡB 期，即使再行广泛的切除也会遗留部分肿瘤组织。在新辅助化疗用于骨肉瘤临床治疗之前，有 80% 的患者即使局部肿瘤控制良好，但仍可能出现隐匿性远处转移，是影响临床预后的主要因素。

治疗

1. **保守治疗**　由于骨肉瘤对射线并不敏感，因此放疗方法治疗骨肉瘤至今仍存在争议。有学者认为新辅助化疗明显改善了脊柱原发性骨肉瘤患者的预后，并使得全脊椎切除手术更容易实施。目前国内外针对骨肉瘤的化疗方案众多，有国内学者采用 DIA 方案作为我国骨肉瘤患者的首选化疗策略，其优点为持续时间短，应用方便，患者依从性高。该方案由顺铂（DDP）、异环磷酰胺（IFO）及阿霉素（ADM）组成。用药顺序为：首先给予 DDP 化疗，间隔 1 周后再给予 IFO 与 ADM，此为一疗程。2 周后，进行第二疗程治疗。全部药物均由静脉给药，活检明确诊断后 9 周左右进行手术。

2. **手术治疗**　术前活检对手术方法的选择十分重要。针刺抽吸活检诊断脊柱肿瘤的总体有效率约为 65%。但脊柱周围解剖复杂、骨肉瘤组织结构变异大且细胞异型性明显，加之针刺获得的组织较

少，故常出现假阴性。经椎弓根椎体活检被认为是安全、经济的诊断方法，具有较高的诊断成功率。切开活检可以最大程度地取得肿瘤组织，提高诊断的成功率与准确率；但它也有损伤大、污染机会高等缺点。

目前治疗脊柱原发性骨肉瘤的最佳方案为联合化疗的全脊椎切除术（图 26-5-4）。Tomita 等认为全脊椎切除术（VCR）能最大程度地降低脊柱原发恶性肿瘤的复发率，并明显提高患者的生存率。但对于脊柱骨肉瘤的患者而言，由于骨肉瘤的高度恶性及脊柱解剖结构的特殊性，故整块切除手术的疗效取决于肿瘤的位置以及是否可以取得安全边界。尽管手术联合化疗提高了儿童骨肉瘤患者的生存率，但是脊柱骨肉瘤 5 年死亡率仍然较高，Ozaki 等报道平均存活时间为 29.5 个月。

Keynan 等报告 1 例 20 岁男性患者，确诊为 L₂ 椎体原发性骨肉瘤并侵犯椎旁软组织。术前行 3 个疗程化疗后，一期行后路广泛病灶切除及椎弓根固定，最后行椎体重建。术后继续化疗。5 年随访时，患者一般状况良好，未出现肿瘤复发，无背痛，内固定融合良好。尽管病灶清除术导致的神经损害

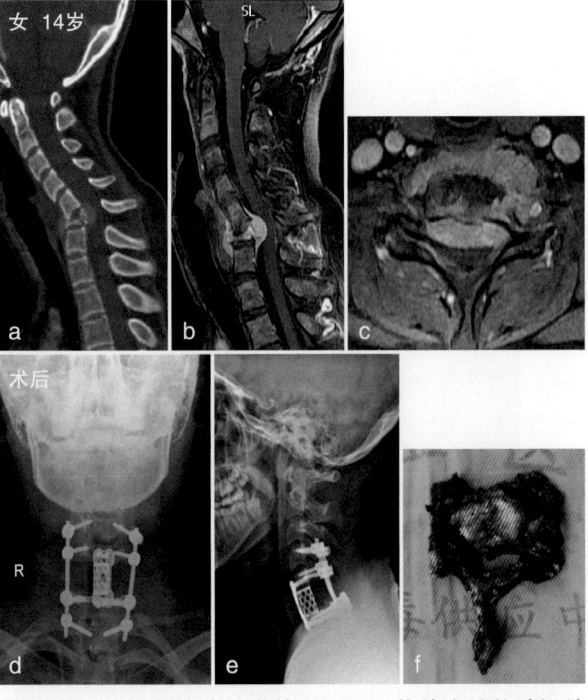

图 26-5-4　女，14 岁。术前 CT 示 C₆ 椎体虫蚀状破坏并塌陷，伴周围软组织影并侵入椎管（a）。MRI 示 T1WI 上椎体周围肿瘤为等信号，压迫脊髓（b、c）。行后路脊椎切除与钛网植入内固定融合术（d、e），病理证实为骨肉瘤（f）（此病例由肖建如提供）

不可避免，但手术目的得以实现，患者最基本的生存要求得以满足。刘忠军报道了 11 例脊柱骨肉瘤患者行手术治疗加术后放／化疗，中位生存期为 36 个月，3 年累积生存率为 40.4%。3 例死亡（死于肿瘤转移相关疾病）、2 例带瘤生存（局部进展及远处转移各 1 例）、6 例无瘤生存。术前存在脊髓损害 5 例，术后改善为 D 级 1 例、E 级 4 例。末次随访仍生存的 8 例患者平均生存 29.3 个月。

二、尤因肉瘤

尤因肉瘤（Ewing's sarcoma, ES）是一种高度恶性、神经外胚层起源的肿瘤。James Ewing 于 1921 年首次描述该肿瘤。早期，尤因肉瘤和周围原始神经外胚层肿瘤（PNET）最早被认为是两个独立的临床病理学类型，但近代的研究证实它们两个实际上属于同一类型，被称为 ES 肿瘤家族（ESFT）。

尤因肉瘤主要来自骨骼，最常见的部位是四肢、骨盆和脊柱。在儿童脊柱中，尤因肉瘤是最常见的原发性恶性骨肿瘤，在 20 岁以下的骨组织恶性肿瘤中，尤因肉瘤占 34%～36%。尤因肉瘤在各个年龄段均可发病，但常见的发病年龄为 5～25 岁。尤因肉瘤最常发生的部位是长骨（以股骨为主，其次为胫腓骨和肱骨）和骨盆，较少累及脊柱。在所有骨性肿瘤中，原发性脊柱尤因肉瘤仅占 3.5%～10%，脊柱受累通常是转移性疾病所致。最常见的部位是腰骶部与骶骨。脊柱尤因肉瘤的转移依次是骨（55%），其次是肺（25%）和脑（20%）。

多数骨与软组织肿瘤中均存在染色体易位的现象，其中对尤因肉瘤家族肿瘤中染色体易位的研究最早且最为深入。主要的染色体易位包括 EWSR1 基因易位至 22q12 染色体，以及 1q、2、8 和 12 号染色体获得，9p 和 16q 丧失，t（1；16）（q12；q11.2）不可逆转位等。另外，有 18%～30% 的患者存在纯合 CDKN2A 基因缺失，5%～20% 的患者中存在 TP53 突变，在超过 15% 的患者中发现了 STAG2 的功能丧失突变，可能与尤因肉瘤的发病有关。

临床表现

局部疼痛是最常见的症状，通常起病隐匿，可能辐射到四肢。患儿疼痛程度不一，疼痛最初可

为轻度、间歇性的，但也可能迅速进展至持续性疼痛。体检发现患者可能呈止痛性强迫体位，如腰椎前屈或侧屈体位，腰部僵硬、椎旁肌紧张，轻叩病变区可致剧烈疼痛，但由于部位较深，一般不会出现如四肢尤因肉瘤的局部肿块。皮肤表面呈红、肿、热、痛及静脉怒张的炎症表现，但有时肿块在软组织内生长极快，局部压痛也可以很明显。10%～20% 的患者可能存在发热、体重减轻、贫血等全身症状。当肿瘤向椎管侵犯时，引起椎管狭窄，神经根受到刺激或压迫可导致背痛、根性症状或脊髓压迫症状，包括下肢肌力下降以及直肠、膀胱功能障碍。大多数患者在出现运动或感觉功能障碍时就诊。

影像学表现

X 线常无明显特征性改变，发生在四肢骨上常可表现为鼠咬状骨质破坏、葱皮状骨膜反应及软组织肿块，可在早期出现 Codman 三角。在脊柱上常表现为虫蚀状溶骨性破坏，椎体高度减低（图 26-5-5a）。可见浸润性和虫蚀样的溶骨性骨破坏，半数有骨外肿块，表现为脊柱及椎旁软组织阴影，但很少有钙化斑点，无骨基质。

CT 平扫可见单发或多发病灶，为弥漫性骨破坏，多发病变常累及连续多个椎体及附件，呈溶骨性、成骨性或混合性骨质破坏（图 26-5-5b、c）。骨质破坏区内常包含有斑片状骨质增生硬化，病变早期可见广泛的骨旁软组织肿块。增强扫描下有不同程度强化，病变周围有明显软组织肿块形成，并可侵犯椎管。软组织肿块呈混杂密度，其内可见坏死，增强后肿块呈不均匀强化。MRI 上显示骨破坏及髓腔浸入早于 X 线与 CT。T1 加权像上等或低信号（图 26-5-5d），T2 加权像上稍高或高信号（图 26-5-5e）。皮质信号不规则中断。增强扫描明显强化，部分病例可见坏死囊变。在脊柱长轴方向上的侵犯范围超过受累椎体节段，并在椎管内硬膜外呈弥漫性生长。侵犯椎管范围可大于 1/2 甚至全部累及，通常通过椎间孔相连，境界清楚。

病理学特征

尤因肉瘤大体标本可见肿瘤呈灰白色，质软似

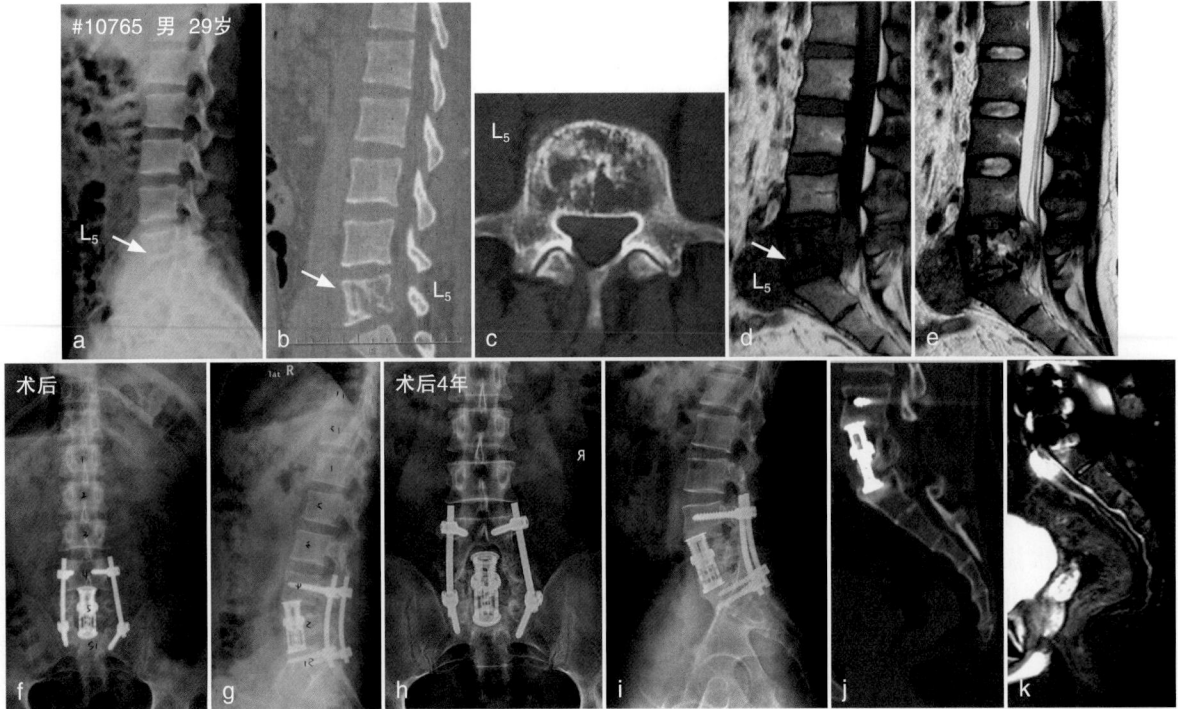

图 26-5-5　男（#10765），29 岁，L₅ 尤因肉瘤。X 线示 L₅ 椎体高度减低（a），CT 平扫可见 L₅ 椎体呈虫蚀样溶骨性破坏（b、c）。MRI 在 T1 加权像为低信号，在 T2 加权像为稍高信号，并向后侵犯椎管内脊髓。椎体前方也可见软组织影（d、e）。采取前后路联合肿瘤切除术与 L₅ 人工椎体重建术（f、g）。术后 4 年随访，内固定融合与脊柱重建效果满意（h~k）

鱼肉，常见灶性出血坏死，肿瘤侵袭骨皮质形成较大软组织肿块。镜下呈圆形或多角形，形态相当一致，胞质很少，染色浅，胞膜不清楚。细胞核呈圆形或椭圆形，大小比较一致，颗粒细，分布均匀，核分裂象多见。可见弥漫聚集、形态一致的小圆形细胞，被纤维性间隔分成片状或条索状，有时可形成 Homer-Wright 菊形团结构（图 26-5-6）。在肿瘤周围可有新骨形成，为反应性新生骨，而不是肿瘤本身的成分。

自然史

　　尤因肉瘤是最为致命的骨恶性肿瘤之一。早期即可发生血行转移。有研究显示，有转移倾向和尺寸较大的肿瘤一般预后较差（5 年生存率低于 25%）。肿瘤直径大于 8cm 的患者存活率非常低。有证据表明整块切除术能有效控制局部的复发率。脊柱尤因肉瘤的术后 5 年生存率从 33% 到 48% 不等。基于化疗基础上的手术和放疗能改善尤因肉瘤患者的预后。

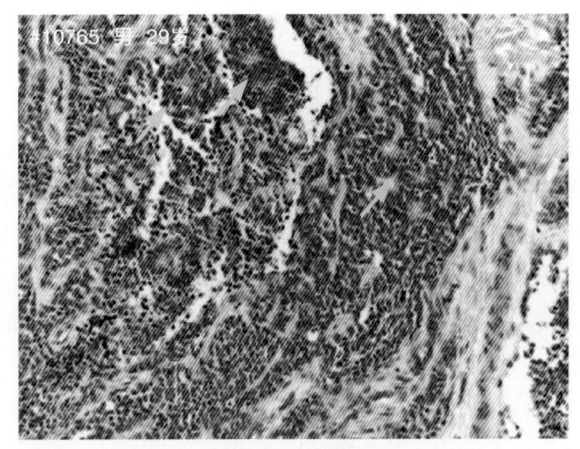

图 26-5-6　尤因肉瘤可见弥漫性分布的小圆形细胞，以及特征性的 Homer-Wright 菊形团结构被纤维性间隔分成条索状（箭头）（HE 染色，×100）

治疗

　　联合应用放疗、手术和化疗的效果较单一治疗好。新辅助化疗可采用的药物有长春新碱、达托霉素、环磷酰胺、异环磷酰胺、多柔比星和依托泊苷。尤因肉瘤较其他肉瘤对射线相对敏感，放疗后肿瘤能迅速缩小，疼痛减轻。但放疗不能阻止其发展和转移。放疗应作为化疗和手术治疗的辅助治疗，特别是对于手术中有残留肿瘤组织的患者，以及那些对化疗反应差的患者来说，放疗是一个好的选择。只要能够将肿瘤切除，则应切除加中等量的放疗加多药联合化疗。

基于化疗基础上的手术能改善尤因肉瘤患者的预后。有证据表明整块切除术能有效控制局部的复发率（图 26-5-7）。Zake 等在对 244 例多部位（包括脊柱）的尤因肉瘤患者进行回顾性研究中发现，根治或扩大病灶切除术较普通病灶切除术能有效改善局部的肿瘤复发率。目前对于高度恶性的尤因肉瘤的治疗建议是组织活检后先行早期化疗和放疗，然后行脊柱肿瘤切除术和重建术，以降低局部复发的风险和提高长期生存率。对于低级别尤因肉瘤，目前的治疗标准是术后行辅助化疗和放疗。

三、软骨肉瘤

软骨肉瘤（chondrosarcoma）是发生于软骨细胞或成软骨结缔组织的原始间充质细胞的恶性骨肿瘤，可由原位的良性肿瘤或如内生性软骨瘤恶变而来。肿瘤细胞趋向于分化为软骨细胞，并可产生软骨基质。

软骨肉瘤是位于骨肉瘤与骨髓瘤之后第三常见的骨组织恶性肿瘤，在 20 岁以下的骨组织恶性肿瘤中软骨肉瘤占 10%。好发于扁骨、肢带骨和长管状骨的近端，原发于脊柱者少见。Francis 等报道的 227 例软骨肉瘤中 15 例原发于脊柱；李晓等报道的 107 例软骨肉瘤患者，16 例发生于脊柱，占 15%。软骨肉瘤可累及所有脊柱节段，但以胸椎最为多见。依据肿瘤部位和组织学类型，分为普通型（包括中央型和外周型）、骨膜型（又称皮质旁型）、透明细胞型、间质型和去分化型等。其中，脊柱的普通型和间质型软骨肉瘤较多见，而骨膜型极少见。普通型软骨肉瘤以男性多见，男女发病比例为 3∶2；儿童罕见，好发于 30~60 岁人群，平均发病年龄为 40~45 岁。透明细胞型软骨肉瘤以男性多见，常见发病年龄为 30~50 岁。间质型软骨肉瘤发病无性别差异，常见发病年龄为 10~40 岁（平均为 25 岁）。去分化型软骨肉瘤发病无性别差异，常见发病年龄为 50~70 岁。其中，原发性软骨肉

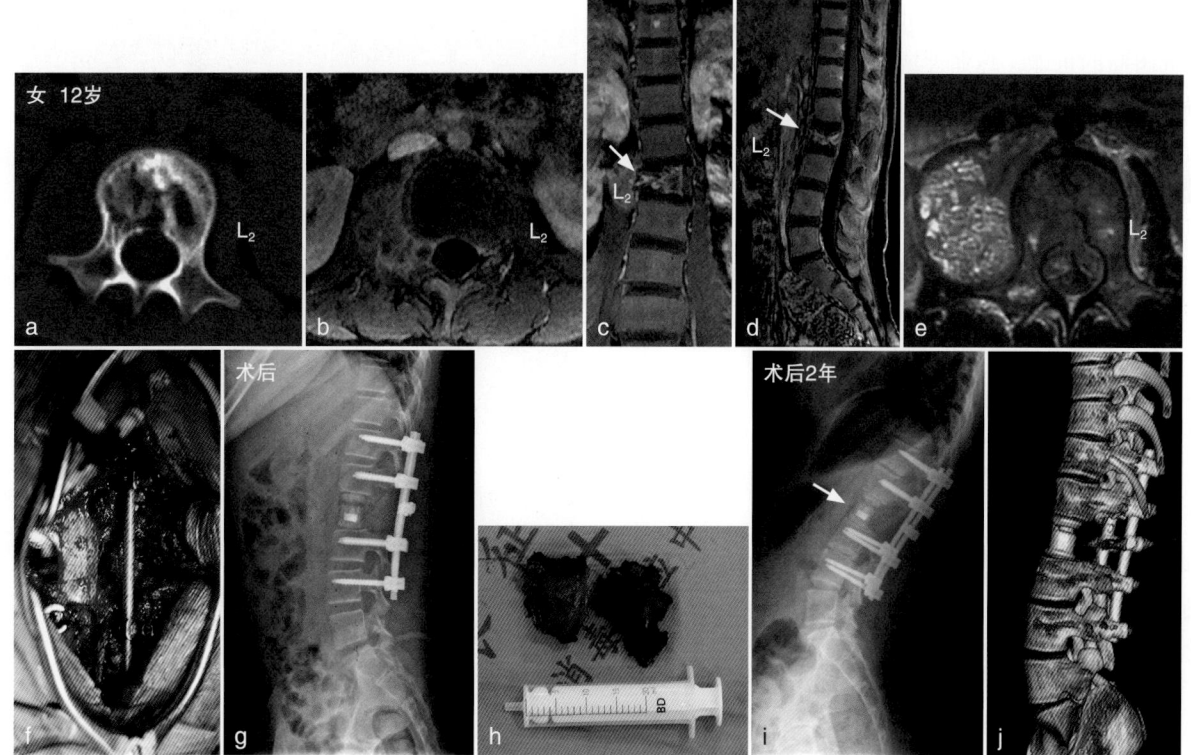

图 26-5-7　女，12 岁。术前 CT 示 L₂ 椎体呈虫蚀样溶骨性破坏（a）；MRI 示 T1WI 上 L₂ 椎体压缩性改变，呈低信号改变（b~d），增强扫描见溶骨性多处明显强化（e）。行整块切除与人工椎体植入内固定融合术（f、g），术中病理证实为尤因肉瘤（h）。术后 2 年未见肿瘤复发，内固定在位，融合满意（i、j）（此病例由肖建如提供）

瘤占绝大多数（约85%），少数（约15%）则可继发于良性软骨病变（软骨瘤和骨软骨瘤）恶变以及放疗后。

同源染色体的丢失形成超单倍体或亚二倍体是软骨肉瘤发生的重要机制，所有发生同源染色体丢失的软骨肉瘤细胞都显示缺失细胞周期依赖性激酶抑制基因（CDKN2A）。此外，与癌细胞增殖、转导有关的 CCN 蛋白、高迁移率族蛋白 -1（HMGB-1）和 TNF-α、IL-6 和胰岛素样生长因子（IGF）、环氧合酶（COXs）等细胞因子及代谢通路表达异常可能参与软骨肉瘤的发生。

临床表现

疼痛为最常见的主诉，常见部位为肿瘤发病部位。疼痛最初多为脊柱区隐痛，呈钝性烧灼样，间歇性发作或逐渐加重，并随病程进展而变剧烈，夜间或俯卧位疼痛加剧。Murphey 等报道 28%～82% 的软骨肉瘤患者可触及软组织肿块，李晓等报道这一比例为 19%。压迫脊髓或神经根则可出现肢体麻木、乏力或反射异常。软骨肉瘤通常生长缓慢，可能在肿瘤发生数年后才就诊。若既往有多发性内生性软骨瘤或多发性遗传性外生骨疣病史患者有继发软骨肉瘤的可能，疼痛性或逐渐增大的内生软骨瘤和骨软骨瘤要高度怀疑向软骨肉瘤的转变。

影像学表现

软骨肉瘤在骨表面表现为无蒂或广基的平滑钙化病变，骨皮质通常延伸到骨软骨瘤体中，在中央可见正常骨小梁。X 线上可见溶骨性肿块，其内可富含散在分布的高密度钙化斑，呈斑点状、爆米花状或逗号状。可呈地图样、虫蚀样或渗透性骨破坏特征，肿瘤边缘较模糊，骨皮质中断侵袭至软组织（图 26-5-8a、b，图 26-5-9a、b）。骨膜软骨肉瘤表现为在骨骼表面呈圆形至椭圆形的软组织肿块，所引起皮质骨侵蚀的程度各异，并且为抬高的骨膜所覆盖，呈典型的 Codman 三角样改变。CT 平扫可明确肿瘤大小、部位和范围。可清楚显示肿瘤内部结构的改变以及骨破坏情况，未钙化的瘤体呈低于肌肉组织的密度。瘤体内常有钙化影或钙化斑，呈特征性的环状或弧形（图 26-5-9c）。同时应注意病变的部位，一般对位于手部的皮质破坏表

现常认为是良性肿瘤，而当病变位于骨盆或者股骨上端时应考虑为恶性。MRI 可见瘤体在 T1WI 上呈低或等信号，软骨帽部分呈低信号（图 26-5-9f）。在 T2WI 上，瘤体和软骨帽部分呈均匀的高信号，也可间有呈低信号的钙化影（图 26-5-9d、e）。T1WI+C 上，瘤体强化不均匀。通过 MRI 增强对比可对软骨帽的厚度与外观进行评估，软骨帽增厚、模糊、不规则的钙化分布提示继发性软骨肉瘤形成（图 26-5-8）。

病理学特征

大体标本可见肿瘤所在处骨外形略有膨胀，骨皮质表面增厚、粗糙并有凹陷。有些病例也可见局部骨皮质完全破坏，形成膨大突出的瘤块与骨组织相连。部分肿瘤因退行性变而形成假性囊肿或黏液样变。周围型软骨肉瘤可呈球形或粗大的结节状。切面可见许多的多面性小体，质坚实，蓝白色。在显微镜下可见软骨肉瘤的主要成分为肿瘤性软骨细胞、钙化软骨和软骨化骨。普通型软骨肉瘤

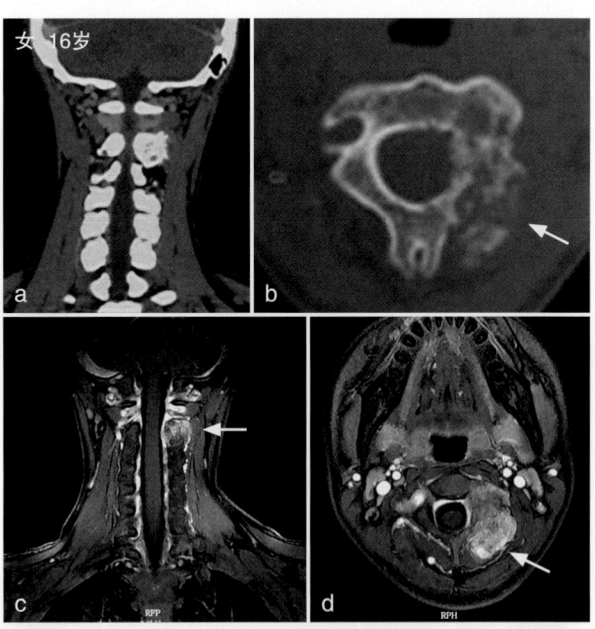

图 26-5-8　女，16 岁。CT 平扫可见寰椎左侧附件区溶骨性膨胀性骨质破坏伴有软组织肿块形成，骨皮质断裂，病灶边界不清，其内可见点片状钙化（a、b）。MRI 上可见 C₂ 椎体左侧附件见最大层面约 3.8cm×2.1cm 的异常信号影，T1WI 呈等信号，病灶边界清，边缘见分叶，增强扫描可见病灶强化；椎间盘形态及信号可，黄韧带无增厚；脊髓形态、信号未见异常（c、d）（此病例由肖建如提供）

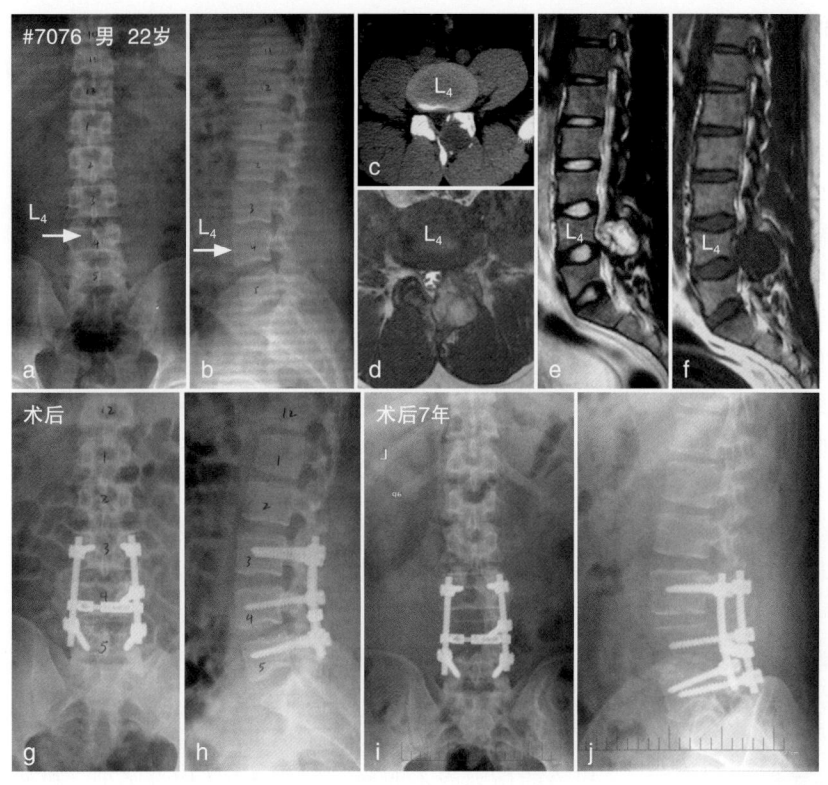

图 26-5-9　男（#7076），22 岁，软骨肉瘤。X 线示 L₄ 脊椎左侧软组织肿块影（a、b，箭头）。CT 平扫见 L₄ 左侧关节突与椎板溶骨性破坏与软组织肿块，呈特征性环状（c，箭头）。MRI 示 L₄ 椎体后份膨胀性破坏的实体肿块，在 T1WI 呈低信号（d、f），在 T2WI 呈高信号（e）。行后路 L₄ 肿瘤完整切除术与 L₃~L₅ 椎体融合内固定术（g、h）。术后 7 年随访肿瘤无复发，固定在位，融合良好（i、j）

内细胞分化程度不一，大多数分化程度较高（图 26-5-10）。肿瘤细胞呈圆形或卵圆形，核大深染。分叶状的软骨基质无编织骨或层状骨包绕。恶性程度高者可见 2~3 核的巨细胞以及核分裂象；恶性程度低者基质表现为透明软骨。间质型软骨肉瘤的瘤体内含大量未分化均一性的间质细胞，体积相对较小。间质细胞胞质较少，核呈圆形或梭形，深染。瘤体内含有软骨岛，主要细胞成分为软骨细胞，岛中央可有钙化，与间质细胞间移行区可不明显。

自然史

软骨肉瘤的总体 5 年生存率为 48%~60%。普通型软骨肉瘤多数为低度恶性，恶性程度高者可向肺、远处骨骼、肝脏和肾等处转移；肿瘤的复发率与其组织学分级和治疗相关；大多数肿瘤复发与原有肿瘤的组织学分级相似，但有 10% 可恶化为高度恶性肿瘤。间质型软骨肉瘤预后较差，手术切除后局部易复发，生存时间目前尚无大样本研究，可很快死于多器官转移，也可有较长的生存期。

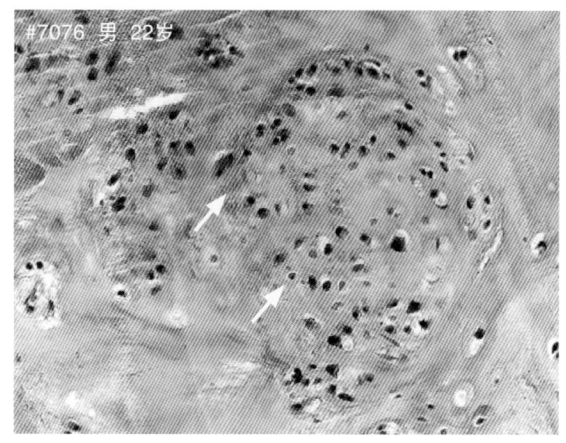

图 26-5-10　普通型软骨肉瘤镜下见高分化的肿瘤细胞，呈圆形或卵圆形（箭头），核大深染，分叶状的软骨基质无编织骨或层状骨包绕（HE 染色，×100）

治疗

软骨肉瘤的化疗疗效目前仍不明确。这类生长缓慢的肿瘤血管通常较少，并且有大量的细胞外基质，因此限制了抗肿瘤药物的作用。同时软骨肉瘤表达多药耐药蛋白抗体 -1 和 P- 糖蛋白，这些也可能在软骨肉瘤的抗化疗机制中产生作用。软骨肉瘤的各种亚型对化疗的敏感性也不尽相同。Staals 等对小样本软骨肉瘤患者的研究表明，相比单纯肿瘤切除的患者，肿瘤切除术后辅助化疗的患者有着更高的远期存活率，其中大多数患者接受阿霉素、顺铂、甲氨蝶呤和环磷酰胺的治疗方案。Nooij 等使用阿霉素和顺铂治疗 2 例去分化软骨肉瘤患者后表明，这种化疗方案并没有表现出显著的疗效。通常情况下，放射治疗用来辅助治疗不完整切除肿瘤术后的患者。Normand 等对 13 例无法完整切除肿瘤的患者进行研究，6 例患者在接受放疗后症状得到改善。然而，目前仍没有研究表明放疗能提高患者的长期生存率。

软骨肉瘤对放疗和化疗均不敏感。一旦确诊要立即进行手术治疗，彻底切除肿瘤组织。软骨肉瘤治疗的金标准是根治性肿瘤切除术与脊柱内固定术重建稳定性（图 26-5-9g、h）。但是，来源于脊柱的巨大软骨肉瘤，已有多次外科手术或肿瘤侵犯内脏器官，行扩大肿瘤切除术与脊柱内固定术是十分困难和危险的，甚至有时不得不放弃手术。

软骨肉瘤瘤内切除和部分切除的局部复发率高达 93%。York 等报道了 21 例脊柱软骨肉瘤远期随访病例，根治性切除的患者其生存率明显高于部分切除的患者，64% 的部分切除组的患者在术后有肿瘤的复发，平均时间为 16 个月。Shires 等报道 20 例脊柱软骨肉瘤的患者在部分切除术后 100% 均有复发，而在根治性切除的患者中未见有复发。Boriani 等在 5 年以上的随访研究中发现，22 例脊柱软骨肉瘤的病例中，14 例完整肿瘤切除病例中仅有 3 例复发，其中 2 例在随访期内存活；而在经过一次或多次部分切除的 10 位病例中均有 1 次以上的复发，其中 8 例在随访期内死亡。

四、白血病、淋巴瘤与多发性骨髓瘤

白血病、淋巴瘤与多发性骨髓瘤对脊柱的累及均属恶性转移性肿瘤，在儿童脊柱外科属于罕见病，其共同特点通常为进展快、预后差、生存期短。国内外文献关于这三种疾病在儿童脊柱外科的研究有限，尚缺乏在儿童脊柱发病率的流行病学统计。

白血病（leukemia）是因造血干/祖细胞于分化过程的不同阶段发生分化阻滞、凋亡障碍和恶性增殖而引起的一组异质性的造血系统恶性肿瘤。白血病是儿童时期最常见的一种癌症，急性淋巴细胞型占 80%。急性白血病的高峰发病年龄在 2～5 岁之间，第二个高峰期年龄在 15～20 岁之间。白血病细胞在骨髓和其他造血组织中大量增殖和累积，并浸润其他非造血组织和器官，同时抑制正常造血功能。瘤样病变占位可破坏椎体骨质，使椎体发生形变，引起椎间隙变窄从而直接压迫损伤脊髓或外周神经。

淋巴瘤（lymphoma）是一种起源于淋巴网状系统的恶性肿瘤，主要包括霍奇金病（Hodgkin disease，HD）和非霍奇金淋巴瘤（non-Hodgkin lymphoma，NHL），临床以 NHL 多见。

脊柱淋巴瘤可分为原发性和继发性两种，以后者多见。继发性脊柱淋巴瘤为全身性的恶性淋巴瘤，其骨病灶可能通过三种形式发生：由骨附近的淋巴结侵犯，通常以脊椎、骨盆、肋骨和胸骨等常见部位而发病；经血运或淋巴转移而发病；与骨髓同源发生。全身性淋巴瘤中有 30% 侵犯骨组织，原发性骨性淋巴瘤占全部恶性骨肿瘤的 3%～4%。淋巴瘤的病因尚不明确，可能与 EB 病毒感染、机体免疫缺陷、电离辐射和染色体畸形、基因突变等遗传因素有关。好发于中年人，发病高峰年龄在 40 岁左右，儿童少见。

多发性骨髓瘤（multiple myeloma）又称浆细胞骨髓瘤、骨髓瘤病或 Kahler 病，是一种原发性全身性骨髓恶性肿瘤，其肿瘤细胞为恶性增殖的浆细胞，是浆细胞肿瘤的最常见类型。常见于中老年，多数为 50～60 岁之间。发病率随年龄增长而增高，儿童少见。本病的年发病率约为 3/10 万。约占造血系统肿瘤的 10%，为所有癌肿的 1% 左右。该病在某些种族（如黑色人种）的发病率高于其他种族。有文献报道美国黑人发病率是白人的两倍，亚裔发病率较低。但近年来，该病发病率在包括我国在内的许多国家和地区都呈上升趋势。该病在脊柱上一般侵犯多个节段，可连续或跳跃性发生，但椎间盘一般正常。以下胸椎和腰椎多见，上胸椎、颈椎和骶骨等其他部位相对少见。

多发性骨髓瘤病因不明，临床观察、流行病学调查和动物实验提示，电离辐射、慢性抗原刺激、遗传因素、病毒感染、基因突变可能与浆细胞骨髓瘤的发病有关。早先有报告 EB 病毒、HHV-8 病毒可能与多发性骨髓瘤发病有关。多发性骨髓瘤的特征是单克隆浆细胞恶性增殖并分泌大量单克隆免疫球蛋白和本周蛋白。恶性浆细胞无节制地增生、广泛浸润和大量免疫球蛋白出现及沉积，而正常多克隆浆细胞增生和多克隆免疫球蛋白分泌受到抑制，从而引起一系列临床表现并导致不良后果。

临床表现

骨痛通常是白血病的首发症状，约占 25%，这是白血病细胞在骨髓腔或骨膜下增殖的结果。其他常见症状包括苍白、嗜睡、紫癜、发热、肝脾大、淋巴结肿大和出血。白血病病变可能影响任何骨骼，一些常见的受累部位包括股骨、髂骨、脊柱、肱骨、胫骨、肩胛骨。诊断可能具有挑战性，因为白血病会影响任何器官系统，产生弥漫性症状。在初始表现时，6% 的患者出现背痛和椎体塌陷。实验室检查可见白细胞计数增加和血小板计数减少，ESR 和 CRP 水平上升。骨髓穿刺可发现典型的白血病细胞。

淋巴瘤的全身症状通常较明显，浅表淋巴结的无痛性肿大是恶性淋巴瘤常见症状和体征。部分患者有脾大或肝大，甚至出现上腔静脉受阻症状。少数患者可出现发热、盗汗和体重减轻等表现。脊柱局部逐渐加重的疼痛和活动受限，疼痛性质为钝痛或隐痛。查体局部有叩击痛。肿瘤侵犯硬膜囊和神经根可合并有神经系统受损症状和体征。脊髓内淋巴瘤主要表现为脊髓损害表现，如肢体麻木、无力等。

骨髓瘤患者可出现广泛骨质破坏、反复感染、贫血、高钙血症、高黏滞综合征、肾功能不全等一系列临床表现。

影像学表现

75% 的白血病患儿在疾病过程中有时会出现骨结构的影像学改变，包括弥漫性骨质减少，髓腔或皮质中的溶解性病变，渗透性破坏。脊柱 X 线可见受侵犯的脊椎呈弥漫性的溶骨性破坏，平片上可见局部放射线透亮度增高，伴有骨皮质变薄；椎体可呈楔形变或压缩性改变，但椎间隙高度正常。CT 平扫可见多节段椎体正常骨结构破坏，密度减低，部分出现病理性骨折。受累椎体周围有软组织影，肿瘤可呈骨膜下浸润性生长，如存在椎管内侵犯，可见硬脊膜增厚和神经根变粗，或椎管内软组织肿块（图 26-5-11b）。MRI 可清楚显示肿瘤对椎体骨髓浸润的程度。白血病侵犯区表现为均一性信号改变，肿瘤在 T1WI 上常呈略低或等信号（图 26-5-11c）；在 T2WI 上可表现为低信号、等信号

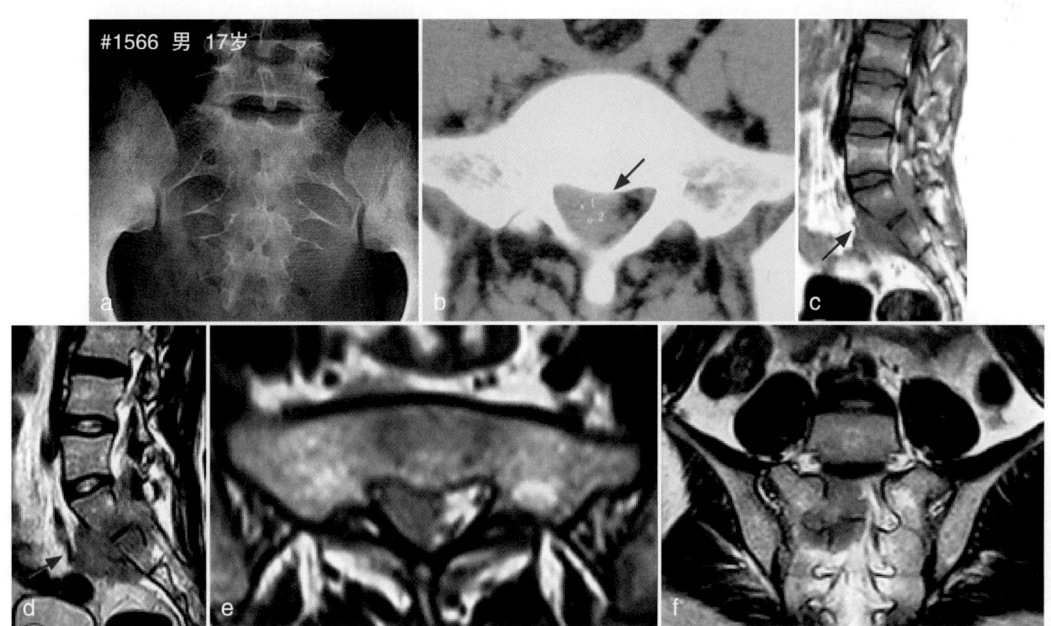

图 26-5-11　男（#1566），17 岁，骶骨白血病病变伴不全瘫。骨盆 X 线见骶骨局部无明显溶骨性破坏，骶骨骨皮质透亮性增高（a）；横断面 CT 平扫示骶管内占位，为软组织性质（b）；MRI 示肿瘤主要累及 S₁~S₂，呈骨膜下浸润性生长，向后则向椎管内侵犯（c、d），骨破坏区和肿瘤在 T1WI 上呈等信号（c），在 T2WI 上呈低信号（d~f），马尾神经遭肿瘤压迫（f）

或高信号等表现（图 26-5-11d~f），受累的脊髓常表现为信号强度增高。T1 增强像上，受累节段的骨髓、局部骨破坏病灶以及脊髓软脊膜信号强度异常强化。

　　大多数淋巴瘤的 X 线常无阳性发现，部分患者可出现椎体楔形变，伴或不伴脊柱侧凸（图 26-5-12a）。硬膜外淋巴瘤可见到一定程度的骨质破坏。少数病例中受累脊椎骨质高度硬化，密度增高，呈象牙椎或扁平椎样改变。CT 平扫对骨性淋巴瘤具有较高的诊断价值，可明确肿瘤大小、部位和范围，表现为溶骨性、浸润性骨破坏（图 26-5-13a、b），可跨越椎间隙侵犯邻近椎体。部分伴有软组织肿块（图 26-5-12b）。CT 三维重建可见病变区的斑片状溶骨性破坏，病变区密度与正常化椎旁肌肉组织密度相近，并可见反应性骨硬化带。MRI 上骨破坏区和髓外占位信号一致，在 T1WI 上呈均匀的略低信号（图 26-5-12d），在 T2WI 上呈等信号（图 26-5-13e）。发病部位可有放射性核素聚集。在

全身的其他淋巴瘤发病或浸润部位也可见放射性核素聚集。

　　骨髓瘤 X 线在脊柱上可表现多个椎体的溶骨性破坏，骨皮质变薄，可有压缩性骨折或椎体楔形变，甚至出现软组织肿块。正位片上的椎弓根投影可因肿瘤破坏而消失。溶骨性病灶边缘呈穿凿状，锐利清晰，周围无骨膜反应或新骨形成（图 26-5-14a、b），多节段的广泛性骨质疏松表现，放射性密度减低。CT 平扫可清楚显示肿瘤对椎体骨组织破坏的程度，溶骨性病灶边缘呈穿凿状，锐利清晰，周围无骨膜反应和新骨形成。椎体内松质骨多节段局灶性边缘锐利的圆形骨破坏，呈蜂窝状，可累及椎弓（图 26-5-14c、d）。病变周围软组织有肿块影，密度均一。MRI 上可清楚显示骨髓瘤对椎体内骨髓的浸润程度以及正常骨髓的适应性改变。在 T1WI 上，病变区可因骨髓瘤细胞浸润和骨髓的逆向转换而呈低或等信号（图 26-5-14g），也可因局部脂肪增加而呈高信号；在 T2WI 上，可呈等或高信号，也可因放疗而呈低信号（图 26-5-14h）。矢状面 MRI 可清楚显示病理性骨折造成的局限性后凸畸形以及椎管受病变侵犯的范围和程度。任何 MRI 像上呈多病灶性或弥漫性 T1WI 骨髓低信号的病变均要考虑有多发性骨髓瘤的可能。

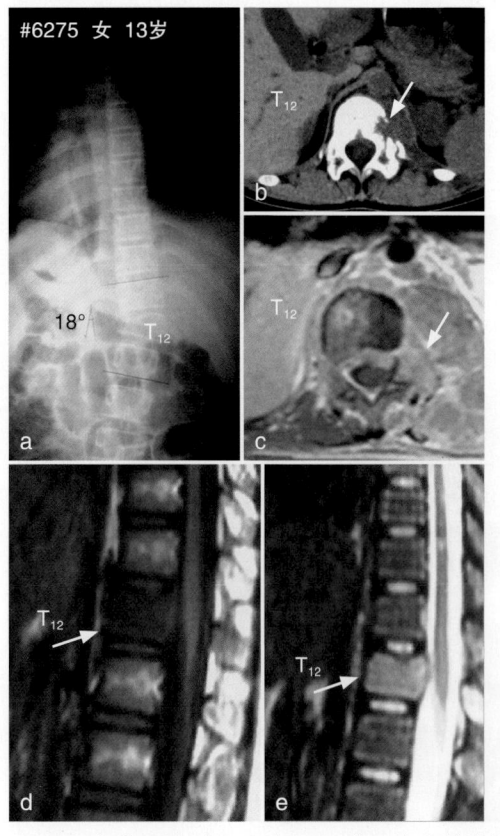

图 26-5-12　女（#6275），13 岁。T$_{12}$ 淋巴瘤合并脊柱侧凸。X 线示 T$_{12}$ 椎体呈楔形变伴脊柱侧凸（a）。CT 平扫可见溶骨性、浸润性骨破坏，左侧有软组织肿块（b）。MRI 上肿瘤在 T1WI 上呈低信号，在 T2WI 上呈等信号（c~e）

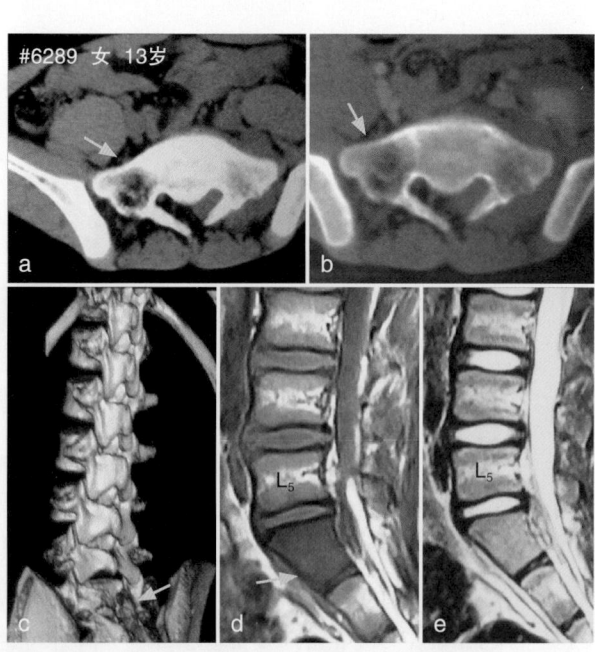

图 26-5-13　女（#6289），13 岁，骶骨及骶管内外淋巴瘤合并不全瘫。CT 平扫示骶骨溶骨性病灶，密度与周围软组织接近，边缘可见轻度反应性硬化带（a、b），三维CT 示 L$_5$ 与 S$_1$ 后份骨质溶骨性破坏（c）。MRI 在 T1WI 上呈低信号，在 T2WI 上呈等信号（d、e）

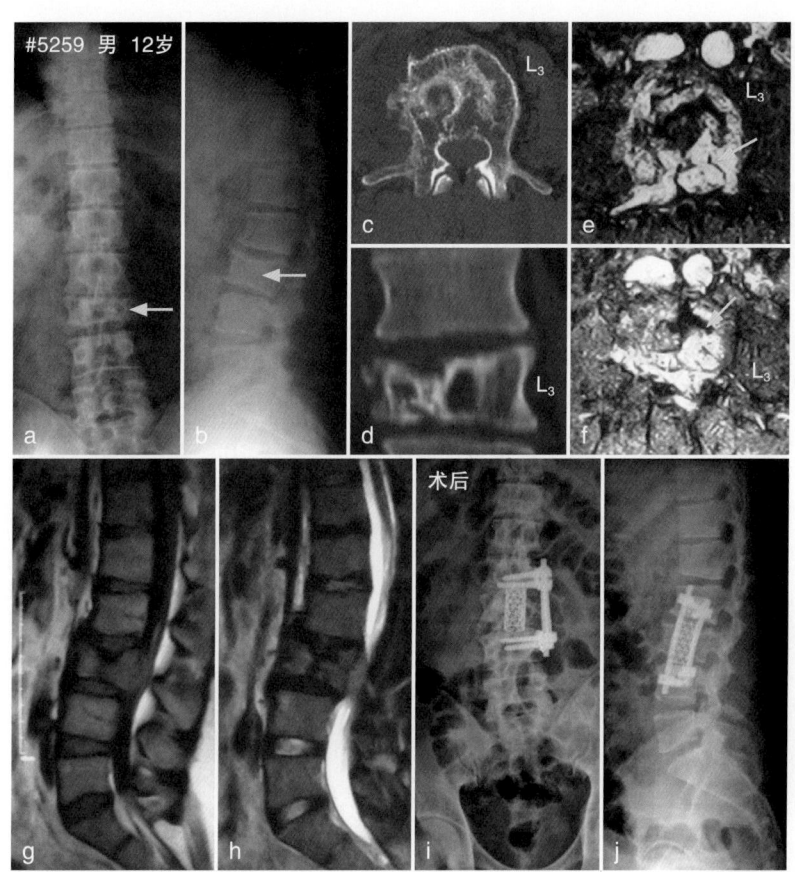

图 26-5-14　男（#5259），12 岁，L₃ 椎体骨髓瘤伴双下肢不全瘫、马尾综合征。X 线示 L₃ 椎体呈压缩性改变（a、b，箭头）。CT 平扫见溶骨性病灶边缘呈穿凿状，锐利清晰，周围无骨膜反应和新骨形成（c、d）。MRI 示病灶累及椎体并侵犯椎管（e、f），在 T1WI 上呈低信号（g），在 T2WI 上呈等信号（h）。行前路椎体次全切除椎管减压与钛网支撑融合术（i、j），术后继续行化疗

病理学特征

脊柱白血病常伴有病理性骨折、骨髓浸润或脊膜浸润。病理大体可见骨小梁遭破坏，骨髓充血或呈出血性，可伴有局部骨梗死。镜下可见骨髓被异常增殖的分化不良的造血系细胞弥漫性浸润（图 26-5-15）。

淋巴瘤大体标本形态变化较大，可为独立瘤体或弥漫性浸润性病灶。肿瘤细胞为淋巴细胞来源，在骨髓和脊膜中可见大量恶性淋巴细胞。NHL 根据细胞分化程度分为低度恶性、中度恶性和高度恶性等三种类型。根据组织形态学镜下表现分为无核裂型、核裂型和多形细胞型淋巴瘤，无核裂型和核裂型为 B 淋巴细胞源性肿瘤，多形细胞型则为 T 淋巴细胞源性肿瘤。HD 的特征性镜下表现为典型的 R-S 细胞，细胞体积较大，呈枭眼状或镜面状，也称镜影细胞。间质性背景细胞主要为 T 和 B 淋巴细胞、嗜酸性粒细胞和组织细胞等（图 26-5-16）。

骨髓瘤大体标本可见软组织性质瘤结节或块状，位于红髓内，其间可见正常骨髓组织，但正常

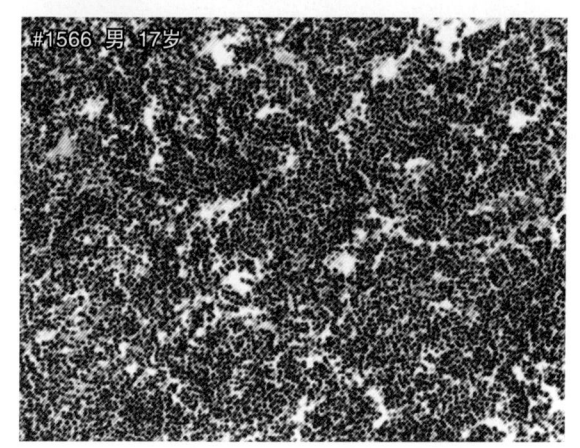

图 26-5-15　白血病镜下可见骨髓被异常增殖的分化不良的造血系细胞弥漫性浸润（HE 染色，×100）

骨髓组织与肿瘤组织界限不清楚，切面为浅灰或灰红色鱼肉样软组织。显微镜下可见肿瘤组织内大量的幼稚型浆细胞聚集（图 26-5-17）。幼稚型浆细胞外形相对一致，胞质嗜碱性，核仁呈车辐状，可见多核形态怪异的浆细胞。肿瘤组织内可见薄壁小血管，肿瘤组织围绕小血管呈菊花样排列，偶可见多核瘤巨细胞。有些浆细胞胞质含有 Russell 嗜酸性小体。

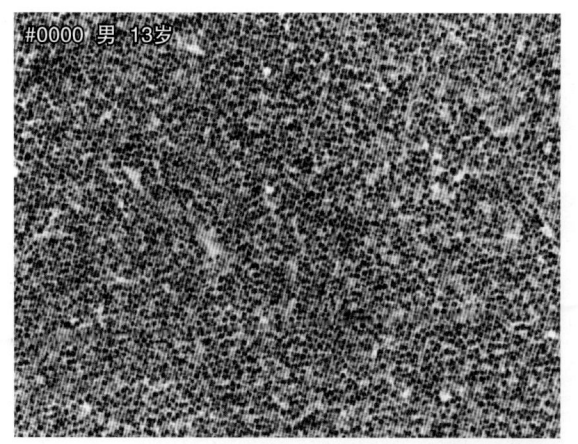

图 26-5-16　霍奇金淋巴瘤镜下表现为典型的枭眼状 R-S 细胞，间杂 T 和 B 淋巴细胞及嗜酸性粒细胞（HE 染色，×200，病理标本由赵有财提供）

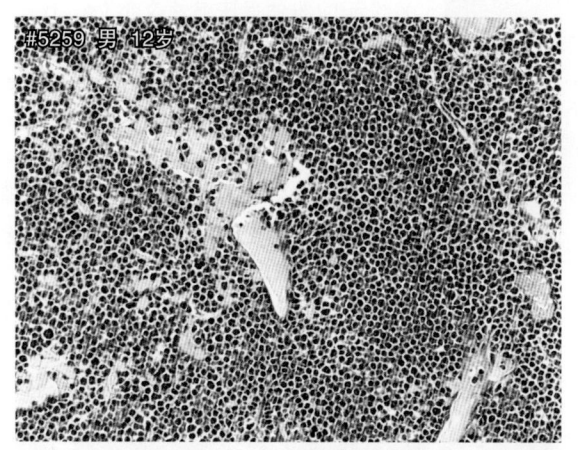

图 26-5-17　骨髓瘤镜下可见大量的形态各异的浆细胞聚集形成肿瘤组织，与正常组织界限不清，间杂可见薄壁血管。胞质内含嗜酸性的 Russell 小体（HE 染色，×200）

鉴别诊断

1. **脊柱结核**　X 线可提示病变椎体骨质破坏及骨缺损，胸腰椎角状后凸畸形，顶椎的位置与结核破坏的节段一致。除了骨破坏外，一般还常伴有椎旁软组织阴影、椎间盘高度变窄以及椎旁脓肿等，可通过 MRI 进行鉴别。

2. **椎体血管瘤**　儿童与青少年较少见。多为隐匿性起病，无明显症状，最多见的症状是局部疼痛。X 线可见孤立的病变，通常位于椎体内，可见骨小梁产生的突出的垂直条纹。CT 平扫可见骨小梁增粗，间以密度减低区，呈典型的圆点花纹布样表现。MRI 显示液体含量和血流量增加，在 T1WI 多为低信号，T2WI 上均为高信号改变。

3. **嗜酸性肉芽肿**　软组织浸润明显，应与硬膜内淋巴瘤性软脊膜炎鉴别。X 线通常可见椎体部分或完全塌陷。脊椎完全塌陷的椎骨破坏通常呈扁平椎，表现为两个完整的相邻椎间盘之间有一个扁平的硬币边缘样骨楔。相邻的椎间盘高度维持正常，椎旁软组织无肿块。CT 平扫可见椎体不同程度溶骨性骨质破坏，边缘不规则，部分边缘清楚，无明显硬化边缘，皮质部分消失，破坏区内见多个小碎片状残留骨碎片。MRI 显示病灶在 T1WI 上为等或稍低信号，在 T2WI 上为混杂高信号。

4. **骨巨细胞瘤**　多发生于 20~50 岁人群，以椎体侵犯为主，多为单节段单发病灶，为膨胀性溶骨样病变，骨皮质变薄或皮质中断，边界模糊。

自然史

急性白血病可迅速侵犯全身多个器官和组织，预后一般较差。慢性白血病病程相对较长，预后也较差。白血病的预后与其组织学分型、临床分期、一般状况和发病年龄等有关。Heinrich 等在对 83 例急性淋巴细胞白血病患儿的研究中发现，存在 2~4 个骨病灶预示疾病偏惰性且预后较好，若有 5 个或更多骨病灶时则预后很差。

脊柱淋巴瘤为恶性肿瘤，绝大部分经适当治疗或可获得近期缓解。早期局部进行性骨破坏，晚期可有全身多处淋巴结或脾脏转移。国外学者报道恶性淋巴瘤 5 年和 10 年的生存率大于 50%，而国内学者则报道其生存率较低。恶性淋巴瘤的预后与肿瘤的组织学分型、临床分期、一般状况和发病年龄等有关。骨性淋巴瘤预后较差，脊髓内淋巴瘤预后最差。

脊柱骨髓瘤发病初期进展较慢，后期和终末期出现严重的进行性贫血和恶液质。由于该病是恶性肿瘤，预后很差，影响预后的因素包括患者年龄、一般状况、临床分期、浆细胞恶性增殖能力，有无合并感染、肾功能衰竭、高钙血症和凝血异常等。多发性骨髓瘤的自然病程平均为 6~12 个月，经化疗后中位生存时间可延长至 3~5 年，仅 5% 可完全缓解。

治疗

脊柱白血病的治疗策略应根据特定的白血病类型而定，但最常见的是化疗以及骨髓或造血干细胞移植。Miller 等报道长期多药物联合化疗的儿童总体 5 年无病生存率接近 70%～80%。由于儿童与青少年出现继发性恶性肿瘤的风险较高，放疗较少使用。手术治疗仅适用于减轻脊髓压迫症状，脊柱病理性骨折导致的疼痛与脊柱不稳，及椎体破坏导致的脊柱畸形。有神经压迫症状者需行减压手术。此外，由于接受化疗以及白血病自身病程，患儿成年后骨质疏松症的风险可能会增加。

脊柱淋巴瘤治疗方案以放疗、化疗为主，辅以手术，可根据免疫表型选择不同的化疗方案。目前对脊柱淋巴瘤的一线化疗方案包括环磷酰胺、阿霉素、长春新碱及激素。当肿瘤细胞 CD20 阳性时，是否加用利妥昔单抗仍存在争议。病灶局部的放疗有利于控制局部病灶。Beal 等在一项 82 例的回顾性研究中发现，接受单纯放疗、单纯化疗及联合治疗的患者的 5 年生存率分别为 70%、81% 及 95%。因此，联合治疗能有效提高患者生存率。

脊柱骨髓瘤的主要治疗手段为化疗和放疗。Sinoff 等学者认为对于单纯神经功能损害而无脊柱不稳的患者，单纯化疗亦可使部分患者症状缓解。此时脊髓压迫并非手术绝对指征。郭卫等认为，化疗为多发性骨髓瘤治疗的最重要手段。放疗常被用于控制局部疼痛。Bilsky 等认为即使脊髓严重受压，放疗也能获得良好的疗效。Hungria 等提出放疗可在明确脊髓受压后 24 小时内就开始。但是对于考虑行自体骨髓干细胞移植的患者，应注意控制放疗野及放疗剂量以保留骨髓功能。

手术对白血病、淋巴瘤和多发性骨髓瘤的治疗只是一种辅助措施。手术前最好穿刺活检以获得病理诊断。手术治疗的主要目的在于通过解除脊髓压迫、维持脊柱稳定性来提高患儿的生活质量。手术应尽可能切除或减小病灶，便于进一步化疗和放疗。手术适应证包括：椎体病理性骨折，出现不稳定；脊髓受压迫而出现明显神经功能损害；连续多节段的病变导致脊柱后凸畸形。如经保守治疗后仍有脊柱不稳或仍存在病理性骨折可能的，也可考虑手术。Durr 等报道了 11 例行手术治疗的脊柱骨髓瘤患者，术后疼痛缓解明显，生活质量改善，平均存活 49.7 个月。患者中有 11.1% 局部复发；6 例术前存在神经损害者在术后均好转，其中 2 例术后完全恢复正常，1 例术中脊髓损伤导致瘫痪。党耕町提出，如诊断明确且病变局限于单个脊椎，可选择整块切除术。如病变仅位于单个脊椎前方或后

方，可选择前路椎体切除或椎板切除术。如病变为多节段，多选择后路椎板切除减压内固定术。若患者生存期较长，应选择植骨融合术而不选择骨水泥填充。郭卫等建议，对于脊椎前方病变局限于椎体内（椎体后壁完整）的病例，可采取后路减压手术联合椎体成形术，在恢复了前后方稳定性的同时，可充分减压脊髓。对于椎体破坏严重，压缩超过 50% 且合并明显后凸畸形的患者，椎体成形术往往不适用，在对病椎行全椎体切除或椎体次全切除术后，应全部行钛网或人工椎体置入术，以恢复椎体高度，重建前柱稳定性（图 26-5-14i、j）。此外，支持治疗在治疗上占有重要地位，包括镇痛、抗骨质疏松以及营养支持治疗等。

参考文献

[1] Biazzo A, De Paolis M. Multidisciplinary approach to osteosarcoma[J]. Acta Orthop Belg, 2016, 82(4): 690-698.
[2] Keynan O, Fisher CG, Boyd MC, et al. Ligation and partial excision of the cauda equina as part of a wide resection of vertebral osteosarcoma: a case report and description of surgical technique[J]. Spine (Phila Pa 1976), 2005, 30(4): E97-102.
[3] 刘忠军, 党耕町, 马庆军, 等. 脊柱肿瘤的全脊椎切除术及脊柱稳定性重建[J]. 中华骨科杂志, 2001, 21(11): 646-649.
[4] 张子韬, 熊进, 王守丰, 等. 成骨肉瘤新辅助化疗后白细胞减少患者的脱氧核苷酸钠治疗[J]. 中国骨与关节杂志, 2015, 4(9): 697-700.
[5] Moore DD, Haydon RC. Ewing's sarcoma of bone[J]. Cancer Treat Res, 2014, 162: 93-115.
[6] Basharkhah A, Lackner H, Karastaneva A, et al. Interdisciplinary radical "en-bloc" resection of Ewing sarcoma of the chest wall and simultaneous chest wall repair achieves excellent long-term survival in children and adolescents[J]. Front Pediatr, 2021, 9: 661025.
[7] Han MS, Lee SK, Moon BJ, et al. Primary extraosseous Ewing sarcoma of the thoracic spine presenting as chest pain mimicking spinal schwannoma[J]. World Neurosurg, 2020, 141: 507-510.
[8] Oliveira C, Vital L, Serdoura F, et al. Spondylectomy for primary Ewing lumbar sarcoma in children[J]. Rev Bras Ortop (Sao Paulo), 2020, 55(5): 649-652.
[9] Lu VM, Goyal A, Alvi MA, et al. Primary intradural Ewing's sarcoma of the spine: a systematic review of the literature[J]. Clin Neurol Neurosurg, 2019, 177: 12-19.
[10] Marcove RC, Franics KC. Chondrosarcoma and altered carbohydrate metabolism[J]. N Engl J Med, 1963, 268: 1399-1400.
[11] Murphey MD, Flemming DJ, Boyea SR, et al. Enchondroma versus chondrosarcoma in the appendicular skeleton: differentiating features[J]. Radiographics, 1998, 18(5): 1213-1245.
[12] Normand AN, Cannon CP, Lewis VO, et al. Curettage of biopsy-diagnosed grade 1 periacetabular chondrosarcoma[J]. Clin Orthop Relat Res, 2007, 459: 146-149.
[13] Boriani S, Weinstein JN, Biagini R. Primary bone tumors of the spine. Terminology and surgical staging[J]. Spine (Phila Pa 1976), 1997, 22(9): 1036-1044.
[14] Bai CR, Li X, Wang JS, et al. Diagnosis and surgical treatment of primary isolated aggressive lumbar myeloid sarcoma: a rare case report and review of the literatures[J]. BMC Musculoskelet

Disord, 2021, 22(1): 220.

[15] Wang Y, Li J, Wei R, et al. Prognostic factors associated with bone lymphoma primarily presenting in the spine[J]. Spine (Phila Pa 1976), 2019, 44(3): 185-194.

[16] Sinoff CL, Blumsohn A. Spinal cord compression in myelomatosis: response to chemotherapy alone[J]. Eur J Cancer Clin Oncol, 1989, 25(2): 197-200.

[17] Dürr HR, Wegener B, Krödel A, et al. Multiple myeloma: surgery of the spine: retrospective analysis of 27 patients[J]. Spine (Phila Pa 1976), 2002, 27(3): 320-326.

[18] 王毅飞, 郭卫, 杨荣利, 等. 脊柱骨髓瘤的手术治疗效果及预后分析[J]. 中国脊柱脊髓杂志, 2014, 24(11): 1001-1006.

第六节 脊柱椎旁肿瘤

一、节细胞神经瘤

椎旁肿瘤中有 20% 为神经源性，其中 10% 的神经源性肿瘤是节细胞神经瘤（ganglioneuroma，GN），它起源于交感神经系统非嗜铬细胞，是一种很少见的良性肿瘤，同神经母细胞瘤、节细胞神经母细胞瘤同属于神经胚细胞性肿瘤。

GN 一般发病较晚，平均诊断年龄为 7 岁左右，女性多于男性。GN 最常发生在腹部，但是这些肿瘤可以在发现交感神经组织的任何地方生长，后纵隔、后腹膜、肾上腺、腰椎和盆骶部等部位较多见。也可经椎间孔向椎管内生长，对脊髓和脊神经根压迫明显。

GN 可以脊柱侧凸为首诊，国外尚无发生率的报道。王守丰等于 2006 年报道，在 1300 例手术的脊柱侧凸患者中仅发现 2 例 GN 合并脊柱侧凸，仅占需要手术的脊柱侧凸患者的 0.15%。

目前认为 GN 的发生可能与以下因素有关：影响胎儿发育因素包括叶酸缺乏、有毒环境暴露、胎儿糖尿病等；多种染色体异常包括 1p 缺失及合并 Turner 综合征，Hirschsprung 病，I 型神经纤维瘤病；神经营养因子包括神经生长因子（NGF）和脑源性神经营养因子（brain-derived neurotrophic factor，BDNF）及其受体的表达等。

临床表现

根性疼痛、感觉障碍、肢体无力或步态异常是神经节细胞瘤的常见症状。临床上节细胞神经瘤一般没有特殊的症状或体征，一般为体检发现。少部分患者因肿瘤的占位效应而出现咳嗽、腹痛、背痛或呼吸困难。如果节细胞神经瘤长入椎管，可能压迫脊髓造成感觉障碍、肢体无力或步态异常等症状。有时肿瘤可能产生某些激素，引起腹泻、高血压、体毛增加和出汗等症状。

大部分 GN 伴脊柱侧凸的患者因进行性加重的脊柱侧凸畸形而就诊。瘤体生长缓慢，因压迫脊髓和神经根以及破坏骨组织而出现逐渐加重的临床症状，合并的脊柱侧凸畸形通常进展迅速。

影像学表现

节细胞神经瘤伴脊柱侧凸多见于胸椎。患者常有脊柱侧凸畸形，多为不典型侧凸，而且进展迅速（图 26-6-1a）。王守丰等指出，GN 伴脊柱侧凸的弯型特征与 AIS 不同，在其报道的 2 例病例中，顶椎均有显著的楔形变，侧弯僵硬，脊柱柔韧度分别为 7% 与 14%，脊柱侧凸往往进展迅速。软组织肿块通常位于胸弯的顶椎区。

X 线早期很少有阳性发现，肿瘤巨大时可发现椎管内或脊椎旁软组织肿块影，椎管直径和椎间孔有增大表现。CT 上可显示椎体后缘和椎弓皮质遭肿瘤破坏的范围和程度，常可见椎旁低密度影，椎管外可与椎管内部分相互连接。MRI 可清楚显示椎管外软组织性质肿块（图 26-6-1b），椎管外肿瘤可与椎管内部分相互连接而呈哑铃状表现。在 T1WI 上肿瘤常呈等或低信号，在 T2WI 上呈高信号（图 26-6-1d，图 26-6-2b、d），T1 增强扫描显示肿瘤区信号为不均匀增强。

病理学特征

椎管内 GN 很罕见，椎旁 GN 可经椎间孔长入椎管内。大体病理所见软组织肿块，境界清楚，一般有包膜，多呈分叶状、结节状或不规则条索状，色红质韧。肿瘤直径一般在数厘米到十数厘米之间。部分肿瘤有囊性变或钙化。显微镜下瘤体由成熟的节细胞和施万细胞构成。成熟的节细胞较少，分布不规则，散在或数个成簇状（图 26-6-3）。瘤体内无胶质细胞，也无神经母细胞形成的巢状小体。

自然史

节细胞神经瘤生长缓慢，因压迫脊髓和神经根以及破坏骨组织而出现逐渐加重的临床症状。神经

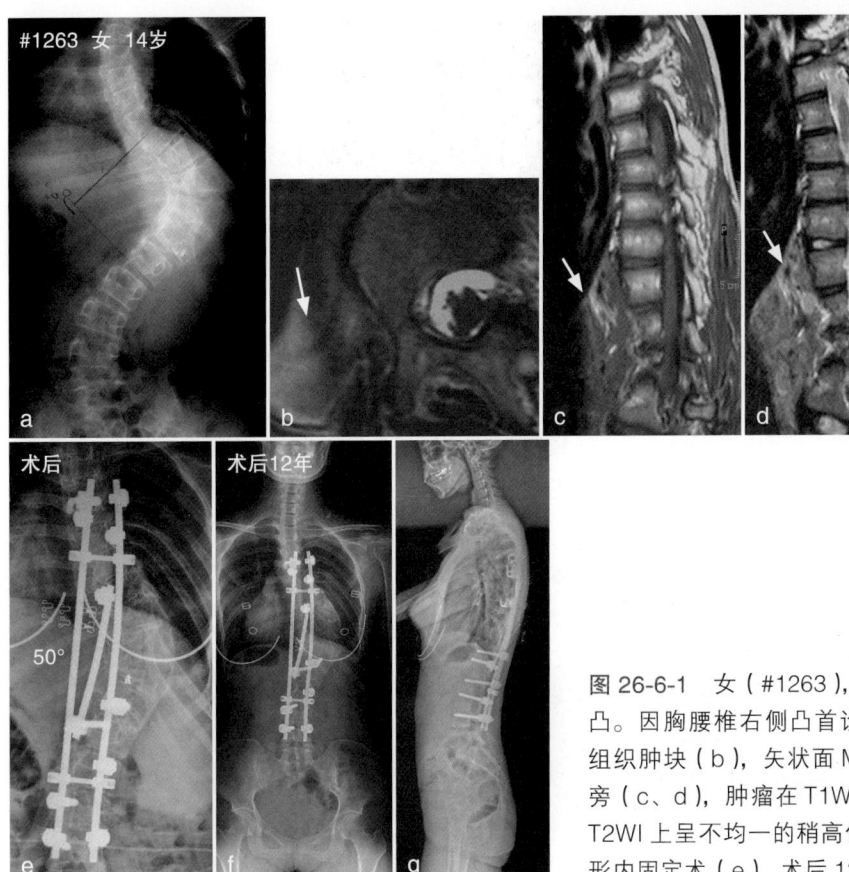

图 26-6-1　女（#1263），14 岁，椎旁神经节细胞瘤伴脊柱侧凸。因胸腰椎右侧凸首诊（a）；MRI 扫描示顶椎区凸侧有软组织肿块（b），矢状面 MRI 示肿瘤位于胸腰段脊柱腹侧及椎旁（c、d），肿瘤在 T1WI 上呈不均一的低或等信号（c），在 T2WI 上呈不均一的稍高信号（d）。行前路肿瘤切除、后路矫形内固定术（e），术后 12 年随访时矫形满意（f、g）

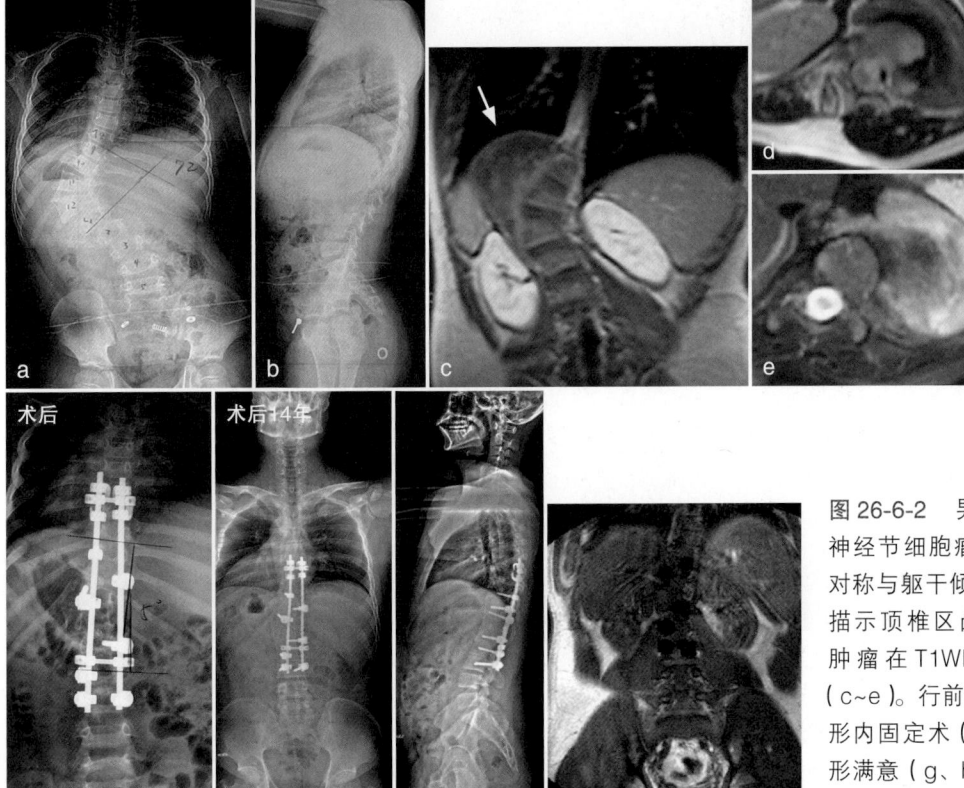

图 26-6-2　男（#2557），9 岁，椎旁神经节细胞瘤伴脊柱侧凸。因背部不对称与躯干倾斜首诊（a、b）；MRI 扫描示顶椎区凸侧有软组织肿块（c），肿瘤在 T1WI 上呈不均一的低信号（c~e）。行前路肿瘤切除与一期后路矫形内固定术（f），术后 14 年随访时矫形满意（g、h），MRI 检查未见肿瘤复发（i）

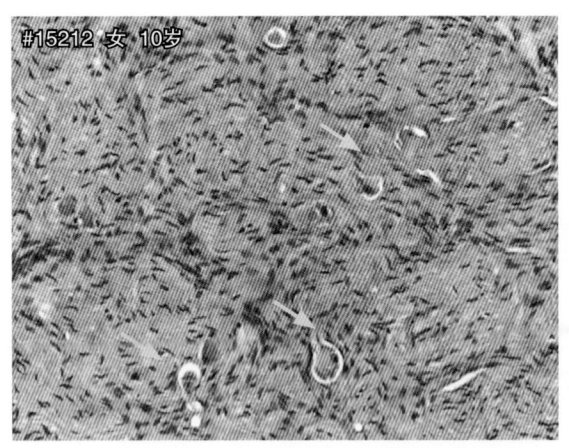

图 26-6-3　显微镜下可见均匀分布的施万细胞背景中有成熟的节细胞（箭头）散在或数个簇状分布，核大，圆形；胞质丰富，呈淡嗜伊红色（HE 染色，×200）

节细胞瘤为良性肿瘤，完整切除肿瘤后预后佳。神经节细胞瘤合并的脊柱侧凸畸形进展迅速。肿瘤切除后不能控制脊柱侧凸的进展（图 26-6-4e、f），可能与肿瘤组织破坏凸侧椎旁肌肉组织，引起凸侧肌肉萎缩有关。

治疗

　　有关脊柱节细胞神经瘤的治疗报道极少。通常可采取手术治疗切除肿瘤、矫正脊柱畸形以恢复脊柱的稳定性。术前应行胸腰段 CT 血管造影（CTA）或磁共振血管造影（MRA）检查，以显示肿瘤与胸腹部大血管之间的关系，避免术中损伤主动脉。Velyvis 等曾报道 1 例 15 岁的 GN 伴胸椎侧

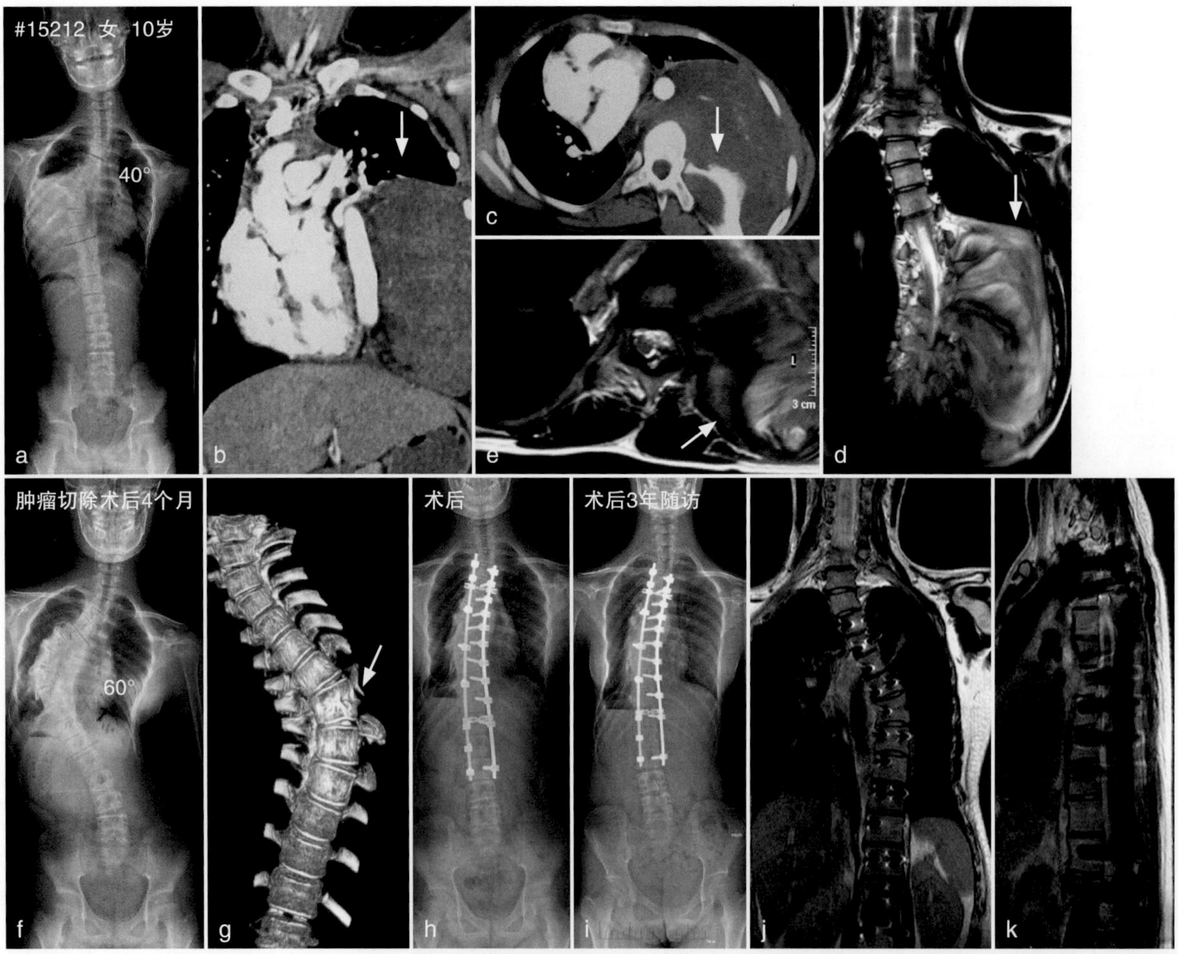

图 26-6-4　女（#15212），10 岁，因脊柱侧凸首诊，X 线示不典型左胸弯，左侧胸腔内巨大占位性病变（a）；CT 示巨大左侧纵隔肿瘤，无强化（b），CT 平扫示肿块内有粗条状钙化，伴分散的较小的点状钙化灶，肿块为低密度，与肌肉密度相近（c），MRI 上 T2WI 为像不均匀高信号软组织肿块（d），横断面扫描示侵及左侧椎间孔（e，箭头），临床诊断为椎旁节细胞神经瘤伴脊柱侧凸。先行纵隔肿瘤切除术，病理证实为节细胞神经瘤，4 个月后进展至 60°（f），CT 重建示顶椎呈椎体萎缩性改变（g），行后路截骨矫形术（h），术后 3 年无矫形丢失（i），MRI 示肿瘤无复发（j、k）

凸（右胸弯 36°）患者，前方经胸入路完整切除肿瘤（8cm×8cm×2cm），再行后路减压而未做内固定融合，6 年随访中疗效满意。Spiegel 等报道过 1 例 16 岁的 GN 继发胸椎侧凸女性患者（右胸弯，$T_4 \sim T_7$），肿瘤位于椎旁 $T_4 \sim T_7$ 节段，并侵犯 T_5 椎间孔（8cm×4.2cm×2.1cm）；行后路椎板切除减压、整块切除术切除肿瘤加矫形内固定植骨融合术，术后 2 年随访中未见肿瘤复发或脊柱侧凸进展。Son 等认为若术中切除彻底，术后不需要任何辅助性治疗。若切除不彻底，局部易复发，复发后病灶内的节细胞具有去极化潜能，有恶变为节细胞神经母细胞瘤的可能。Hioki 等提出，手术可分一期或二期完成，必要时可切断肿瘤起源处的神经根。张绍昆等报道 6 例脊柱节细胞神经瘤的手术患者，其中 5 例行肿瘤全切除术，1 例行次全切除术，平均随访 2.5 年；术后半年时，次全切患者肿瘤原位硬膜下复发，继续行放化疗至末次随访，未见复发。

若脊柱侧凸角度较大或进展很快，可同时行肿瘤切除术与后路矫形内固定术。对于年龄较小、脊柱侧凸角度较小的患者手术切除肿瘤后可先行支具治疗，再择期手术治疗。角度较大或已发育成熟的患者行一期手术治疗，同时行肿瘤切除术与脊柱内固定融合术（图 26-6-1e、图 26-6-2、图 26-6-4）。王守丰等报道的 2 例患儿，肿瘤体积大（直径分别为 10cm×9cm×7cm 与 13.5cm×9cm×4cm），侧弯角度较大且僵硬，因此均行一期前路肿瘤切除后行二期后路矫形内固定手术。术后患者背痛症状缓解，在远期随访中内固定融合良好，矫形效果满意，未出现内固定相关并发症。

二、肌肉内血管瘤

肌肉内血管瘤（intramuscular hemangioma，IMH）指位于骨骼肌内的血管瘤，是由胚胎或血管细胞发生的良性肿瘤，可分为毛细血管型、海绵状血管型与混合型三种。一般常见于青年人，其中 80% 以上病例发生于 30 岁之前，无性别差异。IMH 好发于下肢，特别是大腿部肌肉，其次为头颈部、上肢和胸壁。椎旁的肌肉内血管瘤较少见，合并脊柱侧凸更为罕见。陈志军等曾报道 2 例骶棘肌内血管瘤合并脊柱侧凸，在需要手术的脊柱侧凸的患者中发生率约为 0.08%。

目前肌肉内血管瘤的病因尚不明确。虽然内皮细胞在其中的作用已被广泛证实，但关于内皮细胞的起源以及血管瘤内皮组织与周围细胞相互作用的可能机制仍无统一意见，目前有血管细胞的胚胎隔绝、发育区域缺陷、血管发生紊乱等多种学说。

椎旁肌内软组织肿瘤导致严重脊柱侧凸畸形的发病机制不明。椎旁的肌肉内血管瘤伴脊柱侧凸患者的侧凸形成和进展的原因最大可能是肌肉源性和生物力学作用。可能的机制是：在儿童期，椎旁肌内生长的软组织肿瘤影响肌肉的局部生长发育，引起两侧椎旁肌生长不对称，导致脊柱两侧负荷不平衡，由于生物力学因素和大脑平衡中枢的调节作用，脊柱产生侧凸畸形。侧凸初期可能并无结构性改变，随着患儿骨骼肌肉的生长发育，脊柱两侧不对称负荷持续存在。病程中可能因肿瘤性质改变（血管瘤反复出血）或医源性原因（肿瘤穿刺等）导致肌肉纤维化或瘢痕挛缩，进一步加剧两侧负荷的不对称性。根据 Hueter-Volkmann 定律，侧凸凹侧生长板受到应力较大，生长受限制，相反凸侧生长板生长加速，使得顶椎区的椎体和椎间盘发生楔形变，逐渐形成结构性脊柱侧凸，之后可通过恶性循环机制逐步形成严重脊柱侧凸畸形。骨骼发育成熟后，由于持续存在的不对称负荷，侧凸畸形可进一步加重。

临床表现

患者常以脊柱侧凸为首诊，伴疼痛，特别是局部叩击痛。通常在追问病史后才发现疼痛史，一般位于畸形的凹侧近顶椎区。患者多表现为脊柱侧凸引起的背部隆起不对称，彩超能显示肿块的大小、形态、内部结构、深度及其与周围软组织的关系，同时能显示肿块内部及周边的血流情况。当肿块不明显时极易漏诊。

影像学表现

X 线可发现脊柱侧凸畸形，部分患者还可发现血管瘤的钙化。在 X 线上侧凸弯型一般不典型，侧凸的跨度短小。患者常伴严重骨盆倾斜，躯干失衡（图 26-6-5b、图 26-6-6a），可伴脊柱后凸畸形，且侧后凸畸形呈快速进展型发展。CT 示患侧肌肉（多为骶棘肌）较对侧明显增粗，肌束稀疏，结构紊乱，呈粗细不均索点状影，其间有形态不一的低

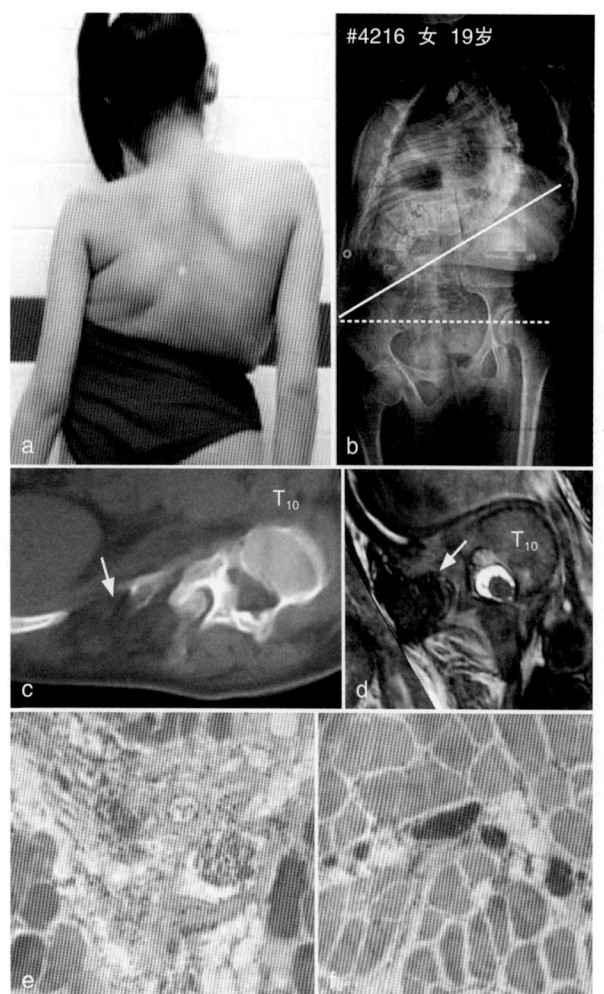

图 26-6-5　女（#4216），19 岁，右侧骶棘肌血管瘤伴脊柱侧凸。外观呈严重剃刀背畸形、骨盆倾斜（a）；X 线示脊柱呈 S 形弯曲（b）。CT 示右侧骶棘肌容量较左侧明显增粗，但密度降低，肌束稀疏，结构紊乱，呈粗细不均索点状影，其间有形态不一的低密度脂肪结构（c）。MRI 上 T1WI 示椎旁低信号改变，位于椎体后缘及脊椎后份，近圆形，境界清晰（d，箭头）。光镜下可见肌肉失去正常结构，不规则扩张的大小血管浸润，伴周围纤维组织增生，血管内外出血凝血（e、f）

密度脂肪结构（图 26-6-5e、图 26-6-1c）。椎体并无结构性破坏。MRI 能清晰地显示边缘不清的软组织肿瘤形态（图 26-6-5d）。与邻近组织的关系，结合特异序列及增强扫描，可帮助鉴别肿瘤的成分组成。病灶在 T1WI 上可呈低信号改变（图 26-6-5c），在 T2WI 上患侧椎旁肌（多为骶棘肌）信号强度不均一，可见小血管呈点状高信号，被条索状纤维组织分隔（图 26-6-5d）。

病理学特征

　　肌肉内血管瘤是较常见的良性软组织肿瘤，以血管在肌肉内异常增生为特征，可浸润肌间隙，亦可累及邻近肌肉，当合并纤维、脂肪增生时较容易误诊。肌肉内血管瘤大体可见由口径较大、壁厚、扭曲的血管构成较特殊的蔓藤状或蚯蚓状包块，其内的血管多为静脉，血管瘤内血流缓慢，常伴有血栓形成及机化、钙化。肌肉内血管瘤是位于骨骼肌内呈浸润生长的血管瘤，可局限于某一组或某一块肌肉内，有时可侵及肌腱，一般无明显的包膜及边界。镜下可见肌纤维间增生的毛细血管、内皮细胞及形成的管腔（图 26-6-5e）。

治疗

　　对于椎旁肌肉内血管瘤伴脊柱侧凸的治疗，目前国内外均无相关文献报道。此为良性肿瘤，如无椎管内侵犯引起神经损害的，鉴于血管与周围正常肌组织无明确界限，对血管瘤本身无法彻底切除，可暂不处理，仅对所伴的脊柱侧凸进行治疗。术前可以应用血管造影区分血管瘤来自动脉还是静脉系统。若来源于动脉，可以术前使用栓塞技术阻断血管；若来源于静脉，则无法应用该技术。术中暴露椎旁肌时应旷置血管瘤生长部位，否则会导致无法控制的出血而致手术无法进行。如果瘤体位于侧凸的一侧，可以先暴露无瘤体的一侧，并做好单侧置钉固定的准备。先在无瘤侧置钉并安装矫形棒矫正侧凸。如手术进行顺利，则可以再尝试从瘤体侧置棒。棒自头侧穿过血管瘤旷置处的椎旁肌筋膜下锁入远端螺钉。如在操作时不慎损伤到血管瘤导致出血时，可随时终止手术，关闭切口。

　　陈志军等报道的 2 例患者中，其中 1 例术前不能明确诊断，在行后路矫形术中发现右腰部骶棘肌内广泛弥漫性血管瘤，出现难以控制的出血，取 $L_2 \sim L_3$ 骶棘肌组织送病理后，行自体骨脊柱侧凸原位融合术。另 1 例也为严重脊柱侧后凸伴躯干倾斜，MRI 和 CT 均提示椎旁弥漫性血管瘤，行后路矫形内固定术联合卫星棒 $+S_2AI$ 螺钉内固定术，矫正脊柱畸形以重建躯干平衡，术中病理结果显示为纤维、脂肪血管及横纹肌组织（图 26-6-6）。

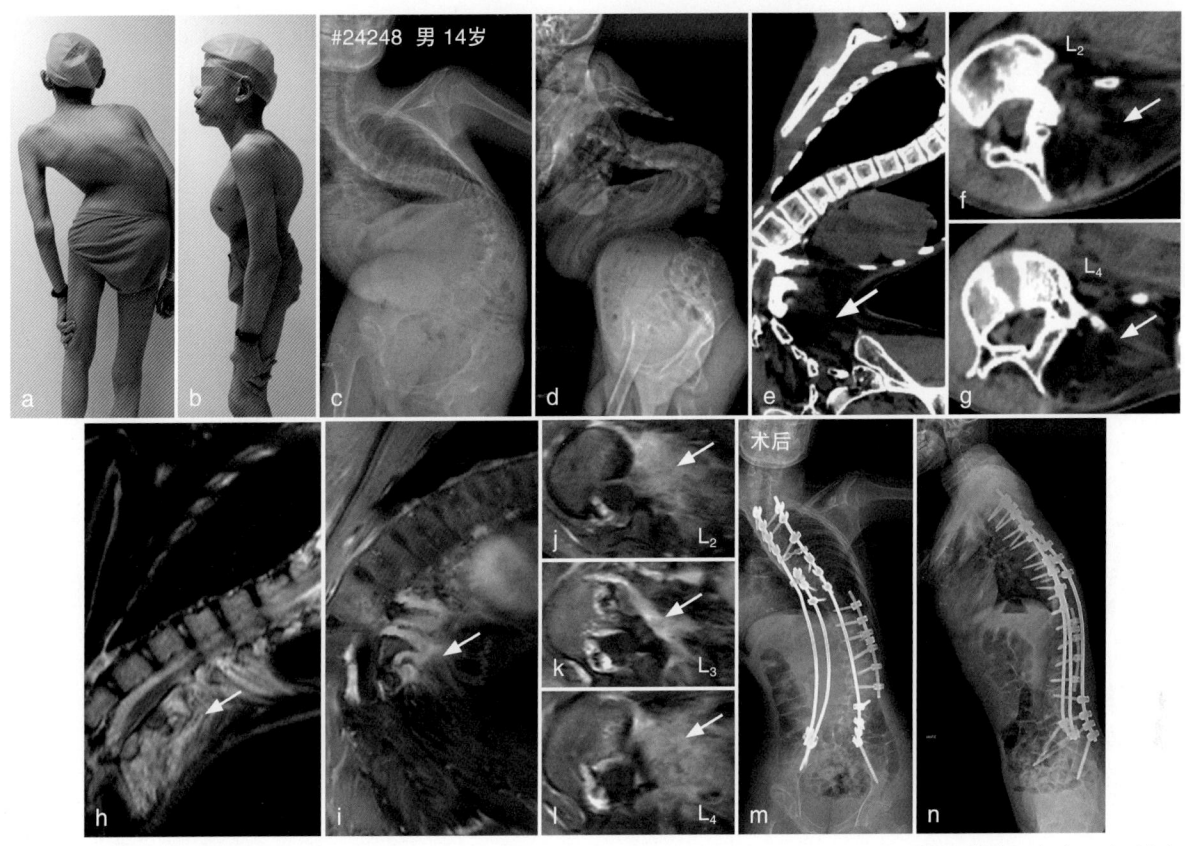

图 26-6-6　男（#24248），14 岁，椎旁肌肉内血管瘤伴严重脊柱侧后凸。外观照见明显剃刀背畸形与躯干倾斜（a、b）。X 线示腰椎右弯 100°，矢状面角状后凸（c、d）。CT 平扫示 L_2~L_4 椎旁左侧低密度软组织影（e~g）。MRI 平扫显示 T2WI 上 L_2 椎旁不均一低信号改变（h），MRI 平扫冠状面重建示 L_1~L_3 椎旁不均一低信号改变（i）；增强 MRI 可见密度不均一的较高信号改变（j~l，箭头）。行后路矫形内固定术联合卫星棒 +S_2AI 螺钉内固定术，术后 X 线示内固定位置良好，冠状面平衡恢复满意（m、n）。病理活检结果显示为纤维、脂肪血管及横纹肌组织

参考文献

[1] Qiu Y, Wang S, Wang B, et al. Adolescent thoracolumbar scoliosis secondary to ganglioneuroma: a two case report[J]. Spine (Phila Pa 1976), 2007, 32(10): E326-329.

[2] Velyvis JH, Durbhakula S, Wurapa R, et al. Ganglioneuroma with scoliosis of the thoracic spine: a case report[J]. Spine J, 2005, 5(4): 457-460.

[3] Spiegel DA, Helseth PH, Roback SA, et al. Atypical scoliosis in a 14-year-old girl[J]. Clin Orthop Relat Res, 2006, 447: 270-276.

[4] Son DW, Song GS, Kim YH, et al. Ventrally located cervical dumbbell ganglioneuroma producing spinal cord compression. Korean J Spine, 2013, 10(4): 246-248.

[5] Hioki A, Miyamoto K, Hirose Y, et al. Cervical symmetric dumbbell ganglioneuromas causing severe paresis[J]. Asian Spine J, 2014, 8(1): 74-78.

[6] 陈志军, 邱勇, 朱泽章, 等. 骶棘肌内软组织肿瘤致严重脊柱侧凸[J]. 中国脊柱脊髓杂志, 2009, 19(4): 314-316.

[7] Cohen AJ, Youkey JR, Clagett GP, et al. Intramuscular hemangioma[J]. JAMA, 1983, 249(19): 2680-2682.

[8] Liu Y, Li R, Liu Z, et al. Intramuscular hemangioma within the biceps brachii causing the limitations of elbow extension and forearm pronation: a case report[J]. Medicine (Baltimore), 2019, 98(5): e14343.

第七节　骶骨肿瘤

一、骶骨肿瘤总述

流行病学特点

在人类所患的各种肿瘤中，原发性骨肿瘤相对少见，而且对于儿童骶骨肿瘤来说，由于病患特殊的年龄以及发病位置的特点，使得关于儿童骶骨肿瘤各种病理类型的发生率、诊断和治疗策略都缺乏有价值且令人信服的数据。由于小儿骶尾部位置特殊，在胚胎发育过程中骶尾部残留较多功能性、分化性很强的原始细胞如原始生殖细胞、未分化神经细胞，它们在某一因素促使下变异或移行到其他部位演化为肿瘤。尽管骶尾部是小儿肿瘤常见的好发部位，但从总体疾病发病率来看，儿童骶骨肿瘤仍属少见疾病，且其临床特点、肿瘤类型及诊疗策略

与成人骶骨肿瘤截然不同。

由于发病率较低，目前国内外缺少大宗临床病例治疗经验。成人骶骨恶性肿瘤以转移癌和脊索瘤最为常见，良性肿瘤以神经源性肿瘤和骨巨细胞瘤最为常见，而儿童骶骨肿瘤疾病谱同成人则明显不同。有文献报道，儿童骶骨周围良性肿瘤及肿瘤样病变主要包括骨样骨瘤（osteoid osteoma，OO）、骨母细胞瘤（osteoblastoma，OB）、动脉瘤样骨囊肿（aneurysmal bone cyst，ABC）、嗜酸性肉芽肿（eosinophilic granuloma，EG）、血管瘤（hemangioma）、骨软骨瘤（osteochondroma）；恶性病变主要包括尤因肉瘤（Ewing sarcoma）、骨肉瘤（osteosarcoma）、原始神经外胚层肿瘤（primitive neuroectodermal tumor，PNET）、淋巴瘤（lymphoma）、转移癌（metastatic carcinoma）等。骨肉瘤主要发生在 20 岁以下的人群，而这一年龄段中 80% 病变位于长管状骨，只有少部分发生于其他部位，如颅面骨、脊柱和骨盆。尤因肉瘤流行病学特征类似于骨肉瘤，但骨肉瘤好发于长骨干骺区，特别是膝关节周围，尤因肉瘤则好发于骨干部位；尤因肉瘤年龄分布几乎与骨肉瘤相同，主要高峰年龄为一生中第二个十年，因此尤因肉瘤在儿童恶性骨肿瘤中占有重要地位。北京大学人民医院骨与软组织肿瘤中心诊治的儿童骶骨肿瘤病例流行病学研究显示，尤因肉瘤是儿童骶骨肿瘤最常见的肿瘤类型。由于儿童骶骨肿瘤发病率低，目前国内外缺乏较为系统的儿童骶骨肿瘤的相关研究。

黄林等总结北京大学人民医院骨与软组织肿瘤中心 2000 年 1 月至 2013 年 12 月 14 岁以下 20 例原发儿童骶骨肿瘤，其中尤因肉瘤／原始神经外胚层肿瘤（PNET）7 例，骨肉瘤 3 例，骨母细胞瘤、血管瘤各 2 例，畸胎瘤、软骨母细胞瘤、神经鞘瘤、动脉瘤样骨囊肿、嗜酸性肉芽肿、血管内皮细胞瘤各 1 例，尤因肉瘤和骨肉瘤是儿童最为常见的两种恶性肿瘤病理类型。黄林等再次回顾该中心从 2003 年 1 月至 2018 年 12 月收治的骶尾部原发肿瘤患者 1398 例，其中儿童患者 48 例（2～14 岁，含 2 岁及 14 岁），发病率为 3.4%。48 例儿童骶骨肿瘤中，良性肿瘤 20 例，恶性肿瘤 28 例（表 26-7-1）。该中心收治的儿童良性肿瘤发病率排名前三位的分别是动脉瘤样骨囊肿、骨母细胞瘤、神经源性肿瘤，恶性肿瘤发病率排名前三位的分别是尤因

表 26-7-1	北京大学人民医院骨与软组织肿瘤中心 2003 年 1 月至 2018 年 12 月诊治的 48 例儿童骶骨肿瘤患者病理类型
良性肿瘤	**例数（n=20）**
动脉瘤样骨囊肿	7
骨母细胞瘤	4
神经源性肿瘤	2
骨巨细胞瘤	1
嗜酸性肉芽肿	1
血管瘤	1
软骨母细胞瘤	1
畸胎瘤	1
炎症性病变	2
恶性肿瘤	**例数（n=28）**
尤因肉瘤	11
骨肉瘤	8
恶性外周神经鞘瘤	3
恶性生殖细胞肿瘤	3
室管膜母细胞瘤	1
Kaposi 肉瘤	1
转移癌（肝癌骶骨转移）	1

肉瘤、骨肉瘤、恶性外周神经鞘瘤及内胚窦瘤。郭卫总结 2000 年 7 月至 2013 年 12 月在该中心接受手术治疗的所有骶骨原发肿瘤患者 790 例，其病理类型如下：脊索瘤 193 例，骨巨细胞瘤 141 例，神经纤维瘤 83 例，神经鞘瘤 48 例，恶性外周神经鞘瘤 19 例，骨髓瘤 39 例，骨肉瘤 26 例，软骨肉瘤 49 例，尤因肉瘤／PNET 28 例，畸胎瘤 37 例，其他肿瘤 127 例，说明同成人骶骨肿瘤病理类型相比，儿童骶骨肿瘤发病的流行病学特点截然不同。

解剖学特点

骶骨肿瘤往往体积较大，并位于重要解剖结构附近，手术难度较高。以前骶骨肿瘤切除后局部复发率可高达 75%，主要由于诊断延误、肿瘤体积较大、切除边界不足、手术难度高或解剖复杂所造成。切除骶骨肿瘤时，外科边界与其他部位肿瘤切除是一致的：尽可能在安全边界下切除肿瘤并最大程度地保留神经功能。

骶尾部存在许多天然间隙或陷凹，如骶前间隙又称直肠后间隙，是一潜在的间隙，位于骶尾骨的

前方，直肠的后方。其上缘为腹膜的盆腔反折，即直肠膀胱或子宫陷凹的底部；下缘为提肛肌和尾骨肌，两侧为髂血管和输尿管，发生在这一间隙的肿瘤由于组织结构复杂，故肿瘤病理类型繁多，但临床上发生率较低。对于儿童骶尾部肿瘤患者，骨骼发育不成熟，解剖结构有别于成人。同时患者组织器官体积较小，骶尾部解剖结构复杂特殊，部分肿瘤巨大，恶性肿瘤生长侵袭性强，常向臀肌、骶前肌群及盆腔脏器生长，肿瘤与正常组织之间腔隙狭窄，给手术操作带来了困难；加之小儿本身血容量较成人少，而骶尾部肿瘤又易出血，易造成小儿休克或邻近器官损伤。

儿童骶骨肿瘤的分期及分区

儿童骶骨肿瘤的分期和分区可以参考成人的。在骶骨肿瘤治疗前，进行系统而准确的肿瘤分期，对于手术方案的制订以及肿瘤预后的评估都有极其重要的意义。Enneking 经过长期大量研究，观察骨肿瘤与宿主之间的相互作用，并基于病理组织学观察，提出一套非常实用的良恶性肿瘤分期系统（表 26-7-2～表 26-7-4），分别用阿拉伯数字（1、2、3）和罗马数字（Ⅰ、Ⅱ、Ⅲ）分为三期。这套分期系统对于理解良恶性肿瘤的生物学和临床行为非常有意义。该分期系统指标包括肿瘤组织学分级（G）、解剖部位（T）和有无转移（M）。其中 G 分为 G0（良性）、G1（低度恶性）和 G2（高度恶性）。

目前对于骶骨肿瘤，国内外尚无明确的分区或分型方法。一般根据肿瘤侵犯和骶骨切除范围大致分为全骶骨切除和部分骶骨切除 [包括横断和（或）矢状位切除]，但这种粗略的分类方法无法指导手术方式。北京大学人民医院骨与软组织肿瘤中心于 2007 年率先提出骶骨肿瘤的外科分区。以 S_2～S_3 椎间盘为界，将骶骨分为上位骶椎（Ⅰ区）及下位骶椎（Ⅱ区）二区；若骶骨肿瘤累及腰椎定义为Ⅲ区；上位骶椎以椎管中心为界分为前（a）、侧（b）、后（c）三区。根据肿瘤累及骶骨的范围，可将骶骨肿瘤切除分为仅累及上位骶椎Ⅰa、Ⅰab、Ⅰc、Ⅰabc、Ⅰabbc，累及上位及下位骶椎ⅠaⅡ、ⅠabⅡ、ⅠabcⅡ、ⅠabbcⅡ，累及腰椎ⅠaⅢ、ⅠabⅢ、ⅠabcⅢ、ⅠabbcⅢ、ⅠabcⅡⅢ、

表 26-7-2	分期参数描述		
组织学级别（G）	部位（T）	转移（M）	
G1 低度恶性	T1 间室内	M0 没有局部或远处转移	
G2 高度恶性	T2 间室外	M1 有局部或远处转移	

表 26-7-3	原发恶性骨肿瘤的 Enneking 分期系统		
期别	级别	原发肿瘤	远处转移
Ⅰ A	G1	T1	M0
Ⅰ B	G1	T2	M0
Ⅱ A	G2	T1	M0
Ⅱ B	G2	T2	M0
Ⅲ A	G1～G2	T1～T2	M1
Ⅲ B	G1～G2	T1～T2	M1

表 26-7-4	良性骨肿瘤的 Enneking 分期系统	
期别	定义	生物学行为
1	潜伏期	维持静止状态或自发愈合
2	活跃期	逐渐生长，但被自然屏障所限制
3	局部侵袭性	逐渐生长，不被自然屏障所限制

ⅠabbcⅡⅢ及单纯Ⅱ区，共 16 型。根据分区确定肿瘤切除方式及范围（图 26-7-1）。

针对骶骨原发恶性肿瘤，北京大学人民医院骨与软组织肿瘤中心于 2011 年提出骶骨原发恶性肿瘤的整块切除分型法，其以 S_1/S_2 椎间盘和 S_2/S_3 椎间盘为界将骶骨分为上位（S_1/S_2 椎间盘以上，1 区）、中位（S_1/S_2、S_2/S_3 椎间盘之间，2 区）和下位（S_2/S_3 椎间盘以下，3 区）三个区域，各定义为Ⅰ、Ⅱ、Ⅲ型，Ⅳ型定义为仅累及半侧骶骨的肿瘤，Ⅴ型定义为累及 L_5 椎体的肿瘤。Ⅰ型需行全骶骨切除术（经前后联合入路或单纯后路），Ⅱ型需行经 S_1 椎体 /$S_{1～2}$ 椎间盘的整块切除术（单纯后路），Ⅲ型需行经 S_2 椎体 /$S_{2～3}$ 椎间盘的整块切除术（单纯后路），Ⅳ型需行矢状位半侧骶骨及相邻髂骨的整块切除术（前后联合入路），Ⅴ型需在Ⅰ型的切除范围中包含 L_5 椎体（图 26-7-2）。

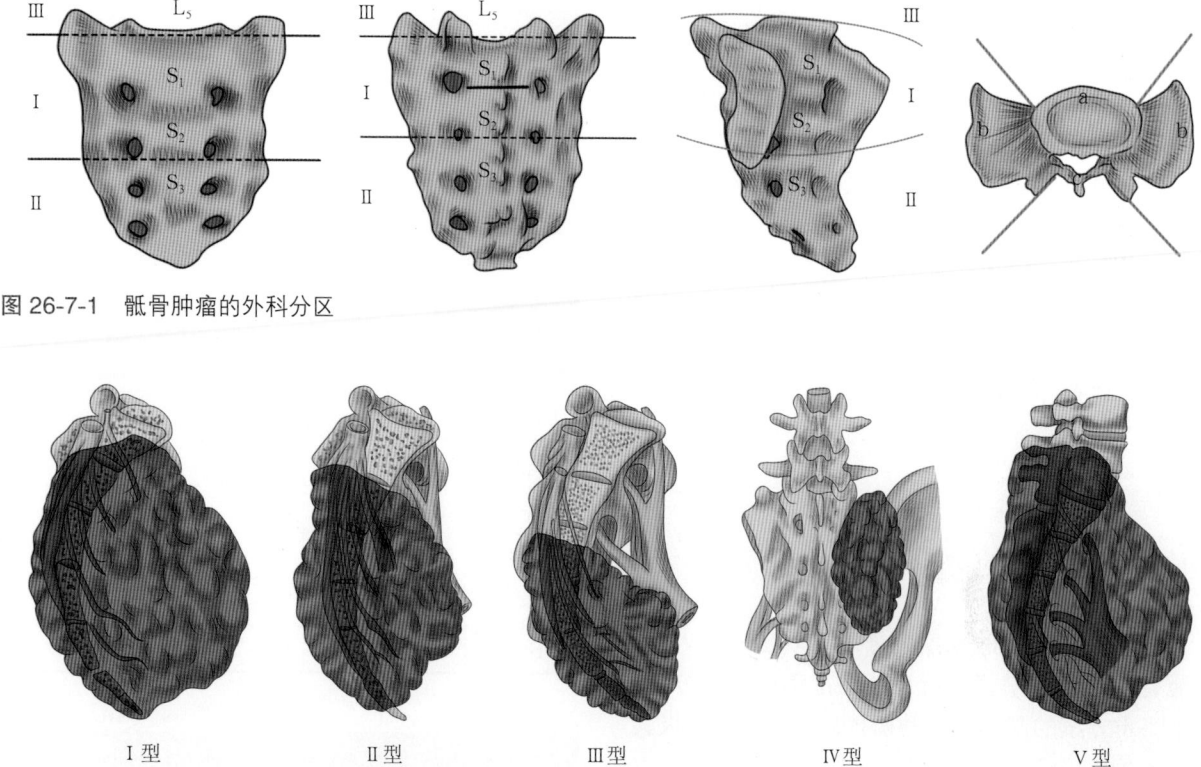

图 26-7-1 骶骨肿瘤的外科分区

Ⅰ型　　Ⅱ型　　Ⅲ型　　Ⅳ型　　Ⅴ型

图 26-7-2 骶骨原发恶性肿瘤外科分型

临床表现

儿童骶尾部肿瘤生长隐匿，病变早期临床表现不典型，1/4～1/3 的患儿早期可无任何症状，这往往是造成儿童骶尾部肿瘤早期诊断困难的主要原因。患儿就诊时，肿瘤体积常已较大，临床症状明显。患儿最常见的临床症状为骶尾部肿块、骶尾部疼痛和伴/不伴有下肢放射痛，部分患儿可出现会阴区感觉异常和大小便功能障碍。随着患儿年龄增长，某些良性肿瘤恶变率也逐渐增高。黄林等总结 20 例儿童骶骨原发肿瘤临床表现特点，13 例以骶尾部疼痛为首发症状，11 例入院查体可触及骶前包块，7 例以排便/排尿功能障碍为主要症状。20 例患儿均接受手术治疗，13 例以疼痛为主要症状的患儿出院时疼痛症状明显减轻。7 例以骶神经功能障碍为主要症状的患儿中，3 例明显改善，3 例无明显变化，1 例较术前恶化出现行走功能障碍。由于患儿通常主诉不强烈，临床症状隐匿，因此为了提高临床治疗效果，骨科医生应当提高对儿童骶尾部肿瘤的认识，争取做到早诊断早治疗。

影像学表现

腰骶部骨肿瘤在儿童骨肿瘤中并非常见，在对患儿进行初步检查后，如怀疑骶骨病变，需完善 X 线、CT 和 MRI 等影像学检查，明确肿瘤影像学表现特点、分布位置及累及范围。X 线可显示肿瘤骨质破坏或成骨性病变的总体表现，对总体认识疾病的特点非常重要。骶骨 CT 平扫可提示病变位置、累及范围、病灶内基质钙化状态、病灶生长速度（病灶边缘锐利常提示生长缓慢，边缘呈虫蚀样表现常提示生长迅速）和皮质是否完整。骶骨 MRI 平扫提示病灶在骨内侵及范围、软组织包块成分等信息，对于提示肿瘤性质有一定的参考价值。不同类型的骶骨肿瘤影像学表现各有不同，原发高度恶性肿瘤（如骨肉瘤和尤因肉瘤/PNET 等）多发生于上位骶骨或累及全骶骨，而畸胎瘤等肿瘤多发生于下位骶骨，神经源性肿瘤多由骶管内向前方生长，形成巨大骶前肿物。骶骨神经源性肿瘤良恶性影像学各有特点，良性神经源性肿瘤 X 线平片和 CT 检查显示骶骨的溶骨性缺损，可发现受累部位的神经孔扩大。骨内病灶常伴有硬化性边界，不伴有周围新骨的形成，病灶中心不出现钙化及骨化，但在恶性神经源性肿瘤中骶神经孔扩大特征不明显，常有骨质的侵犯和破坏（图 26-7-3）。MRI 检查多数良性神经源性肿瘤为均匀一致的信号改变；但在恶性神经源性肿瘤中，MRI 检查多数肿瘤为不均匀的信号改变，约 75% 的肿瘤会出现囊性变。在实际临床工作中，儿童腰骶部区域可以看到各种良恶性骨肿瘤，部分肿瘤影像学表现有其自身特点，根据这些特点可以帮助骨肿瘤科医生进行初步的鉴别诊断。因此，多种影像学手段相结合，对于儿童骶骨肿瘤的诊断和鉴别诊断具有重要的意义。

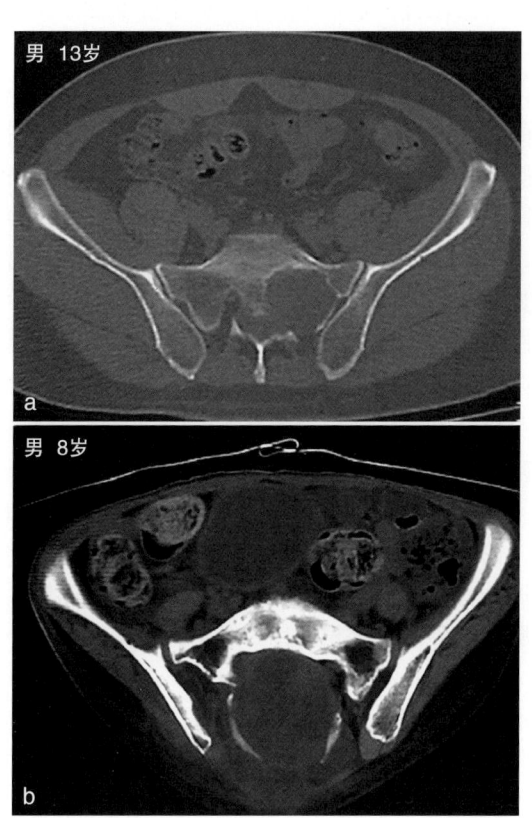

图 26-7-3　男，13 岁，骶骨神经鞘瘤，CT 可见明显骶神经孔扩大表现（a）；男，8 岁，骶骨恶性外周神经鞘瘤，可见肿瘤侵犯骶骨明显，骶神经孔扩大表现不典型（b）（此病例由郭卫提供）

病理检查

　　术前病理活检非常重要，针吸或套管针取材活检方法简便易行，大部分患儿能明确诊断。由于患儿不像成人能够很好配合，常需要在麻醉下完成活检操作。若穿刺活检失败可考虑切开活检。活检术中应注意以下几点：穿刺点或切开活检切口应和以后正式手术切口一致；切开活检容易造成伤口污染、种植转移，继发血肿可把肿瘤带入手术达不到的组织，因此应尽量减少血肿；勿把反应区和肿瘤中坏死区域的组织当肿瘤组织取出，以免造成病理误诊；由于骶骨位置特殊，高位骶骨毗邻神经，骶前有直肠和重要血管，因此穿刺尽量在透视下完成，避免穿刺术中损伤重要结构。由于术前穿刺活检获取病理诊断对制订规范化治疗方案至关重要，因此在有条件的医院可考虑 CT 引导下穿刺活检，以提高穿刺结果的准确性和阳性率。

诊断

　　对骶骨肿瘤患儿的诊断应当包括获悉完整的病史、仔细的体格检查、完善的实验室和影像学检查及术前活检病理结果。因此，儿童骶骨肿瘤的诊断应当对患儿的年龄、肿瘤发生的部位、是否存在软组织包块、局部反应情况、临床表现、影像学特点和病理活检结果等进行综合考虑。

儿童骶骨肿瘤的外科治疗

（一）术前准备

　　1. 常规准备　骶骨肿瘤尤其是恶性肿瘤，手术时间较长，往往需要 4~6 小时，甚至更长时间，术中出血量多。术前对患儿一般情况的评估十分重要，对于骶骨尤因肉瘤、骨肉瘤等恶性肿瘤患儿术前通常接受较长时间的化疗，并且长期处于肿瘤消耗状态，患儿营养状况、免疫状态及全身肿瘤负荷等问题均会影响患儿手术和麻醉的安全性。如果患儿术前一般情况较差，接受手术可能存在很大风险，应建议患儿父母考虑放疗等其他治疗，准备不足的手术往往会造成患儿术中、术后风险，肿瘤局部复发，甚至患儿死亡。引起早期感染的危险因素是肠道系统和泌尿生殖系统的细菌和真菌感染，这些感染因素必须术前予以清除。术前准备中最重要的工作是肠道准备，包括使用灌肠剂和服用导泻药。如果肠道准备不足，肠道破损后会造成伤口深部感染。北京大学人民医院骨与软组织肿瘤中心通常应用灌肠剂和导泻药，术前 2 天患儿开始进流食，术前 24 小时开始服用导泻药，手术前一天晚上或当天清晨灌肠。如果患儿就诊时便秘症状严重，肠道准备可以早 2 天提前进行。如果在手术过程中有实施肠道手术的可能，则术前肠道准备应更加正规，术前几天可以开始应用静脉营养支持治疗，这样不但可以保持肠道清洁，还可以保持患儿体力。如果术中可能需要实施结肠切除造瘘手术或膀胱分流手术，术前需请普通外科和泌尿外科医生参加术前讨论，共同制订手术方案。骶骨肿瘤手术时间往往较长，同时需要大量输血。个别病例可以采用自体储存血回输，大多数病例需要准备充足的异体血以备术中术后使用。当预计术中失血量大时，还应准备新鲜冰冻血浆和凝血因子以避免发生凝血功能障碍。

2. 血管阻断技术　由于骶骨解剖结构复杂和不规则，巨大骶骨肿瘤的外科手术治疗往往术中出血很多，甚至影响手术方案的实施，而且大量出血和输血也增加发生相关并发症的机会。如何有效减少术中出血，是手术成功的关键。

(1) 术前 DSA 造影，选择性血管栓塞，腹主动脉球囊留置　术前 DSA 造影，选择性血管栓塞既可以明确病灶局部情况，也可以减少术中出血，是较常采用的骶骨手术术前准备的重要内容。北京大学人民医院骨与软组织肿瘤中心对骶骨巨大肿瘤患者进行术前高选择性单侧或双侧髂血管、骶正中及外侧动脉 DSA 栓塞，有时可同时行腹主动脉球囊留置，上述措施可以明显减少术中的出血量和输血量，保证手术顺利完成。骶骨肿瘤毗邻重要脏器，位置深在，骶骨前方的骶正中及骶外侧动脉术中俯卧位很难直视，从而增加骶骨肿瘤切除过程中的出血风险，因此术前动脉栓塞是减少骶骨肿瘤术中出血的重要手段，儿童骶骨肿瘤外科治疗前同样适用。全面的血管造影可以明确肿瘤血供来源，是后续成功实施栓塞的前提。通常需要处理的动脉血管包括髂内动脉、骶外侧动脉和骶正中动脉，特殊情况下还需要注意腰动脉、臀上动脉等的供血或侧支吻合。关于栓塞后手术时机问题，该中心通常在栓塞后 24 小时内完成手术，避免由于延迟手术时间造成肿瘤血管再通和邻近侧支循环重建而影响栓塞效果。术前如果条件允许，可依托肿瘤影像学检查，在强化像中观察自股动脉至下段腹主动脉有无明显异常，如主动脉瘤、主动脉夹层等严重血管相关性疾病，此类情况为腹主动脉球囊留置的禁忌证，若不具备相关检查条件的，可采用腹主动脉大血管彩超来排除上述血管相关疾病的可能性。由于患儿年龄尚小，通常不需要考虑主动脉斑块等问题，但应当充分考虑患儿腹主动脉血管直径，为后续临时球囊的放置提供参考。

(2) 术中髂内动脉结扎及腹主动脉球囊临时阻断技术的应用　人体髂骨周围血管存在两大吻合网：一是双侧髂内动脉之间的吻合网，具有非常丰富的吻合交通支，该吻合网还有来源于腹腔和盆腔的其他血管参与，支配骨盆周围尤其是臀肌和骨盆外侧壁的主要血管臀上动脉发自髂内动脉。由于该吻合网来源丰富，完全阻断一侧髂内动脉甚至两侧髂内动脉被实践证明是比较安全的。目前大多数学者都重视该吻合网的特点，并将栓塞双侧髂内动脉作为常规的髂血管栓塞方法。第二个非常重要但被重视不够的吻合网是同侧的髂内和髂外动脉之间的吻合网，该吻合网主要由髂内动脉的髂腰动脉和髂外动脉的旋髂深动脉组成，还有旋股外侧动脉和一些腰动脉分支参与。这个吻合网主要分布于骨盆盆面和周围肌肉。对于骶骨前方入路分离肿瘤和重要结构时，如果分离过程中，肿瘤和周围粘连严重，出血明显时，可考虑行一侧髂内动脉结扎。北京大学人民医院骨与软组织肿瘤中心由于对腹主动脉球囊临时阻断技术的应用广泛，在骶骨肿瘤前路或后路时均可以行临时阻断，因此对髂内血管的结扎应用逐渐减少。

通常腹主动脉阻断平面不同，对全身血流动力学、内脏缺血再灌注损伤影响也不同。北京大学人民医院骨与软组织肿瘤中心临床上开展的低位腹主动脉球囊阻断技术相对比较安全。在髂总动脉分叉上方和双侧肾动脉开口下方阻断腹主动脉，并不阻断肝、肾、脊髓等对缺血敏感的器官的血液供应。另外下腹部的卵巢、睾丸对缺血较敏感，但支配其血供的卵巢（睾丸）动脉在肾动脉平面稍下方即开始发出分支，亦不在阻断之列，故手术中其血供不受影响。单次阻断时间最长不能超过 90 分钟，必要时可重复阻断。低位腹主动脉球囊阻断临床上使用证明是安全可靠的（图 26-7-4）。

(二) 团队合作

与常规小儿骨科手术相比，骶骨肿瘤手术复杂，手术时间长，出血多，术中可能应用腹主动脉球囊临时阻断等特殊技术，患儿术中循环、呼吸存在较大变化，需要熟悉骨肿瘤手术的资深麻醉医师完成麻醉。就手术的骨科部分而言，其涉及患儿骨盆环等重要结构的切除及重建，台上需要高年资骨

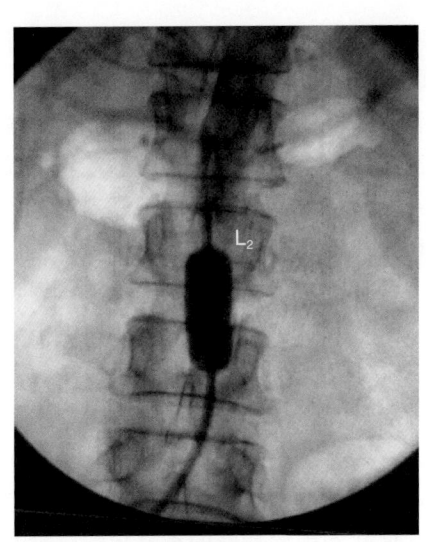

图 26-7-4 腹主动脉球囊临时阻断技术。术中通过造影显示肾动脉开口，并将腹主动脉球囊留置在肾动脉开口以下以及双侧髂总动脉分叉位置以上，通常放置在 L$_2$~L$_3$ 椎间盘水平（此图片由郭卫提供）

肿瘤科医师和熟悉骨肿瘤科手术器械的专科护士。除此以外，骶骨肿瘤可以侵犯相邻盆腔脏器，涉及泌尿系统、男女生殖系统、肠管和血管等重要组织结构，这需要普通外科、血管外科、泌尿外科、妇科、介入科、整形外科等多学科配合。同时骶骨肿瘤患儿围手术期还需要高度专业化的儿科及护理队伍完成术前准备和术后支持治疗、康复护理。上述各方面成员组成的专业手术团队，团结协作，才可能顺利完成小儿骶骨肿瘤手术。

团队所有医生需要在术前共同讨论，制订详细而周密的手术计划，完善术前准备，术中、术后分工协作。同时骨肿瘤科医师是团队的灵魂，必须具备良好的心理素质、全局观念、较强的术中应变能力。外科团队的合作最重要的是术前病例讨论，制订手术策略，完善术前准备。收治后的患儿首先明确诊断，完善术前影像学检查，明确病变累及的范围及肿瘤临床分期，由整个外科团队共同制订手术方案。外科团队共同确定患儿骶骨肿瘤切除范围以及相应的重建方法。由于患儿循环容量有限，骶骨肿瘤术中出血量大，因此需估计术中出血情况，联系血库备足够的血、血小板和凝血因子，并决定术前是否由介入科行供瘤血管栓塞及术中是否行腹主动脉球囊置入，是否结扎髂内动脉。

若肿瘤切除涉及直肠时，首先由团队决定是否行结肠造瘘术。确定需要行造瘘术时，建议普通外科先完成造瘘手术，患儿恢复后，再行骶骨肿瘤的

切除手术。若肿瘤切除涉及输尿管、膀胱时，泌尿外科医师评估泌尿系统受累情况及术中可能切除、损伤范围，同时评估肾术前分肾功能及肾积水情况。术前经膀胱镜留置输尿管插管（双 J 管）。若肿瘤切除涉及子宫、卵巢及阴道时，由妇科医师决定相关切除范围。血供丰富的肿瘤，需要介入科医师在术前 24 小时内行血管栓塞术。需要留置腹主动脉球囊的患者，在栓塞结束后考虑保留股动脉工作鞘管，利于术中留置腹主动脉球囊，保留动脉鞘管时，要保持穿刺侧髋关节伸直，并警惕腹膜后血肿形成的可能。由于儿童腹主动脉直径较细，需要术前行骨盆增强 CT 或血管造影，明确患儿腹主动脉直径情况，采用适合患儿腹主动脉直径的球囊完成术中阻断，必要时可请血管外科或介入科协助来完成留置患儿腹主动脉球囊的工作。麻醉医师在掌握患儿的一般情况和手术方案后，预测手术风险和相应对策。重症监护室医师及儿科医师需根据患儿年龄及身体情况，与麻醉医师共同参与上述方案的制订及术前准备过程。若涉及皮瓣覆盖伤口时，需要整形外科医师参与确定手术体位、手术切口，并协助完成假体周围软组织覆盖及关闭伤口。由于患儿不具备决策能力，上述所有围手术期准备及方案的制订，均需和患儿父母详细沟通，并权衡利弊后选择能够为患儿家属所接受的治疗方案。

外科团队的术中合作主要分为两种情况，一种是根据术前制订的手术计划，团队中不同的专业依次或共同手术切除肿瘤、重建组织器官；另一种情况是台上急会诊，即根据术中探查的情况及是否出现脏器、血管损伤随时要求团队内相关科室医生上台协助手术。因此，强大的外科团队是开展儿童骶骨肿瘤切除手术的重要保障。有些盆腔脏器，如输尿管、肠管损伤轻微，由团队中相应的专科医师判断暂时术中无需特殊处理，术后需严密观察。可通过早期引流液培养、引流液肌酐检测及引流液性状变化情况来监测有无肠管及输尿管的迟发破裂。术中未发现脏器损伤，术后也可突发肠漏或尿漏。上述情况需要及时发现，及时请专科医师处理。

（三）外科治疗策略

北京大学人民医院骨与软组织肿瘤中心既往报道的 790 例原发骶骨肿瘤病例的情况显示，按照好发比例排序，原发骶骨肿瘤包括脊索瘤、骨巨细胞瘤、神经源性肿瘤、软骨肉瘤、骨髓瘤、畸胎瘤、

尤因肉瘤、骨肉瘤和淋巴瘤。但儿童骶骨肿瘤发病的好发病理类型同成人明显不同。从该中心近15年收治的儿童骶骨肿瘤发病情况来看，儿童原发骶骨良性肿瘤包括动脉瘤样骨囊肿、骨母细胞瘤、神经源性良性肿瘤和畸胎瘤等，原发骶骨恶性肿瘤包括尤因肉瘤、骨肉瘤、恶性外周神经鞘瘤和内胚窦瘤等。各种肿瘤的好发年龄、性别比例、部位及生长方式各有特点。不同的病理类型应选择不同的手术方式。儿童骶骨原发高度恶性肿瘤如尤因肉瘤、骨肉瘤、恶性外周神经鞘瘤和卵黄囊瘤等，边缘或病灶内手术后复发率极高，因而建议行肿瘤整块切除。而对于动脉瘤样肾囊肿、骨母细胞瘤、嗜酸性肉芽肿、血管瘤等相对局限的病变，则往往采用病变囊内刮除，以最大程度减少手术创伤，降低骶神经损伤风险，保障术后大小便功能。骶骨肿瘤实施整块切除手术难度较大，但对高度恶性肿瘤行分块切除则预后很差，整块切除对于改善预后有重要意义。尽管骶骨肿瘤术后并发症较多且持续时间较长，但骶骨肿瘤整块切除术是骶骨原发高度恶性肿瘤重要的局部治疗方法。然而需要清晰认识一点，对于儿童骶骨恶性肿瘤行肿瘤的整块切除对于患儿术后的神经功能损害极大。黄林等总结的20例儿童骶骨肿瘤中，2例行全骶骨切除，患儿术后均长期大小便功能严重障碍，明显影响患儿生活质量。因此，对于儿童骶骨肿瘤，尤其是恶性肿瘤，应当在以满足肿瘤切除边界的前提下，尽量保留患儿骶神经功能，这对于患儿远期生活质量极为重要。

（四）骶骨切除的手术入路

骶骨后侧入路用于以下情况，一种是结合前侧入路用于全骶骨切除，在部分病例可以采用单纯后侧入路完成全骶骨切除；另一种情况用于S_2以下的骶骨切除。当进行骶骨切除时，在骶骨中线做一倒Y形皮肤切口，这一切口比较容易暴露骶骨侧方区域，包括骶结节韧带、骶棘韧带。这些韧带坚韧且紧张，应当首先切断。必须充分暴露坐骨切迹以显示坐骨神经、梨状肌、臀上下动脉。在需要切除的骶骨水平做椎板切除暴露椎管，结扎并切断神经根。如果可能，一侧的S_2和（或）S_3神经根应予以保留，以减少出现膀胱直肠功能障碍的可能。在椎管内显露两侧S_2神经根，进行更广泛的椎板切除后可以显示神经孔，在骶骨后壁确定截骨线。患者俯卧位，骶骨前方可以通过逐渐的钝性分离得

以显露，而后采用湿纱布将直肠向前方推开。骶骨截骨线的前壁可以用椎板咬骨钳分块切除。因为骶骨中央较厚，在骶骨中线进行截骨比较困难。如果骶骨两侧的分离范围足够，就可以在骶骨前面安全放入纱布，骶骨中央部分可以用骨刀截骨，从而完成骶骨截骨。肿瘤的分离应当由近及远进行，可掀起骶骨残端，小心分离截骨水平骶骨与直肠之间的软组织。骶骨残端应当自远端掀起，并钝性分离直肠。在骶骨和直肠之间通常有一些软组织，可以将直肠自肿瘤分离出来。由于髂内动静脉分支位置较深，从前方入路进行处理有一定困难，但在后方入路情况下处理起来却较容易。肿瘤切除后存在较大的死腔，但并不需要特殊的重建步骤。对于大多数病例，伤口可以直接缝合。一些接受骶骨切除术的患者出现的排便困难，主要由于骶神经的切除，次要原因是由于直肠在死腔内变得不稳定。术前应注意以下几点：采用影像学检查和直肠指检了解直肠和肿瘤之间的粘连情况；可请普通外科医师会诊；如果怀疑存在粘连，则一期单纯后路切除需慎重，尤其对于放疗后的患儿更需要格外小心。

骶骨前侧腹膜外入路，也称为骶骨切除的前方入路，其目的是能够完全显露骶髂关节至坐骨大孔的范围，也可用来显露高位的椎体截骨水平，包括L_5/S_1间盘或腰椎椎体。骶骨的切除仍采用后方入路，前入路的主要目的是显露和保护重要的器官结构及血管。应当常规进行血管造影来了解以下重要问题：髂内血管是否位于肿瘤部位？如果其位于肿瘤下方，那么前方入路第一步需要完全结扎髂内动脉。如果必须牺牲双侧髂内动脉，那就会影响膀胱、直肠和子宫。这可能是手术的禁忌证。只有完全游离肿瘤后才能结扎髂内静脉，否则将出现静脉充血导致的大出血。是否有侧支血管？如果存在侧支血供，需要结扎或栓塞以减少出血。

（五）术后处理和术后并发症

引流管应保留至每24小时引流量少于50ml。由于骶骨肿瘤切除后通常在腰骶部会形成一个巨大的腔隙，充分引流是预防术后出现伤口感染的必要条件。巨大空腔由凝血块填充，如果不能充分引流，局部极易形成血肿并继发感染，对于应用人工植入物的手术来说，感染的后果是毁灭性的。

骶骨肿瘤术后并发症问题是困扰骨肿瘤科医生的又一难题。由于骶骨病变往往体积较大，而骶骨

表面皮肤菲薄，因而在骶骨肿瘤切除后，常于伤口下留存一个巨大死腔。而骶骨伤口往往紧邻会阴，由于儿童自控能力较差，加之部分患者骶神经功能障碍，造成大小便感觉丧失和控制无力，导致骶尾部伤口容易受到大小便污染，从而造成骶骨术后伤口不愈合、伤口感染及深部感染。对于患儿而言，由于其免疫系统未完全发育成熟，伤口并发症患儿多需要进一步手术引流、清创和二期闭合伤口。如出现皮肤缺损较大，需行局部皮瓣转移。出现伤口并发症的患儿多数术前接受过剂量较大的放疗；或肿瘤巨大，术后遗留大的空腔，血块填充后易发生感染。预防伤口并发症发生的措施包括：改善营养状态；尽量减小伤口；放置较粗的引流管，延长引流时间，引流管可放置 1 周以上；如不是必须，尽量不做内固定。北京大学人民医院骨与软组织肿瘤中心目前进行骶骨肿瘤切除采取骶尾部倒 Y 形切口，这种切口会造成角状切口，因此在切口设计时尽量保证两条切口互相垂直，避免形成锐角而不利于伤口愈合，因此在可能情况下可考虑 L 形切口，并且缝合时尽量严密地闭合伤口，避免皮下死腔残留也是预防出现伤口不愈合的因素之一。如果术中结扎了髂内血管，使得臀上下动脉血供中断，结扎侧皮瓣血运较对侧差，则容易出现伤口愈合不良或者不愈合。因此，外科医师术前应该对术中的出血量进行必要评估，对于可能出血量较少的肿瘤，则可以不行前路的血管结扎或血管栓塞，以利于术后伤口愈合。骶骨肿瘤生长的方向也是影响伤口愈合的重要因素。如果肿瘤主要朝向骶骨前方生长，则对于后路的皮瓣影响较小，比较容易愈合。如果肿瘤主要朝向后方生长，将后方皮瓣顶起，甚至肿瘤侵及后方的骶脊肌和皮下组织、皮肤，在完整切除肿瘤时，势必会将部分皮下组织一同切除，会造成局部皮瓣菲薄、血运差从而影响愈合。但是不能因为保留皮肤而牺牲了肿瘤的外科边界，必要时可以行皮瓣转移覆盖皮肤缺损。术后需要仰卧压迫伤口止血，但这样也会造成皮瓣的血运障碍，从而影响伤口愈合，因此在术后第 2 天以后，应嘱患儿适当翻身活动，避免长期压迫皮瓣。大部分病例仅出现表皮坏死，经过换药后基本可以愈合并且不影响拆线时间。如果出现深层的皮瓣血运不良，伤口不愈合，经过一段时间的换药后无明显好转者，则需要行清创术，切除没有血运的皮瓣边缘，清除陈旧肉芽组织，应用 7 号线全层闭合伤口。如果局部伤口

张力过大，不能缝合者，可以选用臀肌转移肌皮瓣覆盖缺损处。对于接受过放疗的患儿，局部软组织条件较差，伤口愈合能力差，则更应该注意闭合伤口的技术，并且可以适当延长拆线时间。

骶骨肿瘤切除后，残存的空腔由腹膜向后方填充以及血肿填充。如果肿瘤巨大，切除后残存的空腔被血肿填充后，是非常好的细菌生长培养基，会增加深部感染的概率。因此，需要在术中严格注意无菌操作，并且术后应用相对广谱的抗生素预防感染发生。对于可能会累及直肠的肿瘤，术前应该进行严格的肠道准备，并在术前清洁灌肠。如果术中直肠损伤暴露空腔，则需要修补直肠，并且应采用稀释的聚维酮碘等冲洗伤口，术后应用对阴性杆菌比较敏感的抗生素，降低感染发生率。术后建立通畅引流，避免巨大血肿形成也是预防感染发生的因素之一。如果发生深部感染者，则应在加强全身支持治疗的同时，进行伤口引流液培养和药敏试验，选用敏感抗生素进行治疗。如果感染没有局限的趋势，则需行清创手术，彻底清除坏死组织，直至新鲜肉芽组织，并且应用生理盐水、过氧化氢溶液和稀释的聚维酮碘反复冲洗伤口；如果患者伤口内有内固定物，原则上一期可暂时保留，如果反复感染仍不可控制，再决定取出内固定。建立通畅引流后，应用 7 号线全层缝合伤口，绝大多数病例可以愈合。北京大学人民医院骨与软组织肿瘤中心 2003 年 1 月至 2018 年 12 月收治的 48 例骶骨肿瘤患儿，39 例接受手术治疗，术后伤口感染病例 5 例，3 例细菌培养为大肠埃希菌、1 例粪肠球菌、1 例表皮葡萄球菌、1 例肺炎克雷伯菌，其中 1 例患儿培养出大肠埃希菌＋肺炎克雷伯菌两种菌群，患儿均行伤口清创后正常愈合。皮缘愈合不良者 9 例，均行皮缘切除清创术，伤口均愈合。患儿骶尾部伤口感染细菌谱同成人患者相似，由于其伤口同样靠近会阴部，因此最常见的病原菌为大肠埃希菌。

为了减少和避免术后伤口相关并发症的发生，应当采取以下手段：①若肿瘤体积适当，术前应尽量避免行肿瘤栓塞或尽量选择高选择性栓塞减少对骶尾部皮瓣血运的破坏。②在患儿接受骶骨肿瘤切除手术前，应在条件许可的范围内尽量改善其一般营养状态，适当预防性使用抗生素并进行严格的肠道准备。③术后应重点进行会阴部及腰骶部伤口护理，加强患儿父母宣教，增强患儿父母对骶尾部

切口护理的认识，定时翻身，由于部分患儿骶尾部神经切除后，会出现大小便感觉和控制障碍，早期小便可通过插尿管的方式予以解决，而大便则需要患儿家属增加护理关注度，减少排泄物对伤口的污染，以降低发生伤口并发症的风险。④若骶骨肿瘤同直肠粘连严重且术中在直肠周围分离操作较多，术后早期应当短期禁食 1 周左右，此期间早期可给予基础补液维持，禁食 3 天后可考虑给予肠外营养。此期间可间断行引流液细菌培养，以期早期发现肠道损伤或破裂的证据。若骶骨肿瘤同直肠粘连严重且术中直肠明确破裂的，应当选择即刻结肠造瘘，切不可怀有侥幸心理，否则会造成严重的肠漏及深部感染风险。⑤在抗生素选择问题上，应当尽量选择针对革兰氏阴性菌且可用于儿童的抗生素，因此第三代头孢是最合适的选择。必要时可同时短期联用万古霉素，以实现抗菌谱的覆盖。

　　脑脊液漏也是术后常见的并发症，多是因肿瘤巨大，与神经根袖粘连，切除肿瘤时，损伤神经根袖。一般经抬高床位、应用抗生素等保守治疗可以愈合。骶骨肿瘤切除手术内脏损伤并不少见，需要普通外科或泌尿外科进行相关治疗。针对直肠损伤的问题，术前应对每一例骶骨肿瘤患儿行直肠指检，并仔细通过 CT 和 MRI 判断肿瘤与直肠的关系，如果可能会损伤直肠，术前应做完善的肠道准备。术中切除肿瘤时，应尽可能不要牺牲直肠后壁完整性。如果肿瘤已经侵犯直肠壁而无法保留者，对于小的缺损可以行直肠修补。对于缺损过大、吻合张力过高者，不应强行修补，而应行临时或永久性直肠造瘘术，避免术后因为直肠瘘口而引起深部感染。切除全部骶骨的患儿，术后可能会造成 L_5 椎体下沉，骶髂关节连续性完全中断，造成骨盆环稳定性破坏，术后由于不稳定可能会造成疼痛，对于这样的患儿，可以选用适当的内固定进行骨盆环连续性的重建。

二、常见的几种儿童骶骨肿瘤

儿童骶骨动脉瘤样骨囊肿

　　动脉瘤样骨囊肿（ABC）发生于骨的由反应性出血组织构成的膨胀性类肿瘤病变，可分为原发性和继发性两种。原发性 ABC 好发于 30 岁以下的年轻人，几乎半数以上患者的年龄在 10～20 岁。全身骨骼均可发病，长管状骨干骺端和脊柱椎体及附件为好发部位。北京大学人民医院骨与软组织肿瘤中心 2003 年 1 月至 2018 年 12 月收治的 48 例儿童骶骨肿瘤患者中，ABC 为最常见的骶骨病损，约占儿童骶骨肿瘤的 14.6%（7/48），占儿童骶骨良性肿瘤的 35%（7/20），儿童平均发病年龄为 10.6 岁（6～13 岁），男性 3 例、女性 4 例。

　　ABC 病变位于脊柱（包括骶骨）者疼痛症状明显，上述 7 例患儿均以疼痛症状作为首发症状就诊。病变常侵犯椎体及后弓，呈膨胀性溶骨性破坏，其中骨质破坏严重的患儿可出现神经受损的表现，甚至影响大小便功能。骶骨病变者，可累及骶骨多个节段。CT 表现为囊状膨胀性骨破坏，边缘骨壳菲薄硬化，囊内无钙化，可有骨性分隔，部分患者可见特征性液 - 液平面征。MRI 显示病变由大小不一、信号强度不等的囊腔组成，可见特征性液 - 液平面征，病变内可见纤维间隔（图 26-7-5）。

　　肉眼观可见病变部位骨皮质变薄甚至缺损，囊腔内充满血性液体和易碎的血凝块，可见纤维组织分隔成的大小不等的囊腔。镜下可见纤维组织内有未成熟的编织骨小梁，可见含铁血黄素巨噬细胞。囊壁由反应性间质细胞及多核巨细胞组成，小血管明显扩张充血，呈海绵样网状结构。其他良恶性肿瘤和肿瘤样病损可同时合并 ABC，常合并 ABC 的肿瘤类型有骨母细胞瘤、软骨母细胞瘤、软骨黏液样纤维瘤、骨巨细胞瘤、纤维异样增殖症甚至骨肉瘤等。对于儿童骶骨动脉瘤样骨囊肿的诊断，需结合临床表现、影像学特点及穿刺结果综合判断。对于部分影像学表现可见明显液 - 液平面征患者，一定要注意同毛细血管扩张性骨肉瘤或其他恶性肿瘤合并 ABC 的情况相鉴别，因此必要时通过活检明确诊断，肿瘤穿刺时可抽出血性液体且压力较高。

　　ABC 骨膜完整，骨皮质变薄，病变破坏严重者可出现部分骨缺损表现，囊腔内可见纤维组织间隔形成的大小不等的囊腔，囊腔内充满血性液体和血凝块，实性区域部分呈暗红色海绵状，通常病灶同周围正常组织边界清楚。镜下可见纤维间隔内有未成熟编织骨小梁，富含含铁血黄素的巨噬细胞。囊壁可见反应性间质细胞及多核巨细胞，囊壁周围小血管扩张充血呈海绵样网状结构。

　　治疗策略的选择取决于病变部位和骨质侵袭程度。对于部分病变生长缓慢、无明显症状及骨折风

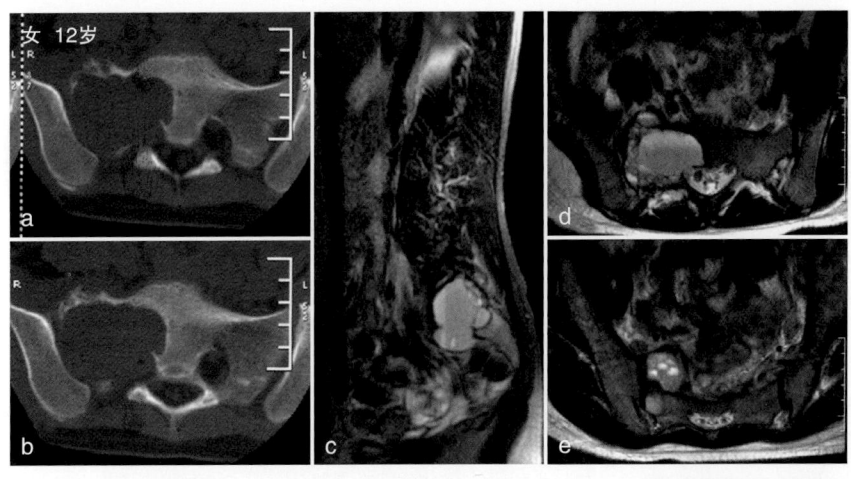

图 26-7-5　女，12 岁，CT 显示骶骨 ABC 病变边缘整齐，膨胀性改变（a、b）；轴位及矢状位 MRI 显示典型的动脉瘤样骨囊肿液 - 液平面征（c~e）（此病例由郭卫提供）

险的患儿，可以观察，定期复查随访，患儿有自愈的可能。对于病变破坏严重且症状明显，同时存在明显骨折风险的患儿，建议以手术治疗为主。但对于骶骨动脉瘤样骨肿瘤患儿，术前应当充分考虑存在大量出血的可能，可行术前栓塞和（或）术中球囊等技术减少术中出血风险。ABC 手术治疗后存在一定复发率，原发性 ABC 预后较好，而继发性 ABC 的预后与伴随病变的性质明显相关。前述诊治的 7 例骶骨原发性 ABC 患儿，均采取病灶内肿瘤刮除手术，平均随访时间 6.2 年，7 例患者均无复发（图 26-7-6、图 26-7-7）。

儿童骶骨骨母细胞瘤

　　骨母细胞瘤是一种良性成骨性肿瘤，其特点为产生大量矿化不良的肿瘤性骨样基质。这是一种活跃程度差别较大的肿瘤，可以相对静止，也可呈很强的侵袭性。骨母细胞瘤在组织学及影像学方面和骨样骨瘤存在相似的表现，但临床病程特点迥异。骨母细胞瘤由于局部侵袭性的特点，术后存在复发倾向和恶变可能。本病相对少见，占全部骨肿瘤的 0.5%~1%，是骨样骨瘤发病数的 1/4；男性多于女性，男女比例为 2∶1 左右；青少年发病较多，高峰年龄在 15~30 岁，30 岁以下发病占总数的 70%~90%；发病最多见的部位是脊柱附件，占总数的 10%~30%，胫骨干次之，约 20%，骶骨部位少见。前述收治的 48 例骶骨原发肿瘤患儿中，骨母细胞瘤发病率占儿童骶骨肿瘤的 8.3%（4/48例），占儿童骶骨良性肿瘤的 20%（4/20 例）。

　　骨母细胞瘤临床表现主要为疼痛，可表现为间歇性或持续性疼痛，脊柱病变常由于继发于疼痛，

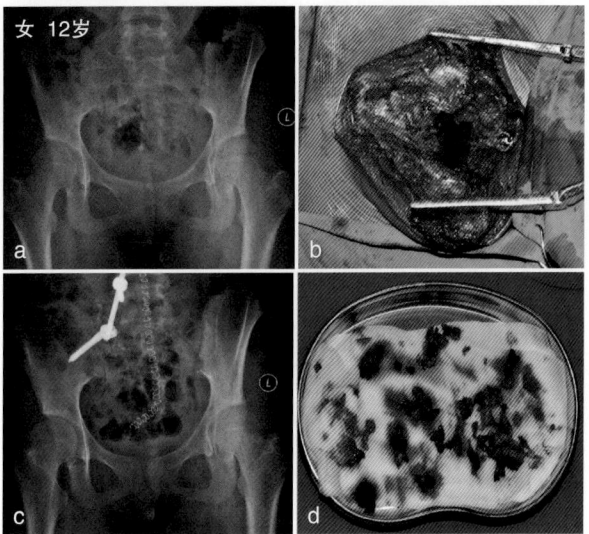

图 26-7-6　女，12 岁，骶骨动脉瘤样骨囊肿。骨盆正位 X 线可见骶骨偏心性溶骨性破坏，骶神经模糊不清（a）。行病灶刮除（b）钉棒系统内固定术（c）。刮除病变组织为碎质质软肿瘤组织（d）（此病例由郭卫提供）

可出现代偿性脊柱侧凸，有时可伴有神经根刺激症状。夜间疼痛不如骨样骨瘤明显，服用水杨酸类药物缓解不明显。脊柱病变绝大部分位于椎弓、椎板和棘突等附件结构，椎体受累少见，骶骨骨母细胞瘤同样有此特点。X 线为类圆形低密度区，膨胀性改变，边缘可见硬化边。CT 可显示肿瘤囊内的结构和骨壳清晰的边界，周围骨皮质变薄甚至断裂，病灶周围出现清楚的薄壳状钙化为本瘤的特征，肿瘤内斑点状或大片状钙化或骨化对诊断帮助较大。MRI 检查大多表现为良性骨肿瘤影像学特点，肿瘤呈膨胀性生长，表现为不均匀性长 T1、T2 信号，大部分病灶可见单发或多发囊状骨质破坏，周边骨皮质变薄，周围软组织可轻度肿胀，而软组织肿块

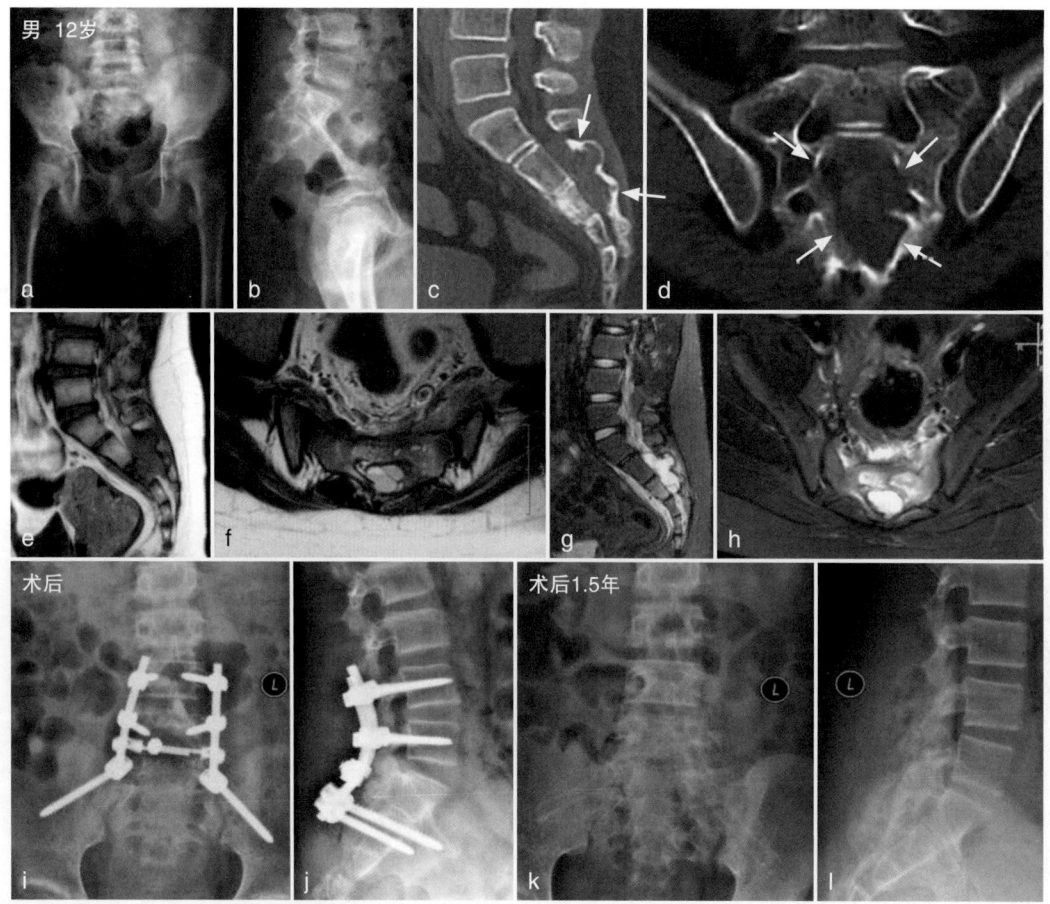

图 26-7-7　男，12 岁，骶骨动脉瘤样骨囊肿，X 线及 CT 提示病灶呈膨胀性生长，边缘硬化明显，中心呈溶骨性破坏（a~d）；MRI 可见骶骨内病变出现液 - 液平面征（e~h）；病灶刮除后行钉棒系统固定（i、j）；术后 1.5 年行取出内固定术，无复发表现（k、l）（此病例由郭卫提供）

多不明显。病灶强化多较明显，其原因为骨母细胞瘤的间质含有丰富的血管，但其强化程度一般低于血管瘤。多发囊壁可见明显强化，部分囊内可见液 - 液平面。偶见部分病灶内散在长 T1、短 T2 点状钙化或骨化（图 26-7-8）。

　　骨母细胞瘤肉眼观直径一般在 2~10cm，为红色或灰色沙砾感富含血管的肿瘤组织，外围可为由反应性皮质骨形成的薄壳，若合并 ABC 者可呈现富含血窦的蜂窝状结构。骨母细胞瘤镜下组织学表现包括：肿瘤组织富含骨母细胞瘤，间质富含血管成分，骨样组织连接成条索状，并有不同程度的钙盐沉积，形成杂乱无章排列的骨小梁结构。骨母细胞瘤与骨样骨瘤在组织学上极为相似，通常以 2cm 作为界定标准。典型的骨样骨瘤瘤体直径在 1cm 以内，且夜间痛明显，口服水杨酸类药物疼痛症状可明显缓解；若肿瘤直径大于 2cm，疼痛较轻者为骨母细胞瘤；若直径在 1~2cm 之间，如果位于髓腔则认为是骨母细胞瘤，位于骨皮质的则诊断为骨样

骨瘤。组织学上骨母细胞瘤同骨样骨瘤的鉴别要点是骨母细胞瘤骨小梁更为不规则且小梁间血管成分更为丰富，骨母细胞成分更多更活跃，常伴有破骨细胞样多核巨细胞瘤，而周边缺乏明显的反应性硬化骨。

　　儿童骶骨骨母细胞瘤的手术治疗策略与成人相同，多采用病灶内刮除术（图 26-7-9）。瘤壁通常可用高速磨钻打磨反应性骨包壳，同时反复用高渗盐水或蒸馏水浸泡，以降低局部复发率。北京大学人民医院骨与软组织肿瘤中心诊治的 4 例骶骨骨母细胞瘤患儿中，1 例为复发后就诊者，经病灶刮除瘤壁处理后随访 7.8 年，患儿无局部复发。因此，对于骶骨骨母细胞瘤患儿，瘤壁的特殊处理对局部复发的控制至关重要。对于部分儿童骶骨病变者，去除肿瘤后需酌情行内固定。多数骨母细胞瘤行病灶刮除后预后良好，上述收治的 4 例儿童骶骨骨母细胞瘤均采取病灶刮除植骨或刮除植骨内固定，4 例患儿平均随访时间 7.5 年，末次随访时患儿均无

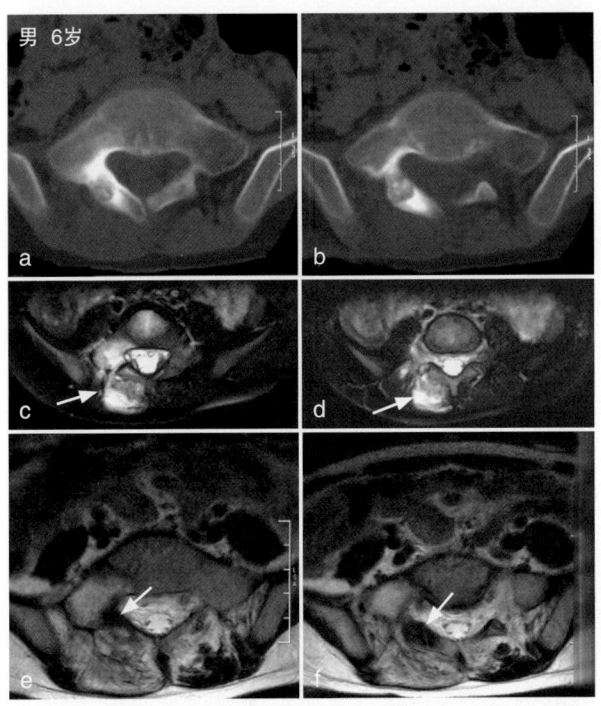

图 26-7-8　男，6 岁，儿童骶骨骨母细胞瘤病变常位于椎板棘突等附件结构处，CT 显示病灶周围出现清楚的薄壳状钙化为典型表现（a、b）；MRI T2 加权像可显示病变周边水肿信号明显（c、d，箭头），有时可见病灶内低信号表现（e、f，箭头），为病灶内钙化或骨化成分，此特点对骨母细胞瘤的影像学诊断很有帮助（此病例由郭卫提供）

复发及恶变。对于反复复发者，可考虑放疗来实现对肿瘤的局部控制。若当组织学已出现恶变，应采取包括手术和放化疗等综合手段进行治疗。

儿童骶骨神经源性肿瘤

骨组织内含有丰富的与营养血管伴行的神经纤维，骨的神经鞘瘤可能起源于这些神经的施万细胞。虽然神经纤维瘤病可以累及骨，但真正位于骨内的神经源性肿瘤是极为罕见的。颌骨和骶骨是神经鞘瘤最常发生的部位。而发生在骶骨的神经鞘瘤多起自骶神经根，尤其是 $S_1 \sim S_2$ 神经根。但骶骨处发生的神经鞘瘤很难判断肿瘤是起自骨内还是骨外的脊神经根。骶骨神经源性肿瘤好发年龄在 20～50 岁，小于 14 岁的儿童发病率极低。北京大学人民医院骨与软组织肿瘤中心于 2003 年 1 月至 2018 年 12 月诊治的骶尾部原发肿瘤患者 1398 例，其中年龄小于 14 岁的儿童神经源性肿瘤发病率约为 0.4%（5/1398）。良性外周神经源性肿瘤包括外周神经鞘瘤及神经纤维瘤，神经纤维瘤发生率高于外周神经鞘瘤。恶性外周神经源性肿瘤包括恶性外周神经鞘瘤和神经纤维肉瘤。上述 5 例患儿中，良性外周神

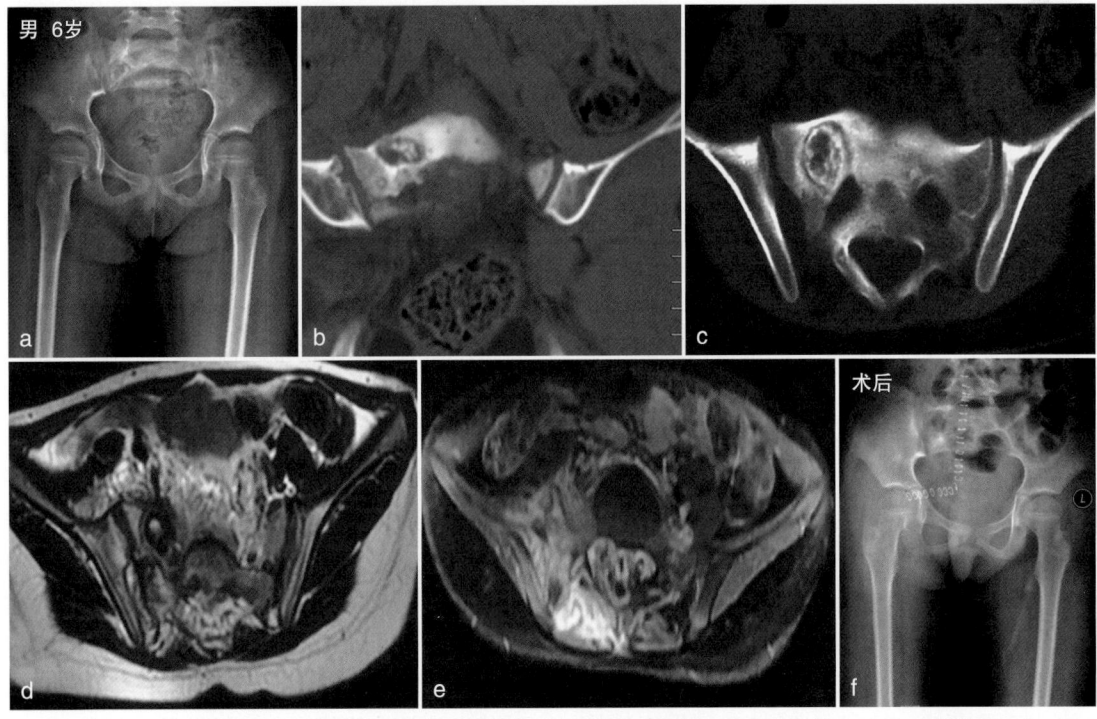

图 26-7-9　男，6 岁，骶骨骨母细胞瘤。X 线及 CT 可见右侧骶骨翼成骨性改变病灶，边界清晰（a~c）；MRI T2 相可见边界清晰的低信号改变病灶（d），MRI T2 压脂像可见病灶周边骶脊肌水肿信号（e）；行病灶刮除术，由于骶髂关节稳定性未受到破坏，不需行钉棒系统固定（f）（此病例由郭卫提供）

经鞘瘤及神经纤维瘤各 1 例，恶性外周神经鞘瘤 3 例，说明儿童骶骨神经源性肿瘤虽然在诊治的儿童骶骨肿瘤中占比较高，但儿童骶骨神经源性肿瘤总体发病率是极低的。

　　骶骨发生的神经鞘瘤临床症状常不明显，只有到后期肿瘤生长到比较大时，患儿才出现局部疼痛及肿胀，但很少出现神经症状。症状不明显可能与以下因素有关：首先骶骨发生的神经鞘瘤属良性肿瘤，生长缓慢；其次骶孔比较宽大，并且直肠后间隙有足够的空间适于肿瘤生长。因而骶骨的神经鞘瘤常是以骶骨周围或直肠后肿物为主要体征。部分患者偶尔经影像学检查而被发现。影像学上，X 线检查显示骶骨溶骨性缺损，可发现受累部位的神经孔扩大。病灶常伴有硬化性边界，不伴有周围新骨的形成，病灶中心不出现钙化及骨化。但在恶性神经源性肿瘤中，骶神经孔扩大特征不明显。神经鞘瘤一般较小，但是位于骶骨的神经鞘瘤往往巨大，病变直径通常超过 6cm，突出于骶前，常可于腹部触及。CT 或 MRI 检查可发现肿瘤呈哑铃形，位于椎管内外，可以观察肿瘤在软组织的扩展范围以及腰椎硬膜外腔的情况。MRI 检查多数良性神经源性肿瘤为均匀一致的信号改变，约 6% 的患者可出现囊性变；但在恶性神经源性肿瘤中，MRI 检查多数肿瘤为不均匀的信号改变，约 75% 的肿瘤会出现囊性变。而对于巨大的神经源性肿瘤中出现信号不均匀，提示肿瘤内出血、坏死、恶变的可能。组织病理学方面，肿瘤起源于神经鞘膜，早期多可以看到肿瘤与神经的关系。在腰骶管内的神经鞘瘤，可发生于硬膜外或蛛网膜下，肿瘤体积较大。骶骨发生的神经鞘瘤与软组织发生的肿瘤相似：肿瘤边界清楚，周围常可见含有薄层硬化反应性骨的纤维性包膜。切面肿瘤一般质软，实性，呈灰白色。体积大的肿瘤常有广泛的变性出血及囊性变（图 26-7-10）。显微镜下，神经鞘瘤是由梭形细胞组成，细胞核呈栅栏状排列。可表现具有特征性的 Antoni A 区和 B 区的两种结构：A 区，肿瘤细胞核细而长，细胞间含有丰富的细长网状纤维，细胞核呈束状排列互相平行呈栅栏状或形成所谓的 Verocay 小体，提示具有神经分化；B 区，组织疏松，肿瘤细胞稀少，排列紊乱，间质黏液变性或呈水肿状，有些区域可出现囊性变。上述 A 区与 B 区组织结构交替出现，是神经鞘瘤的特征性组织学表现。免疫组织化学染色，S-100 蛋白与神经鞘瘤有明显关系，

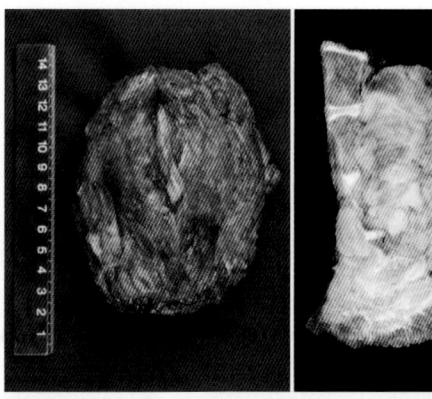
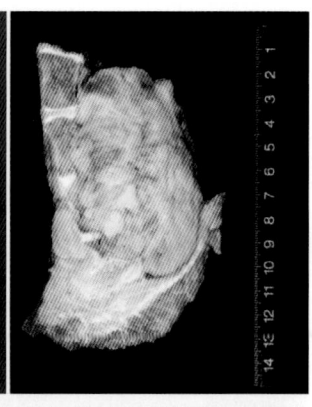

图 26-7-10　男，8 岁，骶骨恶性外周神经鞘瘤切除后大体表现，可见切面呈实性灰白色，侵犯整个骶骨（图片由郭卫提供）

S-100 蛋白存在于中枢神经系统及施万细胞，有助于判断肿瘤的神经来源。此外，神经鞘瘤几乎都表达 Vimentin，多数病例 Leu-7（CD57）（+），少数病例表达 GFAP（胶质纤维酸性蛋白）。罕见的黑色素性的神经鞘瘤，瘤细胞中含有黑色素沉积，黑色素标志物：HMB45 和 MelanA（+）。

　　对于骶骨神经鞘瘤治疗，以包膜内整块或分块除病变为主要的治疗方法。极少发生恶变，尚无出现神经鞘瘤转移的病例。北京大学人民医院骨与软组织肿瘤中心根据骶骨神经源性肿瘤生长方式将其分为四种类型：Ⅰ 型，肿瘤生长只限于骶管内、骶管膨胀扩大；Ⅱ 型，肿瘤出骶神经孔向前生长，形成巨大骶前肿块；Ⅲ 型，肿瘤向前、向后生长，形成巨大骶前肿块；Ⅳ 型，肿瘤生长只限于骶前，骶管内没有肿瘤。对于 Ⅰ 型肿瘤，单纯采用后方入路可完成肿瘤切除手术；对于 Ⅳ 型肿瘤，需采用前方入路才能完成骶前肿瘤切除；对于 Ⅱ、Ⅲ 型肿瘤，需视肿瘤大小及位置高低来决定是否需要前后路联合手术切除肿瘤。对于高位（S_1 水平以上）、直径较大（>10cm）的骶骨部神经源性肿瘤需要经前后路联合切口，经后路切除骶管内肿瘤，分离、保护骶神经，经前路分离切除骶前巨大肿瘤。经前路切除肿瘤主体后，必须仔细止血。对于肿瘤向前、向上突出不是太大的病例（低于 S_2 平面）可采取单纯后方入路，后方凿除椎板显露骶管，小心分离骶神经，扩大肿瘤处神经根孔，将肿瘤从包膜内整块或分块切除。良性神经源性肿瘤，应尽量采用包膜内切除，以减少神经功能损伤。一般经手术切除后，患儿预后良好，局部复发率很低。对于高位骶骨的良性神经源性肿瘤，为了降低局部复发率，Ⅱ 区部分应行

边缘或广泛性切除，Ⅰ区部分应行分块切除肿瘤周围骨质，充分扩大骶神经孔，完整切除肿瘤。对于肿瘤较大的患者术前多采用患侧髂内动脉栓塞或经前路结扎患侧髂内动脉，腹主动脉球囊置入等手段。降低骶骨肿瘤术后复发的根本措施是控制术中出血，看清楚术中肿瘤边界，彻底切除肿瘤。

恶性神经源性肿瘤由于包膜不完整或没有包膜，骨内破坏范围大，且多位于高位骶骨，行边缘或病灶内手术有时不易彻底清除肿瘤，因而术后复发率极高，预后不良。对于恶性神经源性肿瘤建议行广泛性手术切除，包括骶神经一并切除，方能降低局部复发率，提高生存期。前述诊治的 5 例 14 岁以下儿童骶骨神经源性肿瘤，平均随访时间 3.8 年，其中 3 例恶性外周神经鞘瘤均出现复发，3 例中 1 例患儿行前后路联合全骶骨切除（图 26-7-11）。5 例中的另外 2 例良性神经源性肿瘤末次随访

时无复发无转移。骶骨的神经源性肿瘤不属于起源于骶骨的肿瘤，肿瘤往往通过神经孔生长于骶骨前方，形成巨大肿瘤。巨大骶前物适合经前路腹膜后切除，但是椎管内肿瘤部分必须从后路取出。因而对于骶骨巨大的神经源性肿瘤，应该经前后路联合入路手术切除。对于儿童骶骨恶性外周神经鞘瘤，由于其局部复发率极高，整块切除是降低局部复发的有效方法。

儿童骶骨骨巨细胞瘤

骨巨细胞瘤（GCTB）为骨的良性肿瘤，具有局部侵袭性，占骨原发肿瘤的 4%～5%，占骨原发良性肿瘤的 20%。好发于膝关节周围，股骨远端发生率高于胫骨近端，而骶骨的发生率仅次于膝部和桡骨远端，发生率排在第四位。大多数患者年龄在

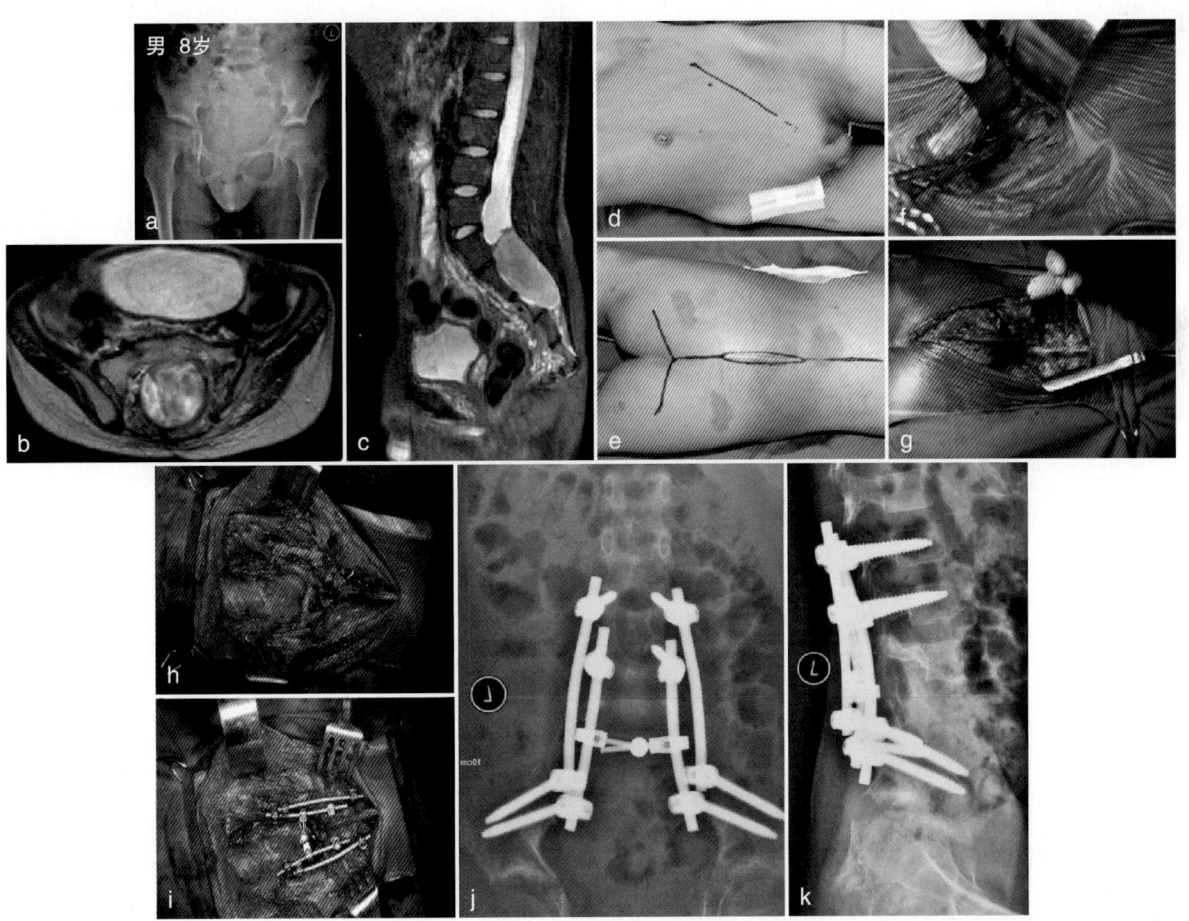

图 26-7-11　男，8 岁，骶骨恶性外周神经鞘瘤。骨盆 X 线正位示占位（a），MRI T2 相提示骶管内高信号占位性病变，骶骨骨质显著侵蚀（b、c）。前路显露并结扎髂内静脉（d、e）；后路倒 Y 形切口，术前穿刺针道一并切除（f、g）；后路全骶骨切除，钉棒系统重建腰骶及骨盆环稳定性（h、i）；全骶骨切除后钉棒系统恢复腰骶稳定性（j、k）（此病例由郭卫提供）

20～40 岁，10%～15% 的患者发生于 10～20 岁之间，骨骼发育不成熟的儿童及青少年少见。北京大学人民医院骨与软组织肿瘤中心 2003 年 1 月至 2018 年 12 月收治的 109 例青少年及儿童骶骨肿瘤患者中，骨巨细胞瘤共 19 例，发病率为 17.4%（19/109），而 14 岁以下儿童患者仅有 1 例。

在骨巨细胞瘤早期的临床表现中，疼痛是最常见的症状。影像学方面，通常在 X 线表现为长骨骨骺端的偏心性溶骨性病变，且病灶内没有基质钙化的表现，部分病例可穿透周围的骨皮质。根据影像学上反映出的皮质侵袭情况，Campanacci 建立了骨巨细胞瘤的分型体系。1 型：表现为静息病灶，常发生在松质骨中，边界清楚且存在一薄层硬化带，这一期较为少见，可无任何症状，预后较好。2 型：表现为活跃病灶，最常见，可出现皮质变薄膨胀性改变，边界清楚，但硬化带缺乏。3 型：表现为侵袭性病灶，边界不清楚，常伴有皮质破坏和软组织肿块。发生于骶骨的骨巨细胞瘤常表现为溶骨性改变，常累及邻近软组织和骶髂关节，反应性成骨较为少见。CT 平扫可更加清晰地显示骨皮质变薄和肿瘤侵袭皮质的情况。MRI 对确定肿瘤的骨外扩张、软组织和关节累及范围非常有价值，典型表现是 T1 加权像低至中信号、T2 加权像显示中

至高信号，但有时由于瘤体内含大量铁血黄素而在 T1 和 T2 加权像均显示低信号，通常骨巨细胞瘤病灶内可见混杂信号表现。部分患儿骶骨巨细胞瘤可合并动脉瘤样骨囊肿，可见病灶内囊性改变，甚至液 - 液平面征表现。血管造影可见病变血运丰富，因此对于该部分患儿应当考虑术前行高选择性动脉栓塞，以减少术中出血（图 26-7-12）。

病变大体表现为质地松软同时伴有出血反应致瘤体呈现红褐色外观。典型的组织病埋学形态表现为圆形、卵圆形或者大小不一的单核细胞伴大量巨细胞样破骨细胞，可有 50～100 个细胞核。

骨巨细胞瘤的主要治疗方法是手术治疗，病灶刮除、瘤壁灭活植骨或骨水泥填充是目前骨巨细胞瘤治疗的金标准（图 26-7-13）。瘤壁灭活处理对于降低骨巨细胞瘤复发至关重要，肢体肿瘤瘤壁灭活处理通常可以选择酒精浸泡、高速磨钻研磨和液氮处理等手段，但对于骶骨部位的骨巨细胞瘤而言，由于充分刮除病灶后骶神经的暴露及周围重要脏器的存在，液氮和酒精浸泡的方式受到明显限制。针对此问题，北京大学人民医院骨与软组织肿瘤中心在彻底刮除瘤壁肿瘤后尝试采用 10%～20% 高渗盐水浸泡的方法来处理附着于骶神经外膜上残存的肿瘤细胞，初步探索尝试明确其有较好的安全性，是

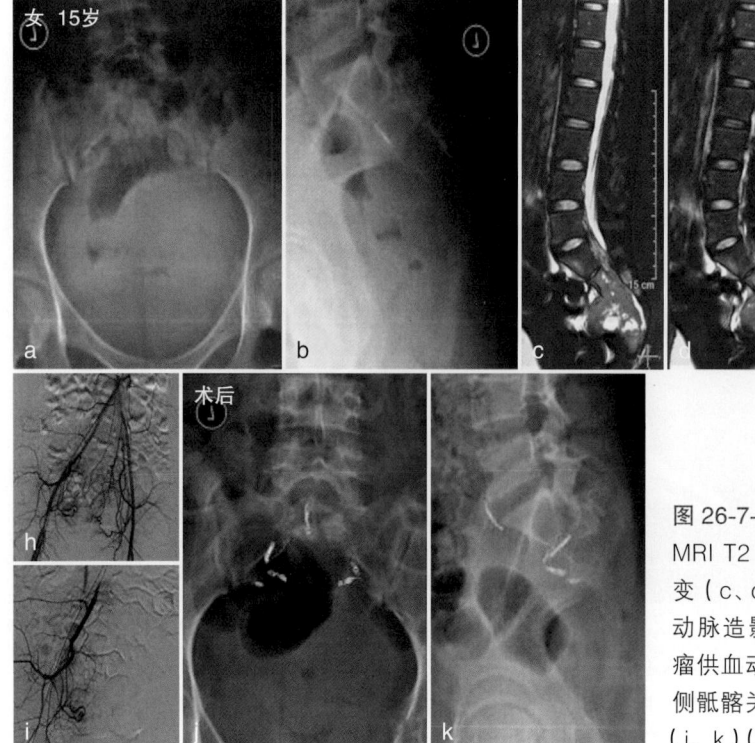

图 26-7-12　女，15 岁，骶骨骨巨细胞瘤（a、b）。MRI T2 加权像可见中高信号病变，病灶内可见囊性改变（c、d、f、g），T1 加权像可见低至中信号病变（e）；动脉造影显示病灶血运丰富（h、i）。行高选择性肿瘤供血动脉栓塞后，行后路骶骨病灶刮除术，由于双侧骶髂关节稳定性未受破坏，因此未行钉棒系统固定（j、k）（此病例由郭卫提供）

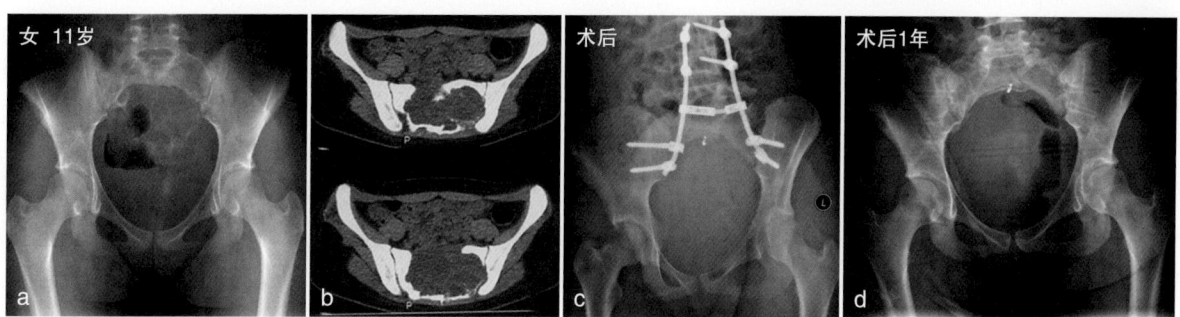

图 26-7-13 女，11岁，骶骨骨巨细胞瘤。术前 X 线示骶骨溶骨性破坏病灶（a），CT 示病灶呈溶骨性破坏（b）。行骶骨病灶切刮术后行腰骶钉棒系统固定，重建腰骶稳定（c）；术后 1 年取出内固定，病灶处无复发（d）（此病例由郭卫提供）

否能够有效地降低骨巨细胞瘤的复发仍在继续随访观察中。骨巨细胞瘤含有破骨细胞样巨细胞和单核基质细胞两种成分，而单核基质细胞表达核因子κB 活化剂受体配体（RANKL），是启动破骨进程的关键因子。地诺单抗是一种抑制 RANKL 的全人源化单克隆抗体，被美国 FDA 批准用于进展期骨巨细胞瘤的辅助治疗。上述研究团队评估了 30 例骶骨骨巨细胞瘤患者围手术期应用地诺单抗的治疗经验，给药方式为每 4 周接受 120mg 地诺单抗皮下注射，初次用药后第 8 天和第 15 天增加 2 次负荷剂量，结果显示，地诺单抗可缓解骶神经压迫造成的疼痛和大小便功能障碍，术前应用地诺单抗可部分减少术中出血，有利于肿瘤病灶的彻底清除。

儿童骶骨朗格汉斯细胞组织细胞增生症

朗格汉斯细胞组织细胞增生症（Langerhans cell histiocytosis, LCH）是一组以朗格汉斯细胞肿瘤样增生和播散为特征的疾病，是儿童组织细胞增生症中最常见的一种，临床上可分为 Eosinophilio granuloma（嗜酸性细胞肉芽肿，约占 75%）、Hand-Schuller-Christian（黄色瘤病，约占 15%）和 Letterer-Siwe 病（约占 10%）。本章节对最为常见的嗜酸性细胞肉芽肿进行详细描述。

嗜酸性细胞肉芽肿是最为常见的朗格汉斯细胞组织细胞增生症的一种临床类型，可侵犯单一的组织器官到全身多个部位多个脏器，发生于骨骼系统者称为骨的嗜酸性细胞肉芽肿，可累及全身任何骨骼，但多发于扁平骨和脊柱，长骨的骨干或骨骺区。脊柱病变者，最好发于胸椎，其次是腰椎和颈椎。病变易累及椎体前柱，而后柱受累情况并不常见。北京大学人民医院骨与软组织肿瘤中心 2003

年 1 月至 2018 年 12 月收治的 109 例青少年及儿童骶骨肿瘤患者中，嗜酸性细胞肉芽肿患者 2 例，14 岁以上青少年及 14 岁以下儿童各 1 例，占青少年及儿童骶骨肿瘤的 1.8%（2/109）。由此可见儿童骶骨嗜酸性细胞肉芽肿发病率要远低于其他年龄段。

根据受侵犯部位的不同，临床表现多样化，并可互相移行和转变。骨的嗜酸性细胞肉芽肿常偶然发现，可表现为炎性症状、肿块或病理性骨折。椎体压缩性骨折引起的疼痛是脊柱病变最为常见的症状。有时可因脊髓受压而产生相应的神经症状。实验室检查提示红细胞沉降率多有加快，外周血嗜酸性粒细胞计数可增高。脊柱的嗜酸性细胞肉芽肿可为单发或多发，早期为椎体溶骨性破坏，可累及一侧椎弓根，后期可发生椎体对称性塌陷呈楔形或钱币状，称为扁平椎、铜钱征。病变椎体前后径和左右径均增加，可突入椎管，产生神经症状，但相邻椎间隙无明显变窄。此表现在骶骨嗜酸性细胞肉芽肿病变中并不典型。病变急性期，影像学可表现为侵袭性溶骨性骨质破坏，骨髓水肿，肿瘤边界不清，此种表现随着病程的发展可能会逐渐出现反应性硬化边，从而病变边界逐渐清晰，但也可以进一步展累及侵蚀皮质，出现骨膜反应甚至是软组织包块等恶性肿瘤表现。影像学检查可评估骨质破坏、骨膜反应和病灶边缘。骨的嗜酸性细胞肉芽肿存在全身多发的可能，因此放射性核素检查对确定病灶分布情况和发现无症状病灶有重要的意义。对于骨的嗜酸性细胞肉芽肿的诊断需依靠临床、影像学和病理学检查相结合。虽然本病有较为典型的椎体扁平椎和铜钱征样改变，但组织活检明确诊断对于正确的治疗还是至关重要的。急性期嗜酸性细胞肉芽肿对骨造成的溶骨性破坏，需同恶性肿瘤进行鉴别，包括尤因肉瘤、淋巴瘤和血管源性恶性肿瘤。

本病治疗原则是根据患儿病变范围，分级施治，长期随访。骨的嗜酸性细胞肉芽肿有一定的自限性，有自愈倾向。单发者常可自愈，可不需手术。手术适应证包括：有病理骨折危险者；保守治疗无效、有脊髓或神经根受压症状者；合并或可能导致脊柱严重畸形者；可能出现恶变者。外科手术主要的方式为病灶刮除或切除（图 26-7-14）。本病单骨型和限制性多骨型者，预后较好；播散型者，尤其是发病年龄 3 岁以下者则预后较差。

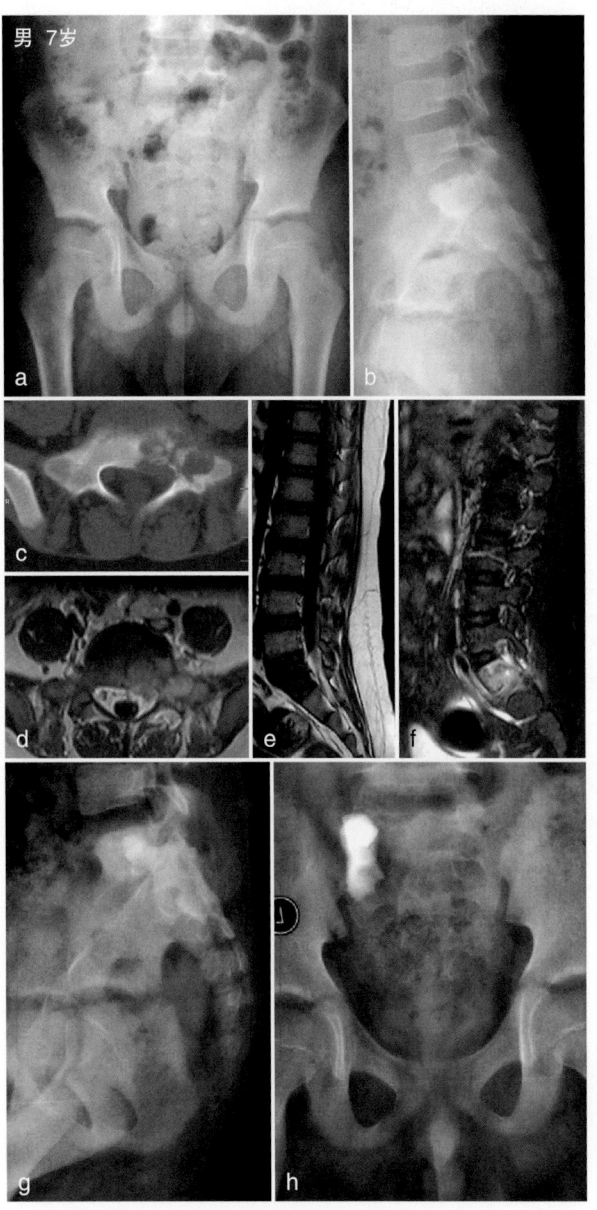

图 26-7-14　男，7 岁，骶骨嗜酸性肉芽肿（a、b），CT 提示病变溶骨性改变，周边边界明确（c），MRI T1 加权像呈低信号表现（e），T2 加权像呈混杂中高信号（d、f）。行骶骨肿瘤刮除骨水泥填充（g、h）（此病例由郭卫提供）

儿童骶骨尤因肉瘤

尤因肉瘤是一类起源于骨的小圆细胞的恶性肿瘤，具有高度侵袭性，好发于青少年及儿童，是 15 岁以下患儿最常见的骨的肉瘤类型。尤因肉瘤好发于扁骨、肢带骨和长管状骨，原发于脊柱者少见，占尤因肉瘤的 3%～10%，是儿童脊柱恶性肿瘤最常见的一种病理类型，而在脊柱中最常发生于骶骨。Ilaslan 等总结 Mayo Clinic 收治及病理会诊的 1277 例尤因肉瘤，位于脊柱者 125 例（9.8%），其中 67 例位于骶骨。由于骶骨原发尤因肉瘤发病率较低，且骶骨肿瘤治疗较为困难，国内外文献报道较少。北京大学人民医院骨与软组织肿瘤中心从 2003 年 1 月至 2018 年 12 月收治了 48 例 14 岁以下的儿童骶骨肿瘤，从流行病学特点来看，尤因肉瘤是最常见的儿童骶骨恶性肿瘤，其发病率为儿童骶骨肿瘤的 22.9%（11/48），占儿童恶性骶骨肿瘤的 39.3%（11/28）。

儿童骶骨尤因肉瘤患者大多同时具有局部疼痛、神经功能障碍和局部包块等表现。由于骶骨肿瘤包块多向骶前及盆腔内侵犯，腰骶部查体多数并不明显，而直肠指诊多可触及包块。由于骶骨部位深在，前方有直肠和膀胱或子宫等脏器遮挡，普通 X 线片往往显示不清。骶骨肿瘤早期诊断比较困难，发现时往往肿瘤体积较大。MRI 对于早期发现骶骨肿瘤非常灵敏，通常病变有较大的软组织包块，包块可累及骶管及骶神经根孔，T1 加权像呈低信号，T2 加权像呈中等至高信号表现。CT 对于显示骨破坏和肿块轮廓具有很大价值，病灶呈边缘不规整的溶骨性改变，有时会形成软组织肿块（图 26-7-15）。长管状骨尤因肉瘤 X 线葱皮样改变在骶骨病变中表现并不典型。尤因肉瘤确诊依靠病理检查。由于骶骨肿瘤位置深在，骶骨前方盆腔空间较大，通常骶前包块早期不易发现，直到产生直肠压迫症状或病变累及骶尾部神经造成大小便功能障碍及会阴部感觉异常时才被患儿家长觉察，因此儿童骶骨尤因肉瘤早期诊断较为困难，常被误诊及漏诊。骶骨尤因肉瘤多累及骶骨的多个节段，形成骶前明显的软组织肿块，通过直肠指检有时可明显触及。儿童骶骨尤因肉瘤的鉴别应考虑骨肉瘤的可能，前述诊治的 48 例 14 岁以下儿童骶骨肿瘤患者中，骶骨恶性肿瘤排名第二的肿瘤类型即为骨肉瘤

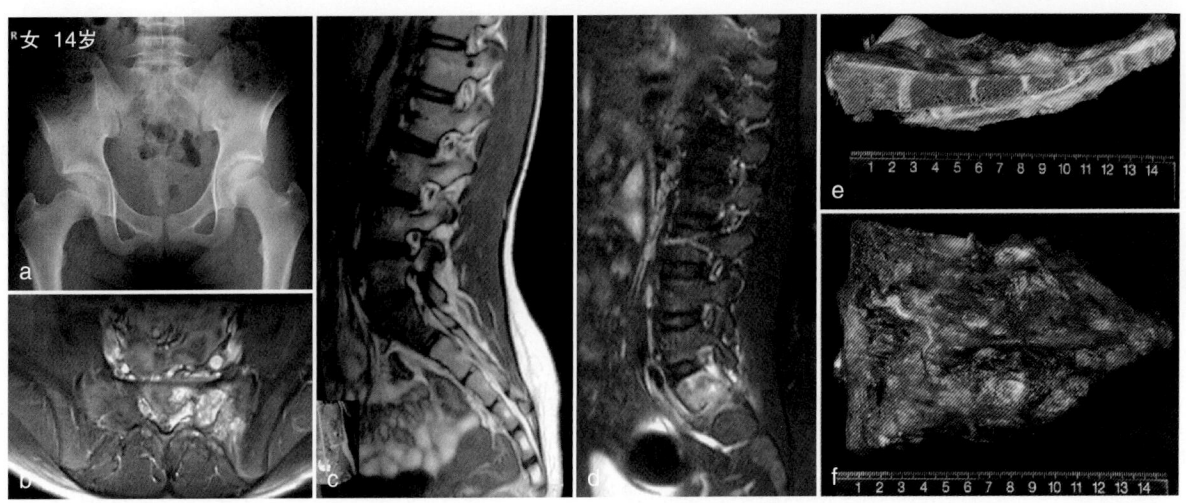

图 26-7-15　女，14 岁，骶骨尤因肉瘤，骨盆正位 X 线片可见骶骨溶骨性破坏（a），MRI T2 加权像呈中等至高信号表现（b、d），T1 加权像呈低信号（c）。行全骶骨切除，大体标本（e、f）（此病例由郭卫提供）

（尤因肉瘤 11 例、骨肉瘤 8 例），因此对于儿童骶骨恶性肿瘤患者应当对上述两种肿瘤进行鉴别。该 48 例骶骨儿童肿瘤中，尤因肉瘤患儿平均年龄 9.5 岁，男女比例为 6 : 5；骨肉瘤患儿平均年龄 12.3 岁，男女比例为 3 : 5；骶骨骨肉瘤患儿较尤因肉瘤年龄偏大，符合两类肿瘤总体的年龄流行病学特点。影像学表现方面，骶骨骨肉瘤软组织包块可有明显的肿瘤性成骨表现，但大约 10% 的尤因肉瘤病例中以成骨作为主要表现，导致大量反应骨形成，这又是同骨肉瘤较难鉴别的一点。骨的恶性小圆细胞肉瘤中，尤因肉瘤、恶性淋巴瘤、转移性神经母细胞瘤和小细胞腺癌的鉴别诊断较为困难，最终明确仍需凭借组织病理学结果，但当肿瘤组织分化差，或者发生部位和年龄不典型时，病理诊断也极具挑战性。实验室检查显示白细胞左移，红细胞沉降率增快，结合病史、体检和影像学表现可以较易使临床医师想到骨髓炎可能。乳酸脱氢酶（LDH）与疾病发展有关，并且能指导预后。

　　尤因肉瘤是由一致的具有圆形胞核的球形细胞组成，这些细胞大而不规则，具有明显的核仁和染色体，但缺乏清晰的或嗜酸性的细胞质，质膜通常不清晰。胞质中含有 PAS 染色阳性的糖原，几乎所有肿瘤细胞中或多或少都含有糖原成分。但除了坏死区域外，有些区域糖原染色可呈阴性，由于骨骼标本脱钙用的强酸会影响糖原染色的结果，因此对于部分骨骼标本中没有发现糖原成分的并不能排除尤因肉瘤的诊断可能。通过糖原染色，可区分淋巴瘤和转移性神经母细胞瘤，因为上述两种肿瘤

糖原染色通常为阴性。对于部分骨肉瘤的去分化区域和去分化软骨肉瘤病例，部分细胞也可表现为 PAS 染色阳性，应注意鉴别。骨肉瘤通常能够寻找到肿瘤性骨样基质和碱性磷酸酶的表达，而软骨肉瘤常有明确的软骨基质。尤因肉瘤家族是以染色体改变 t（11；12）为特征，85% 的病例中都能观察到。染色体 t（11；12）的断裂点的分子克隆揭示了染色体臂 22q12 上 EWS 基因的 5′ 端和染色体 11q24 上 FL1 基因的 3′ 端的融合，其中 FL1 基因是 ETS 家族融合基因的一员。10%～15% 的病例存在基因改变，t（21；22）（q22；q12），融合基因 EWS 迁移到染色体臂 22Q22 上的 ETS 和 ERG 上。尤因肉瘤家族中不到 1% 的病例还存在其他基因改变：t（7；22）、t（17；22）、t（2；22）及 inv（22），它们分别提高了基因 EWS、ETS、ETV1、E1AF、FEV、ZSG 之间的融合，所以几乎所有尤因肉瘤都会表达一定形式的融合基因 EWS/ETS，该融合基因具有明显的致癌基因活性。许多研究指出 EWS/ETS 及其他 EWS/ETS 蛋白作为绑定于 ETS 靶基因上的异常迁移因素而发挥作用，因此在表达 EWS/FL1 的细胞中，找到了许多上调基因。同时还包括一个抑癌成分 EWS/ETS 蛋白 TGF-β2 型受体的下调。TGF-β 表达减少及 TGF-β2 型受体的下调，给尤因肉瘤家族提供了一个逃避细胞程序性死亡的机制。编码 CDKN2A 细胞周期抑制因子的 INK4a 的灭活，是尤因肉瘤家族第二常见的基因改变。这一发现具有重要意义，因为可观察到 CDKN2A 的缺失稳定了 EWS/FL1 的抑癌蛋白，而

且 CDKN2A 的突变与尤因肉瘤家族的低发病有关。

由于多学科综合治疗的发展及应用，儿童骶骨尤因肉瘤的临床预后较过去有明显改善，5 年生存率从过去的 10% 提高到现在的 70%。前述研究中收治的 11 例 14 岁以下儿童骶骨尤因肉瘤患者，8 例获得随访，平均随访时间 1.5 年，末次随访时 4 例患儿死亡、1 例复发、3 例无复发无转移。一般认为位于中轴骨的尤因肉瘤预后比位于四肢者差。

目前公认系统化疗对于尤因肉瘤的治疗非常重要，如果没有有效的化疗，仅凭局部治疗不足以达到控制肿瘤的目的。而且由于骶骨的解剖结构复杂，骶骨原发尤因肉瘤往往形成较大的软组织肿块，毗邻直肠等重要脏器，手术治疗难度大，且往往难以达到足够的外科边界，术前化疗可以使瘤体缩小，易于达到安全切除边界。体积较大或难以切除的肿瘤在化疗后有可能被切除，同时消灭全身微转移灶。尤因肉瘤是一类高度恶性的肿瘤，其中原发于骶骨者通常病程较长，治疗难度很大，必须采取手术、放疗和化疗相结合的综合治疗模式。尤因肉瘤的局部治疗主要包括手术和局部放疗。尤因肉瘤对于放疗相对敏感，长期以来放疗占有重要地位，放疗所产生的局部控制率为 60%～90%，放疗后局部复发与多种因素相关：①肿瘤大小，体积较大的肿瘤比较小者更有可能存在耐辐照的细胞群；②肿瘤部位，中轴骨和骨盆肿瘤比四肢肿瘤有更高的局部复发率，这同重要器官周围较难实现适宜放射剂量有很大关系；③化疗敏感性，接受化疗的患者总体局部复发率低于不接受化疗的患者。

过去有研究显示对于尤因肉瘤患者进行放疗或手术，其预后并无显著性差异，但 Bacci 和 Schuck 报道手术切除联合放疗可以显著提高预后，同时手术可以将肿瘤中耐化疗及放疗的肿瘤细胞消除，从而提高化疗及放疗的肿瘤反应性。骶骨肿瘤因解剖部位复杂，手术比较困难。既往手术以边缘性切除或刮除术为主，术后辅以放化疗，术后的局部复发率较高。骶骨原发尤因肉瘤等高度恶性肿瘤，行分块切除后局部复发率几乎为 100%。对于诸如尤因肉瘤等骶骨高度恶性肿瘤，边缘或病灶内手术后复发率极高，预后不良，因而建议行广泛性手术切除，包括骶神经一并切除，方能降低局部复发率，提高生存率（图 26-7-16）。对于骶骨原发恶性肿瘤，手术切除具有治愈的可能，但术后神经功能障碍是患儿家属及骨肿瘤科医生关注的一个重要方面，包括感觉、运动、膀胱和直肠功能障碍等。由于骶骨部位解剖结构复杂，骶神经从骶孔穿出，肿瘤切除不可避免地要牺牲骶神经，严重影响患者的大小便和性功能，甚至行走功能，因此对于骶骨尤因肉瘤广泛性手术切除后造成的严重神经功能障碍是必须要向患儿家属反复交代的重要并发症。

在现代尤因肉瘤综合治疗的推动下，尤因肉瘤的预后已有明显改善。目前总体生存率已达到 40% 左右。影响预后的主要因素包括肿瘤分期、解剖部位（中轴骨和四肢骨）、肿瘤大小、就诊时是否发生转移。相比四肢骨而言，位于骶骨及骨盆等中轴骨部位的患者预后较差。前述研究中诊治的 11 例年龄 <14 岁骶骨尤因肉瘤患儿，其中 3 例未接受手术治疗，8 例接受手术治疗及新辅助化疗。其中 3 例失访，8 例获得随访，平均随访时间 18 个月；8 例获得随访的患儿中，4 例死亡、1 例复发、3 例末次随访时无复发无转移。其中 1 例患儿仅接受放疗及新辅助化疗，在末次随访时仍存活，无瘤生存时间 1.8 年。黄林等总结该研究中心儿童骶骨尤因肉瘤总体生存情况，2 年生存率为 60%，5 年生存率为 20%，中位生存期 15 个月。由此可见，骶骨尤因肉瘤作为 14 岁以下儿童最常见的骶骨恶性肿瘤，其总体生存率并不乐观，患儿的治疗效果较差，仍需要不断推动尤因肉瘤综合治疗的进步，以改善患者的治疗效果。

儿童骶骨骨肉瘤

骨肉瘤是原发于骨内的高度恶性肿瘤，其特征为增殖的肿瘤细胞直接形成骨或骨样组织。骨肉瘤是最常发生在骨的原发性恶性肿瘤，常起源于骨内。3/4 的患者发病在 10～30 岁，10 岁前及 30 岁之后较少发病；好发部位依次为股骨远端和胫骨近端，其次是肱骨近端。较少见的部位包括脊柱、肩胛骨、锁骨、肋骨、胸骨、肱骨远端、前臂和跗骨。由于发生在脊柱部位的原发性骨肉瘤少见，而儿童的骶骨部位原发骨肉瘤则更为少见。北京大学人民医院骨与软组织肿瘤中心 2003 年 1 月至 2018 年 12 月诊治的 48 例年龄 <14 岁的儿童骶骨肿瘤中，骨肉瘤为 8 例，占儿童骶骨肿瘤的 16.7%，占儿童恶性骶骨肿瘤的 28.6%，是儿童骶骨恶性肿瘤的第二好发肿瘤类型。该中心诊治的 8 例骶骨骨肉瘤患儿均获得随访，平均随访时间 2.3 年，其中 4

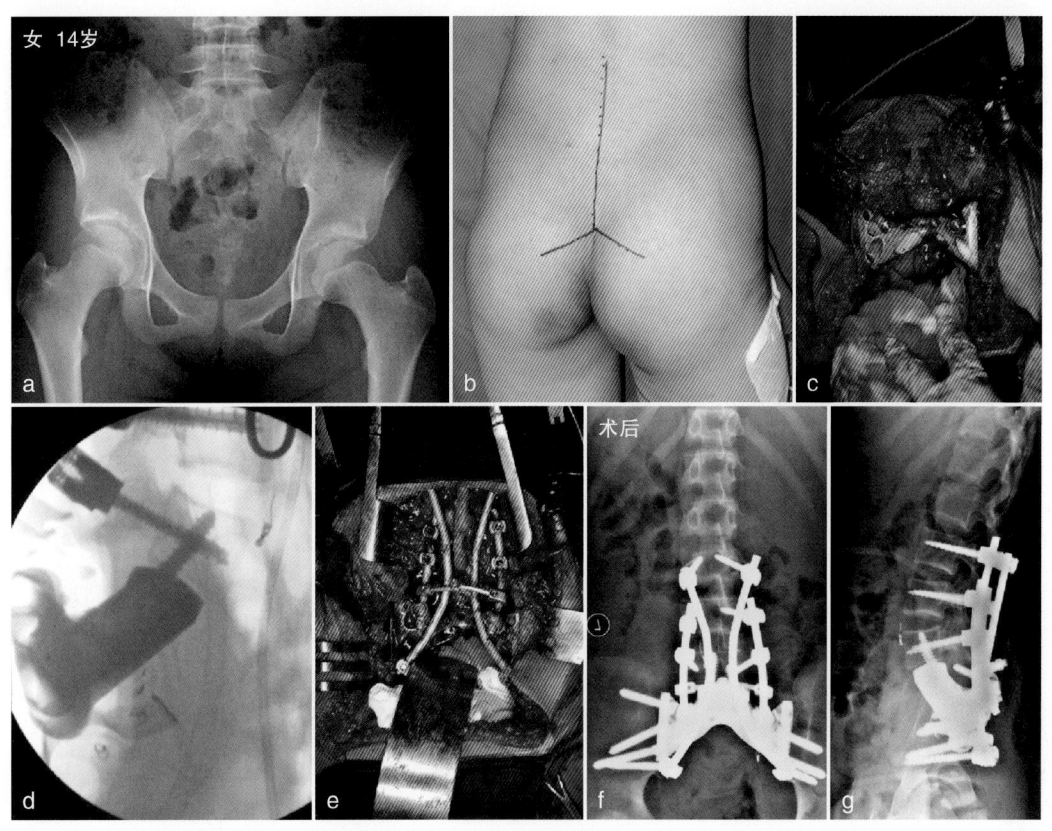

图 26-7-16　女，14 岁，骶骨尤因肉瘤，骨盆 X 线提示骶骨溶骨性破坏（a）；腰骶倒 Y 形切口（b）。行单纯后路全骶骨切除全骶骨假体重建术，重建腰骶三柱稳定性（c）；术中透视显示全骶骨假体位置（d）；术中照片（e）；术后 X 线显示全骶骨假体及钉棒系统重建腰骶稳定性（f、g）（此病例由郭卫提供）

例死亡、1 例复发、1 例复发同时出现肺转移、2 例无瘤生存。其中 2 例无瘤生存患儿分别已存活 7.5 年和 3.1 年。

临床表现方面，骶骨骨肉瘤患儿在起病初期无典型症状，仅有腰骶部中等程度间歇性疼痛，活动后可有症状加重表现，常被患儿家长忽视。在数周内疼痛可明显加剧，并持续发作，局部可早期出现肿胀。肿胀常可迅速加剧，也可相对缓慢地加重。由于肿瘤本身血运丰富，常可导致局部皮温增高，局部触痛明显。部分患儿直肠指检可触及骶前质地较韧的肿块。在就诊时，患儿一般情况通常良好，若患儿开始出现体重减轻和贫血现象时，一般早已出现肺转移或已开始转移。从首发症状到治疗的时间，一般少于 6 个月，少数患者可达 1 年以上。对于部分病变进展迅速的患儿，可迅速表现为下肢感觉运动异常，会阴区感觉异常，有时甚至出现大小便功能障碍表现。黄林等总结北京大学人民医院骨与软组织肿瘤中心于 2000 年 1 月至 2013 年 12 月收治的 19 例初治的患儿中，6 例以排便／排尿困难起

病（31.6%），其余均以骶尾部疼痛为首发症状；11 例入院查体可触及骶前包块（57.9%）。19 例初治患儿入院时均正常行走，无须拄拐或使用轮椅。

影像学方面，X 线表现为侵袭性、破坏性和渗透性病变，能产生骨或骨样组织。病变区骨质破坏，分界不清，很快会破坏皮质骨，形成明显的密度较高的成骨样包块。在骶骨部位，很难看到肢体骨肉瘤典型的 Codman 三角表现。CT 可用于明确骨质破坏范围，而增强 CT 可显示骶骨肿瘤骶前巨大包块同髂血管关系，这可为单纯后路巨大肿瘤整块切除时决定是否需要辅助前路提供参考。MRI 检查能够很好地显示肿瘤的病变范围、跳跃灶、软组织包块、是否侵犯骶管及病变是否跨越骶髂关节。通常病变在 T1 加权像为低信号，在 T2 加权像的信号较 T1 强，但比脂肪及液体信号弱（图 26-7-17）。PETCT 检查可以明确骶骨骨肉瘤侵犯范围及转移灶和跳跃灶。血管造影能显示出病变软组织部分边缘的反应性新生血管区及早期扩张的动脉情况，虽不能显示其特异性组织发生，但可以显示骶

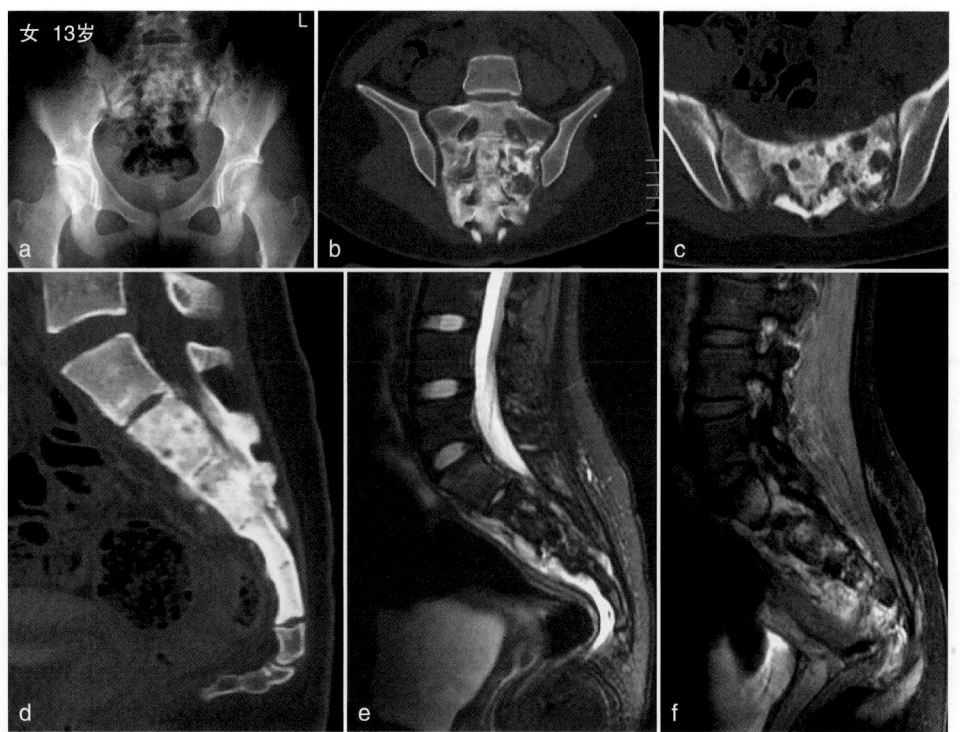

图 26-7-17　女，13 岁，骶骨软骨母细胞型骨肉瘤。骨盆正位 X 线可见骶骨成骨性病变（a）；骨盆 CT 冠状位、轴位及矢状位显示 S₁~S₅ 显著的成骨性病变，其间散在溶骨性破坏（b~d）；MRI T2 加权像显示病变部位主要为 S₁~S₅，病灶为中低混杂信号（e）；T1 压脂像显示病灶为中等信号，且存在显著的椎管内占位表现（f）（此病例由郭卫提供）

骨肿瘤是否处于高血运状态，为决定是否行术前栓塞提供重要依据。在实际的临床工作中，并不一定所有患者均需行血管造影，增强 CT 检查可以起到同样的作用。对于骨肉瘤患者而言，病变以成骨性改变居多，但有些患者可表现为溶骨性或混合性改变，三种表现是否同预后相关，目前还没有定论。但部分学者认为其临床进程或预后，三者之间无差异。若术前化疗效果比较满意，则患者疼痛减轻明显，骨质破坏区域骨化明显增加，软组织肿块周围反应性骨壳形成，放射性核素显像和 PETCT 病灶浓聚减低，但对于骨肉瘤而言肿块缩小往往不明显。

肉眼可见的肿瘤表现不一，主要取决于肿瘤发生的部位、肿瘤骨质及反应骨质形成多少、原有骨质破坏及出血坏死的范围。肿瘤骨通常在中央部较明显或广泛，可如象牙样，瘤体周围则较少见。瘤骨丰富部位质地坚实，瘤骨稀少部位质软如鱼肉样或有沙砾感（图 26-7-18）。镜下可见骨肉瘤由明显间变的瘤细胞组成，能直接产生肿瘤性骨样组织及骨组织。瘤细胞表现为大小不一，染色质丰富呈粗颗粒或凝块状，且核仁明显增大，易见病理性核分

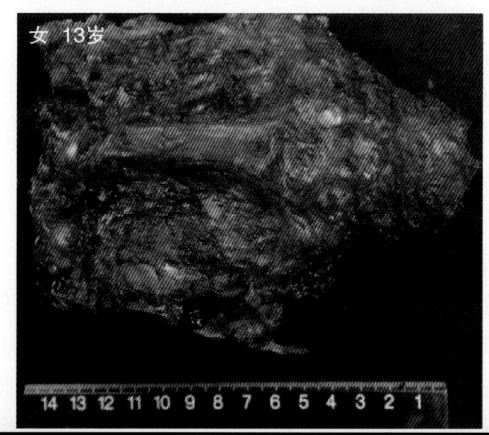
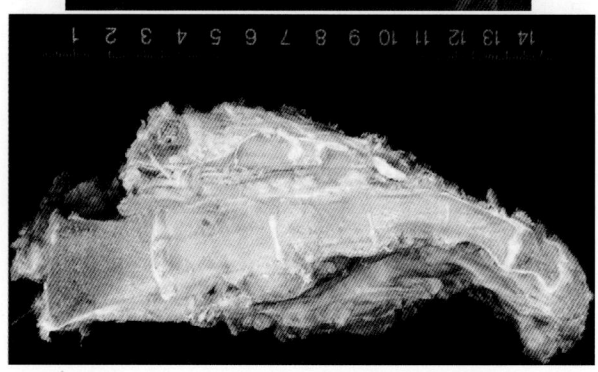

图 26-7-18　女，13 岁，骶骨软骨母细胞型骨肉瘤，全骶骨切除后大体标本（图片由郭卫提供）

裂象。在肿瘤骨稀少区，瘤细胞异型性较显著，说明此部分肿瘤组织分化差；在肿瘤骨丰富区，瘤细胞异型性相对较轻，而此部分肿瘤组织则分化较好。骨肉瘤的肿瘤性骨样组织和骨质的量多少不一，分布不均，多者形成大片，瘤细胞散在其中，少者在大片瘤细胞间需要仔细寻找才见到呈小碎颗粒状。肿瘤性骨样组织构成纤维不规则编织状或绸带交织状，是骨肉瘤组织学的重要特点。若肿瘤性骨质多并有形成骨小梁结构倾向时，其内的瘤细胞数目也趋于减少、分散，瘤细胞也似较成熟的骨细胞，这是分化高的肿瘤性骨质，切勿误认为是反应性骨质，鉴别要点是骨肉瘤仍可见瘤细胞具有一定程度异型性。无论哪种组织类型的骨肉瘤，瘤细胞碱性磷酸酶均强阳性表达，而碱性磷酸酶活性在胞质外缘较明显，在肿瘤外围生长活跃区域，碱性磷酸酶活性最高，骨化不明显区域表达也高，而埋在类骨质或编织骨内的瘤细胞则碱性磷酸酶活性低或呈现阴性。因此，骨质硬化区的碱性磷酸酶比瘤细胞丰富区域明显减弱。

儿童骶骨骨肉瘤的鉴别诊断需考虑骨髓炎和尤因肉瘤。骨髓炎是儿童和青少年的一种常见病，多由溶血性金黄色葡萄球菌感染造成，其临床症状主要包括患处软组织肿胀、高热、腰骶部持续疼痛。腰骶部病变患儿由于骶前脓肿的刺激，可能会出现里急后重的直肠刺激症状。实验室检查血象明显升高，感染相关指标 CRP 和 ESR 升高，早期穿刺可抽出浑浊液或血性液，涂片检查可见脓细胞或阳性球菌，穿刺液细菌培养获得阳性结果，即可确诊。尤因肉瘤多见于 5~15 岁患儿，主要临床症状包括：随着病变的进展，疼痛频率可由间歇性疼痛转变为持续性疼痛，且进行性加重。早期可出现软组织肿块，随着病变进展越来越明显。本病高度恶性，转移较早，有时可出现其他部位同时疼痛或相关症状，应注意切勿漏诊。穿刺活检或切开活检是用于获得病理诊断的主要方式。

目前骨肉瘤采用手术和新辅助化疗为主的综合治疗方式，即术前化疗 - 手术 - 术后化疗。化疗成为手术不可缺少的一部分，其生存率直接与肿瘤细胞对化疗的敏感度相关。良好治疗效果的关键依赖于系统正规的化疗，术前化疗 - 手术 - 术后化疗的模式已为各国医师广泛接受，使骨肉瘤的生存率有了极大提高。随着对肿瘤生长、侵袭性分子水平实验研究和临床研究的深入，同时新药的开发、剂量强化、多药耐药性的克服、放射增敏剂、生物调节、免疫、基因治疗等为骨肉瘤的综合治疗提供了新的着力点，是未来骨肉瘤综合治疗的新方向。

骨肉瘤的综合治疗中，外科手术仍占重要地位（图 26-7-19）。儿童骶骨骨肉瘤由于其发病率极低，解剖结构复杂，为其外科治疗带来巨大困难。同时由于骶骨位置深在，难以早期发现，诊断时往往肿瘤体积较大，加之肿瘤毗邻腰骶干神经及周围分布复杂的盆腔脏器和大血管，骶骨骨肉瘤手术切除技术要求高、难度大且术后并发症多。有学者采用局部放疗及全身化疗治疗骶骨骨肉瘤，但预后不佳。20 世纪 80 年代的一些研究表明，对于局限的可切除的肢体骨肉瘤单行手术治疗与 1970 年以前的治疗效果相同，即确诊后 6 个月内 50% 以上的患者出现转移，确诊后 2 年内 80% 以上的患者再次出现肿瘤，单行手术能够无瘤生存的患者不足 20%。近几十年来，对骨肉瘤的诊断和治疗取得了巨大进步。先进的影像学技术能够清晰地显示肿瘤的局部解剖

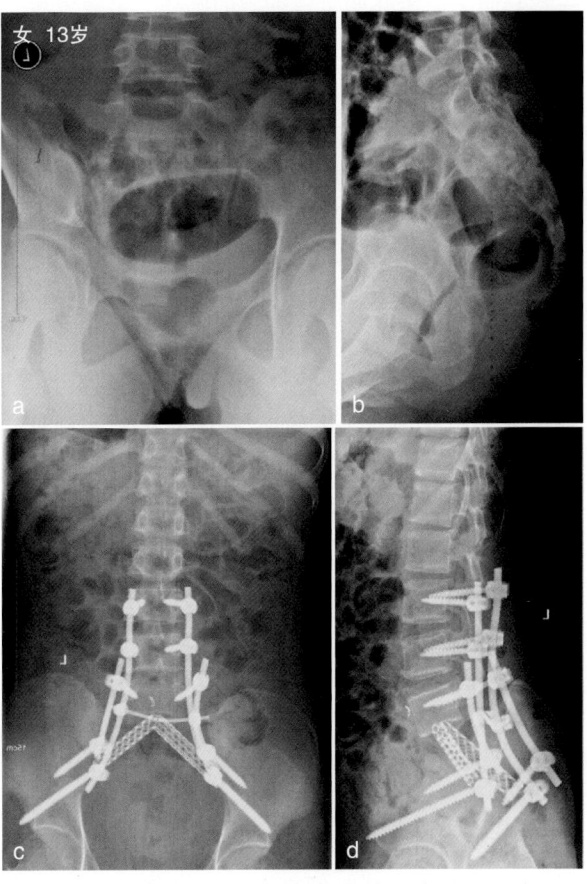

图 26-7-19　女，13 岁，骶骨软骨母细胞型骨肉瘤（a、b），全骶骨切除后钉棒钛网重建腰骶稳定性（c、d）（此病例由郭卫提供）

情况和生长方式。胸部螺旋 CT 扫描对于发现隐匿的肺转移灶非常敏感。同时多药联合化疗极大地提高了患者长期生存率和保肢的可能性。靶向治疗辅助化疗药物在骨肉瘤治疗中的极大推广，对骨肉瘤患者进展期的改善起到了重要的补充作用。假体设计的改进、3D 打印技术的广泛推广及生物重建的经验积累，使肢体骨肉瘤患者的保肢手术率提高至 90%~95%。目前，经过正规的化疗 - 手术 - 化疗，患者 5 年生存率可达到 60%~80%。黄林等报道儿童骶骨骨肉瘤 2 和 5 年生存率均为 33%，中位生存期为 26 个月。由此可见，儿童骶骨骨肉瘤 5 年生存率较肢体骨骨肉瘤明显降低，这可能同儿童骶前空间范围较大，肿瘤进展更为隐匿不为患儿家长发现有很大关系。由于发现较晚，较易出现肺部及全身多发转移的情况，从而影响患儿的整体生存情况。

儿童骶骨生殖细胞肿瘤

生殖细胞肿瘤（germ cell tumor，GCT）是一类起源于原始胚胎生殖细胞的肿瘤，多数发生于性腺（睾丸和卵巢），包括畸胎瘤、精原细胞瘤及非精原细胞 GCT 等。其发病率极低，约每年 5 例 /100 万 15 岁以下儿童，占儿童肿瘤的 2%~4%。发病人群具有两个年龄高峰：3 岁以下和 15~19 岁青少年，其中 15~19 岁青少年生殖细胞肿瘤约占其所有颅外肿瘤的 14%。儿童生殖细胞肿瘤约 50% 起源于性腺（20% 起源于睾丸，30% 起源于卵巢），而性腺外 GCT 约占全部 GCT 的 50%，常位于身体中轴部位，如颅内、骶尾部、纵隔和腹膜后。其中中枢神经系统和骶尾部是性腺外 GCT 最常见的发病部位，占所有性腺外 GCT 的近 90%。原始生殖细胞具有多能性，可以形成所有胚胎组织（包括外胚层、中胚层和内胚层）及胚胎外组织（卵黄囊和胎盘结构）。在妊娠早期，生殖细胞起源于胚胎期卵黄囊，其在胚胎发育过程中逐渐向生殖腺迁移。GCT 常被认为是胚胎发育过程中未能迁移至性腺部位的原始生殖细胞残留在身体其他部位，进而恶变产生的肿瘤。

骶尾部是儿童性腺外生殖细胞肿瘤的好发部位，女性发病率高于男性，随着年龄的增加，恶性

肿瘤的风险也随之升高，多数位于骶前区域（图 26-7-20）。北京大学人民医院骨与软组织肿瘤中心 2003 年 1 月至 2018 年 12 月诊治的 48 例骶骨原发肿瘤患儿中，3 例患儿为生殖细胞肿瘤，占儿童骶骨肿瘤的 6.3%，占儿童骶骨恶性肿瘤的 10.7%，在该中心诊治的患儿人群中，居儿童恶性肿瘤的第三位。男女比例为 1：2，3 例患儿年龄分别为 11 岁、3 岁和 13 岁，其中 11 岁和 13 岁患儿末次随访时已死亡，这同文献结论较一致，年龄越大的患儿，肿瘤恶性程度越高，生存情况越差。

大多数新生儿生殖细胞肿瘤临床表现明显，呈外生样，可于早期发现且多为良性病变。但幼儿或年龄偏大的患儿起病较为隐匿，即便未出现明显软组织包块，部分患儿也会出现便秘和（或）尿潴留等表现。患儿查体直肠指检可发现骶前病变。42% 的患儿就诊时已是进展期病变，同时合并有远处转　移。POG（Pediatric Oncology Group）/CCG（Children's Cancer Study Group）在 1990—1996 年的研究结果显示，59% 的骶尾部恶性生殖细胞肿瘤患儿就诊时已出现远处转移。

儿童恶性生殖细胞肿瘤的治疗策略和预后在过去的几十年里出现了明显改善。目前针对儿童恶性生殖细胞肿瘤采用手术治疗结合放化疗等综合治疗策略。在化疗治疗推广以前，儿童恶性生殖细胞肿瘤患儿预后令人不满。而在 20 世纪 60 年代，化疗及局部放疗在儿童恶性生殖细胞肿瘤中的应用尽管会出现各种并发症，但综合治疗的应用使患儿预后得到明显改善。肿瘤整块切除是控制肿瘤局部进展的重要手段，由于恶性生殖细胞肿瘤恶性程度高，整块切除肿瘤对降低肿瘤局部复发至关重要。本病恶性程度高，预后较差，但经过合理治疗后仍有部分患者可获得长期生存。前述研究中诊治的 48 例骶骨原发肿瘤患儿中，3 例患儿为生殖细胞肿瘤，其中末次随访时 2 例患儿死亡，生存时间分别为 1.1 年和 0.9 年，另 1 例患儿无瘤生存，末次随访时已存活 1.9 年（图 26-7-20）。手术切除后需长期随访复查，可行骶尾部影像学检查、直肠指检及甲胎蛋白的定期监测。文献报道 4%~21% 的患儿可出现复发，约 50% 的复发患儿呈恶性卵黄囊瘤表现。

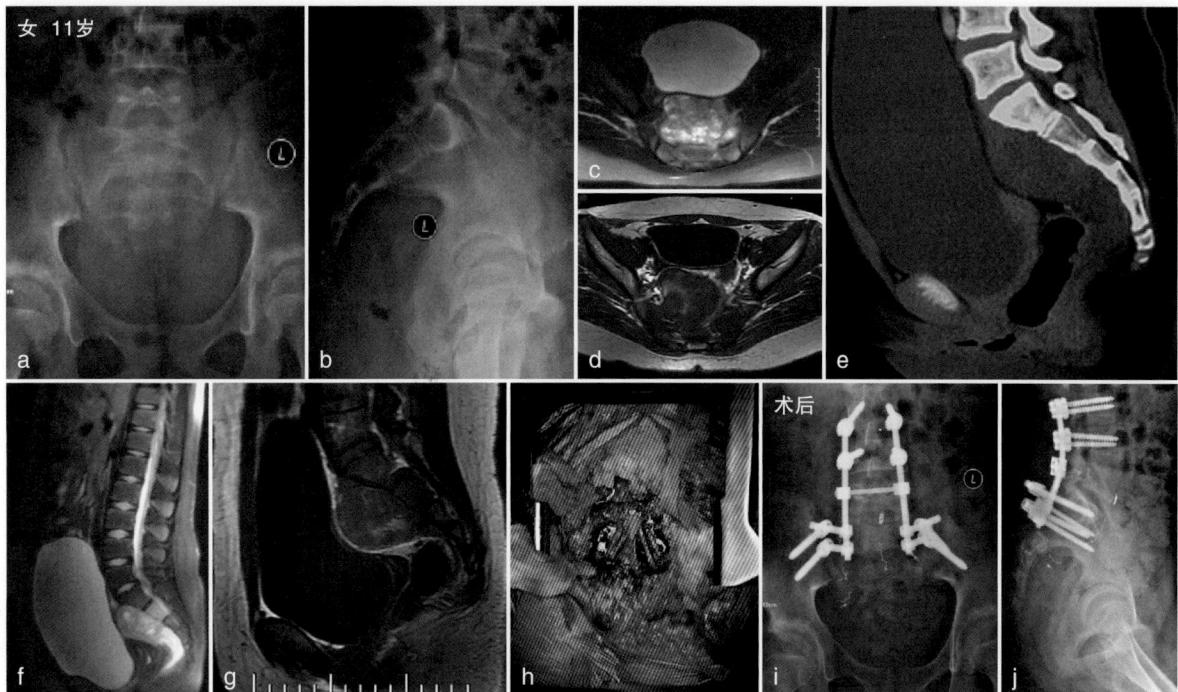

图 26-7-20 女，11 岁，骶骨卵黄囊瘤。腰骶正侧位 X 线示骶前占位软组织包块影同时伴有骨质破坏（a、b）；MRI 显示 S$_2$ 椎体起源的恶性生殖细胞肿瘤（c、d、f、g），MRI T1 加权像呈低信号（d、g），T2 加权像呈中高信号（c、f）；CT 显示紧贴骶骨前方的软组织肿块，范围累及整个骶骨前方（e）；后路分块切除，保留骶神经（h），钉棒系统重建腰骶稳定性（i、j）（此病例由郭卫提供）

参考文献

[1] Unni KK. Ewing's tumor[M]//Dahlin's bone tumors, general aspect and data on 11, 087 cases. 5th ed. Philadelphia: Lippincott-Raven, 1996: 249-262.

[2] 郭卫. 骨盆肿瘤外科学[M]. 北京: 北京大学医学出版社, 2015.

[3] 郭卫. 中华骨科学(骨肿瘤卷)[M]. 北京: 人民卫生出版社, 2010.

[4] Ilaslan H, Sundaram M, Unni KK, et al. Primary Ewing's sarcoma of the vertebral column[J]. Skeletal Radiol, 2004, 33(9): 506-513.

[5] Bacci G, Boriani S, Balladelli A, et al. Treatment of nonmetastatic Ewing's sarcoma family tumorsof the spine and sacrum: the experience from a single institution[J]. Eur Spine J, 2009, 18(8): 1091-1095.

[6] Rosito P, Mancini AF, Rondelli R, et al. Italian cooperative study for the treatment of children and young adults with localized Ewing sarcoma of bone: a preliminary report of 6 years of experience[J]. Cancer, 1999, 86(3): 421-428.

[7] Elomaa I, Blomqvist CP, Saeter G, et al. Five-year results in Ewing's sarcoma. The scandinavian sarcoma group experience with the SSG IX protocol[J]. Eur J Cancer, 2000, 36(7): 875-880.

[8] Bacci G, Ferrari S, Longhi A, et al. Role of surgery in local treatment of Ewing's sarcoma of the extremities in patients undergoing adjuvant and neoadjuvant chemotherapy[J]. Oncol Rep, 2004, 11(1): 111-120.

[9] Schuck A, Ahrens S, Paulussen M, et al. Local therapy in localized Ewing tumors: results of 1058 patients treated in the CESS 81, CESS 86, and EICESS 92 trials[J]. Int J Radiat Oncol Biol Phys, 2003, 55(1): 168-177.

[10] 郭卫, 徐万鹏, 杨荣利, 等. 骶骨肿瘤的手术治疗[J]. 中华外科杂志, 2003, 41(11): 827-831.

[11] Raque GH, Vitaz TW, Shields CB. Treatment of neoplastic diseases of the sacrum[J]. J Surg Oncol, 2001, 76(4): 301-307.

[12] Saab R, Rao BN, Rodriguez-Galindo C, et a1. Osteosarcoma of the pelvis in children and young adults: the St. Jude Children 78 Research Hospital experience [J]. Cancer, 2005, 103(7): 1468-1474.

[13] 郭卫, 李大森, 尉然, 等. 单中心原发骶骨肿瘤790例的流行病学分析[J]. 中国脊柱脊髓杂志, 2014, 24(11): 971-978

[14] 黄林, 郭卫. 小儿骶骨肿瘤的临床特点及外科治疗[J]. 中国骨与关节杂志, 2019, 8(1): 27-31

[15] Göbel U, Schneider DT, Calaminus G, et al. Multimodal treatment of malignant sacrococcygeal germ cell tumors: a prospective analysis of 66 patients of the German Cooperative Protocols MAKEI 83/86 and 89[J]. J Clin Oncol, 2001, 19: 1943-1950.

[16] Rescorla F, Billmire D, Stolar C, et al. The effect of cisplatin dose and surgical resection in children with malignant germ cell tumors at the sacrococcygeal region: a pediatric intergroup trial (POG 9049/CCG882)[J]. J Pediatr Surg, 2001, 36(1): 12-17.

第 27 章　椎管内神经与附属组织疾病

杭春华　邱　勇　倪红斌　刘　浩

第一节　概述

儿童椎管内病变相对少见，起源于椎管内神经及其附属组织，包括脊髓、神经根、硬脊膜、血管及脊柱骨性结构，按病变性质分为肿瘤性、血管性、感染性疾病等；按照病变与硬脊膜和脊髓的结构关系分为硬膜外、髓外硬膜下和脊髓内三种类型，其中硬膜外占 35%，髓外硬膜下占 25%，髓内占 40%（表 27-1-1）。由于患者年龄小，病变性质特殊，其诊断和治疗仍具有一定挑战性，常需多科协作。由于儿童硬膜外肿瘤大多起源于周围骨性结构，以成骨细胞瘤、骨肉瘤及动脉瘤样骨囊肿多

见，在处理上归为脊柱肿瘤。因此，本章节重点阐述髓外硬膜下和髓内病变。

儿童椎管内肿瘤发病率为 (0.101～0.26)/100 000，仅占儿童中枢神经系统肿瘤的 5%～10%，肿瘤绝大多数起源于神经及神经附属组织，包括脊髓、终丝、神经根及脊膜的细胞成分。与成人相比，儿童椎管内肿瘤在流行病学及组织学类型、临床表现和手术策略等方面都有其特点，部分肿瘤，如神经鞘瘤、血管母细胞瘤，常是基因缺陷导致的疾病综合征的一部分，包括神经纤维瘤病 (neurofibromatosis) 和 von Lindau-Hippel 综合征。椎管内血管畸形是一种少见病，常被认为是胚胎期中枢神经系统血管发育不健全所致，包括海绵状血管畸形、动静脉畸形和动静脉瘘，可发生于椎管内任何部位，以颈段和胸段多见。

流行病学及组织学类型

儿童髓内肿瘤占中枢神经系统肿瘤的 5%～9%。最常见为星形细胞瘤，约占 40%，其次为神经节细胞胶质瘤（占 30%）和室管膜瘤（占 15%）。在儿童髓内胶质瘤中，低级别星形细胞瘤占大多数，高级别星形细胞瘤（间变性星形细胞瘤）和胶质母细胞瘤仅占 15%，恶性胶质瘤在髓内呈浸润性生长，无明显边界，与正常脊髓组织分界不清，手术难以全切，易复发，预后较差。

儿童髓内肿瘤可见于各个年龄段，其不同性质的肿瘤发生率与年龄密切相关，3 岁以下婴幼儿未见髓内室管膜瘤报道，但神经节胶质瘤占 30%。随着年龄增长，室管膜瘤的比例逐渐增加，至成人时室管膜瘤的发生率占 50%。儿童髓内血管母细胞瘤极其罕见，仅占髓内肿瘤的 7.8%。在一组 164 例儿童髓内肿瘤手术治疗的研究中，就诊时平均年龄为 10.4 岁，男女比例为 1：1.1，肿瘤位于延髓-

表 27-1-1	常见儿童椎管内神经和附属组织病变	
类型	位置	性质
肿瘤	脊髓内	星形细胞瘤 室管膜瘤 血管母细胞瘤 神经节细胞胶质瘤 畸胎瘤 转移瘤
	髓外硬膜下	神经鞘瘤 脊膜瘤 皮样/表皮样囊肿 黏液乳头状室管膜瘤
	硬膜外	转移瘤 淋巴瘤 动脉瘤样骨囊肿 成骨细胞瘤
血管病	椎管内	海绵状血管畸形 动静脉畸形 动静脉瘘 动脉瘤

颈髓段 14 例（8.5%），颈段 26 例（15.9%），颈胸段 44 例（26.8%），胸段 64 例（39.0%），圆锥 16 例（9.8%），平均累及椎体节段 5.4 个。星形细胞瘤所占比例最高，为 46.3%（76/164），其中低级别星形细胞瘤多见，约为高级别星形细胞瘤的 3 倍，占所有星形细胞瘤的 76.3%；髓内神经节细胞胶质瘤 44 例，占 26.8%；其余为室管膜瘤、混合型胶质瘤、畸胎瘤和转移瘤等。

根据 Patton 统计，髓外硬膜下肿瘤约占成人椎管内肿瘤的 60%，而在儿童椎管内肿瘤患者中仅占 10%，其中成人比较常见的神经鞘瘤和脊膜瘤在儿童尤为少见，脊膜瘤约占椎管内肿瘤的 3.6%。硬膜外肿瘤成人占 20%，而儿童则占 50%，以脊柱骨起源为主。成人髓内肿瘤占椎管内肿瘤的 20%，而儿童高达 40%，且主要为低级别胶质瘤如星形细胞瘤和室管膜瘤。

儿童髓外硬膜下肿瘤较髓内相对少见，约占椎管内肿瘤的 25%，其中以皮样囊肿和表皮样囊肿多见，约占 2/3，而神经鞘瘤和脊膜瘤则占其余 1/3，且多同时合并 I 型或者 II 型神经纤维瘤病。有作者将黏液乳头型室管膜瘤（myxopapillary ependymoma）归到髓外硬膜下病变，主要因为该类型肿瘤起源于终丝，多位于髓外，属于 WHO 分级 I 级胶质瘤，偏良性，但会包绕马尾神经根，手术全切除困难。文献中报道的儿童髓内黏液乳头型室管膜瘤不足 10 例。

椎管内肿瘤可发生在脊柱的任何节段，因胸段最长，故发生率相对较高，其中颈段占 16.4%，胸段占 29.3%，腰段占 20%。由于儿童胚胎残余组织肿瘤易发生于腰骶段，使该部位椎管内肿瘤发生率高于成人。

脊髓血管畸形（SCAVM）是一种少见病，平均发病年龄在 20 岁，约 50% 以上的患者发生在 16 岁之前，占整个中枢神经系统动静脉畸形的 5%~10%，10 岁之前该病被诊断率不足 25%。由于发病率极低，儿童脊髓血管畸形的自然史不明确，取决于血管畸形的类型、大小、位置等因素。一旦发生出血，第一个月内再出血率 10%，一年内再出血率 40%，因出血而导致死亡约 20%。Consoli A 报告 36 例儿童椎管内血管畸形，发病年龄为 9.22±3.65 岁，其中 26 例（72%）首诊因为血管畸形出血，病变位于胸椎 16 例，颈椎 15 例，胸腰椎 5 例，18 例（50%）与基因缺陷或者脊髓节段综合征（metameric syndrome）相关，其中 11 例合并 Cobb 综合征，5 例合并遗传性出血性毛细血管扩张症（hereditary hemorrhagic telangiectasia，HHT，又称 Osler-Weber-Rendu 综合征），1 例合并 RASA1 基因相关的毛细血管畸形动静脉畸形综合征，1 例合并 Parkes Weber 综合征（一种复杂的先天性血管畸形综合征），病变位于髓内 15 例，髓周 11 例。

临床表现

由于椎管内肿瘤的类型差异，儿童椎管内占位的临床表现及首诊症状与成人并不完全相同。儿童髓内肿瘤以低级别胶质瘤为主，肿瘤生长相对较缓慢，早期无特异性症状，起病常隐匿，甚至无任何神经损害的临床症状，却以脊柱侧凸畸形为首诊（图 27-1-1）。当肿瘤增大后，病变压迫脊髓及神经

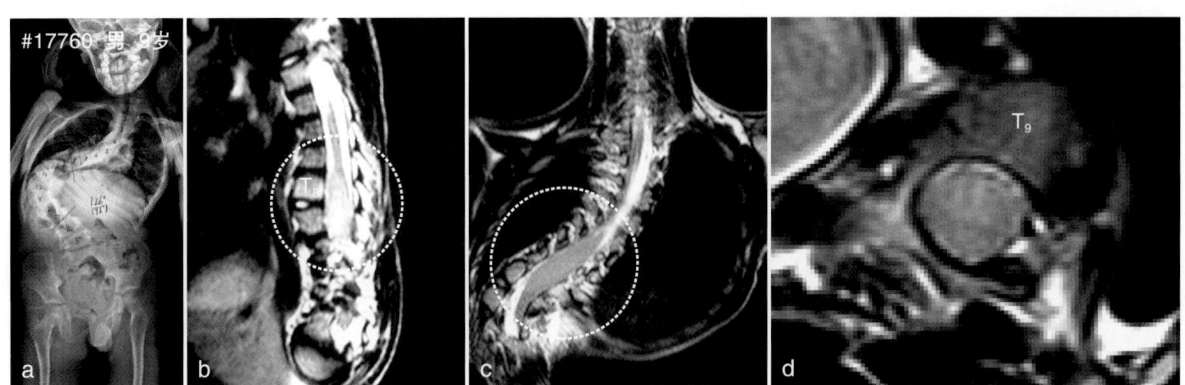

图 27-1-1　男（#17760），9 岁，因后背部畸形就诊。无明显神经损害的临床症状。立位全脊柱 X 线片示严重脊柱侧凸畸形（a），查全脊柱 MRI 示下胸段（T₇~T₁₀）髓内占位（b，虚线圈），脊髓呈梭形膨大，考虑低级别胶质瘤可能（c，虚线圈），横切面 MRI 见肿瘤与脊髓无明显界限，瘤周蛛网膜下腔受压狭窄明显（d）

根时才会出现相应节段的症状，如根性疼痛、感觉障碍（麻木、感觉减退等）、肌痉挛或肌无力、括约肌功能障碍，严重的患儿可表现为脊髓半横切损害（表 27-1-2）。

由于儿童椎管内病变缺乏临床特异性表现，其症状与病变位置、大小、生长速度等相关，全面了解病史对临床诊断具有很大的价值，有助于影像学检查之前的定位。临床表现的类型及持续时间可反映椎管内占位的大体位置和生长速度。一般而言，一些缓慢生长的椎管内良性占位可以长期保持无症状或轻微临床表现，临床症状进展缓慢；而恶性病变生长迅速，其病灶会迅速增大引起脊髓与神经根压迫或破坏的临床症状。

1. 运动功能障碍　肢体运动障碍是儿童椎管占位最常见的首发症状，包括进行性肌力下降、行走不稳、步态异常、瘫痪等，初期可表现为笨拙、四肢无力或经常摔跤。临床表现为轻度或中度运动功能障碍和上运动神经元损伤，如肌张力增高、反射亢进和肌阵挛。由于儿童尤其是婴幼儿对于症状的描述相对困难或不够全面，其早期神经功能障碍容易被忽视，一些可以观察到的临床表现，如持物困难、行走不稳、跛行等肢体运动障碍就显得尤为重要。

2. 疼痛　疼痛是椎管内病变的常见症状，一般局限于颈项部和背部，通常是由于感觉神经元或神经根入髓区刺激所引起，表现为钝痛或放射痛，痛点较明确。根性疼痛常提示病变位于髓外，多为神经鞘瘤或脊膜瘤。对于没有外伤而新发胸背部、腰部疼痛的儿童必须给予高度重视。婴幼儿对于疼痛的性质及部位通常表述不清，可表现为不明原因的哭闹、多汗或搔抓局部皮肤等。

3. 感觉功能障碍　通常表现为肢体麻木、感觉减退，感觉障碍的程度取决于病变性质和位置。部分患儿出现感觉分离现象，即病变平面以下位置觉和震动觉消失，而痛温觉和触觉保留。

4. 反射　不对称的反射可能是椎管内病变的早期征象。下肢腱反射亢进常提示病变可能位于低位颈椎、胸椎或腰椎，而四肢腱反射亢进则可能存在高位颈椎管病变。

5. 自主神经功能障碍　脊髓损害引起的自主神经功能障碍也较常见，表现为尿无力、尿潴留或大便困难、失禁等，但在婴幼儿中常不典型，可能是由于幼儿大脑皮质及其下行神经通路未发育完善，对括约肌调节能力差。自主神经功能障碍还可以表现为排汗及血管收缩异常，出现皮肤干燥、苍白、皮温降低等，颈段损害可出现 Horner 征。自主神经功能障碍通常晚于运动感觉障碍，确诊时往往病情已相当严重。自主神经功能障碍在儿童患者中也很容易被忽视，对于无明显诱因出现的大小便失禁或困难的患儿应当提高警惕。

6. 脊柱畸形　椎管内病变患儿 1/3 可能出现脊柱侧凸，有这一症状的绝大多数肿瘤位于胸段，其弯型特征明显有别于特发性脊柱侧凸，后者的典型胸弯表现为胸右弯，弯型弧度规则，一般跨越 8～10 个脊椎，而肿瘤伴发的胸弯表现为脊柱侧凸弧度不特定于任何方向，弧度不规则，且顶椎多位于肿瘤平面（图 27-1-2），这种侧凸有时角度不大，但躯干倾斜明显，伴有腰背部疼痛的脊柱侧凸应尽早行 MRI 检查。约 1/5 的患儿会出现斜颈，其伴发的髓内肿瘤多位于颈髓段。

影像学表现

X 线片、CT 扫描和磁共振（MRI）等影像学检查，对于明确病变具体部位、大小、性质及合并的脊髓空洞和脊柱畸形等具有重要意义。

MRI 是椎管内病变的首选检查。如果怀疑椎管内占位或弯型与青少年特发性脊柱侧凸（AIS）不一致的不典型脊柱侧凸，应尽早进行 MRI 检查。高分辨率的增强 MRI 能够清楚显示占位的实体成分、继发的囊肿、水肿和脊髓空洞等，MRI 增强扫描及其他序列如 DWI 对判断病变性质有帮助。一般髓内肿瘤所在部位的脊髓呈局限性肿胀增粗，同

表 27-1-2	儿童脊髓内和脊髓外病变的鉴别诊断	
临床表现	髓内病变	髓外病变
神经根性疼痛	极少有	特征性表现
背部疼痛	常见	少见
感觉障碍类型	节段性	传导性
锥体束征	出现晚	早期出现
括约肌功能障碍	晚期常见	较少见
脊柱畸形	常见	常见
脑脊液蛋白	轻微增高	明显增高
局部骨质变化	极少变化	椎弓根变形，距离增宽，椎间孔扩大

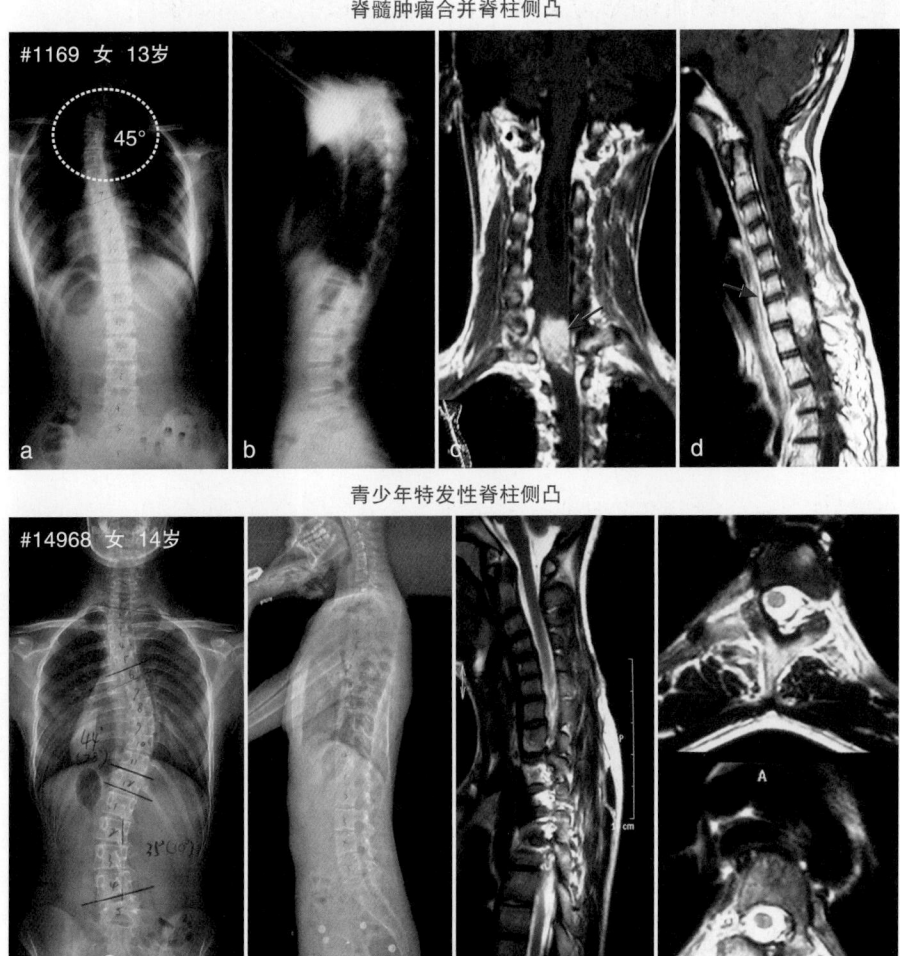

图 27-1-2　女（#1169），13 岁，颈段髓室管膜瘤合并脊髓空洞症。以双肩不等高、上胸椎脊柱侧凸为首诊（a、b），追问病史有后背疼痛症状，进一步查全脊柱 MRI 平扫 + 增强示 C_6~T_1 颈胸交界区脊髓内占位，位于脊髓中央，呈均匀一致性强化，大小为 3.5cm×2.5cm×2.0cm，瘤体上下极伴脊髓空洞，脊柱侧凸畸形顶椎区与髓内肿瘤在同一层面（c、d），与青少年特发性脊柱侧凸（#14968）的典型的特征性胸弯不一样，后者弧度均匀规则，顶椎区 T_8~T_9（e、f），查全脊柱 MRI 未见明显异常（g、h）

时伴有瘤周蛛网膜下腔变窄或消失（27-1-1d）；髓外硬膜下肿瘤可出现硬膜下征，即脊髓受压变细并向健侧移位，病变侧蛛网膜腔增宽，对侧变窄。硬膜外病变通常偏于一侧生长，MRI 上显示硬膜外脂肪及蛛网膜下腔会受压变细甚至消失，可伴有椎间孔增大以及椎弓根骨质破坏、吸收（图 27-1-3f）。血管畸形在 MRI 上有特征性表现，在髓内或者蛛网膜下腔可见多发流空血管影。

对于存在脊柱侧凸的儿童应该摄站立位全脊柱正侧位片。髓内肿瘤可造成椎管弥漫性扩大，合并椎弓根侵蚀和椎体受压变形。髓外硬膜下肿瘤可能造成椎弓根变细变薄，斜位片可见局部椎间孔扩大。

CT 对脊髓显示清晰度较差，不如 MRI 精确，但可显示肿瘤累及节段椎体情况及椎弓根情况，有无局部骨质破坏、椎间孔是否扩大等，对判断肿瘤良恶性及进展程度有价值。对于合并脊柱畸形，需要行内固定矫形的患儿，因椎管增宽，脊柱正常生理结构改变，在选择手术固定节段、评估置钉风险时，CT 检查显得尤为重要（图 27-1-3d、g）。

诊断及鉴别诊断

1. 诊断　儿童不明原因的颈背部疼痛不适、四肢或双下肢无力、行走不稳、脊柱压痛或肿胀、双肩不对称、脊柱剃刀背畸形等，应想到存在椎管内肿瘤的可能性。细致而全面的神经系统检查对于无

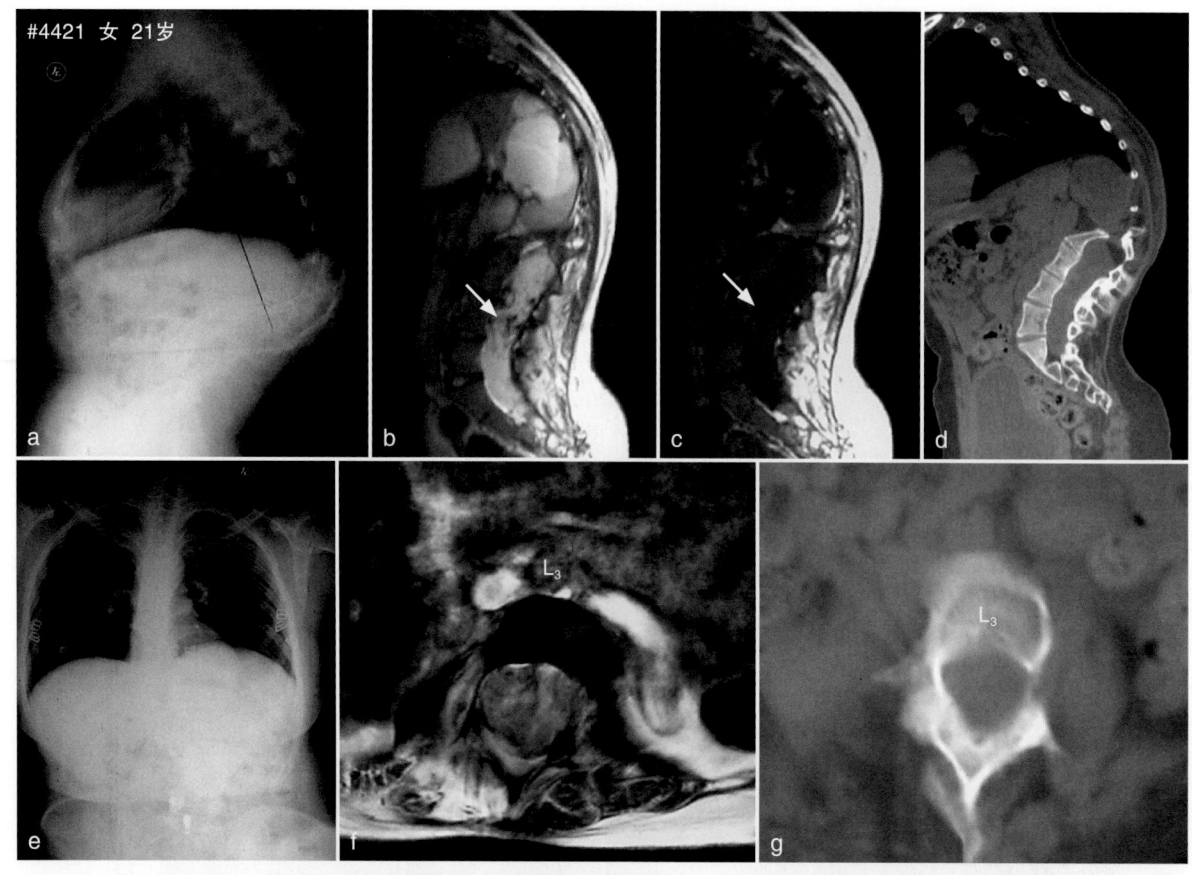

图 27-1-3   女（#4421），21 岁，因"脊柱侧后凸畸形伴右下肢麻木 10 余年"入院，立位全脊柱正侧位 X 线片示脊柱侧后凸畸形（a、e）；MRI 矢状位 T2 相示腰骶段椎管内呈高信号（b，箭头），T1 相呈低信号（c，箭头），横断位示椎体及椎弓根受压，蛛网膜下腔间隙受压狭窄（f）；CT 平扫示腰椎管扩大（d）和椎弓根变细（g）。手术病理证实为表皮样囊肿

法准确描述症状的婴幼儿来说非常重要。首先应注意患儿能否正确交流、配合检查，观察患儿有无痛苦表情，观察患儿全身发育以及营养状况，有无矮小、消瘦或恶病质、肥胖或脂肪堆积等情况；观察有无颈部畸形、歪斜、强直，发际线是否过低；观察背部有无畸形，脊柱有无异常弯曲、倾斜，腰骶部皮肤有无窦口、异常毛发生长和包块膨出；观察四肢有无关节僵硬、肌腱挛缩，肌肉萎缩；观察全身皮肤有无色素斑块、皮损、溃疡和毛细血管扩张等，有无皮下结节、肿块等。脊柱椎体棘突的压痛、叩击痛可以较为准确地定位病灶。伴有脊柱畸形的患儿通常腰背肌紧张，前屈受限，可伴有非常明显的叩击痛。脊柱 MRI、X 线片及 CT 检查是重要的辅助手段，不仅可以观察到肿瘤的大小、部位、与脊髓或马尾的关系，也通过影像学检查大致定性肿瘤的类型。首发症状如发热、肢体无力、大小便失禁等常与其他疾病，如儿童椎间盘突出、硬膜外脓肿、脊髓蛛网膜炎等相混淆，容易造成误诊。

2. 鉴别诊断

（1）儿童椎间盘突出   椎间盘突出时，多表现为下肢疼痛，较为剧烈，定位明确，具有放射性，疼痛呈间歇性，休息时可缓解，发病前往往有外伤等诱因。X 线主要表现为功能性脊柱侧凸，腰椎生理前凸减弱或消失；CT 扫描见椎间盘向后或一侧突出，压迫马尾囊或神经根；MRI 示相应节段椎间盘密度减低，向后突出压迫马尾囊（图 27-1-4）。

（2）硬膜外脓肿   绝大多数硬膜外脓肿为继发性，其感染途径主要有血源性感染、感染直接蔓延、隐源性感染等。致病菌常为金黄色葡萄球菌、溶血性链球菌。临床上大多数病例发病呈急性进展，典型的临床表现包括脊柱疼痛、发热以及神经功能损害，10%~15% 的患者出现上述"三联征"。最可靠的诊断方法为 MRI 检查，MRI 较 X 线及 CT 对骨骼和周围软组织有更好的分辨率。硬膜外脓肿 T1 相多为等信号或低信号，T2 相为等信号或高信号，增强扫描呈明显环形强化（图 27-1-5）。

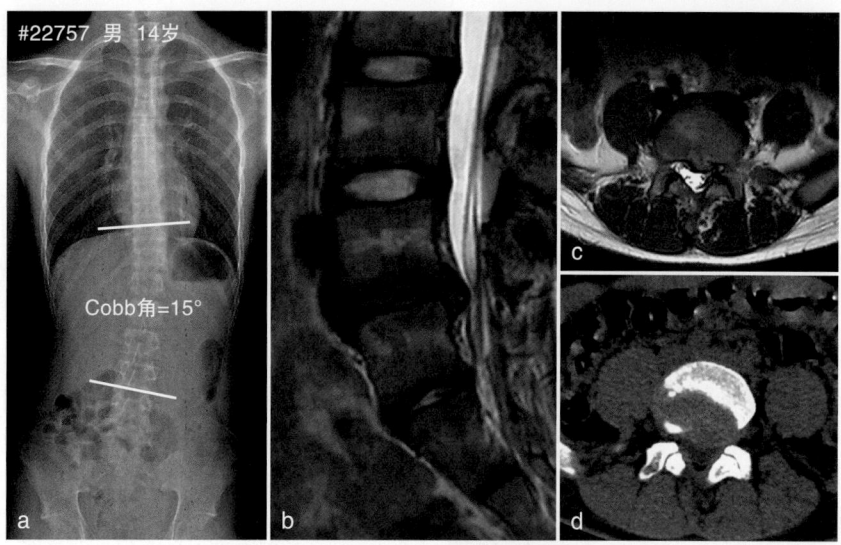

图 27-1-4　男（#22757），14 岁，因左下肢疼痛、躯干倾斜就诊。立位全脊柱正位 X 线片示功能性脊柱侧凸（a）；CT 示 L$_5$/S$_1$ 椎间盘突向左后方，压迫马尾囊（d）；腰椎 MRI 平扫示 L$_5$/S$_1$ 椎间隙信号减低，向左后方突出压迫马尾囊（b、c）

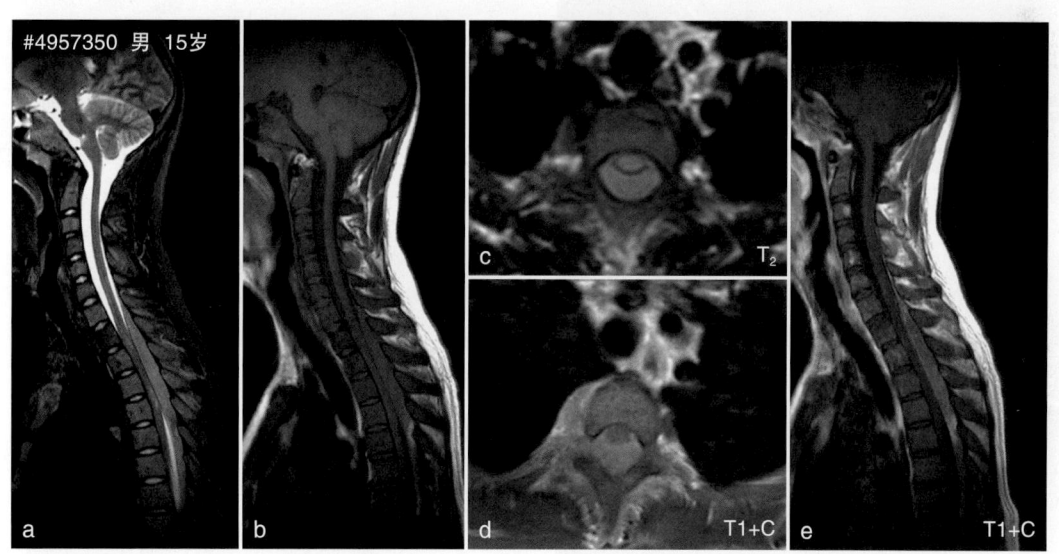

图 27-1-5　男（#4957350），15 岁，双下肢乏力 1 周，发热，1 个月前因牙龈肿胀至当地医院拔牙治疗。矢状位 MRI 示 C$_7$~T$_6$ 水平椎管内硬膜外等 T1、等 T2 信号（a~c），增强后轻度强化（d、e），局部脊髓受压，诊断为败血症合并硬膜外脓肿

（3）脊髓蛛网膜炎　症状多为广泛性根性疼痛，运动障碍较感觉障碍严重，深感觉障碍较浅感觉障碍明显。感觉平面不对称、不恒定。自主神经功能障碍出现较晚。MRI 多表现为三种类型：Ⅰ型：神经根中央粘连形成 1 个或 2 个中央"索条"；Ⅱ型：神经根粘连至脊膜周边，鞘内只能见到脑脊液信号；Ⅲ型：鞘囊内充满炎性组织，没有脑脊液信号。增强扫描示急性蛛网膜炎可出现强化，慢性蛛网膜炎强化程度不如椎管内肿瘤显著。

治疗

目前，显微手术仍是儿童椎管内病变最主要的治疗方法，早期手术完全或部分切除肿瘤，解除或减轻肿瘤对脊髓和神经根的压迫，缓解疼痛，恢复受损神经功能，并重建或维持脊柱稳定性，同时可明确病理诊断，为后续序贯治疗计划的制订提供支持。

手术操作应力求轻柔、精细，减少脊髓神经和血管的损伤，避免手术造成继发性损害（图 27-

1-6)。对于良性肿瘤和低度恶性肿瘤，如室管膜瘤、星形细胞瘤、神经鞘瘤、脊膜瘤、皮样／表皮样囊肿等，全切率高，手术效果良好。髓内恶性肿瘤多呈弥漫性生长，与脊髓实质难以区分，在不损伤正常脊髓组织的情况下，力争多切除肿瘤，减轻肿瘤对脊髓神经的压迫，扩大缝合硬膜达到充分减压（图27-1-7）。

术中电生理监测已经成为脊髓肿瘤，尤其是髓内肿瘤手术安全、有效的辅助工具。诱发电位监测包括脊髓感觉传导通路诱发电位（体感诱发电位SEP）和运动诱发电位（MEP）。当脊髓髓内肿瘤行肿瘤切开术后，SEP 往往无法监测，此时 MEP 可以弥补这一缺陷，很好地反映皮质脊髓束的功能状态，也为术后脊髓功能的评估提供帮助。

全椎板切除术是切除椎管内肿瘤必须进行的操作，因其切除了后柱的韧带、椎板，病变节段失去了骨性结构支撑、椎旁肌失去了骨性附着点，远期可能会导致脊柱畸形。脊柱畸形是椎管内肿瘤术后较为严重的并发症，可发生在术后数月或数年。术后脊柱畸形的发生，可能是综合因素所致，如椎板切除使得脊柱失去后方的支撑，肿瘤的存在使得椎旁肌肌力下降，术后放疗影响椎旁软组织及关节突

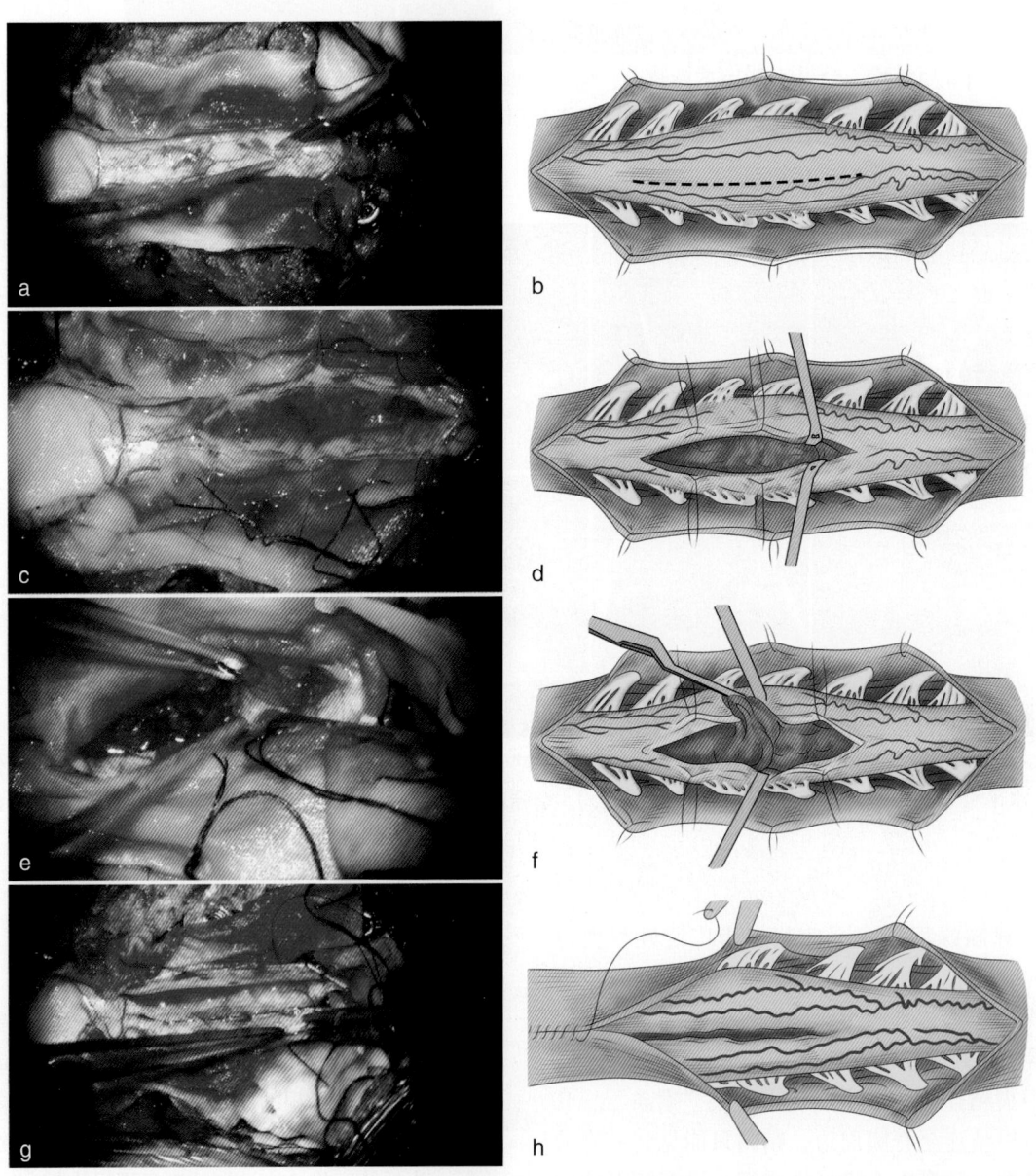

图 27-1-6　髓内室管膜瘤显微手术及示意图。椎板切除范围至少包括肿瘤上下极各半个节段，脊髓呈明显梭形膨大，沿脊髓背侧面的无血管区作后正中或旁正中切口（a、b）；切口应具有充分的长度，用 6-0 缝线向两侧轻牵软脊膜（c、d）；将肿瘤轻轻向上方牵开以便于将其与脊髓分离（e、f）；关闭硬脊膜并使其具有水密性（g、h）

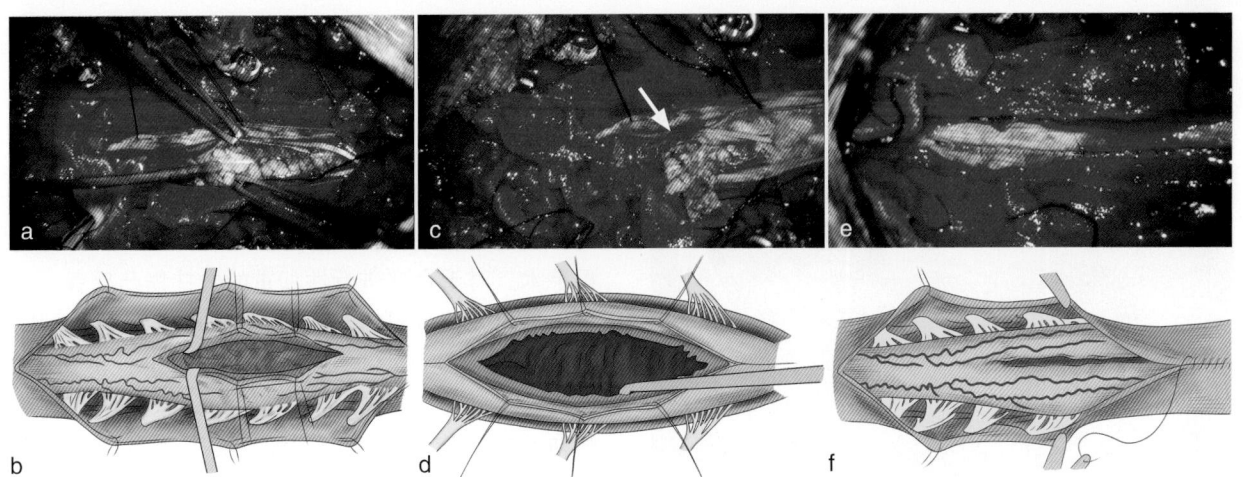

图 27-1-7　髓内星形细胞瘤手术及示意图。切开硬脊膜、蛛网膜，悬吊，沿脊髓背侧无血管区作后正中切口，显微剥离子探查肿瘤，见肿瘤位于髓内，呈暗红色（a、b）；肿瘤后方边界相对明显，分离至肿瘤前方时发现肿瘤呈浸润性生长，与正常脊髓之间无明显界限，由肿瘤内部开始切除肿瘤，逐渐向四周行离心式切除肿瘤（c、d）；肿瘤切除减压后，彻底止血后严密缝合硬脊膜（e、f）

关节的功能等。后凸畸形时颈椎对脊髓的压迫是发生迟发性神经损害的原因之一，可解释部分患者术后神经功能改善良好，但在随访过程中，神经功能又开始降低。Raab 等报道 70 例行全椎板切除术椎管内肿瘤患者，术后随访 5 年，30% 出现脊柱畸形。Onyia CU 研究报道称，全椎板切除术后因脊柱畸形不稳需要行二次手术的概率为 60%；de Jonge 随访 76 例椎管内肿瘤儿童，其中 64 例行全椎板切除术后均发生脊柱畸形，且好发于颈椎和胸椎（图 27-1-8、图 27-1-9）。

1976 年，Raimondi AJ 等初次行后入路棘突韧带复合体整块切除重置术治疗椎管内肿瘤，减少对脊柱后柱张力带的破坏，以保证脊柱后部元素的完整性，减少脊柱畸形与不稳。但 Mcgirt 等对 180 例全椎板切除患者与 50 例椎板重建患者进行对比，并未得出有意义的结果，术后远期依然出现脊柱后凸或侧凸畸形（图 27-1-10）。

由于儿童处于生长发育的特殊阶段，韧带较为松弛，椎骨未发育成熟，骨松质含量较高，椎板切除术后，特别是同时损伤了关节突关节，脊柱畸形发生率显著高于成人。Yasuoka 报道 15 岁以下儿童椎管内病变手术后脊柱畸形的发生率为 36%，而

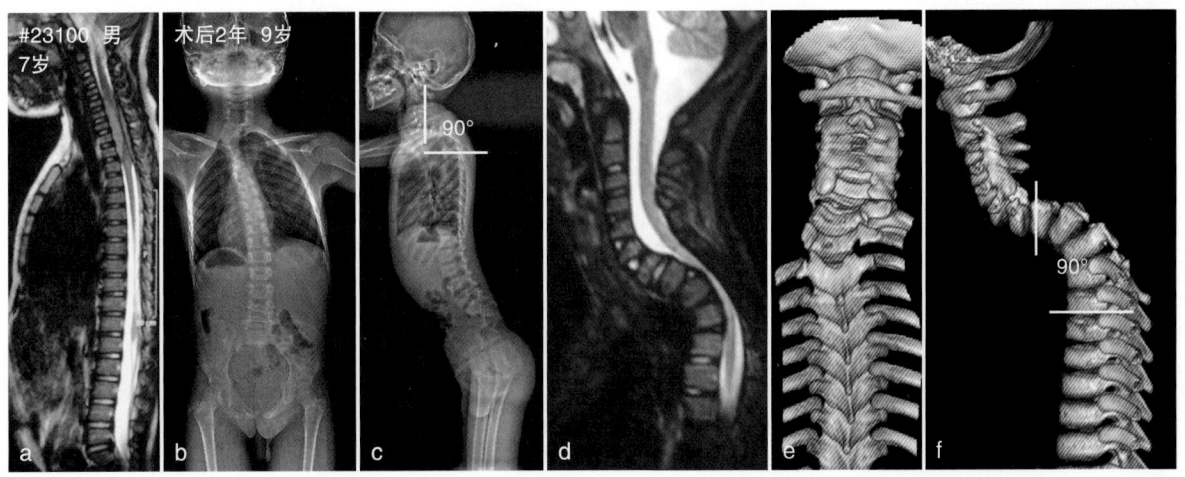

图 27-1-8　男（#23100），7 岁。因 C$_6$~T$_3$ 椎管内占位（a）行 C$_6$~T$_3$ 椎板切除术 + 椎管内肿瘤切除术，术后病理提示神经母细胞瘤，术后 2 年出现迟发性神经损害，立位全脊柱正侧位 X 线片示颈胸交界区后凸畸形，Cobb 角 90°（b、c），MRI 矢状位示脊髓受压明显（d），CT 平扫 + 三维重建示 C$_6$~T$_3$ 椎板缺如，关节突关节破坏，减压区域后凸畸形，对应节段椎体楔形变（e、f）

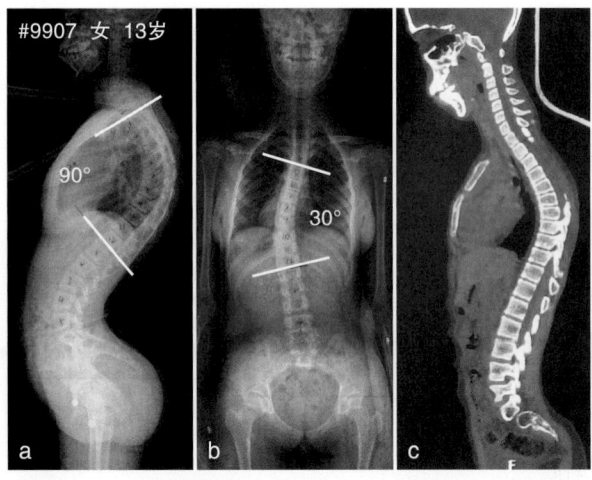

图 27-1-9　女（#9907），13岁。4岁时因 T$_2$~T$_6$ 髓内室管膜瘤行椎管内肿瘤切除术，术后9年，胸椎后凸畸形进展至 Cobb 角 90°，侧凸畸形 30°（a、b），矢状面 CT 重建可见 T$_2$~T$_6$ 椎板缺如，对应节段脊柱后凸畸形，伴椎体楔形变（c）

15~20 岁患者并发脊柱畸形者只有 6%。所以，在充分减压的前提下，应尽可能减少对骨质的破坏，同时建议对减压区域行可能的内固定术，能有效防止术后脊柱不稳的发生，这种短节段的内固定并不影响脊柱的活动度以及脊柱的纵向生长，但缺点是会影响肿瘤随访 MRI 的显像，以及肿瘤复发时的再手术。对于合并进行性加重的脊柱侧凸患者，如是大龄患儿，可根据脊柱不稳定的位置及程度同时行矫形内固定术（图 27-1-11）；对于低龄患儿，可先行减压区域局部短节段固定，术后佩戴支具随访，待其发育成熟后，如必要，再行矫形内固定术。

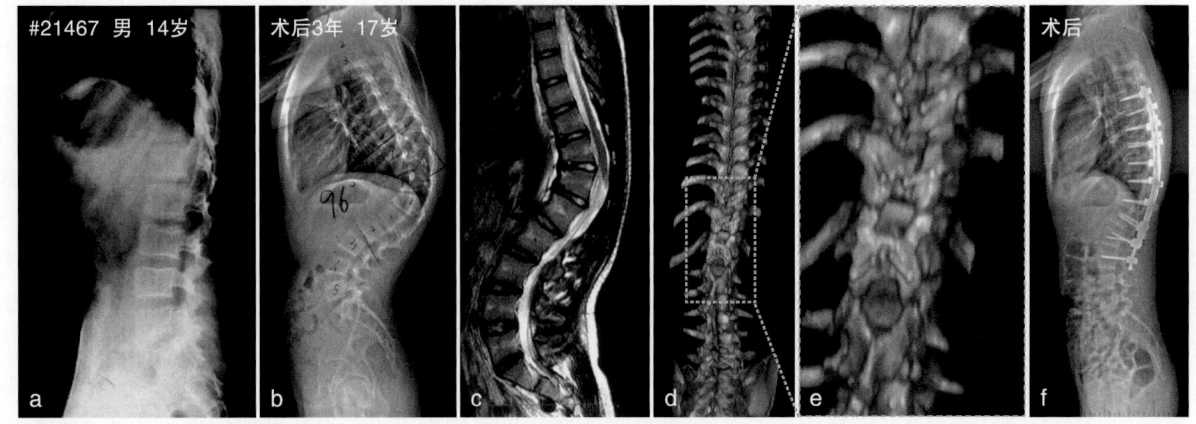

图 27-1-10　男（#21467），14岁。因 T$_{10}$~T$_{12}$ 椎管内神经鞘瘤行肿瘤切除术 +T$_2$~T$_6$ 椎板切开后连接片回植术，术前胸腰椎侧位 X 线未见后凸畸形（a），术后3年，胸腰交界区后凸畸形，Cobb 角 96°（b），MRI 未见肿瘤复发（c），CT 三维重建可见回植的椎板完整，并自发性融合（d、e），但并未防止后凸畸形的发生，只能进行后凸畸形矫正术（f）

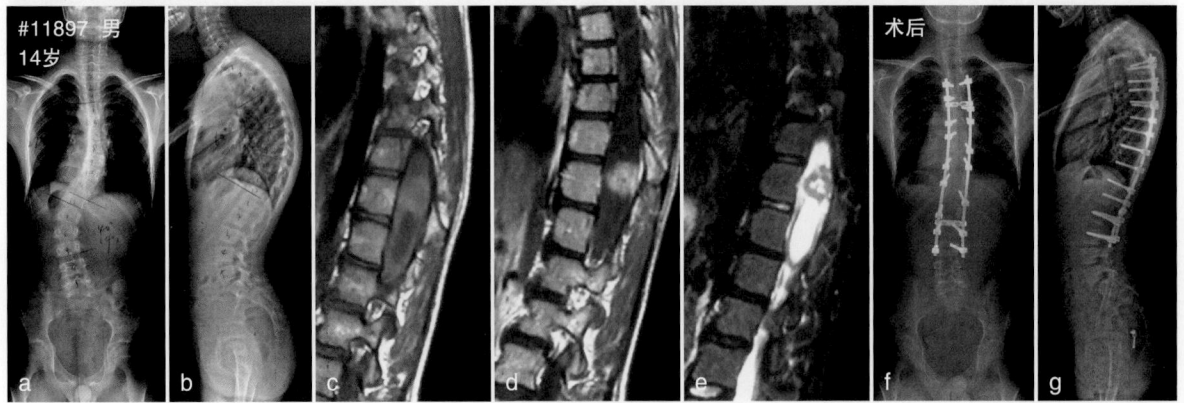

图 27-1-11　男（#11897），14岁。以躯干倾斜、腰背部畸形首诊，立位全脊柱正侧位 X 线片示不典型胸腰弯和大跨度的胸椎后凸畸形（a、b），MRI 示 T$_{10}$~T$_{11}$ 椎管内髓瘤，上下极伴脊髓空洞，大小为 2.5cm×2cm×1.5cm，呈类圆形，边界清晰，T1 相低信号（c），T2 相高信号（e），T1 增强示明显强化（d），行神经肿瘤切除术，同时行 T$_4$~L$_3$ 内固定矫形术（f、g），术后病理证实为室管膜瘤

参考文献

[1] McGirt MJ, Chaichana KL, Attenello F, et al. Spinal deformity after resection of cervical intramedullary spinal cord tumors in children[J]. Childs Nerv Syst, 2008, 24(6): 735-739.

[2] Simon SL, Auerbach JD, Garg S, et al. Efficacy of spinal instrumentation and fusion in the prevention of postlaminectomy spinal deformity in children with intramedullary spinal cord tumors[J]. J Pediatr Orthop, 2008, 28(2): 244-249.

[3] McGirt MJ, Chaichana KL, Atiba A, et al. Resection of intramedullary spinal cord tumors in children: assessment of long-term motor and sensory deficits[J]. J Neurosurg Pediatr, 2008, 1(1): 63-67.

[4] Consoli A, Smajda S, Trenkler J, et al. Intradural spinal cord arteriovenous shunts in the pediatric population: natural history, endovascular management, and follow-up[J]. Childs Nerv Syst, 2019, 35(6): 945-955.

[5] Noh T, Vogt MS, Pruitt DW, et al. Pediatric intramedullary spinal cord tumor outcomes using the WeeFIM scale[J]. Childs NervSyst, 2018, 34(9): 1753-1758.

[6] Morozumi M, Imagama S, Ando K, et al. Surgical intervention for a pediatric isolated intramedullary spinal aneurysm[J]. Euro Spine J, 2018, 27(Suppl 3): S342-346.

[7] Cheng J, Liu W, Hui X, et al. Pediatric central nervous system hemangioblastomas: different from adult forms?A retrospective series of 25 cases[J]. Acta Neurochir (Wien), 2017, 159(9): 1603-1611.

第二节　儿童髓内肿瘤

儿童髓内肿瘤（pediatric intramedullary tumors）较为少见，Auguste KI 等报道儿童椎管内肿瘤占中枢神经系统肿瘤的 4%～6%，其中约 35% 为髓内肿瘤。文献报道儿童髓内肿瘤无明显性别差异。肿瘤多见于颈髓和胸髓，约占 80%，腰髓较为少见，病变常跨越多个脊髓节段。儿童髓内肿瘤组织学上大多都起源于胶质细胞的胶质瘤，占髓内肿瘤的 80%，其中低级别星形细胞瘤最为常见，其次为室管膜瘤和神经节细胞胶质瘤（约占 5%），神经节细胞胶质瘤多见于 3 岁以下婴幼儿。其他儿童髓内肿瘤相对少见，包括血管母细胞瘤、畸胎瘤和转移瘤等。

一、脊髓星形细胞瘤

星形细胞瘤（astrocytoma）是儿童中最常见的脊髓内肿瘤，约占髓内肿瘤的 60%。Auguste KI 等报道称髓内星形细胞瘤好发于颈胸段，约占 75%，约 20% 发生在脊髓远端，5% 发生在终丝。髓内星形细胞瘤的发生机制仍不清楚，可能与某些基因异常有关，如神经纤维瘤病、结节性硬化、Turcot 综合征。

病理学

脊髓星形细胞瘤起源于髓内星形细胞，肿瘤沿着脊髓纵轴浸润生长，瘤体多呈梭形，通常情况下与脊髓无明显界限，可累及多个脊髓节段。大多数脊髓星形细胞瘤为低级别胶质瘤，约 15% 为恶性胶质瘤（间变性星形细胞瘤和胶质母细胞瘤）。较为常见的低级别星形细胞瘤为纤维型星形细胞瘤和毛细胞型星形细胞瘤（WHO 分级为 I 级）；纤维型质地较为硬韧，毛细胞型质地偏软。肉眼观星形细胞瘤大多呈灰红色，常有囊性变，囊液多呈淡黄色，少见瘤体出血和坏死。显微镜下肿瘤组织由星形细胞组成，细胞分化较为成熟，细胞异型性和核分裂少见，无明显血管增生反应，可见有囊性变和小灶状钙化。若肿瘤细胞比较密集，且有核分裂，细胞有异型性，血管内皮细胞和外膜细胞增生，伴灶性出血、坏死，则归为间变性星形细胞瘤（anaplastic glioma）或者恶性胶质瘤（malignant glioma）。对应脑胶质瘤的 WHO 分型，髓内胶质瘤也可分为 I 级、II 级、III 级和 IV 级，级别越高细胞分化程度越差，恶性程度越高，其中 IV 级胶质瘤组织学常伴有微血管增殖、较多异型细胞和核分裂、伪栅栏样坏死（图 27-2-1）。85%～90% 的儿童髓内胶质瘤为偏良性肿瘤，以毛细胞型星形细胞瘤（I 级）和纤维型星形细胞瘤（II 级）为主，高级别的间变性星形细胞瘤（III 级）和恶性胶质母细胞瘤（IV 级）较为少见，占 10%～15%。

临床表现

儿童髓内星形细胞瘤生长缓慢，病程相对较长，早期症状多不明显，首发症状至确诊时间平均约 10 个月。疼痛为最常见的临床症状，常早于其他临床表现如肢体无力、步态不稳、斜颈、感觉障碍和括约肌功能障碍。疼痛位于脊髓受累部位，呈钝痛或者针刺样疼痛，夜间疼痛会加重，可能与静脉充血压迫或者卧位后脊柱伸展引起的硬膜牵张有关。神经根痛较少见，只有当神经根受到牵张或者肿瘤累及脊髓背根进入区（dorsal root entry zone）才会出现根痛。

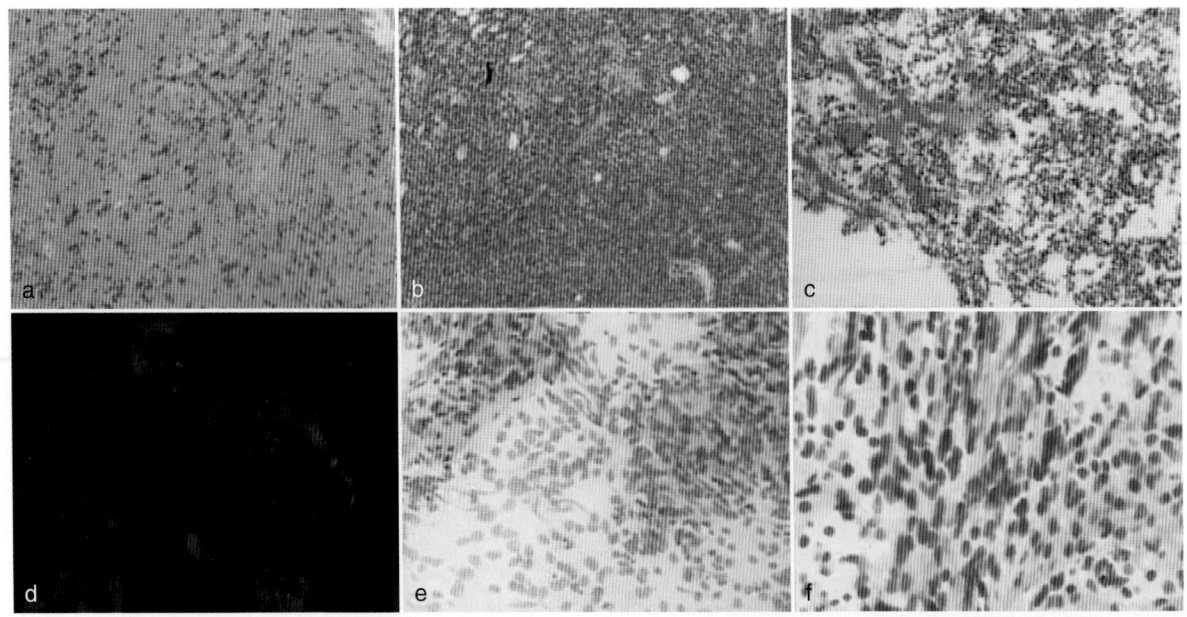

图 27-2-1　髓内胶质瘤的病理表现。弥漫性星形细胞瘤，WHO Ⅱ 级，瘤内见原纤维样星形细胞瘤浸润灰质，没有伪栅栏样坏死或微血管增殖表现（a）。间变性星形细胞瘤改变（WHO Ⅲ 级），瘤内见原纤维样星形细胞瘤浸润灰质，细胞含量及有丝分裂活动增加（b）。高级别胶质细胞瘤，见多量大小不一致核异型细胞伴凋亡及可疑核分裂，H3 K27M 突变型，WHO Ⅳ 级（c~f）

　　运动系统损害是儿童髓内星形细胞瘤的另一常见症状，初期表现为肢体无力、活动笨拙或经常摔倒。随着病情加重，呈现上运动神经元损害症状，损害平面以下肌张力增高、腱反射亢进。颈髓肿瘤以四肢症状为主，呈单侧或不对称性，上肢症状比下肢重。胸髓肿瘤多产生感觉障碍如痛觉、温度觉、触觉减退，但幼儿表达不一定清晰，检查时也不能断定。腰膨大和圆锥部位的肿瘤常存在腰背痛及腿痛，括约肌功能障碍也多见，最常见为膀胱直肠功能紊乱。髓内肿瘤的典型感觉障碍一般由上向下发展，有时感觉障碍平面不明显，可出现感觉分离现象，自主神经功能障碍出现较早。高级别的间变性星形细胞瘤和胶质母细胞瘤通常病程较短，为数周至数月，若肿瘤出现囊性变或卒中坏死，病情可突然加重，甚至出现急性瘫痪。

　　斜颈是颈髓肿瘤的重要临床表现，甚至早于神经系统功能障碍的主观症状。胸髓肿瘤易伴发脊柱侧后凸畸形（kyphoscoliosis），多凸向左侧，而青少年特发性脊柱侧凸多凸向右侧。儿童髓内肿瘤可伴发颅内压增高性头痛，特别是恶性髓内肿瘤，其病因是肿瘤分泌的蛋白或者肿瘤播散引起蛛网膜炎，进而导致脑脊液吸收障碍和脑积水，约50%的恶性胶质瘤和8%的良性髓内肿瘤会并发脑积水。

影像学表现

　　1. 全脊柱 X 线片和 CT　早期 CT 和 X 线平片通常无阳性发现，当髓内肿瘤体积增大明显，可发现椎弓根间距增宽，椎弓根变细，椎管扩大，椎体后缘呈扇贝样改变（图 27-2-2b）。脊柱侧凸畸形可能是最重要的诊断线索，不容忽视。

　　2. MRI　MRI 是诊断髓内胶质瘤的金标准，星形细胞瘤 T1 相为等低信号，T2 相表现为高信号，相应节段的脊髓增粗，中等程度强化，强化多不均匀，边界不清，常呈偏心性生长，可累及数个脊髓节段（一般不超过 4 个节段）（图 27-2-2），部分合并囊肿、脊髓水肿，少数合并脊髓空洞。

治疗

　　长期以来，对于儿童髓内胶质瘤是否积极采取手术治疗存在分歧，主要担心肿瘤切除会加重脊髓损伤，有的为了求得患者短期内症状改善，仅仅行椎板切除减压和肿瘤活检，寄希望于术后放疗。但不少病例即使规范放疗后效果也不理想，且放疗容易损伤邻近肿瘤的正常脊髓，造成迟发性放射性坏死而加重脊髓功能障碍。近些年，随着显微外科

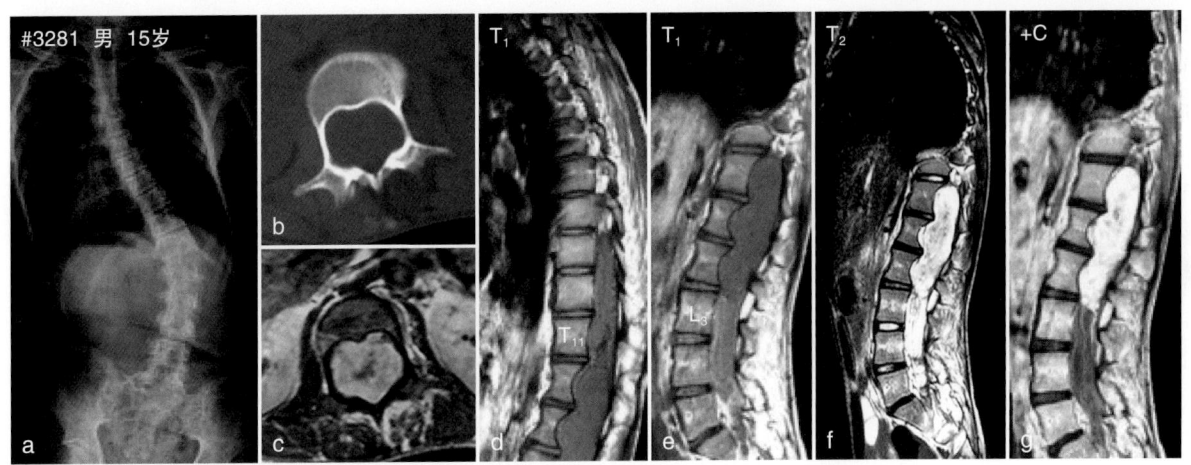

图 27-2-2　男（#3281），15 岁，胸腰段髓内星形细胞瘤伴脊柱侧凸。以脊柱侧凸为首诊，左下肢自腹股沟以下浅感觉减退，肌力 Ⅳ 级；X 线片示不典型腰右侧凸，Cobb 角不大但呈长弯和骨盆倾斜和躯干倾斜（a）；CT 示胸腰段椎管扩大，椎弓根间距增宽（b）；MRI 示椎管扩大，脊髓膨胀增粗（c），矢状面 MRI 示 T₁₁~L₃ 椎管内脊髓局限性膨胀增粗，硬膜外脂肪间隙变窄，增粗的脊髓在 T1WI 上呈均一的低信号（d、e），在 T2WI 上呈不均匀的高信号（f），在 T1WI 加强时肿瘤明显强化，提示为富血供肿瘤（g）

技术的广泛应用，术中电生理监测技术、手术显微镜、激光、超声吸引（CUSA）等先进技术的长足进步，脊髓髓内肿瘤的手术治疗取得很大进展，儿童髓内肿瘤的治疗策略更为明晰，手术更为积极，低级别胶质瘤力争全切除。

髓内肿瘤的切除必须在电生理监测（SEP 和 MEP）下进行，术中动态监测脊髓功能的变化。髓内星形细胞瘤的手术与室管膜瘤有所不同。打开硬脊膜后，脊髓表面色泽和血管分布大致正常，或略有改变，脊髓增粗。术中 B 超有助于确定肿瘤的具体位置。明确肿瘤具体位置后，应从脊髓背正中线切开脊髓，避免损伤正常血管，沿肿瘤与脊髓交界区进行纵向锐性分离，分离后用 7-0 丝线将脊髓软脊膜向两侧牵开并固定于硬脊膜上。术中尽量少用双极电凝出血，小的渗血用止血纱布或明胶海绵压迫可达到较好的止血效果。肿瘤切除程度主要取决于肿瘤与正常脊髓之间的边界是否清楚。由于低级别胶质瘤（毛细胞型星形细胞瘤和神经节细胞胶质瘤）与正常脊髓界限相对清楚，在显微镜下应仔细寻找瘤 - 髓界限，尽量全切除肿瘤。对于高级别髓内星形细胞瘤，无法做到肿瘤全切，手术应趋于保守，以肿瘤减压为主要目的，适时停止手术。

由于脊柱畸形是脊髓髓内肿瘤术前或术后常见合并症，在行髓内肿瘤切除时应充分考虑这一因素。若术前合并脊柱侧凸畸形，在切除肿瘤后可同期行脊柱矫形（详见第 29 章第六节）。若术前脊柱结构形态正常，为防止术后发生脊柱畸形，可同期行脊柱内固定或者椎板成形术。

星形细胞瘤术后常见并发症有感觉障碍、疼痛、肌力减退、脑脊液漏及伤口感染等，术中需严密缝合硬脊膜，防止术后皮下积液和脑脊液漏。Raco 等报道称，术后 25% 的患者神经功能较术前有所改善，60% 无变化，15% 术后恶化。

放射治疗是髓内胶质瘤术后治疗的重要辅助手段，当肿瘤不能全切时，应考虑术后放疗。由于放疗对于未成熟的神经组织和骨骼系统具有显著的损伤作用，因此髓内肿瘤全切后常规不做放疗，但应定期复查 MRI。对于高度恶性肿瘤（如胶质母细胞瘤），放疗能够改善神经功能，但对提高总体预后无太大作用。

髓内胶质瘤术后是否采取化疗，目前尚无定论，仍需要更大样本的研究才能说明化疗对髓内星形细胞瘤的治疗效果。Townsend 等基于 4 例儿童髓内低级别星形细胞瘤研究发现，术后化疗可改善神经功能。具体化疗方案可以参考脑胶质瘤的用药策略。

预后

髓内星形细胞瘤全切除后的总体效果较好，低级别星形细胞肿瘤（WHO 分级 Ⅰ ~ Ⅱ 级）术后 5 年生存率为 77%，高级别（WHO 分级 Ⅲ ~ Ⅳ 级）肿瘤为 27%。髓内星形细胞瘤的预后与肿瘤切除程度、是否复发、组织学分级及患者年龄有关。Cooper 对 WHO Ⅲ～Ⅳ级髓内星形细胞瘤患者进行术后随访，发现患者术后平均生存期仅 10 个月。Santi 报道了 36 例脊髓髓内星形细胞瘤的研究，其中 21 例为胶质母细胞瘤（Ⅳ级），13 例为间变性星形细胞瘤（Ⅲ级），2 例为弥漫性星形细胞瘤（Ⅱ级），术后 29% 的患者行放疗，19% 行放疗与化疗联合，随访发现 2 例弥漫星形细胞瘤（Ⅱ级）和 6 例间变性星形细胞瘤（Ⅲ级）进展为胶质母细胞瘤。

二、室管膜瘤

儿童髓内室管膜瘤（ependymoma）比星形细胞瘤少见，占小儿髓内肿瘤的 10% 左右，男女发病率大致相同。肿瘤起源于中央管内室管膜细胞，在中央管内上下纵向膨胀性缓慢生长，其边界清楚，表面有细微假性包膜，质地软，血液供应中等，肿瘤上下两极几乎均有囊液或空洞形成，囊肿和空洞的形成机制是室管膜瘤的扩张性生长压迫周围组织造成血液循环障碍，以及脑脊液压力升高脊髓间质水肿所致，肿瘤可长达 3～5 个椎体节段，最长可超过 20cm。好发于颈髓，其次为胸髓和终丝。不同于星形细胞瘤，室管膜瘤与周边的脊髓组织有明显的界限，为完整切除肿瘤奠定病理解剖学基础。

病理学

室管膜瘤显示胞浆 GFAP 免疫反应呈阳性。病理组织学上可分为细胞型、上皮型、纤维型、室管膜下瘤型、黏液乳头型等，其中最常见的类型是细胞型室管膜瘤。镜下表现为：①黏液乳头型室管膜瘤（Ⅰ级）：由血管构成的乳头样结构，血管由一层单形性细胞覆盖，并被黏蛋白池分开，黏蛋白内常见嗜酸性聚集物（图 27-2-3a）。②细胞型室管膜瘤：基质内肿瘤细胞较多，分裂相不常见，细胞排列在血管周围形成假菊形团（图 27-2-3b）。

临床表现

绝大多数儿童髓内室管膜瘤生长缓慢，故其病程较长，早期症状多不明显，少数患儿因瘤体出血而呈急性发病或病情突然加重。主要表现为感觉、运动、括约肌功能障碍，呈典型的髓内肿瘤表现，

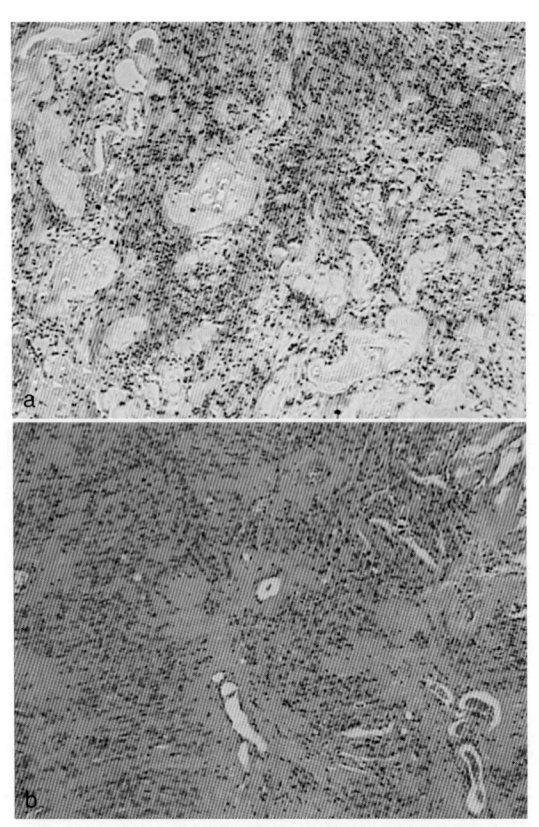

图 27-2-3　常见的室管膜瘤病理类型。黏液乳头型室管膜瘤（a），WHO Ⅰ级，瘤内见血管构成的乳头样结构，血管多由一层单形性细胞覆盖。细胞型室管膜瘤（b），WHO Ⅱ级，瘤内多见由单形性细胞聚集于血管周围而形成的假菊形团（HE 染色，×200）

随着病灶的扩大，症状由上向下逐渐扩展。小儿多以四肢肌力下降、肢体运动障碍为首要表现，成人多以自发性疼痛为首发症状。高位颈髓受到侵犯时可合并呼吸困难，位于腰骶髓患者常伴有脊髓栓系综合征，部分儿童以脊柱侧凸畸形为首诊症状（图 27-1-2）。

影像学表现

CT 和 X 线平片通常无特殊表现，可表现为椎管扩大或脊柱侧凸畸形。磁共振检查是诊断髓内室管膜瘤的重要手段，T1WI 呈等信号，T2WI 呈高信号，若合并坏死、出血或囊性变，T2WI 也可呈混杂信号，肿瘤均匀强化，且界限清楚（图 27-2-4），轴位观呈等中心并对称分布在脊髓髓内，上级或下级常伴有空洞或囊肿，特别是颈髓和颈胸交界区（图 27-1-2c、d）。

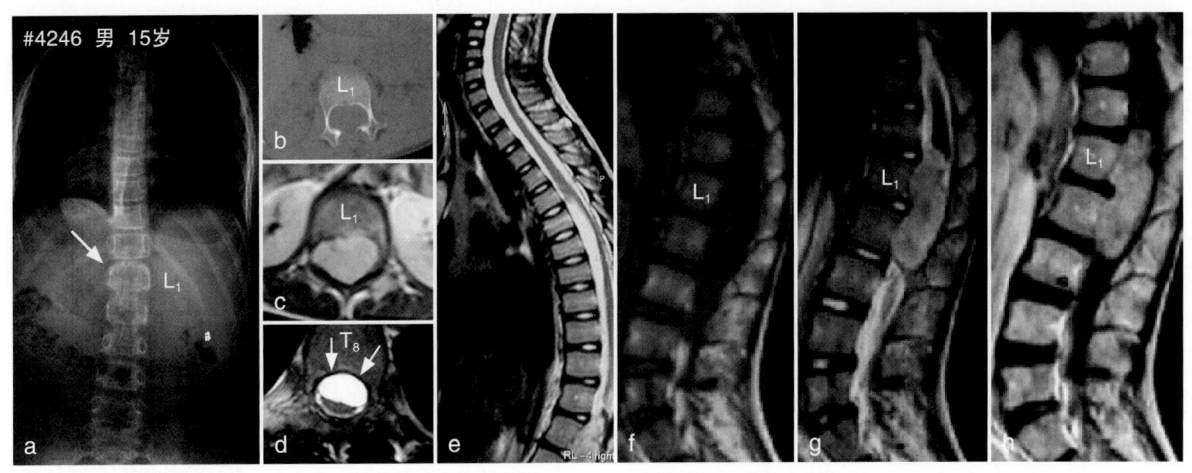

图 27-2-4　男（#4246），15 岁，腰椎管内室管膜瘤伴胸椎管内蛛网膜囊肿。脊柱正位 X 线片见胸腰段椎弓根间距扩大，提示椎管横径增大（a）；横断面 CT 示 L_1 椎管扩大，椎管内组织为软组织密度，可见椎体后缘压迹，双侧椎弓根变细（b）；MRI 示扩大的胸腰段椎管内脊髓膨大增粗（f~h），髓内肿瘤呈腊肠形，位于 T_{12}~L_2 水平，在 T1WI 上呈低信号（f），在 T2WI 上呈不均匀的高信号（c、g），在 T1WI+C 上中度均匀强化（h）；同时伴有 T_6~T_9 椎管内蛛网膜囊肿，偏腹侧（d、e）

治疗

　　显微手术切除是儿童髓内室管膜瘤的首选治疗方法，但是对于手术时机的选择目前尚存在争议。王贵怀等主张对诊断明确的髓内室管膜瘤应尽早手术，越早手术，肿瘤对脊髓功能的损伤越小。但也有认为，儿童髓内肿瘤早期症状不明显，从手术损伤的角度考虑，发病早期肿瘤体积小、位置深、显露不完全，手术损伤脊髓的风险相对较高；待肿瘤体积生长至中等大小并接近脊髓后表面时，定位和显露更加容易，手术对脊髓的损伤较小，此时手术治疗时机最佳。但是髓内室管膜瘤患儿早期发病症状轻微，难以发现，多数患者就诊时已有明确的神经功能异常，提示肿瘤生长时间较长，体积较大，MRI 平扫＋增强可详细显示肿瘤位置以及累及范围，有临床经验的神经外科医生切除肿瘤灶不会造成额外的损伤，故绝大多数学者支持髓内室管膜瘤一经明确诊断应早期采取手术治疗，可获得良好的预后。

　　髓内室管膜瘤一般边界较清楚，绝大多数室管膜瘤可以手术全切除，文献报道全切除率为69%~97%。打开硬脊膜后观察脊髓表面色泽、血管分布，确定肿瘤的大体位置。从肿瘤的顶端或末端于中线纵行剪开蛛网膜和软脑膜，应尽量找到后正中沟逐渐深入分离至肿瘤，同时避免损伤脊髓表面的正常血管。纵行切开时先分离肿瘤的一端，进

入空洞囊腔，找到肿瘤与脊髓的界面，沿肿瘤与脊髓边界从肿瘤两端及周围向腹侧剥离。通常情况下，室管膜瘤与脊髓之间界限明显，肿瘤质地软且与脊髓粘连不紧，一般均可完整分离肿瘤；对于肿瘤周径过大者，应先行瘤内切除，以缩小肿瘤体积，降低术中对脊髓的牵拉程度，再沿肿瘤与脊髓的边界进行分离切除。对于肿瘤边界不清楚或与脊髓粘连严重的部位，应在电生理诱发电位监测下尽量多地切除肿瘤。术中应尽量避免使用电凝止血，以减少脊髓的热损伤。肿瘤完全切除后可以用 8-0 血管缝线缝合软脊膜，严密缝合硬脊膜以防术后皮下积液和脑脊液漏。视术前脊柱结构形态及术中椎板切除程度，可同期行脊柱矫形或者内固定手术。

　　因各个节段脊髓解剖特点不同，神经组织对肿瘤压迫和手术的耐受性也不同，手术效果以及预后存在一定差异。巨大的延-颈髓或上颈髓室管膜瘤，术后可能出现严重的肢体瘫痪、呼吸困难等表现；当肿瘤位于胸段时，因脊髓较细、血运较差，致残率较高；肿瘤位于脊髓圆锥和终丝部位时，因形态不规则，肿瘤质地脆软，与马尾神经根粘连在一起，全切率相对较低。

　　儿童髓内室管膜瘤术后主要并发症是瘫痪，其发生率与术前神经功能状态及手术技巧有关，术中严格电生理监测及正确的肿瘤分离技术有助于减少术后神经功能障碍。①运动障碍：术前无运动功能障碍的患儿，术后瘫痪的发生率低于 1%，而术前存在运动功能障碍的患儿，术后往往症状加重。

②位置觉障碍：一旦发生，需要康复训练来代偿这一功能缺失。髓内室管膜瘤术后较星形细胞瘤更容易出现位置觉缺失并发症，主要原因为儿童髓内星形细胞瘤通常将脊髓推向后外侧，使得感觉传导束的受损概率降低，而室管膜瘤位于中央，感觉传导束向外侧移动少，受损风险大。

对于脊髓室管膜瘤完全切除者，术后无需放疗或化疗，即使有少量肿瘤残留，也应权衡利弊，不能盲目进行放疗。未完全切除是室管膜瘤术后复发的主要因素，可辅助放射治疗。对于恶性程度较高的肿瘤，术后辅以放疗和化疗，能够改善患儿生活质量，延长生存时间，但由于此类疾病较罕见，放疗和化疗效果仍需要大宗资料的研究。

预后

Lonjon 等报道了 20 例儿童髓内室管膜瘤，术后 40% 症状改善，10% 恶化，50% 无改变。Chang 等报道术后患者症状改善比例为 26%，有 10% 的患者术后症状恶化，64% 症状无改善。Racod 等报道，术后 1/4 的患者神经功能改善，66% 症状无改善，9% 出现神经功能恶化。一般术后 3 个月至 1 年，大部分患者神经功能恢复良好。

髓内室管膜瘤若完全切除，很少复发，预后较好，5 年生存率约为 96%，10 年生存率为 90%。Chang 通过 5 年的随访发现，70% 室管膜瘤术后未见肿瘤复发，并采用多元分析表明，肿瘤切除程度是术后是否复发的决定性因素。Lonjon 等研究发现，在未行术后放疗的情况下，5 年复发率为 7%，10 年复发率为 30%，20 年复发率约为 60%。

三、血管母细胞瘤

儿童髓内血管母细胞瘤（hemangioblatoma）是起源于血管内皮细胞的良性肿瘤，又称为血管网状细胞瘤，临床极其罕见，发病率约为 1/100 万，占脊髓髓内肿瘤的 3% 左右。Roonprapunt 等统计表明，脊髓髓内血管母细胞瘤男女比例为 1.8∶1.0，最常见的部位为脊髓颈段和胸段。约 64% 的儿童血管母细胞瘤与 von Hippel-Lindau 病（VHL）有关。VHL 是一种常染色体显性遗传病，可累及多个器官系统，脑或脊髓多发血管母细胞瘤合并眼底血管瘤，肝脏、胰腺、肾脏等器官内囊肿等（图 27-2-5）。

血管母细胞瘤与脊髓之间界限清楚，在脊髓内有两种外观表现，一种是肿瘤完全位于髓内，脊髓表面血管增多，供血血管以及引流静脉完全位于髓内（图 27-2-6a、b），另一种在脊髓表面即可见到粗细不均、迂曲的动静脉血管聚集，其中心部位可见实质性的紫红色肿瘤瘤体（图 27-2-6c、d）。肿瘤实体内有丰富的扩张充血的毛细血管或海绵状血管网，在毛细血管之间含有脂肪或含铁血黄素构成的基质，呈团块状或弥漫性分布。血管母细胞瘤是高度富血管性肿瘤，具有出血倾向。

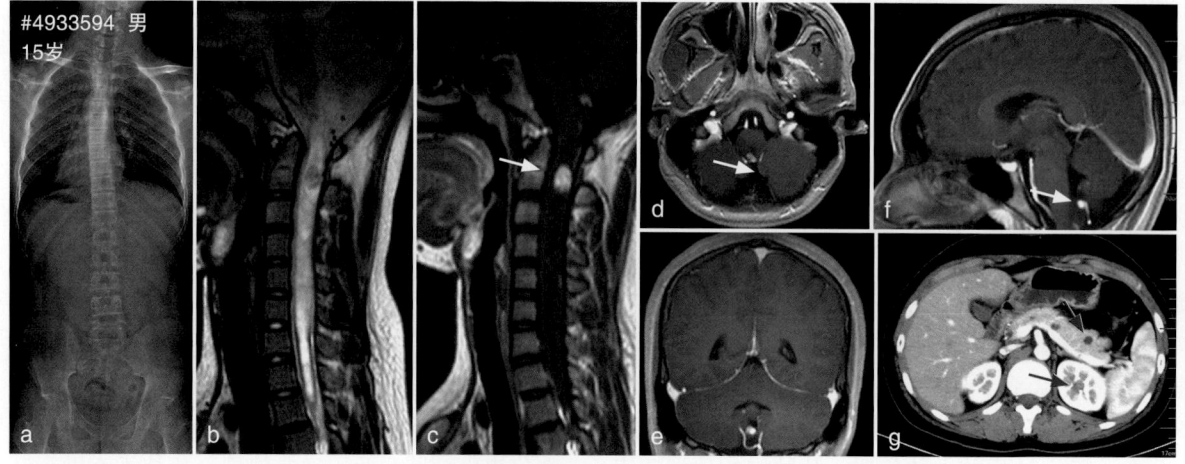

图 27-2-5　男（#4933594），15 岁，VHL 病合并髓内血管母细胞瘤。因颈肩部疼痛酸胀就诊，四肢肌力 IV 级；X 线片示轻度脊柱侧凸（a）；矢状位 MRI 示 $C_2 \sim T_2$ 椎管内占位伴脊髓空洞（b），增强示 C_2 水平高亮影强化结节（c，箭头），头颅 MRI 增强示延髓增粗伴强化结节（d~f）；腹部 CT 增强示胰腺多发囊性病变，左侧肾实质低密度影，提示 VHL 综合征（g）

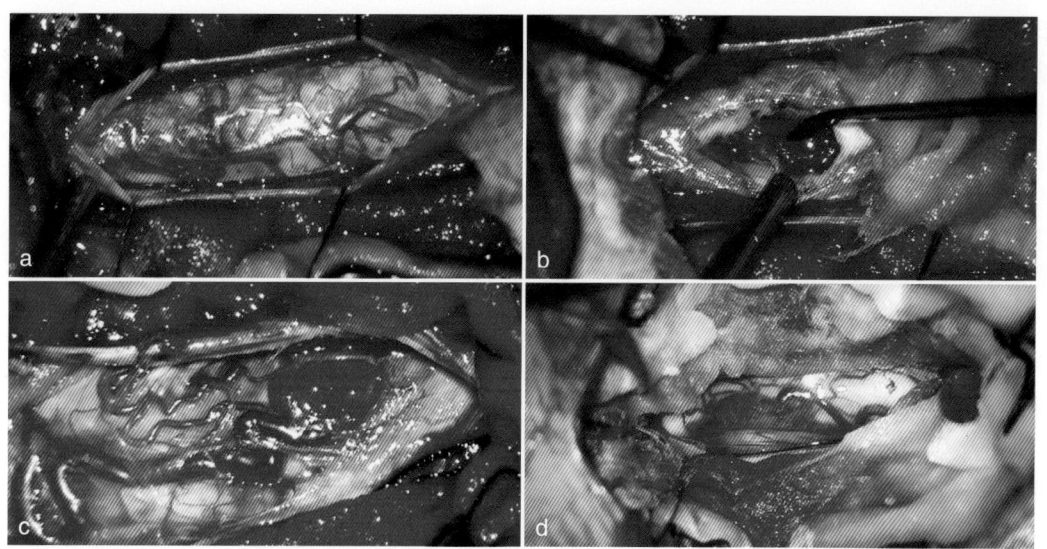

图 27-2-6　切开悬吊硬脊膜，见脊髓表面血管增多，肿瘤完全位于髓内，供血血管以及引流静脉完全位于髓内（a、b）；另一种在切开硬脊膜后即可见脊髓表面粗细不均、迂曲的动静脉血管聚集，其中心部位可见实质性的紫红色肿瘤瘤体（c、d）

病理学

　　组织病理上主要由毛细血管网与含空泡的基质细胞构成，基质细胞的胶质标记物（如 GFAP）阴性（图 27-2-7）。

临床表现

　　儿童脊髓血管母细胞瘤早期常见临床表现主要为疼痛和感觉障碍，其他症状包括运动障碍、反射亢进、肌肉无力和大小便失禁等，由于肿瘤多生长在脊髓后根入脊髓处，因而感觉障碍较运动障碍更为常见，一般患者病程较长。由于肿瘤对神经长时间压迫，易引起一侧肢体神经营养障碍，造成双下肢长短不一，进而导致脊柱侧凸。另外，患儿的临床表现还与肿瘤的位置、是否继发水肿以及是否伴有脊髓空洞相关。约 2/3 的患儿与 VHL 病相关，因此，对于中枢神经系统任何部位的血管母细胞瘤，均应详细询问家族史，进行全面的神经系统检查，同时行眼底及腹部影像学检查，必要时行染色体检测，以排除 VHL 疾病。

影像学表现

　　髓内血管母细胞瘤是血管性肿瘤，边缘清晰，常偏向脊髓一侧生长。MRI 是诊断脊髓血管母细胞

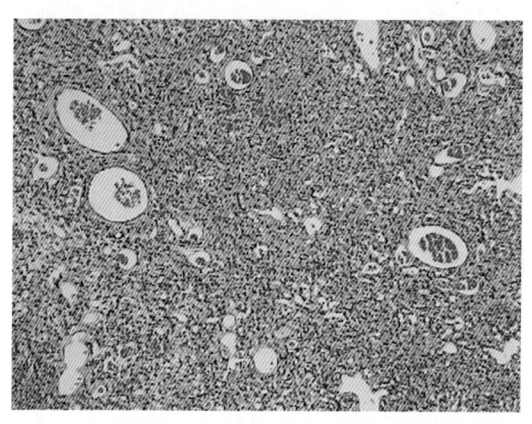

图 27-2-7　瘤体灰白色或灰红色、实性、质中，瘤内见丰富的扩张充血的毛细血管网，毛细血管网之间含有脂肪或含铁血黄素构成的基质，呈团块或弥漫性分布

瘤的金标准，瘤体在 T1 相表现为低信号，T2 相表现为高信号及明显的血管流空影，强化明显，边界清楚，多伴有脊髓空洞形成（图 27-2-5b、c）。肿瘤很少超过一个脊髓节段。术前需要与髓内室管膜瘤相鉴别。

治疗及预后

　　外科显微手术切除是髓内血管母细胞瘤的最佳治疗选择，目的是切除病变，保护脊髓功能，总体治疗效果良好。但因肿瘤部位不同，手术可能存在的风险也不同。位于高颈髓的肿瘤手术存在四肢瘫痪、呼吸功能障碍以及生命危险，位于胸髓的病变

存在双下肢瘫痪或大小便功能障碍风险。特别需要注意的是，因瘤体有供血动脉和小的回流静脉，肿瘤切除后可能出现血流动力学紊乱，导致一过性的症状加重，但多可在术后2周左右逐渐恢复。

髓内血管网状细胞瘤常位于髓内，偏向一侧，深嵌软膜下，一般呈暗红色，质地较软，血供丰富，在术中荧光造影辅助下，遵循先离断供血动脉原则，当肿瘤完全游离后，可离断引流静脉，进而完整切除肿瘤。肿瘤全切后，其两端的脊髓空洞无须引流或分流，若脊髓组织肿胀明显，应使用自体筋膜或人工硬脑膜减张缝合硬脊膜，一般会在病灶切除后半年左右空洞或水肿可逐渐恢复正常。

髓内血管母细胞瘤属于良性肿瘤，不仅可以被完全切除，且手术致残率低，术后神经功能恢复也较其他髓内肿瘤要好。因此，患儿一旦出现症状或影像学评估发现髓内血管母细胞瘤生长，应积极行手术治疗。Da la Monte报道了26例血管母细胞瘤患儿，术后复发率为27%，通过多因素方差分析发现复发与低龄、VHL及肿瘤多发相关。Velthoven等报道了28例髓内血管母细胞瘤，64%伴发VHL综合征，所有患者肿瘤均行肿瘤全切术，术后28.6%的患者神经功能改善，71.4%的患者症状无变化。

VHL病是一种全身性疾病，目前任何外科治疗都不能治愈，治疗目的以切除危及生命或严重影响神经功能的肿瘤为主。对VHL病合并的多发性髓内血管母细胞瘤，如果可能，一次性手术可切除多个病灶；如果不能一次性手术切除，应先处理有症状的病灶，其他部位的肿瘤暂时不予处理。但需要对VHL患者进行定期随诊，评估脊柱以外其他部位的病变情况，尤其是腹部。VHL患者平均寿命为49岁，报道称死亡原因多为肾细胞癌。

血管母细胞瘤对放疗不敏感，有学者认为对一些无症状的脊髓血管母细胞瘤可采用射波刀治疗，但具体疗效尚不明确。尽管有报道称术前造影栓塞可减少术中出血，对大型富血供的血管母细胞瘤可采取先栓塞再手术切除策略，对减少术中出血和脊髓损伤有益。

参考文献

[1] McGirt MJ, Chaichana KL, Atiba A, et al. Neurological outcome after resection of intramedullary spinal cord tumors in children[J]. Childs Nerv Syst, 2008, 24(1): 93-97.
[2] Yao KC, McGirt MJ, Chaichana KL, et al. Risk factors for progressive spinal deformity following resection of intramedullary spinal cord tumors in children: an analysis of 161 consecutive cases[J]. J Neurosurg, 2007, 107(Suppl6): 463-468.
[3] Merlot I, Francois J, Marchal JC, et al. Spinal cord tumors in children: a review of 21 cases treated at the same institution[J]. Neurochirurgie, 2017, 63(4): 291-296.
[4] Donati F, Proietti L, Burrofato A, et al. Intraspinal extradural benign fibrous histiocytoma of the lumbar spine in a pediatric patient. Case report and literature review[J]. Childs Nerv Syst, 2016, 32(8): 1549-1553.
[5] Abd-El-Barr MM, Huang KT, Chi JH. Infiltrating spinal cord astrocytomas: epidemiology, diagnosis, treatments and future directions[J]. J Clin Neurosci, 2016, 29: 15-20.
[6] Ando K, Imagama S, Ito Z, et al. How do spinal schwannomas progress?The natural progression of spinal schwannomas on MRI[J]. J Neurosurg Spine, 2016, 24(1): 155-159.
[7] Spacca B, Giordano F, Donati P, et al. Spinal tumors in children: long-term retrospective evaluation of a series of 134 cases treated in a single unit of pediatric neurosurgery[J]. Spine J, 2015, 15(9): 1949-1955.

第三节　髓外硬脊膜下肿瘤

髓外硬脊膜下肿瘤（intradural extramedullary tumor）是成人最常见的椎管内肿瘤，但在儿童并不多见，约占儿童椎管内肿瘤的25%。大部分为良性肿瘤，呈局限性、膨胀性缓慢生长，可发生于椎体各个节段，主要对邻近脊髓及神经根造成压迫，产生疼痛、浅感觉异常、四肢乏力等症状。最常见的儿童髓外硬膜下肿瘤为神经鞘瘤，而脊膜瘤仅占椎管内肿瘤的4%，其他肿瘤主要为胚胎残余性肿瘤，如皮样／表皮样囊肿、畸胎瘤、脂肪瘤和肠源性囊肿等（详见第6章第四节）。手术切除是髓外硬膜下肿瘤最有效的治疗方法。

一、神经鞘瘤

椎管内神经鞘瘤（neural sheath tumor）起源于周围神经的施万细胞，分为施万细胞瘤（schwannoma）和神经纤维瘤（neurofibroma），可沿神经向椎管外生长，早期很少累及运动神经。

病理学

施万细胞瘤是最常见的神经鞘瘤，可发生于任何年龄组，大体上表现为偏心的光滑球形肿物，与神经根相连，组织学上施万细胞瘤分为Antoni A型和Antoni B型两种，Antoni A型为密集的梭形核双级纺锤形细胞排列，栅栏状的嗜酸性基质形成苍白带将细胞排列隔开（图27-3-1b）；Antoni B

型表现为排列松散的卫星细胞,有微囊和黏蛋白,可以见到脂质的泡沫样细胞。神经纤维瘤属于另一种神经鞘瘤,大体上表现为受累神经梭形增粗,无法分清肿瘤和神经,其组织学上有明显的神经纤维,并含大量纤维组织和肿瘤基质,梭形细胞呈波浪状排列,并被黏蛋白阳性的基质分隔(图 27-3-1a)。多发肿瘤是指同一时期椎管内有两个以上椎管内神经鞘瘤,部分并发于全身多发性神经纤维瘤病(Von Reckinghausen disease)。另外,个别病例同时并发单侧或双侧听神经瘤,或合并脊膜瘤。

绝大多数神经鞘瘤为良性肿瘤,仅极少数神经鞘瘤会出现恶性变,为临床较少见的软组织恶性肿瘤,主要起源于外周神经的神经鞘细胞、轴索、神经内膜和神经束膜的部分或全部。2016 年修订版 WHO 中枢神经系统肿瘤分类将恶性神经鞘瘤归为脑神经和脊神经肿瘤类别,包括上皮型、神经束膜分化型两个亚型。恶性神经鞘瘤的病理诊断,与软组织肉瘤容易混淆。肉眼观察,恶性神经鞘瘤切面呈灰白至灰红色,质角嫩,偶尔伴有囊性变;组织病理上有特征性神经束膜细胞分化来源的病理表现,肿瘤弥漫性生长,常呈编织状、束状排列,肿瘤细胞的形态有些呈梭形,胞浆较丰富,可见明显核仁,易见核分裂象;有些呈圆形或类圆形,核较大且深染,少量可见核仁(图 27-3-1c)。

临床表现

由于椎管内神经鞘瘤起源于感觉神经,其首发症状常为神经根疼痛,随着肿瘤的生长,可出现脊髓压迫症状,表现为感觉异常、运动障碍和括约肌功能紊乱等,具体如下:

1. 疼痛　椎管内神经鞘瘤首发症状常为肿瘤所在部位的颈部或腰背部的束带感和放射痛。哑铃状肿瘤通过椎间孔穿出椎管外,此时减轻了椎管内对脊髓的压迫,但在狭窄的椎间孔内挤压神经根,引起放射性根痛及神经支配的肌肉无力,肌肉萎缩。肿瘤累及骶段或盆丛神经会出现臀部或会阴部的不适或疼痛。体格检查时在病变节段可以有压痛。平卧时疼痛加重,因为椎管的轻度拉长改变了椎管和椎间孔的长度使神经受压加重。

2. 神经功能障碍　颈椎的神经鞘瘤表现为手臂远端无力,手固有肌萎缩无力,动作笨拙。位于胸段的肿瘤常伴有皮质脊髓束的特异性损伤,开始表现为僵直、肌肉疲劳,最后发展为痉挛。无力常从远端开始,特别是踝和拇指的背屈。圆锥或马尾部的肿瘤出现双下肢运动障碍多在晚期。

感觉障碍如麻木一般从远端开始逐渐向上发展,患儿有主观感觉异常,而检查无特殊发现,圆锥马尾部的典型表现为肛门和会阴部皮肤呈马鞍区麻木。括约肌功能紊乱往往是晚期症状,表明脊髓部分或完全受压。若肿瘤位于腰骶椎,早期容易引起括约肌功能障碍,表现为尿潴留和便秘,多数为大小便失禁。

影像学表现

1. X 线平片或 CT　若神经鞘瘤体积较大,或呈椎管内外沟,肿瘤压迫椎体或椎弓根,X 线平片可见椎弓根间距扩大,椎弓根投影变细长。CT 平扫＋三维重建对显示脊柱破坏和肿瘤钙化更为优越,椎体后缘有凹陷,椎管变宽大,椎弓根变扁,可显示脊柱侧凸、后凸畸形及椎旁肿瘤(图 27-3-2)。

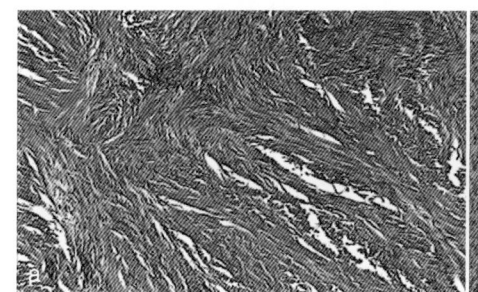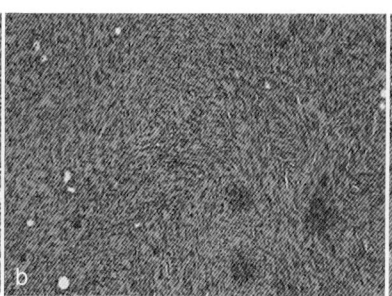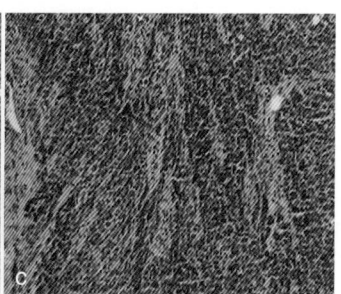

图 27-3-1　常见的神经鞘瘤病理类型。神经纤维瘤,WHO Ⅰ级周围神经全部成分联合增生,包括轴突、施万细胞和成纤维细胞。细胞常有显著伸长的核,伴有波浪状、蛇样蜿蜒的形态(a)。细胞型神经鞘瘤,高度富含细胞,细胞增殖密集,Antoni A 型,没有 Verocay 小体(b)。恶性神经鞘瘤,高倍镜下见细胞核体积增大,形态大小不一,核仁清晰,核分裂象易见(c),未见明显出血坏死,部分瘤组织呈平滑肌分化(HE 染色,×200)

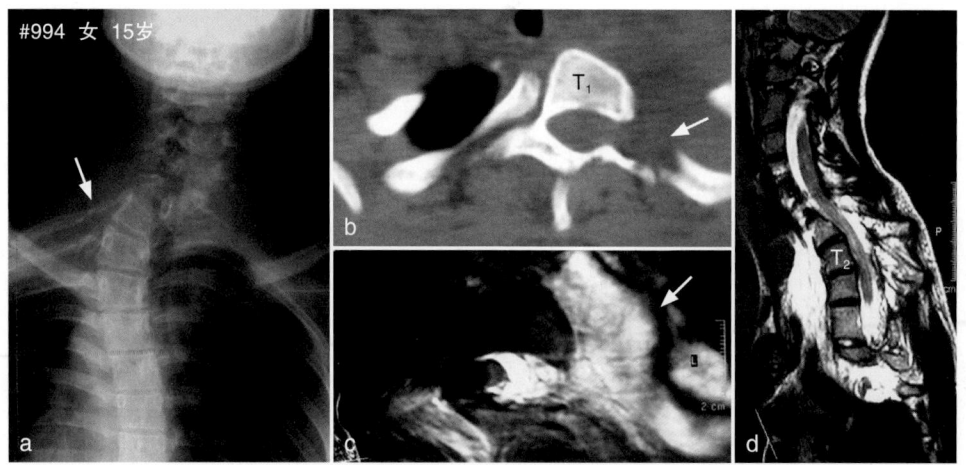

图 27-3-2　女（#994），15 岁，因斜颈畸形就诊。X 线示颈胸段脊柱侧凸畸形，伴左侧第 1 肋骨受压纤细（a）；横断面 CT 平扫示 T_1 肋骨小头、椎弓根、肋横突关节受侵蚀（b，箭头）；MRI 平扫横断位 T2WI 加权像示肿瘤为椎旁神经纤维瘤，肿瘤信号表现为中央部分低而周边部分高，肿瘤位于 T_1 水平左侧椎间孔及椎间孔外区域（c，箭头），向下生长到 T_3 水平（d）

2. **MRI**　椎管内神经鞘瘤在 MRI 上有许多特征性的表现，可以辅助诊断。大多数肿瘤在 T1 加权像表现为等信号或略低信号，T2 加权像上呈高信号，增强扫描可以提高 MRI 的敏感度，强化多为均匀一致（图 27-3-3），特别有利于发现小肿瘤。有些神经鞘瘤可呈哑铃形生长，肿瘤自椎间孔向椎管内外延伸（图 27-3-4）。

恶性神经鞘瘤一般有明显的边界，T1WI 呈等或混杂信号，可明显强化，多存在侵袭性和破坏性（图 27-3-5）。

治疗

1. **手术治疗**　绝大多数椎管内神经鞘瘤包膜完整，手术全切率高，效果良好。一旦确诊，即应积极手术，切除肿瘤，解除脊髓压迫，术中在切除肿瘤的同时要考虑到维持脊柱稳定性及术后脑脊液漏的问题。

对于完全位于髓外硬脊膜下的神经鞘瘤，可以采用后方入路椎板切开术式，术中尽可能保留小关节突，有助于防止术后脊柱畸形发生。于蛛网膜下

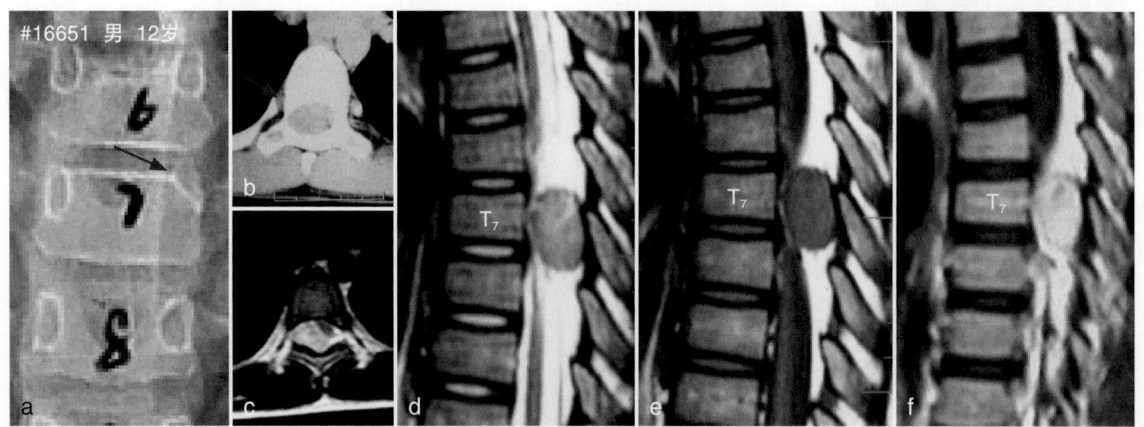

图 27-3-3　男（#16651），12 岁，T_7 椎管内神经鞘瘤。术前 X 线平片可见 T_7 椎弓根间距扩大，T_7 椎弓根模糊不清（a）；CT 示 T_7 右侧椎弓根受压变细（b，箭头）；MRI 矢状位 + 横断位示肿瘤位于硬膜内脊髓右后外侧（c），T1 相上呈均匀等低信号，边缘较光滑（e），T2 相上呈均匀稍高信号（d），T1 增强后见明显强化（f）

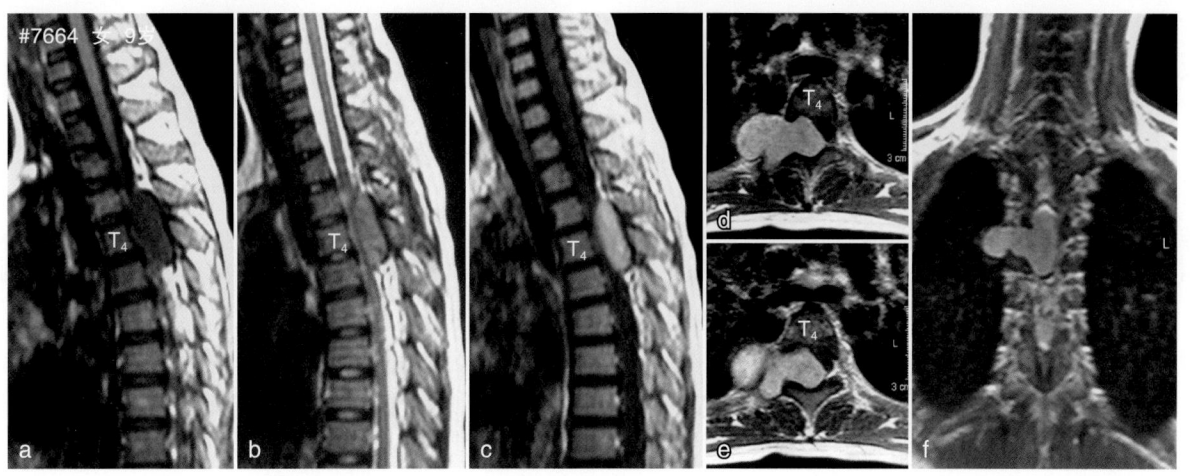

图 27-3-4 女（#7664），9 岁。硬膜外神经鞘瘤 MRI 颈胸段平扫矢状位，T1WI 上可见 $T_4 \sim T_5$ 水平脊髓后硬膜外低信号占位（a），T2WI 上占位呈稍高信号（b），T1WI 增强后占位均匀强化（c）；硬膜外神经鞘瘤 MRI 横断位 + 冠状位示肿瘤呈椎间孔内外沟通，且肿瘤腹侧侵袭部分椎体（d~f）

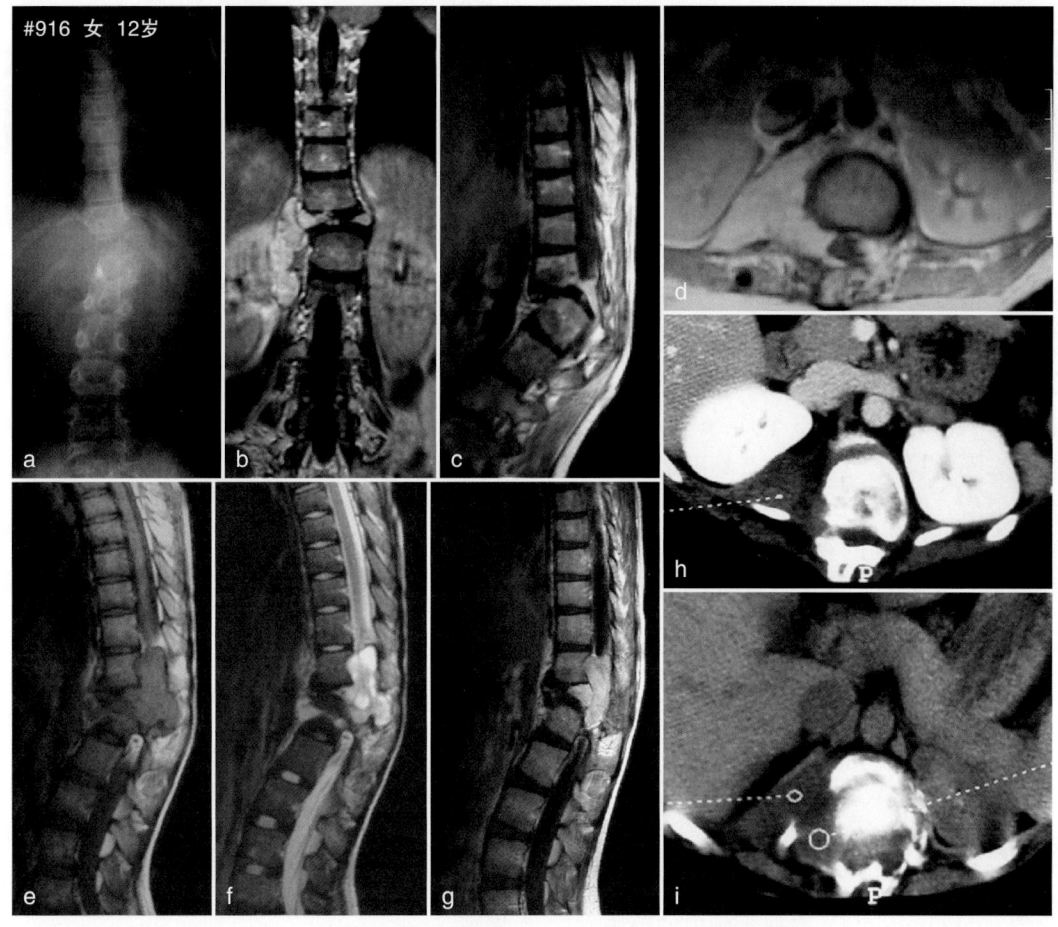

图 27-3-5 女（#916），12 岁，$T_{10} \sim T_{12}$ 水平恶性神经鞘瘤。X 线正位片示椎体受肿瘤侵蚀破坏，呈后凸半脱位畸形（a）；MRI 冠状位示肿瘤边界不清，偏右侧，呈椎管内外沟通（b~d），T1 相呈不均匀稍低信号，T2 相呈不均匀高信号（e、f），T1 相增强高信号影（g）；冠状位 CT 示 T_{12} 层面右侧低密度混合肿块影（h、i）

分离脊髓、载瘤神经根及邻近的神经根，原则上采取肿瘤及其载瘤神经一并切除以防止复发（小肿瘤可游离），避免损伤其他邻近的神经根。对于不是很大的胸椎或腰椎哑铃形肿瘤，目前大多可以通过后路一期切除，先切除椎管内肿瘤，然后沿椎间孔方向向外扩大，在胸膜／腹膜后分离，可完整切除肿瘤，胸部注意避免损伤胸膜及大血管（主动脉及腔静脉等）。腰段哑铃形肿瘤常突入腹膜后，剥离时注意勿损伤大血管和腹膜后脏器。对于巨大的颈椎管内外沟通神经鞘瘤，可先进行后路肿瘤切除，再行前路的肿瘤切除，因为经后路由于椎动脉的解剖关系，难以沿椎间孔方向剥离肿瘤。马尾肿瘤如瘤体较小且与神经根粘连较少时，可连同受累的一条神经根一并切除；如肿瘤很大与马尾神经连在一起或将神经包绕在瘤体内，可行瘤内切除或分块切除，尽量避免损伤马尾神经，以免造成严重的括约肌功能障碍。

对于恶性神经鞘瘤，生长速度快，常难以控制肿瘤的生长，手术应该慎重，外科手术的目的仅为姑息性治疗，缓解疼痛和维持功能。

对于颈椎椎板切除、长节段的胸椎椎板切除（无论是否有椎骨关节面的切除），椎弓根钉棒固定术可有效防止椎板切除术后的畸形。对于椎板原位复位固定，理论上既可维持脊柱的稳定性，又不影响脊柱活动度，部分患者仍会发生迟发性脊柱畸形（图 27-1-10），应该在术后每 3 个月、6 个月、1 年、2 年复查一次平片检查，术后外支具固定 3 个月，以降低脊柱侧凸、后凸畸形的发生率。

2. 放疗　次全切除的神经鞘瘤，一般不建议放射治疗，因为此类肿瘤缺乏正常的 DNA 修复机制，放疗容易导致肿瘤恶变，放疗和化疗仅适用于恶性神经鞘瘤。恶性神经鞘瘤具有局部恶性破坏的倾向，因此最佳治疗措施仍为大部切除加局部放疗，患者生存时间为数月到 1 年左右。

二、脊膜瘤

脊膜瘤（meningioma）类似于颅内的脑膜瘤，起源于神经根袖附近的蛛网膜细胞上皮细胞，与硬脊膜关系密切，属于良性肿瘤，生长缓慢。儿童椎管内硬脊膜瘤极其罕见，一般见于颈椎管和胸椎管，以男性儿童多见，常并发于 II 型神经纤维瘤病。

病理学

脊膜瘤多起源于神经根袖，肿瘤常位于脊髓侧方或侧后方。儿童脊膜瘤也可起源于其他细胞，如硬脊膜或软脊膜的成纤维细胞，极少数肿瘤也可位于脊髓腹侧。脊膜瘤基底部常较宽，与硬脊膜粘连较紧，很少侵犯蛛网膜和脊髓，骨性破坏较为少见。肿瘤压迫脊髓使之移位、变形，在受压部位的远端由于血供障碍少数出现脊髓水肿、软化甚至囊变。组织学上，常见类型为内皮型或纤维型，偶见微小钙化成分（图 27-3-6）。

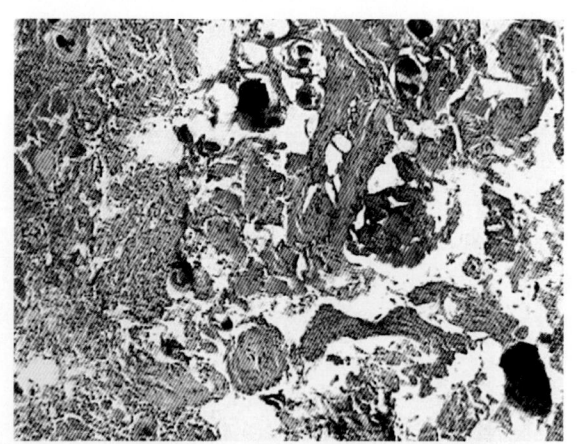

图 27-3-6　脊膜瘤（内皮型），WHO I 级由含有卵圆形核的均一细胞形成的合胞小叶构成

临床表现

当肿瘤较小时，一般无症状。随着肿瘤的增大，引起脊髓压迫症状，常见症状为局限性背部疼痛或四肢无力，感觉异常，步态不稳，较少出现神经鞘瘤样神经根性疼痛。严重患者可发生括约肌功能障碍，并表现为上运动神经元损害症状。脊膜瘤患者偶尔可引起颅内压增高的症状或体征，表现为头痛或眼底视乳头水肿，可能原因为肿瘤引起的脑脊液蛋白含量升高，阻塞脑脊液循环，引起颅内压增高。

影像学表现

CT 及 X 线片对脊膜瘤的诊断价值有限，但对有骨质破坏的肿瘤及钙化的肿瘤具有一定的鉴别诊断价值（图 27-3-7d、g）。MRI 是脊膜瘤的首选检查手段，可以准确判断肿瘤的位置、大小及其与脊髓的关系。脊膜瘤表现为 T1 相呈等信号，T2 相呈低信号（图 27-3-7a、b），增强后为均一强化（图 27-3-7c、f），也可以见到不增强的钙化灶或肿瘤内囊性变，邻近硬膜明显强化，呈硬脊膜尾征（图 27-3-7b、c），这是脊膜瘤的特征性表现。

治疗

脊膜瘤系良性肿瘤，首选治疗方案是显微外科全切除肿瘤。如果为神经纤维瘤病合并脊膜瘤，应首先切除引起主要症状或者影响脊髓神经功能的肿瘤。

位于脊髓背侧及后外侧的脊膜瘤较易切除，先离断肿瘤基底，再将肿瘤与脊髓完全分离，切除肿瘤主体后再将基底部硬脊膜一并切除（图 27-3-8），尽可能减少肿瘤复发的可能性，背侧脊膜缺损可用腰背筋膜或人工硬脊膜补片修补，后外侧硬脊膜缺损可用筋膜、肌肉或者脂肪封堵，以防术后脑脊液漏。若脊膜瘤位于脊髓前方，通常椎板切除要大于肿瘤上下各一个节段，在肿瘤生长较多的一侧剪断

齿状韧带，轻轻牵拉脊髓，分块切除肿瘤，最后切除或电灼基底部硬脊膜。

首次手术脊膜瘤全切除率为 95%，再次手术的脊膜瘤全切除率只有 59%。若肿瘤与脊髓交界处形成显著的蛛网膜增厚粘连，或侵犯脊髓软脊膜，或腹侧硬膜基底处肿瘤未完全切除，则术后肿瘤较易复发。Schick 等报道脊膜瘤术后 29～118 个月复发率为 8.9%。Solero 研究发现肿瘤全切术后复发率为 6%，部分切除术后复发率为 17%。Mirimanoff 等报道脊膜瘤术后 5 年复发率为 0，术后 10 年复发率为 13%。首次手术是否全切对肿瘤复发至关重要，一旦肿瘤复发，手术疗效会越来越差，再次复发率会更高。

通常，手术切除脊膜瘤后神经功能障碍都会得到改善。有报道称脊膜瘤术后并发症发生率为 9%。若手术中对脊髓牵拉过度，可引起脊髓损伤，加重损害症状，一般为暂时性，术后数周内均有较好的恢复。脊膜瘤术后永久性神经功能损害发生率为 1.2%，其中复发脊膜瘤永久性脊髓功能损害发生率为 9.1%。

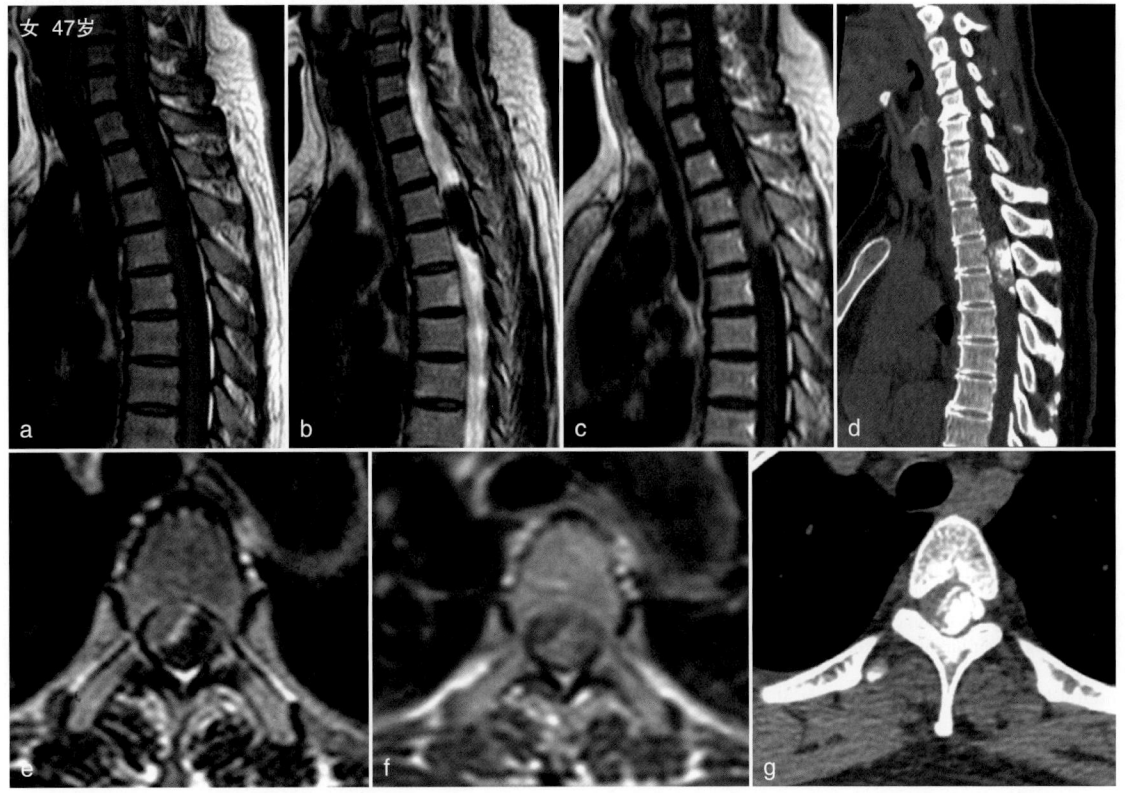

图 27-3-7　女，47 岁，T₃~T₄椎管内脊膜瘤。术前 MRI 矢状位见肿瘤位于硬膜内髓外，靠近腹侧，T1 相呈等信号（a），T2 相呈稍低信号（b、e），增强后均匀强化，呈鼠尾征（c、f），边界清楚。CT 平扫示钙化灶（d、g）

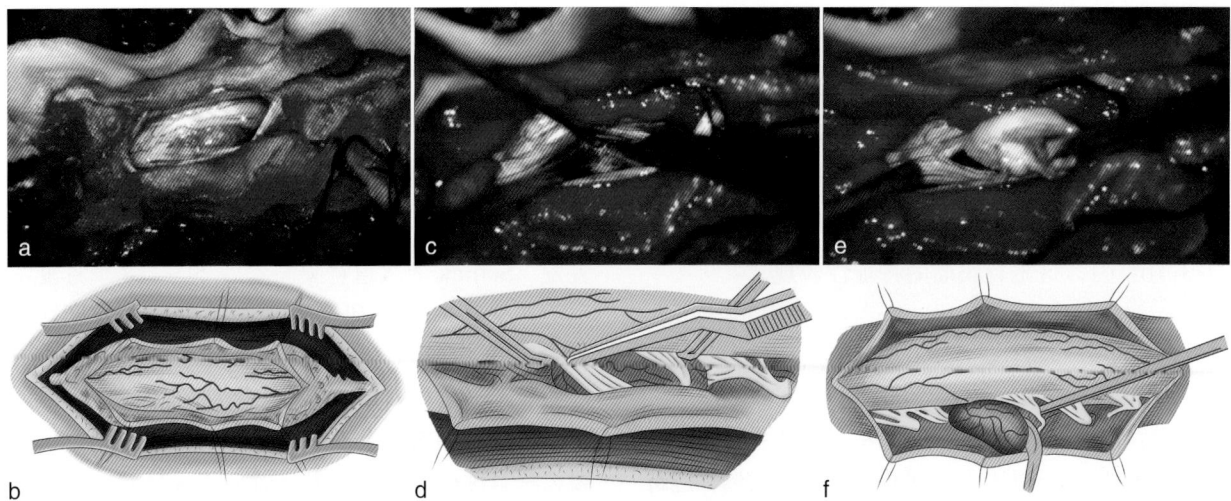

图 27-3-8　髓外硬膜下脊膜瘤手术示意图。切开硬脊膜、蛛网膜，悬吊，探查肿瘤。肿瘤位于脊髓背外侧或腹侧，脊髓受压移位，肿瘤两极蛛网膜下腔增宽（a、b）；用双极电凝对肿瘤被膜及其表面的血管进行电凝，显微剪刀分离肿瘤基底部与硬脊膜间粘连（c、d）；肿瘤与脊髓一般无粘连，始终将肿瘤朝远离脊髓的方向牵引，体积较小的肿瘤可完整切除，体积较大的肿瘤应分块切除（e、f）

三、皮样 / 表皮样囊肿

儿童皮样 / 表皮样囊肿（dermoid and epidermoid cyst）起源于神经外胚层，属于胚胎残余性肿瘤，常与皮毛窦有关，多见于腰椎和骶椎管，腰骶部可见陷窝或毛发。CT 检查可见椎管扩大，椎体骨质破坏，椎弓根变细。MRI 检查，皮样囊肿 T1WI 呈高信号，T2WI 呈混杂信号（图 27-1-3）；表皮样囊肿的 MRI 信号与脑脊液类似，T1WI 呈低信号，T2WI 呈高信号，DWI 呈高信号是表皮样囊肿的特征性表现。

可以通过手术全切除皮样 / 表皮样囊肿，全切除后复发率低，术后密切影像学随访，观察复发情况。放疗和化疗对本病无效。

参考文献

[1] Shirasawa H, Ishii K, Iwanami A, et al. Pediatric myxopapillary ependymoma treated with subtotal resection and radiation therapy: a case report and review of the literature[J]. Spinal Cord, 2014, 52(Suppl 2): S18-20.

[2] Schneider C, Hidalgo ET, Schmitt-Mechelke T, et al. Quality of life after surgical treatment of primary intramedullary spinal cord tumors in children[J]. J Neurosurg Pediatr, 2014, 13(2): 170-177.

[3] Cottalorda J, Violas P, Seringe R, et al. Neuro-orthopaedic evaluation of children and adolescents: a simplified algorithm[J]. Orthop Traumatol Surg Res, 2012, 98(Suppl 6): S146-153.

[4] Mirone G, Cinalli G, Spennato P, et al. Hydrocephalus and spinal cord tumors: a review[J]. Childs Nerv Syst, 2011, 27(10): 1741-1749.

[5] Zelcer S, Keene D, Bartels U, et al. Spinal cord tumors in children under the age of 3 years: a retrospective Canadian review[J]. Childs Nerv Syst, 2011, 27(7): 1089-1094.

[6] Chamberlain MC, Tredway TL. Adult primary intradural spinal cord tumors: areview[J]. Curr Neurol Neurosci Rep, 2011, 11(3): 320-328.

[7] Meng X, Zhang H, Wang Y, et al. Perimedullary arteriovenous fistulas in pediatric patients: clinical, angiographical, and therapeutic experiences in a series of 19 cases[J]. Childs Nerv Syst, 2010, 26(7): 889-896.

[8] McGirt MJ, Constantini S, Jallo GI. Correlation of a preoperative grading scale with progressive spinal deformity following surgery for intramedullary spinal cord tumors in children[J]. J Neurosurg Pediatr, 2008, 2(4): 277-281.

第四节　儿童脊髓血管畸形

早在 1890 年，Berenbruch 在尸检时首次发现脊髓血管畸形的存在。1914 年 Charles Elsberg 第一次成功对脊髓血管畸形进行手术治疗。1915 年 Cobb 报道了几例累及同一体节脊髓、脊柱、肌肉和皮肤的脊髓血管畸形，并概述了其可变的临床特征，作为一种特殊类型的脊柱脊髓血管畸形，目前被称为 Cobb 综合征。随着 MRI、血管造影检查的普及和显微外科技术的发展，本病的诊断与治疗有了较大提高。总体来看，脊髓血管畸形（spinal cord vascular malformations, SCVM）是一种少见病，系先天胚胎脊髓血管发育不全所致，占整个中枢神经系统动静脉畸形的 5%～10%，占脊髓疾病的 3%～12%，平均发病年龄在 20 岁左右，约 50%以上的患者发病在 16 岁之前，但 10 岁之前该病被确诊率不足 25%。由于儿童椎管内血管畸形发病率极低，其自然史不明确，取决于血管畸形的类型、大小、位置等因素。

由于婴幼儿的血管与脊髓均未发育成熟，其椎管内血管畸形常表现为瘘型，由供血动脉及扩张的静脉组成，症状主要由扩张充血的静脉压迫脊髓所致。随着年龄的增长，椎管内血管畸形逐步分化成不同类型（表 27-4-1）。Consoli A 报道了 36 例儿童椎管内血管畸形，发病年龄为 9.22±3.65 岁，其中 26 例（72%）首诊因为血管畸形出血，病变位于胸椎 16 例（44.4%）、颈椎 15 例（41.6%）、胸腰椎 5 例（13.9%）；病变位于髓内 15 例（41.6%）、髓周 11 例（30.6%），18 例（50%）与基因缺陷或者脊髓节段综合征（metameric syndrome）相关，其中 11 例合并节段性血管瘤病（Cobb 综合征），5 例合并遗传性出血性毛细血管扩张症（HHT 综合征或者 Osler-Weber-Rendu 综合征），1 例合并 RASA1 综合征，1 例合并 Parkes Weber 综合征。

伴有脊柱脊髓血管畸形的综合征较为罕见，相对常见的有 Cobb 综合征和 Osler-Weber-Rendu 综合征。Cobb 综合征是一种罕见的非遗传性疾病，表现为节段性血管畸形，可累及同一节段内的皮肤、皮下组织、椎体、硬脊膜和脊髓，又被称

表 27-4-1	椎管内脊髓血管畸形的分类（北京宣武医院）
硬脊膜内病变	
脊髓海绵状血管瘤	
脊髓动静脉畸形（SAVM）	
髓内型	
髓周型	
髓内髓周型	
髓周动静脉瘘	
脊髓动脉瘤	
硬脊膜动静脉瘘	
椎管内硬膜外病变	
椎管内硬膜外海绵状血管瘤	
椎管内硬膜外动静脉畸形	
复合性动静脉畸形	
节段性血管瘤病（Cobb 综合征）	
遗传性出血性毛细血管擅长症（Osler-Weber-Rendu 综合征）	

为节段性血管瘤病，近来被重新命名为脊髓动静脉节段综合征（spinal arteriovenous metameric syndrome）。Osler-Weber-Rendu 综合征是一种常染色体显性遗传疾病（染色体 9q33-q34，ROW1），表现为多发的皮肤及脏器毛细血管扩张，3%～8% 的患者合并中枢神经系统畸形，表现为单发或多发的动静脉瘘。

不同类型的脊髓血管畸形临床表现有所不同，引起症状体征的主要原因包括四方面。①出血：表现为蛛网膜下腔出血或局部血肿；②动脉盗血：脊髓血管畸形形成动静脉间短路，使周边正常脊髓组织供血不足；③占位效应：畸形团较大，或存在动脉瘤和静脉瘤，病变直接压迫脊髓；④脊髓静脉高压：正常的脊髓静脉直接接受来自畸形团的动脉血，直接导致脊髓静脉压升高，致使脊髓静脉回流障碍，脊髓充血，引起脊髓水肿。儿童脊髓畸形的常见症状是畸形破裂出血，表现为蛛网膜下腔出血或脊髓出血，其他神经系统症状，如腰痛和神经根痛占 15%～20%，感觉障碍占 33%，常伴有括约肌功能障碍，部分患者合并脊柱侧凸或后凸畸形。一旦发生出血，第一个月内再出血率为 10%，一年内再出血率为 40%，因出血而导致的死亡率约为 20%。

随着越来越多的脊柱脊髓血管畸形病例被诊治，对其病理结构和病理生理基础的了解也越来越深入，要求分类系统不仅全面，而且要逐渐接近病变的本质性区别，用于指导治疗和逐步修正并完善治疗方案。文献报道中，脊髓血管畸形有不同的分类方法：按照病变部位分为髓内血管畸形和髓外血管畸形（表 27-4-1）；按照血流动力学分为慢循环血管畸形（髓内海绵状血管瘤、毛细血管扩张症及静脉性血管畸形）和快循环血管畸形（脊髓动静脉畸形和动静脉瘘）；按照供血动脉分为脊髓后动脉供应型、脊髓前动脉供应型及联合供应型血管畸形；按照组织病理分为团块型血管畸形和瘘型血管畸形（图 27-4-1）。根据畸形血管团的形态分为球形动静脉畸形（glomus arteriovenous malformation）和幼稚型动静脉畸形（juvenile arteriovenous malformation）。球形 AVM 由脊髓前后动脉供血，引流静脉为正常脊髓静脉，畸形血管团位于脊髓髓内或软膜内，局限呈球形。幼稚型 AVM 主要见于 15 岁以下儿童，又被称为青少年型 AVM，病灶范围广，与正常脊髓组织混杂在一起，有多根供血动脉和回流静脉。

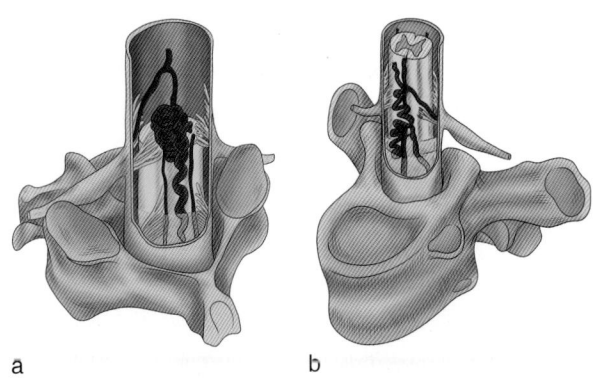

图 27-4-1　脊髓血管畸形示意图。团块型血管畸形（a），供血动脉与引流静脉之间存在畸形血管团，与脑动静脉畸形类似；瘘型血管畸形（b），供血动脉及引流静脉之间无畸形血管团，仅表现为动脉与静脉之间的短路结构（动静脉直接交通）

随着介入放射学和显微外科技术的飞速发展，目前绝大部分儿童椎管内血管畸形可以通过手术和（或）栓塞进行根治。基本的治疗原则为去除畸形团或闭塞瘘口，不损伤脊髓正常供血动脉和回流静脉，减少脊髓组织的损伤，若合并出血，同时清除血肿压迫。在脊髓血管畸形手术中，电生理监测（运动诱发电位和体感诱发电位）必不可少。由于儿童脑皮层尚未完全发育成熟，儿童术中电生理监测与成人有所不同，较难引起诱发电位变化，儿童运动诱发电位（MEP）时，刺激强度需增加到 400V。

脊髓血管畸形的预后与脊髓功能障碍原因、治疗前神经损伤程度以及治疗方法和技巧有关。一般而言，以盗血为主或由椎管内静脉高压引起的神经损害术后恢复较快；单纯因脊髓压迫为主引起的

症状，尽管术前症状较重，甚至截瘫，最终神经功能也能恢复。而脊髓内出血、脊髓长期缺血萎缩等预后欠佳。通常术前神经功能损伤越严重，预后越差。在保全脊髓功能的前提下，病灶切除越彻底，远期疗效越好。

一、脊髓动静脉畸形

脊髓动静脉畸形（spinal cord arteriovenous malformation，SCAVM）约占脊髓血管畸形的 49%；无明显性别差异，发病年龄较小，一半以上的患者首发症状出现在 16 岁以下；多因出血或盗血引起症状，故起病多急，70% 的患者以出血所致的疼痛或截瘫为首发症状。高流量的脊髓动静脉畸形不但可引起神经系统的症状，还可伴有心输出量增高、脊柱侧凸、肢体发育异常或脊髓栓系等其他症状（图 27-4-2）。在儿童群体中，动静脉畸形可与多种遗传性疾病相关（如家族性脑海绵状血管瘤、遗传性出血性毛细血管扩张症、肺动静脉畸形、Klippel-Trenauway-Weber 综合征、Rendo-Osler-Weber 综合征、Cobb 综合征），且多突发起病。

脊髓 MRI 对诊断脊髓血管畸形具有重要意义，其不仅可以显示病变部位、范围、类型与脊髓水肿、出血、空洞等并发改变，做出初步的定性诊断；通过横断位扫描，判断畸形团与脊髓关系，对手术方案的制订也有重要参考价值。脊髓动静脉畸形可见局部脊髓增粗，在 T1WI 和 T2WI 均可见畸形灶附近的脊髓周围小圆点状、匍匐性蚯蚓状或串珠状无信号血管流空影（图 27-4-3a）。脊髓 MRA

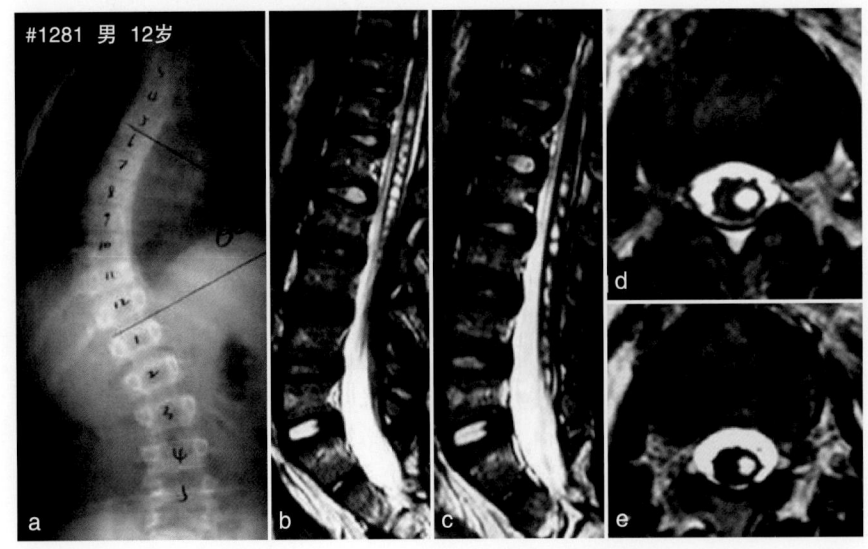

图 27-4-2　男（#1281），12 岁，因脊柱侧凸畸形就诊。X 线示胸左弯 60°（a），进一步查全脊柱 MRI 示髓内异常高信号影（矢状位）（b、c），髓内异常迂曲血管影（横断位）（d、e）

可以大致显示畸形团的位置、与脊髓的关系，对选择性脊髓 DSA 造影有定位价值（图 27-4-3b）。

脊髓血管造影（digital subtraction angiography，DSA）可精确显示畸形血管或动静脉瘘口部位、范围，供血动脉和引流静脉的起源、数目与走向，以及与正常脊髓血管的关系，是脊髓血管畸形检查的金标准，对于确定治疗方案、指导手术或进行血管内治疗具有决定性作用。脊髓 AVM 病例中经常遇到与畸形伴发的动脉瘤和引流静脉瘤样扩张，需要在术前加以识别和评估。

随着手术切除的病例越来越多，发现许多脊髓血管畸形完全位于髓周软脊膜外，少部分位于髓内软脊膜下，目前的影像学检查（脊髓磁共振和血管造影）在术前很难明确脊髓动静脉畸形的确切位置，根据手术的需要及术中手术技巧、手术难度的评估需要，将脊髓 AVM 分为髓内型、髓周型、髓内 - 髓周型及硬脊膜外型（表 27-4-1）。

治疗原则是尽早去除出血隐患，在最大程度保证脊髓功能的前提下，尽可能完全消灭畸形团，治疗的方法有手术、栓塞及复合手术（手术结合栓塞，图 27-4-3）。理想的栓塞治疗是用胶 [由乙烯基 - 乙烯乙醇聚合物（EUOH）、二甲亚砜和钽粉微粒组成] 栓塞畸形团。由于儿童脊髓血管畸形供血动脉细长，且存在脊髓侧支循环，栓塞容易引起正常脊髓血管闭塞，存在一定风险。因此，显微外科切除常常是首选治疗方案。手术的关键是在手术显微镜下，结合脊髓血管造影和部分栓塞的畸形血管，辨别供血动脉和回流静脉的分布和走行，分辨畸形团与正常脊髓的界限，用精细的显微手术器械仔细将畸形团分离切除。手术治疗适宜切除脊髓外或脊髓内表浅的局限性病灶，特别是位于脊髓背侧或背外侧。有的血管畸形完全位于髓内，需要切开脊髓才能显露，应选择脊髓背面最薄的部位将脊髓切开，然后切除血管畸形。有的血管畸形范围广泛、畸形团比较弥散，手术难以完全切除，可先行血管内栓塞术，使畸形灶缩小、血流量降低，再实施手术治疗，从而增加手术成功率，减轻脊髓损伤。

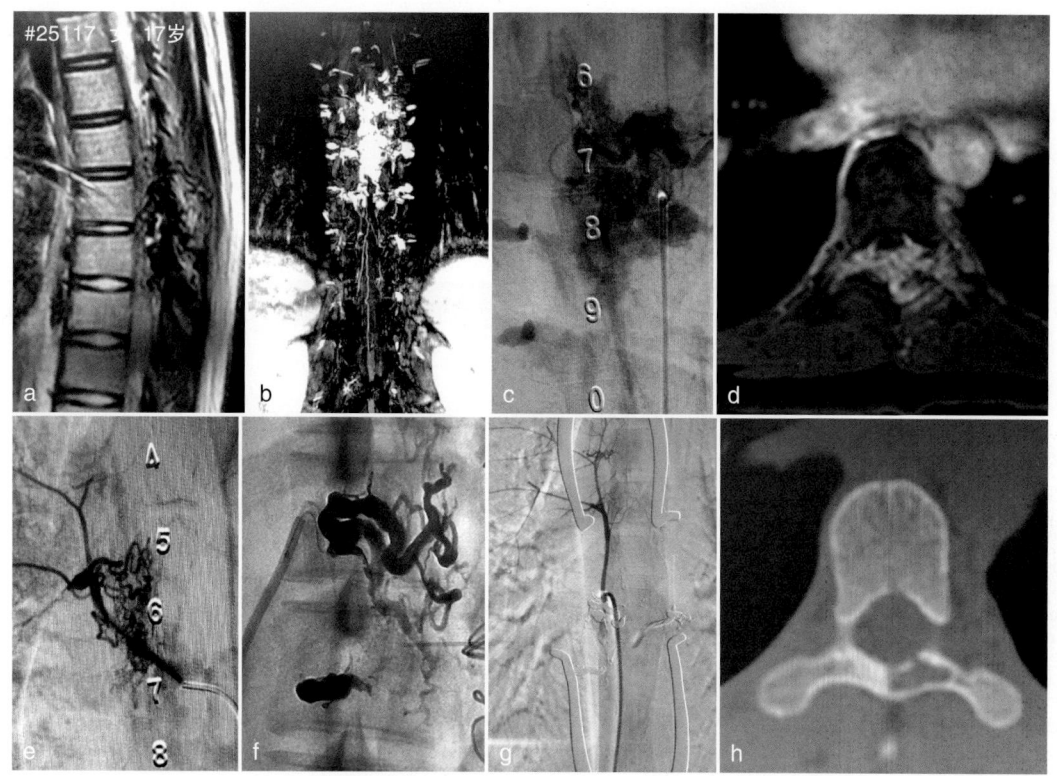

图 27-4-3　女（#25117），17 岁，Cobb 综合征，脊髓动静脉畸形。MRI 示 T_6~T_9 椎管内占位，有流空效应（a）。脊髓 MRA 示椎管内血管畸形，累及 3 个脊髓节段（b）。横断位 MRI 增强示血管畸形累及肌肉软组织（d）；横断位 CT 示血管畸形侵及椎板（h）；脊髓 DSA 检查示动静脉畸形，有多根供血动脉，回流静脉粗大，有静脉球样扩张（c、e）。由于 Cobb 综合征的血管瘤累及脊柱和椎旁软组织，手术暴露脊柱时即可遇到大量出血，故术中栓塞主要供血动脉，减少畸形团供血（f）。术后造影复查示畸形团被完全切除（g）

二、脊髓动静脉瘘

脊髓动静脉瘘主要分为髓周动静脉瘘和硬脊膜动静脉瘘。髓周动静脉瘘占脊髓血管畸形的20%~39%，常位于胸腰段，颈段较为少见。多数起病较急，出现上升性感觉、运动障碍及括约肌功能障碍，且呈进行性加重（图27-4-4）。

在髓周动静脉瘘口附近的脊髓内外可见T1WI和T2WI上表现为弥散的低信号异常血管影，无局限性血管畸形灶，增强扫描后有或无强化。硬脊膜动静脉瘘在T1WI和T2WI上可见扩张的引流静脉，表现为脊髓周围低信号血管流空影，也无局限性血管畸形灶。

脊髓血管造影（DSA）是脊髓动静脉瘘检查的金标准，对于确定治疗方案、指导手术或进行血管内治疗具有决定性作用。

无论是哪种类型的脊髓动静脉瘘，治疗的原则都是闭塞瘘口。治疗的方法有手术和栓塞。由于栓塞可能引起正常脊髓血管的误闭，存在一定的风险。因此，手术是治疗儿童脊髓动静脉瘘的最佳选择。手术的方法是找到瘘口，靠近静脉端切断引流静脉的近端，消灭瘘口。需要注意的是，栓塞和手术后需要部分抗凝治疗，防止血栓过度形成，闭塞脊髓的正常静脉回流。

三、脊髓海绵状血管畸形

海绵状血管畸形（cavernous malformation，CM）属于一种低流量血管畸形，系中枢神经系统血管病第二常见类型，普通人群发病率为0.4%，儿童发病率为0.18%，常见于颅内，髓内少见。儿童髓内海绵状血管畸形（pediatric intramedullary spinal cord cavernous malformation，ISCCM）极为罕见，仅占髓内病变的1%，占脊髓血管畸形的3%~16%，好发于胸段脊髓。脊髓海绵状血管畸形分为散发型和遗传型，绝大多数为散发型，10%~15%为家族遗传型。病灶多位于脊髓后方，可伴脊髓表面膨出。北京宣武医院报告20例儿童脊髓海绵状血管畸形，性别无差异，其中9例（45%）表现为严重神经功能障碍，年出血率为8.2%，首次出血后再次发生出血的概率增加到每年30.7%，明显高于成人的7.4%。因此，对伴有出血的儿童髓内海绵状血管畸形应积极治疗。

髓内海绵状血管畸形的临床表现大多分为三种。①急性发作型：因脊髓实质内出血，患者病情进展快，神经功能减退迅速，可造成截瘫等严重后果；②慢性进行型：由于反复微小出血，血块吸收和机化修复，导致瘤体进行性增大，出现缓慢进行性神经功能障碍；③反复发作型：因反复出血或畸

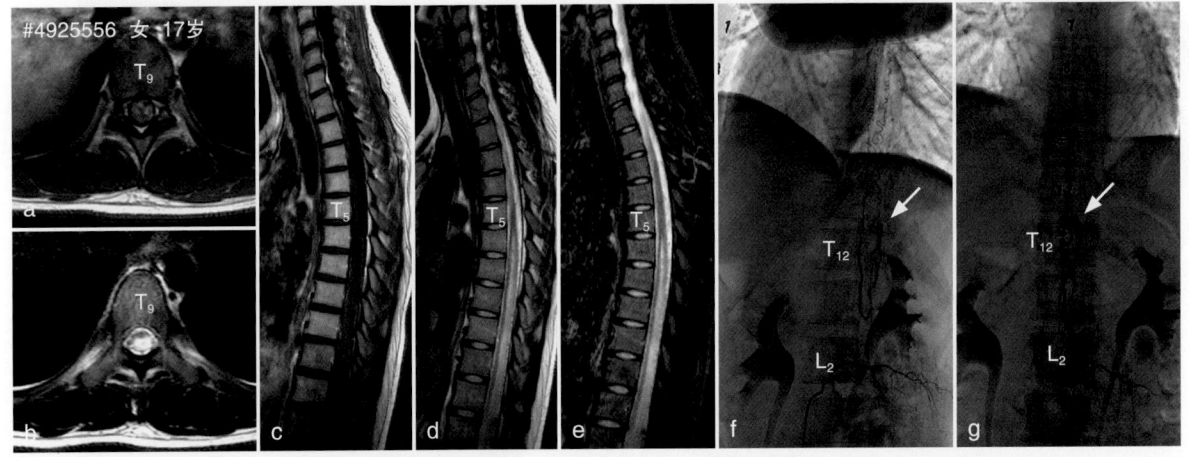

图27-4-4　女（#4925556），17岁，硬脊膜动静脉瘘。自觉双下肢乏力伴行走困难10个月，查全脊柱MRI平扫＋增强示T5以下胸髓明显增粗，脊髓实质信号不均匀（a~e），T2相见条片状高信号（b、d），增强未见明显强化（e），脊髓中央管扩张，脊髓蛛网膜周围可见多发血管流空影。进一步行脊髓DSA示左侧L2水平发出第二腰动脉上见一分支血管走行参与动静脉供血，瘘口位于左侧T12侧前方，可见两支粗大引流静脉向上、下引流，向上至T5水平（f、g）

形血管血栓形成，出现间断性、反复发作性、波浪式加重的脊髓功能障碍。儿童患者急性起病的较成年人多。疼痛和感觉障碍为常见的临床表现，当瘤体出血引发蛛网膜下腔出血或髓内血肿时，进一步加重可导致截瘫。

髓内海绵状血管瘤在 T1WI 上呈低信号或稍高信号，在 T2WI 上呈高低混合信号，增强病灶无强化，有时可有中等强度强化。病灶周围可见环形低密度信号带（为血液分解产物所致），病灶多呈车轮状或网格状改变，病灶周围较少伴发脊髓空洞形成。MRA 对显示脊髓血管畸形的位置有一定价值（图 27-4-5）。

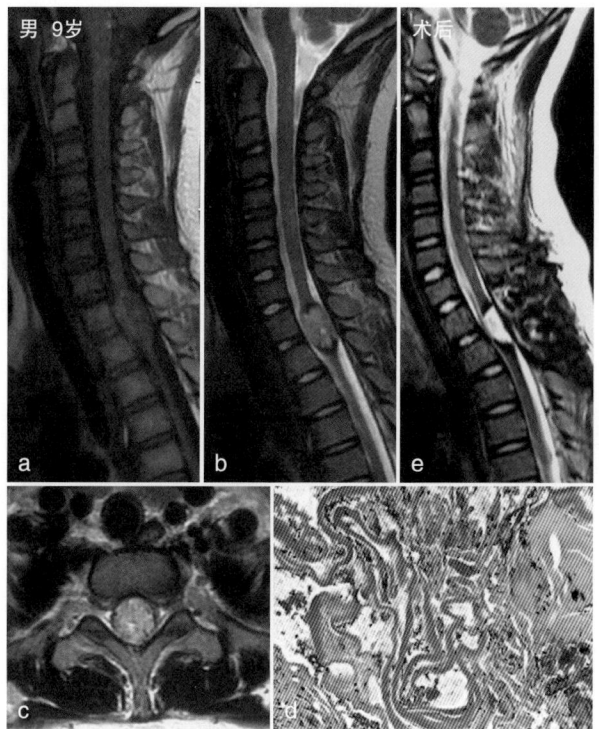

图 27-4-5　男，9 岁，髓内海绵状血管瘤。MRI 矢状位平扫示 T$_1$~T$_2$ 髓内 2cm 占位病变，边界清楚，T1 相呈等信号（a），T2 相呈稍高信号（b），横断位示蛛网膜下腔受压狭窄（c）。术后病理示海绵状血管畸形（d）。术后 MRI 复查示病变切除（e）

髓内海绵状血管瘤的治疗：对于小型无症状的脊髓海绵状血管畸形可采取保守治疗，定期影像学复查。当海绵状血管畸形合并脊髓症状时，可考虑积极手术切除。该类血管畸形的手术相对于动静脉畸形要容易，遵循显微手术操作原则即可，尽量减少脊髓继发性损伤。

参考文献

[1] Zhang L, Qiao G, Yang W, et al. Clinical features and long-term outcomes of pediatric spinal cord cavernous malformation – a report of 18 cases and literature review[J]. Childs Nerv Syst, 2021 Jan;37(1): 235-242.

[2] Ren J, Hong T, Zeng G, et al. Characteristics and long-term outcome of 20 children with intramedullary spinal cord cavernous malformations[J]. Neurosurgery, 2020, 86(6): 817-824.

[3] Hussain I, Parker WE, Barzilai O, et al. Surgical management of intramedullary spinal cord tumors[J]. Neurosurg Clin N Am, 2020, 31(2): 237-249.

[4] Kraal K, Blom T, van Noesel M, et al. Treatment and outcome of neuroblastoma with intraspinal extension: a systematic review[J]. Pediatr Blood Cancer, 2017, 64(8): doi: 10. 1002.

[5] Shweikeh F, Quinsey C, Murayi R, et al. Treatment patterns of children with spine and spinal cord tumors: national outcomes and review of the literature[J]. Childs Nerv Syst, 2017, 33(8): 1357-1365.

[6] Binning M, Klimo P Jr, Gluf W, et al. Spinal tumors in children[J]. Neurosurg Clin NAm, 2007, 18(4): 631-658.

[7] Houten JK, Weiner HL. Pediatric intramedullary spinal cord tumors: special considerations[J]. J Neurooncol, 2000, 47(3): 225-230.

[8] David MS. Spinal tumors in children and adolescents[J]. Neurosurg, 1993, 32(3): 477.

第28章　儿童脊柱感染

朱泽章　张学军　毛赛虎　乔　军

脊柱感染是指脊柱骨性结构、椎间盘、硬膜外间隙以及邻近软组织发生的感染。脊柱感染的可能途径主要有以下几种：①血源性传播，是最常见的传播途径，最主要的原发灶是泌尿生殖道（29%）；其次是软组织感染（19%）、上呼吸道感染（11%）以及其他（41%）。②医源性介入治疗引起。③邻近组织感染，包括贯穿伤、椎间盘手术并发症以及伤口深部感染。脊柱感染最常见的致病菌是金黄色葡萄球菌，其次是表皮葡萄球菌、厌氧菌等。婴幼儿最常见的致病菌是金黄色葡萄球菌、无乳链球菌和大肠杆菌。1岁以上儿童主要致病菌包括金黄色葡萄球菌、化脓性链球菌和流感嗜血杆菌等。患有镰状细胞贫血的患者易并发沙门菌感染。而脊柱感染的耐药菌多为耐甲氧西林金黄色葡萄球菌（methicillin-resistant staphylococcus aureus，MRSA）。

95%的化脓性脊柱感染累及椎体，仅有5%累及附件。儿童椎间盘有血供，细菌可直接播散至椎间盘，引起椎间盘炎。化脓性脊柱感染最常累及腰椎，其次是胸椎和颈椎。化脓性脊柱感染可分为三个阶段：①起始期，为发病后1个月内，主要表现为椎间隙变窄、终板不规则；②进展期，为发病后2个月内，可见骨质破坏、椎体塌陷，可发展为脊柱后凸畸形、脊柱不稳；③愈合期：为发病后8周后，可见硬化骨和新生骨，即使存在脊柱后凸畸形，也已经处于稳定状态。

绝大部分儿童脊柱急性感染可以采取保守治疗，足量、足疗程的抗生素治疗是保守治疗的基础。佩戴支具对于缓解疼痛、局限病灶有一定的意义。对于迁延不愈的、影响脊柱稳定性、影响神经功能的感染需要外科干预。

第一节　椎间盘炎

儿童椎间盘炎主要指儿童腰椎间盘炎，是指累及腰椎椎间隙及椎体终板的炎性疾患，因局部椎间隙破坏、椎体自发融合及疼痛等原因，少数患者可伴有脊柱侧凸，甚至以脊柱侧凸为首诊原因，称为儿童自发性腰椎间盘炎伴发脊柱侧凸（scoliosis secondary to lumbar discitis/spondylodiscitis in children）。儿童自发性椎间盘炎非常少见，发病率约为1∶250 000，仅占骨感染的2%~4%。儿童椎间盘炎有两个发病高峰年龄，第一个发病高峰是幼童（3岁之前），第二个发病高峰为青少年（10岁之后）。目前一致认为本病是自限性疾病，预后一般较好。大多数患者抗生素治疗3周后症状可消失。椎间盘炎症控制后，伴有的脊柱侧凸可改善或消失。

病因学

成人椎间盘没有血管，儿童椎间盘有穿过终板、进入纤维环的血管形成；8岁后这些血管消失，但是椎间盘周围仍然有丰富的吻合血管网，因此自发性椎间盘炎主要见于儿童。目前病因学主要有三大学说：细菌感染、无菌性炎症和自身免疫反应。也有学者推测有病毒参与的可能，还有学者提出创伤可能是发病原因之一，但是真正的发病机制仍不清楚。感染首发于与椎间盘相邻的椎体或终板，直接蔓延造成椎间盘感染。60%的患者血培养可为阳性，Lecouvet通过基因检测发现74%的患者存在细菌感染，主要通过血运进入椎间盘。Ceroni发现很多椎间盘炎患者口咽部可以培养出金氏金氏杆菌，也提供了椎间盘炎感染来源的线索。不同年龄患者的致病菌有所区别，金黄色葡萄球菌主要见于婴幼儿和学龄后儿童，而金氏金氏杆菌主要见于6个月至4岁儿童。泌尿系统感染为常见感染源，其他器官源性感染也有发生。Henton报道了1例12岁儿童，拔牙后出现颈椎椎间盘炎；但是牙源性椎间盘炎发生率极低，文献中也仅有5例报道。真菌也有可能引起椎间盘炎，Diament 报道了 1 例念珠菌引起的婴儿多发性椎间盘炎。感染性椎间盘炎与化脓性骨髓炎常合并发生，文献中常将两者合并讨论，病原菌也相似（表 28-1-1）。Puranen 认为椎间盘胚胎发育成熟后血管退化，无血运，被纤维环包裹与血液循环隔绝，具有抗原基础。纤维环破裂后，椎间盘组织的 I 型胶原、II 型胶原、糖蛋白、软骨终板基质释放，抗原抗体免疫复合物形成，最终发生自身免疫反应性炎症。

表 28-1-1　儿童脊柱感染常见病原菌及相关临床特征	
病原菌	临床特征
金黄色葡萄球菌	80% 的患者发生在出生后 1 个月和学龄后儿童
金氏金氏杆菌	6 个月至 4 岁
凝固酶阴性葡萄球菌，α-溶血性链球菌，肺炎链球菌，革兰氏阴性杆菌	很少发生
结核分枝杆菌	发展中国家多见
布鲁氏菌病	牛羊接触史（我国西北甘肃、青海、宁夏等地多见）
真菌	免疫缺陷人群多见

临床表现

临床表现多不典型，难以早期诊断甚至误诊。学龄前儿童症状往往比较轻微，大多数患者出现低热，神经系统症状少见。Garron 回顾了 42 例平均年龄为 4.6 岁患者的资料，发现只有 6 例患者发热超过 38.5℃，4 例患者出现神经症状。而 Kayser 的 25 例患者主要为非特异性症状，没有患者出现神经症状。50% 的患者有背痛及髋痛，部分患儿伴有腹痛，3 岁以下患儿可主要表现为行走或站立困难。如有神经根激惹，可诉腰疼和腿痛。局部体检可发现椎旁肌痉挛、触痛、强直或腘绳肌紧张，髋部轻度激惹征，直腿抬高试验可阳性，多数儿童没有神经体征。部分患者由于病程迁延，或神经根激惹，可出现止痛性步态，进而导致功能性脊柱侧凸，患者可因脊柱侧凸首诊。由于绝大多数患者症状不典型，大多数患者在发病后 4~6 个月才能诊断。

影像学表现

椎间盘炎主要见于腰椎，胸椎其次，颈椎最少。疾病早期一般没有骨性改变，随着病情进展，可出现椎间隙狭窄，邻近终板锯齿状侵犯，相邻上下椎体扇贝样改变。炎症愈合期相邻椎体自发性融合。少数患者 X 线片可见不规则小角度脊柱侧凸，以较小的 Cobb 角但伴有明显的躯干倾斜为临床特征（图 28-1-2a）。典型 X 线表现为：急性发作期尽管可有正常腰椎前凸的部分丢失（图 28-1-3b），但是一般没有骨性改变；病程 > 1 周时，X 线片可示椎间隙变窄；病程为 3~4 周时，邻近终板锯齿状侵犯；病程更长时，上下椎体发生扇贝样改变；在炎症愈合期，可见持续性椎间隙高度丢失，相邻椎体自发性融合，可伴有继发性椎管狭窄。随着疾病的愈合，极少数患者的椎间隙高度可部分恢复。伴发的脊柱侧凸具有以下特征（图 28-1-1a、图 28-1-2a、图 28-1-3a）：腰弯多见，也有表现为胸弯，Cobb 角较小，旋转小或无旋转，躯干倾斜

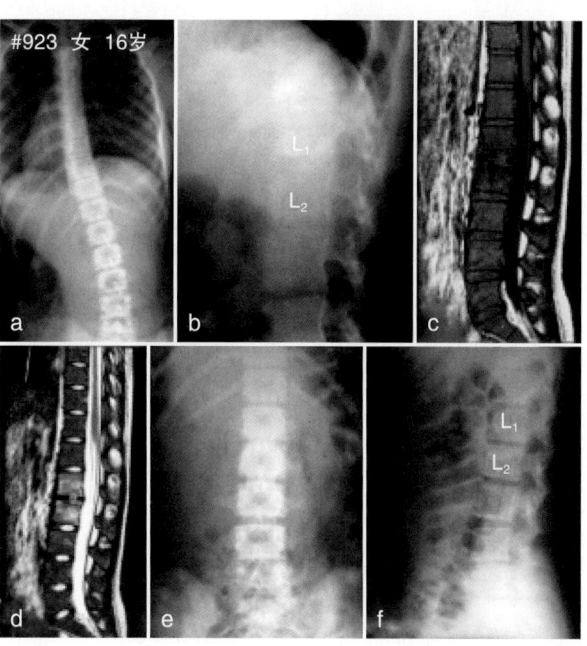

图 28-1-1　女（#923），16 岁，L₁~L₂ 椎间盘炎伴脊柱侧凸。X 线片示不典型脊柱侧凸，Cobb 角虽较小，但躯干左倾明显，伴 L₁~L₂ 椎间隙狭窄（a、b）；MRI T1WI 示 L₁~L₂ 椎间隙轻度变窄，椎体及椎间盘呈低信号改变（c），T2WI 示下终板高信号，椎体不均匀高信号改变，椎间盘中央裂隙消失（d）。经保守治疗椎间盘炎控制后，脊柱侧凸消失，但椎间隙狭窄持续存在（e、f）

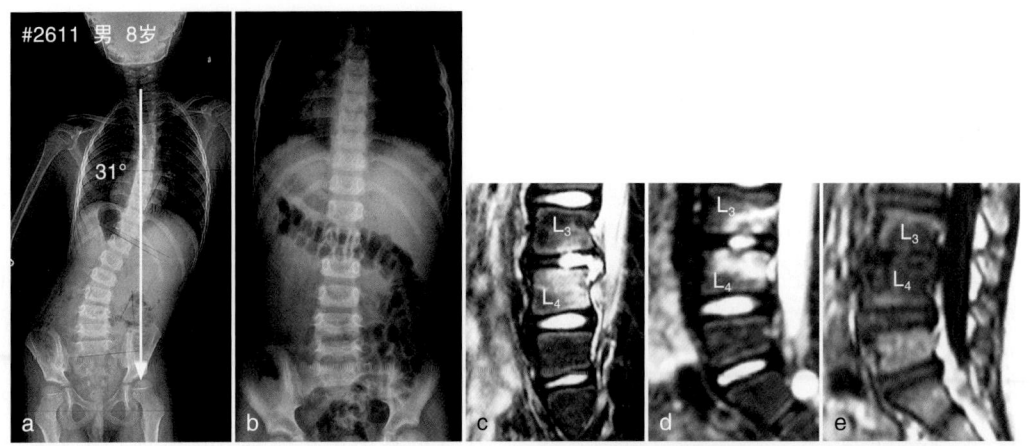

图 28-1-2　男（#2611），8 岁，以脊柱侧凸为首诊，体检发现腰部僵硬、有叩痛；L$_3$~L$_4$ 椎间盘炎伴脊柱侧凸。X 线片示不典型脊柱侧凸，躯干右倾明显（a）；平卧位片上侧凸消失（b）；MRI 示 L$_3$~L$_4$ 椎间隙变窄，T2WI 示下终板高信号，椎体不均匀高信号改变，椎间盘中央裂隙消失（c、d）；T1WI 示椎体及椎间盘呈低信号改变（e）

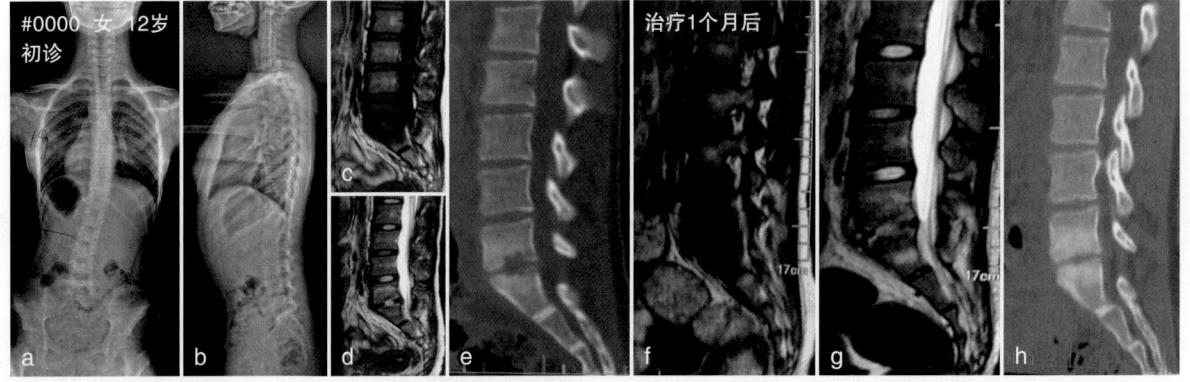

图 28-1-3　女（#0000），12 岁，L$_5$/S$_1$ 椎间盘炎。腰部僵硬、叩痛，站立位全脊柱 X 线正位片示脊柱侧凸、躯干倾斜（a），侧位片示腰椎前凸减少（b）；MRI 示 L$_5$/S$_1$ 椎间隙变窄，T1WI 示椎体及椎间盘呈低信号改变（c），T2WI 示下终板高信号，椎体不均匀高信号改变，椎间盘中央裂隙消失（d）。CT 三维重建 L$_5$/S$_1$ 终板破坏（e）。患者口服抗生素、制动 1 个月，疼痛缓解，MRI T1WI 示椎体及椎间盘仍呈低信号，但是终板形态较前规则（f），T2WI 示下终板及椎体信号较前降低（g）；CT 三维重建示终板破坏好转，椎体密度增加（h）

明显，脊柱侧凸不规则，难以用现有特发性脊柱侧凸的分型方法来进行分型。CT 平扫显示椎体骨性终板不规则破坏。有椎旁脓肿时在椎间盘周围出现与之平行的均匀软组织影，腰大肌肿块以及椎间盘空泡征。MRI 比 X 线片和 CT 更敏感，其敏感性可以达到 96%，特异性达到 93%。MRI 上感染间隙的上下椎体 T1 加权像呈对称性带状低信号，T2 加权像呈对称性带状高信号（图 28-1-3c、d）。轴位片可见椎管周围组织界限不清，椎管内有软组织影突入，层次不清，晚期表现为椎间隙狭窄，椎体边缘因硬化呈低密度影，硬脊膜囊与软组织粘连。

实验室检查

几乎所有患儿红细胞沉降率（ESR）增快、C反应蛋白（CRP）增高，50% 患者血白细胞计数可增高，当感染扩散到椎间隙以外时白细胞会明显升高。CRP 较 ESR 更有诊断价值：ESR 受红细胞数目、大小以及血液黏滞度等影响；而 CRP 为肝脏直接合成，炎症早期即可升高，更能反映感染的时机和程度。细菌感染时 CRP 阳性率可达 80%~90%，而非细菌感染时不明显，可以作为是否为细菌感染以及疗效观察的指标。血培养阳性率很低，使用抗生素后阳性率只有 15%，所以推荐抗生素使用前进行血培养。PCR 检测率要高很多，而且对于特殊感染，如真菌、布鲁氏菌感染等具有独特的鉴别能力。

诊断及鉴别诊断

儿童椎间盘炎的诊断主要依据临床表现及辅助检查，需要和以下几种疾病相鉴别：

1. 脊柱结核　多有低热、盗汗等结核中毒症状，腰背痛较本病轻，患者翻身、行走多无困难。结核菌素试验阳性，全胸片可见结核病灶。椎体前柱损害严重，多伴有脊柱后凸畸形、椎旁或腰大肌脓肿。另外，腰椎结核和椎间盘炎都可导致 ESR 增快、CRP 增高，但腰椎结核主要引起淋巴细胞增多，而椎间盘炎主要引起中性粒细胞升高。影像学上，脊柱结核椎体异常几乎充满整个椎体，而椎间盘炎范围相对较小；脊柱结核椎旁软组织异常常见，而椎间盘炎很少出现；脊柱结核椎体易出现椎体变扁甚至脊柱后凸，椎间盘炎很少有椎体形态改变（图 28-1-4）。

2. 化脓性脊椎炎　严重腰部疼痛，可有寒战、高热及全身中毒症状。椎体骨质破坏，多见于椎体中心，部分有椎体塌陷，易侵犯相邻椎间盘导致椎间隙狭窄，部分可见小片状死骨，可见椎旁脓肿。值得注意的是，感染性椎间盘炎和化脓性脊椎炎常合并发生，有时鉴别存在一定困难，但两者治疗方案基本相同。

3. 嗜酸性肉芽肿　典型表现为椎体溶骨性改变，常对称性扁平塌陷，呈双凹状或扁平椎，伴椎旁软组织阴影。MRI 显示病灶位于椎体内，椎体前后径增大，椎间盘完整，T1WI 上为等信号或者稍低信号，T2WI 上为以高信号为主的混杂信号（图 28-1-5）。

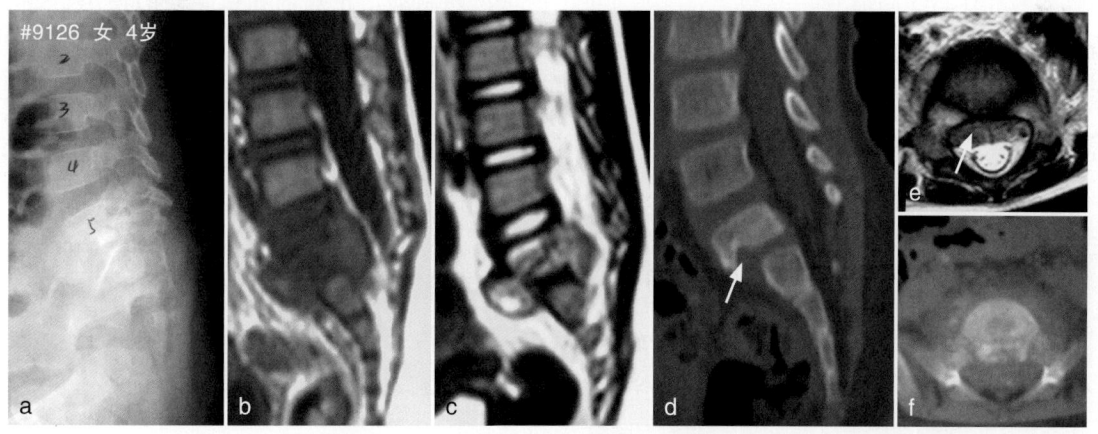

图 28-1-4　女（#9126），4 岁，L₅/S₁ 脊柱结核。X 线片示 L$_5$/S$_1$ 椎间隙变窄（a），T1WI 示椎体及椎间盘呈低信号改变，椎前和椎管内可见脓肿（b），T2WI 示椎体呈高信号改变，脓肿呈混杂信号（c），CT 重建示 L$_5$ 下终板破坏，L$_5$/S$_1$ 节段轻度滑脱（d），横断面 MRI 示椎管内脓肿，硬膜囊受压（e），横断面 CT 示 S$_1$ 椎体破坏和硬化混杂（f）

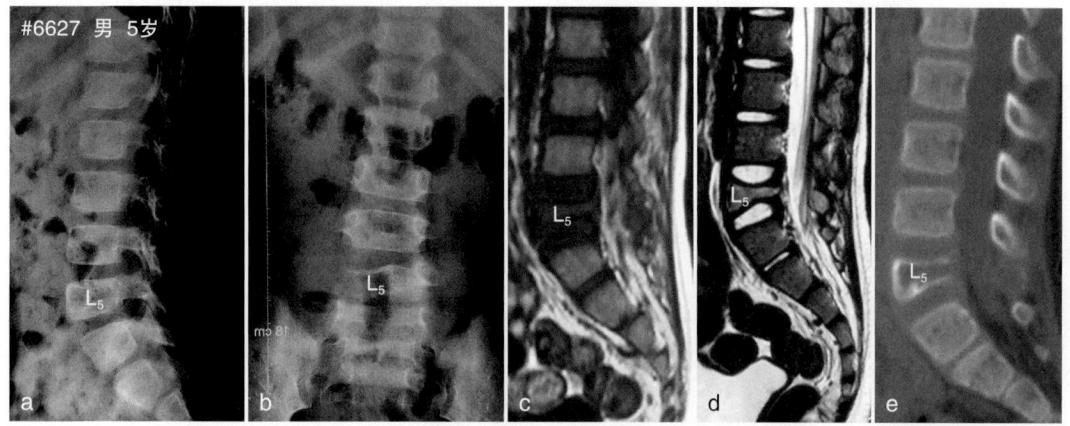

图 28-1-5　男（#6627），5 岁，嗜酸性肉芽肿。X 线片示 L$_5$ 左侧椎弓根破坏、椎体变扁，左侧塌陷（a、b），MRI 示病灶位于椎体内，椎间盘完整，T1WI 上为等信号或者稍低信号，T2WI 上为高信号，椎体呈双凹征（c、d），CT 示椎体变扁，终板完整（e）

4.**特发性脊柱侧凸**　部分儿童椎间盘炎的患者可能仅以脊柱侧凸首诊，此时需要与特发性脊柱侧凸鉴别。青少年特发性脊柱侧凸患者早期很少出现躯干失平衡，而椎间盘炎引起的脊柱侧凸躯干倾斜明显，追问病史，可发现有腰部疼痛，活动受限；青少年特发性脊柱侧凸卧位下侧凸减小不明显，而椎间盘炎引起的侧凸卧位下侧凸明显减小，甚至消失（图 28-1-2b）；青少年特发性脊柱侧凸弯的跨度也没有椎间盘炎源性侧凸那么大。

5.**终板炎**　可能与"创伤"有关，但不少儿童并不能提供明确的外伤史，仅表现为某次"运动"后的腰痛，X 线平片可能表现有椎体楔形变，终板不规则改变，更可能是一种伴随的先天性改变，创伤只是导致疼痛的诱因，MRI 表现与儿童椎间盘炎很类似，常表现为 T1WI 和 T2WI 上低信号（图 28-1-6b、c），而儿童椎间盘炎患者 MRI 表现为 T1WI 低信号和 T2WI 高信号。

6.**孤立性硬膜外脓肿**　患者通常无椎间盘以及终板破坏，脓肿通常位于硬膜背侧，神经症状重，脓肿可以迁延多个椎体。MRI 上表现为 T1WI 低信号，T2WI 高信号（图 28-1-7），患者常有其他部位感染病史（如牙周炎等），病程进展快，全身感染症状重，早期出现脊髓压迫症状。

7.**椎间盘钙化**　椎间盘钙化也可表现为腰背部局部疼痛，患者可有轻度侧凸（图 28-1-8a），CT 可见椎间盘内有钙化影，终板可见破坏（图 28-1-8c、d），磁共振上 T1WI 和 T2WI 均呈低信号影（图 28-1-8e、f）。椎间盘钙化病因不明，有些学者认为可能与创伤和钙化相关，椎间盘感染终末期可能表现为钙化。

治疗

儿童椎间盘炎主要采用保守疗法，如卧床休息，外制动，止痛剂和抗生素的使用。经验性广谱抗生素治疗应包括有效的抗葡萄球菌的抗生素。

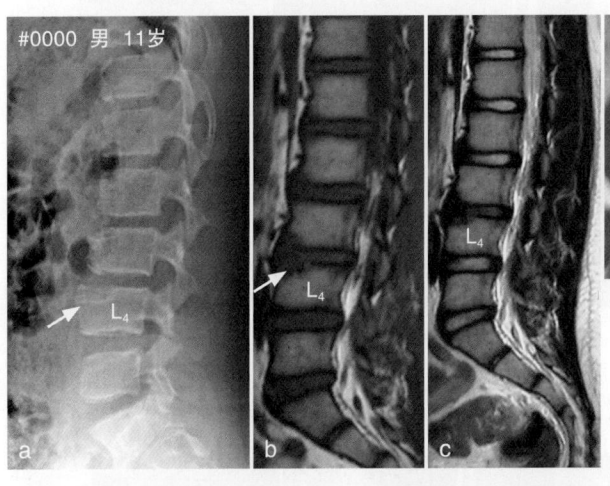

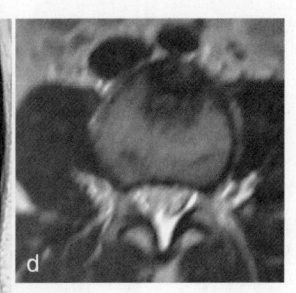

图 28-1-6　男（#0000），11 岁，过度运动后持续存在腰部疼痛。X 线片上可以见 L₄ 终板不规则，骨质似有缺损（a），但 MRI 上并没有显示 L₄ 骨质缺损，T1WI 和 T2WI 上低信号，可能与生长板的慢性损伤有关（b~d）

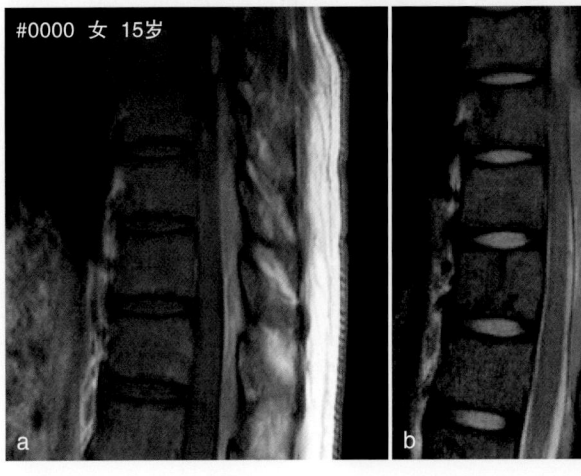

图 28-1-7　女（#0000），15 岁，截瘫伴高热。MRI 上可见硬膜背侧多节段脓肿，脊髓受压明显（a、b）

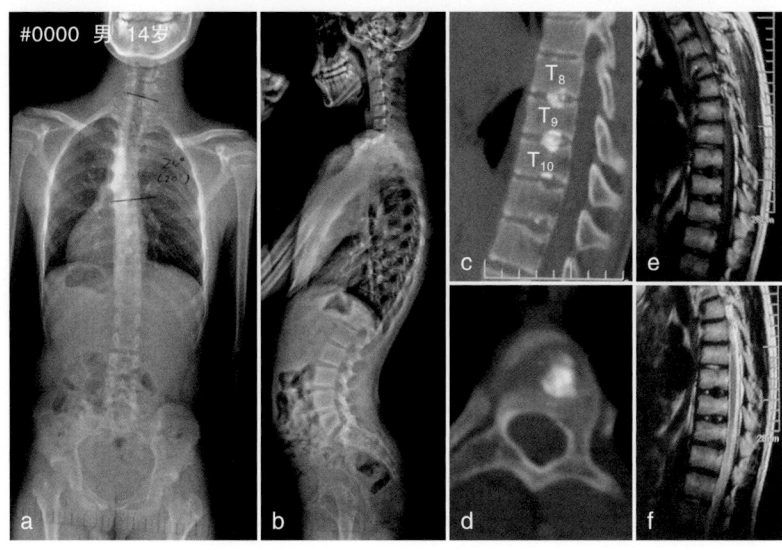

图 28-1-8 男（#0000），14 岁，胸椎间盘钙化。站立位全脊柱 X 线正位片示胸椎轻度左侧凸，为不典型上胸弯（a、b），CT 示 T_8~T_{10} 椎间盘钙化影，上下终板多发性破坏（c、d），MRI T1WI 和 T2WI 均显示钙化灶为低密度影（e、f）

金黄色葡萄球菌感染最常见，推荐使用第三代头孢加克林霉素或者苯唑西林联合使用（图 28-1-3）。抗生素治疗总疗程一般为 4~6 周，先使用抗生素静脉滴注，症状缓解后改用口服给药。当患者伴有硬膜外脓肿、进行性神经功能下降可以考虑行后路或前路的感染清创术。伴有的脊柱侧凸通常不需要手术矫正，如原发病治愈后侧凸还存在，可按特发性脊柱侧凸的处理原则进行规范化支具治疗。

参考文献

[1] Ferri I, Ristori G, Lisi C, et al. Characteristics, management and outcomes of spondylodiscitis in children: a systematic review[J]. Antibiotics (Basel), 2020, 31, 10(1): 30.

[2] Bianchini S, Esposito A, Principi N, et al. Spondylodiscitis in paediatric patients: the importance of early diagnosis and prolonged therapy[J]. Int J Environ Res Public Health, 2018, 15(6): 1195.

[3] Afshari FT, Rodrigues D, Bhat M, et al. Paediatric spondylodiscitis: a 10-year single institution experience in management and clinical outcomes[J]. Childs Nerv Syst, 2020, 36(5): 1049-1054.

[4] Kasalak Ö, Wouthuyzen-Bakker M, Adams HJA, et al. CT-guided biopsy in suspected spondylodiscitis: microbiological yield, impact on antimicrobial treatment, and relationship with outcome[J]. Skeletal Radiol, 2018, 47(10): 1383-1391.

[5] Mohanty CB, Fieggen G, Deopujari CE. Pediatric spinal infections-a review of non-tuberculous infections[J]. Childs Nerv Syst, 2018, 34(10): 1947-1956.

[6] Dayer R, Alzahrani MM, Saran N, et al. Spinal infections in children: a multicentre retrospective study[J]. Bone Joint J, 2018, 100-B(4): 542-548.

[7] Dubnov-Raz G, Ephros M, Garty BZ, et al. Invasive pediatric Kingella kingae Infections: a nationwide collaborative study[J]. Pediatr Infect Dis J, 2010, 29(7): 639-643.

[8] Fernandes Machado SA, Ferreira Freitas JM, Alegrete da Silva NP, et al. Spondylodiscitis by Kingella kingae: an emerging pathogen in an older pediatric population[J]. Pediatr Infect Dis J, 2017, 36(11): 1096-1097.

[9] Al-Qwbani M, Jiang N, Yu B. Kingella kingae-associated pediatric osteoarticular infections: an overview of 566 reported cases[J]. Clin Pediatr (Phila), 2016, 55(14): 1328-1337.

[10] Coulin B, Demarco G, Spyropoulou V, et al. Osteoarticular infection in children[J]. Bone Joint J, 2021, 103-B(3): 578-583.

[11] Kang HM, Choi EH, Lee HJ, et al. The Etiology, clinical presentation and long-term outcome of spondylodiscitis in children[J]. Pediatr Infect Dis J, 2016, 35(4): e102-106.

[12] Chandrasenan J, Klezl Z, Bommireddy R, et al. Spondylodiscitis in children: a retrospective series[J]. J Bone Joint Surg Br, 2011, 93(8): 1122-1125.

[13] Waizy H, Heckel M, Seller K, et al. Remodeling of the spine in spondylodiscitis of children at the age of 3 years or younger[J]. Arch Orthop Trauma Surg, 2007, 127(6): 403-407.

[14] Fernandez M, Carrol CL, Baker CJ. Discitis and vertebral osteomyelitis in children: an 18-year review[J]. Pediatrics, 2000, 105(6): 1299-1304.

[15] Pizzol A, Bramuzzo M, Pillon R, et al. Torticollis as the presenting sign of cervical spondylodiscitis[J]. Pediatr Emerg Care, 2016, 32(12): 863-864.

第二节 化脓性椎体骨髓炎

儿童椎体骨髓炎较椎间盘炎更为少见，占全部儿童骨髓炎患者的 1%~2%。平均发病年龄为 6~9 岁，主要集中在下胸椎和腰椎。与椎间盘炎相比，椎体骨髓炎全身症状更加明显。

病因学与发病机制

任何菌血症均可引起血源性椎体骨髓炎，与泌尿道感染有较大相关性。其感染途径可能有以下两种：①通过椎旁静脉扩散至椎体；②通过椎旁动脉和椎体滋养动脉进入椎体。椎体骨髓炎常和椎间盘炎伴发。不同年龄儿童椎体感染和椎间盘感染的先后次序有所差别。低龄儿童多为致病菌从远隔器官首先侵犯椎间盘，然后通过终板感染椎体。大龄儿童和青少年的感染则起源于椎体，随后侵犯椎间盘。这种差异可能是由椎间盘和椎体发育过程中血管长入的差别引起的。7 岁前的儿童终板有血供，致病菌可能定植在椎间盘，而后侵犯终板和椎体，很少向椎旁和椎管内蔓延。而大龄儿童和青少年软骨下海绵状骨有终末动脉血供，细菌可在此定植、繁殖，引起骨坏死，继而引发椎体骨髓炎，病原菌直接侵犯终板和椎间盘。小于 1 个月的幼儿和大龄儿童 80% 的病原菌为金黄色葡萄球菌，6 个月至 4 岁的儿童致病菌多为金氏金氏杆菌，其他相对少见的病原菌为凝固酶阴性葡萄球菌、α - 溶血性链球菌、肺炎链球菌以及革兰氏阴性杆菌等。真菌感染多见于免疫缺陷儿童。其致病菌谱基本与椎间盘炎一致（表 28-1-1）。

临床表现

椎体脊椎炎可分为三期：急性期（<3 周）、亚急性期（3 周至 3 个月）、慢性期（>3 个月）。急性期多表现为发热、疼痛、活动受限、肌肉痉挛、髋关节屈曲、腘绳肌紧张以及腰椎前凸消失等。而亚急性或慢性患者表现不典型，可能只有局部疼痛。幼儿椎体骨髓炎症状较重，会表现出拒绝行走、后背疼痛僵直、哭闹以及发热等，同时合并脓毒血症和椎体破坏。学龄前儿童的症状较轻，主要表现为低热，很少出现神经症状。幼儿椎体骨髓炎患者询问病史和体格检查依从性差，但是其有特殊的临床特征，可帮助诊断，表现为：①拒绝行走或坐下；②后背疼痛、僵直；③哭闹不安。儿童椎体骨髓炎在腰椎最常见（61%），胸椎其次（28%），胸腰段和腰骶段各占 9.4%，颈椎约占 6.3%。

影像学表现

X 线早期无特征性表型，2~4 周后可出现椎间隙狭窄以及椎体干骺端出现溶骨性病灶并累及终板。2~3 个月后可出现反应骨、骨硬化甚至出现进行性骨破坏、塌陷以及后凸。CT 也无法提供特异性的信息，但是可以比 X 线更早提示骨破坏。骨扫描有很好的诊断价值，其在发病 1~2 天内即能显示病变，但是有一定的放射性。MRI 具有很好的敏感性（96%）和特异性（93%），可以早期诊断椎体骨髓炎，能够清楚地显示周围结构。椎体脊髓炎患者 MRI 显示 T1 相椎体终板低信号，T2 相高信号，部分患者可出现椎体周围脓肿（图 28-2-1d、e）。而慢性椎体骨髓炎患者 T1 相低信号，T2 相无特异性，随病变成分不同而改变。

实验室检查

白细胞计数、ESR、CRP 等非特异性指标可以提供感染的线索。但是白细胞计数敏感性较低，只有不到一半的患者出现白细胞计数升高；ESR 敏感性较高，但是容易受其他因素影响，特异性不高。CRP 敏感性和特异性与 ESR 相似，但是能够及时评估感染控制情况。血培养敏感性也不理想，对于已使用抗生素的患者敏感性更低。PCR 技术

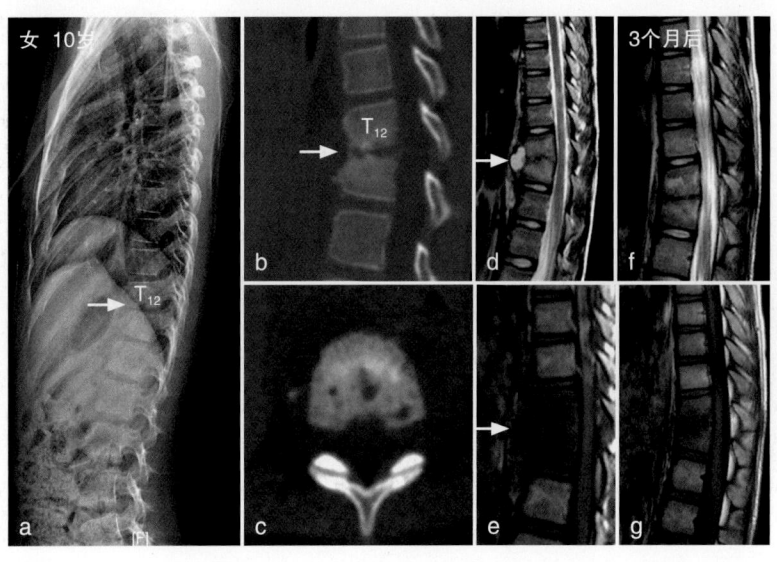

图 28-2-1 女，10 岁，化脓性椎体骨髓炎。T_{12}/L_1 间隙变窄，终板破坏（a~c）；MRI 显示 T1 相上椎体呈低信号改变，T2 相上呈高信号改变，椎体前可见脓肿（d、e）。予以抗生素治疗、卧床制动 3 个月后脓肿消失（f、g）（此病例由周初松提供）

可以有效地鉴定出致病菌，使得病原菌的检出率显著提高。

诊断及鉴别诊断

椎体骨髓炎主要与椎间盘炎、脊柱结核鉴别。儿童椎间盘炎的患者常表现为低热和较少的全身症状，椎体骨髓炎患者则更多表现为高热和疾病面容。另外，儿童椎间盘炎在儿童早期发病率较高，而椎体骨髓炎在青少年期是发病高峰期。另外，椎体骨髓炎在小于 3 岁的患者中少见，而儿童椎间盘炎在 8 岁以上儿童少见。脊柱结核患者多有低热、盗汗等结核中毒症状，腰背痛较本病轻，患者翻身、行走多无困难。结核菌素试验阳性，全胸片可见结核病灶。椎体前柱损害严重，多伴有脊柱后凸畸形、椎旁或腰大肌脓肿，脓肿内常见钙化灶（图 28-2-2）。

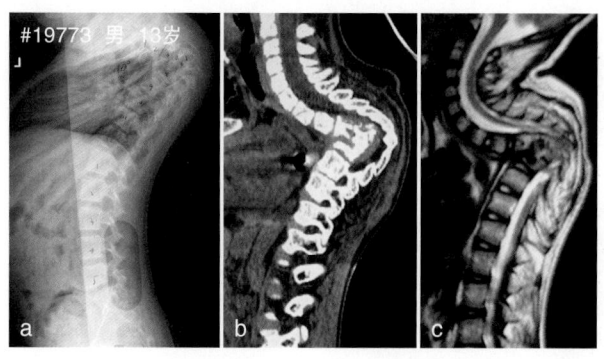

图 28-2-2　男（#19773），13 岁，T$_5$ 结核伴椎管内脓肿，X 线侧位片上 T$_5$ 楔形变（a），CT 上可见 T$_5$ 椎体严重破坏，椎管内脓肿可见钙化灶（b），MRI 见椎管内脓肿压迫脊髓（c）

治疗

椎体骨髓炎以保守治疗为主，足量、足疗程的抗生素治疗是保守治疗的基础。治疗前穿刺活检可确定病原体，指导抗生素的使用。目前推荐静脉足量使用抗生素 6 周，然后改为口服抗生素直至痊愈。由于儿童患者血培养细菌检出率低，很多学者提出早期经验性用药，由于金黄色葡萄球菌感染最常见，故推荐使用第三代头孢加克林霉素或者苯唑西林联合使用。佩戴支具可以缓解疼痛、预防脊柱畸形以及防止神经功能受损。支具至少佩戴 10～12 周，或者至实验室检查阴性和临床症状缓

解。也有学者认为肠源性细菌应该适当延长静脉抗生素的使用时间，一项研究发现大肠杆菌性椎体脊髓炎患者出现其他系统感染风险更大，这些患者推荐使用静脉抗生素 8 周。耐甲氧西林金黄色葡萄球菌患者感染复发率较高，感染该细菌的患者也推荐延长静脉抗生素使用时间至 8 周。对于选用何种抗生素治疗耐甲氧西林金黄色葡萄球菌性椎体骨髓炎，Rangaraj 认为达托霉素较万古霉素效果更好。达托霉素治疗后复发率仅为 3%，而使用万古霉素复发率高达 30%。

当保守治疗效果不佳、神经功能受损加重或者出现明显的椎体破坏以及脊柱畸形时，需要进行手术治疗。手术需要清除坏死组织、引流脓肿、维持脊柱稳定性。当出现神经症状时，需要行减压术挽救神经功能。至于是否行手术减压的同时行内固定术，虽有争议，但目前认为减压的同时行内固定术可以减少再手术率，单纯减压再手术率达 42%，而减压加内固定再手术率为 16%。之前有学者认为使用内固定可能增加术后感染的发生率，然而近来的研究表明只要病灶清除彻底，并不会增加内固定相关感染的发生率。

参考文献

[1] Holzmann J, Pam S, Clark G. Difficulties in diagnosing vertebral osteomyelitis in a child[J]. BMJ Case Rep, 2021, 14(1): e236037.

[2] Dunphy L, Iyer S, Brown C. Rare cause of back pain: staphylococcus aureus vertebral osteomyelitis complicated by recurrent epidural abscess and severe sepsis[J]. BMJ Case Rep, 2016, 2016: bcr2016217111.

[3] McHenry MC, Duchesneau PM, Keys TF, et al. Vertebral osteomyelitis presenting as spinal compression fracture. Six patients with underlying osteoporosis[J]. Arch Intern Med, 1988, 148(2): 417-423.

[4] Ujigo S, Kishi K, Imada H, et al. Upper cervical osteomyelitis with odontoid process destruction treated with a halo vest in a child: a case report[J]. Spine Surg Relat Res, 2020, 4(3): 287-289.

[5] Kuklo TR, Potter BK, Bell RS, et al. Single-stage treatment of pyogenic spinal infection with titanium mesh cages[J]. J Spinal Disord Tech, 2006, 19(5): 376-382.

[6] Epstein N. Diagnosis, and treatment of cervical epidural abscess and/or cervical vertebral osteomyelitis with or without retropharyngeal abscess;a review[J]. Surg Neurol Int, 2020, 11: 160.

[7] Cohen LL, Shore BJ, Williams KA, et al. Diagnosing and treating native spinal and pelvic osteomyelitis in adolescents[J]. Spine Deform, 2020, 8(5): 1001-1008.

[8] Patel AA, Madigan L, Poelstra KA, et al. Acute cervical osteomyelitis and prevertebral abscess after routine tonsillectomy. Spine J, 2008, 8(5): 827-830.

[9] Williams N, Cooper C, Cundy P. Kingella kingae septic arthritis in children: recognising an elusive pathogen[J]. J Child Orthop, 2014, 8(1): 91-95.

[10] Chakladar D, Mondal RK, Sabui TK, et al. Musculoskeletal

manifestations in pediatric patients infected with human immunodeficiency virus: Developing country perspective. Eur J Rheumatol, 2019, 6(1): 7-11.

[11] Czuczman GJ, Marrero DE, Huang AJ, et al. Diagnostic yield of repeat CT-guided biopsy for suspected infectious spondylodiscitis[J]. Skeletal Radiol, 2018, 47(10): 1403-1410.

[12] Kopsidas I, Margariti R, Gavra M, et al. An 11-year-old male with vertebral osteomyelitis and a earaspinal abscess. Pediatr Infect Dis J, 2018, 37(12): e341-343.

[13] Rafferty JR, Janopaul-Naylor E, Riese J. Torticollis and fever in a young boy: a unique presentation of cat-scratch disease with vertebral osteomyelitis and epidural phlegmon[J]. Pediatr Emerg Care, 2017, 33(12): e164-166.

[14] Palmer V, Cohen RB, Braffman B, et al. Delayed osteomyelitis resulting from an extension injury of the cervical spine: case report[J]. J Neurosurg Pediatr, 2017, 20(4): 388-392.

[15] Park H, Byeon HK, Kim HS, et al. Odontoid osteomyelitis with atlantoaxial subluxation in an infant[J]. Eur Spine J, 2017, 26(Suppl 1): 136-140.

第三节　儿童自发性椎管内脓肿

椎管内脓肿在临床上较少见，儿童椎管内脓肿发生率更低。与成人相比，儿童主诉不清、体格检查不配合，且早期一些症状如发热并不具有特异性，容易出现误诊、漏诊，至晚期出现典型的表现时，已造成神经功能严重受损，甚至不可逆损伤。早期诊断、早期干预是降低致残率和死亡率的关键。

流行病学和分类

椎管内脓肿的发病率逐年上升，在20世纪80年代，为（0.4~2）/10 000，到2003年统计的住院患者发病率增加到1.68/10 000，2012年的一项大型研究显示，住院患者发病率已经上升到4/10 000。发病率持续上升的最主要因素是诊断标准的变化以及影像学技术的发展，使得疾病的检出率更高。按照椎管内脓肿发生的位置，椎管内脓肿可分为硬膜外脓肿、硬膜下脊髓外脓肿及脊髓内脓肿，以硬膜外脓肿最多见，发病率在（1~2）/10 000。硬膜下脊髓外脓肿及脊髓内脓肿的发生率较低，一项研究回顾1979—1997年公开发表的英文文献，仅发现25例脊髓内脓肿的报道，其中8例患者为儿童，年龄在11个月至18岁之间，绝大多数患者小于5岁。

病原学和发病机制

在抗生素大规模使用前，一半以上的感染来自血源性感染，20%的患者合并肺部感染，其他感染包括泌尿系统感染和软组织感染等。抗生素大规模使用后，血源性感染不足10%。硬膜下脓肿与脊髓内脓肿的感染来源也有所区别，硬脊膜下脓肿多来源于皮肤窦道的感染，血源性感染较为少见，而脊髓内脓肿多为血源性感染引起。儿童患者的椎管内脓肿与皮毛窦有较大关系。儿童先天性皮毛窦常合并脊柱裂与椎管内相通，由于儿童常出现大小便污染，加之不注重清洁卫生，容易继发皮肤、皮下及椎管内感染。文献报道，通入椎管内的皮肤窦道60%可继发中枢感染，25%可并发椎管内脓肿。椎管内脓肿的致病菌主要为金黄色葡萄球菌，其次为大肠杆菌、表皮葡萄球菌及溶血性链球菌等；超过50%的患者为多重细菌感染。儿童脊髓内脓肿主要致病菌为大肠杆菌，Barbarawi报道了4例儿童脊髓内脓肿，患者平均年龄2.2岁，全部为大肠杆菌感染。

临床表现

与其他感染相似，椎管内脓肿的临床表现主要为全身感染及中毒症状，如高热、寒战；血常规检查白细胞计数明显升高，白细胞计数常大于 $20.0 \times 10^9/L$，甚至会高达 $40.0 \times 10^9/L$，发病早期即可出现。其他感染指标，如ESR、CRP、降钙素原等均可升高。患者常出现神经刺激症状，表现为脊柱局部异常疼痛、压痛明显、体位固定、拒绝搬动等。感染炎症的免疫反应和脓液占位的机械压迫对神经系统的刺激是局部症状出现的主要原因。脓肿占位扩大压迫脊髓将造成脊髓损伤，患者可出现感觉、肌力减退甚至截瘫。脓肿播散，造成全身多器官感染，尤其是中枢神经感染后死亡率极高。既往研究发现，椎管内脓肿死亡率为3.58%，8.51%的患者出现截瘫。根据病程和脊髓受压状况，椎管内脓肿可分为三期：①一般症状期：腰背痛，脊柱有压痛和叩击痛，脊柱活动受限，有发冷、发热、全身不适等症状。②不完全麻痹期：有神经根性痛，肌力、括约肌及感觉功能减退。③完全麻痹期：感觉、运动完全消失，腱反射亢进或消失，病理反射阳性或引不出，大小便失禁等。

影像学表现

脓肿常发生于胸段和腰段，硬膜外感染以上胸段和中胸段硬膜外腔的后方和侧方多见；脊髓内脓肿以胸段脊髓后份多见。脓肿常迁延多个节段，局限性脓肿极为罕见。既往研究认为，胸段较长，发生感染的概率大；另外，胸腰段脊髓解剖结构较为复杂，由于 $T_4 \sim T_8$ 和 $L_3 \sim S_4$ 硬膜外间隙变宽，宽大的间隙内有丰富的脂肪组织及静脉丛，局部抵抗力弱，静脉血流缓慢，细菌易于滞留，因此容易引起化脓感染。X 线和 CT 对于椎管内脓肿诊断价值有限，仅当出现骨破坏或椎管扩张时才有一定的价值。MRI 是椎管内脓肿诊断的金标准，T1 加权像信号减弱，T2 加权像信号增强；强化后成像可以分辨出各种类型感染灶，T1 加权高信号区是肉芽组织，中央低信号、周围有高信号晕环是脓肿的表现（图 28-3-1）。

诊断及鉴别诊断

　　儿童患者发病急，变化快，病史询问困难，误诊率较高。椎管内脓肿最主要是与椎管内肿瘤鉴别。椎管内脓肿患者起病急，出现高热、寒战等全身感染及中毒症状，MRI 强化可以出现脓肿特异性的中央低信号、周围高信号晕环特征。椎管内肿瘤患者一般没有发热、疼痛、活动受限等症状，大多数患者为突发瘫痪后发现。T1WI 与 T2WI 一般均为等信号（图 28-3-2）。此外，少数患者会出现与急腹症相似的体征，由于神经根受炎性刺激，患者感胸腹部及下肢放射痛，在相应病变部位有明显的局部压痛。体格检查时应该仔细检查腰背部体征和神经功能状况。对于合并皮毛窦、表皮样囊肿等先天性异常的儿童，起病急，有发热、寒战，白细胞计数升高，数小时或数日内发生严重胸背疼痛、局部皮肤红肿，甚至出现脊髓功能障碍的应该首先考虑椎管内脓肿。

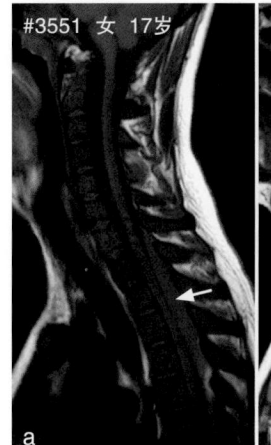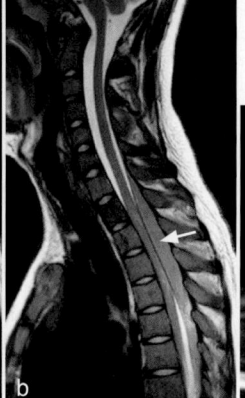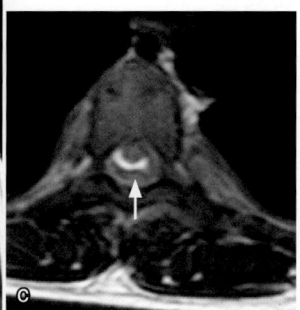

图 28-3-1　女（#3551），17 岁，牙周脓肿术后伴发败血症。矢状面 MRI 显示 $T_1 \sim$ T_5 硬膜背侧长节段脓肿，脊髓背侧受压明显（箭头），但椎间盘高度和信号正常，T1WI 示脓肿呈均一的低信号改变（a），T2WI 示脓肿呈混杂的高信号改变（b），横断面 MRI 显示脓肿压迫脊髓（c）

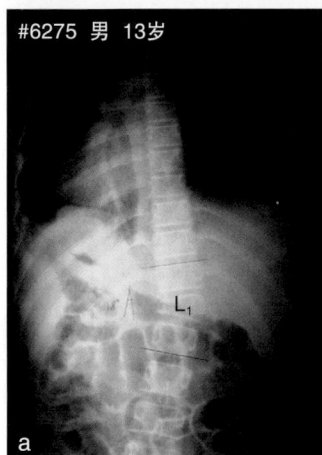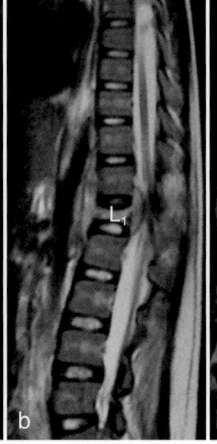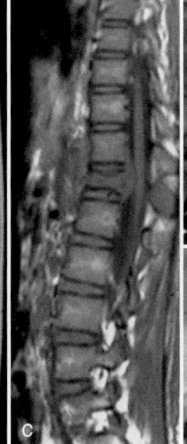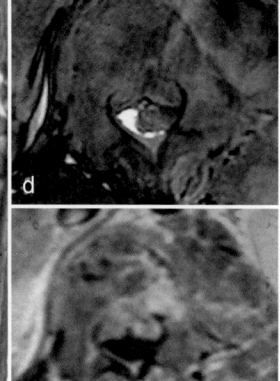

图 28-3-2　男（#6275），13 岁，淋巴瘤合并脊柱侧凸。正位 X 线片上可见 L_1 椎体破坏，脊柱侧凸（a）；T1WI、T2WI 以及增强像上肿瘤均呈等信号（b~e）

治疗

早期足量、足时使用敏感抗生素是治疗的关键，椎管内脓肿的主要致病菌为金黄色葡萄球菌和大肠杆菌，临床多选用万古霉素＋磷霉素或万古霉素＋第三代头孢菌素。静脉抗生素至少使用 4～6 周，之后患者还需要口服抗生素 2～3 个月，根据症状、体征和影像学表现决定是否增加疗程。对于出现神经症状且进行性加重的患者，需要尽早手术干预。病灶若为脓肿，手术以脓液清除引流为主，减压范围不用太大；若病灶已经发展为肉芽肿，手术以减压为主，减压范围应该扩大，因为肉芽肿紧紧黏附在硬膜难以清除，勉强清除会造成硬膜破裂，引起硬膜内感染，甚至颅内感染。早期手术可以最大程度挽救神经功能。既往研究表明瘫痪时间在 2 小时以内者，神经功能恢复满意，大于 36 小时则效果差，而完全瘫痪 48 小时后手术仅能挽救患者生命，无法恢复神经功能。儿童患者神经功能恢复能力较成人好。

对于皮毛窦等与椎管相通的先天性畸形，多数学者倡导早期手术切除，以降低神经损害和椎管内脓肿的发生风险。而对于已经发生椎管内脓肿的患者是否需要在引流、减压的同时切除病灶仍然存在争议。一项涉及 10 150 例患者的大型研究发现，早期行脓肿引流加病损切除增加了手术并发症的发生率。因此，大多数学者认为，对于合并椎管内感染的皮毛窦患者，尤其是儿童患者，早期手术应该以引流、减压为主，最大限度减少椎板切除的范围，以降低对生长的干扰和降低手术并发症的发生率。椎板切除范围不宜过大，切除一个椎板后，可以将引流管轻柔地置入硬膜外腔，即可达到很好的引流效果。对于脊髓内脓肿，则提倡早期切开脊髓，引流脓肿，最大限度控制感染，挽救神经功能。

椎管内脓肿整体手术疗效满意，一项涉及 10 150 例患者的大型研究发现，患者总体死亡率为 3.58%，术后半身瘫的发生率为 0.59%，四肢瘫发生率为 4.73%，截瘫发生率为 8.51%，单个肢体瘫痪发生率为 0.16%。

参考文献

[1] Wiedau-Pazos M, Curio G, Grüsser C. Epidural abscess of the cervical spine with osteomyelitis of the odontoid process[J]. Spine (Phila Pa 1976), 1999, 24(2): 133-136.

[2] Suchomel P, Buchvald P, Barsa P, et al. Pyogenic osteomyelitis of the odontoid process: single stage decompression and fusion[J]. Spine (Phila Pa 1976), 2003, 28(12): E239-244.

[3] Chang WC, Tsou HK, Kao TH, et al. Successful treatment of extended epidural abscess and long segment osteomyelitis: a case report and review of the literature[J]. Surg Neurol, 2008, 69(2): 117-120.

[4] Wong M, Williams N, Cooper C. Systematic review of Kingella kingae musculoskeletal infection in children: epidemiology, impact and management strategies[J]. Pediatric Health Med Ther, 2020, 11: 73-84.

[5] Bevan R, Leach P. Infected congenital cervical dermal sinuses leading to spinal cord abscess: two case reports and a review of the literature[J]. Childs Nerv Syst, 2021, 37(1): 225-228.

[6] Ramesh VG, Karthikeyan KV, Kitchanan S, et al. Holocord abscess in association with congenital dermal sinus[J]. J Pediatr Neurosci, 2013, 8(3): 198-200.

[7] Singh I, Rohilla S, Kumar P, et al. Spinal dorsal dermal sinus tract: an experience of 21 cases[J]. Surg Neurol Int, 2015, 6(Suppl 17): 429-434.

[8] Tisdall MM, Hayward RD, Thompson DN. Congenital spinal dermal tract: how accurate is clinical and radiological evaluation?[J]. J Neurosurg Pediatr, 2015, 15(6): 651-656.

[9] Radmanesh F, Nejat F, El Khashab M. Dermal sinus tract of the spine[J]. Childs Nerv Syst, 2010, 26(3): 349-357.

[10] Kanev PM, Park TS. Dermoids and dermal sinus tracts of the spine[J]. Neurosurg Clin N Am, 1995, 6(2): 359-366.

[11] Al Barbarawi M, Khriesat W, Qudsieh S, et al. Management of intramedullary spinal cord abscess: experience with four cases, pathophysiology and outcomes[J]. Eur Spine J, 2009, 18(5): 710-717.

[12] Verdier EP, Konsol O, Portillo S. Intramedullary cervical abscess mimicking a spinal cord tumor in a 10-year-old girl: a case-based review[J]. Childs Nerv Syst, 2018, 34(11): 2143-2147.

[13] Morandi X, Mercier P, Fournier HD, et al. Dermal sinus and intramedullary spinal cord abscess. Report of two cases and review of the literature[J]. Childs Nerv Syst, 1999, 15(4): 202-206;discussion 207-208.

[14] Hung PC, Wang HS, Wu CT, et al. Spinal intramedullary abscess with an epidermoid secondary to a dermal sinus[J]. Pediatr Neurol, 2007, 37(2): 144-147.

[15] Farber SH, Murphy KR, Suryadevara CM, et al. Comparing outcomes of early, late, and non-surgical management of intraspinal abscess[J]. J Clin Neurosci, 2017, 36: 64-71.

第四节　脊柱结核

结核病是由结核分枝杆菌（mycobacterium tuberculosis，TB）引起的一种慢性传染病，主要通过飞沫传播引起肺结核，也可通过血液系统或淋巴系统侵犯人体其他器官，引起肺外结核。骨与关节结核是最常见的肺外结核，约占肺外结核的 19%，主要传播途径是继发于肺结核的血行传播，潜伏期较长，早期诊断困难。脊柱结核占所有骨与关节结核的 50% 左右，其中胸椎结核占 40%～50%，腰椎结核占 35%～45%，颈椎结核占 10%，骶尾椎较少见。脊柱椎体结核的发生率（99%）远远高于附件结核的发生率（1%）。

流行病学

脊柱结核的高发生率主要与下列因素有关。①慢性劳损：既往研究表明脊柱结核易发生在负重大、活动多、易发生慢性劳损的部位。腰椎负重最大，屈伸活动多、劳损最重，因此脊柱结核发生率最高。而下胸椎也比上胸椎发病率高，尤其胸腰段，颈椎结核和骶椎结核相对少见。脊柱负重多在前柱结构，因此脊柱结核多发生在椎体，脊柱后份结构发病率较低。②肌纤维因素：横纹肌富含血源性肌纤维，发生结核概率极低。周围附着丰富肌纤维的骨组织，如长骨干、髂骨翼、椎板等发生结核概率较低；而少有肌肉附着的椎体、跟骨、长骨两端则结核发生率较高。横纹肌对于结核有一定抵抗作用，可以保护其附着的骨组织。③血供：颈椎椎体血供最好，因此颈椎结核发生率低。脊柱椎体以松质骨为主，椎体营养动脉进入干骺端后呈栅栏状的终末动脉，血流速度减慢，椎体间为无血液循环的软骨盘，结核菌容易在此瘀滞隐藏，在人体的免疫功能下降时易造成结核病发生。儿童脊柱因处于生长期，椎体和软骨板的血供较为丰富，结核菌易于通过血液循环传播至椎体及软骨板内。

在很多发展中国家，尤其一些边远、贫困的地区，儿童结核病的发病率和死亡依然较高。据WHO估算，全球结核潜伏感染人数约17亿，占全人群的1/4左右。2018年，全球新发结核病患者约1000万，近几年每年新发病例基本持平。全球平均结核病发病率为130/10万，各国结核病负担差异较大，有的发病率低于5/10万，部分国家和地区高于500/10万。成年男性患者占全部新发患者的57%，小于15岁的儿童患者与合并艾滋病病毒感染的患者分别占新发患者的11%和8.6%。男性脊柱结核发生率较高，男女比例为(1.5~2)∶1。儿童作为易感人群，脊柱结核的发病率有上升趋势，如诊治有误或延迟，可引起疼痛、瘫痪、寒性脓肿伴窦道形成及结核性脊柱后凸畸形，导致患儿身材矮小、上下身比例失调、心肺发育受限及迟发性神经损害可能，严重影响患儿身心健康。脊柱结核绝大部分为单椎体病灶，占90%以上。小儿多节段脊柱结核发生率较成人高，一项我国儿童脊柱结核的统计发现，26.6%的儿童脊柱结核为多节段椎体结核。

发病机制

脊柱结核都是继发性的，可来源于肺部、纵隔淋巴结、消化道、肠系膜、泌尿生殖系统等，但也有一部分患者没有肺和肺外其他脏器结核的病史。儿童脊柱的血供较为丰富，椎体骨化中心内有较多的小动脉及静脉血窦，与椎体后部静脉窦相通。此外，儿童椎体的软骨板较厚，内有丰富的滋养动脉。上述血供解剖特点使得结核杆菌易于通过血液循环传播至椎体和软骨板内并定植。结核杆菌可长期处于休眠状态，一旦进入有氧的环境且机体抵抗力低下时可转变为以15~20小时为周期进行快速繁殖。当结核杆菌数量多、毒力强或变态反应较强时，椎体和椎间盘病变以渗出为主（渗出、水肿、炎细胞浸润）并继发干酪样坏死，导致骨小梁结构被侵蚀、溶解、死骨形成。坏死物可发生液化溶解播散，当病变穿破骨皮质时可在脊柱椎旁和椎管内形成寒性脓肿。急性期脓肿迅速增大，脓腔张力增大致使脓腔薄弱处破溃，脓液受重力影响沿椎旁肌间隙与筋膜间隙蔓延，形成不同形态的流注脓肿。有时冷脓肿窦道开口远离病灶，在远隔部位形成。

根据病变部位，可将脊柱结核分为四型（图28-4-1）。①椎体中央型：又称为幼儿型。病变起始于椎体中央骨松质，椎体破坏后塌陷形成脊柱后凸。该型早期椎间隙尚存，主要见于幼儿。②椎体边缘型：称为骨骺型或成人型，发生于较大儿童或者成人，起始于椎体上缘或下缘骨骺，相邻椎体骨骺常同时累及，病变也可累及椎间盘，造成椎间隙塌陷、消失，约有3/4的脊柱结核为该型。③椎体前型或骨膜下型：常见于胸椎椎体前缘，脓肿在椎前韧带和骨膜下纵向播散，累及上下椎体。④附件

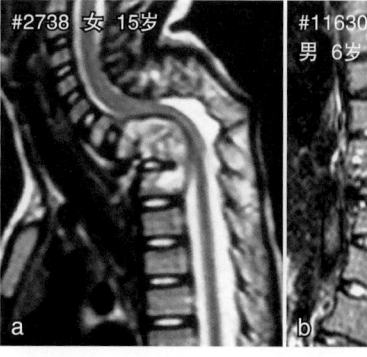
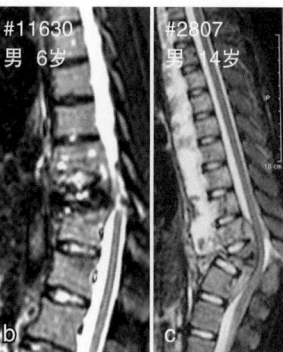

图 28-4-1　脊柱结核的常见类型。椎体中央型（a）；椎体边缘型（b）；椎体前型（骨膜下型）（c）

结核：椎体附件部位结核，较少见。

儿童脊柱结核的另一特点是多节段受累，其发生的解剖学基础如下：① 20 岁以下纤维环标本发现血供及淋巴管存在，7 岁以下终板软骨标本发现血管存在。而成人无论是椎间盘还是终板均为乏血管组织。②儿童椎前筋膜及骨膜与椎体连接更疏松，脓肿容易沿着椎前筋膜和骨膜下潜在腔隙扩散，因此儿童脊柱结核更容易在不同节段间传播。

儿童脊柱结核感染导致椎体和附件骨质的破坏，椎间隙塌陷，进而脊柱失稳或因合并二次骨化

中心破坏导致继发性的脊柱前后柱生长不对称而出现的脊柱矢状面后凸畸形。不同于成人，生长期的儿童脊柱一旦受到感染，其受到的影响远比成人严重。由于儿童脊柱柔韧性较高，且结核感染后脊柱椎体生长（含邻近正常椎体）的均衡性受到影响，脊柱较易发生后凸畸形，不仅影响美观，严重者可影响心肺发育或因脊髓受压而出现神经损害。脊柱结核感染后后凸畸形（Pott's kyphosis）可出现在结核活动期（图 28-4-2e、f），也可在结核治愈后的脊柱生长期出现并进行性加重（图 28-4-3）。椎

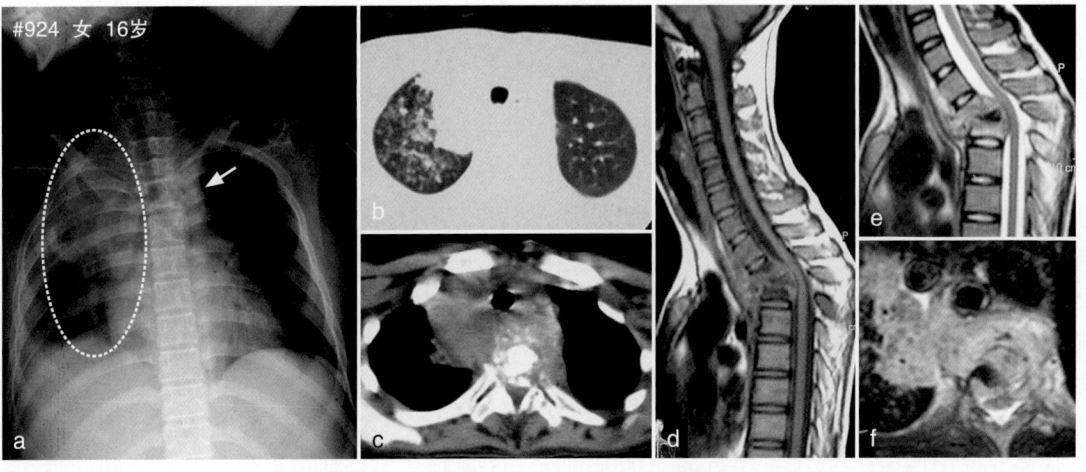

图 28-4-2　女（#924），16 岁，有肺结核病史。胸部正位 X 线片示右肺尖部及上叶多发模糊的斑片状阴影（a，圆圈），可见胸椎处骨侵蚀破坏病灶（a，箭头）；CT 示右肺结节状、斑片状结核病灶广泛分布（b）；胸椎 CT 示 T_2、T_3 水平椎体前柱骨破坏伴椎前及椎管内冷脓肿、胸腔内片状实变、纵隔内椎前脓肿多发碎骨片及钙化灶（c）；颈胸段 MRI 平扫示前纵韧带及后纵韧带下结核脓肿，脊柱前中柱及椎间隙塌陷呈角状后凸，脊髓在后凸顶点受压（d~f）

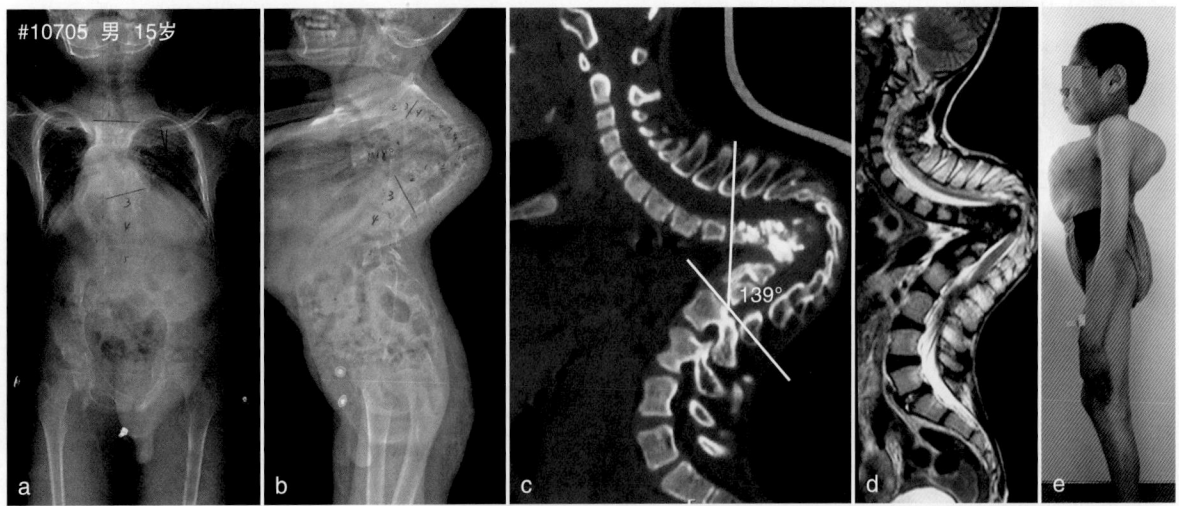

图 28-4-3　男（#10705），15 岁，2 岁时确诊为脊柱结核并接受抗结核药物治疗，6 岁时开始出现脊柱后凸畸形，10 岁时出现行走不稳等下肢不全瘫症状。15 岁就诊时躯干短缩塌陷（buckling collapse）（a、e）；CT 示 T_3~T_{12} 多节段椎体骨破坏（T_4~T_{11} 前中柱完全破坏）伴角状后凸畸形 139°，胸腔高度严重不足（b、c）；MRI 示后凸顶椎区脊髓腹侧受压变形（d）

体骨破坏和（或）医源性脊柱病灶清创术继发的脊柱生长不均衡是结核性脊柱后凸的主要原因，其发生率估计为每年 2/100 000。

临床表现

儿童脊柱结核一般发病隐匿，早期症状不明显，加上语言表达能力差以及无法进行有效体格检查等原因，造成早期诊断比较困难，极易出现漏诊误诊。瘫痪在婴幼儿及学龄前脊柱结核患儿分别为排名第一和第二的首诊原因。幼儿和学龄前儿童以及后凸 Cobb 角 ≥ 30° 的患者发生瘫痪的概率较高，多见于胸段、颈胸段和颈段，而在 L_1 以下节段由于椎管相对宽大、椎旁肌的引流作用，且椎管内只有马尾，因而神经损害的发生率较低。流行病学研究示脊柱结核神经损害的发生率在发达国家为 10%~20%，在发展中国家可达 20%~41%。由于压迫主要来自前方，脊髓损害在临床上呈现序贯性，可首先表现为肌张力增高、腱反射亢进、肌力下降，当压迫进一步累及脊髓侧束甚至后束时，浅感觉（痛觉、温觉、触觉）、深感觉及括约肌功能障碍会逐步出现。

1. 瘫痪 脊柱结核在活动期早期发生瘫痪一般在结核感染 2 年以内，多为结核脓液、干酪样坏死组织、肉芽和死骨等压迫脊髓导致，部分为脊柱关节脱位或半脱位等脊柱不稳定或病变累及脊髓前动脉造成血管栓塞致使脊髓缺血、水肿和软化所致。晚期主要是严重角状后凸畸形时脊柱关节半脱位，椎管内后凸顶点的骨嵴或炎性反应性黄韧带肥厚及硬脊膜纤维增生等原因造成脊髓压迫、牵拉延长等导致脊髓内在损害（脊髓萎缩、水肿、软化、空洞）引起。此外，脊柱后凸顶椎所在矢状面上相邻的运动节段之间过度活动和异常生物力学应力可加重椎管狭窄的发展，同时也伴随着椎管的折屈和神经压迫。迟发性神经损害多发生在脊柱结核活跃期治愈后平均 10 年内。总之，瘫痪患者的后凸 Cobb 角、受累椎体数和病程均显著大于非瘫痪患者。瘫痪的严重程度与受累的脊柱节段有关，轻者仅表现为神经根刺激症状，严重者可出现截瘫或四肢瘫症状，属于儿童脊柱结核严重并发症。一般来说，脊髓形态体积相对变化不大（无严重水肿或萎缩变细）的患儿在临床干预后神经功能的预后较好。

2. 疼痛 随着年龄的增加，疼痛在首诊原因中所占的比例逐渐升高，瘫痪症状所占的比例则逐渐下降。除了婴幼儿（0~3 岁），疼痛在其他年龄组（学龄前儿童、学龄儿童及青少年）均是第一首诊原因，平均病程 5.3 个月。疼痛包括腰痛、颈背部痛、腹痛、神经根放射痛等，可由于骨破坏、后凸畸形、肌痉挛或神经压迫刺激引起。除了长期矢状面畸形所引起的疲劳性疼痛之外，慢性关节半脱位也可能引起患者持久的疼痛。儿童还可表现出不喜欢玩耍、啼哭和夜间惊叫等现象，夜间惊叫现象一般是由于变换体位和翻身时造成肌肉痉挛疼痛引起。为避免或减轻疼痛，患儿会表现为强迫体位、局部僵硬，颈椎结核患儿可能出现斜颈，而胸腰椎结核患儿可能出现傲慢步态。由于疼痛、保护性痉挛和强迫体位，患儿的脊柱活动受限明显。

3. 中毒症状 儿童也常出现结核中毒症状，包括低热、盗汗、全身乏力、消瘦、食欲下降。此外患儿还可继发营养不良和贫血。结核寒性脓肿发生率较高，且可在病灶附近或远隔部位自行破溃形成窦道。胸椎结核易发生广泛的椎旁脓肿，上胸椎脓肿可压迫食管、气管，造成吞咽和呼吸困难；中胸椎脓肿可破入肺播散，或破入椎管压迫脊髓，或向体表突出，形成张力性脓肿；下胸椎及胸腰椎结核可在腰上及腰下三角突出体表形成包块，也可沿腰大肌流注到髂窝及大腿。腰椎结核可形成腰大肌脓肿、腰下三角脓肿、髂窝脓肿、下腹壁脓肿、大腿内外侧脓肿。腰骶椎结核则易继发骶前脓肿、会阴脓肿，甚至破入腹腔内结直肠和膀胱形成内瘘。如脓肿继发混合感染可出现高热。

4. 脊柱后凸畸形 是婴幼儿脊柱结核患者排名第二的首诊原因，源于结核感染导致的椎体破坏、短缩、塌陷，最早由英国医生 John Percivall Pott 描述并命名，所以也被称为 Pott's kyphosis。虽然轻微的脊柱后凸畸形在临床上可能表现并不明显，但严重的畸形导致的不仅是患者外观的缺陷，也会导致其对自我形象的否定，以角状后凸畸形（驼峰样外观）最为多见。严重的后凸畸形可显著降低患者的肺功能储备，影响心肺功能。既往有研究发现，在 23 例严重胸腰椎后凸（平均后凸角为 115°）患者中，11 例肺功能限制 >50%，10 例肺功能限制为 25%~50%。严重后凸还会引起肋骨骨盆撞击导致疼痛，影响坐姿和行走。

脊柱结核伴发后凸畸形

（一）发病特点和自然史

生长发育期儿童罹患脊柱结核后，不论首先发生于椎体还是椎间隙，由于纤维环及软骨终板的血管及淋巴管的存在，且脊柱椎前筋膜和骨膜及椎体的连接较为疏松，脊柱不同节段间结核杆菌的血源性传播或结核脓肿通过椎前筋膜下潜在间隙内的扩散相对于成人更为容易，因此儿童脊柱结核累及的脊柱节段数通常多于成人，平均为成人的1.9倍（图28-4-4b~e），尤其是10岁以下的患儿。由于小儿椎体软骨成分较多，易遭受破坏，导致前中柱不稳定，椎体塌陷，在病变活动期即可发生脊柱后凸畸形。尽管抗结核化疗药物的联合应用可有效控制结核感染及骨软骨破坏，使得大多数不复杂的脊柱结核免于外科脊柱病灶清创手术，达到临床治愈的目标，其治愈的标准包括临床上无明显的脓肿和无窦道形成、影像学上稳定无骨破坏进展、无神经损害及脊柱日常屈伸旋转活动无明显受限。但是Ra-jasekaran等对儿童脊柱结核畸形自然史的研究表明，对于病变治愈型儿童脊柱结核，随着时间的推移，44%的患儿畸形减轻，39%的患儿畸形加重（图28-4-5），另外17%的患儿畸形无明显变化。这是由于90%的脊柱结核主要侵犯脊柱前柱，使得前柱部分破坏、塌陷伴椎体骨骺不均匀损伤。脊柱前后柱之间生长的不均衡性、脊柱结核病变区及非病变区生物力学环境的改变和脊柱的生长潜能大小不一，使得其呈现不同的自然史和预后。

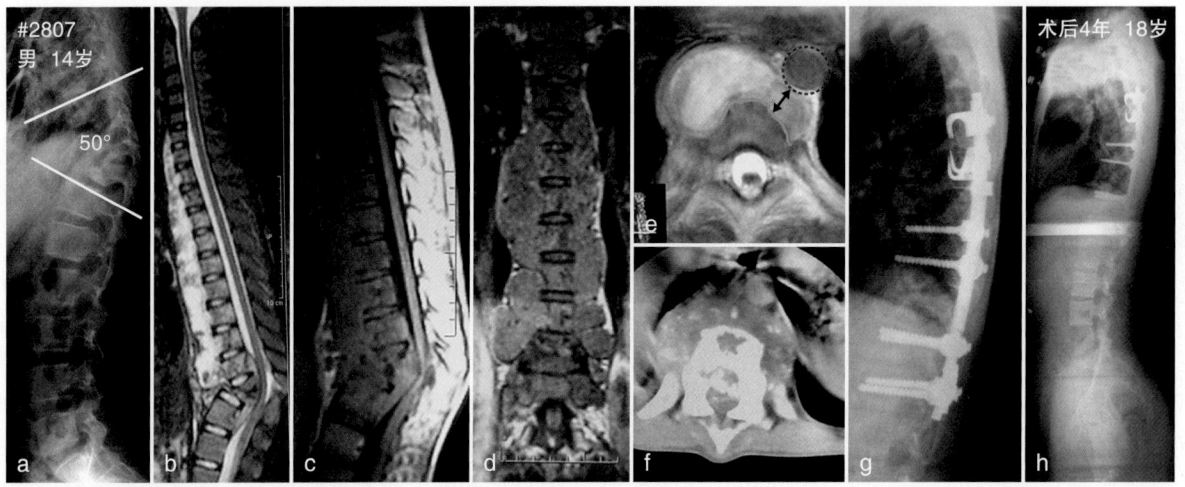

图28-4-4　男（#2807），14岁，T$_{11}$、T$_{12}$活动性脊柱结核伴胸腰段后凸（50°）（a）。脊柱MRI矢状面及冠状面重建示椎旁长节段（跨越11个节段）双侧流注脓肿（朝向近端）（b~d），横断面MRI示近端椎体前方脓肿饱满，将主动脉推向前方（e，红色圆圈），远离脊柱（e，箭头），此时要高度考虑节段性血管栓塞的可能；CT示椎体骨破坏伴死骨（f）；一期行脊柱前路病灶清除取自体髂骨植骨融合术，二期脊柱后路矫形内固定植骨融合术（g）；术后4年随访示脊柱矢状面形态维持良好（h）

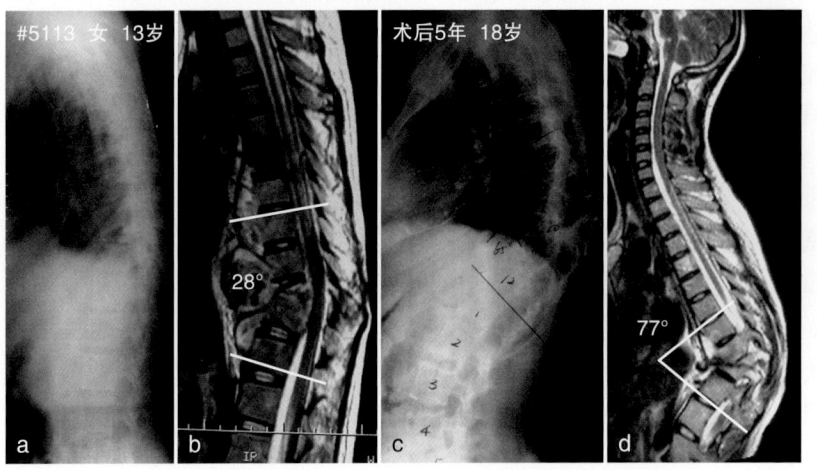

图28-4-5　女（#5113），13岁，T$_{10}$、T$_{11}$活动性椎体结核伴椎旁结核脓肿（椎体丢失数1个），胸腰段后凸28°（a、b）；外院抗结核药物治疗及脊柱后路肋骨横突入路病灶清除术，术后5年随访示椎体丢失数增加至2个，椎旁脓肿消失，为静止性脊柱结核后凸畸形，但胸腰段后凸角度增加至77°（c、d）

Rajasekaran 等根据脊柱椎体破坏丢失的程度将结核性脊柱前柱塌陷和愈合的方式分为三种类型（表 28-4-1，图 28-4-6）。A 型：结核主要累及椎间隙及终板附近椎体骨，后方关节突关节结构完整，呈现望远镜套叠状类似平行塌陷的特点，病灶的骨接触面积较大，多见于腰椎。B 型：结核破坏导致的椎体丢失为 0.75～1.5 个椎体，单节段关节突关节脱位，在塌陷过程中近端脊柱旋前，其前下缘与下位脊柱上终板呈点-面式接触。此时上位椎体前下缘生长受限，前后柱生长不平衡，邻近节段正常椎体可楔形变，脊柱后凸畸形常加重，但一般最终后凸畸形的角度不大于 60°。C 型：脊柱骨愈合发生在多节段脊柱椎体破坏溶解后。由于骨缺损较多（大于 1.5）个椎体，出现多节段关节突关节脱位。近端脊柱塌陷并在矢状面上呈现 90° 的旋转，最终上位椎体的前壁和下位椎体上终板呈现面-面式接触。此种类型多见于 7 岁以下发病的儿童，多见于胸腰段，脊柱后凸畸形可因生长不平衡呈持续快速进展。

在儿童脊柱结核自然史过程中，结核后凸畸形治愈后的融合块和近远端正常的脊柱椎体均可因

生长和生物力学环境的影响而出现显著的椎体再塑形。这种变化在生长期尤为显著，多见于小于 10 岁的儿童患者，发生率可达 94%，而大于 10 岁的青少年发生率只有 50%。这些生长导致的形态学改变有些有助于后凸畸形的自发性纠正，有些则加重后凸畸形的严重程度，因此愈合后的儿童脊柱结核应密切随访至生长期结束，有时即使很小的脊柱后凸其进展风险也较大。脊柱结核感染治愈后的融合块和邻近的正常椎体的生长速率调节均遵循软骨生长应力反应曲线（chondral growth force response curve，CGFRC）而不是 Hueter-Volkmann 定律，即在牵张应力到阈值压应力之间的区域内，脊柱骨骺的生长速率可先降后升直至达到峰值，超过阈值压应力时生长速率开始下降，直至完全停止。脊柱后凸顶椎区融合块（结核治愈后堆积形成的非正常椎体复合体）前后壁的高度比（anteroposterior ratio，APR）可随着生长的变化而变化，进而影响脊柱后凸畸形的预后（图 28-4-7）。APR 增加则后凸畸形改善，多见于小于 10 岁的脊柱后柱结构完整的胸段和腰段病变，胸腰段相对较少。脊柱后柱结构的完整性有利于将前柱的压应力

表 28-4-1	胸腰段脊柱结核前柱再稳定分型			
再稳定分型	前柱接触方式	椎体丢失程度	关节突关节	最终畸形严重程度
A 型	面接触	<0.75 个椎体	完整	自发性改善或进展小于 10°
B 型	点接触	0.75～1.5 个椎	半脱位或单节段脱位	<60°
C 型	近端椎体矢状面旋转 90° 后前壁支撑接触	>1.5 个椎体	2 个节段以上关节突关节脱位	>100°

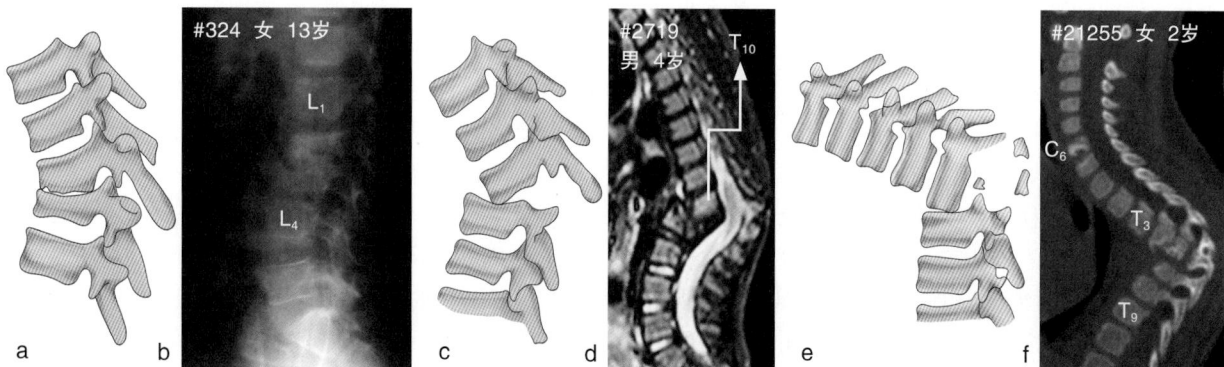

图 28-4-6　胸腰段脊柱结核前柱再稳定分型。A 型（#324）：部分椎体破坏，骨接触面积宽大，关节突关节完整（a、b）；B 型（#2719）：单节段关节突关节脱位，上位椎体前下缘与下位椎体上终板呈点-面式接触（c、d）；C 型（#21255）：多节段关节突关节脱位，上位椎体矢状面旋转 90°，其前壁与下位椎体上终板呈面-面式接触，近端脊柱前倾明显，呈水平化趋势（此例存在跳跃式结核病灶：C_6 和 T_4～T_7）（e、f）

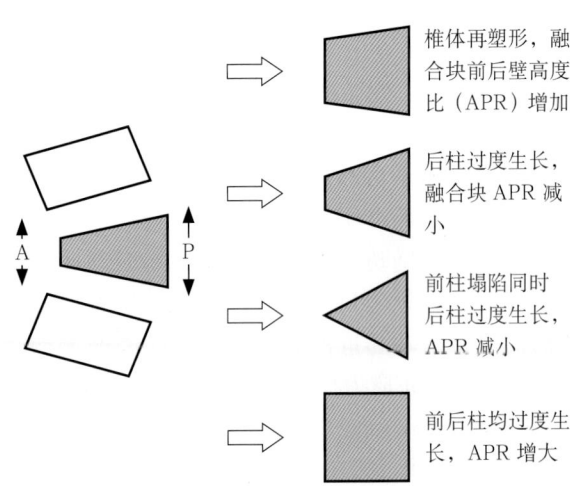

图 28-4-7　生长期结核治愈后脊柱后凸顶椎区融合块前后壁的高度比（anteroposterior ratio, APR）的变化可影响脊柱后凸畸形的预后。APR 增加则后凸畸形改善，反之则后凸畸形加重。融合块前后柱均显著增长可导致融合块体积显著大于邻近椎体

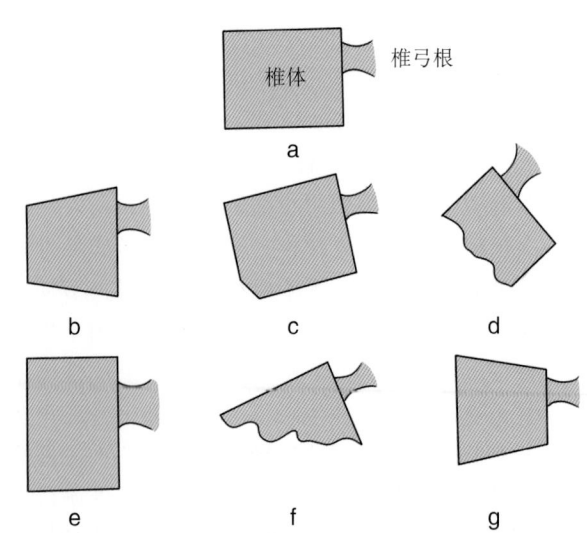

图 28-4-8　生长期静止性结核性脊柱后凸畸形邻近节段正常椎体的形态学改变示意图。正常椎体（作为对照）（a）；椎体前柱楔形变（b）；点-面式接触后椎体前下缘环状骨骺的生长被抑制（c）；椎体前柱缺损（d）；纵向过度生长（e）；不规则椎体（f）；椎体后柱楔形变（g）

限定在阈值压应力之下，降低前柱生长受抑制的可能性；APR 降低则后凸畸形加重，多由前柱塌陷、后柱关节突关节脱位、前柱压应力极度增加（一个节段关节突脱位导致压应力增加至 16 倍，两个节段可增加至 40 倍）、生长显著抑制，同时伴有后柱过度生长等原因导致。融合块前后柱均呈现显著的纵向增长可导致融合块体积显著大于邻近椎体，其可能的原因是附着在骨膜上的骨骺环被剥离后导致的附加性生长引起的。

后凸畸形融合块的上下邻近正常椎体生长期形态学改变与患儿生长发育期的体位状态、后凸畸形顶椎区与邻近节段的再稳定模式及矢状面平衡状态有关。神经功能完整可直立行走的患儿，其邻近的正常未感染节段的椎体如处在后凸范围内可呈现脊柱前柱的楔形变（图 28-4-8b），而稍远端交界区或代偿性前凸区内椎体可呈现为前高后低的椎体楔形变（图 28-4-8g），这可能与代偿弯顶椎区前柱压应力降低有关。再稳定分型为 B 型，即点-面式接触的近端第一个正常椎体前下缘骨骺环的生长常受到抑制，前下缘常变平（图 28-4-8c）。对于 C 型结核性后凸畸形即多节段椎体缺失的患儿，其近端第一个正常椎体的前柱常因长期异常应力渐进磨损消耗导致椎体前柱缺失或呈现不规则形态（图 28-4-8d、f）。纵向前柱过度生长型多见于大于 100° 的角状后凸，近端脊柱多呈现水平化倾倒趋势，或是因

脊柱不稳需要长期卧床却仍处于生长高峰期的患儿。这两种情况下脊柱骨骺所受的纵向重力性压应力均降低，可加速脊柱的纵向生长（图 28-4-8e），多见于腰椎，有时纵向过度生长可达原椎体高度的 1/3。

（二）进展的危险因素

儿童结核性脊柱后凸畸形的预后受多种因素的影响，其进展可分为活跃期和治愈期，活跃期的影响因素主要指脊柱结核活动期椎体破坏丢失的程度、受累的位置和节段数。在结核治愈后，影响陈旧结核性后凸畸形进展的危险因素包括年龄（生长潜能）、活动期后凸畸形的严重程度、是否存在影像学上的脊柱"危险征"、活动期接受的手术方式等。结核感染时年龄 <10 岁的患儿通常有更多的椎体受累，且受累椎体更容易发生塌陷。丢失椎体数小于 1 时，只有 3% 的患者在随访中 APR 降低，即后凸畸形加重。丢失椎体数为 1~2 时，该百分率增加至 33%，而丢失椎体数大于 2 时则 APR 降低的比例增加至 88%。Rajasekaran 的研究发现，小于 5 岁患儿的平均椎体受累数为 1.74，5~10 岁为 1.7，而 10~15 岁则降为 1.0，其进展模式更类似于成人。一般来说，受累椎体大于 3 个且位于颈胸段和胸腰段时，则后凸畸形在活动期最容易加重，静止期改善的可能性较小；对于胸段的后凸有肋骨的支撑稳定作用，对于腰段的后凸有腰椎生理

性前凸的保护作用，故两者静止期改善的可能相对较大。椎体高度的丢失也是影响畸形进展的重要因素。胸段／胸腰段 1 个椎体高度的丢失一般可导致 30°～35° 的后凸畸形，在腰段一般为 20°。椎体高度丢失超过 2 个椎体可导致严重的屈曲塌陷，多节段关节突关节分离，后凸畸形可达 120° 以上。在结核治愈后的最初 18 个月内，受累椎体将塌陷直至与健康椎体骨接触并发生融合。此时如后凸 Cobb 角大于 30° 则需要考虑后凸畸形进展的风险，3%～5% 的患儿后凸会进展到 60° 以上，此时会造成患儿外观、心理、心肺及神经功能等多方面的障碍。

影像学上的脊柱"危险征"也是评估畸形进展风险的重要手段。Rajasekaran 等提出了 4 种提示脊柱不稳定的 X 线特征，称为脊柱"危险征"（图 28-4-9），包括小关节分离征（separation of facet joint）、椎体后移征（posterior retropulsion）、椎体侧方移位征（lateral translation）和椎体倾倒征（toppling sign）。这些特征可在疾病早期预测脊柱后凸畸形进展的风险，每个特征 1 分，共 4 分。如

果评分大于 2 分则提示患儿在生长期内可能有大于 30° 以上的进展，最终的后凸畸形可能大于 60°，建议早期手术干预。

在脊柱胸腰段椎体多节段完全破坏（大于 2 个节段）的严重患儿（感染年龄一般小于 7 岁），可见椎体屈曲坍塌现象（buckling collapse）（图 28-4-3），即病灶近远端正常的脊柱呈现代偿性前凸，尤其病灶近端邻近椎体呈接近水平状倾倒、椎体前部骨皮质坍塌横倒在下方椎体前上方以达到脊柱的再稳定。椎体屈曲坍塌现象一般同时符合小关节分离征、椎体后移征和椎体倾倒征等三个脊柱危险征，因此脊柱后凸畸形进展的危险极高，同时这样的矢状面形态可导致近远端代偿区脊柱应力遮挡，使得病灶邻近的椎体有可能呈现纵向的过度生长，可能会导致顶椎区脊髓的过度牵拉出现迟发性的瘫痪。合并椎体屈曲坍塌的患者需要密切随访，及时手术干预以避免脊柱畸形快速进展和潜在神经损害。

脊柱结核活动期不同的手术方式对脊柱后凸畸形的形成和发展也存在影响。单纯脊柱前路病灶清

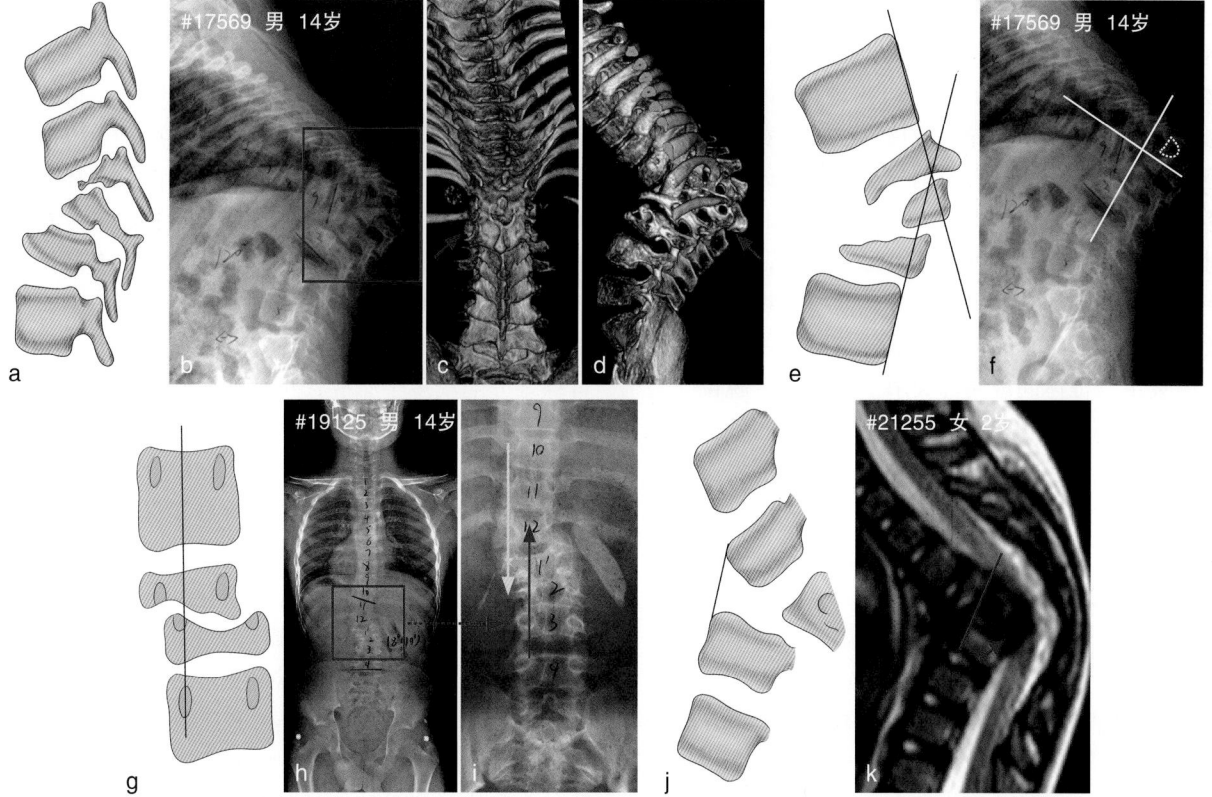

图 28-4-9　脊柱危险征示意图。小关节分离征：后凸顶椎区关节突关节分离，严重者可出现 2 个节段以上关节突关节分离（a~d）；椎体后移征：沿上下正常椎体后缘作平行线，可见后凸顶椎区椎体位于交叉点后方（e、f）；椎体侧方移位征：经下位正常椎体椎弓根作垂线，该线无法触及上位正常椎体椎弓根（g~i）；椎体倾倒征：下位正常椎体前缘的平行线触及上位正常椎体前缘中点以上的部位（j），此例可见顶椎区椎管前壁有增生性信号（k，箭头）

除植骨术即使术后融合良好，也可能因为前柱生长潜能被破坏或相对不稳定而不能有效阻止脊柱后凸畸形的出现和进展，而前路病灶清除植骨内固定术由于增加了内固定强度，在大龄患儿的中长期随访显示预防后凸的效果显著，而对于低龄患儿，脊柱前方的植骨内固定虽可达到坚固的融合，但由于后份结构的持续生长，后期仍然可能发生后凸畸形。目前已证实可安全使用金属植入物。结核分枝杆菌对内固定材料的低黏附性可能是内固定术后不影响愈合的原因之一。由于单纯后路手术无法有效清除患儿脊柱前方的流注脓肿及结核病灶，应用较少。前后路联合病灶清除及植骨融合内固定术则被证实可有效减少结核性脊柱后凸畸形出现的概率。

影像学表现

　　脊柱 X 线平片在病变早期常难以发现病灶，椎体骨质破坏区 <15mm 时 X 线可无改变，在发病 4～6 个月后，骨质破坏 50% 以上时 X 线才能显示出来，可呈现椎体骨质破坏，局部透亮，骨松质骨小梁影稀疏或消失，终板不规则破坏，椎间隙狭窄等，可呈跳跃性分布。当合并椎旁脓肿时可显示椎旁双侧软组织阴影，有时可出现微细的钙化影。当骨破坏进一步发展导致脊柱不稳时可发生椎体塌陷、局部后凸畸形等。当结核病变治愈后进入静止期，X 线可明确骨质破坏、缺损、融合和后凸情况。对于已经发生显著脊柱后凸畸形的患儿，站立位脊柱全长片可以提供整个脊柱冠状面、矢状面形态以及受累区域的细节方面有价值的信息，包括受累椎体的数量、椎体间或局部关节突关节是否脱位、是否存在椎体后移及侧方移位、后凸畸形的角度、邻近节段椎体的代偿情况等，有利于评估手术策略的制订。由于结核感染所致后凸畸形是一个慢性发展的过程，在此期间，后凸畸形顶椎区受感染破坏的椎体和肋骨在空间上呈拥挤状态，所以从 X 线上来准确分辨骨骼解剖结构存在一定困难。对于结核感染处于活动期或机械性力学不稳定的患者，不推荐行动力位片或支点弯曲像检查。Rajasekaran 等对畸形角（最上面受累椎体的上终板和最下面受累椎体的下终板之间的角度）和后凸角（受累椎体上位正常椎体的上终板和下位正常椎体的下终板之间的夹角）进行了区分（图 28-4-10）。虽然牵引下行 X 线摄片已广泛用于评估脊柱畸形的柔韧性，但其在

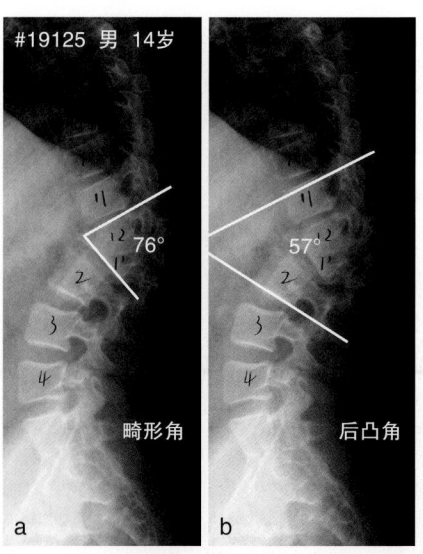

图 28-4-10　结核性脊柱后凸测量示意图：畸形角（a）和后凸角（b）

感染后后凸畸形评估中的作用尚未有报道。

　　全脊柱 CT 扫描通常有助于了解椎体不规则骨质破坏或虫蚀样改变的数量和程度，病椎可呈楔形变、不规则改变，表现为囊状或不规则斑片状或隧道样的低密度区，即空腔形成，边界清楚，周围可有轻中度硬化。脊柱角状后凸、椎体间融合、死骨、大囊小口征属于典型的 CT 影像特征。根据影像学特征，可分为四型（图 28-4-11）。①碎片型：发生率最高，最具特征性，可见椎体感染破坏后残留较多碎骨块，骨皮质缺损，合并脓肿时椎旁及椎管内有低密度的软组织阴影，脓肿沿重力方向流注及向周围组织间隙渗透。脓肿内或脓肿壁点状、小条状钙化是结核脓肿的重要特征，其内壁不光滑，可纤维分隔成多个脓腔，可合并散在的死骨。②溶骨型：椎体前缘、上下缘软骨下骨或椎体中心有骨溶解性缺损区。③局灶硬化型：在融骨区周围出现硬化带，是慢性骨感染所致的骨修复性改变。结核性闭塞性脉管炎可影响血液循环，使钙盐在椎体内呈斑片状沉积，导致局灶性骨硬化，是结核较特征性的表现。④骨膜下型：椎体前缘可见大小不一的骨性破坏，椎旁软组织中常可见环形或半环形钙化影。合并脊柱后凸畸形时，CT 三维重建可显示残余椎体和邻近正常椎体形态、关节突关节脱位情况、肋骨头和椎弓根受破坏的具体细节，此外还有利于排查是否存在跳跃性脊柱结核病灶（图 28-4-6c），避免漏诊。这些细节对于制订手术矫形方案具有一定的价值。

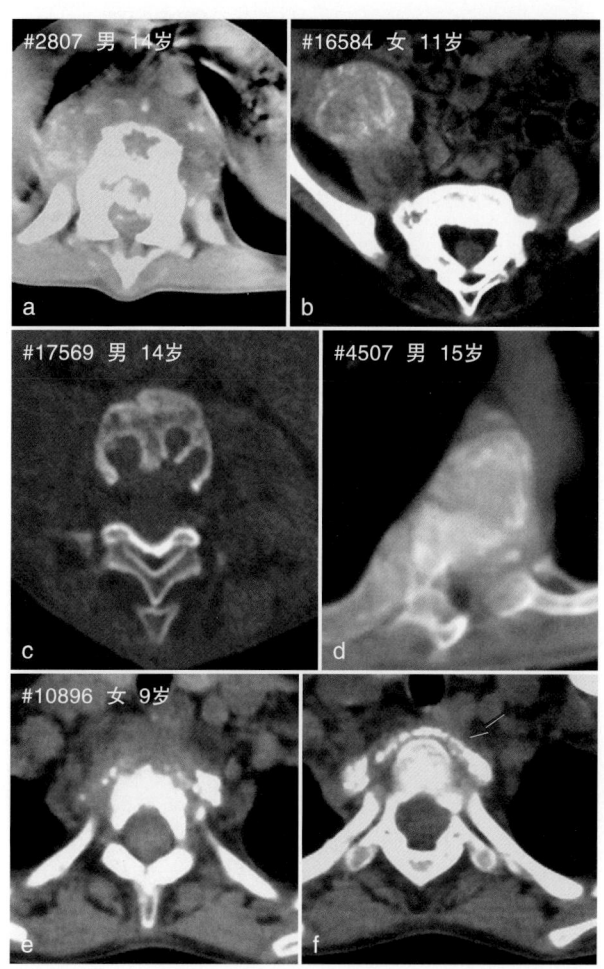

图 28-4-11 脊柱结核的 CT 影像特征。碎片型（a）；髂窝结核流注脓肿伴点状、条状钙化（b）；溶骨型（c）；局灶硬化型（d）；骨膜下型（e、f）

MRI 对儿童脊柱结核早期诊断的敏感性较高，在 X 线无异常表现，CT 显示不清楚时，MRI 可清晰显示受累椎体的位置、范围及椎旁软组织情况（图 28-4-4）。病变椎体的骨质破坏和骨髓水肿在 MRI 的 T1 加权像呈低或高信号，T2 加权像呈高或混杂信号，在脂肪抑制序列呈高信号，少数在 T2WI 上呈低信号，主要与结核灶干酪样变及钙化成分有关，增强扫描后呈均匀强化。椎旁冷脓肿则表现为形态不规则但边界清楚的长 T1 长 T2 信号，典型者呈囊袋状或蜂窝状，增强扫描后呈环形强化。脊柱结核病灶中的死骨表现为形态不规则的长 T1、短 T2 信号，增强扫描后死骨不强化。对于脊髓形态的评估则主要依赖于 MRI，椎管折屈、脑脊液流动情况以及脊髓变细状况都可以通过 MRI 明确显示。这些影像学信息对于选择临床治疗方案有重要的指导意义。Jain 等研究结果表明，虽

然脊髓变细本身与神经损伤无关，但是术前 MRI T2 相信号的变化以及脊髓变细并存的情况可能预示术后不良的表现。此外，文献报道两处及以上不相邻椎体或其附件同时发生结核性病变的发生率为 3%～7%，全脊柱 MRI 对于早期发现此类跳跃性病灶具有重要的诊断参考价值，可降低漏诊率。

诊断及鉴别诊断

1. 诊断　脊柱结核早期诊断和成功治疗是预防结核性脊柱后凸畸形的核心步骤，但常较困难，易误诊为脊柱肿瘤或非特异性感染。结核菌素纯蛋白衍生物试验（PPD）有重要的诊断意义，但对于无反应的结核患者（免疫功能不全或细胞免疫功能低下）可能存在假阴性，对于部分已经获得免疫力（卡介苗等）或受环境分枝杆菌感染的患者可能存在假阳性。脊柱结核的细菌学证据是诊断的金标准，但标本不易获得（儿童早期病变载菌量较少，有创且不易获取），培养困难、耗时长、阳性率较低，仅为 50% 左右甚至更低，需要结合临床、实验室检查和影像学检查方可早期做出诊断。既往结核病史，尤其肺结核病史是诊断脊柱结核重要的证据。脊柱结核活动期，ESR 和 CRP 均可显著增快、增高，尤其 CRP 是结核感染重要的早期指征，而结核被控制进入静止期后可降至正常，但是 ESR 和 CRP 只能提示和监测炎性水平，不能作为确诊指标。抗酸染色相对可靠，但阳性率较低；结核抗体检测的特异性、敏感性也低，只作为快速诊断结核病的初筛实验方法。一般来说，结合结核病接触史、症状体征、上述实验室检查、X 线平片（脊柱及胸片）、脊柱 CT 及 MRI，90% 以上的患者可以确诊。新的诊断方法包括实时荧光定量 PCR 检测和结核感染 T 细胞斑点试验（T-SPOT），对于早期、非典型感染和个别疑难病例可考虑应用。前者扩增结核分枝杆菌的 DNA，特异性强于 PPD 实验，但文献报道阳性率差异较大，可能与取材有关，且仍为有创性检查。后者是利用结核感染者外周血单核细胞中存在结核特异的效应 T 淋巴细胞，在受到结核杆菌特异性抗原刺激后分泌 γ 干扰素而设计的，相对无创且更快速、安全、简便，特别在活检困难或外科手术指征不充分时，在免疫低下的人群比 PPD 敏感性更强，特异性明显高于结核菌素试验。在极个别情况下，对于诊断困难的患

者，可先行抗结核治疗6~8周，每3~4周检查患者体征、ESR、CRP和影像学检查。如果患者化疗反应好、疼痛减轻、体力恢复、脓肿缩小、窦道消失以及病变椎体再钙化等，有助于脊柱结核早期诊断的确定。

2. 鉴别诊断

（1）化脓性脊柱炎　儿童化脓性脊柱炎（图28-2-1），又称脊柱化脓性骨髓炎，多发病急骤，病程短、进展快，常合并高热、寒战甚至全身中毒症状，伴肌肉痉挛、肿胀和压痛，可有局部脓肿形成、神经根受累时疼痛明显，但脊柱骨破坏较轻，一般不形成死骨或死骨较小，继发明显脊柱畸形者罕见。发病前患者可合并菌血症、某部位软组织或脏器感染。血常规不同于脊柱结核，白细胞和中性粒细胞比例可明显升高，早期血培养可检出致病菌，是诊断的金标准。

急性起病化脓性脊柱炎的临床特征与脊柱结核差别明显，易于鉴别，而亚急性和慢性起病的儿童化脓性脊柱炎全身中毒症状相对较轻，可能存在免疫力低下或抗生素应用史，与脊柱结核发病过程雷同，鉴别存在一定困难。一般来说化脓性脊柱炎无结核病史或结核病接触史，多见于腰椎，骨质破坏以虫蚀样溶骨型骨质破坏为主而非碎片型，骨破坏相对局限，脓肿量少、范围局限，跨椎体脓肿发生率低，脓肿内蛋白含量较高，质稠壁厚，脓肿内钙质样组织形成少，无干酪性坏死，死骨少且体积一般小于5mm³。MRI椎体上下条状线样高信号发生率高，病灶强化均匀或中心均匀强化而周边环形强化，邻近肌群信号异常而形态正常，后凸畸形和神经损害相对少见。

（2）先天性脊柱后凸（前柱发育不良型）　临床遇到一些以"脊柱后凸"为首诊的患者，家属自诉患者儿时曾被诊断为"脊柱结核"，甚至以"脊柱结核"的诊断被做过病灶清除术。但仔细分析影像学结果，发现有部分"脊柱结核性后凸"实际是一个被漏诊了的"先天性脊柱后凸（congenital kyphosis，CK）"畸形，以下影像学特征有助于鉴别诊断：①儿童先天性脊柱后凸顶椎区前中柱常缺失或合并分节不良，CT三维重建可见典型半椎体（边缘相对光滑）（图28-4-12b、c，图28-4-13）或分节不良特征，而结核性后凸多呈现椎体破坏及修复的征象，骨结构紊乱（图28-4-14c，图28-4-15f，图28-4-3c）。②先天性脊柱后凸顶椎区椎体内

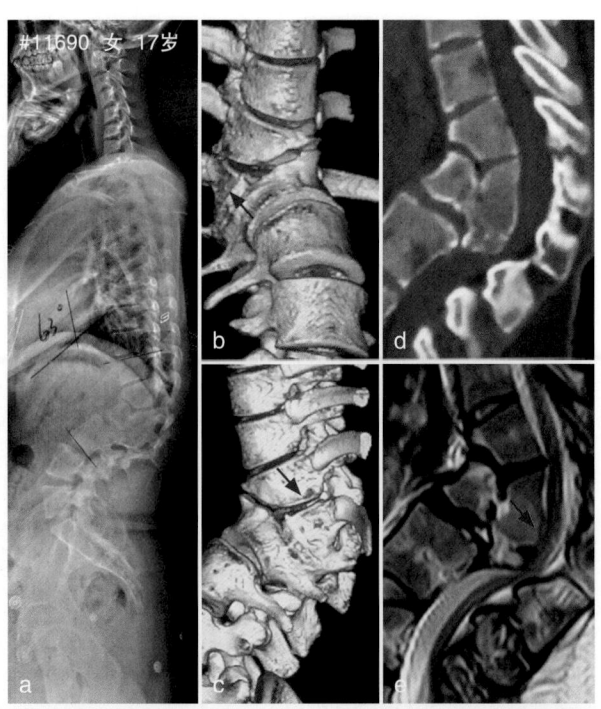

图28-4-12　女（#11690），17岁，先天性胸腰段脊柱后凸合并脊髓圆锥低位（a）。CT三维重建可见半椎体畸形（b、c，箭头）伴前柱发育不良，邻近节段前缘塌陷增生，后凸顶椎区骨质相对均匀，无明显硬化（d），可见清晰椎间隙；MRI示顶椎区椎体信号无明显异常，椎管前缘无明显增生性瘢痕（e）

骨质一般分布均匀（图28-4-12c、d），不同于结核后凸的椎骨侵蚀破坏、碎骨片、骨硬化或残留溶骨性空腔（图28-4-3c，图28-4-14f、g）。③先天性脊柱后凸顶椎区椎间隙可因未分节而未发育，或者前中柱发育不良时仍可见清晰的椎间隙，结核性后凸通常终板不规则、缺损、椎间隙塌陷。④儿童结核性后凸可呈现连续性多节段椎体缺失，屈曲塌陷，畸形区外椎骨结构正常（图28-4-3c），而先天性后凸较少合并多节段连续缺失，且多节段发育缺陷时易在畸形区外出现先天性脊柱畸形的特征（跳跃式半椎体或分节不良）。⑤脊柱后份结构存在差异：先天性脊柱后凸可能合并脊柱后份结构如椎板、关节突的分节不良，而结核性后凸可较多合并关节突关节的脱位。⑥结核性后凸畸形顶椎区多为短节段角状后凸畸形，更容易出现近端椎体的倾倒征和顶椎残留椎体结构的后移征及挤出征（图28-4-14b、c，图28-4-16f），且较少合并侧凸（图28-4-14b）。⑦脊柱MRI可见结核性脊柱后凸顶椎区椎管内脊髓前方的增生性瘢痕信号（T2加权像低信号），多见于多节段椎体缺失的患儿（图28-4-9d），

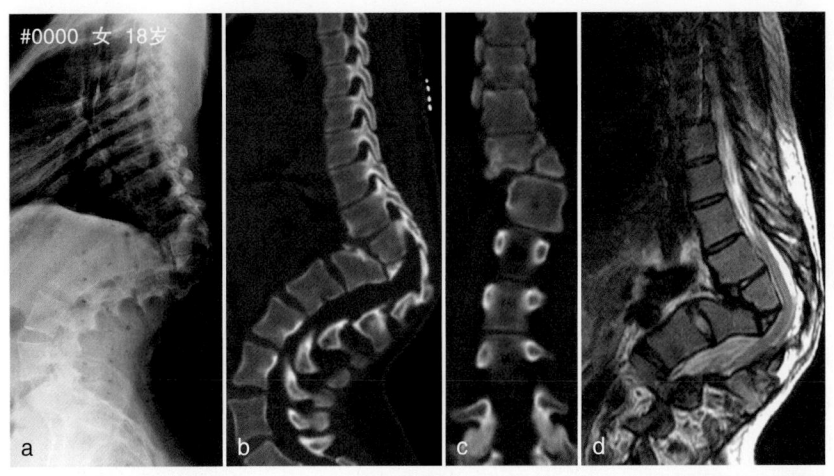

图 28-4-13　女（#0000），18 岁，发现渐进性先天性脊柱后凸畸形 16 年（a）。CT 可见顶椎区椎体倾倒伴椎体侧方移位和半椎体畸形（b、c）；MRI 示脊髓腹侧轻度受压，无明显椎管狭窄，远端正常椎体纵向过度生长（椎体高度明显长于宽度），呈现邻近正常椎体代偿性生长现象（d）

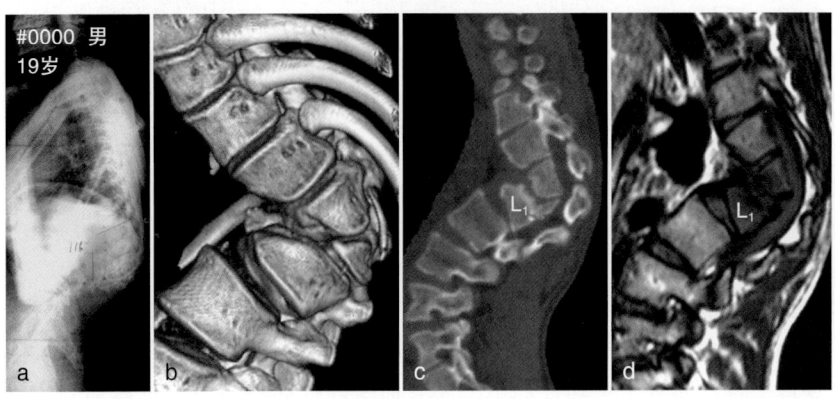

图 28-4-14　男（#0000），19 岁，陈旧性脊柱结核后凸畸形（a）。CT 三维重建可见明显胸腰段前柱不规则骨破坏，残留椎体类似半椎体畸形，但终板不规则，L_1 椎体硬化，顶椎区椎管狭窄（b、c）；MRI 示 T_{12}/L_1 椎体 T1 加权像呈不规则低信号改变（d）

先天性后凸　　　　　　　　　　　　结核性后凸

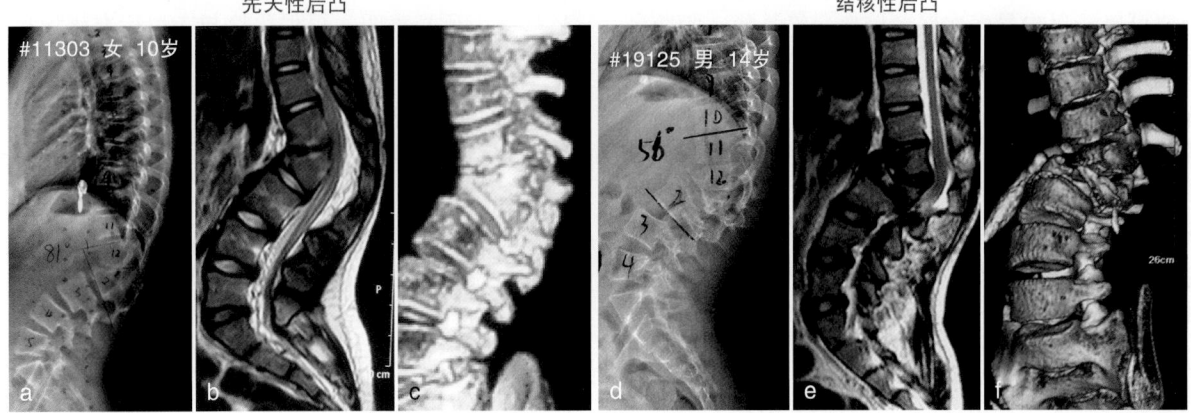

图 28-4-15　女（#11303），10 岁，先天性胸腰段（L_1~L_2）半椎体（前柱形成障碍）伴脊柱后凸畸形（a~c），终板形态规则，椎间隙存在，椎体前无软组织瘢痕和骨质增生，椎管相对宽大；男（#19125），14 岁，陈旧性结核性脊柱后凸畸形（d~f），L_1~L_2 椎体骨破坏性改变明显，椎体周围有软组织瘢痕形成，近端脊柱后移，椎管相对狭窄

而先天性脊柱后凸椎管前壁一般较光滑，脊髓压迫以骨性结构为主。

对 CK 和 TB 后凸的鉴别诊断对于拟定手术策略可能影响不大，但对于评估手术风险具有重要价值。两者可能都是一期后路全脊椎切除术的适应证，但 TB 后凸行全脊椎切除的风险要明显高于

CK。因为后者的椎管相对正常，甚至宽大，脊髓血供正常，而 TB 后凸则可能因硬膜外瘢痕形成导致椎管狭窄，脊髓前动脉在 TB 的活动期因脓肿等因素已闭塞，脊髓已处在潜在的缺血性损害中，并且骨质硬化，操作可能更加困难和复杂。华文彬等报道结核性脊柱后凸畸形全椎体切除术后神经损伤

的发生率可达 15.4%，因此强调在矫形前对椎管狭窄的节段需充分减压。

治疗

（一）保守治疗

全身抗结核药物治疗是控制结核和预防复发的根本措施，在治疗过程中占据主导地位，外科干预虽然可以清除局部的病灶，但无法取代抗结核治疗且必须建立在有效的抗结核治疗基础之上。对于脊柱稳定、无脊髓功能障碍者，95% 的患者单用抗结核治疗可以获得治愈。抗结核治疗药物的使用原则与成人相似，应遵从早期、规律、全程、适量、联合、分段的原则，但儿童患者需根据体重进行个体化给药。多药联合化疗是治疗脊柱结核的重要原则，除了能杀灭和抑制结核杆菌，也能减少耐药。局部制动可以预防或避免畸形加重，防止病变扩散，减少体力消耗。对病情较重或发生神经功能障碍的患儿，绝对卧床休息是必要条件，且需要家长密切监督患儿。此外，脊柱结核多有食欲减退，身体消瘦、贫血或低蛋白血症，而全身状况与疾病的好转与恶化有密切关系。建议全身支持治疗，进食高蛋白、高热量、富含维生素的食物。营养特别差者，可以予以少量多次输新鲜血、氨基酸、脂肪乳等高营养液来改善体质。

化疗方案的选择主要考虑三个方面，即药物组成、药物剂量和用药时间。标准化疗方案的理论基础是不同药物可杀灭或抑制处于不同代谢和繁殖状况的结核菌。异烟肼（INH）、利福平（RFP）、链霉素（SM）能迅速杀灭代谢旺盛、持续生长的菌群；RFP 针对间歇性短暂繁殖菌群杀菌力最强；吡嗪酰胺（PZA）对存在于酸性环境中如巨噬细胞内或急性炎症部位代谢缓慢的菌群最有效。乙胺丁醇（EMB）虽然非杀菌药但高剂量杀菌、低剂量抑菌，属条件性杀菌药，也为一线药物。

世界卫生组织推荐的脊柱结核的标准化疗方案（3HRZE/9～15HRE，12～18 个月）含 3 个月的强化治疗期和 9～15 个月的巩固治疗期（用药剂量见表 28-4-2），适用于对异烟肼和利福平等一线药物敏感，病变广泛合并死骨、窦道，部分复发、不愈、复治的患者。对于合并肺内和其他肺外结核的患者，或者合并糖尿病、乙肝、风湿免疫性疾病或治疗效果欠佳者，可以延长巩固期时间，达

表 28-4-2	儿童一线抗结核药物剂量参考	
抗结核药物	每天剂量 （最高剂量）	间歇剂量 （次/周）
异烟肼（INH）	10～15（300mg）	15（3/W）
利福平（RFP）	10～20（600mg）	15（3/W）
吡嗪酰胺（PZA）	30～50（2g）	50（3/W） 75（2/W）
乙胺丁醇（EMB）	20～50（2.5g）	30（3/W） 45（2/W）
链霉素（SM）	20～40（1g）	15（3/W）

注：第天剂量和间歇剂量的单位为 mg/kg。

到 18 个月。个别病程恶化，出现耐药的患者可将疗程延长至 24 个月。由于标准方案疗程长，儿童患者用药不易坚持，短程化疗方案（北京结核病研究所）作为一种替代治疗方案因顺应性良好、费用低、疗效显著而得到快速发展和临床应用。短程化疗方案的核心是 2～3HRZ（E/S）/4～6HR，总疗程 6～9 个月，其中巩固阶段服药频率可以为 1 次/天、2 次/周、3 次/周，适用于初始病例，病灶局限，无其他活动性病灶且对异烟肼和利福平等一线药物敏感的非耐药结核。既往研究（北京结核病研究所）表明，短程化疗与应用标准化疗疗效相似，在原发耐药发生率较高的地区宜加用 SM 或 EMB，治疗中要注意防止药物的毒副反应。此外耐药脊柱结核的临床发生率日益增加，严重影响患者预后。针对耐药脊柱结核的治疗首先需正确诊断和分型（药敏试验和耐药基因检测），在此基础上坚持联合用药（强化期最好 5 种药物，巩固期至少 3 种），首选氟喹诺酮类药物加至少一种注射类药物（卡那霉素、丁胺卡那霉素或卷曲霉素），疗程 6 个月以上，同时选择 2～3 种二线核心药物（乙硫异烟胺、环丝氨酸、利奈唑胺和氯法齐明）。坚持根据抗结核药物史、地区耐药情况、药敏结果和基因检测结果等个体化给药，同时疗程必须足够长，强化期 4 个月，总疗程 18～24 个月，术后抗结核治疗仍应坚持 18 个月。

目前对于脊柱结核治疗的疗效评价系统较多，无统一标准。马远征等结合以往评价系统及他们的经验后提出的脊柱结核评价系统将疗效分为优、良、可、差。优：结核中毒症状消失，局部或根性疼痛消失，无脓肿、窦道，ESR 或 CRP 正常或趋

于正常，X 线或 CT 显示病灶植骨融合或骨性愈合，截瘫完全恢复，患者恢复至发病前的体力劳动或生活自理能力。良：结核中毒症状消失，偶有局部或神经根性疼痛，但不需服用止疼药物，无脓肿、窦道，ESR 或 CRP 正常或趋于正常，X 线或 CT 显示病灶植骨融合或骨性愈合，截瘫完全恢复，患者基本恢复至发病前的体力劳动或生活自理能力。可：结核中毒症状消失，存在局部或根性疼痛，服用止疼药物缓解，无脓肿、窦道，ESR 或 CRP 正常或趋于正常，X 线或 CT 显示病灶植骨融合或骨性融合欠佳，截瘫部分恢复，患者体力劳动或生活自理能力部分下降。差：病灶未愈合或复发；存在局部或根性疼痛，服用止疼药物缓解欠佳，需辅以手术治疗；截瘫未恢复或加重；患者丧失体力劳动或生活自理能力。有上述任何一条即为差。

对于有手术指征的患儿，围手术期必须进行规范的抗结核治疗以降低结核播散等并发症的发生率。采用规范合理的化疗方案，制动并加强营养，待病灶急性渗出被控制后，患者情况好转，疼痛减轻，中毒症状消失，免疫指标趋于好转，再施行手术。脊柱结核围手术期化疗时间长短应该根据患者不同的具体情况区别对待。王自力提出：①单纯脊柱结核，一般情况好，无或仅有轻度全身结核中毒表现，术前抗结核治疗 2～3 周即可手术；②全身状况差，合并其他部位结核，重要器官功能障碍以及中毒症状明显的患者，需要术前抗结核治疗 4～6 周；③全身中毒症状严重，合并粟粒性肺结核的患者，术前抗结核治疗 6 周以上。脊柱后凸小于 20° 的患儿化疗期间不需要绝对卧床，定期摄片监测畸形发展；脊柱后凸畸形大于 20°、化疗期间畸形或脊髓神经受压症状明显加重，应尽早行手术治疗，不必等待正规抗结核治疗 2 周或 ESR 明显下降，以防不可逆神经损害。术后化疗的停药指征为：全身情况恢复正常，体温正常，食欲良好，脓肿、窦道、死骨、空洞消失；融合好，无内固定松动，活动无明显受限，至少 3 次复查 ESR、CRP 正常。

（二）手术治疗

儿童脊柱结核的手术治疗必须充分考虑儿童脊柱的生长特点，面临的主要挑战在于如何选择合适的手术时机、方式和入路，既可以有效控制结核病灶、重建脊柱稳定性、改善神经功能，也能矫正脊柱后凸畸形及预防术后畸形的再发生和持续进展，降低迟发性瘫痪的发生率。

脊柱结核如合并椎旁大量冷脓肿伴窦道形成，抗结核保疗持续 4 周以上影像学仍无明显改善或病情恶化，经久不愈；脊柱破坏程度严重出现不稳、塌陷、倾倒、脱位、大块死骨形成、胸椎丢失 1 个椎体高度以上或腰椎丢失 1.5 个椎体高度以上，引起轴向疼痛；或出现急性（死骨和脓液进入椎管、不稳和畸形导致椎管折曲脊髓压迫）或迟发性神经损害，或出现 2 个以上脊柱危险征，脊柱后凸畸形进行性加重（年龄 <1 岁且后凸角 > 30°，或后凸角 > 60°），原则上均应尽早行手术治疗。若患者全身状况差，并发症多，难以耐受麻醉和手术，不宜贸然手术，应在术前积极支持治疗和抗结核治疗。对于跳跃性脊柱结核，如无法一期完成所有病灶的治疗，应首先处理近端病灶、对脊柱不稳和脊髓压迫作用更大的病灶。

1. 活动性脊柱结核的手术治疗 脊柱结核感染活跃期的畸形通常不是非常严重。在患者没有神经损伤的情况下，以病灶清除植骨和内固定稳定的形式进行的外科手术治疗可以减少长期卧床的需要，同时也可以最大限度地减少畸形严重进展的可能性。当活动性脊柱结核出现神经损害、抗结核化疗 3～4 周后无效或神经损害持续进展；或脊柱结核累及节段大于 4 个椎体且后凸大于 40° 或累及节段小于 4 个椎体但脊柱后凸已经大于 60° 时，均应尽早进行手术治疗。选择脊柱前路还是后路作为治疗活动性脊柱结核的首选手术方案仍然存在一定争议，但应遵循对健康组织损伤最少的原则，并尽可能保留骨骺。

单纯前路手术对于活动性脊柱结核病灶累及前中柱、后柱完整的结核具有较好的疗效，视野宽广，可清楚显露病灶，直达病变组织，并允许更充分有效地清除肉芽组织、干酪样坏死组织、椎旁流注脓肿和死骨等病变组织直至健康骨松质，同时保留健康的后方脊柱和韧带组织的完整性，通过植入自体肋骨、髂骨块、腓骨条或钛网、人工椎体等进行支撑，辅以螺钉内固定，以达到病灶清除减压及矫形融合重建稳定性的目的，是活动期脊柱结核不伴或伴轻度后凸畸形的标准术式，对于低龄患者的前方脓肿，可仅行病灶清除植骨融合，通过外制动促进植骨的融合（图 28-4-16）。脊柱前路手术根据结核累及部位不同可采用颈前入路、经胸以及胸膜

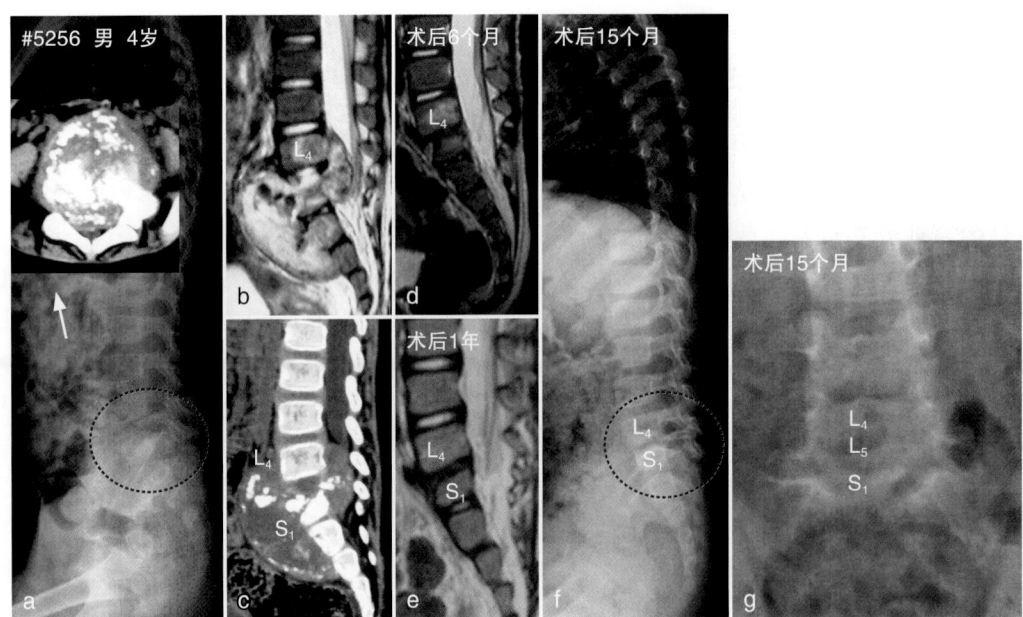

图 28-4-16　男（#5256），4 岁，L_5/S_1 椎体结核骨破坏伴骶骨前方盆腔内及椎管内大量脓肿形成（a~c）。行前路 L_5/S_1 结核病灶清除植骨融合术（腹直肌旁切口），术后腰骶部支具制动。6 个月 MRI 随访示椎旁脓肿基本消失，椎体在 MRI 的 T2 加权像仍呈现轻度高信号（d），继续抗结核治疗直至 1 年时随访发现 $L_4~L_5$ 已经融合，出现"一个椎体"上有两个椎弓根的影像学特征（e~g），脊柱侧位 X 线片示 $L_4~L_5$ 与骶骨构成新的腰骶关节（f）

外途径、胸腹联合切口及腹膜后入路，并根据病灶累及范围选择合适的融合节段，尽量避免融合过多的脊柱功能单位。病灶清除时应避免过度清除硬化骨及亚健康骨，当病灶清除后仍有一半以上椎体残留，即可作为固定椎，反之可适度延长融合节段，但应尽量保留正常椎间隙，尤其在腰椎和胸腰椎。当椎体结核呈现跳跃性分布时，宜采用短节段分段、有限内固定。文献报道的前路手术对于结核性后凸矫正度数平均为 16°~20°，且加重超过 20° 的少于 10%。尽管如此，单纯前路手术仅适用于累及节段少，后凸角度较小的结核性后凸畸形患者，且需重视前柱的支撑植骨，减小前柱塌陷和脊柱前后柱生长速率不均衡的发生率。手术后的生长期需要密切随访。当病变累及多节段时（超过 3 个节段），病灶清除后破坏的椎骨骨骺生长中心较多，即使行支撑性植骨（自体髂骨或支撑性肋骨条）也可能无法有效重建脊柱稳定性和维持脊柱前后柱的生长平衡，降低了脊柱自我塑形的潜能，应预料到在未来存在较大可能不能有效阻止后凸畸形的恶化，特别是低龄儿童患者。对于脊柱后凸畸形较大、结核累及节段达到 3 个以上或脊柱后柱存在破坏、脱位等不稳定因素的患者，仅仅前路手术内固定无法提供足够的力学强度，尤其在儿童患者，此时需要同期

或者二期行后路椎弓根钉棒系统内固定术（图 28-4-4）。补充性后路手术可提供可靠的内固定支持，保证脊柱生物力学的稳定性；同时从后路可适度进一步矫正后凸畸形，并通过椎板间植骨增加融合面积，减轻病灶区压力。前路手术对于发生率较低的儿童寰枢椎、颈胸段及腰骶段脊柱结核病灶清除后的有效固定尚存在一定困难，常需辅以后路手术。

合并肺结核的患者因肺结核能引起肺部空洞、胸膜粘连和瘢痕形成，从而使前路经胸入路具有挑战性，而前路腹膜后入路到腰椎时需要注意避免损伤输尿管、交感干和腰丛神经。因此，针对活动性脊柱结核椎旁脓肿较少而脊柱后凸较为明显时，可采取单纯脊柱后路病灶清除矫形内固定和经后路前方植骨融合术，以增加后凸畸形的矫正能力。术中经肋横突入路或椎弓根入路在矫形前行病灶清除，可以保留亚健康骨组织及生长板，病灶清除后行前方椎间支撑性植骨（自体骨或大段异体骨）或植入钛网、椎间融合器和人工椎体（图 28-4-17）。如病灶清除后椎体断面整齐规则、后凸角度不大，也可通过直接植入整块异体骨，压缩抱紧，重建前柱的连续性（图 28-4-18）。其主要优势在于病灶清除、植骨融合与矫形、内固定均在后方同一切口内完成，避免了二期再次手术，降低了前方重要脏器血管损

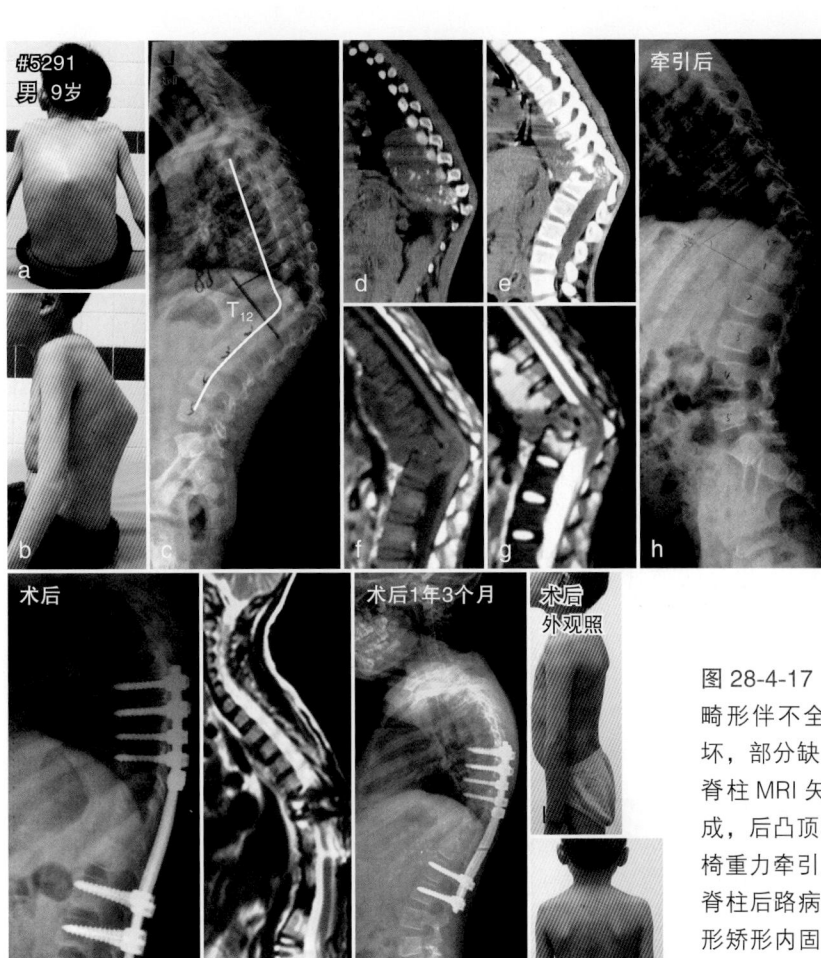

图 28-4-17　男（#5291），9 岁，下胸椎结核后凸畸形伴不全瘫（a~c）。CT 三维重建示 T₁₂ 椎体破坏，部分缺失，近端椎体倾倒伴椎旁脓肿（d、e），脊柱 MRI 矢状面重建示椎体前方和椎管内脓肿形成，后凸顶椎压迫脊髓腹侧（f、g）；Halo - 头环轮椅重力牵引后后凸及神经功能部分改善（h）；一期脊柱后路病灶清除经椎弓根椎体截骨胸腰椎后凸畸形矫形内固定融合术，因前柱缺损广泛，二期前路病灶清除自体髂骨植骨融合术，术后胸腰段后凸矫正良好（i），术后 MRI 示椎管内脓肿清除明显，脊髓前后方均无明显压迫（j）；术后 1 年 3 个月随访示矢状面形态及植骨融合维持良好（k~m）

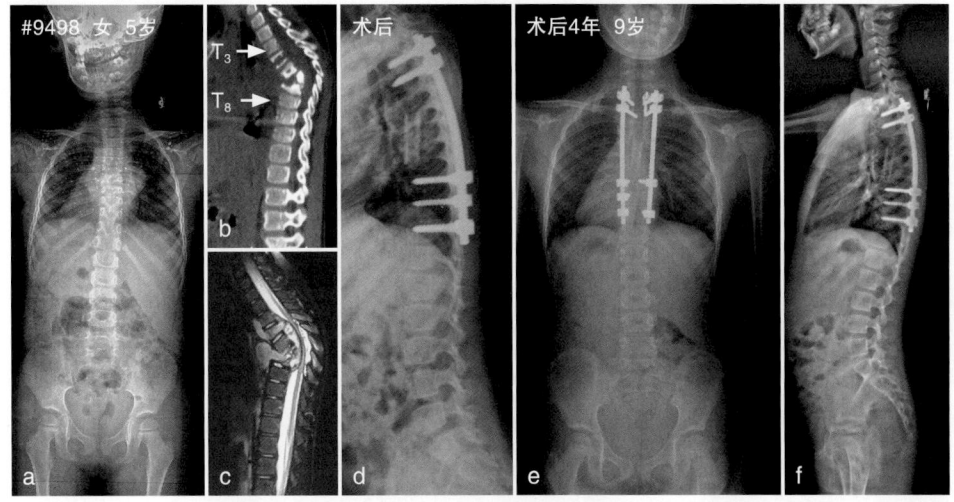

图 28-4-18　女（#9498），5 岁，胸椎多节段活动性脊柱结核伴后凸畸形（a、b）。CT 示 T₄~T₇ 椎体破坏伴后凸畸形（b），MRI 示椎管内和椎旁脓肿，脊髓受压（c）；一期行脊柱后路经肋横突入路前方病灶清除截骨矫形 + 支撑性植骨融合术（大段异体骨）（尽量保留 T₄、T₅、T₇ 未破坏的亚健康骨组织，仅完整切除 T₆）（d），术后 4 年随访示矫形维持良好（e、f），无 TB 复发，病灶区脊柱融合良好

伤的概率，特别适用于不适合前路手术的患者。但单纯后路手术对合并较大椎旁脓肿和死骨的清除较为困难，因此如果从病灶彻底清除的角度看，后路手术的缺点是破坏了相对完整的椎体附件结构，同时是经相对清洁的脊柱后份进入前中柱后进行病灶清除，理论上增大了结核扩散和复发的概率。

当活动性脊柱结核后凸角度超过60°时或出现脊柱屈曲塌陷时，从前路接近到达病变部位具有一定的挑战性，入路相关并发症风险增加，且视野不佳，清除病灶减压时无法直视，脊髓损伤风险大。此类患者多有多节段椎体侵蚀破坏，可合并小关节分离、椎体不稳及倾倒，若仅前柱清创松解支撑融合而不考虑融合脊柱后柱则很难重建脊柱的稳定性，且恢复矢状面形态的可能性很低，即后凸矫正能力非常有限。因此，需要强调的是对于多节段前中柱广泛椎体及生长板破坏且脓肿明显、死骨较多的患儿，需首先考虑跨越病椎的后路内固定、病灶

清除、截骨矫形并稳定脊柱。对于腰骶部的活动性结核病灶，后路内固定有时需要扩展至髂骨。此后补充性的脊柱前路手术可进一步病灶清除、植骨融合（自体骨、钛网或人工椎体）（图28-4-19），特别是对于颈胸段的脊柱结核，因为此处前方的重要结构较多，病灶清除困难且危险性大，且由于颈胸段的交界性后凸，钛网等植入也不易安置在理想的垂直负重状态，椎体植入物向前移位可压迫食管、气管，向后移位则容易压迫脊髓。因此，先期行脊柱后路病灶清除及内固定稳定脊柱，之后一期或二期前路行补充性病灶清除是进一步控制感染、增加融合及稳定性的有效选择（图28-4-20）。部分严重后凸和合并神经损害的患者可在术前行颅骨牵引治疗以期改善神经功能及增加脊柱可矫正度。

总之，对于活动期脊柱结核后凸畸形的手术术式选择，不需特别强调某一种术式，而是应该根据患者病变的位置、损坏程度、椎管内情况、神经功

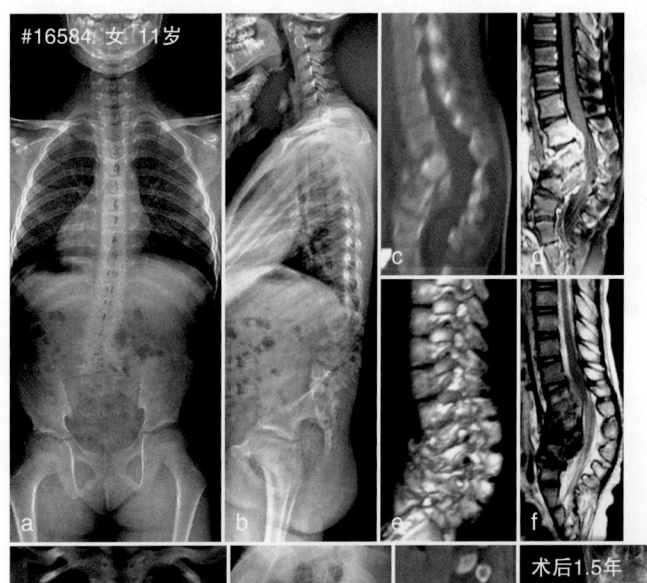
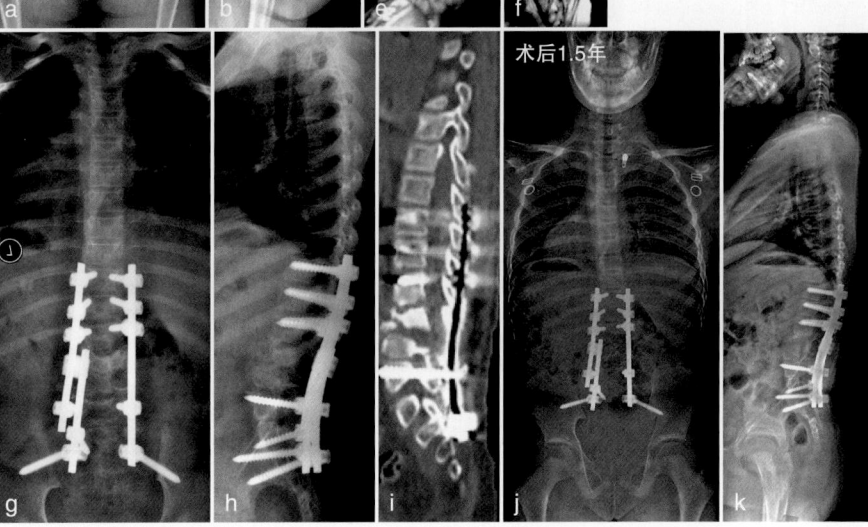

图28-4-19　女（#16584），11岁，活动性L_1~L_5脊柱结核伴后凸畸形（a、b）。CT示L_2~L_5椎体破坏缺失伴腰段后凸畸形（c、e），MRI示多节段椎体信号改变，椎体塌陷倾倒（d、f）。一期行脊柱后路L_3 VCR截骨短缩内固定植骨融合术（骨盆固定，S_2AI螺钉），二期行补充性前路结构性自体髂骨植骨融合术（g~i）。术后1.5年随访时患者矢状面形态维持良好，脊柱已融合（j、k）

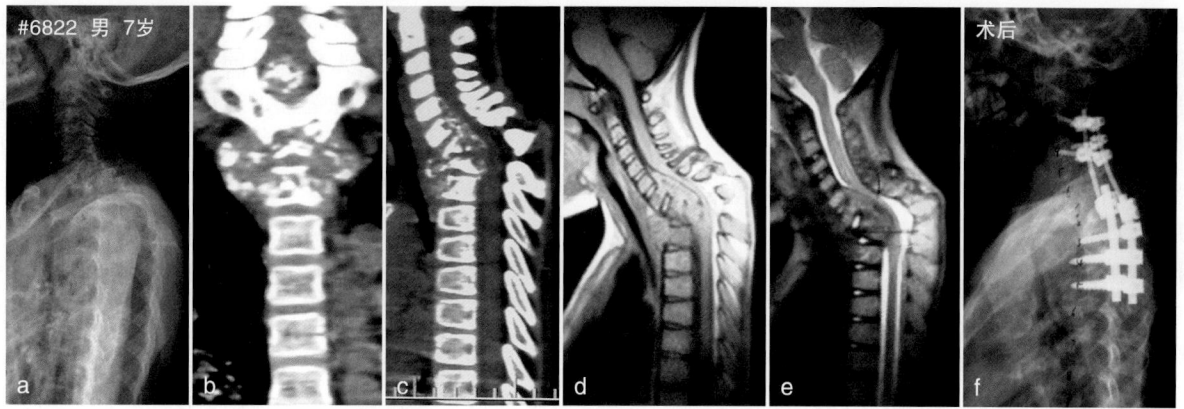

图 28-4-20　男（#6822），7 岁，颈胸椎活动性结核性后凸畸形伴不全瘫（a）。CT 示颈胸椎体（C_6~T_3）骨破坏伴后凸畸形、椎旁及椎管内脓肿伴点状死骨及钙化灶（b、c），MRI 示椎管内和椎旁脓肿，脊髓受压（d、e）。颅骨牵引 1 个月，牵引后后凸畸形及神经功能部分改善。即行一期后路病灶清除减压内固定植骨融合术；因椎体前方有较多的脓液，二期行脊柱前路病灶补充清除 + 取自体髂骨植骨术，术后后凸畸形纠正满意（f）

能状态、后凸畸形严重程度以及椎旁流注脓肿的位置和大小等因素决定，宜选用个体化治疗方案。当病灶范围较大、脓肿节段长、三柱破坏合并脊柱角状后凸畸形时都应考虑脊柱前后路联合手术，以弥补单纯脊柱前路或后路手术的不足。前后路联合手术可一期或分期完成，但前后顺序尚存在争议，需采用个体化原则。脊柱后凸畸形较重的患者可先行后路截骨矫形 + 病灶清除内固定术，可以降低二期前路补充性病灶清除及内固定融合手术的难度。对于脓肿范围大但后凸畸形相对较小的患者，可先行前路手术以及时清除病灶、控制感染辅以二期脊柱后路补充性内固定手术。

2. 静止期脊柱结核后凸畸形的手术治疗　在结核感染治愈的患者中，仍有 3%~5% 的患者存在 >60° 的后凸畸形。进行性加重的脊柱后凸畸形可表现为迟发性的神经症状和（或）慢性肌肉疲劳引起的软组织疼痛，甚至因胸廓短缩、躯干塌陷导致肺功能障碍。手术方法以解决主要的主诉症状为目标，在有脊髓功能障碍的患者中则优先考虑脊髓减压以期挽救神经功能。而对于存在明显脊柱后凸但不伴有神经损伤的患者，则优先考虑行脊柱后凸畸形的矫正，但有一定的神经并发症。

迟发性截瘫是静止期脊柱结核残余后凸畸形进行性加重导致的神经并发症，此类患者的脊髓压迫主要来自后凸顶椎区椎体，压迫位于椎管前方，所以理论上减压应采取前入路。Paravatu 报告了 8 例青少年患者（13~15 岁）在感染胸椎结核（6~8 岁）后出现迟发性神经功能缺损。所有患者均行前路经

胸 / 胸膜外入路减压、切除后凸畸形椎管内赘生骨和行髂骨植骨，神经功能获得改善，但对僵硬性后凸畸形的矫正十分有限，甚至无任何矫正效果。由于迟发性截瘫多合并角状后凸，前路暴露通常十分困难，也难以做到对椎管的彻底减压。对于此类患者，单纯后路脊柱截骨矫形术对矫正后凸畸形有着明显的优势，适用于角度大于 80° 和僵硬的后凸，包括经椎弓根闭合截骨术（PSO）、经椎弓根去松质骨截骨术（VCD）和后路全脊椎切除术（VCR）（图 28-4-21），矫正的原理是延长前柱，短缩后柱，具体术式的选择应根据患者后凸畸形的类型、僵硬程度、脊髓受压情况和全身情况等因素综合考虑，术前可试行 Halo - 头环轮椅重力牵引增加脊柱柔韧性和术中脊髓对矫形力的耐受性。

结核感染治愈后僵硬性后凸畸形患者可表现为多个残余椎体在前方合并形成融合块，此时后路多节段全脊椎切除截骨术（PVCR）可 360° 松解脊柱，辅以前方椎体间结构性植骨或钛网支撑及后方多节段椎弓根螺钉重排矫形固定（图 28-4-21）。但是这些手术在技术上要求很高，神经损伤的风险较大。长期脊柱后凸导致相应的顶椎区脊髓腹侧靠贴顶椎椎体后方并逐渐拉伸和变薄，此外椎管前方常有瘢痕形成、脊髓前间隙闭塞甚至顶椎区远近端出现脊髓空洞，导致截骨手术中神经并发症可能更容易发生。儿童脊柱结核后路手术还存在以下难点，首先短节段成角畸形的顶椎区脊髓后份结构常不清楚，在顶椎区域存在多个残余椎体的融合，即后方多个椎弓根与前方"一个椎体"相连，截骨时局部

粘连严重，神经根发育细小、神经根损伤、硬脊膜撕裂和脑脊液漏的风险较高；其次顶椎区椎弓根细小、发育不良，置钉困难，椎弓根爆裂、切割、螺钉松动的风险较高，影响内固定强度。在进行 VCR 截骨时，应注意避免脊柱过度短缩，最有效的方法是使用钛网或人工椎体重建前中柱，但操作困难，容易损伤神经根和硬脊膜，需要细心操作。如进行多节段 VCR 后前柱缺损较多难以进行满意重建时，可行二期前路支持性重建融合术（图 28-4-22、图 28-4-23）。考虑到 VCR 技术的风险，王

岩等使用脊柱后路去松质骨截骨术（VCD）矫正脊柱后凸，该技术在去松质骨的前提下保留少量骨松质和骨皮质作为骨性垫，可避免脊柱过度短缩带来的不良影响，但儿童脊柱椎体较小，尤其是破坏的椎体，且软骨较多，操作可能困难，比较适用于大龄患者。近年来，Rajasekaran 等建议采用一期后路闭合 - 张开式楔形截骨术矫正静止期重度脊柱后凸畸形，其通过闭合后柱，以中柱为支点张开前柱而获得矫形。在闭合过程中需注意观察硬脊膜有无皱褶、弯曲、扭转，避免过度短缩。当闭合到临界

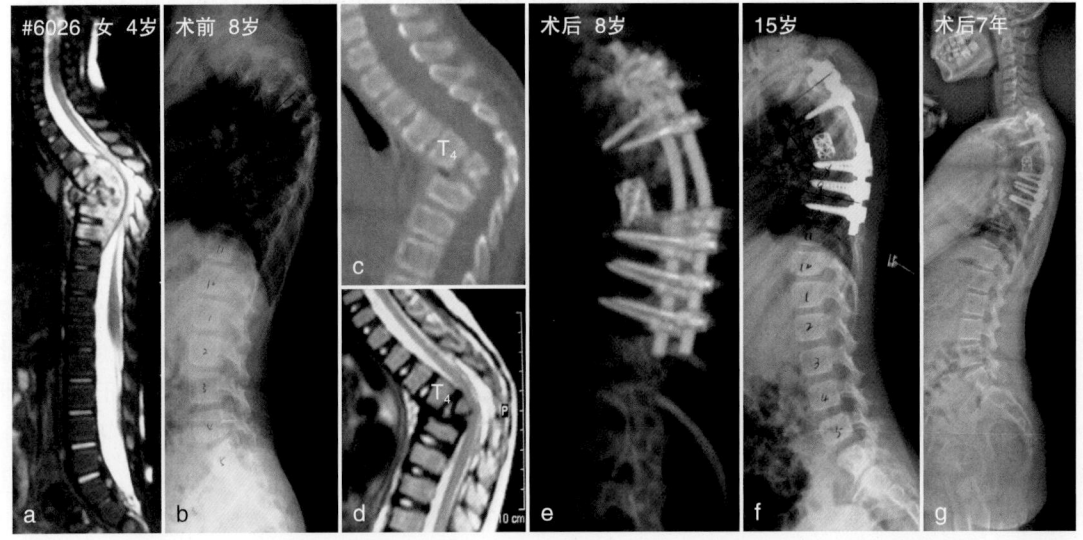

图 28-4-21　女（#6026），4 岁，活动性脊柱结核（a），抗结核药物保守治疗。8 岁就诊时胸椎后凸畸形进展至 80°，但属于静止期结核性后凸畸形（b），CT 示近端脊柱倾倒，存在脊柱危险征（c），MRI 示脊髓前方受压（d）。一期行脊柱后路 T$_5$~T$_7$ 全脊柱切除钛网植入前柱重建矫形内固定融合术（e、f），术后 7 年随访时矢状面形态维持良好（g）

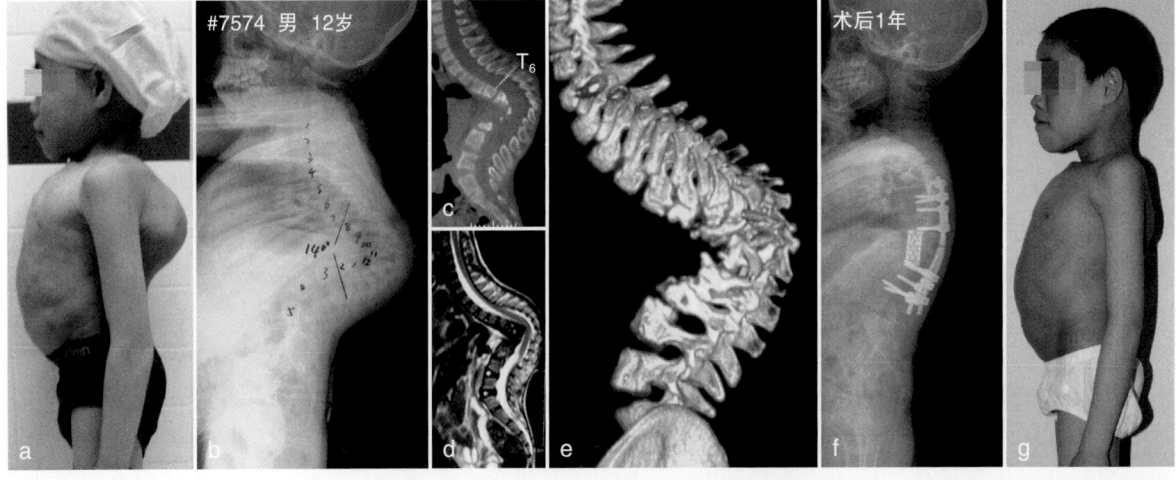

图 28-4-22　男（#7574），12 岁，陈旧性胸椎脊柱结核伴后凸畸形伴胸廓塌陷（a、b）。CT 示多节段胸椎椎体破坏缺失伴胸腰椎后凸畸形（c、e），MRI 示未见椎管内和椎旁脓肿，但顶椎处可见脊髓腹侧受压（d）。在脊柱后路多节段 VCR（T$_{10}$~T$_{12}$）截骨前柱缺损巨大，难以在后路同一切口内进行前柱重建，即二期行前路补充性钛网支撑植骨融合术。术后 1 年随访患者后凸畸形及外观矫正明显（f、g）

时，若前中柱仍无法达到骨面‐面接触，可安装合适长度的钛网和块状三面皮质骨，以其为支点前方张开，此时前方组织的松解十分重要。Halo‐头环重力牵引能延长脊柱，逐步改善矢状面畸形及神经功能，已成为严重复杂脊柱侧凸后路矫形术前的标准辅助治疗措施之一。对于严重结核性脊柱后凸畸形尤其伴神经功能损害的患者，术前牵引可以改善畸形程度，并根据牵引的效果对后凸畸形的柔韧性进行评估，选择相应的术式，可有效降低矫形手术的神经并发症。

除了后凸畸形，儿童脊柱结核可因脊柱椎体生长板破坏的不对称性而出现脊柱侧凸畸形，并在静止期持续不对称生长后进展形成严重的侧后凸畸形（图28-4-24a、b）。针对此类侧后凸畸形，可行侧后凸顶椎区不对称PSO或VCR截骨，可同时矫正脊柱侧凸和后凸畸形（图28-4-24g~l）。围截骨区可采用卫星棒技术进一步增加内固定强度。

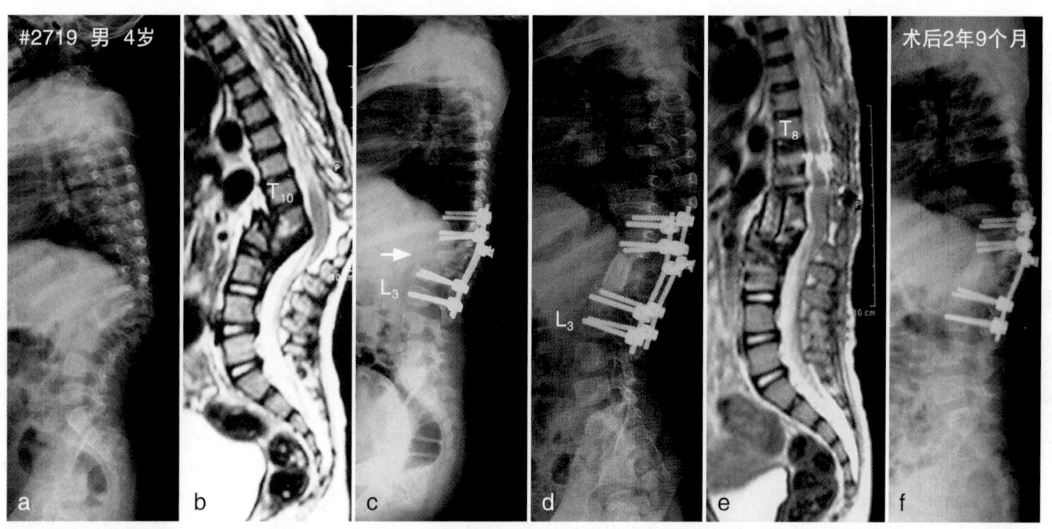

图28-4-23 男（#2719），4岁，L₁、L₂陈旧性脊柱结核。外院行病灶清除术后胸腰段后凸畸形（a）；脊柱MRI矢状面重建示椎旁及椎管内无明显脓肿，后凸顶点压迫脊髓腹侧（b）；一期行脊柱后路经椎弓根椎体截骨胸腰椎后凸畸形矫形内固定融合术，术后X线示前柱巨大缺损（c）；二期行前路异体骨支撑融合术，术后胸腰段后凸矫正良好（d、e），术后2年9个月随访示植骨融合良好（f）

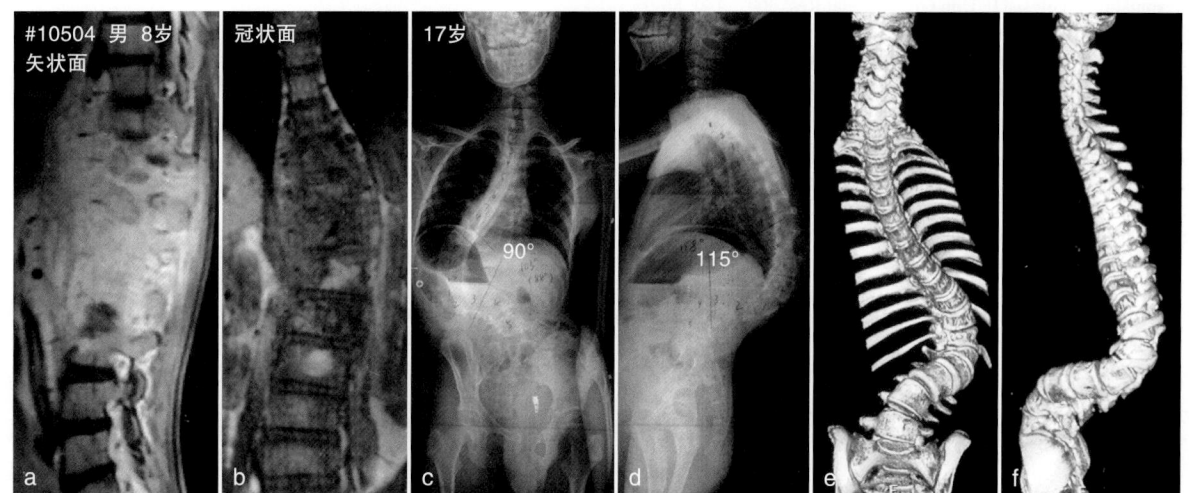

图28-4-24 男（#10504），8岁，活动性脊柱结核。冠状面MRI见椎旁脓肿主要位于右侧，T₉~L₃椎体右侧生长板的破坏明显重于左侧（a、b）。结核治愈后胸腰椎脊柱侧后凸畸形持续进展，9年后侧凸进展至90°，后凸进展至115°（c~f、i）

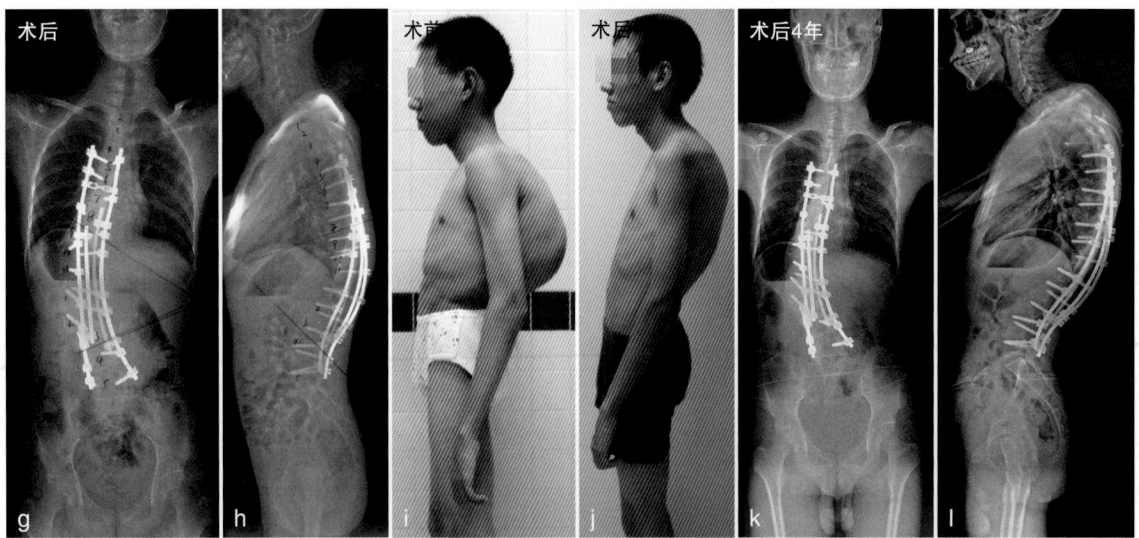

图 28-4-24（续）　行脊柱后路 T_{12} 全脊椎体切除截骨矫形植骨融合内固定术（截骨区融合器植入、卫星棒四棒技术）（g、h），术后 4 年随访示侧后凸畸形矫正维持良好，内固定近端交界轻度后凸畸形，无内固定失败（j~l）

参考文献

[1] Narayan V, Mohammed N, Savardekar AR, et al. Tuberculous spondylolisthesis: a reappraisal of the clinicoradiologic spectrum and surgical treatment paradigm[J]. World Neurosurg, 2018, 114: 361-367.

[2] Jain AK, Kumar J. Tuberculosis of spine: neurological deficit[J]. Eur Spine J, 2013;22(4): 624-633.

[3] Schulitz KP, Kothe R, Leong JC, et al. Growth changes of solidly fused kyphotic bloc after surgery for tuberculosis: comparison of four procedures[J]. Spine, 1997, 22(10): 1150-1155.

[4] Rajasekaran S, Natarajan RN, Babu JN, et al. Lumbar vertebral growth is governed by "chondral growth force response curve" rather than "Hueter-Volkmann law": a clinico-biomechanical study of growth modulation changes in childhood spinal tuberculosis[J]. Spine, 2011, 36(22): E1435-1445.

[5] Rajasekaran S. Buckling collapse of the spine in childhood spinal tuberculosis[J]. Clin Orthop Relat Res, 2007, 460: 86-92.

[6] Hua W, Wu X, Zhang Y, et al. Incidence and risk factors of neurological complications during posterior vertebral column resection to correct severe post-tubercular kyphosis with late-onset neurological deficits: case series and review of the literature[J]. J Orthop Surg Res, 2018, 13(1): 269.

[7] Rajasekaran S, Soundararajan DCR, Shetty AP, et al. Spinal tuberculosis: current concepts[J]. Global Spine J, 2018, 8(Suppl 4): 96-108.

[8] Rajashekaran S. The natural history of post tubercular kyphosis in children[J]. J Bone Joint Surg Br, 2001, 83(7): 954-962.

[9] Rajasekaran S, Shetty AP, Dheenadhayalan J, et al. Morphological changes during growth in healed childhood spinal tuberculosis a 15-year prospective study of 61 children treated with ambulatory chemotherapy[J]. J Pediatr Orthop, 2006, 26(6): 716-724.

[10] Rajasekaran S. Natural history of Pott's kyphosis[J]. European Spine J, 2013, 22(4): 634-640.

[11] 张宏其, 刘少华. 儿童脊柱结核的治疗[J]. 中华骨科杂志, 2014, 34(2): 240-246.

[12] 周春光, 宋跃明, 刘立岷, 等. 前后路手术治疗儿童静止期脊柱结核后凸畸形[J]. 中国骨与关节外科, 2009, 2(5): 357-361.

[13] 秦世炳. 耐药脊柱结核临床诊疗专家共识[J]. 中国防痨杂志, 2019, 41(4): 377-382.

[14] 罗卓荆, 王哲. 儿童脊柱结核手术方式选择[J]. 中国脊柱脊髓杂志, 2015, 25(3): 193-194.

[15] 贾晨光, 姚黎明, 李秀武, 等. 结核感染T细胞检测在儿童骨关节结核病中的诊断价值[J]. 河北医科大学学报, 2015, 36(8): 890-890.

[16] 何清义, 周强, 卢宏伟, 等. 儿童胸腰椎结核手术治疗的效果及并发症分析[J]. 中国脊柱脊髓杂志, 2015, 25(9): 820-825.

[17] 鲍达, 马远征, 陈兴, 等. 儿童脊椎结核的临床特点及外科治疗[J]. 中华骨科杂志, 2007, 27(9): 643-647.

[18] 徐韬, 买尔旦·买买提, 盛伟斌, 等. 一期后路截骨矫形治疗儿童静止期脊柱结核性后凸（侧后凸）畸形[J]. 中华骨科杂志, 2014, 34(2): 183-188.

[19] 文海, 马泓, 吕国华. 儿童脊柱结核继发后凸畸形的危险因素及治疗进展[J]. 中国脊柱脊髓杂志, 2015, 25(3): 274-278.

[20] 兰汀隆, 董伟杰, 范俊, 等. 少儿脊柱结核的临床特点分析[J]. 中国脊柱脊髓杂志, 2015, 25(3): 195-201.

第五节　儿童颈椎间盘钙化

儿童颈椎间盘钙化（cervical intervertebral disc calcification in children, CIDCC）是一种原因不明的以颈椎间盘髓核呈单发盘状、团块或多发碎块样钙化为特征性病理改变的良性自限性疾病。该病于 1932 年被 Lyon 首次报道，是一种较为罕见的疾病。由于病变钙化灶小或病变轻，影像学检查无法发现，临床往往对此缺乏正确认识而导致漏诊。但随着诊疗技术的不断提高，近年来有关该病的报道呈增多趋势。新生儿期至青春期均可发病，发病高峰期为 6~10 岁，男女比例为 1 : 1，更好发于白种人群，而亚洲人群及黑人较为罕见。

病因

该病的具体发病机制仍待确定，目前考虑可能与下列因素有关：

1. 外伤 30%～40% 的 CIDCC 患儿发病前存在颈椎外伤史。由于小儿颈椎活动范围广，易损伤（约 59% 钙化节段位于活动度较大的 C_4～C_6 椎间盘），当椎间盘损伤后局部出现出血，椎间盘髓核发生暂时性代谢（脱水）改变，可加速局部钙盐沉着，出现椎间盘钙化。也有学者认为颈椎间盘钙化先于外伤存在，外伤只是促使 CIDCC 出现临床症状。

2. 感染 CIDCC 患儿中 20%～30% 有上呼吸道感染史，并且有 20%～30% 的患者出现 ESR 增快、白细胞计数增多、C 反应蛋白阳性等炎性反应表现。因此，有学者认为 CIDCC 的发生与颈椎的感染和炎症刺激有关。儿童颈椎间盘由邻近椎体终板穿通血管提供营养，病菌可经血流入椎间盘引起感染。Smith 等对 1 例颈椎间盘钙化的患者行手术切除，标本组织学显示：纤维环内有广泛的点状及串珠状钙化伸入髓核，散在于纤维软组织内和基质中，有严重的增殖性炎症反应，伴随多核异物巨细胞和多形的组织细胞增生。

3. 代谢障碍 有学者提出过量使用维生素 D 和钙代谢障碍与本病有关，但目前仍缺乏充足的临床证据。

4. 无菌性坏死 Sonnaben 认为 CIDCC 可能是血管因素引起的营养障碍性钙化。胎儿及小儿的椎间盘，由背侧、腹侧、轴向椎间盘动脉供血。这 3 支动脉各有 2 个静脉伴行，营养椎间盘的上面和下面。在透明软骨发生区，3 个椎间盘动脉分支互相吻合形成丰富的血管网，使钙化的发生和吸收有了契机。但椎间盘无血管结构，其营养靠软骨终板弥散作用获得，因而不支持发生缺血性坏死以及椎体向髓核运送钙盐的可能性。

5. 混合因素 由于 CIDCC 目前的确切病因尚不清楚，可能是上述多种因素共同参与，导致小儿椎间盘髓核发生代谢暂时性改变或化学成分异常变化，致使钙盐沉积，而在钙化物的刺激下局部的微循环血流加速又促进其自身的吸收而自愈消失。

临床表现

颈椎间盘钙化通常只累及一个间隙，也有多个节段同时受累的报道，以 C_4～C_7 椎体间最多见，临床症状程度与钙化的存在和范围无特别对应关系。80%～90% 的患儿存在颈部疼痛的症状，为持续性或间歇性钝痛，剧痛少见，颈部活动受限，可出现斜颈或肩部疼痛。10%～15% 以上呼吸道感染为症状，表现为发热、咳嗽、咳痰、全身乏力等症状。由于钙化的椎间盘呈牙膏状，故在外力作用下易突入椎管或椎间孔并压迫脊髓或神经根，出现手臂麻木、肌力下降等神经受压的症状和体征。

影像学表现

1. X 线 通常普通 X 线检查能发现钙化的椎间盘高密度影，并且对其形态、大致密度以及相邻椎体边缘相应改变可粗略进行观察。X 线片表现为位于椎间隙的团块状钙化（图 28-5-1），该团块状影连同其周围未钙化部分可以向前、后、侧方脱出或移位，往往并发相邻椎体的改变，部分病例可出现椎体变扁、尖角或假骨赘，椎体弧凹或骨质吸收。钙化髓核表现为颈椎间盘中央的钙化阴影，多为圆形、卵圆形、碎屑状和线状，其形态和部位与髓核吻合，椎间隙正常。在出现颈部疼痛、发热、白细胞计数增多等症状后，钙化团块可被逐渐吸收。对于可疑的椎间盘钙化可行 CT 扫描甚至 MRI 检查。

2. 颈椎 CT CT 可显示 3mm 以下的小钙化灶，灵敏度高，并且可以显示椎间盘和钙化髓核的位置关系，进一步明确髓核有无突入椎管及其突入程度，以确定治疗方案。

3. MRI 椎间盘钙化灶表现为 T1WI 和 T2WI 低信号，椎间盘相邻椎体边缘骨皮质的低信号影呈模糊表现。MRI 检查对钙化灶的形态观察不如 CT 直观，对颈椎间盘钙化的诊断并无特征性意义，但当患者存有神经损害的体征时，MRI 可显示脊髓及神经受压情况，对治疗的选择有一定价值。

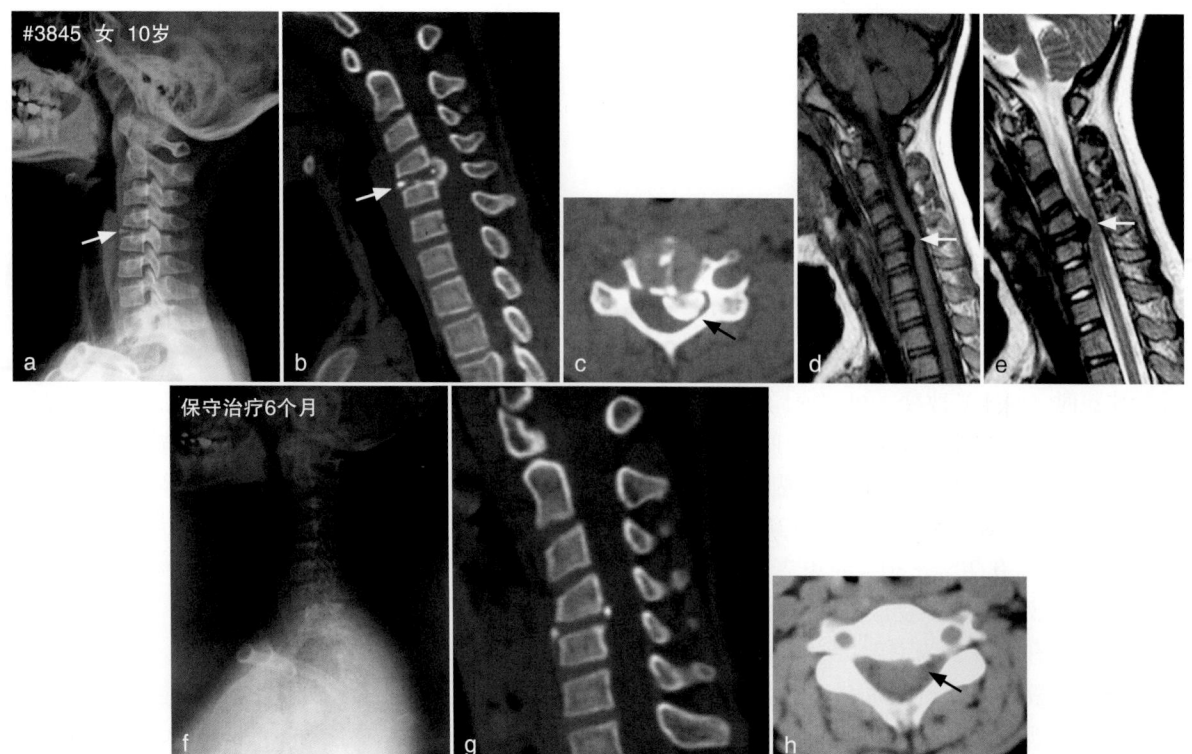

图 28-5-1　女（#3845），10 岁，颈椎 X 线片示 C₄/C₅ 椎间盘局部钙化影（a）；颈椎间盘 CT 重建示椎间盘层面菜花状钙化影，椎前组织无肿胀，钙化灶向后方进入椎管（b、c，箭头）；颈椎矢状面 MRI 中 C₄/C₅ 钙化椎间盘呈 T1WI 和 T2WI 为低信号，钙化灶突入椎管内压迫脊髓（d、e，箭头）；保守治疗 6 个月后随访 X 线及 CT 示局部椎间盘钙化部分消失（f~h）

实验室检查

约 60% 的患者实验室检查结果无异常，30% 的患者实验室检查结果提示白细胞计数升高、ESR 增快、CRP 升高，因而实验室检查对 CIDCC 的诊断价值不大。

诊断及鉴别诊断

1. 诊断　CIDCC 没有特异性的临床表现，诊断需结合影像学资料做出诊断（图 28-5-1）。对于伴有如下特征的患者可考虑诊断为 CIDCC：①儿童期发病；②颈痛和牵涉痛；③颈椎活动受限，伴或不伴斜颈；④影像学发现椎间盘钙化，CT 扫描和 MRI 检查可明确显示椎间盘钙化范围及脊髓和（或）神经根受压程度；⑤病程自限性。

2. 鉴别诊断

（1）假性痛风、强直性脊柱炎、褐黄病等引起的椎间盘钙化　假性痛风由焦磷酸钙沉积引起，但常破坏椎体终板。强直性脊柱炎为全身免疫性疾病，在儿童期发病较为少见，且表现为肌肉、韧带附着点慢性炎性改变，局部骨质被炎性细胞侵蚀破坏后产生反应性新骨形成，并逐步沿韧带延伸而形成骨赘。褐黄病则为软骨内尿黑酸沉积导致的椎间盘钙化，但一般为全椎间隙钙化，且常伴有椎间隙狭窄，儿童较为罕见。而儿童钙化性椎间盘病病灶位于髓核，好发于颈段，临床症状重，椎间隙正常或轻微增宽，椎体轻度变扁，钙化的髓核可突出压迫脊髓或神经根，但极少见。

（2）颈椎结核　症状与 CIDCC 相似，但 X 线片可见到椎体骨质破坏，椎间隙狭窄或消失，椎前软组织肿胀，而无椎间隙钙化。

（3）椎间盘感染与创伤　也可产生相似症状，但 X 线表现完全不同。由于有炎症反应，其邻近椎体边缘骨质破坏，椎间隙变窄，椎体终板破坏，无椎间盘钙化影像，晚期发生融合是其特点。

由于本病在影像学检查中不仅可见椎间盘异常征象，还可见肿块侵入椎管，甚至压迫脊髓，因此临床上常导致误诊、误治。

自然史

儿童颈椎间盘钙化症被多数学者认为是一种自限性疾病，多数患儿在无临床干预的情况下逐渐吸收消失。本病进程差异较大，症状多数持续数周至数月，有些病例可持续数年。针对钙化椎间盘可分为 3 种类型。①消失型：急性发病，症状持续数月后椎间盘钙化消失；②休眠型：先发现椎间盘钙化，而后出现临床症状；③静止型：X 线检查发现椎间盘钙化但始终无临床症状。也可将本病分为症状型和无症状型，症状型钙化对应前面的消失型，而无症状型对应于静止型，后期可出现临床症状。

治疗

本病有自愈性，一般只需对症处理。对无神经或脊髓受压的 CIDCC 患者，采用止痛、制动等对症保守支持治疗。①牵引：牵引重量为 2~3kg，牵引时间为 10~14 天，缓解症状，随后行颈托固定或颈颌石膏固定 3~4 周。对于有钙化髓核突入椎管的患者，慎行牵引。②口服非甾体类抗炎药：对于疼痛剧烈患者可予以非甾体类抗炎药，同时可予以肌松药辅助治疗。绝大多数患者经上述保守治疗后症状可缓解或完全消失。

对于儿童颈椎间盘钙化及伴钙化灶脱出于椎管内者，即使压迫至椎管中央，如经过对症、牵引、制动等治疗无明显脊髓压迫症状者，应当行保守治疗，切忌手术切除钙化团块，除非脊髓压迫症状明显；若经保守治疗后病情无好转迹象者，可考虑采取髓核摘除椎体融合手术。但也有学者认为，即使钙化灶突入椎管内引起严重症状和神经根受压，也可通过保守治疗治愈，因为儿童期的颈椎间融合可产生颈椎后凸畸形。儿童因骨骼发育不完全，手术治疗并发症较多。因此，不能把儿童颈椎间盘钙化造成的脊髓压迫与肿瘤和损伤造成的压迫等同对待，应当引起重视。

研究发现年龄、性别、椎间盘钙化程度、临床症状的轻重及脊髓受压的程度与患者症状消失的时间与钙化吸收的时间没有显著的相关性。钙化过程不是在很短时间内发生的，而是在症状出现很久以前就已存在，一旦出现疼痛、发热、白细胞计数增多等症状，钙化团块将被逐渐吸收。有文献报道，一般在症状发生后 2~8 个月 X 线片上的表现逐渐消失。

参考文献

[1] 邱勇, 孙强, 朱锋, 等. 儿童颈椎间盘钙化症误诊原因分析[J]. 中华骨科杂志, 2006, 26(12): 855-856.

[2] Chanchairujira K, Chung CB, Kim JY, et al. Intervertebral disk calcification of the spine in an elderly population: radiographic prevalence, location, and distribution and correlation with spinal degeneration1[J]. Radiology, 2004, 230(2): 499-503.

[3] Gruber HE, Norton HJ, Sun Y, et al. Crystal deposits in the human intervertebral disc: implications for disc degeneration[J]. Spine J, 2007, 7(4): 444-450.

[4] Melrose J, Burkhardt D, Taylor TK, et al. Calcification in the ovine intervertebral disc: a model of hydroxyapatite deposition disease[J]. Eur Spine J, 2009, 18(4): 479-489.

[5] 徐宏光, 王以朋, 丑克, 等. 儿童颈椎间盘钙化的诊断和治疗[J]. 中华外科杂志, 2002, 40(2): 124-126.

第29章　儿童脊柱畸形手术治疗中的基本技术

张文智　王向阳　钟培言　陈正香　刘　臻

第一节　脊柱外科常用手术入路

脊柱畸形的复杂性导致其手术入路的种类有很多。需要根据畸形的特点、部位和患者年龄、性别、生活质量等因素，选择合适的手术入路，这至关重要。根据手术从前方还是后方暴露脊柱，手术入路可分为后路、前路和前后路联合入路；根据手术的部位，手术入路可分为经上颈椎、中下颈椎、胸骨纵行劈开、胸椎、腰椎、胸腰椎联合腹膜外、侧腹膜外、腹正中腹膜外等入路；根据手术切口的大小，手术入路可分为微创与开放手术。

一、经口腔途径显露 C_1~C_2

【适应证】经口腔途径可以直接显露寰椎前弓、齿突和包括侧块关节的枢椎前部，主要适用于 C_1 ~ C_2 前方感染病灶清除；C_1 ~ C_2 肿瘤切除；难复性寰椎脱位的前路松解；齿突骨折骨不连、畸形愈合伴颈髓受压需行齿突切除减压，以及继发于类风湿关节炎的血管翳的切除等。

【麻醉】经鼻腔或经气管切开气管内插管全身麻醉。

【体位】仰卧位，用 Mayefield 头架或用 Gardner-Wells 牵引弓行颅骨牵引固定。

【操作步骤】

1. 因口腔及咽部存在大量的病原微生物，术前应进行彻底的消毒。每个鼻孔各放入一根橡胶导管，缝合于悬雍垂上，向上牵拉导管使悬雍垂和软腭上提，露出术野，放置自动拉钩牵开口腔，上钩置于上齿列，下钩将舌向下牵开（图 29-1-1）。

2. 如果需暴露斜坡，也可将软腭部分切开（图 29-1-2），将悬雍垂向上牵开，在咽后壁触摸寰椎前结节后，自其上方约 1cm 处起沿咽后壁正中线做纵切口，至 C_3 上缘，长 5~6cm，切开黏膜及

咽缩肌，显露深层的颈长肌和头长肌（图 29-1-3），将颈长肌止点自寰椎前结节剥离后钝性向两侧推开可显露斜坡尾侧、寰椎前弓和寰枢椎侧块关节，便可在直视下切除寰椎前弓和齿突（图 29-1-4）。术中需注意避免误入寰椎侧块外侧而伤及椎动脉和舌下神经（图 29-1-5）。

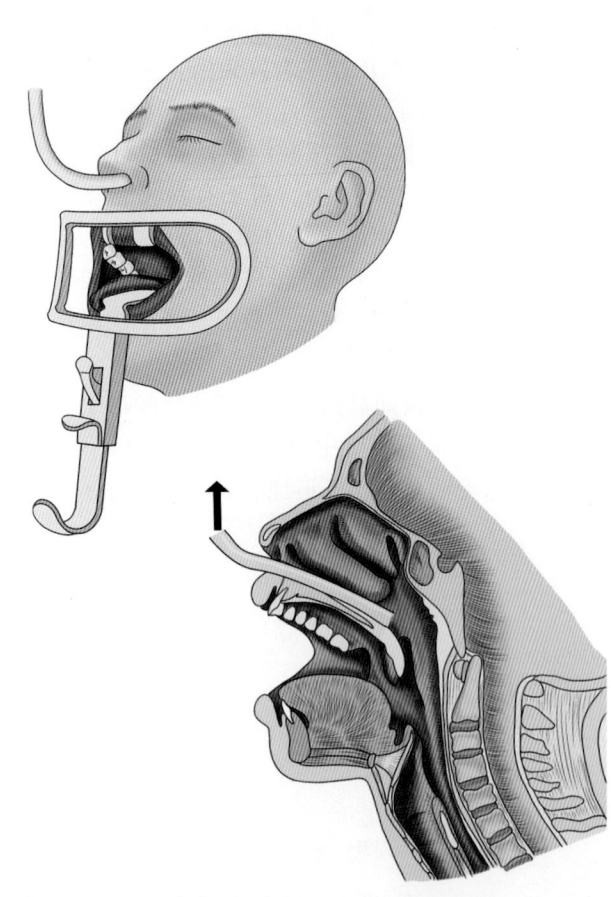

图 29-1-1　颈部轻度过伸仰卧位，放置拉钩牵开口腔，鼻孔中置入橡胶导管，向上牵拉悬雍垂和软腭，暴露斜坡到 C_2/C_3 间隙

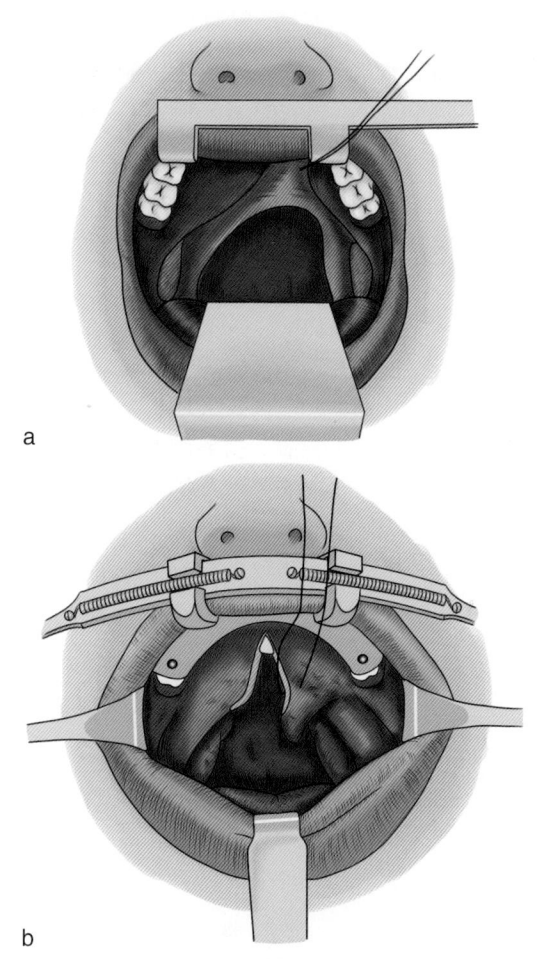

a

b

图 29-1-2　丝线悬吊牵开软腭，暴露咽后壁（a）。如需向头侧暴露更多空间，向头侧切开软腭后进一步暴露硬腭后部（b）

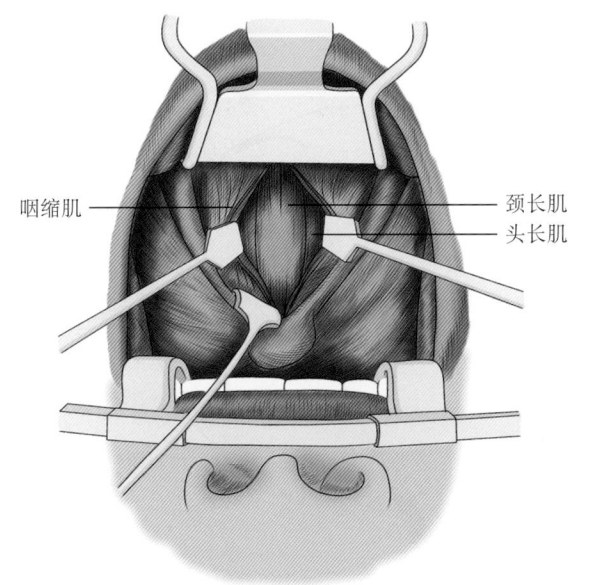

咽缩肌　　　　　　　颈长肌
　　　　　　　　　　头长肌

图 29-1-3　显露颈长肌和头长肌

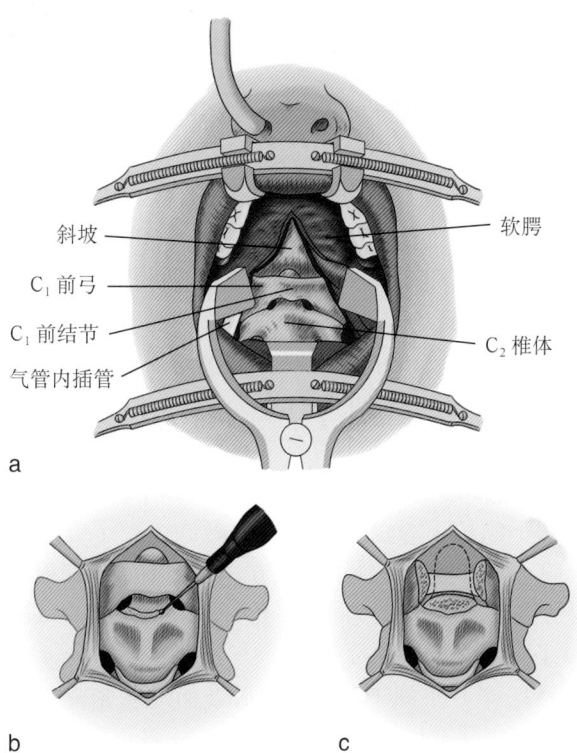

斜坡　　　　　　　　软腭
C₁ 前弓
C₁ 前结节　　　　　　C₂ 椎体
气管内插管

a

b　　　　　　　　　c

图 29-1-4　切开咽后壁暴露斜坡尾部、C₁ 前弓、C₁ 前结节和 C₂ 椎体（a）；切除寰椎前弓暴露齿突基底部（b、c）

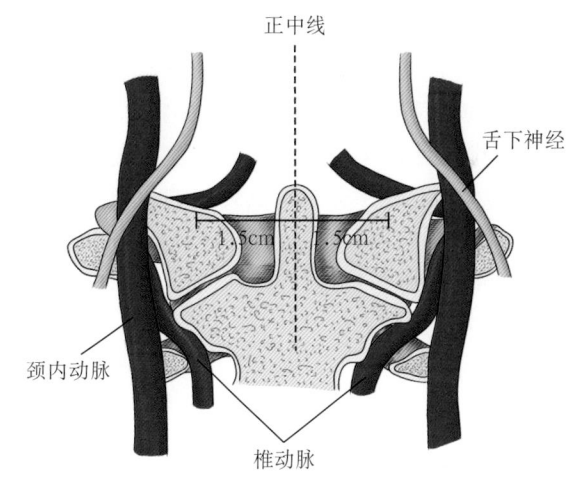

正中线
　　　　　　　　　　舌下神经
1.5cm　1.5cm

颈内动脉
椎动脉

图 29-1-5　避免损伤侧方椎动脉及舌下神经

二、前方经咽后入路显露 C₁~C₂

【适应证】最主要的适应证是无法复位的寰枢关节半脱位的减压与固定术以及上颈椎前方肿瘤的切除和感染病灶的清除等。

【麻醉】气管内插管全身麻醉，推荐采用光导纤维经鼻气管插管。常规的经口气管插管时需要颈部后仰，而经鼻插管可减少颈部的过度活动，并避免气管导管在口咽部压迫下颌骨，影响随后的显露。

【体位】仰卧位，术前安放 Gardner-Wells 颅骨牵引弓，头高足低并转向对侧，颈部适度伸展。

【操作步骤】

1. 颈前三角解剖结构如图 29-1-6 所示。首先在右侧下颌下区，作一平行于下颌骨的横行皮肤切口，切口也可为 T 形，必要时向下方延伸，满足充分显露的要求（图 29-1-7），依次切开皮肤、皮下组织及颈阔肌（图 29-1-8）。

2. 沿切口方向连同颈部浅筋膜一起切开，并牵开颈阔肌。借助电刺激确定面神经的下颌支，一般在下颌角下缘前行，小心分离该神经下方的浅筋膜，将其提到下颌下腺上方，注意不要损伤面神经分支，否则可造成同侧口角下垂等面瘫表现（图 29-1-9）。

3. 牵开下颌下腺。面静脉及面动脉紧靠下颌下腺影响其牵拉，可结扎面静脉，分离并牵开面动脉后，再拉开下颌下腺，分离颈深筋膜浅层，显露二腹肌（图 29-1-10）。

4. 显露并牵开二腹肌，暴露舌骨及舌咽部，注意舌下神经在二腹肌前腹的下方走行，轻柔地分离舌下神经使其与颅底完全游离，与二腹肌一起向上推开，避免损伤舌下神经（图 29-1-11）。

5. 找到舌骨大角，切开舌骨表面浅薄的筋膜（图 29-1-12），继续分离显露外侧的颈动脉鞘和内侧咽喉部之间的咽后间隙，进而将颈动脉鞘向外侧牵开，咽上缩肌和舌骨大角向内侧牵开，进一步扩大咽后间隙（图 29-1-13）。

6. 为了增加暴露范围，可结扎颈动脉和颈内静脉的分支，这些分支由上至下依次为面静脉、咽升动静脉、舌动静脉、甲状腺上动静脉（图 29-1-14）。此外需仔细辨认并游离喉上神经，其位于舌骨和咽上缩肌下方，沿咽中缩肌走行于颈动脉内侧（图 29-1-6）。

7. 将颈动脉鞘充分拉向外侧后，纵行切开翼状椎前筋膜，显露颈长肌。保持头于中立位，并准确找到中线。从 C_1 前弓和 C_2 椎体的前面、骨膜下剥离颈长肌，注意避免损伤椎动脉。

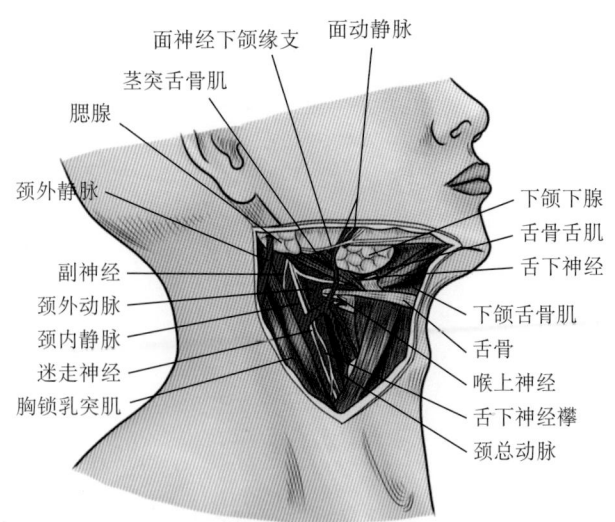

图 29-1-6　颈前三角解剖结构

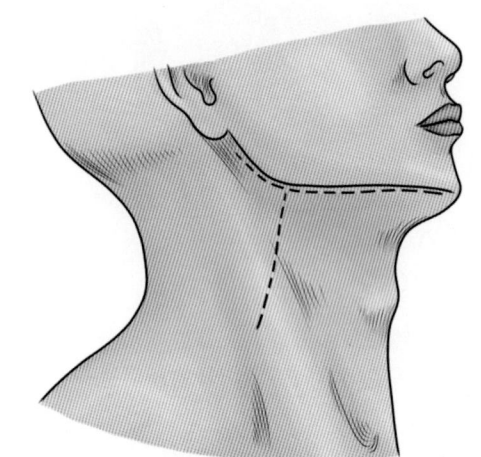

图 29-1-7　在下颌下区做横行切口或 T 形切口

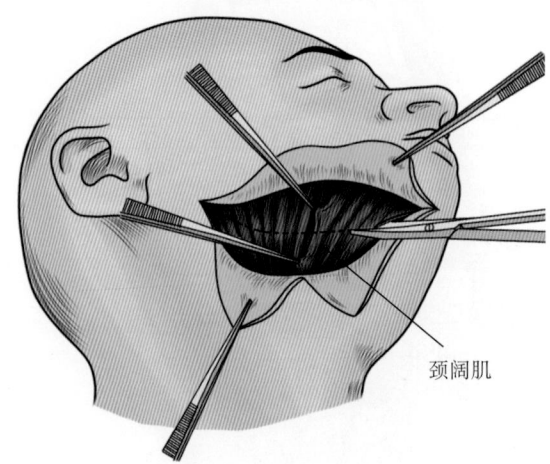

图 29-1-8　切开皮肤、皮下组织颈阔肌

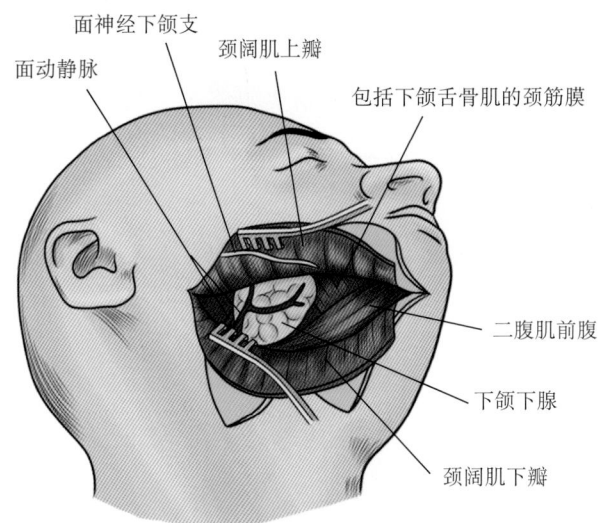

图 29-1-9　牵开颈阔肌，暴露下颌下腺、面动静脉和面神经下颌支

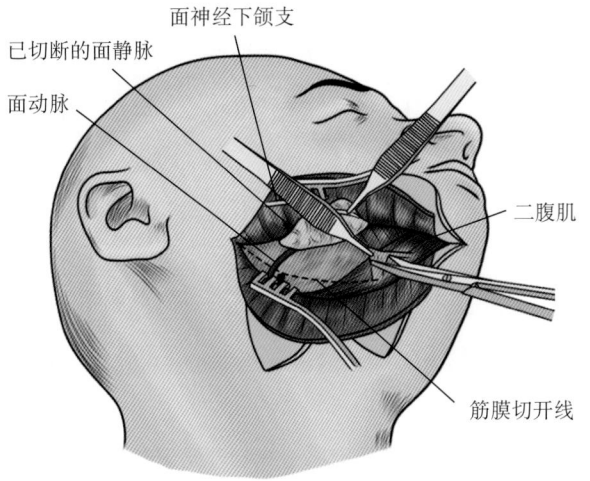

图 29-1-10　牵开下颌下腺，切开颈部深筋膜，暴露二腹肌

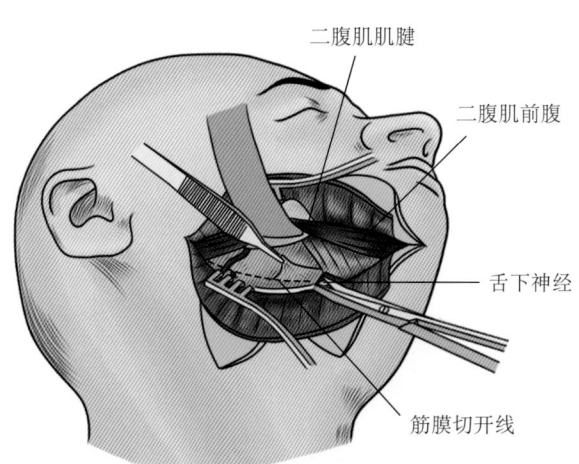

图 29-1-11　牵开二腹肌，显露舌下神经，将其与二腹肌向上牵开

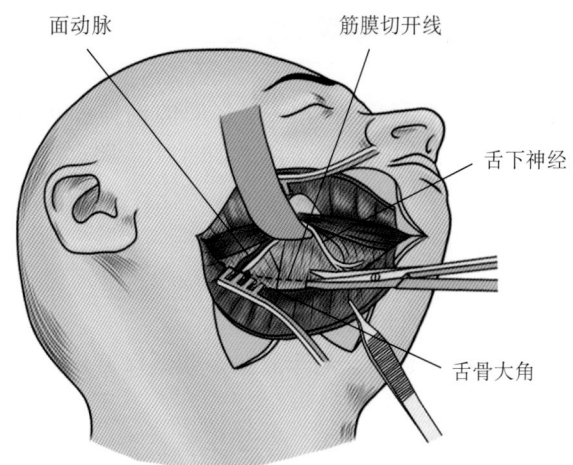

图 29-1-12　找到舌骨大角，切开舌骨表面筋膜，打开咽后间隙

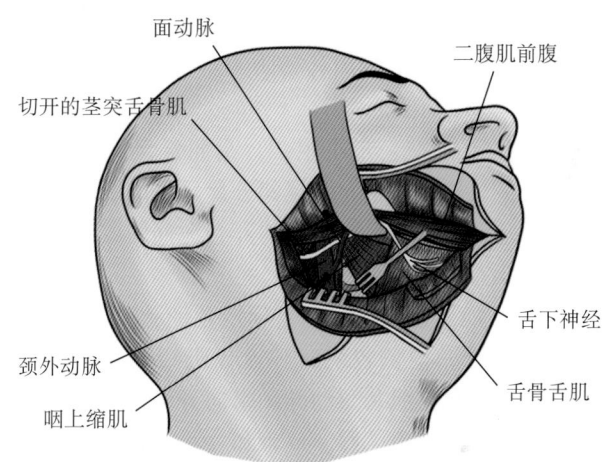

图 29-1-13　向内牵开咽上缩肌，向外牵开颈动脉，扩大咽后间隙

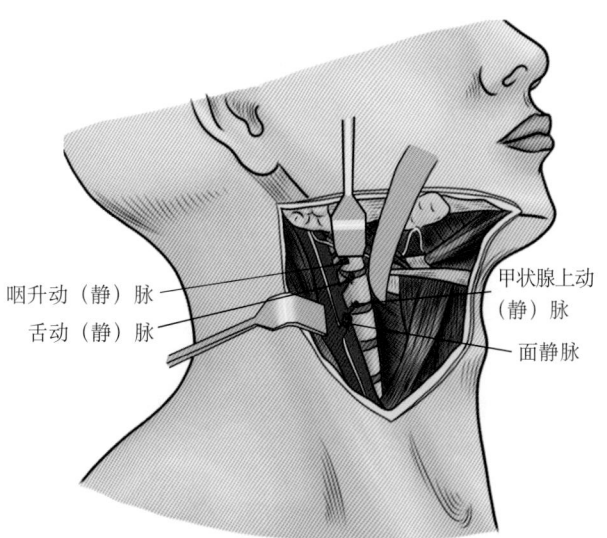

图 29-1-14　结扎动静脉分支，依次为面静脉、咽升动（静）脉、舌动（静）脉、甲状腺上动（静）脉

三、前内侧途径显露 C₃~C₇

【适应证】可暴露 C_3~T_1 之间的椎体和椎间盘，是临床上使用最广泛的颈前路手术入路。适应证为：颈椎管狭窄或椎间盘病变；颈椎骨折脱位前路减压内固定、植骨融合术；颈椎椎体切除、前路椎体肿瘤切除术；颈椎结核病灶清除术。

【麻醉】气管内插管全身麻醉。

【体位】仰卧位，肩下软垫，颈部保持中立位或轻度伸展位。

【操作步骤】

1. 根据病变所在的节段选择切口（图 29-1-15）。舌骨——C_3；甲状软骨——C_4/C_5；环状软骨——C_6。一般采用与颈部皮纹平行的横切口，术后形成的瘢痕比斜形切口美观；但如果要处理 3 个以上的节段，则可采用沿胸锁乳突肌的斜行切口（图 29-1-16）。

2. 切开皮肤、皮下组织，沿肌纤维纵行切开颈阔肌，在颈阔肌下向头尾侧分离，显露胸锁乳突肌前缘，沿胸锁乳突肌前缘切开颈深筋膜浅层（图 29-1-17）。

3. 触摸颈总动脉搏动，确定颈动脉鞘的位置，切开颈动脉鞘内侧包绕肩胛舌骨肌的颈深筋膜中层。将胸锁乳突肌和颈动脉鞘牵向外侧，在颈动脉鞘与内侧结构（甲状腺、气管和食管）之间的间隙切开气管前筋膜层。用食指钝性剥离可达食管后面（图 29-1-18）。

4. 放置拉钩向两侧分离牵开颈动脉鞘和内脏鞘，到达椎前间隙。可触及隆起的椎间盘和其间的椎体。纵向切开椎前筋膜，骨膜下从椎体的前方向外侧剥离颈长肌至钩椎关节平面，可显露相应的手术节段（图 29-1-19）。

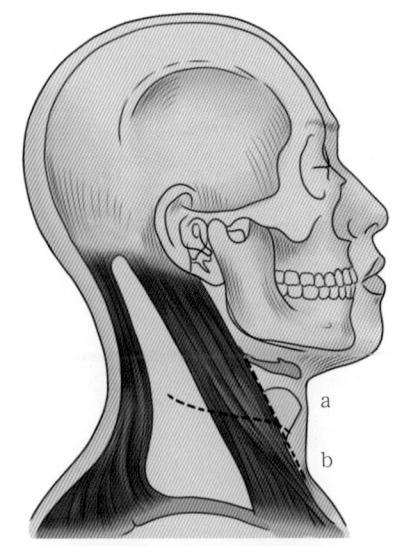

图 29-1-16　一般采用与颈部皮纹平行的横切口（a），多节段时可采用沿胸锁乳突肌的斜行切口（b）

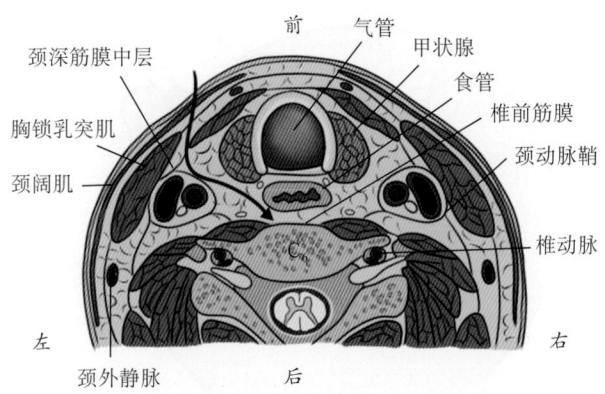

图 29-1-17　从胸锁乳突肌前缘切开颈深筋膜浅层，进入解剖间隙

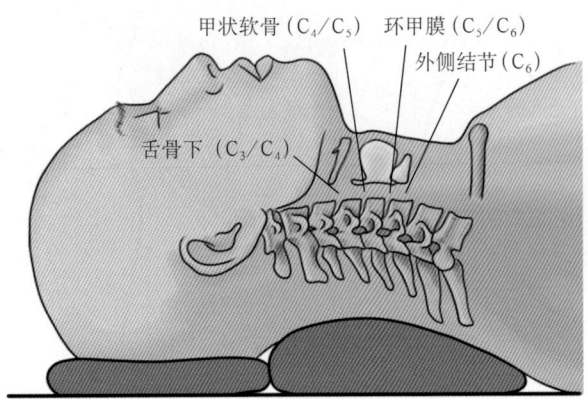

图 29-1-15　皮肤切口的体表标志

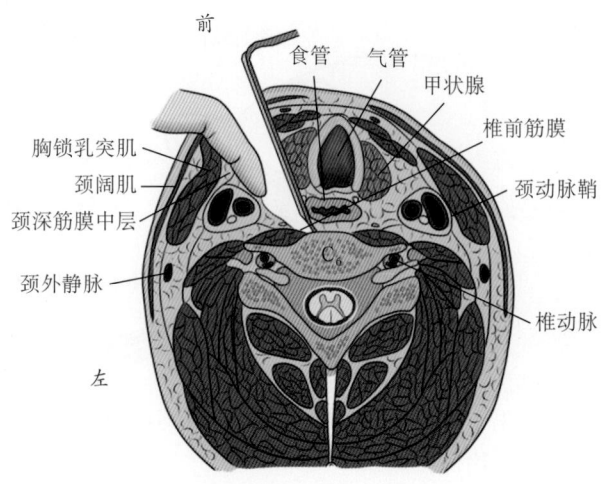

图 29-1-18　切开颈深筋膜中层，钝性剥离颈动脉鞘与内侧的甲状腺、气管和食管之间的间隙

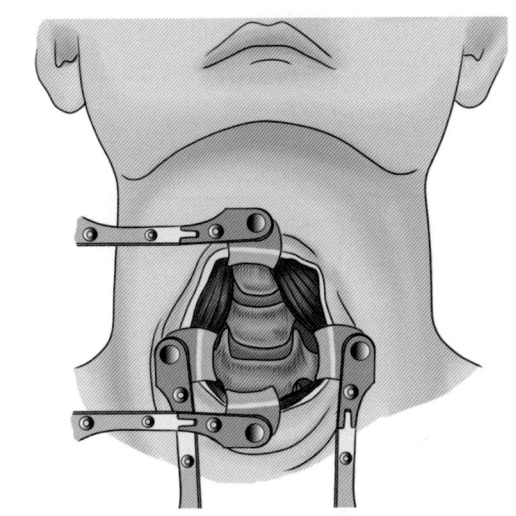

图 29-1-19　用自动拉钩暴露椎间隙和椎体

四、颈椎后入路显露枕骨至 C₇

【适应证】颈枕不稳、寰枢椎不稳、颈椎外伤、颈椎畸形及颈椎肿瘤。适用于枕骨大孔扩大减压、硬膜成形术，寰枢椎固定融合术或枕颈融合术，颈椎椎板切除减压术，颈椎后凸畸形截骨术等。

【麻醉】气管内插管全身麻醉。

【体位】俯卧位。颈部稍屈，头部置于头架上，胸部两侧垫枕，以避免胸腹部受压而影响呼吸。如颈椎存在不稳，需辅以颅骨牵引。

【操作步骤】根据病变节段确定颈后正中切口的长度，全长为枕外隆突上方 2 横指至 C₇ 棘突。

1. 枕骨至 C₂ 的后侧入路。从枕骨到 C₂ 作后正中皮肤切口（图 29-1-20），切开皮肤、皮下组织，电刀沿项韧带纵行切开深层组织，骨膜下剥离显露枕骨，用自动拉钩拉开，显露颅底和 C₂ 背侧，两者之间的区域包含 C₁ 的后弓（图 29-1-21），它通常要比 C₂ 的棘突更深。在后正中线上确定 C₁ 后结节，然后骨膜下剥离直到骨质，寰椎后弓的显露不能超过后结节两侧各 1.5cm，以免损伤椎动脉第 3 段（外露段）（图 29-1-21）。

2. C₃～C₇ 的后侧入路。C₂ 和 C₇ 棘突比较突出，用手触摸即可确定。在相应椎体上做后正中皮肤切口（图 29-1-20）。用电刀沿项韧带切开深层组织，避免切开有血管的肌肉组织（图 29-1-22）。使用自动拉钩保持软组织张力以利于止血。用电刀和骨膜剥离器游离棘突处的韧带附丽，骨膜下显露颈椎的后部结构至两侧小关节的外缘（图 29-1-22、

图 29-1-23）。应从远侧向近侧显露棘突，因为肌肉附丽处和骨面之间成锐角，容易自棘突剥离。

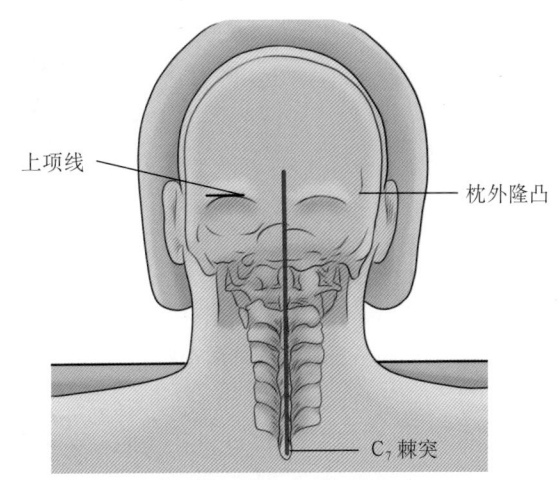

图 29-1-20　颈后路体表标志及正中切口

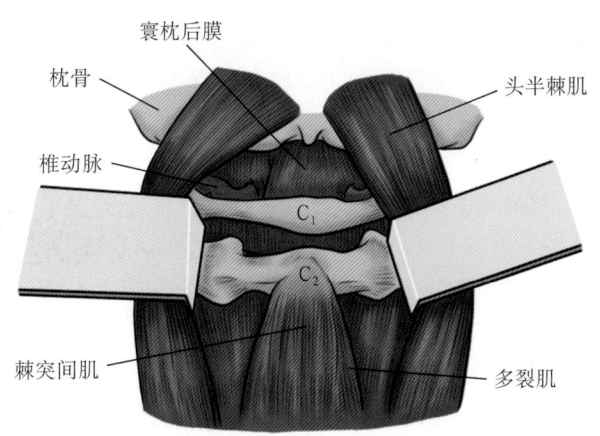

图 29-1-21　C₁～C₂ 的暴露

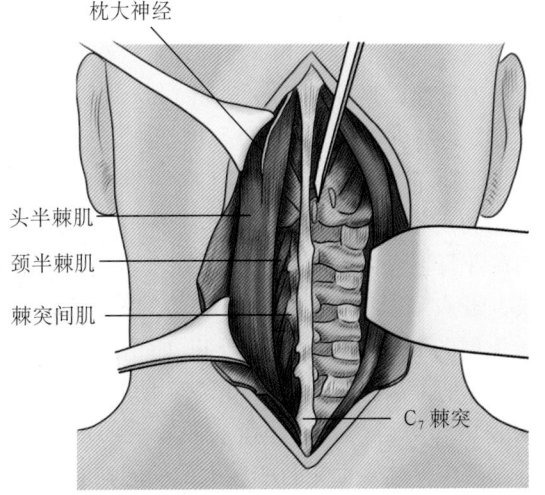

图 29-1-22　显露枕骨至 C₇

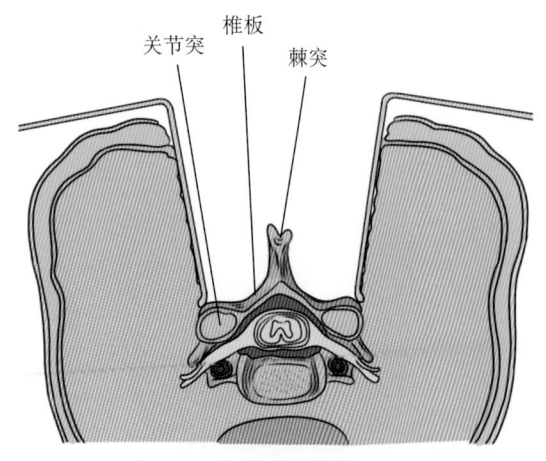

图 29-1-23　骨膜下显露颈椎的后部结构至两侧小关节的外缘

五、上胸椎的前方入路显露 $C_7 \sim T_6$

【适应证】由第 3 肋或第 4 肋进胸，近端可显露至 C_7，远端可暴露 T_6，但存在一定的困难，部分切除上位肋骨，可以增加上位脊椎的暴露范围。适用于颈胸段肿瘤及感染等需行前路手术治疗的患者。

【麻醉】气管内插管全身麻醉。需在诱发电位监护下进行。

【体位】左侧卧位，右侧胸在上，并通过旋转手术床，约与地面成 30°角，使患者轻度仰卧。

【操作步骤】

1. 切口近端起自竖脊肌外缘，向前延伸越过肩胛骨，在第 3 肋或第 4 肋水平止于腋前线（图 29-1-24）。

2. 切开皮肤、皮下组织后，可见斜方肌和背阔肌（图 29-1-25），切断斜方肌和背阔肌后，沿着附着于肩胛骨内侧缘的大、小菱形肌显露肩胛骨，必要时切断菱形肌，增加暴露范围，向前上方牵开肩胛骨，可到达肩胛骨下方和胸壁（图 29-1-26）。

3. 经胸腔内能摸到的"第 1 肋"通常是第 2 肋，由此确定第 3、4 肋。游离附着于肋骨上的前锯肌，在骨膜下剥离并切除部分肋骨，然后切开壁层胸膜，进入胸腔。如需不延长切口的扩大暴露，可切断头尾向肋骨（即肋骨骨折），如不需较大暴露，也可不切除肋骨，直接经第 3、4 肋间隙进胸。进入胸腔后即可触摸到椎间盘表面较大的白色凸起，避免损伤椎体表面走行的较大的肋间血管（图 29-1-27、图 29-1-28）。

4. 在一个血管相对较少的位置剥离椎间盘，结扎跨越椎体的节段血管（图 29-1-29），骨膜下剥离目标椎体，按计划进行手术。

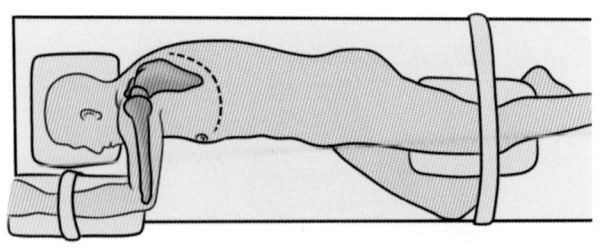

图 29-1-24　切口示意图

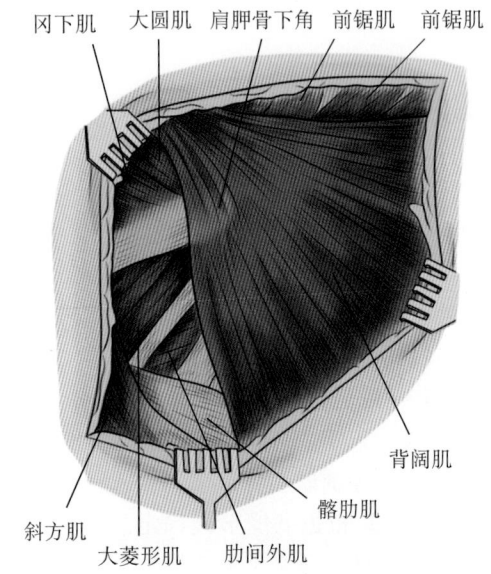

图 29-1-25　切开皮肤和皮下组织，暴露深层肌肉

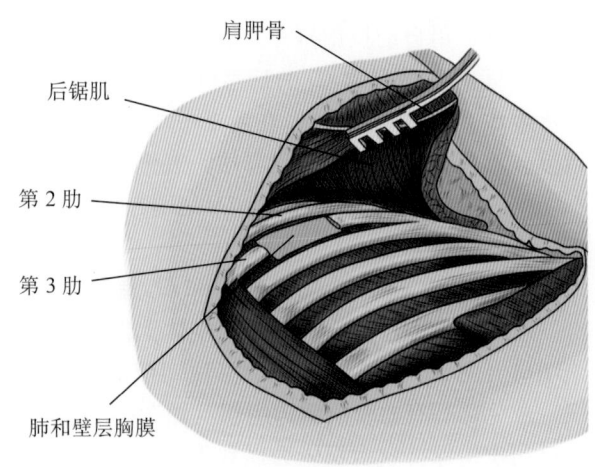

图 29-1-26　向前方牵开肩胛骨暴露肋骨，切除肋骨暴露壁层胸膜

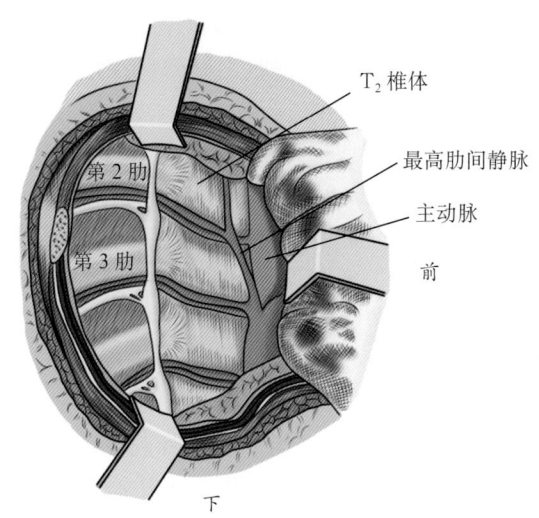

图 29-1-27 壁层胸膜覆盖于椎体和肋骨上，其间有较大的肋间血管

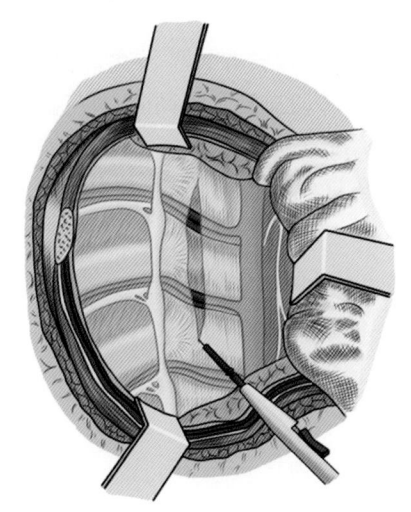

图 29-1-28 切开壁层胸膜，暴露椎间盘和椎体

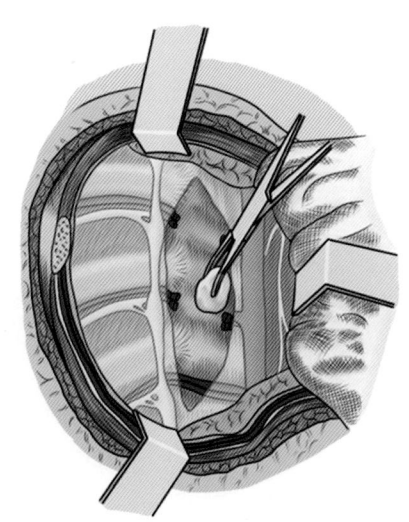

图 29-1-29 结扎跨越椎体的节段血管

六、经胸入路显露 T_4~L_1

【适应证】脊柱畸形前路松解及骨骺阻滞术、前路矫形术，胸椎骨折前路减压固定术，胸椎肿瘤前路切除重建术，胸椎感染性疾病（结核等）病灶清除术。

【麻醉】气管内插管全身麻醉。

【体位】标准 90° 侧卧位，根据病灶位置决定左右入路。如左右均可，通常取右侧手术入路，以减少左侧心脏大血管对暴露的影响。脊柱侧凸患者多采用凸侧入路。可将手术床折成一定的角度以增加暴露，对侧上胸壁腋部垫枕，避免使腋动脉和臂丛神经受压（图 29-1-30）。

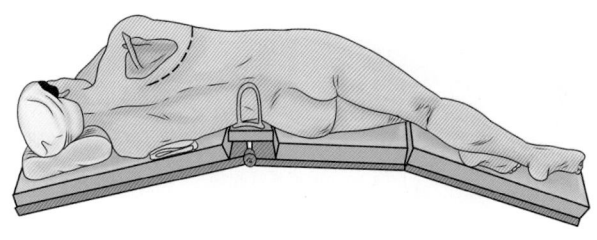

图 29-1-30 体位摆放

【入路节段选择】

按照前后位 X 线片，在腋中线上肋骨直接平对手术节段椎体。对于 T_1~T_4 水平的显露，应掀起肩胛骨并确认第 4 肋，并予以切除显露；对于 T_5~T_{12} 水平，可根据病变范围及位置，选择第 5、第 6 或第 7 肋切除显露。一般对于中胸椎以下的脊柱侧凸畸形的手术暴露，入路中的切除肋骨应选择平对拟松解病变最上端椎间盘者。另一种简易的方法是选择比顶椎高 1~2 个节段的肋骨，如顶椎是 T_8，可经第 6 肋进胸（图 29-1-31）。

【入路应用解剖】

于体表可扪及的骨性标志是肩胛下角，约平对第 7 肋水平。T_2~T_{12} 水平侧前方入路，为经肋床或肋间到达胸椎，入路中会涉及胸后、外侧壁的各层肌肉、肋骨及肋间结构、胸膜腔等结构。其中，胸后、外侧壁肌肉主要有斜方肌、背阔肌和前锯肌。肋间结构主要为肋间肌和位于肋骨下缘的肋间血管和神经（图 29-1-32）。

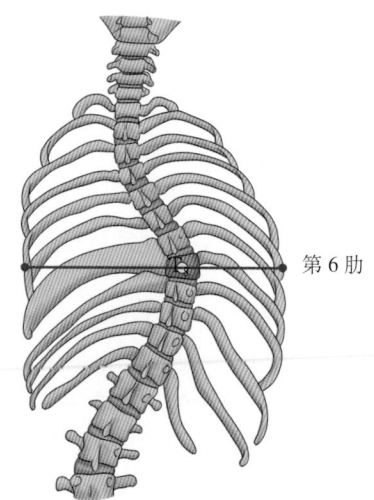

图 29-1-31　进胸切除肋骨的节段位于顶椎近端的 1~2 个节段

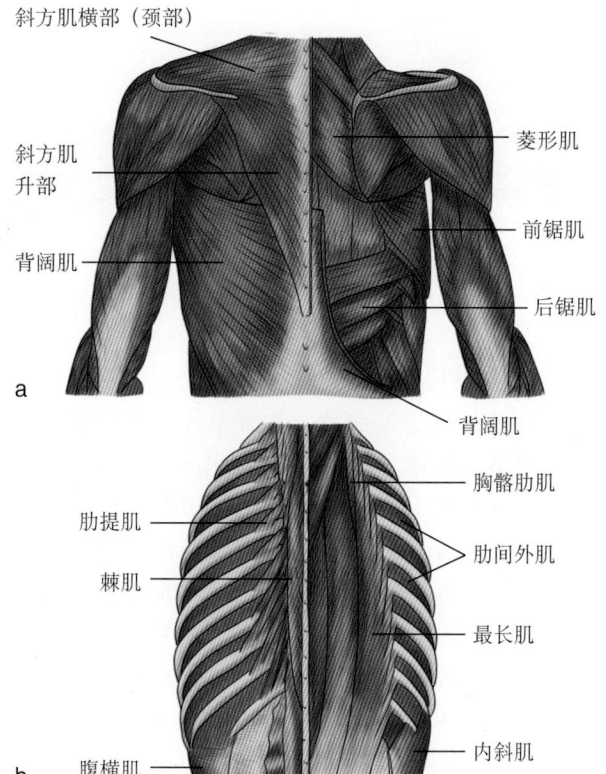

图 29-1-32　入路应用解剖。浅层和中层肌肉（a）与深层肌肉（b）

【操作步骤】

1. 以脊柱侧凸顶椎或病灶中心为 T_8 举例。行第 6 肋切除，切口起自肩胛骨下角与棘突连接的中点，向下绕过肩胛骨下角，沿第 6 肋向前下至腋前线（图 29-1-33）。

2. 切开皮肤、皮下组织和深筋膜，依次切开斜方肌、背阔肌和前锯肌，显露所深层肌肉组织（图 29-1-34）。

3. 切开深层肌肉，暴露肋骨（图 29-1-35）。可以利用肩与胸壁之间的间隙来确定肋骨节段。切开肋骨骨膜，用骨膜剥离器分离切开的骨膜至肋骨上下缘后，插入肋骨剥离器进行剥离（图 29-1-36）。注意确认和保护肋骨下缘的肋间神经。分别在约距肋横关节 2 横指处及骨软骨交界处用肋骨剪剪断后取出肋骨。

4. 切除肋骨后，切开肋骨骨膜、胸膜，进入胸腔（图 29-1-37），置入肋骨撑开器缓慢撑开肋间隙，用盐水纱布垫保护肺组织并牵向中线，即可显露胸椎椎体的侧前方和后纵隔（图 29-1-38）。为扩大视野，可尽可能靠肋横突关节切断第 5 肋或第 7 肋。

5. 切开壁层胸膜并钝性游离，根据手术的需要显露足够的节段血管和椎间隙，以完成预定的操作。辨认、结扎、切断横跨每一节椎体中部的节段血管（图 29-1-39），骨膜下显露病变的椎体、椎间盘。

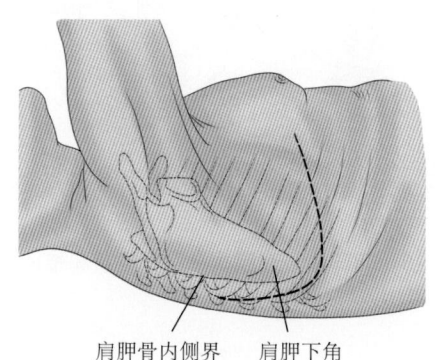

图 29-1-33　手术切口

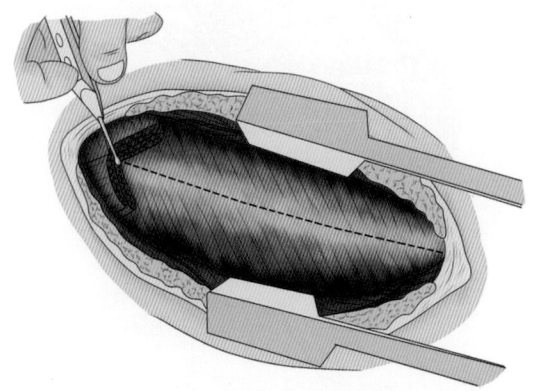

图 29-1-34　切开皮肤和皮下组织后显露深层肌肉

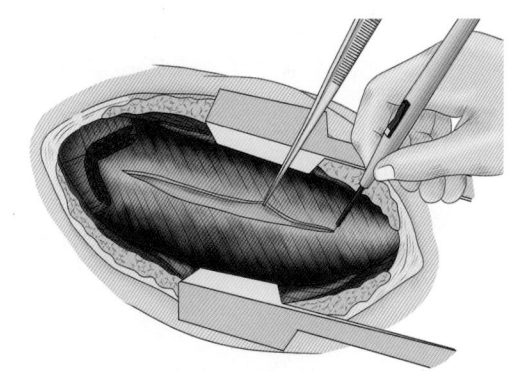

图 29-1-35　切开深层肌肉暴露肋骨

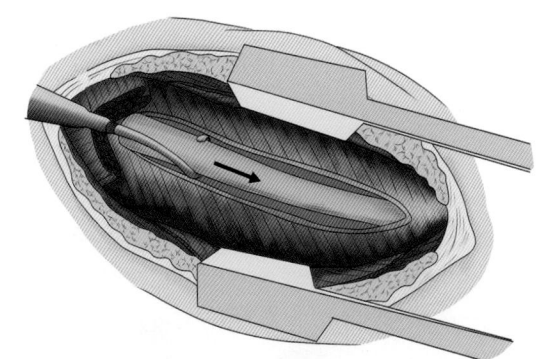

图 29-1-36　从肋骨表面剥离骨膜

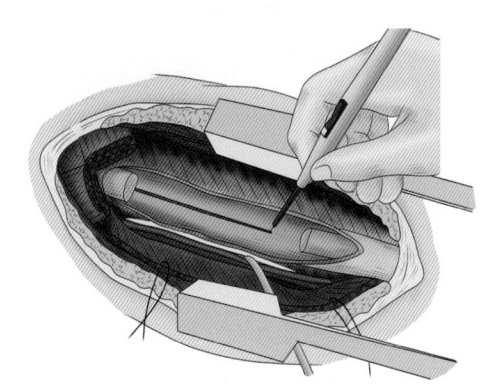

图 29-1-37　切开肋骨床进入胸膜腔

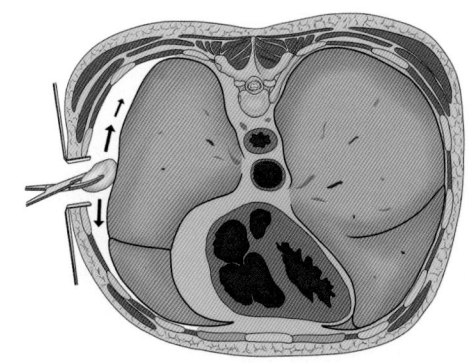

图 29-1-38　用盐水纱布垫保护肺组织并牵向中线，显露椎体的侧前方和后纵隔

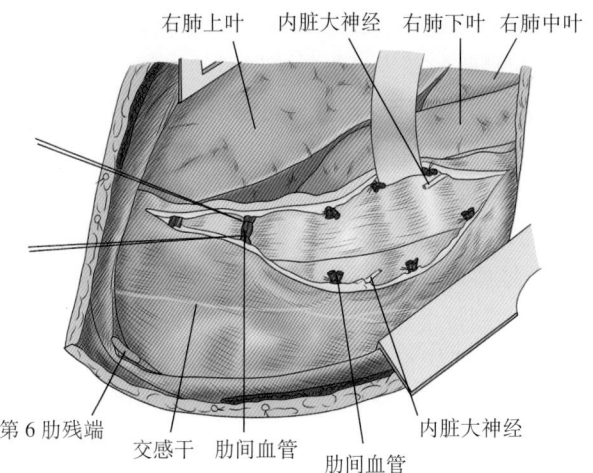

图 29-1-39　结扎节段血管、暴露目标椎体及间隙

七、胸腰联合入路显露 T$_{10}$~L$_4$

（一）切断膈肌的入路

【适应证】脊柱侧凸畸形前路松解或矫形、胸腰后凸畸形的前路支撑融合术、胸腰段脊柱肿瘤、胸腰段脊柱结核。

【麻醉】气管内插管全身麻醉。

【体位】标准的 90° 侧卧位。对于胸腰椎脊柱侧凸患者取凸侧向上的侧卧位，或根据病灶决定左右入路，如左右均可，优先左入路，以减少右侧肝脏对暴露的影响。手术台要突起 20°~30°（在术中试行矫正前要将手术台放平）。

【操作步骤】

1. 以经第 10 肋的切口为例。沿第 10 肋作切口，后方达棘突旁 5cm，前方到达肋缘下，切口远端沿腹直肌外缘向下延长直至可显露远端的腰椎（图 29-1-40）。

2. 切开皮肤和浅筋膜，在第 10 肋的浅面切断背阔肌和腹外斜肌（图 29-1-41），沿第 10 肋中轴切开骨膜并向两侧剥离，在肋骨 - 肋软骨处切断肋骨，然后切除第 10 肋。

3. 依次切开腹外斜肌、腹内斜肌、腹横肌（图 29-1-42）。切开肋骨、肋软骨连接部后找到腹膜后间隙，从膈肌下方用手指将腹膜后脂肪组织和肾脏推向中线，显露腰方肌和腰大肌（图 29-1-43）。

4. 切开肋骨床及深层的壁层胸膜，打开胸腔，沿胸壁上的膈肌肋部附着点旁 1cm 逐步切开膈肌，用细线对切断的肋软骨进行标记，以作为手术结束时缝合膈肌的对合标记（图 29-1-44）。由于横向切开膈肌有可能损伤膈上、下动脉和膈神经运动支，且支配膈肌的膈神经走行于膈肌的中部，故一般采用从膈肌的边缘距胸壁 1~2cm 切开，既节省时间又可以避免膈神经损伤。膈肌切开时需要留一些缝线作为缝合时的对合标志（图 29-1-44、图 29-1-45）。

5. 在 T_{10}~T_{12} 椎体侧方纵行切开壁层胸膜，在 L_1 椎体侧方切开膈肌的内侧弓状韧带（图 29-1-45），此韧带下可能存在节段性血管，注意止血，然后将椎旁疏松组织向前后方向分离，在 L_1~L_4 椎体侧方从腰大肌的前缘分离，显露腰椎椎体。在椎体的中央结扎节段血管（图 29-1-46），在椎体侧方作骨膜下剥离显露目标椎体。

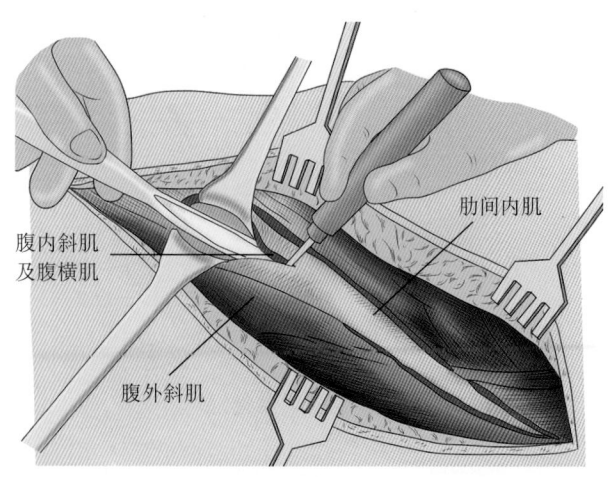

图 29-1-42　切开肌层显露肋骨

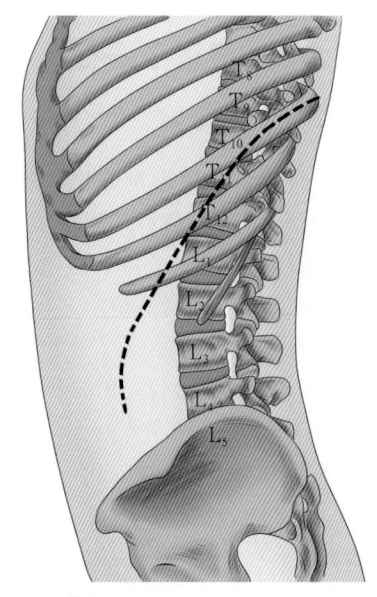

图 29-1-40　手术切口

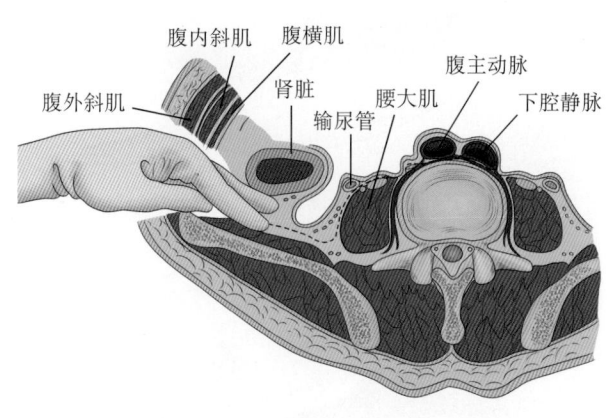

图 29-1-43　腹膜后间隙的暴露

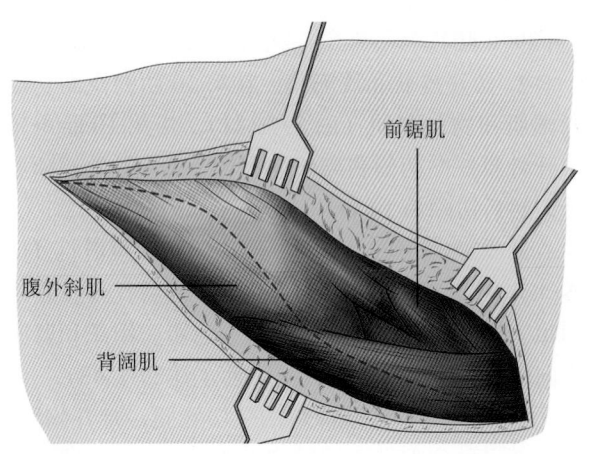

图 29-1-41　切开皮肤和皮下组织

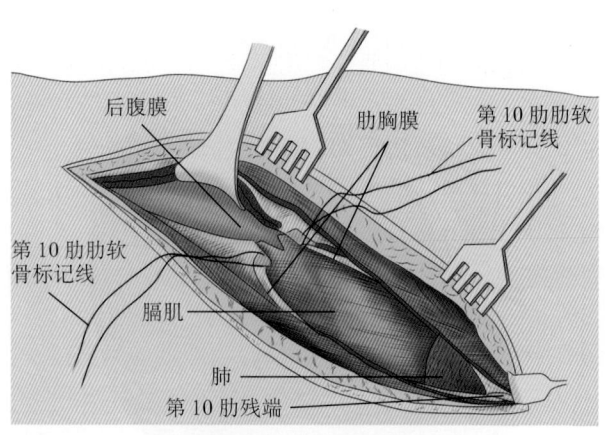

图 29-1-44　打开胸膜腔

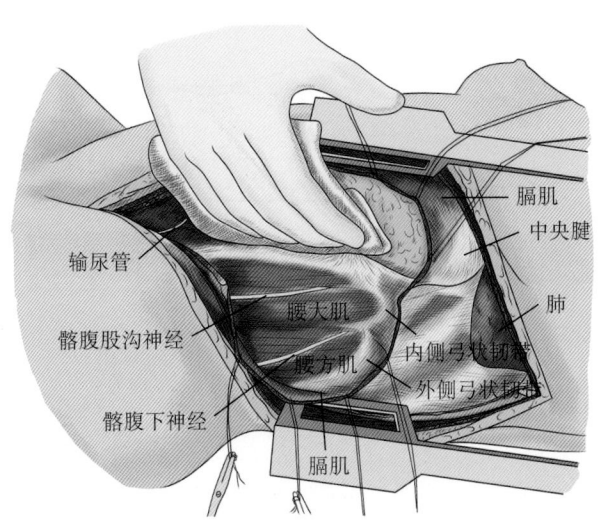

图 29-1-45　膈肌已切开，胸膜腔和腹膜后间隙相通

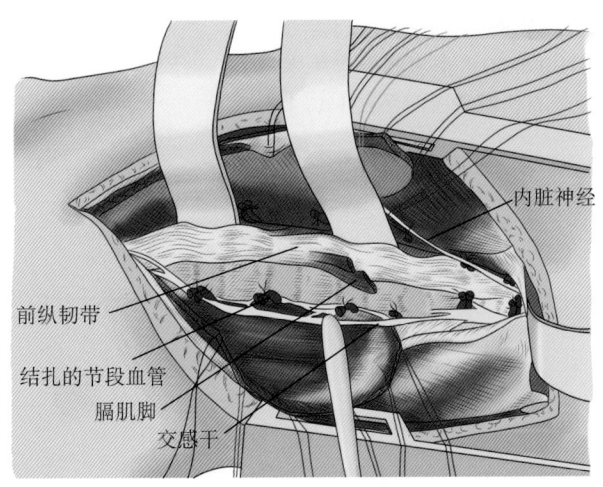

图 29-1-46　结扎节段血管，暴露目标椎体

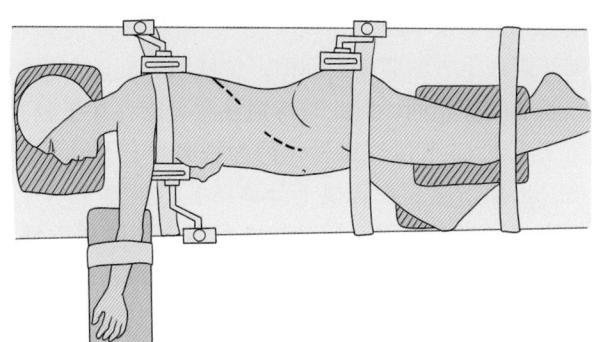

图 29-1-47　患者取侧卧位，凸侧朝上，切口分为两段，可暴露 $T_{10}\sim L_4$

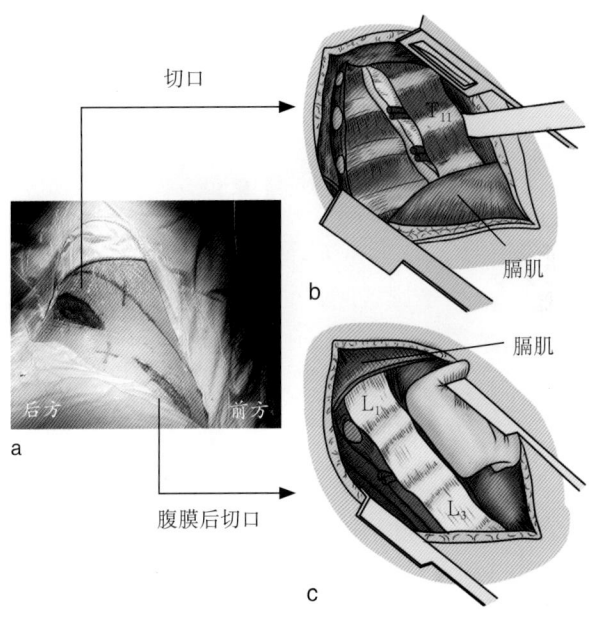

图 29-1-48　两段切口（a）：远端 $L_1\sim L_3$ 腹膜后切口（b），近端 $T_{10}\sim T_{12}$ 切口（c），两切口在同一肋上，间隔 7~12cm

（二）不切断膈肌的前路小切口

传统的切断膈肌显露胸腰段脊柱的方法具有技术难度小、脊柱暴露充分、操作空间大等优点。然而，此种入路创伤较大，切开膈肌后容易产生一些潜在的并发症，如术后腹式呼吸减弱、膈肌麻痹甚至肺不张等，患者术后恢复相对较慢，且残留较大手术瘢痕。邱勇于 2004 年报道了不切断膈肌的前路小切口，减小了对膈肌的损伤，其适应证同前，体位同样采取侧卧位，凸侧朝上（图 29-1-47）。

【操作步骤】

1. 脊柱的暴露分为两步。首先是 $L_1\sim L_4$ 的腹膜后暴露，然后沿第 10 肋或第 11 肋的前 1/3 向前下腹壁做一长约 8cm 的切口（图 29-1-48）。肋骨部分用电刀切开骨膜，钝性剥离骨膜后切除此肋的远端 1/3 部分，但保留肋软骨部分作为标记。将肋软骨沿中线剖开后找到腹膜后间隙，从膈肌下将腹膜连同腹腔内容物向中线方向推开，并依次切开腹外斜肌、腹内斜肌和腹横肌，此过程中注意防止损伤腹膜。将后腹膜与深部肌筋膜从腰方肌和腰大肌上分离，在腰大肌前缘向后钝性分开腰大肌显露 $L_1\sim L_3$（或 L_4）的脊柱，结扎节段血管并切除 $T_{12}\sim L_3$（或 L_4）的椎间盘组织。第二步沿同一肋的后部作一长 8cm 的切口（两切口间隔 7~12cm），切除同长度的肋骨，经胸或经胸膜外分离直达脊柱。

2. 在膈肌上分离壁层胸膜，结扎 $T_{11}\sim T_{12}$ 节段性血管，暴露出 T_{11} 或 T_{12}。紧贴脊柱分离膈肌脚并进入下方的腹膜后间隙，使膈肌上间隙与膈下腹膜后间隙相同，但此时特别注意可能存在于膈肌角下方的 L_1 节段性血管，因为视野小，易造成损伤、出血，应当在直视下分离结扎。虽然 $T_{12} \sim L_1$ 椎间盘通常在膈肌下切除较在膈肌上切除更方便，但从膈肌上切口有时也可切除。总之，$T_{12} \sim L_1$ 椎间盘的切除应当耐心、彻底，因为视野小和受膈肌的阻挡，此椎间盘不易切除彻底。

3. 在膈肌脚处开一小孔道，穿入矫形棒、置入螺钉完成矫形（图 29-1-49）。

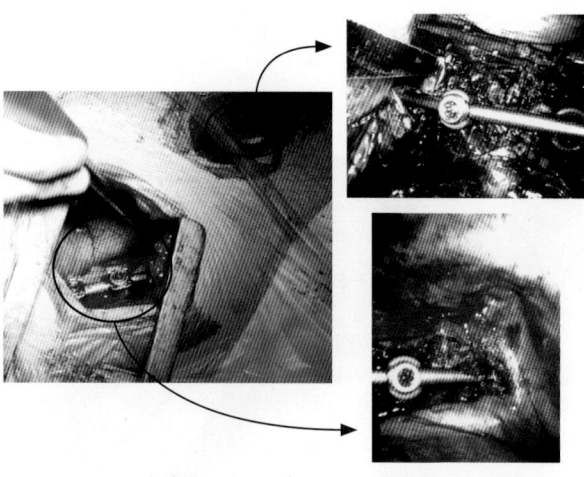

图 29-1-49 术中照示膈肌未切开，矫形棒穿过膈肌

八、胸椎 / 腰椎的后方入路

【适应证】椎板切除减压术、脊柱畸形的后路矫形内固定融合术、肿瘤切除、感染病灶清除等。

【麻醉】气管内插管全身麻醉。

【体位】俯卧位。胸廓及双侧髂嵴下垫软枕，避免腹部受压（图 29-1-50）。

患者俯卧于 Hall-Relton 脊柱手术架上，或使用 Jackson 万向手术床。该手术床的设计允许腹部悬空，不影响静脉回流，因此腹内压较低，故椎管内压和后方静脉压均较低，从而减少术中出血。手术架支撑圆枕位于两侧胸部（乳房）及前侧的两髂嵴部位，必须注意不能压迫腋窝，以避免臂丛神经损伤。两侧上、下肢均应垫适宜的软垫及支撑。

【操作步骤】

1. 背部后正中切口，根据病变部位选择切口长度（图 29-1-51）。

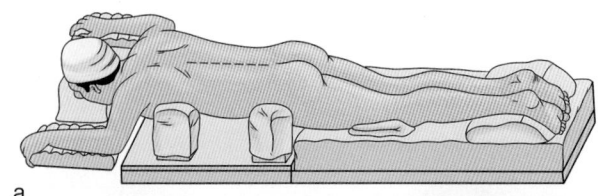

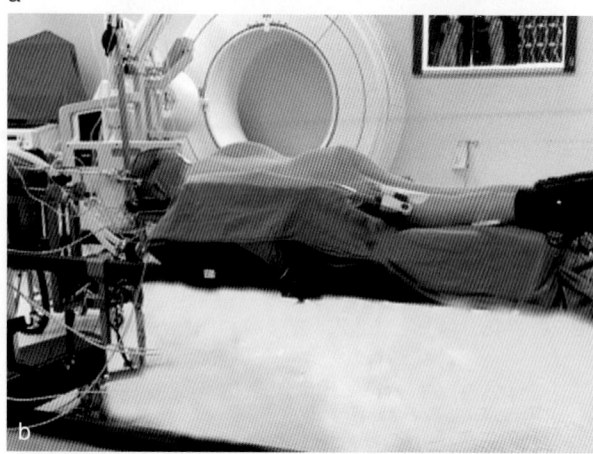

图 29-1-50 患者俯卧于手术床上，胸廓及双侧髂嵴下垫软枕，避免腹部受压（a、b）

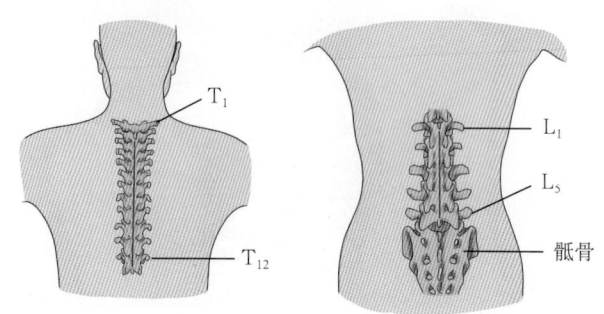

图 29-1-51 后正中皮肤切口，根据病变节端选择手术切口

2. 切开皮肤、皮下组织、浅筋膜和腰背筋膜至棘突。在棘突两侧切开附着于棘突的骶棘肌，由远端向近端，骨膜下剥离两侧骶棘肌，显露椎板和关节突关节（图 29-1-52），外侧填塞干纱布条压迫止血（图 29-1-53）。抽出纱布条放置自动拉钩牵开两侧肌肉，可清晰显露棘突、椎板、关节突和横突（图 29-1-54）。

3. 在融合内固定上下交界处，必须很好地保护棘上韧带、棘间韧带和关节囊，维持此处较好的软组织力量，防止术后出现交界性后凸。

4. 为减少出血，在植骨融合前仅暴露至关节突外缘，手术结束前准备植骨时再向外暴露至横突。

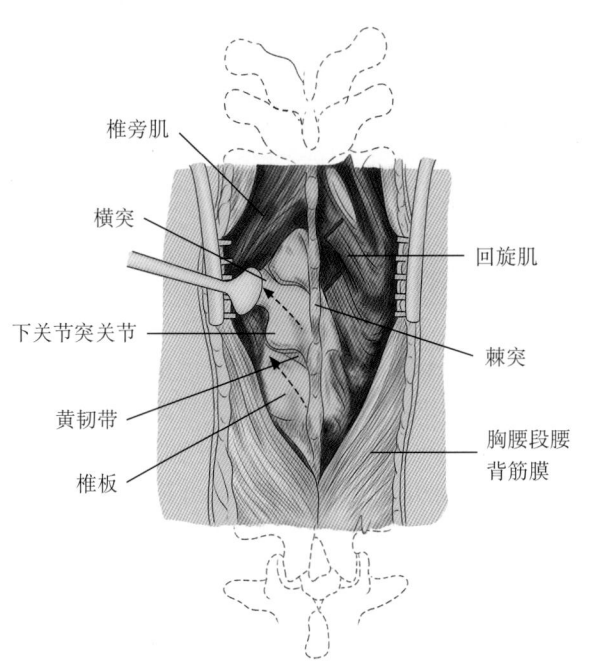

图 29-1-52　胸椎椎旁肌剥离。应由尾侧向头侧进行骨膜下剥离

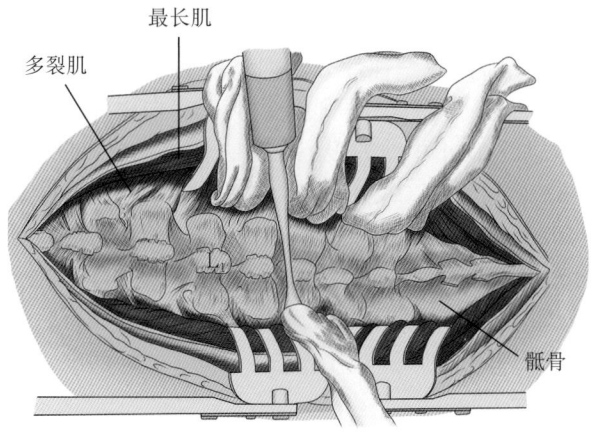

图 29-1-53　暴露关节突外缘，填塞纱布止血

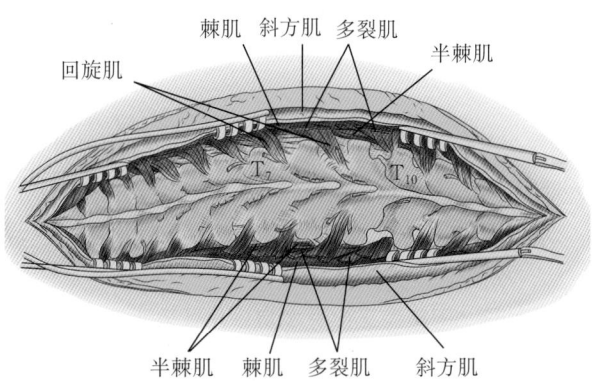

图 29-1-54　显露椎体后侧结构。1.斜方肌；2.棘肌；3.半棘肌；4.多裂肌；5.回旋肌

九、腰椎前方腹膜外入路显露 $L_3 \sim S_1$

【适应证】显露 $L_3 \sim S_1$，可用于脊柱畸形矫正、肿瘤切除、感染病灶清除。

【麻醉】气管内插管全身麻醉。

（一）前外侧经腹膜外入路

【体位】侧卧位，由于左侧脾脏较右侧肝脏容易牵开，故一般取左侧入路，除非病变需要从右侧入路。

【操作步骤】

1．腹前壁斜切口，根据病变部位选择切口长度，切开皮肤、皮下组织、腹外斜肌、腹内斜肌和腹横肌，保留内侧的腹直肌（图 29-1-55）。

2．打开腹膜后间隙，找到腹膜，用拉钩将间隙拉开，将腹膜及腹内容物一起拉向腹侧。找到腹主动脉、下腔静脉和输尿管，将其牵开，暴露出腰大肌，将腰大肌向外侧剥离，可显露椎体前方（图 29-1-56）。

3．分离腰大肌后清楚显露节段血管，在椎体前方 1/2 处将其结扎后切断分离（图 29-1-57）。

4．骨膜下剥离椎前骨膜，暴露椎体及椎间隙（图 29-1-58）。此入路虽可暴露到 S_1，但难以在 S_1 上进行内固定。所以，如仅是为了暴露 $L_4 \sim S_1$，可采用旁正中腹膜外横切口，这样创伤小很多。

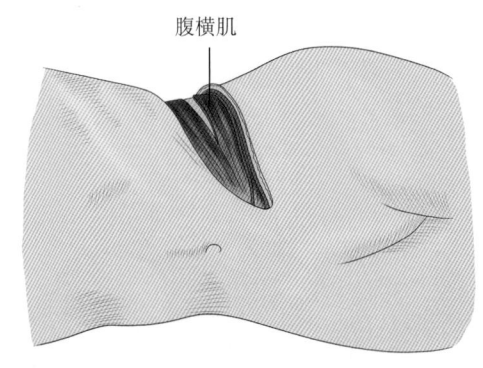

图 29-1-55　切开腹壁肌肉，显露腹膜外间隙

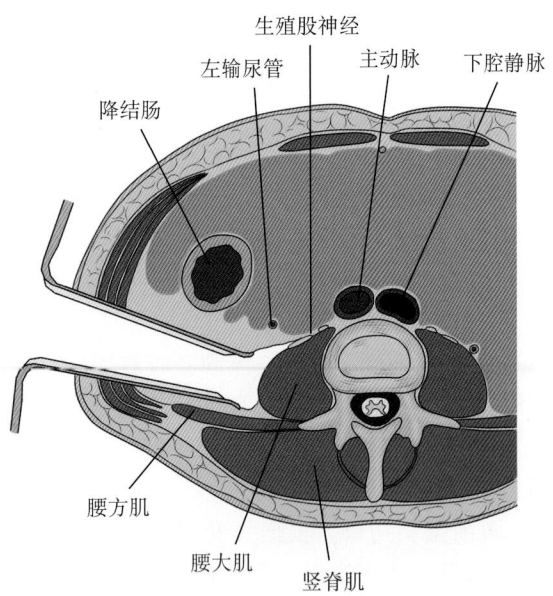

图 29-1-56 分离腹膜外间隙，剥离腰大肌

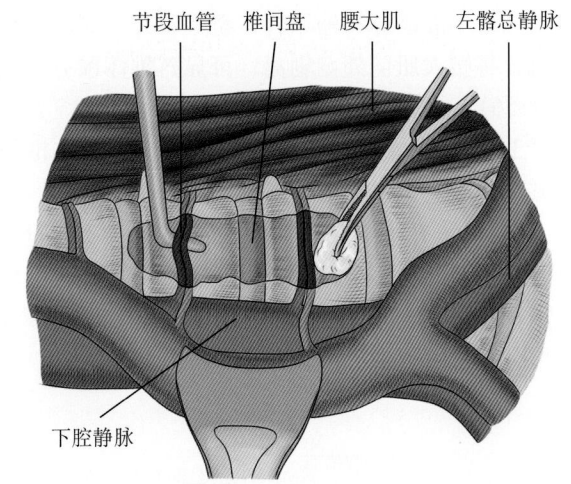

图 29-1-57 显露节段血管并结扎

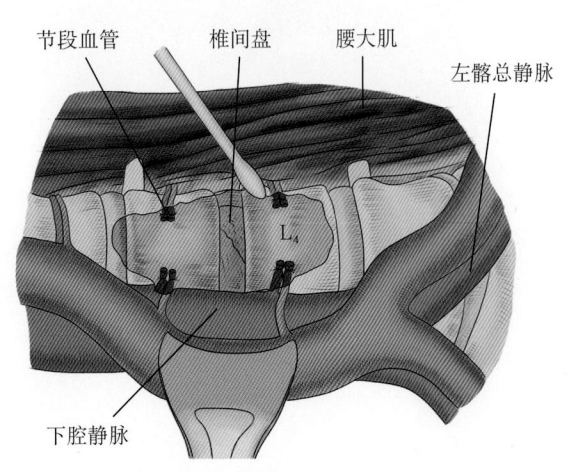

图 29-1-58 暴露椎体及椎间隙

（二）$L_3 \sim S_1$ 前旁正中纵切口或横切口腹膜外入路

【体位】仰卧位，保持正常的腰椎前凸，腰背部不需垫太高，过度的腰椎前凸会引起腹膜后血管张力增加。

【操作步骤】

1．切口以左侧入路为例，在脐旁与耻骨联合之间作长约 6cm 纵切口，或 7～8cm 的横切口（图 29-1-59），切开皮肤及皮下组织，显露腹直肌前鞘（图 29-1-60）。

2．纵向打开腹直肌前鞘后，可选择游离腹直肌内侧缘，将腹直肌牵向外侧，此种方法可减少腹直肌去神经损害，但暴露相对困难；也可选择游离腹直肌外侧缘，将其牵向内侧，暴露简单，但可能造成去神经损害。牵开腹直肌后，显露腹直肌后鞘，在脐下 4.0～4.5cm 处找出腹直肌后鞘（弓状线）的游离缘（图 29-1-61），仔细分离腹直肌后鞘与腹横筋膜间隙，纵向打开腹直肌后鞘后即进入腹膜外间隙。

3．沿侧腹壁钝性分离即进入腹膜后间隙（图 29-1-62），将腹膜连同腹腔内脏器牵向中线，显露腰大肌及位于中线的腹主动脉／髂总动脉（图 29-1-63）。对于 L_4/L_5 间隙以上的暴露，将腹主动脉牵向内侧，腰大肌内侧缘游离后牵向外侧即可显露目标椎体、椎间盘及前纵韧带（图 29-1-64）。对于 L_5/S_1 间隙的暴露在腹主动脉分叉的下方进行，结扎骶正中动静脉后，可清楚地显露 L_5/S_1 间隙（图 29-1-65）。

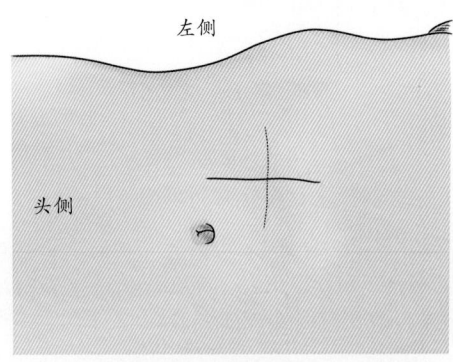

图 29-1-59 下腹旁正中手术切口，可采取纵切口或横切口

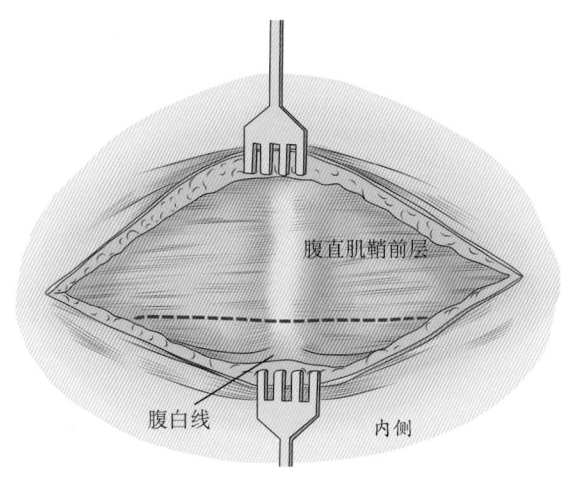

图 29-1-60　显露腹直肌鞘，游离腹直肌内侧缘

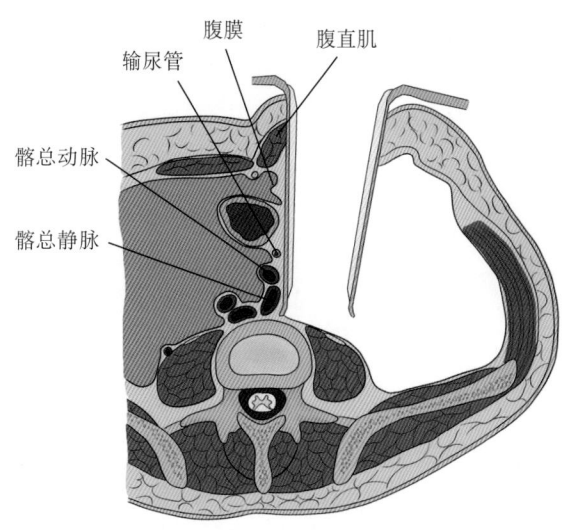

图 29-1-63　向中线分离显露腰大肌及血管

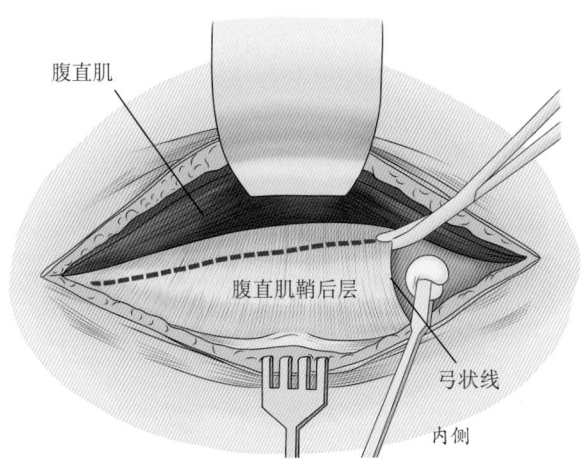

图 29-1-61　将腹直肌牵向外侧，暴露腹直肌后鞘（弓状线）的游离缘

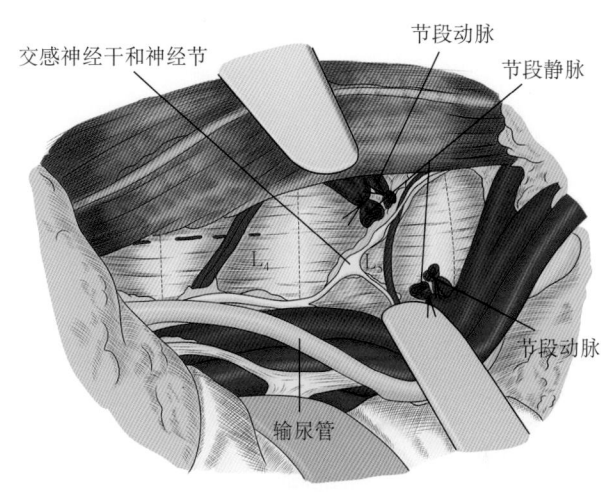

图 29-1-64　L$_4$/L$_5$ 间隙的暴露

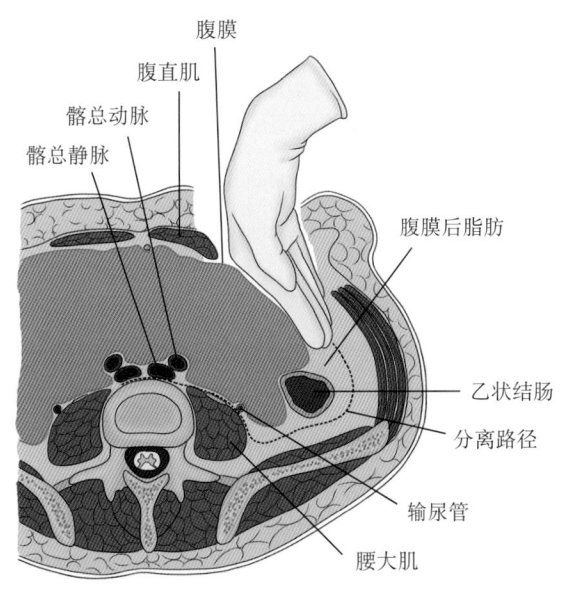

图 29-1-62　钝性分离进入腹膜后间隙

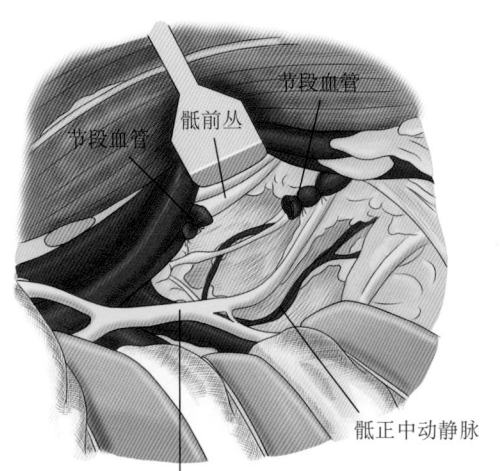

图 29-1-65　L$_5$/S$_1$ 间隙的暴露。1.节段血管；2.骶前丛；3.骶正中动静脉；4.下腹神经丛

4.如在腹膜外剥离时造成腹膜意外破裂，无法修补，也可扩大此破口进腹，进行经腹腔-盆腔的操作，具体如下：

（1）进入腹腔后，用生理盐水纱布垫分别将大网膜、小肠和结肠保护推向上和左右两侧，并用腹腔自动牵开器显露后腹膜。

（2）纵行切开后腹膜，将膀胱和（或）子宫牵向下方，$L_4 \sim L_5$间隙的暴露应在主动脉分叉的上方进行（图29-1-66）；$L_5 \sim S_1$的暴露应在腹主动脉分叉的下方进行（图29-1-67），以手指探查腹主动脉分叉处，并作为解剖标志。

（3）在骶骨的前方，用剥离子将椎体前方的脂肪组织向两侧推开，显露腹主动脉、髂总动静脉和骶骨岬，钝性分离血管和神经丛，结扎切断骶正中动静脉，可显露后方L_5/S_1椎间盘。

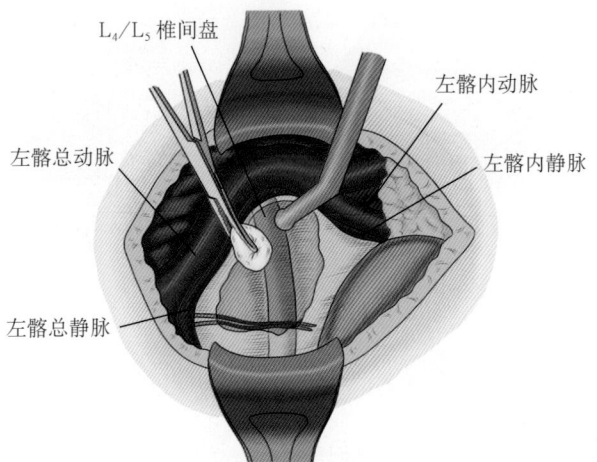

图29-1-66　切开后腹膜，显露椎前血管和神经丛，轻轻地向外牵拉髂总血管，在分叉上方暴露L_4/L_5椎间盘

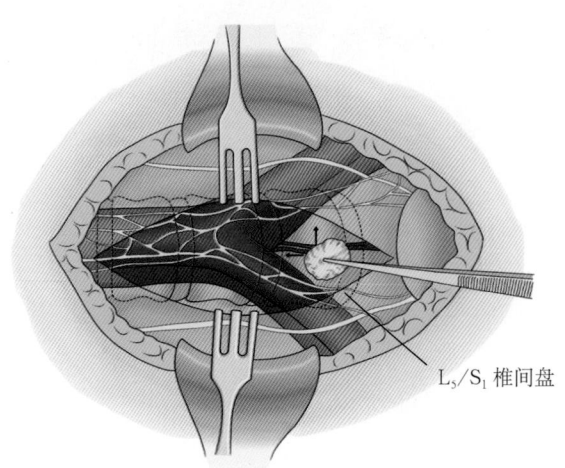

图29-1-67　在髂总血管分叉下方钝性分离血管和神经丛，显露L_5/S_1椎间盘

参考文献

[1] Haher, Thomas R, Merola, et al. Surgical Techniques for the Spine[M]. Stuttgart: Thieme, 2003.

[2] Bauer EBR, Kerschbaumer F, Poisel AS. Atlas of spinal operations[M]. Stuttgart: Thieme, 1993.

[3] Gilsbach J, Eggert HR. Transoral operations for craniospinal malformations[J]. Neurosurgical Review, 1983, 6(4): 199-209.

[4] Kim DH, Henn JS, Vaccaro AR, et al. Surgical Anatomy and Techniques to the Spine[M]. Saunders: Elsevier, 2006.

[5] 邱勇，蒋青. 骨科手术彩色图解[M]. 南京：江苏科学技术出版社，2013.

[6] Merwin GE, Post JC, Sypert GW. Transoral approach to the upper cervical spine[J]. Laryngoscope, 2010, 101(7 Pt 1): 780-784.

[7] Shaha AR, Johnson R, Miller J, et al. Transoral-transpharyngeal approach to the upper cervical vertebrae[J]. Am J Surg, 1993, 166(4): 336-340.

[8] Bailey RW, Badgley CE. Stabilization of the cervical spine by anterior fusion[J]. J Bone Joint Surg Am, 1960, 42(3): 565-594.

[9] Watkins RG. Surgical approaches to the cervical spine[J]. Oper Tech Sports Med, 1993, 1(3): 187-198.

[10] Raynor RB. Anterior or posterior approach to the cervical spine: an anatomical and radiographic evaluation and comparison[J]. Neurosurgery, 1983, 12(1): 7-13.

[11] Watkins RG. Third rib resection in the transthoracic approach[M]. Cham: Springer, 2015.

[12] Steel H. Rib resection and spine fusion in correction of convex deformity in scoliosis[J]. J Bone Joint Surg Am, 1983, 65(7): 920-925.

[13] Namikawa T, Taneichi H, Inami S, et al. Multiple concave rib head resection improved correction rate of posterior spine fusion in treatment of adolescent idiopathic scoliosis[J]. J Orthop Sci, 2017, 22(3): 415-419.

[14] Tiziano DG, Federico F, Daniele D, et al. Anterior approach to the thoracic spine[J]. Interac Cardiovasc Thorac Surg, 2011, 12(5): 692-695.

[15] Qiu XS, Zhang JJ, Yang SW, et al. Anatomical study of the pelvis in patients with adolescent idiopathic scoliosis[J]. J Anatomy, 2012, 220(2): 173-178.

[16] 邱勇，王斌，朱锋，等. 保护膈肌的小切口胸腰段脊柱侧凸前路矫形[J]. 中国脊柱脊髓杂志，2004，14(2): 79-81.

[17] 邱勇，王斌，朱锋，等. 小切口微创与开放前路矫形内固定术治疗特发性胸腰椎脊柱侧凸的临床疗效比较[J]. 中华外科杂志，2006，44(4): 221-223.

[18] 邱勇，王斌，朱锋，等. 青少年特发性胸椎侧凸胸腔镜辅助前路矫形的疗效[J]. 中华显微外科杂志，2007，30(6): 406-409.

[19] 邱勇，王斌，王渭君，等. 胸椎侧凸胸腔镜下和开放小切口前路矫形术椎间融合面积研究[J]. 中华骨科杂志，2007，27(4): 248-253.

[20] Qiu Y, Zhu F, Wang B, et al. Mini-open anterior instrumentation with diaphragm sparing for thoracolumbar idiopathic scoliosis: its technique and clinical results[J]. Eur Spine J, 2011, 20(2): 266-273.

第二节　植入物置入基本技术

儿童脊柱疾患的病因与成人明显不同，主要分为三种：先天性、发育性和获得性。由于儿童脊柱尺寸小、缺乏儿童专用内植物、不能耐受成人的置入技术等原因，导致儿童脊柱内植物的置入充满挑战。另一个问题是内植物置入生长不成熟的儿童脊柱可能带来一些负面效应。因此，手术置入内固定前必须仔细评估患儿脊柱病理和脊柱的潜在生长情况。

发展至今，儿童脊柱内固定置入技术已经广泛开展。从 Paul Harrington 治疗脊髓灰质炎儿童的脊柱侧凸开始，内固定置入术逐渐发展完善，已被广泛应用于儿童脊柱创伤、退变、炎症、畸形和肿瘤等疾病的治疗。儿童脊柱内固定置入技术常见的是后入路手术，很少涉及前入路。然而，一些脊柱畸形矫形需要前路松解或重建以及肿瘤、创伤或脊柱炎性疾病，有时也需要前路减压内固定。对于骨骼发育不成熟的小儿患者而言，前路内固定置入可以限制椎体纵向过度生长，防止脊柱畸形的发生。但是，儿童前路手术置入内固定经常需要联合后路内固定术。目前，儿童脊柱置入物的选择和应用仍存在较多问题。考虑到儿童脊柱解剖结构较小，临床医生无法将适用于成人的脊柱置入物及其配套器械直接应用于儿童，例如成人标准的椎弓根螺钉、钛金属或 PEEK 融合器对普通患儿来说都偏大。另外，不能简单地将适用于成人的内植物置入技术直接应用于儿童，特别是脊柱严重变形和旋转的儿童脊柱畸形。因此，目前没有一种完美技术能够保证儿童患者内固定置入手术的安全性和准确性。因此，儿童脊柱内固定置入技术需要脊柱外科医生具备相当丰富的经验，并在术前进行影像学测量，实现个性化置钉。幸运的是，在过去的数十年，国内外各大公司已经针对儿童脊柱的解剖生理特点设计了各种儿童脊柱专用的内固定产品，为儿童脊柱手术置入内固定创造了有利条件。然而，脊柱内固定材料置入发育不成熟的儿童脊柱，又给脊柱外科学者带来了另一个令人担忧的问题——阻碍脊柱生长。生长迟滞的脊柱可能带来限制性肺病、肺动脉高压、右侧心力衰竭和死亡等严重不良后果。因此，多大年龄的患儿可以实施脊柱内固定置入术，也一直是脊柱外科学者所密切关注的问题。

一、枕骨内固定术

枕颈融合术是纠正枕颈交界区失稳的常用术式之一。最常见的几种融合固定术式如图 29-2-1 所示。与其他许多儿童脊柱内固定置入术一样，儿童枕骨固定术也是从成人脊柱外科手术借鉴而来。1927 年，由 Foerster 首先提出取自体腓骨作为支撑结构，融合固定枕颈交界区。随后，Cone 等采用

钢丝捆扎固定髂骨植骨条以促进骨融合，由此奠定了现代枕颈融合术的基础。随着术式的成熟，枕骨内固定术日趋采用枕骨螺钉固定，其骨融合率较以往技术显著提高，但对于低龄儿童，采用枕骨打孔捆扎的方法仍为一种选用方式（图 29-2-2）。

儿童枕骨螺钉内固定术前必须对枕骨薄层 CT 进行仔细研究，以确定足够的中线骨厚度以适应置入的枕骨螺钉。枕外隆凸下方和枕骨大孔后方的枕颈区为鳞状部分，是枕颈融合的部位。枕骨螺钉内固定术的成功关键在于螺钉长度，而螺钉长度的选择又直接与枕骨厚度有关。因此，儿童枕骨螺钉的具体置钉区域与年龄有关。为避免螺钉穿透枕骨内板，根据不同年龄组的儿童枕骨厚度分布推荐螺钉置入位置（图 29-2-3）。考虑到 6 岁以下儿童枕骨厚度较薄，所以行枕骨螺钉内固定术时要谨慎。选定进钉区域后，须将螺钉垂直于枕骨表面置入，这样有助于获得较好的稳定性。解剖学研究表明，在上述置钉区域中，2～5 岁组允许置入 4mm 螺钉，6～9 岁组允许置入 6mm 螺钉，10～13 岁组允许置

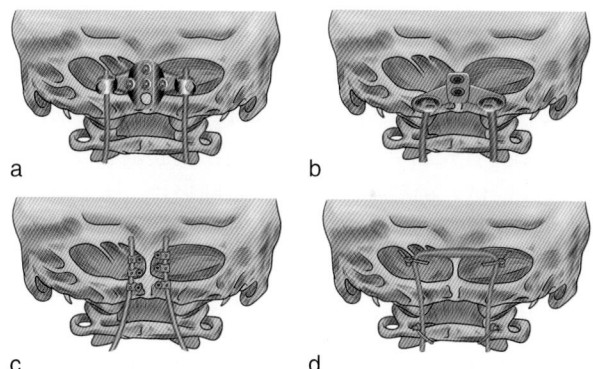

图 29-2-1　几种儿童常见的枕颈融合术：枕骨板联合螺钉法（a、b），钉棒技术（c）和捆扎法（d）

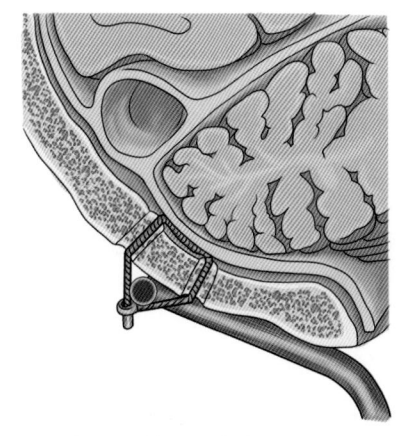

图 29-2-2　捆扎法枕颈融合术侧面观

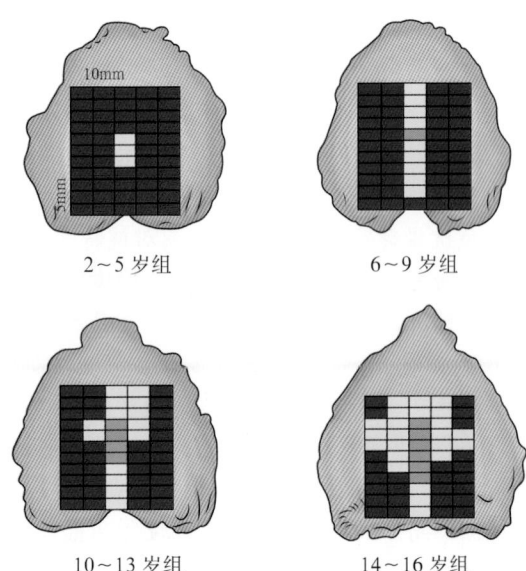

图 29-2-3　儿童枕骨厚度示意图。绿色区域代表枕骨平均厚度≥9mm，黄色区域代表枕骨厚度为 5~9mm，红色区域代表枕骨厚度≤5mm

入 7mm 螺钉，14~16 岁组允许安全入钉 8mm 螺钉。但实际临床操作中常采用双皮质螺钉固定，选用的螺钉长度大于解剖学研究的螺钉尺寸，因为生物力学研究发现，双皮质枕骨螺钉的拔出强度比单皮质大 50%，术后不易松动，但有更高的手术风险，主要有硬膜裂伤、脑脊液漏、硬膜静脉窦损伤／血栓形成、硬膜下／硬膜外血肿形成。术后检查螺钉位于枕骨后正中线附近，影像学检查显示矢状位片螺钉排列呈牙刷样，表明螺钉位置理想。

　　儿童枕骨内固定置入术的另一限制因素是枕骨骨质较成人软，螺钉抗拔出力弱，而枕骨的倾斜及其与颈椎之间的夹角又增加了手术难度。这些制约因素可能会导致螺钉置入困难和术后螺钉松动、断裂，最终导致融合失败。因此，对儿童枕骨螺钉务必一次性置入成功，并采用双皮质固定。

二、寰枢关节内固定术

　　儿童寰枢椎作为人体自上而下的第 1、2 颈椎，具有独特的解剖结构和功能。寰椎与枕骨相连，呈环形，缺乏棘突和椎体，是儿童头部旋转活动的重要结构，与脊髓、椎动脉和神经等重要组织相邻。枢椎是儿童颈椎中最坚硬的椎体，有向上突起的齿突，与寰椎前弓相关节。儿童枢椎齿状突骨折的发生率较成人低，但临床中寰枢关节脱位合并旋

转并非少见，常需融合内固定手术。传统后路固定技术主要有钢丝固定技术和经前路或后路寰枢关节螺钉固定技术。对于不适合寰枢关节螺钉固定治疗的儿童寰枢关节脱位，可采用钢丝固定技术。但由于儿童寰枢椎椎板和椎弓结构柔软，钢丝固定易发生切割和固定失败；钢丝固定的稳定性差，尤其是抗旋转能力弱，植骨不融合发生率高，因此钢丝固定技术手术失败率较高。与钢丝固定技术相比，经前路或后路寰枢关节螺钉固定术能获得较好的寰枢椎稳定，特别是在旋转方向上的稳定性。经寰枢关节螺钉固定技术根据手术入路分为前路手术和后路手术。由于解剖局限性，此手术的技术要求较高，且必须在寰枢椎复位的情况下才能实施。虽然手术成功案例已广泛在成人中报道，但儿童病例相对少。根据以往经验，在螺钉置入时椎动脉损伤的发生率约为 4%，但这些损伤均未导致严重并发症。Barbour 等于 1971 年第一次曾报道了前路经关节突螺钉固定寰枢关节的方式（图 29-2-4），后经池永龙改良，提出经皮寰枢椎侧块螺钉内固定术。螺钉进钉点一般选择在枢椎前弓下方的骨性凹陷处，钉道角度为外偏 5°~25°，后倾 9°~27°，以避免外偏或内偏损伤椎动脉或脊髓。Magerl 等于 1979 年首先介绍了后路经关节螺钉固定技术，也是治疗寰枢椎不稳、脱位的有效方法（图 29-2-5）。有研究表明，进钉点宜选择在枢椎下关节突与枢椎椎板下缘的移行部，该部位在骨性解剖上有明显的优

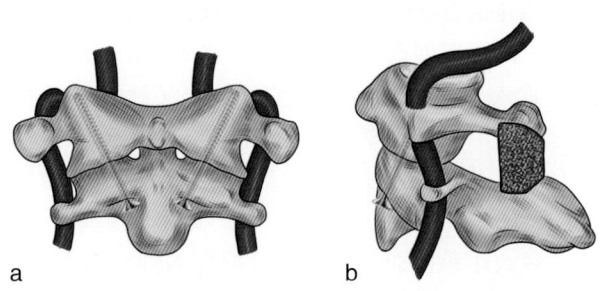

图 29-2-4　前路经寰枢关节螺钉内固定术前面观（a）和侧面观（b）

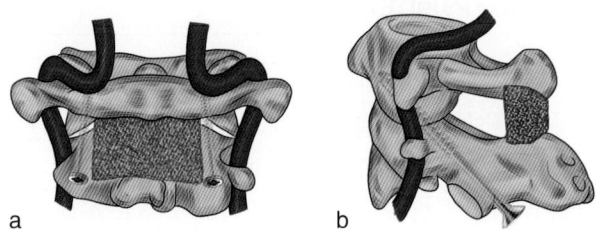

图 29-2-5　后路经寰枢关节螺钉内固定术后面观（a）和侧面观（b）

势，恰好位于枢椎椎弓根的轴向平分线上，钉道角度为内偏 2°～18°，平均 7°；上倾 21°～71°，平均 50°。理想的螺钉钉道要穿过枢椎峡部、寰枢关节面及寰椎侧块，且要求螺钉要刚好穿透寰椎侧块前方骨皮质。术后采用自体碎骨植入，压实行融合术。这两种技术也适合于儿童寰枢椎固定，但随着钉棒系统的兴起，已逐渐变为备选方案。

随着寰枢椎后路钉棒技术在成人手术中的迅速发展和成熟运用，人们逐渐认识到其在儿童上颈椎手术中的应用价值。一般大于 2 岁儿童的寰枢椎，可顺利行螺钉固定。儿童寰椎螺钉置入术需要考虑其特殊的结构和较高的解剖变异性，常用术式包括寰椎经后弓下方螺钉、后弓 - 侧块（椎弓根）螺钉和部分后弓 - 侧块螺钉等。

1994 年，Goel 等率先提出寰枢椎钉板固定技术，应用于治疗寰枢关节不稳。2001 年，Harms 等报道了经后路寰椎侧块和枢椎椎弓根钉棒固定技术，此"钉棒技术"逐渐成为寰枢椎后路融合的常用手术方式，并广泛应用于临床（图 29-2-6）。传统的侧块螺钉固定术中需暴露寰椎侧块，进钉点在寰椎侧块（图 29-2-7a），其进钉角度和螺钉直径根据不同儿童的椎体尺寸进行个体化调整，进针角度需内倾 5°～10°、上倾 0°～5°，螺钉前端不能超过寰椎前结节，螺钉直径可为 30mm 或 35mm。传统技术的缺点是容易损伤静脉丛导致大量出血，并有损伤椎动脉和挤压 C_2 神经根的风险，特别是在儿童脊柱手术中的应用更具有挑战性。

2002 年谭明生、Resnick 等提出寰椎后弓 - 侧块（椎弓根）螺钉固定术（图 29-2-7c），避免对静脉丛的干扰和对 C_2 神经根的挤压作用。考虑到儿童的寰椎较小，可选用直径为 30mm 的螺钉，术中应注意进钉点与椎动脉沟基底部的安全距离，以免在进钉时伤及椎动脉。为了保证内固定在儿童寰椎中获得足够的固定强度，椎弓根螺钉应达钉道全长的 80%。如术后侧位 X 线片示螺钉沿着椎弓根置入椎体，螺钉尖端位于寰椎前弓的前下部位，则螺钉不易侵犯寰枕关节。实际上，与成人不同，儿童寰椎后弓尺寸较小，行椎弓根螺钉的风险较成人高，因为它很可能侵犯儿童的椎动脉沟、损伤椎动脉。

由于寰椎椎弓根的解剖变异性较大，椎弓根螺钉技术的进钉手法和进钉入路大受影响，只有很小一部分的螺钉可以直接通过椎弓根置入侧块。2006 年，Lee 等提出来寰椎部分后弓 - 侧块螺钉内固定技术（又称 Notching 技术）（图 29-2-7b），该研究表明，能在一定程度上避免损伤椎动脉、下方的 C_2 神经根以及静脉丛，因此这项技术有很大的应用前景。暴露寰椎后弓与侧块的移行部分，磨除部分寰椎后弓、移行部分及侧块，攻丝后螺钉置入侧块内，螺钉置入的角度与切面垂直，否则易伤及上方椎动脉和下方静脉丛、神经根。螺钉头部接触到侧块前缘但未突破骨皮质，螺钉尾部螺帽接触到寰椎椎体后弓下缘的骨皮质。这项技术对儿童较安全。

枢椎内固定置入术也经历了后路钢丝内固定技术到螺钉固定技术的发展阶段。枢椎固定作为寰枢关节固定的重要部分，在上颈椎内固定系统中起着非常关键的作用。常用的枢椎固定技术包括枢椎椎弓根螺钉和枢椎椎板螺钉。相较于寰枢椎经关节突螺钉置入技术，枢椎椎弓根螺钉技术要求低，且椎动脉发生风险更小。最早由 Leconte 等于 1964 年首先报道并应用于枢椎创伤性滑脱，由于枢椎椎弓根螺钉的拔出强度要明显高于枢椎侧块螺钉、椎板螺钉和棘突螺钉等其他内固定方式，所以它是临床

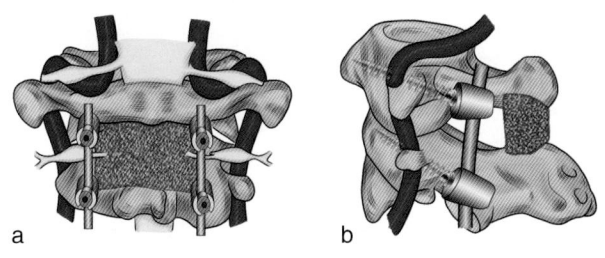

图 29-2-6　寰枢椎钉棒固定术后面观（a）和侧面观（b）

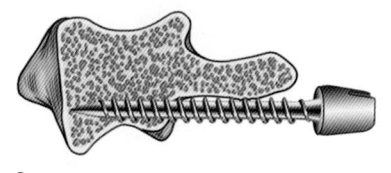
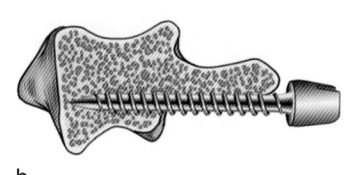
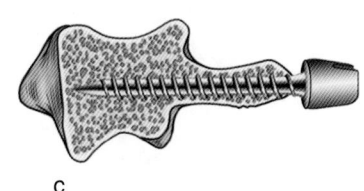

a　　　　　　　　　　　b　　　　　　　　　　　c

图 29-2-7　螺钉通过不同的进钉点置入寰椎侧块：经后弓下方置入螺钉（a），经部分后弓 - 侧块置入螺钉（b）以及经后弓 - 侧块（椎弓根）置入螺钉（c）

常用的上颈椎内固定技术，是枢椎后路内固定的首要选择（图 29-2-8），在儿童患者中仍然适用。有研究表明，约 20% 的枢椎由于椎动脉高跨不适于椎弓根螺钉的置入，因此必须做好儿童枢椎各参数的术前评估工作。进钉点选择在枢椎下关节突中点，术中应显露枢椎椎弓根的峡部，置钉时对准峡部。螺钉在侧位片上位于枢椎椎弓根的轴心线上是理想位置，螺钉尖部不应超过枢椎前缘的骨皮质。儿童的枢椎大部分能容纳直径为 30mm 或 35mm 的螺钉。鉴于儿童枢椎尺寸小，置入椎弓根螺钉时尽量靠内、靠上，以避免损伤椎动脉。

对椎动脉高跨或者寰枢椎发育畸形的患者，置入椎弓根钉固定极有可能损伤椎动脉等重要的邻近组织器官，造成难以预估的灾难性后果（图 29-2-9）。为了达到提供稳定内固定且避免损伤椎动脉的目的，枢椎椎板螺钉技术应运而生（图 29-2-10），该技术在儿童患者中仍然适用。椎板螺钉技术率先

由 Wright 提出并应用于临床，但是此技术仍然有着螺钉误置的危害存在，尤其不适合椎板薄小的患者。为了能够尽量规避此类风险，Kabir、Jea 等学者对此进行了改良，有效降低了椎板螺钉置入椎管的风险。该技术经由棘突椎板交界处进钉，双侧螺钉交叉置入对侧椎板内。后又经王向阳等学者进一步改良，在椎板中点磨去骨皮质以制造出一个可视窗口，手钻在直视下经过窗口后操作，这样既能避免螺钉误置椎管，又能减少辐射暴露，对儿童患者特别适用。

三、中下颈椎内固定置入术

多种原因如创伤、肿瘤、感染等可影响儿童中下颈椎的稳定性，而有效的内固定技术可以很好地重建颈椎稳定性。发展至今，中下颈椎内固定式主要有三种：颈椎前路内固定术、椎弓根螺钉固定术和侧块螺钉固定术。

Albortt 等于 1952 年首次提出颈椎前入路手术方式，Robinson 和 Smith 于 1958 年在此技术的基础上提出颈椎前路椎间盘切除减压椎间植骨融合术，成为颈椎前路手术的传统式式。但是，经过大量的手术经验证实，单纯前路减压自体骨植入融合手术存在诸多弊端，包括术后脊柱不稳定、假关节形成、进行性颈椎后凸等。自 1986 年，中下颈椎

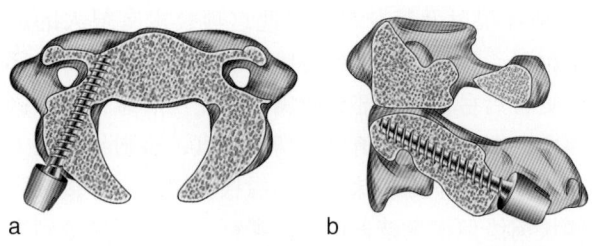

图 29-2-8　枢椎椎弓根螺钉通道横截面（a）和侧截面（b）

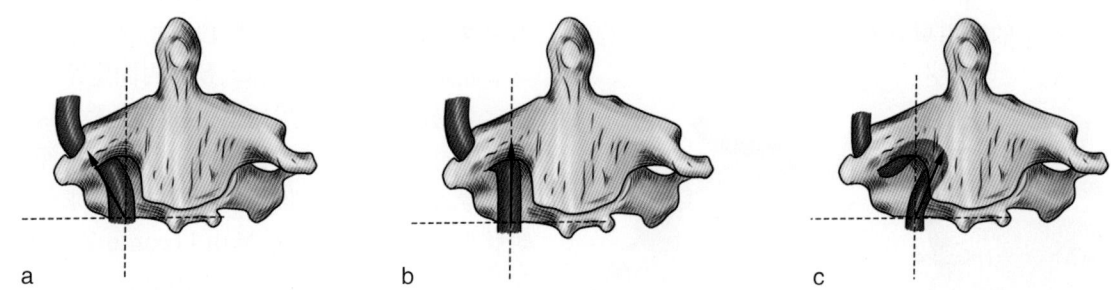

图 29-2-9　枢椎内椎动脉走行示意图：向外弯曲（a），垂直（b），向内、后、上弯曲（c），提示枢椎峡部狭窄，称为椎动脉高跨

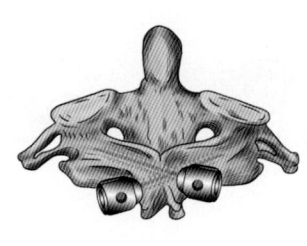
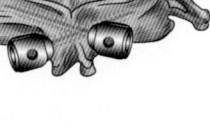
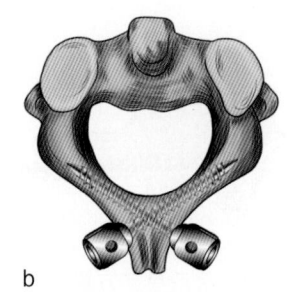
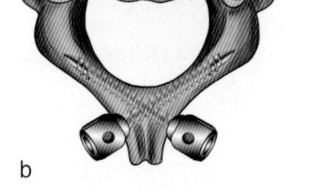
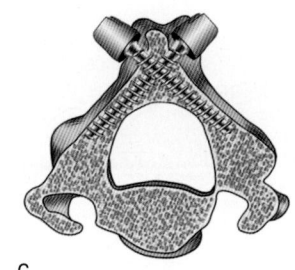

图 29-2-10　枢椎椎板螺钉技术后面观（a）、上面观（b）及其截面观（c）

前路钉板系统固定术的出现才使得传统术式所带来的不良后果得到有效改善（图29-2-11）。此术式需根据儿童颈椎尺寸选择合适长度的钢板，放置于上下两端椎体的中点，可根据两侧颈长肌位置作为置板标志。螺钉须与水平面向头侧或尾侧成12°，矢状面向内6°置入，选择合适长度的螺钉，确保不穿入椎管。传统的颈椎前路钉板系统尺寸太大，可采用手或腕接骨板用于颈椎前路内固定，但术后一般需辅助外固定。通过长期随访发现，前路钉板固定在儿童患者中应用是安全的，融合节段仍会随着年龄的增长继续生长，不会影响颈椎序列。

儿童颈椎椎弓根螺钉固定术贯穿脊柱后、中、前三柱，拥有优越的生物力学稳定性，在下颈椎损伤的治疗中起到了重要的作用（图29-2-12）。但是，由于椎弓根毗邻椎动脉、神经根及脊髓，损伤神经血管等结构的风险较高。自1994年首次报道椎弓根螺钉内固定术治疗下颈椎损伤以来，为求得更高的置钉准确率，国内外学者不断尝试技术改进，如计算机导航技术等。尽管如此，椎弓根螺钉内固定术的难度仍然较高，风险较大，且术中难免因广泛显露而造成较大的创伤。因此，需要谨慎选择中下颈椎椎弓根螺钉内固定术，把握好适应证。儿童椎弓根尺寸随着年龄的增长而增加，但主要在10岁以前。大部分的C₃椎弓根较细，要慎重置钉，其余节段大部分能容纳直径为30mm的螺钉。

由于C₇与C₃~C₆具有不同的椎动脉及侧块的解剖学特点，所以C₇更倾向于椎弓根螺钉固定，特别是在儿童颈椎矫形手术时，采用C₇椎弓根螺钉固定有助于颈椎矫形。此术式的进针点一般选择在侧块中心点的外侧，上关节突关节面下缘的下方，以与矢状面成角30°~45°、上下终板水平平行的角度进针。正位片显示螺钉尾端中心应位于侧块外侧缘中间，螺钉尖端应位于钩椎关节区内，双侧螺钉向前方内侧相互会聚。侧位片显示钉道与椎弓根中轴线保持一致，平行于椎体上终板。

由于颈椎椎弓根螺钉固定术的技术难度大、风险高，限制了其临床应用，故颈椎侧块螺钉固定技术依然流行（图29-2-13），已成为目前最为常用的颈椎后路固定方法。该术式已被证明在成人患者中具有良好的稳定性和较高的融合率，但儿童病例相对少。已有报道对26个月龄的患儿行侧块螺钉固定的方法，但需加用石膏外固定。此术式首先由Roy-Camille等报道，后经许多学者改良，提出多种不同的置钉方法，主要有Roy-Camille法和Magerl法。Roy-Camille法钉道较短，但是易损伤小关节面；Magerl法的钉道较长，因此强度更大，但也更容易损伤神经根。以Magerl法为例，以侧块中点向头侧及内侧约1cm进钉，儿童螺钉长度根据CT测量结果，螺钉置入的角度应与矢状面向外侧成角25°，向头侧与水平线成角45°，正

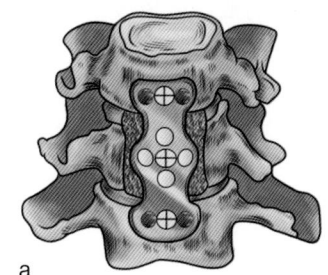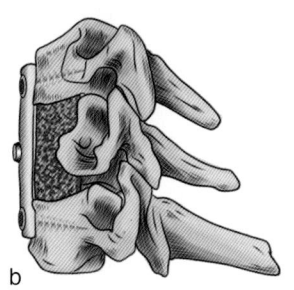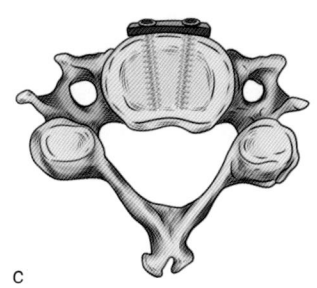

图29-2-11 中下颈椎前路钉板固定术前面观（a）、侧面观（b）及横断面观（c）

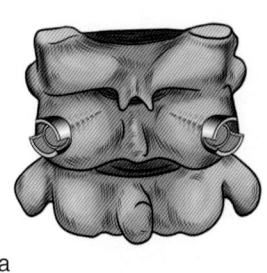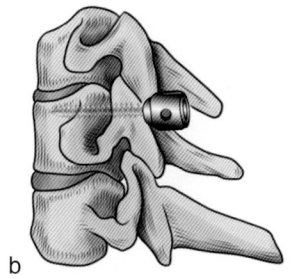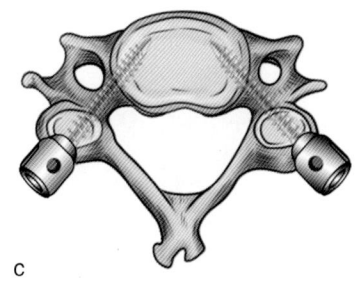

图29-2-12 中下颈椎椎弓根螺钉固定术后面观（a）、侧面观（b）及横断面观（c）

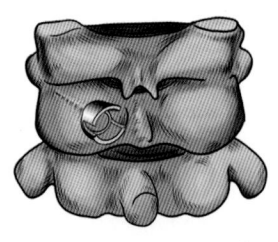 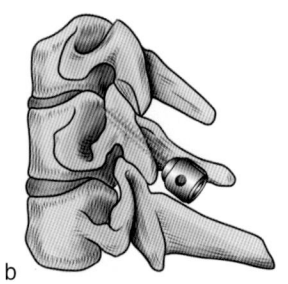 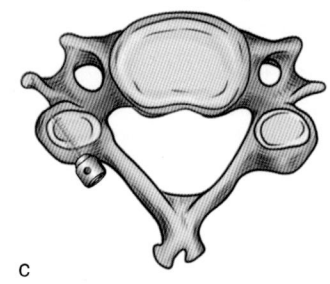

图 29-2-13　中下颈椎侧块螺钉固定术后面观（a）、侧面观（b）及横断面观（c）

位片显示进钉点居侧块中心点稍偏内上方，侧位片显示螺钉大致平行于上关节突关节面。

四、胸腰椎内固定置入术

儿童胸椎共 12 个，由椎板、椎体、椎弓根等结构组成，形成胸椎生理性后凸，与肋骨、胸骨及周围软组织共同构成胸廓。胸椎位于颈椎和腰椎之间，上胸椎形态与颈椎形态相似，下胸椎形态与腰椎相似。胸椎椎体前缘高度较后缘低，椎弓根短而细小，形成生理性后凸；腰椎椎体较大，横径大于矢径，呈扁平形，椎弓根短而粗，形成生理性前凸。从胸椎到腰椎，关节突从冠状位转变为矢状位，曲度由后凸变为前凸，因此胸腰段是受力集中区，也是最易发生骨折的部位。胸腰椎背侧的骨皮质密度高，椎弓峡部的厚度从内到外逐渐增加，选择椎体背侧骨皮质且靠近峡部外侧作为进针点可有效增加螺钉的把持力。

虽然椎弓根螺钉内固定系统是唯一能够提供坚强固定的方式，但鉴于儿童脊柱椎弓根细小，椎板钩、椎板下钢丝、钢缆或钢带仍有使用价值，如使用柔韧的聚酯带及其杆锁定装置可用于实现节段控制、复位和融合（图 29-2-14）。然而，与椎弓根螺钉相比，椎板上光滑脆弱的骨性结构并不足以为椎板

钩和椎板下钢丝、钢缆或钢带提供坚强固定的支点，稳定性相对差，且存在更高的脊髓损伤风险，因此仅用于难以行螺钉固定或置钉失败后的补救措施。

在儿童患者中应用椎弓根螺钉内固定系统也有诸多风险：如应用椎弓根螺钉可能因限制椎管生长而造成医源性椎管狭窄；儿童椎弓根较成人更小，特别是在脊柱畸形患儿中，更易发生椎弓根皮质破裂或穿透、脊髓及神经根损伤、硬膜撕裂及脑脊液漏等并发症，因此儿童的椎弓根需要合适的螺钉和置入技术。

螺钉固定儿童腰椎椎弓根与胸椎椎弓根存在差异，腰椎椎弓根置钉相对容易（图 29-2-15）。腰椎理想的进钉点是椎弓根轴线在椎弓根后端的投影点，且主流的定位方法有两种：Magerl 法和人字嵴法。Magerl 法以上关节突外缘的垂线和横突水平线的交点作为螺钉进钉点；人字嵴法以"峡部嵴"与副突嵴汇合的交点作为进针点，此点即人字嵴顶点。因为儿童腰椎个体间变异度较大，不同椎体的解剖结构也存在差异，特别是人字嵴并不如成人的解剖典型，因此在临床准备螺钉通道过程中，反复透视正侧位显得尤为重要，以确保螺钉位置准确。

尽管腰椎椎弓根螺钉固定术在疗效上已经被广泛肯定，但是胸椎椎弓根螺钉置入在早些年仍是禁忌，尤其是对于拥有极小胸椎椎弓根（直径小于

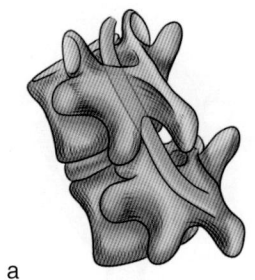 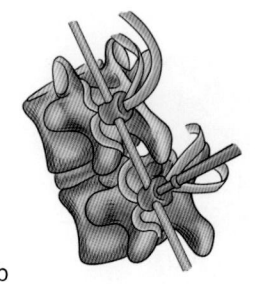 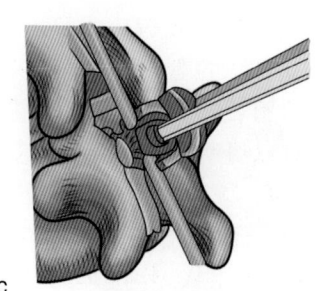

图 29-2-14　椎板下聚酯带及其杆锁定装置：聚酯带在椎板下从尾侧至头侧穿过（a），并固定在棒上（b），再使用装置拉紧（c）

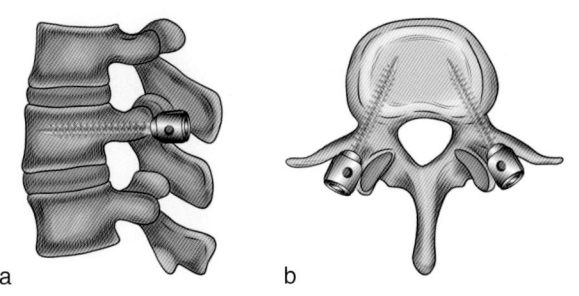

图 29-2-15　腰椎椎弓根螺钉固定术侧面观（a）及横断面观（b）

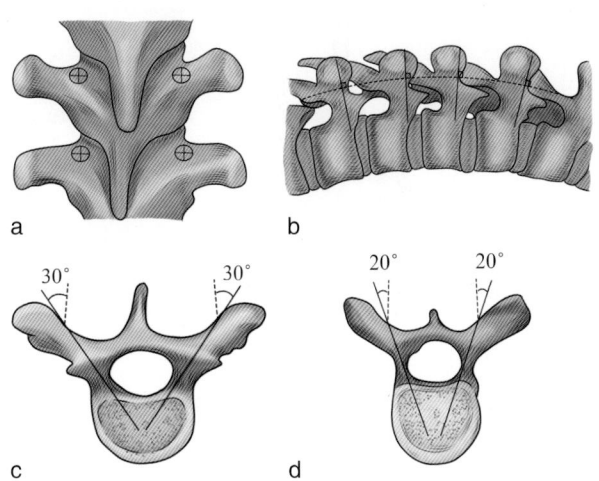

图 29-2-16　胸椎形态示意图。T₁~T₁₂进钉点（a），T₁~T₁₂矢状面进钉角度（b），T₁~T₂椎弓根轴线角度（c），T₃~T₁₂椎弓根轴线角度（d）

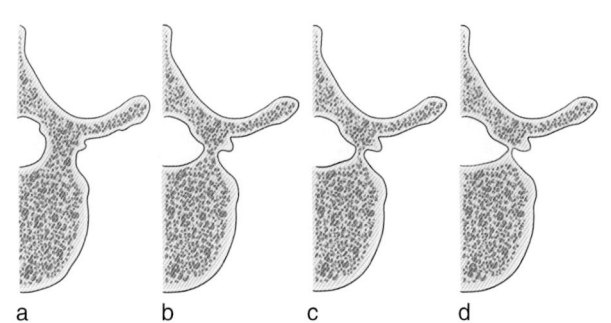

图 29-2-17　四种胸椎椎弓根形态。大的松质通道（a），小的松质通道（b），皮质通道（c），狭长通道或无通道（d）

2mm）的脊柱侧凸患儿。原因是胸椎有其特殊的位置和解剖结构，其椎弓根矢状径、横向宽度及矢状面角度变化较大，且周围有较多重要的血管和神经，一旦胸椎椎弓根螺钉固定失败易造成灾难性后果。儿童椎弓根横内径的生长速度较慢，与年龄的相关性较小；横断面及矢状面夹角与年龄的相关性较小。儿童骨质弹性好，椎弓根螺钉置入时会产生膨胀。Polly 等认为椎弓根螺钉的直径可为拟固定椎弓根横径的 115%，即使有螺纹突破椎弓根皮质，一般也不会造成不良后果；胸椎管内脊髓与硬膜存在一定空间，在胸椎椎弓根侵占椎管小于 2mm 时，对脊髓不会构成压迫；且胸椎有肋椎复合体，可进行半椎弓根或椎弓根外固定，因此在儿童病例中可选择略粗的椎弓根螺钉，以提高抗拔出力。随着胸椎椎弓根螺钉固定术日趋成熟，儿童椎弓根螺钉的置入变得安全。但仍然需要术者对儿童椎弓根的解剖结构有透彻的了解。最好术前通过 CT 和 MRI 对患儿椎弓根进行评估，选择合适的进针角度和置钉方式。进针点一般选择上关节突外侧缘与横突交界区的尾端约 3mm 处，进钉垂直于后纵韧带（图 29-2-16）。术中可根据胸椎椎弓根的形态选择不同的置钉方式。胸椎椎弓根可以分为四种类型（图 29-2-17）：A 型，其形态较大，被描述为大的松质通道，放置螺钉探针时能够毫无阻力地顺利插入；B 型，其形态较 A 偏小，因此被称为小的松质通道，需增加力量置入探针以抵抗轻微阻力；C 型，较小的椎弓根内含少量骨松质，被称为皮质通道，置钉时难以用手推入，需借助锤子等器具辅助探针进入；D 型，被称为狭长通道或无通道，即探针无法定位螺钉通道。根据不同的椎弓根形态在侧凸患儿中的分布比例，A 型到 D 型依次递减，A/B 型的椎弓根在胸椎凸侧的分布明显高于凹侧。根据不同的椎弓根形态，术中主要有三种置钉方式（图 29-2-

18）：①椎弓根螺钉固定。②部分椎弓根螺钉固定，使螺钉部分破出椎弓根皮质。因为骨皮质在对抗拔出力时发挥重要作用，在螺纹破出椎弓根壁的情况下，螺钉与骨皮质接触面积的增加可以提供足够的抗拔出力。③ in-out-in 固定，当胸椎椎弓根过细时，螺钉在狭小的椎弓根旁穿出，再次穿入椎体，形成三皮质或四皮质的坚强固定。术中应避免反复多次穿孔，以免使钉道增大，螺钉把持力下降；但凡出现螺钉松动，应更换更大尺寸的螺钉。考虑到矫形的需要，特发性脊柱侧凸患儿的螺钉直径选择一般不小于 4.5mm，常用螺钉直径在 5.0mm 以上。进钉深度均以置钉达椎体前后径的 80% 左右为宜，一般为 25~45mm。

在儿童，胸腰椎椎弓根螺钉内固定置入术多用于特发性脊柱侧凸的治疗。脊柱侧凸的胸腰椎椎弓根相较于正常人群有着特殊的解剖结构，需要术

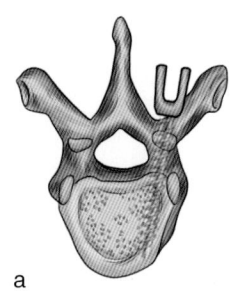 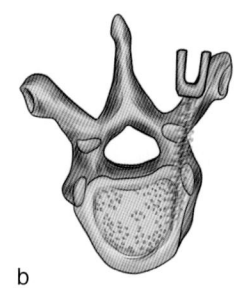 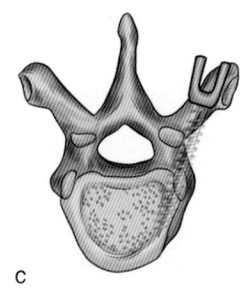

图 29-2-18　三种胸椎椎弓根螺钉置钉方式：椎弓根螺钉固定技术（a）、部分椎弓根螺钉固定技术（b）和 in-out-in 固定技术（c）

者熟知不同患儿的脊柱形态。相对于正常儿童，侧凸患者主动脉相对于椎体的位置更加靠近侧方、后方，奇静脉相对于椎体位置更加靠近左前方。椎弓根的宽度和长度在凸侧均与正常相似。但是，凹侧宽度小于正常而长度大于正常（图 29-2-19）。目前置钉方法有四种。①解剖标记法：根据术前影像学测量结果及术中解剖标记，找出进钉点，根据内倾角、头尾倾角及钉道长度有效置钉。②漏斗法：同上找出进钉点，用磨钻做适当开口，刮勺紧贴进针点表面，以旋转方式刮除适量骨质，显露椎弓根上壁及内侧皮质，后用漏斗刮勺以椎弓根上壁及内侧壁作为漏斗向导进入椎体，实现有效置钉。③计算机导航置钉：将患者术前 CT 三维重建影像存入计算机，根据三维数据和脊柱结构做多点匹配，创造出三维虚拟环境引导术者置入螺钉。④ 3D 打印导板置钉：根据软件三维重建脊柱模型，提取脊柱表面骨结构特征，同时设计椎弓根螺钉通道，制作三维椎弓根导航模板，指导椎弓根螺钉置入。目前脊柱侧凸椎弓根螺钉主要采用徒手技术（图 29-2-20），结合透视或椎板开窗术直接触诊椎弓根，有助于螺钉的放置。如椎体旋转严重，可通过旋转 C 臂透视的方法，使两侧椎弓根影对称（图 29-2-21）。

胸腰椎前路螺钉内固定术已在临床广泛应用（图 29-2-22），在胸腰段的骨折、侧凸畸形矫正、结核及非特异性感染病灶清除、椎体肿瘤的切除等许多疾病的治疗中发挥重要作用。随着生物力学及内固定的发展，不断出现新型前路内固定系统，总体上分为钉棒装置和钉板装置。胸腰椎手术前方入路包括开胸入路、胸腰段经胸腔胸膜外入路及腰椎经腹外侧腹膜后入路，腹直肌切口及腹正中入路。20 世纪中期已有学者对脊柱侧凸行前方入路进行器械固定，后 Dwyer 首次研制前路螺钉联合钢缆内固定系统，应用于脊柱侧凸患者矫正并发布 6 例

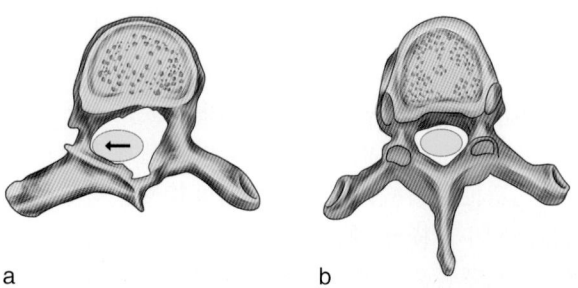

图 29-2-19　脊柱侧凸患儿（a）与正常儿童（b）的胸椎对比图

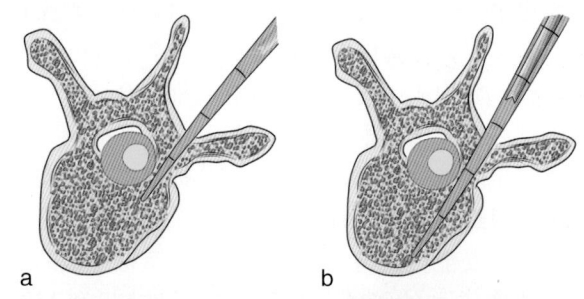

图 29-2-20　徒手技术准备胸椎椎弓根通道示意图：将带有弧度的手钻朝外置入至 20mm 的深度（椎弓根的近似深度）以减小椎弓根内侧穿孔的可能性（a），然后转向朝内，置入椎体内至 30mm，以减少穿破椎体外壁的可能（b）

病例报告。Dunn 及 Kaneda 分别设计了相应前路钉棒装置用于治疗胸腰椎骨折，可有效解除脊髓压迫，避免过多牵拉脊髓和神经。儿童在胸椎常以肋椎关节为参照，于肋凹前缘处作为进钉点。在腰椎可采用框架定位法，框架后方线上、下点距离椎体上、下及后缘 6～8mm，在框架线上及内可实现安全进钉（图 29-2-23）。进钉角度：螺钉后置入钉自后向前呈 5°～10°，前置入钉自前向后以 0°～10° 置钉，进钉深度在胸椎和腰椎为 20～45mm。为获得有效的稳定性重建，可适当攻破椎体对侧皮质，但需注意存在损伤血管的风险。

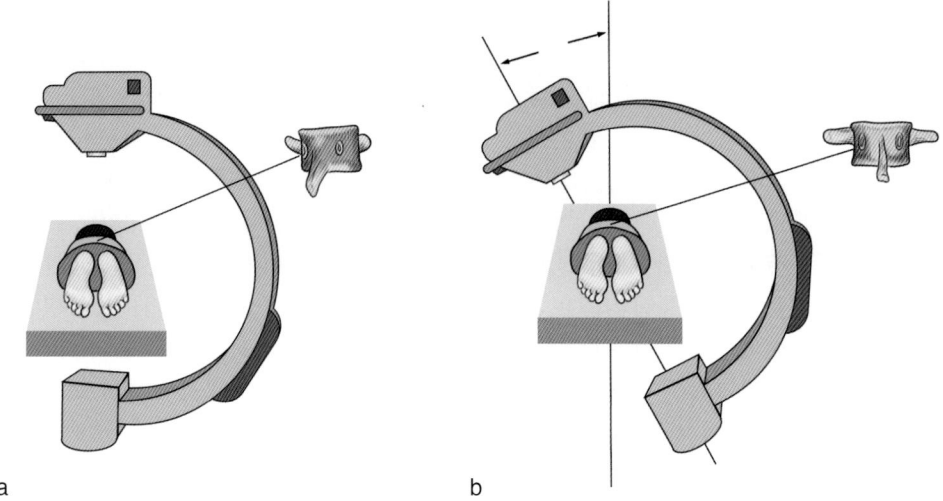

图 29-2-21　旋转的椎体两侧椎弓根影不对称（a），采用 C 臂旋转方法得到两侧椎弓根对侧的透视图像（b）

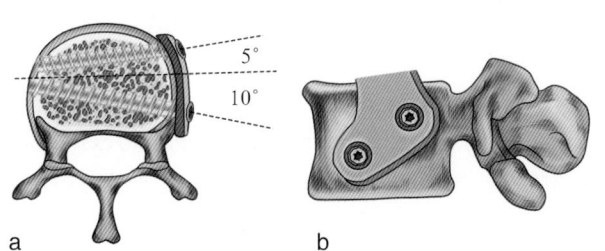

图 29-2-22　胸腰椎前路置入 2 枚螺钉后横断面观（a）及侧面观（b）

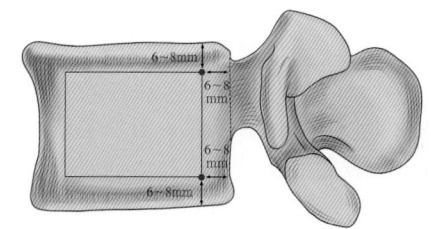

图 29-2-23　腰椎前路置钉范围的框架定位方法

五、骶骨及髂骨螺钉置入术

在现代内固定技术发展之前，实现腰骶部稳定的方式是体外固定，如石膏床、石膏背心或支具等。然而，这些方法均存在明显缺陷。为了克服这些难题，国内外学者在此区域提出了一系列螺钉的置入技术。目前，儿童下腰椎畸形、创伤、腰椎滑脱等疾病常需要进行骶骨或髂骨螺钉置入术。儿童的骨质较薄弱，务必一次置钉成功。

骶骨具有独特的三维解剖结构，椎弓根不典型，因此骶骨螺钉的置入技术存在差别。

Harrington 等首先提出以椎板为参考在第 1 骶后孔外进钉，方向为朝前内方。随后，Cotrel 等、Roy-Camille 等提出钉端往外侧倾斜30°；Krag 等提出横断面上螺钉指向骶骨中线，在矢状面上的角度则指向骶骨岬。对于第 1 骶骨（S_1），由于解剖上的变异，螺钉可以从不同的点、不同的方向进入，主要取决于骨骼的质量与术者对手术方式的熟练程度。目前，临床上比较常用的置钉方法大致有三种（图 29-2-24）：①螺钉经椎弓根向前内方向至骶骨岬，最为常用；②螺钉垂直置入；③螺钉向前外方向至骶骨翼。进钉点一般选 S_1 关节突外缘与关节突下缘水平线的交点，如螺钉向前外方向，

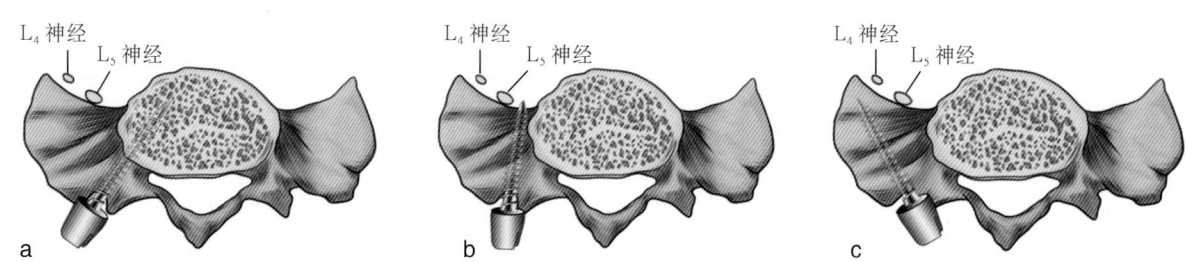

图 29-2-24　第 1 骶骨螺钉的三种置钉方法。前内侧骶岬方向（a），垂直骶骨翼方向（b），前外侧骶骨翼方向（c）

进钉点还可以适当内移。在完成螺钉固定后，根据拍摄的正侧位 X 线片来定位并判断骶骨翼方向 S₁ 螺钉是否位于理想位置。S₁ 螺钉在放置时可能的最大危险性是损伤前方的腰骶神经干、髂内静脉和骶髂关节，尤其是在外偏 22° 置钉时，损伤前方 L₅ 神经根的风险较高。儿童单皮质骶骨螺钉置入的牢固性较差，易发生假关节形成、螺钉松动或脱出等并发症，因此必要时需要双皮质螺钉内固定以增加抗拔出力。由于儿童骨质较软，注意螺钉不要拧入过深，以免损伤前方神经和血管。

髂骨螺钉技术是基于 Galveston 技术发展而来的。Galveston 技术的特点是将光滑金属棒置入髂骨内以固定骨盆，相较于支具固定，能使腰骶部维持更好的稳定性。然而，金属棒抗拔出力差，易松动。髂骨螺钉技术的特点是在髂骨内外板之间置入全螺纹螺钉，通过金属棒与其他内固定物相连，提供强大的内固定，同时在操作上也更加简便。但是，传统技术仍存在一些缺陷，有髂骨螺钉皮下凸起的风险，因此传统髂骨螺钉技术将进钉处的髂后上棘去除一部分骨质，避免螺钉尾部凸起在皮下（图 29-2-25a、b）。有学者又提出了改良髂骨螺钉技术，从髂后上棘与 S₂ 之间的髂后上棘内前方的

髂骨部向髂前下棘方向置钉，此改良式有效避免了螺钉尾部凸起，同时不需要连接部件，直接与棒相连（图 29-2-25c、d）。第 2 骶椎骶髂螺钉固定由 O'Brien 和 Kebaish 等率先报道，与髂骨螺钉相比，有减少外侧软组织剥离、置钉点与腰椎部位线性关系好和上棒容易的优点（图 29-2-25e、f）。后来，发展出经皮条件下和机器人导航条件下置入 S₂ 骶髂螺钉，显著减少了出血和感染的发生率。由于儿童骨质尚未发育成熟，应慎重选择进针点，偏外易导致骶骨处螺钉吃骨量少，偏内易导致角度过浅，置钉困难。患儿个体间的倾斜角度差异较大，所以进钉角度也相差较大，故术中 X 线透视定位显得尤为重要。儿童 S₂ 骶髂螺钉的理想位置应是螺钉通过骶骨翼，向前、向下通过骶髂关节进入髂骨，最好不要穿破髂骨皮质，在置钉时可以用探针探测钉道壁是否完整，不宜角度过于向下进入骨盆环，也不宜过长破坏髋臼。

综上所述，只要充分掌握儿童的椎弓根解剖形态学结构，在儿童中应用内固定是有效、可行的。与成人一样，如有适合儿童的内植物和良好的技术保证，并发症是可以避免的，因此要求医生恰当选择手术适应证，术前制订详细的手术计划，由经过成人及儿童脊柱手术积累大量经验的熟练医生实行手术。另外需要考虑的是，儿童脊柱有生长潜能，椎体上下存在软骨终板，低年龄的椎骨中尚有骨化中心，故在临床置钉角度选择上应尽量避开这些重要结构，尽量减少固定和融合节段，特别在颈椎和腰椎活动区域，保留尽可能多的活动度。

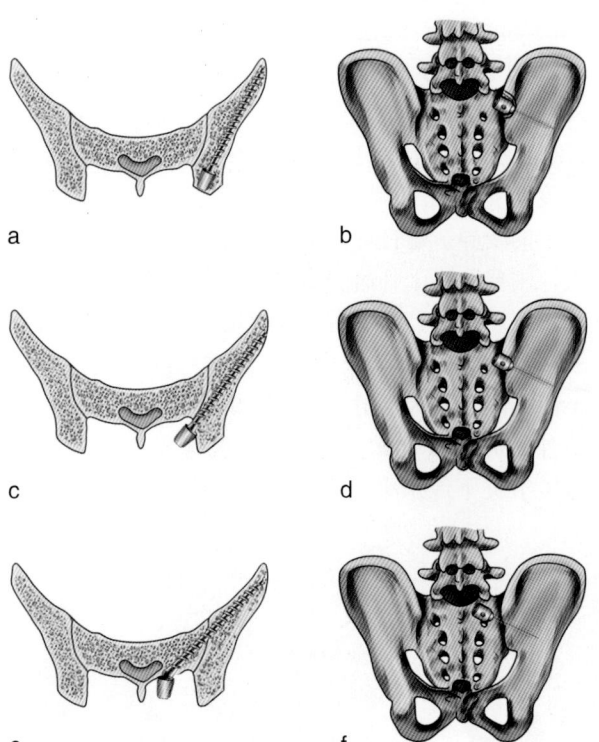

图 29-2-25　三种骶髂螺钉固定方法：传统髂骨螺钉（a、b）、改良髂骨螺钉（c、d）和第 2 骶椎骶髂螺钉（e、f）

参考文献

[1] Mendenhall S, Mobasser D, Relyea K, et al. Spinal instrumentation in infants, children, and adolescents: a review [J]. J Neurosurg Pediatr, 2019, 23(1): 1-15.

[2] Ebraheim NA, Lu J, Biyani A, et al. An anatomic study of the thickness of the occipital bone. Implications for occipitocervical instrumentation[J]. Spine (Phila Pa 1976), 1996, 21: 1725-1729;discussion 9-30.

[3] Wang YL, Xu HM, Wang XY, et al. A computed tomographic morphometric study of the pediatric occipital bone thickness: implications for pediatric occipitocervical fusion[J]. Spine (Phila Pa 1976), 2015, 40(2): 1564-1571.

[4] Harms J, Melcher RP. Posterior C1-C2 fusion with polyaxial screw and rod fixation[J]. Spine (Phila Pa 1976), 2001, 26(22): 2467-2471.

[5] Andrew J, Taylor MD, Dirks PB, et al. Incorporation of C-1 lateral mass screws in occipitocervical and atlantoaxial fusions for children 8 years of age or younger. Technical note[J]. J Neurosurgery, 2007, 107(Suppl 2): 178-183.

[6] Xia DD, Lin SL, Chen W, et al. Computed tomography morphometric analysis of C2 translaminar screw fixation of Wright's technique and a modified technique in the pediatric

cervical spine[J]. Eur Spine J, 2014, 23(3): 606-612.

[7] Lee KM, Yeom JS, Lee JO, et al. Optimal trajectory for the atlantooccipital transarticular screw[J]. Spine (Phila Pa 1976), 2010, 35(16): 1562-1570.

[8] 王向阳, 徐华梓, 池永龙, 等. 改良枢椎椎板螺钉置钉方法的临床应用[J]. 脊柱外科杂志, 2016, 14(4): 216-219.

[9] Chamoun RB, Relyea KM, Johnson KK, et al. Use of axial and subaxial translaminar screw fixation in the management of upper cervical spinal instability in a series of 7 children[J]. Neurosurgery, 2009, 64(4): 734-739;discussion 739.

[10] Garber ST, Brockmeyer DL. Management of subaxial cervical instability in very young or small-for-age children using a static single-screw anterior cervical plate: indications, results, and long-term follow-up[J]. J Neurosurg Spine, 2016, 24(6): 892-896.

[11] Heller JG, Carlson GD, Abitbol JJ, et al. Anatomic comparison of the Roy-Camille and Magerl techniques for screw placement in the lower cervical spine[J]. Spine (Phila Pa 1976), 1991, 16: S552-557.

[12] Wu AM, Wang XY, Luo P, et al. Chronic unilateral locked facet joint with spinal cord injury in a 26-month-old child: a case report[J]. J Spinal Cord Med, 2015, 38(2): 245-248.

[13] Jiang J, Qian BP, Qiu Y, et al. The azygos vein is at potential risk of injury from malpositioning of left thoracic pedicle screw in thoracic adolescent idiopathic scoliosis patients[J]. Spine, 2017, 42(15): E920-925.

[14] Sucato DJ, Duchene C. The position of the aorta relative to the spine: a comparison of patients with and without idiopathic scoliosis[J]. J Bone Joint Surg Am, 2003, 85(8): 1461-1469.

[15] 王景明, 张永刚, 郑国权, 等. 中国青少年特发性脊柱侧凸患者胸椎椎弓根形态学三维CT分析[J]. 中华骨科杂志, 2013, 33(5): 459-466.

[16] 朱锋, 邱勇, 王斌, 等. 低龄儿童脊柱侧凸矫正术中椎弓根螺钉置入的精确性和安全性评估[J]. 中国脊柱脊髓杂志, 2011, 21(9): 714-718.

[17] Lee CS, Park SA, Hwang CJ, et al. A novel method of screw placement for extremely small thoracic pedicles in scoliosis[J]. Spine (Phila Pa 1976), 2011, 36(16): E1112-1116.

[18] Li Y, Shen ZH, Wang XY, et al. Computed tomography morphometric analysis of anterior instrumentation in the pediatric thoracic spine[J]. J Neurosurg Pediatr, 2016, 17(4): 504-509.

[19] Allen BL Jr, Ferguson RL. The Galveston technique for L rod instrumentation of the scoliotic spine[J]. Spine (Phila Pa 1976), 1982, 7(3): 276-284.

[20] Shen ZH, Wang K, Chen D, et al. Morphometric characteristics of sacral-2 Alar iliac screw fixation in pediatric population[J]. Spine (Phila Pa 1976), 2019, 44(10): E571-578.

第三节　Halo - 重力牵引和无创呼吸机的使用

目前，严重脊柱畸形的矫形仍然是脊柱外科医生面临的巨大挑战。重度脊柱侧后凸畸形常并发神经损害，主要原因与以下病理解剖学特征相关：①脊髓在冠状面和水平面上极度向凹侧偏移（图 29-3-1）；②后凸顶椎或侧后凸畸形的后凸部分直接压迫脊髓（图 29-3-2）；③椎管连续性破坏，即由邻椎间的旋转造成椎管横截面面积减小（图 29-3-3）；④发生旋转半脱位时，在脱位处椎管极度狭窄，呈现为椎管切隔效应（图 29-3-4）。此类患者不仅存在僵硬的侧后凸畸形、软组织挛缩，且往往合并肺功能损害，通过一期彻底矫形手术操作困难，并且风险巨大；而采用前路松解、前后路联合手术又存在呼吸功能干扰大、多次手术、创伤大、出血多、脊髓损伤风险大的缺点。为增加矫形手术的安全性和有效性，降低围手术期并发症，牵引技术目前已经成为脊柱矫形手术治疗的重要辅助手段。

牵引治疗是骨科用于纠正畸形的一种传统治疗方法。自 1950 年起，多种 Halo - 牵引技术就被用于脊柱畸形的辅助性治疗。Perry 等最早设计了螺钉固定铝制头环，应用于伴有颈髓外伤后瘫痪的

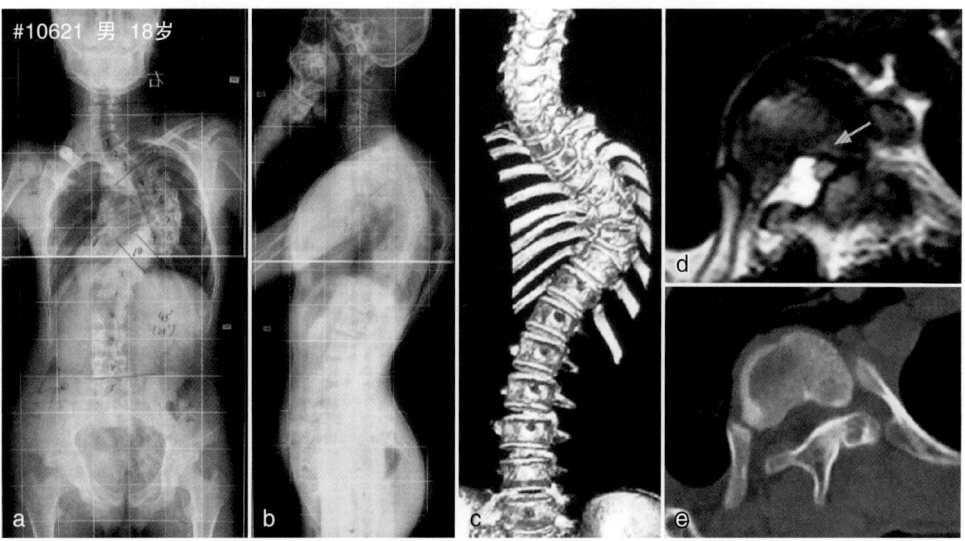

图 29-3-1　男（#10621），18 岁，先天性脊柱左侧凸、T8 半椎体畸形（a~c），横断面 MRI 和 CT 可见顶椎区脊髓向凹侧极度偏移（d、e）

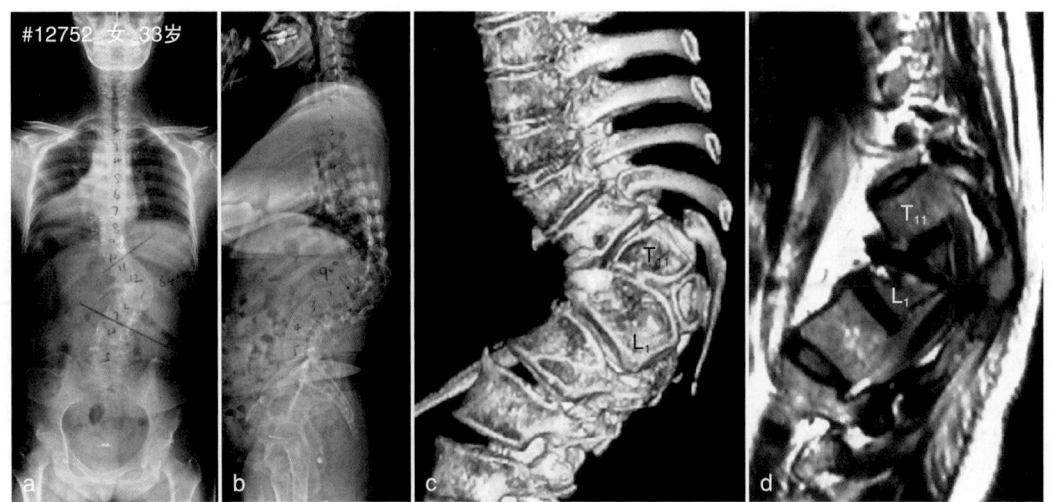

图 29-3-2　女（#12752），33 岁，先天性脊柱角状侧后凸畸形（a、b）、T₁₂ 半椎体和 T₁₁ 楔形椎（c）。MRI 可见后凸顶椎区脊髓紧贴着后凸椎体的后缘，硬膜囊受压（d）

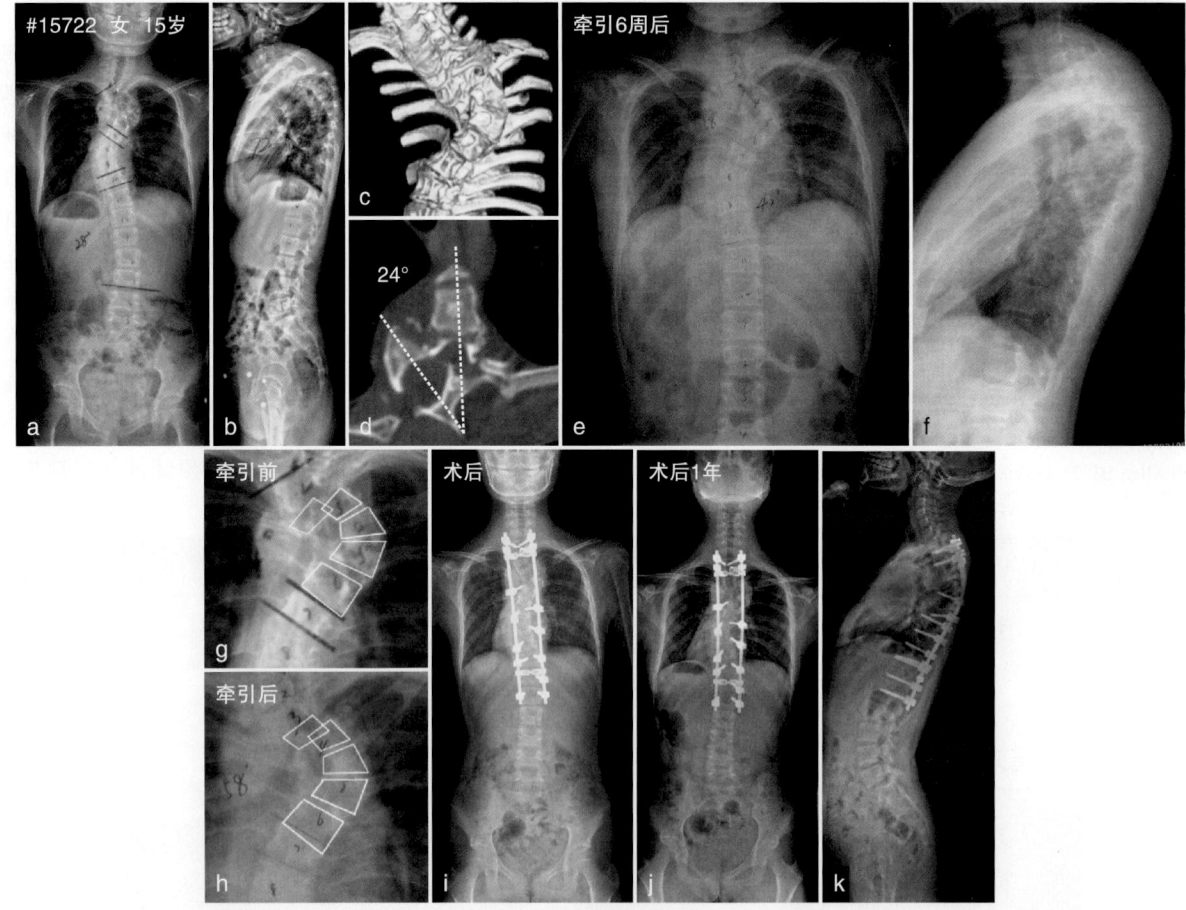

图 29-3-3　女（#15722），15 岁，神经纤维瘤病伴脊柱左胸弯（a、b），T₃/T₄ 相邻脊椎的相对旋转角达到 24°，造成椎管横截面积在交界处极度减小（d）。术前三维 CT 见 T₃/T₄ 椎体旋转半脱位（c）。Halo - 轮椅牵引 6 周，尽管 Cobb 角度改善不大（e、f），但 T₃/T₄ 的椎间脱位明显改善，部分恢复了椎管的连续性和容积（g、h）。行后路矫形内固定植骨融合术（i），术后 1 年随访见矫形维持良好（j、k）

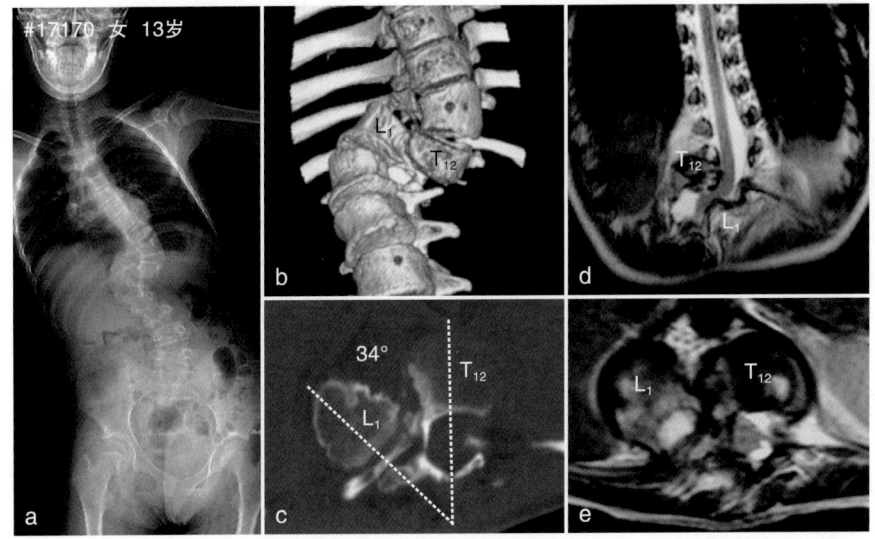

图 29-3-4　女（#17170），13 岁，Ⅰ 型神经纤维瘤病伴脊柱侧凸（a）。T_{12}/L_1 旋转半脱位（b），双下肢不全瘫。横断面 CT 及 MRI 可见 T_{12} 与 L_1 椎体出现于同一层面，呈现为方向相反的旋转，导致脊髓的切隔效应（c、e），由于椎体旋转造成椎管连续性中断，椎管狭窄，造成脊髓压迫（d）

脊髓灰质炎患者的治疗。1968 年，Nickel 等首先采用 Halo - 头环对脊柱畸形患者进行牵引，改善了患者牵引过程中的不适感，并提高了患者的依从性。随后，Stagnara 等对其进行改良并提出 Halo - 重力牵引技术，通过重力牵引改善脊柱畸形。目前常用的 Halo - 牵引技术包括 Halo - 股骨髁上牵引、Halo - 骨盆牵引以及 Halo - 重力牵引。本章介绍的是 Halo - 重力牵引技术。

此外，重度脊柱侧后凸畸形往往会合并不同程度的肺功能损害，严重者甚至会出现低氧血症、呼吸困难、肺动脉高压乃至肺功能衰竭。重度呼吸功能障碍尤其是呼吸衰竭患者的围手术期处理仍是决定其是否能最终接受手术以及术后能否顺利拔除气管插管的主要因素之一。通常只能通过术前系统的呼吸康复和辅助治疗改善患者肺功能，才能解除手术禁忌，并顺利接受脊柱矫形手术。因此，本章介绍 Halo - 重力牵引技术以及无创呼吸机支持技术在重度脊柱畸形患者围手术期中的应用。

一、Halo - 重力牵引的适应证和禁忌证

国内 Halo - 重力牵引最早由朱锋报道，其适应证包括早发性特发性脊柱侧凸和先天性脊柱侧凸等，包括任何原因的严重和僵硬的脊柱侧凸和后凸畸形，特别适合于同时伴有呼吸功能障碍或营养不良的患者，部分低龄的早发性脊柱侧凸（early onset scoliosis，EOS）患者由于合并肌无力、胸壁或腹壁发育异常、皮肤疾病或精神异常、对石膏或支具治疗依从性差或存在禁忌时，可采用 Halo -

重力牵引作为改善畸形、推迟手术时间的策略。对于僵硬性 EOS 患者及合并骨质疏松的严重脊柱侧后凸畸形患者，术前应用 Halo - 重力牵引可降低矫形手术操作难度，降低内固定失败的风险。EOS 患者在采用生长棒植入前需部分撑开侧凸和后凸时，术前也可采用 Halo - 重力牵引以预先获得一定的矫形，并降低初次手术内固定置入的难度和并发症。

既往文献认为脊柱侧凸 >90°，且柔韧性小于 25% 为 Halo - 重力牵引的适应证。对于僵硬性特发性脊柱侧凸，朱泽章推荐选择行 Halo - 重力牵引的适应证主要包括：①重度脊柱侧后凸畸形术前肺活量低于正常预测值的 30%，特别是存在呼吸功能衰竭的临床表现；②主弯 Bending 片（卧位侧屈 X 线片）示柔韧性 <30%，伴顶椎区椎间隙明显狭窄者，或伴有神经损害的患者，对于此类特发性脊柱侧凸，术前 Halo - 重力牵引常可使原定的高风险三柱截骨变成相对安全简单的后柱截骨手术。部分先天性脊柱侧凸及神经纤维瘤病伴脊柱侧凸虽然 Cobb 角度并不大，也无明显的呼吸功能障碍，但常会伴有神经损害，这是因为在顶椎区或双弯交界处出现两个邻椎旋转方向相反而导致的旋转半脱位，术前 Halo - 重力牵引有助于改善其旋转半脱位状态，并因此改善神经功能，或增加脊髓在后续矫形术中对牵张力的耐受性，降低一期矫形引起的神经损害风险。

在严重脊柱畸形患者、先天性胸廓发育疾病或神经肌源性脊柱侧凸患者中，由于脊柱侧后凸引起胸腔容积压缩，合并胸壁发育异常等原因，呼

吸功能损害并不少见。而在神经肌源性脊柱侧凸患者中，由于肋间肌及膈肌萎缩，也可能造成呼吸困难。此时，采用 Halo - 重力牵引可达到延长躯干、减轻肋骨髂骨撞击综合征并解除胸腔容积受限的目的，改善限制性呼吸功能障碍。随着 $T_1 \sim T_{12}$ 高度的增加以及肋间隙张开，患者的肺功能也可获得相应改善。而对于极重度脊柱畸形合并心肺功能衰竭，无法耐受手术的患者，采用 Halo - 重力牵引也可达到改善患者生活质量的目的。

　　Halo - 重力牵引的禁忌证包括既往颅骨骨折病史、头皮感染、多发性骨髓瘤合并骨质软化以及既往有开颅手术史。相对禁忌证包括 Chiari 畸形、硬膜内或髓内病变，如肿瘤、空洞等，或伴有严重椎管狭窄等（如各种原因的骨软骨发育不良，造成广泛严重的发育性椎管狭窄）。对于有手术史的患者特别是曾接受过脑室分流手术的患者，需要注意 Halo - 牵引有导致既往手术内植物折断的风险。传统观点认为角状后凸畸形是 Halo - 牵引的禁忌证，但在低龄患者尤其是伴有神经损害的患儿中仍可以尝试使用，因为 Halo - 重力牵引对局部的角状后凸可能改善不明显，但可减少远近端脊柱节段的代偿性前凸，使得内固定更容易完成，增加脊髓对矫形操作的耐受性，相对增加了手术的安全性。

二、Halo - 重力牵引方法

　　对于儿童脊柱畸形患者而言，选择一个合适的头环尤为重要，特别是对成骨不全、颅骨发育不良患者或低龄囟门未闭合患者在牵引之前可能需要行 CT 扫描以确定 Halo - 头环锚定点以及局部的颅骨厚度。螺钉数目的选择主要依据患者的年龄及其诊断。对于小于 8 岁的患者，可在颅骨前方置入 4 枚螺钉，大于 8 岁的患者颅骨前方可置入 2 枚螺钉。与之类似，小于 5 岁的患者颅骨后方可置入 6 枚螺钉，6~8 岁可置入 4~6 枚，大于 8 岁可置入 2~4 枚。而对于骨骼生长发育已经完全成熟的患者，可在颅骨前后方一共置入 4 枚螺钉。

　　儿童患者行脊柱牵引一般在局部麻醉或全身麻醉下进行。Halo - 头环需固定于颅骨冠状线稍下方，位于耳郭上方。通常前方螺钉固定点选择在眉弓上外侧 1cm，后方固定点选择在耳郭后上方 1cm 处（图 29-3-5）。在单侧额骨与后方各置入 2~3 枚螺钉，共置入 4~6 枚螺钉，保持颅骨与 Halo - 环之间的距离为 1~2cm。使用可调节性扭力扳手，逐步拧紧螺钉。

　　在置钉时注意在颞窝处颅骨较薄，应避免造成颞肌损伤，而颅骨前方置钉过程中需注意避免过于居中以避开眶上缘中部以免造成眶上神经损伤。保持螺钉与颅骨垂直状态有助于防止发生螺钉松动与感染。通常置入的螺钉数越多，单个螺钉发生松动的概率越低。由于颅骨厚度与颅缝位置可能存在变异，有学者推荐使用 CT 以控制螺钉置入深度，而在实际操作中可根据扭矩的大小来确定。使用滑轮、弹簧吊秤或其他动态牵引装置，通过附着在轮椅上的牵引绳进行垂直悬空牵引。

　　牵引初始重量为 2kg，增加速度为 1kg/d，在患者的耐受范围内增加牵引力，直至臀部几乎不能触到轮椅座位，最大牵引重量为体重的 30%，大龄儿童可至 50%。在患者可以耐受的前提下，一般经过 1~2 周即可达到理想的牵引重量，对体重较大的患者可能需要 4 周或更长时间。对于有独立行走能力的患者可采用步行器装置以辅助牵引，无行走能力患者可使用轮椅，保持日间牵引 14 小时以上。夜间牵引通过牵引床及颈部支撑架，以保持

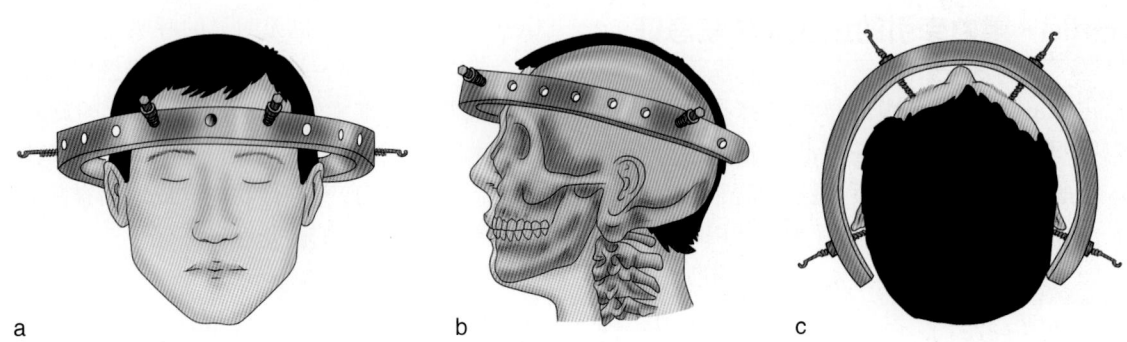

a　　　　　　　　b　　　　　　　　c

图 29-3-5　Halo - 重力牵引头环安装及螺钉置入位置示意图（a~c）。Halo - 头环有多个孔，可根据患者年龄、颅骨发育以及钉道松动或感染等情况调整螺钉位置和数目

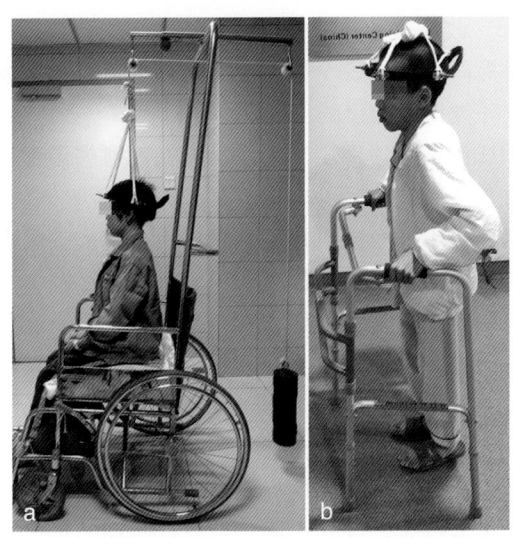

图 29-3-6　Halo - 重力牵引装置。牵引时要保持躯干与牵引带垂直，以使牵引力达到最大效力（a），为通过改变患者的体位增加舒适性，又不影响牵引的有效性，可使用步行器下的重力牵引（b），这对牵引时间较长的患者（如合并呼吸衰竭）可达到减少骨质疏松的风险

牵引的持续性（图 29-3-6）。但需注意对牵引床头部进行垫高，或将患者置于反向 Trendelenburg 体位，即头高脚低位，以防止夜间牵引时体位和头环发生位移影响牵引效果，同时可考虑将牵引重量减轻 50%。

在开始增加牵引重量时，应每隔 8 小时对神经功能包括脑神经功能、四肢肌力及反射进行检查，对有较高神经并发症风险的患者减慢牵引重量增加速度，可分两次完成 1kg/d 的牵引重量增加以提高患者的适应性。达到最大牵引重量后可减少神经

功能检查的频率至每天一次。置入螺钉后 1~2 天内患者可能出现疼痛，一般可通过服用非甾体类消炎镇痛药获得缓解。

如患者出现明显的枕部或背部疼痛，则减轻牵引重量。若出现脑神经症状、臂丛神经麻痹、感觉异常及肌力减退等，应立即去除牵引或减轻牵引重量。针道应予以常规性护理，包括每天进行过氧化氢和生理盐水清洗。伴有呼吸衰竭的患者在牵引的同时接受呼吸机经面罩无创正压通气治疗和呼吸功能康复训练。每隔 2~4 周摄 X 线片复查，观察患者冠状面与矢状面畸形改善情况，当畸形矫正或肺功能不再改善时即行脊柱矫形手术。

目前关于最佳的牵引时间仍然存在争议，文献报道的牵引时长为 2~28 周。牵引时间过长可能增加头环牵引螺钉感染的风险，何时终止牵引主要取决于影像学上脊柱侧凸的改善情况。目前多数文献认同牵引后脊柱畸形常在 4 周以内获得最大程度矫正。当牵引超过 2 个月时常进入平台期，继续牵引后改善程度有限。

此外，牵引后肺功能改善是决定何时终止牵引的另一因素，在牵引达 6 周以上时，若肺功能仍有改善可考虑继续牵引。伴有呼吸功能障碍的重度脊柱畸形患者经过 Halo - 重力牵引与辅助呼吸治疗后，在肺活量达到预期的 35% 以上，动脉血气分析 PaO_2 高于 60mmHg、$PaCO_2$ 低于 50mmHg 时，可认为肺功能达到耐受矫形手术标准，手术后也不易发生无法顺利拔除气管插管的危象（图 29-3-7）。值得注意的是，韩啸等的研究表明，Halo - 重力牵

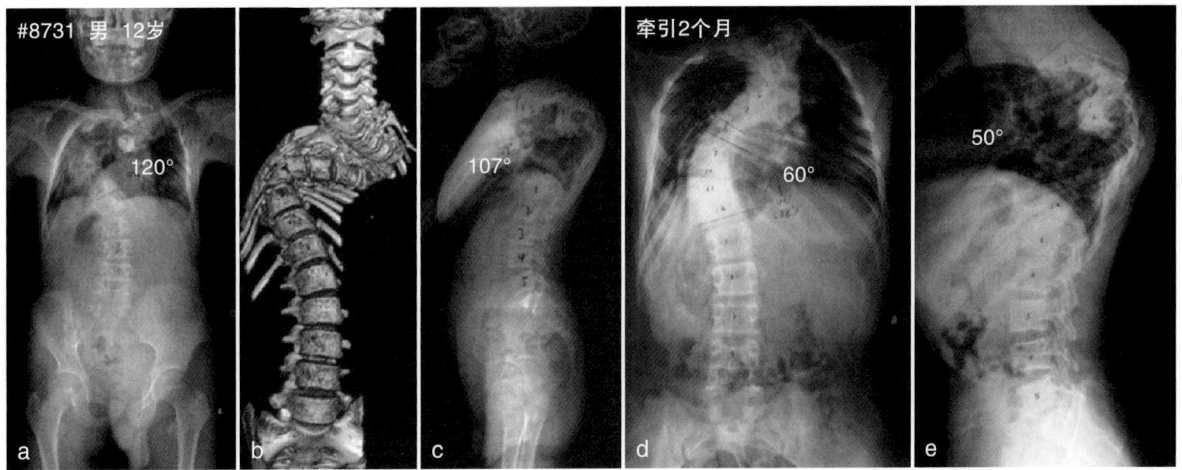

图 29-3-7　男（#8731），12 岁，神经纤维瘤病伴脊柱侧凸，可见严重胸椎脊柱侧凸，胸腔容积压缩（a~c）。Halo - 重力牵引治疗 2 个月后，胸椎侧凸由 120° 改善至 60°，胸椎后凸畸形也明显改善（d、e），胸腔容积增加，肺活量由牵引前 34% 改善至 46%，动脉血气分析示 PaO_2 由 62mmHg 提高至 75mmHg，$PaCO_2$ 由 55mmHg 降低至 40mmHg

引可能造成患者骨密度降低，且与牵引的时长显著相关。同时，重度脊柱畸形患者术前常合并营养不良，可在牵引的过程中予以必要的营养支持，以促进术后恢复与切口愈合。

三、Halo - 重力牵引的临床疗效

Halo - 重力牵引不仅有利于矫正脊柱侧凸，而且对于改善躯干倾斜、延长躯干长度以及矫正矢状面畸形（改善后凸畸形、降低顶椎上下段脊柱的代偿性过度前凸）具有良好的效果。既往文献报道经过牵引后，脊柱侧凸畸形可以获得 15%～38% 的改善，同时脊柱后凸畸形也可以获得 17%～35% 的矫正，躯干延长平均可达到 5～6cm。Watanabe 等回顾 21 例 Cobb 角大于 100° 的重度脊柱畸形患者，在接受 Halo - 重力牵引 1 周后畸形矫正率为 17.5%，3 周后矫正率为 23.3%，同时矫形进入平台期。随后 Nemani 等报道 Cobb 角平均为 131° 的患者经 Halo - 重力牵引获得了 31% 的矫正，在牵引后 63 天进入平台期。牵引后可获得矫形程度以及进入平台期时间可能与患者脊柱畸形病因学、牵引的方法及最大牵引重量的差异有关，也与前路松解手术的采用与否以及是否为翻修手术等因素有关。

对于伴有肌无力、骨质疏松及严重肺功能损害的患者，术前牵引可在有效改善畸形的同时，避免强制卧床，保留患者的活动功能，有利于改善患者的肺功能和膈肌功能，扩大腹腔容积，为提高患者的营养状态创造了条件，也增加患者手术的耐受性。Swank 等报道脊髓灰质炎伴极重度脊柱侧凸患者经牵引后肺活量由 595ml 提升至 1071ml。Ljiljana 等报道采用 Halo - 重力牵引可获得 9% 的肺功能改善。有学者指出矫形术后侧凸角度改善 30% 以上，后凸改善 40% 以上时，术后肺功能可获得显著提高，也间接证明了 Halo - 重力牵引可通过减轻畸形而改善肺功能。

朱锋之前的研究也显示，经 Halo - 牵引 10 周后，重度儿童脊柱侧后凸畸形患者用力肺活量（FVC）、第一秒用力呼气量（FEV_1）、PaO_2 均显著提高，同时 $PaCO_2$ 显著下降。在伴呼吸衰竭的严重脊柱侧凸畸形患者中，他们的经验是 Halo - 重力牵引的同时进行无创呼吸机辅助呼吸治疗，经平均 76 天的 Halo - 重力牵引治疗后，患者胸腔高度，FVC%、FEV_1% 等指标显著改善，血氧饱和度

由 83% 改善至 93%。牵引后肺功能的改善不仅有利于提高手术的安全性，也降低了术后需要重症监护及呼吸支持治疗的风险。

Halo - 重力牵引对于重度脊柱畸形患者肺功能的改善往往得益于以下原因：①牵引后躯干延长，腹腔容积增加，膈肌运动幅度增大，腹式呼吸得到改善；②牵引后肋间隙张开，肋间肌收缩功能增强，胸式呼吸得到改善；③脊柱侧后凸 Cobb 角减小，胸腔容积增加；④凹侧软组织获得松解，吸气时胸廓扩张幅度增大。

严重脊柱侧后凸畸形往往十分僵硬，且合并有骨质疏松和骨性结构异常。此类患者手术后常因矫形幅度过大，导致内固定与骨接触面的把持力不足，发生内固定失败。此时，术前 Halo - 牵引有利于降低后路内固定张力，从而降低内固定失败的发生率。对于需要进行非融合手术的 EOS 患者，术前 Halo - 牵引可增加初次生长棒植入时近端椎板钩等锚定物置入的安全性，在部分纠正后凸畸形后可降低初次手术弯棒角度，也降低了后续生长棒延长和撑开的操作难度和内固定失败的风险。

术前 Halo - 重力牵引的优势在于逐步牵引，获得软组织松解，提高脊髓对矫形的适应性，降低术后神经并发症的发生率。朱泽章等近期研究报道采用 Halo - 牵引治疗伴胸椎旋转半脱位的重度 I 型神经纤维瘤病或先天性脊柱侧凸 9 例患者，牵引后冠状面 Cobb 角与局部后凸均显著改善，有 3 例患者术前神经功能由 Frankel C 级恢复至 Frankel D 级，2 例患者由 Frankel D 级改善至 Frankel E 级。他们的经验认为 Halo - 重力牵引对于此类患者神经功能的改善主要得益于以下原因：①伴有明显脊柱不稳定的脊柱畸形获得了制动；②后凸畸形改善后，脊髓在顶椎区得到减压；③脊柱侧凸畸形改善后，尤其对于大龄患者，凹侧顶椎区脊髓获得减压；④伴有旋转半脱位时，牵引后椎管连续性获得恢复（图 29-3-4）。

Sravisht 等报道 96 例重度脊柱畸形患者，预计 89.6% 的患者需采用全脊椎切除截骨（VCR 手术），而这一比例在接受 Halo - 重力牵引后降低至 36.5%。然而，Sravisht 发现对于感染或先天性因素造成的僵硬性后凸畸形，Halo - 重力牵引后畸形改善有限。Sponseller 等一项多中心回顾性研究显示，未经 Halo - 重力牵引治疗的重度脊柱畸形中需要进行三柱截骨手术的比例为 30%，而经过牵引治疗后

这一比例显著降低至 3%。值得注意的是，若经大质量牵引后 Cobb 角无明显减小，表明畸形僵硬，可能仍需要采用相应的截骨以达到理想的矫形。

四、Halo - 重力牵引并发症与预防

既往文献指出，Halo - 牵引的并发症发生与牵引的类型、患者年龄、牵引时间及牵引重量有关。在临床中，与 Halo - 股骨牵引或 Halo - 骨盆牵引相比，采用 Halo - 重力牵引的优势之一在于神经并发症更低。Garabekyan 等对 21 例接受牵引治疗的脊柱畸形患者进行回顾分析，发现牵引相关并发症的发生率为 27%。其中包括 3 例短暂性眼球震颤，1 例上肢麻木，1 例钉道处皮肤红疹，2 例钉道感染，1 例单侧瞳孔缩小。Rinella 等将牵引的并发症分为三类：Halo - 头环螺钉相关并发症、牵引力相关并发症以及患者自身疾病相关并发症。除此之外，其他罕见并发症还包括硬膜外血肿。

Halo - 头环螺钉松动、感染是牵引过程中常见的并发症之一。单纯的螺钉松动但无感染是造成疼痛的常见原因，需要及时拧紧螺钉。而颈部疼痛在 10 岁以上的患儿中较常见，表示牵引重量已达上限，通常仅表现为轴性疼痛，而不伴有上肢放射痛。发生持续性或未缓解的疼痛应进行颈椎影像学检查以排除颈髓病变。螺钉引起的感染常造成局部头皮组织蜂窝织炎，极少数患者可引起颅内感染、脑脓肿和脑脊液漏等严重并发症。Botte 等回顾了 179 例经 Halo - 重力牵引治疗的患者，共置入头环螺钉 716 枚。其中，36% 的患者发生了螺钉松动，20% 的患者伴发感染，18% 的患者伴有不适症状，9% 的患者在螺钉置入处遗留瘢痕，1% 的患者出现了硬脑膜破裂。作者认为螺钉松动是并发感染的重要原因，在 180 枚（25%）至少松动过一次的患者中，67 枚螺钉置入处发生了感染。

颞叶区颅骨仅由单层皮质构成，为降低螺钉相关并发症的发生率，在此处置钉需要引起特别注意。在枕部可选择在 4 点钟与 8 点钟方向置钉，以防止颅骨穿孔造成重要神经结构损伤。Saeed 等指出牵引时间过长、螺钉过紧、患者依从性不佳、螺钉误置以及患者跌倒均是导致颅骨穿孔的危险因素。若发生螺钉松动、感染等情况时需及时调整或移除螺钉，必要时重新固定头环。每天对钉道进行常规护理，包括进行碘伏和生理盐水清洗。一般情

况下，通过应用抗生素、局部清创等对症处理，即可控制感染。

Halo - 牵引引起的神经并发症主要包括脊髓损害与脑神经麻痹。脊柱侧凸研究学会的一项调查研究报道了 6 例采用 Halo - 骨盆牵引或 Halo - 股骨牵引，术前发生了与牵引相关的神经并发症，包括 4 例患者出现踝阵挛阳性及巴宾斯基征阳性，1 例患者出现 Horner 综合征，1 例患者出现尿潴留。

牵引重量增加过快是导致神经损伤的重要原因。有学者等报道术中行 Halo - 股骨牵引的患者 48% 可出现 MEP 下降。而 Halo - 重力牵引的优势在于在患者清醒状态下通过逐步牵引进行矫形，同时可持续监测神经功能，从而降低神经并发症的发生率。此外，文献报道 Halo - 重力牵引可引起第 6 对脑神经麻痹，造成单侧视野偏盲，有少数患者可出现第 IX、X、XII 脑神经麻痹，出现吞咽困难、咽反射消失、伸舌无力等临床表现。有学者报道 1 例先天性肌病患者在牵引过程中发生副神经损伤，该患者无明显颈部疼痛症状，且由于肌力下降无法完成肩部肌力检查，但经影像学检查见颈椎可能存在牵引过度。

Johnston 等报道单中心接近 100 例患者在接受牵引治疗中有 2 例发生神经并发症。其中 1 例为 Klippel-Feil 综合征伴多节段颈椎椎体融合的患者，在牵引过程中发生口周和面部麻木，在停止牵引后症状缓解后改用 Halo-vest 支架牵引治疗。作者认为该患者面神经麻痹的原因可能与颈椎存在多节段融合，仅保留 C_3/C_4 活动节段有关。另 1 例为星形胶质细胞瘤患者，术前存在下肢反射亢进，在牵引过程中出现下肢肌力下降，停止牵引后仅获得部分恢复。钱邦平等曾报道部分患者因体型瘦长，在牵引过程中紧贴于肩胛骨筋膜和第 1 肋、肩胛骨与喙突间的臂丛神经受到牵拉，而出现臂丛神经麻痹。一般经减轻牵引重量、营养神经药物保守治疗以及功能锻炼之后可完全恢复。

在伴有髓内病变或椎管狭窄的患者中，牵引初期可发生运动神经功能麻痹，部分患者在解除牵引后恢复不佳，表明此类患者可能是牵引治疗的禁忌证。为防止牵引并发症的发生，在改变牵引重量时应对患者仔细行神经系统体检。若出现脑神经症状、臂丛神经麻痹、感觉异常及肌力减退等，应及时去除牵引或减轻牵引重量。

为避免过度牵引，牵引重量不宜超过患者体重

的 50%，在低龄儿童患者不宜超过其体重的 30%，间隔 12 小时可放松牵引并适当调整患者姿势，且需定期摄 X 线片以评估颈椎矢状面形态。同时，在术前尽可能提高患者的骨密度是获得良好手术效果的关键因素之一。在接受牵引治疗期间，应进行必要的营养支持治疗，补充钙质与维生素 D，并保持适量的阳光照射，对于有行走能力的患者可采用 Halo－步行器装置，鼓励患者参加活动，以预防长时间牵引所致骨量丢失。

综上所述，Halo－重力牵引对于严重脊柱畸形是一种安全、有效的辅助性治疗方法，其优势在于通过逐步牵引达到改善畸形的目的，同时可保留患者的活动能力，避免了长期卧床导致的并发症。通过牵引，僵硬的脊柱畸形在术前可获得部分矫正，也降低了矫形手术中三柱截骨的比例（图 29-3-8）。对于伴有神经损害或发生神经损害风险较高的患者可起到缓解神经症状、增加脊髓耐受性的作用，有利于降低神经并发症的风险。对于伴有肺功能不全的综合征性或神经肌源性脊柱畸形患者，Halo－重力牵引可有效改善患者的肺功能，为增强患者的营养状况提供了时间，有助于增加手术的安全性。

目前国内也有部分学者使用 Halo－骨盆牵引，这曾经是常用的 Halo－牵引技术，该技术于 1971 年由 O'Brien 等首次应用于神经肌源性或结核造成的严重脊柱畸形的辅助治疗。Halo－骨盆牵引装置通过 Halo－环与骨盆牵引架连接后逐步撑开进行牵引，其优势在于牵引过程中基本保持患者活动能力，可进行无间断、稳定的牵引。梁益建等报道采用 Halo－骨盆牵引治疗伴呼吸衰竭的严重脊柱畸形患者，并在 Halo－骨盆牵引的基础上对第 7~10 肋进行牵引撑开，治疗 3 个月后患者肺功能改善显著。然而，传统 Halo－骨盆环牵引架体积庞大，不易于安装。牵引高度通过垂直牵引杆直接拉伸进行调节，容易造成过度牵引，也增加了神经并发症的风险。在牵引过程中，Halo－环与骨盆牵引环对患者平卧影响大，护理困难，患者耐受性较差。

既往文献报道因牵引力过大导致的并发症多与 Halo－骨盆牵引有关。O'Brien 等报道 Halo－牵引可能引起颈椎前凸减小，增加颈椎椎间关节退变的风险。同时，由于颈椎长期处于被动拉伸状态，寰

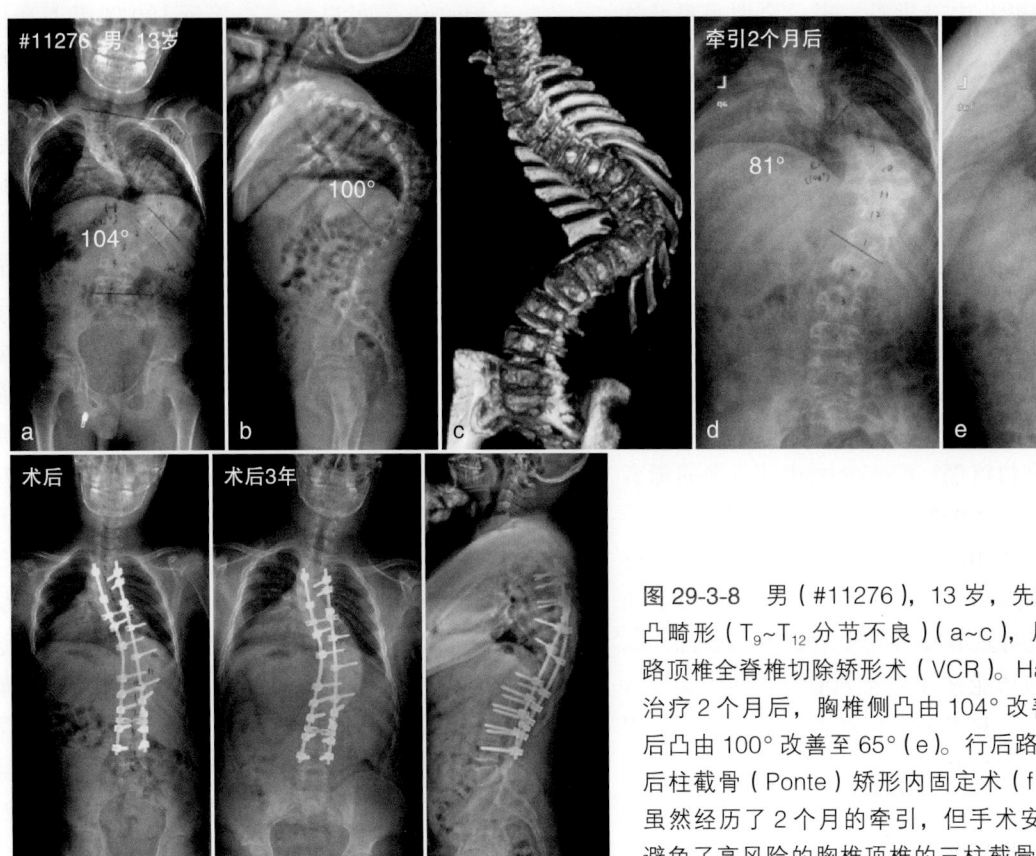

图 29-3-8 男（#11276），13 岁，先天性脊柱侧后凸畸形（T_9~T_{12} 分节不良）（a~c），原计划一期后路顶椎全脊椎切除矫形术（VCR）。Halo－重力牵引治疗 2 个月后，胸椎侧凸由 104° 改善至 81°（d），后凸由 100° 改善至 65°（e）。行后路 T_8~L_1 多节段后柱截骨（Ponte）矫形内固定术（f），效果满意，虽然经历了 2 个月的牵引，但手术安全无并发症，避免了高风险的胸椎顶椎的三柱截骨术，术后 3 年随访无矫正丢失（g、h）

枢椎韧带张力增加，齿状突可能发生缺血性坏死，极少数患者甚至发生延髓体温中枢受损。

国内也曾发生过 Halo - 骨盆过度牵引后颈椎脱位导致严重神经并发症，以及长时间牵引使颈椎处于强迫体位而发生自发性融合的严重并发症。鉴于 Halo - 重力牵引疗效肯定、安全、护理简单、颈椎活动自由、患者依从性好，是欧美国家目前治疗重度脊柱畸形的主流牵引方式。

五、无创呼吸机在重度脊柱侧后凸畸形患者中的使用

肺功能受损是脊柱侧凸造成的常见生理功能障碍之一。虽然早期由于肺功能存在代偿能力，若肺功能的降低小于 50% 时，患者并不一定会出现明显的临床症状，但是随着患者年龄的增长和脊柱畸形的发展，肺功能损害进一步加重，呼吸功能发生失代偿，严重者甚至会出现呼吸功能衰竭。脊柱侧凸患者由于脊柱偏移缩短、胸廓塌陷、合并肋骨发育异常等原因，可导致胸廓容积减小，肺膨胀障碍及顺应性下降，出现限制性通气功能障碍。同时，因肺间质发育一般在 10 岁左右时才完成，因此部分早发性脊柱侧凸患者常伴有呼吸性细支气管、肺泡等肺组织发育不良，可表现为混合性通气功能障碍。刘臻等研究发现发病年龄小、侧凸角度大、长节段的先天性胸弯（尤其是顶椎位于 T_8 以上）患者肺功能损害将会明显加重。

严重畸形者（Cobb 角 90°以上）的肺活量（VC）、最大自主通气量（MVV）及第一秒用力呼气量（FEV_1）均可降至正常预测值的 50% 以下，最低仅为 25%~30%，此时患者可能仅能维持无活动的平静呼吸。脊柱矫形手术由于对膈肌和胸廓的影响、麻醉、伤口疼痛、手术刺激、药物和代谢变化以及各种原因导致的肺部并发症等，可使肺容积和呼吸流速减少 10%~30%，VC 和 MVV 也相应减少甚至有发生术后呼吸衰竭的危险。这类患者麻醉与手术的风险明显增加，手术后肺炎、胸腔感染，延迟拔管等心肺功能并发症显著增高。南京鼓楼医院团队已探索出一套术前无创呼吸机辅助呼吸和呼吸康复训练改善肺功能的有效方案，解除手术禁忌，让可能已接近"终末期"的患者获得手术治疗。

最常用的呼吸机辅助治疗模式是经面罩无创正压通气（non-invasive positive pressure ventilation，

NIPPV），其原理为在吸气和呼气两个时相均给予正压通气，可有效防止气道萎陷，使原处于闭合状态的肺泡开放，改善肺泡通气功能及肺泡中氧向血液的弥散，同时通过胸壁的迷走神经正反馈作用，使上气道开放肌群作用增加。在患者清醒状态下，采用无创呼吸机进行双水平气道正压通气（Bi-phase positive airway pressure，BiPAP），应用呼气末气道内正压（PEEP）和持续气道正压通气（CAPA），纠正重度低氧血症和 CO_2 潴留。选择自主／定时（S/T）通气模式（压力支持通气 PSA＋压力控制通气 PCV＋PEEP），在治疗中进行监护，面罩旁孔给氧，氧流量为 5L/min。开始参数设定为模式：CAPA；吸气压力：$8cmH_2O$，PEEP $3cmH_2O$，FiO_2 40%；每 2 小时监测动脉血气 1 次；调整压力时从患者可耐受开始，逐步增加吸气正压和呼气正压至患者感觉舒适为止。吸气压力维持为 $8~18cmH_2O$，呼吸压力为 $3~6cmH_2O$。呼吸频率维持在 16~20 次每分钟，吸呼比为 1∶（2~2.5）。每天 2 次，每次持续 3 小时。

在 NIPPV 治疗过程中，朱锋等提出需要根据患者的身高、体重及胸廓畸形程度调整合适的呼吸参数，在保证舒适度的前提下给予适当的吸气压力和呼气末正压以增加胸廓的顺应性，尽可能使受压的肺泡复张，减少死腔／潮气量的比率，提高肺泡有效通气量，改善通气功能，提高肺活量，为术后可能出现的呼吸功能减退做好充分的代偿储备。邱勇等发现积极的 NIPPV 治疗可在短期内有效改善肺功能，降低麻醉与手术的风险，缩短手术后气管插管的拔管时间，改善术后通气功能，有助于患者围手术期的稳定和术后康复（图 29-3-9）。这里尤其要提到呼气末正压通气（PEEP），在呼气末期呼吸道保持正压，避免肺泡的早期闭合，使一部分因为肺不张等原因失去通气功能的肺泡扩张，使得因重度脊柱畸形减少的肺功能得到一定的恢复。

在呼吸治疗期间，每隔一周复查肺功能，每隔 2 周复查一次动脉血气。在接受无创呼吸机辅助治疗的同时，可通过呼吸操锻炼包括缩唇呼吸、膈肌呼吸、吹气球、有效咳嗽练习等方式进行康复锻炼。如缩唇缓慢呼气可产生 $2~5cmH_2O$ 的阻力，使得气道的等压点更向气道远端推移，同时可防止呼气时小气道塌陷关闭和狭窄，有利于肺泡内气体排出。呼气时间的延长也有利于肺内气体充分排出，防止气道塌陷关闭。吹气球训练可以延缓呼

气，使气流下降，提高气管内压，防止支气管和小支气管过早压瘪，有效排出肺内残留气体，改善通气／血流比例失调，从而减少功能残气量对吸入新鲜空气的稀释，增加肺泡 PO_2，进而改善气体交换，改善患者的通气功能。体操锻炼可使肺通气量增加，呼吸肌做功能力增强，用力呼气后肺泡内残存气量减少，肺泡膨胀程度减轻；锻炼还可以改善呼吸类型，提高呼吸效率，增加患者四肢肌肉力量，改善因慢性呼吸疾病而引起的骨骼肌功能障碍（图 29-3-10、图 29-3-11）。邱勇等治疗的一组 VC 为预测值 30%～40% 的患者术前通过 1～2 个月的规范呼吸功能训练后呼吸功能明显改善，后续均可

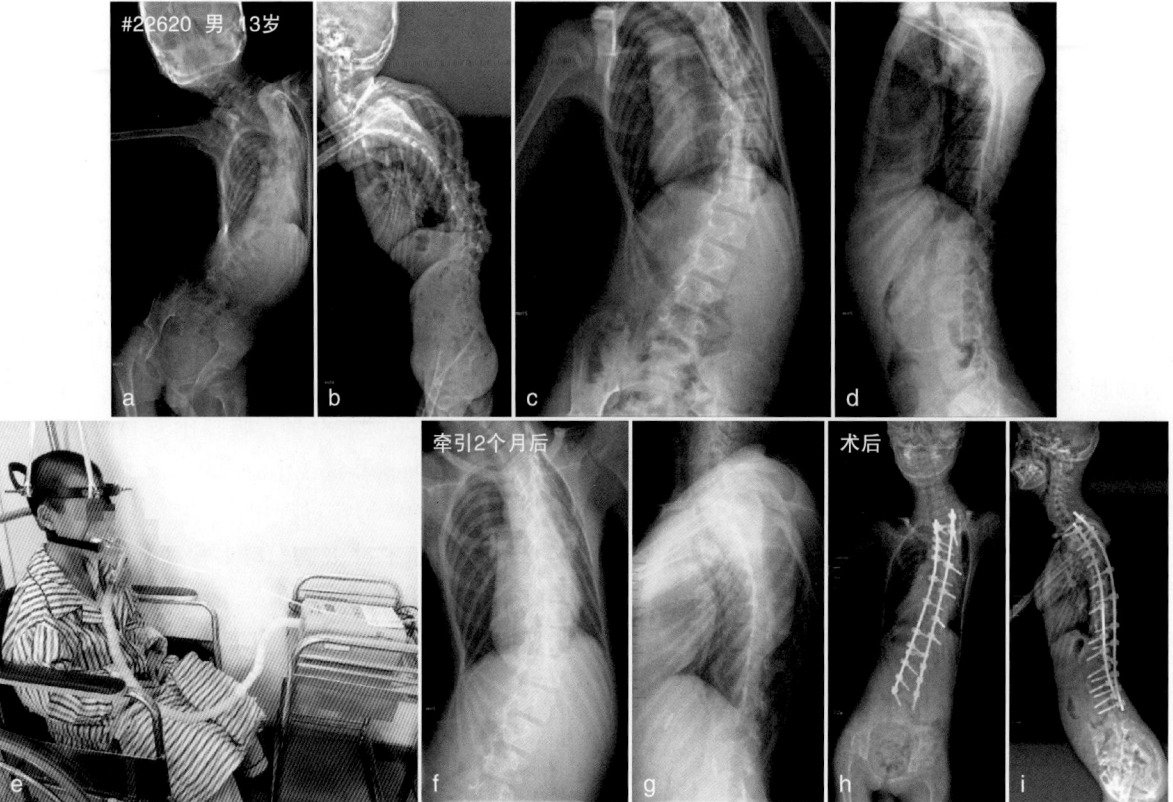

图 29-3-9　男（#22620），13 岁，肌病伴脊柱侧凸（a～d）。靠吸氧维持生活，肺功能示严重限制性通气功能障碍，FVC% 为 19.5%。血气分析示 $PaCO_2$ 为 62mmHg，PaO_2 为 56mmHg，呈 II 型呼吸衰竭。行 Halo - 重力牵引及呼吸机辅助呼吸治疗（e），2 个月后患者 FVC% 改善至 33.5%，$PaCO_2$ 为 40mmHg，PaO_2 为 127mmHg，脊柱侧凸明显改善（f、g）。可脱氧呼吸，体重增加，行后路脊柱矫形内固定手术（h、i），术后保留气管插管，12 小时后达拔管标准而顺利拔管

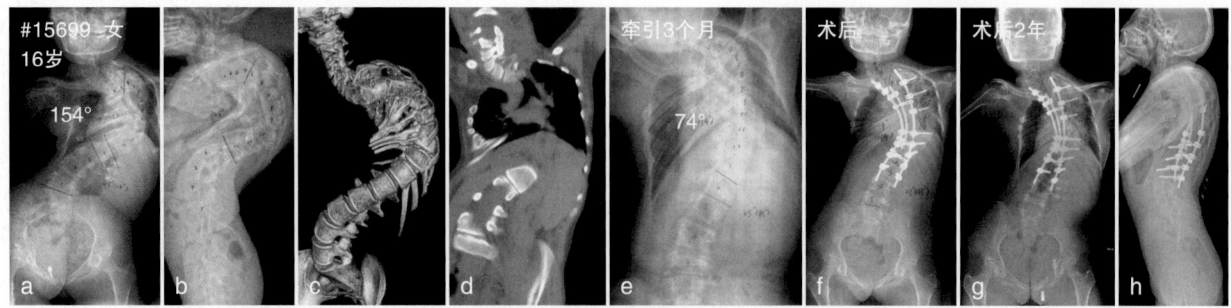

图 29-3-10　女（#15699），16 岁，先天性脊柱侧后凸伴 II 型呼吸衰竭（a～c）。术前 CT 示肺容积压缩（d），动脉血气分析 $PaCO_2$ 为 54mmHg。行 Halo - 重力牵引及呼吸机辅助呼吸治疗，3 个月后患者 $PaCO_2$ 降低至 45mmHg，脊柱侧凸由 154° 改善至 74°（e）。呼吸功能改善，CO_2 潴留减轻，后接受脊柱后路矫形内固定植骨融合术（f），术后 2 年随访矫形维持良好（g、h）

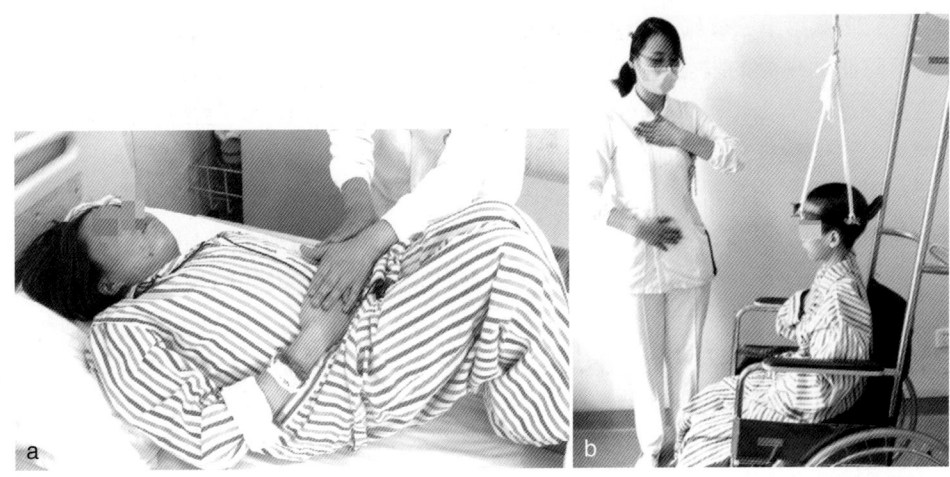

图 29-3-11　腹式呼吸训练示意图。在呼吸末 1/3 护士助患者挤压腹部，帮助膈肌上抬，增加膈肌上下移动幅度（a）。牵引时可嘱患者将双手分别置于前胸壁与上腹部，呼气末收缩腹部，锻炼腹式呼吸，增加肺通气（b）

安全接受矫形手术治疗。南京鼓楼医院团队的手术时机选择标准包括：FVC% 改善至 35% 以上，血氧分压达到 60mmHg，夜间无吸氧依赖，呼吸困难获得改善。达到手术的指标时，应及时手术，因为肺功能的改善达到平台期后很难再改善。相反，随着患者依从性的下降，会丢失已获得的肺功能改善。

参考文献

[1] Perry J, Nickel VL. Total cervicalspine fusion for neck paralysis[J]. J Bone Joint Surg Am, 1959, 41-A(1): 37-60.

[2] Stagnara P. Cranial traction using the "Halo" of Rancho Los Amigos[J]. Rev Chir Orthop Reparatrice Appar Mot, 1971, 57(4): 287-300.

[3] Sponseller PD, Takenaga RK, Newton P, et al. The use of traction in the treatment of severe spinal deformity[J]. Spine (Phila Pa 1976), 2008, 33(21): 2305-2309.

[4] Watanabe K, Lenke LG, Bridwell KH, et al. Efficacy of perioperative halo-gravity traction for treatment of severe scoliosis(≥100°)[J]. J Orthop Sci, 2010, 15(6): 720-730.

[5] Park DK, Braaksma B, Hammerberg KW, et al. The efficacy of preoperative halo-gravity traction in pediatric spinal deformity the effect of traction duration[J]. J Spinal Disord Tech, 2013, 26(3): 146-154.

[6] Han X, Sun W, Qiu Y, et al. Halo gravity traction is associated with reduced bone mineral density of patients with severe kyphoscoliosis[J]. Biomed Res Int, 2016, 2016: 8056273.

[7] Nemani VM, Kim HJ, Bjerke-Kroll BT, et al. Preoperative halo-gravity traction for severe spinal deformities at an SRS-GOP site in West Africa: protocols, complications, and results[J]. Spine (Phila Pa 1976). 2015;40(3): 153-161.

[8] 朱锋, 邱勇, 王斌, 等. Halo轮椅悬吊重力牵引在严重脊柱侧凸儿童术前的应用价值[J]. 中国脊柱脊髓杂志, 2010, 20(7): 549-553.

[9] Bao H, Yan P, Bao M, et al. Halo-gravity traction combined with assisted ventilation: an effective pre-operative management for severe adult scoliosis complicated with respiratory dysfunction[J]. Eur Spine J, 2016, 25(8): 2416-2422.

[10] Iyer S, Boachie-Adjei O, Duah HO, et al. Halo gravity traction can mitigate preoperative risk factors and early surgical complications in complex spine deformity[J]. Spine (Phila Pa 1976), 2019, 44(9): 629-636.

[11] Garabekyan T, Hosseinzadeh P, Iwinski HJ, et al. The results of preoperative halo-gravity traction in children with severe spinal deformity[J]. J Pediatr Orthop B, 2014, 23(1): 1-5.

[12] Botte MJ, Byrne TP, Abrams RA, et al. Halo skeletal fixation: techniques of application and prevention of complications[J]. J Am Acad Orthop Surg, 1996, 4(1): 44-53.

[13] Saeed MU, Dacuycuy MA, Kennedy DJ. Halo pin insertion-associated brain abscess: case report and review of literature[J]. Spine (Phila Pa 1976), 2007, 32(8): E271-274.

[14] Nemani VM, Kim HJ, Bjerke-Kroll BT, et al. Preoperative halo-gravity traction for severe spinal deformities at an SRS-GOP site in West Africa: protocols, complications, and results[J]. Spine (Phila Pa 1976), 2015, 40(3): 153-161.

[15] Akbarnia BA, Yazici M, Thompson GH. The growing spine: management of spinal disorders in young children[M]. New York: Springer, 2010.

[16] Yazici M. Non-idiopathic spine deformities in young children[M]. New York: Springer, 2011.

[17] 钱邦平, 邱勇, 王斌, 等. 严重脊柱侧凸后路矫形术前Halo牵引致臂丛神经麻痹[J]. 中国脊柱脊髓杂志, 2006, 16(8): 604-606.

[18] Tredwell SJ, O'Brien JP. Apophyseal joint degeneration in the cervical spine following halo-pelvic distraction[J]. Spine (Phila Pa 1976), 1980, 5(6): 497-501.

[19] 刘臻, 邱勇, 王斌, 等. 脊柱侧凸患者肺功能影响因素的分析及临床意义[J]. 中华医学杂志, 2008, 88(35): 2457-2460.

第四节　生长引导手术

对于早发性脊柱侧凸患者，当支具等保守治疗无法控制脊柱侧凸的进展时常需要手术治疗。早期曾采取后路融合的方式来终止侧凸进展，但长期随访显示因患者脊柱前柱仍残留生长潜能，在脊柱后方融合后前柱仍会持续生长，尤以纵向生长最为明显，从而导致脊柱旋转，畸形加重，这一现象又被称为曲轴现象，在生物力学原理上类似于脊柱后柱栓系，可导致脊柱侧凸畸形加重。Sanders 等报道Riseer 0 级，髋臼 Y 软骨未闭合的患儿在接受单纯后路融合术后约有 43.5% 的患者出现了曲轴现象

（图 29-4-1，详见第 22 章第十三节），畸形角度平均增加 22°。为了预防曲轴现象的发生，在后路融合基础上增加前方椎间融合的操作被认为能达到维持矫形的目的。但是，这一选择将付出损失脊柱生长潜能，患儿成年后身高较低的代价，除此之外，对于胸廓和肺部发育也会产生不利影响。因此，对此类患者治疗的目的为既能纠正脊柱畸形，又能同时达到最大程度保留生长潜能。

一、传统单侧及双侧生长棒技术

早发性脊柱侧凸（early onset scoliosis, EOS）的治疗目的包括最大程度保留脊柱生长潜能，维持脊柱平衡和活动度以及控制与矫正脊柱畸形。早期随访观察或接受非手术治疗在 EOS 的治疗中发挥着重要作用，但是严重 EOS 或治疗过程中发生侧凸持续进展往往提示非手术治疗效果不佳，此时应考虑手术治疗的必要性。考虑到 EOS 治疗过程中维持脊柱生长潜能的重要性，生长棒技术应运而生。

（一）生长棒手术适应证

2010 年，Yang 等调查了 17 位来自多个国家具有生长棒手术经验的脊柱外科医生，并将调查结果与脊柱生长研究小组（GSSG）数据库中 16 个中心的 265 例实际病例相对比，最后发现绝大多数（16/17）医生认为接受生长棒手术治疗的患者最大年龄应该是 8～10 岁，对应实际病例的初次生长棒置入手术年龄平均为 6.0±2.5 岁，94% 的患者小于 10 岁；调查结果中多数医生（13/17）认为侧凸角度是最重要的手术指征，高于 50°～60° 的患者应考虑手术治疗，实际病例的术前角度平均为 73°±20°，87% 的患者超过 50°；在生长棒撑开手术间隔时间的选择上多数医生（12/17）以 6 个月为一个间隔周期，实际病例两次撑开的间隔时间平均为 8.6±5.1 个月，仅有 24% 的患者间隔时间在 6 个月以内。

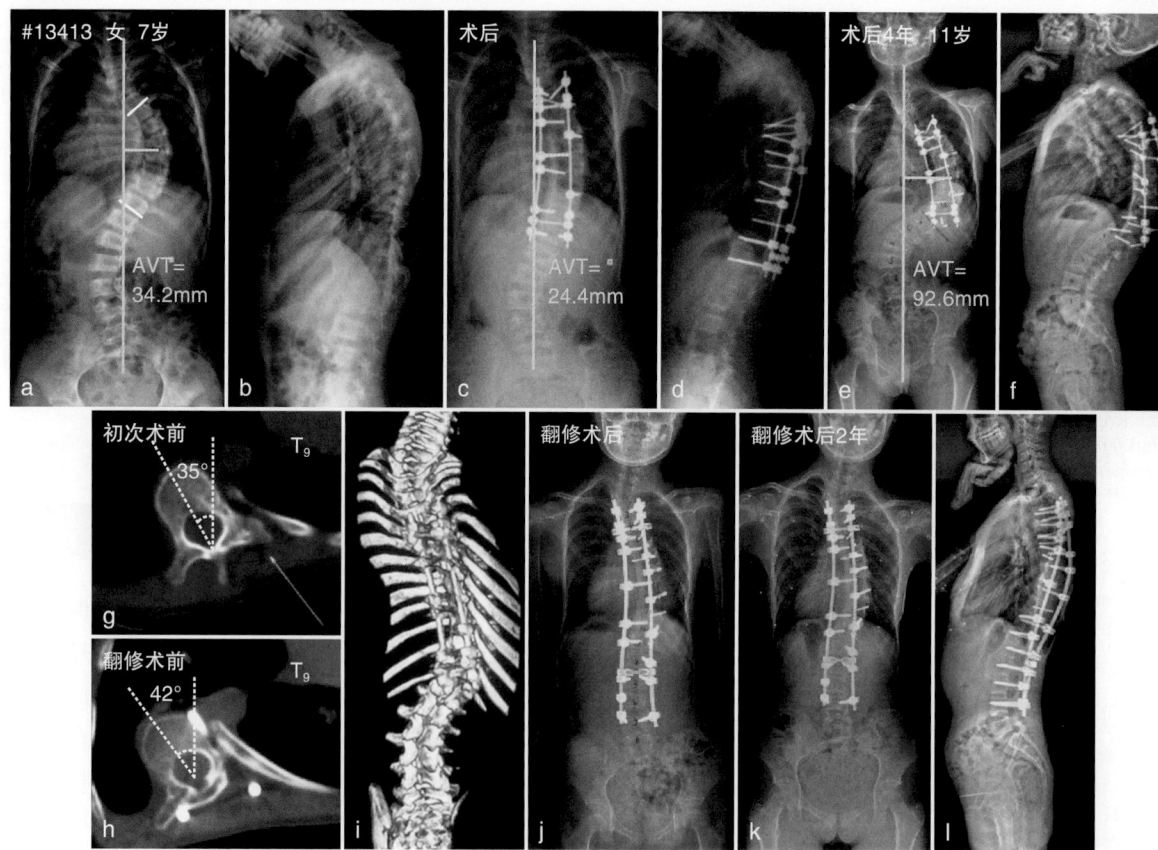

图 29-4-1 女（#13413），7 岁，早发性特发性脊柱侧凸（a、b）。于外院接受后路 T_5~T_{12} 矫形融合内固定手术（c、d），术后 4 年中逐渐发生曲轴现象，合并远近端多枚螺钉断裂（e、f），顶椎偏移由术后的 24.4mm 显著增大至 92.6mm（e），顶椎 CT 平扫显示本次手术前椎体旋转程度（h）较初次术前（g）显著增大。翻修术前 CT 可见后柱的坚固融合（i）。行后路后柱多节段截骨（PCO）翻修手术，延长内固定（T_3~L_4）（j），术后 2 年矫形维持良好（k、l）

综合既往研究，目前认为生长棒技术治疗儿童早发性脊柱侧凸的适应证主要包括：①年龄为5~10岁的脊柱侧凸（Cobb角一般大于60°）；②神经肌源性脊柱侧凸伴有躯干塌陷，但患儿能维持坐姿、无痉挛；③先天性脊柱侧后凸畸形；④严重的胸椎前凸；⑤侧后凸畸形支具治疗疗效不佳。除此之外，评估患儿手术区脊柱尚存在较大的生长发育潜能是采用该治疗技术的前提条件。同时也应注意，除侧凸角度外，肺功能和其他可导致生活质量受损的身体情况也应作为手术治疗的主要适应证。

对于年龄小于5岁的低龄早发性脊柱侧凸儿童，生长棒治疗的主要适应证为经保守治疗包括石膏治疗无效的患者，或初诊时侧凸程度严重，不适宜行石膏治疗的患儿。研究表明生长棒撑开7次以上时脊柱僵硬，继续撑开的疗效有限，因此对于低龄患儿需要注意首次撑开的年龄，撑开时间间隔也需要与患儿生长发育速率相匹配。同时，需要注意脊柱侧凸近端与远端椎体椎弓根是否具备内固定置入条件，根据患者具体情况远端可选择椎弓根螺钉，而近端可选择椎弓根钉或椎板钩（图29-4-2）。

（二）生长棒手术技术

EOS患者全身麻醉后取俯卧位，建议使用Jackson碳纤维手术床，便于术中透视及导航。

既往研究显示，神经生理异常改变在初次生长棒置入手术、生长棒置换以及延长手术中的发生率分别为0.9%、0.9%和0.5%，尽管发生率较低，国际脊柱侧凸研究学会（SRS）还是在2009年指出多通道术中神经电生理监护是脊柱畸形手术早期探测或预告脊髓损伤的首选措施，应该常规使用。延长手术是否有必要使用神经监护仍有争议，需要指出的是，既往也有在延长手术中发生神经电生理异常改变的个案报道，所以应在术前充分评估手术风险的基础上综合考虑该问题。

术中透视定位近端（头侧）和远端（尾侧）锚定点（两端锚定点要根据患者整体畸形、年龄、病因学等进行选择），通常每端2个椎体，标记好头侧和尾侧两个4~6cm正中纵行小切口。切开深筋膜后，仅在需融合节段行骨膜下剥离，特别注意不要损伤邻近节段的关节突关节及软组织，此外需严格

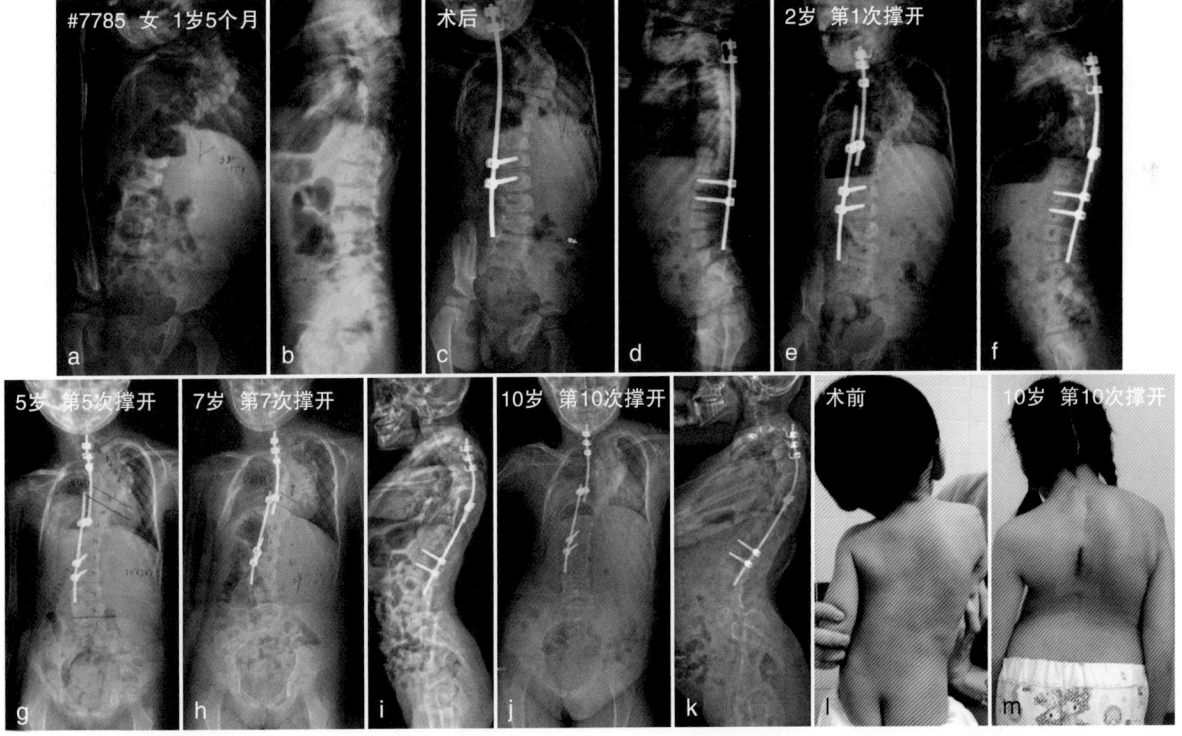

图29-4-2 女（#7785），1岁5个月，先天性脊柱侧凸伴胸廓发育不良（a、b），左侧胸壁塌陷，头颈部倾斜（l）；1岁5个月时行凹侧单侧生长棒置入手术，近端与远端分别以2枚椎板钩与椎弓根螺钉固定（c、d）。第1次撑开前，发生脱钩，更换生长棒。后平均每8~10个月行一次生长棒撑开手术，术后9年间撑开10次（e~k）。初诊Cobb角为103°，末次撑开时主弯Cobb角为56°（j）。术前与末次撑开外观照示侧凸控制满意（l、m）

限制非固定节段的暴露范围，避免发生自发性融合。

如果术前决定采取正中长切口，同样也需将骨膜下剥离的节段限制在置钉（钩）区内。采用两个纵行小切口还是正中长切口取决于患儿脊柱长度及主刀医生的术前判断，但从视觉美观、后续多次撑开手术及终末期手术考虑，一个稍长的正中切口优于两个小的纵行切口。

1. 初次生长棒置入手术：近端及远端锚定点的准备　近端及远端通常分别是 2 个椎体上的 4 个锚定点，与双棒形成坚固稳定的结构，该结构是承担矫形力量、限制侧凸进展的基础。两端锚定点的选择应综合考虑患者弯型、年龄以及病因学等。例如，神经肌源性脊柱侧凸相较特发性脊柱侧凸的手术节段更长；两端锚定点的位置相隔更远；为增加近端固定强度，可选 3 个椎体作为锚定点。

头端锚定点通常选择在 $T_2 \sim T_4$ 之间，可使用椎弓根螺钉或椎板钩。如使用椎弓根螺钉，则应使用万向钉，因为置棒时由于术野狭小，难以确定棒的预弯度是否合适，预弯不足或置棒时反复操作，可使固定钉松动。如果选用椎板钩，则在上端椎体（例如 T_2）两侧置入椎板尾向钩，在下端椎体（例如 T_4）两侧置入椎板或椎弓根头向钩，以加压抱紧形成上下爪形抱钩结构（图 29-4-3）。

椎板尾向钩的置入通常需要切除部分黄韧带，而椎板头向钩的刃侧应顺着钩的弧度旋转插入，并不需要切除黄韧带，以尽可能减少对椎管的侵袭。如使用椎弓根钩则需先对下关节突进行修正以保证下关节突在置钩后平稳沉入钩的底部。在置入椎板钩后，可轻轻上下前后晃动椎板钩以检验是否牢固（图 29-4-4）。

如果发生椎板骨折，或置椎板尾向钩存在困难，则可使用横突钩。横突钩置入横突上缘：用横突探子剥离横突前方，进入由肋骨头和肋横突关节组成的三角区。需要注意的是在使用横突探子的过程中应避免造成横突骨折（图 29-4-5）。

如果术中邻近节段椎板钩放置困难，可考虑在邻近三个椎体上间断放置椎板钩以避免挤压椎管，分担头端锚定点承担的应力并预防椎板钩脱出。但需注意的是，错落排列的椎板钩可能会干扰横连的使用，而横连可帮助 4 钩框架结构建立与椎弓根螺钉相近的生物力学稳定性，后者对于建立坚固稳定的基座及降低手术并发症发生率尤为重要。因此，术中若发现内固定强度未达预期时，有时即使以多固定一个节段为代价，也应尽量考虑置入横连。需

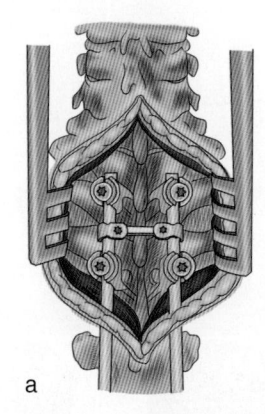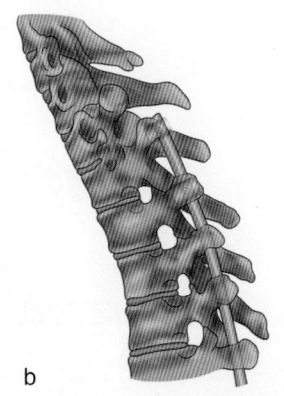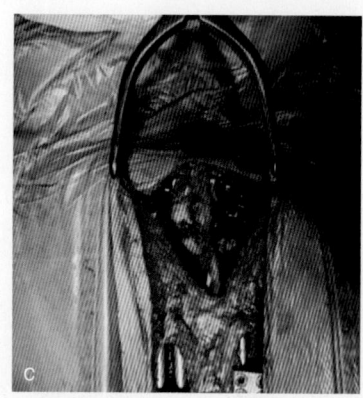

图 29-4-3　头端锚定点椎板钩示意图（a、b）及手术图（c）：上下椎板钩置入形成爪形抱钩结构

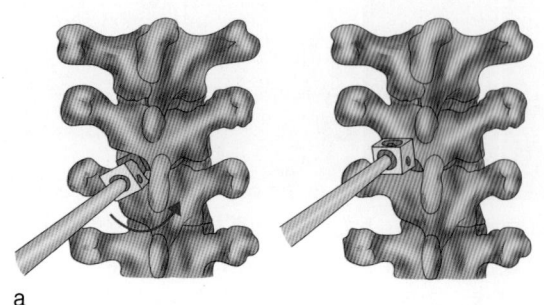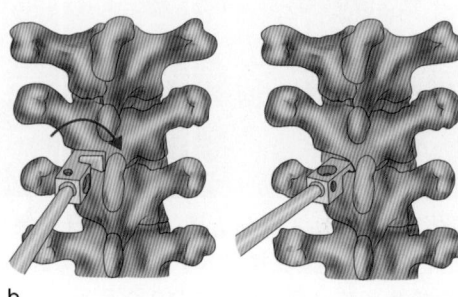

图 29-4-4　椎板钩置入方法。头向钩按照从侧方至中线方向旋转置入（a），尾向钩按照从中线至侧方旋转置入（b）

要强调的是，鉴于近端交界性后凸（PJK）是生长棒术后发生率较高的并发症，术中须很好地保护好棘上棘间韧带，这对预防术后 PJK 十分重要。

尾端锚定点通常选择稳定椎，一般为主弯下端椎远端 1～2 个脊椎；可选择双侧椎弓根螺钉形成的 4 钉结构。在伴有骨盆倾斜的患者中，例如神经肌源性脊柱侧凸，尾端锚定点甚至可选择到 L_5 或者 S_1；对于仍有行走能力的 EOS 患者而言，是否需要固定至骨盆存在争议，但应尽可能避免固定至骨盆，以降低内固定相关并发症发生的风险。

2. 初次生长棒置入手术：预弯棒　术中根据患者脊柱侧后凸的形态计划棒的预弯形状和连接器放置位置。取两根 4.5mm 的钛棒或钴铬棒，将其预弯至合适形状。5.0mm 或 5.5mm 的钛棒或钴铬棒可考虑在较大患儿或翻修手术中运用。对于重度僵硬侧后凸畸形，在三维弯棒时应注意避免矢状面上后凸畸形的过度矫正，更应避免在上胸椎区的矢状面弯棒不足，以免应力集中在近端锚定点处，以致术后发生内固定相关并发症如近端交界性后凸、螺钉松动甚至拔出等（图 29-4-6）。

3. 初次生长棒置入手术：纵向套筒式连接撑开阀/多米诺连接器连接　棒预弯好后，将其在计划延长位置截断（一般选择在胸腰交界处）。由于延长通常是通过松开纵向套筒式连接撑开阀上下锁定螺帽来双向进行，因此需在套筒式连接撑开阀内为两端棒预留足够的延长长度。将两端棒与连接器装配，拧紧固定螺帽，即形成一整体结构。

若连接器为双排多米诺，则在初次置入时应预留足够的近端及远端棒长度以便于后续延长。选择多米诺作为连接器的好处是可以在胸腰椎交界处进行更大角度的弯棒，因为相较于纵向套筒式连接撑开阀，多米诺内穿棒更容易，所以有利于矢状面形态的恢复及后续撑开。

很重要的一点，无论使用椎弓根螺钉还是椎板/横突钩，无论是选择纵向套筒式连接撑开阀还是多米诺连接器，都需要引起重视的是术中应尽量选择低切迹内固定，要保证充分的软组织覆盖，并且皮下无明显内固定隆起。

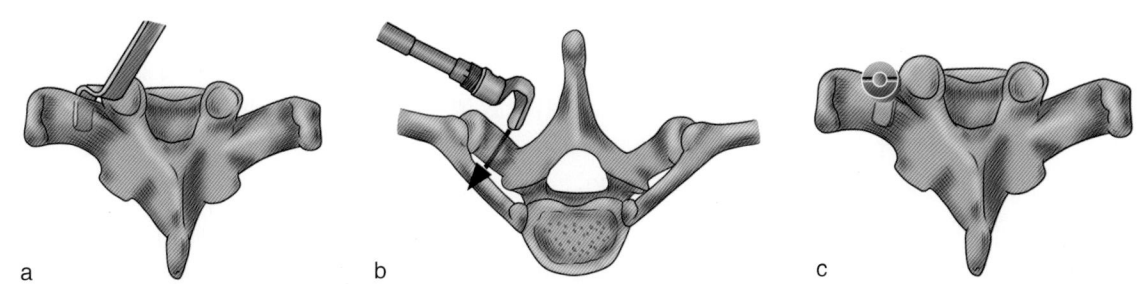

图 29-4-5　横突钩放置示意图。使用横突探子小心剥离横突前方，为横突钩置入创建通道（a）；选择合适的横突钩自横突上缘置入由肋骨头和肋横突关节组成的三角区（b）；横突钩置入后视角（c）

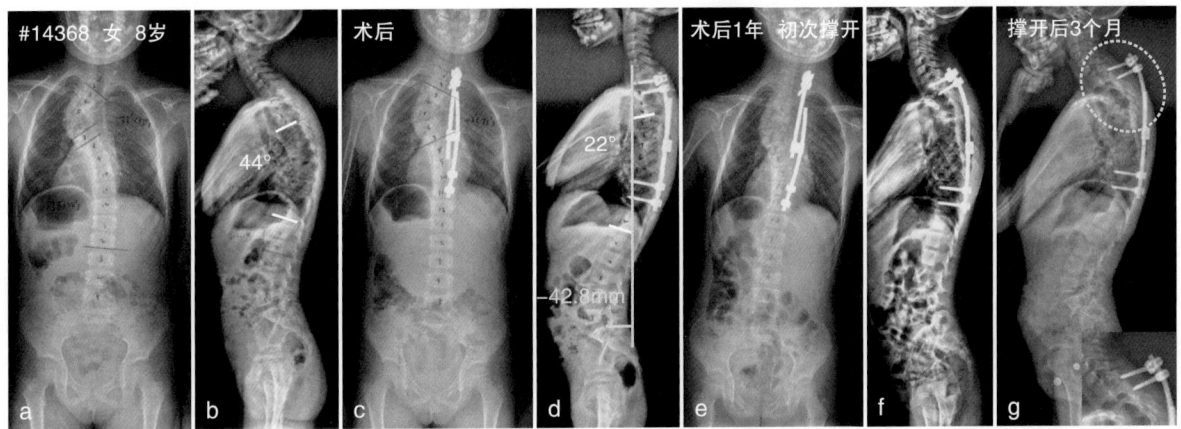

图 29-4-6　女（#14368），8 岁，NF1 伴脊柱侧后凸畸形（a、b）。因左侧胸背部巨大神经纤维瘤，而仅行右侧（凹侧）单侧生长棒置入（c），术后显示胸椎后凸过度纠正，SVA 线后移（-42.8mm）（d）。术后 1 年接受生长棒撑开术（e、f），撑开后 3 个月近端发生螺钉拔出，近端内固定失败（g，虚线圈）

4. 初次生长棒置入手术：内固定装配　在头尾两个切口之间切一正中切口（长2~3cm），暴露至深筋膜下肌层，先将装配好的近端棒与连接器从该切口通过筋膜下小心置入至头端切口，无张力状态下将棒与头端椎弓根螺钉/椎板钩固定，锁紧螺钉；同理将预弯好的远端棒从中间切口穿入至远端切口并将棒置入远端椎弓根螺钉内，再把棒逆向移动，置入连接器内。由于头尾两端切口与中间切口间存在皮肤阻挡视野，置入过程中应特别注意避免穿破胸膜。放入合适位置后行双向手法牵引下撑开矫形，然后锁紧（图29-4-7）。

需要特别指出的是，若该脊柱侧后凸畸形严重，可考虑在中线凸凹两侧各行一小切口行双侧生长棒的置入，但考虑到美观、多次撑开及终末期手术的需要，在初次置入时可选择正中长切口，但需将骨膜下剥离的节段限制在近端及远端融合节段内。两端在钉钩周围可使用同种异体骨行局部植骨融合，理论上可减少钉钩松动的可能性。

5. 初次生长棒置入手术：缝合　根据上、下锚定点出血情况确定是否放置引流管，最后逐层缝合切口。由于患者在未来会接受多次生长棒撑开手术，因此缝合过程中对皮肤及软组织的保护格外重要，轻柔仔细操作有助于预防皮肤软组织相关并发症。

术后3个月佩戴保护性支具以避免剧烈运动及外伤。撑开间隔依据患者生长情况而定，一般为8个月左右一次，撑开的指征不能完全依据Cobb角的增加，有时Cobb角增加虽然不多，但也应及时撑开，防止过长时间不撑开而导致软组织挛缩。每

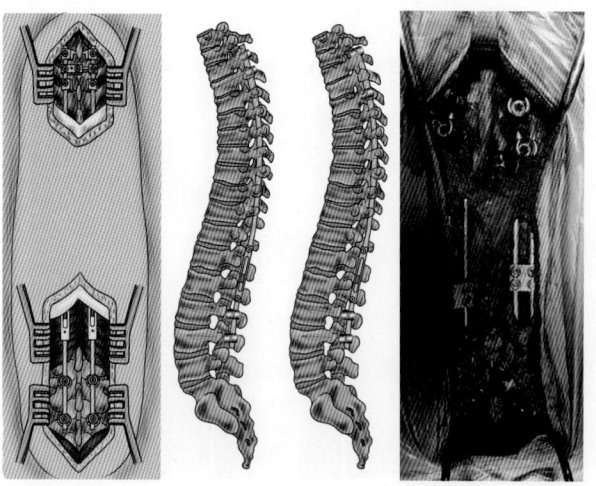

图29-4-7　生长棒技术冠状面及矢状面手术照与示意图。根据患者的年龄、椎体解剖结构及骨质量选择椎弓根螺钉或椎板钩作为上下锚定点

次撑开手术前应行X线摄片以评估近端及远端椎弓根螺钉/钩是否在位，撑开操作时仅需暴露中间切口深筋膜下的连接器并进行适度撑开，撑开手术后不需常规佩戴保护性支具。

6. 生长棒撑开手术：暴露　触诊或透视确定连接器位置。在连接器位置做与初次生长棒置入手术切口同一直线上的纵向切口，切口长度应足够达到暴露连接器上下棒的位置，并能够顺利展开撑开操作。

如果使用双侧生长棒，则应在两侧暴露完后再行撑开操作。需要注意的是，在生长棒撑开手术中，切口长度无需为求微创而尽量缩短，有时稍微延长的切口有助于更轻柔地处理软组织，减少组织损伤，创伤反而更小。

7. 生长棒撑开手术：套筒式连接撑开阀内/外撑开与单/双排多米诺撑开　除非存在躯干向主弯凸侧倾斜的情况，否则通常首先撑开主弯凹侧。

如果选择使用套筒式连接撑开阀外撑开的方法，则首先调松凸侧连接器固定螺帽，用持棒器钳住凹侧连接器以上恰当位置，在调松凹侧固定螺帽前使用撑开器维持持棒器与连接器间的相对位置不变，随后调松凹侧固定螺帽，将棒撑开5~10mm，拧紧双侧固定螺帽。在凸侧重复相同操作即完成撑开操作。连接器外撑开适合在连接器内两端棒距离过近或过远导致连接器内撑开操作不便时使用。

如果使用套筒式连接撑开阀内撑开，首先将撑开器放入连接器槽内，展开撑开器维持两端棒的相对位置不变。慢慢调松连接器上端固定螺帽，小心撑开到合适位置后再次拧紧固定螺帽。对侧重复同样操作。当连接器内两端棒距离过远使用撑开器不便时，可在连接器内垫一短棒，减小两端距离避免过度延长暴露区域或不必要的皮肤牵拉。

每次撑开长度为5~10mm，术中应避免过度撑开，尤其是在首次生长棒撑开手术中，以防止钉钩对接触骨界面的切割，但在撑开时可牵引下肢，以减少撑开力的使用（图29-4-8）。

当使用单/双排多米诺连接器时，通过调整两端的固定螺帽即可达到抱紧或撑开的作用，在生长棒撑开手术中仅需使用其撑开功能（图29-4-9）。

8. 生长棒撑开手术：缝合　原则与初次生长棒置入手术相同，在每次撑开手术时应注意保护切口周围软组织，尽量保证内固定有足够软组织覆盖。撑开术后无需常规佩戴支具。

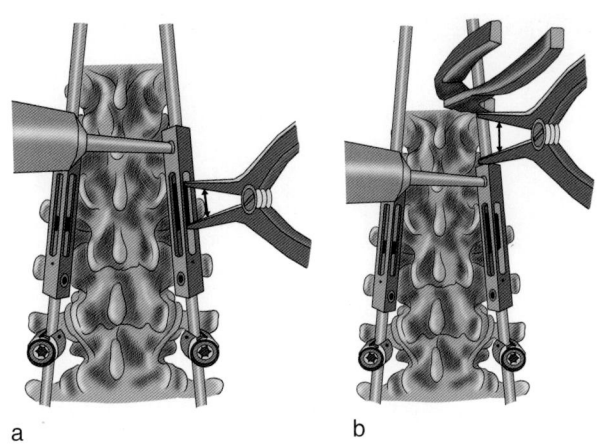

a b

图 29-4-8 套筒式连接阀内撑开与连接阀外撑开示意图。连接阀内撑开（a）：将撑开器放入连接阀槽内，展开撑开器维持两端棒的相对位置不变；调松连接阀上端固定螺帽，小心撑开到合适位置后再次拧紧固定螺帽。连接阀外撑开（b）：用持棒器钳住连接阀以上恰当位置，在调松凹侧固定螺帽前使用撑开器维持持棒器与连接器间的相对位置不变，随后调松固定螺帽，将棒撑开 5~10mm，拧紧固定螺帽

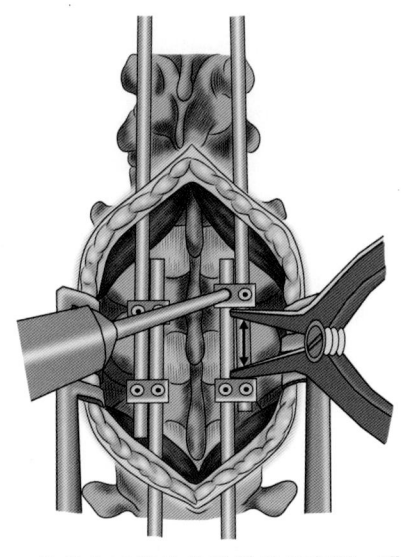

图 29-4-9 单排多米诺连接器撑开示意图：通过调整两端的固定螺帽即可撑开

9. 生长棒手术：终末期融合 当医生评估患者无明显生长潜能或认为撑开手术对该患儿已无益处时，需考虑行终末期内固定融合手术。此时应取出此前的内固定，重新置入合适的钉棒系统，并且做进一步的矫形。终末期手术时选择的融合节段范围尽可能与之前生长棒手术范围一致，但有可能因需要截骨或矫正远端弯，固定需较之前延长 1 个节段。反之，若原生长棒远端固定椎位于骶中线的稳

定区内，且倾斜不严重，则可以缩短原来的远端固定椎 1 个节段，甚至 2 个节段（图 29-4-10）。

（三）传统生长棒技术的发展历史及临床结果

Harrington 首次报道了采用单侧生长棒技术治疗包括脊髓灰质炎伴脊柱侧凸和特发性脊柱侧凸在内的 27 例患者。治疗使用凹侧单棒，两端以钩固定。作者最后的结论认为 10 岁以下的儿童患者适宜非融合手术，而超过 10 岁的患儿需要行脊柱融合术。Moe 等改良了 Harrington 技术，发展了经皮穿入内固定棒的手术方式，同时调整了 Harrington 棒的结构，增粗了中心部分并使其更为光滑期望达到减少瘢痕粘连，降低断棒发生，增强矢状面矫形效果的目的。手术结果显示特发性脊柱侧凸的患儿脊柱畸形获得明显改善，2~4 年随访间 20 例患者手术节段平均增长 2.9cm。Marchetti 和 Faldini 于 1977 年作了进一步补充改良，他们推荐在两端锚定点行局部融合，通过增强固定强度在一定程度上减少了锚定点相关并发症的发生，这一改良在生长棒技术的发展过程中具有重要意义。

1997 年，在较大宗病例及较长随访时间的基础上，Klemme 等详细报道了 67 例接受单侧生长棒技术治疗的早发性脊柱侧凸患者的临床结果。平均随访时间为 3.1 年，所有患者在经过多次撑开后侧凸度数均得到了明显改善，在行终末期融合手术时侧凸度数由术前平均 67° 减小到 47°，治疗期间内固定节段生长高度平均为 3.1cm。相似的，Farooq 等报道了其单中心研究结果，88 例早发性脊柱侧凸患儿经单侧肌层下生长棒固定治疗，平均随访 42 个月，Cobb 角术前为 73°，改善至最终随访时的 44°。作者认为单侧生长棒技术可以在一定程度上改变儿童重度脊柱侧凸的自然病史和转归。邱勇等报道了 21 例接受单侧生长棒治疗的早发性脊柱侧凸患儿的临床结果，Risser 征均为 0 级。初次生长棒置入手术时 Cobb 角平均 78°，初次延长矫形后 Cobb 角平均 38°，矫正率 51%（图 29-4-11）。

尽管单棒矫形效果良好，但多方报道显示单侧生长棒技术术后并发症发生率高达 24%~48%，风险 - 效益比并不能让患者完全满意。Farooq 等报道的 88 例患者中共出现 11 例感染，2 例近端交界性后凸需做早期融合手术，31 次断棒和 16 次脱钩；邱勇等报道的 21 例患者中共出现 3 例脱

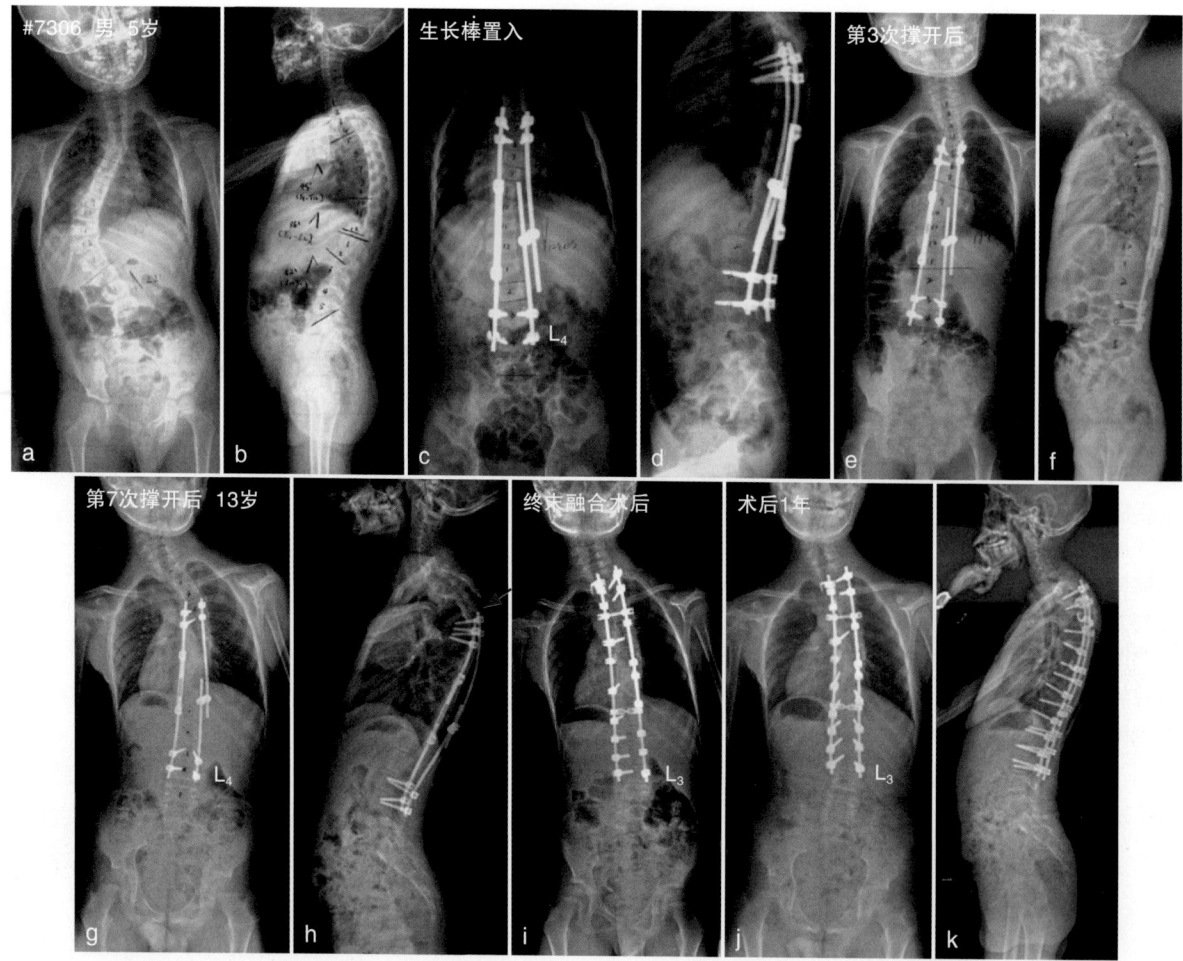

图 29-4-10　男（#7306），早发性特发性脊柱侧凸（a、b）；5 岁时置入双侧生长棒，远端终止于稳定椎 L₄（c、d）；经 7 次撑开（e~h）并在第 7 次撑开术后出现近端交界性后凸（g、h），此时 13 岁，髋臼 Y 软骨闭合，Risser 征 3 级，接受终末期融合手术，因上胸椎发生代偿弯内固定上端固定椎体由 T₅ 延伸至 T₂，而由于 L₃ 已完全处于骶中线稳定区内，远端内固定则缩短至 L₃（i）；术后随访 1 年，矫形效果维持良好（j、k）

钩，2 例螺钉松动，2 例多米诺松动，1 例皮肤破溃感染，2 例发生自发性融合，且发现随着延长次数的增加，延长效果下降，并发症发生率增高，有近 3/4 的患儿最终不能完成预期的延长疗程；Acaroglu 等通过对 12 例接受单侧生长棒治疗的患者进行回顾性分析发现该类患者在多次撑开后椎体旋转加重；Blakemore 等报道在 29 例接受单侧生长棒治疗的患者中并发症发生率为 24%；Mineiro 和 Weinstein 等分析了 11 例接受单侧生长棒治疗的患者，平均每位患者术后发生 1.5 次并发症。基于以上所述单侧生长棒术后并发症发生率较高，单棒技术仅限于对于某些畸形严重（特别是后凸畸形和软组织覆盖条件差的患者）置棒有困难的儿童患者（图 29-4-6），在随后的延长过程中，如果条件许可，可以增加置入强化的第二根棒。

2005 年，Akbarnia 等首次详细报道了接受双侧生长棒技术治疗的 23 例 EOS 患者术后及随访疗效，患者病因包括特发性、先天性、神经肌源性及其他综合征性脊柱侧凸。初次生长棒置入手术后，患者侧凸角度即由术前平均 82° 减小至 38°，之后每 6 个月撑开一次，平均治疗时间 4.02 年，末次随访或终末期融合手术前侧凸角度维持在 36°。T₁~S₁ 脊柱长度在初次生长棒置入手术后即由 23.01cm 增加至 28.00cm，末次随访或终末期融合手术前达到 32.65cm。胸弯患者的肺部有效容量比值由 0.87 提高至正常水平 1.0。治疗期间并发症发生率为 48%（11/23），包括脱钩、断棒和伤口感染等。该项研究结果认为双侧生长棒技术安全有效，相较于单侧生长棒，双侧生长棒具有能维持初次生长棒置入手术矫形效果，延长脊柱生长时间，

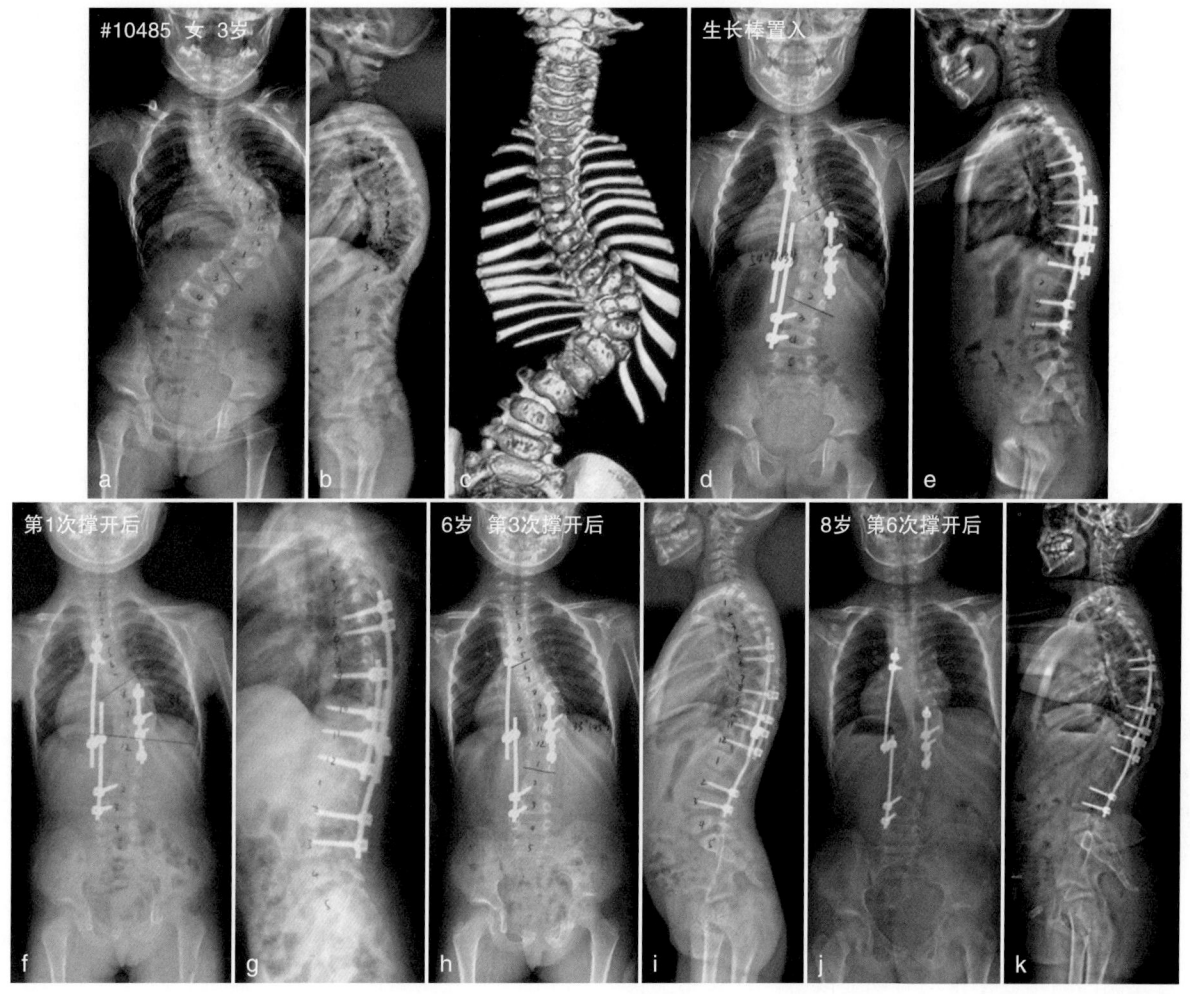

图 29-4-11　女（#10485），3 岁，早发性先天性脊柱侧凸，侧凸 Cobb 角为 103°（a~c）；5 岁时行凸侧顶椎区骨骺阻滞短节段固定，在凹侧置入单侧生长棒（d、e）；经 6 次撑开后 Cobb 角度矫正至 35°，侧凸控制满意（f~k）

限制曲轴现象发生等优点。

此后，Akbarnia 等进一步探讨了双侧生长棒撑开频率与矫形疗效之间的关系。他们纳入了 13 例接受双侧生长棒手术治疗且最后行终末期融合手术的患儿，初次生长棒置入手术的平均年龄为 6.7 岁，平均随访 4.4±2.4 年。初次术后主弯 Cobb 角平均由 81.0°±23° 减小至 35.8°±15°，末次融合手术后为 27.7°±17°，平均撑开 5.2±3 次，平均间隔 9.4±5 个月。以两次生长棒撑开手术间隔是否大于 6 个月为界，将患儿分为高频撑开组 [1 组（7 例），手术间隔 5.5~6.7 个月，平均（6.2±0.4）个月] 与低频撑开组 [2 组（6 例），手术间隔 9~20 个月，平均（13.1±4.4）个月]。1 组平均治疗时间为 3.7±1.7 年，平均撑开 6.4±2.8 次；2 组平均治疗时间为 5.2±2.9 年，平均撑开 3.8±2.1 次。结果发现，至接受末次融

合手术后为止，1 组畸形矫正率为 79%±12%，显著高于 2 组患儿（48%±21%），除此之外，1 组脊柱生长速率平均为 1.8cm/ 年，亦显著高于 2 组患儿（1.0cm/ 年）。该研究最后得出结论，撑开间隔在 6 个月以内的高频生长棒撑开手术方案将更有利于矫正患儿畸形，促进患儿生长。

除了冠状面与矢状面上的良好矫形效果外，Kamaci 等于 2014 年进一步证明了双侧生长棒技术在矫正横断面畸形，控制顶椎旋转进展上亦具有单侧生长棒技术所不具备的优势。该研究纳入 12 例患者，平均随访 74 个月，顶椎旋转角在初次生长棒置入手术前平均为 27°，末次随访减小至 18°，证明了双侧生长棒技术在控制横断面畸形上的有效性。孙旭等的研究亦得出相似结论，但与前述略有不同的是，孙旭通过分析 19 例接受传统双侧生长棒治疗的 EOS 患者的临床及影像学资料

发现双侧生长棒在置棒术后可矫正旋转畸形，但术后难以有效控制顶椎旋转的进展，具体表现为初次置入生长棒术前顶椎旋转角和胸廓旋转角分别为 $27.1°\pm6.6°$ 和 $41.5°\pm8.3°$，术后分别为 $22.3°\pm6.0°$ 和 $36.2°\pm10.3°$，末次随访时分别为 $29.2°\pm8.4°$ 和 $39.7°\pm11.3°$。初次术后与术前相比，顶椎旋转角和胸廓旋转角均有降低。末次随访与初次术后相比，顶椎旋转角和胸廓旋转角均有增加。孙旭指出随访过程中难以有效控制顶椎旋转进展的可能原因包括 EOS 患者低龄、传统双侧生长棒对顶椎区"旷置"及固定区自发性融合现象。

（四）单侧生长棒技术与双侧生长棒技术治疗 EOS 比较

Thompson 等通过回顾性研究首次直接比较了单侧生长棒技术与双侧生长棒技术的优缺点（单棒 16 例，双棒 7 例）。结果显示，得益于双侧生长棒能提供更强的控制与支持，接受双侧生长棒技术治疗的患者在初次生长棒置入手术矫形率、矫形维持、每年生长高度、$T_1 \sim S_1$ 高度生长率上均显著优于接受单侧生长棒技术治疗的患者。王炜等回顾性分析了 34 例接受生长棒治疗的先天性早发性脊柱侧凸患者（单棒 4 例，双棒 30 例），末次随访时两组患儿侧凸畸形较术前均有明显改善，但双侧生长棒可以提供更好的矫形效果。此外，在脊柱生长能力方面，双棒组脊柱生长速度为 1.49cm/ 年，亦显著高于单棒组患儿（1.05cm/ 年）。

Bess 等借助脊柱生长研究小组（GSSG）的数据库，对 140 例接受生长棒技术治疗的患者进行了疗效分析，结果显示与单棒组相比，双棒结构具有更好的初次生长棒置入手术侧凸矫正率和更强的矫正维持能力。此外，双棒组内固定相关并发症及因为并发症而需再手术的概率较单棒组也显著降低，但双棒组在浅表伤口感染问题上更突出，这可能与内植物体积增加有关。邱勇等通过对 21 例接受生长棒治疗患儿平均随访 54 个月发现，两种内固定系统均可获得一定的矫形效果，但随着撑开次数的增多，脊柱撑开延长的效果明显下降，即递减法则。此外，由于单侧生长棒的支撑效果差，术后并发症的发生率明显高于双侧生长棒组患儿。孙志坚等通过对单侧与双侧生长棒治疗早发性脊柱侧凸疗效的荟萃分析后发现，双侧生长棒治疗早发性脊柱侧凸在矫形效果和维持脊柱生长方面均优于单侧生

长棒，两者总并发症发生率无明显差异，但单侧组内固定相关并发症发生率高于双侧组。Xu 等检索了 1996—2016 年的相关文献后行 Meta 分析发现，在术后即刻冠状面畸形矫正率与长期随访矫正率上，双侧生长棒均优于单侧生长棒，除此之外，接受双侧生长棒治疗的患儿脊柱增长高度也显著高于接受单侧生长棒治疗的患儿；并发症方面，单侧生长棒组患儿内固定相关并发症的发生率更高，双侧生长棒组患儿伤口相关并发症的发生率更高。

（五）传统生长棒技术的并发症

生长棒概念的提出被视作是 EOS 手术治疗发展进程中的一大突破，但与其临床疗效受到同等关注的则是长期治疗与反复撑开手术所带来的高并发症发生率，其中最先发展的单侧生长棒技术在并发症方面的缺陷最为明显。

生长棒技术并发症主要以内固定相关并发症为主，除此之外还有伤口愈合不良、感染以及矢状面交界性后凸等。Klemme 等采取 Moe 等所报道的在 Harrington 技术基础上的改良术式，对接受该术式治疗的 67 例患儿进行了回顾性分析，25 例患者在治疗期间发生了 33 例次内固定相关并发症，包括 25 例次脱钩及 12 例次断棒，更有因置棒误入腹膜后腔及胸腔所致的 1 例死亡病例。此外，Acaroglu 等报道了 12 例采取 Moe 等介绍的非融合术式的患者，术后 7 例患者发生了并发症，包括脱钩、断棒、椎板骨折、手术部位感染以及院内感染等。

在终末期融合手术前，上述 12 例患者平均 Cobb 角为 59°，相较初次术前的 58° 无明显变化；顶椎旋转角度平均为 34°，相较初次术前的 20° 出现明显加重（$P=0.002$）。尽管通过终末期融合手术上述参数均有所改善，但在接受调查的 12 例患者中仅有 6 例患者对整个生长引导的治疗方案表示认同。单侧生长棒技术高并发症发生率带来的是对生长棒技术效益比的持续争议，直到 Akbarnia 等提出双侧生长棒的方案，在一定程度上增强了矫形引导效果，降低了术后内固定相关并发症发生率。一项包含多中心病例数据，共纳入 140 例接受生长棒治疗患者的回顾性研究报道，在因内固定相关并发症的计划外手术率上，双侧生长棒技术较单侧生长棒显著降低。71 例接受单侧生长棒手术的患者中有 19 例（27%）因内固定相关并发症行计划外手术治疗，与之相对的是，69 例接受双侧生长棒治疗

的患者中仅有 7 例（10%）进行了内固定相关并发症的计划外手术（P<0.05），但同时，双侧生长棒治疗患者更易发生浅表伤口感染（P<0.05）。

在并发症发生的危险因素中，除了与单双棒内固定使用相关之外，既往文献还报道了患儿矢状面后凸形态也对术后并发症发生率产生影响。Chen 等将 40 例接受生长棒治疗的患儿分为后凸组（胸椎后凸 >50°）和非后凸组（胸椎后凸 <50°），平均随访 6.3 年后，21 例后凸组患者中共有 17 例（81.0%）发生了至少 1 例并发症，这一比例在非后凸组患者中为 47.4%（9/19，P=0.046）。最常发生的并发症为近端交界性后凸（PJK）（22.5%）（图 29-4-12）和断棒（17.5%）。PJK 在 Chen 等研究的后凸组和非后凸组发生率分别为 28.6% 和 15.8%；断棒在后凸组发生率为 23.8%，非后凸组发生率为 10.5%。回归分析显示当术前胸椎后凸角大于 53.5° 时，术后并发症的发生率显著增高。Schroerlucke 等报道后凸型患儿中，共 14 例患者发生 25 例次断棒，而非后凸组 9 例患者共 13 例次断棒。尽管两组患者在断棒发生率方面无明显统计学差异，但内固定生存曲线分析提示术后断棒率随着患儿术前胸椎后凸的增大而升高，当胸椎后凸

大于 40° 时，术后内固定相关并发症的发生率高达 27%。基于后凸所产生的危险因素，陈忠辉等建议对于伴后凸者应尽量使用双侧生长棒，同时置棒前应对连接棒进行适当的预弯，以分解胸椎后凸产生的局部应力。Wang 等提出的解决方案包括规律进行撑开延长手术以降低锚定点和连接棒所受应力，同时撑开距离不宜过大从而避免术后因棒与脊柱形态不匹配而发生断棒，另外术后早期常规佩戴支具亦可促进上下锚定点的骨性融合。

除常规并发症以外，生长棒术后脊柱自发性融合亦在临床中常见。患儿术后脊柱的自发性融合会增加脊柱僵硬度，影响手术的撑开效果，甚至增加术后内固定相关并发症的发生。Cahill 等分析了 9 例接受生长棒治疗的患者，终末手术时共 8 例患者出现自发性融合现象；终末期融合手术后，侧凸矫正率为 44%。目前，脊柱自发性融合现象的具体发生机制尚不清楚，可能原因包括置棒及撑开延长手术中椎旁肌的反复剥离、术后脊柱长时间固定等。因此，生长棒置棒以及撑开延长手术中，应尽量减少脊柱的暴露及骨膜的剥离。对于软组织覆盖能力好的患者，尽量将生长棒置于椎旁肌内，避免骨膜下剥离导致的自发性融合。

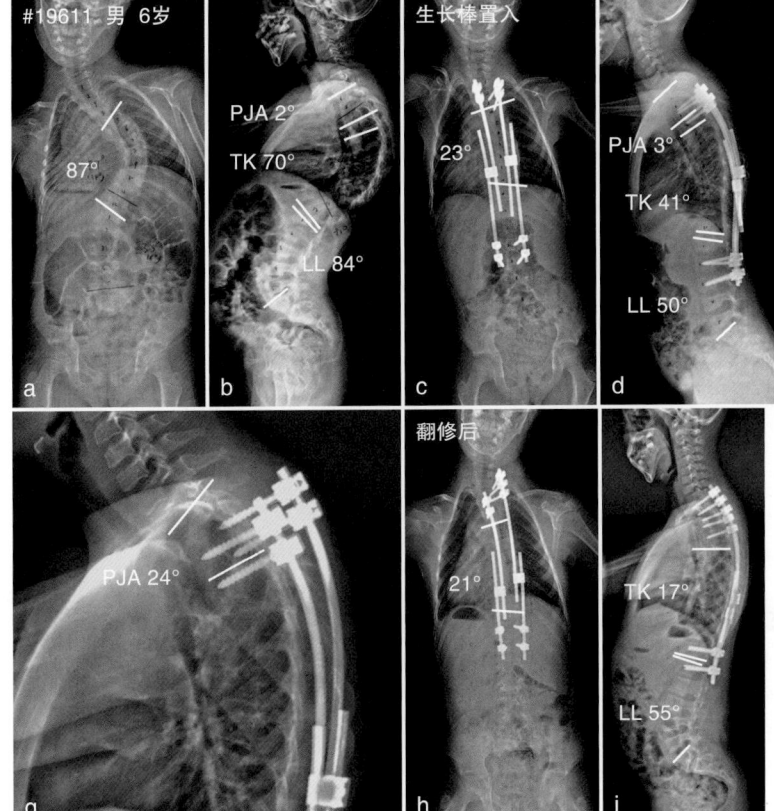

图 29-4-12　男（#19611），6 岁，早发性特发性胸椎侧凸畸形（右胸弯），术前 PJA 2°（a、b）；行双侧生长棒置入术，术后 PJA 3°（c、d）；第 2 次生长棒延长撑开术前，发生近端交界性后凸（PJA 24°）（e、f），右侧 T₃ 螺钉拔出（g）；行脊柱后路生长棒翻修术（右侧近端固定椎向上延长至 T₂，远端双侧固定椎上移至 L₁）（h、i）

（六）传统生长棒技术何时行终末期融合

理论上，生长引导手术的治疗过程应持续到骨骼发育基本成熟。Flynn 等于 2013 年首次针对接受生长棒治疗的患者终末期治疗选择及终末期手术时机及适应证等作了细致报道。通过回顾性分析来自多个中心数据库的 99 例处于生长棒治疗终末期的患者，该研究发现，93% 的患者进行了最终融合手术，其中 86% 的患者接受最终内固定融合手术，10% 的患者接受了生长棒更换及原位融合，3% 的患者在保留原有生长棒的基础上进行了原位融合，仅有 1 例患者（1%）接受了生长棒取出手术。所有行最终手术患者的平均年龄为 12.4±1.9 岁（范围 8.8~18.4 岁）。分析所有患者行终末期手术的原因，显示 36% 的患者是因骨骼发育成熟，残余生

长潜能有限；23% 的患者是因治疗期间畸形持续进展；20% 的患者因内固定相关并发症；10% 的患者因感染；8% 的患者因临床怀疑已发生自发性融合；该研究中剩余 34% 的患者行终末期手术的原因不明。作者最后总结道，行终末期手术的决策多由并发症触发（例如畸形进展、内固定失败或感染等）或是建立在骨骼发育成熟，脊柱残留生长潜能有限的基础上。除此之外，该研究还发现在这类患者中，终末期手术并不会带来特殊的并发症发生。南京鼓楼医院的经验与 Flynn 等报道的基本相同，需要补充的是，最终融合手术并不是所有患者的必要选择（图 29-4-13），对于骨骼发育成熟、脊柱形态良好的患者可选择随访观察而不行最终融合手术，仅在随访时发现有矫正丢失、畸形加重或内固定并发症等时再进行翻修手术（图 29-4-14、图 29-4-15）。

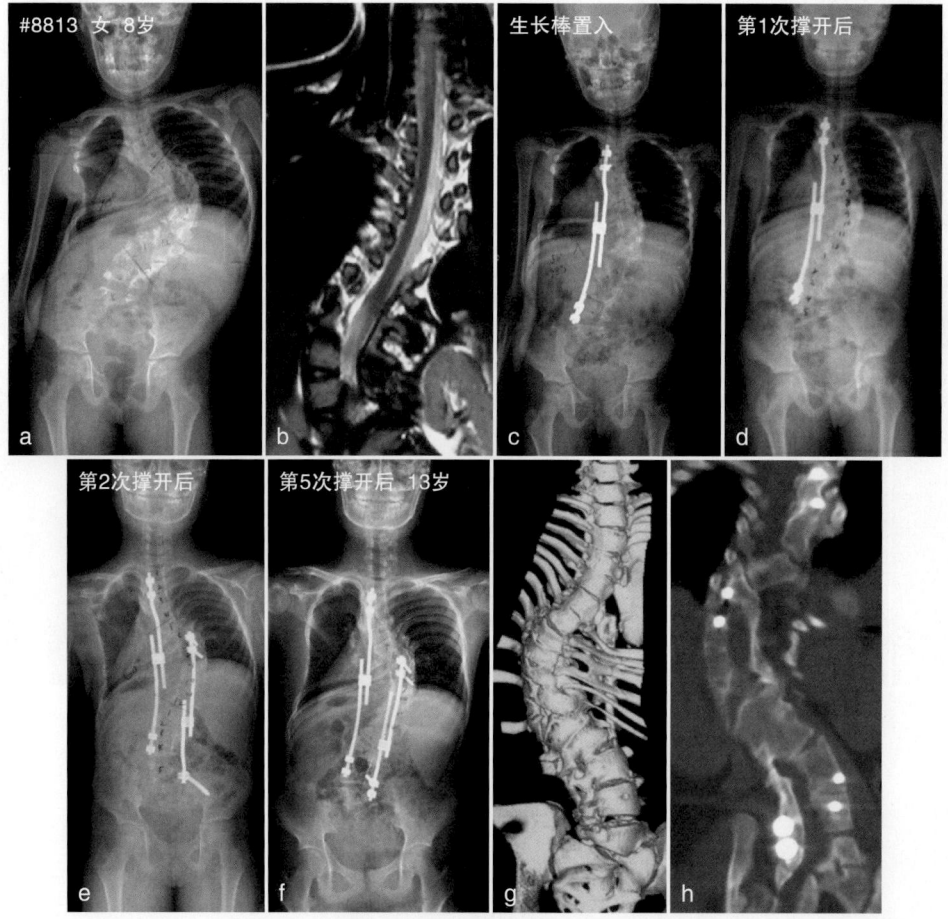

图 29-4-13　女（#8813），8 岁，先天性胸椎侧后凸畸形伴脊髓空洞脊髓栓系（a、b），胸椎分节不良伴胸廓发育不良。因背部皮肤覆盖不良，行单侧生长棒置入手术（c，d 为第 1 次撑开后）；第 2 次撑开时，在主弯的凸侧补充置入生长棒；在第 5 次撑开时取出髂骨钉，用 L₅~S₁ 椎弓根螺钉作为远端锚定点（f）；在第 6 次撑开前三维 CT 发现多节段椎体前后份的广泛自发性融合（g、h），此时 Risser 征已达 3 级，因此未进行终末期融合手术，定期随访

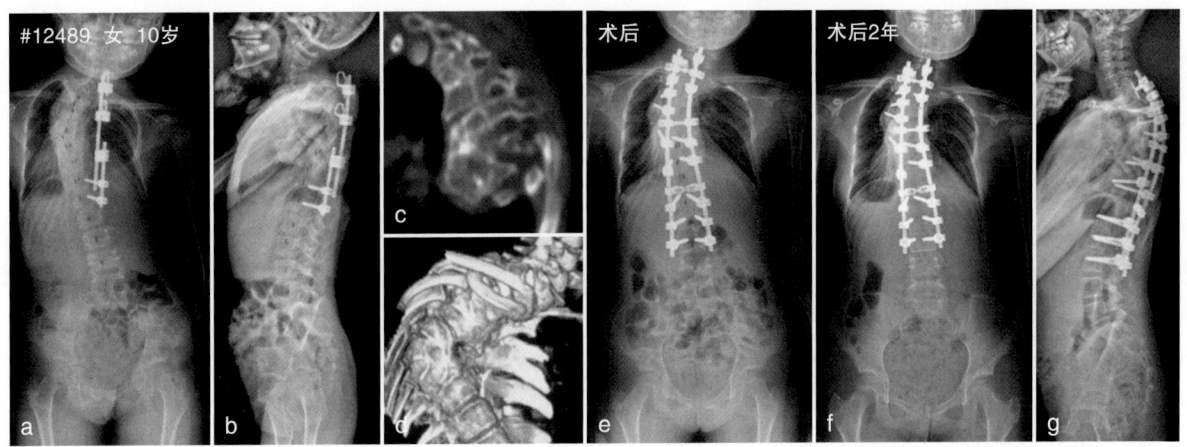

图 29-4-14　女（#12489），10 岁，先天性脊柱侧凸，外院生长棒凹侧置入术后 5 年（a、b）。虽然年龄仅 10 岁，但经 3 次撑开后顶椎区多个脊椎发生自发性融合，此类患者躯干短小，并非因为可能进行的"早期"的终末期融合所致，而是胸椎先天性发育不良所致（c），结合此段胸椎已经存在的前柱分节不良（d），可以判断胸椎的生长潜能已经十分有限，没有必要再更换生长棒。取原内固定后行后路矫形手术（e），术后 2 年随访矫形维持良好（f、g）

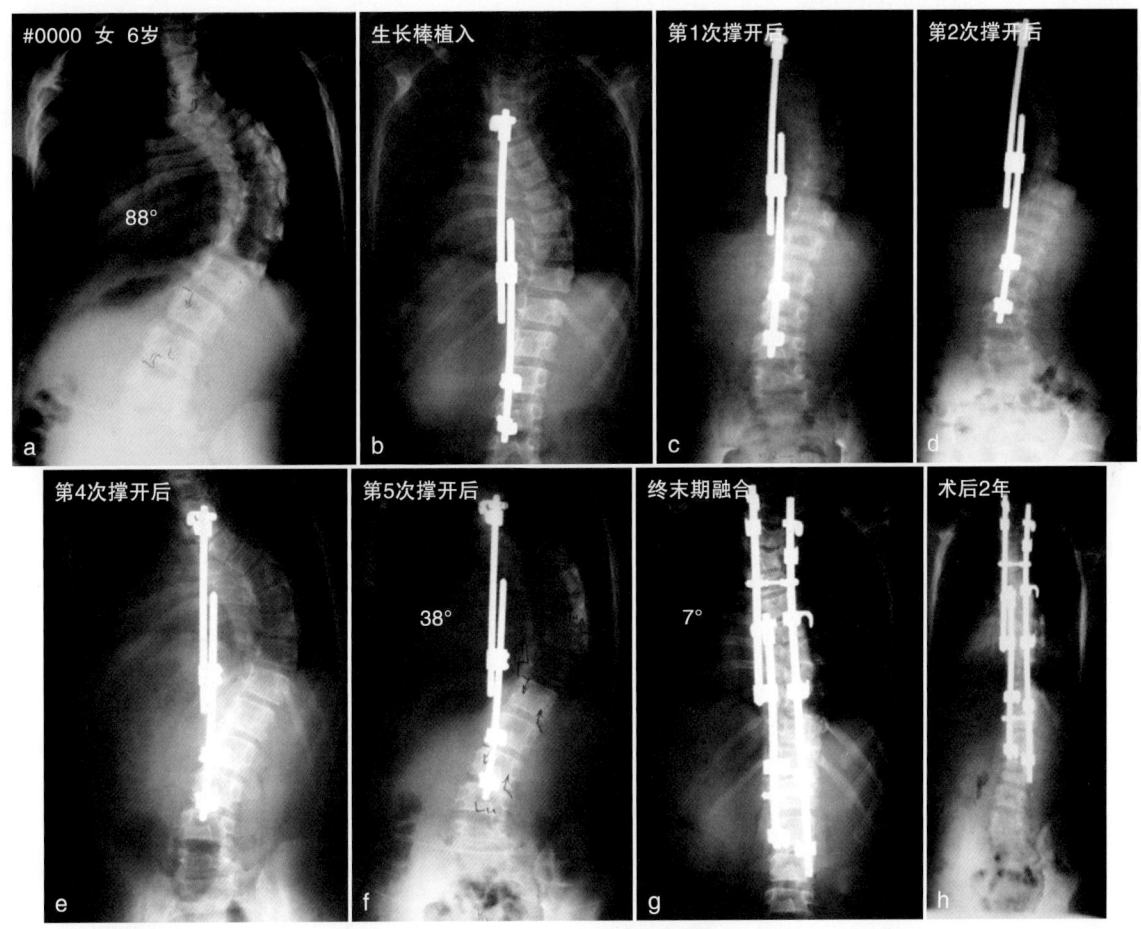

图 29-4-15　女（#0000），6 岁，早发性特发性脊柱侧凸（a）。胸弯侧凸 Cobb 角为 88°，因剃刀背畸形严重，难以在凸侧置棒，仅行单侧生长棒植入（b），撑开 5 次，脊柱侧凸矫正至 38°（c~f），支具治疗 1 年，至 12 岁（Risser 1 级）时，行后路终末期融合术，术后侧凸矫正至 7°（g），术后随访 2 年矫形维持良好（h）

二、纵向可撑开型假体钛肋技术

纵向可撑开型假体钛肋（vertical expandable prosthetic titanium rib, VEPTR）技术的概念于1988年由 Campbell 等首次提出并指导 Techmedica 公司生产出实物。2004 年，该技术获得美国 FDA 批准，主要用于治疗胸廓发育不良综合征（thoracic insufficiency syndrome, TIS）患儿，该类患儿因胸廓畸形而无法支持正常的呼吸以及肺部发育，此外该类患者常伴有的解剖学诊断包括肋骨缺失／并肋、压缩性胸廓综合征（包括由并肋和脊柱侧凸引起）、胸部发育不全综合征、先天性脊柱侧凸伴肋骨畸形以及神经源性脊柱侧凸等。VEPTR 技术的基本原则是经手术行胸廓重建后，通过在脊柱凹侧放置肋骨撑开器，对胸廓进行稳定支撑，并通过定期撑开来扩大胸廓容积。鉴于 VEPTR 器械的设计特点，通过肋骨与脊柱或骨盆的相互作用，其同时对脊柱畸形也能发挥一定程度的控制与矫形作用，因此该技术的使用范围逐渐超出了其最初设计的目标群体，也被应用于部分早发性脊柱侧凸患者的治疗当中。

（一）适应证及禁忌证

VEPTR 内固定系统主要包括肋骨‐肋骨连接（图 29-4-16）、肋骨‐腰椎连接（图 29-4-17）、肋骨‐骨盆连接（图 29-4-18）三类，其中肋骨‐肋骨连接主要用于治疗以胸廓畸形为主而脊柱畸形较轻的患者，以期扩张胸廓容积，改善患者呼吸功能。肋骨‐腰椎及肋骨‐骨盆连接则主要用于治疗严重脊柱畸形且合并胸廓发育异常的患者，目的在于矫正畸形的同时维持脊柱以及胸廓的生长发育。Campbell 等推荐在伴有凹侧肋骨融合、胸廓功能不全、呼吸功能严重减退（肺活量降低超过 10%）、年龄大于 6 个月且骨骼系统未成熟的进展性先天性胸椎侧凸患者中使用 VEPTR，而对于严重营养不良、背部软组织覆盖差、肋骨纤细而无法放置肋骨抱钩、不能承受多次全身麻醉或肺部感染活动期的患者，则禁忌使用。

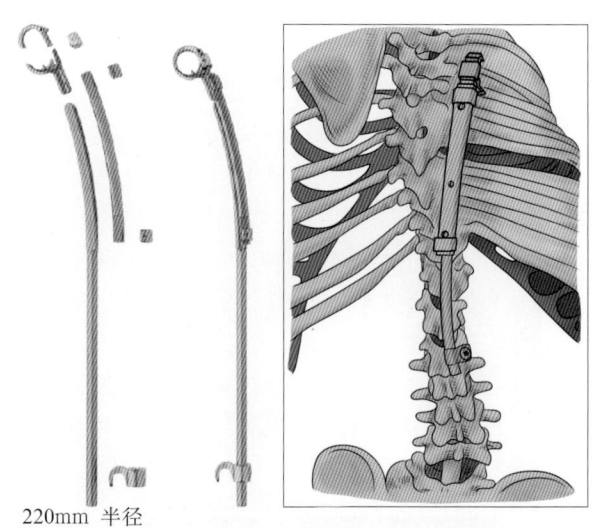

220mm 半径

图 29-4-17　VEPTR 肋骨‐腰椎连接装置

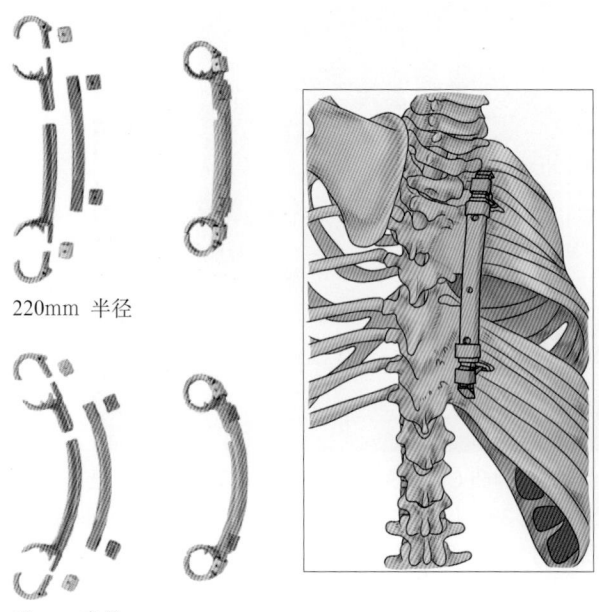

220mm 半径

70mm 半径

图 29-4-16　VEPTR 肋骨‐肋骨连接装置

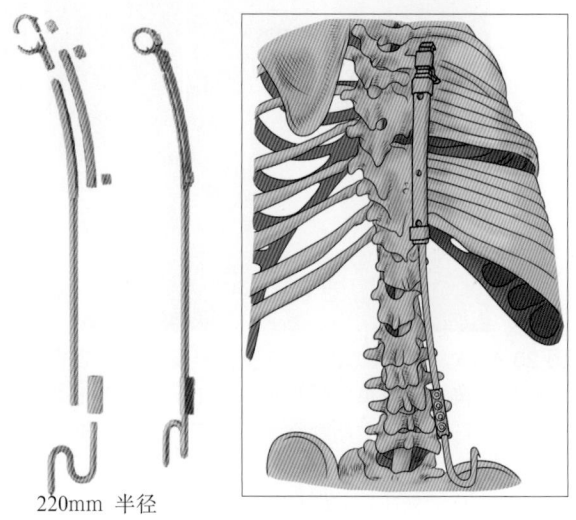

220mm 半径

图 29-4-18　肋骨‐骨盆连接装置

（二）术前评估

1. 临床检查　进行详细的病史收集，尤其是呼吸系统病史。观察患者嘴唇和指尖，如果存在发绀和杵状指体征则表明患者长期缺氧。如果患者需要吸氧或有创呼吸支持，其呼吸功能不全程度应通过辅助通气率分级来评估。辅助通气率分级具体为：+0，无需辅助，呼吸室内空气；+1，增加氧气需求；+2，夜间辅助通气/持续气道正压通气；+3，部分时间辅助通气/持续气道正压通气；+4，全部时间辅助通气。评级越高说明患者呼吸功能不全越严重，越需治疗。除此之外，对于 5 岁以上的患者需行肺功能检测以进一步量化肺功能恶化程度。

可做拇指偏移试验评估双侧胸廓活动度，也即是对呼吸的贡献能力。检查者将手轻轻放在患者胸部两侧，两拇指在背部平行向上，与脊柱等距。嘱患者自然呼吸，胸壁运动带动拇指远离脊柱。呼吸时每个拇指远离脊柱偏移 >1cm 定为 +3 级，为正常。偏移 0.5～1.0cm 为 +2 级，0.5cm 以下为 +1 级，而呼吸时拇指完全不动为 +0 级。因凹侧肋骨广泛融合，拇指偏移试验可为 +0 级；凸侧如果存在明显肋骨隆起、剃刀背畸形、胸壁比较僵硬，评级也会较差。

2. 影像学检查　常规行站立位全脊柱正侧位 X 线片，评估 Cobb 角、肺有效容积以及冠矢状位失平衡情况；使用仰卧位 Bending 位片评估脊柱柔韧性和位于凹侧限制性胸廓的顶椎情况；拍摄全脊柱 CT 平扫 + 三维重建评估脊柱和胸廓异常；行全脊髓 MRI 检查是否存在脊髓异常；通过超声评估膈肌功能。

3. 心肺检查　对 5 岁以上患儿行肺功能检查，使用臂长代替身高以使肺功能结果标准化；对于心肺症状较明显的患儿，应行超声心动图评估心脏功能。

（三）手术技术

1. 体位摆放　患者全身麻醉后取改良侧卧位，使上半身略向前倾斜（15°），侧凸凹侧向上（图 29-4-19）。术中常规行上下肢体脊髓神经电生理监测。上肢应摆放在远离手术区域的位置，使肩关节前屈 90°，肘关节屈曲。为避免牵拉臂丛神经，保护臂丛神经术中不受损伤，肩部伸展不应超过 90°。

2. 暴露胸廓　采用 L 形走行的长弧形切口，近端起自 T_1 棘突和肩胛骨内侧缘之间，向远端延伸到第 10 肋，前方为沿肋骨到腋后线的平滑曲线。沿皮肤切口，使用电刀分离斜方肌、菱形肌及背阔肌（图 29-4-20）。

轻轻牵拉抬高肩胛骨，钝性分离肩胛骨与胸廓之间的间隙，向前达到肋软骨，近端到达第 1 肋。暴露出中、后斜角肌附着点，其前方有神经血管束走行。使用电刀进一步分离棘突旁肌肉，将其由旁正中向正中剥离至横突顶点处，保留 1mm 厚的软组织覆盖肋骨，以避免肋骨缺血。注意不要损伤肋骨骨膜及暴露脊柱，以避免发生脊柱自发性融合。

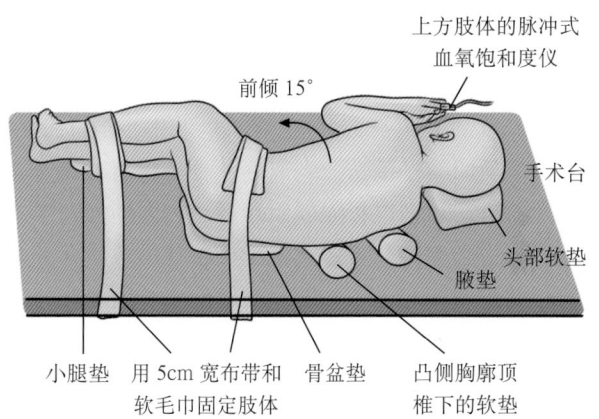

图 29-4-19　术中所取的改良侧卧位

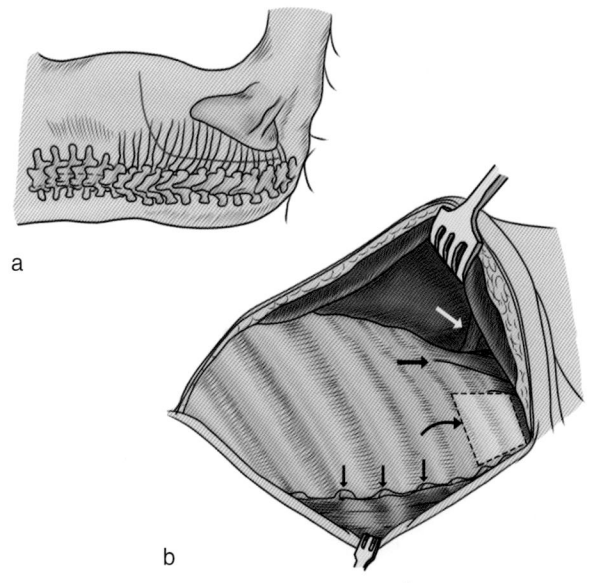

图 29-4-20　术中采用侧卧位，胸廓切口采用 L 形切口（a）；中、后斜角肌前方的神经血管束在置入头端锚定点时易损伤，应注意避开；为增强力学效应，置入位置应尽量靠近背部正中，紧邻横突顶点（b）

3. 处理头端肋骨锚定点　头端锚定点位置应在受畸形影响的肋骨范围内，此外，选为锚定点的肋骨其宽度不得小于 1cm。如果一根肋骨太细，可以选择使用抱钩同时包绕两根肋骨。注意不要选用第 1 肋骨，因为内固定移动可能会损伤臂丛神经；同时也要避开中、后斜角肌前方的神经血管束，其后方区域则相对安全。锚定点的具体位置应越靠近背部正中越好，最好紧邻横突顶点，以增强力学效应。

选定锚定位置后，使用电刀在肋骨上下肋间肌上作平行于肋骨的长 1cm 的切口，使用弯曲的肋骨剥离器从下方切口穿入，将肋骨内面骨膜与胸膜剥离，注意不要损伤胸膜。保留环绕在肋骨周围的软组织，以保护附着在肋骨下的神经血管束。

如果是同时选定两根肋骨作为锚定点，则在上方肋骨的上方切口使用另一剥离器穿入直至与第一把肋骨剥离器汇合，并确保其软组织通道的通畅，该操作又叫筷子手法。剥离好肋骨后先用试模分别插入上下切口内以扩大软组织通道，随后即可装入尺寸合适的抱钩，操作类似于椎板钩的放置，从肋骨和胸膜间切口进入，随后旋转向内。肋骨上下抱钩放置好后中间通过连接器锁定装配（图 29-4-21）。

4. 楔形胸廓造口术　通常在胸廓畸形的顶点处进行，楔形顶端朝向侧凸顶点。可以通过正侧位 X线平片来确定位置，特别是侧方弯曲位 X 线片上可以显示融合肋骨或狭窄的椎间隙（图 29-4-22a）。

沿着融合肋骨间沟，在合适水平用电凝标记胸廓造口的切口。通常从需分离位置的前方开始入刀，这里通常有纤维组织或肋间肌，向后逐渐变窄成为融合的骨槽。分离纤维组织或肌肉后，沿着胸廓造口后方插入 4 号 Penfield 剥离子，在胸膜和骨膜之间分离 2cm。然后用 Kerrison 咬骨钳或骨刀沿骨槽的内侧分离而通过骨层，用 Penfield 剥离子保护下方的软组织。重复上述步骤直接到达横突尖，注意避免损伤胸膜。如有需要，前方切口也可延伸至肋骨软骨关节水平。

在充分松解切口周围纤维组织后使用撑开器小心缓慢撑开，撑开过程中同时使用骨膜剥离器将肋骨膜与胸膜剥离。靠近横突的内侧间隙应该比较容易分开，但是如果存在致密纤维组织，需使用骨膜剥离器轻轻剥离并松解，注意不要进入椎管。如果横突尖内侧沿造口方向存在骨组织，必须予以切除。在撑开过程中，可视情况使用咬骨钳咬除部分融合肋骨以增大撑开间隙，咬除过程中需特别注意

可能存在的血管变异。若在咬除部分肋骨后仍感到撑开阻碍较大，可使用缓步撑开的方法，每次撑开 5mm 后使胸廓和脊柱周围的软组织休息 3 分钟再进行下次撑开。当头端肋骨撑开至基本水平位时，即可停止撑开，准备放置纵向假体（图 29-4-22b）。

5. 安装纵向假体　保持凹侧肋骨撑开的位置不变，测量从上端锚定点到下端计划锚定点的长度。此后可解除对凹侧肋骨的撑开，开始处理尾端锚定点。如使用肋骨-肋骨连接，则尾端锚定点处理和

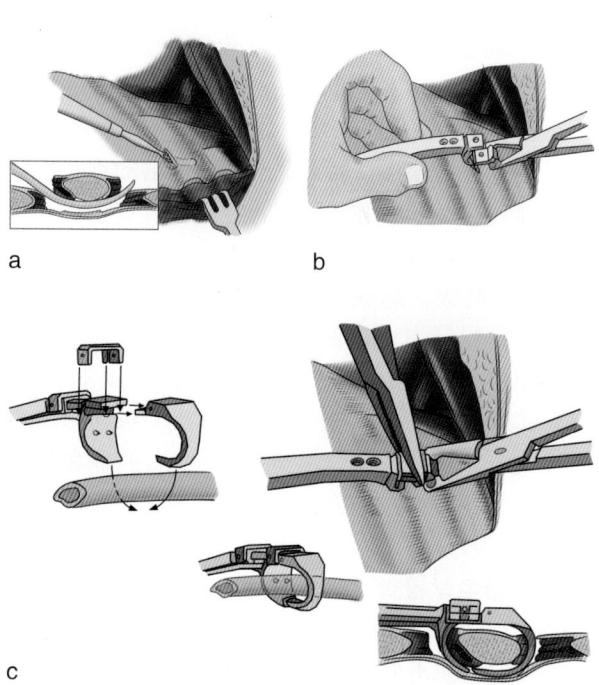

图 29-4-21　抱钩置入。使用肋骨剥离器通过肋骨上下肋间肌上的 1cm 长切口将内面骨膜与胸膜剥离（a）；选用尺寸合适的抱钩，小心置入（b）；装配肋骨上下抱钩连接器（c）

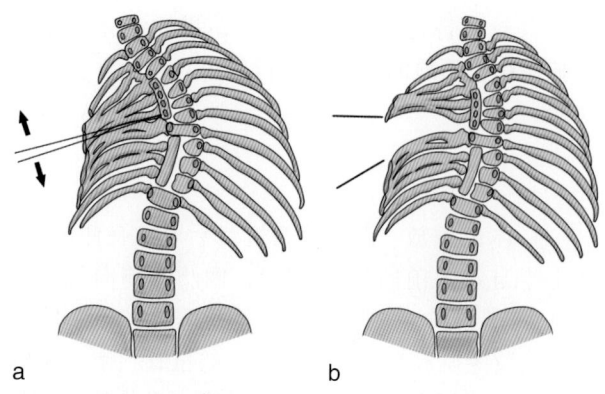

图 29-4-22　楔形胸廓造口术通常在胸廓畸形的顶点处进行，楔形头端朝向侧凸顶点（a）。当头端肋骨撑开至基本水平位时，即可停止撑开，准备放置纵向假体（b）

抱钩安装方法与头端相似。之后选择合适尺寸的肋骨假体，撑开凹侧肋骨，与头尾两端抱钩连接，锁定完成装配（图 29-4-23）。年龄超过 18 个月及软组织情况较好的患儿通常同时植入两套撑开装置，一套靠近背部正中的肋骨 - 腰椎连接装置，为主要矫形装置，一套放置于腋后线位置的肋骨 - 肋骨连接装置，协助支持矫形（图 29-4-24）。

术中胸膜撕裂在 1.5～2cm 的范围内无需特殊处理，更大范围的撕裂则需进行修补缝合。当凹侧胸廓撑开间隙宽度超过 3cm 时，需取两端部分肋骨转至切口正中，以维持胸廓稳定性，该段肋骨可通过缝线固定在纵向假体上维持位置不变。如果术中发现凹侧横膈膜附着位置高于正常位置（T_{12} 椎体下缘）超过 2cm，可作适当松解，以增加凹侧胸廓容量，改善凹侧肺功能。

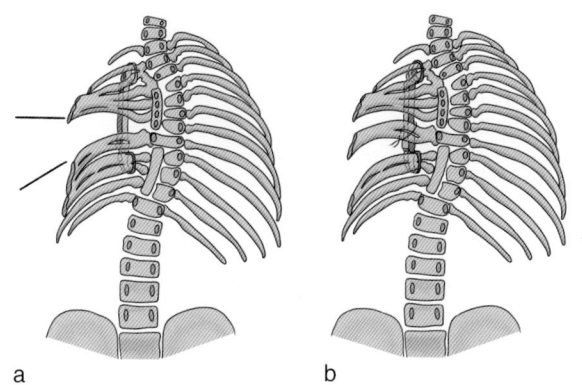

图 29-4-23 选择合适尺寸的肋骨假体，撑开凹侧肋骨，与头尾两端抱钩连接，锁定完成装配（a）。当凹侧胸廓撑开间隙宽度超过 3cm 时，需取两端部分肋骨转至切口正中，维持胸廓稳定性，该段肋骨可通过聚丙烯缝线固定在纵向假体上维持位置不变（b）

6. 肋骨 - 腰椎连接装置的使用 对胸腰弯脊柱侧凸可使用肋骨 - 腰椎连接装置，同时还需满足患儿年龄超过 18 个月，并且术前 CT 评估腰椎椎管空间足够放置尾端固定钉或钩。该装置肋骨抱钩安装方法与肋骨 - 肋骨连接装置相同，尾端固定钉或钩则需另做切口放置，一般选择腰椎中立椎作为锚定点。放置时，在棘突旁 1cm 处作长约 4cm 的纵向切口，使用电刀分离椎旁肌肉，暴露椎板，置入椎弓根螺钉或从椎板上方置入尾钩（图 29-4-25a）。

头端肋骨抱钩与腰椎螺钉或椎板钩之间由两段假体连接，一段为肋骨假体，从头端肋骨抱钩处延伸至 T_{12} 椎体下缘，第二段为腰椎延伸棒，两段假体通过中部可撑开装置相连接，腰椎延伸棒长度至远端钉或钩下 2cm 处，棒末端预弯至轻度外翻，以与腰椎前凸相匹配。体外装配好两段假体后将其由头端穿过脊旁肌伸入尾端。为避免穿破胸腔或损伤心包膜，可先使用血管钳夹持一 20 号胸腔导管小心从头端穿过脊旁肌下方伸入尾端，之后再在胸腔导管引导下小心穿入装配好的假体。假体在位后，先与尾钩连接锁定，再在肋骨撑开器的辅助下与头端抱钩连接，维持肋骨脊柱的撑开位置。

此后在腋后线位置可再置入一肋骨 - 肋骨连接装置，其头端抱钩与肋骨 - 腰椎连接装置头端抱钩处于同一肋骨上。需注意额外置入的肋骨 - 肋骨连接装置其头端不可向上超过第 3 肋骨，以避免压迫臂丛神经，下端抱钩锚定在一稳定肋骨上，例如第 10 肋。肋骨 - 肋骨连接装置的长度需支撑凹侧肋骨撑开足够宽度。肋骨 - 肋骨装置放置完成后调节两个装置的撑开高度，并进行最终锁定。

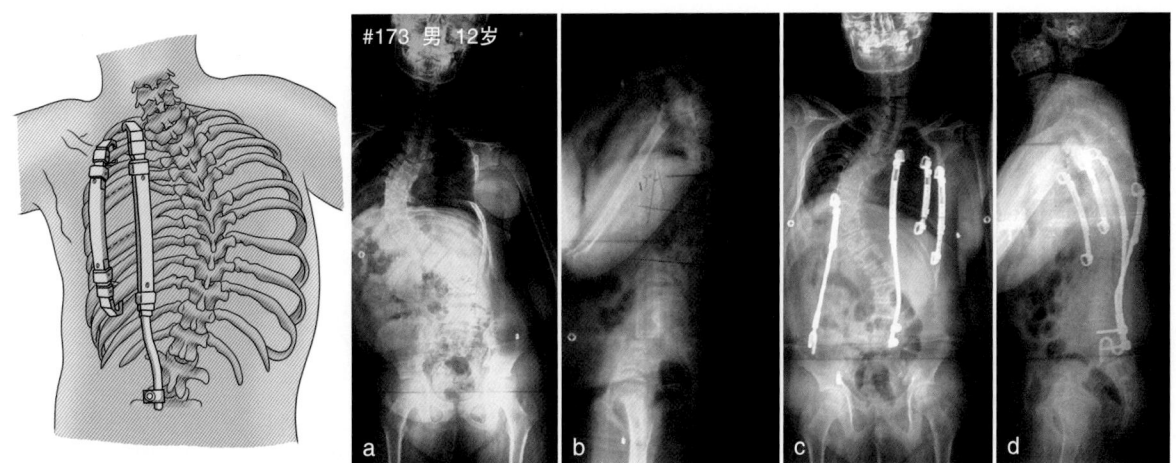

图 29-4-24 年龄超过 18 个月及软组织情况较好的患儿（a、b）通常同时植入两套撑开装置，一套靠近背部正中的肋骨 - 腰椎连接装置，为主要矫形装置，一套放置于腋后线位置的肋骨 - 肋骨连接装置，协助支持矫形（c、d）

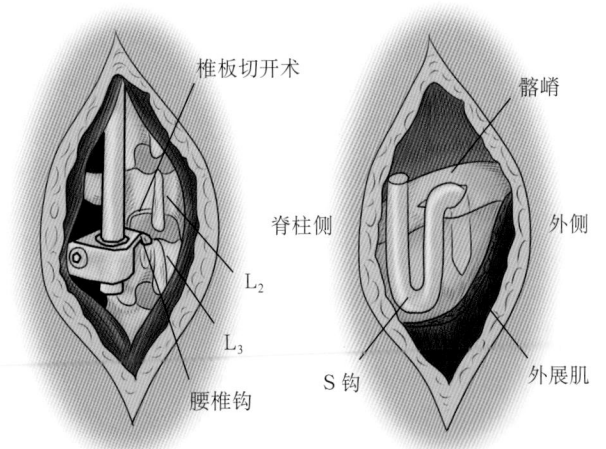

a　腰椎切口暴露　　　b　髂嵴切口暴露

图 29-4-25　腰椎切口暴露及髂嵴切口暴露对比

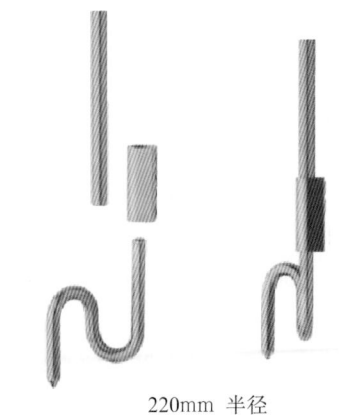

220mm 半径

图 29-4-26　Dunn-McCarthy 钩（S 钩）

7. 肋骨 - 骨盆连接装置的使用　对患有严重胸腰侧弯或患有脊髓脊膜膨出、腰椎椎板缺如的患者，伴骨盆倾斜的神经肌源性脊柱侧凸患者，尾端腰椎固定钩可替换为 Dunn-McCarthy 钩（S 钩）（图 29-4-26），置于髂嵴的中后 1/3，即肋骨 - 骨盆固定装置。

头端肋骨抱钩置入方法与肋骨 - 肋骨连接装置相同，尾端于髂后上棘处取长约 4cm 的纵向切口，使用电刀在切口内髂嵴下方外展肌附着点横向切开，牵拉形成一长约 3cm 足够容纳 S 钩的空隙（图 29-4-27）。于髂后上棘突起正中横向切开约 1cm，使两侧软骨厚度相同。将 S 钩从切口处置入，与腰椎延伸棒连接（图 29-4-25b），同样使用不可吸收缝线穿过髂后上棘缠绕棒及 S 钩以加固。外展肌瓣覆盖住 S 钩骨外部分，使用可吸收缝线固定在原附着位置（图 29-4-28）。

8. 缝合及术后处理　缝合过程中应尽可能恢复肋骨正常解剖位置，同时注意观察患者脉氧及上肢神经电生理监护，预防急性医源性胸廓出口综合征的发生。如果监测出现异常，应减小作用于肩胛骨的应力直到信号恢复正常。在保证肩胛骨位置合适后，于肩胛骨下角穿过两根可吸收缝线将其固定于胸壁上以减小对创口的应力。术后缝线吸收后肩胛骨即可正常活动。切口下放置两根引流管，如果术中造成较大胸膜损伤，还需放置胸腔闭式引流管。缝合结束后，透视检查内固定位置。

大部分患者术后 3 天内需保持气管插管及呼吸机支持，胸腔引流管可在引流量低于 1ml/（kg·d）

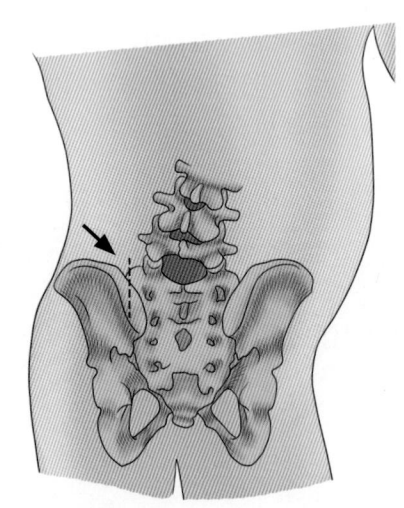

图 29-4-27　使用肋骨 - 骨盆连接装置时，尾端需于髂后上棘处取长约 4cm 纵向切口

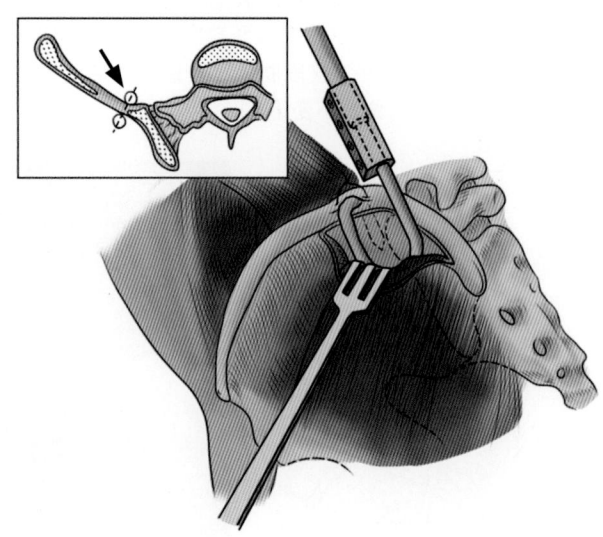

图 29-4-28　于髂后上棘突起正中横向切开约 1cm，使两侧软骨厚度相同。将 S 钩从切口处置入，与腰椎延伸棒连接，同样使用大口径不可吸收缝线穿过髂后上棘缠绕棒及 S 钩以加固

后拔除，伤口引流管可在引流量低于 20~25ml/d 后拔除。出院前常规行全脊柱 X 线及 CT 检查矫形情况及内固定位置。术后无需佩戴保护性支具，患者可在出院后 6 周进行正常活动。

9. **撑开手术**　初次术后根据患儿生长情况和影像学检查决定撑开延长手术的时机。撑开延长指征为 Cobb 角增大 15° 以上或间隔达 10 个月。通常，每 6~12 个月行撑开延长 1 次。对于骨骼发育接近成熟（女孩 >10 岁，男孩 >12 岁）、无法获得更多的撑开延长或因各种原因不能继续耐受撑开术的患者，可行脊柱矫形融合手术。

脊柱撑开手术根据影像学检查决定撑开部位，如头侧邻近肋骨抱钩处或尾侧腰椎螺钉处。撑开长度取决于患儿生长情况和脊柱畸形严重程度。撑开延长手术术中体位摆放与初次手术时相同。在撑开连接处沿初次手术切口切开约 3cm，肌肉可沿肌纤维走向切开，或在连接处纵向切开。暴露连接处后移除原有的锁扣，使用撑开器小心缓慢撑开。在最初 5~10mm 的撑开距离内阻力相对较小，超过这个范围会感觉有明显阻力，之后以每 3 分钟撑开 2mm 的速率缓慢撑开（图 29-4-29），直到阻力增大到无法进一步撑开时停止操作，放置新的锁扣固定假体长度。常规缝合，通常无需放置引流。术中 C 臂 X 线机透视以评估撑开效果，并评估头侧抱钩、尾侧抱钩或尾侧螺钉有无松动、移位等。

10. **置换手术**　有时初次置入装置的可撑开长度无法完全满足患者的生长需要，此时可通过更换

更长的装置增加长度。在置换手术中，取撑开点中线切口，此外在近端及远端锚定点各取一小切口，解除纵向假体与两端锚定点的锁定，将原装置取出，更换为更长的装置，将新装置锁定到位，然后拧紧。常规缝合伤口，通常无需放置引流。

（四）VEPTR 技术的发展历史及临床结果

Campbell 等首次报道了 VEPTR 技术应用于先天性脊柱侧凸伴并肋的诊断为胸廓发育不良综合征的患儿。该项回顾性研究共纳入 27 例患者，平均年龄为 3.2 岁（范围 0.6~12.5 岁）。所有患者均患有进展性先天性脊柱侧凸，术前 Cobb 角增加速度达到 15°/年，均接受 VEPTR 技术手术治疗，初次手术后每 4~6 个月撑开一次，平均随访时间 5.7 年。末次随访时，主弯 Cobb 角由术前 74° 下降至 49°，可容纳肺的胸廓空间比值由术前 0.63 上升至 0.8，胸椎的平均生长速度为 0.71cm/年。初次手术年龄小于 2 岁的患儿在末次随访时肺活量平均达到正常预测值的 58%，优于初次手术年龄超过 2 岁的患儿（58%：44%），这可能与 2 岁前肺部发育较迅速相关。22 例患者术后共发生 52 例次并发症，以无症状性近端装置移位最为常见（32%），其次为皮肤坏死（18%）。

在之后的应用研究中，Campbell 及其团队进一步发现 VEPTR 技术对先天性脊柱侧凸患者的躯干倾斜、肩部失平衡以及颈部倾斜同样具有较好的矫正效果。除此之外，Skaggs 等回顾性分析了 76 例 TIS 患者术前、术后体重变化，术前 79% 的低体重患者，接受 VEPTR 术后有 40% 的患者营养状况得到改善，体重增加。

Hasler 等于 2010 年首次报道将 VEPTR 技术应用于无先天性脊柱畸形的早发性脊柱侧凸患儿的畸形矫正中。该研究共纳入 23 例患者，初次手术平均年龄为 6.5 岁，每 6 个月撑开一次，平均随访时间为 3.6 年。术前 Cobb 角平均为 68°，初次手术后减小为 48°，末次随访为 54°（范围 0°~105°，与术前相比 $P<0.005$，与初次术后相比 $P=0.04$）。23 例患者中 13 例患者术前骨盆倾斜 >10°，平均 33°，初次术后减小为 14°，末次随访为 16°（与术前相比 $P<0.005$，与初次术后相比 $P=0.2$）。9 例患儿（40%）在术后共发生 23 例次并发症，包括 10 例次皮肤坏死、7 例次内固定移位/断裂以及 6 例次深部感染。该研究首次验证了 VEPTR 技

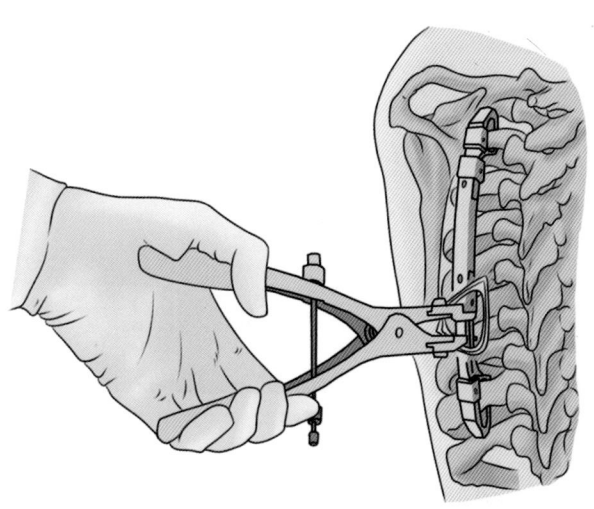

图 29-4-29　在最初 5~10mm 的撑开距离内阻力相对较小，超过这个范围后以每 3 分钟撑开 2mm 的速率缓慢撑开，直到阻力增大到无法撑开时停止操作

术用于早发性脊柱侧凸治疗的可行性与有效性，为早发性脊柱侧凸治疗提供了又一可选方案。

邱勇自 2006 年 12 月起开始运用 VEPTR 技术治疗 EOS，他报道了 11 例患者，初次手术年龄平均为 7±3 岁。初次手术时放置 VEPTR 器械，使用肋骨 - 肋骨连接和肋骨 - 腰椎连接。术后每 6~12 个月撑开延长一次。平均随访 32±11 个月，期间共行撑开延长手术 30 次，平均 2.7 次／例。至末次随访，主弯 Cobb 角从 78° 减少至 55°，顶椎偏移和胸椎后凸角在初次术后明显减小，随访时又有轻度增大。胸椎高度从 13.3cm 增加至 17.2cm（$P<0.001$），$T_1~S_1$ 高度从 24.4cm 增加到 32.5cm（$P<0.001$）。末次随访与初次手术前相比，胸椎高度和 $T_1~S_1$ 高度分别增加 4.0cm 和 8.1cm。平均每次撑开延长手术后胸椎高度和 $T_1~S_1$ 高度分别增加 0.8cm 和 1.8cm（图 29-4-30）。本研究中有 6 例（共 8 例次）患者发生术中和（或）术后并发症。术中并发症 2 例，1 例胸膜破裂、1 例术中腰椎椎弓根螺钉拔出；4 例术后并发症，2 例（共 4 例次）为肋骨不全性骨折致使肋骨抱钩移位，1 例随访中出现肋骨骨折后抱钩脱位突起于皮下，1 例为第 2 次撑开术后迟发性感染后取出内固定。手术相关并发症发生率为 19.5%（8/41），提示 VEPTR 技术虽可作为 EOS 治疗的有效方法，但因其并不低的并发症发生率，需严格控制适应证的选择。邱勇等认为VEPTR 技术适用于伴胸廓塌陷或肋骨融合的进展性 EOS 患者，但不推荐用于肋骨纤细以及背部软组织覆盖差的患者，对特发性的早发性脊柱侧凸患者也不应首选 VEPTR 技术。

此后，在长期随访（平均 56±8 个月）的基础上，孙旭、陈博昌等进一步证明 VEPTR 技术作为一种非融合性矫形技术，依靠纵向撑开力可有效控制 EOS 患者主弯畸形的进展，维持脊柱生长，还可促进肩部平衡的改善。当 EOS 患者发生躯干向主弯凸侧倾斜的时候，会出现同侧肩部抬高现象，因此 EOS 患者的肩部失衡为躯干倾斜的代偿效应，VEPTR 可通过在凹侧撑开以恢复躯干平衡，从而改善肩部平衡。

最近，Murphy 等分析了 25 例接受 VEPTR 治疗的先天性早发性脊柱畸形患儿，平均随访 4.1

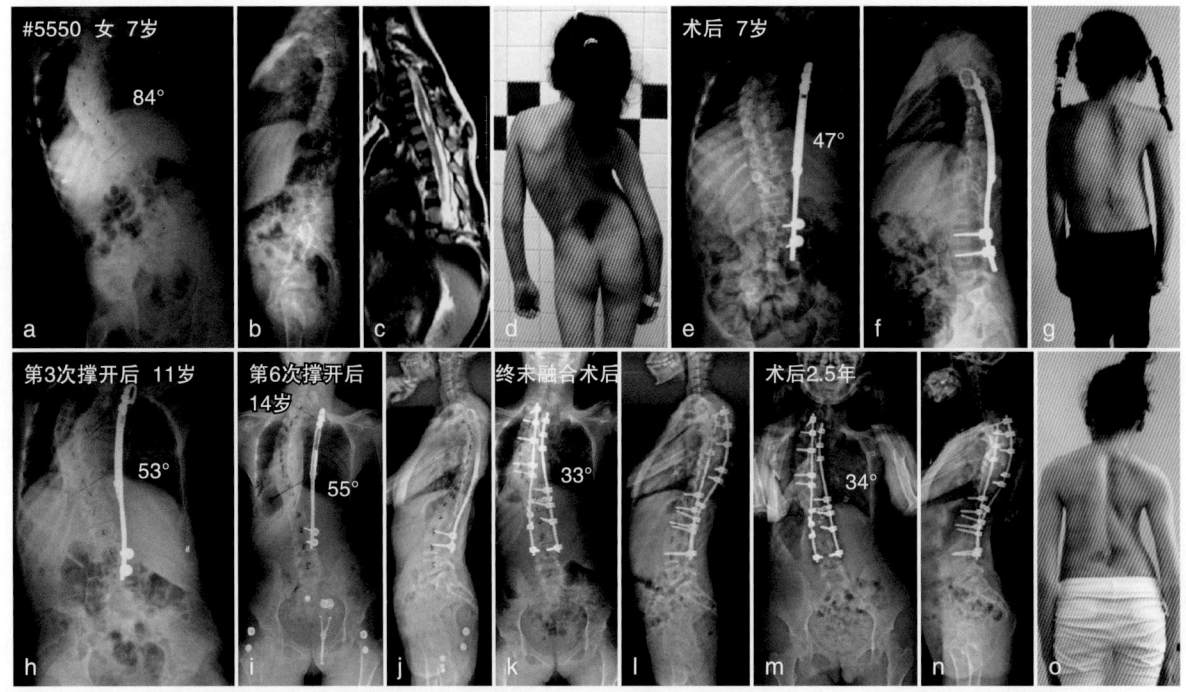

图 29-4-30　女（#5550），7 岁，先天性胸椎脊柱侧凸合并胸廓发育不良综合征，胸髓空洞症，马尾终丝栓系，主弯 Cobb 角 84°，躯干严重失平衡（a~d）；因凸侧软组织覆盖差，仅行单侧肋骨 - 腰椎 VEPTR 矫形固定术，术后 Cobb 角 47°，胸廓对称性改善，躯干倾斜明显矫正（e~g）；之后每隔 10~12 个月行一次撑开手术，第 3 次撑开术后主弯 Cobb 角为 53°（h），末次撑开（第 6 次撑开）术后，患者冠矢状面平衡矫正满意，矫形效果维持良好，主弯 Cobb 角为 55°（i、j）；终末融合术后，脊柱平衡进一步改善，主弯 Cobb 角由 55° 减小至 33°（k、l），术后随访 2.5 年矫形维持良好（m~o）

年后，患者胸椎侧凸畸形、肺功能、躯干倾斜等均较前明显好转，患者的胸椎高度由术前 8.8cm 上升至 11.4cm，表明 VEPTR 治疗对伴有先天性脊柱畸形的早发性脊柱侧凸患儿同样可有效控制其畸形进展，同时促进胸廓的扩张并维持脊柱的纵向生长。进一步，孙旭等报道相比于生长棒技术，VEPTR 技术有其独特优点，通过避免暴露胸段脊柱，可以降低术后胸椎自发性融合的可能。

对于接受 VEPTR 技术治疗的患者，术后肺部功能变化一直是关注的重点。在 Campbell 等首次报道的病例中，多数患儿在初次手术时因年龄太小无法进行肺功能测试，但随着随访过程中年龄逐渐增大，后续测试显示初次手术越早，肺功能改善程度越大，末次随访时初次手术低于 2 岁患儿的肺功能明显优于 2 岁以上的患儿（肺活量占正常预测值百分比为 58%∶44%，$P<0.001$）。Campbell 等建议针对 TIS 患者，理想手术年龄在患儿 6 个月大时，因此时肺部发育最为迅速。Motoyama 等分析了 24 例平均年龄 4.6 岁接受 VEPTR 技术治疗的患儿在平均 3.2 年随访后肺功能变化情况，发现初次手术年龄小于 6 岁的患儿其肺活量占正常预测值百分比在术后平均增加幅度为每年 14%，显著优于初次手术年龄超过 6 岁的患儿，后者增加幅度为每年 6.5%。该研究进一步证实尽早接受 VEPTR 干预是帮助术后肺功能恢复的关键。即使对于非 TIS 的早发性脊柱侧凸患者而言，VEPTR 技术仍显示有助于术后肺部功能改善。Hasler 等回顾性分析了 23 例不伴先天性脊柱畸形的早发性脊柱侧凸患者，术前有 10 例患者可容纳肺部胸廓空间比值低于 90%，术后除 1 例出现恶化外，其余 9 例均得到显著改善。

综上，VEPTR 技术作为一种非融合性生长引导矫形技术，依靠纵向撑开力有效维持并改善 TIS 患者肺部功能状况，并可有效控制早发性脊柱侧凸患者主弯畸形进展，维持脊柱生长，改善营养状态，促进躯干、骨盆冠、矢状面的平衡。但因其不低的并发症发生率，需严格控制适应证的选择。VEPTR 技术适用于伴胸廓塌陷或肋骨融合的进展性 EOS 患者，但不推荐用于严重营养不良、肋骨纤细以及背部软组织覆盖差的患者。

（五）VEPTR 技术的相关并发症

VEPTR 技术由 Campbell 研发并最早用于治疗 TIS。鉴于 VEPTR 器械的设计特点和在 TIS 中的疗效，该技术被应用到早发性脊柱侧凸的治疗中。但该技术术后存在较高的并发症发生率，主要包括内固定移位、断裂、深部感染及臂丛神经一过性麻痹等，另外亦有胸膜破裂、血气胸、肋骨骨折等相关报道。

2010 年，Hasler 等首次报道了 VEPTR 技术可有效应用于早发性脊柱侧凸患儿的畸形矫正中，同时也分析了术后并发症发生率。23 例患者中的 9 例患者（40%）术后共发生 23 例次并发症，包括 10 例次皮肤坏死、7 例次内固定脱位／断裂以及 6 例次深部感染。Hasler 的报道中并无肺部并发症的发生。一项来自法国 10 个中心的研究纳入 54 例接受 VEPTR 技术治疗的患者，术后各项并发症的发生率为 66.7%，36 例患者共发生 74 例次并发症。其中，机械相关并发症占 36.5%，有 11 例患者（20.4%）发生了 9 例次近端肋骨骨折及 3 例次椎板骨折，11 例患者（20.4%）出现了 15 例次锚定点移位；1 例患者（1.9%）术后出现器械故障；3 例患者（5.6%）出现臂丛神经损伤，除此之外无其他严重神经并发症发生；7 例患者（13.0%）发生了 9 例次非感染皮肤损伤，6 例患者（11.0%）发生了 11 例次手术部位感染；8 例患者（14.8%）出现术后躯干失平衡。肺部并发症包括有 4 例患者（7.4%）术中发生气胸，3 例患者（5.6%）术后出现急性呼吸衰竭，1 例患者（1.9%）术后发生慢性呼吸衰竭。该研究最后总结道，术前应行多学科协作评估改善患者肺功能和营养状态、术中限制切口长度和合理选择切口位置、置入撑开装置时尽量避免靠近第 2 肋损伤臂丛神经、术中行神经监护、术后进行良好的伤口护理等，将有助于降低术后各类并发症的发生。

相似的，Murphy 等与邱勇等报道认为并发症的发生与多次撑开延长手术、低龄患者营养状况差、皮肤软组织覆盖较差等因素相关，因此合理设计手术撑开延长方案，改善患者营养及肺部功能状态对于该类患者的治疗尤其重要。此外，邱勇等认为 VEPTR 术后并发症的发生与该内固定系统自身设计也有一定的关系，对于低龄儿童，其骨量较低且肋骨纤细，加之 VEPTR 抱钩粗大，因而容易发生近端肋骨骨折以及抱钩脱位等并发症，因此建议对于肋骨纤细、骨量较差的患者可选择同时固定两根肋骨以减轻应力，降低术后并发症的发生。值得一提的是，考虑到 VEPTR 技术较高的并发症发生率，目前国内 VEPTR 应用已逐渐减少，然而对于伴发 TIS 的 EOS 患儿，单纯应用生长棒难以解决胸廓塌陷的问题，而这正是 VEPTR 治疗的最佳适应证，因此 VEPTR 在治疗此类患儿方面仍具有一定优势。此外，采用单侧肋骨支撑联合生长棒手术也可作为 VEPTR 的变种手术（图 29-4-31、图 29-4-32），在达到有效支撑的同时克服了 VEPTR 植入物粗大的缺陷。

三、截骨 + 生长棒组合式技术

凸侧生长阻滞（convex growth arrest，CGA）技术的设计原理是期望在先天性脊柱侧凸患儿中通过保留凹侧椎体生长潜能结合凸侧前、后部联合骨骺生长阻滞达到通过平衡左右生长趋势而阻止畸形进展，甚至在生长过程中产生畸形逆转的目的。其适应证为侧凸不超过 5 个椎体、畸形 Cobb 角 <70°、年龄 <5 岁的患儿。在一段时间内，该技术因其简单、安全性高的优势曾得到多方应用，但对

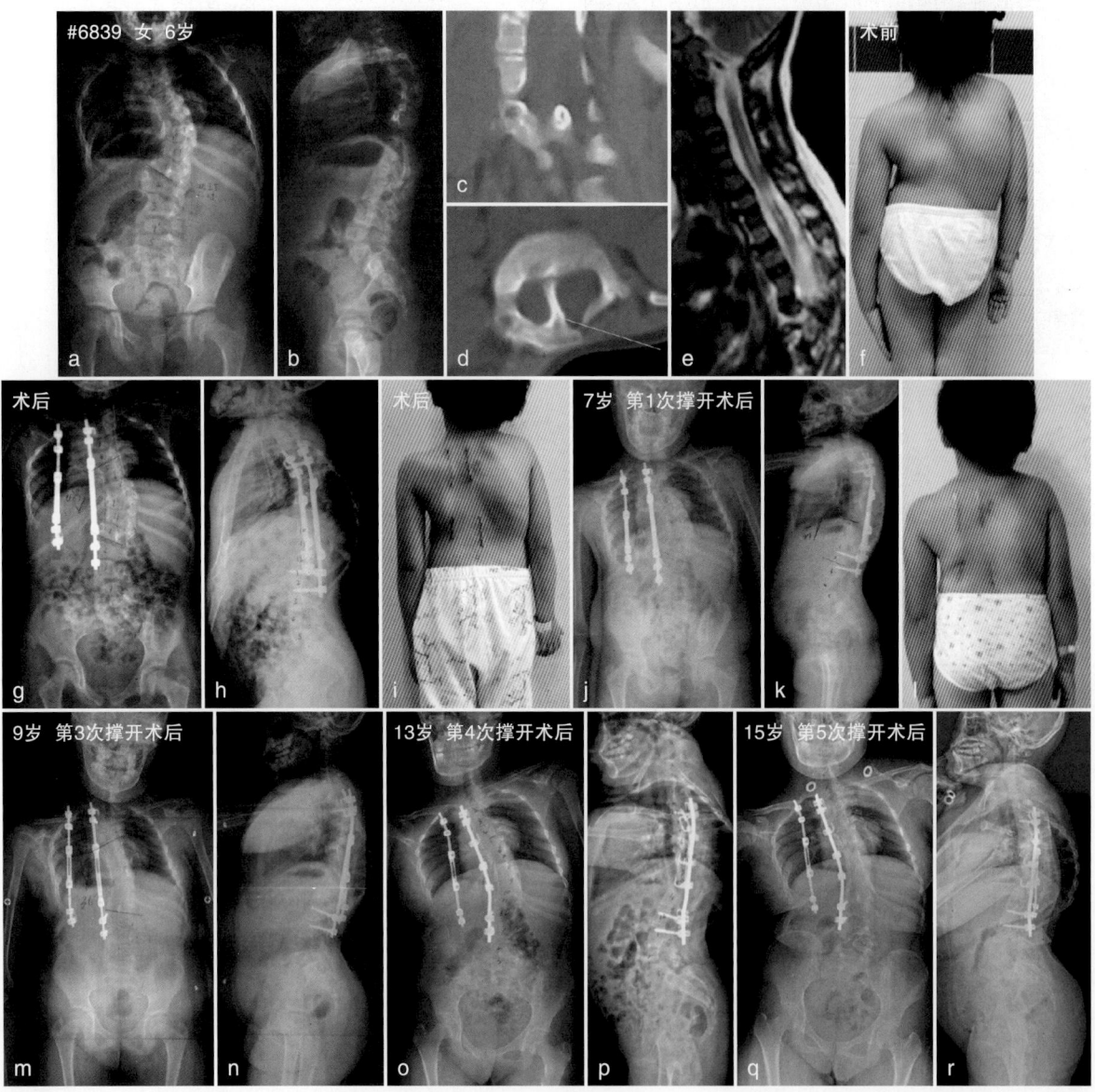

图 29-4-31　女（#6839），6 岁，先天性脊柱侧凸伴胸廓发育不良综合征，中央管扩大，脊髓栓系、脊髓纵裂、脊柱裂，主弯 Cobb 角 66°（a~f）。行单侧肋骨支撑联合生长棒矫形固定术，术后 Cobb 角 42°（g~i）；之后每隔 10~12 个月行一次撑开手术，经第 3 次撑开术后主弯 Cobb 角为 36°（m、n），第 3 次撑开术后 4 年凹侧换棒固定（o、p）。第 5 次撑开术后，主弯 Cobb 角为 36°（q、r）

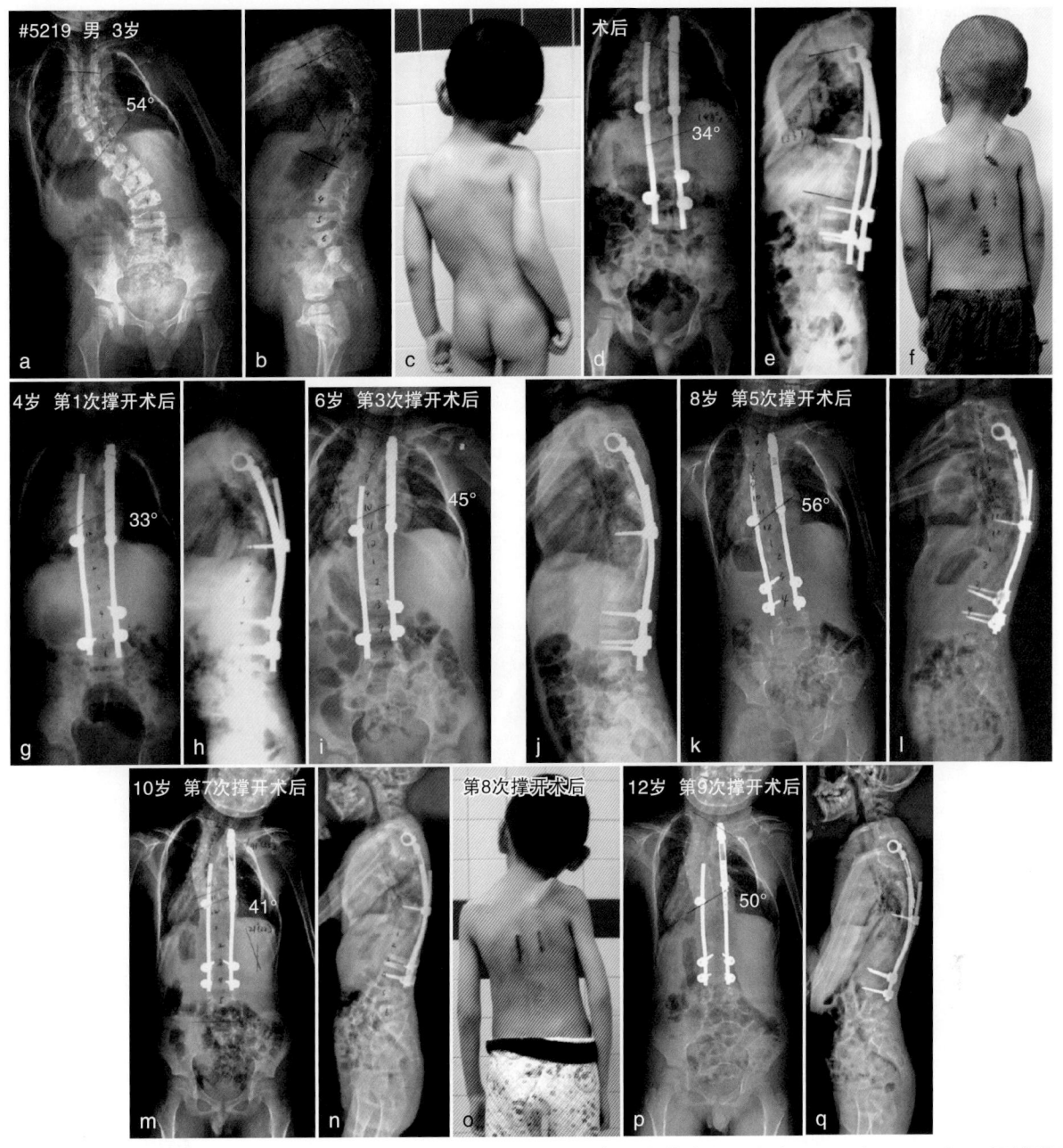

图 29-4-32 男（#5219），3 岁，先天性胸椎脊柱侧凸伴胸廓发育不良综合征，主弯 Cobb 角 54°，躯干倾斜明显（a~c）。行单侧 VEPTR 联合对侧生长棒矫形固定术，术后 Cobb 角 34°（d~f）；之后每隔 10~12 个月行一次撑开手术（g~o），经 9 次撑开后侧凸控制良好，主弯 Cobb 角为 50°（p、q）

其临床疗效却一直存在争论（图 29-4-33）。

Roaf 应用后路骨骺阻滞联合融合手术治疗 188 例先天性与特发性脊柱侧凸患者，有 44 例改善达到 20°以上，75 例改善不足 10°；Marks 等回顾性分析了 57 例接受前后路凸侧骨骺融合手术的先天性脊柱侧凸患者，术后平均随访 8.8 年，末次随访时分节不良患者 Cobb 角由平均 61°增加到 70°，半椎体患者 Cobb 角由平均 41°减小到 35°；Uzumcugil 等报道了 32 例前后路凸侧融合术后随

访 40 个月的结果，41% 得到畸形矫正，47% 畸形进展得到良好控制，另有 12% 侧凸出现加重。综合多方报道结果，该技术失败率为 8%～21%，虽然手术通常不会导致严重并发症的发生，但术后畸形变化不可预测，且不能控制脊柱平衡生长。基于以上疗效的不确定性和需要术后较长时间的石膏或支具固定的缺陷，凸侧骨骺生长阻滞术已极少再独立应用于治疗脊柱侧凸。最近几年有人对于该技术提出多种改进措施，其中，凸侧椎体截骨短节段融合

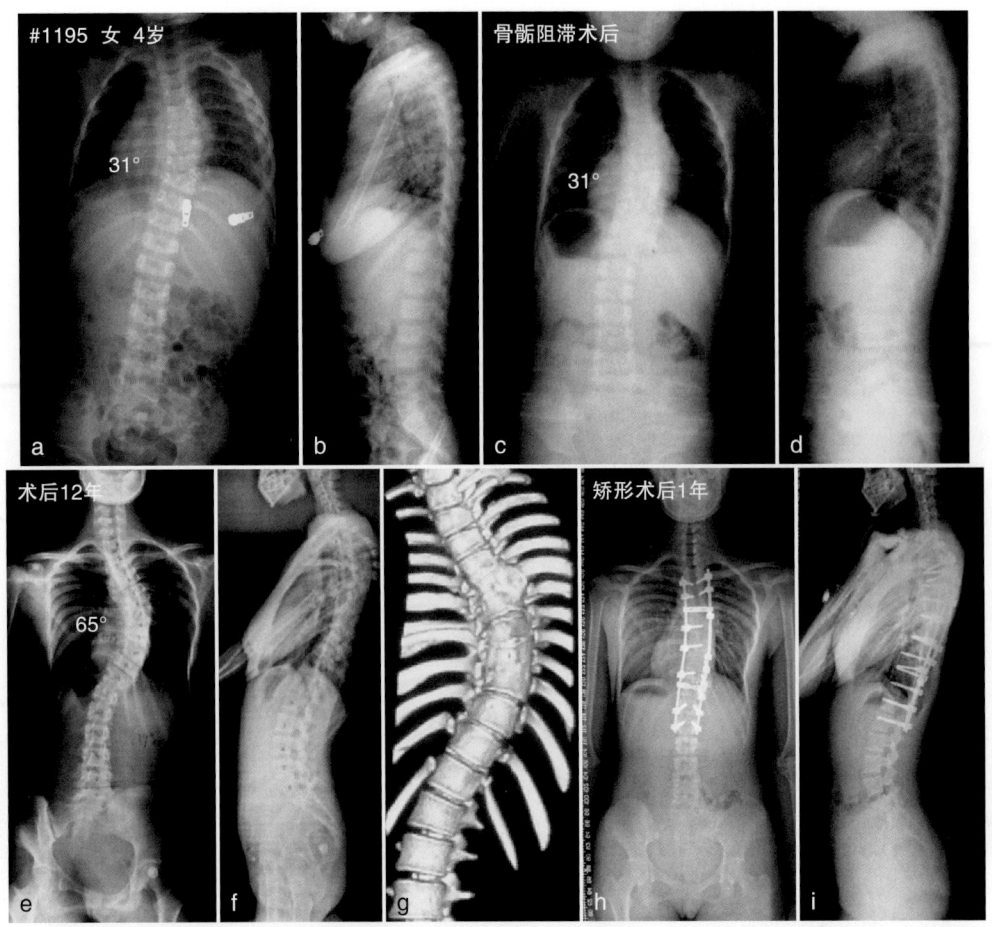

图 29-4-33　女（#1195），4 岁，先天性胸椎脊柱侧弯（T_5、T_8 半椎体畸形），胸弯 Cobb 角为 31°（a、b）。行前后路凸侧骨骺阻滞术（c、d）。术后 12 年患者脊柱侧凸 Cobb 角缓慢进展至 65°（e、f），CT 显示虽然顶椎区坚固融合（g），但畸形依然进展，患者接受后路脊柱矫形手术（h、i）

+ 凹侧生长棒组合式技术（Hybrid Growing Rod Construct）被证实可取得较突出的矫形效果。

以凸侧半椎体切除 + 双侧生长棒置入为例。

（一）原理

如前所述，在先天性脊柱侧凸患儿中作单纯凸侧融合不易控制畸形进展，行单纯生长棒治疗又会因在部分患者由于局部椎体特别是顶椎区畸形导致的生长潜能不对称而使畸形加重，增加治疗失败及内固定相关并发症发生的风险，因此联合融合手术与生长棒手术的混合型技术就应运而生。通过在顶椎区凸侧作生长阻滞或截骨切除畸形的顶椎短节段融合，消除局部生长不平衡的因素，再加用生长棒引导脊柱生长，达到矫正治疗的效果。

（二）适应证

脊柱侧凸畸形的凹侧仍具有生长潜能的先天性脊柱侧凸，特别是年龄 <10 岁、髋臼 Y 软骨未闭的患儿。侧凸跨度长，上下端椎范围超过 8 个椎体节段，通过截骨与短节段固定难以获得矫正。顶椎区椎体分节不良或半椎体畸形，存在不对称生长潜能。

（三）手术技术

1. 体位摆放　全身麻醉后常规取俯卧位，凸侧半椎体一侧可稍微垫高，这有助于术中视野暴露，减少出血。常规使用神经电生理监护。取后正中切口，暴露凸侧拟切除半椎体及其上下各一个椎体，在凸侧行骨膜下暴露至横突顶点。凹侧暴露至深筋膜下肌层（用于之后凹侧生长棒置入）。传统方法为在左右两侧各取小切口，但因在后续撑开手术中常需要延长两侧切口，或需增加切口数目，容易引起瘢痕，影响美观，因此目前多采用单一正中切口。术中透视确认拟切除椎体位置。半椎体切除（图 29-4-34a~c）：在半椎体上下各一椎体的凸侧置入螺钉。剥离出半椎体凸侧横突，向下暴露出椎体侧面，放入牵开器，以在切除过程中保护椎体周围结构不受损失。需注意，如果切除的半椎体位于胸椎，为顺利暴露椎体侧面应首先切除肋骨头。离断黄韧带，之后逐渐咬除椎板，咬除范围扩展至关节突时应注意识别上下神经根，避免造成损伤。之后可处理横突及椎弓根背侧皮质，处理过程中也应格外注意不要损伤神经根。暴露出脊髓后使用明胶海绵及棉片将其与骨组织隔离，避免在切除过程中损伤硬脊膜。

2.切口设计　使用剥离器进一步扩大椎体侧面骨膜下暴露的空间，同时使用神经拉钩保护硬脊膜不受损害。此过程中可应用双极电凝减少出血，改善术野情况。之后沿椎弓根一路咬除骨质，直到进入椎体中，小心咬除椎体皮质内的松质骨而保持椎体皮质不受破坏，以保护椎体周围的重要解剖结构。在清理完松质骨后最后用咬骨钳处理残留的椎弓根及椎体皮质壁，过程中应同样注意保护椎体前

方及周围的重要组织不受破坏，半椎体的后壁皮质骨留在最后去除。

3.半椎体切除　完整的半椎体切除还应包括上下椎间盘。应保证所有椎间盘组织及终板软骨均被清理，否则将对术后融合造成不利影响。

4.楔形切口闭合　将一短棒预弯至合适形状，与上下椎弓根螺钉连接，螺帽不完全锁紧，使棒仍能在槽内滑动。使用两端螺钉为支点，使用抱紧钳小心缓慢抱紧（图 29-4-34d），过程中注意观察硬膜及神经根，避免造成挤压，同时做好神经电生理监护，一旦发现异常应立刻停止操作。在顺利完成骨面对骨面闭合后锁紧螺钉，维持脊柱位置稳定。

5.生长棒置入　凸侧半椎体切除闭合截骨面后，双侧置入生长棒及多米诺（图 29-4-34e）。生长棒置入的操作与常规生长棒手术相同。术中行透视检查定位上下锚定点（两端锚定点要根据患者整体畸形，近、远端椎，年龄，病因学等进行选择），取头侧和尾侧两个独立纵行小切口，每个切口内行椎

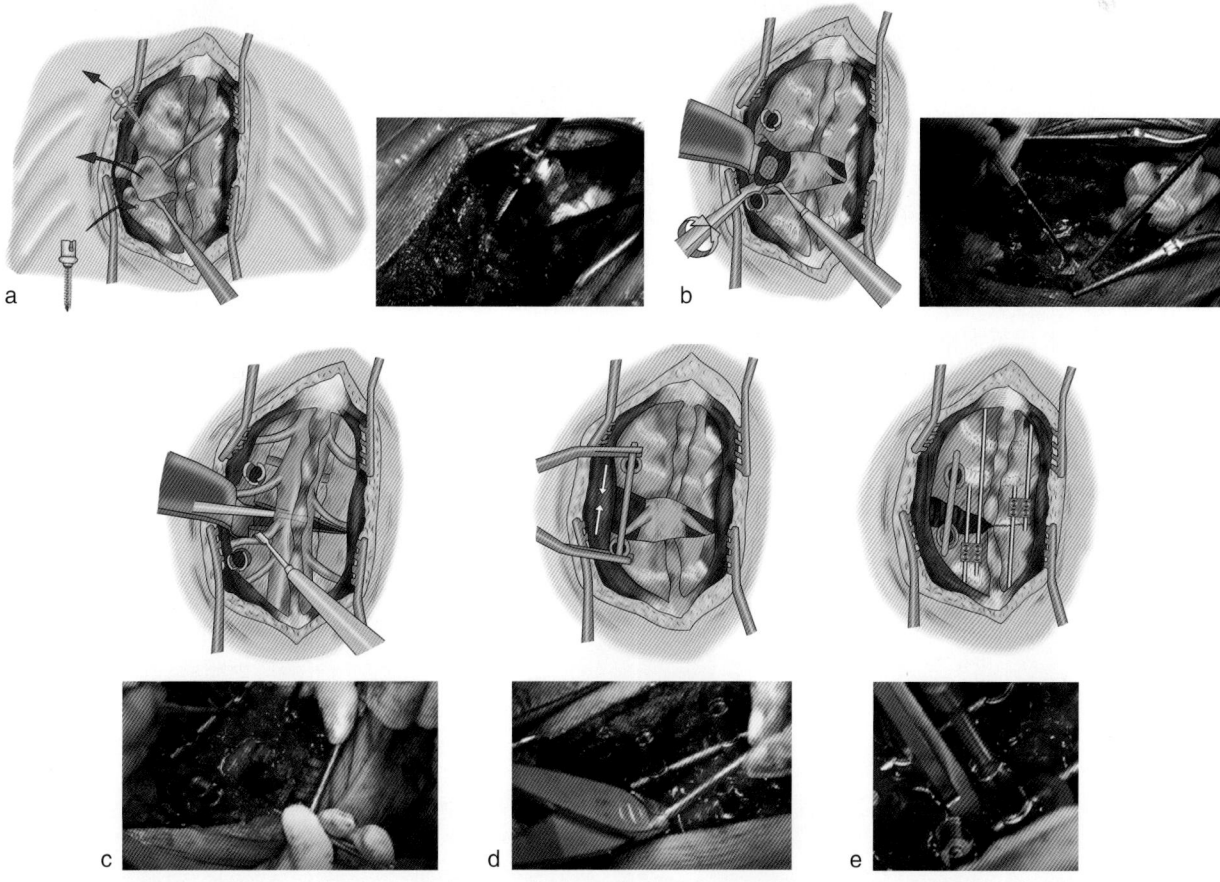

图 29-4-34　EOS 凸侧半椎体切除术示意图。首先在凸侧半椎体上下各一椎体上置入螺钉（a）；接着切除椎板、黄韧带，完全暴露椎弓根上下神经根，切除关节突、椎弓根后部，经椎弓根基底松质骨刮入椎体，用咬骨钳、骨刀和磨钻完成截骨，半椎体的后壁皮质骨留在最后去除（b）；切除椎间盘（c），截骨完成后上棒抱紧以闭合截骨处（d、e）（注：示意图对应的手术照片为半椎体切除术中照）

体双侧有限骨膜下剥离，并于相邻两个椎体的双侧上置入椎弓根螺钉／椎板钩。

将预弯矢状面曲度及与连接阀组装好的近端钛棒穿过中间切口凹侧（即行半椎体切除的切口凹侧）深筋膜下方小心置入至头端切口，无张力状态下将棒与头端椎弓根螺钉／椎板钩固定，锁紧螺钉；同理将预弯好的远端棒从中间切口穿入，通过筋膜置入至远端切口并将棒与远端椎弓根螺钉连接，再把棒逆向移动，置入连接阀内，锁紧远端椎弓根螺钉。由于头尾两端切口与中间切口间存在皮肤阻挡视野，置入过程中应特别注意避免穿破胸膜。放至合适位置后行双向手法牵引下撑开矫形，矫形满意后锁紧连接阀。

在生长棒两端及中间切口半椎体切除部位使用自体骨与同种异体骨行植骨融合。

6. 缝合　在中间切口处放置引流管，生长棒两端切口根据出血情况决定是否放置引流。最后逐层缝合切口，由于患者在未来会接受多次生长棒撑开手术，因此缝合过程中对皮肤及软组织的保护格外重要，轻柔仔细操作有助于预防皮肤软组织相关并发症。

术后 3 个月佩戴保护性支具以避免剧烈运动及外伤。撑开间隔依据患者生长情况而定，一般为 8~10 个月一次，每次撑开手术前应行 X 线摄片以评估近端及远端椎弓根螺钉／钩是否在位，撑开操作时仅需暴露中间切口深筋膜下的连接阀进行适度撑开，撑开手术后不需常规佩戴保护性支具。撑开手术与常规生长棒撑开相同（图 29-4-35、图 29-4-36）。

（四）临床应用及发展历程

2002 年，Cheung 等首次详细报道了采用凸侧融合结合凹侧撑开治疗 6 例下胸段（T_{11} 或 T_{12}）半椎体畸形，并进行了长达 10 年的随访。手术时平均年龄为 3.4 岁（范围为 1.6~5.9 岁）。所有患者均接受一期凸侧融合加凹侧撑开手术，5 例患者凹侧采用 Rochester 棒，并在随后的随访中接受了 1~4 次撑开手术；1 例患者采用 Harrington 棒，术后 4 个月因感染取出。末次随访时，冠状面 Cobb 角由 49° 减小至 29°。作者认为相较于单纯的 CGA 手术，该技术能提供术后即刻冠状面平衡的改善，避免了 CGA 手术带来的不可预测性。

2012 年，Alanay 等报道了其对该类技术的进一步调整和发展。为避免传统 CGA 手术前路操作带来的并发症以及单纯 CGA 在控制畸形发展以及矫正躯干平衡方面的缺陷，Alanay 等采用了凸侧内固定融合联合凹侧生长棒撑开的技术。术中在凸侧行内固定置入后通过去旋转和抱紧等操作最大程度矫正局部畸形，借助凹侧生长棒植入在术后即刻即能取得良好的躯干平衡矫正。术后每 6 个月撑开一次。首次报道的 5 例患儿，初次手术平均年龄为 3.3 岁（范围为 1.4~4.6 岁），平均随访时间为 34 个月（范围为 26~40 个月）。初次术后，凸侧固定节段局部角度由术前平均 48° 减小到 36°，末次随访时进一步减小到 27°；凹侧撑开节段的整体角度由术前平均 35° 减小到术后即刻的 16°，末次随访时进一步减小至 8°，矫形率平均达到 77%。随访过程中 4 例患者出现凹侧螺钉松动，除此之外无其

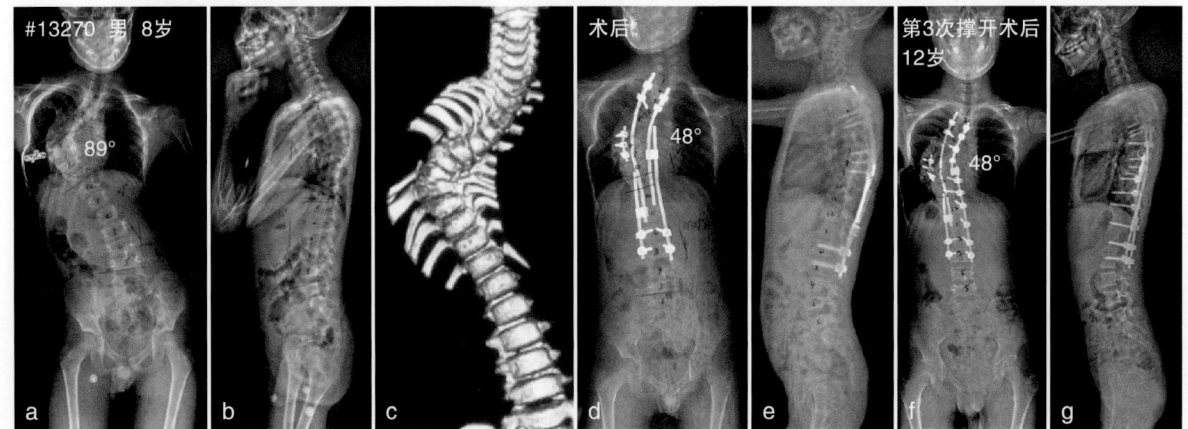

图 29-4-35　男（#13270），8 岁，先天性 T_8 半椎体伴胸椎侧凸，术前冠状面 Cobb 角为 89°（a~c）。行凸侧半椎体切除 + 双侧生长棒术，术后冠状面 Cobb 角减小至 48°（d、e），冠状面失平衡得到明显改善；之后每隔 10~12 个月行一次撑开手术，第 3 次撑开术后冠状面 Cobb 角为 48°（f、g）

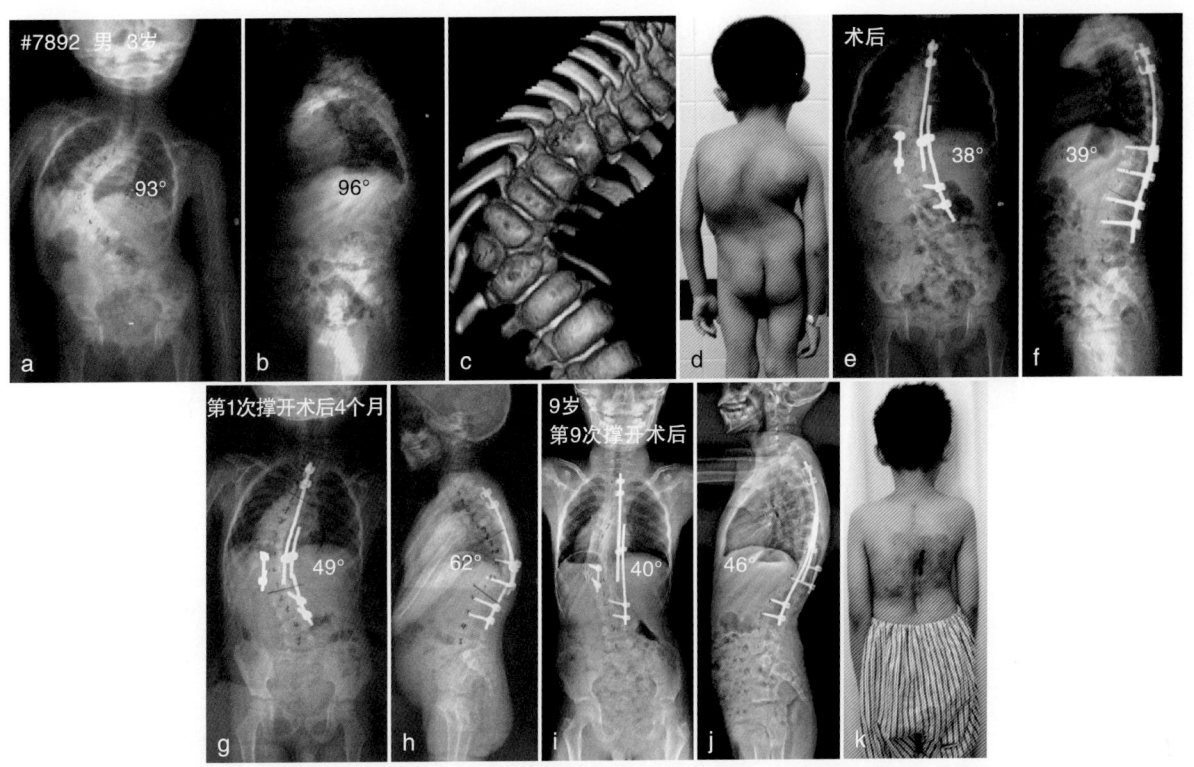

图 29-4-36　男（#7892），3 岁，先天性 T_6、T_{10} 半椎体伴胸椎后凸型脊柱侧凸，术前冠状面 Cobb 角为 93°，后凸 Cobb 角为 96°（a~d）。行凸侧半椎体切除，因凸侧软组织覆盖差行凹侧单边生长棒，术后冠状面 Cobb 角减小至 38°，后凸 Cobb 角减小至 39°（e、f）；第 1 次撑开术后 4 个月发生断棒（g、h），提前第 2 次撑开时间，之后每隔 10~12 个月行一次撑开手术，第 9 次撑开术后冠状面 Cobb 角为 40°，后凸为 46°（i、j），外观矫形良好（k）

他并发症发生。Alanay 总结道，相较于传统 CGA 手术，该技术能更有效地控制侧凸进展，术后即刻即能得到躯干平衡的显著矫正；与 Cheung 等的技术相比，使用凸侧固定融合既可达到生长阻滞的目的又可具有避免前路手术造成肺部并发症的优势，且适用于复杂严重的先天性脊柱畸形；与单纯生长棒技术相比，该技术能更好地矫正先天性脊柱侧凸顶椎周围的局部僵硬畸形。在之后更长时间的随访报道中，Demirkiran 及 Alanay 等进一步证实了该技术对于治疗复杂先天性脊柱侧凸患儿是安全有效的且具备独特的优势。

值得一提的是，Hybrid 生长棒技术的概念在近年来得到了进一步扩展，短节段截骨融合联合生长棒技术在多个中心被报道应用。该技术由王升儒等最先报道使用，其被用于治疗存在成角畸形伴较长代偿弯的先天性早发性脊柱侧凸患儿，通过在侧凸顶椎区进行截骨及短节段融合矫正主弯畸形以降低顶椎区不对称生长潜能，同时加用生长棒控制代偿弯畸形并维持脊柱的纵向生长发育。首次报道的 7 例患者经平均 53.3 个月随访（平均每例撑开 5.3 次），主弯 Cobb 角由 81.4° 减小至 40.1°，T_1~S_1 平均每年生长 1.23cm，胸廓生长指标（the space available for lung ratio，SAL）由 0.86 增至 0.96。展现了该技术用于治疗具有较大不对称生长潜能患儿的安全性及有效性。

南京鼓楼医院于 2019 年在 Spine 上发表了应用混合型技术（凸侧截骨短节段融合＋生长棒撑开）治疗长弯型先天性脊柱侧凸患儿的临床结果。共有 13 例患者纳入研究，初次手术平均年龄为 5.4 岁，8 例患者接受凸侧截骨＋凹侧单侧生长棒置入，5 例患者接受凸侧截骨＋双侧生长棒置入。术后主弯 Cobb 角由平均 86.4° 减小至 37.3°，整体后凸由平均 66.8° 减小至 33.3°，平均随访 41.6 个月，每例平均撑开 4.1 次，期间矫形效果维持良好，脊柱平均每年生长 1.31cm。术后共发生 2 例并发症：1 例断棒、1 例发生 PJK，均为接受凸侧截骨＋凹侧单侧生长棒置入的患者。单侧生长棒置入患者在术后矢状面矫正丢失上显著高于双侧生长棒置入患者（P=0.039），除此之外，其他方面两组患者均无明显差异。通过该项研究，进一步明确了 Hybrid 技术在长弯型伴侧后凸的先天性脊柱侧凸患者中的有效性。在传统生长棒技术应用受限的患者群中，Hybrid 技术是一项具备明显优势的治疗选择。但同时也应认识到，目前应用此项技术的病例数仍较少、随访时间较短，尚需大样本病例长期随访结果的总结（图 29-4-37）。

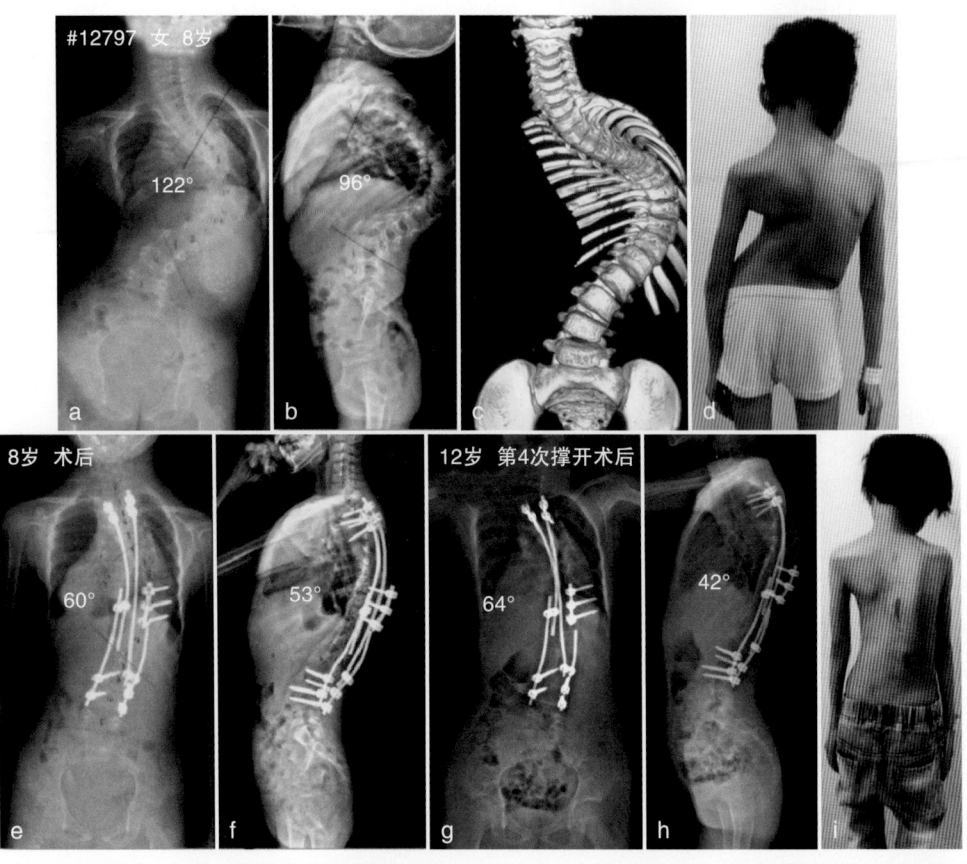

图 29-4-37　女（#12797），8 岁，先天性脊柱侧后凸畸形（T₆~T₁₂ 分节不良），L₅ 及骶椎隐裂，术前冠状面 Cobb 角 122°（a~d）。行凸侧顶椎区三柱截骨 + 双侧生长棒置入，术后冠状面 Cobb 角减小至 60°，后凸矫正至 53°（e、f），冠状面失平衡得到明显改善；之后每隔 10~12 个月行一次撑开手术，第 4 次撑开术后冠状面 Cobb 角为 64°，后凸减小至 42°（g、h），外观矫形良好（i）

四、前路非融合椎体栓系

根据 Hueter-Volkman 法则，椎体在纵向压力下其生长速率会受到抑制，而纵向拉力则会促进椎体生长。由于特发性脊柱侧凸的发生与椎体前柱过度生长继而引发脊柱前凸与椎体旋转相关，Piggott 于 1987 年首次提出了运用生长调控的方法治疗脊柱侧凸的设想。即通过对侧凸凸侧椎体施加纵向压力，限制椎体凸侧生长，以达到矫正脊柱畸形的目的。该设想后来逐渐发展为前路非融合椎体栓系技术（anterior vertebral body tethering，AVBT）（图 29-4-38）。

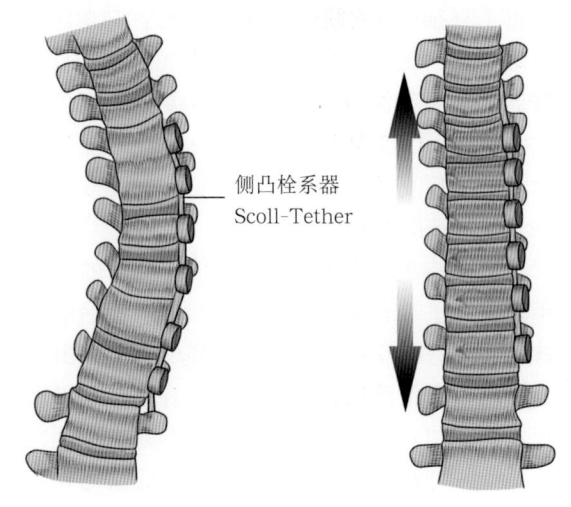

侧凸栓系器
Scoll-Tether

图 29-4-38　AVBT 原理示意图。螺钉通过前方入路在前外侧椎体由凸侧置向凹侧，锚定栓系链，限制椎体凸侧生长，以达到矫正脊柱畸形的目的

（一）AVBT 的动物实验验证

根据 Piggott 的设想，Newton 等于 2002 年首次设计了动物实验进行验证。该研究使用 8 头 3~4 周龄的小牛接受前路 T_6~T_9 右侧椎体螺钉置入手术，再以螺钉作为锚定点，使用不锈钢索进行联结栓系，根据栓系的节段分为 2 组，T_6~T_7 栓系组和 T_8~T_9 栓系组，两组互为对照。术后 12 周，栓系节段有明显侧凸形成，平均角度为 $11.6°±4.8°$，未行栓系的对照节段平均角度为 $0.3°±1.7°$（$P<0.0001$）；栓系节段出现后凸，平均角度为 $5.1°±5.8°$，对照节段后凸为 $0.7°±2°$（$P<0.0001$）；与对照节段相比，栓系节段椎间盘出现显著楔形变 [（$6.8°±1.6°$）：（$0.7°±2°$），$P<0.0001$]；除此之外，栓系节段椎体右侧高度相较左侧出现降低趋势，生物力学分析显示栓系并不影响脊柱的轴向旋转和屈伸运动，但会限制椎体侧向弯曲活动度，在解除栓系后椎体活动度恢复到正常水平。通过该实验，Newton 团队首次证实了前路椎体栓系可影响椎体生长，验证了使用该种生长调控方法治疗脊柱侧凸的可行性。

为进一步了解前路非融合栓系对脊柱生长的影响，Newton 等扩大实验样本，将 33 头 1 月龄的小牛随机分为 3 组行前路螺钉置入手术，第 1 组在 T_6~T_9 椎体同侧各置入 1 枚螺钉，各椎体间用 1 根不锈钢索进行联结栓系；第 2 组在 T_6~T_9 椎体同侧各置入 2 枚螺钉，各椎体间用 2 根不锈钢索进行联结栓系；第 3 组在 T_6~T_9 椎体同侧各置入 1 枚螺钉，不用钢索联结，作为对照组。术后 6 个月，第 1 组形成侧凸的平均角度为 $10°±9°$，第 2 组侧凸平均角度为 $38°±9°$，第 3 组无明显侧凸形成，Cobb 角平均为 $5°±5°$。除此之外，第 1 组后凸平均角度为 $5°±5°$，第 2 组后凸平均角度为 $17°±8°$，对照组在观察期内出现前凸增加，平均角度为 $-5°±4°$。在该研究中，Newton 等进一步证实，如果椎体锚定点足够牢固，前路非融合椎体栓系技术可以调节脊柱的生长，具备应用于生长期脊柱侧凸患者治疗的潜力。在随后的扩展实验中，Newton 等发现非融合椎体栓系虽然使椎体发生楔形变，但椎间盘并未发生相似的形态变化。与对照组椎间盘相比，栓系组椎间盘高度降低，蛋白多糖合成与胶原类型的分布虽有不同，但并未发现有椎

体栓系导致椎间盘脱水或退变发生，椎间盘的正常功能得到维持。这一研究结果进一步增强了该技术临床应用的可行性。

需要注意的是，上述 Newton 团队系列实验在行前路非融合椎体栓系手术的过程中保持了椎体间不锈钢索的无张力状态，椎体间联结张力的存在对脊柱／椎间盘形态的影响在前期研究并未涉及，因此为探究这一问题，Newton 等以 12 头 7 月龄的小猪作为实验对象，于 T_8~T_{11} 椎体间行前路非融合椎体栓系手术，以术中是否对椎体间不锈钢索施加拉紧张力（250N）将其分为 2 组，每月定期行影像学检查，1 年后处死，做组织学与生物力学分析。研究发现，术后即刻，施加张力组脊柱形态变化大于对照组 [（$8°±4°$）：（$2°±1°$），$P=0.01$]，且出现明显顶椎区椎间盘楔形变 [（$5°±2°$）：（$2°±1°$），$P=0.01$]。但 1 年之后，两组在冠状面畸形 [张力组（$28°±18°$）：对照组（$27°±11°$），$P=0.88$]、矢状面畸形 [张力组（$25°±3°$）：对照组（$22°±3°$），$P=0.14$]、椎体楔形变 [张力组（$10°±5°$）：对照组（$8°±3°$），$P=0.45$] 及椎间盘楔形变 [张力组（$-4°±1°$）：对照组（$-4°±3°$），$P=0.88$] 上均无明显统计学差异。除此之外，1 年后，脊柱僵硬度、活动范围及椎间盘状态等均未受到术中施加拉紧张力的影响。该研究的结果显示，为取得术后即刻矫形效果而采取施加椎间拉紧张力的措施并不会影响 1 年以上的治疗矫形效果，亦不会对脊柱活动度及椎间盘健康状态产生负面影响。更有意思的是，通过施加椎间张力，不仅未导致螺钉松动，反而增强了螺钉固定强度。该研究进一步证实了前路非融合栓系技术调节脊柱生长的有效性，并通过动物实验证明了该技术既能安全地提供短期即刻矫形效果，又能通过控制生长实现长期稳定矫正。

除 Newton 团队以外，同时期亦有其他团队报道了前路非融合椎体栓系的动物实验。Patel 等在 2010 年 IMAST 会议上报道了前路非融合栓系技术对猪脊柱侧凸的有效矫正。Moal 等通过非融合椎体栓系成功诱导 12 周龄大小的约克猪产生了 $50°$ 以上的脊柱侧凸，随后解除凹侧栓系，并通过凸侧非融合栓系尝试对畸形进行控制，结果显示该技术能有效矫正脊柱三维畸形。这一系列的动物实验获得了令人鼓舞的成果，为之后的临床应用打下了坚实基础。

（二）AVBT 的临床应用及结果

Crawford 与 Lenke 于 2010 年报道了第 1 例接受前路非融合椎体栓系治疗的病例。该患者为一 8.5 岁男童，诊断为幼年特发性脊柱侧凸。前期支具治疗失败，主胸弯 Cobb 角进展至 40°，在与患者家属充分沟通协商后决定行前路非融合椎体栓系手术。术中于 $T_6 \sim T_{12}$ 各置入 1 枚螺钉，置入位置为椎体侧方中心，肋骨头前方。各椎体间使用直径 4.5mm 的聚丙烯绳索联结栓系。术后即刻，冠状面 Cobb 角（$T_5 \sim L_1$）矫正至 25°，4 年随访后冠状面 Cobb 矫正至 6°。术前患者身高为 129.9cm，术后即刻为 131.1cm，4 年随访后患者身高为 166cm。围手术期及随访过程中无并发症发生。该例报道首次展示了前路非融合椎体栓系技术作为一项理想的矫形技术应用于单个病例的安全性及有效性。

2014 年，Samdani 等回顾性分析了第一批满足 2 年随访条件的 11 例接受前路椎体栓系手术的患者。患者平均年龄为 12.3±1.6 岁，Sanders 骨骼成熟度评分平均为 3.4±1.1，Risser 征平均为 0.6±1.1，栓系长度平均为 7.8 个椎体。术后主胸弯 Cobb 角由 44.2° 减小至 20.3°，2 年随访后 Cobb 角进一步减小至 13.5°；胸椎旋转由术前 12.4° 减小至末次随访的 6.9°。围手术期及随访过程无主要并发症发生。2 例患者在 2 年随访后接受 2 次手术放松栓系以避免产生过度矫正。Samdani 进一步总结了前路椎体栓系的适应证：具有生长潜力的患儿（Risser ≤ 2 级，Sanders 评分 ≤ 4），主胸弯为 35°~60° 且 Bending 位片小于 30°。除此之外，需综合分析患儿家族史、父母身高、第二性征发育等因素。对于主胸弯大于 60° 的患儿，如 Bending 位片小于 30° 仍然可以考虑该手术。但是，由于前路手术具有加重后凸的风险，胸椎后凸超过 40° 及旋转凸起超过 20° 是该手术的绝对禁忌证。Samdani 等随后又报道了 32 例接受前路椎体栓系手术且满足 1 年随访的病例，发现 10%~15% 的患者可能出现过度矫正，该研究认为，为尽可能避免过度矫正的发生需在初次手术中适当控制矫形程度。

2018 年，Newton 等亦报道了前路椎体栓系应用于脊柱侧凸患儿治疗的 2~4 年临床随访结果。共有 17 例患儿纳入该项研究，病因学包括 14 例特发性脊柱侧凸及 3 例综合征性脊柱侧凸，平均随访时间 2.5 年。术前患儿平均年龄为 11±2 岁，所有患儿 Risser 征均为 0 级，栓系长度平均为 6.8 个椎体。术前主胸弯 Cobb 角平均为 52°，术后即刻减小至 31°，18 个月随访后减小至 24°，末次随访时为 27°。随访期间，患儿身高平均增长 15.2±5.4cm，胸椎椎体旋转显著减小，但 $T_2 \sim T_{12}$ 胸椎后凸、腰椎椎体旋转在术后及末次随访时较术前均没有明显变化。相较 Samdani 等的报道，该研究在侧凸矫形率上有所降低，作者分析可能与纳入患者的角度较大、柔韧性较差有关。2 例患者于术后出现肺部并发症，送 ICU 治疗观察，于术后 5~8 天逐渐恢复。有 7 例患儿接受了翻修手术：4 例因矫正完成或过度矫正进行了栓系移除，1 例增加了腰椎凸侧栓系手术，1 例因内固定失败进行了栓系替换，1 例因畸形控制不佳接受了后路融合手术。8 例患儿（47%）随访过程中出现栓系损坏，表现为邻近螺钉成角 >5°，其中 2 例接受了翻修手术（1 例因过度矫正、1 例因矫正丢失）。Newton 等发现栓系损坏最易发生于顶椎以远，以 $T_8 \sim T_9$、$T_{10} \sim T_{11}$ 最为常见，原因可能与下胸椎活动度较大相关。Newton 等以末次随访主胸弯 <35° 且无需接受后路融合手术为临床治疗成功的标准，共有 10 例患儿（59%）治疗取得了成功，因此 Newton 等进一步总结到最适于前路椎体非融合椎体栓系的患儿应满足以下条件：①保留生长潜能，Risser 征 0 级或 1 级，Sanders 骨龄分期 3~4 级；②胸弯 45°~60° 且柔韧性良好；③髋臼 Y 软骨未闭患儿在初次手术时应适当控制矫形程度以尽可能避免早期发生过度矫正，亦可等到侧凸进展至 50°~60° 时再行治疗。

综上所述，前路非融合椎体栓系技术是一项新兴的具备较大临床应用潜力的脊柱矫形技术，其有效性及安全性已受到多方动物实验及临床研究证实，在保证矫正效果的同时亦能保留椎体活动度且未对椎间盘患儿身高产生明显负面影响是其相较其他手术治疗方法而言较明显的优势（图 29-4-39）。临床中可选择目前已有的 Tether™ 椎体栓系系统，进行 AVBT 手术。该系统以钛合金椎体锚与中空椎体骨钉为锚定，通过栓系绳在凸侧对椎体进行栓系，达到限制椎体生长，矫正侧凸畸形的目的（具体介绍见下文）。但目前对该技术仍缺乏临床长期随访，手术器械及术中操作方法未有相对统一标准，仍有待进一步观察研究。

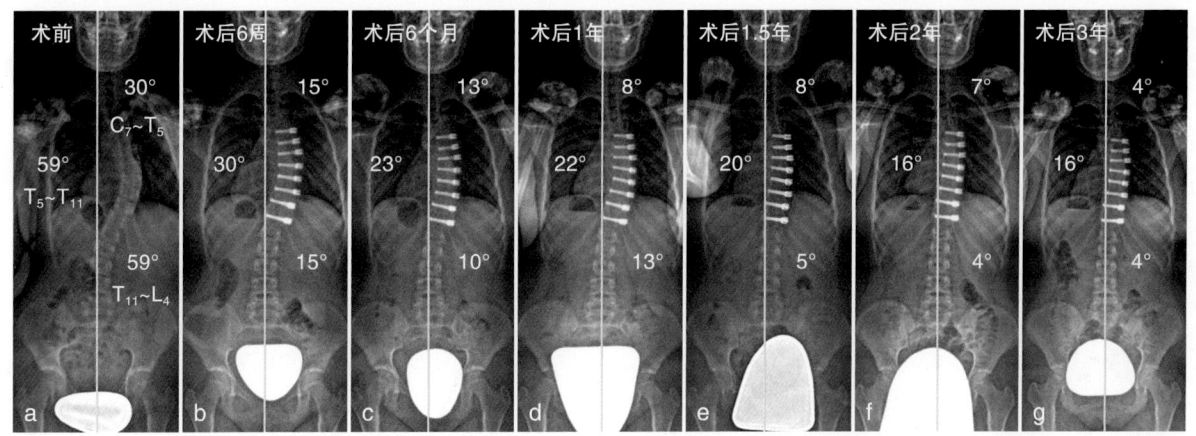

图 29-4-39　女，Lenke 1BN 型青少年特发性脊柱侧凸，Sanders 3 级，身高 153cm（a）。行胸弯前路非融合椎体栓系手术，术后胸弯矫正至 30°（b），术后随访 3 年，胸弯逐渐矫正至 16°，此时患者骨骼发育成熟，Sanders 8 级，身高增至 162cm（c~g）（此病例由土耳其伊斯坦布尔 Acibadem 大学附属医院 Ahmet Alanay 提供）

（三）The Tether™ 椎体栓系系统

2019 年 8 月，由美国 Zimmer 医疗器械公司开发的 The Tether™ 椎体栓系系统获得美国 FDA 批准，用于治疗儿童和青少年特发性脊柱侧凸，该系统成为首个由 FDA 批准用于临床治疗的 AVBT 手术系统。为了让读者更好地理解本节内容，下面将对该系统作简单介绍（以下内容来自 The Tether™ Vertebral Body Tethering System/ Instructions For Use）。

1. 系统结构　由四个主要部分组成：钛合金椎体锚、羟磷灰石涂层的中空椎体骨钉、聚乙烯对苯二甲酸酯（PET）栓系绳、钛固定螺钉（图 29-4-40）。

2. 适应证

（1）需手术干预的儿童或青少年特发性脊柱侧凸患者，仍具有生长潜能。

（2）主弯 Cobb 角在 30°~65° 之间。

（3）骨质结构达到内固定置入要求。

（4）经支具治疗失败或无法耐受支具的患者。

3. 禁忌证

（1）患有任何系统性感染、局部感染或手术部位皮肤的相关问题。

（2）既往脊柱手术史，既往手术节段在 AVBT 计划手术节段范围内。

（3）骨质较差，T 值 ≤ -1.5。

（4）骨骼发育成熟。

（5）其他会妨碍手术治疗的情况，例如凝血障碍、植入物材料过敏、依从性差等。

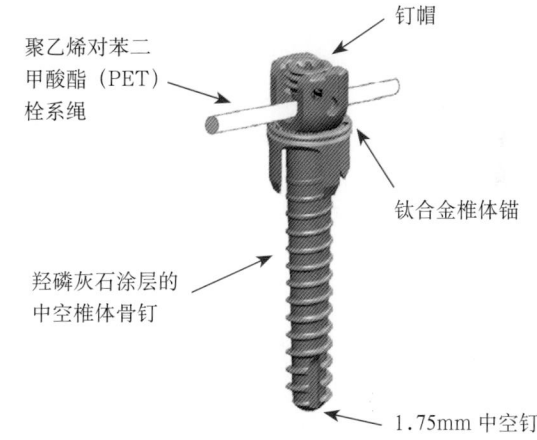

图 29-4-40　The Tether™ 椎体栓系系统结构

4. 手术技术　患者取侧卧位，侧弯凸侧朝上，根据手术节段，于腋前线位置取适当钻孔点（2~3 个），插入胸腔镜套筒（图 29-4-41）。

使用超声刀纵向分离胸膜壁层，暴露出手术节段椎体侧面。使用术前标记好的腋后线钻孔在拟手术节段置入钛合金椎体锚，置入位置在肋骨头前方，注意避开椎间孔同时避免侵犯椎间盘及椎体终板（图 29-4-42）。在术中透视及胸腔镜的引导下由椎体前外侧（凸侧）向后内侧（凹侧）小心置入双皮质椎体螺钉，横断面与终板平行（图 29-4-43）。

待置入所有椎体螺钉后即可引入栓系绳。可选择序贯栓系，即各节段依次分别进行栓系，也可选择多节段同时栓系（图 29-4-44）。栓系的紧张程度需综合考虑患者 Cobb 角大小、脊柱柔韧性、侧弯分型、畸形位置、骨骼成熟度及生长潜能等。为预防过度矫正及可能发生的螺钉脱出，在行近、远端栓系时应保持低张力或无张力状态。近、远端另需分别预留 20mm、20~30mm 栓系绳以便在术后生长过程中发生过度矫正时进行二次手术调整。术中透视观察螺钉位置及矫形情况，常规缝合放置引流。

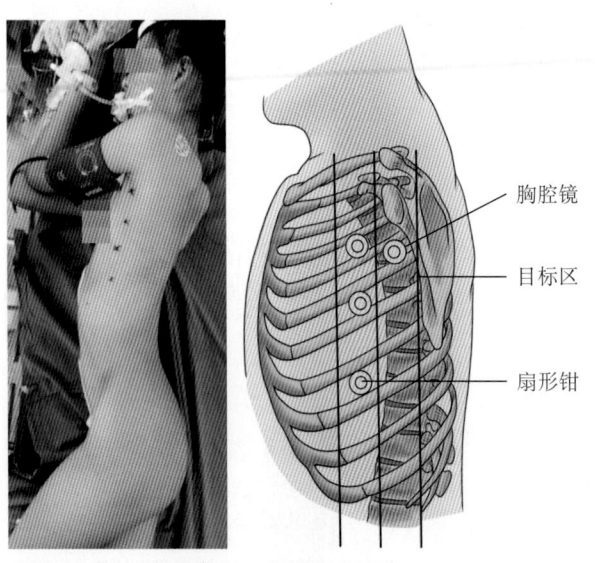

图 29-4-41　术中体位及定位示意图

胸腔镜
目标区
扇形钳

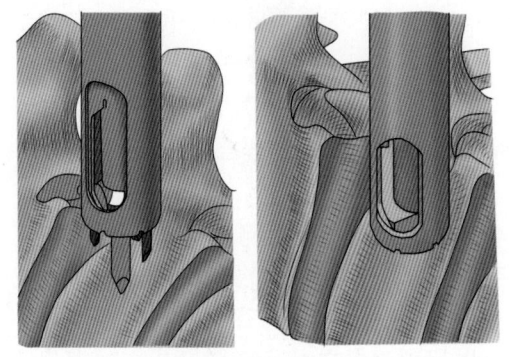

图 29-4-42　置入钛合金椎体锚

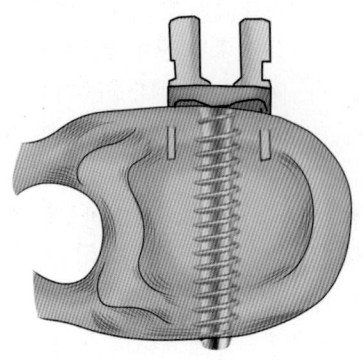

图 29-4-43　置入双皮质椎体螺钉

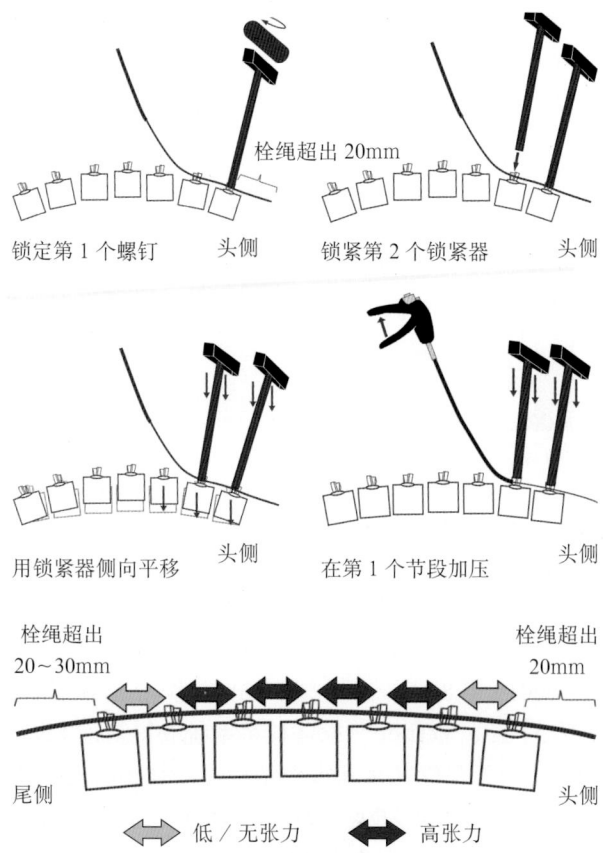

栓绳超出 20mm

锁定第 1 个螺钉　　头侧　　锁紧第 2 个锁紧器　　头侧

用锁紧器侧向平移　　头侧　　在第 1 个节段加压　　头侧

栓绳超出
20~30mm
栓绳超出
20mm
尾侧　　　　　　　　　　　　　　　　　头侧

⟷ 低 / 无张力　　⟷ 高张力

图 29-4-44　椎体间栓系示意图

五、磁力操控生长棒

早发性脊柱侧凸（EOS）的治疗较为复杂，多发生在儿童，如果不及时治疗，脊柱侧凸可能会迅速进展，导致外观畸形和肺功能障碍。生长棒是 EOS 的重要治疗手段之一，它可以防止畸形进展，同时保留脊柱的生长潜能。传统上，生长棒大约每 6 个月需要行开放手术撑开，频繁撑开增加了麻醉和伤口并发症的风险。反复全身麻醉手术对大脑发育也有潜在的不良影响，这对 3 岁以下的儿童尤其重要，因为镇静和麻醉药物可能会影响大脑发育。

由于传统的生长棒（TGR）的这些缺点，磁控生长棒（MCGR）应运而生。MCGR 可以在持续的神经功能监护下，利用一个大的体外磁铁对清醒的患儿定期进行撑开，而这种操作是无创的。因此，与 TGR 不同，MCGR 撑开术可以在门诊进行，从而避免了重复手术引起的风险。此外，为了更接近正常的生理性生长，可以频繁实施撑开术。

这种手术方式对患儿的好处显而易见，因为不再需要在全身麻醉下实施撑开术。此外可以显著减少脊柱自发融合的发生率。由于减少了住院和全身麻醉手术的次数，MCGR 较 TGR 花费低得多。

（一）MCGR 的历史

MCGR 概念的提出要追溯到 2004 年由法国航空工程师 Arnaud Souberian 开发的 Phenix 棒。然而，由于需要安装大尺寸的体内磁铁以及需要在皮肤上放置永磁体，这种棒没有得到大规模使用。目前用的 MCGR 是 MAGEC® 棒（图 29-4-45），最初由 Ellipse 科技公司（Irvine，CA，USA）发明，2016 年被 NuVasive 公司（San Diego，CA，USA）收购。这项新技术由 Akbarnia 等首次在尤卡坦猪身上进行了试验，试验结果显示，该技术可以利用外部磁铁安全地撑开脊柱。

Cheung 等首次将 MCGR 应用于人体。他们将 MCGR 置入 5 例患者体内，有 2 例患者完成了 2 年随访。初步结果显示，生长棒可以获得持续撑开，平均每月达到 1.5~2mm。SRS-30 问卷显示临床效果良好且没有并发症发生。从最初的试验至今，MCGR 经历了 5 次结构性改进。目前，MCGR 有标准配置和补偿配置两种。这些棒内置一个具有磁力的驱动器，由一个被称为"遥控器"的外部磁铁驱动。棒上有一个箭头指示的标记，确保棒的插入方向正确，以免撑开失败。驱动器不能折弯，但可以折弯近端和远端的棒以连接到钩上。有两种尺寸的驱动器（70mm 和 90mm）可供旋转。棒的直径有 4.5mm、5.5mm 和 6mm 可供选择。

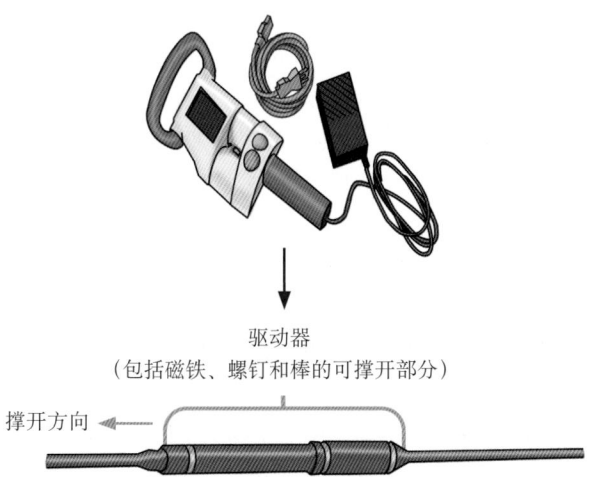

驱动器
（包括磁铁、螺钉和棒的可撑开部分）

撑开方向

图 29-4-45　磁力生长棒示意图

（二）适应证

与 TGR 相似，MCGR 可用于 Cobb 角较大（比如 50°）、脊柱具有生长潜能且 Cobb 角进展可能性大的 EOS 患者。本质上，任何类型的脊柱侧凸的初次治疗都可以使用 MCGR，最大程度减少手术对脊柱生长的影响。MCGR 同样可以运用于先天性脊柱侧凸和需要骨盆固定的患者，Cheung 发现特发性和综合征性的脊柱侧凸可以获得相似的疗效。但是，Keskinen 等发现接受传统生长棒治疗的患者换用 MCGR 的疗效不如一直使用 MCGR 的患者，这可能与传统的 TGR 手术导致脊柱的僵硬有关。但这两者之间的关联性需要大样本及长期随访结果证实。

MCGR 还有几项特殊的应用。胸廓发育不良综合征的治疗虽然通常采用 VEPTR 治疗，但 MCGR 的混合体可以帮助患者摆脱呼吸机并获得脊柱延长。由于这些患者生长潜力有限，可能无法实现持续撑开。磁控生长棒也可用于矫正严重的脊柱畸形。在这种情况下，它就像一个内置的头环 - 重力牵引装置，允许患者在清醒时获得矫正，降低发生神经并发症的风险，且降低终末期手术的难度。

如果患者需要 MRI 来评估如脊髓空洞症等病症情况，则不建议使用 MCGR。虽然没有证据显示 MRI 会产生任何不良影响，但会产生高达 30cm 的图像伪影，无法清楚地显示脊髓。然而，MRI 对于 MCGR 的撑开机制是没有影响的，不会造成回弹，也不会造成周围软组织发热。

（三）操作技术

内固定节段通常包括整个侧弯。一些严重的侧凸可能需要向两端延长固定节段，但应该尽量避免这种情况，因为终末期手术往往需要融合更多节段。迄今为止，随访时间最长的患儿其终末期融合手术在初次置入手术后 6.5 年，所有患者均需向近端和远端各延长 2 个节段（图 29-4-46）。中立椎或稳定椎的位置决定是否需要长节段融合，可能会发生 adding-on 的节段都需要融合。

对于体型小的儿童来说，内固定的选择尤其困难。患儿的体型和脊柱长度是是否使用 MCGR 的决定因素。尽管有 70mm 的驱动器，但对于体型较小的患儿来说可能已经过长。值得注意的是，70mm 只是驱动器的长度。因为驱动器节段是直的，无法折弯，需要留出额外的长度给近端和远端

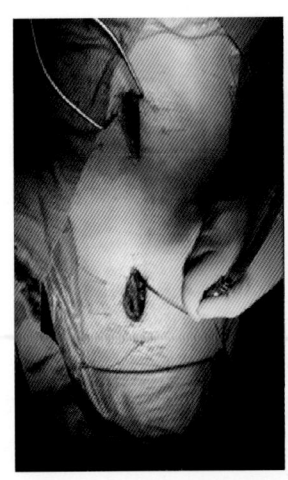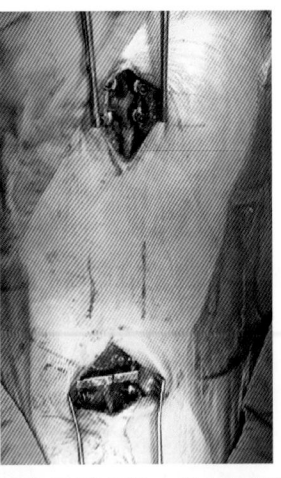

图 29-4-46　磁力生长棒手术示意图（此图片由张文智提供）

固定椎；另外，棒需要弯出一个轮廓，也需要更长的长度。当患儿无法即刻置入生长棒时，可能需要暂时接受支具治疗或接受一段时间头环牵引以免侧凸发展，避免延长固定节段。

　　因为驱动器节段是直的，多次撑开后发生近端交界性后凸（PJK）的风险较大。将棒预弯到正常生理弧度比 TGR 更困难，因此近端棒可能需要过度弯曲。使用 MCGR 的 PJK 的发生率很高，在一些报告中高达 30%，但并非所有病例都需要再手术（15%）。一般来说，应尽量避免将上端椎选择在 T_1 或 T_2，因为在最后的融合手术中可能需要融合更多的近端节段来处理 PJK。在 TGR 手术中，采用肋骨钩可以预防这些并发症。然而，需要进一步研究来证实在 MCGR 中使用肋骨钩是否有效，以及与螺钉相比，使用肋骨钩是否能降低 PJK 的发生率。

　　与钩相比，椎弓根螺钉具有更强的拔出力。但是，钩的硬度较低，可允许更多的椎体旋转，利于双侧棒的不对称延长。除了上述基于 PJK 的优势，肋骨植入物还可避免破坏棘周肌肉组织，减少脊柱自发融合的概率。

　　与 TGR 相似，MCGR 手术首选双棒而非单棒。双棒有更大的撑开力，且可以双侧不对称撑开。单棒只能用于非常瘦小的患者，这些患者往往没有足够的软组织覆盖，或者存在严重的椎体旋转和后凸畸形而导致置棒困难。

　　MCGR 有两种配置：双侧标准配置和一侧标准配置另一侧补偿配置。来自制造商的内部机械测试表明，如果两根棒都处于标准配置，可以产生更大的撑开力。使用两个标准棒时，由于两侧磁铁距离太近，无法做到两侧不对称延长。而一侧使用标准棒，另一侧使用补偿棒可以做到双侧不对称延长。神经肌源性脊柱侧凸常合并骨盆倾斜，标准配置配合补偿配置更加合适。与两根标准棒相比，标准棒配合补偿棒的另一个优点是减少了"串扰"，即磁铁放置得太靠近而产生更强的内部磁场。在这种情况下，需要更大的外部牵张力来进行牵张，可能会发生棒的滑移或卡死，从而限制了延长的成功率。这一撞击事件是指棒的内部磁铁无法完成一个完整的旋转，并导致旋转停止，磁铁翻转回原来的位置。临床上观察到，与正常撑开时的"摇晃"感觉相比，出现撞击时棒会突然发生抖动。

　　像 TGR 一样，MCGR 应该插入筋膜下，应避免将连接棒弯曲到离电机太近的地方，这样会损坏电机而导致撑开失败。是否应该在手术中进行撑开是有争议的。张文智等的实践是在不加载植入物的情况下，维持整体平衡即可而不施加额外矫形力，以降低早期撞击、植入物失败和脱钩的风险。在这种情况下，外科医生很难区分是棒出问题还是棒过载引起的早期撞击。

　　MCGR 通常在植入后 1～2 个月撑开。撑开的频率可能从每月 1 次到每月 6 次不等，通常受患者就诊方便性的影响，而不是精确的科学依据支持。那些经常撑开的患者可能会每月撑开标准长度（2mm），而那些每 6 个月撑开一次的患者可能会直到发出碰撞的声音才来撑开，以达到最大程度的延长。密切监测撑开的长度是至关重要的，因为这证实了 MCGR 仍然在发挥作用。在 X 线上可测量杆的外壳部分的高度来评估撑开的长度。由于可撑开的最大长度为 4.8cm，因此测量的距离可指示何时需要换棒。超声波是监测 MCGR 撑开长度的常用方法，它不受辐射照射，且被证明与 X 线有很好的相关性，易于掌握。超声检查时，间或接受 X 线检查，评估畸形严重程度和棒的完整性。

　　关于 MCGR 如何进行撑开，并没有相关共识。Cheung 为所有的门诊患者选择了标准化撑开策略。门诊患者一律采用俯卧位或坐位（图 29-4-47）。撑开之前，首先超声检查测量当前生长棒的长度。然后使用手持磁铁来确定生长棒磁铁位置，并在皮肤上标记该位置。事先在遥控器中设置准备撑开的长度，并将设备放置在皮肤标记上。现在临床上所应用的撑开控制器基本都是由两个较大的磁铁制成，磁铁之间的中心缺口应放置在皮肤标记上，以优化磁场。通常来说，临床上的撑开策略是先将

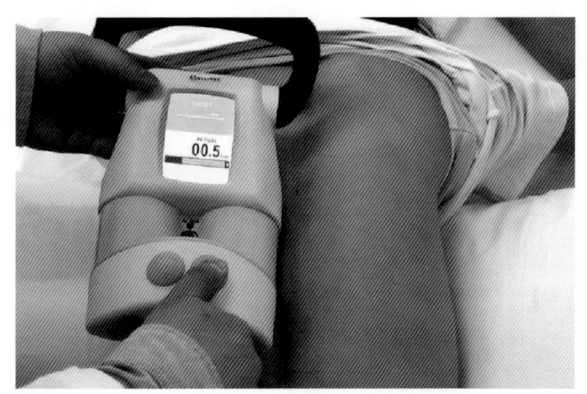

图 29-4-47　门诊进行生长棒延长（此图片由张文智提供）

其中一根生长棒撑开到目标长度，然后再撑开另一根。后凸畸形严重的患者有时可能只允许使用一个磁铁。为了避免生长棒使用过程中的断棒问题，可以先撑开较小的长度（0.2～0.5mm），然后双侧交替撑开，这种方法往往可以减少生长棒内部的应力（图 29-4-48）。

（四）并发症

MCGR 的并发症并不少见。在 MCGR 置入患者 2 年的随访中，高达 46.7% 的患者因内固定并发症进行了计划外手术。其中，最常见的再手术原因是生长棒撑开失败和近端固定失败。与 TGR 类似，MCGR 仍具有很高的植入物相关并发症发生率，如断棒和 PJK。但与 TGR 相比，MCGR 可降低手术感染率。Kwan 等提出患者接受更高频率的撑开（1 周至 2 个月撑开一次），可能产生较高的 PJK 和撑开失败发生率。而当撑开频率降低后（每 3～6 个月撑开一次），则内固定失败发生率会降低。

通常，技术方面和器械方面的多种问题导致了 MCGR 撑开失败。但由技术原因所导致的并发症更应当引起广泛重视，因为它们是可以避免的。当发生频繁撑开失败时，翻修手术往往不可避免。由技术原因导致的生长棒撑开失败包括在生长棒撑开

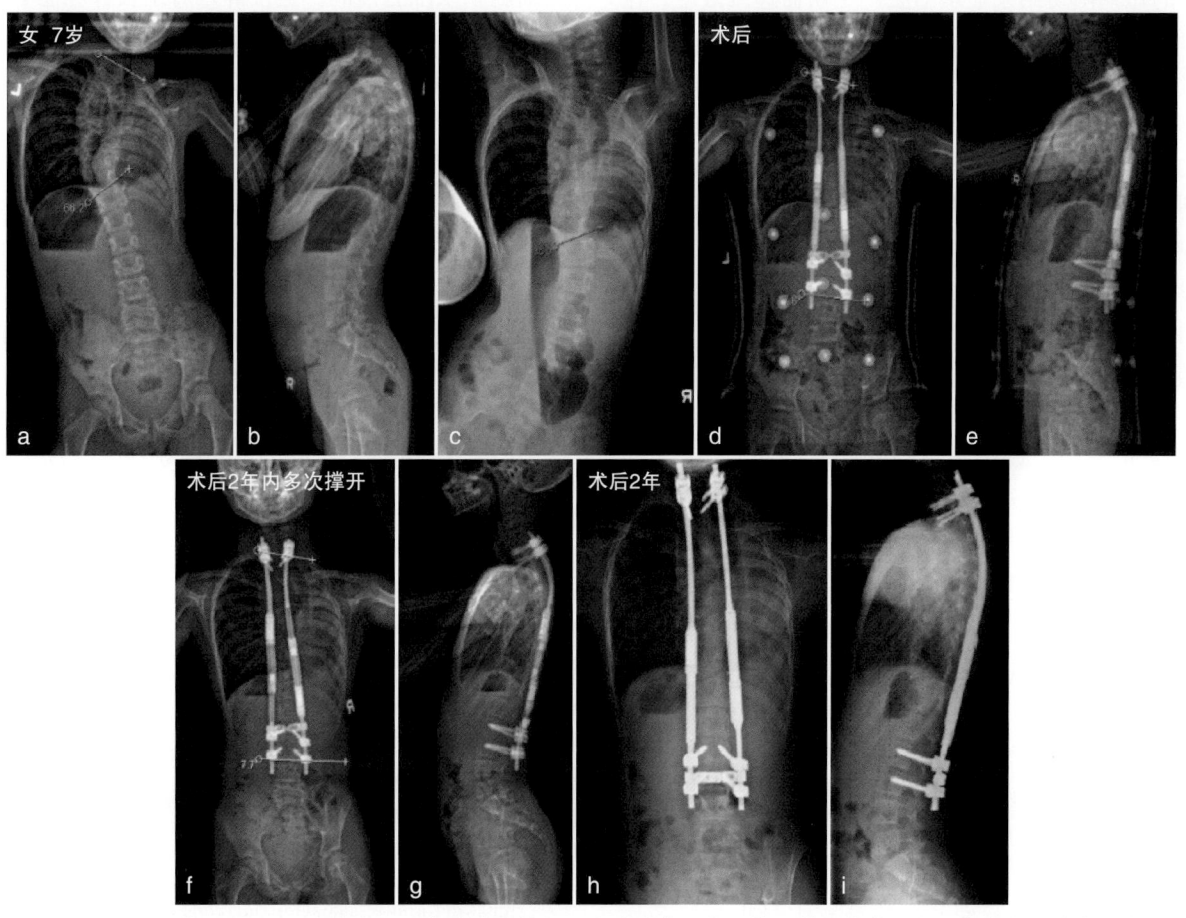

图 29-4-48　女，7 岁，Schimitar 综合征，右肺动脉缺如，右肺发育不全，第 1 肋骨发育不全，多个先天性半椎体畸形。行双侧磁控生长棒置入术。立位全脊柱 X 线示主胸弯为 66.2°（a、b），在 Bending 位片为 35°（c）。磁控生长棒置入术后冠状面平衡良好（d、e）。术后 2 年内多次撑开（f、g）。2 年后，更换生长棒（h、i），并将继续进一步撑开（此病例由张文智提供）

部位附近不适当的弯棒以及不正确的生长棒置入和配置方式，从而导致生长棒不能纵向撑开。生长棒的机械故障包括在壳体单元附近有自发形成的骨组织，限制了进一步的撑开，导致了驱动装置固定钉断裂，这个问题和撞击问题已经在最新的产品上得到了解决。导致生长棒断裂的危险因素包括年龄增长和体重指数增加，以及两个内部磁铁之间的相互作用而导致的撑开距离减小。体重指数增加往往意味着皮下组织厚度相应增加，这无疑增加了外部遥控器和内部磁铁之间的距离，从而减少了可以传递到 MCGR 的磁力大小。因此，在肥胖的患者中，生长棒撑开的效果并不令人满意。

在 TGR 置入患者中观察到一种独特的获益递减现象，这是指在 TGR 置入的患者中随着脊柱生长的增加，撑开距离逐渐减少，并且可能早在第一次置入或者撑开时就会发生。发生获益递减的原因可能是由于脊柱原位的自发融合。MCGR 置入患者的短期随访结果显示不会产生获益递减效应。这可能与非创伤的撑开技术和较高的撑开频率有关。MCGR 的目标撑开距离（外部遥控器输入的预期撑开长度）和实际撑开距离（在 X 线或超声上测量的实际长度）随着 MCGR 撑开次数的增加而观察到明显的差异。一个有意思的现象是撑开长度的减少是由于生长棒撑开力的减小而不是脊柱本身僵硬导致的。这些研究结果表明，即刻撑开效果降低是由生长棒的设计问题引起的。由于机械原因，无法实现 4.8cm 的撑开长度。最近一项关于 MCGR 最大输出力的生物力学研究证实了这一点。Poon 等的研究表明，MCGR 鞘外 0mm、25mm 和 40mm 处的最大应力分别为 103.0N、98.8N 和 95.0N。随着生长棒鞘外距离增加，撑开力逐渐减小，这是撑开长度增加导致瞬时撑开效果降低的原因。

随着更长时间的随访，在 MCGR 翻修手术中观察到生长棒的棒 - 锚定点交界和 MCGR 的可延伸部分周围发生了金属碎屑沉积（图 29-4-49）。在 Cheung 的临床经验中，有多达 67% 的患者在多次手术时会出现这种情况。Teoh 等认为，金属碎屑沉积病是由金属碎片引起的慢性炎症反应，是活塞式生长棒伸缩引起的。这可能是生长棒设计缺陷或 O 形圈（MCGR 延伸的连接处）密封失效导致撑开过程中摩擦增加的结果。在这些翻修手术中，在驱动装置周围发现假莫膜形成，显微镜检查显示黑色和灰色颗粒状物质的积聚，透明化纤维组织与淋

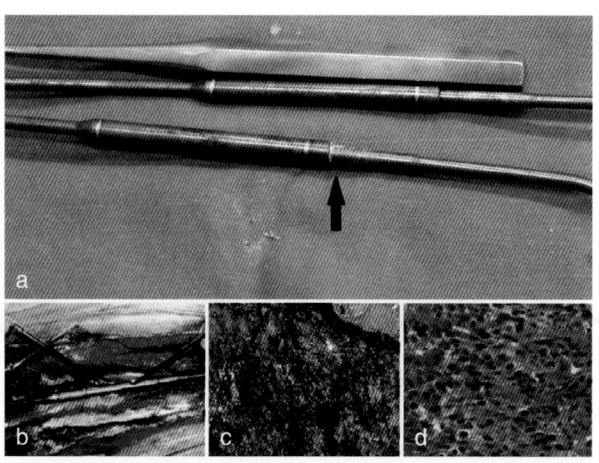

图 29-4-49　患者体内取出的磁力棒延长部分可见钙化沉积（a）；在换棒手术中发现金属中毒：驱动器周围可以看到假包膜形成以及黑色碎片（b）；显微镜观察软组织发现黑色和灰白色碎屑沉积（c：低倍镜 0.05mm）；纤维组织透明变性，慢性炎症引起的淋巴细胞和浆细胞浸润（d：高倍镜 50μm）（此图片由张文智提供）

巴细胞和浆细胞浸润。这些碎片对生长棒和患者功能的长期影响仍然未知。

MCGR 治疗仍有许多方面需要进一步研究。诸如最佳的撑开频率和每次撑开的长度，这些问题十分重要。连续的生长棒撑开对脊柱矢状面和轴位参数变化的影响也需要进一步研究。同时，还应确定 MCGR 对肺功能和生长发育过程中椎体重塑的影响。对于终末 MCGR 治疗的决策也尚未达成一致，此时的患者是否可以在没有融合的情况下移除 MCGR，是否每个患者都需要最终融合。希望将多中心数据库结合起来，例如 Growing Spine Study Group 和 Complex Spine Study Group，有望在未来十年内解决这些问题。

参考文献

[1] Flynn JM, Tomlinson LA, Pawelek J, et al. Growing-rod graduates:lessons learned from ninety-nine patients who completed lengthening[J]. J Bone Joint Surg Am, 2013, 95(19): 1745-1750.

[2] Jain A, Sponseller PD, Flynn JM, et al. Avoidance of "Final" surgical fusion after growing-rod treatment for early-onset scoliosis[J]. J Bone Joint Surg Am, 2016, 98(13): 1073-1078.

[3] Harrington PR. Treatment of scoliosis. Correction and internal fixation by spine instrumentation[J]. J Bone Joint Surg Am, 1962, 44-A: 591-610.

[4] Yang JS, McElroy MJ, Akbarnia BA, et al. Growing rods for spinal deformity: characterizing consensus and variation in current use[J]. J Pediatr Orthop, 2010, 30(3): 264-270.

[5] 邱勇, 朱泽章, 王斌, 等. 后路可延长型内固定矫正儿童脊柱侧凸的疗效及并发症[J]. 中华骨科杂志, 2006, 26(3): 151-155.

[6] Bess S, Akbarnia BA, Thompson GH, et al. Complications of growing-rod treatment for early-onset scoliosis: analysis of

one hundred and forty patients[J]. J Bone Joint Surg Am, 2010, 92(15): 2533-2543.

[7] Moe JH, Kharrat K, Winter RB, et al. Harrington instrumentation without fusion plus external orthotic support for the treatment of difficult curvature problems in young children[J]. Clin Orthop Relat Res, 1984(185): 35-45.

[8] Klemme WR, Denis F, Winter RB, et al. Spinal instrumentation without fusion for progressive scoliosis in young children[J]. J Pediatr Orthop, 1997, 17(6): 734-742.

[9] Acaroglu E, Yazici M, Alanay A, et al. Three-dimensional evolution of scoliotic curve during instrumentation without fusion in young children[J]. J Pediatr Orthop, 2002, 22(4): 492-496.

[10] Mineiro J, Weinstein SL. Subcutaneous rodding for progressive spinal curvatures:early results[J]. J Pediatr Orthop, 2002, 22(3): 290-295.

[11] Akbarnia BA, Marks DS, Boachie-Adjei O, et al. Dual growing rod technique for the treatment of progressive early-onset scoliosis:a multicenter study[J]. Spine (Phila Pa 1976), 2005, 30(Suppl 17): 46-57.

[12] Kamaci S, Demirkiran G, Ismayilov V, et al. The effect of dual growing rod instrumentation on the apical vertebral rotation in early-onset idiopathic scoliosis[J]. J Pediatr Orthop, 2014, 34(6): 607-612.

[13] 孙旭, 徐亮, 陈忠辉, 等. 传统双侧生长棒对早发性脊柱侧凸患者顶椎旋转的治疗效果[J]. 中华外科杂志, 2018, 56(3): 206-211.

[14] Thompson GH, Akbarnia BA, Kostial P, et al. Comparison of single and dual growing rod techniques followed through definitive surgery:a preliminary study[J]. Spine (Phila Pa 1976), 2005, 30(18): 2039-2044.

[15] 王炜, 仉建国, 邱贵兴, 等. 生长棒技术治疗先天性脊柱侧凸的疗效以及并发症分析[J]. 中华外科杂志, 2013, 51(9): 821-826.

[16] 孙志坚, 赵宇, 邱贵兴, 等. 单侧与双侧生长棒治疗早发性脊柱侧凸的疗效的Meta分析[J]. 中国骨与关节外科, 2011, 4(3): 237-243.

[17] Xu GJ, Fu X, Tian P, et al. Comparison of single and dual growing rods in the treatment of early onset scoliosis:a meta-analysis[J]. J Orthop Surg Res, 2016, 11(1): 80.

[18] Wang S, Zhang J, Qiu G, et al. Dual growing rods technique for congenital scoliosis:more than 2 years outcomes:preliminary results of a single center[J]. Spine (Phila Pa 1976), 2012, 37(26): E1639-1644.

[19] Cahill PJ, Marvil S, Cuddihy L, et al. Autofusion in the immature spine treated with growing rods[J]. Spine (Phila Pa 1976), 2010, 35(22): E1199-1203.

[20] Roaf R. The treatment of progressive scoliosis by unilateral growth-arrest[J]. J Bone Joint Surg Br, 1963, 45(4): 637-651.

[21] Marks DS, Sayampanathan SR, Thompson AG, et al. Long-term results of convex epiphysiodesis for congenital scoliosis[J]. Eur Spine J, 1995, 4(5): 296-301.

[22] Uzumcugil A, Cil A, Yazici M, et al. Convex growth arrest in the treatment of congenital spinal deformities, revisited[J]. J Pediatr Orthop, 2004, 24(6): 658-666.

[23] Cheung KM, Zhang JG, Lu DS, et al. Ten-year follow-up study of lower thoracic hemivertebrae treated by convex fusion and concave distraction[J]. Spine (Phila Pa 1976), 2002, 27(7): 748-753.

[24] Alanay A, Dede O, Yazici M. Convex instrumented hemiepiphysiodesis with concave distraction: a preliminary report[J]. Clin Orthop Relat Res, 2012, 470(4): 1144-1150.

[25] Demirkiran G, Dede O, Ayvaz M, et al. Convex instrumented hemiepiphysiodesis with concave distraction: a treatment option for long sweeping congenital curves[J]. J Pediatr Orthop, 2016, 36(3): 226-231.

[26] Sun X, Xu L, Chen Z, et al. Hybrid growing rod technique of osteotomy with short fusion and spinal distraction:an alternative solution for long-spanned congenital scoliosis[J]. Spine (Phila Pa 1976), 2019, 44(10): 707-714.

[27] Wang S, Zhang J, Qiu G, et al. One-stage posterior osteotomy with short segmental fusion and dual growing rod technique for severe rigid congenital scoliosis: the preliminary clinical outcomes of a hybrid technique[J]. Spine (Phila Pa 1976), 2014, 39(4): E294-299.

第五节　脊柱截骨技术

脊柱截骨技术最早应用于矫正强直性脊柱炎产生的胸腰椎后凸畸形，现已成为脊柱畸形矫形术中最常用的基本技术之一。对严重僵硬的脊柱畸形仅依靠软组织松解或置入器械矫正，有时难以达到满意的治疗效果，如果术中强行撑开或压缩又极易导致骨折，甚至出现不可逆的脊髓损伤。截骨后通过对脊柱侧凸的凸侧闭合缩短，减少在凹侧的过度撑开，最大可能地减少脊髓的过度牵拉或短缩，同时达到畸形的最佳矫正。

脊柱截骨技术的历史较长，随着对畸形认识的增加和技术的进步，又逐渐演化出各种不同形式、涉及不同范围的截骨操作。脊柱外科医生需要熟练掌握不同截骨技术的适应证、手术操作、术中可能出现的并发症等，针对不同的畸形患者选择适当的手术方案。

一、脊柱截骨术的起源和发展

脊柱畸形的手术治疗可以追溯到 19 世纪晚期和 20 世纪早期。Jules Rene Guerin 最早尝试对脊柱畸形进行手术，但他仅仅切除了一部分椎旁肌，手术效果不佳。德国医生 Richard von Volkmann 最早尝试切除一部分肋骨以矫正畸形。直到 1911 年，才由 Hibbs 实施了第 1 例真正的脊柱融合术。Mac-Lennan 早在 1922 年就提出了全脊椎截骨术（vertebral column resection，VCR）的概念，随后通过各个年代的医生不断改进，由需要前后路联合入路变为单一后路即可完成。

1945 年，Smith-Petersen 等针对强直性脊柱炎患者提出了一种单节段后路开放楔形截骨，即在切除关节突后，在头尾侧使用较大的压缩力进行闭合，使该节段的脊柱以中柱为轴，前方张开（可能是经椎间盘，也可能是经过椎体的骨折），通过增加局部前凸而纠正后凸畸形。该脊柱操作并不复杂，可为非僵硬性脊柱畸形（特别是椎间盘没有骨化或钙化的）患者提供可控的松解及后凸矫正。作为一个独立截骨单元，可在多个节段同时使用，因此至今仍是一个常用的矫形操作，这种截骨术简称为 SPO（Smith-Petersen osteotomy）。为了避免使用大的外力才能纠正后凸，以及使得后凸的纠正能均匀地分布在多个节段，1949 年 Wilson 和 Turkell 首先报道了腰椎多节段的 SPO 楔形截骨术。20 世纪 80 年代，Zielke 在腰椎多节段楔形截骨术基础上增加了经椎弓根内固定，通过内固定施加矫正力，减少外力的使用。

由于 SPO 技术并不适用于僵硬性脊柱畸形，1985 年 Thomason 等介绍了经椎弓根椎体截骨术（pedicle subtraction osteotomy，PSO），即楔形切除椎板、关节突、椎弓根及椎体后部，并通过闭合后柱达到压缩椎体后柱高度实现畸形的矫正，应用内固定器械可确保截骨椎的稳定，使 PSO 成为当前常用的第二大截骨技术。

1922 年 Mac Lennan 等提出顶椎切除可以用于治疗僵硬性脊柱侧凸畸形，这是 VCR 的理论雏形。1979 年，Leatherman 等首次报告前后路联合椎体切除矫正严重脊柱多平面畸形。2002 年起，Suk 等首次提出了利用一期后路 VCR（pVCR）技术治疗重度脊柱侧凸和后凸畸形，他认为单一后路手术可以有效减少手术用时和失血量。VCR 技术的核心操作是后路对单个或多个椎体及其上下相邻椎间盘的完整切除，通过单次手术即可获得较高的侧凸和后凸矫正率，并且对术前有脊髓压迫症状的患者在截骨矫形的同时可行脊髓充分减压，因此 VCR 技术在脊柱矫形界被广为推崇，成为重度脊柱畸形矫形的第三大截骨技术。

二、脊柱截骨术的目的与分级

随着矫形器械的改良及神经监测仪器的应用支持，脊柱截骨矫形技术发展迅猛。通常单独应用矫形器械不能矫正畸形，或单纯的关节突关节、韧带松解不能获得足够的活动度时，即需要行脊柱截骨术。临床上多见于严重僵硬的脊柱侧凸或侧后凸畸形、早发性特发性脊柱畸形、先天性脊柱侧凸、休门氏病后凸畸形等。以往的脊柱截骨术常前后路联合进行，手术时间长、术中出血多、神经损伤发生率高。近年来，单纯后路截骨术逐渐成为主流，在取得同样效果的同时缩短了手术时间，降低了血管、神经损伤的风险。

SPO、PSO 和 VCR 是脊柱截骨技术中三种基础截骨技术，在实际应用中，最近 20 年又演变出很多变种术式，如切除关节突关节和部分椎板的"扩大 SPO"、楔形切除椎体上半部分和椎间盘的"扩大 PSO"、多节段脊椎切除术等。为避免混淆、便于沟通和交流，Schwab 于 2013 年根据椎体及其附属结构切除的多少对截骨术进行分级，共分成 6 级（表 29-5-1），这一分级得到了 SRS 的认可和推荐，目前在国际学术交流中广泛使用。

三、不同截骨术的适应证、手术操作要点及并发症

（一）Schwab Ⅰ级和Ⅱ级截骨（后柱截骨，posterior column osteotomy，PCO）

1. SPO 与 Ponte 截骨的区别　目前大多数中文文献，包括不少英文文献，将Ⅰ级截骨和Ⅱ级截骨统称为 SPO，但这并不完全准确。对于这两者的差异，Ponte 教授在 2018 年专门写了一篇文章 *The True Ponte Osteotomy：By the One Who Developed It* 进行阐述，Ponte 在文章中认为严格来说 SPO 对应的切除范围属于 Schwab Ⅰ级截骨（不切除椎板），而 Ponte 截骨对应的是Ⅱ级截骨（切除椎板）（图 29-5-1）。SPO 仅仅切除关节囊及该节段上位椎体的下关节突（图 29-5-2），并从椎板下缘松解黄韧带。需要强调的是，SPO 并不切除椎板结构，其矫形能力主要通过前方椎间盘的张开获取，由于后份结构切除较少，因此矫形能力相对较弱。但是在 Smith-Petersen 报道了 SPO 后，随后也有学者在 SPO 时进行后份的扩大切除，通过激进的后方闭合达到前方张开获得较大的矫形效果，而这种"改良"的 SPO 主要发生在 Ponte 1987 年报道 Ponte 截骨术之前（图 29-5-4）。

1987 年 Ponte 提出的 Ponte 截骨，其切除范围包括全部关节突、部分椎板（可达一半）、完全去除黄韧带，因此可以在椎体后方创造一个较大的间隙，便于后方闭合、前方椎间隙张开后获得较好的后凸矫正。由于切除关节突、椎板和黄韧带后，后方的间隙形似 V 形，因此又称 V 形截骨（图 29-5-3）。由于截骨形态又类似于马蹄，因而在法国有时又被称为马蹄形截骨。后来 Ponte 截骨逐渐扩大范围，可以做到椎弓根 - 椎弓根间的椎板和关节突全切除。Ponte 截骨最早的适应证是休门氏病后凸畸形，随后逐渐扩展至其他非僵硬性畸形。鉴于

表 29-5-1	SRS-Schwab 截骨分级		
分级	截骨范围	别名	示意图
I 级	切除部分关节突及关节囊	Smith-Petersen 截骨（SPO）	
II 级	切除上、下关节突，棘突，部分椎板、黄韧带	Smith-Petersen 截骨（SPO）、Ponte 截骨、关节突 V 形截骨、马蹄形截骨	
III 级	切除椎板及关节突等全部后份结构，经切除的椎弓根进入椎体，楔形切除椎体	PSO，根据椎体前部是否张开又可分为张开的 COWO 和压缩的 CWO 两种术式	
IV 级	完整切除脊椎后份结构，经切除的椎弓根进入椎体，楔形切除椎体上 1/3 或 1/2，包括椎体上终板、上位椎间盘	短缩截骨术、经椎体椎间隙截骨术	
V 级	全部切除 1 个脊椎及上下椎间盘（胸椎需切除肋骨头）	VCR、全脊椎切除术	
VI 级	全部切除 2 个或以上脊椎及上下椎间盘	多节段 VCR	

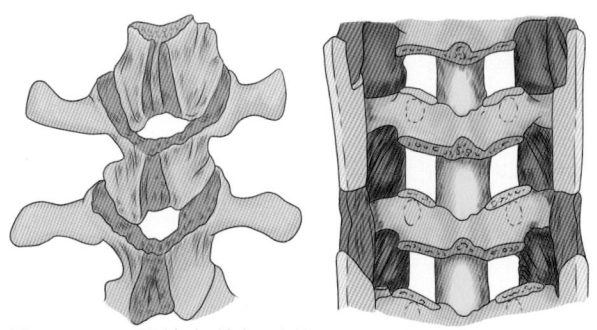

图 29-5-1　原始文献报道的 SPO（左）与 Ponte 截骨（右）的示意图。可见 SPO 截骨没有切除椎板而 Ponte 截骨对椎板进行了 V 形切除

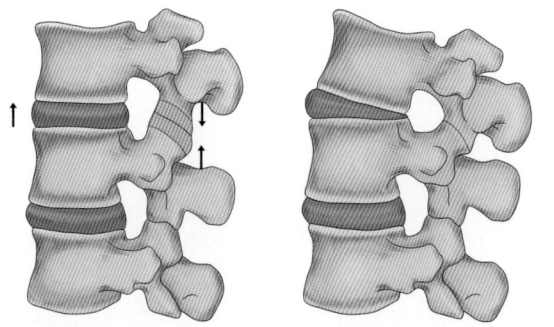

图 29-5-2　Ⅰ级截骨（SPO）示意图。Ⅰ级截骨仅切除关节突关节，不切除椎板。矫形能力主要来自后份闭合时前方椎间盘的张开

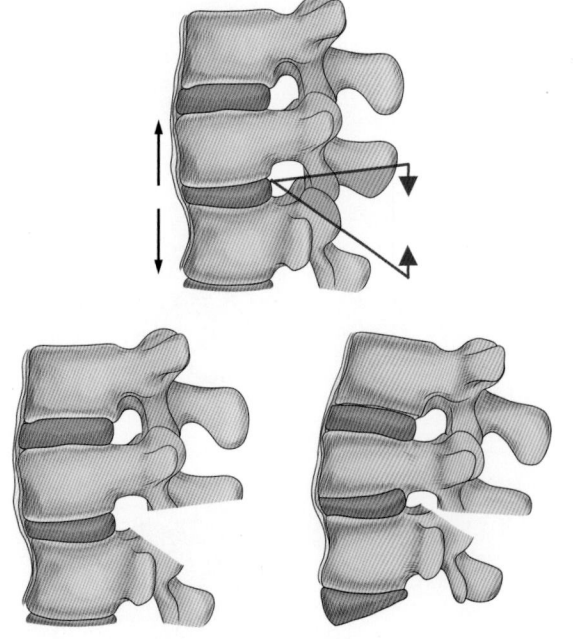

图 29-5-3　Ⅱ级截骨（Ponte 截骨）示意图。Ⅱ级截骨切除关节突关节和部分椎板。在进行部分椎板切除后，在后份闭合的同时前柱张开，达到了脊柱前凸的恢复或后凸的矫正

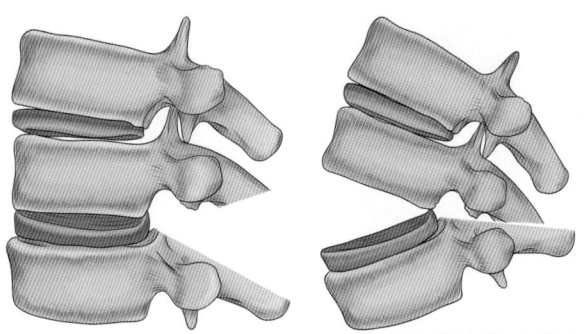

图 29-5-4　较为激进的 SPO 截骨示意图。在进行后方闭合后，继续从后方加压，使前柱在椎间盘处发生骨折、前纵韧带撕裂，以达到更好的矫形效果，因此这种截骨又名前方张开楔形截骨（opening wedge osteotomy）

目前 SPO 和 Ponte 截骨这两个术语的混用，特别是不同作者对 SPO 和 Ponte 原始文献的理解差异，近年来学术界又提出了一个新的名词：后柱截骨术（posterior column osteotomy，PCO）。PCO 的概念包含了 SPO 和 Ponte 截骨术，即 Schwab Ⅰ级和Ⅱ级截骨均为 PCO。

　　2. Ⅰ级和Ⅱ级截骨的原理　PCO 是目前最基础也是应用最广泛的脊柱截骨术，不仅适用于矢状面后凸畸形的矫形，对于矢状面前凸畸形、冠状面侧凸畸形矫形均可以起到较好的作用。无论应用 SPO 还是 Ponte 截骨术，均需要一个前提条件：前柱不存在骨性融合，脊柱柔韧性相对较好。原因不难理解，PCO 的原理是切除后份结构，并以椎体中柱为支点达到前方椎间盘的张开和前柱的延长，因此行 PCO 要求椎间盘是可活动的。

　　也有部分学者，如 Kao-Wha Chang、Wiggins 等认为，在进行 SPO 矫正后凸畸形时，需要用力闭合椎体后份结构，使前纵韧带撕裂以达到前方张开的目的。甚至有学者认为，即使患者的椎体前方存在骨化，如强直性脊柱炎的患者，也可以在矫形时用力下压使骨化的前方结构发生骨折，他们把这种矫形称为前方张开楔形截骨（opening wedge osteotomy，图 29-5-4）。但是这一方法较为危险，一方面需要较大的外力才可能造成前柱骨折，另一方面骨折的瞬间可出现椎体脱位，另外也容易由于前方骨折处的过度张开牵拉椎体腹侧的动脉，或者骨折时形成撕脱的骨片而刺伤动脉（图 29-5-5）。这也是为什么在部分文献报道中 SPO 的手术并发症可以会包括前柱延长引起的脊髓扭曲和马尾神经受压进而出现神经并发症，或因前柱延长导致腹腔

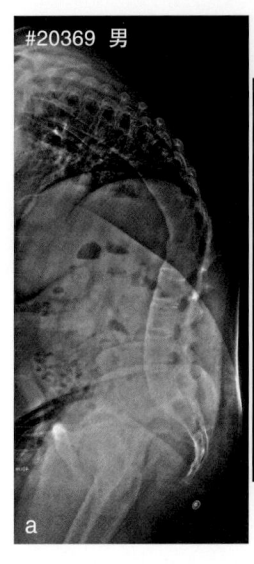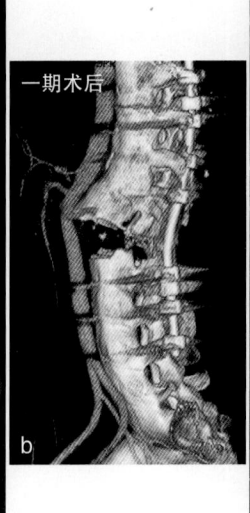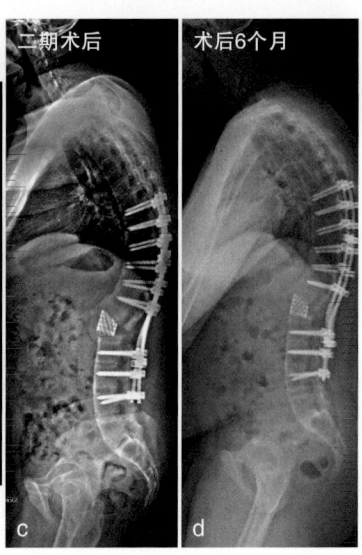

图 29-5-5　强直性脊柱炎后凸畸形（a），一期后路截骨术中出现截骨椎脱位，术后腹主动脉成像（CTA）示向前方脱位的椎体前缘压迫腹主动脉（b），为避免截骨尖端进一步损伤腹主动脉或后期形成腹主动脉瘤，以及避免前柱缺损过大引起的假关节，行二期前路截骨面修正、钛网植入支撑术（c、d）

血管损伤。鉴于目前已有更安全有效的高等级截骨技术，一般不推荐通过 PCO 进行较大的矫形，更不推荐强行使前方骨折以获得更大的矫形能力。

3. Ⅰ级和Ⅱ级截骨的适应证　目前Ⅰ级截骨主要为实现脊柱的松解和植骨融合而非矫形，因此适用于任何病因学引起的脊柱畸形。

对于Ⅱ级截骨（Ponte 截骨），可适用于椎体前方具有活动度且所需后凸矫正小于 40°的侧后凸畸形的矫形，尤其适用于圆弧形、非角状的矢状面后凸畸形，如中度的强直性脊柱炎后凸畸形、休门氏病后凸畸形的矫形；此外，还可以应用于伴或不伴矢状面失平衡（SVA<8cm）的神经肌源性脊柱侧后凸畸形、严重僵硬性特发性脊柱侧凸、严重脊柱畸形行三柱截骨时截骨椎上下节段的辅助截骨等。

PCO 的截骨节段与范围主要取决于畸形的特征，通常都在紧邻顶椎的上下一个或几个节段。文献报道单节段Ⅱ级截骨术（Ponte 截骨）能取得9.3°~10.7°的矫形效果，且每去除 1mm 后方骨性结构脊柱可获得 1°的矫形，因此术者可以根据术前的矫形预期规划所需要的截骨节段及数量。Geck等采用 Ponte 截骨术治疗了 17 例休门氏病后凸畸形患者，顶椎区域每节段平均矫正 9.3°，固定融合节段整体矫形率为 61%。因此，PCO 可以作为最基础、最常用的截骨矫形操作，应用于大量非角状畸形的患者。

尽管文献报道重度僵硬性 AIS 患者可采用三柱截骨技术（Schwab Ⅲ级以上的截骨术，如 PSO和 VCR）进行矫形，但鉴于 AIS 大部分为胸椎前凸型，且弧度呈均匀规则型（非角状型），应尽可

能不采用神经并发症风险高的三柱截骨术；即使大于 100°僵硬的 AIS 患者，运用多节段 Ponte 截骨有时也可取得满意的矫形效果（图 29-5-6）。三柱截骨技术风险较大，既往文献报道 AIS 患者手术的神经损害并发症发生率为 0.72%左右，而采用三柱截骨技术后神经损害的发生率上升为 6%左右，增加了近十倍的风险；此外，三柱截骨大大增加了出血风险，Xia 等比较了行 Ponte 截骨、PSO和 VCR 三组患者的术中出血量，分别为 1038ml、1431ml 和 1713ml，三组具有显著差异，而 Suk 报道的 VCR 手术出血量更可高达 7034ml。需要指出的是，三柱截骨的最佳手术适应证是角状后凸，而AIS 多为胸椎后凸不足甚至前凸，因此截骨面的闭合存在困难。

4. Ⅰ级和Ⅱ级截骨的手术操作　Ⅰ级和Ⅱ级截骨均为后柱截骨，通过减小椎体后方间隙，使椎体前方椎间隙被动张开，既可以应用于胸椎也可以应用于腰椎。区别仅在于Ⅱ级截骨的截骨范围略大，因此手术操作基本相似。

沿棘突向两侧剥离肌肉后显露双侧关节突，置入椎弓根钉。椎弓根钉应至少包括截骨节段上下各 1~2 个节段，以便在截骨闭合时可直接在最接近截骨端的椎弓根螺钉使用压缩抱紧力。在拟定的截骨节段先用骨刀或咬骨钳切除上位脊椎的下关节突，然后依次咬除棘上韧带、棘间韧带、棘突，开放椎板间隙（图 29-5-7a）。

用枪钳咬除黄韧带直至双侧小关节的侧方，进而用咬骨钳和枪钳向着椎间孔方向完全咬除下位脊椎的上关节突，开放椎间孔（图 29-5-7b）。为确保

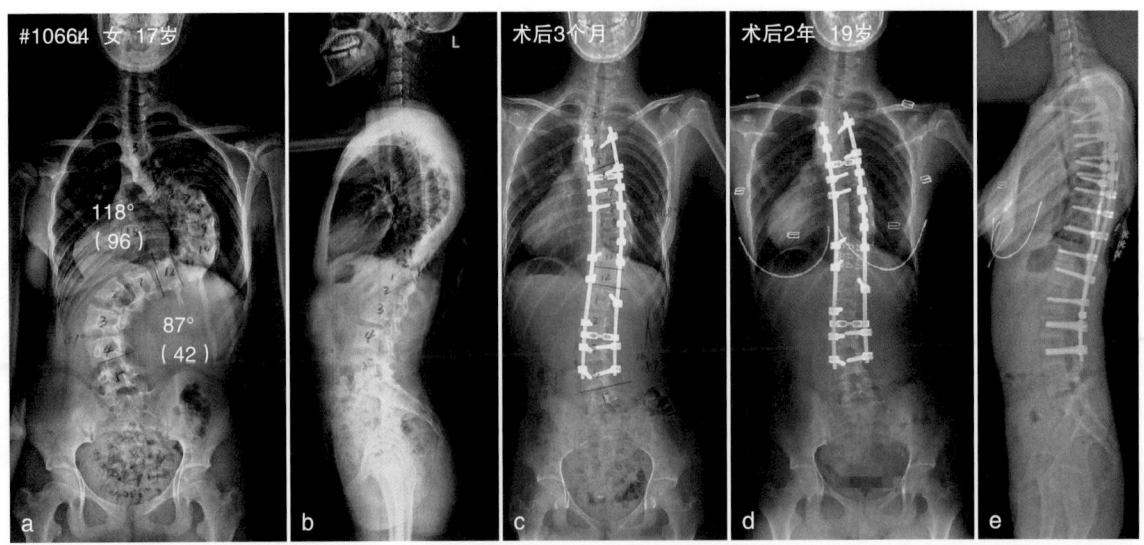

图 29-5-6　女（#10664），17 岁，Lenke 3C 型 AIS。行脊柱后路多节段 PCO 截骨矫形内固定术。术前站立位全脊柱 X 线正位片示脊柱畸形明显，胸弯 118°、腰弯 87°，柔韧性 20%，侧位片示胸椎后凸 58°（a、b）；术后 3 个月全脊柱 X 线正位片示胸弯矫正为 22°、腰弯矫正为 15°，侧位片示胸椎后凸矫正为 25°（c）；术后 2 年冠状面和矢状面矫形效果保持良好（d、e）

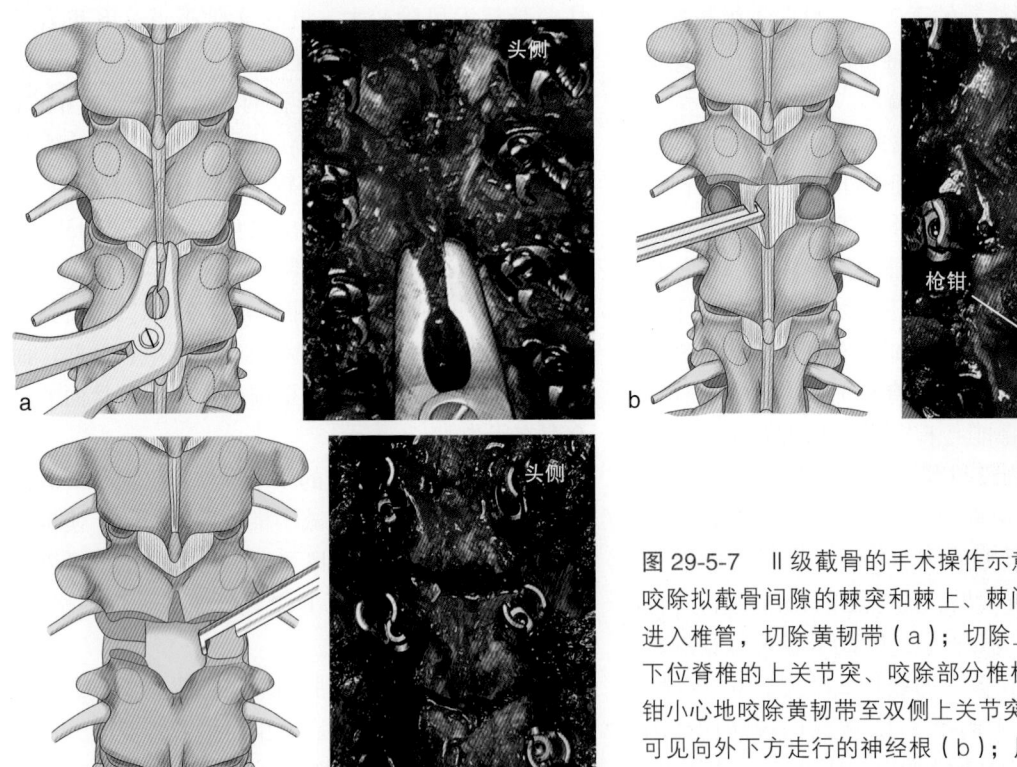

图 29-5-7　Ⅱ级截骨的手术操作示意图。首先用咬骨钳咬除拟截骨间隙的棘突和棘上、棘间韧带，并在中线区进入椎管，切除黄韧带（a）；切除上位脊椎下关节突和下位脊椎的上关节突、咬除部分椎板后，使用椎板咬骨钳小心地咬除黄韧带至双侧上关节突两旁，打开椎间孔，可见向外下方走行的神经根（b）；用椎板咬骨钳或者磨钻去除双侧上关节突，完成双侧截骨后，截骨面呈 V 形，如果脊柱柔软，截骨面可能自动闭合（c）

椎间孔处完全开放，可以使用神经剥离子伸进椎间孔区域，翘拨骨质，确认已经完全松动。进一步用枪钳延伸咬除部分上位椎板边缘，椎板应咬除至椎间孔外缘。使用枪钳时应注意钳口不要过于深入，并应背向椎管方向，以免损伤脊髓或撕裂硬膜；在

咬除黄韧带时钳口内刃贴着黄韧带腹侧，含住一点黄韧带咬除。

在完全切除双侧小关节突、椎板间黄韧带以及部分椎板后，后方的上下椎板间隙应形似 V 形（图 29-5-7c）。显露硬脊膜囊并用脑棉片加以保护。根

据畸形严重程度和患者体型，每一处 Ponte 截骨节段可产生 8~12mm 的截骨间隙，如闭合良好，可产生 10° 的后凸矫正。建议截骨从远端脊椎向近端脊椎完成，因为通常远端比近端柔软，在截骨中可根据截骨面闭合的程度决定近端截骨的节段和间隙宽度。

在根据后凸矫形的需要完成多节段Ⅱ级截骨后，矫形时需要逐渐闭合截骨区。Ⅱ级截骨由于仅切除后份结构，因此在闭合时不用担心截骨椎脱位等严重并发症。但是加压闭合仍需小心，从顶椎开始逐渐加压抱紧，并向头尾两端逐渐扩展（图 29-5-8），也可以使用悬梁臂的原理，从近端向远端置棒，在置棒纠正（复位）的过程中，顶椎截骨区可逐渐闭合而获得矫正（图 29-5-9）。对于后凸畸形较大的患者，如休门氏病后凸畸形（图 29-5-10），可以在截骨区近端和远端使用复位钉（长尾钉），简化上棒矫形的难度。

对于严重僵硬的胸椎畸形，如有必要还需要进一步切除凹侧的横突与肋骨头，彻底松解肋 - 横突和肋 - 椎关节，即进一步显露凹侧顶椎及上下椎体的外缘，切除 1~2 个肋横突关节及肋颈。在切除肋骨头时，要小心操作，骨刀或咬骨钳不能过深，避免损伤胸膜，造成胸腔积液甚至气胸。

另外，一般来说进行 PCO 时都是先行椎弓根钉的置入，再进行后份截骨，这样做的优点在于可以减少出血，因为如果截骨后再置钉，则截骨面渗血会较多。但是先置钉再截骨有时也会因为螺钉尾部遮挡而影响截骨操作。如果先截骨再置钉，则有利于减少螺钉对截骨操作的影响，而且在切除关节

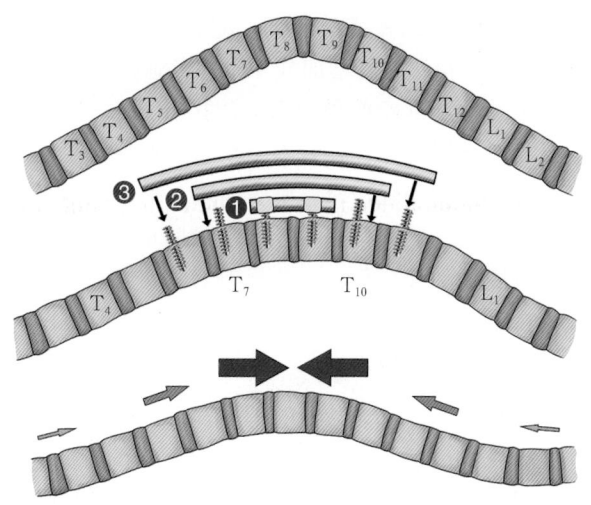

图 29-5-8　在 PCO 截骨后进行矫形时，可以从顶椎开始抱紧，并向头尾两侧逐渐扩展

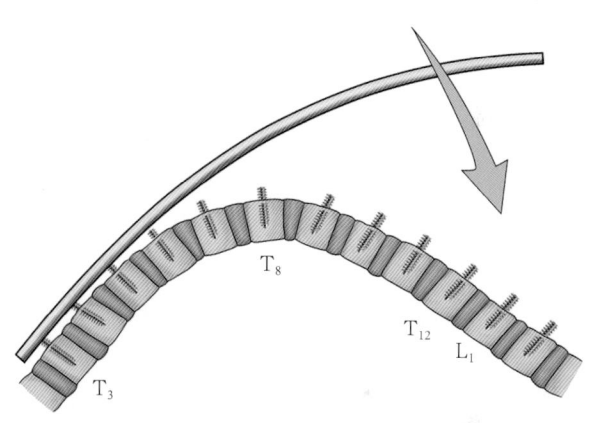

图 29-5-9　使用悬梁臂原理进行后凸矫形，即先将棒与一侧的螺钉锁定，然后将棒下压，依靠悬梁臂的原理使脊柱根据棒的形状产生矫形

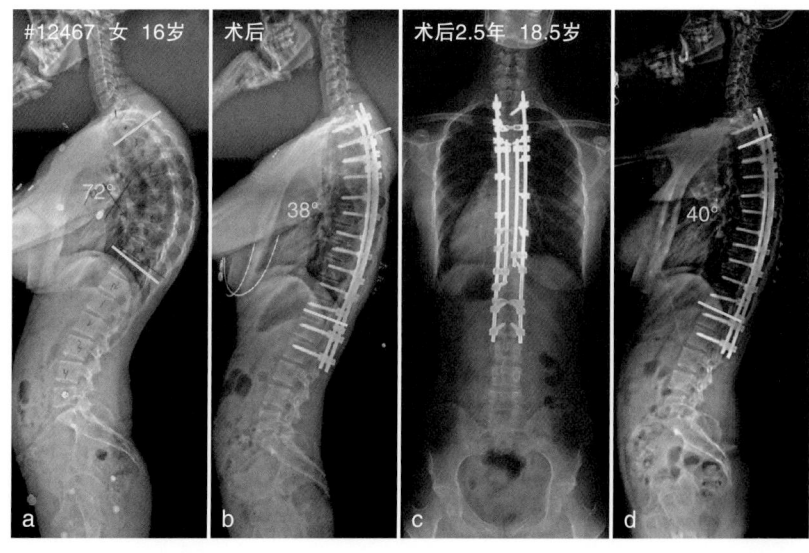

图 29-5-10　女（#12467），16 岁，胸椎休门氏病（a）。T_3~T_10 后凸 72°，行脊柱后路 T_6~T_10 多节段 PCO 截骨，双头钉卫星棒矫形内固定融合术，远端使用长尾复位钉帮助复位（b）。术后 2.5 年随访，矫正未见明显丢失（c、d）

突后可以更好地显露进钉点，增加置钉的精确性，但是先截骨再置钉将增加截骨面的出血量。

5. Ⅰ级和Ⅱ级截骨的术中并发症　Ⅰ级和Ⅱ级截骨相对于三柱截骨较为安全，因为不需要绕过脊髓处理前柱和中柱，所以硬膜撕裂、脑脊液漏、出血、脊髓损伤的风险相对较低。但是Ⅱ级截骨仍然存在硬膜撕裂等风险，主要集中于僵硬性侧凸的凹侧。由于侧弯的存在，凹侧硬膜囊移位、紧贴凹侧的关节突和椎弓根，因此在处理凹侧关节突时需要谨慎操作。必要时可以采用简化的"脊髓内移术"，即在切除凹侧关节突的基础上，进一步扩大切除凹侧的横突和椎弓根，而不去除凸侧的这些结构，这样可以使原本紧贴凹侧椎弓根的脊髓进一步向凹侧飘移，减少脊髓的"弦弓"式受力，进而减少进行截骨和闭合时脊髓损伤的风险。

由于多节段的Ⅱ级截骨在每个节段均需进入椎间孔，所以存在神经根损伤的可能性，在进入椎间孔咬除关节突时需要谨慎操作，以免损伤神经根，特别是在凹侧、椎间孔间隙较狭窄处。部分Ⅱ级截骨的患者术后发生脑脊液漏，而术者并没发现术中有明显的硬脊膜损伤，其原因可能在截骨进入到椎间孔时，"脊神经根"的根袖被椎板咬骨钳"夹伤"或"撕裂"，而这种损伤不像硬膜损伤后立即有脑脊液涌出，因此不易被发现，但是于术后出现脑脊液漏。当然，这种情况下漏出的脑脊液量少，一般都可自发愈合停止，不至并发逆行感染或"假性脊膜膨出"的脑脊液囊肿。此外，Ⅰ级和Ⅱ级截骨需去除脊柱后方结构，以延长脊柱前柱获得矫形效果，在闭合截骨面时，后方的椎间孔会变窄，可能造成神经根压迫，应一边闭合一边检查神经根以及神经根孔周围的空间，若明显受压，可扩大关节突和椎板切除范围。

既往文献报道SPO和Ponte截骨术后还可以出现前柱长度改变而引发严重并发症，包括脊髓过度牵拉和马尾神经受压引起的神经并发症，少数患者会因前柱的延长导致腹腔血管损伤，但是这些文献中的手术操作大多是在同一个节段进行了较大的矫形，甚至出现椎体前柱骨折、椎间盘撕裂等。因此，应该避免在一个节段进行超过15°的矫形，而应该使用多节段Ⅱ级截骨，使矫形的度数和前方血管受到的张力均匀分布在较长的节段，减少在闭合后份时前方局部突然遭受过大的张力而造成血管损伤。此外，Dommisse等认为胸椎的中段有一个向

脊髓前部提供血液供应的关键区域，它可以在T₄和T₉之间变化。在该区域内只有一条前纵动脉供应脊髓的前三分之二的血供。纵向牵引此动脉可导致髓内缺血。此外，因术中对横跨十二指肠的肠系膜上动脉的牵拉而导致的高位肠梗阻也有报道。

硬膜外出血可发生在切除韧带或关节突的任何时候，尤其是当切除下位椎体的上关节突时，术者要格外小心局部出血。通常情况下，双极电凝能帮助止血，还可以明胶海绵填塞，传统的纱布填塞亦可压迫止血。在用明胶海绵填塞时，切不可填塞太多，以免压迫硬膜。

（二）Schwab Ⅲ级截骨（PSO）和Ⅳ级截骨

1. Ⅲ级截骨和Ⅳ级截骨的原理　Schwab Ⅲ级以上的截骨均属于三柱截骨，即截骨范围包括脊椎的前中后三柱。Ⅲ级截骨就是传统意义的经椎弓根椎体截骨术（pedicle subtraction osteotomy，PSO），Thomasen等于1985年提出了该技术，并将其用于强直性脊柱炎合并后凸畸形的矫正。PSO是通过椎弓根去除椎体部分中柱、前柱松质骨的一种楔形截骨，以前方皮质骨为铰链，通过闭合后方结构达到矫形目的（图29-5-11）。PSO在术中是从后方经椎弓根向前，使用磨钻或刮匙等工具去除椎体中的部分松质骨，在前方和外侧仅保留皮质骨，保留的皮质骨就像蛋壳一样，因此又称蛋壳技术（eggshell osteotomy）。PSO在闭合后可以形成骨对骨的闭合，前方不会出现骨缺损，相比VCR技术可以形成更好的骨性愈合，并提供稳定的矫形效果。一般来说单节段PSO的安全矫形范围是30°~40°。

Ⅲ级截骨（PSO）还有不同的变种，如根据截骨面闭合后前柱是否张开分为闭合楔形截骨（closing wedge osteotomy，CWO）和前柱张开中柱闭合楔形截骨（closing-opening wedge osteotomy，COWO）（图29-5-12）。CWO就是传统意义的PSO，截骨区从矢状面观呈V形，在进行去松质骨操作后保留椎体前方的皮质骨，并以该皮质骨为铰链进行闭合。而COWO则是在V形切除椎体的基础上，在闭合时用力在后方加压，使前方铰链处发生骨折并张开，实现增加矫形效果的目的。Chang等报道了90例行COWO矫形术的伴矢状面失平衡的成人脊柱畸形患者，平均COWO截骨角为42.2°，患者的平均后凸矫形由术前的66.5°改善为术后的-13.7°，即提供了80.2°

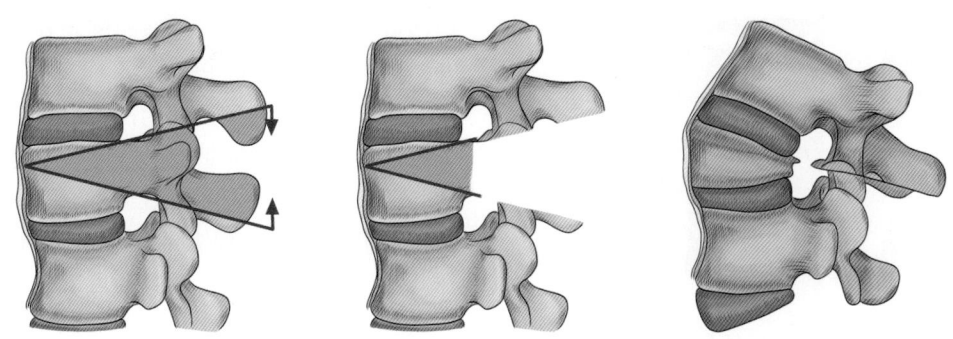

图 29-5-11　PSO 示意图。PSO 的原理是对椎体进行楔形切除，后柱切除多而前柱切除少，闭合后椎体呈前高后低的楔形并提供一定的前凸

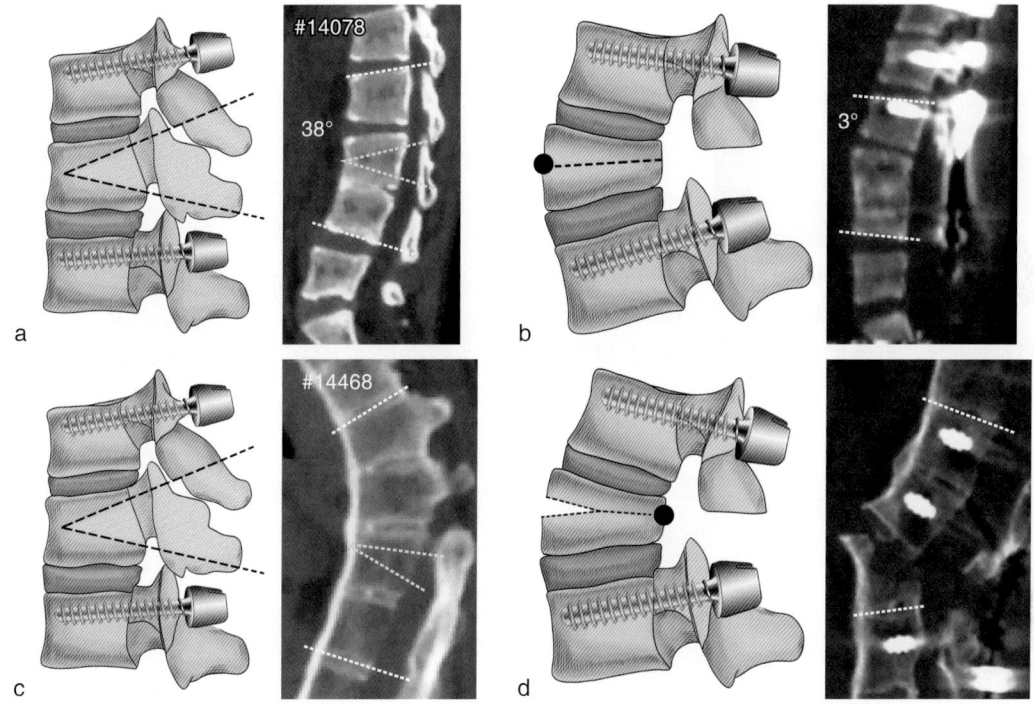

图 29-5-12　CWO 和 COWO 两种三柱截骨示意图。CWO 截骨（a、b）就是经典的 PSO 截骨，前方以椎体前壁骨皮质为铰链进行闭合，因而截骨面闭合后椎体的前壁高度可能会缩短，降低矫正度数。COWO 截骨（c、d）在 CWO 的基础上进一步闭合后柱，使椎体前壁骨皮质发生骨折，并以椎体后缘为铰链，椎体前壁进一步张开，提高了矫形能力。图中（a、c）黄色虚线代表拟定的截骨区

的矫形效果，矢状面平衡（SVA）也由术前的18.2cm 改善为术后的 1.1cm。钱邦平等对比了强直性脊柱炎后凸畸形患者分别行 CWO 和 COWO 截骨矫形的疗效，结果显示 COWO 可以达到更好地矫正腰椎前凸、总体后凸及矢状面平衡；COWO 的截骨角显著大于 CWO 的截骨角，且 COWO 截骨椎的术后高度也显著大于 CWO 的截骨椎。

如果前柱的松质骨去除较少，闭合的铰链位于中柱，闭合后骨折线呈 Y 形，则称为脊柱去松质骨截骨术（vertebral column decancellation，VCD）等（图 29-5-13）。VCD 是由王岩等在 2010

年提出，该技术旨在去松质骨的前提下保留部分松质骨充当骨性"Cage"，以避免矫形过程中脊柱过度短缩带来的不良影响，提升脊柱截骨的安全性。

Ⅳ级截骨是在Ⅲ级截骨的基础上扩大了截骨范围，包括切除拟定截骨节段的棘突和椎板等后份结构、椎体上半部分、椎弓根、上终板以及上位椎间盘（当截骨位于胸椎时同时切除肋骨头），最终将剩余的脊柱结构向后闭合，形成骨与骨直接闭合（图 29-5-14）。Ⅳ级截骨的范围介于 PSO 及 VCR 之间，单节段矫正度数可达到 35°~60°。

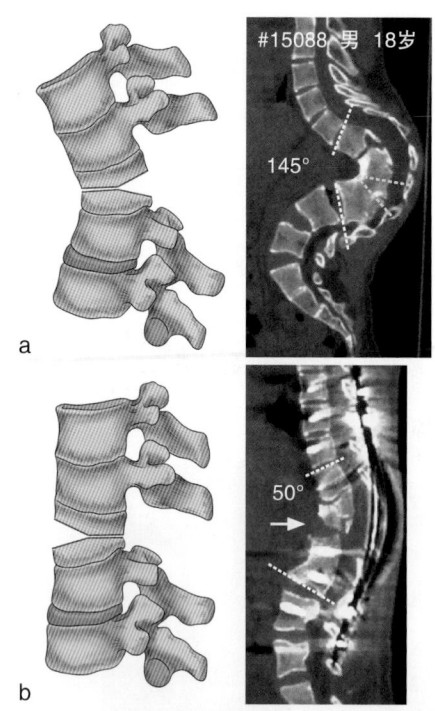

图 29-5-13　VCD 示意图。尽可能少切除椎体前部和中部，以减少脊髓短缩。截骨间隙呈 Y 形而不是 V 形切除（a）；铰链位于中柱，后柱适当闭合，前柱打开（b）。图中（a）黄色虚线代表拟定的截骨区

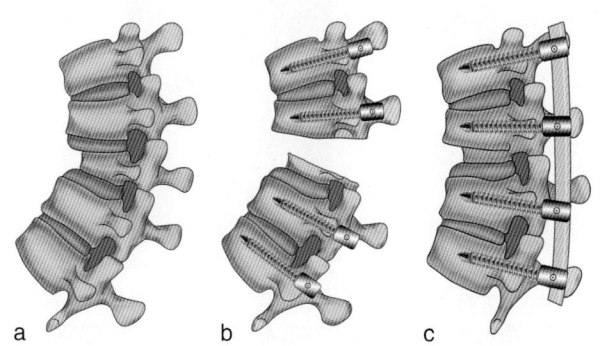

图 29-5-14　Ⅳ级截骨的示意图。楔形切除椎体上半部分和椎间盘，达到矫正后凸的目的，尤其适合先天性脊柱后凸畸形

2.Ⅲ级截骨和Ⅳ级截骨的适应证　PSO 在颈椎（尤其是 C_7）、胸椎和腰椎均适用，甚至有文献报道了骶骨（S_1）三柱截骨术。一般来说 PSO 适用于各种原因引起的僵硬性脊柱后凸或侧后凸畸形，如强直性脊柱炎后凸畸形、医源性平背综合征、退变性脊柱侧后凸畸形、陈旧性骨折后凸畸形、先天性后凸或侧后凸畸形等。尤其适合短弧形或角状后凸畸形、多节段椎体前方或外侧融合难以行 SPO 的患者、矢状面严重失平衡（SVA>10cm）的患者等。单节段 PSO 平均可以获得 30°～40° 的

后凸矫正，因此对于后凸矫正需求在 40° 左右的患者，优先考虑单节段 PSO。

对于同时合并侧凸和后凸畸形，且侧凸和后凸顶椎位于同一脊椎的患者，还可以使用不对称 PSO（图 29-5-15），即在顶椎区凸侧的截骨量比凹侧多，使截骨间隙呈冠状面上的楔形。不对称 PSO 通过在凸侧进行更大的楔形截骨，可以使冠状面的畸形在截骨处闭合时得到矫正，既可以纠正矢状面失平衡，又可以获得很好的冠状面矫正（图 29-5-16）。

Ⅳ级截骨术的矫形能力介于 PSO 及 VCR 之间，与 PSO 相比，其优点为矫形能力更强，闭合时不需要前柱作为铰链；与 VCR 相比，其优点为可以获得骨面对骨面的闭合，神经并发症风险小，不易发生截骨面的脱位。Ⅳ级截骨在临床上主要用于先天性脊柱后凸（伴或不伴侧凸）、陈旧性骨折后凸畸形等患者，在少数情况下可以用于休门氏病后凸患者，截骨椎多选择后凸的顶椎。对于初学者来说，若难以掌握何时使用Ⅲ级截骨、何时使用Ⅳ级截骨，可以通过一种简单的方法：Ⅳ级截骨适合多节段椎体融合和椎体前柱塌陷严重、不能以前柱作为铰链进行截骨区闭合的患者。因此，对于先天性脊柱后凸畸形，其最佳手术适应证分别为（图 29-5-17）：①后凸顶点为形成障碍的半椎体或半椎

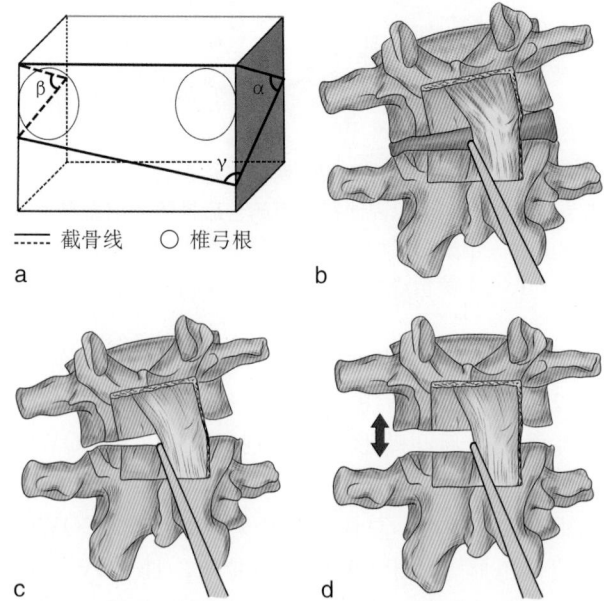

———　截骨线　　○　椎弓根

图 29-5-15　不对称 PSO 示意图。将椎体抽象成一个矩形，在冠状面上不对称 PSO 指的是一侧的截骨范围大于另一侧（a）；通常来说在凸侧的截骨范围大于凹侧，截骨区后面观为三角形或梯形（b、c）；去除截骨骨块后，截骨区上下椎体的终板平行（d）

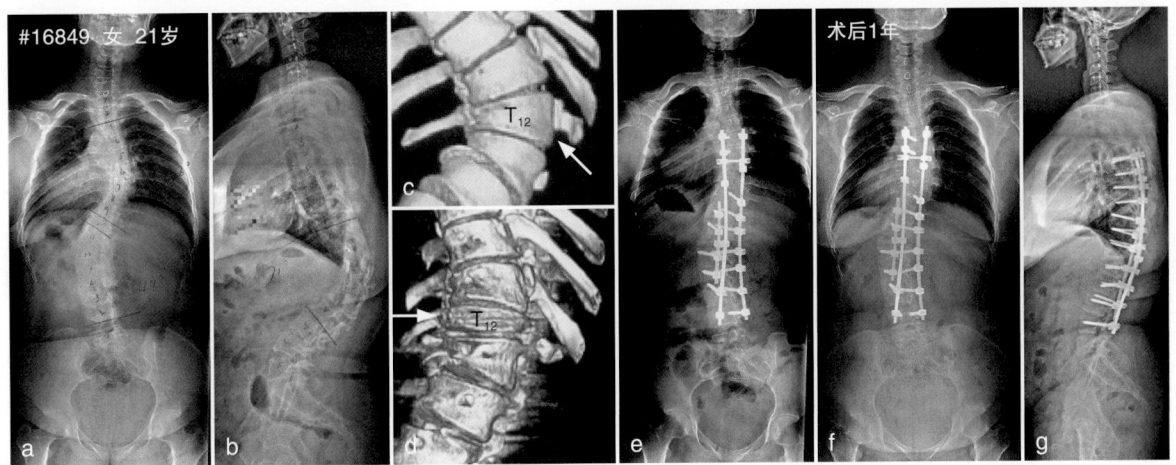

图 29-5-16　女（#16849），21 岁，先天性脊柱侧后凸，T$_{12}$、L$_1$ 楔形椎（a~c）。行后路 T$_{12}$ 不对称 PSO 内固定矫形植骨融合术，术后 CT 重建证实 T$_{12}$ 不对称截骨（d，箭头），术后冠状面及矢状面恢复良好（e），术后 1 年无矫正丢失（f、g）

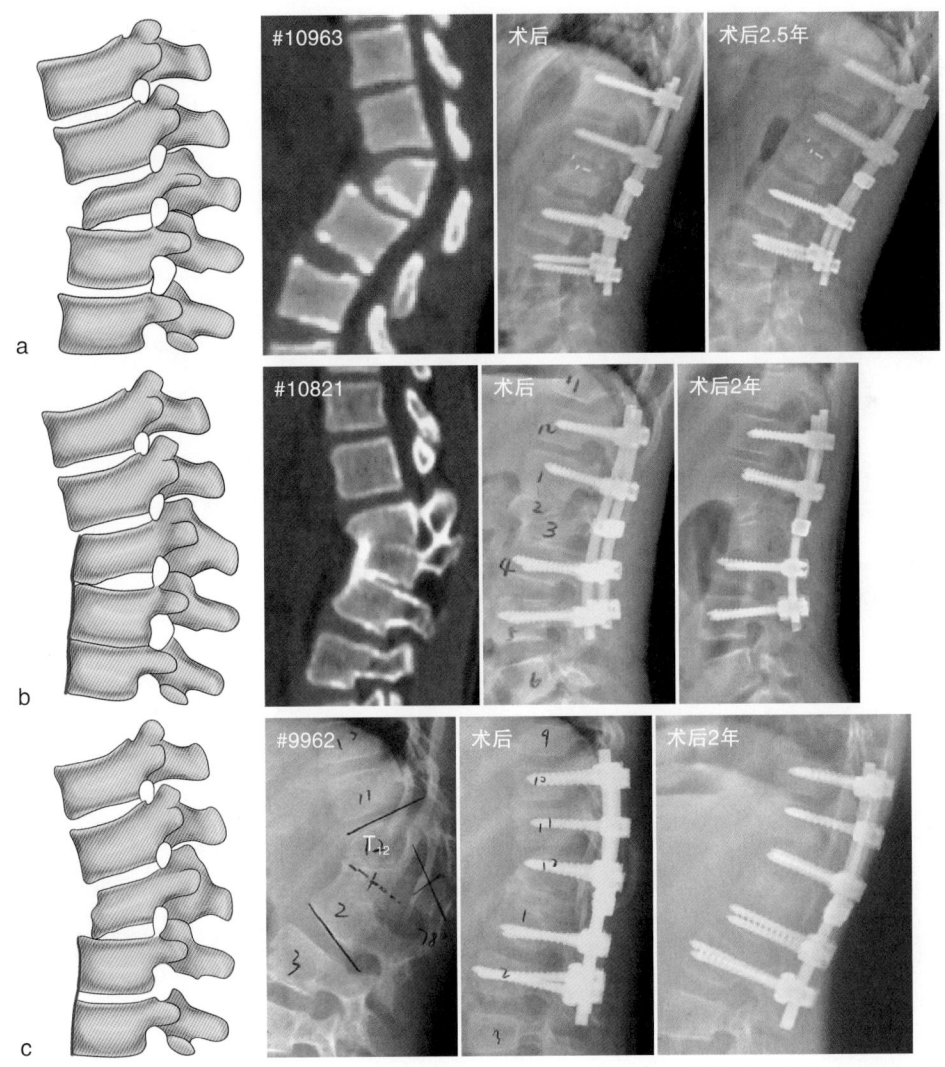

图 29-5-17　先天性脊柱后凸畸形的Ⅳ级截骨术适应证示意图。主要包含两种情况，即椎体前方形成障碍引起的半椎体畸形，且半椎体前方缺损小于 1/2（a）；顶椎以下多节段椎体存在前方分节不良（b）。如果同时合并上述两种畸形，同样适用Ⅳ级截骨，如病例（#9962）T$_{12}$ 椎体为半椎体前方缺损，下方 L$_1$ 和 L$_2$ 前柱分节不良（c）

体上方的椎间盘，半椎体前方的形成障碍需小于椎体的1/2；②后凸顶点为分节不良椎体块的最上缘椎体或其上方的椎间盘，通常情况下分节不良椎体块需要包括不多于3个椎体；③同时满足Ⅰ型和Ⅱ型先天性脊柱后凸畸形的要求。

Ⅳ级截骨除了最经典的PSO加上方椎间盘外，还有其他的变种截骨方式。Ozturk等报道的BDBO截骨（interradicular bone-disc-bone osteotomy）可以认为是Ⅳ级截骨的一种，主要适合顶椎位于椎间盘的后凸畸形，矫形能力可达35°~60°，根据截骨范围可以分为三种类型（图29-5-18），这三种类型的截骨范围均包含作为后凸顶椎的椎间盘及上下椎体的一部分，Ⅰ型BDBO截骨在椎间盘上位椎体中截骨范围大于下位椎体，Ⅱ型BDBO截骨在下位椎体中的截骨范围大于上位椎体，而Ⅲ型BDBO在上下椎体中的截骨范围相似。目前BDBO截骨这一名称是可以被Ⅳ级截骨所包含和替代的。

3. Ⅲ级和Ⅳ级截骨的手术操作　Ⅲ级和Ⅳ级截骨的手术操作类似，但是细节操作并不完全相同。下文将以介绍Ⅲ级截骨（PSO）为主，辅以Ⅳ级截骨的介绍。

（1）术前体位摆放　Ⅲ级和Ⅳ级截骨可以遵循同样的方法。患者俯卧于常规手术床上，对于中间带有铰链、可以弯曲的手术床，尽可能将截骨椎与铰链处对齐，方便术中通过缓慢抬起手术床的两端帮助复位；同理，如果使用截骨复位架，在进行体位摆放时也需要将截骨椎与铰链对齐。上述中间可以折弯的手术床或截骨复位架适合严重后凸畸形的患者，如强直性脊柱炎后凸畸形。如果使用的是Jackson手术床，中间不能折弯，可以在患者胸壁、腹部、骨盆下方均垫一个软枕，在截骨闭合时将腹部软枕抽出，通过重力帮助复位（图29-5-19）。对于僵硬的腰椎畸形，需要重建腰椎前凸，体位摆放时注意保留一定的髋关节过伸，即在大腿处垫高，这样有利于重建腰椎前凸，还可以避免矫形术后由于骨盆前旋不足出现髋臼撞击痛。

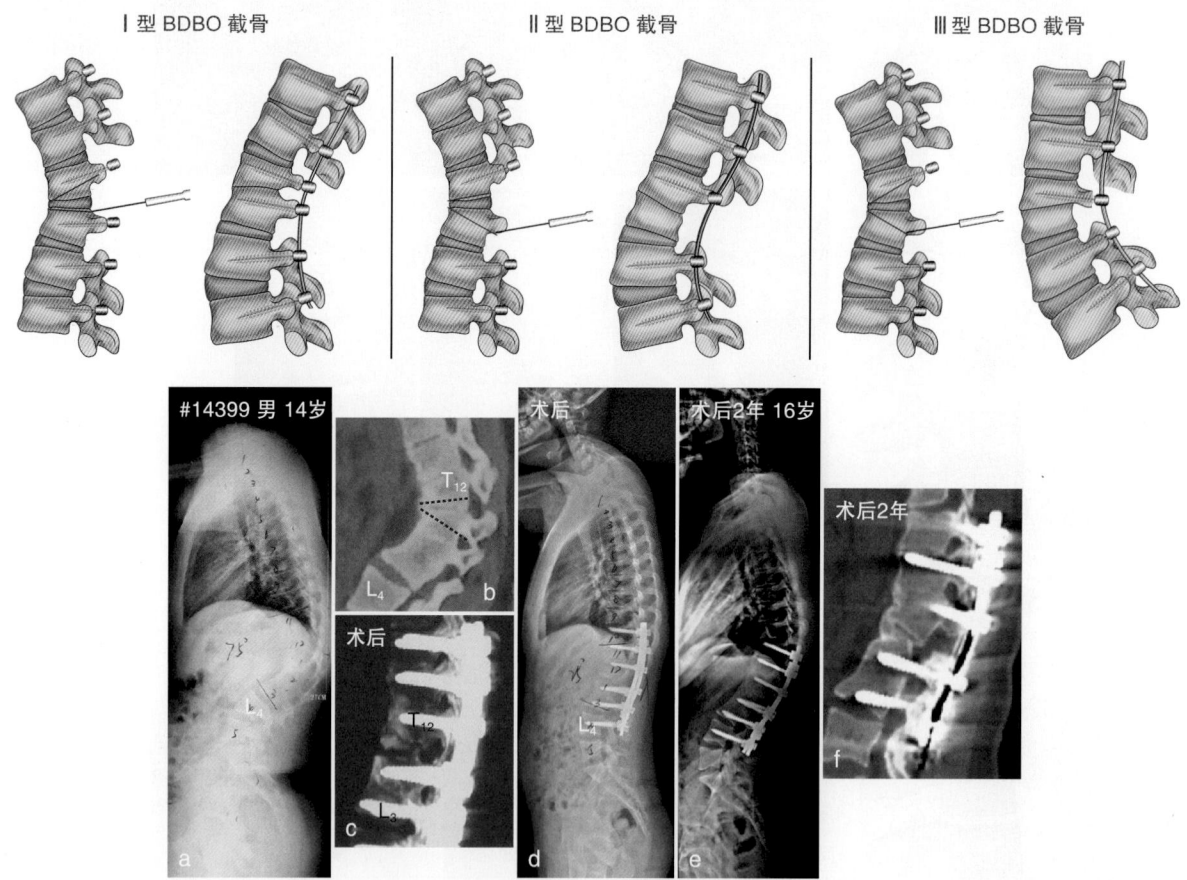

图29-5-18　BDBO截骨示意图。上图为三种BDBO截骨的范围；下图为男（#14399），14岁，先天性后凸畸形，L_1~L_3分节不良（a、b），在T_{12}~L_1水平行Ⅱ型BDBO（截骨范围包括T_{12}椎体下缘、T_{12}/L_1椎间盘、L_1椎体上部），矫形术后胸腰段后凸矫正为50°（c、d），术后2年CT示截骨区骨性融合，无矫正丢失，但出现近端交界性后凸（e、f）

对于严重脊柱侧凸畸形，如严重早发性特发性脊柱侧凸，如果不进行三柱截骨，手术矫形只能依靠平移、撑开或抱紧等操作。儿童患者由于椎弓根发育较细、骨量较低、矫形力过大等因素，术中可能出现椎弓根骨折、螺钉切割等并发症。此外，单纯的平移或撑开矫形的力量有限，即使已经进行了充分的后路松解［如多节段后柱截骨（PCO）］，有时也并不能达到理想的矫形效果。南京鼓楼医院使用的可以进行术中头 - 下肢持续牵引的手术床（图29-5-20），此手术床在头端和尾端均具有牵引装置，可以进行头颅牵引和双下肢牵引。严重脊柱侧后凸畸形在术中完成后路松解后，可以逐渐加大术中牵引，产生纵向的矫形力，然后配合平移、撑开等矫形操作，可以更好地进行矫形。此外，对于伴

骨盆倾斜的脊柱畸形（如神经肌源性脊柱侧凸），在进行骨盆固定前可以进行骨盆抬高侧的单侧下肢牵引，尽可能地矫正骨盆倾斜。

在体位摆放时还需要关注患者的头部、双上肢位置。例如强直性脊柱炎后凸畸形患者，如果合并颈椎僵硬或轻度颌触胸畸形，或某些综合征型脊柱侧凸合并上颈椎不稳定，则需要关注体位摆放后下颌是否压迫于复位架处，如果压迫较为严重，则需要将患者稍微前移，截骨椎与铰链位置可以术中再对齐。如果截骨手术时间较长，需要关注双上肢位置的摆放，避免上臂与躯干成角过大（不能大于90°），因为易出现臂丛神经麻痹。有条件的可以对双上肢也进行神经电生理监测，如果波幅变小、波形改变，则需要及时变动双上肢的位置，避免进

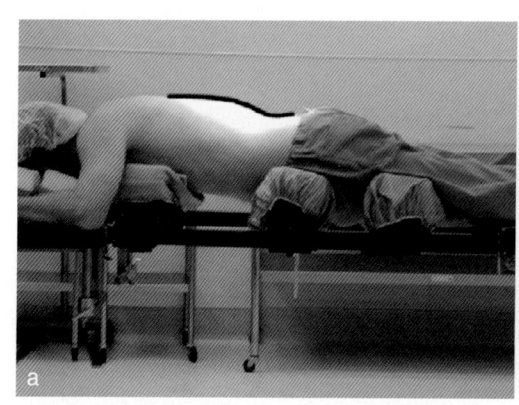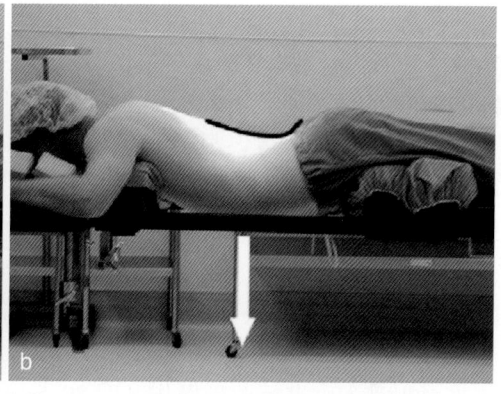

图 29-5-19　Jackson 手术床。可以通过在患者躯干下方垫软枕（a），在截骨闭合时抽出软枕的方式帮助复位（b）

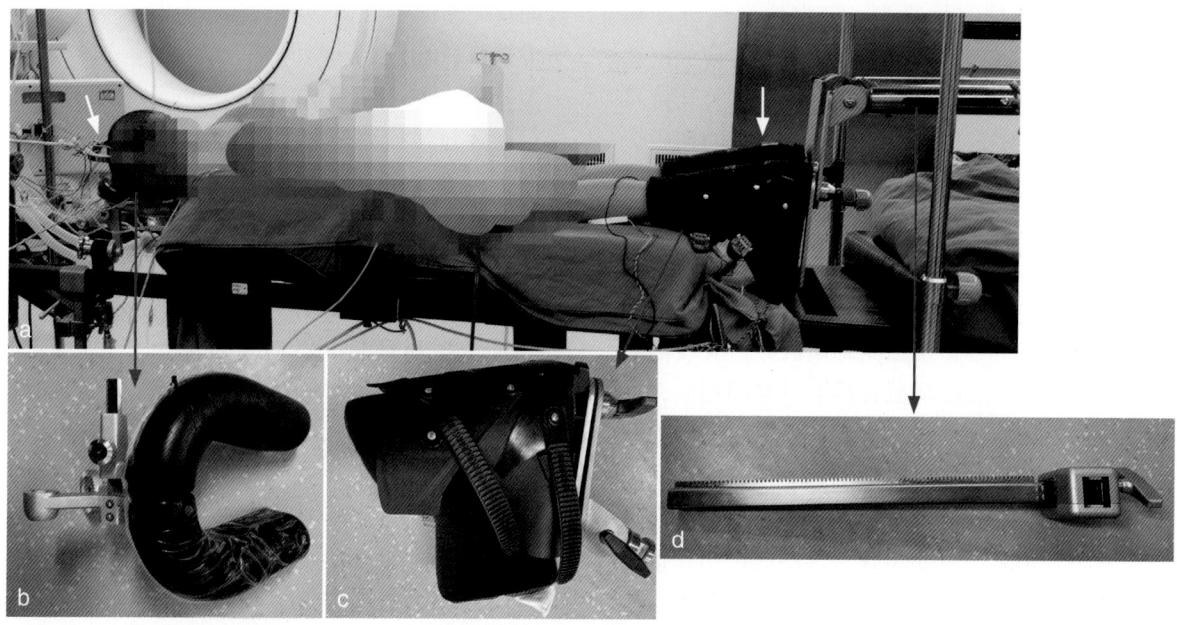

图 29-5-20　脊柱畸形术中牵引床。白色箭头显示在头端和尾端均安置牵引装置，可以在矫形术中持续进行牵引，有助于提高侧凸的矫正率、改善骨盆倾斜（a）。牵引装置的一些细节图，依次为马蹄形头枕（b）、牵引靴（c）、牵拉装置（d）

一步导致臂丛神经损伤。

对于严重后凸畸形，有条件的可以在术前一天将患者接至手术室，试睡体位，这样既可以节约手术时间，也可以帮助麻醉医生确定患者在该体位下是否存在插管困难。

（2）手术操作　全身麻醉下行后正中切口，X线定位下在术前确定的固定节段置入椎弓根螺钉，接下来进行截骨操作。

十拟定截骨椎体的上下两个节段分别进行SPO[如进行 L_2 PSO，则在 L_1/L_2 和 L_2/L_3 节段进行 SPO，切除 L_1/L_2 和 L_2/L_3 的双侧关节突关节（图 29-5-21a），具体操作方法同前]。

分离椎体左右外侧壁，如果截骨椎为腰椎，则于腰椎横突根部将其切断，截骨椎为胸椎则需要切除肋横突与肋椎关节；沿椎弓根外侧壁用骨膜剥离器进行骨膜下剥离，这样可以将位于椎体侧壁的节段血管一并推至外侧，避免截骨操作时损伤节段血管；同时推开椎体前方大血管，填入纱布予以保护。

行截骨椎的全椎板切除术，显露双侧椎弓根（图 29-5-21b）。在显露椎弓根时，应仔细探查环绕椎弓根下壁下方、自椎间孔发出的神经根。该椎弓根上方的神经根由于距离较远，不易损伤，而下位神经根可能靠近椎弓根，更容易损伤。硬膜外静脉丛用双极电凝彻底止血。

从一侧椎弓根进入，进行截骨操作（图 29-5-21c）。在切除椎弓根前先在对侧安装临时棒，避免截骨期间由于椎体三柱受损、稳定性遭到破坏而出现截骨椎移位，损伤脊髓。可以使用磨钻或刮匙切除椎弓根内的松质骨，然后使用咬骨钳去除椎弓根的皮质骨，以实现椎弓根切除。椎弓根的切除一定要彻底，如果残留骨质，在截骨闭合时可能损伤椎弓根下方的神经根。在PSO时建议先从凹侧做，优点是可以使脊髓内移，降低脊髓的牵张力，脊髓偏离椎管中线使得术者在凸侧截骨时具有更多的操作空间和视野。此外，从凹侧开始截骨，安装凹侧临时固定棒，这样在凸侧截骨后即可立即抱紧，闭合截骨面，可迅速减少出血量。

接下来进行椎体内去松质骨操作（图 29-5-21d、e）。用磨钻钻入椎体，产生一个可以使髓核钳进出的隧道，用骨刀或超声骨刀及髓核钳切除椎体内松质骨。在进行去松质骨操作时，可以先使用L形骨刀在已经切除的椎弓根的内下缘进入椎体，然后向外侧到达侧壁，再向上进行去松质骨操作。截

骨范围根据术前规划而定，截骨面顶点位于椎体前1/3或前缘，椎体后方切除多、前方切除少，截骨区呈楔形，侧方达截骨椎的椎体侧壁。先从一侧椎弓根进入行去除松质骨的操作，在一侧截骨操作完成后，更换临时固定棒，再通过对侧椎弓根进行去松质骨操作，最后用髓核钳或神经剥离子确认两侧的骨性隧道打通，形成椎体内的楔形空腔。

最后用反向刮匙将椎体后壁推入截骨后形成的腔隙（图 29-5-21f、g），避免接下来闭合时椎体后壁骨折并向后突出而损伤脊髓。理论上椎体后壁每切除1mm，可获得 2°~2.5° 的矫正。

截骨完成后，扩大切除上位椎板下缘和下位椎板上缘，防止闭合矫形复位时椎板嵌入硬膜囊，对脊髓和神经根造成机械性压迫。在复位后，截骨椎上下两个椎间孔应该合并为一个椎间孔，其中容纳两个神经根（图 29-5-21h）。

截骨面的闭合操作有几种方法，传统的方法是使用钉棒复位并联合借助手术床或弓形复位架复位。现在不同的公司也发明了各种复位器帮助复位，以避免术中截骨椎脱位而引起严重的神经并发症。

1）使用钉棒闭合矫形时，取2根固定棒，根据所需矫正度数进行预弯，将一根固定棒安装于头侧椎体的2个椎弓根螺钉上，另一根固定棒与尾侧螺钉连接，然后交替下压固定棒及截骨面上下的棘突使截骨面闭合，再在尾端螺钉处安装螺钉尾帽，并使用抱紧钳在截骨面上下的螺钉间纵向加压使截骨面进一步闭合（图 29-5-22）。如果术前在截骨区下方垫了软枕，在闭合时将软枕抽出，可以帮助闭合截骨面；如果手术床是 Jackson 手术床，则可以根据需要缓缓抬高床尾；强直性脊柱炎后凸畸形患者由于躯干僵直、后凸较大，经常使用弓形复位器复位，在闭合截骨椎时通过前后轻微移动患者的躯干，首先保证弓形复位架的铰链点对准截骨椎，然后逐渐摇动弓形复位架的把手，缓缓闭合截骨面达到矫形，相对容易。但对于先天性脊柱后凸或侧凸，由于远近端的脊柱较为柔软，闭合截骨面反而相对困难，此时只能通过对截骨面远近端的螺钉反复加压进行矫形。

2）在使用钉棒闭合矫形时，传统的做法是使用长棒逐渐闭合，但是这种做法有时存在上棒困难，而且在术中需要拆除临时固定棒，步骤烦琐，延长了手术时间。邱勇等设计的双头钉可以将临时固定棒转变为最终内固定的一部分（图 25-5-23），

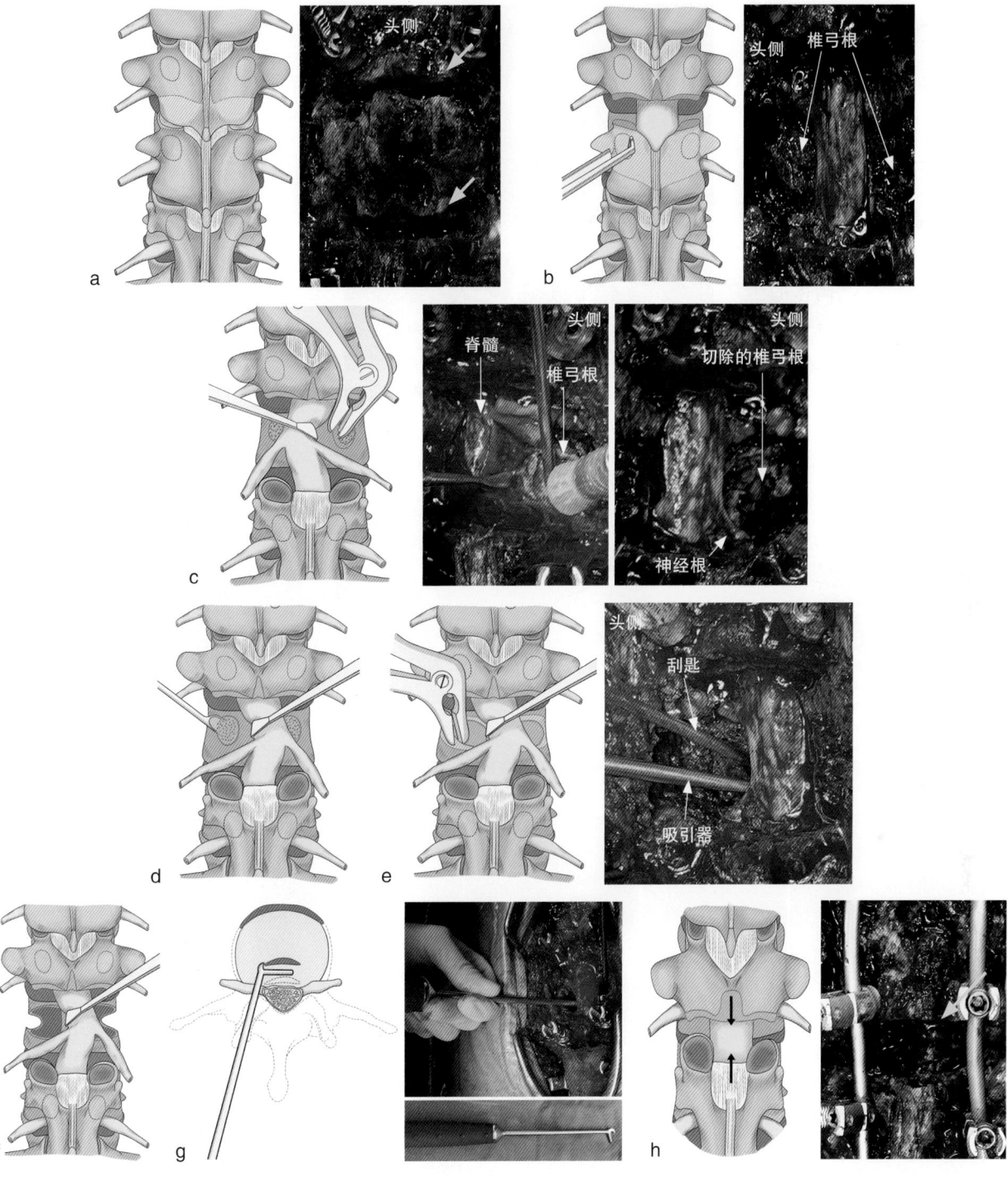

图 29-5-21 PSO 手术操作示意图。拟行 PSO 的椎体上下先做 PCO（a，箭头）；咬除椎板（手术照为全椎板切除后，可见双侧椎弓根）（b）。轻柔挡开硬膜囊，咬除双侧椎弓根，注意不要损伤椎弓根下方的神经根（手术照为使用超声骨刀切除椎弓根，在切除时需要使用神经剥离子保护神经根）（c）。用刮勺经椎弓根残端掏除椎体松质骨（也可以用三角锥破除椎弓根，或者直接使用超声骨刀），掏取的松质骨留着植骨备用（d）。咬除椎体侧方骨质，并使椎体形成一个前窄后宽的楔形空腔，注意不要损伤椎体侧方的节段血管（手术图为使用髓核钳掏取松质骨）（e）。大部分的椎体后壁都被切除，只剩下硬膜囊腹侧的一小部分，用"骨壁冲击器"凿击这一小块椎体后壁，使其塌陷落入椎体空腔内（f、g）。闭合椎体楔形缺口，达到纠正后凸的目的。闭合后的截骨面（h，黄色箭头）

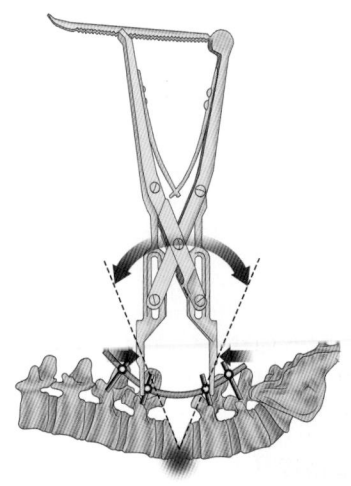

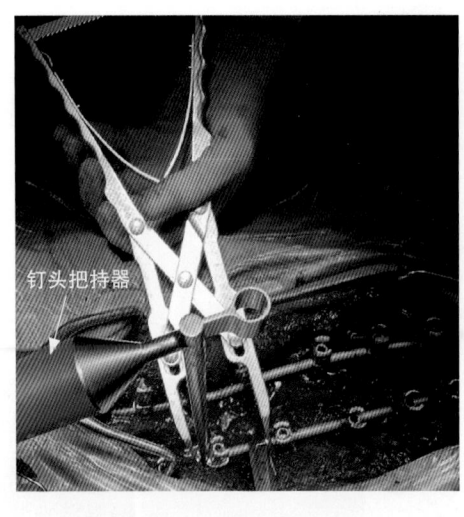

图 29-5-22　使用抱紧钳闭合截骨面，当使用万向钉时，在抱紧加压的过程中可能发生钉头倾斜，影响加压效果，此时可用"钉头把持器"固定住钉头再加压

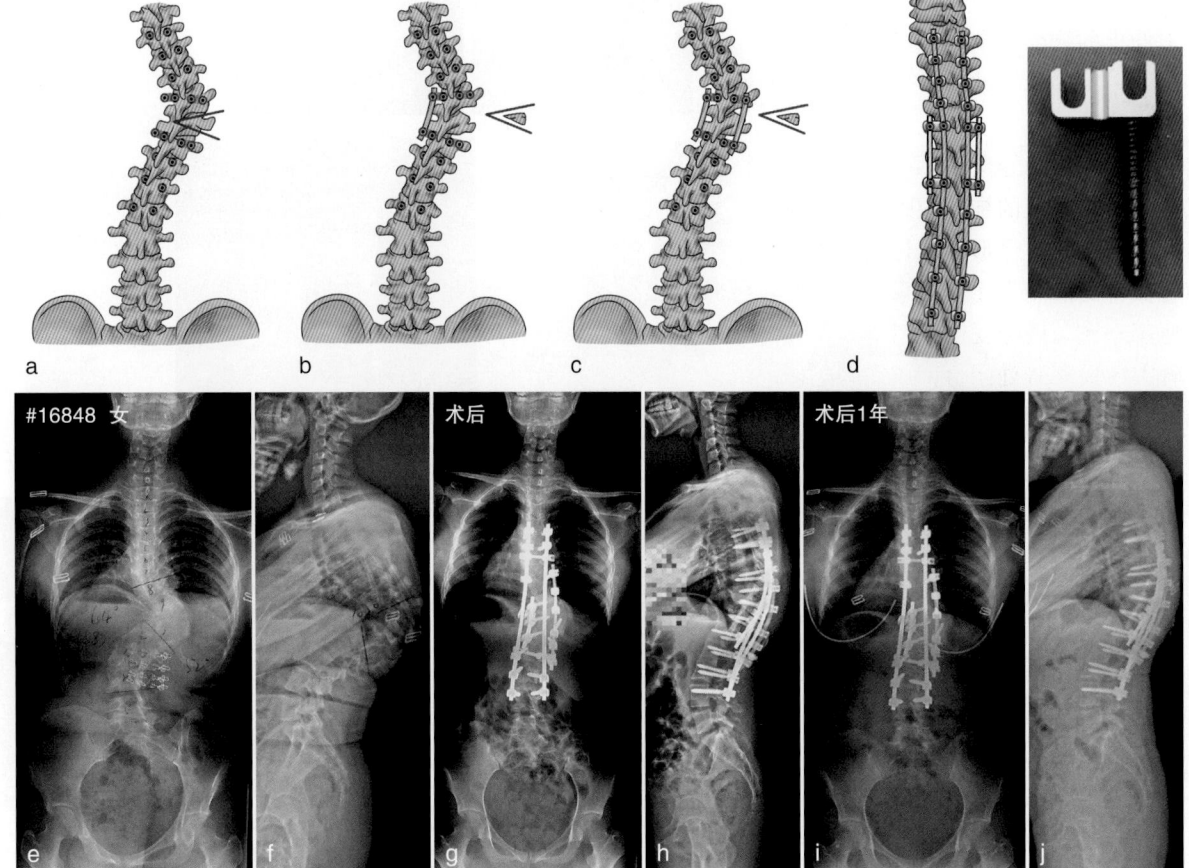

图 29-5-23　卫星棒联合双头钉辅助截骨复位示意图。暴露需融合节段，置入椎弓根钉，截骨椎体邻近节段置入双头钉（a）；凹侧双头钉间置入卫星棒固定，凸侧进行截骨（b）；截骨完成后截骨侧置入卫星棒，逐渐改变卫星棒的预弯角度，并使用复位器以加压闭合截骨区（c）；截骨区闭合后两侧分别置入长棒形成坚强内固定（d）。女（#16848），先天性脊柱侧后凸畸形（e、f），侧凸和后凸的顶椎为同一椎体（T_{11}），因此行 T_{11} VCR 截骨矫形，首先在凹侧安装短棒，凸侧截骨结束后使用另一根短棒抱紧矫形，并使用双头钉连接至长棒（g、h），术后 1 年无矫正丢失（i、j）

即在截骨椎邻近椎体置入双头钉，先在凹侧安装一根短的卫星棒，在凸侧截骨完成后，在凸侧使用一根短棒进行加压闭合截骨面，最后在截骨面闭合完成后，通过双头钉的另一锚点安装 2 根长棒。这一技术减少了拆除临时棒的操作步骤，同时有效减少了闭合截骨面后长棒需要进一步原位折弯才能完成安装的缺点，简化了截骨面闭合和上棒操作。

3）使用钱邦平发明的导向复位器（图 29-5-24）帮助复位。其工作原理是将两个支杆通过连接部分别与截骨椎的上下椎弓根螺钉相连接，连接部通过椎弓根螺钉尾部固定在脊柱上，安装时两个支杆的操作部呈张开状；将所有锁止部打开，让第一转轴、第二转轴处于可转动状态，弧形轨道与连接座、弧形滑块之间均处于可调状态，将套管套在操作端上，操作端从套管中伸出；将手柄安装在支杆从套管中伸出的操作端上；旋紧所有锁止部的螺帽，让第一转轴、第二转轴均不能转动，此时各个部件之间均为刚性连接，以实现后续复位过程中不出现偏差，起到准确的导向作用。在复位时用持钉钳提住截骨椎尾端邻近的椎弓根螺钉，对侧安置复位导向器械；缓慢调节弓形架进行复位矫形，防脱位器械随着截骨面的闭合而自行滑动，节奏与弓形架调整的速度一致，诱导复位；同时术者轻压截骨平面上下棘突帮助截骨处闭合，放置固定棒，纵向连接椎弓根螺钉，进行加压使前柱、中柱截骨面均闭合。一般来说这种复位导向器主要应用于胸腰椎矢状面单平面后凸畸形患者，包括休门氏病后凸、强直性脊柱炎后凸以及先天性后凸。

4）Faundez 等报道的一种截骨复位钳（图 29-5-25）可以与钉尾直接相连，通过作用于椎弓根钉直接闭合复位，同时采用交叉关节的设计，避免了传统抱紧钳在闭合时的水平向作用力，而是通过椎弓根钉形成曲线作用力。交叉关节处还设计有旋转刻度，方便读取闭合的角度。

完成截骨面闭合、安装固定棒后，用 C 臂 X 线机透视确定截骨椎体截骨面对合良好。如果此时认为截骨矫形程度不足，可以尝试松掉固定棒，进一步按压截骨椎的上下相邻棘突，使截骨椎体前壁发生骨折，以增大截骨角度（即变为 COWO），实现后凸畸形的满意矫正。如果此时发现截骨椎出现

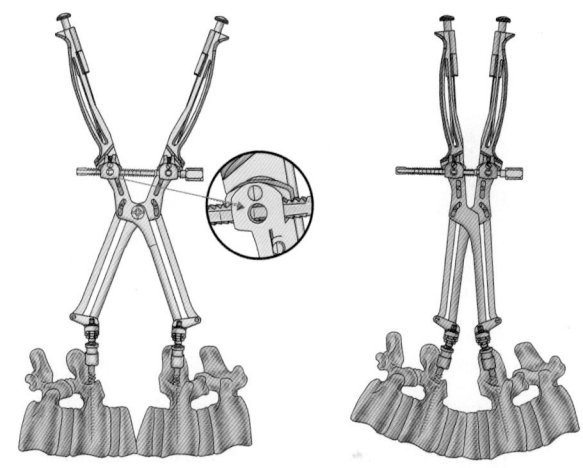

图 29-5-25　Faundez 等设计的截骨导向钳，中间的关节可以避免截骨椎在水平方向上的滑动

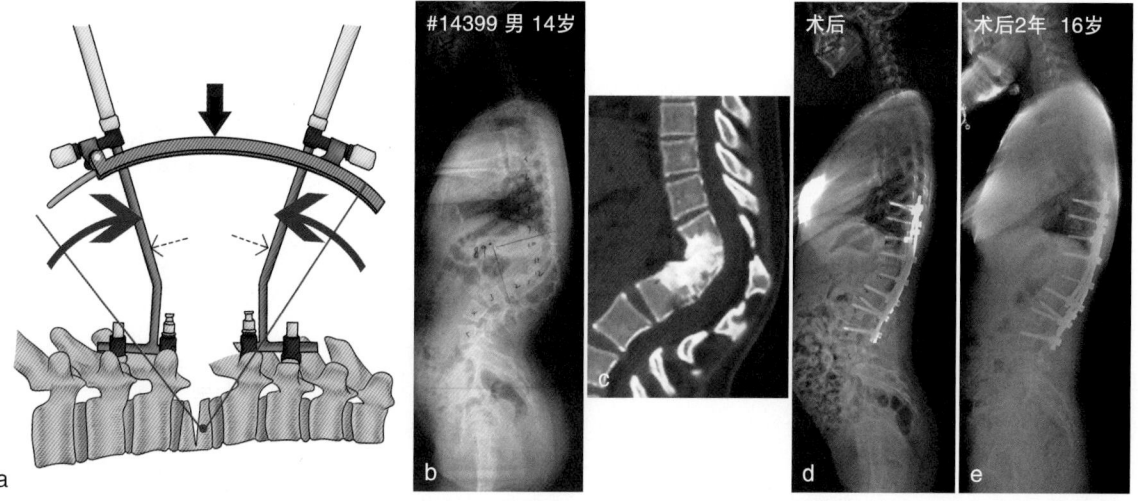

图 29-5-24　南京鼓楼医院钱邦平等设计的截骨导向复位器，中间橘黄色的连接杆可以保证截骨的头尾两侧在相同平面上，避免截骨椎脱位（a）。男（#14399），14 岁，先天性后凸畸形，T₁₁~L₁ 多节段分节不良（b、c），行后路 PSO 截骨矫形术，术后脊柱形态恢复良好（d），术后 2 年矫形效果得到良好的维持（e）

脱位，则需要抓紧松掉内固定并根据脱位的方向（是上方脱位还是下方脱位）调整内固定，同时呼叫神经电生理医生监测 SEP 和 MEP。

最后将切除的骨质剪碎进行后外侧植骨。探查证实闭合后硬膜囊没有存在过度短缩堆积、神经根无压迫。用明胶海绵覆盖硬脊膜囊。可以在闭合端的上下椎板间留下小的空隙，以利于硬膜外出血的引流，这并不增加假关节的可能性，因为 PSO 的前方椎体是骨面对骨面的闭合，融合率高。相反，"完美"的上下椎板完全闭合，将增加硬膜外血肿的可能性，以及硬膜囊向后移位使缓冲的空间丢失，这可能是迟发性神经损害的原因之一。

上述技术是Ⅲ级截骨的操作，而对于Ⅳ级截骨，其主要的不同在于截骨范围的多少。在Ⅳ级截骨时，逐步切除椎体上半段内的松质骨后还需要切除椎体上终板，刮除椎体上缘椎间盘并暴露上一邻近椎体下终板。用同样方法进行对侧上半椎体及椎间盘的切除。

Ⅳ级截骨在闭合时也需要注意是否可以完全闭合，如果间隙过大，可以填充取出的松质骨，必要时可以放置椎间融合器，避免截骨闭合后间隙过大而形成假关节。

若患者同时合并脊柱侧凸，则术中结合术前站立位全脊柱 X 线片，在侧凸凸侧去除的松质骨多于凹侧，使截骨面在冠状面呈楔形，楔形截骨面朝向凸侧。

4. Ⅲ级和Ⅳ级截骨的术中并发症　Ⅲ级和Ⅳ级截骨作为三柱截骨操作，矫形能力强，椎管内操作明显小于Ⅴ、Ⅵ级截骨，不易脱位，因而神经并发症少。但是Ⅲ级和Ⅳ级截骨与Ⅰ、Ⅱ级截骨相比，依然存在创伤大、风险高、操作复杂，术中并发症明显高于Ⅰ、Ⅱ级截骨，包括大量出血、脊髓损伤、神经根损伤、脑脊液漏等，而其特有的并发症主要是术中截骨椎脱位。

(1) 出血　Cho 等研究对比了单节段 PSO 和3 节段 SPO 手术的出血量，结果发现单节段 PSO 的出血量几乎是 3 节段 SPO 手术出血量的 2 倍，所以术者应熟练掌握术中止血技巧。同时术中需要时刻关注患者的整体情况，在截骨和矫形过程中必须维持平均动脉压在 80mmHg 以上，维持患者血红蛋白水平 >10g/dl。三柱截骨的出血主要是截骨面出血和硬膜外静脉丛出血，但是如果损伤节段动脉或椎体前方的大动脉，则会出现严重并发症。

硬膜外的静脉走行变异性很小，术中识别、电凝、切断这些血管可以减少出血。在分离脂肪与硬脊膜时，应将硬膜外脂肪中的穿支血管电凝。另一组静脉沿着椎弓根的内侧走行，远端与传出神经根伴行，近端在椎弓根之上深入上关节面。

当手术操作至椎体侧面和腹侧时，应小心操作避免损伤沿椎体侧方中央走行的节段血管，所以在显露侧方椎体时，一定要严格进行骨膜下剥离，减少节段动脉损伤的概率。在操作至腹侧时，需要紧贴椎体侧方向前分离前方的软组织，避免损伤前方动脉，在胸椎则可能损伤纵隔静脉出血。

对于截骨面出血，推荐使用超声骨刀截骨。超声骨刀是一种通过压电转换装置将电能转换成机械能使钛合金刀头处于高频共振模态，利用刀头强大的机械加速度对目标骨组织进行粉碎和切割的手术工具，在切除骨组织时创面整齐，而且切割骨组织时产生的合适温度可以促进骨面止血，有利于减少术中出血。

减少 PSO 术中出血的措施：必须强调的是，①全身麻醉下患者俯卧于弓形托架或手术床上时，应使腹部悬空，通过降低腹压以降低硬膜外静脉压力，减少出血。②椎体侧壁的剥离必须做到骨膜下剥离，使脊椎的节段性血管与椎体骨膜一起被剥离向外侧。③氨甲环酸（tranexamic acid，TXA）是一种人工合成的赖氨酸类似物，起到抗纤溶作用，原理是通过竞争性阻断纤溶酶和纤溶酶原的赖氨酸结合位点，抑制纤维蛋白溶解而发挥止血作用。已有报道 TXA 在心脏手术、髋膝关节置换、脊柱矫形手术中具有明显的止血作用，且不增加血栓并发症发生率。王超等对 TXA 在脊柱矫形手术中的应用进行了 Meta 分析，纳入了 9 项 RCT 研究，发现静脉输注 TXA 可减少脊柱手术患者术中失血量及术后伤口引流量，同时可减少手术输血量及输血率，且不增加血栓并发症风险。关于静脉 TXA 推荐的使用剂量，文献报告并无统一标准。Grant 等回顾性研究 TXA 在儿童脊柱侧凸手术中的使用情况，认为高剂量 [首剂量 20mg/kg+ 维持 10mg/（kg·h）] 与低剂量 [首剂量 10mg/kg+ 维持 1mg/（kg·h）] 相比可减少 50% 的输血量，但并未发现有统计学差异。上述 Meta 分析结果显示与低剂量相比，高剂量 TXA 减少术中失血量的效果更加肯定，同时并未增加血栓风险，但无研究直接比较两者的止血效果。南京鼓楼医院马正良的经验是首剂为一瓶含 1g TXA 的溶液，维持使用 5mg/（kg·h）。④为了保障 PSO 矫形阶段脊髓足够的血液灌注，在整个截骨矫形过程中平均动脉压（MAP）必须维持在 80mmHg 以上，其他阶段则应使 MAP 维持在 70mmHg，从而在保障患者安全的前提下，尽量减少不必要的出血。⑤术中的自体血回输也有重要的意义。Keating 等和 Moonen 等均报道在青少年特发性脊柱侧凸手术中自体血回输可以有效地降低自身出血，同时减少甚至不用同种异体血液。Keating 等和 Moonen 等的研究中自体血回输量占术中总出血量的 30%～50%，平均为 42.1%。自体血回输不仅能明显减少同种异体血的输入量，同时还降低了输同种异体血的风险。

（2）术中神经并发症　目前 PSO 截骨术后的神经并发症已经不常见了，但早年的报道则较多，Ahn 等报道了脊柱截骨术的神经功能损害的发生率为 12.0%。Bridwell 等报道了 33 例 PSO 截骨术的神经并发症发生率为 15.2%。Buchowski 等对 108 例患者进行了长期随访，11.1% 的患者出现了神经损害，其中 3 例患者残留永久性的神经损害。冯宗贤等报道有 20% 的 PSO 手术病例出现了一过性神经损伤，如神经根放射痛、臂丛神经麻痹、暂时性肌力减弱以及少见的马尾综合征。专门报道儿童脊柱畸形三柱截骨手术神经并发症的研究远少于成人脊柱畸形，Kato 等报道了 35 例行三柱截骨（包括 PSO 和 VCR）的儿童患者，发现 21% 的患者出现术后神经并发症，但是在短期随访后均恢复正常。Patel 等对儿童严重僵硬性畸形进行顶椎三柱截骨，26 例患者中 1 例患者出现新发神经并发症、2 例患者原有神经功能恶化。

神经损害的潜在原因包括：脊髓或神经根在术中受到直接损伤、截骨面闭合后脊髓过度短缩、闭合时截骨椎半脱位所致的神经压迫、术中长时间低血压造成的脊髓缺血等。

为了减少神经并发症的发生，整个截骨过程应尽量减少对硬膜囊的牵拉和刺激，尤其是闭合截骨时，全程观察硬膜囊是否受到压迫和过度短缩，一旦发现，应扩大椎板切除的范围，同时需要尽可能地避免截骨节段脊柱的脱位，必须使用神经电生理监测以确保每一步手术操作的安全。此外，推荐使用超声骨刀进行手术，由于超声骨刀特殊的工作方式，刀头及其接触的组织需要达到共振和阻抗匹配才能实现最大能量传递，而骨组织和软组织的阻抗差异非常大，导致骨刀短时间触碰软组织不会造成明显伤害，可以降低对脊髓或神经根的直接损伤。

（3）术中截骨椎脱位　Ⅲ级和Ⅳ级截骨是一种三柱截骨，截骨后脊柱处于失稳状态，复位操作过程中易出现截骨椎脱位。截骨椎脱位定义为在截骨水平的头侧与尾侧脊椎间，截骨椎在矢状面上移位（sagittal translation，ST）大于 5mm，多数情况下为远端向腹侧脱位（图 29-5-26）。目前较多的截骨椎脱位报道是发生在成人的且较难复位，但在儿童脊柱畸形的截骨矫形中同样容易发生（图 29-5-27），只是相对容易复位。尤其是在重度后凸畸形患者，为获得更大的矫形效果，人为使截骨椎前壁骨折（COWO），此种术式更易发生截骨椎脱位。van Royen 等认为若在单一节段闭合截骨获得超过 35° 的矫正，必然伴随椎体前壁的骨折张开，因而并发 ST 的风险增加，血管、神经并发症也随之增加。Qiao 等报道了成人侧后凸畸形三柱截骨术的截骨椎脱位发生率为 10.5%，发生率在 PSO 组和 VCR 组中无显著性差异，其危险因素是高龄、脊柱后凸、术前存在椎体旋转半脱位。Cho 等对 41 例脊柱矢状面失平衡（胸椎／胸腰椎后凸为主）患者行 PSO 矫形术，平均矫正 36.8°，截骨椎脱位的发生率为 4.9%（2/41），2 例患者均表现为一过性的神经损伤。Buchowski 等采用 PSO 治疗 108 例脊柱矢状面失平衡患者，平均矫正 66.4°，截骨椎脱位的发生率为 2.8%（3/108），2 例患者均表现为股四头肌及胫骨前肌肌力下降，1 例患者表现

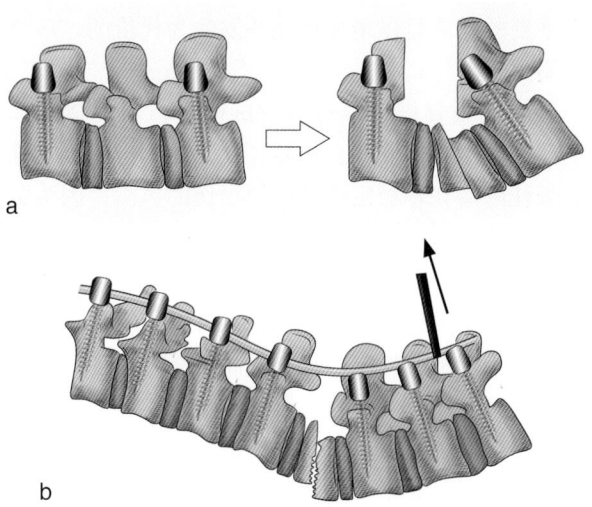

图 29-5-26　截骨椎脱位示意图，多出现远端向腹侧脱位（a），此时可以通过远端的长尾复位钉纠正脱位（b）

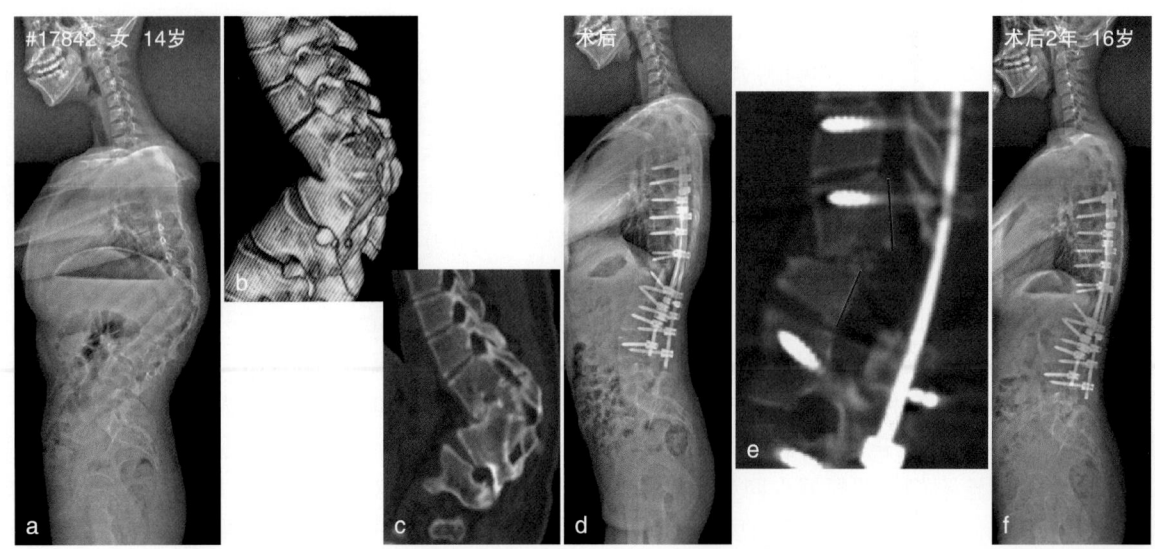

图 29-5-27　女（#17842），14 岁，先天性脊柱侧后凸畸形、T₁₁~L₁ 椎体前方分节不良（a~c）。经融合椎行三柱截骨矫形术，术后 CT 示截骨面上下两端出现脱位（e，红线），术中无神经电生理监测异常，术后无任何神经系统症状。术后 2 年截骨区形成坚固的骨性愈合（f）

为股四头肌肌力下降。钱邦平等应用 PSO 治疗 64 例胸腰椎后凸畸形患者，平均矫正 37.3°，术中 1 例患者出现截骨椎脱位，及时采取措施，截骨椎得以复位，该患者未出现神经损害。对于单平面的矢状面后凸畸形，尤其是强直性脊柱炎后凸畸形，Chang 等认为当发生矢状面位移时，由于 SVA 线的后移，理论上有利于矢状面重建平衡，尤其当后方截骨处闭合后，若矫正曲线不佳或矫正度不足而无法达成理想的矢状面平衡时，矢状面位移能有效地改善矢状面平衡。矫正轴处若干毫米的位移，在矢状面能实现几厘米的矫正，当矫正度越大时，矢状面位移的发生率就越高。但是很明显，这种矢状面平衡的建立是以增加神经并发症为代价的，应努力避免。

如果截骨椎远端有脱位的倾向，可用体位垫垫高患者上半部躯干。然而，抬高躯干进一步增加了脊柱的潜在不稳定性及神经损伤的风险。因为截骨完成后复位时，截骨断面间仅有硬膜囊相连接。因此，在复位过程中，需采取更为安全可靠的复位措施。在手术操作中已经阐述过可以使用各种复位器或复位床帮助复位，避免截骨椎脱位的发生。

（4）臂丛神经麻痹　截骨矫形手术时间长，有时可以因为体位摆放不正确而出现臂丛神经麻痹甚至损伤，多见于强直性脊柱炎后凸畸形的截骨矫形术中。臂丛神经麻痹主要表现为正中神经、尺神经支配区域麻痹，手、前臂尺侧麻木以及相应神经支配区轻度活动障碍，相当于臂丛中下部 C₈、T₁ 神经根损伤。

臂丛神经麻痹有三个危险因素：①手术时间超过 4 个小时；②术中摆放体位时上肢肩关节外展超过 90°；③肩关节软垫的应用直接压迫臂丛神经，或由于压迫腋动脉导致臂丛神经缺血。但是一般来说臂丛神经运动及感觉功能均可以在 6 周内恢复。术中电生理监护及定时调整双上肢位置能有效预防臂丛神经麻痹的发生。一般来说如果双上肢 SEP 波幅降低 30% 就需要密切关注，巡回护士和麻醉医生可及时调整患者双上肢的位置、检查腋部是否受压，如果存在受压则需要调整腋下软枕的位置，尽量减低对腋窝的压力。

（三）Schwab Ⅴ级截骨（VCR）和Ⅵ级截骨

1. Ⅴ级和Ⅵ级截骨的原理　Ⅴ级截骨就是全脊椎切除术（VCR），其原理较为简单，即完整切除一个畸形的脊椎（通常为畸形的顶椎），使脊柱在 360° 上可以随意矫正，在截骨闭合时使用钛网或人工椎体或其他结构性植入物填充截骨后留下的空间（图 29-5-28）。1922 年 MacLennan 等提出顶椎切除可以用于治疗僵硬性脊柱侧凸，这是 VCR 的理论雏形。1979 年，Leatherman 等首次报告前后路联合椎体切除矫正严重脊柱多平面畸形。20 世纪 80 年代末，Bradford 首次在 13 例僵硬性冠状面失衡的患者中采用了该术式。这些患者术中分别接

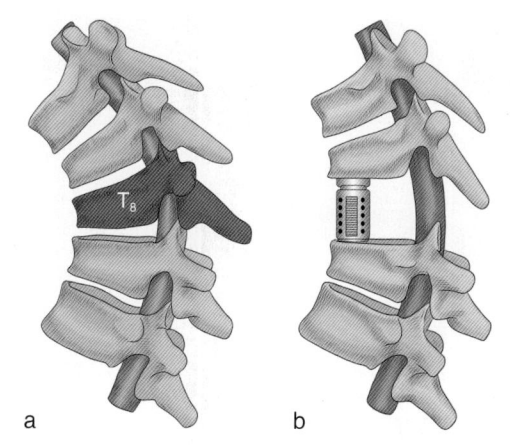

图 29-5-28　V 级截骨（VCR 截骨）示意图，即完整地切除畸形的顶椎（a、b）

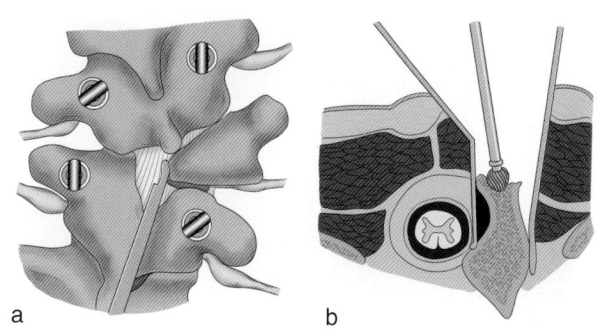

图 29-5-29　半椎体切除示意图。图中的半椎体仅具有一侧椎弓根（a），可以通过该椎弓根进入椎体进行截骨（b）

受了 1~7 个（平均 3 个）节段的脊柱切除术，其中侧凸的患者术前 Cobb 角平均为 117°，矫正后为 55°。后凸患者术前 Cobb 角平均为 112°，术后至平均 56°。平均失血量为 5800ml，平均手术时间为 10.5 小时。1997 年，Boachie-Adjei 等对 Bradford 的研究进行了系列报道，16 例接受前后路联合 VCR 的患者均获得了良好的矫正，并且严重并发症较少。

2002 年起，Suk 等首次提出利用一期后路 VCR（pVCR）技术治疗重度脊柱侧凸和后凸畸形，他认为单纯一期后路手术可以有效减少手术用时和失血量。2005 年，他对 16 例脊柱侧凸超过 80° 且柔软度低于 25% 的患者实施了 pVCR 手术并随访了 2 年，平均切除了 1.3 个椎体，平均的术前 Cobb 角由 109° 改善至术后的 46°（矫正率为 59%）。尽管有 4 例患者出现了并发症，其中 1 例为完全永久性瘫痪，他还是强调 pVCR 是治疗严重僵硬性脊柱侧凸的有效方法，但这是一个技术性很强的手术，只能由经验丰富的外科团队来完成。VCR 技术的核心操作是后路对单个或多个椎体及其上下相邻椎间盘的完整切除，通过单次手术即可获得较高的侧凸和后凸矫正率，并且对术前有脊髓压迫症状的患者在截骨矫形的同时可行脊髓充分减压，因此 VCR 技术获得了极大的推崇，甚至被认为是重度脊柱畸形的终结者。

半椎体切除术是一种 VCR 的特例手术（图 29-5-29），常用于治疗先天性脊柱畸形。早期开展较多的是一期前后路半椎体切除术，此类手术需前后路两个切口，创伤大，对麻醉的要求也较高。近年因手术经验的积累和良好的术中神经电生理监测，一期后路经椎弓根半椎体全切术已成为治疗半椎体所致的先天性脊柱侧凸的标准术式。其方法为后路通过半椎体椎弓根骨隧道进入前方半椎体，完整切除半椎体以及上下软骨生长板，并使用后路内固定植骨融合术。通过内固定可使半椎体切除后的空隙良好地闭合，同时达到矫形。其优点表现为直接去除了致畸因素，通过内固定可即刻获得良好的矫形，术后外固定简单，且为单一手术入路，创伤小，避免了前路开胸手术的并发症。

Ⅵ 级截骨的概念源自 SRS-Schwab 截骨分级，即切除两个或以上脊椎及其上下椎间盘，并根据需要在前方进行支撑融合（图 29-5-30）。从定义上来说，脊椎肿瘤的多节段整块切除也属于 Ⅵ 级截骨的一种。石博等的研究指出 Ⅵ 级截骨是治疗严重先天性角状侧后凸畸形的有效方法，他们的研究纳入了 17 例严重先天性角状侧后凸畸形患者，平均随访 30.8 个月，Cobb 角从术前的 82.7° 矫正至 28.5°，后凸畸形从术前的 102.9° 矫正至 35.8°。

2. V 级和 Ⅵ 级截骨的适应证　V 级截骨（VCR）可以前后路联合进行，也可单纯后路操作，其最佳适应证为重度僵硬性角状或短弧形侧后凸畸形以及翻修手术（图 29-5-31），尤其是矢状面上存在顶椎椎体"挤出"现象的后凸，可用于任何原因造成的严重侧后凸畸形，包括存在严重躯干倾斜、冠状面 Cobb 角大于 120° 的后凸型 AIS。但对于前凸型的弯型规则的 AIS 胸弯患者，慎重行后路一期 VCR，因为不仅操作困难、出血多、不易闭合截骨面，而且有较多的神经并发症，可以采用更为安全、疗效相当的其他手术方案，如多棒分段的序贯矫形技术。

对于存在多个半椎体"挤出"或多节段分节不良导致的严重先天性侧后凸畸形（图 29-5-32）和

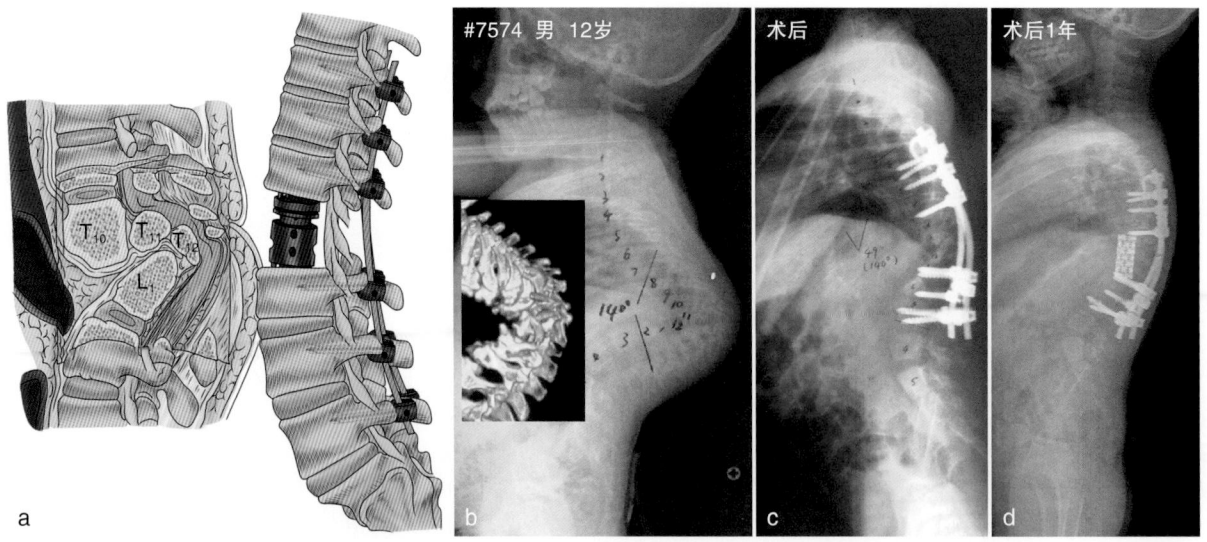

图 29-5-30　Ⅵ级截骨原理示意图。将左图中的 T_{10}~L_1 椎体完全切除，并在前方进行人工椎体置入（a）。男（#7574），12 岁，陈旧性结核性胸腰椎后凸畸形（b），行后路Ⅵ级截骨矫形内固定 + 前路钛网植入支撑术（c），术后 1 年无内固定失败（d）

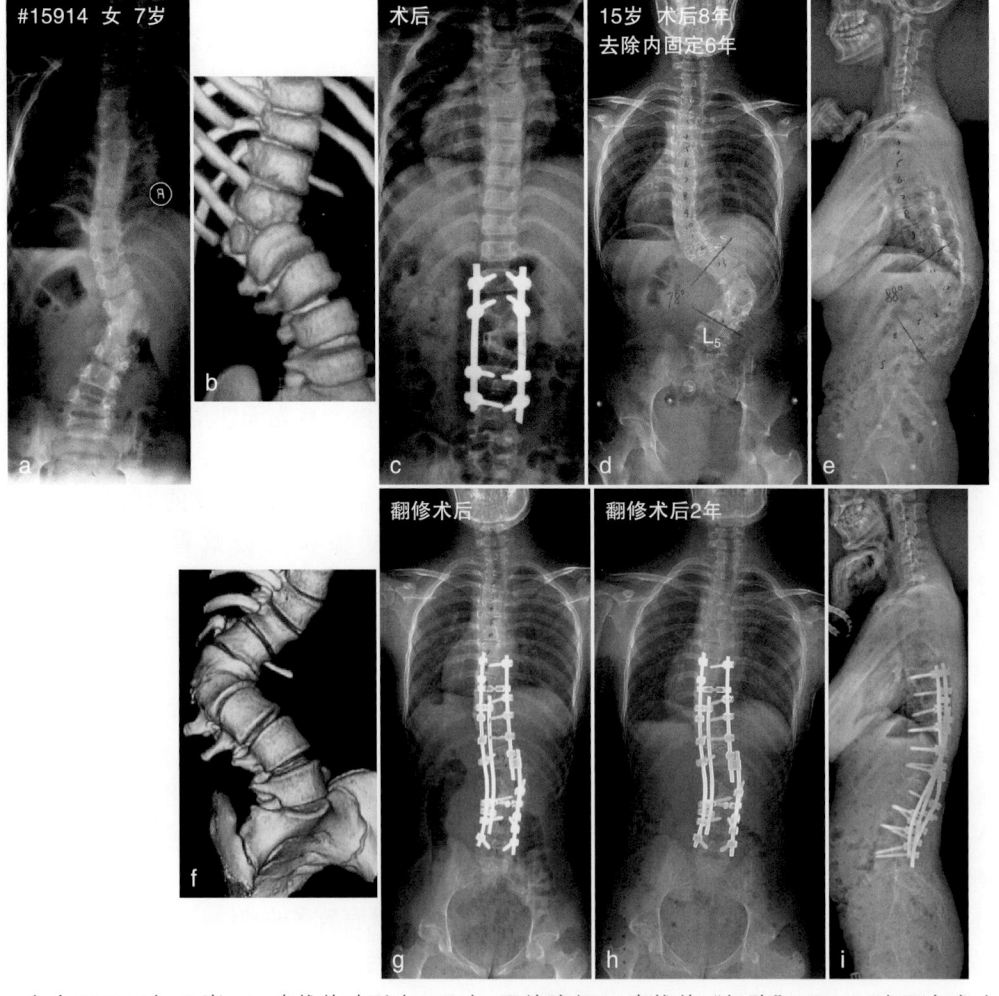

图 29-5-31　女（#15914），7 岁，L_1 半椎体畸形（a、b）。于外院行 L_1 半椎体"切除"、T_{12}~L_4 内固定术（c），2 年后去除内固定，畸形呈进行性加重，内固定去除后 6 年（15 岁）进展成为以 L_1 为顶椎的严重侧后凸畸形（d、e），CT 示 L_1~L_2 椎体广泛融合、楔形变（f）。行 L_1 VCR 截骨矫形术，卫星棒增加固定强度（g），术后 2 年坚固融合，无假关节或矫正丢失（h、i）

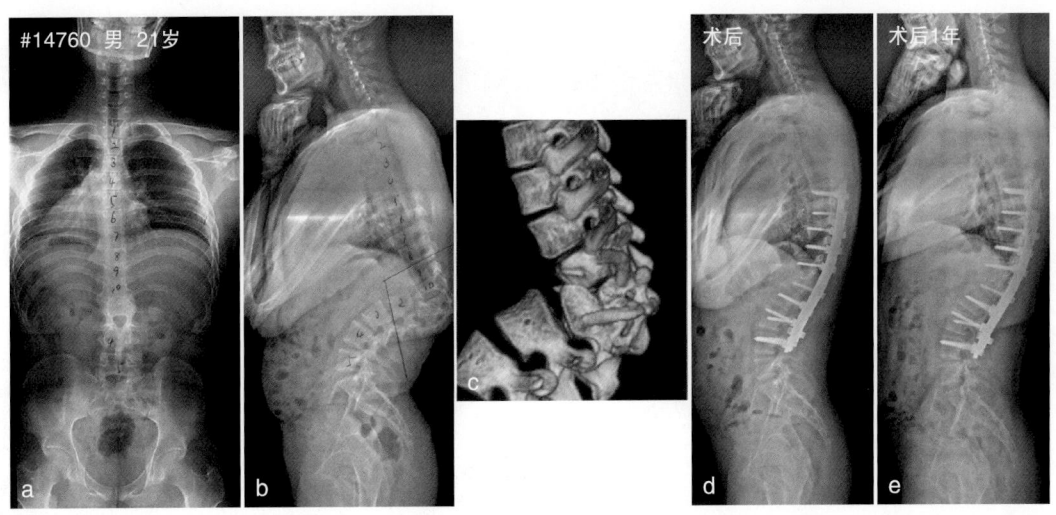

图29-5-32　男（#14760），21岁，先天性脊柱后凸。立位全脊柱正侧位X线示胸腰段后凸畸形约109°（a、b）；CT示T₁₁、T₁₂、L₁多发半椎体伴前方形成障碍（c）。行T₁₁、T₁₂双节段VCR截骨矫形内固定融合术，截骨处植入结构性异体骨支撑融合，四棒加固（d）；术后1年矢状面维持良好，无明显矫正丢失（e）

连续多节段椎体被破坏塌陷的Pott's病患者，必要时可考虑Ⅵ级截骨（多节段VCR截骨术）。Ⅴ级和Ⅵ级截骨的其他适应证还包括脊柱肿瘤。

由于pVCR技术出血多、创伤大、神经并发症发生率高，因此应该严格掌握适应证，只有无法找到同样有效且并发症相对较低的替代手术方案时，才建议进行pVCR的Ⅴ级和Ⅵ级截骨术。

3. Ⅴ级和Ⅵ级截骨的手术操作　Ⅴ级截骨与Ⅵ级截骨的本质与Ⅲ级和Ⅳ级截骨相似，均为从后路入手，从侧方（椎弓根）绕开脊髓在椎体内进行去松质骨操作，因此一些手术操作与Ⅲ级截骨相似，但也有一些特殊的技巧和注意事项，尤其是截骨面闭合后前方缺损的处理。

单一后路Ⅴ级和Ⅵ级截骨在切除截骨椎的椎板、显露椎体侧方和前方的方法同Ⅲ级截骨。需要强调的是，对于严重角状后凸，特别是单平面（矢状面）后凸畸形，肋骨紧密重叠在一起，显露椎体时通常需要切除双侧2~3个肋骨的肋横突与肋椎关节及3cm左右长度的后肋（图29-5-33a~c）。

在切除后方椎板前，可先进行椎体侧方的暴露，可用骨膜剥离器，在椎体骨膜下剥离，把横跨椎体的节段性血管连骨膜一起推向外侧，前方可直至前纵韧带，上下至相邻椎间盘或至少至截骨面，在椎体外侧分离出一个操作空间，然后填入纱布止血。截骨时用S拉钩或大纱布等保护措施将椎旁、椎前软组织及大血管与椎体隔开。

在进行椎弓根截骨操作前，在经椎弓根操作的对侧安置临时固定棒（图29-5-33d），切除椎弓根后使用骨刀（超声骨刀）、髓核钳、刮匙等在椎体内进行去松质骨操作。需要注意的是Ⅴ级和Ⅵ级截骨的去松质骨范围为全椎体，而非Ⅲ级截骨的楔形。操作完一侧后更换临时固定棒，进行对侧操作（图29-5-33e、f）。在进行去松质骨操作后，需要显露前纵韧带，但需要极其小心，因为前方是大血管。当足够的椎体骨质被去除后，最后截除椎体后壁和后纵韧带。在这之前，椎体后壁可用于保护后方硬膜囊。此外，还需要再切除截骨椎上下的椎间盘及邻椎的终板。

起于切除椎弓根的截骨应先从凹侧开始，凹侧椎弓根、关节突、椎板的切除可减少硬膜囊的压迫，特别是对于硬膜囊为Ⅱ、Ⅲ型的患者，这一操作同时可使扭曲的硬膜囊向凹侧移位（即脊髓内移），可为凸侧椎管内留出更多的操作空间，使得凸侧的截骨更容易完成。在凹侧截骨完成后，把临时固定棒安装在凹侧，开始凸侧的截骨，完成后就可直接在凸侧加压闭合截骨面，为简化操作，可先使用短的卫星棒固定。

在截骨时需要特别注意保护脊髓，避免过度牵拉。如果Ⅴ级或Ⅵ级截骨为胸椎或胸腰椎VCR，对于神经根的保护没有腰椎那么重要，对明显影响手术操作的胸神经根，必要时可以切断，但应尽量避免双侧神经根同时切断，以减轻患者术后的束带感。另外，应尽量在椎间孔外切断脊神经，以免发生脑脊液漏。

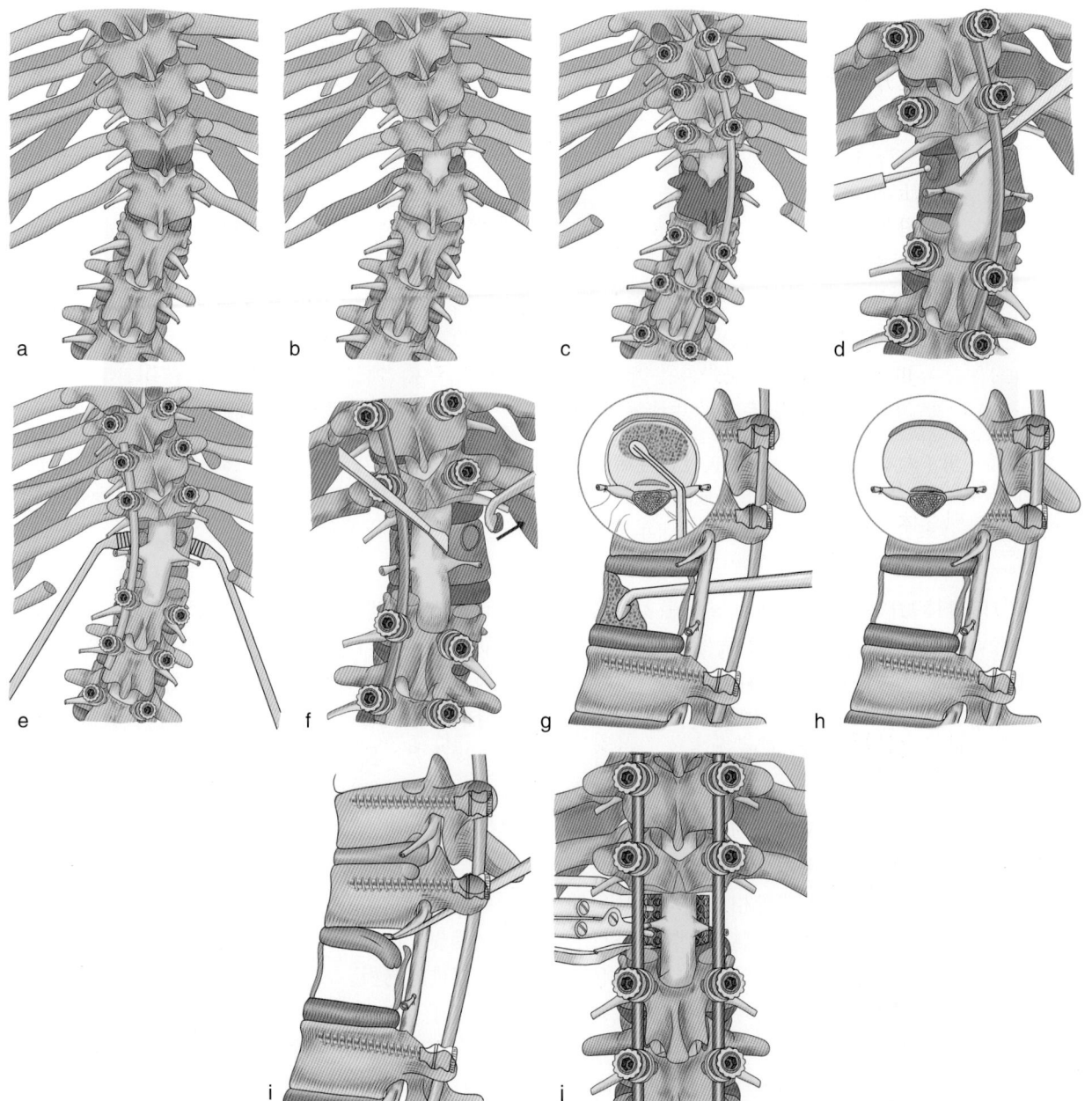

图 29-5-33 VCR 手术示意图。在截骨椎上下各做一个 PCO（a）；如果在胸椎做 VCR，还需把截骨椎两侧的肋横突关节和肋椎关节以及肋骨头切除 2~3cm（粉色区），保护胸膜不要被肋骨残端戳破（b）；切除后方椎板（c）；凸侧临时装棒固定，从凹侧开始截骨，切除凹侧椎弓根（d）；凹侧椎弓根切除后，安置凹侧临时稳定棒，再进行凸侧经椎弓根截骨（e、f）；去除整个椎体的松质骨（g、h）；切除上下椎间盘（i）；根据需要在椎间隙植入钛笼或人工椎体（j）

截骨面闭合操作与Ⅲ级截骨相似，但不完全相同。因为要整体切除椎体及各个附件，矫形过程中没有骨性结构作为矫形转动的附着点，极易出现上下椎体移位、脊髓硬膜皱褶，引起脊髓损伤甚至瘫痪。可以使用Ⅲ级截骨技术中介绍的复位工具进行复位，避免术中截骨椎脱位。在进行闭合时，可以借助手法复位矫正，也可以在上下邻椎的椎弓根螺钉上加压。进行截骨面闭合时，需要注意减少脊髓

在截骨处的积聚和短缩，一般不建议脊髓短缩超过椎体高度的 1/2。可以用撑开钳由后方深入至截骨前方的腔隙中使截骨面保持在适当撑开状态，同时进行闭合。如果脊髓皱缩积聚，需要增加切除截骨椎上下相邻椎体的部分椎板，必要时可以进行相邻椎体的全椎板切除。

闭合固定后，需经侧后方将碎骨填入截骨断端间，并根据前方缺损的大小决定是否需要放入椎

间融合器，如果缺损较大，还可以使用钛网或人工椎体（图 29-5-33i、j）。这一步较为关键，需要确保前方融合的稳定并进行充分植骨，避免远期发生假关节和内固定失败。最后探查证实内置物位置良好，脊髓无压迫后，用明胶海绵覆盖硬脊膜囊环周，再次轻微加压，使钛网或融合器更为稳定，完成整个内固定（图 29-5-34）。

4. Ⅴ级和Ⅵ级截骨的术中并发症　尽管Ⅴ级和Ⅵ级截骨的矫形能力很强，但所有的研究都警示要当心可能出现严重并发症。Ⅴ级和Ⅵ级截骨的术中并发症的种类与Ⅲ级截骨相似，但是发生率更高、更严重。Suk 等报道了 pVCR 手术的患者并发症发生率为 34.3%，其中神经损伤发生率为 17.1%。Lenke 等对 35 例 pVCR 手术患者进行了大于 2 年的随访，发现总体并发症发生率为 40%，其中神经损伤发生率为 11.4%。Hamzaoglu 等报道的一项 pVCR 治疗 102 例脊柱畸形患者的研究，其中总并发症发生率为 7.84%，一过性神经损伤发生率为 1.96%。

（1）神经并发症　三柱截骨矫形，尤其是Ⅴ级、Ⅵ级截骨是脊柱矫形术中神经并发症的重要危险因素。Smith 等回顾 SRS 并发症数据库，分析胸腰段矢状面畸形患者行矫形术后并发症发生率，共纳入 578 例患者，其中 402 例行截骨手术，包括 PSO 215 例、SPO 135 例、VCR 18 例和部分前路椎体切除手术，术后新发神经损害的发生率为 3.8%，行截骨手术的并发症发生率显著高于未行截骨的，且 SPO、PSO 和 VCR 的并发症发生率依次增加。Reames 等也回顾性分析了 SRS 并

发症数据库中 19 360 例行手术治疗的儿童脊柱侧凸患者，1.0% 发生术后神经损害，作者根据截骨方式对患者进行了分组，各组神经损害发生率如下：未截骨组为 0.9%，SPO 组为 1.1%，PSO 组为 2.6%，VCR 组为 7.3%。AOSpine 等组织牵头开展了 Scoli-Risk-1 全球多中心前瞻性研究，旨在分析复杂成人脊柱畸形矫形术后神经并发症情况。Kelly 等从 Scoli-Risk-1 数据库中纳入 207 例患者，其中 132 例行三柱截骨手术（截骨组），75 例行单纯后路手术（对照组），截骨组新发神经损害率为 9.9%，对照组为 6.7%；截骨组内，VCR 组新发神经损害率为 15.8%，PSO 组为 8.8%。

与Ⅲ级或Ⅳ级截骨相比，Ⅴ级和Ⅵ级截骨在闭合时没有支点且存在脊髓短缩，这是神经并发症高于Ⅲ、Ⅳ级截骨术的主要原因之一。脊柱短缩致脊髓损伤并导致脊髓功能削弱的机制可能如下：①机械性损伤如截骨过程中反复过度牵拉导致脊髓甚至硬脊膜损伤；②截骨断端对脊髓的压迫；③截骨处脊髓处于扭转、迂曲状态，导致神经纤维、神经元受压，增加脊髓内压，影响脊髓血供；④截骨致使椎管长度缩短，脊髓和硬膜囊在内部挤压堆积，压迫脊髓；⑤手术创伤大、时间长，容易导致出血量增加，血容量下降，造成脊髓血供不足。而脊柱短缩导致脊髓血流下降则可能与以下因素相关：①脊柱短缩增加了脊髓内压，一旦血管外压力高于脊髓内压，则血管关闭；②脊髓缺血状态促进了自由基、血栓素等多种血管活性物质释放，从而促进血管收缩；③手术所致出血减少了脊髓内部的灌注压；④脊柱短缩导致血管径线改变，促进血栓形

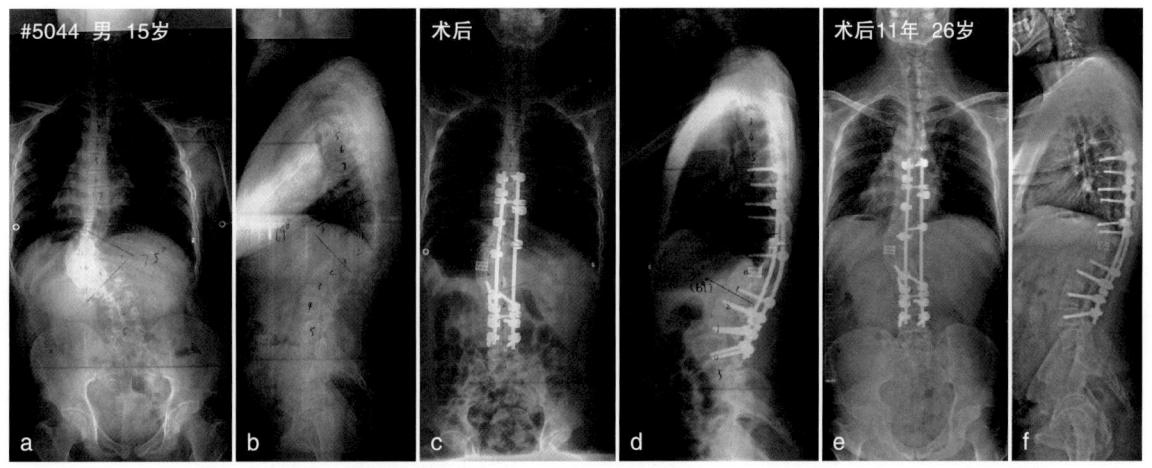

图 29-5-34　男（#5044），15 岁，先天性胸腰椎侧后凸畸形（a、b）。行后路 T_{12} VCR 截骨术，使用钛网作为前方结构性支撑（c、d），术后 11 年无矫正丢失或力学并发症（e、f）

成。短缩未超过椎体高度的 2/3 时脊髓血流未增高，可能是由于在这种情况下，脊髓张力下降，动脉血管舒张，血管阻力明显下降所致。

关于脊柱短缩对脊髓血流影响的探讨目前仍具有争议性，谢江等研究提示脊柱短缩不超过椎体高度的 1/2 时，脊髓血流无减少；当超过该范围后，脊髓血流下降。犬实验发现脊柱短缩不超过 10mm 时不会引起神经功能障碍，当短缩达到 15mm 时部分动物发生肢体瘫痪，最终研究结果提示在短缩不超过 3/4 的情况下，随着脊柱短缩增加，脊髓血流量也相应增高，然而一旦短缩超过这一范围时，脊髓血流量明显下降，且仅在短缩不超过 1/2 时处于最安全状态。Hiroaki 等将脊柱短缩分为安全短缩、警告短缩、危险短缩三个阶段，其中安全短缩指不超过椎体节段的 1/3，主要特征为脊髓、硬脑膜无畸形；警告短缩指短缩范围为椎体节段的 1/3～2/3，特点为脊髓皱褶畸形、硬膜畸形；危险短缩指短缩超过椎体节段的 2/3，特征为硬脑膜压缩、脊髓压缩。因此，脊柱短缩不超过椎体节段的 1/3 是最安全的范围，此时有利于增加脊髓血流量，促进脊髓血流恢复；一旦超过安全范围，则易导致脊髓血流量下降，对脊髓血供造成不良影响，从而引起脊髓损伤，削弱脊髓功能。

（2）血气胸　VCR 截骨是对整个脊椎的切除，需要完成 360° 的减压与融合，在处理脊椎前柱结构时，一旦损伤侧方或前方的胸膜，便会导致血气胸的发生。VCR 截骨的对象均为严重且复杂的脊柱畸形，解剖结构变异较大，脊柱与胸膜腔的相对位置关系发生改变，因此血气胸是 VCR 截骨术后的常见并发症之一。

传统的 VCR 截骨术常需要前后联合入路来完成。从前方入路逐步分开周围解剖结构到达脊柱的过程中，无论是采用创伤较大的传统开胸手术，还是采用微创的电视辅助胸腔镜手术，术后血气胸都是一个容易发生的并发症。现在的 VCR 截骨术通过单一后路便可以完成，术中对椎体侧壁的暴露和肋骨头的切除可导致胸膜损伤，而小的胸膜损伤可能会被术者所忽略，导致术后出现血气胸。

Suk 等在 2002 年最早报道了 pVCR 矫正严重脊柱畸形的临床结果，在总共 70 例接受 pVCR 手术的患者中，有 5 例术后出现了血气胸，发生率约为 7.14%。在 2005 年，他们又报道了使用 pVCR 矫正严重僵硬性脊柱侧凸，16 例患者中发生了 1

例血气胸，发生率约为 6.25%。此后，越来越多的学者报道了他们采用 pVCR 手术而发生的并发症。Lenke 等采用 pVCR 治疗 35 例严重儿童脊柱畸形，没有出现血气胸的发生；Wang 等采用单一后路多节段 VCR 截骨术（即VI级截骨）治疗 13 例成人严重僵硬性先天性脊柱侧后凸畸形，其中有 1 例在试图从凸侧暴露肋骨头时损伤了胸膜腔，导致了气胸的发生；而 Xie 等采用 pVCR 治疗超过 100° 的僵硬性脊柱畸形时，28 例患者中有 8 例出现了血气胸，发生率高于既往文献，且他们均属于冠状面和矢状面的双平面畸形，而在单一矢状面后凸畸形的 6 例患者中，没有出现血气胸的发生。因此，这种并发症发生率的差异既与术者的治疗经验和手术技术有关，也取决于患者本身畸形的严重程度，复杂的多平面畸形要比单一平面后凸畸形更加难以处理，也更加容易导致相关并发症的出现。而随着手术技术的不断进步和手术器械的不断改进，这一并发症的发生将会越来越少。一项 2018 年发表在 JBJS 杂志上的研究显示，在 54 例接受 pVCR 手术的严重脊柱畸形患者中，只有 1 例术后出现了气胸。

文献中对于术后血气胸的处理较为一致，认为通过放置胸导管，进行一段时间胸腔闭式引流即可，通常不会超过 2 周；也有学者建议缝合破损的胸膜后，再进行胸腔闭式引流。通常情况下，没有必要进行额外的前路开胸手术探查。值得重视的是，有时术中的胸膜破裂没有被及时发现，或被发现后由术者做了相应处理，但如果麻醉医生发现不明原因的气道阻力增加，要高度怀疑张力性血气胸的可能，必须立即进行胸腔穿刺和引流，以免发生严重的心肺并发症。

参考文献

[1] Bridwell KH. Decision making regarding Smith-Petersen vs. pedicle subtraction osteotomy vs. vertebral column resection for spinal deformity[J]. Spine (Phila Pa 1976), 2006, 31(Suppl 19): 171-178.

[2] Bridwell KH, Lewis SJ, Lenke LG. Pedicle subtraction osteotomy for the treatment of fixed sagittal imbalance[J]. J Bone Joint Surg Am, 2003, 85(3): 454-463.

[3] Briggs H, Keats S, Schlesinger PT. Wedge osteotomy of the spine with bilateral intervertebral foraminotomy;correction of flexion deformity in five cases of ankylosing arthritis of the spine[J]. J Bone Joint Surg Am, 1947, 29(4): 1075-1082.

[4] Chang DG, Yang JH, Lee JH, et al. Congenital scoliosis treated with posterior vertebral column resection in patients younger than 18 years:longer than 10-year follow-up[J]. J Neurosurg Spine, 2016, 25(2): 225-233.

[5] Gill JB, Levin A, Burd T, et al. Corrective osteotomies in spine surgery[J]. J Bone Joint Surg Am, 2008, 90(11): 2509-2520.

[6] Hwang CJ, Lenke LG, Sides BA, et al. Comparison of single-level versus multilevel vertebral column resection surgery for pediatric patients with severe spinal deformities[J]. Spine (Phila Pa 1976), 2019, 44(11): E664-670.

[7] Lenke LG, Newton PO, Sucato DJ, et al. Complications after 147 consecutive vertebral column resections for severe pediatric spinal deformity:a multicenter analysis. Spine (Phila Pa 1976), 2013, 38(2): 119-132.

[8] Lenke LG, O'Leary PT, Bridwell KH, et al. Posterior vertebral column resection for severe pediatric deformity:minimum two-year follow-up of thirty-five consecutive patients[J]. Spine (Phila Pa 1976), 2009, 34(20): 2213-2221.

[9] Lenke LG, Sides BA, Koester LA, et al. Vertebral column resection for the treatment of severe spinal deformity[J]. Clin Orthop Relat Res, 2010, 468(3): 687-699.

[10] Liu X, Yuan S, Tian Y, et al. Expanded eggshell procedure combined with closing-opening technique (a modified vertebral column resection) for the treatment of thoracic and thoracolumbar angular kyphosis[J]. J Neurosurg Spine, 2015, 23(1): 42-48.

[11] Riley MS, Lenke LG, Chapman TM, et al. Clinical and radiographic outcomes after posterior vertebral column resection for severe spinal deformity with five-year follow-up[J]. J Bone Joint Surg Am, 2018, 100(5): 396-405.

[12] Schwab F, Blondel B, Chay E, et al. The comprehensive anatomical spinal osteotomy classification[J]. Neurosurgery, 2014, 74(1): 112-120;discussion 120.

[13] Shi B, Zhao Q, Xu L, et al. SRS-Schwab grade 4 osteotomy for congenital thoracolumbar kyphosis:a minimum of 2 years follow-up study[J]. Spine J, 2018, 18(11): 2059-2064.

[14] Smith-Petersen MN, Larson CB, Aufranc OE. Osteotomy of the spine for correction of flexion deformity in rheumatoid arthritis[J]. Clin Orthop Relat Res, 1969, 66: 6-9.

[15] Sponseller PD, Jain A, Lenke LG, et al. Vertebral column resection in children with neuromuscular spine deformity[J]. Spine (Phila Pa 1976), 2012, 37(11): E655-661.

[16] Suk SI, Kim JH, Kim WJ, et al. Posterior vertebral column resection for severe spinal deformities[J]. Spine (Phila Pa 1976), 2002, 27(21): 2374-2382.

[17] 刘臻, 邱勇, 史本龙, 等. 围截骨区卫星棒技术在严重脊柱畸形三柱截骨术中的应用[J]. 中华骨科杂志, 2015, 35(4): 349-356.

[18] 钱邦平, 季明亮, 邱勇, 等. 经椎弓根截骨对强直性脊柱炎胸腰椎后凸畸形脊柱-骨盆参数的影响[J]. 中华骨科杂志, 2012, 32(5): 398-403.

[19] 王岩, 张永刚, 郑国权, 等. 脊柱去松质骨截骨治疗僵硬性脊柱侧凸的有效性及安全性分析[J]. 中华外科杂志, 2010, 48(22): 1701-1704.

第六节 儿童脊柱矫形基本技术

一、后路脊柱侧凸去旋转矫形术

（一）生物力学原理

传统的哈氏技术对侧凸的纠正是通过单一冠状面上的凹侧撑开，而去旋转技术主要是通过转棒改变脊柱畸形的平面而矫正侧凸，其基本原理如下：

1. 前凸型胸椎侧凸 在凹侧的脊椎上置钉后，把棒预弯成矫正术后脊柱矢状面上所希望的后凸，即正常的20°～40°的胸椎生理后凸。把预弯棒置入凹侧的钉内后，此时棒的预弯平面自然位于冠状面，与侧凸方向一致，然后把棒向凹侧旋转90°。此时，棒与冠状面垂直，使侧凸得到纠正。由于棒的预弯平面此时已被转向矢状面，而使原胸椎的前凸变成后凸，胸椎的生理后凸获得了重建（图29-6-1）。

2. 腰椎侧凸 纠正的原理与前凸型胸椎侧凸相反，只是纠正先从凸侧开始，把预弯棒置于凸侧，然后向凸侧旋转90°，以在纠正冠状面畸形的同时重建腰椎前凸。在后路去旋转技术中，首先被去旋转的预弯棒称为矫形棒，而对侧的预弯棒不再进行去旋转操作，仅用于固定已被纠正的脊柱，故称为固定棒（图29-6-2）。

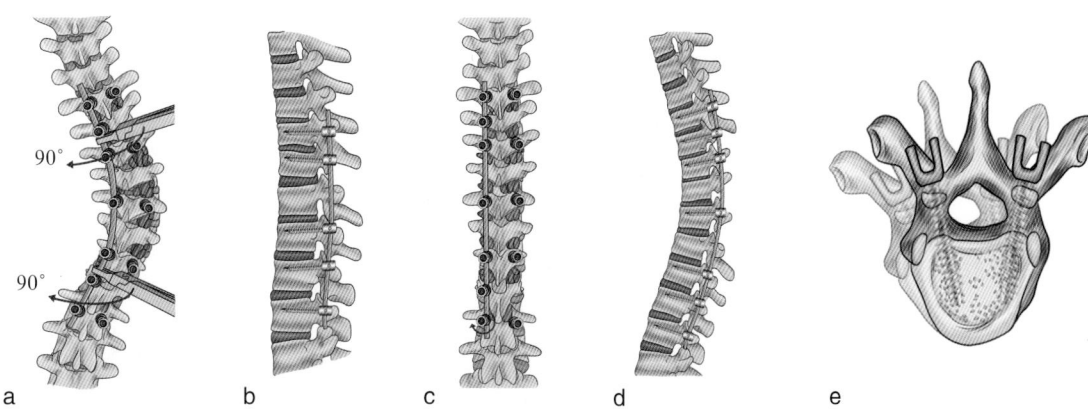

图29-6-1 前凸型胸椎脊柱侧凸矫形原理。前凸型胸椎脊柱侧凸（a），胸椎后凸减小（b），将棒向凹侧旋转90°后，脊柱侧凸得到矫正（c），冠状面上的胸椎侧凸部分弧度转变为矢状面上的胸椎后凸（d），轴位上每个椎体在转棒过程中均获得去旋转矫正（浅透明色为去旋转前椎体，深色为去旋转后椎体）（e）

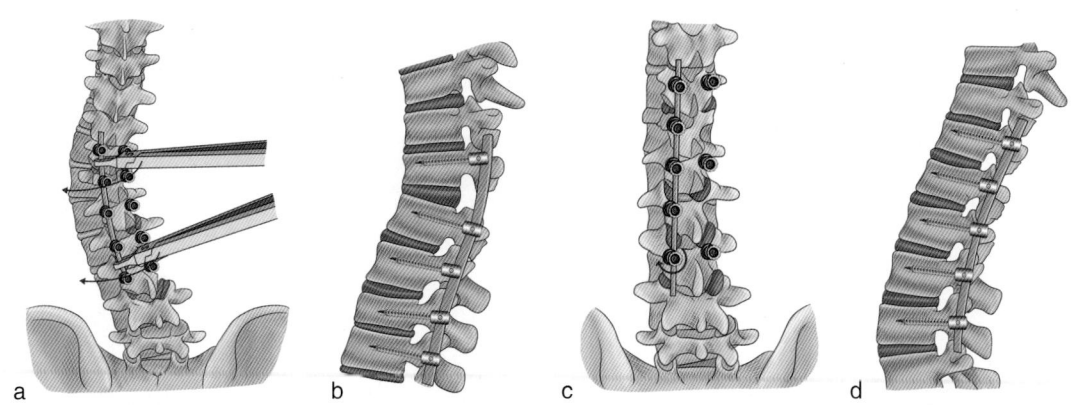

图 29-6-2　后凸型腰椎脊柱侧凸矫形原理。后凸型腰椎脊柱侧凸（a），腰椎前凸减小（b），将棒向凸侧旋转 90° 后，脊柱侧凸得到矫正（c），冠状面上的腰椎侧凸部分弧度转变为矢状面上的腰椎前凸（d）

3. 节段性撑开和压缩　所有的后路脊柱侧凸矫正技术都必须遵循另一个共同的生物力学原理，即撑开力可以纠正前凸或产生后凸，而压缩力可以纠正后凸或产生前凸。通过在胸椎凹侧使用节段性撑开力和腰椎凸侧使用节段性压缩力可以同时辅助改善冠状面和矢状面上的纠正，特别是在胸腰段脊柱使用压缩力可以纠正或防止交界性后凸畸形（图29-6-3）。

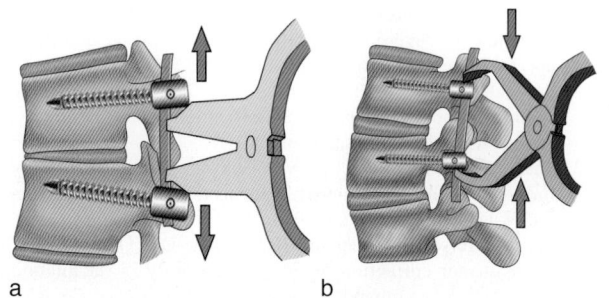

图 29-6-3　节段性撑开可以重建胸椎后凸（a），节段性抱紧可以重建腰椎前凸（b）

（二）后路胸椎侧凸多节段去旋转矫形术

（1）**置钉**　按术前设计，进行多节段椎弓根螺钉置入（图 29-6-4a）。对于不严重或较为柔软的侧凸，不必在每个椎体双侧均置入螺钉，但要保证上下端椎均为双侧置钉，而中间每个椎体侧至少有 1 枚螺钉。王斌推荐在矫形侧采用 3-3-3 钉型，即每置入 3 枚螺钉跳过一个节段，再置入 3 枚螺钉，直到端椎。对侧可以采用 2-2-2 钉型，即每置入 2 枚螺钉跳过一个节段，再置入 2 枚螺钉，直到端椎。使用单平面螺钉可以增加椎体去旋转的效果。

（2）**凹侧置入第一根棒**　取适合长度的钛合金或者钴铬棒，按矫形区脊柱的正常矢状面形态预弯（图 29-6-4b）。棒的预留长度应该根据侧凸度数进行预估，保证矫形后远近端棒有 1~1.5cm 的留长。然后把预弯棒置入螺钉内，由于棒的预弯度数经常小于侧凸度数，棒的置入可能比较困难，助手可在顶椎区向中线推压，协助棒置入各钉内；如使用长尾螺钉，只需保证棒在长尾钉尾翼内即可，将大大降低置棒的难度（图 29-6-4c）。

（3）**旋转棒矫正侧凸**　检查棒是否已完全置入钉槽内，用尾帽临时固定棒，不锁紧，以便保证棒可以被自由转动。用两把持棒钳持住棒，缓慢向凹侧旋转 90°。旋棒必须缓慢进行，可避免神经损伤或螺钉拔出。旋棒通过两把持棒钳完成。当完成旋棒并且确认无螺钉拔出或切割，从端椎区向顶椎区依次锁紧螺钉（图 29-6-4d）。理论上 90° 旋棒可以获得理想的冠状面和矢状面矫正。但有时侧凸较为僵硬，无法完成 90° 旋棒，则不应该强求，以免强行旋棒导致顶椎区螺钉拔出。旋棒完成后可使用体内弯棒器进行原位弯棒，或螺钉间使用撑开力辅助矫正。另外，由于棒的柔软性和脊柱的僵硬性，在旋棒的过程中，原预弯弧度会被减少（棒变形），此时可适当增加旋棒度数或预弯棒时增加预弯度数。为了降低旋棒过程中螺钉承受的拔出力，助手可以持续向中线方向推压顶椎。由于侧凸主要靠凹侧的棒旋转完成。因此，此棒常被称为矫形棒。

（4）**撑开矫形棒上的螺钉**　用持棒钳夹持棒，以顶椎为中心，向头尾侧依次撑开每个螺钉，达到改善矫形的目的（图 29-6-4e）。如使用钩，则必须对钩进行适当撑开加载，以达到稳定的钩 - 骨界面。

　　(5) 预弯和置入第二根棒　预弯度数可小于凹侧棒，以便棒安置后能够紧贴顶椎区，此棒主要起固定作用，因此可以称为固定棒，可改善顶椎偏移，同时减少纠正丢失 (图 29-6-4f)。凸侧置棒完成后，由顶椎向两侧依次抱紧螺钉，增加矫形效果 (图 29-6-5)。

　　(6) 邻近上下端椎处安置横连　可以减少上下端椎螺钉拔出的概率。

　　(7) 植骨融合用骨刀去除椎板关节突、横突表面皮质，取髂骨或异体骨剪碎铺满骨面。异体骨在胸弯患者中可以获得不亚于自体骨的融合效果，但是有一定的排异反应风险。

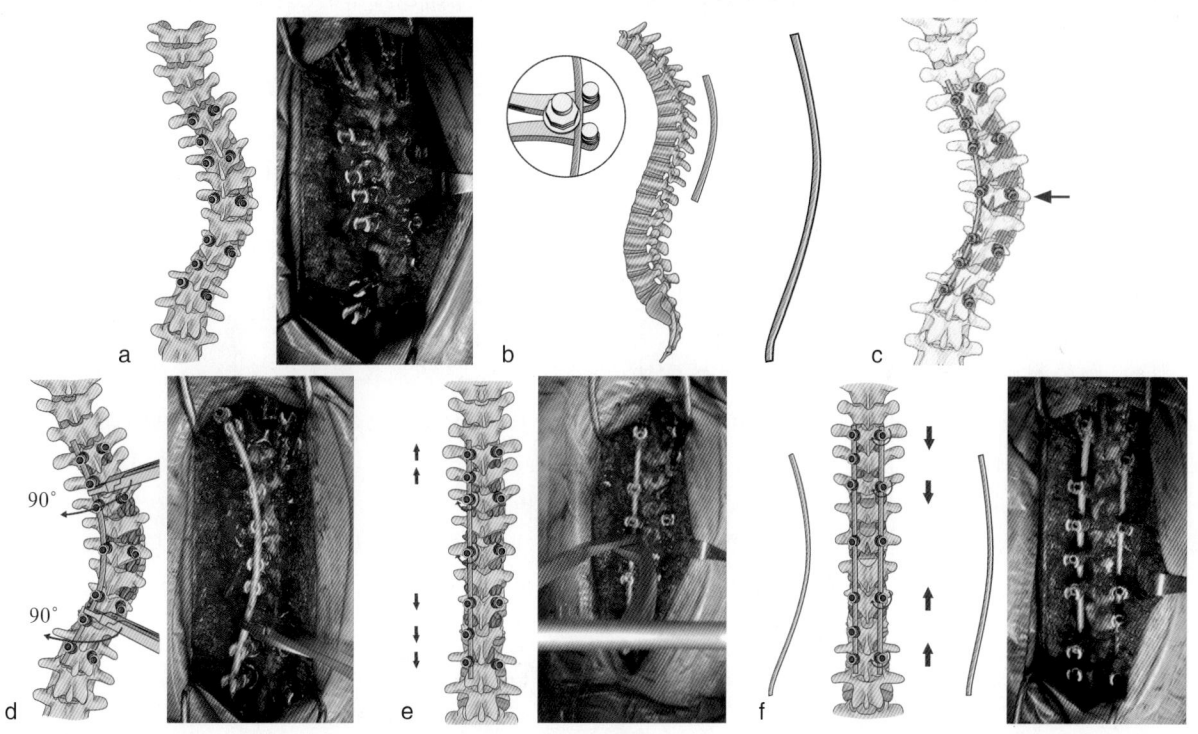

图 29-6-4　胸椎侧凸矫形时凹侧为矫形侧，首先在预定的椎体节段上置入螺钉 (a)；根据正常矢状面形态预弯棒 (b)；矫形时可以让助手从凸侧将脊柱推向中线，减少顶椎偏移 (c，箭头)；对于较为僵硬的侧凸，转棒操作时可以使用两把持棒钳增加矫形力 (d)；转棒后从顶椎区向两侧依次撑开进一步增加矫形率 (e)；凸侧棒可以适当减少预弯角度，安置在顶椎后向两端依次锁紧螺帽，锁紧前可将相邻椎体抱紧进一步增加矫形率 (f)

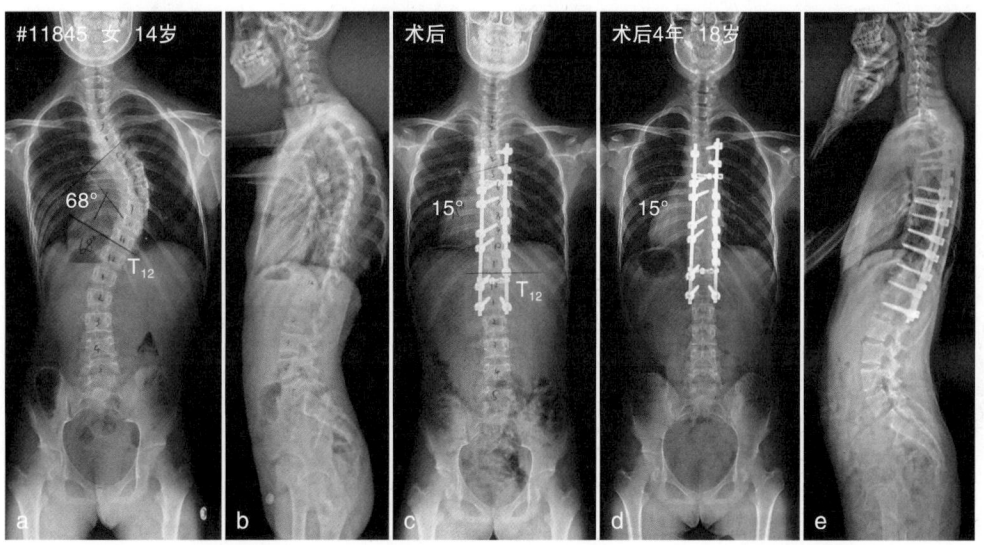

图 29-6-5　女 (#11845)，14 岁，胸椎 AIS，Lenke 2AN，胸弯 68° (a、b)。行后路胸椎去旋转 T₄~L₁ 矫形术，术后胸弯 15° (c)，术后 4 年未见明显矫形丢失 (d、e)

（三）后路胸腰椎／腰椎去旋转矫形术

对于主弯为胸腰椎／腰椎的患者也可以采用去旋转技术，这些患者常合并胸腰段后凸和腰椎前凸减小，通过转棒可以将冠状面畸形转换为矢状面的腰椎前凸。对于腰弯度数较大或较为僵硬的患者，可以在腰弯顶椎上下 2~3 个节段做 SPO 截骨，可以取得更好的去旋转效果。

（1）常规置钉，腰弯侧凸可以置满螺钉，单平面钉可以获得更好的矫形效果（图 29-6-6a）。

（2）预弯矫形棒，根据固定区脊柱的生理弧度，预弯出脊柱矢状面上应有的腰椎前凸（图 29-6-6b）。

（3）将矫形棒置入凸侧钉槽内（图 29-6-6c）。

（4）向腰椎凸侧转棒 90°（图 29-6-6d）。

（5）锁紧矫形棒尾端螺钉，防止棒回弹旋转（图 29-6-6e）。如使用单平面螺钉，还可以使用去旋转工具逐个对椎体去旋转。

（6）凹侧置入固定棒，锁紧头端螺钉，固定棒前凸弧度可以小于矫形棒；凸侧由顶椎向两端依次抱紧（图 29-6-6f）；如需要可在凹侧由顶椎向两侧依

次撑开补充纠正，进一步提高矫正率（图 29-6-7）。

（四）后路胸腰椎双弯去旋转矫形术

胸腰双弯的患者可以同时对胸弯和腰弯进行去旋转。为了增加腰弯去旋转的效果，可以适当增加腰椎置钉密度，推荐在腰弯凸侧每个节段都置钉；另外，对于腰弯度数较大或较为僵硬的患者，可以在腰弯顶椎上下 2~3 个节段做 SPO 截骨，可以取得更好的去旋转效果。胸腰双弯的患者矫形步骤和单胸弯相似。

（1）常规置钉，腰弯凸侧可以置满螺钉（图 29-6-8a）。

（2）预弯矫形棒，根据固定区胸椎和腰椎所需要的生理弧度，预弯出脊柱矢状面上应有的胸后凸和腰前凸（图 29-6-8b）。

（3）将矫形棒置入钉槽内，向胸椎凹侧转棒 90°（对胸右弯、腰左弯的患者），同时助手可以在腰弯顶椎区和胸椎顶椎区向中线推挤（图 29-6-8c、图 29-6-8d）。

（4）锁紧矫形棒下端椎螺帽，其他螺帽不锁紧（图 29-6-8e）。

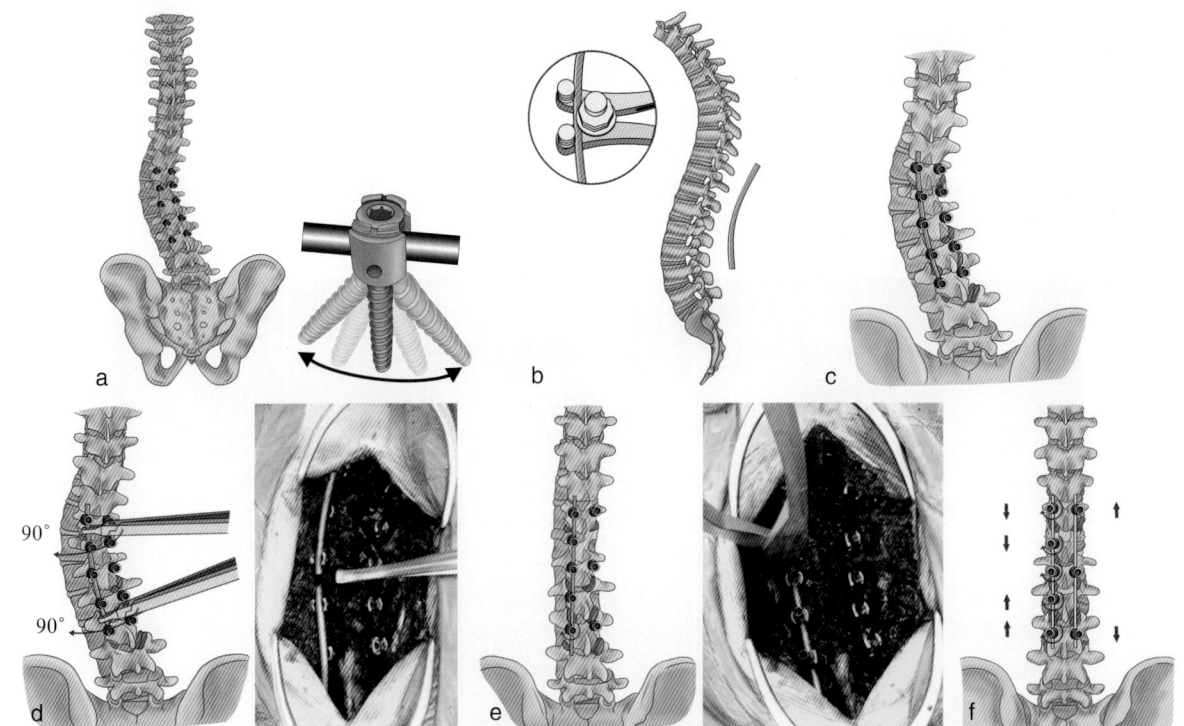

图 29-6-6　后路胸腰椎／腰椎去旋转操作示意图。置钉时可考虑使用单平面钉以增加去旋转效果（a）；弯棒时可以适当增加腰椎前凸以获得更好的去旋转效果（b）；置棒后拧入螺帽，深度达到钉槽的一半（c）；转棒时将腰椎凸侧顶椎推向前方，进一步增加去旋转和恢复腰椎前凸（d）；锁紧凸侧螺帽（e）；凹侧固定棒的前凸预弯角度适当减小，通过对凹侧椎体的提拉来增加去旋转效果（f）

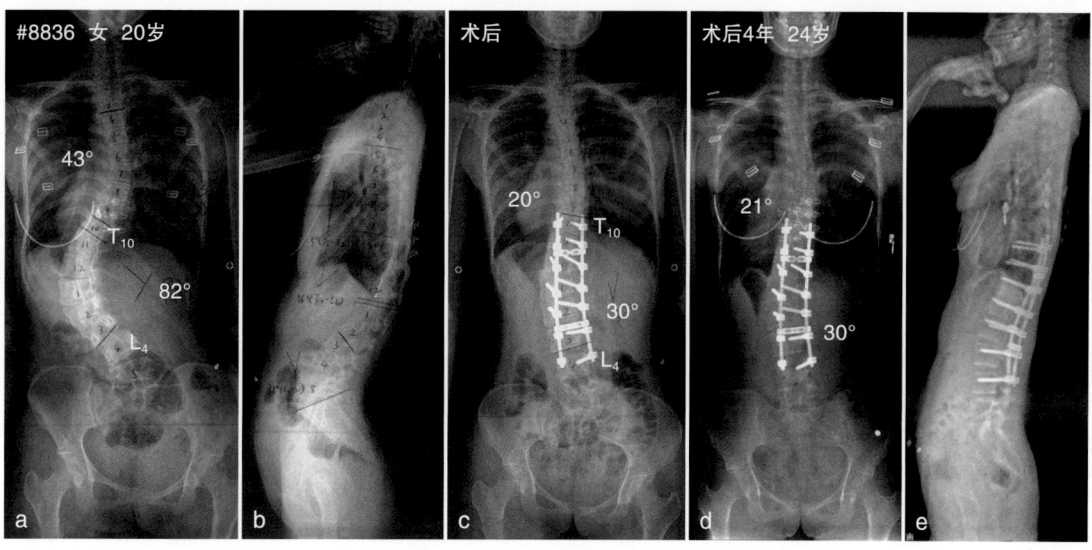

图 29-6-7　女（#8836），20 岁，腰弯 AIS，Lenke 6C+，胸右弯 43°，腰左弯 82°（a、b），T_{10}~L_2 后凸 36°。行后路腰椎去旋转 T_{10}~L_4 矫形内固定术，术中通过凸侧转棒将侧凸转化为腰椎前凸，有效纠正胸腰段后凸，近端胸弯自发性纠正满意（c），术后 4 年未见明显矫形丢失（d），正常腰椎前凸维持良好（e）

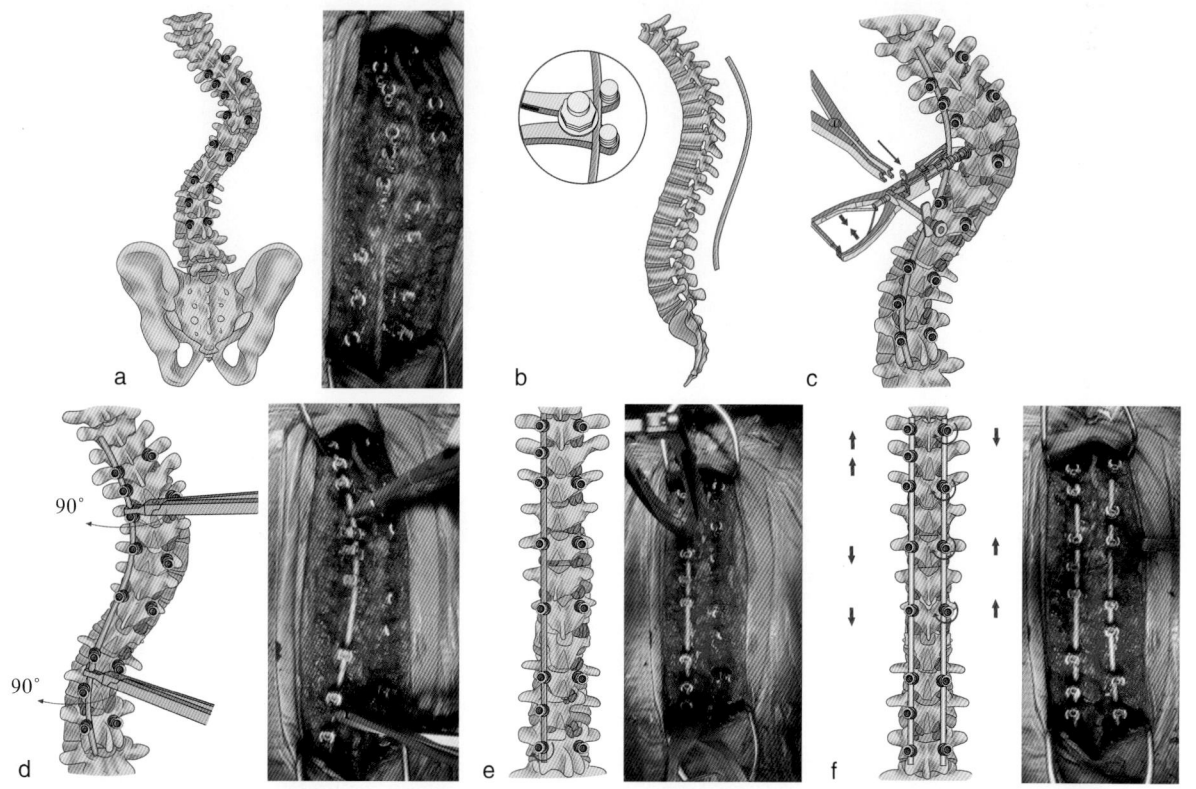

图 29-6-8　胸腰椎双弯去旋转矫形时，应适当增加矫形侧螺钉密度（a）；弯棒时适当增加矫形棒在腰弯处的前凸度数，有助于增加去旋转效果（b）；胸弯凹侧顶椎区棒和螺钉间距较大，可以使用蛙式抓持钳辅助置棒（c）；将矫形棒向胸椎凹侧转棒 90°（d）；转棒完成后首先锁紧下端螺帽（e）；置入固定棒后锁紧上端椎螺帽，依次进行矫形棒和固定棒的撑开和抱紧操作（f）

（5）置入固定棒，锁紧右侧上端椎螺帽，其他螺帽不锁紧，以顶椎为中心，依次对胸弯凸侧的螺钉和腰弯凸侧的螺钉进行抱紧加压，对胸弯凹侧和腰弯凹侧的螺钉进行撑开（图 29-6-8f）。

还有一种情况，在伴有 L_4 倾斜的长胸弯或胸腰段畸形，由于不可能通过旋转单一预弯棒在纠正冠状面畸形的同时又恢复矢状面胸椎正常后凸和腰椎正常前凸，这时也可采用凹侧悬梁臂技术。具体的步骤为先将棒按照预期的矢状面形态进行预弯，然后将棒插入胸椎钉中并进行旋转，通过旋转可以将胸段的侧凸曲度部分恢复为胸椎后凸。然后用悬梁臂方法将棒由尾端向头端依次放入其余的钉中，并按顺序拧紧每一个螺栓。伴随着第一根棒的安置和调整，矫形便可完成（图29-6-9）。

凹侧悬梁臂技术置棒的另一种方法是从远端腰椎开始，将棒插入腰椎螺钉中，在旋棒的同时，把胸椎向中线区平移，并逐渐把棒置入胸椎螺钉中（图29-6-10、图29-6-11）。

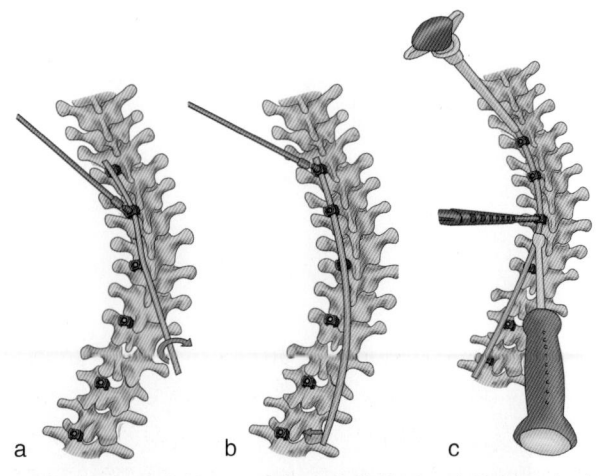

图 29-6-9　先将棒插入胸椎，去旋转矫正胸椎侧凸（a），再将棒插入腰椎钉槽（b），依次锁紧腰椎螺帽（c）

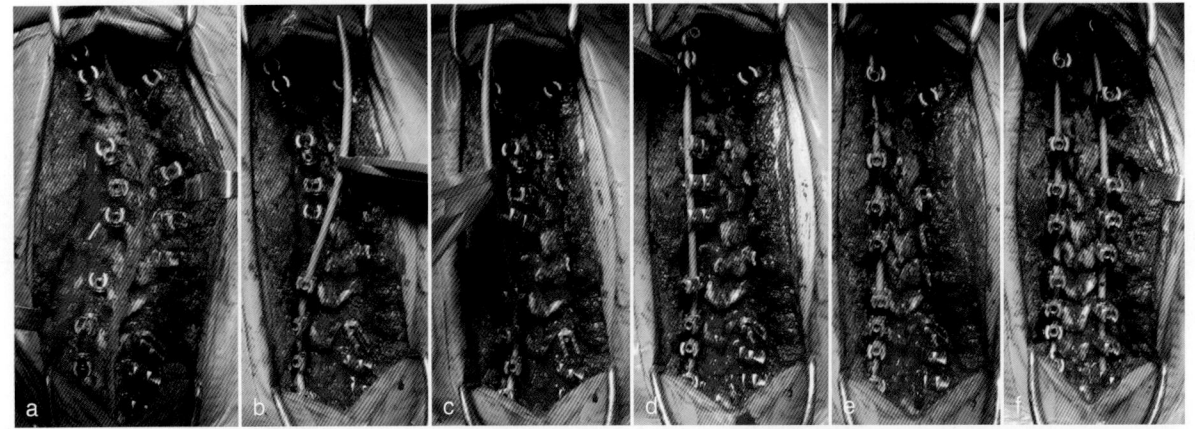

图 29-6-10　预定节段置钉，腰弯凹侧可以置满螺钉以提高矫形效果，使用单平面钉可增加去旋转矫正力（a）；将棒插入腰椎螺钉，螺帽拧入 2/3 深度（b）；将棒向腰弯凸侧旋转 90°，同时进行抱紧使腰椎获得水平化（c）；将棒压入胸椎螺钉，依次安装螺帽（d）；胸椎从顶椎向两侧依次撑开，使胸椎获得水平化（e）；凸侧上棒，再次进行抱紧和撑开操作（f）

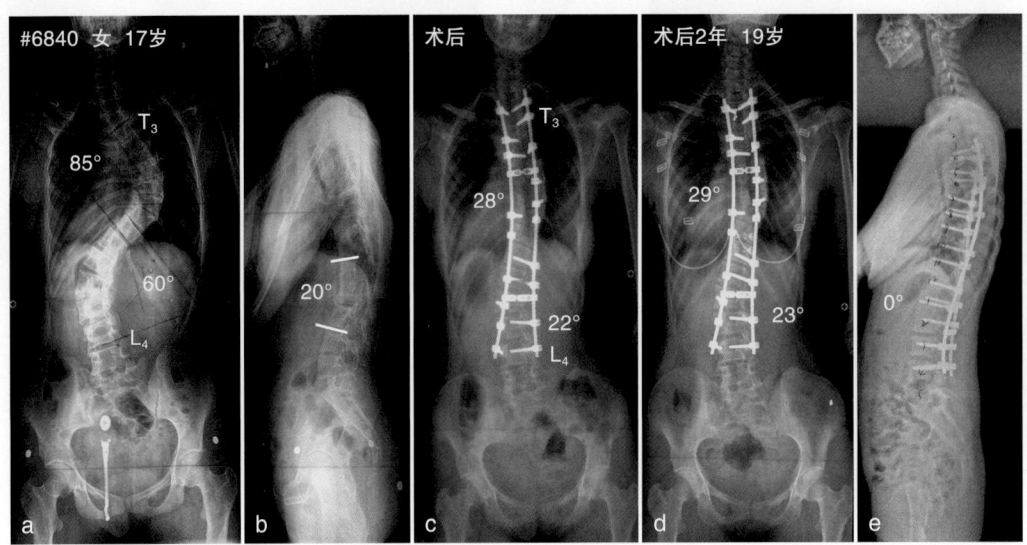

图 29-6-11　女（#6840），17岁，胸腰双弯 AIS 伴胸腰椎后凸，Lenke 3C+，胸右弯 85°，腰左弯 60°，胸腰段后凸 20°（a、b）。行后路胸腰椎去旋转 T$_3$~L$_4$ 矫形术（c），术后 2 年未见明显矫形丢失（d、e）

（五）胸椎侧凸一体化直接去旋转

尽管传统的单侧去旋转技术通过转棒可以获得较为满意的冠状面和矢状面矫形，但是对于脊椎轴位的去旋转效果并不好。对于胸椎矢状面生理后凸的恢复有时也不满意，术后可能出现平背畸形。有研究发现，术前存在平背畸形的患者，有 5.7% 平背加重；术前胸椎后凸正常的患者，术后有 16.4% 出现平背畸形，特别是高密度的胸椎螺钉的使用。椎体直接去旋转技术（vertebral column manipulator，VCM）利用安置在顶椎的 VCM 装置直接对椎体施加去旋转力；上方把手安装卡环可以有助于减小胸椎前凸，将畸形侧凸顶向凹侧产生平移力。除了对顶椎区单个椎体去旋转，VCM 技术还可以通过连接装置将多个椎体组合起来，整体去旋转，克服了单个椎体去旋转时，矫形力过于集中、可能导致椎弓根切割、损伤脊髓或者血管的缺点。多个椎体同时去旋转可以产生合力，增加侧凸矫形效果和剃刀背的纠正。既往研究发现，使用 VCM 技术矫正胸椎特发性脊柱侧凸，可以获得 42.5%～74% 的椎体去旋转和 56.3%～65% 的剃刀背纠正。

（六）去旋转矫正技术的优缺点

1. 优点　去旋转矫正技术把原脊柱侧凸在冠状面上畸形的弯度部分转向矢状面，使纠正冠状面畸形的同时能一定程度地纠正脊柱的旋转畸形，并重建矢状面正常的胸椎后凸和腰椎前凸，从而达到真正意义的三维矫形。使用去旋转技术矫正侧凸的基本条件为：脊柱必须柔软、Cobb 角不大（如小于 70°）、后凸畸形不严重、脊椎无明显结构性畸形等。文献中报道能使用标准去旋转矫正技术的适应证大多是青少年特发性脊柱侧凸。对于严重畸形（如 Cobb 角大于 90°）或复杂畸形（如合并严重后凸畸形）和僵硬的脊柱侧凸，无法通过对单一预弯棒的旋转而纠正侧凸。一方面技术上不可能达到对棒行 90° 旋转，强行旋转可导致内固定切割。脊柱侧凸患者顶椎区凹侧椎弓根发育不良，而且该区域椎体旋转程度最大；转棒时巨大的扭转力使螺钉切割椎弓根内壁。当内壁相对薄弱时，螺钉可切入椎管，引发神经并发症。另一方面，术中冠状面上的畸形程度并非是矢状面上所希望的曲度，当侧凸为 50°～70° 时，才是去旋转技术的最佳适应证。

另外，后路去旋转技术对于椎体旋转的矫正并没有想象的那样好，有学者通过术后三维 CT 研究发现，去旋转技术可以纠正冠状面和矢状面畸形，但是对于椎体轴位的去旋转作用有限。转棒时，助手将凸侧肋骨向中线挤压有助于胸廓的整体去旋转。

2. 缺点　去旋转矫正技术虽然可达到对畸形的三维矫正，但容易出现一个在哈氏手术中不易发生的特殊并发症，即手术后远端失代偿，特别是在不进行腰弯固定纠正时的选择性胸弯融合的患者。失代偿是指脊柱负重轴在单平面纠正冠状面或矢状面上偏离正常位置（即 adding-on 叠加现象），临床可表现为术后双肩不等高、躯干倾斜、胸腰段后凸、C_7 线偏离 S_1 中央等。X 线片上则可表现为代偿弯加重、原发弯延长进入代偿弯、内固定偏离稳定区和上下融合端出现交界性后凸畸形等。常见的原因有：①未融合较大的远端腰弯；②低骨龄；③术前没有认识到存在的胸腰段交界性后凸；④纠正力方向不正确，如在胸腰段脊柱区使用撑开力；⑤胸弯过度纠正，超过了腰弯的代偿能力。近年来，对手术疗效的评估和远期预后的判断不再局限于 Cobb 角的纠正和维持，又增加了对融合远端脊柱的解剖功能状态的评价。有时 Cobb 角的纠正百分比虽不很高，但融合远端脊柱长期保持平衡，无后凸畸形，无躯干倾斜等，仍认为治疗是满意的。

二、胸椎侧凸后路平移矫形术

（一）生物力学原理

后路去旋转纠正脊柱侧凸畸形过程中，在纠正脊柱冠状面畸形的同时恢复矢状面的形态，有时脊柱过于僵硬无法施行去旋转操作或冠状面的畸形角度不一定与矢状面理想角度符合，这时可使用后路平移技术来获得理想的矫形效果。平移技术矫形原理是把在矢状面上已预弯成所希望曲度的棒置于侧凸区，再通过长尾复位钉把脊椎依次横向拉向预弯棒而纠正侧凸，同时恢复胸椎矢状面后凸，此技术特别适合于胸椎侧凸。

（二）平移矫正技术的内固定要点

平移的矫正力既可以在凹侧实现，也可以在凸侧实现。对于前凸型脊柱侧凸，可使用凹侧平移力，即把预弯棒先在凹侧行上下两端固定，然后在凹侧通过各种平移器械把侧凸的中间脊柱逐渐水平拉向预弯棒，在向中线牵引过程中，由于矫形棒的两端相对固定，此横向牵引力将偏移的脊柱向中线靠拢而纠正侧凸畸形（图 29-6-12a、b）。

对于后凸型脊柱侧凸，可使用凸侧平移矫正，即在凸侧上端脊椎把棒固定后，用杠杆原理，通过预弯棒把顶椎区的脊柱往中线方向推压，这可同时纠正侧凸和后凸，即利用凸侧杠杆支撑力的悬梁臂原理（图 29-6-12c～e）。

（三）手术步骤

1. 椎弓根螺钉的放置　按术前设计置入椎弓根螺钉，在凹侧（至少在顶椎区每个椎体）置入复位长尾螺钉，近端和远端两个脊椎尽量双侧置钉，以保证获得稳定的"天花板"和"地板"效应（图 29-6-13a）。

2. 凹侧置入第一根棒　取适合长度的金属棒，

按正常胸后凸预弯，置入头尾侧螺钉内，助手在顶椎区凸侧向中线推压，把各长尾钉尾部开口对准棒，助手可用持棒钳固定住棒，保持棒的预弯平面处在矢状面上，临时拧紧头尾两侧螺帽以防止平移矫形过程中棒的旋转。但有时即使首尾两侧固定后，矫形过程中，棒本身还会发生扭转，造成一定程度的矫形丢失。可通过适当加大棒的预弯角度或矫形后原位弯棒进行弥补。钴铬棒较硬，矢状面形态维持较好，但在强力的平移纠正力下仍然会产生一定程度的矢状面矫形丢失，在较为僵硬的患者，这种丢失更加明显。

3. 从首尾两侧依次向顶椎区锁紧螺钉　顶椎区可使用持钉钳夹持钉使棒能够沿着钳头顺利进入螺钉，也可使用棒复位器将棒压入螺钉。如使用的是普通万向螺钉，可以使用蛙式复位钳。复位钳手柄慢慢收紧，套筒滑下将棒压入植入物头部，使用

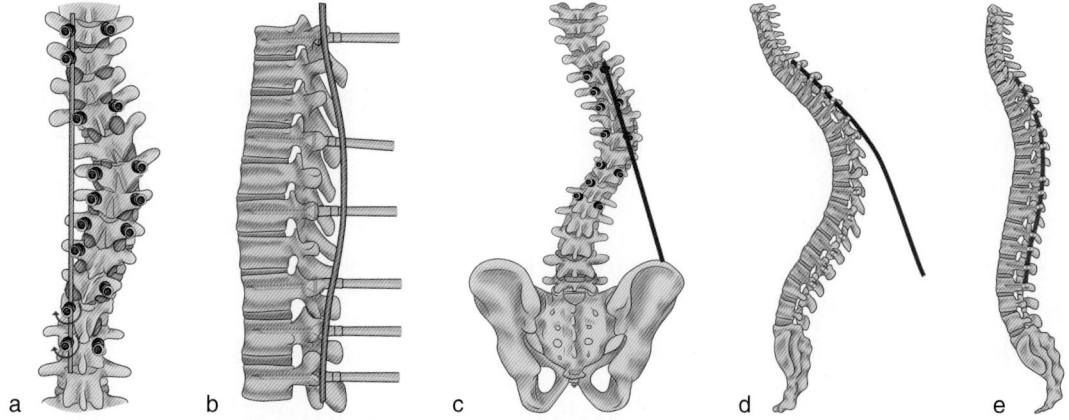

图 29-6-12　前凸型胸椎侧凸平移矫正：先在上下端椎锁紧预弯棒（a），矢状面上将棒预弯出生理弧度，在凹侧通过各种平移器械把侧凸的中间脊柱逐渐水平拉向预弯棒，重建胸椎后凸（b）。后凸型胸椎侧凸平移矫正。在凸侧上端脊椎处将棒固定（c），利用杠杆原理，通过预弯棒把顶椎区的脊柱往中线方向推压以有效纠正后凸（d、e）

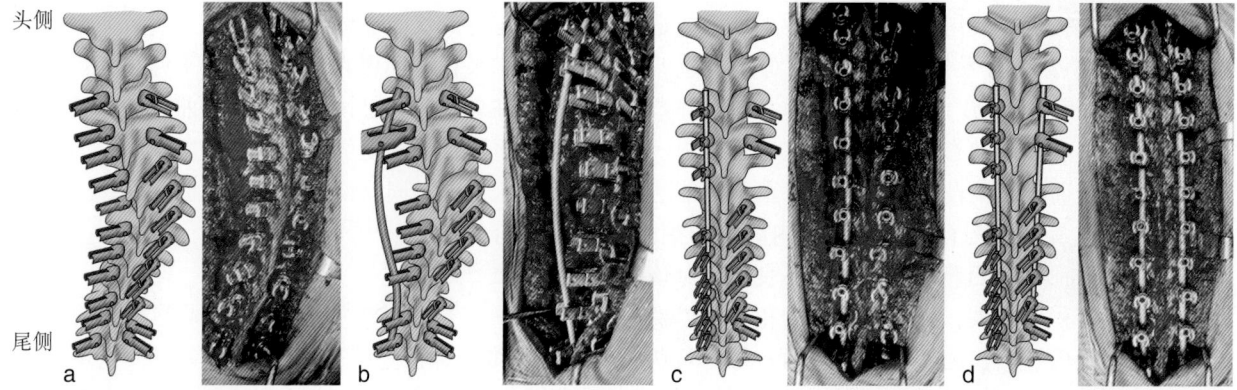

图 29-6-13　平移技术手术步骤。双侧置钉，凹侧作为矫形侧可以置满螺钉，增加矫形效果（a）；将已经弯出正常后凸的棒置入钉槽（b）；从两端向中间依次锁紧螺帽，各椎体被依次拉近中线，锁紧矫形棒（c）；对侧置入固定棒，完成矫形（d）

临时拧紧起子通过中空的管道锁紧锁钉（图 29-6-13b）。顶椎区螺钉与棒之间的应力最大，而且该区域椎弓根发育不良最为明显，螺钉抗拔出力差，极易发生螺钉拔出。为了降低应力可以不用一次将螺钉拧到底，从首尾侧向顶椎区多次拧紧螺帽，以降低螺钉与棒之间的应力，防止螺钉拔出。长尾钉的使用使矫形棒的安装更为简单，也便于多次拧紧，分散应力。助手可以在凸侧顶椎区把脊柱推向中线，尽可能让棒接近螺钉底部，减少平移力对螺钉的拔出力。平移完成后，以顶椎为界，对近端和远端螺钉分别撑开进行辅助矫形（图 29-6-13c）。

4. 多棒分段矫形　对于度数较大的僵硬侧凸，也可采用多棒分段矫形。先在顶椎区置入短棒对顶椎区局部矫形，随后在上下端椎置入长棒矫形，使用多米诺或者双头钉连接两根棒。多棒技术可以有效降低矫形难度，减少螺钉拔出的风险，但长棒的头尾侧至少需要两对螺钉。

5. 预弯第二根棒　第二根棒置于凸侧，与凹侧相反，预弯的胸后凸要较目标度数小以便于将顶椎区辅助压向中线，取得去旋转和减小剃刀背的作用。凸侧棒紧贴顶椎区，还有助于防止远端纠正丢失（图 29-6-13d）。

6. 用原位弯棒器对棒进行弯曲　即可对冠状面进行纠正并对矢状面形态进行调整，但不宜过度使用，以免螺钉松动甚至拔出。过度使用原位弯棒器还会在棒上留下力学薄弱点，可能是断棒的危险因素之一。

7. 横向连接器的放置　横向连接器应紧靠上、下固定钉，可以减少上下端椎螺钉拔出的概率。

8. 植骨融合　将椎板去皮质以及小关节去除关节软骨，取自体髂骨或同种异体骨植入骨床中。

对于后凸型侧凸，可以先在凸侧采用悬梁臂技术置棒矫形，然后再在凹侧置棒，具体方法与上述凹侧矫形方法相似。

（四）平移技术的优缺点

横向牵拉和悬梁臂矫形力的应用可使原来无法通过单纯去旋转得到满意矫形的畸形（如僵硬的侧凸或成人侧凸）获得更满意的矫形，特别是在凹侧组合使用多棒时。横向平移可以满意恢复患者的躯干平衡，悬梁臂原理还可以纠正后凸畸形（图 29-6-14）。但是，这两种矫形力的应用首先需要患者具有良好的骨内固定界面，此技术在内固定的两端产生向后的力量，在这些区域可产生非生理性交界性后凸的倾向。

三、后路共平面矫形术

（一）生物学原理

2008 年，Vallespir 介绍了一项用于单胸弯的新型脊柱侧凸三维矫形技术。该技术的工作原理如下：每一节脊椎的空间位置由 x、y、z 三轴决定，其中 x 轴垂直于冠状面，y 轴垂直于矢状面，而 z 轴垂直于横断面。正常人每一节脊椎的 x 轴和 z 轴

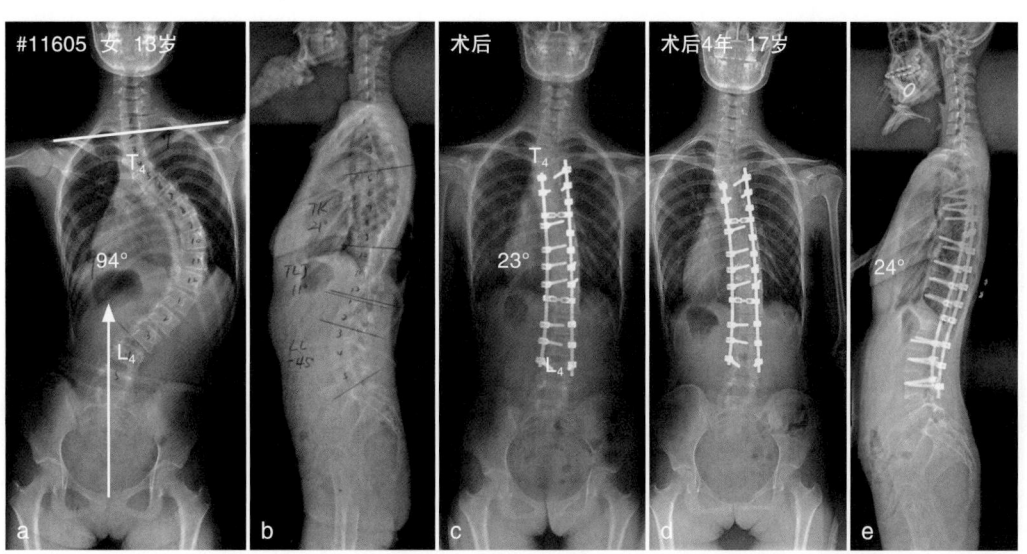

图 29-6-14　女（#11605），13 岁，胸椎 AIS，胸右弯 94°，术前左肩低，触及椎为 L_4（a、b）。行后路平移 T_4~L_4 矫形术，术后胸右弯矫正至 23°（c），术后 4 年无明显矫形丢失，冠状面、矢状面平衡维持良好（d、e）

均保持不变，称为共平面。而脊柱侧凸患者的各节脊椎的 x 轴和 z 轴尚未达到共平面的状态。将每一节脊椎的 x 轴和 z 轴重新达到共平面的技术称为共平面矫形技术（vertebral coplanar alignment，VCA）。将上述理论运用于单胸弯，三维畸形涵盖冠状面的侧凸、轴状面的椎体旋转和矢状面的后凸减少甚至前凸。椎弓根螺钉固定从后向前贯穿后、中、前三柱，将全部螺钉综合起来看，每一枚螺钉轴线代表着每一块脊椎在二维空间的位置，很显然，矫形前这些轴线相互间为异面直线。如能通过手术操作将这些异面的轴线重新排列，使其位于同一个平面内，那么无论是冠状面的侧凸、矢状面的后凸减少，或是轴状面的椎体旋转，都能得到满意的矫正（图 29-6-15）。

（二）手术步骤

1. **按照计划置钉**　由于该技术是从凸侧矫形，凸侧顶椎区需要尽可能多置入单平面螺钉，可以在顶椎区上下 5 个节段全部置钉，待凹侧上棒后，可以酌情去除一些螺钉。为取得较好的去旋转效果，需要置单平面钉或者固定钉。胸弯凸侧全部椎弓根螺钉连接延长杆，该延长杆方向与螺钉的方向保持一致，延长杆杆身带有滑槽孔。

2. 将两根直棒穿过各延长杆顶端的槽孔，将下端棒推向滑槽孔底端（靠近螺钉），而保持上端棒位置不变（图 29-6-16a、b）。

3. 当下端棒被压到滑槽孔底端时，冠状面的侧凸畸形和轴状面的椎体旋转同时获得了纠正（图 29-6-16c）。

4. 此时，可使用不同大小的间隔垫置于延长杆顶端，目的是为了让胸椎重建生理性后凸。

5. 上述步骤完成后，于凹侧置棒拧紧，完成矫形后，再去除凸侧的间隔垫、两根共平面矫形棒和螺钉延长杆，然后再于凸侧上棒，完成最终矫形（图 29-6-16d~f）。

Vallespir 等报道 25 例 10~24 岁特发性脊柱侧凸患者应用 Coplanar 技术的主弯矫正率为 73%，去旋转矫正率为 56%。邱勇报道 24 例青少年特发性脊柱侧凸应用 Coplanar 技术后侧凸矫正率为 72%，35 例年轻成人特发性脊柱侧凸矫正率为 67%，去旋转矫正率为 39%（图 29-6-17）。

（三）后路共平面技术的优缺点

1. **优点**　①矫形理念分解，化整为零，先矫形后上棒，矫形部分又分为侧凸和旋转矫正与矢状面矫正两大部分，易于理解并完成操作。②脊柱侧凸凹侧椎弓根大多较凸侧更为纤细，置钉时也需要更大的外展角度。因此，无论是旋棒或平移技术，都对凹侧置入螺钉有较高的要求。共平面矫形技术是一种"凸侧矫形"技术，从凸侧开始矫形，故不需在顶椎区凹侧多置钉，这样大大降低了凹侧因螺钉误置出现神经、血管或胸膜损伤的风险。③对于常见的合并有胸椎后凸减少的特发性单胸弯，使用该技术可有效重建矢状面生理性后凸形态。

2. **缺点**　①凸侧螺钉承受较大矫形负荷，易发生螺钉松动；②该技术因需要在螺钉尾部使用螺钉延长杆，在前凸区的脊柱，这些延长杆会相互干扰，因而难以用于胸腰段或者腰椎侧凸病例；③凸侧的一系列矫形器械包括间隔垫、两根共平面矫形棒和螺钉延长杆需要拆除后才能置入凸侧最终矫形棒，在拆除这些辅助器械后，可能出现部分矫正丢失。新一代共平面矫形技术不需将矫形器械拆除可直接放置凸侧棒，但缺乏相关的临床报道。

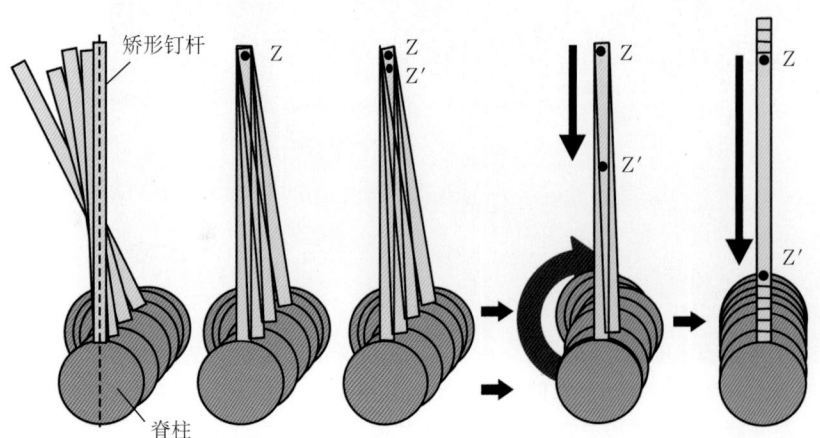

图 29-6-15　Coplanar 原理示意图。先用固定棒（Z）连接套管，再通过矫形棒（Z'）下移将这些异面的轴线重新排列，使其位于同一个平面内，那么无论是冠状面的侧凸、矢状面的后凸减少，或是轴状面的椎体旋转，都能得到满意的矫正

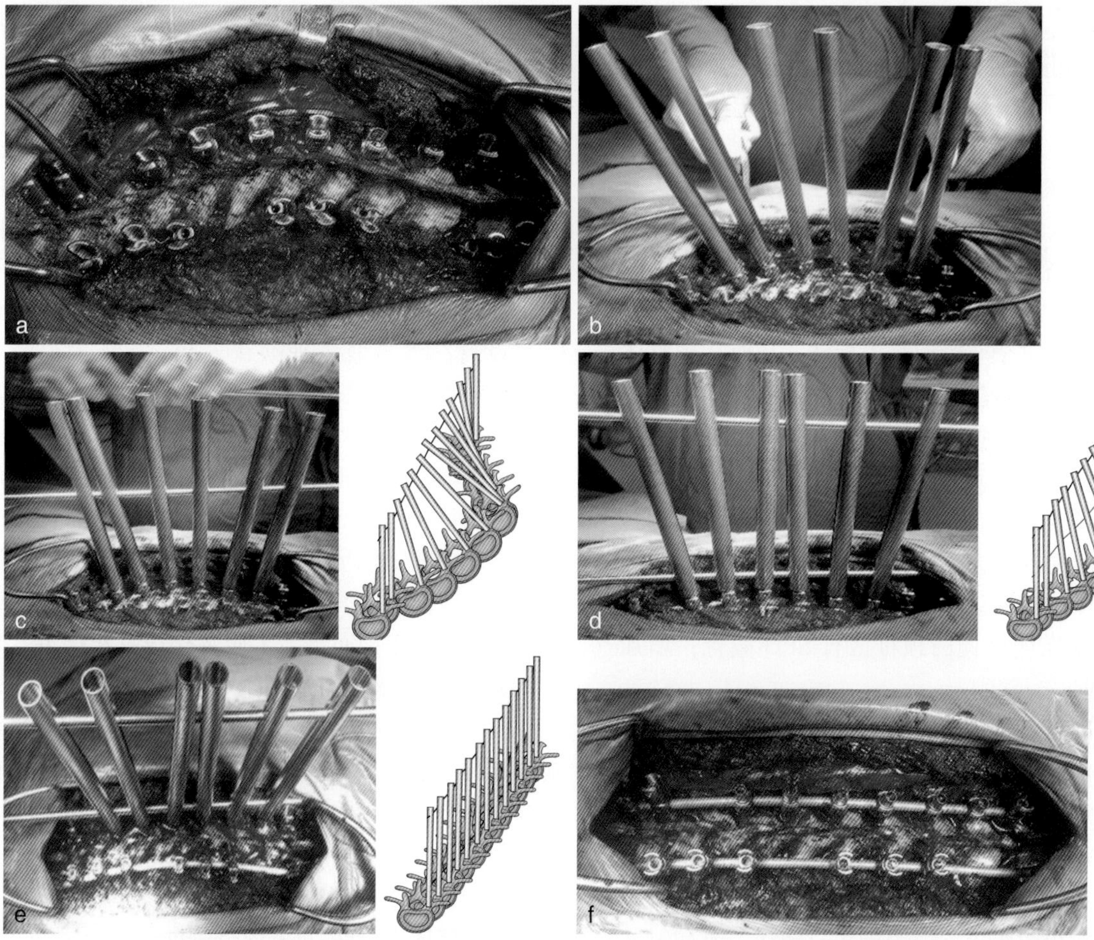

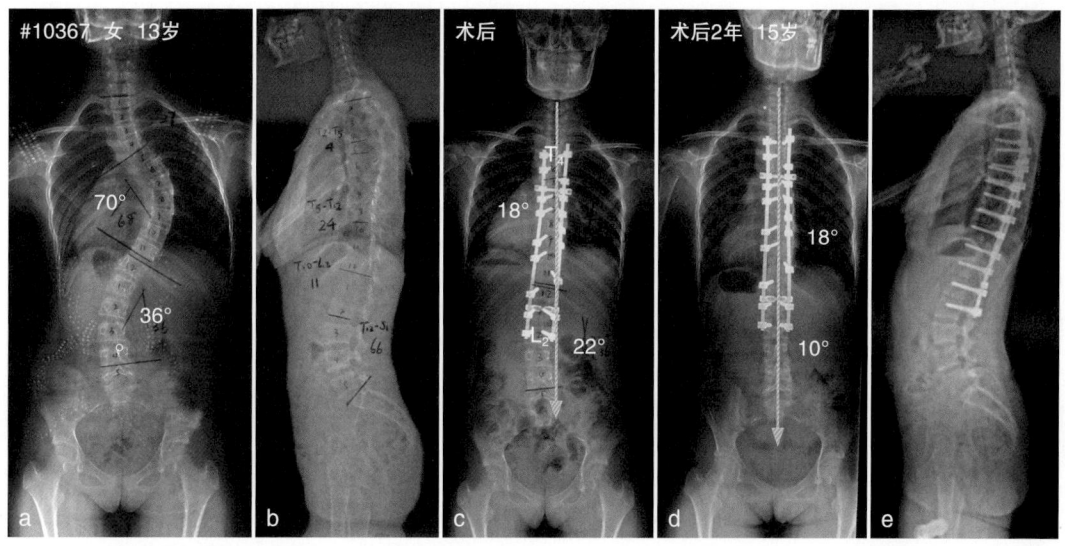

图 29-6-16　应用后路共平面技术时应在凸侧尽量多置钉，可以使用固定钉或者单平面螺钉（a）；将延长管套入凸侧螺钉（b）；将第一根棒置入管孔而并不下压至螺钉钉槽内，进行初步矫形（c）；将第二根棒置入管孔，维持在延长杆顶部，缓慢下压第一根棒至钉槽，脊椎在此棒下压过程中将自行同步地重新排列，侧凸畸形获得纠正（d）；凹侧置棒，此时可以组合使用平移技术，增加侧凸畸形的矫正（e）；拆除延长杆后由顶椎区向两侧依次抱紧，进一步增加矫形效果（f）

图 29-6-17　女（#10367），13 岁，Lenke 1AN，胸右弯 70°（a、b）。行后路 Coplanar T₄~L₂ 矫形内固定术（c），术后 2 年未见明显矫形丢失，矢状面和冠状面平衡维持良好（d、e）

四、后路胸腰椎／腰椎侧凸直接去旋转技术

（一）生物学原理

直接去旋转技术又称为节段性去旋转技术，其理念与整体去旋转技术相似，区别是该技术是针对单个椎体进行操作，不涉及转棒的操作（图 29-6-18）。脊柱侧凸椎体旋转从端椎向顶椎依次增大，其从两端向顶椎单个节段逐步去旋转，从而达到整体侧凸区域的去旋转。其通过特殊的套筒增加去旋转时的力臂，与转棒技术相比，其在单个椎体施加的去旋转力更大，去旋转效果更好。直接去旋转技术更多用于腰椎侧凸。相对胸椎侧凸，腰椎没有肋骨的限制，活动度更大；另一方面，腰椎侧凸较胸椎侧凸的椎体旋转更为严重。为了获得更好的去旋转效果，可以在腰椎侧凸顶椎区行 SPO 截骨，增加柔韧性。

单平面钉在椎体直接去旋转方面较万向钉和固定钉更具优势。在横向去旋转方面，单平面钉可以获得与固定钉相似的去旋转力。研究表明，使用单平面钉治疗腰椎脊柱侧凸，1 年后 80% 的患者顶椎旋转小于Ⅰ度；使用万向钉，1 年后仅有 41% 的患者顶椎旋转小于Ⅰ度。而与固定钉相比，万向钉又能维持更好的矢状面形态，且降低了上棒难度。生物力学研究发现固定钉在椎骨与螺钉平面之间的应力载荷比单平面椎弓根螺钉高 11%～13%，更容易

发生该平面的损伤、螺钉松动、拔出以及断钉断棒等并发症。

（二）手术步骤

1. 采用直接去旋转技术时，需要在每个节段上均进行操作，在每个节段双侧均置入螺钉（图 29-6-19a）。但是腰椎脊柱侧凸患者凹侧椎弓根往往发育不良，置钉难度较大，对于极细的椎弓根可以在 O 臂三维导航下辅助置入螺钉。有时，虽然 CT 横断面上椎弓根完全皮质化，但是只要方向足够准确，使用开路器或电钻还是能够钻出一个相对完整的骨道。椎弓根具有一定的膨胀能力，至少能够容纳直径为 5.5mm 的椎弓根螺钉。

2. 顶椎区做 Ponte 截骨，至少包括顶椎上下各个间隙，即三个 SPO，此二级截骨并非完全为了获得冠状面纠正，而是为了使去旋转更容易。

3. 凸侧置入第一根棒，每个螺钉套入去旋转套筒（图 29-6-19b~d），锁紧最远端螺母，防止棒旋转（图 29-6-19e、f）。根据腰椎远端中立椎的位置，确定每个近端椎体中立位，从远端向近端逐个节段进行椎体去旋转操作。去旋转既可以单节段去旋转，也可以通过连接器多节段同时去旋转或构建矩形框架整体去旋转（图 29-6-19g~i）。

4. 腰椎凹侧置入第二根棒，将棒弯曲至略小于腰椎生理前凸，帮助椎体前移。锁紧凸侧顶椎螺母，由凸侧顶椎向两端依次抱紧，锁紧螺母；锁紧凹侧顶椎螺母，由凹侧顶椎向两端依次撑开，锁紧螺母（图 29-6-19j）。

5. 横向连接器的放置　测量紧靠上、下固定钉的两根棒之间的距离，选取合适型号的横向连接器，安装后锁紧螺母。

6. 植骨融合　将椎板去皮质以及小关节去除关节软骨，取自体髂骨或同种异体骨植入骨床中。

（三）直接去旋转的缺点

直接去旋转技术需要对每个椎体都要进行去旋转操作，手术时间相对延长。在单个椎体进行去旋转时，过大的去旋转力容易导致椎弓根螺钉切割，这种现象尤其在腰椎凹侧最为常见，因为该侧椎弓根发育相对较差。

综上所述，直接去旋转技术通过对于单个或者多个椎体直接施加去旋转力，有效纠正冠状面和矢状面畸形，可以获得良好的矫形效果（图 29-6-20）。

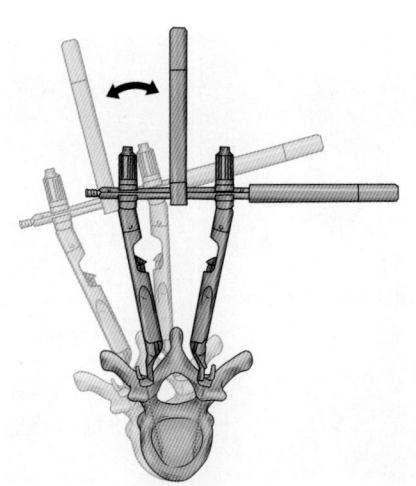

图 29-6-18　去旋转装置可以增加椎弓根螺钉力臂，产生更大的去旋转力，通过连接装置将凸凹侧的螺钉连接起来，可以对椎体的凸凹侧同时去旋转，获得更好的矫形效果（浅色透明椎体为去旋转前椎体位置，深色椎体为去旋转后椎体位置）

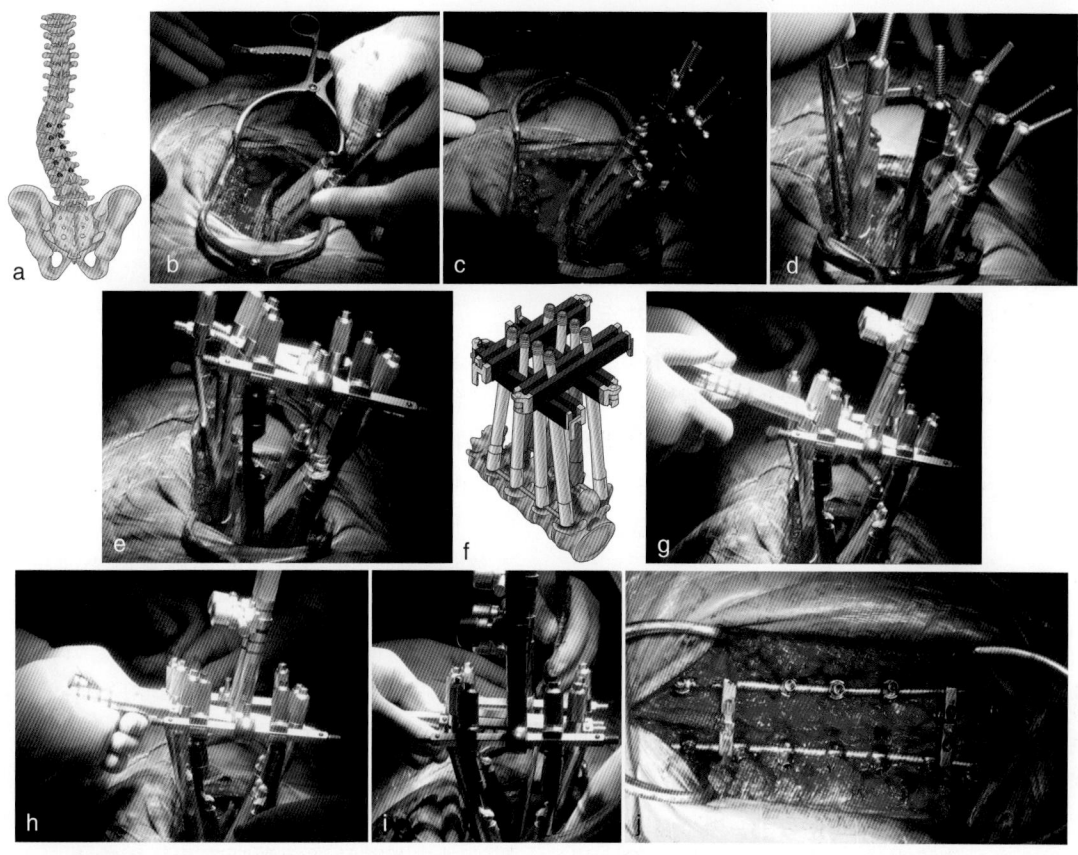

图 29-6-19　直接去旋转技术示意图。在固定区每个椎体上均双侧置钉并在顶椎区行 Ponte 截骨（a）；凸侧置棒后逐步在每个螺钉套入去旋转套筒（b~d）；用连接杆连接左右套筒，锁紧最远端螺母，防止棒旋转（e、f）。去旋转操作时可以从远端向近端逐个节段进行椎体去旋转，也可以通过连接器多节段同时去旋转或构建矩形框架整体去旋转（g~i）；最后置入第二根棒，凸侧抱紧、凹侧撑开后锁紧螺母，安装横向连接器（j）

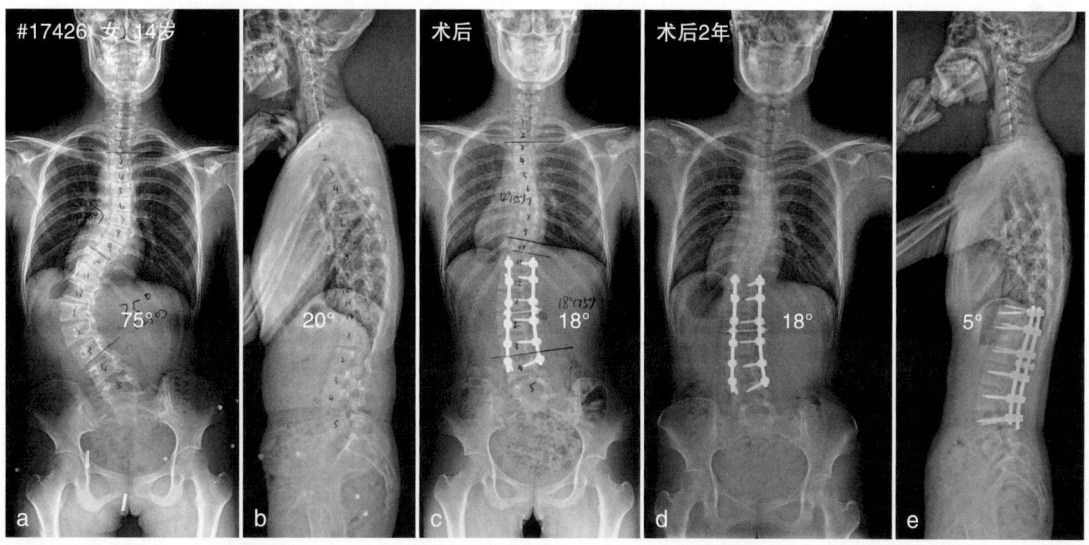

图 29-6-20　女（#17426），14 岁，AIS，Lenke 5CN，术前腰左弯 75°，胸腰段后凸 20°（a、b）。采用"Cobb-Cobb"融合策略，行后路直接去旋转矫形 T_{11}~L_4 内固定术（单平面螺钉，L_1~L_4 SPO 截骨），术后腰弯矫正至 18°（c），术后 2 年冠状面、矢状面平衡良好（d、e）

五、前路胸椎侧凸松解矫形术

■ 胸椎脊柱侧凸前路松解术

（一）适应证和禁忌证

胸椎脊柱侧凸前路松解术主要用于重度脊柱侧凸、柔韧性较差，合并脊柱后凸、平背畸形甚至前凸者。前路松解术后还可以配合头颅-股骨髁上或头颅-重力牵引术，增加后路手术的矫正率。其禁忌证主要包括：①全身状况差，肺功能障碍；②曾有肺炎、肺结核和开胸手术病史伴胸膜腔粘连者；③其他肺部及胸廓发育疾患导致的肺功能障碍。

（二）开胸下脊柱侧凸前路松解术

手术入路见第 29 章第一节。暴露胸椎前应结扎节段血管（图 29-6-21a），以电刀在纤维环上烧灼出矩形的椎间盘轮廓，并以锋利的手术刀和咬骨钳切除椎间盘（图 29-6-21b）。对于后凸的矫形，必须去除前纵韧带。在切除纤维环之前，应以钝性分离的方式在对侧沿脊柱行径剥离出一道沟槽，用纱布条把脊柱与大血管隔离，以避免大血管被损伤。去除纤维环后，以咬骨钳切除柔软的椎间盘组织；然后从侧方切除与椎体相邻的软骨终板。由于儿童软骨尚未完成骨化，很容易用 Cobb 骨膜剥离器切入椎体与终板软骨间，在该节段从椎体骨性终板上完整地切除软骨终板；如果剥离得仔细，会看到无血的软骨终板，而且通过这样的操作，既可以彻底又快捷地去除软骨板。最后以刮匙和咬骨钳去除剩下的软骨碎片和椎间盘组织，直到仅保留后纤维环。在所显露的侧凸区域中，按顺序处理每一个椎间盘间隙，并在切除椎间盘组织后以明胶海绵填

充上述间隙。以上操作可有效避免侵入椎体的松质骨床而引发的多量出血。如果椎间隙已形成骨性连接，则可以用咬骨钳截除骨性连接部分直至后侧纤维环，获得松解的椎间。在切除椎间盘后，取自体肋骨植入椎间隙（图 29-6-21c）。植骨完成后，再次查看有无出血存在。

（三）胸腔镜下脊柱侧凸前路松解术

1. 优势　前路松解术也可以在胸腔镜下完成。与传统开放前路矫形手术相比，胸腔镜下脊柱侧凸前路松解术具有如下优势：①在处理上下终椎区域时，胸腔镜只需相应增加操作锁孔或采用带有角度的操作器械，便可以方便而彻底地切除椎间盘和上下终板，从而获得更好的松解和融合效果（图 29-6-22）；②避免开胸手术带来的肋骨切除或过度撑开肋间隙，可减轻术后切口疼痛，防止肩胛带功能障碍；③皮肤瘢痕明显缩小；④与开放手术需要肋骨牵引和可能伴发的损伤相比，胸腔镜锁孔形成一个相对密闭的腔，可减少术中失血量和术后感染的可能；⑤胸腔镜手术无须切断背阔肌、前锯肌和肋间肌，对肩关节的活动和呼吸功能影响小。

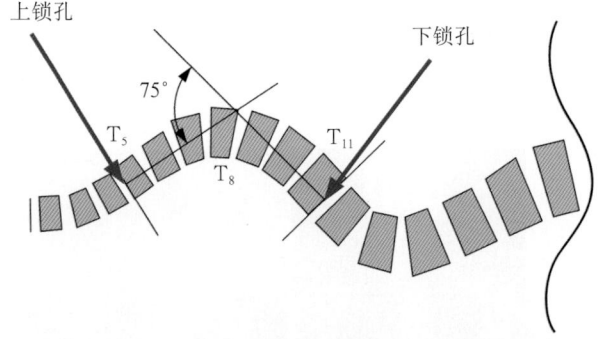

图 29-6-22　使用带角度的操作器械，可以较开放手术更加方便而彻底地切除椎间盘和上下终板

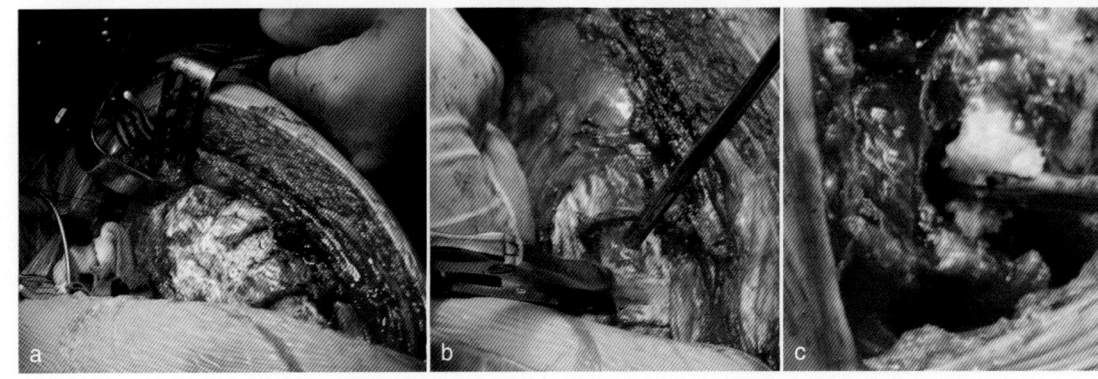

图 29-6-21　结扎节段血管（a），切除椎间盘及终板（b），椎间隙植入骨粒（c）

2. 禁忌证　脊柱侧凸胸腔镜下前方松解手术的禁忌证主要包括术前存在严重的呼吸功能障碍、高气道压力等，以及不能耐受单侧肺通气的患者。对于曾有过肺炎、肺结核和开胸手术病史的患者，可能存在较广泛的胸膜粘连，由于胸腔镜下去除胸膜粘连非常耗时，且容易出血造成视野模糊，术后并发气胸和感染的概率也大大增加，因此此类患者不宜行胸腔镜下手术。低体重儿童胸腔容积小、肋间隙狭窄、单肺通气困难、"操作距离"短，因此体重低于 20kg 可作为胸腔镜手术的相对禁忌证。Newton 认为脊柱侧凸越严重，则胸腔镜手术时从侧胸壁至椎体的"操作距离"越短，视野的暴露和手术操作也越困难，经一个锁孔所能切除的椎间盘数也越少，这就需要作更多的锁孔，并且需要更加频繁地在锁孔之间调换手术器械。因此，他认为对于非常严重的脊柱侧凸，更适宜做开放性手术。

3. 手术步骤　用笔标记出肩胛骨边缘、第 12 肋，以及髂嵴等体表标志。C 臂机正侧位透视，定出固定的最上端和最下端的脊椎在侧胸壁的体表投影（图 29-6-23）。插入胸腔镜的锁孔位置最好位于腋中线的稍后方，一般在腋中线和腋后线之间，这样可以保证内镜的位置位于手术者的操作范围之外。在腋窝的下缘作锁孔可以到达 T_5 椎体。由于腋窝内存在臂丛神经和血管，因此应避免在腋窝内作锁孔。操作锁孔通常作在第 3、4 肋间隙，而插入胸腔镜的锁孔位置应位于第 4、5 肋间隙；背阔肌的前缘暴露中胸椎的锁孔选择：$T_5 \sim T_{10}$ 胸椎位于胸腔的中段，因此较容易暴露而无须牵开膈肌。中胸椎的操作一般 3~4 个锁孔便可完成。$T_9 \sim L_1$ 椎体离膈肌很近，因此在暴露时需将膈肌向尾侧牵开。T_{12}、L_1 椎体的暴露较为困难，可适当切开膈肌脚并尽量压低膈肌暴露其椎体，一般无须在腹膜后间隙另作锁孔。在腋中线或腋后线上第 6 肋或第 7 肋间隙作第一个直径为 2cm 的锁孔，插入胸腔镜镜头。由于卧位时，膈肌常升至第 8 肋或第 9 肋水平高度，所以第一个锁孔不宜过低，以免损伤膈肌。在作锁孔时应尽量靠近肋骨上缘，以免损伤肋间神经血管束。在插入镜头前，可用手指探入锁孔内，仔细分离，探查是否存在胸膜粘连（图 29-6-24）。当镜头插入胸腔后，即可见萎缩的肺，根据需要松解的节段个数，再在腋中线附近作 3~4 个操作锁孔。手术器械可在锁孔之间相互替换操作。稍稍推开萎陷的肺，暴露脊柱和肋骨，用电刀切开椎体前方的壁层胸膜，在视野中可辨别出凸起的椎间盘、凹陷的椎体以及覆盖于椎体中部的节段性血管。节段性血管电凝后切断，切除椎间盘及上下终板（图 29-6-25）。

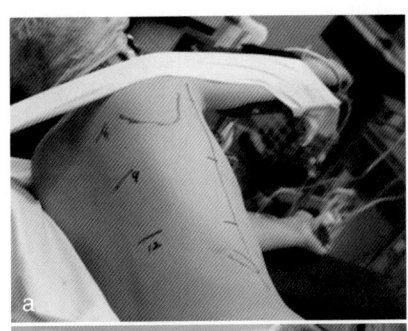
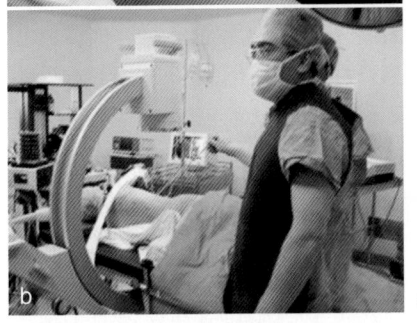
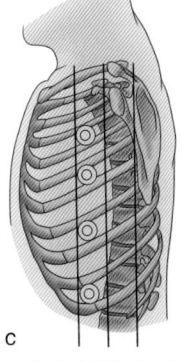

图 29-6-23　透视下确定节段，于侧凸的凸侧作锁孔（a、b）；锁孔位置位于腋中线的稍后方，一般在腋中线和腋后线之间，第 3、4 肋间作锁孔可以到达 T_5 椎体，中胸椎的操作一般 3~4 个锁孔便可完成（c）

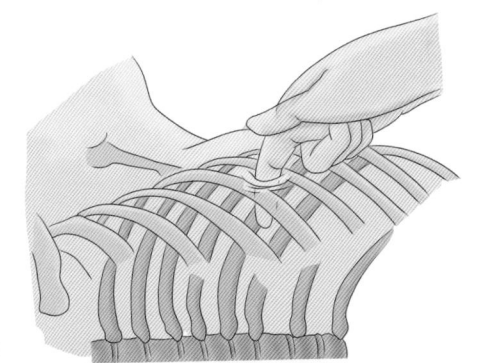
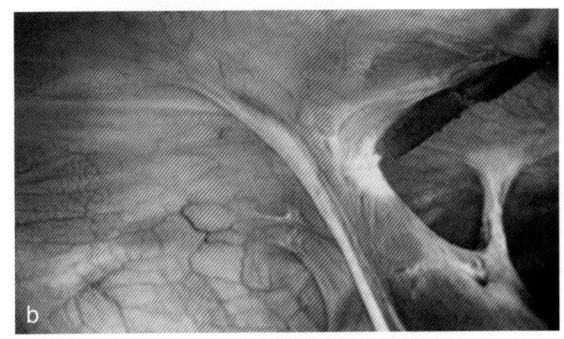

图 29-6-24　用手指探入锁孔内仔细分离（a），如有胸膜粘连（b），也可用胸腔镜器械松解粘连

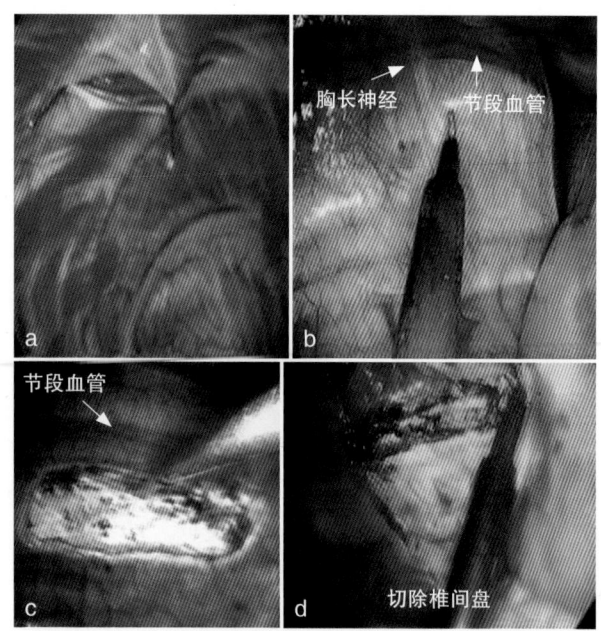

图 29-6-25　钳子钝性分离组织，进胸后推开肺，达到椎体侧方（a）；电刀切开胸膜，暴露椎体（b）；电凝结扎节段血管（c）；切除椎间盘和上下终板（d）

（四）两种术式的比较

胸腔镜下脊柱侧凸松解术手术入路与胸腔镜下脊柱侧凸矫形术相同（见第 29 章第一节），椎间隙的处理与开放手术相同（图 29-6-21）。在切除中间区域的椎间盘时，开胸手术相对容易一些。但对于上下两端椎间盘的暴露，开胸手术较为困难，当切除上下两端椎间盘时，其操作器械不能平行于椎间隙，因此造成了上下两端椎间盘切除不彻底。胸腔镜下只需在上端或下端增加一个入口或采用大角度镜头，便可很容易地进行暴露操作。

Newton 用山羊做动物模型，分别进行胸腔镜前路松解手术和开胸手术，然后对松解后的脊柱进行轴向旋转和前方、后方、侧方弯曲试验。结果表明，两种手术后脊柱表现的生物力学性能相似，胸腔镜手术和开胸手术均能使脊柱获得充分的松解。Newton 还比较了 14 例胸腔镜前路松解手术和 18 例开胸松解手术的临床结果，松解节段两组之间无显著差异，胸腔镜组为 6.4±1.1 个，开胸组为 6.1±2.9 个。经后路矫形手术后，两组的侧凸矫正率相似，胸腔镜组为 56%，开胸组为 60%。南京鼓楼医院设立了两组年龄、侧凸类型、柔软度、松解节段等均具有高度可比性的病例，并进行了前瞻性的比较观察，其临床结果与 Newton 报道的结果相似，胸腔镜松解组平均松解节段 5.8 个、平均

侧凸矫正率 54.7%，开胸松解组平均松解节段 6.0 个、平均侧凸矫正率 53.2%。两组术后平均侧凸矫正率、松解节段个数以及半年后的矫正丢失率均无显著差异（P>0.05）。因此，可以认为胸腔镜下脊柱侧凸前方松解手术完全能达到传统开胸前方松解手术的临床效果和良好的长期随访结果。

■ 胸椎脊柱侧凸前路矫形术

后路矫形手术对大多数胸段脊柱侧凸的冠状面畸形可获得 60%～70% 的矫正，但可能存在胸椎前凸矫正不足的缺点。前路矫形内固定通过切除椎间盘后对脊柱前方加压，可较好地恢复胸椎正常的矢状面后凸形态。Beta 对 Harms 前路内固定治疗的 78 例患者与钩棒节段内固定系统治疗的 100 例患者进行比较，术前后凸不足的患者后路手术后 60% 未得到矫正，而前路术后 81% 的患者恢复了生理后凸。Lenke 的研究表明，对胸椎侧凸的前路选择性融合，腰弯自发性代偿矫正明显优于后路手术，部分患者甚至术后 2 年仍可继续矫正。Kuklo 等近年来的研究发现，由于主胸弯的矫正，近端的胸弯亦可发生自发性的矫正，前路明显好于后路。Kamimura 等对青少年特发性脊柱侧凸主胸弯进行选择性前路融合固定，不仅主胸弯得到了满意的矫正和保留了更多的腰椎运动节段，而且主胸弯的上下代偿弯亦发生了自发性的矫正（45.1% 和 50.2%）。因而虽然随着椎弓根螺钉的普遍使用，后路手术治疗青少年特发性脊柱侧凸已成为目前主流的矫形方法，但前路手术在某些患者仍可作为一个治疗选择。

（一）生物力学原理

前路手术的主要生物力学原理是通过椎体钉和棒在凸侧脊椎上对脊柱施加压缩的矫形力，首先将矫形棒预弯成胸段正常的矢状面形态，逐个置入椎体钉，由于椎间盘已经切除，置棒的过程就是矫形的过程。在此基础上再从凸侧进行椎体钉之间向顶椎区加压，进一步纠正侧凸，同时恢复正常的脊柱矢状面形态。前路内固定融合的节段一般是从上端椎至下端椎，在部分患者可能相对传统后路内固定手术少，使骨盆上方保留更多的活动椎间盘，从而使脊柱具有更大的自我代偿调节功能。

（二）适应证和禁忌证

1. 适应证　为 Lenke 1A/B，Cobb 角小于 75°，Bending 片矫正率在 50% 以上。也可用于上胸弯柔软行选择性下胸弯融合的 Lenke 2A/B 患者。即只有满足胸椎选择性融合条件的患者才能进行前路矫形，因为前路手术无法同时固定两个弯。

2. 禁忌证　①后凸型胸椎侧凸，以免矫形时前方加压导致已经存在的后凸畸形加重；②曾有开胸手术史的患者，患者组织粘连严重，术中极易损伤内脏器官；③严重脊柱侧凸，尤其是神经肌源性脊柱侧凸的患者，往往需要长节段融合，前路手术无法进行长节段固定；④左胸弯患者，有大血管和心脏的阻挡，无法通过前路矫形侧凸。

（三）手术步骤

1. 手术入路可使用单切口或者双切口，具体入路可见第 29 章第一节。

2. 使用单棒时，螺钉进针点应该选择椎体中心；使用双棒时，上位螺钉进钉点应该尽量靠近椎体内上角，下位螺钉进钉点应该尽量靠近椎体外下角，向对侧皮质中心聚拢，与椎体横轴线呈 10°~15°，螺钉应该尽量与终板平行。用开路器钻孔，穿透对侧皮质 2mm 左右，既能保证安全，又能获得双皮质固定（图 29-6-26）。

3. 根据胸椎后凸，将棒按照生理后凸弯成大约 20°。置棒前进行椎间隙植骨。从顶椎开始，在凸侧向心性加压，即可对侧凸进行矫正（图 29-6-27a、b）。

4. 达到矫正后，固定各螺丝钉上的固锁螺钉，并由顶椎向两侧依次抱紧螺钉（图 29-6-27c），进一步提高矫正率（图 29-6-28）。

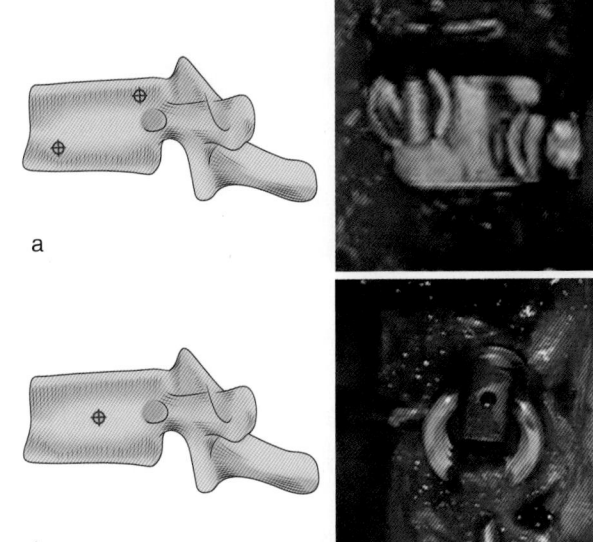

图 29-6-26　使用双棒时，螺钉进钉点分别靠近椎体内上角和椎体外下角（a）；使用单棒时，选择椎体中心作为进针点（b）

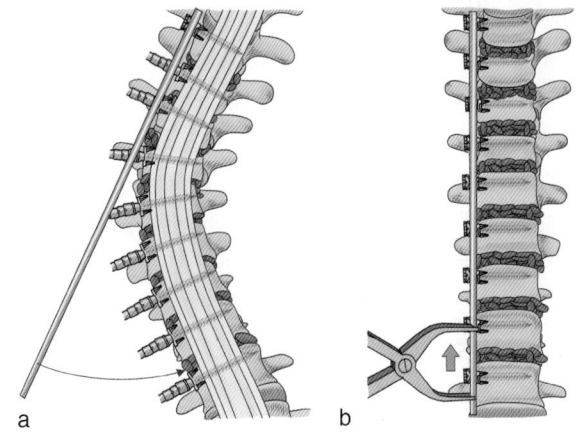

图 29-6-27　棒向心性缓慢加压，加压过程中需特别注意是否发生了椎体骨折（a），使用抱紧钳椎体间进一步加压（b）

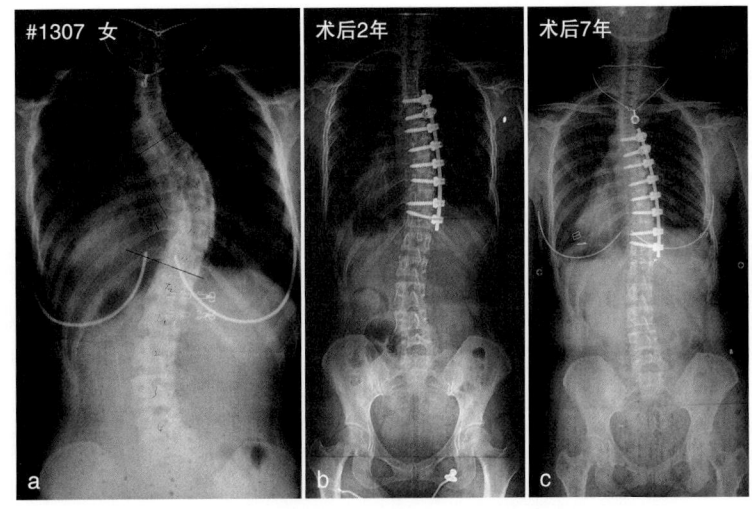

图 29-6-28　Lenke1 型特发性脊柱侧凸是脊柱侧凸前路矫形术的良好适应证（a），该类患者在术后长期随访中可获得满意的矫形效果（b、c）

（四）特殊手术并发症

1. 血管损伤 由于手术在脊柱区内进行，脊柱前方有大血管，如操作不慎，会造成血管损伤，导致大出血。

2. 胸导管损伤 虽然胸导管损伤在左侧进胸时多见，但右侧入路同样可以发生，且术中不易发现，常在胸腔引流瓶中见有乳糜液才被证实，一般可在术后1~3周内自行愈合。

3. 脊髓损伤 螺钉的方向极为重要，如螺钉及尖端均在横突的前方，则不会进入椎管；若螺钉的方向偏斜，使螺钉穿过部分椎管，则引起截瘫。

胸椎脊柱侧凸前路微创矫形术

虽然目前胸椎侧凸的主流矫形方法为后路矫形术，但胸腔镜下微创矫形技术对于某些特别在意瘢痕的青少年特发性胸椎侧凸患者仍是种可选择的手术方法，微创手术入路包括胸壁锁孔胸腔镜下前路矫形和胸腔镜辅助下小切口前路矫形。这两大类前路手术的适应证和禁忌证基本类似，但胸壁锁孔胸腔镜下微创前路矫形手术要求最高，患者还必须能够耐受术中长时间单肺通气，因而术前肺功能的FVC值最好达到预计正常值的60%以上。

胸椎侧凸前路矫形的传统开放手术入路切口长、对背部及肩胛部损伤大、术后恢复慢且有瘢痕不美观；在处理上下终椎区域时，开放前路矫形手术操作困难，在终椎区，因操作器械无法平行终板，使椎间盘和上下终板常不能彻底切除，从而造成松解不彻底和远期假关节的发生。Picetti等于1998年首先报道了胸壁锁孔胸腔镜下脊柱侧凸前路矫形术。然而胸腔镜前路矫形手术也具有一定的局限性，如手术适应证相对较少，仅适用于年龄较小、Cobb角较小、侧凸较柔软、脊柱矢状面形态正常或有轻度前凸的特发性胸椎侧凸，胸腔镜手术要求患者有良好的肺储备功能，另外它还存在技术要求较高、操作复杂、有明显的学习曲线、手术者过量X线暴露等缺点。因而有作者报道胸腔镜辅助小切口微创前路矫形手术，它是传统前路矫形和胸腔镜相结合的矫形技术，通过在手术小切口的上下方各增加一个操作锁孔，使手术切口大大缩小，从而实现对胸椎侧凸的微创矫形。与胸壁锁孔胸腔镜前路矫形相比，小切口前路矫形虽然术后仍残留一定的手术瘢痕（8~10cm），但无需双腔管插管进行单肺通气，麻醉要求低，手术时间较短，术者不需接受过量X线。

（一）适应证和禁忌证

Picetti于1996年10月开展了第一例胸腔镜下脊柱侧凸前路矫形术，他选择的病例均为特发性胸椎侧凸。对于后凸型胸椎侧凸，前方矫形时对前方椎体加压可加重已经存在的后凸畸形。如胸椎前凸畸形过大，则会影响患者的肺功能，使其不能耐受单肺通气，并且会使胸腔镜下的操作空间变得更加狭小。因此，以上两类患者不适合做胸腔镜下矫形手术。患者的肺功能均需正常，无肺炎、肺结核和开胸手术的病史，即术前胸膜粘连存在的可能性很小。脊柱侧凸越严重，则胸腔镜手术时从侧胸壁至椎体的"操作距离"越短，视野的暴露和手术操作也越困难，经一个锁孔所能切除的椎间盘数也越少，这就需要作更多的锁孔并且更加频繁地在锁孔之间调换手术器械。因此，对于非常严重的脊柱侧凸，尤其是神经肌源性脊柱侧凸和儿童患者，更适宜做开放性手术。Picetti认为双主弯患者也不适合做胸腔镜矫形手术。

（二）手术操作

1. 全锁孔镜下脊柱侧凸矫形术 体位与锁孔选择同松解术。胸腔镜下矫形手术的锁孔选择与定位非常关键，正确设计锁孔的位置不仅可以减轻对肋间神经血管的压迫和损伤，防止术后胸壁皮肤麻木和肋间神经痛的发生，而且可以更加方便和彻底地切除椎间盘和上下终板，达到更好的融合效果。用于牵开、吸引等操作的锁孔应位于腋中线的稍前方，一般在腋中线和腋前线之间，这样可以使手术者的手臂处于一个相对自然、舒适的位置。但有时需根据胸椎前后凸程度的不同而进行适应调整。插入胸腔镜的锁孔位置最好位于腋中线的稍后方，一般在腋中线和腋后线之间，这样可以保证内镜的位置位于手术者的操作范围之外。

在C臂机引导下置入胸腔镜下前路矫形专用螺钉。螺钉置入的位置一般位于肋骨小头的前方，椎体的中央，螺钉尽量与终板平行，可获得最佳的矫形效果（图29-6-29）。

透过操作孔置入相应长度的短棒，从下向上依次抱紧压缩螺钉，矫形固定（图29-6-30），理想的螺钉固定需要平行于终板（图 29-6-31）。

无需缝合椎体前方的壁层胸膜（图 29-6-32），再次查看有无出血，通过最下方的锁孔放置胸腔引流管（图 29-6-33）。术后引流量小于 50ml/8h 时可拔除胸腔引流管。出院时支具外制动 3 个月。

2. 胸腔镜辅助下小切口胸椎侧弯前路矫形术　患者取侧卧位、凸侧朝上，经第 6 肋或第 7 肋进胸，手术切口长约 8cm，前端位于腋前线偏前 1~2cm，后端位于腋后线偏后 1~2cm（图 29-6-34a）。进胸后的操作与传统开胸前路矫形手术一样，将壁层胸膜打开，结扎节段性血管，然后直视下切除侧凸中间区域的椎间盘和上下终板，经此小切口可在顶椎上下各两个脊椎内置入椎体钉（共 4 个节段），分别于腋中线水平切口上下 1~2 个肋间隙作近端和远端锁孔（图 29-6-34b）。

利用胸腔镜手术器械进行节段性血管结扎、上下终椎区域脊椎松解和螺钉置入，其操作既可于直视下完成，也可以在胸腔镜的辅助下完成（图 29-6-

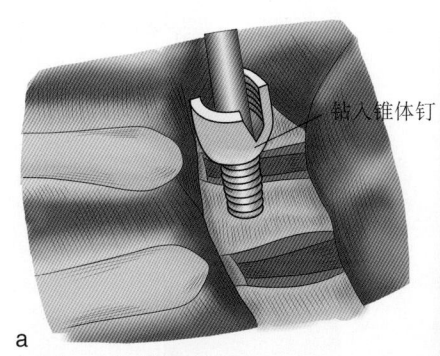
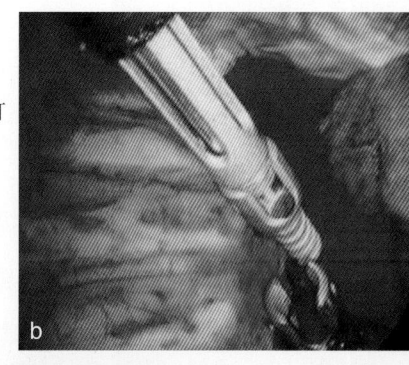
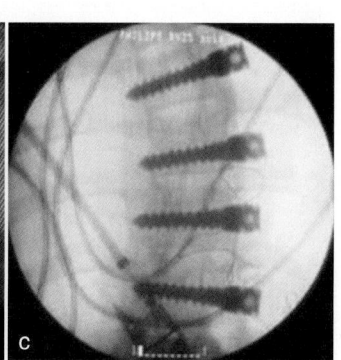

图 29-6-29　导针引导下置入螺钉（a、b），螺钉尽量与终板平行（c）

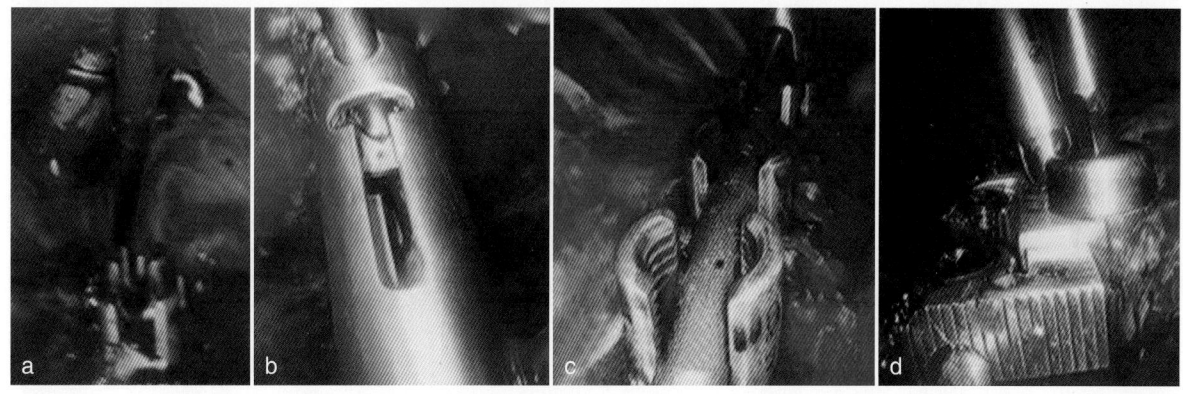

图 29-6-30　将棒从锁孔穿入胸腔（a），持棒器加持棒压入钉槽（b），尾头端螺帽锁紧（c），依次锁入螺帽后由头端向尾端依次抱紧（d）

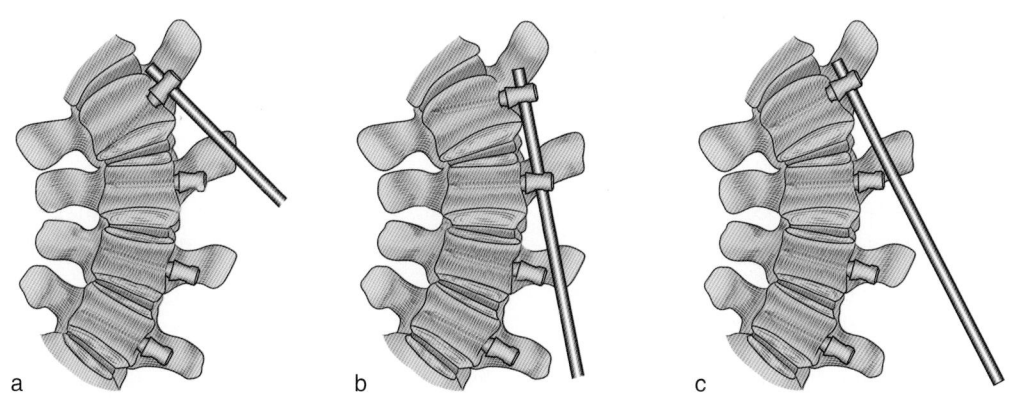

图 29-6-31　螺钉置入方向错误（a、b），螺钉过于头向或尾向，影响内固定的强度和矫形效果。螺钉应该平行于终板置入（c）

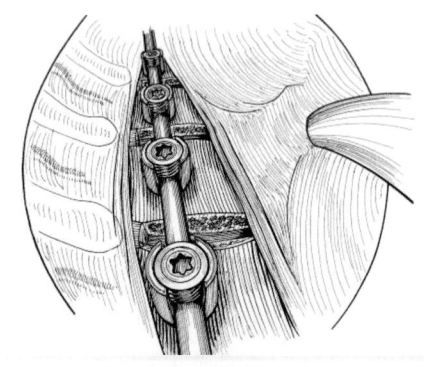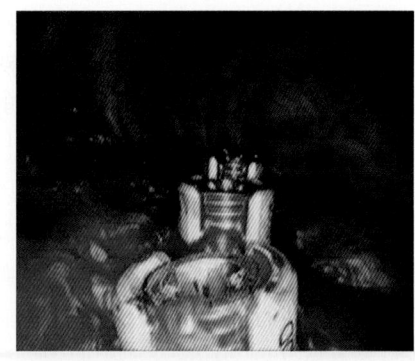

图 29-6-32 矫形完成后无需缝合壁层胸膜

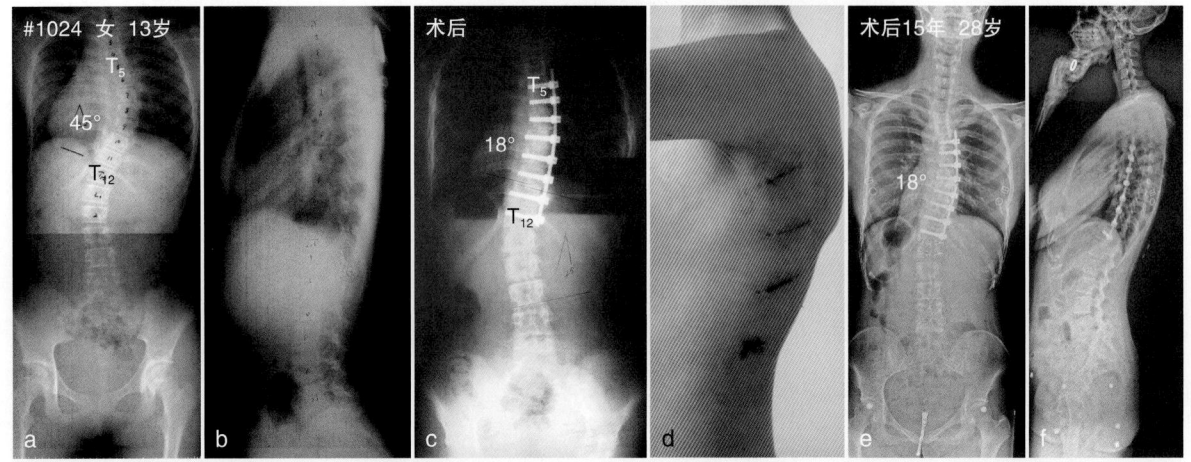

图 29-6-33 女（#1024），13 岁，胸椎 AIS，Lenke1B-（a），胸椎后凸减小（b）。行前路全锁孔单棒胸椎侧凸矫形术，融合范围选择为端椎 - 端椎（T₄~T₁₂）（c），患者腋下可见 4 个锁孔（d）。术后 15 年随访未见明显矫形丢失，冠状面、矢状面平衡维持良好（e、f）

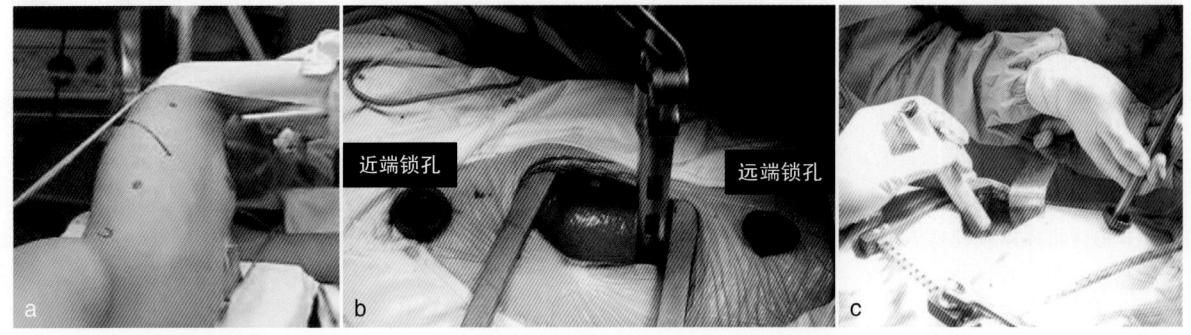

图 29-6-34 患者取侧卧位，标记出手术切口和上下两个锁孔（a），T₆ 或 T₇ 做手术切口进胸，切口上下两端作锁孔（b），使用胸腔镜器械经锁孔在头端和尾端进行操作（c）

34c），可经近端锁孔和远端锁孔在侧凸的上段和远端多置入 2 个脊椎的椎体钉（图 29-6-35）。置入相应长度的短棒，在胸腔镜辅助下从下向上依次拧紧压缩椎体螺钉、矫形固定（图 29-6-36）。

植骨完成后缝合椎体前方的壁层胸膜，再次查看有无出血，通过远端的锁孔放置胸腔引流管（图 29-6-37），术后引流量小于 50ml/8h 时可拔除胸腔镜引流管，出院时石膏外制动 3 个月。

（三）疗效评估

Picetti 初期进行的胸腔镜 Eclipse 矫形术平均侧凸矫正率为 50.2%，而其后期平均侧凸矫正率达到 68.6%，提示矫正率的提高要经历一个陡峭的学习曲线。南京鼓楼医院于 2002 年在国内率先开展胸腔镜下胸椎侧凸矫形术，取得良好疗效，平均固定节段 7.2 个，平均 Cobb 角矫正率为 76%。患者无需输血，无气胸、呼吸道梗阻、胸壁皮肤麻木、

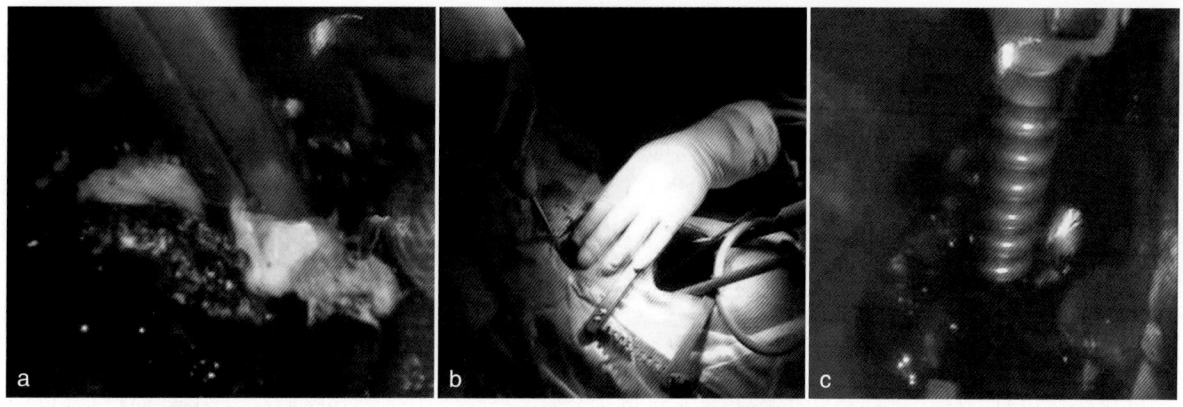

图 29-6-35　胸腔镜辅助下进行椎间盘切除（a），通过锁孔辅助在上下端椎进行钻孔、置钉（b、c）

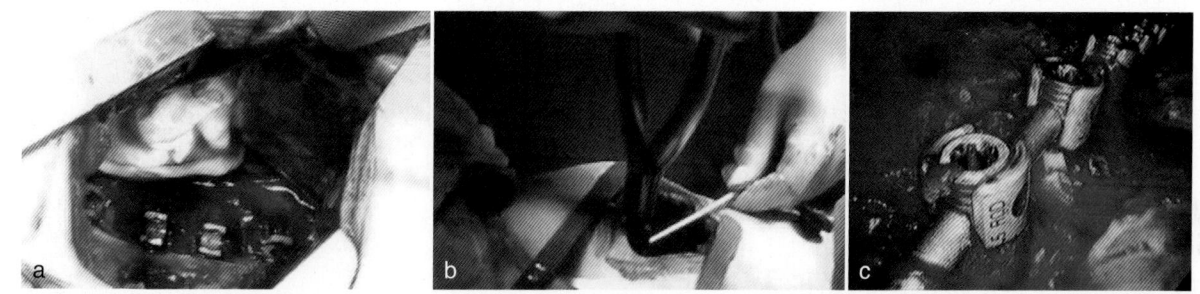

图 29-6-36　胸腔镜联合小切口置入螺钉（a），从小切口置棒（b），将棒置入钉槽、锁紧螺帽矫形（c）

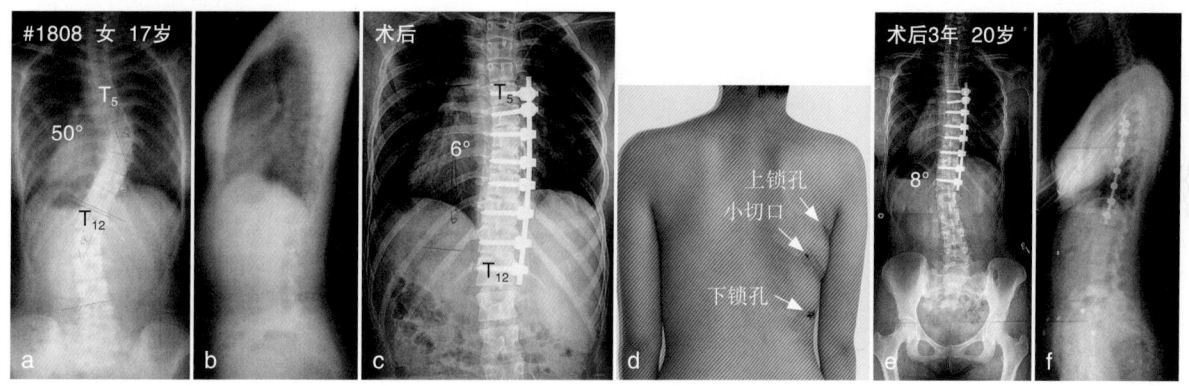

图 29-6-37　女（#1808），17 岁，胸椎 AIS，Lenke1A-，胸椎前凸减小（a、b）。行前路锁孔 + 小切口单棒胸椎侧凸 T$_4$~T$_{12}$ 矫形术（c），患者腋下可见 2 个锁孔间做一小切口辅助矫形，伤口隐蔽（d）。术后 3 年随访未见明显矫形丢失，冠状面、矢状面平衡维持良好（e、f）

肋间神经痛以及神经系统并发症发生。Newton 等报道了 24 例 T-AIS 患者接受胸腔镜手术并随访至少 5 年的手术疗效，发现术后 2 年的随访期间存在矫正丢失。邱勇等系统分析了胸腔镜治疗胸椎侧凸的并发症，总体发生率为 25.6%，明显高于各类传统手术，尤其是内固定相关并发症高达 18.4%。早期假关节发生率较高与椎间盘切除不彻底和使用异体骨植骨有关，采用自体髂骨或肋骨植骨的骨融合效果明显优于异体骨植骨。如采用胸腔镜下矫形不

能固定脊柱侧凸全部节段的患者，不应采用该技术。断棒亦是胸腔镜下矫形术常见的并发症之一，可能与其所采用的内固定棒较细有关。胸腔镜下矫形术所使用的棒通常直径为 4.0mm 或 4.5mm，而传统前路手术采用 5.5mm 直径的单棒乃至双棒固定。尽管经过了 20 多年的发展，该技术的掌握仍然较困难，具有明显的学习曲线，并且需要有一定的手术积累以维持操作水平。由于脊柱侧凸的矫形具有多种手术入路和方案的选择，脊柱外科医生需

要根据自己熟悉的方法进行矫治，而并非一定选择该微创手术方式。Newton 等的观点认为，对于那些特别在意手术切口长度和位置、要求避免较长手术瘢痕的患儿，又符合胸腔镜下矫形手术适应证且无禁忌证，且愿意在术后接受支具外固定的患儿，胸腔镜下矫形才是可取的手术方式。

综上所述，对于特发性胸椎侧凸前路矫形，有多种入路可供选择，每种入路均有各自的优缺点，必须综合考虑患者的畸形特征、年龄、肺功能、麻醉科协作以及术者的技术掌握状况。鉴于胸壁锁孔胸腔镜矫形手术的高技术要求和可能的远期纠正丢失，目前使用已经很少，仅建议用于对皮肤瘢痕非常在意，又愿意术后支具治疗的患者。而胸腔镜辅助小切口胸椎侧凸前路矫形是腔镜手术与开放手术的互补结合，可使用较粗的矫形棒（5.5mm），纠正丢失等并发症明显减少，符合现代微创矫形理念的治疗选择（图 29-6-37）。

六、前路胸腰椎 / 腰椎侧凸矫形术

（一）生物力学原理

前路矫形主要的生物力学原理是通过椎体钉和棒在凸侧脊椎上对脊柱施加去旋转和压缩的矫形力，首先将矫形棒预弯成腰椎或胸腰段正常的矢状面形态，置入椎体钉后进行旋棒，将原先冠状面的畸形曲度（部分）转移到矢状面，这既纠正了脊椎的旋转畸形、减少冠状面的侧凸，同时又恢复了正常的脊柱矢状面形态。在此基础上再从凸侧进行椎体钉之间向顶椎区的加压，进一步纠正侧凸。有文献报道，前路内固定融合的节段相对传统后路内固定手术少，保留了更多的腰椎功能。

（二）解剖特点

胸腰段手术通常需要暴露 T_{10} 以下的脊柱，所以一般采用切除 T_{10} 或 T_{11} 对应的肋骨进行胸腰段暴露。此处肋骨软骨连接处是胸和腹部的分界点，同样也是缝合时的重要标志。如果侧凸累及 T_{12}、L_1 和 L_2，由于这些椎体通常被膈肌覆盖，传统方法均采用切断膈肌的方法显露胸腰段脊柱进行内固定。

T_{10} 至腰段脊柱的暴露通常需要经过胸膜外腹膜后入路或经胸腹膜后入路。对于胸腰段脊柱如果没有特殊的禁忌证通常可以采用胸膜外腹膜后入路，因为这种入路创伤较小且没有胸腔引流管，术后恢复较快。

在切开膈肌前，依次切开腹外斜肌、腹内斜肌和腹横筋膜，在切开肋软骨连接部后找到腹膜后间隙，从膈肌下面用手指或纱布钝性分开腹腔内容物，显露腰方肌和腰大肌。在腹膜后很容易发现输尿管，注意避免损伤。当腹膜被推向中线后可以安全地进行膈肌切开操作。

进行胸膜外腹膜后暴露，最重要的是将胸膜从胸壁上分开的同时保证胸膜外和腹膜后的相通。如果在暴露时出现胸膜破裂，可以将破裂口缝合以保证胸膜外手术顺利进行。暴露完成后可以用温水注入，看是否有气泡产生以测试胸膜的完整性。

传统切断膈肌显露胸腰段脊柱的方法具有技术难度小、脊柱暴露充分、操作空间大等优点。然而此种入路创伤较大，切开膈肌后容易产生一些潜在的并发症，如术后腹式呼吸减弱、膈肌麻痹甚至肺不张等，患者术后恢复相对较慢，且残留较大的手术瘢痕。

（三）手术步骤

1. 患者采用常规的凸侧在上的侧卧位。采用腹膜外入路显露脊柱（图 29-6-38），具体手术入路详见第 29 章第一节。

2. 根据固定的范围，切除固定区内的椎间盘和终板软骨，仅留下凹侧部分纤维环作为张力带。（图 29-6-39）。

3. 可使用单棒或者双棒固定。单棒固定时，螺钉置入的位置一般位于肋骨小头的前方和腰椎椎体的中央。双棒固定时，上位螺钉进钉点应该尽量靠近椎体后上角，下位螺钉进钉点应该尽量靠近椎体前下角，螺钉应该尽量与终板平行（图 29-6-40）。

4. 按固定节段区的正常矢状面形态预弯棒，棒通常被弯成 20° 左右（图 29-6-41）。

5. 置棒前将融合器或者自体骨置入椎间隙内，也可植入钛网。

6. 先固定上端椎的螺钉，将棒压向顶椎，逐个安装螺帽（图 29-6-42）。也可以先将棒置入所有螺钉，然后通过去旋转进行矫形。

7. 在凸侧加压，获得进一步的侧凸矫正（图 29-6-43）。

8. 达到矫正后，固定各螺丝钉上的固锁螺钉，依次缝合膈肌、胸膜等，放置胸腔闭式引流管及腹膜后引流管。

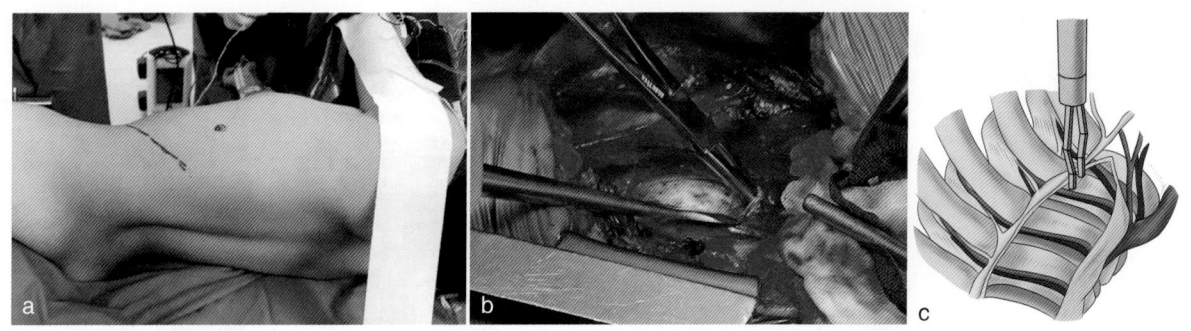

图 29-6-38　患者取侧卧位，在 T$_{11}$ 或 T$_{12}$ 肋做切口（a），逐层切开皮肤、肌肉等暴露脊柱侧方（b），游离出节段血管，可以使用双极电凝烧闭血管，也可以用线结扎血管（c）

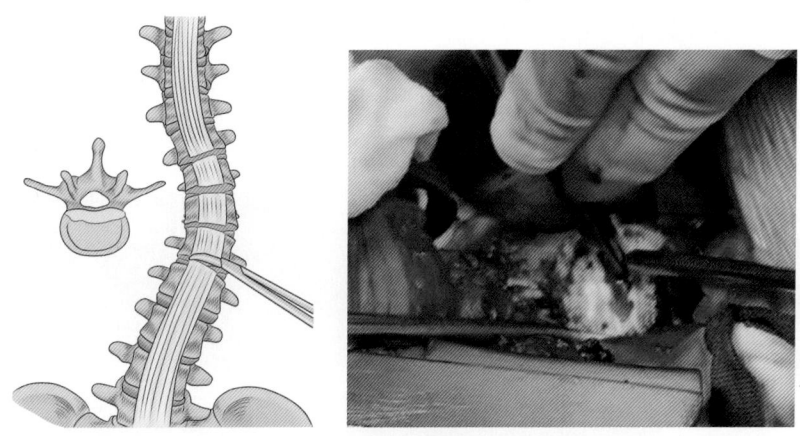

图 29-6-39　椎间盘切除包括后面的纤维环，以尽可能增加植骨融合面积和置入较大的椎间融合器

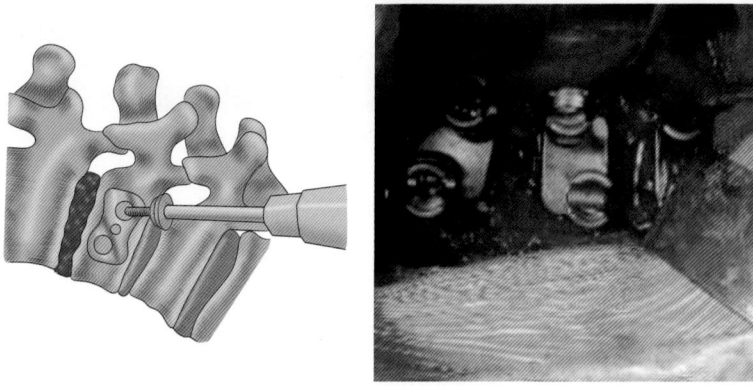

图 29-6-40　使用椎体垫圈（staple）引导螺钉置入，staple 应该安置在椎体侧方正中，与终板平行

（四）前路矫形手术的优缺点

胸腰椎和腰椎侧凸前路矫形手术由于矫形力直接作用于脊椎中旋转的椎体，可对脊椎旋转进行更好的纠正（图 29-6-44、图 29-6-45）。前路矫正手术因为通过缩短凸侧脊柱长度来纠正脊柱侧凸，可以保持更好的躯干平衡，特别适合用于某些存在骨盆倾斜的患者。

对胸腰弯或腰弯进行前路矫形时，要求畸形相对柔软、后凸畸形不严重、胸弯柔软具有良好的代偿功能。目前存在的问题是术中由于脊柱缩短而出现过度矫正，导致固定区远端出现椎间隙反向开放的楔形变。另外，压缩矫正力的过度使用可导致固定区的腰椎前凸减少，甚至后凸。

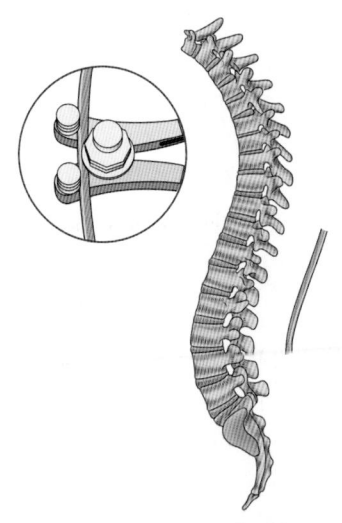

图 29-6-41　按脊柱侧凸累及节段区的前凸预弯棒；钴铬棒硬度更高，可以获得更好的矫形效果和更小的形变

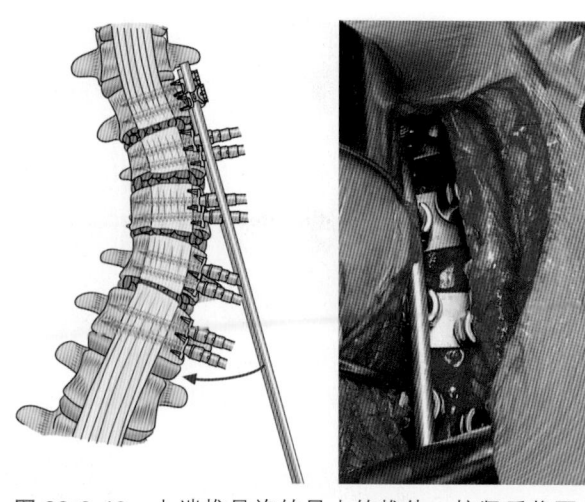

图 29-6-42　上端椎是旋转最小的椎体，拧紧后将下方的螺钉逐个拉到棒上，实现去旋转和矫形。压棒时要轻柔，防止发生椎体骨折

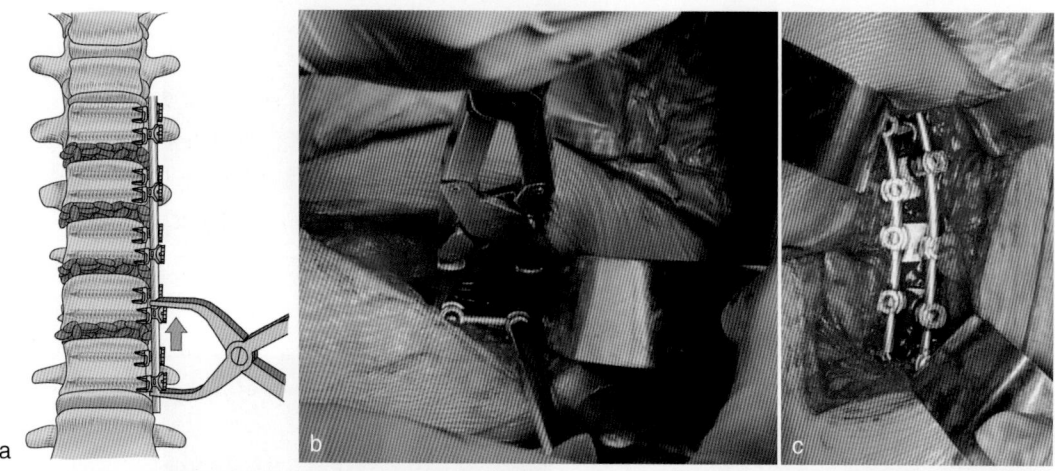

图 29-6-43　凸侧加压闭合椎间隙，可以同时获得冠状面矫形和腰椎前凸重建（a、b）；矫形完成后腰椎呈 20° 左右的前凸（c）

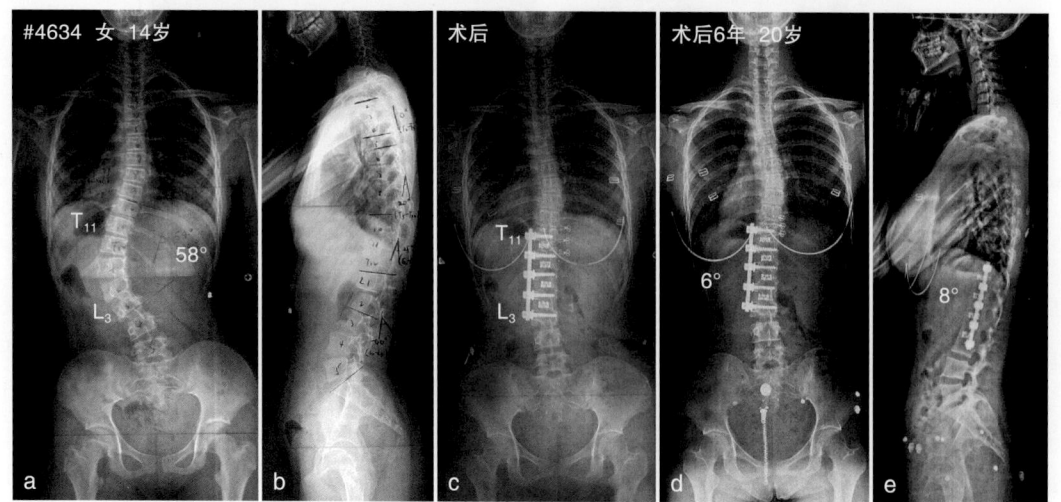

图 29-6-44　女（#4634），14 岁，胸腰椎 AIS，Lenke 5CN，端椎为 T_{11} 和 L_3（a、b）。行胸腰椎前路单棒矫形内固定术，固定节段采用"端椎 - 端椎"策略（c）。术后 6 年随访无明显矫形丢失，矢状面、冠状面平衡维持良好（d、e）

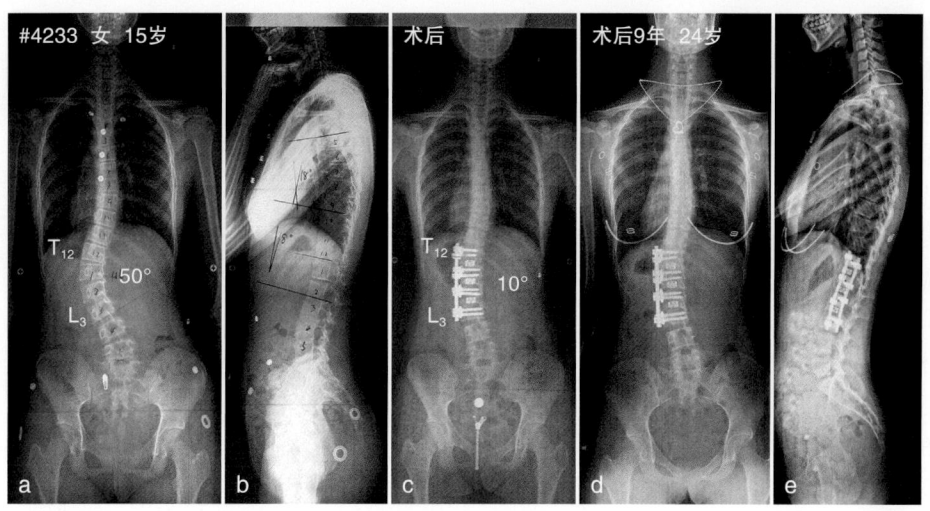

图 29-6-45　女（#4233），15 岁，胸腰椎 AIS Lenke 5CN，端椎为 T₁₁ 和 L₃（a、b）。采用胸腰椎前路双棒矫形内固定术，上端固定椎选择"端椎 -1"，下端固定椎选择端椎（c）。术后 9 年随访无明显矫形丢失，矢状面、冠状面平衡维持良好（d、e）

七、前路胸腰椎侧凸保护膈肌微创矫形术

胸腰椎脊柱侧凸前路矫形术经胸、腹膜后入路需要切开膈肌，才能暴露胸腰段脊柱和在直视下进行内固定矫形，此入路虽然暴露好、操作容易，但膈肌作为分隔胸腔和腹腔的重要结构，切开后可能发生一定的并发症，如手术后腹式呼吸减弱、膈肌麻痹甚至肺不张等。邱勇设计了保护膈肌的小切口入路进行胸腰椎侧凸前路矫形手术，主要目的是应用微创技术的理念，减小手术创伤，避免切断膈肌以预防相关并发症，同时可减小皮肤切口瘢痕。

在解剖上，膈肌角正好附着在 L₁ 椎体上，T₁₂、L₁ 椎间隙以及 L₁ 节段性血管被膈肌覆盖，传统的胸腰段侧凸前路矫形必须暴露出上述结构方能进行操作。对胸段和腰段分别采用小切口暴露的方法，避免切开膈肌，而仅在膈肌脚处开一小孔道，同样可在不切断膈肌的前提下完成 T₁₂～L₁ 椎间盘切除以及 L₁ 节段血管结扎。这说明在膈肌开孔处穿入矫形棒、置入螺钉完成矫形、保护膈肌的胸腰段前路手术完全是可行的。

（一）手术步骤

1. 脊柱的暴露分为两步。首先是 L₁～L₄ 的腹膜后暴露，沿第 10 肋或第 11 肋的前 1/3 向前下腹壁做一长约 8cm 的切口。肋骨部分用电刀切开骨膜，钝性剥离骨膜后切除此肋的远端 1/3 部分，但保留肋软骨部分以作标记。将肋软骨沿中线剖开后

找到腹膜后间隙，从膈肌下将腹膜连同腹腔内容物向中线方向推开，并依次切开腹外斜肌、腹内斜肌和腹横肌，此过程中注意防止损伤腹膜。将后腹膜与深部肌筋膜从腰方肌和腰大肌上分离，在腰大肌前缘向后钝性分开腰大肌显露 L₁～L₃（或 L₄）的脊柱，结扎节段血管并切除 T₁₂～L₃（或 L₄）的椎间盘组织。第二步为沿同一肋的后部作一长 8cm 的切口（两切口间隔 7～12cm），切除同长度的肋骨，经胸或经胸膜外分离直达脊柱（图 29-6-46）。

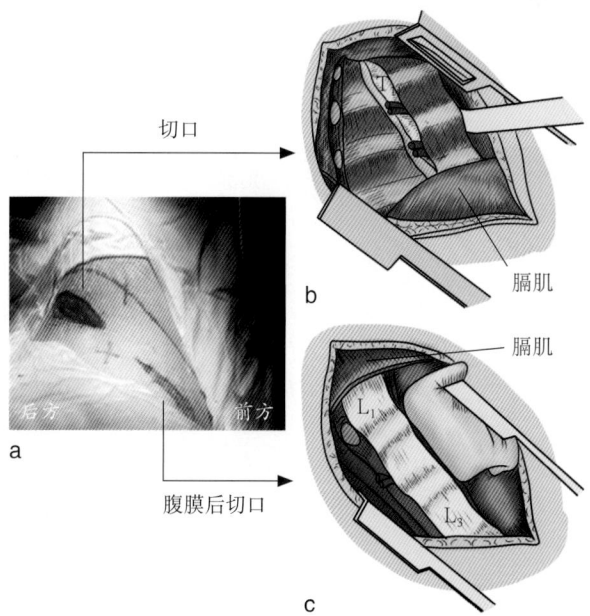

图 29-6-46　肋骨斜向下走行，沿同一肋骨作不连续的两个切口（a），分别显露膈肌以上（b）和以下（c）的椎体，保护膈肌不受伤，切口不影响美观性

2.在膈肌上分离壁层胸膜，结扎 T_{11} ~ T_{12} 节段性血管，暴露 T_{11} 或 T_{12}。紧贴脊柱分离膈肌脚并进入下方的腹膜后间隙，使膈肌上间隙与膈下腹膜后间隙相通，但此时要特别注意可能存在于膈肌脚下方的 L_1 节段性血管，因为视野小，易造成损伤出血，应当在直视下分离结扎。虽然 T_{12} ~ L_1 椎间盘通常在膈肌下切除较在膈肌上切除更为方便，但从膈肌上切口有时也可切除（图 29-6-47）。总之，T_{12} - L_1 椎间盘因视野小和受膈肌的阻挡而不易切除彻底，应耐心操作。

3.随后的置钉矫形等步骤同开放手术，因暴露小，视野不佳，经常需要使用胸腔镜器械进行暴露和椎间盘切除。

（二）疗效评估

朱锋报道采用保护膈肌的小切口行胸腰段侧凸前路矫形手术，术后 Cobb 角矫正达 80%，矢状面重建良好，与文献报道的全开放标准入路矫形结果相比，矫正率类似、无内固定并发症、无明显纠正丢失，但皮肤瘢痕明显减小，大大增加了患者的满意度（图 29-6-48）。该手术入路在减少手术创伤的同时能够达到与传统入路相似的临床疗效，同时由于创伤较小术后恢复较传统手术快，也没有因为手术操作难度的增加而使并发症增加，具有较大的临床实用价值（图 29-6-49）。

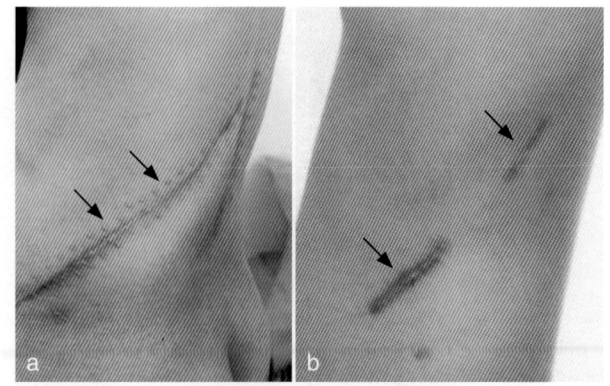

图 29-6-48　传统前路胸腰段侧凸矫形手术切口长，创伤大，残留瘢痕长（a）；保护膈肌小切口胸腰段侧凸矫形手术切口小，创伤小，残留瘢痕短（b）

八、后路胸腰椎 / 腰椎侧凸微创手术

随着脊柱侧凸矫形技术的不断发展，脊柱畸形的治疗已不再停留于传统的恢复冠状面、矢状面平衡及重建脊柱稳定性，在恢复脊柱正常生物力学特性的同时尽可能减少手术侵入性，已经成为脊柱外科医师的广泛共识。微创脊柱手术（minimally invasive spine surgery，MISS）正是在此观念上应运而生的一种新型脊柱侧凸矫形技术。Sarwahi 于 2011 年首先报道了使用 MISS 技术矫正 AIS，刘臻在国内首先开展 MISS 技术治疗腰椎 AIS，疗效满意，具有一定的使用前景。

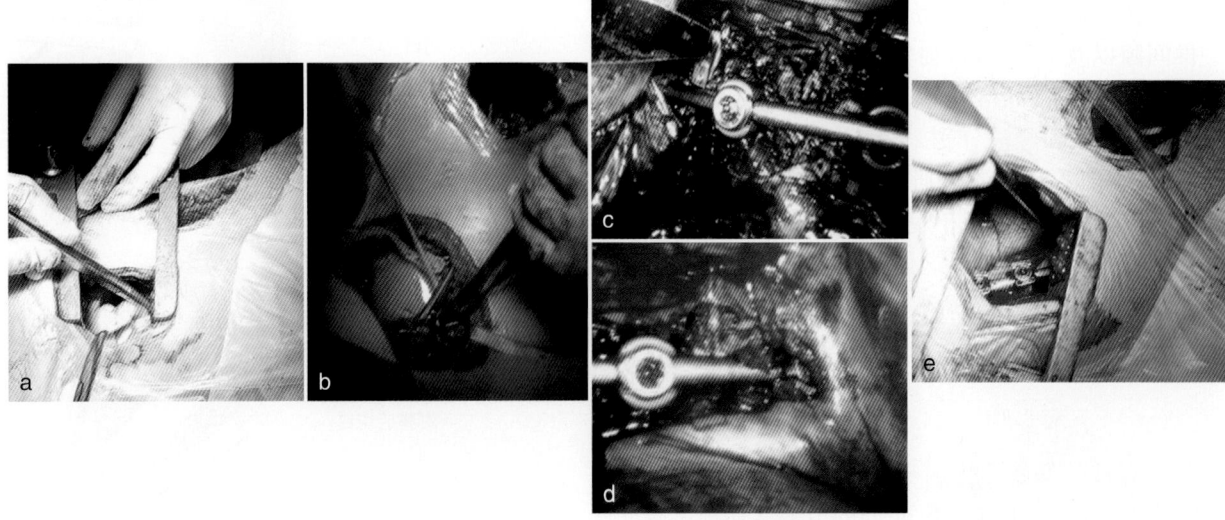

图 29-6-47　分别在膈肌上下做两个不连续切口处理椎间动脉、椎间隙和置钉（a），将棒穿过膈肌（b），由上下切口分别锁紧螺帽完成矫形（c~e）

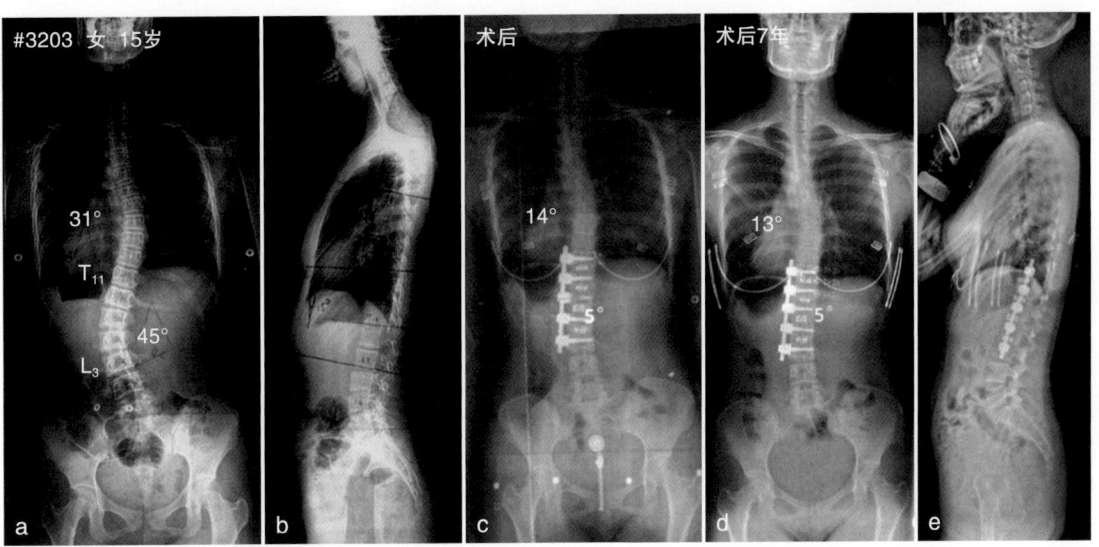

图 29-6-49　女（#3203），15 岁，胸腰椎 AIS，Lenke 5CN（a、b）。行小切口保护膈肌前路选择性 T$_{11}$~L$_3$ 微创矫形术，术后主弯和代偿弯矫正良好（c）。术后 7 年随访无明显矫形丢失，矢状面、冠状面平衡维持良好（d、e）

（一）术前评估

目前应用微创脊柱侧凸矫形手术的适应证为：Lenke 5 型青少年特发性脊柱侧凸和部分近端胸弯不需要融合的 Lenke 6 型 AIS，主弯 Cobb 角 ≤ 70°，椎体旋转 Nash-Moe 分级 ≤ Ⅰ 度，融合节段 ≤ 6。

（二）手术步骤

1. 全身麻醉，以侧凸顶椎为中心沿脊柱后正中分别作两个纵向间隔为 3~5cm 的切口，逐层切开皮肤及筋膜，将导航系统的探头及参考夹固定于头侧椎体的棘突上，使用 O 臂机三维 CT 扫描辅助定位融合节段（图 29-6-50）。

2. 在三维导航下实时行凸侧及凹侧椎弓根穿刺，置入导针，如无导航设备，只能在实时 C 臂机透视下置入。丝锥丝攻，丝攻的深度标记可以帮助确定椎弓根螺钉的长度（图 29-6-51）。

3. 根据丝攻深度依次置入相应椎弓根螺钉（图 29-6-52）。椎弓根螺钉通常可选用万向复位钉（polyaxial reduction screw）或中空微创钉（图 29-6-53），前者可减少置棒困难，后者则主要用于矫形（通过连接螺钉尾端的外置套筒）等技术，如去旋转、去偏移及原位加压弯棒等技术。

4. 于侧弯的凸侧经皮穿入预弯棒，在胸椎或腰椎区域由头侧向尾侧置棒，可在一定程度上减少误置入椎管内的风险（图 29-6-54）。用持棒钳夹持预置棒缓慢通过皮下，尾端则可用手触摸前行的棒顶端以确保位置准确。

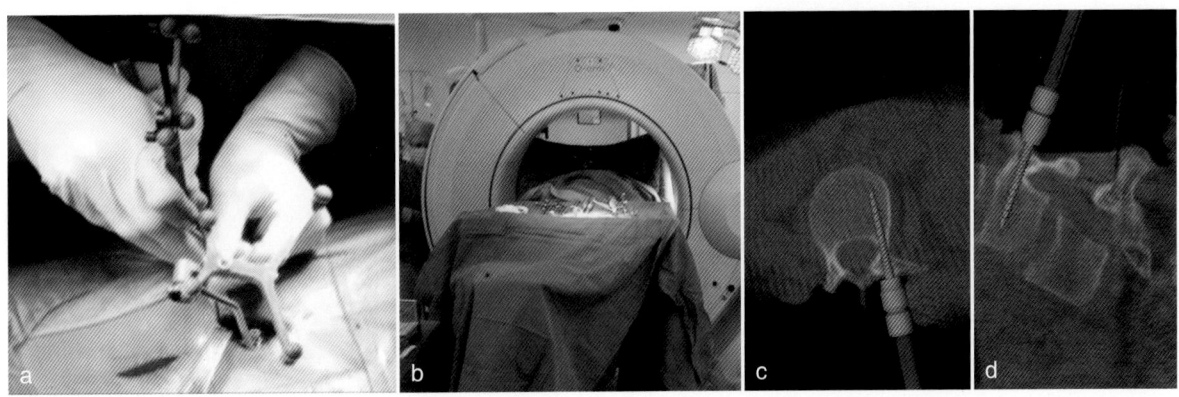

图 29-6-50　导航架夹在棘突上（a），O 臂机扫描获取目标椎体三维图像（b），配合 Synergy 系统可以显示螺钉实时位置（c、d）

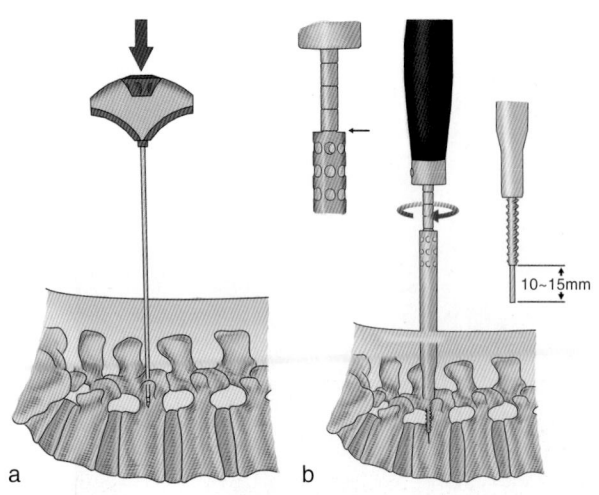

图 29-6-51　置入导针（a）及丝攻（b）

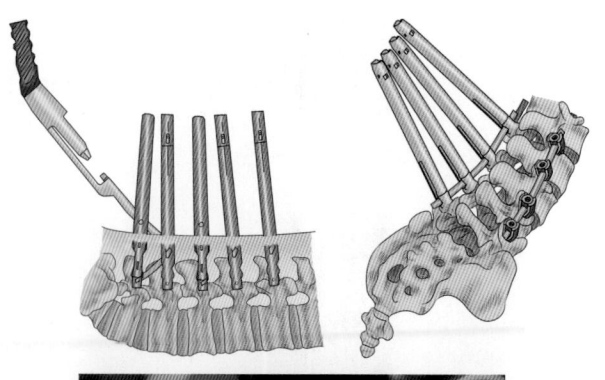

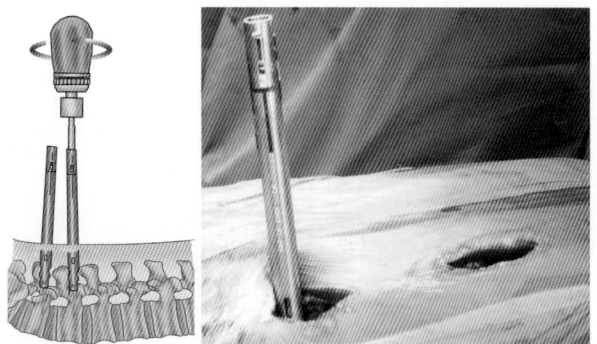

图 29-6-52　置入椎弓根螺钉

图 29-6-54　使用持棒钳夹持将棒插入螺钉沟槽

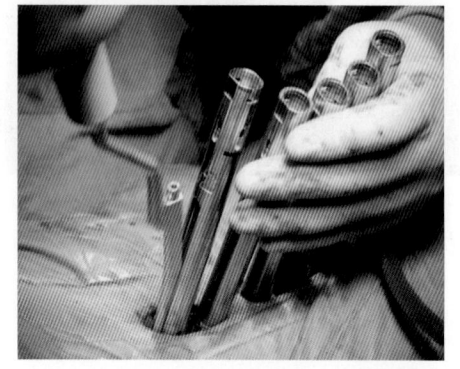

图 29-6-55　拧入螺帽

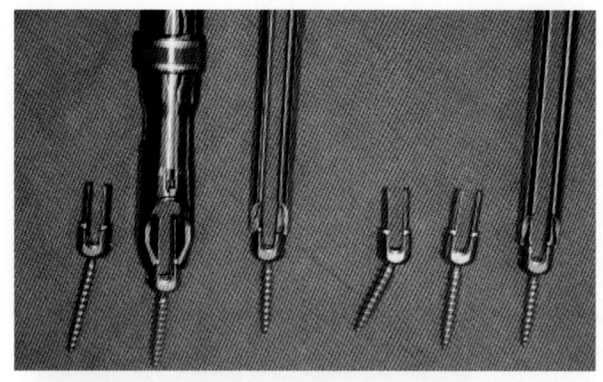

图 29-6-53　万向复位钉（polyaxial reduction screw）

5. 待棒安全置入所有螺钉尾端沟槽后，适度拧紧尾帽（图 29-6-55），通过旋转套筒进行去旋转。用与上述相同的方法安置凹侧棒。凸侧加压固定（图 29-6-56），凹侧适度撑开后拧紧所有尾帽。如透视见内固定位置良好，将自体及异体骨于关节突处植骨，冲洗止血后严密逐层缝合切口（图 29-6-57）。

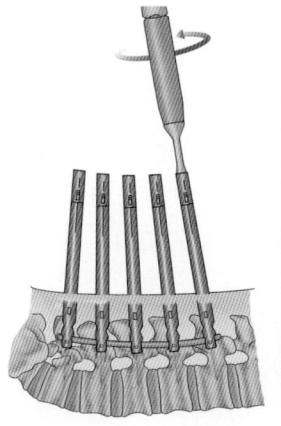
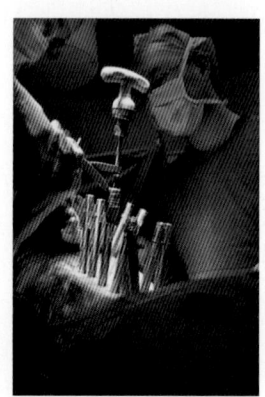
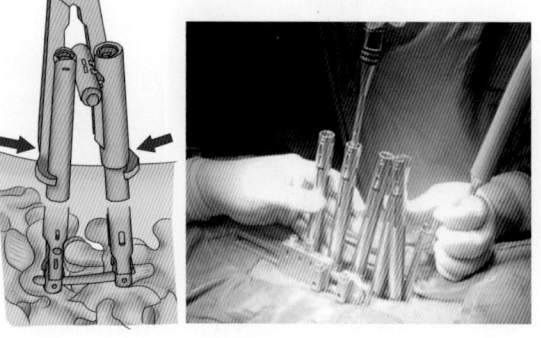

图 29-6-56　凸侧加压固定

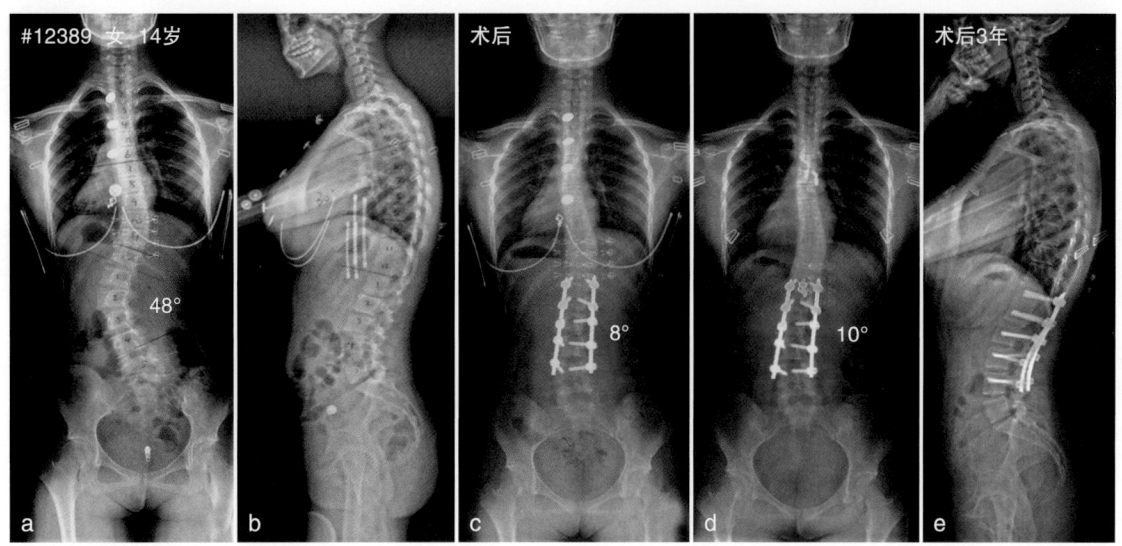

图 29-6-57　女（#12389），14 岁，腰椎 AIS（a、b）。O 臂机导航下经皮微创脊柱侧凸 T$_{12}$~L$_4$ 矫形术（c）。术后 3 年随访无明显矫形丢失，矢状面、冠状面平衡维持良好（d、e）

（三）局限性

对比于下腰椎疾病中 MISS 技术的应用，脊柱侧凸因具有较大的冠状面 Cobb 角、轴状面椎体旋转以及需要长节段融合的特点，手术的挑战性更高。此外，就手术操作本身而言，MISS 技术在脊柱侧凸中的应用还面临着如下问题：

1. **增加放射线暴露**　传统脊柱后路矫形内固定融合术需要较长的手术切口、彻底剥离椎旁肌及充分显露脊柱解剖标志（棘突、上下关节突、副突、横突），因此手术节段的显露要求更为清晰，置钉精确性才能得以提升。然而在 MISS 矫形技术中定位预植入椎弓根螺钉的节段及进钉点存在困难，通过反复的术中透视来提高置钉精确性的同时也大大增加了术者及患者的放射线暴露。目前 O 臂机结合三维导航技术的发展则在一定程度上弥补了上述缺陷，也使得 MISS 技术在脊柱侧凸畸形的应用逐步成为现实。

2. **重建矢状面生理形态**　对于胸腰双弯的脊柱侧凸，如何恢复生理性胸椎后凸及腰椎前凸是 MISS 技术面临的一大难题。脊柱侧凸往往伴随着矢状面上的生理形态的改变，如胸椎后凸及腰椎前凸的减少甚至合并局部后凸等。传统的开放性手术在充分暴露脊柱的前提下，通过截骨、置入预弯棒及原位弯棒等操作在直视下恢复脊柱的矢状面形态，而 MISS 技术因为操作空间的限制，上述操作特别是置棒的难度将大大增加。

3. **植骨融合**　脊柱侧凸矫形的最终目标是达到骨性融合，传统矫形手术因其开放的手术视野以及较为充足的植骨床制备，术中植骨更为充分，术后骨性融合率也得以提升。相比之下，MISS 技术因椎旁肌暴露不充分且植骨空间狭窄使得融合难度大为提升，目前只能通过工作通道使用磨钻打磨关节面后植骨。

4. **手术切口的长度及外观**　与传统的后路正中长行切口不同，MISS 技术的切口多选择在椎弓根螺钉置入的部位，因此对于侧凸跨越范围较大的患者，可能需要在两侧椎旁作多处切口。此外，切口的形状及大小也直接影响患者对于术后外观的满意度。因此，在保证矫形效果的基础上保证伤口的美观性也十分重要。目前解决方法为手术切口从"双排扣"切口改为两个纵向正中小切口，在视觉上患者更能接受。

2011 年，Sarwahi 等第一次报道了后路微创矫形技术在腰椎青少年特发性脊柱侧凸（adolescent idiopathic scoliosis，AIS）患者中的应用。该技术仅以 2~3 个 3cm 的切口就实现了传统长切口才能完成的手术。他认为后路微创矫形术对组织创伤小，术中失血少，术后疼痛轻、恢复快，可作为腰椎 AIS 治疗的一个选择。刘臻报道了 15 例 Lenke 5 型 AIS 患者实施后路微创矫形手术，术后即刻腰弯矫正率为 76.4%，胸弯自发矫正率为 57.6%，且矢状面畸形矫正明显；2 年随访矫正丢失不明显，故推测后路微创矫形术是治疗 Lenke 5 型特发性脊柱侧凸的可行技术。

九、腰骶椎侧凸序贯矫形术

先天性、神经肌源性、神经纤维瘤病性、综合征性等各种病因导致的严重腰椎侧凸畸形通常伴有冠状面失平衡，如何在纠正腰椎侧凸畸形的同时重建冠状面平衡就显得非常重要。2009年，邱勇提出了关于退变性腰椎侧凸的冠状面平衡模式分型，此分型同样适用于其他原因的脊柱侧凸。冠状面平衡（coronal balance，CB）测量方法为站立位正位片上 C_7 中点到 CSVL 的距离。如果 CB 小于3cm，则认为冠状面椎体序列是平衡的，否则为失平衡。冠状面平衡良好的患者被定义为 A 型。如向主弯凹侧失平衡，则定义为 B 型。如向主弯凸侧失平衡，则定义为 C 型。对于 A 型和 B 型进行腰弯顶椎区凸侧截骨，可在纠正后凸畸形的同时有效矫正侧凸和恢复冠状面平衡；而对于 C 型，则需在主弯远端的凹侧进行截骨，防止术后冠状面失代偿的发生。这样的矫形原则对于各种原因导致的严重腰椎侧凸都适用。

近来，朱泽章在邱勇冠状面平衡分型的基础上，对严重失代偿腰椎侧凸畸形提出了序贯矫形理念。该理念最初用于退变性脊柱侧凸患者，但对于伴冠状面失代偿的腰骶部脊柱畸形的儿童患者同样适用。首先通过甄别侧凸畸形的主弯曲所在部位对畸形进行分类。Ⅰ型，以腰弯为主弯，腰骶弯为代偿弯，如神经纤维瘤病性脊柱侧凸；Ⅱ型，腰弯为代偿弯，而以腰骶弯为主弯，如先天性腰骶部半椎体畸形伴腰椎代偿弯（图 29-6-58）。

序贯矫形术就是要对这两类严重侧凸病例，按照不同的顺序进行矫正。

1. Ⅰ型侧凸的矫正顺序

（1）针对主弯（腰椎）进行截骨矫正（图 29-6-59a），抱紧上棒后拧紧，最大限度地纠正主弯畸形（图 29-6-59b）。

（2）在凹侧远端（腰骶部）对 L_5/S_1 和（或）L_4/L_5 间隙进行经椎间孔椎体间融合（TLIF）（图 29-6-59c），置棒以最大程度地实现下腰椎水平化和恢复下腰部前凸（图 29-6-59d）。

（3）放置长棒将分开矫形的腰椎和腰骶部两个区域连接起来，实现一体化（图 29-6-59e）。

2. Ⅱ型侧凸的矫正顺序

（1）针对主弯（腰骶部），从凸侧进行截骨或 TLIF（图 29-6-60a），以加压抱紧凸侧实现矫正侧凸和恢复下腰部前凸（图 29-6-60b）。

（2）对侧置棒适度撑开矫形以恢复腰骶部平衡（图 29-6-60c）。

（3）放置长棒实现一体化（图 29-6-60d）。

简而言之，序贯矫形技术是将严重腰椎侧凸畸形的主弯和代偿弯分开、分步完成，兼顾腰骶部水平化和下腰椎前凸重建，最后完成整合。在置钉时使用双头钉和置棒后安装双头连接器可使整合更为牢靠而简便易行（图 29-6-61、图 29-6-62）。

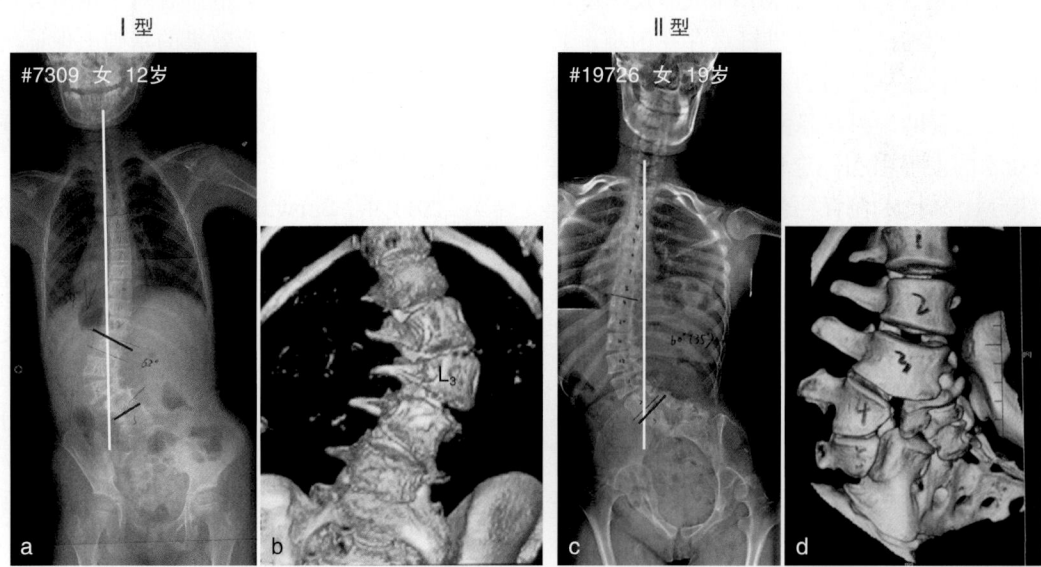

图 29-6-58　冠状面分型为Ⅰ型患者，女（#7309），12岁，NF1伴脊柱侧凸，腰弯为原发弯（L_1~L_4），腰骶弯为代偿弯（L_5~S_1），冠状面严重失代偿（a），L_3 椎体楔形变（b）；Ⅱ型患者，女（#19726），19岁，先天性脊柱侧凸，腰骶弯为原发弯（L_3~S_1），腰弯为代偿弯（T_{12}~L_3），冠状面严重失代偿（c），腰骶椎多发性半椎体畸形（d）

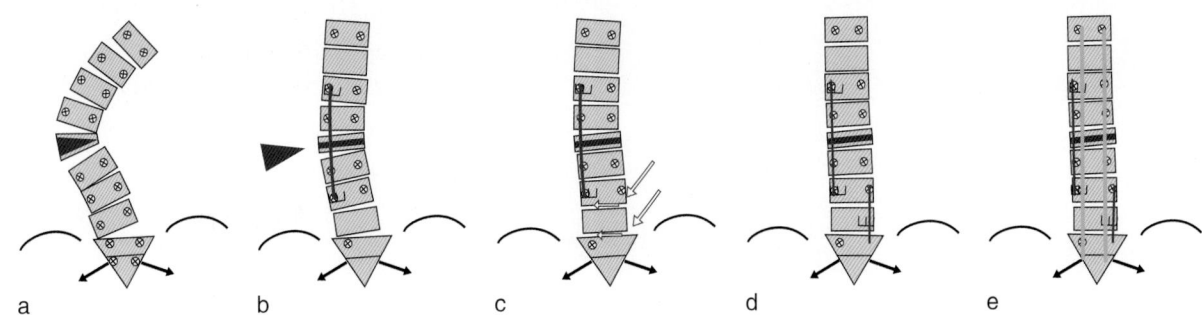

图 29-6-59　Ⅰ型严重腰椎侧凸畸形的序贯矫正技术。主弯顶椎区截骨（a）；第一根短棒闭合截骨面，纠正主弯（b）；凹侧代偿弯置短棒抱紧，使 L_5/S_1 水平化（c、d）；放置双侧长棒一体化固定融合区，重建冠状面平衡（e）

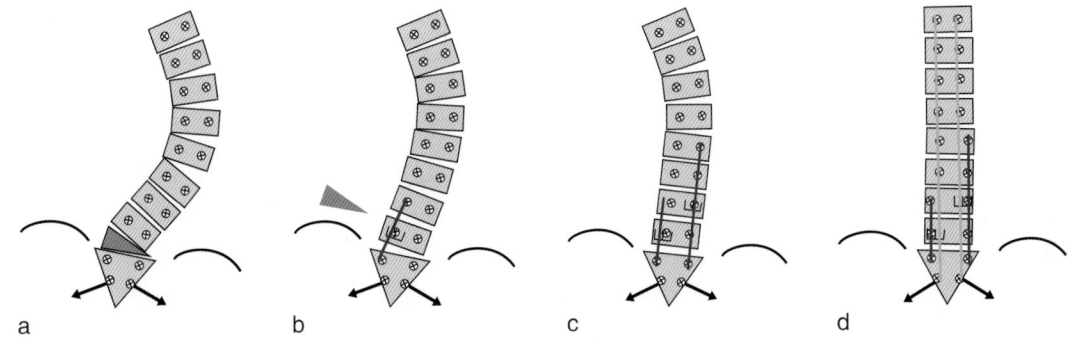

图 29-6-60　Ⅱ型严重腰椎侧凸畸形的序贯矫正技术。切除腰骶段半椎体（a）；短棒闭合截骨面，水平化 L_4/L_5，纠正腰骶椎原发弯（b）；对侧撑开使 L_5/S_1 进一步水平化（c）；放置双侧长棒一体化固定融合区（d）

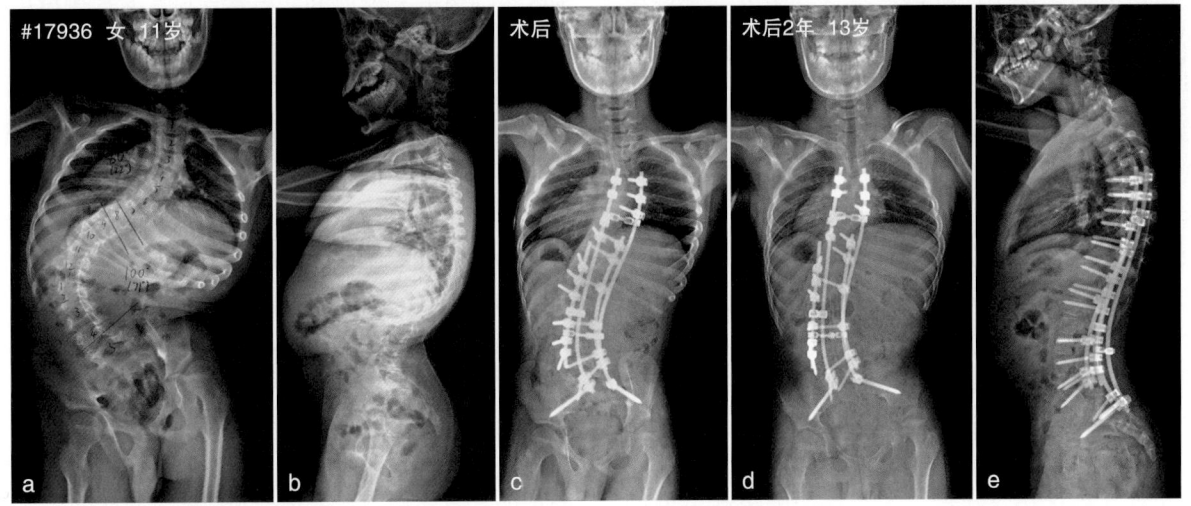

图 29-6-61　女（#17936），11 岁，脊髓灰质炎伴脊柱侧后凸畸形和冠状面失平衡，躯干偏向侧凸畸形凹侧（a、b），接受Ⅰ型序贯矫正技术矫正后冠状面获得满意矫正（c），术后 2 年随访矫正维持良好（d、e）

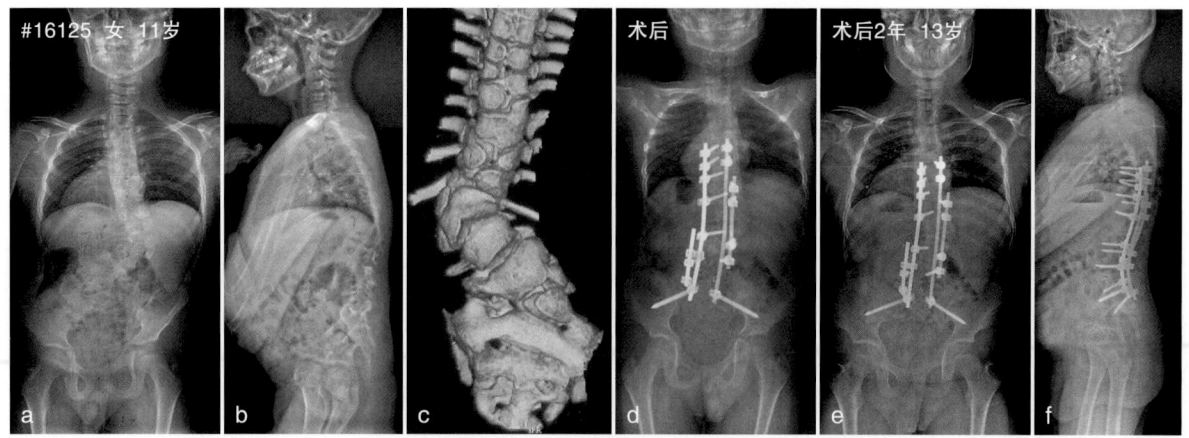

图 29-6-62　女（#16125），11 岁，先天性腰骶部半椎体伴腰椎侧凸和冠状面失平衡（a~c），接受 II 型序贯矫正技术矫形（d），术后 2 年无明显矫形丢失，冠状面、矢状面平衡维持良好（e、f）

十、颈胸椎侧凸序贯矫形术

序贯矫形的理念也可以用于颈胸段先天性畸形。颈胸段畸形大多数是颈胸段半椎体引起的侧后凸畸形，表现为双肩不平衡、头颈部倾斜等解剖学基础为 T_1 的倾斜。后路半椎体切除内固定融合术是治疗半椎体畸形的标准术式，对于单一半椎体畸形有较好的疗效，而对于合并凹侧分解不良或连续半椎体或后凸畸形严重的患者，往往需要在截骨处使用较大的抱紧力。对于完全分节的单一半椎体畸形，矫形效果的好坏取决于截骨面能否充分闭合，因为半椎体切除后，完全分节的半椎体截骨面能完全闭合，T_1 实现水平化。而充分闭合的一个重要的先决条件是内固定足够牢固。儿童脊柱发育未完成，椎弓根细，部分先天性脊柱侧凸患者合并椎弓根发育异常，给置钉带来很大困难。即使置钉准确，由于儿童椎弓根发育不完全，把持力差，闭合骨面时，巨大的应力极易造成椎弓根切割甚至骨折，导致闭合不全，无法使 T_1 水平化，影响矫形效果。另外，对于多发性颈胸段半椎体畸形，尤其是合并颈椎半椎体畸形的患者，这些患者即使切除上胸椎半椎体后，往往由于无法切除颈椎半椎体而不能获得理想的矫形效果，甚至发生内固定失败。随着 O 臂机导航技术的推广，颈椎椎弓根螺钉已经广泛应用于儿童颈胸段畸形患者的矫形。但是，颈椎椎弓根螺钉切迹小，无法配合使用常规的 5.5mm 棒。在这种情况下，往往使用移行棒连接颈椎椎弓根螺钉和胸椎椎弓根螺钉。但是移形棒

的颈椎部分为 4.5mm，无法提供足够的矫形强度和固定强度，且断棒概率高。因而，朱泽章首先提出了序贯矫形策略治疗伴有严重颈部倾斜的颈胸段先天性畸形。这些患者除了使用常规椎弓根螺钉固定外，还使用标准切迹的椎板钩进一步纠正颈部倾斜，提供额外的矫形力和把持力。通过凸侧抱紧，凹侧撑开，可以有效纠正肩部失平衡和颈部倾斜。手术步骤以 T_1 半椎体为例。

1. 预定节段常规置钉，截骨上下端至少保证 2 个节段置植入物。小于 8 岁的儿童推荐使用棒直径为 4.5mm 的内固定系统。大于 8 岁的儿童视发育情况，优先选择使用棒直径为 5.0mm 或 5.5mm 的内固定系统。C_7 及以下椎体根据脊椎发育情况，既可以使用椎弓根螺钉也可使用椎板钩，C_6 以上可使用椎板钩；半椎体上端椎体置钉时螺钉方向应该偏尾向，下端椎体螺钉应该偏头向（图 29-6-63a）。

2. 拟行截骨节段切除棘突和椎板，切除上下关节突以及第 1 肋骨头，游离半椎体椎弓根。使用超声骨刀时，可以直接将椎弓根切碎，用髓核钳分块取出。用髓核钳或枪钳小心咬除半椎体侧壁、前壁以及后壁残留骨皮质。用超声骨刀直接切除上位脊椎的下终板和下位脊椎的上终板，显露出上下椎体骨皮质以到达骨面对骨面的截骨区闭合。随后用髓核钳咬除与半椎体相对的椎间盘，并切除半椎体（图 29-6-63b）。如果截骨空隙过大，可以置入融合器，以辅助截骨区闭合，防止发生前柱缺损。在截骨空隙上下之间用一短棒快速闭合截骨面（图 29-6-63c）。

3. 从颈椎椎板钩开始向远端之间置入预弯棒（图 29-6-63d，红色棒），由于内固定进入下颈椎，棒的近端需要预弯成轻度前凸型，此椎板钩可使用钩刃较宽的钩，以避免在此钩上使用抱紧力时发生椎板骨折（图 29-6-63d）。

4. 将一近端预弯成轻度前凸、远端后凸的长棒（图 29-6-63e，红色棒）置入凹侧的颈椎椎板钩和胸椎螺钉钉槽，通过补充使用撑开力，可进一步改善上下端椎的水平化，这对纠正头颈部倾斜十分重要（图 29-6-63e、图 29-6-64）。

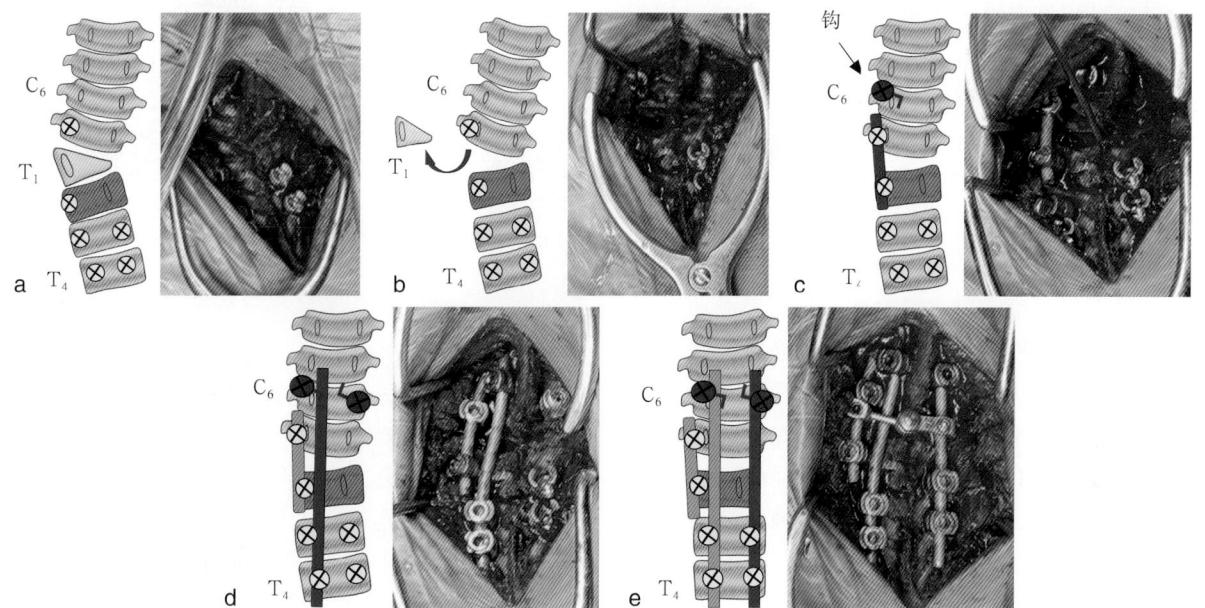

图 29-6-63　本例患者拟定固定节段为 C₆~T₄，T₃/T₄ 双侧置入椎弓根螺钉；C₇ 及 T₂ 椎体因凹侧椎弓根严重发育不良，无法置钉，故予以单侧椎弓根螺钉置入（a）；完全切除 T₁ 半椎体（b）；在 C₇~T₂ 之间置入一预弯短棒闭合截骨面（红色），同时凸侧 C₆ 椎板上缘置入尾向椎板钩（椎板上缘钩）（c）；凸侧置入预弯的长棒（红色），凹侧 C₆ 椎板下缘置入头向椎板钩（椎板下缘钩）（d）；凹侧置入预弯的长棒（红色），进一步纠正侧凸（e）

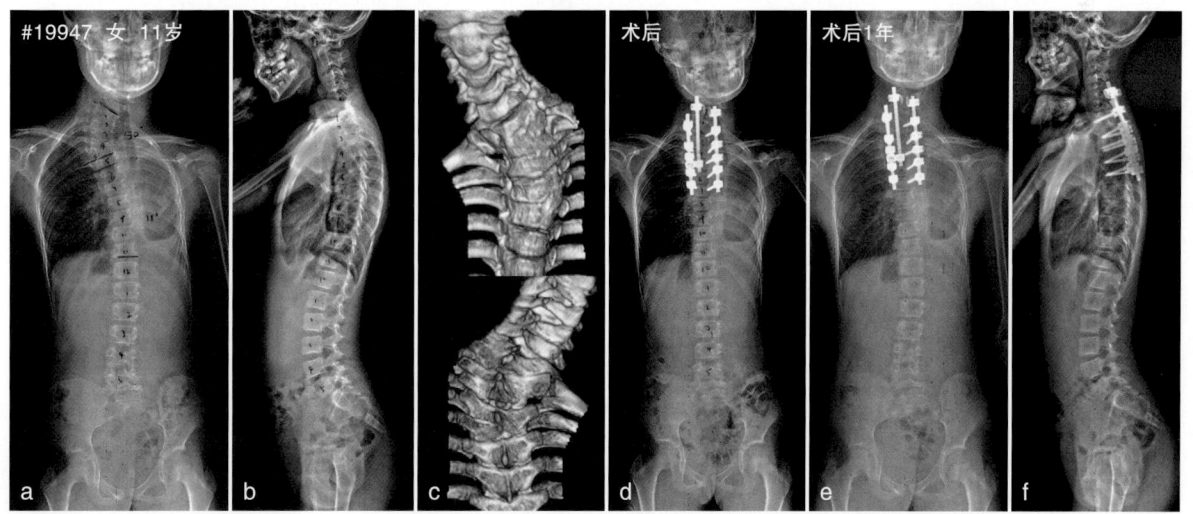

图 29-6-64　女（#19947），11 岁，T₁、T₃ 半椎体，颈部倾斜（a~c）。行 T₃ 半椎体切除加 C₆~T₇ 颈胸段序贯矫形，术后侧凸矫形良好，颈部倾斜纠正（d），术后 1 年随访颈部平衡和矢状面平衡维持良好（e、f）

十一、神经肌源性 / 先天性脊柱侧凸骨盆倾斜纠正固定术

在儿童患者中，腰骶骨盆固定主要适应于神经肌源性脊柱侧凸和腰骶部先天性畸形患者。神经肌源性脊柱侧凸常延伸到骶骨和骨盆而致骨盆倾斜。骨盆倾斜是指在脊柱轴线和骨盆轴线之间有一个固定的结构性畸形，冠状面上骨盆不与脊柱成直角。绝大部分患者骨盆向侧凸凸侧倾斜。由于坐位时的负重面不平整，伴有骨盆倾斜患者常诉就坐时疼痛。疼痛往往限制患者久坐，而保护性感觉丧失者可形成压疮，继而可能引起坐骨或股骨大转子骨髓炎。倾斜的骨盆使得脊柱在直立位不能保持稳定，患者不得不用双手或肘支撑身体，从而变成功能性四肢瘫。与特发性脊柱侧凸相比，神经肌源性脊柱侧凸的手术年龄更小、需要融合的节段更长，常需向下达到骨盆水平。骨盆倾斜的纠正是神经肌源性脊柱侧凸最重要的治疗目的，对于恢复患者坐姿、减少压疮发生率、提高患者生活质量有重要的意义（详见第 13 章第十三节）。

腰骶部先天性畸形是指位于 L_5 和骶椎之间的先天性椎体发育异常，可表现为半椎体、蝴蝶椎、阻滞椎等，其中以半椎体最常见。腰骶部半椎体可伴有不同程度的骨盆倾斜，常因躯干在冠状面上倾斜或合并骶髂关节发育不良所致（图 29-6-65），只有少数是合并脊髓神经畸形神经损害而导致的肌力或肌张力不平衡或下肢不等长（图 29-6-66）。对于合并严重骨盆倾斜或骶骨发育不良的患者，需要固定至骨盆，以牢固支撑上方的固定结构。

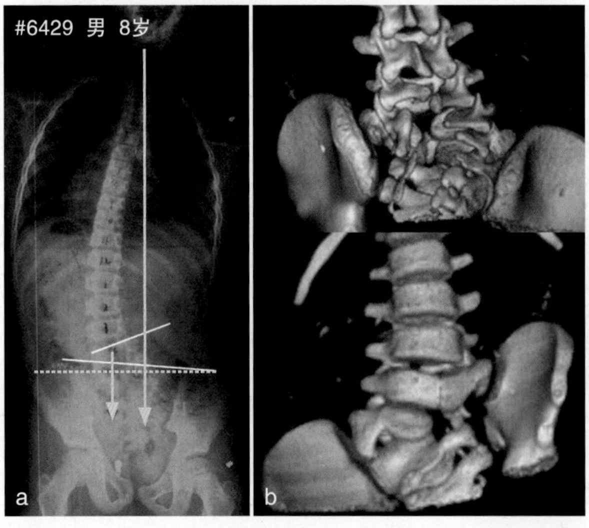

由于近端畸形固定将产生较大的力臂，固定后腰骶交界区将产生巨大的应力，内固定必须足够牢固以避免内固定失败和假关节发生。早期采用 Galveston 腰骶椎固定术，其把一根特殊弯曲的棒固定到髂骨翼内，棒被插入髂后上棘，并行经坐骨大切迹上方的两层骨皮质之间（图 29-6-67）。此技

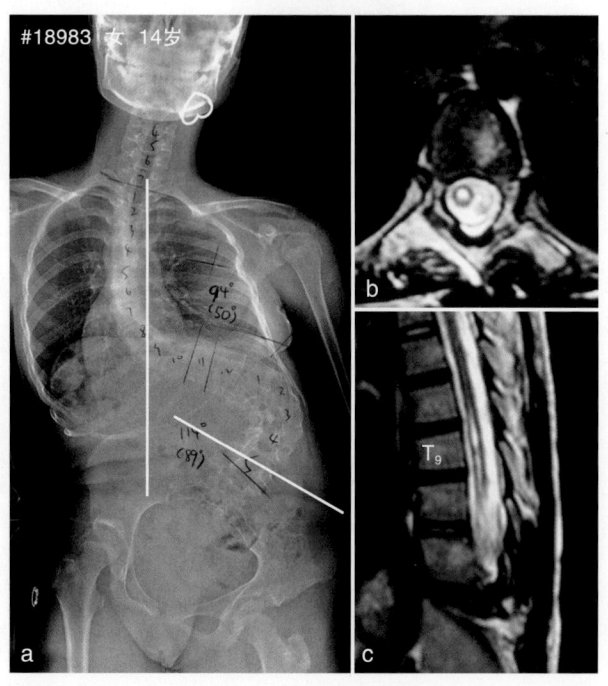

图 29-6-66　女（#18983），14 岁，脊髓空洞合并脊柱侧凸。骨盆向腰弯凸侧倾斜，形成以 L_3 为顶点的主弯（a），T_9~T_{11} 可见脊髓空洞（b、c）

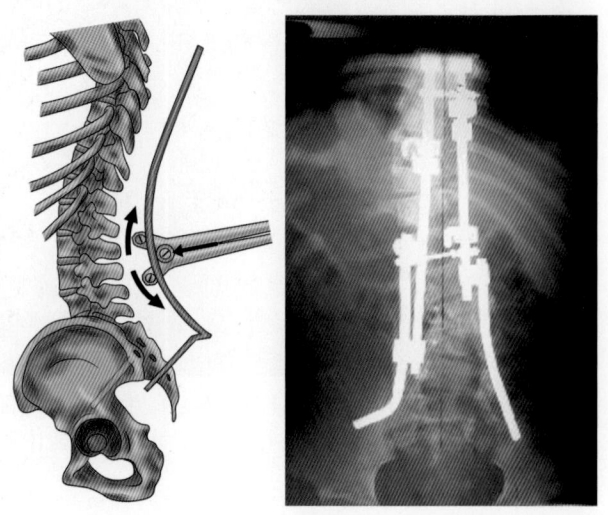

图 29-6-65　男（#6429），8 岁，先天性脊柱侧凸合并骨盆倾斜。骨盆与躯干向侧凸凹侧倾斜（a），CT 三维重建示 S_1 半椎体合并骶髂关节发育不良（b）

图 29-6-67　Galveston 腰骶内固定。将预弯的棒插入髂骨两侧皮质之间，与腰椎内固定连接

术虽然坚固稳定，但术中操作非常困难，已很少使用。随着技术和内固定的发展，现有多种腰骶骨盆内固定可供选择，包括骶骨钉、髂骨钉、S₂AI 螺钉以及 EUROS 的髂骨 - 骶骨组合钉等。

（一）解剖学分区和内固定形式

按照解剖学特点，Sattar 将腰骶骨盆融合区分为 3 区。Ⅰ区：包括 S_1 椎体和骶骨翼头侧缘；Ⅱ区：包括剩下的骶骨椎体和骶骨翼；Ⅲ区：包括双侧髂骨（图 29-6-68）。

1. Ⅰ区 Ⅰ区骨性结构较小且薄，该区域内固定牢固性一般，通常用于活动能力有限的神经肌源性脊柱侧凸患者，对于有活动能力的患者，单纯Ⅰ区固定把持力不够。S_1 螺钉是最常见的固定形式，为了获得更大的保持力往往需要选用直径较粗的螺钉，通常使用直径为 6.5mm 或者 7.5mm 的螺钉，且需要双皮质固定。由于髂嵴遮挡，置钉时不可能获得很大的内聚，因此钉道长度不及腰椎。如果获得双皮质固定，采用 40mm 的螺钉已经能够达到要

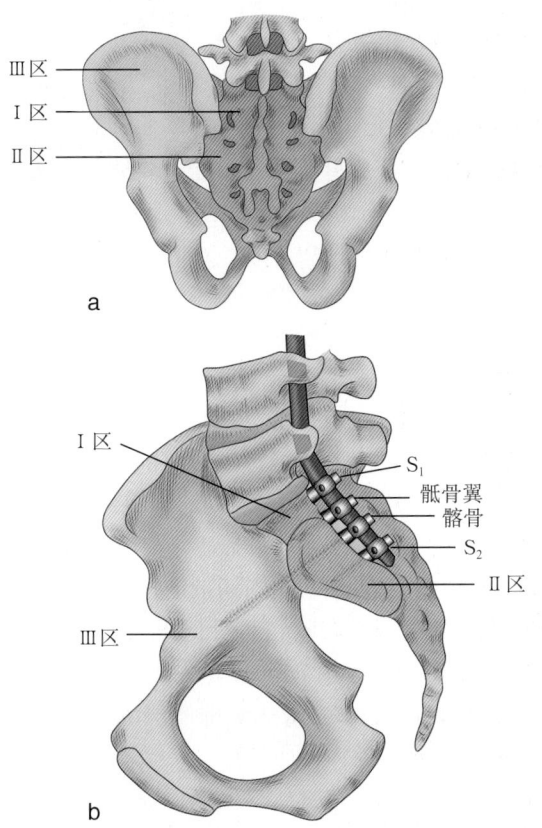

图 29-6-68　腰骶部的解剖分区，Ⅰ区包括 S_1 椎体和骶骨翼头侧缘；Ⅱ区包括剩下的骶骨椎体和骶骨翼；Ⅲ区包括双侧髂骨（a），不同区域可以选择不同的内固定形式（b）

求。为了提高固定能力，可以同时置入 L_5/S_1 关节突螺钉以获得更高的植入物密度。L_5/S_1 或者 $L_4/L_5/S_1$ 的椎间融合可以获得额外的固定强度，其将下腰椎和骶椎融合为一体可以减少腰骶交界区的应力。生物力学研究表明，采用椎间融合后，S_1 螺钉在屈伸状态下的应力可以减少 33%。另外对于 L_5 倾斜比较严重的患者，椎间融合有利于使 L_5 水平化，获得更好的冠状面平衡。

2. Ⅱ区 Ⅱ区固定范围为骶骨翼至下位骶骨。Ⅱ区骨性结构更小，且解剖结构特殊，传统内固定形式效果不佳。早期将钩固定在 S_1 神经孔上，作为 S_1 螺钉的补充固定。钩也可以作为单独的内固定固定在 S_1、S_2 或者 S_3 神经孔上。Jackson 提出使用棒或其他内固定插入骶骨侧块进行内固定，以获得由骶骨后外侧及髂嵴提供的骶髂支撑效应，同时，又不跨越骶髂关节。其使用尾端有斜形孔的 S_1 椎弓根螺钉，穿过 S_1 上终板下骨质，植入到 S_1 上终板内，然后将棒的光滑端经 S_1 终板钉的斜形孔插入骶骨侧块内，插入深度为到 S_1 的下缘或 S_2 的上缘（即骶髂关节的下缘），髂骨和骶髂骨间韧带对骶骨后方有良好的覆盖，且髂骨有较大的强度，从而对插入骶骨内的骶骨内棒有良好的"骶髂支撑效应"，为 S_1 螺钉提供一个长的阻力臂，可以有效抵抗弯曲应力并保护 S_1 螺钉。但是，如果患者存在骨质疏松或骶骨畸形，容易发生内固定失败。这种技术难度高，临床上也已很少使用（图 29-6-69）。目前Ⅱ区最常用的固定形式是 S_2AI 螺钉（second sacral alar iliac screw）。S_2AI 螺钉将固定延伸到 S_2，增加了固定的长度和强度，降低了内固定失败的发生率。另外，随着 O 臂机三维导航的广泛使用，可以准确置入 S_2 螺钉，减少误置概率，提高固定强度。S_2AI 螺钉广泛运用于成人脊柱畸形，对于腰骶部畸形的儿童患者也有很好的疗效。S_2 和 S_3 椎体体积小，椎弓根长度不足，无法使用椎弓根螺钉获得有效的固定。S_2AI 螺钉将固定延伸到 S_2，增加了固定的长度和强度，具有更好的抗应力能力。生物力学研究表明，单纯使用 S_1 螺钉的压缩刚度为 203N/mm，拉伸刚度为 147N/mm，扭转刚度为 2Nm/°。而 S_1 加 S_2AI 螺钉的压缩刚度为 255N/mm，拉伸刚度为 185N/mm，扭转刚度为 2.4Nm/°。抗压缩和拉伸力增加了 26%，抗扭转力增加了 20%。

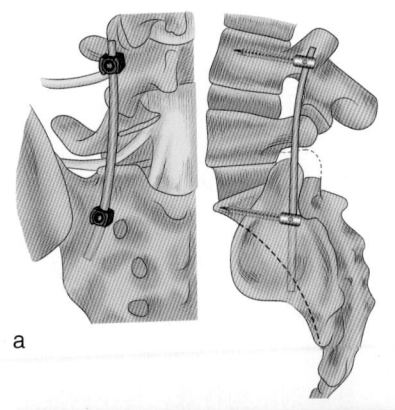
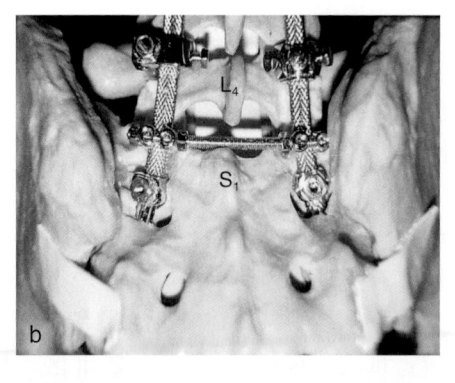
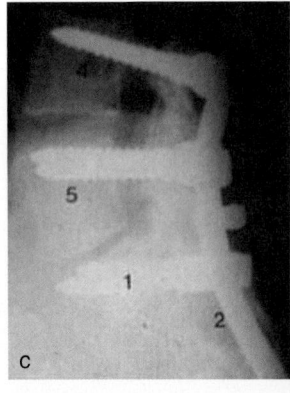
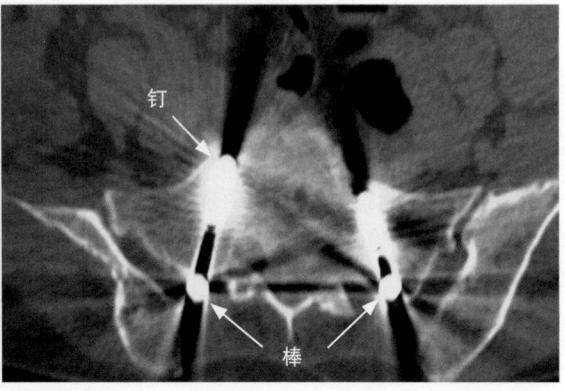

图 29-6-69 Jackson 棒使用尾端有斜形孔的 S_1 椎弓根螺钉，穿过 S_1 上终板下骨质，置入 S_1 上终板内，然后将棒的光滑端经 S_1 终板钉的斜形孔插入骶骨侧块内（a、b），插入深度为到 S_1 的下缘或 S_2 的上缘（c）

3. Ⅲ区 Ⅲ区包括两侧髂骨，髂骨可以为内固定物提供足够的骨质把持，对于长节段的胸腰椎内固定物来说，是个稳固的底座。Galveston 腰骶椎固定术是第一个真正意义上的Ⅲ区固定，是将一根特殊弯曲的棒固定到髂骨翼内，棒被插入髂后上棘，并行经坐骨大切迹上方的两层骨皮质之间，可以有效对抗屈曲时的应力。但是光滑的棒对抗轴向拔出力能力不足，髂骨翼内的棒在骶髂关节活动时会产生微动，久而久之会产生内固定松动。髂骨钉克服了这种缺点，螺纹设计使其抗拔出力能力更强，但是髂骨钉无法与棒直接相连，需要特殊的连接器。额外的结构破坏了内固定的一体性，增加了内固定失败的发生率。另外，对于儿童脊柱畸形患者来说，髂骨钉套件切迹相对较大，容易出现软组织覆盖问题。新的髂骨固定系统 EUROS 已应用于骨盆固定，取得较好的矫形效果。Ⅲ区固定较Ⅰ区固定的固定强度显著增加。生物力学试验表明，L_5/S_1 关节突螺钉在屈应力 62N 时发生内固定失败，Galveston 腰骶椎固定在屈应力 97N 时发生内固定失败。另外一项生物力学研究显示，从Ⅰ区至Ⅱ区、至Ⅲ区，生物力学强度逐渐增加；内固定密度越高，抗应力能力越强。

■ S_1 螺钉固定术

（一）应用解剖

1. 骶骨是连接脊柱和骨盆的重要结构。骶骨由 5 块椎骨合成一向前凹陷的三角形骨（图 29-6-70）。骶骨后凸角为 10°~90°，大多为 45°~60°。这种弧度是形成腰椎前凸以及整个脊柱矢状面形态的重要基础。骶骨的横突与骶骨翼相融合，与髂骨相应的耳状关节面构成骶髂关节，存在一定的活动度。

2. 第一对骶后孔与骶骨椎弓根螺钉的置入关系较密切，常被作为骶骨螺钉进钉点的参照标志。S_1 上半部、S_1 椎板和 S_1、S_2 骶前孔骨质最坚硬，而骶骨翼为相对疏松的骨松质。骶骨结构和功能的完整性很大程度上依赖于其周围韧带结构，主要是骶髂韧带和髂腰韧带将骶骨、髂骨和腰椎固定在一起。

3. 骶骨周围毗邻结构包括位于骶管内的马尾神经与腹侧器官。在 L_5~S_1 椎体前缘，腹侧器官包括髂总动脉、髂内动脉和静脉、腰骶干、闭孔神经以及直肠和乙状结肠（图 29-6-71）。髂内动脉为髂总动脉的内侧终支，起点多平 L_5 或 L_5/S_1 椎间盘。多数是右侧高于左侧，下行经骶髂关节之前。髂内静脉贴骨盆侧壁在髂内动脉后内侧上升，在骶髂关节前方与髂外静脉汇合成髂总静脉。腰骶干

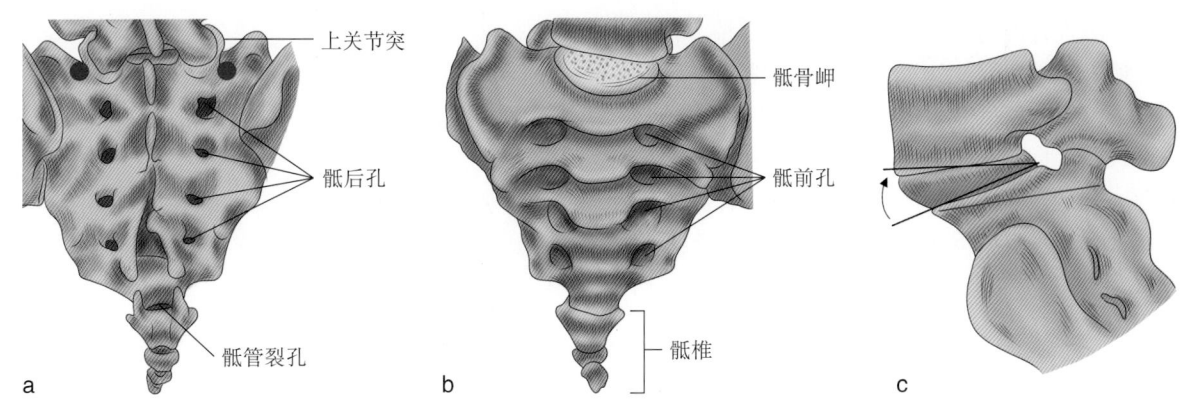

图 29-6-70　骶骨形态背腹侧观（a、b），S₁ 钉进钉点选择在 S₁ 上关节突外下侧（a，红点），S₁ 钉指向骶骨岬可以获得最长钉道（c，红线）

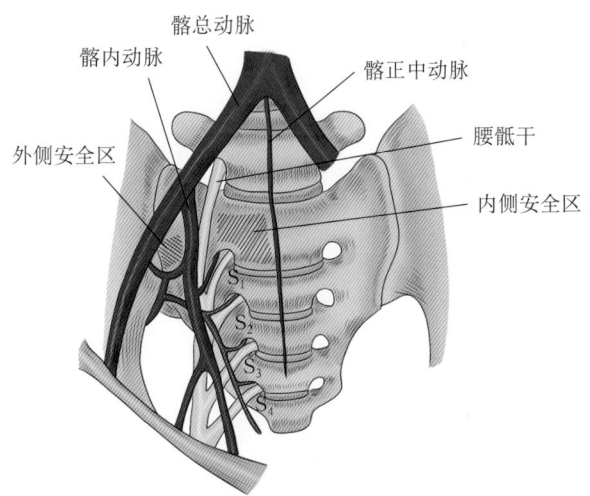

图 29-6-71　骶骨 Denis 分区

（由 L₄ 神经根前支和 L₅ 神经根合成）通常位于髂内静脉外侧，沿腰大肌内侧进入盆腔。腰骶干在骶骨翼前方沿髂骨弓状线延伸段走行至骶髂关节与 S₁ 神经根前支汇合而成骶丛。综上所述，当 S₁ 椎弓根螺钉以足够的内聚方向置入时，即使穿透前方皮质（双皮质固定），也不会损伤前方的血管和神经

组织，但由于骶骨前缘的血管神经结构在髂骨弓状线延伸段的水平非常贴近骶骨，在此水平使用向前外方向置入的 S₁ 侧块螺钉时，如穿出前方骶骨皮质，则椎弓根螺钉的穿出非常容易损伤血管神经。

（二）手术步骤

1. 确定 S₁ 螺钉进针点。部分切除 L₅ 下关节突，显露 S₁ 上关节突外缘。进针点位于 S₁ 上关节突的下外侧部，在左侧位于 S₁ 上关节突的 7 点处，在右侧位于 S₁ 上关节突的 5 点处（图 29-6-70a），相当于 S₁ 上关节突下外侧部。

2. 用咬骨钳咬除或用钻头去除椎弓根后壁的骨皮质，以显露骨松质。选择合适的角度置入开路器或钻入开道钻头，触探孔道，攻丝后置入螺钉。在确定的进钉点，内倾 35° 向椎体方向进针（图 29-6-72a）。依据固定皮质的多少，该技术可分为两种。① 双皮质螺钉技术：矢状面上螺钉方向与 S₁ 上终板平行，落地尖端穿破 S₁ 椎体前缘皮质（图 29-6-72b）；② 三皮质螺钉技术：矢状面上螺钉方向朝向 S₁ 上终板与 S₁ 椎体前缘交界处（图 29-6-72c）。

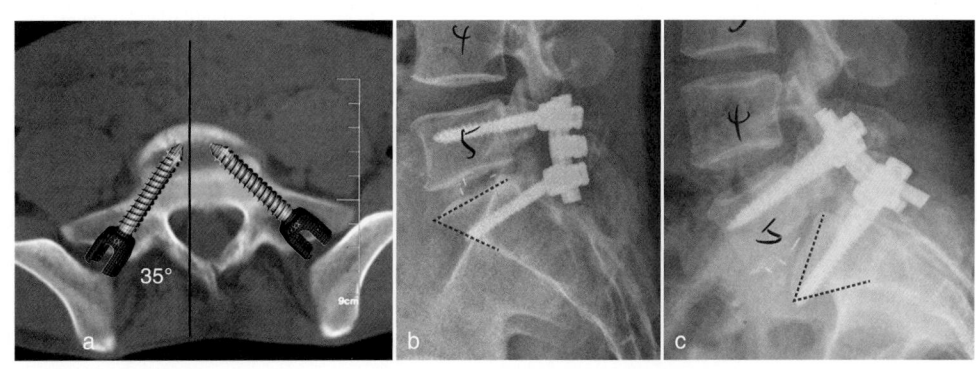

图 29-6-72　S₁ 螺钉内倾角度为 35°（a）。S₁ 螺钉不同的置钉方法：双皮质螺钉技术（b）和三皮质螺钉技术（c）

第一种方法置钉的角度为内倾 35°，第二种方法置钉的内倾角度增大 5°~10°，且需在透视下操作。

3. Louis 推荐以 S_1 上关节突下内侧部为进针点，矢状面上向尾侧倾斜 35°~45°，以与 S_1 上终板平行，并向外侧倾斜 35°~45° 朝向骶骨翼方向置钉（图 29-6-73），Roy-Camille 的方法是矢状面上与 S_1 上终板平行，向外侧倾斜 30° 进针，由于这两种置钉方法在穿透前方皮质时可能引起髂血管和骶神经损伤，一般不建议使用，只有在 S_1 内聚置钉有困难时才考虑使用，不能穿透前方皮质；Abdu 在治疗严重 L_5 滑脱时，采用跨椎体椎弓根螺钉固定技术（pedicular transvertebral screw fixation，PTSF），即骶骨螺钉钻向前内侧朝向骶骨岬，并且螺钉穿过 L_5/S_1 椎间盘直至 L_5 椎体前缘，但并不穿透 L_5 椎体前缘的皮质（图 29-6-74）。

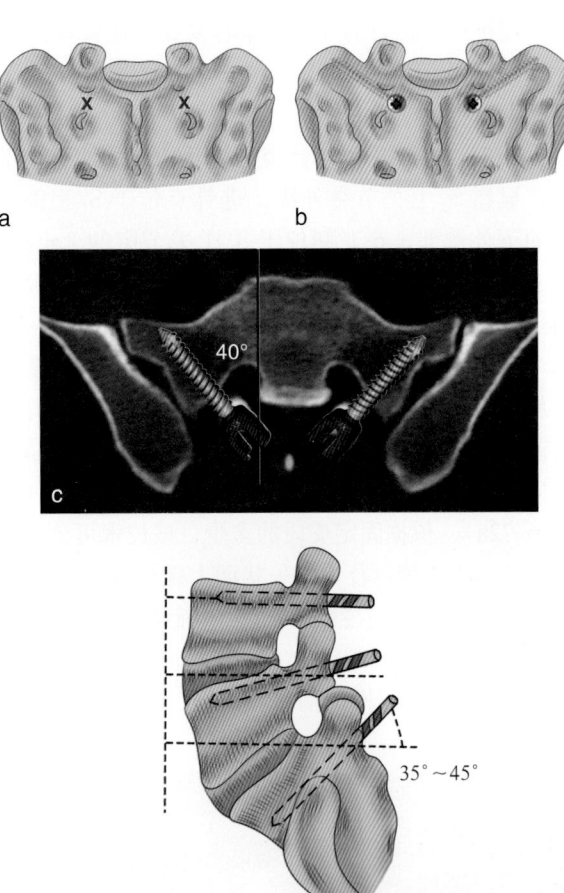

图 29-6-73　Louis 推荐的 S_1 置钉方法：关节突下内侧钻孔（红叉）（a）；置入螺钉，不可穿破皮质（b）；外倾角度为 35°~45°（c）；S_1 螺钉尾倾 35°~45°，与 S_1 上终板平行（d）

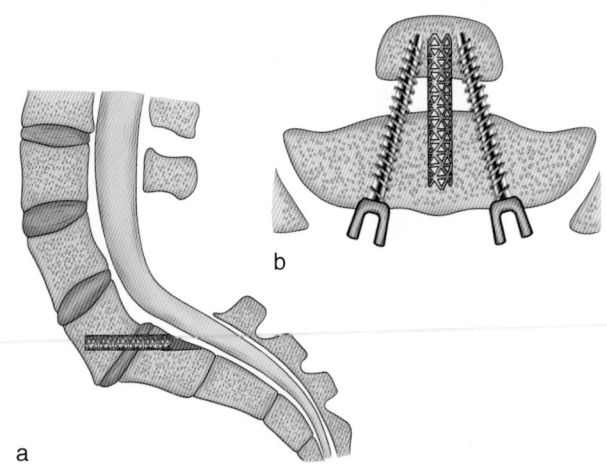

图 29-6-74　Abdu 采用的跨椎体椎弓根螺钉固定技术。螺钉穿过骶骨岬、穿透 L_5/S_1 椎间盘，到达 L_5 椎体前缘（a），内倾 15°~20°（b）

髂骨钉固定术

（一）应用解剖

髂骨位于髋骨的后上部，分为髂骨体和髂骨翼两部分。髂骨体位于髂骨的下部，参与构成髋臼后上部。由髂骨体向上方伸出的扇形骨板叫髂骨翼，翼的内面凹陷名为髂窝，为大骨盆的侧壁，窝的下方以弓状线与髂骨体分界。弓状线前端有一隆起名为髂耻隆起，髂窝的后份粗糙，有一近横位的耳状面，与骶骨的耳状面相关节。髂骨翼的上缘肥厚且呈弓形向上凸弯，叫髂嵴。两侧髂嵴最高点的连线约平齐 L_4 棘突，是计数椎骨的标志。髂骨翼的前缘弯曲向下，达于髋臼，生有上、下两个骨突，分别为髂前上棘和髂前下棘。翼的后缘也生有上、下两骨突，分别为髂后上棘和髂后下棘（图 29-6-75a）。两侧髂后上棘的连线约平 S_2。

（二）手术步骤

1. 显露髂骨后外侧部，并着重显露髂后上棘处的髂骨。在儿童，由于在此处存在较厚的髂软骨层，可沿髂嵴轴线纵行切开髂软骨，分别沿内板和外板行骨膜下分离。

2. 将髂后上棘的后方皮质切除，并向上向前咬除骨质，以准备置钉骨面。咬除骨质的多少取决于置钉的尾端尺寸，尽可能使螺钉头部能全部或大部分埋入此缺口内。皮质咬除后的髂骨切面也应与骶骨的平面相平，以方便后面的置棒操作以及尽可能减小置钉后的植入物突起（图 29-6-75b）。

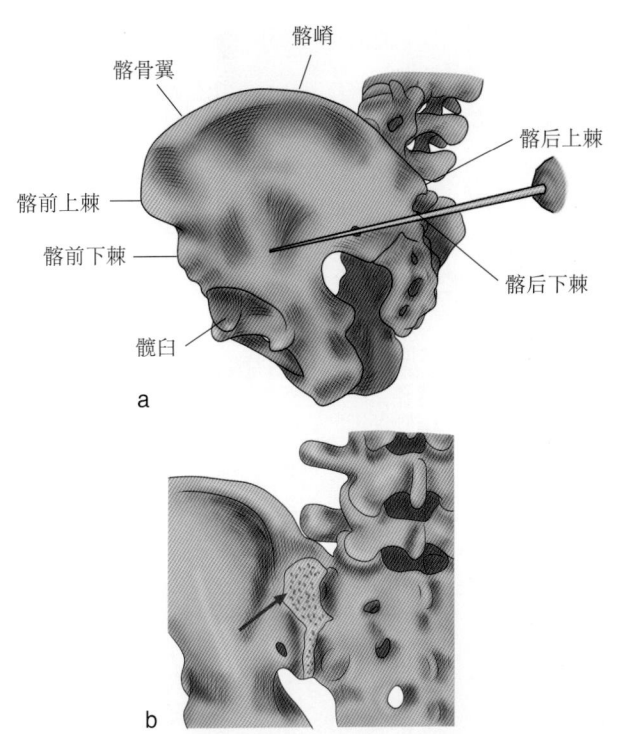

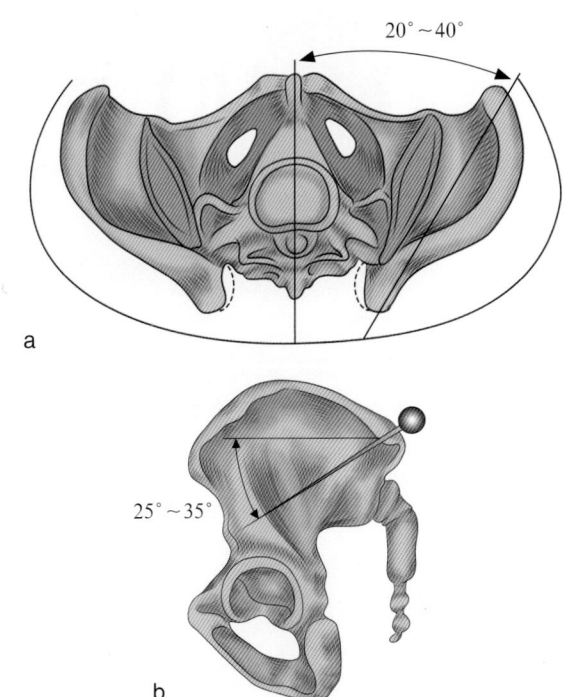

图 29-6-75　骨盆矢状位，开路锥指示方向为 S₂AI 螺钉进钉方向（a）；用咬骨钳咬除髂后上棘的部分骨质，显露置钉骨床（b，箭头）

图 29-6-76　髂骨钉置钉方向为向外 20°~40°（a），矢状面上向尾侧 25°~35°（b）

3. 髂骨钉的进针点位于髂后上棘咬除骨质后的骨面上，一般距离骶髂关节外侧 5mm 处，可略向头侧或尾侧偏移。

4. 用克氏针、椎弓根探子或刮匙在髂骨内外板间松质骨内探出一条朝向髂前下棘的骨隧道，由于儿童骨质松软，探针在内外板之间的骨松质手感很顺畅，一旦遇到阻力，应调整针道方向，如继续推进，即可发生内外板骨皮质穿透，钉子方向也可以选择指向髋臼上方，但是应避免穿破髋臼。进针方向为向外 20°~40°，矢状面上向尾侧 25°~35°，前端指向髂前下棘（图 29-6-76）。也可在 X 线透视下确定髂骨钉的进针部位和方向：即在 C 臂机向外倾斜 30°~40°、向尾侧倾斜 20°~30° 的透视下，髂后上棘显示为泪滴状，并可平分为四个象限，其左下象限的中心即为髂骨钉的进钉点，并注意在钉道开凿过程中保持探子在此象限内（图 29-6-77）。

5. 使用前端为小球状的探针触探孔道，确认孔道四壁为骨性结构后，沿此孔道攻丝。再次用前端为小球状的探针触探钉道，记录探针触探的有效

深度，置入合适大小的螺钉。在接近成人的青少年可选择长为 80mm 以上、直径为 7.5mm 以上的髂骨螺钉。

6. 置钉后再次透视，确认螺钉未穿出坐骨切迹，并未穿入髋臼。

7. 使用双髂骨钉时，2 枚螺钉之间应该有一定的间隔，防止钉尾互相缠绕，给上棒带来困难。2 枚螺钉平行进钉，指向髂前下棘（图 29-6-78）。

8. 另有一种髂骨螺钉置钉方法，进针点同前，但进针方向向外 20°~40°、向头侧 20°，前端指向髂嵴（图 29-6-79）。

髂骨钉固定作为骨盆固定系统中最常用的技术，大部分患者可获得满意的手术疗效（图 29-6-80）。然而，髂骨钉仍存在以下不足：局部暴露广，对皮下软组织损伤大；因螺钉尾端突起，软组织覆盖通常不足；髂骨钉与近端固定系统之间的连接系统复杂；髂骨钉固定位置偏离脊柱中轴线；螺钉松动率及内固定断裂率较高。

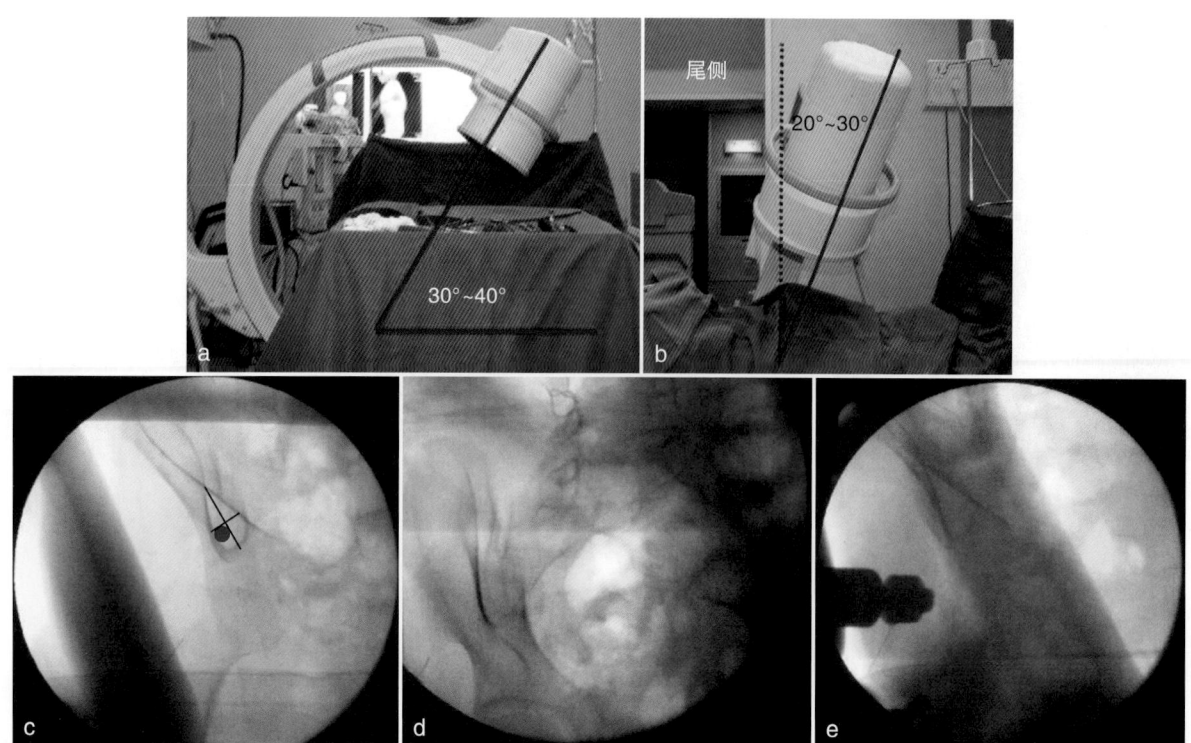

图 29-6-77　术中透视确定进钉点（a、b），透视下髂后上棘左下象限的中心即为髂骨钉的进钉点（圆点所示）（c）；插入定位针，透视确定钉道位置，最佳置钉钉道在矢状面上指向髂前下棘，在侧位片上距离坐骨切迹上方 1.5~2.5cm，并止于髋臼的上方。C 臂机尾侧倾斜角度不够（d）或角度过大（e）均无法正确显示进钉点

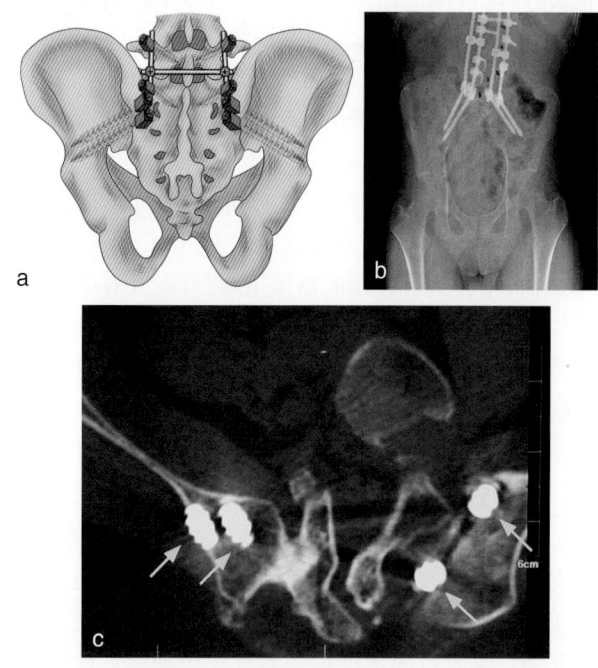

图 29-6-78　使用双髂骨钉时 2 枚螺钉平行进钉，指向髂前下棘（a、b），注意 2 枚螺钉之间要有一定的间隔（c）

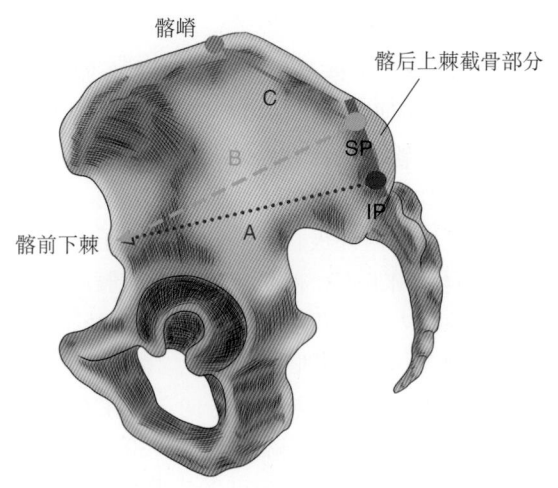

图 29-6-79　髂骨钉的三种置钉方向。A. 从髂后上棘下方置钉点（IP）朝向髂前下棘；B. 从髂后上棘上方置钉点（SP）朝向髂前下棘；C. 从髂后上棘上方置钉点（SP）朝向髂嵴

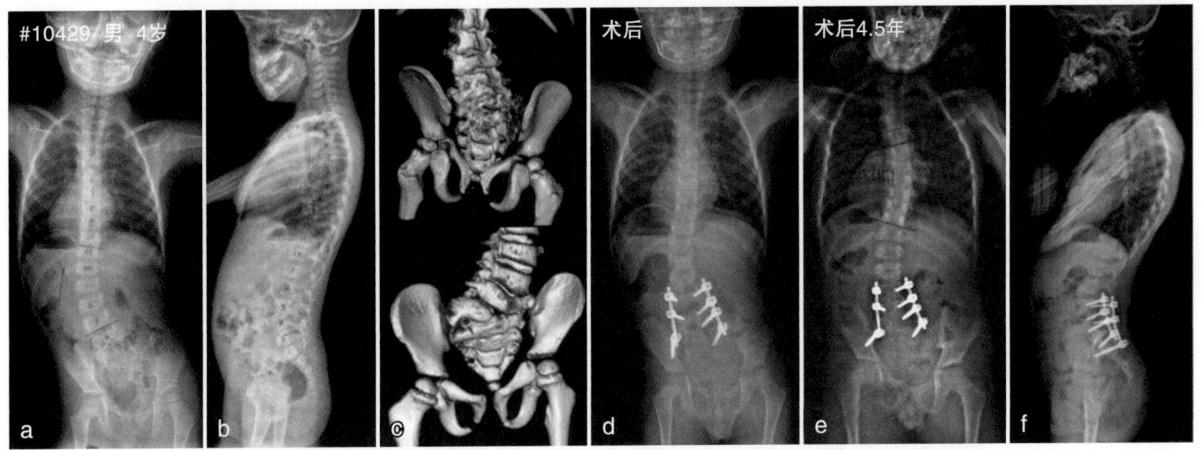

图 29-6-80　男（#10429），4 岁，先天性腰骶椎脊柱侧凸 + 骶骨发育不良。躯干向左倾斜（a、b），CT 三维重建示 S_1 半椎体合并骶骨发育不良（c）。行 L_3- 骶骨固定 +S_1 半椎体切除术，单侧单枚髂骨钉可以有效支撑躯干，躯干倾斜部分纠正（d），术后 4.5 年随访躯干平衡维持良好，内固定在位（e、f）

■ 骶椎后路螺钉固定骶髂关节融合术 S_2AI 螺钉植入技术

（一）应用解剖

S_2AI 螺钉可提供更强的生物力学固定强度，手术中可减少对局部软组织的剥离，降低了感染发生的可能性。同时，由于 S_2AI 螺钉末端低于髂骨钉末端，消除了钉端突起于皮肤的可能；不影响在髂骨上取骨用于植骨。朱锋测量中国健康成人的骨盆 S_2AI 钉道长度平均值为 106mm。S_2AI 钉道在骶骨内部分长度约为 35mm；横断面上 S_2AI 钉向外侧倾斜平均为 40°，在矢状面上向尾侧倾斜平均为 38°（图 29-6-81）。

正常解剖的青少年 S_2AI 钉的进针点位于 S_1 上终板下方 25mm，S_2 后正中线外侧 22mm（图 29-6-82）。而测量所得 S_1 螺钉进针点位于 S_1 后正中线外侧约 29mm。可以看出 S_1 螺钉和 S_2AI 之间的连接不需要额外的连接器，可通过直接弯棒达到连接（图 29-6-83）。

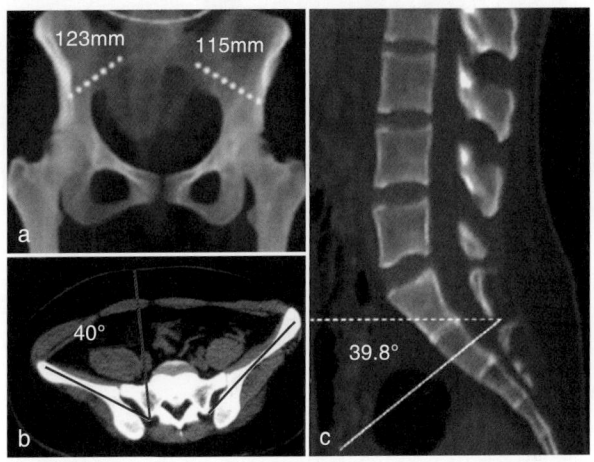

图 29-6-81　S_2AI 在 CT 三维重建上钉道长度（S_1/S_2 孔中点至髂前下棘的长度）和角度（进针点至髂前下棘连线与水平线的夹角）（a），在 CT 横断面上钉道的角度（进针点至髂前下棘连线与垂直线的夹角）和长度（进针点至髂前下棘连线的长度）（b），在 CT 矢状位重建片上的角度（进针点至髂前下棘连线与水平线的夹角）（c）

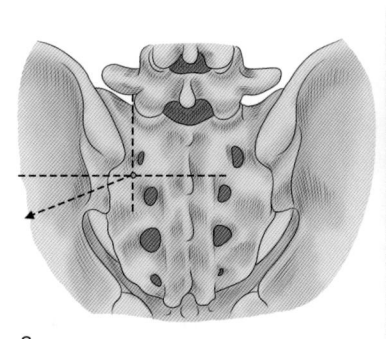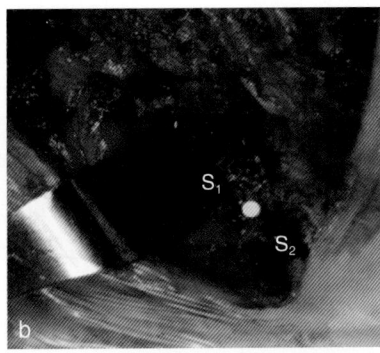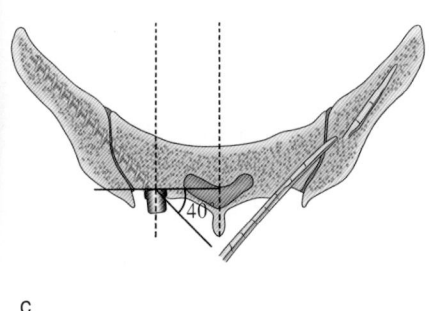

图 29-6-82　S_2AI 进针点位于 S_1 孔下外侧（a），术中通过 S_1 孔和 S_2 孔定位进针点（b），横断面上外倾 40° 左右（c）

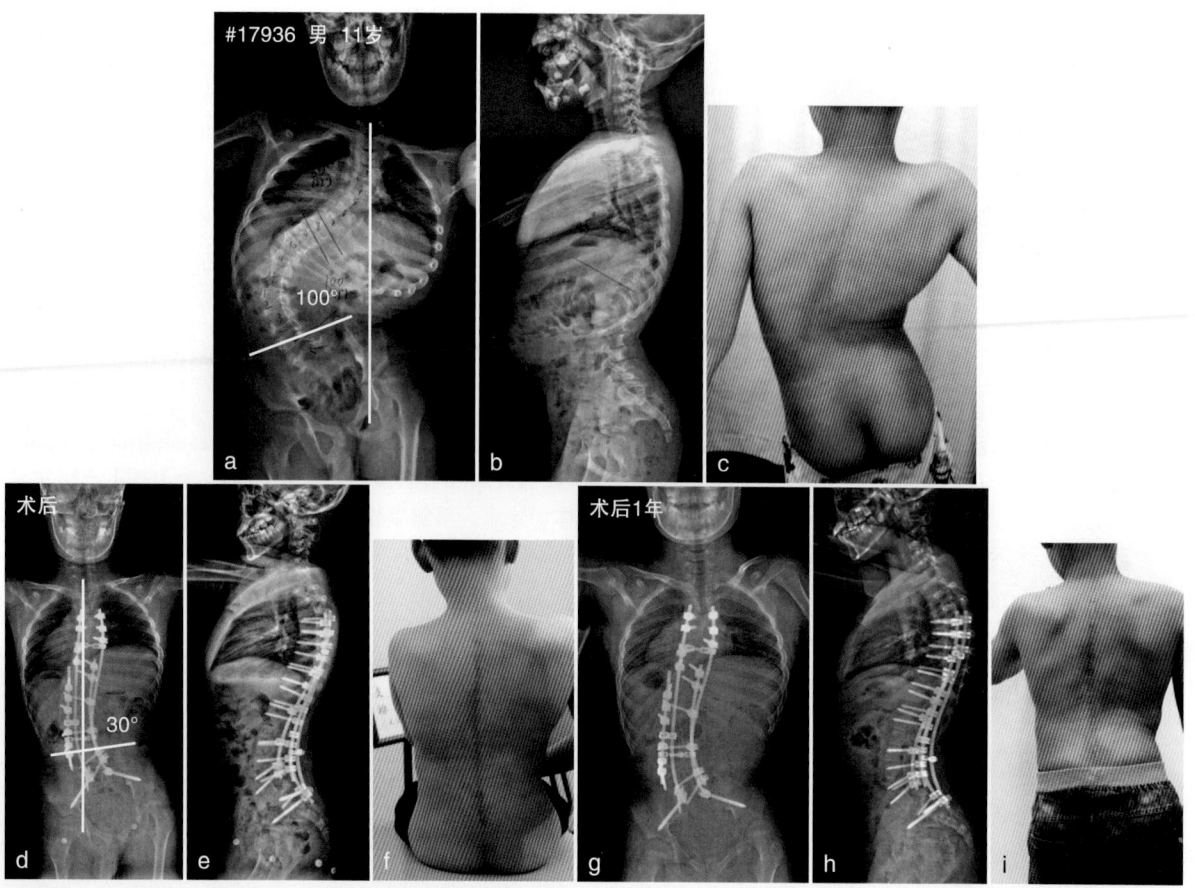

图 29-6-83 男（#17936），11 岁，椎管内脂肪瘤术后，麻痹性脊柱侧凸伴骨盆倾斜，腰椎过度前凸（a、b），无行走能力，不稳定坐姿（需双手支撑），为维持矢状面平衡需要屈曲髋关节（c）；采用 T₄-S₂AI 固定，畸形纠正良好，冠状面平衡和骨盆水平均恢复（d、e），坐姿平衡，解放双上肢（f）；术后 1 年随访冠状面、矢状面维持平衡，能辅助站立（g~i）

为了增加内固定的密度和强度，可使用双 S_2AI 技术（图 29-6-84）。刘臻等测量了中国健康成年人双 S_2AI 螺钉置入的相关解剖学参数。将 S_1 孔外缘 1mm 的垂线和上缘 1mm 的水平线的交点作为第 1 枚 S_2AI 螺钉的进钉点，将 S_1 孔与第 2 骶孔外缘 1mm 处连线的中点作为第 2 枚 S_2AI 螺钉的进钉点，绘制出双侧双枚 S_2AI 螺钉的理想钉道并测量出其参数。对于男性，位于近端的第 1 枚 S_2AI 螺钉钉道的尾向偏角（sagittal angle，SA）为 42°，外向偏角（transverse angle，TA）为 37°，最大长度（maximal length，ML）为 105mm；位于远端的第 2 枚 S_2AI 螺钉钉道的 SA 为 24°，TA 为 41°，ML 为 125mm。对于女性，近端第 1 枚 S_2AI 螺钉钉道的 SA 为 43°，TA 为 36°，ML 为 102mm；远端第 2 枚 S_2AI 螺钉钉道的 SA 为 29°，TA 为 40°，ML 为 118mm。以此影像学参数均可规划出双枚 S_2AI 螺钉的独立钉道，且借助 Light

speed 影像学工作站进行验证，位于一侧的 2 枚 S_2AI 螺钉钉道均未发生重叠、相交等情况。

（二）手术步骤

1. 进针点位于背侧 S_1 孔下方、外侧各 1mm 处。

2. 向外侧倾斜平均为 40°方向进针，在矢状面上向尾侧倾斜平均为 38°（图 29-6-85a）。

3. 使用开路器攻入骶骨，沿上述方向穿过骶髂关节后，进入髂骨，一直向前，直至碰到骨皮质。其中进入骶髂关节时的进针深度一般在 35mm 左右。

4. 用探针触探孔道壁，确认为骨性孔道壁后，插入克氏针，透视下观察孔道方向和位置。透视确认后，沿孔道攻丝（图 29-6-85b），然后再次用探针触探钉道壁，确认为骨性孔道壁后，植入合适长度的螺钉（图 29-6-85c）。如有 O 臂机导航系统，特别是可视化导航系统，S_2AI 钉的置入将大大简化也更加精确（图 29-6-86）。

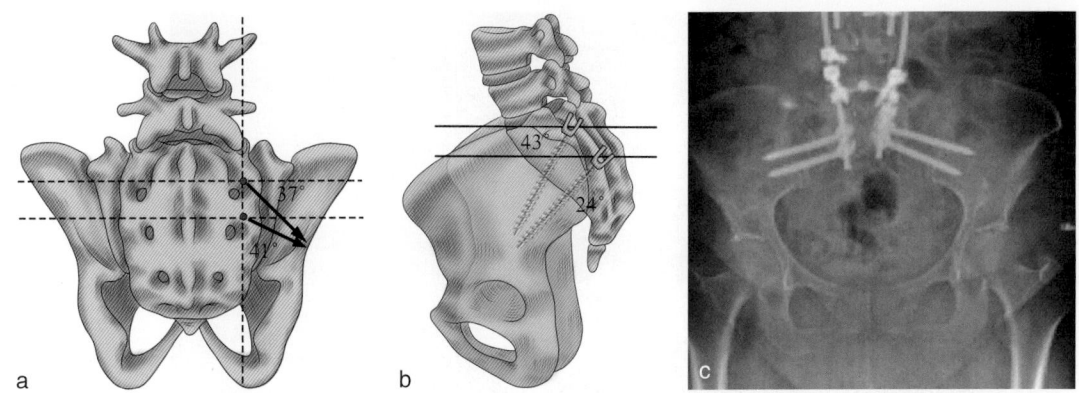

图 29-6-84　双 S$_2$AI 固定：第 1 枚螺钉的外倾角为 37° 左右，第 2 枚螺钉外倾角稍大，为 41° 左右（a）；矢状面上第 1 枚螺钉的尾倾角为 43° 左右，第 2 枚螺钉的尾倾角为 24° 左右（b）。双髂骨钉可以提供更好的固定强度（c）

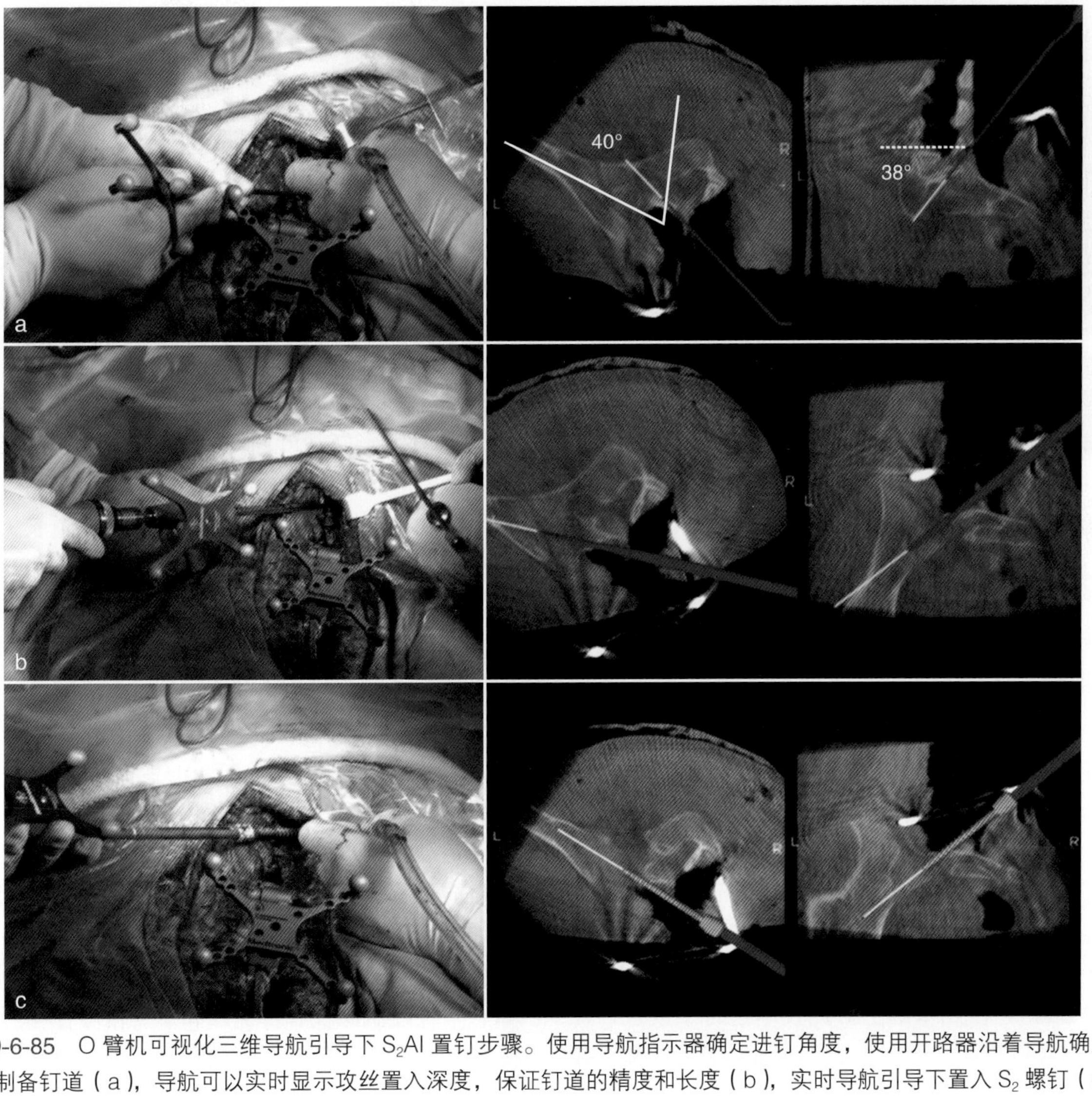

图 29-6-85　O 臂机可视化三维导航引导下 S$_2$AI 置钉步骤。使用导航指示器确定进钉角度，使用开路器沿着导航确定的方向制备钉道（a），导航可以实时显示攻丝置入深度，保证钉道的精度和长度（b），实时导航引导下置入 S$_2$ 螺钉（c）

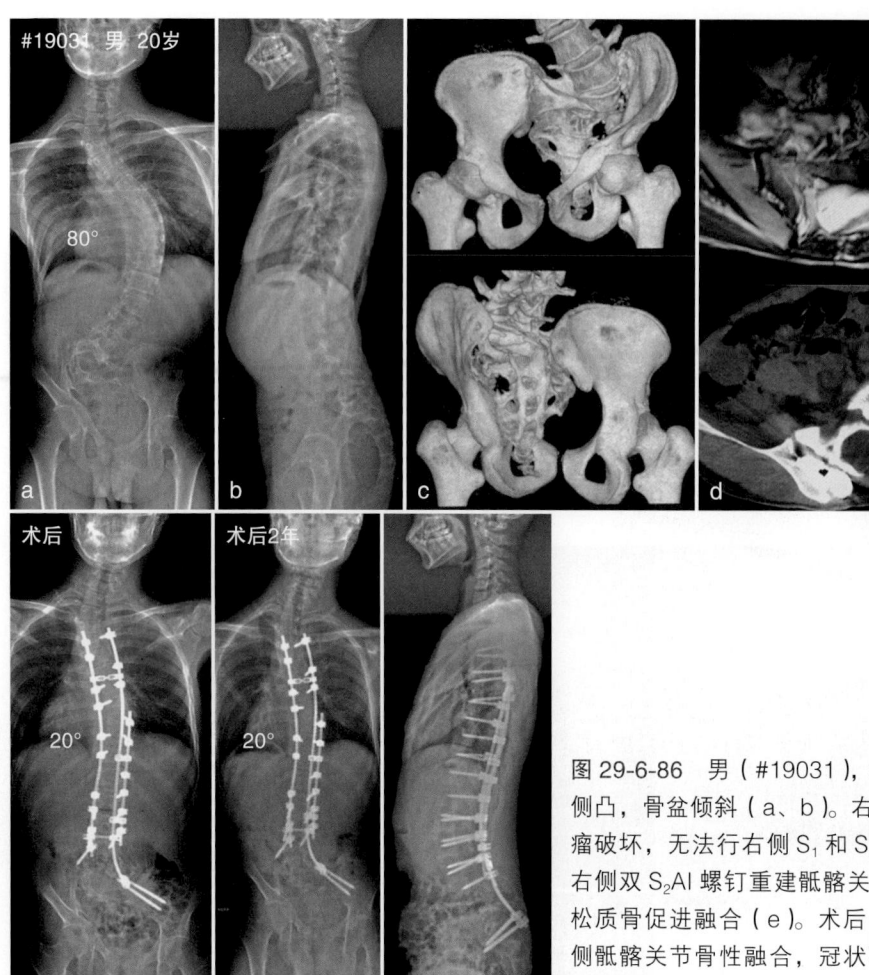

图 29-6-86　男（#19031），20 岁，神经纤维瘤病合并脊柱侧凸，骨盆倾斜（a、b）。右侧骶髂关节被浸润的丛状神经瘤破坏，无法行右侧 S_1 和 S_2AI 螺钉固定（c、d），则使用右侧双 S_2AI 螺钉重建骶髂关节，并在骶髂关节处大量置入松质骨促进融合（e）。术后 2 年随访显示内固定牢固，右侧骶髂关节骨性融合，冠状面、矢状面形态保持良好，无骨盆倾斜和骶骨下沉（f、g）

■ 新型骶髂螺钉固定术

20 世纪 60 年代，Judet 等提出采用骶髂螺钉治疗骨盆环创伤，尤其是骶髂关节分离者。而后 Cotrel 等在此基础上设计出 Cotrel-Dubousset 骶髂螺钉脊柱 - 骨盆内固定技术，即在 S_1 椎弓根水平的骶髂关节处放置套环和连接头，运用连接棒与近端的螺钉相连接，可实现坚强的跨骶髂关节固定。然而，此技术却较少应用于临床，其主要原因为创伤大、术后感染、切口不愈合、假关节形成的风险（30%）。尽管如此，此内固定技术依然被证实较骶骨钉和髂骨钉具有更为坚强的内固定作用。Miladi 等和 Zahi 等在此基础上对此技术进行了改进，提出骶髂螺钉技术，即在 S_1 椎弓根处放置套环和连接头，经皮置入骶髂螺钉并穿越套环，最后在 S_1 椎弓根后进入 S_1 椎体，以实现坚强的跨骶髂关节固定（图 29-6-87、图 29-6-88）。此技术较 S_2AI 固定技术具有一定的优势：①内固定强度高，此钉穿过髂骨和骶髂关节，穿行于骶髂骨内，不仅钉道长，而且通过穿透三层骨皮质增加了内固定强度。②螺钉置入安全性相对较高，S_1 椎弓根宽大，降低螺钉误置率。③暴露范围相对小，S_2AI 固定技术需剥离软组织至 S_1 孔水平以下，而此固定技术暴露范围较 S_2AI 更小。④发生并发症的风险较低。朱锋前期研究得出，S_2AI 螺钉进钉点与皮肤的距离为 44~47mm，髂骶连接器进钉点至皮下的距离较 S_2AI 更深，因此内固定外露、皮肤破溃和感染的风险较低。⑤操作相对简单，连接器与头端的内植物呈线性排列，便于连接棒的安装。⑥不妨碍髂骨翼植骨取材。基于以上优势，骶髂螺钉固定具有一定的临床应用前景，如一些神经肌源性脊柱侧凸和退变性脊柱畸形的患者，远端常需要融合至骶椎骨盆部位以重建腰骶椎及骨盆的正常形态和增加内固定的坚固性。一些存在严重腰骶部冠状面或矢状面失代偿的患者，需要恢复其冠状面或矢状面平衡，从而为患者保持坐立平衡创造条件。还有对于一些存在着严重骨盆倾斜、

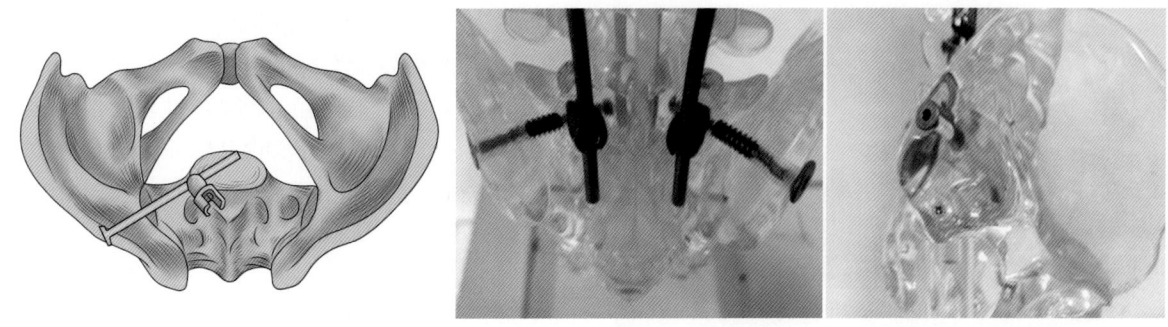

图 29-6-87　骶髂螺钉固定技术示意图。骶髂螺钉经皮置入与埋入 S₁ 的套环相连

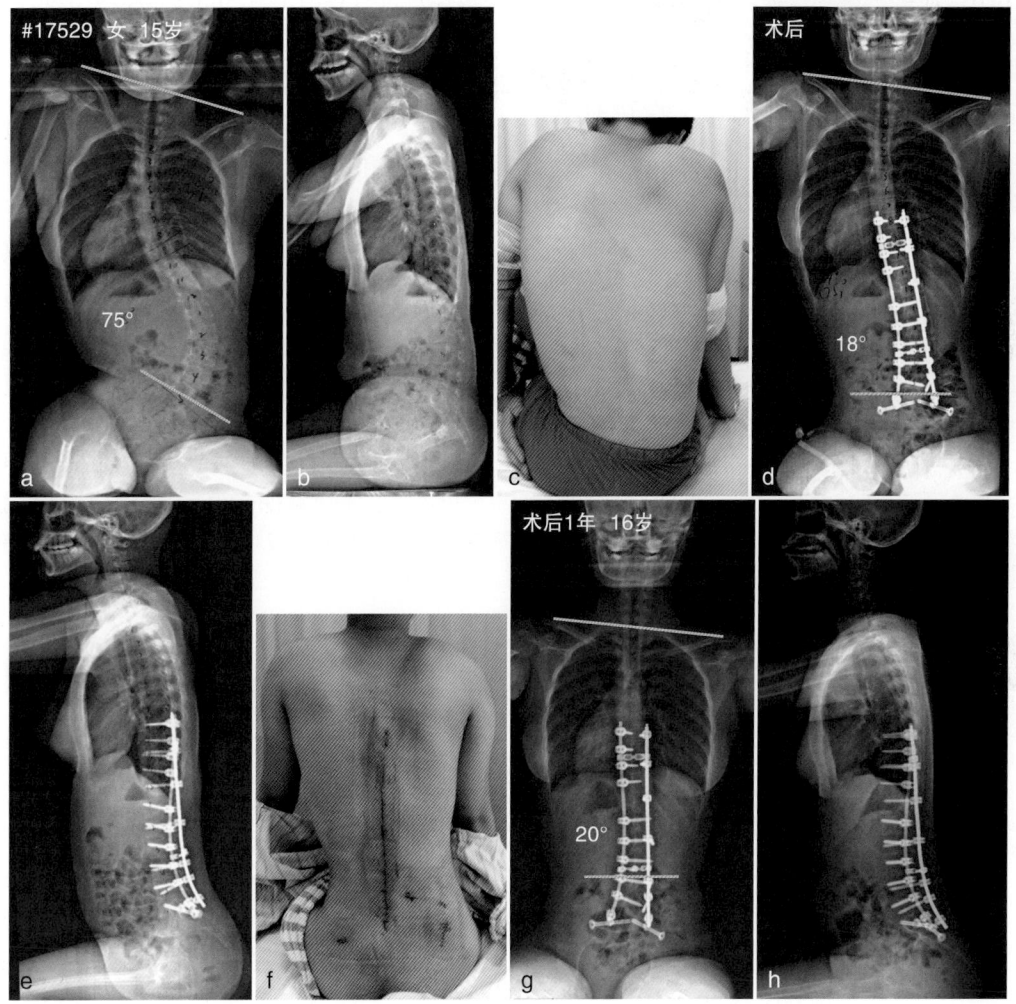

图 29-6-88　女（#17529），15 岁，神经源性脊柱侧后凸畸形，无行走能力，骨盆倾斜角 32°（a），胸腰段后凸角 30°（b）；坐姿不平衡，需双手支撑才能坐正（c）；采用 T₈- 骶髂螺钉固定，术后侧凸 Cobb 角 18°，骨盆倾斜完全纠正，术后恢复冠状面平衡（d），胸腰段后凸 8°（e）；术后恢复坐姿平衡，无需双手支撑即可坐正（f）；术后 1 年随访矫形维持良好，冠状面、矢状面维持平衡（g、h）

腰骶关节先天异常、重度腰椎滑脱的患者，骶髂螺钉为获得稳定的远端固定提供了一个新的选择。

孙旭测量中国健康人群 S₁ 椎弓根宽度平均为 20~23mm。连接器埋入深度平均为 17~19mm。进钉点至皮肤的垂直距离平均为 53~56mm。连接器钉道内收角平均为 26°~29°，头倾角平均为 26°~28°，男性和女性之间的差异无统计学意义（图 29-6-89，表 29-6-1）。

骶髂螺钉的置入方向，其外展角和尾倾角在男性分别平均为 61.3° 和 16.4°，女性分别平均为

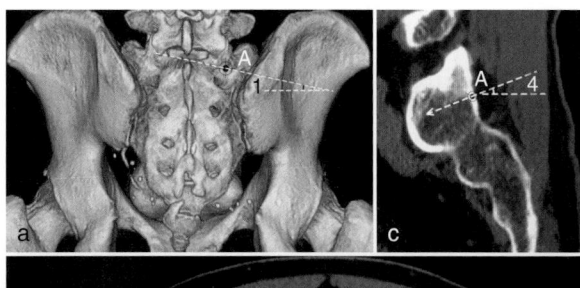

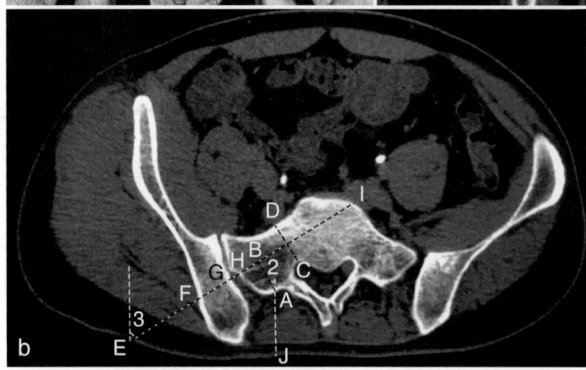

图 29-6-89 骨盆后面观（a）：A 为连接器埋入点，∠1 为骶髂螺钉尾倾角。骶骨横断面 CT（b）：EI 为骶髂螺钉所在钉道，AB 为连接器所在钉道，EI 垂直且平分 CD；连接器内收角（∠2），S_1 椎弓根宽度（CD），连接器埋入深度（AB），连接器进针点与皮肤的垂直距离（JA），骶髂螺钉内收角（∠3），髂骨钉道长度（FG），骶骨内钉道长度（HI），钉道最大长度（FI），骶髂螺钉进针点与皮肤的距离（EF）。矢状面 CT（c）：A 为连接器在矢状面上的入钉点，连接器头倾角（∠4）

63.2°和 16.1°，男性和女性之间的差异无统计学意义。骶髂螺钉最大长度在男性与女性间的差异亦无统计学意义。髂骨钉道长度男性较女性略长，而骶骨钉道长度在男性与女性间的差异无统计学意义（表 29-6-2）。

（一）手术步骤

1. 连接器埋入点为 S_1 上关节突与 S_1 后孔连线中点略偏外侧 2mm 的骶外侧棘上，即传统 S_1 椎弓根螺钉进钉点内下方 3mm（图 29-6-90）。

2. 在连接器进针点用骨刀凿出一道槽，将连接器埋入骶骨，一般男性内收角和头倾角分别为 29°和 29°、埋入深度为 18mm；女性内收角和头倾角分别为 27°和 26°、埋入深度为 16mm（图 29-6-91）。

3. 将瞄准器套入连接器，确定骶髂螺钉方向后，在皮肤上作一小切口，将瞄准器骶髂螺钉部分置入髂骨（图 29-6-92）。

4. 使用开路器攻入髂骨，沿上述方向穿过骶髂关节后，进入骶骨，一直向前，直至碰到皮质。其中进入骶髂关节时的进针深度一般在 16mm 左右，钉道长度一般在 96mm 左右（图 29-6-93）。

5. 用探针触探钉道壁，确认为骨性孔道壁后，插入克氏针，透视下观察孔道方向和位置（图 29-6-94）。

表 29-6-1	连接器钉道相关参数比较（$\bar{x} \pm s$）		
参数	男性（n＝25×2）	女性（n＝25×2）	P
内收角（°）	29.5±6.3	26.9±5.7	0.160
头倾角（°）	27.9±5.6	25.8±7.2	0.095
埋入深度（mm）	18.8±3.1	16.9±2.5	0.001
S_1 椎弓根宽度（mm）	22.5±2.4	20.4±2.2	<0.001
入钉点与皮肤的垂直距离（mm）	52.8±8.4	56.3±7.4	0.031

表 29-6-2	骶髂螺钉钉道相关参数比较（$\bar{x} \pm s$）		
参数	男性（n＝25×2）	女性（n＝25×2）	P
外展角（°）	61.5±6.6	63.1±5.7	0.134
尾倾角（°）	16.4±3.2	16.1±4.8	0.722
髂骶钉道最大长度（mm）	96.8±5.5	96.8±5.4	0.982
髂骨内钉道长度（mm）	16.6±2.8	15.1±2.4	0.003
骶骨内钉道长度（mm）	73.0±5.7	74.0±6.4	0.435
入钉点到皮肤的距离（mm）	65.0±11.9	68.0±11.4	0.209

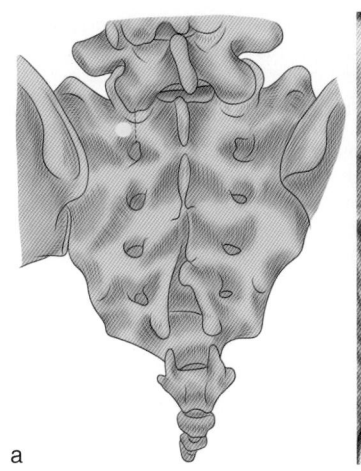
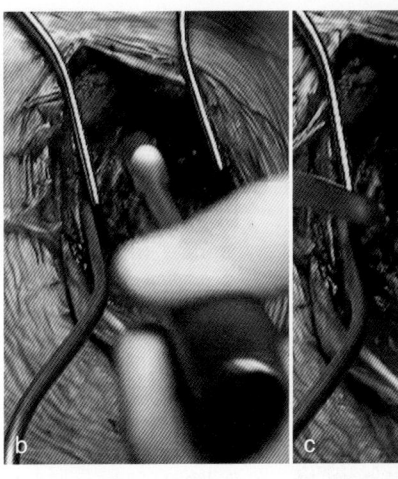
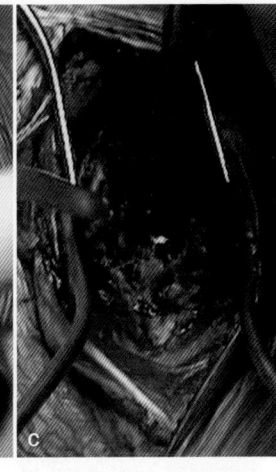

图 29-6-90　红色虚线为 S₁ 上关节突与 S₁ 后孔连线；黄色圆点为连接器埋入点（a），在连接器埋入点开槽（b），咬骨钳扩槽（c）

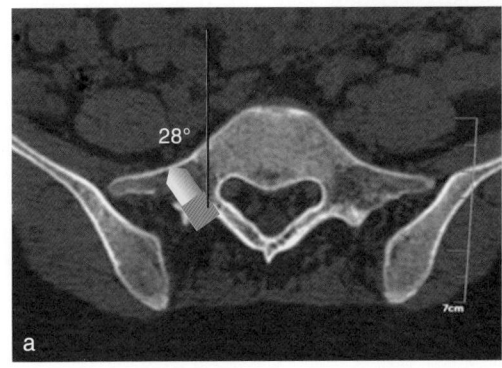
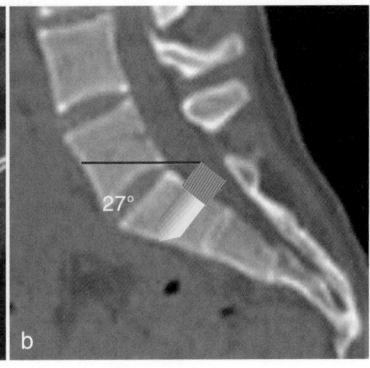
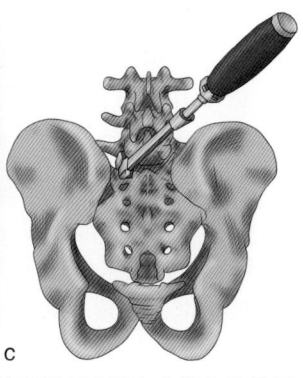

图 29-6-91　连接器置入骶骨，平均内收角为 28°（a），平均尾倾角为 27°（b），用连接器手柄在埋入点置入连接器（c）

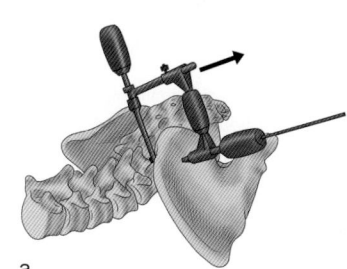
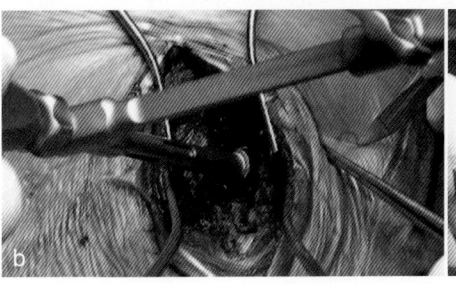
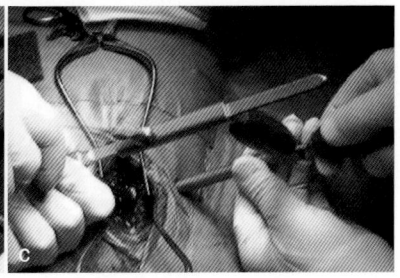

图 29-6-92　瞄准器可以辅助骶髂螺钉穿过连接器（a），作瞄准器切口（b），置入瞄准器（c）

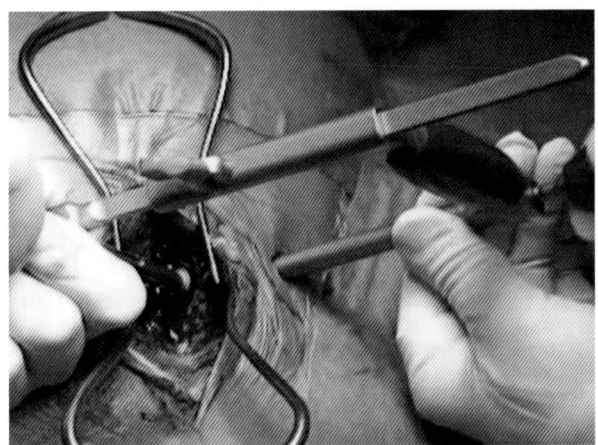
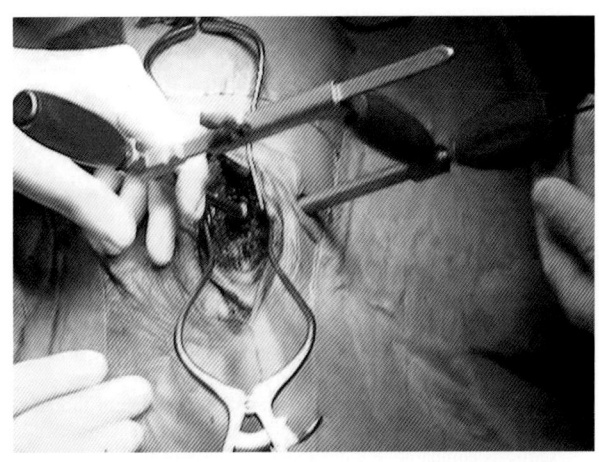

图 29-6-93　攻入开路器　　　　　　　　　　　图 29-6-94　插入克氏针定位

6.透视确认后，沿孔道攻丝，然后再次用探针触探钉道壁，确认为骨性孔道壁后，置入合适长度的螺钉（图29-6-87、图29-6-88）。

（二）并发症

新型骶髂螺钉有损伤神经、血管的风险，如当连接器埋入骶骨的深度过浅、内收角过大时，骶髂螺钉有可能进入椎管，导致神经损伤。术前骨盆三维CT重建的测量有利于减少以上现象的发生。一项尸体标本研究发现60%的S_2AI累及骶髂关节软骨，有损伤骶髂关节软骨的风险；与之不同的是Ebraheim等指出新型骶髂关节螺钉很少对骶髂关节软骨产生损伤，且较单纯S_1螺钉和髂骨钉具有更好的抗拔出能力。孙旭的研究显示50例患者骶髂螺钉模拟钉道中仅有4例8枚（8%）骶髂螺钉会穿过骶髂关节软骨，因此较S_2AI引起骶髂关节损伤或关节痛的发生率可能会更低。此骶髂螺钉多适用于畸形患者，畸形的腰、骶、骨盆结构可能会影响置钉参数，故术前骨盆三维CT重建可以提高置钉的精确度。刘臻比较髂骨钉、经S_2AI及骶髂螺钉固定技术治疗伴骨盆倾斜的重度神经肌源性脊柱侧凸患者的临床疗效，发现伴骨盆倾斜的重度神经肌源性脊柱侧凸患者采用髂骨钉、经S_2AI螺钉和骶髂螺钉固定技术均可获得良好的矫形效果，改善生活质量。并发症方面，髂骨钉组1例患者术后18个月时发生髂骨钉连接器处断棒，行翻修术，1例患者出现切口深部感染，经保守治疗后好转；3例患者随访期间螺钉周围出现"晕环"征，提示螺钉松动，但无相关临床症状。S_2AI组的1例患者术后CT示右侧S_2AI螺钉位置不良，但患者无腰骶部疼痛、坐骨神经痛等不适，予定期随访观察；而骶髂螺钉组未发生内固定并发症。骶髂螺钉组内固定并发症发生率显著低于髂骨钉组和S_2AI螺钉组。Miladi采用新型骶髂螺钉治疗神经肌源性脊柱侧凸，主弯Cobb矫正率为53%～70%，骨盆倾斜矫正率达到60%～84%，无内固定相关并发症发生。

参考文献

[1] Sakai D, Schol J, Hiyama A, et al. Simultaneous translation on two rods improves the correction and apex translocation in adolescent patients with hypokyphotic scoliosis[J]. J Neurosurg Spine, 2021(5): 1-11.
[2] Clement JL, Chau E, Kimkpe C, et al. Restoration of thoracic kyphosis by posterior instrumentation in adolescent idiopathic scoliosis:comparative radiographic analysis of two methods of reduction[J]. Spine (Phila Pa 1976), 2008, 33(14): 1579-1587.
[3] Sucato DJ, Agrawal S, O'Brien MF, et al. Restoration of thoracic kyphosis after operative treatment of adolescent idiopathic scoliosis:a multicenter comparison of three surgical approaches[J]. Spine (Phila Pa 1976), 2008, 33(24): 2630-2636.
[4] Potter BK, Kuklo TR, Lenke LG. Radiographic outcomes of anterior spinal fusion versus posterior spinal fusion with thoracic pedicle screws for treatment of Lenke. Type I adolescent idiopathic scoliosis curves[J]. Spine (Phila Pa 1976), 2005, 30(16): 1859-1866.
[5] Geck MJ, Rinella A, Hawthorne D, et al. Comparison of surgical treatment in Lenke 5C adolescent idiopathic scoliosis:anterior dual rod versus posterior pedicle fixation surgery:a comparison of two practices[J]. Spine (Phila Pa 1976), 2009, 34(18): 1942-1951.
[6] Sudo H, Kaneda K, Shono Y, et al. Selection of the upper vertebra to be instrumented in the treatment of thoracolumbar and lumbar adolescent idiopathic scoliosis by anterior correction and fusion surgery using dual-rod instrumentation:a minimum 12-year follow-up study[J]. Spine J, 2016, 16(3): 281-287.
[7] Lowe TG, Alongi PR, Smith DA, et al. Anterior single rod instrumentation for thoracolumbar adolescent idiopathic scoliosis with and without the use of structural interbody support[J]. Spine (Phila Pa 1976), 2003, 28(19): 2232-2241.
[8] Min K, Haefeli M, Mueller D, et al. Anterior short correction in thoracic adolescent idiopathic scoliosis with mini-open thoracotomy approach:prospective clinical, radiological and pulmonary function results[J]. Eur Spine J, 2012, 21(Suppl 6): 765-772.
[9] Qiu Y, Zhu F, Wang B, et al. Mini-open anterior instrumentation with diaphragm sparing for thoracolumbar idiopathic scoliosis:its technique and clinical results[J]. Eur Spine J, 2011, 20(2): 266-273.
[10] Sarwahi V, Horn JJ, Kulkarni PM, et al. Minimally invasive surgery in patients with adolescent idiopathic scoliosis:is it better than the standard approach? A 2-year follow-up study[J]. Clin Spine Surg, 2016, 29(8): 331-340.
[11] Yang JH, Chang DG, Suh SW, et al. Safety and effectiveness of minimally invasive scoliosis surgery for adolescent idiopathic scoliosis:a retrospective case series of 84 patients[J]. Eur Spine J, 2020, 29(4): 761-769.
[12] Li Y, Shi B, Liu D, et al. Sequential correction using satellite rod for severe thoracic idiopathic scoliosis:an effective method to optimize deformity correction[J]. J Neurosurg Spine, 2021, 2: 1-7.
[13] Di Silvestre M, Lolli F, Bakaloudis G, et al. Apical vertebral derotation in the posterior treatment of adolescent idiopathic scoliosis:myth or reality?[J]. Eur Spine J, 2013, 22(2): 313-323.
[14] Zhang T, Bao H, Shu S, et al. Different distal fixation anchors in lumbosacral spinal deformities associated with sacral agenesis:which one is better?[J]. J Neurosurg Spine, 2021, 26: 1-6.
[15] Hu Z, Liu D, Zhu Z, et al. Using satellite rod technique in patients with severe kyphoscoliosis undergoing three-column osteotomy: a minimum of 2 years' follow-up[J]. Orthop Surg, 2021, 13(1): 83-89.
[16] Qin X, He Z, Yin R, et al. Selecting the last substantially touching vertebra as lowest instrumented vertebra in Lenke type 2A-R and 2A-L curves[J]. Spine (Phila Pa 1976), 2020, 45(5): 309-318.
[17] Chen Z, Qiu Y, Zhu Z, et al. Posterior-only hemivertebra resection for congenital cervicothoracic scoliosis:correcting neck tilt and balancing the shoulders[J]. Spine (Phila Pa 1976), 2018, 43(6): 394-401.
[18] Wang Y, Liu Z, Du C, et al. The radiological outcomes of one-stage posterior-only hemivertebra resection and short segmental fusion for lumbosacral hemivertebra:a minimum of 5 years of follow-up[J]. J Orthop Surg Res, 2019, 14(1): 426.
[19] Chen X, Chen ZH, Qiu Y, et al. Proximal junctional kyphosis after posterior spinal instrumentation and fusion in young children with congenital scoliosis:a preliminary report on its incidence and risk factors[J]. Spine (Phila Pa 1976), 2017,

42(20): E1197-1203.

[20] Miladi LT, Ghanem IB, Draoui MM, et al. Iliosacral screw fixation for pelvic obliquity in neuromuscular scoliosis. A long-term follow-up study[J]. Spine (Phila Pa 1976), 1997, 22(15): 1722-1729.

[21] Gau YL, Lonstein JE, Winter RB, et al. Luque-Galveston procedure for correction and stabilization of neuromuscular scoliosis and pelvic obliquity:a review of 68 patients[J]. J Spinal Disord, 1991, 4(4): 399-410.

[22] Peelle MW, Lenke LG, Bridwell KH, et al. Comparison of pelvic fixation techniques in neuromuscular spinal deformity correction:Galveston rod versus iliac and lumbosacral screws[J]. Spine (Phila Pa 1976), 2006, 31(20): 2392-2398;discussion 2399.

[23] Takeshita K, Lenke LG, Bridwell KH, et al. Analysis of patients with nonambulatory neuromuscular scoliosis surgically treated to the pelvis with intraoperative halo-femoral traction[J]. Spine (Phila Pa 1976), 2006, 31(20): 2381-2385.

[24] Li J Hu Z, Tseng C, et al. Radiographic and clinical outcomes of surgical correction of poliomyelitis-related spinal deformities:a comparison among three types of pelvic instrumentations[J]. World Neurosurg, 2019, 122: e1111-1119.

[25] Zhu F, Bao HD, Yuan S, et al. Posterior second sacral alar iliac screw insertion:anatomic study in a Chinese population[J]. Eur Spine J, 2013, 22(7): 1683-1689.

第七节　儿童脊柱畸形围手术期的护理

护理是以科学、整体、关怀和实践为中心的专业，它是一门科学，也是一门艺术。围手术期护理（perioperative nursing care）是指为患者提供术前、术中和术后3个阶段全程、整体的护理。每个阶段护理工作重点不同，如术中护理主要在手术室及麻醉监护室进行，由手术室护士完成；而术前和术后的护理主要在病房进行，由责任护士完成。脊柱畸形患者年龄跨度从小儿到老人，其中不同年龄、不同程度、不同种类的脊柱畸形患者往往表现不同，如小儿脊柱畸形患者会合并存在肺发育不良、呼吸功能不全，而成人及老年患者往往合并基础疾病如糖尿病、高血压、骨质疏松等。此外，脊柱畸形三维矫形固定术手术创伤大，术中出血高于一般骨科手术，术后易发生循环系统、呼吸系统及切口愈合不良等并发症，因此脊柱畸形围手术期护理尤为重要。特别是儿童患者要做好相关并发症预防及护理。

一、术前护理评估及护理

（一）术前护理评估

手术前要充分评估患者的情况，使用护理评估工具评估患者的一般情况和脊柱畸形相关症状及体征，发现潜在的危险因素，充分做好术前准备。

1. 一般状况评估　评估脊柱侧凸的类型、症状、体征、Cobb角大小、相关疾病史（包括有无

家族遗传病史）。

2. 心肺功能评估　护士需了解心电图、心脏超声、肺功能检查结果，评估患者有无心脏器质性病变，如动脉导管未闭、房间隔缺损、肺动脉高压等；关注用力肺活量、最大通气量、第一秒用力呼气量等，如用力肺活量、最大通气量实测值＜预测值的40%，需进行血气分析，判断有无慢性呼吸衰竭。

3. 生命体征评估　测量体温、脉搏、呼吸、血压，大龄儿童使用视觉模拟评分法（visual analogue scale，VAS），告知患者一条长100mm的标尺，一端标示"无痛"，另一端标示"最剧烈的疼痛"，指导患者根据疼痛的强度标定相应的位置；幼儿可使用Wong-Baker面部表情量表和儿童疼痛行为量表（faces，legs，activing，cry and consolability scale，FLACC）评分法，以此评估患者有无疼痛及疼痛的性质、强度、部位、持续时间等。

4. 营养状况评估（详见第4章第一节）　询问进食情况，如每天进食种类及数量，有无偏食习惯，大便是否正常；测量身高、体重，询问女孩月经初潮年龄、男孩第二性征发育情况；查看实验室检查结果如白蛋白、血红蛋白指标是否正常。

5. 神经系统功能评估　检查肢体的感觉、运动及神经反射、行走能力、大小便情况、肌肉萎缩程度。

6. 皮肤评估　检查完整性，注意有无色素沉着、皮下肿块或结节、脂肪瘤、血管瘤等。

7. 咽部肌肉功能评估　对小儿患者及神经肌源性脊柱侧凸患儿，应注意评估其咳嗽、咳痰、咀嚼及吞咽功能。

8. 骨量评估　对于综合征性的脊柱侧凸，儿童骨量偏低，更容易出现骨质疏松，进行全身骨密度检测，评估患者骨量情况，有助于预防可能的内固定并发症。

9. 患者智力发育评估　观察精神状态，有无异常行为，语言交流沟通有无障碍，询问家属患者智力发育情况，有助于了解患者对治疗的配合度。

10. 生活质量评估　使用中文版SRS-22量表（the Scoliosis Research Society-22，SRS-22）（表29-7-1），评估患者的生活质量情况，有助于比较手术疗效及患者的满意度。

11. 心理评估　对于接近成年，有充分社会认识的患者，使用焦虑自评量表（self-rating anxiety scale，SAS）（表29-7-2）、抑郁自评量表（self-rating depression scale，SDS）（表29-7-3）

表 29-7-1	中文版脊柱侧凸 SRS-22 量表

姓名：_____   出生日期：_____ 年 ___ 月 ___ 日

填表日期：_____ 年 ___ 月 ___ 日   年龄：_____   病历号：_____

提示：请在每一个问题所提供的选项中，圈出你认为最合理的一个答案。

1. 以下哪一项能够最准确描述你在过去 6 个月所感受到的疼痛？	1. 无疼痛 2. 轻微 3. 中等 4. 中等至严重 5. 严重
2. 以下哪一项能够最准确描述你在过去 1 个月所感受到的疼痛？	1. 无疼痛 2. 轻微 3. 中等 4. 中等至严重 5. 严重
3. 总体来说，在过去 6 个月你感到十分焦虑吗？	1. 完全没有 2. 小部分时间 3. 有时 4. 大部分时间 5. 全部时间
4. 如果你必须在背部维持现状不变的情况下继续生活，你会有什么感受？	1. 十分愉快 2. 某种程度上愉快 3. 没有愉快或不愉快 4. 某种程度不愉快 5. 十分不愉快
5. 你现时的活动能力如何？	1. 只限于床上 2. 基本上不活动 3. 轻度的运动及劳动，如家务活 4. 中度的运动及劳动，如骑车 5. 活动不受限制
6. 你在穿上衣服后的外观如何？	1. 很好 2. 好 3. 可以接受 4. 差劲 5. 十分差劲
7. 在过去 6 个月你曾感到十分沮丧以至于做任何事情也不能让你开心吗？	1. 总是 2. 经常 3. 有时 4. 很少数时间 5. 完全没有
8. 你在休息时背部有疼痛吗？	1. 总是有 2. 经常有 3. 有时有 4. 很少数时间有 5. 完全没有
9. 你现阶段在工作单位／学校的活动能力为多少？	1. 正常 2. 正常的 75% 3. 正常的 50% 4. 正常的 25% 5. 正常的 0%
10. 以下哪一项最能够描述你躯干的外观？（躯干的定义为人的身体除去头部及四肢）	1. 很好 2. 好 3. 可以接受 4. 差劲 5. 十分差劲
11. 下列哪一项最能准确地描述你因背部疼痛而所需要服用的药物？	1. 无 2. 一般止痛药（每星期服用一次或更少） 3. 一般止痛药（天天服用） 4. 特效止痛药（每星期服用一次或更少） 5. 特效止痛药（天天服用） 6. 其他 [药物名称及使用程度（每星期或更少或天天）]
12. 你的背部疼痛是否影响你做家务的能力？	1. 没有影响 2. 少许影响 3. 有时有影响 4. 经常有影响 5. 总是有影响
13. 总体来说，你在过去 6 个月感到安宁和平静吗？	1. 一直 2. 大多数时间 3. 有时 4. 很少数时间 5. 完全没有
14. 你是否感到你背部的状况对你的人际关系构成影响？	1. 没有影响 2. 少许影响 3. 某种程度上有影响 4. 很大程度上有影响 5. 非常有影响
15. 你和（或）你家人是否因为你背部的问题而在经济方面遇到困难？	1. 极有 2. 很大程度上有 3. 某种程度上有 4. 少许 5. 没有
16. 总体来说，在过去 6 个月你是否感到失落和灰心？	1. 完全没有 2. 很少数时间 3. 有时 4. 经常 5. 绝大多数时间

表 29-7-1	续
17. 在过去 3 个月你是否因背痛而向学校 / 公司请假?如有,共有多少天?	1. 零天　2. 1 天　3. 2 天 4. 3 天　5. 4 天或以上
18. 你背部的状况是否阻碍你和家人 / 朋友外出?	1. 从来没有　2. 很少数时间 3. 有时　4. 经常　5. 总是
19. 你现在背部的状况是否让你觉得自己仍有吸引力?	1. 是,很有吸引力　2. 是,某种程度上有吸引力 3. 可能有,也可能没有　4. 否,没有什么吸引力 5. 否,完全没有吸引力
20. 总体来说,在过去的 6 个月里你感到愉快吗?	1. 完全没有　2. 很少数时间　3. 有时 4. 大多数时间　5. 所有时间
21. 你对你背部治疗的疗效感到满意吗?	1. 十分满意　2. 满意　3. 满意,也可能不满意 4. 不满意　5. 非常不满意
22. 如果你的背部再次遇到同类情况你是否会接受同样的治疗?	1. 一定会　2. 可能会　3. 不清楚 4. 可能不会　5. 一定不会

表 29-7-2	焦虑自评量表

指导语:下面有 20 条文字,请仔细阅读每一条,根据你最近一周的实际感觉,在适当的数字上画勾。

项目	没有或 很少时间	小部分时间	相当多时间	绝大部分或 全部时间
1. 我觉得比平时容易紧张和着急	1	2	3	4
2. 我无缘无故地感到害怕	1	2	3	4
3. 我容易心里烦乱或觉得惊恐	1	2	3	4
4. 我觉得我可能将要发疯	1	2	3	4
5. 我觉得一切都很好,也不会发生什么不幸	1	2	3	4
6. 我手脚发抖、打颤	1	2	3	4
7. 我因为头痛、颈痛和背痛而苦恼	1	2	3	4
8. 我感觉容易衰弱和疲乏	1	2	3	4
9. 我觉得心平气和,并且容易安静坐着	1	2	3	4
10. 我觉得心跳得快	1	2	3	4
11. 我因为一阵阵头晕而苦恼	1	2	3	4
12. 我有晕倒发作,或觉得要晕倒似的	1	2	3	4
13. 我呼气、吸气都感到很容易	1	2	3	4
14. 我手脚麻木和刺痛	1	2	3	4
15. 我因胃痛和消化不良而苦恼	1	2	3	4
16. 我常常要小便	1	2	3	4
17. 我的手常常是干燥、温暖的	1	2	3	4
18. 我脸红发热	1	2	3	4
19. 我容易入睡并且一夜睡得很好	1	2	3	4
20. 我做噩梦	1	2	3	4

表 29-7-3　抑郁自评量表

指导语：下面有20条文字，请仔细阅读每一条，根据你最近一周的实际感觉，在适当的数字上画勾。

项目	没有或很少时间	小部分时间	相当多时间	绝大部分或全部时间
1. 我觉得闷闷不乐，情绪低沉	1	2	3	4
2. 我觉得一天之中早晨心情最好	1	2	3	4
3. 我一阵阵哭出来或想哭	1	2	3	4
4. 我晚上睡眠不好	1	2	3	4
5. 我吃饭像平时一样多	1	2	3	4
6. 我与异性密切接触时和以往一样感到愉快	1	2	3	4
7. 我感到体重减轻	1	2	3	4
8. 我有便秘的苦恼	1	2	3	4
9. 我的心跳比平时快	1	2	3	4
10. 我无缘无故地感到疲乏	1	2	3	4
11. 我的头脑跟平常一样清楚	1	2	3	4
12. 我做事情像平时一样，不感到困难	1	2	3	4
13. 我觉得不安，平静不下来	1	2	3	4
14. 我对将来抱有希望	1	2	3	4
15. 我比平常容易生气激动	1	2	3	4
16. 我觉得作出决定是容易的	1	2	3	4
17. 我觉得自己是个有用的人，有人需要我	1	2	3	4
18. 我的生活过得很有意思	1	2	3	4
19. 我认为如果我死了别人会生活得更好些	1	2	3	4
20. 平常感兴趣的事我仍然感兴趣	1	2	3	4

评估患者的焦虑、抑郁等心理状况。

12. 形体评估　评估患者是否存在双肩（两侧髂嵴）不等高、双下肢不等长、剃刀背畸形、腰线不对称、乳房不对称性、躯干偏移以及骨盆倾斜等情况；参考临床医生的美学评估，如肩部平衡的美学客观指标等（图29-7-1）。

（二）术前护理常规准备

1. 心理支持和疏导　鼓励患者及家属表达住院感受，给予解释安慰，介绍手术的必要性及手术成功病例，取得患者及家属的信任和信赖，增强手术的信心，以良好的心态配合手术及治疗。

2. 饮食指导　部分脊柱畸形患者存在贫血及营养不良，术前给予营养进食指导。指导进食鱼、虾、肉类、蛋类、奶类及新鲜蔬菜和水果，保证碳水化合物、脂肪、蛋白质、维生素、矿物质和水摄入均衡，以提高患者对手术的耐受力，纠正贫血。

3. 指导适应性训练　指导床上排尿、排便训练；教会患者床上调整体位、翻身。

4. 呼吸道准备　注意保暖，预防感冒和肺部感染，指导深呼吸运动及有效咳嗽。有效咳嗽具体做法：深吸一口气后，屏气3~5秒后呼气。呼气时，腹肌收缩或用手按压上腹部，用力将深部痰液咳出。

5. 完善相关术前检查　完善实验室相关检查如血常规、血生化、传染病八项、凝血五项，纠正存在的异常指标，如转氨酶升高、低血钾等。常规进行心电图、心脏超声、X线片、CT、MRI检查。

6. 做好术前准备　手术区皮肤准备，观察青少年面颊、额部及后背部皮肤有无痤疮、色素沉着、瘢痕，对患有痤疮的患者请皮肤科医生会诊用药，

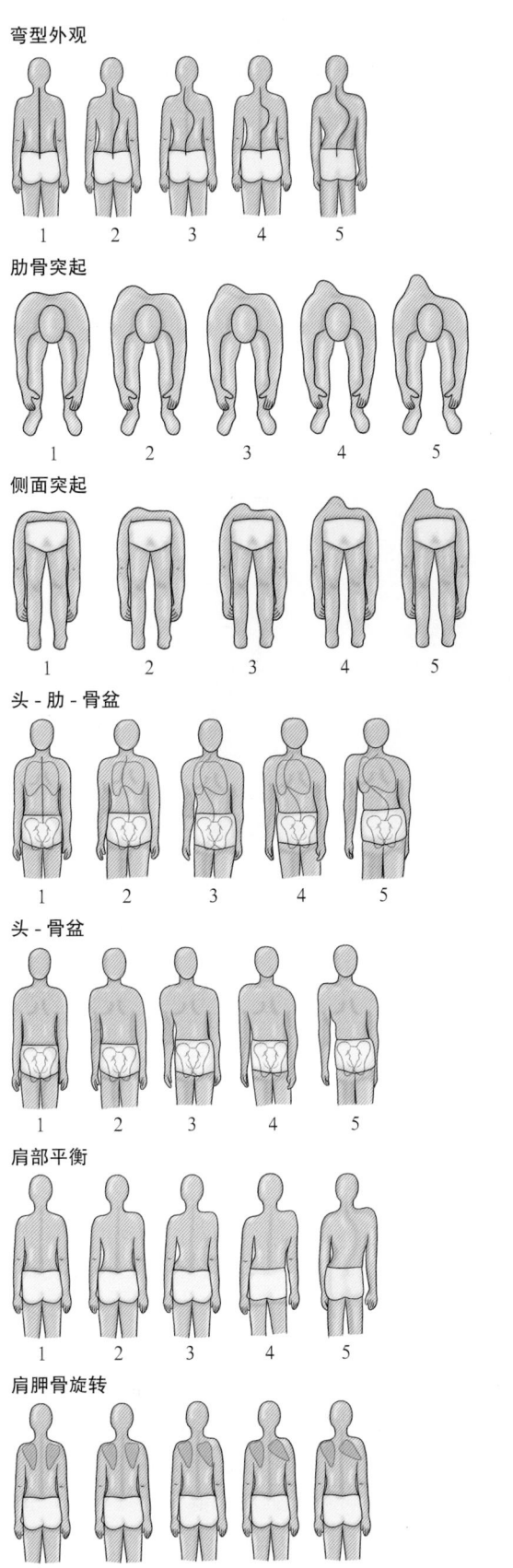

弯型外观

肋骨突起

侧面突起

头 - 肋 - 骨盆

头 - 骨盆

肩部平衡

肩胛骨旋转

图 29-7-1　Walter Reed 视觉评分量表。从左到右，评分从 1 到 5，畸形逐渐严重

同时指导用温水、中性或酸性香皂清洗皮肤，不使用油脂类化妆品，以免堵塞毛孔，造成皮脂腺分泌受阻，引起毛囊炎；严禁挤压、搔抓，引起皮肤感染，洗澡后穿棉质上衣。术前一天后背骨隆突处皮肤仔细清洗，剃除汗毛，颈段侧凸患者需剃除头发。给予备血、皮试、告知术前禁饮 8 小时，禁食6~8 小时，术前晚给予灌肠，幼儿及学龄前儿童给予开塞露深部灌肠：取开塞露 3 支（60ml），特别瘦小的小儿用 2 支（40ml）连接 18 号导尿管，润滑后将导尿管从肛门缓缓插入 10~15ml；注入开塞露，让患儿保留数分钟后再排便。8 岁以上儿童灌肠同成人，但温水灌肠液量为每次 300~500ml。

7. 术日晨的护理　测体温、脉搏，询问女性有无月经来潮；取下贵重物品及牙套，备好手术所需药品、物品及影像学资料，认真核对患者信息，做好交接；备好床旁用物。

8. 幼儿术前　①特殊检查指导：行心脏超声、CT、MRI 等特殊检查前 30 分钟，协助患者遵医嘱口服 10% 水合氯醛 1ml/kg（最大剂量不可超过 20ml）；②安全指导：指导家属正确的小儿安全喂食方式及进食种类，避免窒息；避免患者奔跑跌倒，睡觉时床栏保护，防止坠床；不要带患者到人员密集的地方，以防交叉感染。

（三）术前护理的特殊准备

1. 牵引　重度脊柱畸形需要术前牵引治疗，以增加脊柱的柔韧性和脊髓神经对术中牵拉的耐受能力，预防神经并发症的发生，改善患者心肺和消化功能。目前临床上使用最广泛的是 Halo - 牵引术，包括 Halo - 股骨髁上牵引（图 29-7-2a）、Halo - 骨盆牵引（图 29-7-2b）、Halo - 重力牵引（详见第 29 章第三节）这三种方法，由于 Halo - 骨盆牵引对患者平卧造成影响，舒适度下降，患者耐受性差，目前较少使用。南京鼓楼医院主要应用 Halo - 重力牵引和快速大重量 Halo - 股骨髁上牵引。Halo - 重力牵引是坐在轮椅上利用自身重力进行牵引，与传统的头环 - 骨盆牵引相比，在于 Halo - 重力牵引以患者的身体重量作为反作用力，无须在骨盆及股骨处置钉，牵引期间双下肢可以行走，无须长期卧床，增加了患者的舒适感和依从性，避免了肌肉萎缩、肺部感染、压力性损伤等与长期卧床相关的并发症。在牵引过程中，若出现明显的不适，护理人员可根据医嘱及时调整牵引重量，以减少神

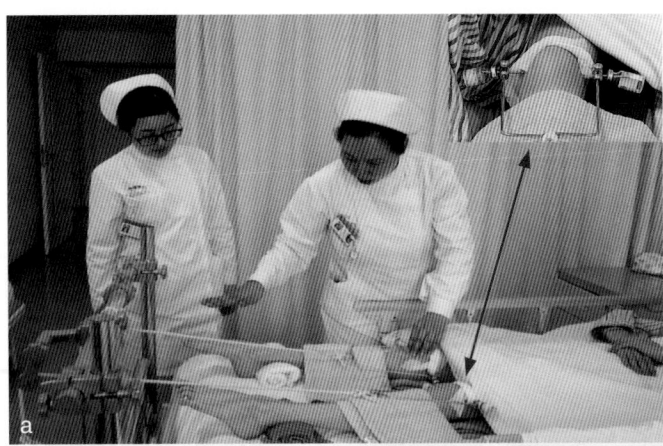

图 29-7-2　快速大重量 Halo - 股骨髁上牵引，指导患者床上功能锻炼，包括踝泵运动和髌骨推移训练（a）；Halo - 骨盆牵引为持续性的 24 小时牵引（b，照片由吴继功提供）

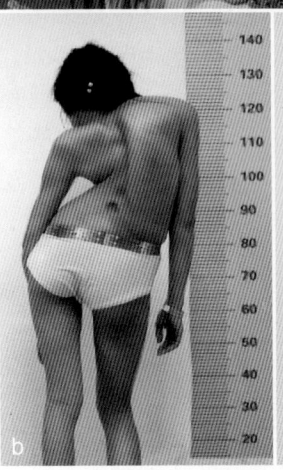
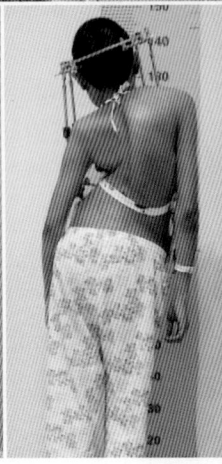
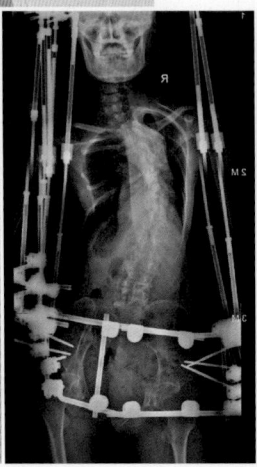
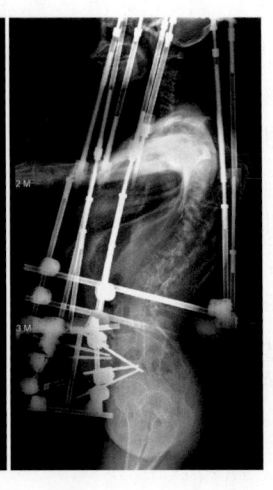

经并发症的发生。快速大重量 Halo - 股骨髁上牵引主要用于脊柱侧凸特别僵硬行松解术后的患者。牵引期间护理措施包括：

（1）维持有效牵引：① Halo - 重力牵引：保持患者身体纵轴和牵引绳呈一直线，保持上身直立，不倚靠在椅背上，保持牵引锤悬空，滑车灵活。重力牵引一般从小重量（1.5~2.5kg）开始，然后根据患者的耐受力逐渐增加重量，每天增重 1.0~1.5kg，患者牵引总量一般不超过体重的 1/3~1/2；每天牵引 12 小时 / 天，睡觉时牵引重量减轻 50%~75%，晚夜间使用特制 R 形梯度枕，避免头环、颅钉、颅骨受额外的压力。牵引时间 2~3 个月。朱锋报道了 17 例严重脊柱侧后凸畸形儿童患者，术前冠状面 Cobb 角平均 116.4°，胸椎后凸 Cobb 角平均为 90.2°，术前行 Halo - 重力牵引，最大牵引重量为体重的 35%~60%，牵引 4~15 周（平均 10.4 周）后行后路矫形内固定融合术。1 例在牵引 2 周时出现右侧臂丛神经麻痹，减轻牵引重量后逐渐恢复；矫形术后无瘫痪、呼吸衰竭和死亡发生；牵引后肺功能及动脉血气分析结果

改善明显。②对于部分后路一期置钉松解术后卧床行颅骨 + 双下肢股骨髁上牵引的患者：保持颅骨牵引及双下股骨髁上牵引在位，颅骨牵引重量为体重的 1/12，双下肢股骨髁上牵引分别为体重的 1/7，夜间睡眠时可适当减轻重量，牵引绳上不可垫物，以免影响牵引效果。牵引时间一般为 10 天至 3 周。

（2）牵引期间神经功能观察：每班观察患者四肢感觉、运动及大小便情况，如患者出现疼痛、麻木、恶心、呕吐、大小便困难以及出现新的神经损害症状，应立即汇报医生，予减轻重量或停止牵引。

（3）并发症预防：每日针眼处予 75% 酒精消毒两次，检查牵引螺钉有无松动，预防针眼感染；患者卧床行颅骨 + 股骨髁上牵引时，骨突处垫特制软枕，每 2 小时协助翻身一次；指导患者牵引期间进行功能锻炼，预防肌肉萎缩、关节僵硬、深静脉血栓形成；对牵引卧床患者进行髌骨推移训练，指导患者做双下肢肌肉静力收缩，收缩 10 秒，放松 10 秒，收缩 10 次为 1 组，重复 10 组。踝泵运动，具体做法：踝关节向远端最大限度伸直，保持 3~5 秒；以踝关节为中心，做 360° 环绕，尽力保持动

作幅度最大；踝关节向近端最大限度背屈，保持
3~5 秒，5 分钟／小时，5~8 次／天；对 Halo-
重力牵引患者指导坐轮椅期间在室内行走活动。每
周定时为患者洗头、床上擦浴，协助患者如厕、刷
牙等清洁卫生，做好生活护理。

（4）心理护理：及时发现、疏导患者不良情
绪，开展读书、手工制作、绘画等活动，丰富患者
日常生活，积极配合牵引。

2. 清醒状态下呼吸机辅助呼吸（BiPAP） 严
重脊柱侧凸伴呼吸衰竭，术前需要改善患者的心肺
功能，提高肺活量。遵医嘱使用 BiPAP 呼吸机辅
助呼吸训练（图 29-7-3）。

（1）准备用物 面罩、头套、呼吸机管路、阀
门、BiPAP 呼吸机、鼻氧管。

（2）使用方法 选择适合的面罩帮助患者戴
上，调整好固定带的张力，减轻对鼻梁皮肤损伤。
遵医嘱为患者设定个体化的合理治疗参数：一般选
择自主呼吸／时间控制自动切换模式（S/T）通气
模式（压力支持通气 PSA ＋压力控制通气 PCV ＋
PEEP），面罩旁孔给氧，氧流量 5L/min，吸气压
为 12~18cmH$_2$O，PEEP 为 4~6cmH$_2$O，吸呼比
为 1:（2~2.5），呼吸频率为 16~20 次／分钟，
每天 2 次，每次 1~3 小时。

（3）使用中观察 使用时检查有无漏气，指导
患者有规律地放松呼吸，闭口用鼻吸气，做到人机
同步，以防腹胀；监测血气：开始每周一次股动脉
血气分析，半月后改 2 周一次动脉血气分析。每月
复查肺功能一次。

3. 心肺功能训练 脊柱畸形患者存在不同程度
的心肺功能受损，术前需要进行心肺功能训练，改
善肺通气和肺容积，减少术后并发症的发生。

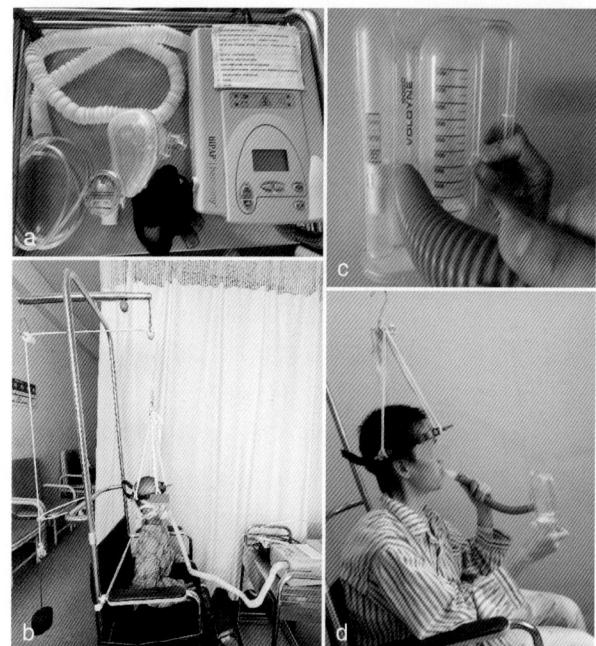

图 29-7-3 重度脊柱畸形伴呼吸功能障碍的患者术前牵引
的同时进行 BiPAP 呼吸机（a）辅助呼吸训练，每天 2 次，
每次 1~3 小时（b）；保持呼吸训练器左侧黄色气速浮标在
best 位置上（c）；指导患者每次训练的时间以患者体力能
耐受为标准，一般为每天 2 次，每次 10 分钟（d）

（1）深呼吸训练 ①指导患者深呼吸用力深
吸气，吸气时护士双手置于距离患者胸壁 1cm 处，
要求患者尽最大努力吸气、扩胸去触及护士双手，
呼气时用双手挤压胸廓及腹部，抬高膈肌，以帮助
患者最大程度地呼出残气。每次 10~15 分钟，每
天 2 次（图 29-7-4a、b）。②吹气球训练：深吸一
口气，含住气球，尽力将肺内气体吹入气球内，直
至吹不出气为止。每次 10~15 分钟，每天 3 次。
吹气球可直接升高肺不张处支气管内压力，促进肺
复张。

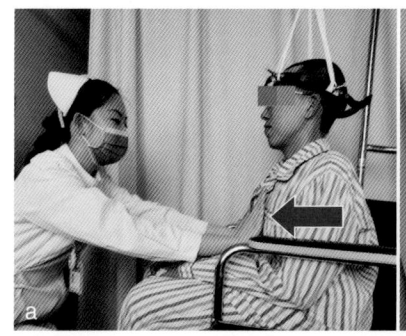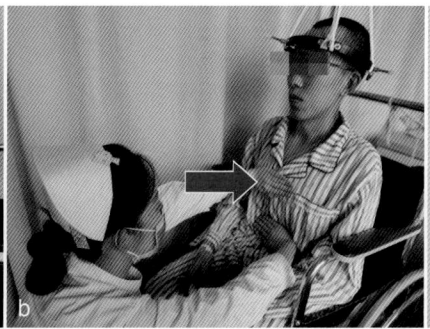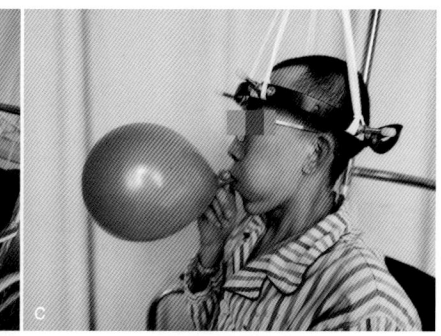

图 29-7-4 指导患者深呼吸训练，吸气时护士双手置于距离患者胸壁 1cm 处，要求患者尽最大努力吸气（a）；呼气
时用双手挤压胸廓及腹部，抬高膈肌，以帮助患者最大程度地呼出残气（b）；深吸一口气，含住气球，尽力将肺内气
体吹入气球内（c）

（2）呼吸肌训练　使用呼吸训练器，连接训练器与呼吸管，指导患者平静呼气后嘴唇对准呼吸管口，缓慢吸气，保持左侧黄色气速浮标在"best"位置上，并同时使右侧白色活塞缓慢升起，继续缓慢吸气，直到吸不动为止，然后将嘴唇移开呼吸管口，正常呼气，至活塞复原后再重复以上练习（图29-7-3）。

（3）有氧运动　根据患者自身的情况，指导患者进行走路、爬楼梯等有氧运动，提高机体的摄氧量，增进心肺功能，提高身体耐力。

（4）脊柱柔韧性训练　教会青少年脊柱侧凸患者术前脊柱体操训练（图29-7-5）。

4.**对脊柱侧凸伴有神经损害的患者护理**　对脊柱侧凸伴有神经损害的患者术前需要仔细进行神经功能评估和检查，有利于术后观察对比。首先查看患者有无行走困难及使用辅助工具，四肢肌肉有无萎缩，皮肤有无烫伤及瘢痕，有无肌营养不良；询问大小便能否自解，有无发生大小便困难；浅感觉检查：触觉和痛觉，如脊髓空洞伴脊柱侧凸患者存在不同区域的痛觉消失，一侧腹壁反射消失；深感觉检查：运动觉和位置觉；上肢5对和下肢5对关键肌的肌力测定。对感觉消失的患者做好预防烫伤的宣教和保护；对运动丧失者做好保护性措施，预防跌倒，指导选择合适的助行器。

5.**唤醒试验宣教**　术前责任护士向患者解释术中唤醒试验的必要性及注意事项，术前一天详细告知唤醒试验的方法，并进行指令性动作训练。嘱患者俯卧位下进行指令性动作训练，闭目，听口令指导患者双足及足趾同时行屈曲背伸动作，幅度>45°，同时评估患者演示是否正确。

二、术后护理评估及护理

（一）术后护理评估

责任护士与麻醉师、手术医生交接，了解手术过程是否顺利，术中出血、输血、补液量以及留置引流管的情况。

1.评估生命体征（血压、脉搏、呼吸、体温）及血氧饱和度。

2.评估伤口部位及敷料包扎松紧，评估外观有无渗血、渗液。

3.评估引流管数量、位置，引流是否通畅，引流液的颜色、性状和量。

4.评估神经功能（内容同上），与术前评估情况进行对比。

5.评估体液平衡，包括术后出量（尿量、引流量等）和输入液体种类及液体量。

6.评估实验室检查结果，如血常规、电解质、血清白蛋白等。

7.评估伤口疼痛强度及镇痛效果。术后采用联合镇痛：自控镇痛泵＋非甾体类抗炎药，自控镇痛泵由麻醉师个性化配制，主要作用于中枢的阿片受体，产生中枢性镇痛；而非甾体类抗炎药主要降低外周痛觉感受器对伤害性刺激的敏感性，控制局部炎症反应，两者产生协同作用。大龄儿童使用VAS评分表，幼儿可使用FLACC评分法，镇痛效果要求控制在轻度疼痛。部分镇痛药具有呼吸抑制作用，此时需严密观察呼吸状态。

（二）术后的常规护理

术后及时解除患者术后不适，预治并发症，帮助患者最大程度康复。

1.**常规护理**　按外科全身麻醉护理常规。

2.**监测生命体征及血氧饱和度**　予心电监护、氧气吸入，密切观察呼吸、血压、心率、心律及血氧饱和度变化。根据患者术前心率、呼吸、血压设定报警值，当患者出现心率增快、呼吸加快、尿量减少等休克代偿期的表现时，应立即汇报医生，遵医嘱急查血常规、脑钠肽（BNP）、肌钙蛋白等指标，分析出入量，观察尿量、尿色，保持尿量>30ml/h等，及时纠正容量不足。血氧饱和度不得低于95%，当低于95%时给予高浓度面罩吸氧。

3.**体位护理**　全身麻醉清醒后取平卧位，出现恶心、呕吐时，头偏向一侧，避免误吸；每2小时为患者进行轴线翻身（图29-7-6），严重侧凸矫形患者术后卧防压疮垫，骨凹处垫软枕；采用巾单翻身法，对有神经损伤的患者双下肢放置功能位，侧卧时两腿之间垫软枕，骨凸处垫软枕或泡沫敷料保护，预防压力性损伤的发生。

4.**引流管护理**　按照无菌、通畅、固定、观察、记录的原则。正确标识，妥善固定引流管，观察引流液的量、颜色、性状并记录。引流液突然增多，颜色鲜红，引流管有温度，判断有活动性出血的可能，应立即汇报医生，做好止血及抗休克处理；如引流出淡血性液体或无色透明液体，引流量增多，考虑有脑脊液漏的可能，遵医嘱予以负压引流器半

引体向上 ⟶ 锻炼步骤：上举 – 向上踮脚

正面观　　　　　　　　侧面观

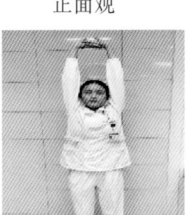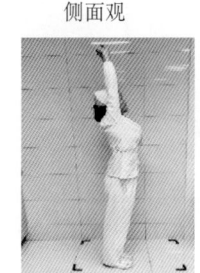

前屈后伸 ⟶ 锻炼步骤：准备 – 前屈 – 后伸 – 恢复

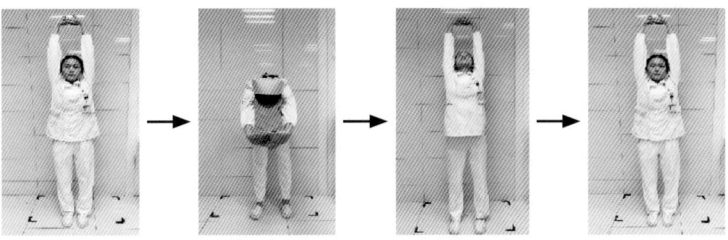

体转体侧 ⟶ 锻炼步骤：准备 – 向左体转 – 向右体转 – 恢复 – 向左体侧 – 向右体侧

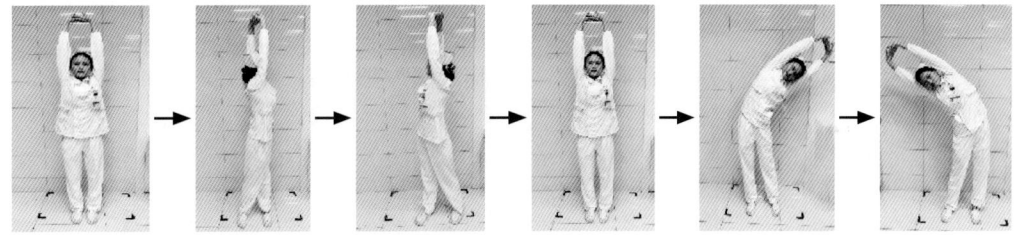

推墙爬墙 ⟶ 锻炼步骤：推墙 – 依次向上爬墙 – 直到上半身不能再拉直

后面观　　　　　　　　　　　　　　　　侧面观

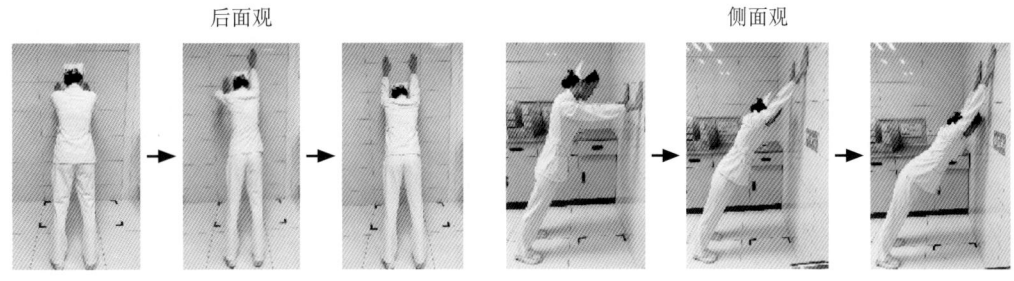

频次 ⟶ 每项运动 2 个八拍，一套运动共 8 个八拍。每套运动重复 3 次，每天 2 次

图 29-7-5　术前脊柱体操训练。包括四项训练项目：引体向上、前屈后伸、体转体侧、推墙爬墙

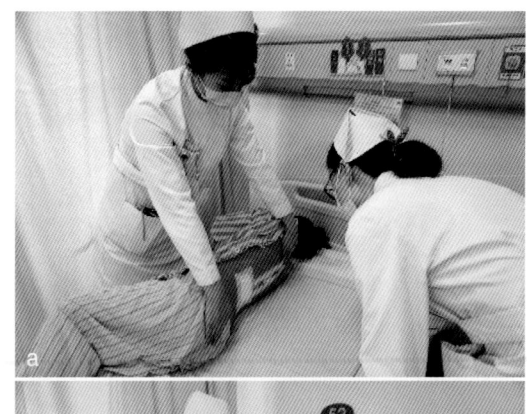
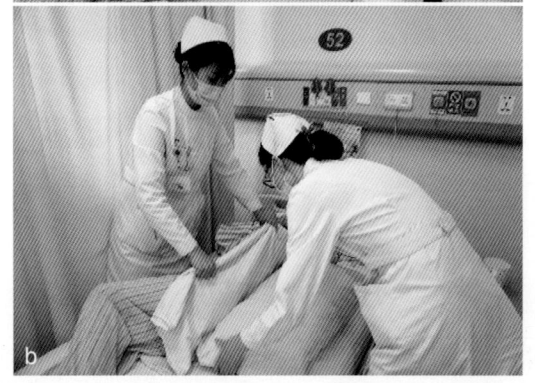

图 29-7-6　为患者翻身时保持头、颈、胸、腰保持在一条直线上，同时同向翻动，不能有扭转、屈伸颈部。保持患者背后的巾单整洁平整（a）；翻身后，为患者垫好枕头（b）

减压或全减压吸引，抬高床尾或床头，颈段及上胸段切口发生脑脊液漏，取头高足低位，必要时用特制木凳抬高床头 20°，颈段切口发生脑脊液漏给予半卧位或坐位；胸腰段切口发生脑脊液漏，取头低足高位，抬高床尾 20°，通知医生拔除引流管，局部加压包扎；同时做好心理疏导，密切监测体温变化，观察患者有无头痛、头晕、呕吐症状。

5. 手术伤口护理　观察伤口及周围有无红、肿、热、痛，有无渗血、渗液，及时发现伤口感染征象，保持伤口敷料清洁干燥，更换体位，预防伤口受压，影响伤口愈合。

6. 液体管理及导管维护　遵医嘱给予维持性液体治疗，根据患者体重和年龄测定每日所需的液体总量。根据患者的心肺功能、生命体征、液体种类动态调整输液总量和速度，防止容量不足或容量超负荷引起的不良后果（图 29-7-7）。

患儿病情变化快，容易出现循环负荷过重或血容量不足、低蛋白血症；患儿的补液速度与种类，通过置入动脉导管，测量 CVP，记录每小时的尿量，根据情况进行调整。同时，通过血气分析查看患儿肺换气功能及身体酸碱平衡，给予氧气吸入用具的选择，再根据血液检验结果进行输液种类调

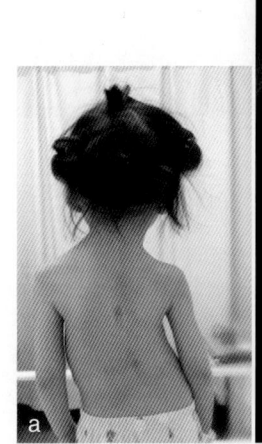
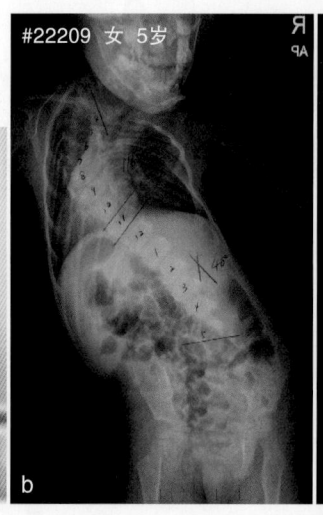
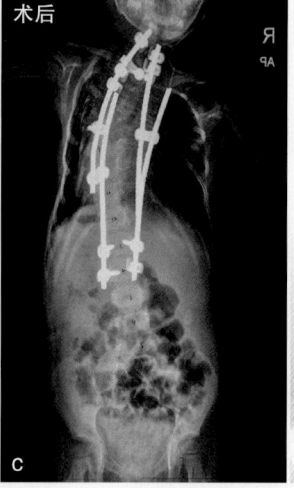
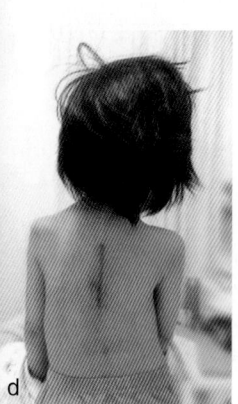

图 29-7-7　女（#22209），5 岁，12kg，先天性脊柱侧凸、脊髓空洞、上胸段脊髓纵裂（a、b）。行后入路 T₆半椎体切除截骨术 + 生长棒置入术（c、d），术中出血 1000ml，输血 1560ml（代血浆 400ml，红细胞 4U，自体血 360ml），术后回病房监测出现心率快（127~140 次 / 分），呼吸浅快（28~40 次 / 分），血压（97~112）/（47~56）mmHg，观察面部水肿，腹胀，尿少症状，疑似出现入量过多导致急性心力衰竭。再次转入 AICU，置入动脉导管行有创血压监测，心率 145 次 / 分，呼吸 42 次 / 分，血压 111/69mmHg，CVP 10cmH₂O，动脉血气示 pH 7.31，PCO₂ 43mmHg，PO₂ 118mmHg，Hb 11.6g/L，肌钙蛋白 T 0.011μg/L，BNP 141pg/L；给予肛管排气，置入胃管，白蛋白 10g 静脉泵入，呋塞米注射液 1mg 静脉推注，动态监测尿量（1 次 /h），保证 24 小时总出量大于总入量 400~500ml，减轻心脏负荷，48 小时后，患者生命体征平稳，血压 113/59mmHg，心率 112 次 / 分，呼吸 20~25 次 / 分，血气分析示：pH 7.35，PCO₂ 45mmHg，PO₂ 125mmHg，Hb 11.6g/L，BNP 下降至 21.1pg/L

整，提供患者综合治疗和最佳护理。患儿维持液需要量（表 29-7-4），使用输液泵 5ml/（kg·h），保证液体准确匀速输入。判断输液量是否合适最重要的目标是，持续监测心血管指标和尿量，尽可能维持血流动力学稳定，大手术时维持有效血压（参考收缩压 =80+ 年龄 ×2（mmHg），舒张压 =2/3 收缩压，平均动脉压（MAP）=7/9 收缩压）、中心静脉压（CVP）=8～12cmH$_2$O、尿量 ≥ 0.5ml/（kg·h）、中心静脉氧饱和度（SvcO$_2$）≥ 70%、动脉血氧饱和度（SaO$_2$）≥ 93% 以及血细胞比容（Hct）≥ 30%。如尿量减少、心率增快、心率 ≥120 次 / 分、血压低，应立即汇报医生，急查血常规。我国《围手术期输血指南》指出，术前心肺功能不全、低血压患者应保持相对较高的血红蛋白水平（80～100g/L），以保证足够的氧输送。当红细胞压积 <30%、Hb<8g 时遵医嘱输血治疗。对使用血管活性药的患者，单独静脉通道，准确调整注射泵输注速度。术中大量输血患者需关注患者是否存在凝血功能障碍及电解质紊乱。如血浆纤维蛋白原低于 1.5g/L，血钙低于 1.75mmol/L 时，立即汇报医生及时纠正处理；手术后留置中心静脉导管输液，按照静脉导管的维护规范每日进行维护。

表 29-7-4	小儿维持液需要量	
体重（kg）	每小时体液需要量	每天液体需要量
0～10	4ml/kg	100ml/kg
10～20	40ml+2ml/kg*	1000ml+50ml/kg*
>20	60ml+1ml/kg**	1500ml+25ml/kg**

注：*（体重 −10）部分，每千克体重输液增加量；**（体重 −20）部分，每千克体重输液增加量。

7. 饮食与营养支持　患者术后 2 小时回病房，将准备好的温开水手背试温后或淡盐水用 5～10ml 空针（去针头）抽 5ml 由口角注入，间隔 10 分钟，再次喂水 5～10ml，无呛咳、吞咽困难、恶心、呕吐等不适，每隔 30～45 分钟给予饮水 10ml/ 次。鼓励患者早期经口进食，术后 4 小时无需肛门排气，进食流质饮食，主要成分包括米汤、稀粥、清淡菜汤、藕粉中的一种或几种成分。每隔 2 小时给予 50ml 流质；24 小时后给予半流饮食：半流饮食（蒸鸡蛋、瘦肉汤、稀饭、烂面条）。48 小时恢复普通饮食。幼儿使用奶瓶喂奶，预防呛咳。当患者出现腹胀、呕吐时，暂缓进食，腹部贴腹舒贴或通便贴，幼儿贴丁桂儿脐贴，缓解胃肠痉挛，促进胃肠蠕动。当血清白蛋白低于 35g/L 时，遵医嘱输注白蛋白。对患者出现腹胀、呕吐不能进食时，汇报医生，医生请营养科会诊，营养科医生根据小儿的需要量，制订个体化肠外营养方案。

（三）术后的特殊护理

1. 有效的循环血量的维持　监测患者心率、心律、血压、呼吸、血氧饱和度等，尤其是平均动脉压的变化，对大龄儿童至少 48 小时内维持平均动脉压 ≥ 80mmHg，小儿 ≥ 65mmHg；及时纠正低血压、低氧血症和低红细胞压积，保证脊髓有效灌注。对已发生神经损伤的患者，持续心电监护，监测患者生命体征，必要时根据患者情况及医嘱使用血管活性药。使用输液泵输液，根据心肺功能设定泵速，根据成人平均动脉压 ≥ 80mmHg、儿童 ≥ 65mmHg 的标准设定监护报警值；当血压低于 90/60mmHg 时禁用脱水治疗，应加快平衡液输注速度，同时急查血常规，根据检查结果及时补充红细胞悬液、血浆及液体，维持脊髓有效灌注，预防脊髓继发性损伤或继发性损伤的加重。

2. 术后神经功能的评估　术后评估包括以下内容：①运动功能 - 肌力测定。分为 0～5 级：术后每 2 小时评估 1 次。护士将双手掌与患者双足底接触，嘱患者用力蹬护士的双手，同时护士用力给予一定的阻力，查患者对抗阻力运动的力量，如患者能对抗阻力运动并主动伸屈膝关节，说明肌力正常。②感觉功能评估。护士用棉签棒轻划患者双下肢，询问患者是否感知，并触摸任一足趾，要求患者说出准确位置，然后轻捏足趾侧，上下移动 5° 左右，让患者说出肢体被动运动的方向（向上或向下）。同时询问患者有无肢体麻木，痛觉过敏、减退或消失。如患者回答正确且无异常感觉，则说明感觉功能正常。观察神经功能并与术前对照，尿管拔除后观察排尿情况。南京鼓楼医院脊柱外科建立了脊髓神经功能快速评估流程（图 29-7-8），评估流程涉及以上肌力、肌张力、感觉和运动功能的评估，并将 10 对关键肌融入 28 字简单易操作的口诀中，主要包括：C$_5$- 肱二头肌 - 屈肘 - 屈肘对抗，C$_6$- 伸腕肌 - 腕背伸 - 上臂外展，C$_7$- 肱三头肌 - 伸肘 - 友好握手，C$_8$- 指深屈肌 - 中指远端关节屈曲 - 友好握手，T$_1$- 小指外展肌 - 小指外展 - 友好握手，

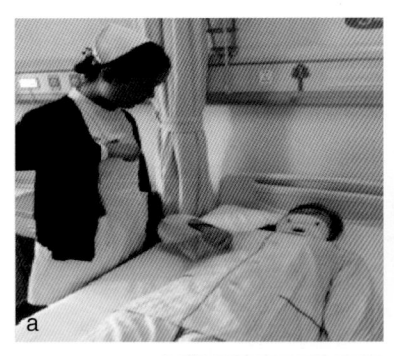

上臂外展

C₆－伸腕肌－腕背伸

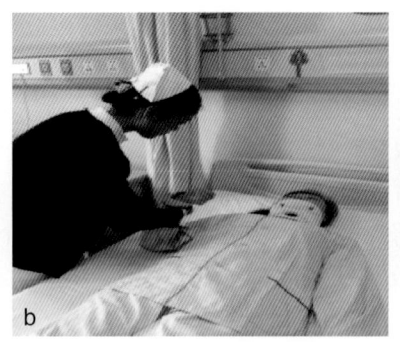

屈肘对抗

C₅－肱二头肌－屈肘

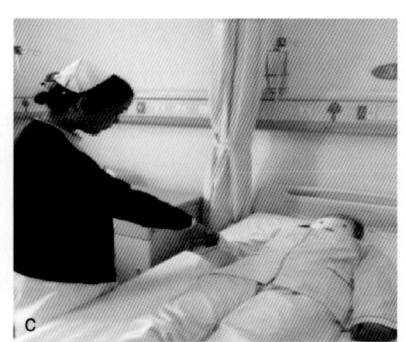

友好握手

C₇－肱三头肌－伸肘

C₈－指深屈肌－中指远端关节屈曲

T₁－小指外展肌－小指外展

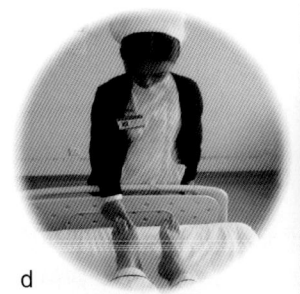

足趾活动

L₅－踇背伸肌－踇背伸

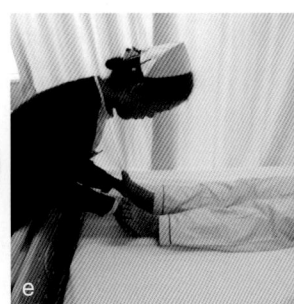

用力对抗

L₄－胫前肌－踝背伸

S₁－腓肠肌－踝跖屈

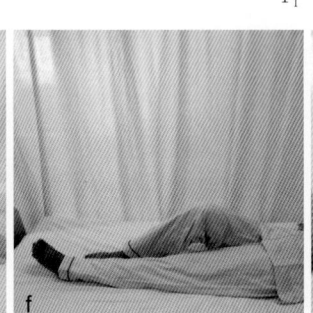

主动屈伸

L₂－髂腰肌－屈髋

L₃－股四头肌－伸膝

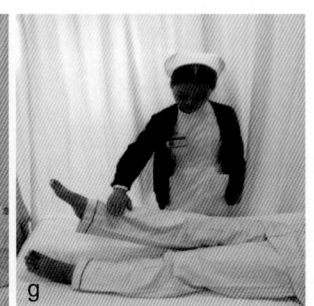

直腿抬高

L₂－髂腰肌－屈髋

图 29-7-8　在美国脊髓损伤协会（American Spinal Injury Association, ASIA）制订的脊髓损伤神经功能分类标准的基础上，根据脊髓对肌的节段性支配特点，构建脊髓神经功能快速评估流程，已获国家作品登记证书（登记号：国作登字 -2019-L-00876947）

L₂- 髂腰肌 - 屈髋 - 主动屈伸，L₃- 股四头肌 - 伸膝 - 主动屈伸、直腿抬高，L₄- 胫前肌 - 踝背伸 - 用力对抗，L₅- 踇背伸肌 - 踇背伸 - 足趾活动，S₁- 腓肠肌 - 踝跖屈 - 用力对抗。

3. **联合镇痛管理**　南京鼓楼医院急性疼痛治疗 (acute pain service, APS) 管理小组制订了联合镇痛方案：经静脉患者自控镇痛 (patient-controlled intravenous analgesia, PCIA) + 非甾体抗炎药 (NSAID)，即 PCIA[芬太尼 15～20μg/kg（儿童 0.3～0.8μg/kg)+8mg 昂丹司琼 +10mg 地塞米松，稀释至 100ml] 滴速 2ml/h，冲击量 0.5ml，锁定时间 15 分钟，静脉滴注，每天 2 次。大龄儿童使用 VAS 评分表，幼儿可使用儿童疼痛行为量表 (faces, legs, activity, cry and consolability scale, FLACC) 评分法（表 29-7-5）和 Wong-Baker 面 部 表 情 量 表（Wong-Baker faces pain rating scale）（图 29-7-9）评估疼痛，监测生命体征、血氧饱和度，评估镇痛效果及反应，密切监测患者呼吸的变化，及时发现并发症，若发生患者呼吸次数 ≤ 8 次 / 分、BP 较基础下降 20%、嗜睡、RR<10 次 / 分、SpO₂<90%，及时汇报医生并处理。当出现恶心、呕吐、腹胀时，协助患者头偏向一侧，防止误吸，遵医嘱肌内注射盐酸甲氧氯普胺或静脉滴注盐酸昂丹司琼，腹部按摩或肛管排气。

4. **呼吸道管理**　遵医嘱给予氧气吸入，严重通气呼吸功能不全的患者持续低流量吸氧 1 ～ 2L/min。遵医嘱给予雾化吸入，稀释黏稠痰液，促进气道通畅，改善呼吸，提高患者舒适度。根据患者痰液的黏稠度决定雾化的频率，雾化药液配方：异丙托溴铵气雾剂 2ml+ 布地奈德混悬液 2ml+ 生理盐水 3ml；将氧流量调节为 4～6L/min；指导患者张口呼吸，护士将面罩罩住口鼻，保持密闭性，以减少药物对面部及眼睛的刺激，维持 15～20 分钟，雾化结束后指导和协助患者用温开水漱口。遵医嘱

表 29-7-5	儿童疼痛行为量表		
项目	0 分	1 分	2 分
面部表情	无特定的表情或笑容	偶尔面部扭曲或皱眉	持续颤抖下颌，紧缩下颌，紧皱眉头
肢体动作	正常体位或放松状态	不适，无法休息，肌肉或神经紧张，肢体间断弯曲／伸展	踢或拉直腿，高张力，扩大肢体弯曲／伸展，发抖
活动状态	安静平躺，正常体位，可顺利移动	急促不安，来回移动，紧张，移动犹豫	卷曲或痉挛，来回摆动，头部左右摇动，揉搓身体某部分
哭闹	不哭，不闹	呻吟或啜泣，偶尔哭泣、叹息	不断哭泣、尖叫或抽泣、呻吟
可安慰度	平静的，满足的，放松的，不要求安慰	可通过偶尔身体接触消除疑虑、分散注意	安慰有困难

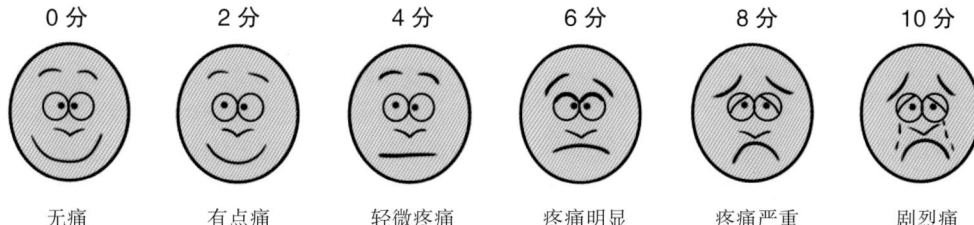

图 29-7-9　Wong-Baker 面部表情量表

静脉使用化痰药物。指导患者进行有效咳嗽（同前），辅助患者咳嗽咳痰：患者双腿屈曲、双手环胸，护士双手固定患者胸廓，指导患者有效咳嗽。此外，还可采用叩击排痰法：护士双手呈杯状，以100 次／分对患者的侧前胸部做有节律的扣拍。指导患者进行床上四肢功能锻炼，运动诱发的过度换气可以有效清除呼吸道分泌物。

5. 功能锻炼指导

（1）卧床期间功能锻炼　①背部静力性收缩，简称卧位夹背，持续 30 秒，放松 10 秒，重复 20次为一组；②股四头肌静力性收缩及踝泵运动，根据情况每天重复，上下午各一组；③下肢后侧肌群牵伸：直腿抬高及加强动作，持续 30 秒，放松 10秒，重复 20 次为一组，根据情况每天重复，上下午各一组；④目标：高度尽量高，末端维持，不产生腰部疼痛。

（2）上下床方法　在护士的指导下掌握上下床的正确方法，协助首次起床，起床后坐 3~5 分钟，无不适，在家属保护下行走，行走时腹肌收缩，背部肌肉放松，双肩放平。在首次行走过程中观察并询问有无面色苍白、头晕、心悸、胸闷、发汗等直立性低血压表现，如出现不适，立即协助上床休息。

（3）出院后功能锻炼　①指导患者出院 3 个月内，进行主动运动和被动运动相结合，床上翻身、关节活动训练，背部静力性收缩、下肢后侧肌群牵伸：直腿抬高及加强动作等肌肉训练，循序渐进，逐渐增加活动与运动的频次和时间。对于骨质疏松或残留较大的脊柱畸形患者，术后指导正确佩戴支具的方法与注意事项。②形体和平衡状态训练：术后指导患者下床，注意纠正躯干倾斜，改变重心位置，使脊柱受力均匀，维持重心平衡，指导患者站立、行走时保持两肩等高、在同一水平线。家属注意观察与提醒患者保持正确的姿势。坐位训练：两脚平踏地面，背部紧靠椅背，臀部坐满整个椅面，不坐矮沙发、矮板凳。站立训练：靠墙站立，双肩及髋部紧贴墙壁，挺胸收腹，保持双肩等高水平。③术后 3 个月复查时，根据各个患者的具体情况而定，指导患者进行有氧训练，包括燕子飞、平板支撑、游泳等运动。

6. 支具使用注意事项　脊柱畸形手术治疗患者，术后根据病情需要用胸腰椎支具进行保护。注意事项包括：①患者下床活动时必须要佩戴支具，卧床休息时可摘除。②保证支具的内、外、上、下位置正确，保持在骨盆的上方，与髂前上棘在同一平面上。不要坐太软的沙发，会导致臀部下陷及腿部的皮肤受压。③支具的松紧度以可伸入一指为宜，不可在患者胸腰间随意移动位置，保证患者呼吸无受限的感觉。④要穿衣服后佩戴支具，不宜穿太松的衣服，防止衣服褶皱使皮肤长期受压。佩戴期间注意皮肤有无压迫、摩擦，避免皮肤压力性损伤。必要时可垫一块棉垫。⑤进食不宜过多，若进食后感觉腹部受压，可酌情放松胸腹部的扣带。⑥避免跌倒、防止摔伤。⑦佩戴时间应遵医嘱。

三、术后并发症预防及护理

（一）循环血容量不足

对于患者本身术前合并心脏结构与功能异常时，术中及术后出血量可能高于其他类型侧凸出血量，易引起血容量不足。

1. 详细评估心脏功能、肺功能、动脉血气检查结果，动态评估血常规、生化全套及凝血功能，必要时联合多学科会诊。

2. 监测患者心率、心律、血压、呼吸、血氧饱和度，密切观察患者面色、口唇、眼睑的颜色，肢体的温度。

3. 观察并记录引流液的量及颜色，根据脉率/收缩压（mmHg）计算休克指数，正常值约为 0.58；休克指数≥1.0 提示休克；>2.0 提示严重休克，估计失血量 >50%。若术后 15 小时引流量≥500ml，汇报医生，遵医嘱查血常规、凝血五项、生化全套，并及时对症处理；观察尿量、尿色，保持患者尿量 >30ml/h。

4. 保证脊髓有效灌注量，遵医嘱正确及时、合理补液及输血。有基础研究表明脊髓损伤后低血压可造成脊髓血流灌注减少，加重继发损伤。所以当脊柱矫形术后出现神经并发症时，收缩压 <90mmHg 时，应当尽快纠正，并在脊髓损伤后 7 天内维持平均动脉压在 85～90mmHg 之间。脊髓损伤患者的神经功能恢复与平均动脉压值成正相关，维持平均动脉压大于 85mmHg 有利于促进神经功能的恢复，而持续的低血压可以导致神经功能恢复不良（图 29-7-10）。

（二）循环负荷过重

由于小儿体液占体重比例较大，器官功能发育尚未成熟，体液平衡调节功能差，因此临床上，在急性心脏容量负荷过重、静脉输血或输液过多过快时均可导致小儿急性肺水肿的发生。

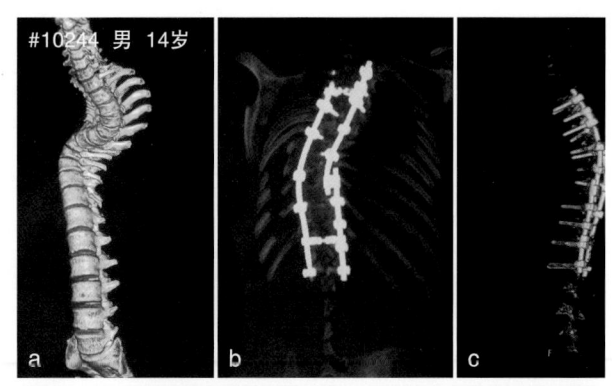

图 29-7-10　男（#10244），14岁，先天性脊柱侧凸（a），行脊柱侧弯后路矫形内固定多节段 Ponte 截骨术（b、c），手术顺利，脊髓监护正常，唤醒试验正常。术后回病室双下肢感觉正常，肌力 5 级，6 小时后发生双下肢麻木、感觉消失和运动障碍的迟发性神经并发症。予甘露醇脱水治疗，平均动脉压 < 65mmHg，持续低血压，脊髓灌注不足，神经功能恢复不良，所以维持足够的循环血容量应贯穿于脊髓复苏的全过程

1. 临床表现　根据水肿发展的过程分为肺间质水肿期和肺泡水肿期。

（1）肺间质水肿期：小儿常感到胸闷、恐惧、咳嗽、呼吸困难，表现为面色苍白、呼吸急速、心动过速、血压升高，可闻及哮鸣音。血气分析显示 $PaCO_2$ 偏低、pH 升高，呈呼吸性碱中毒。

（2）肺泡水肿期：小儿面色更加苍白，更觉呼吸困难，出冷汗等。患者表现为口唇、甲床发绀，涌出大量粉红色泡沫样痰，全身麻醉小儿可表现为呼吸道阻力增加和发绀，经气管导管喷出大量粉红色泡沫样痰；双肺听诊满肺湿啰音。血压下降。血气分析示 $PaCO_2$ 偏高和（或）PaO_2 下降，pH 偏低，表现为低氧血症和呼吸性酸中毒。

2. 预防及护理措施

（1）严格控制入水量　严格掌握输液总量及速度，使用输液泵补液。准确记录液体出入量，24 小时液体入量包括静脉输液量、口服液体量及食物中含水量；液体处理包括尿量、呕吐量、大便丢失的水分和不显性失水。

（2）病情观察　严密观察小儿的生命体征变化、出入量以及是否有肺水肿的表现。

（3）呼吸道管理　予小儿高流量 6～8L/min 吸氧，使用 20%～30% 乙醇湿化，维持其气道畅通及纠正低氧血症。

（4）体位护理　取半卧位或头高足低位，以减少静脉回流。

（5）遵医嘱用药　遵医嘱正确使用利尿剂、镇静剂、强心剂、氨茶碱、糖皮质激素等，观察用药后的反应。

（6）心理护理　安抚和消除小儿及家长的恐惧心理，鼓励家长参与护理过程。

（三）呼吸系统并发症

对于患者术前合并呼吸系统疾患或呼吸肌无力，呼吸道分泌物清除能力弱，患者存在不同程度的限制性通气功能障碍，易并发肺不张、肺部感染、呼吸衰竭等。

1．术前评估患者咳痰、有效咳嗽的能力；指导并督促进行呼吸功能锻炼，包括深呼吸、有效咳嗽、缩唇呼吸、吹气球及使用呼吸训练器训练等。

2．术前预防肺部感染，严格限制探视，避免交叉感染。监测体温、血象变化，遵医嘱抗感染治疗，若发生慢性呼吸衰竭，应遵医嘱使用 BiPAP 呼吸机辅助呼吸。

3．每天动态评估患者的呼吸频率及节律，肺部听诊呼吸音，咳嗽、咳痰能力及痰液性状、血氧饱和度，有无胸闷、憋喘等呼吸困难表现，在脊柱

矫形手术中也可出现没有被发现的胸膜撕裂，而在术后出现胸腔积液（图 29-7-11）。

4．术后给予患者低流量持续氧气吸入，摇高床头，半坐卧位以增加肺通气，使用腹部冲击疗法辅助排痰。

5．术后遵医嘱雾化吸入治疗；予以口腔护理，减少病原微生物在口咽部的生长繁殖和下移。

6．疼痛管理，适当的镇痛治疗可以缓解疼痛导致的低通气。

（四）神经并发症

脊柱手术神经并发症是灾难性的原发性和继发性损伤，神经并发症的预防与护理至关重要。

1．术后监测氧饱和度，动态使用给氧用具及调整氧流量，保证末梢氧饱和度监测结果为 96%～100%。

2．术后维持有效循环血量，保证脊髓有效灌注量（措施同上）。

3．激素冲击疗法及观察。在脊柱矫形高危人群和高危操作术中，术后使用甲泼尼龙可逆转脊髓神经元细胞和传导纤维的继发性损害，将脊髓损伤局限化、最小化，甚至扭转脊髓的可逆性损伤。在

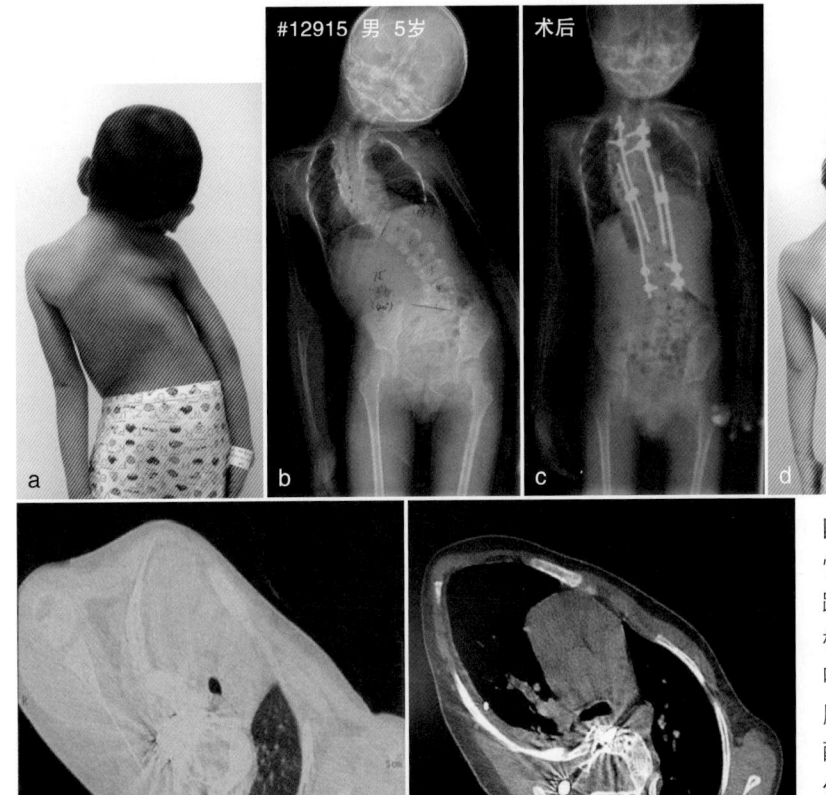

图 29-7-11　男（#12915），5 岁，先天性脊柱侧凸并高肩胛症（a、b）。行后路顶椎全脊椎切除截骨（VCR）生长棒植入术（c、d）。术后 5 天，发现患儿呼吸急促，鼻翼扇动，胸部 CT 示右侧胸腔大量积液，右肺不张（e），局部麻醉下行胸腔闭式引流术，引流出血性液体 200ml，经持续引流、抗感染、输血、肺复张训练，5 天后复查，肺完全复张（f），拔出胸腔闭式引流管

激素冲击疗法时，要密切注意观察患者生命体征的变化，尤其是体温、呼吸及心率的变化，评估肢体的活动及感觉对比，预防潜在的相关并发症，如感染、消化道溃疡及出血、心律失常、电解质紊乱、高血糖等。

4. 根据损伤节段，制订有针对性的功能锻炼计划，帮助患者恢复。

（五）肠系膜上动脉综合征

肠系膜上动脉综合征（superior mesenteric arterysyndrome，SMAS）是由于肠系膜上动脉与腹主动脉之间的夹角缩小，进而压迫十二指肠水平部从而引起十二指肠近端梗阻的一种疾病，临床上又称为十二指肠淤滞症。由于脊柱矫形术后脊柱被拉直的同时主动脉和肠系膜上动脉向上牵拉造成主动脉和肠系膜上动脉的夹角减小，使得腹主动脉和肠系膜上动脉挤压十二指肠水平部，使得食物不能从十二指肠顺利进入空肠，而残余的食物发生了梗阻。临床表现为餐后的上腹胀痛、恶心、呕吐等症状。严重时可出现脱水，电解质紊乱，氮质血症和血细胞比容增高。处理包括禁食、协助翻身、左侧卧位、床尾抬高20cm、胃肠减压、记24小时出入量和维持水电解质平衡。请营养科会诊，根据体重给予肠外营养或肠内营养，大多数患者能在7~14天后好转，并逐渐痊愈。只有极少数病情顽固的患者才需要行十二指肠空肠吻合术或Treitz韧带切断松解术（详见第22章第十四节）。

（六）手术部位深部感染

手术部位深部感染为脊柱畸形矫形术后的严重并发症之一（详见第22章第五节）。患者确诊后往往需要尽快行清创手术，置管冲洗引流加抗感染治疗。应用生理盐水或抗生素进行持续或间歇性的创口冲洗能有效地降低感染处细菌和毒素浓度，促进伤口的一期愈合。24小时冲洗量3000ml，冲洗速度为500ml/4h，一般根据患者体温、血常规、红细胞沉降率、C反应蛋白及冲洗引流出的液体颜色调整冲洗量与速度。定时观察冲洗、引流管路，进管细出管粗，保持冲洗、引流的有效性；及时倾倒引流液，每24小时更换负压袋，更换引流袋时严格遵守无菌操作原则。每班交接时要检查各管道是否在位、通畅，有无滑脱、移位，有无渗液。待引流液清亮、无坏死组织及脓性分泌物、细菌培养阴

性时，停止冲洗，拔除冲洗管，保留引流管，遵医嘱继续抗感染治疗。

（七）术后脑脊液漏

近年来脊柱矫形手术越来越复杂，各种截骨术后可造成硬脊膜破裂，术后出现脑脊液漏（详见第22章第六节）。

1. 临床表现　术后伤口引流管见大量淡红色血性液体或清亮液体，或切口渗出淡红色血性液体或清亮液体；皮下积液穿刺抽出淡红色血性液体或清亮液体。同时伴有或不伴有患者头痛、头晕、呕吐等症状。

2. 护理　术后密切关注患者引流液的颜色、性状、量的变化；注意倾听患者主诉，有无头痛、头晕等症状；若出现脑脊液漏，汇报医生，将负压引流器半减压或全减压处理，予腹带加压包扎；取头低足高位，抬高床尾20°~30°；做好心理疏导，密切监测体温。

3. 部分顽固性脑脊液漏患者可能需要行腰椎蛛网膜下腔置管，此管直径细，极易阻塞，因而要防止引流管弯折，一旦脑脊液从伤口或引流管周围漏出导致敷料浸湿，应及时更换敷料，防止继续感染。

四、健康教育

1. 形体和平衡状态训练　部分脊柱畸形矫正术后可发生头部倾斜、双肩不等高和躯干失衡，可进行形体和平衡状态训练。注意纠正躯干倾斜，改变重心位置，使脊柱受力均匀，维持重心平衡，指导患者站立、行走时保持两肩等高、在同一水平线。家属注意观察与提醒患者保持正确的姿势。坐位训练：两脚平踏地面，背部紧靠椅背，臀部坐满整个椅面，不坐矮沙发、矮板凳。站立训练：靠墙站立，双肩及髋部紧贴墙壁，挺胸收腹，保持双肩等高水平。

2. 应重视对患者及其家属的安全宣教，包括饮食安全、防跌倒宣教等；教会他们正确上下床的方法。

3. 指导并督促呼吸功能锻炼，避免熬夜、受凉及过度疲劳，加强营养，增强抵抗力，预防呼吸系统感染。

4. 指导患者及家属正确佩戴支具，松紧度要

适宜；下床活动时必须要佩戴支具，卧床休息时可摘除；定期检查皮肤情况，避免皮肤压力性损伤的发生，防止摔伤。

5. 活动指导按术后时间选择适当的运动，渐进式增加活动量，避免剧烈运动：脊柱畸形术后1~2个月可游泳，3~6个月时可进行非接触性低强度活动，1~2年后可恢复正常生活，但应避免冒险性或剧烈对抗性的体育活动。

6. 定期复诊，如有不适，随时就诊。

参考文献

[1] 陈正香, 张晓玲, 陈琳, 等. 后路全脊椎切除截骨矫形术后神经功能的评估和护理[J]. 中华护理杂志, 2015, 50(5): 567-569.

[2] 陈正香, 沈勤, 王倩, 等. 严重脊柱侧凸病人围手术期并发症的观察与护理200例[J]. 中国实用护理杂志, 2004, 20(11): 20-21.

[3] 刘晶晶, 张晓玲, 周媛苑, 等. 脊髓神经功能快速评估流程构建及应用[J]. 护理学杂志, 2019, 34(17): 25-28.

[4] 郑金凤, 陈琳, 孙燕. 严重脊柱侧凸伴呼吸衰竭患者术前呼吸功能重建效果探讨[J]. 护理学杂志, 2017, 32(20): 15-17.

[5] 刘晶晶, 张晓玲, 陈正香, 等. 循证护理实践程序在脊柱脊髓患者术后饮食管理中的应用[J]. 中国实用护理杂志, 2018, 34(22): 1701-1706.

[6] 周宗梅, 陈正香. 脊髓损伤患者下肢深静脉血栓形成的护理措施[J]. 护士进修杂志, 2015, 30(9): 824-825.

[7] 赵玉沛, 杨尹默, 楼文晖, 等. 外科病人围手术期液体治疗专家共识(2015)[J]. 中国实用外科杂志, 2015, 35(9): 960-966.

[8] 刘西花, 李晓旭, 毕鸿雁, 等. 中医康复临床实践指南·心肺康复[J]. 康复学报, 2020, 30(4): 259-265, 269.

[9] Buchanan IA, Lin M, Donoho DA, et al. Venous thromboembolism after degenerative spine surgery:anationwide readmissions database analysis[J]. World Neurosurg, 2019, 125: e165-174.

[10] Kim HJ, Iyer S, Diebo BG, et al. Clinically significant thromboembolic disease in adult spinal deformity surgery: incidence and risk factors in 737 patients[J]. Global Spine J, 2018, 8(3): 224-230.

[11] 白玉树, 翟骁, 陈自强, 等. 退变性脊柱侧凸手术加速康复外科围手术期管理策略专家共识[J]. 第二军医大学学报, 2020, 41(3): 233-242.

[12] 中华医学会麻醉学分会. 小儿围术期液体和输血管理指南(2017版)[N/OL]. 中华麻醉在线, 2017-12-14. http://guide.medlive.cn/.

第30章　儿童脊柱侧凸矫形手术的麻醉管理及监护

马正良　顾小萍　邱俊荫　张林林

第一节　儿童脊柱手术麻醉前评估与准备

一、一般患儿的麻醉前评估

儿童脊柱手术的麻醉风险不仅仅与儿童本身的生理病理状况相关，还与疾病相关的并发症有关。麻醉医生一方面需要熟悉儿童的心理、生理和药理知识，另一方面还需要考虑一些特殊的问题，包括困难气道、术中唤醒、出凝血功能的调节、循环稳定的维持、大量输血等。因此，详尽仔细的术前评估与检查是十分必要且关键的，它可以使患儿及其家属有充分的心理准备，保证患儿良好的生理条件，还可以为术前准备（包括术前宣教、营养筛查、预防性治疗、个体化的血压控制及相应的管理方案，麻醉方式和药物的选择）、术中治疗监测及术后管理等提供依据。

1. 术前宣教　多数患儿及其家属在术前存在不同程度的恐慌和焦虑情绪，个别患儿还会产生严重的恐惧、悲观等负面情绪，这些不良情绪均会造成不良应激反应，有碍手术的顺利进行与术后的康复。良好的个体化宣教是手术及其术后康复顺利进行的保障之一。

术前要仔细评估患儿的心理生理状态，和患儿及其家属努力建立彼此信赖的关系，缓解患儿及其家属的紧张、焦虑情绪。对小儿手术而言，良好的术前宣教和详细的术前访视比术前用药更为重要。约有65%的患儿可发生术前焦虑，高达25%的患儿需要肢体束缚才能完成麻醉诱导。对患儿不当的麻醉前处理会增加患儿的分离恐惧，使术后不合作状态发生的概率升高，不仅导致术后治疗更加困难，还可能导致患儿术后行为障碍等不良后果。矫形手术为了确保患者术后神经功能状态，常需要进行术中唤醒。术前宣教时应规范教育患儿如何进行

唤醒试验并鼓励其自行训练。正确、充分的术前宣教可以更好地促进医患之间的沟通与交流，对患儿整个围手术期产生更加积极的影响。

2. 评估内容　麻醉医生通过术前对患儿全身情况的总体评估以及各个重要脏器的分项评估来收集患儿的相关数据，估计潜在的麻醉风险。外科医生和麻醉医生在术前要尽可能地纠正患儿的病理性危险因素，尽量排除手术和麻醉过程中存在的潜在危险，同时与患儿及其家属做好沟通，告知手术麻醉风险并取得他们的理解和信任。

全面的麻醉前评估包括以下几个方面：

（1）病史收集　现有及既往并存疾病，患儿发育情况，手术史及麻醉类型，有无麻醉相关并发症、过敏史等特殊病史。确认疾病的严重程度，最近有无加重，疾病的稳定性，既往治疗方案、疾病控制程度以及活动受限性。

（2）药品使用　服用药品的剂量及时间，中断服药时间以及药物变动情况。询问患儿过敏史，肾上腺皮质激素应用史及药物成瘾史。

（3）特殊病史　患儿或家族史中与麻醉相关的不良事件，个人或家族有无遗传缺陷病或麻醉后长期呼吸抑制史、恶性高热史、假性胆碱酯酶缺乏病史。

（4）系统回顾　对全身各系统进行评估检查：心血管、肺、脑、肝、肾、内分泌或神经系统症状；呼吸道异常、打鼾以及白天嗜睡病史；胃食管反流及空腹后灼心病史；询问胸部不适性质、持续时间、诱发因素、伴随症状和缓解方法；有无劳力性气短、平卧后气短或肢体水肿；了解主要脏器的功能，评估患儿对麻醉和手术的耐受力，发现潜在的麻醉风险。

（5）辅助检查　包括生命体征（血压、心率、呼吸频率、氧饱和度）、身高、体重、BMI计算及营养状况，并注意实际体重与预计体重［年龄（岁）×2+8kg］之间的差别；进行气道评估检查，

包括 Mallampati 分级（图 30-1-1）、牙齿情况、颈部活动度、甲颏距离、颈周径和相关畸形；评估心、肺、脑及与患者提及疾病相关的器官系统，检查肢体水肿情况，观察精神状态以及有无发热、贫血、脱水等情况。

（6）实验室检查　了解有无低血糖、低血钙以及钾钠情况，有无凝血障碍。凡存在肛温 38℃以上，血红蛋白 80g/L 以下，严重心肺功能不全，严重水电解质紊乱等情况者，除急诊外，择期手术均应延期，待病情改善后再行手术。此外，还应了解拟施手术的范围和体位、手术创伤程度以及可能的出血量，预测手术和麻醉风险。

（7）特殊检查　脊柱患儿由于其疾病特殊性，术前必须完成运动耐量实验，完善心电图、超声心动图、动脉血气分析和肺功能测试及其他心脏负荷试验，了解心肺功能状态；同时需要评估麻醉操作对其本身脊柱稳定性是否有影响。

（8）ASA 健康状况分级（表 30-1-1）　是美国麻醉医师协会（ASA）根据麻醉前访视结果，将病史、体格检查、实验室检查资料和手术麻醉情况等进行汇总，对患儿的全身情况和手术耐受力做出的比较全面的评估系统。ASA Ⅰ～Ⅱ级患儿对麻醉的耐受力一般均良好，麻醉经过平稳；Ⅲ级患儿接受麻醉存在一定危险，麻醉前需尽可能做好充分准备，对麻醉中和麻醉后可能发生的并发症要采取有效措施，积极预防；Ⅳ～Ⅴ级患儿的麻醉危险极大，需要更充分细致的麻醉前准备。

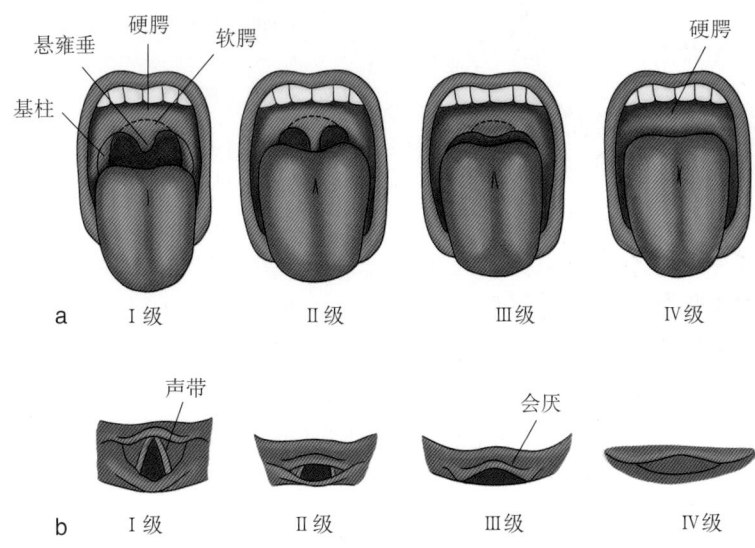

图 30-1-1　Mallampati 张口度分级（a）：患者坐在麻醉医生的面前，用力张口伸舌至最大限度（不发音），根据所能看到的咽部结构对患者进行分级。Mallampati 分级越高插管越困难，Ⅲ级特别是Ⅳ级属于困难气道。喉镜直视分级（b）。坐位患者术前检查结果无法看见咽部结构（a，Ⅲ级和Ⅳ级）可预计经口插管困难（b，Ⅲ级和Ⅳ级）

表 30-1-1	美国麻醉医师协会儿童 ASA 分级	
ASA 分级	定义	围手术期死亡率
Ⅰ级	无生理或功能限制的患儿	0.06%～0.08%
Ⅱ级	不严重损害功能的轻度全身性疾病，如良好控制的哮喘、小型限制性室间隔缺损	0.27%～0.40%
Ⅲ级	合并其他严重影响功能的疾病，如显著降低峰流量的哮喘、难以控制的癫痫、合并充血症状的大型室间隔缺损	1.82%～4.30%
Ⅳ级	合并威胁生命的疾病，如休克、心源性或低血压性休克，呼吸衰竭，合并意识改变的颅脑损伤	7.8%～23.0%
Ⅴ级	无论手术与否，均难以挽救生命的患儿	9.4%～50.7%
Ⅵ级	器官将用于移植的脑死亡患儿	—

二、特殊患儿的麻醉前评估

脊柱外科患儿除了本身脊柱疾病外，可能合并其他内科疾病，麻醉医师应充分认识其病理生理的改变，对其严重程度做出正确评价并尽量予以纠正，必要时请相关科室医生协助诊治。对于 ASA 分级Ⅱ级以上的患儿应慎重对待，除全面考虑麻醉中可能发生的意外情况外，还应做好各种应急抢救准备。

1. **心功能的评估**　对于脊柱畸形的患儿，特别是婴幼儿常伴随其他器官的畸形，尤其是心血管相关畸形，术前必须完善心电图、超声心动图等心脏专项检查。该类患儿常发现并存先天性心脏病，如房间隔缺损、室间隔缺损、动脉导管未闭等，轻症患儿应详细评估心功能，评估代谢当量（metabolic equivalent，MET）体能状态（表 30-1-2），选择合适的手术时机；严重者原则上应先行治疗先天性心脏病，然后再行脊柱矫形手术。

先天性脊柱侧凸合并先天性心脏病的患儿有可能发生肺动脉高压，其相关机制详见先天性心脏病患儿脊柱侧凸的麻醉处理章节。肺动脉高压的特点是肺动脉血管的重建，肺血管阻力进行性增加，最终导致右心功能衰竭。肺动脉高压患儿术前多并发心力衰竭、呼吸衰竭、心律失常、败血症、肾功能不全等并发症，因此围手术期预后极差、病死率极高，在非心脏手术的麻醉中，肺动脉高压患儿较非肺动脉高压患儿病死率高 1%～8%。对于存在肺动脉高压的患儿，应在术前积极锻炼肺功能，改善氧供，减轻右心负荷。

临床上还可以根据超声心动图检查了解射血分数（EF 值）来估测心功能，如 EF 值降低往往提示左室壁运动功能已受影响。下列数值可供参考：正常（EF>0.55）；左室壁运动功能轻度障碍（EF 为 0.40～0.55），相当于心功能Ⅱ级；左室壁运动功能中度障碍（EF 为 0.25～0.40），相当于心功能Ⅲ级；左室壁运动功能重度障碍（EF<0.25），相当于心功能Ⅳ级。对心功能Ⅲ～Ⅳ级的患儿，麻醉和手术风险均很大，需要外科医生、麻醉医生和心脏科医生进行多学科的会诊及评估，来决定患儿的麻醉手术时机及方式（表 30-1-3，图 30-1-2）。

2. **肺功能的评估**　麻醉及手术能引起一系列生理改变：肺不张、分泌物清除能力下降、药物引起的呼吸抑制等，这些因素可导致肺容量下降、呼吸模式改变、气体交换减少、肺纤毛转运能力下降。对于脊柱畸形特别是胸椎畸形患儿，解剖的异常使得手术后经常出现各类呼吸系统并发症，且脊柱手术常需要俯卧位等特殊体位，导致患儿更易发生呼吸系统并发症。因此，此类患儿术前务必完善动脉血气分析及肺功能检查。脊柱解剖结构的异

表 30-1-2	MET 体能状态评估（杜克活动状态指数）
MET	**活动状态**
1MET ↓ 4MET	□ 能否照顾自己
	□ 能否吃饭、穿衣或上厕所
	□ 能否在屋内或房屋周围散步
	□ 能否在平地上以 50～80m/min 的速度步行 1～2 个街区
	□ 能否在屋内干一些轻体力活，如打扫卫生或洗碗
	□ 能否爬楼或爬山
	□ 能否在平地上以 100m/min 的速度行走
	□ 能否进行短距离的奔跑
	□ 能否在屋内做一些重体力活，如擦地板或搬动书桌、橱柜等一般性家具
	□ 能否参加中等强度的娱乐活动或体育运动，如打高尔夫、打保龄球、跳舞、打网球、打棒球
>10MET	□ 能否参加剧烈的体育运动，如游泳、打壁球、踢足球、打篮球或滑冰等

注：1MET 代表 3.5ml/（kg·min）耗氧量。

表 30-1-3	术前心功能分级与麻醉耐受能力评估		
心功能分级	**对运动量的耐受**	**屏气试验**	**对麻醉耐受**
Ⅰ级	耐受日常体力活动后无心悸、气促	>30s	良好
Ⅱ级	对日常体力活动有一定不适感，自限运动量	20～30s	较好
Ⅲ级	活动受限，只能胜任轻微体力活动，活动后心悸、气促明显	10～20s	差
Ⅳ级	完全不能耐受日常体力活动，甚至静息时有心悸、气促或端坐呼吸	<10s	极差

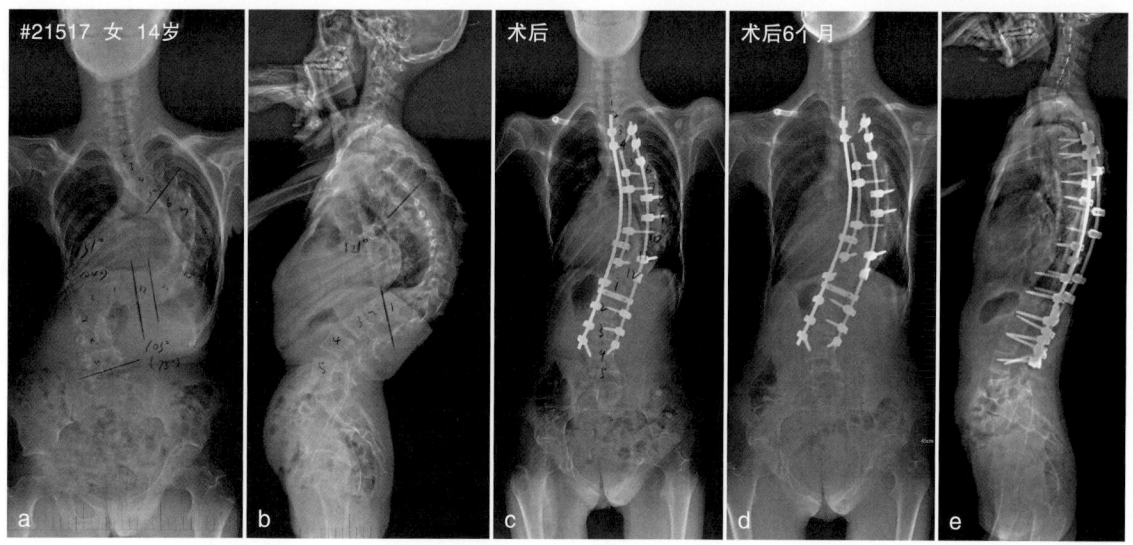

图 30-1-2　女（#21517），14 岁，马方综合征伴脊柱侧凸和呼吸功能不全。心脏彩超示左心腔、右心房增大，卵圆孔未闭，主动脉窦部增宽伴二尖瓣重度及三尖瓣中度反流，轻度肺动脉高压。肺功能示重度混合性通气功能障碍（FEV 1.3L，FVC% 40%，MVV 35%）。术前 Halo- 轮椅牵引和无创呼吸机辅助呼吸功能锻炼，术后矫形效果良好（c），术后 6 个月复诊可见矫形效果维持满意（d、e）

常可引起胸廓畸形进而影响肺功能，出现限制性通气障碍，临床常用的肺功能检测指标有最大肺活量（vital capacity max，VCmax）、用力肺活量（forced vital capacity，FVC）、第一秒用力呼气量（forced expiratory volume in one second，FEV_1）、FEV_1/FVC、FEV_1 预测值、FVC% 预测值、呼气峰值流速（peak expiratory flow，PEF）和最大通气量（maximal voluntary ventilation，MVV）。FEV_1/FVC 的比值可以判断患儿的通气障碍类型，而 MVV 实测值与预测值的比值能够反映患儿的通气能力，故临床上常用后者作为是否可以进行手术的标准。若 MVV 实测值占预测值的 80%～100%，则肺功能良好可以进行手术；占 60%～70% 时肺功能稍减退，术后可能需要呼吸支持；占 40%～50% 时肺功能显著减退，术后需要呼吸支持可能性增大；比值小于 <35% 者，需要考虑是否推迟手术（图 30-1-3）。此外，麻醉医生在术前访视患儿时，可以通过肺功能简易测试法来初步评估患儿的肺功能情况，主要包括吹火柴试验、屏气试验和登楼试验；为保证手术的安全和促进术后

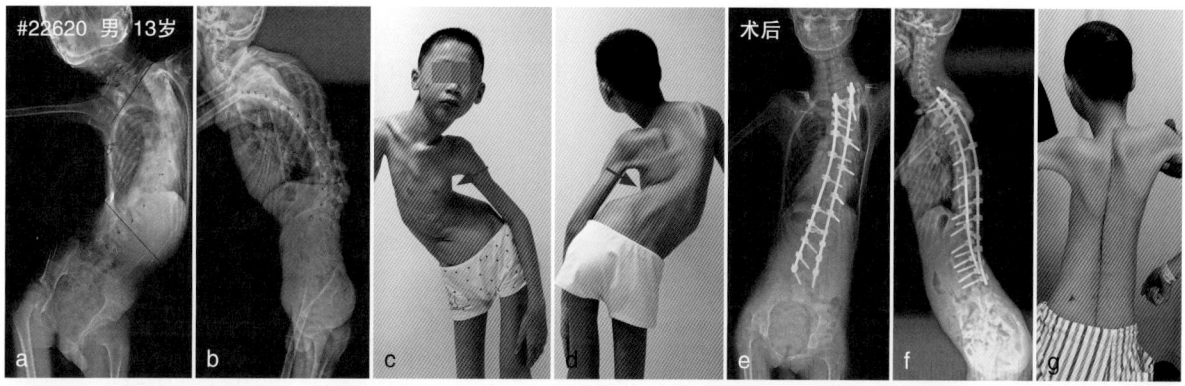

图 30-1-3　男（#22620），13 岁，肌病伴脊柱侧凸（a、b），伴有严重的骨盆倾斜和躯干塌陷（c、d，箭头）。由于躯干塌陷、肺严重受压和肌病导致呼吸肌无力，CO_2 蓄积严重。术前肺功能检查提示重度混合性通气功能障碍，FEV 1.1L，FVC>60%，MVV<30%。血气分析（不吸氧状态）：PCO_2 62mmHg，PO_2 56mmHg，氧饱和度 88%。入院后予以 Halo- 重力牵引，通过吹气球、使用无创呼吸机辅助呼吸等进行呼吸功能锻炼。麻醉手术过程中采用严密的呼吸、循环功能管理，精细化的补液方案，术后转麻醉后重症监护室，48 小时顺利脱机拔管。术后骨盆倾斜明显纠正，塌陷的躯干得到有效的支撑，术后矫形效果满意（e~g）

肺功能的恢复，术前应指导患儿做呼吸功能锻炼，如深呼吸、吹大气球及扩胸运动，必要时还可术前先进行颅环牵引，以软化呼吸肌的僵直度。

除了肺功能，脊柱外科患儿常有高位截瘫而长期卧床的，需要注意肺部感染情况。对于急性感染，择期手术应该在感染症状控制后1~2周内进行，并应与患儿家属沟通，做好术后无法正常拔管而需要长期呼吸机支持的准备。

3. 困难气道的评估　气道解剖上的差异使婴幼儿出现气管插管困难的可能性比青少年和成人大得多。婴幼儿气道解剖同成人存在5方面的差异（图30-1-4）：①相对咽喉而言，较大的舌体增加了气道受阻和喉镜检查困难的可能性；②喉头位于颈部较高的位置，这使直喉镜片较弯喉镜片更有用；③会厌短而肥，而且与咽喉成角，放置喉镜更加困难；④声带成角状；⑤婴儿的喉成漏斗状，最狭窄的部位在环状软骨处，气管导管易于通过声带却可能因环状软骨处的狭窄而难以通过声门下的部位。由于矫形外科患者自身疾病的特点，所以气道评估在术前访视时尤为重要。术前应询问与麻醉和手术有关的上呼吸道梗阻、气道暴露困难史及睡眠时有无气道阻塞的症状，这些现象提示患儿在意识模糊或麻醉诱导时，可能发生机械性气道梗阻或难以处理的气道暴露困难。

脊柱侧凸的患儿如果累及颈胸部，气管可能发生移位或者缩短；合并先天性结缔组织疾病的患儿，同时还存在罕见的气管软化并发症；先天性关节屈曲挛缩患儿常伴随有张口困难以及头颈活动受限，术前需仔细评估头后仰度、枕寰关节活动度、颞颌关节活动度、张口度及甲颏间距等（图30-1-5、图30-1-6），此外尽可能仔细检查患儿口内和咽部的软组织皱褶；Mallampati分级法亦可帮助医生判断会厌暴露的困难程度；对于有气管压迫症状者，可行CT气道重建判断压迫程度。根据评估结果选择相应的气管插管方式以及合适的气管导管（表30-1-4），以提高麻醉的安全性。预计有插管困难的患儿术前应准备好充分的插管用具，必要时采用清醒插管、经纤维支气管镜引导插管，甚至气管切开以保证患者气道通畅。

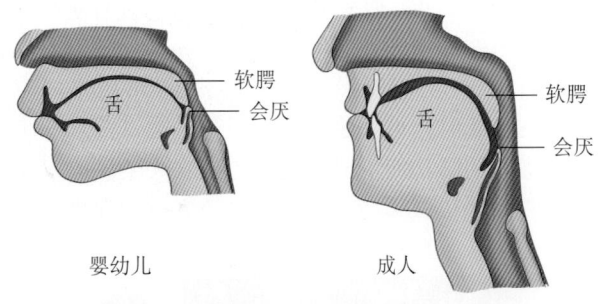

图30-1-4　婴幼儿与成人气道解剖差异对比示意图

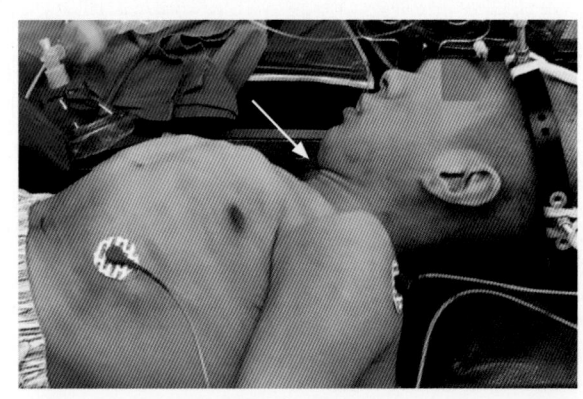

图30-1-6　男（#21804），18岁，Ehlers-Danlos综合征伴脊柱侧后凸畸形。甲颏间距缩短（小于两横指），属于困难气道指征（箭头）

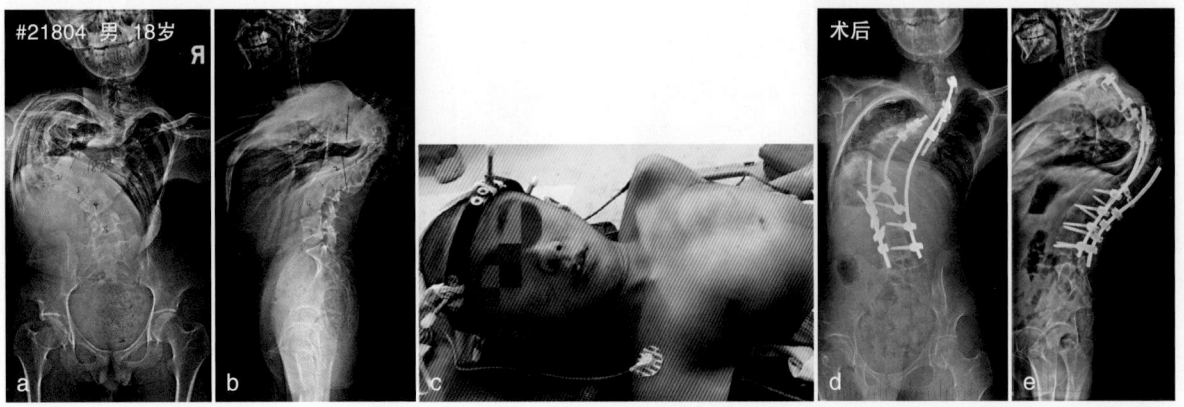

图30-1-5　男（#21804），18岁，先天性上胸椎侧凸伴后凸畸形（a、b），合并头颈部倾斜，头前屈及后仰，枕寰关节、颞颌关节活动均受限，可能造成插管困难（c）。行后路矫形内固定植骨融合术，矫形效果良好（d、e）

表 30-1-4		小儿气管导管的选择及插入长度	
年龄	导管内径 （mm）	插入长度 （经口）（cm）	插入长度 （经鼻）（cm）
早产儿	2.5～3.0	7～9	8～12
足月儿	3.0～3.5	10	12
6 月龄	3.5	11	13
1 岁	4.0	12	15
2 岁	4.5	13	16
4 岁	5.0	15	17
6 岁	5.5	16	19
8 岁	6.0	18	20
10 岁	6.5	20	22
12 岁	7.0	21	22

另一方面，婴幼儿相对头大、颈短、颈部肌肉发育不完全，易发生上呼吸道梗阻，体位不当也增加发生阻塞的风险。口小、舌大、会厌长而短，喉头位置较高，存在插管时暴露困难，需要根据情况选择合适的插管工具和体位。在插管遇到阻力时注意不要过度用力，而是选择小一号的导管，以免损伤气管导致气道狭窄。

4. 内分泌系统的评估　患儿如果伴有内分泌疾病可在术中、术后造成严重影响，所以术前内分泌疾病的评估是相当重要的。麻醉医生和外科医生应对此类患儿拟定围手术期常规和紧急处理计划。严重的甲状腺功能减退患儿有低血压危险；对麻醉药和镇痛药的过度反应可致心搏骤停、苏醒时间延长。甲状腺功能亢进患儿则有甲状腺危象的可能。对这些患儿术前必须先请内分泌科医生会诊并且评估控制病情后才能手术。由于术后应激可造成糖皮质激素、醛固酮、肾上腺素、去甲肾上腺素和抗利尿激素水平增高，故围手术期需特别关注；同时术前还要充分了解肾上腺皮质激素类药物的使用情况。

5. 神经肌肉系统的评估　矫形手术患儿术前可能存在各种神经系统功能障碍，术前需了解有无感觉或运动功能异常，了解四肢肌力情况，了解椎体和其他骨骼病变应力改变和成角的情况，以及术中特殊体位是否会引发神经血管损伤等情况。神经肌源性侧凸患儿术前应进行详尽的神经系统检查，术中如使用琥珀胆碱，则出现恶性高热和心搏骤停的风险显著增高；此类患儿对麻醉药物易出现心肌抑制，术后可能需要呼吸支持治疗，术中易出血；有肌无力症状的患儿应尽可能减少抗胆碱酯酶药物的使用，以保证其病情的稳定。

6. 营养状况的评估　大多数脊柱畸形低龄患儿术前均存在营养发育不良，对麻醉和手术的耐受能力较低。术前应充分了解患儿的发育和营养状况，尽可能补充营养。术前采用营养风险筛查 NRS 2002 量表评估手术患儿是否存在营养风险，有风险者给予术前营养支持。此类患儿如体重减轻为原体重的 10%，血清蛋白 <35g/L，末梢血淋巴细胞 <15×10⁹/L，术前 7～10 天应尽可能纠正低血容量、贫血和低蛋白血症。部分伴有慢性呼吸衰竭的儿童脊柱畸形，可能存在高血红蛋白血症，适当的血液稀释有利于组织的氧供和血流的通畅。进食困难者可通过鼻饲注入营养液，也可经深静脉滴注高价营养液，如能量合剂、水解蛋白，并加入电解质、维生素等；如有脱水，每脱水 1% 需输液 10ml/kg。有条件的，可以请专职的营养师会诊，建立一套术前营养评估及调理方案。表 30-1-5、表 30-1-6 为国际上常见的儿科营养风险筛查工具，评分越高，营养越差。

7. 生活质量和心理评估　对于大龄儿童或青少年脊柱畸形患者，可应用 SRS-22 量表或 SRS-22r 量表，上述量表主要包括疼痛、精神健康状态、生理功能和外观评价四部分。对患儿及其父母应用 PHQ-9 和 GAD-7 量表进行心理健康和焦虑状况评估干预。

三、婴幼儿患者的术前评估

婴幼儿是指年龄 <3 岁的儿童，其中年龄在 1 月龄以内为新生儿，1 月龄至 1 岁为婴儿，1～3 岁为幼儿。年龄越小，在解剖、生理、药物代谢的差别与成人越大。通常情况下，婴幼儿心肺储备比成人差，更容易出现发绀、心动过缓和心脏骤停，因此实施麻醉和手术前必须充分关注患儿独特的生理特征。

1. 早产儿　是指出生时 <37 周胎龄的新生儿。与足月儿相比，早产儿术后 24 小时呼吸暂停、间断呼吸和心动过缓的风险显著增加。主要原因在于：

（1）早产儿脑干发育不成熟，导致中枢和外周化学感受器对缺氧和高二氧化碳的刺激反应不佳。

（2）早产儿支气管和肺部发育不良。

（3）早产儿在手术麻醉中更容易出现低体温和

表 30-1-5	儿科 Yorkhill 营养不良评分（PYMS）		
项目	内容		分值
评分内容	BMI	不低于正常值	0 分
		低于正常值	1 分
	体重	近 3 个月体重没有下降	0 分
		体重持续不增（<2 岁）	1 分
		体重下降（故意减肥除外）	1 分
	饮食	1 周内膳食摄入正常	0 分
		1 周内膳食摄入减少	1 分
		1 周内未摄入／极少摄入膳食	2 分
	营养	营养状况不受影响	0 分
		因疾病致营养摄入减少／丢失增加	1 分
		疾病严重致营养摄入极少／未摄入	2 分
评分结果	0 分：低度营养风险 1 分：中度营养风险 ≥ 2 分：高度营养风险		

表 30-1-6	营养风险及发育不良筛查工具（STRONGkids）	
评估项目	营养风险评估内容	分值
主观临床评价	皮下脂肪和（或）肌肉减少和（或）消瘦的脸	好（0 分） 差（1 分）
高风险疾病	先天性心脏病／先天性脊柱侧凸／遗传性疾病等	无（0 分） 有（1 分）
营养的摄取与丢失	存在以下之一：最近几天大便 ≥ 5 次／天或呕吐 >3 次／天；入院前几天主动摄食减少；饮食上入院前已有进行营养干预的建议；因为疼痛缺乏足够的摄入	无（0 分） 有（1 分）
体重减轻／体重增长过缓	在近几周／月内是否存在体重减轻或 1 岁内儿童存在体重增长过慢	无（0 分） 有（1 分）
评估结果	0 分：低度营养风险 1~3 分：中度营养风险 4~5 分：高度营养风险	

内环境紊乱。

2. 肺功能的评估 婴幼儿呼吸系统的特征是气管短、窄，呼吸节律不规则，胸廓不稳定，肋骨呈水平位，膈肌位置高，腹部膨隆，呼吸肌力量薄弱，纵隔在胸腔所占位置大，有效肺泡面积小，耗氧量大，容易引起呼吸抑制。此外，婴幼儿存在头大、颈短、鼻腔、喉以及上呼吸道狭窄，气道分泌物较多等特点，这些均有引起呼吸道阻塞从而导致

呼吸暂停、二氧化碳蓄积和呼吸衰竭的可能。

婴幼儿除了解剖结构的异常外，还极易出现呼吸道疾病。平均每年婴幼儿会发生 3 次以上的上呼吸道感染，持续时间平均为 7~10 天。严重的呼吸道感染会使喉痉挛、支气管痉挛、肺不张等围手术期呼吸道并发症的风险增加 2~7 倍。年龄越小，面临的风险越大。哮喘是婴幼儿的另一种常见的呼吸道疾病。哮喘常伴随有气道高反应性，喉镜置入

和气管插管等操作对气管刺激非常强烈，极易引起围手术期的气道痉挛和阻塞，导致呼吸暂停。

对于婴幼儿患者，术前详细的病史采集和体格检查十分重要。对于患有呼吸道感染的患儿，如果存在喘息、咳嗽、胸部 X 线结果异常以及全身症状的，应选择暂停手术，积极治疗呼吸道疾病。对于哮喘患儿，必须充分了解哮喘的严重程度、目前症状、发病年龄、目前的药物治疗、最后一次发作的日期和先前是否需要机械通气治疗等。应在手术前常规优化药物治疗，以尽量减少围手术期呼吸道并发症发生的风险。

3.**气道的评估**　婴幼儿气道的解剖生理与儿童和成人均存在差异，具体内容见本节二、特殊患儿的麻醉前评估中困难气道的评估。婴儿鼻腔较狭窄，易被分泌物或水肿的黏膜所阻塞；舌体相对较大，增加了面罩通气和插管困难；喉头位置较高、会厌软骨较大，不利于声门暴露；气管支气管分叉高，一旦插管过深，极易出现单肺通气。以上解剖特点均会增加婴幼儿的插管难度，因此婴幼儿较儿童和成人更容易出现困难气道。

4.**心功能的评估**　确认婴幼儿是否患有先天性心脏病是其心功能评估的要点。术前需要充分了解患儿的内科病史、体格检查以及心电图检查，评估心内杂音、心内分流、发绀情况、活动情况和运动耐受情况等。关注心力衰竭、感染和支气管痉挛的体征。观察有无呼吸费力、呼吸过快和呻吟等反映疾病的体征。听诊是否存在啰音、哮鸣音和鼾音。

超声心动图和心导管造影检查有助于心脏缺损部位诊断，同时应与以前的检查资料进行比较研究。麻醉医生除应了解患儿的心脏解剖缺损部位外，还应当了解有关分流方向和大小、心内压力和氧饱和度、心律失常及心肌功能等情况。了解分流的基本生理特点是预测潜在的围手术期循环问题的关键。随着肺血管阻力的降低，在左向右分流的情况下会出现肺循环负荷过度，导致肺循环衰竭。另外，肺血管阻力的减少实际上可能导致左向右分流进展成为右向左分流，进而产生严重后果。此外，有心内分流的患儿还有发生异常栓塞的风险。

对于已知的复杂先天性心脏病（如单心室）的患儿，应评估其目前的心脏解剖结构，注意以往有无任何纠正或姑息性手术。高危患儿需要在围手术期接受全面的重症监护和心脏病治疗。

5.**禁食、禁水**　婴幼儿细胞外液在体重中所占比例较成人大，同时水转化率（turnover rate）比成人大，故婴幼儿更容易发生脱水。此外，婴幼儿耗氧量高，机体糖及脂肪储备较少，而新陈代谢率则为成人的两倍，对禁食、禁水的耐受性较差，长时间的禁食、禁水易引起低血糖及代谢性酸中毒，因此婴幼儿手术前禁食、禁水时间应适当缩短。

四、麻醉前准备与用药

1.**术前禁食**　是择期手术的常规，以避免胃内容物引发的呼吸道并发症。然而，有许多研究证实，健康小儿和青少年禁食达 8 小时与麻醉诱导前 2~3 小时仍口服液体的小儿相比较，其残存的胃容量及胃液均无明显不同。此外，缩短禁食时间可提高患儿的舒适度，减少水分的丢失，这对婴幼儿十分重要。因此，现代小儿麻醉的趋势是允许口服清流质直到麻醉前 2~3 小时，这些液体可以为橙汁、软饮料或水；而对于母乳喂养的婴儿，禁食时间为麻醉前 4 小时；非母乳喂养（如牛乳或配方奶粉）者，术前禁食时间与固体食物相似，应在 6 小时以上。

生理学研究表明，正常情况下胃对液体的负荷排空很快。在第 1 小时内，胃排空 80% 以上的液体负荷。胃的生理学研究支持缩短禁食时间，但这种情况只适合于非急诊手术，且不伴有食管或胃肠功能紊乱等危险因素的患儿。对于存在吞咽困难、胃食管反流、中枢神经系统受损或尿毒症的患儿，还应针对具体情况进行个体化考虑。目前对择期手术术前禁食、禁水时间的指导见表 30-1-7。

表 30-1-7	小儿术前禁食、禁水时间表	
小儿年龄	术前禁食、禁水时间（h）	
	固体食物、牛奶	糖水、果汁
6 个月以下	4	2
6~36 个月	6	3
>36 个月	8	3

2.**术前用药**　麻醉前用药的目的在于镇静与消除不安，使麻醉诱导顺利、减轻情绪障碍、抑制口腔和呼吸道分泌物、抑制异常反射、减轻疼痛、预防吸入性肺炎等。

麻醉前用药应根据小儿的生理状况、预计的手术时间、麻醉诱导方式等而制订个体化方案。6 个

月以下的婴儿麻醉前用药并不是必须的，而 10～12
个月的小儿离开父母会有明显的恐惧感，可能需
要术前用药。在美国，口服咪达唑仑是最常用的麻
醉前用药方案；对于不能配合口服用药的小儿，可
采用中等剂量氯胺酮加用阿托品和咪达唑仑肌内注
射；既往有小剂量咪达唑仑口服给药效果不佳病史
的小儿，可使用氯胺酮伍用阿托品和咪达唑仑口服
给药。一般术前一晚给予镇静安定抗焦虑药或催眠
药，以消除紧张情绪，产生良好的镇静作用。

　　3.术前备血　矫形手术由于其手术复杂、患者
病情严重，常存在术中大出血的可能，术前准备应
完善术前备血、自体血储备及术中血液回收等。

参考文献

[1] Fleisher LA, Fleischmann KE, Auerbach AD, et al. 2014 ACC/ AHA guideline on perioperative cardiovascular evaluation and management of patients undergoing noncardiac surgery:a report of the American College of Cardiology/American Heart Association Task Force on practice guidelines[J]. J Am Coll Cardiol, 2014, 4(22): e77-137.

[2] Miller RD, Eriksson LI, Fisher LA. Miller's Anesthesia[M]. 8th ed. London:Churchill Livingstone/Elsevier, 2016.

[3] Kristensen S, Knuuti J, Saraste A, et al. 2014 ESC/ESA Guidelines on noncardiac surgery:cardiovascular assessment and management. The Joint Task Force on noncardiac surgery:cardiovascular assessment and management of the European Society of Cardiology (ESC) and the European Society of Anaesthesiology (ESA)[J]. Eur J Anaesthesiol, 2014, 31(10):517-573.

[4] 王英伟, 连庆泉. 小儿麻醉进展[M]. 上海:世界图书出版公司, 2010.

[5] Peter J Davis, Franklyn P Cladis, Etsuro K Motoyama. Smith's Anesthesia for Infants and Children[M]. 8th ed. Amsterdam: Elsevier Health Sciences, 2011.

[6] 邓小明, 姚尚龙, 于布为. 现代麻醉学[M]. 4版. 北京：人民卫生出版社，2014.

[7] Butterworth JF, Mackey DC, Wasnick JD. Morgan and Mikhail's clinical anesthesiology[M]. 5th ed. New York: McGraw-Hill Education/Medical, 2013.

[8] 杜晓宣, 郑传东, 李宏. 脊柱外科麻醉学[M]. 2版. 广州：广东科技出版社, 2017.

[9] Motoyama EK. The shape of the pediatric larynx: cylindrical or funnel shaped?[J]. Anesth Analg, 2009, 108(5): 1379-1381.

[10] Johnson TN, Thomson M. Intestinal metabolism and transport of drugs in children: the effects of age and disease[J]. J Pediatr Gastroenterol Nutr, 2008, 47(1): 3-10.

[11] Rachel HJ, Elwood T, Peterson D, et al. Risk factors for adverse events in children with colds emerging from anesthesia:a logistic regression[J]. Paediatr Anesth, 2007, 17(2): 154-161.

[12] Hill J, Treasure T. Reducing the risk of venous thromboembolism (deep vein thrombosis and pulmonary embolism) in inpatients having surgery: summary of NICE guidance[J]. BMJ, 2007, 334(7602): 1053-1054.

[13] Nomura T, Tani T, Kitaoka K, et al. A subclinical impairment of ventilatory function in cervical spondylotic myelopathy[J]. Arch Phys Med Rehabil, 2004, 85(7): 1210-1211.

[14] Yu W, Song K, Zhang YG, et al. Relationship between lung volume and pulmonary function in patients with adolescent idiopathic scoliosis:computed tomographic-based 3-Dimensional volumetric reconstruction of lung parenchyma[J]. Clin Spine Surg, 2016, 29(8): E396-400.

[15] Liu Zh, Qiu Y, Wang B, et al. Correlation between preoperative pulmonary function, method of surgical approach with postoperative time of tracheal extubation in patients with scoliosis[J]. Zhonghua Wai Ke Za Zhi, 2007, 45(20): 1405-1407.

[16] 蔡思逸, 陈峰, 王树杰, 等. 青少年特发性脊柱侧凸后路矫形融合手术加速康复外科实施流程专家共识[J]. 中华骨与关节外科杂志, 2019, 12(9): 652-661.

第二节　儿童脊柱手术的气道管理

　　气道管理是临床麻醉安全中最为重要的技术之
一，而困难气管插管是影响麻醉安全的重要因素。
脊柱畸形，如颈枕部先天性不稳定、后凸畸形或某
些伴有张口困难的综合征（如先天性关节挛缩等），
伴随困难气管插管比例明显高于一般手术。脊柱手
术气道管理核心问题涉及术前准备与评估、气道建
立与管理两个主要环节，针对此类手术制订特定的
策略对减少相关并发症的发生、提高气道处理的成
功率具有重要意义。

一、脊柱侧凸时气道的解剖学改变和麻醉特点

（一）小儿呼吸生理

　　小儿气道直径小，而气道阻力与气道半径的 4
次方成反比，故而小儿气道阻力增加。小儿气道顺
应性高且缺乏周围组织支撑。胸壁的顺应性也高，
因此肋骨不能支撑肺，即胸内负压很难维持。每次
呼吸均伴随着功能性气道关闭。小儿死腔通气的比
例与成人相似，氧耗量则是成人的 2～3 倍。

　　另一个重要的影响因素是膈肌和肋间肌的组
成。约在 2 岁以后这些肌肉才发育为成人的 I 型肌
纤维。因为 I 型肌纤维方能进行重复运动，因此任
何增加呼吸功的因素将很快导致小儿呼吸肌疲劳，
随后引发缺氧和二氧化碳潴留及呼吸衰竭。

　　气道解剖上的差异使小儿出现气管插管困难的
可能性较青少年和成人增大。小儿气道存在 4 方面
的特殊表现：

　　1.相对咽喉而言，较大的舌体增加气道受阻
和喉镜检查困难的可能性（图 30-2-1）。

　　2.喉头位于颈部较高的位置，使用直喉镜片
可有效推开舌体等软组织，比弯喉镜片更容易暴露
声门（图 30-2-2）。

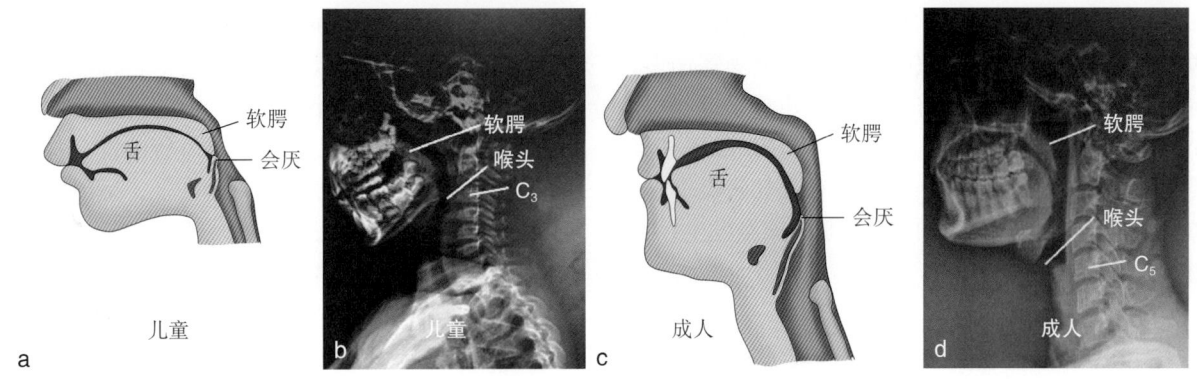

图 30-2-1　小儿喉头位置较成人高，平 C_3~C_4 节段（a、b），而成人则平 C_5~C_6 节段（c、d），且小儿会厌粗短，舌体大，不易暴露声门

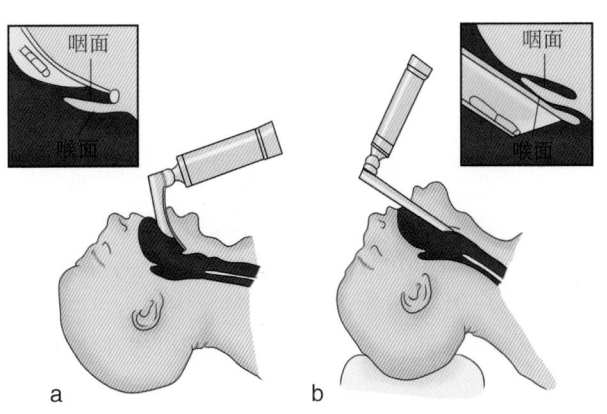

图 30-2-2　使用弯喉镜片不易充分推开肥大的舌体和咽腔软组织，不利于声门的暴露（a），而如果使用直喉镜，镜片放于会厌的下方，直接推开小儿相对肥大的舌体和咽腔软组织，有利于声门视野的暴露（b）

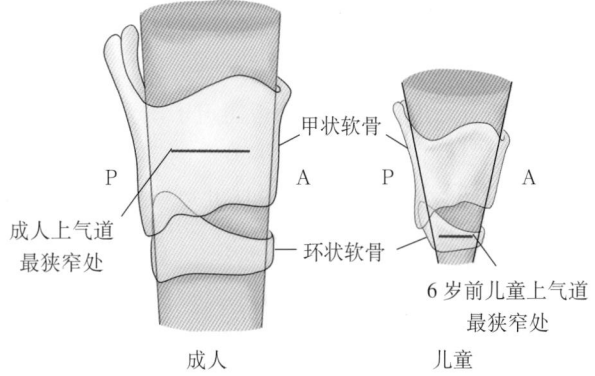

图 30-2-3　成人上气道最狭窄处位于声门，而小儿喉成漏斗状，6 岁前的上气道最狭窄处位于声门下环状软骨处，插入气管导管通过环状软骨后可无明显漏气

3.会厌短而肥，且与咽喉成角，使放置喉镜更加困难。

4.小儿的喉成漏斗状，最狭窄的部位在环状软骨处，气管导管易于通过声带却可能因环状软骨处的狭窄而难以通过声门下的部位（图 30-2-3）。

（二）基本监测方法

1.**呼吸运动的观察**　手术麻醉前，检查患儿的胸廓形态，有无扁平胸、桶状胸、佝偻病胸及由脊柱病变引起的胸部变形；观察胸廓与上腹部的活动情况，儿童呼吸方式以膈肌运动为主，胸廓上部及上腹部波动明显，形成腹式呼吸。同时还应观察呼吸的频率和节律，呼吸周期中呼气相与吸气相的比率。必要时可配合触诊、叩诊进行检查。呼吸困难时患儿可表现为呼吸费力，严重时鼻翼扇动，张口呼吸。如上呼吸道部分梗阻时，吸气相出现胸骨上窝、锁骨上窝、肋间隙向内陷的三凹征。吸气时间

延长，为吸气性呼吸困难。下呼吸道梗阻时，呼出气流不畅，呼气用力，呼气时间延长，出现呼气性呼吸困难。不论何种呼吸困难均可引起呼吸频率、深度、节律的异常。心源性呼吸困难出现端坐呼吸并有呼吸音的变化。

2.**呼吸音的监测**　利用听诊器或食管听诊器，监听呼吸音的强度、音调、时相、性质的改变，可鉴别正常与病理呼吸音及其部位，如呼吸音消失、减弱、增强、呼气时间延长、断续呼吸音、鼾音、哮鸣音、水泡音、捻发音、胸膜摩擦音等。如患儿已与麻醉机接通，可经过气管内导管、回路中的螺纹管、呼吸囊等进行监听。

3.**临床表现**

（1）**发绀**　在皮肤菲薄、色素较少和毛细血管丰富的部位，如口唇、鼻尖、颊部、耳郭、甲床等处，较易观察，变化也较明显。手术麻醉时可观察手术区血液的颜色变化，但应注意出血过多、严重贫血（Hb<50g/L）时也可表现发绀。

（2）咳嗽／咳痰 手术麻醉中由于呼吸道原有病变或其他因素对呼吸道的刺激，使分泌物增多，引起咳嗽和咳痰。麻醉前应了解患儿呼吸道状况，如改变仰卧位为侧卧位或坐位时，可诱发咳嗽并有痰咳出，说明气管内有分泌物或有支气管炎存在。如做深呼吸或吸入冷空气时有刺激性咳嗽发生，说明气道的反应性增强。

4.其他临床检查

（1）痰液检查 包括每天的咳痰量、颜色、性状，以及必要的实验室检和细菌培养，可作为诊断某些疾病的依据，以便在手术前采取相应的治疗措施，改善呼吸功能。

（2）呼吸系统的 X 线检查 可以了解胸内病变部位、性质及严重程度；了解肺、纵隔、气管的情况，如有无占位病变，是否压迫了重要器官，气道有无梗阻、移位等。为麻醉方法的选择（如气管或支气管插管）、呼吸管理及防止呼吸系统并发症发生等提供参考。

（三）脊柱侧凸时气道的形态学改变及临床意义

脊柱侧凸和胸廓畸形不仅影响患儿的外观，若患儿发病年龄低，还可存在呼吸性细支气管、肺泡管、肺泡囊等肺组织的发育障碍，影响呼吸功能，导致不可逆的肺功能损害。脊柱侧凸对气道和肺功能的影响取决于侧凸的严重程度，包括胸段脊柱侧凸度数、累及椎体数和前凸度数。既往研究提示，脊柱侧凸患儿主要呈限制性通气功能障碍，表现为

第一秒用力呼气容积和用力肺活量下降、肺总量下降、弥散量下降。

轻度侧凸患儿（小于 35°）的用力肺活量和肺总量一般在正常范围，气管和支气管的发育基本正常；侧凸大于 70°，患儿肺总量降低，呈典型的限制性通气障碍，气道发育亦受较大影响，气管插管难度增大；一些严重的脊柱侧凸（大于 110°）可造成气管和支气管移位或扭曲，极大地增加了气管插管的难度，有些有上胸椎脊柱侧凸的患者，即使Cobb 角不大，但由于合并胸椎前凸畸形，也可导致气管移位（图 30-2-4）。因此，行此类患儿的气管插管前，应充分考虑由于发育不良或畸形等原因导致的气管移位及头后仰困难等情况，宜在完善表面麻醉下行清醒气管插管。

（四）脊柱侧凸患儿围手术期呼吸功能管理

脊柱侧凸手术常采用俯卧位或侧卧位及侧卧＋头低位。与直立位置相比较，清醒状态下俯卧位肺活量减少 10%，右侧卧位肺活量减少 12%，潮气量在俯卧位减少 14%。俯卧位潮气量减少的原因主要是膈肌活动受限。俯卧位摆放必须悬空胸腹，一旦胸腹腔壁贴于手术台面，将使肺顺应性降低 22%，而应用肌松剂将使上肺通气和血流进一步减少，加剧通气／血流比例失调。侧卧位／俯卧位／头颈过伸位，容易导致上呼吸道梗阻，使气管导管扭曲改变。总之，若不精细呼吸管理，患儿将面临严重的缺氧和二氧化碳蓄积，故在围手术期需随时监测通气量、氧交换及二氧化碳交换量。

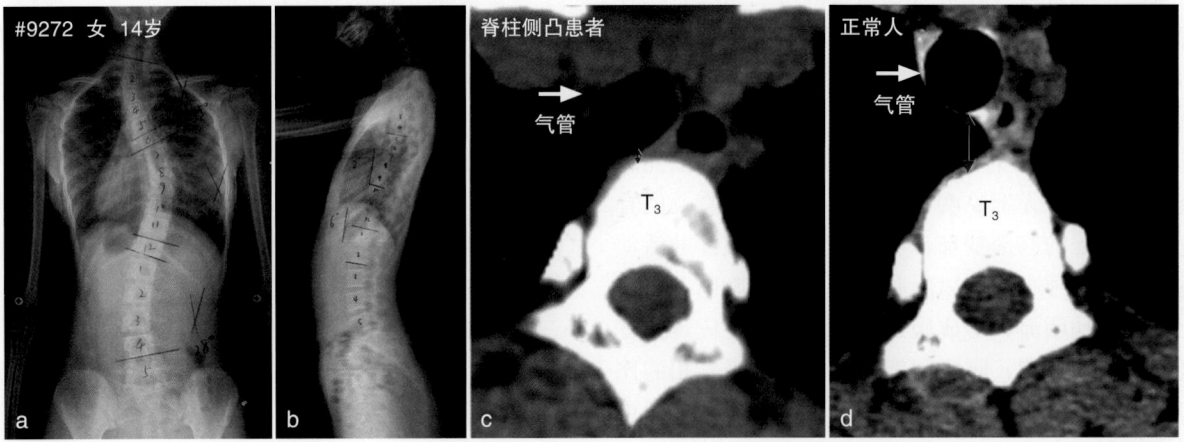

图 30-2-4 女（#9272），14 岁，特发性胸椎脊柱侧凸双胸弯（a），此类患儿容易出现胸椎前凸（b），导致椎体相对于正常同龄人的位置前移，椎体与气管、食管的间距变小（c），改变了原有的气管和食管之间的位置关系（d），气管走行不再顺直，可能导致气管插管困难

1. 麻醉期间维持通气的管理

（1）辅助呼吸　保留自主呼吸，当患儿完成吸气动作时，迅速将手放松，务必让吸气充分呼出，待下次吸气初再顺势辅助。在手术结束前，辅助呼吸压力不能过大，需逐步降低压力，培养充分的自主通气。

（2）控制呼吸　①消除患儿自主呼吸，最常使用肌松药，或吸入麻醉药。②通常采用间歇正压通气。③小儿呼吸频率每分钟 20～30 次，新生儿的呼吸频率可达每分钟 30～40 次。潮气量为 6～10ml/kg，年龄越小，潮气量越小，足月儿可低至 5ml/kg。④必须保持呼吸道通畅，随时清除分泌物。

2. 小儿常见的低氧血症原因

（1）呼吸回路中断引起的供氧不足　①麻醉机与供氧系统脱离、漏气，麻醉机的氧气管道老化或管道裂口氧气泄漏，供氧压力显著降低或中断；氧气管道接口松脱；呼吸回路上气体监测、采样管松脱、裂开；钠石灰罐破裂或钠石灰罐安装错误，使呼吸回路不密闭；麻醉机内置的呼吸机管道出现漏气。②气管导管、螺纹管与麻醉机连接不牢靠，管道松开、脱落未及时发现，头面部、口腔手术或特殊体位手术时气管导管在手术者操作区域内，麻醉医生不能随意调整呼吸回路，而手术者的操作可能影响到气管导管；围手术期发生气管导管被拔除、扭曲或推入过深形成单肺通气，而麻醉机相关报警系统未正确预警。

（2）继发于呼吸道疾病的低氧　①上呼吸道感染症状轻的上感（未累及气管、肺）：不易被患儿家长察觉，且小儿对上感引起的咽痛、不适感觉诉说不清。在麻醉诱导、维持、恢复各阶段都表现出气道兴奋性亢进，分泌物多，浅麻醉时极易发生呛咳和长时间屏气以及喉痉挛、支气管痉挛。②气管、肺部感染：在已经明确肺、气管感染的情况下再实施麻醉的，其麻醉风险极高。若分泌物堵塞小儿气管导管，由于管径小，少量的痰可以堵塞大部分管道，气道变窄，阻力增加。由于吸痰管管径小，遇黏稠痰时致吸痰困难。当分泌物堵塞终末小气道时，会出现小叶肺不张，氧不能进入肺泡。当炎症引起肺泡膜水肿，会产生氧弥散障碍，可能出现加压给氧胸廓起伏良好而机体缺氧的情况。

（3）呼吸道梗阻引起的低氧　①机械梗阻：麻醉后舌后坠，舌体水肿，咽腔水肿，先天性巨舌，舌体肿物（血管瘤、囊肿等）。②气道堵塞：呼吸道分泌物，呕吐物误吸入气道。③医源性梗阻：如麻醉诱导方法选择不当，插入气管导管或拔除气管导管的时机不当而引发喉痉挛、支气管痉挛。

（4）麻醉手术引起的低氧　①膈肌下移受限：小儿呼吸是以腹式呼吸为主，麻醉引起膈肌张力下降，吸气时肺向下扩展受限，潮气量下降。②肺通气/血流比例失调：几乎所有麻醉药都使血管扩张，血液重新分布，机械通气使胸内压升高，肺通气与血流比例失调。

（5）困难气道造成的低氧　先天性小耳畸形伴下颌骨发育不良，偏颌、小颌、鸟颌畸形，先天性半面萎缩，颞颌关节强直等在麻醉后容易发生通气困难，如先天性关节屈曲挛缩（AMC）的患儿，在诱导期插管、手术结束拔管时可能出现通气困难、缺氧和 CO_2 蓄积。

（6）肺水肿（非心脏原发疾病所致）　小儿机体需水量大，代谢快，但总体重小，储备和代偿有限。对水、电解质的变化很敏感，加上麻醉药物、应激反应、手术创伤都可以引起抗利尿激素的分泌增加，从而使得尿量减少，血容量增加，心脏负荷增加。肺水肿时，肺内可闻及湿啰音，进而影响氧弥散。

（7）疼痛　胸、腹部手术后疼痛限制小儿呼吸频率和幅度，出现代偿性浅快呼吸，致使有效气体交换减少，患儿表现低氧。

3. 小儿围手术期 CO_2 蓄积的常见原因

（1）缺氧　所有引起缺氧的原因都可能导致 CO_2 蓄积。

（2）血氧正常情况下的 CO_2 蓄积　当吸入纯氧或高浓度氧麻醉时，通气不良时虽然可能没有低氧存在，但有 CO_2 蓄积，易被漏诊。通气不良多见于：呼吸回路死腔过大，气管导管过细；侧卧位或俯卧位时，胸廓顺应性下降；头低位时腹内脏器的重心向上移，一定程度限制膈肌下移。

二、气管插管前准备

（一）插管用具和准备

1. 气管导管准备　气管导管的尺寸依据其内径（ID）分类，可通过年龄公式粗略计算：年龄/4+4= 导管内径（mm）（表 30-2-1）。由于脊柱手术气管插管后多需重新摆放体位，且患儿易合并困

年龄	气管导管号码（ID）	深度（cm）	
		经口	经鼻
早产儿（<1000g）	2	8~9	10~11
早产儿（>1000g）	2.5	9~10	11~12
新生儿至3个月	3.0~3.5	10~12	12~14
3~9个月	3.5~4.0	12~13	14~15
9~24个月	4.0~4.5	13~14	15~16
2~14岁	年龄/4+4（带气囊） 年龄/4+4.5（不带气囊）	年龄/2+12或ID×3	年龄/2+12或ID×3+2
>14岁	参考成人男女性标准		

表30-2-1　气管导管口径与深度的选择

难气道，气管导管可能受到直接或间接压力发生扭折或压扁，故应选择管内有钢丝螺旋缠绕的可弯曲加强型气管导管。值得注意的是，如果有外力压迫加强管使其管腔打折，管腔便会永久堵塞，需更换新的气管导管。婴幼儿及小儿一般使用无套囊的气管导管，可以减少压迫损伤和插管后喉炎的风险。近年来，带套囊的小儿气管导管的应用也在不断增加中。

2.**体位摆放**　小儿枕部较为突出，使头处于屈曲位，可用毛巾轻微抬高肩膀并将头放在环形的枕垫上予以纠正。将患儿的头轻轻向后仰起使颈部寰枕关节伸展，使口、咽、喉三轴重叠，唇与声门口间的通道和视线尽可能处于一条直线上。全身麻醉会降低上呼吸道的活动性，造成口咽部梗阻，特别是新生儿和小儿的上呼吸道和胸壁更容易受压。小儿舌占位较大，易造成呼吸道梗阻。婴幼儿头部和颈部弯曲更易引起上呼吸道梗阻，因此麻醉诱导中应注意保持头部和颈部伸展并处于正中位（图30-2-5）。

（二）插管前麻醉

1.**预充氧**　麻醉诱导前几分钟经面罩给患儿输送氧气，从而增加患儿的氧储备量。预充氧可使患儿在麻醉诱导后通气延迟的情况下耐受窒息的时间增加。具体方法是氧流量大于6L/min，用尽可能密闭的面罩吸氧，平静呼吸时间超过3分钟或连续做4次以上深呼吸，可使去氮率达到90%以上。

2.**面罩通气**　应根据患儿面部大小选择合适的面罩，避免因面罩尺寸不当而发生通气压力过大或通气时漏气等情况。选择的面罩上缘应能沿着瞳孔

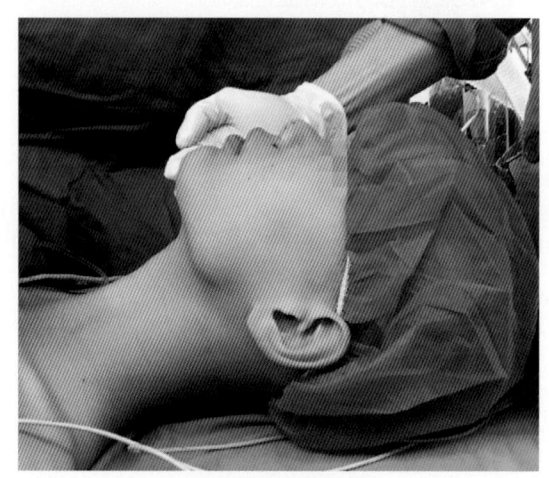

图30-2-5　小儿气管插管前体位准备

水平覆盖鼻梁，侧缘刚好密封两侧鼻唇沟的外侧，面罩底部应位于下唇和下颏之间。面罩有多种设计：透明面罩可观察到呼出的雾气并可迅速发现呕吐；通气孔四周有连接头带的小钩，可避免长时间手扣面罩；一些特别设计的儿科面罩（如Rendell-Baker-Soucek面罩）可减少仪器无效腔（图30-2-6）。为了使小儿容易接受，面罩可制成带有香味或使用时涂上香味，或经樱桃、草莓或薄荷叶浸泡后使用。

面罩通气时，麻醉医师可以使用双手加压给氧技术（图30-2-7）。在下颌角部位向前抬伸下颌是保证通气的关键。一般情况下正压通气的压力应限制在20cmH$_2$O以内，以避免胃部胀气。

前瞻性判断患儿有面罩通气困难的风险，在使用长效麻醉药和肌松剂之前确保通气能顺利进行，熟练掌握面罩通气技术，对麻醉的实施十分重要。

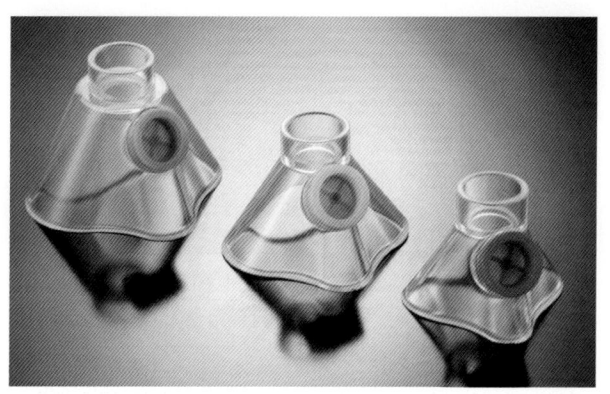

图 30-2-6 不同型号的 Rendell-Baker-Soucek 儿童面罩，罩体浅，无效腔小

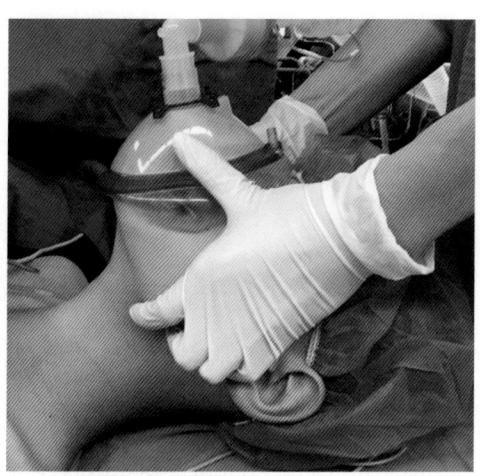

图 30-2-7 面罩通气方式

面罩通气困难时可放入口咽或鼻咽通气道。面罩通气难度分级见表 30-2-2。

三、气管插管

（一）经喉镜气管插管

喉镜由装有电池的手柄和与之连接、可分离互换的带光源镜片组成。普通喉镜可搭配不同形状的喉镜片，包括弯曲镜片（Macintosh）、直喉镜片（Miller）、尖端可曲型镜片（Heine，CLM）（图 30-2-8）。弯曲镜片的优点是对牙齿损伤更小、操作空间更大、对会厌压伤更轻。直喉镜片的优点是能更好地暴露声门。新生儿、小儿和年幼儿喉头位置靠前，使用直喉镜片更有助于暴露声门。此外，有喉镜片下端带一个微型防雾摄像头的视频喉镜，可无需肉眼直视，将喉镜直接放入口腔中，根据显示屏上的图像将气管导管插入气管。

使用喉镜进行气管插管时应注意保护牙齿和口腔软组织，特别是对于换牙期的小儿。将喉镜放入口腔缓慢向前推进，当镜片尖端到达会厌时，轻轻将喉镜向上提起暴露喉部结构。切忌提起喉镜时旋转镜筒，避免以患儿的上牙或牙龈作为支点而造成的损伤。麻醉医生右手采用执笔式将带有弧度的气管导管从患儿右侧口角向前放入，直至套囊近端

表 30-2-2	面罩通气难度分级	
分级	定义	描述
1 级	通气顺畅	仰卧嗅物位，单手扣面罩可获得良好通气
2 级	轻微受阻	置入口咽／鼻咽通气道单手扣面罩，或单人双手托下颌扣紧面罩同时打开麻醉机呼吸器，即可获得良好通气
3 级	显著受阻	以上方法无法获得良好通气，需要双人加压辅助通气，能够维持 $SpO_2 \geqslant 90\%$
4 级	通气失败	双人加压辅助通气下不能维持 $SpO_2 \geqslant 90\%$

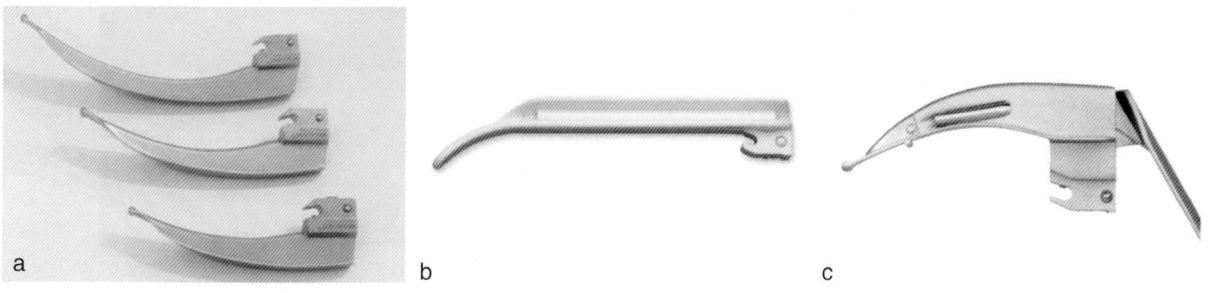

a   b   c

图 30-2-8 不同类型喉镜片：弯曲镜片（a）、直喉镜片（b）、尖端可曲型镜片（c）

通过声带1~2cm，此时导管尖端位于声带与气管隆嵴之间（图30-2-9）。取出喉镜，向气管导管套囊内充气以密封气道（无套囊导管则省略这一步骤）。5岁以下幼儿气道最狭窄的部位在环状软骨，气管导管通过声门后切忌强行将气管导管通过环状软骨，可能会导致术后水肿、喘鸣、哮吼和气道梗阻。

（二）经光棒气管插管

光棒是一根柔韧、尖端带光源的管芯。气管导管套在管芯上，管芯远端1/3弯曲如同曲棍球杆状。光棒插入气道后可在颈前看见边界清晰的光斑。将光棒放入深处，可清楚看见光斑沿颈前向下在胸骨上窝处消失。若光斑边界模糊提示光源透过更多的软组织，光棒进入了食管而不是气管。值得注意的是，颈部较粗或肤色较深的患儿使用光棒的失败率增高。可视光棒是在光棒的基础上，管芯尖端带有高清晰纤维光学内镜，可在插入过程中实时显示喉部结构。在使用可视光棒的过程中，不需要移动头颈部，也不需要有较大的门齿间距。

（三）经纤维支气管镜气管插管

估计或已知患儿存在直接喉镜插管困难时，可用纤维支气管镜进行气管插管。纤维支气管镜适用于张口度小、颈椎活动受限、上呼吸道梗阻、面部畸形或创伤等患儿。对于强直性脊柱炎患儿，常规仰卧位气管插管时由于舌体及咽腔软组织后坠，咽腔闭塞可干扰插管视野，导致插管失败率增加。有报道推荐侧卧位在纤维支气管镜引导下行气管插

管，可提高该类患儿气管插管成功率，且操作时间短，相关并发症少。一般患儿无法合作，不推荐清醒状态气管插管。

（四）确认气管内插管

插管后立即听诊双侧肺尖和（或）腋中线，听见有呼吸音是确认气管导管在位的常用方法。气管导管呼出气中立即并持续检测到二氧化碳（连续3~5次呼吸中呼气末二氧化碳>30mmHg）是确认气管导管位于气管内最可靠的证据。此外，呼气时气管导管中有水蒸气凝聚（呼吸雾气）是气管内插管的证据。指脉氧饱和度进行性下降提示可能有未发现的食管内插管。同时注意检测气管导管的深度，过深易误入支气管，早期表现为吸气峰压增高。通过一只手挤压呼吸球囊，另一只手触摸胸骨上窝感觉气管导管套囊存在可再次确认导管位置是否正确。

四、困难气道

困难气道一般指面罩通气和直接喉镜下气管插管困难。美国麻醉医师协会建议作如下定义：困难气道指经过正规训练的麻醉医师在行面罩通气或（和）气管插管时遇到了困难；面罩通气困难指一位麻醉医生在无他人帮助的情况下不能维持正常的氧合和（或）合适的通气，致使麻醉前SpO_2小于90%的患儿无法维持SpO_2大于90%；喉镜暴露困难指在常规喉镜暴露下无法看见声门的任一部分；气管插管困难指一位经过正规训练的麻醉医师使用

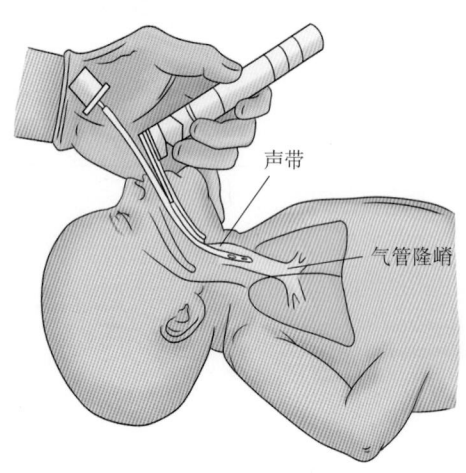
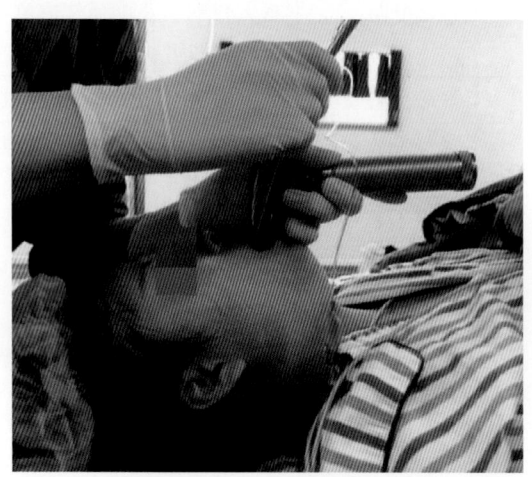

声带

气管隆嵴

图30-2-9　左手将喉镜片尖端放置于会厌根部，轻轻将喉镜向上提起暴露喉部结构。避免以患儿的上牙作为支点造成损伤。右手采用执笔式将气管导管从患儿右侧口角轻柔向前放入，将气管导管前端置于声带与气管隆嵴之间

常规喉镜正确地进行气管插管时，插管时间超过10 分钟或经三次尝试仍不能成功。

（一）困难气道的识别

1. 病史及解剖学检查　评估患儿的气道病史，以明确是否存在任何影响气道管理的外科及麻醉因素（表 30-2-3）。既往存在气道管理问题的患儿，应明确问题产生的具体原因、如何完成的气管插管及对麻醉的影响。对各种解剖变异及对困难气道管理影响的研究表明，任何单一的测试，其敏感性、特异性和阳性预测值都很低，联合使用这些测试相关性更强。下列各项测试基于检查口咽大小、颈部活动度、下颌空间及顺应性等解剖学因素，以判断其与困难气道的相关性。脊柱手术的患儿由于解剖结构和病情的特殊性，困难气管插管的发生率较高，术前应重视检查颈部活动度及上呼吸道解剖情况，以了解有无气管插管困难和是否需要使用纤维支气管镜引导行气管插管。

2. 困难气道的原因　造成困难气道的因素很多，大致有解剖生理变异、局部或全身性疾患影响、创伤后致解剖结构畸形等方面。

（1）气管旁组织畸形、压迫　脊柱畸形（图 30-2-10）、椎旁脊膜膨出、强直性脊柱炎、颈部脊柱脱位或骨折、并发肠源性囊肿等。

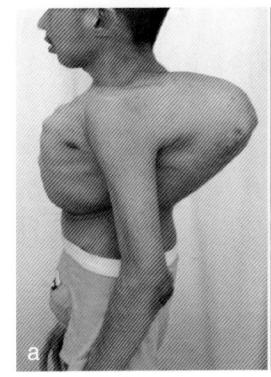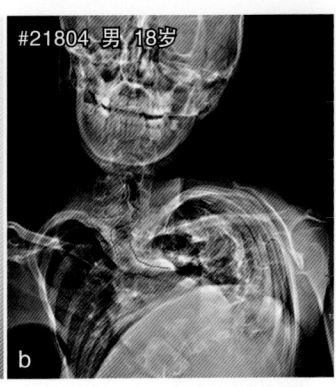

图 30-2-10　男（#21804），18 岁，严重的脊柱侧凸（a），Cobb 角接近 180°，合并颈部歪斜，气道走行扭曲（b），为气管插管带来很大困难

（2）头面部及气道解剖畸形　脑脊膜膨出、小颌畸形、严重的先天性唇腭裂、先天性气管狭窄、食管气管瘘等。

（3）炎症　如会厌炎、颌下脓肿、扁桃体周围脓肿、喉乳头状瘤等。

（4）肿瘤　舌、鼻、口底、咽喉及气管的良恶性肿瘤，颈部和胸部的肿瘤也可压迫气道。

（5）外伤或运动系统疾病　如颌面部外伤、烧伤后的瘢痕挛缩、颞下颌关节病变等。

（二）困难气道的处理

术前已知困难气道的患儿，可在患儿清醒保留自主呼吸的状态下采用各种插管技术；已经全身麻醉、无自主呼吸的患儿插管困难时，应在面罩通气保证合适气体交换的前提下选用各种插管技术。对可能存在困难气道的小儿，术前应用抗胆碱药减少口咽分泌物和喉痉挛；麻醉诱导首选吸入七氟烷，禁用肌松药，保持自主呼吸。部分小儿哭闹时可能导致气道塌陷，诱发气道梗阻，导致低氧血症和呼吸困难。此类患儿在麻醉诱导时应尽量减少刺激，推荐经面罩吸入氟烷或七氟烷进行诱导。如气道完全堵塞、面罩通气困难或气管内插管困难，需紧急行气管切开术。

对于预估的困难气道，应尽量采用麻醉者熟悉的技术和器具，尽量保留自主呼吸，防止预估的困难气道变成急症气道。反复三次以上未能成功插管时，为确保患儿安全，推迟或放弃麻醉和手术也是必要的处理方法，待总结经验并充分准备后再次处理。对于意外的困难气道，应立即寻求帮助，呼叫上级医师来协助处理；同时努力在最短时间内解决

表 30-2-3	术前气道检查项目
气道检查项目	**可疑发现**
上切牙长度	比较长
正常咬合时上、下切牙的关系	明显的覆咬合（上切牙在下切牙之前）
下颌主动前伸时上、下切牙的关系	患儿不能将下切牙置于上切牙之前
切牙间距	小于 3cm
腭垂可视度	患儿坐位，伸舌不能看见腭垂
腭的形状	高拱门状或很窄
下颌空间的顺应性	僵硬，有包块或没有弹性
甲颏间距	不足三横指
颈长度	颈短
颈粗细	颈粗
头颈活动度	患儿下颏不能碰到胸部或颈部不能后仰

通气问题，确保患儿通气安全，并考虑唤醒患儿和取消手术，以保证患儿生命安全。困难气道具体处理流程见图 30-2-11。

（三）紧急气道开放

1. 声门上气道设备（SAD）　可作为面罩通气

或气管内插管失败时辅助气管内插管的管道。所有声门上通气设备都有一端与呼吸回路或气囊相连，另一端是密封并引导气流到达声门、气管和肺的下咽部设备。常见的声门上气道设备包括喉罩、食管气管联合导管、King 喉通气管等。这些设备可以不同程度地封闭食管，减少胃胀气，但均无法像气

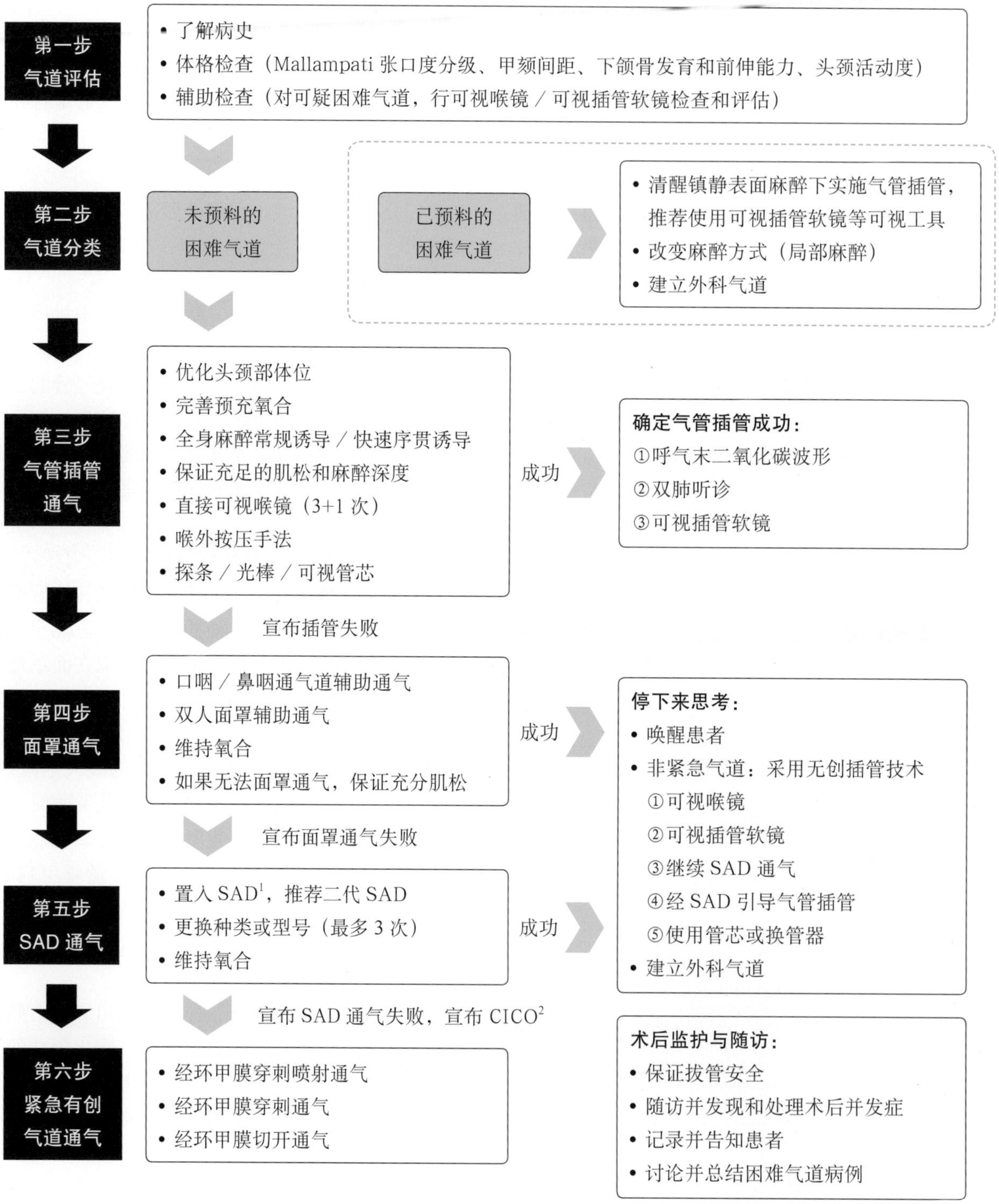

第一步 气道评估
- 了解病史
- 体格检查（Mallampati 张口度分级、甲颏间距、下颌骨发育和前伸能力、头颈活动度）
- 辅助检查（对可疑困难气道，行可视喉镜／可视插管软镜检查和评估）

第二步 气道分类

未预料的困难气道　　已预料的困难气道
- 清醒镇静表面麻醉下实施气管插管，推荐使用可视插管软镜等可视工具
- 改变麻醉方式（局部麻醉）
- 建立外科气道

第三步 气管插管通气
- 优化头颈部体位
- 完善预充氧合
- 全身麻醉常规诱导／快速序贯诱导
- 保证充足的肌松和麻醉深度
- 直接可视喉镜（3+1 次）
- 喉外按压手法
- 探条／光棒／可视管芯

成功 → **确定气管插管成功：**
① 呼气末二氧化碳波形
② 双肺听诊
③ 可视插管软镜

宣布插管失败

第四步 面罩通气
- 口咽／鼻咽通气道辅助通气
- 双人面罩辅助通气
- 维持氧合
- 如果无法面罩通气，保证充分肌松

成功 → **停下来思考：**
- 唤醒患者
- 非紧急气道：采用无创插管技术
  ① 可视喉镜
  ② 可视插管软镜
  ③ 继续 SAD 通气
  ④ 经 SAD 引导气管插管
  ⑤ 使用管芯或换管器
- 建立外科气道

宣布面罩通气失败

第五步 SAD 通气
- 置入 SAD[1]，推荐二代 SAD
- 更换种类或型号（最多 3 次）
- 维持氧合

成功 →

宣布 SAD 通气失败，宣布 CICO[2]

术后监护与随访：
- 保证拔管安全
- 随访并发现和处理术后并发症
- 记录并告知患者
- 讨论并总结困难气道病例

第六步 紧急有创气道通气
- 经环甲膜穿刺喷射通气
- 经环甲膜穿刺通气
- 经环甲膜切开通气

图 30-2-11　困难气道处理流程。SAD[1]：声门上通气设备；CICO[2]：既不能插管也不能氧合

管导管一样预防吸入性肺炎。

2.**紧急有创气道造口术**　当困难气道患儿发生既不能插管也不能氧合（CICO）的紧急情况时，需要有创开放气道。主要方法包括外科环甲膜切开术（图 30-2-12）、导管／针头环甲膜切开术、经气管壁套管喷射通气及逆向插管。

五、术中气道意外

（一）气道压力增加

常见于气管导管堵塞或扭曲、脊柱严重弯曲畸形、肿物压迫气管等，也可能发生肺顺应性降低，可用吸痰管插入试探或套囊放气、移动导管等措施纠正，同时听诊双肺辨别是否有支气管痉挛、肺水肿、气胸等情况发生。

（二）气道压力降低

常见于气管导管脱出（如导管固定不牢或插入过浅、变动俯卧位或头位过度后伸或前屈、有呛咳动作等）或呼吸回路泄漏（如回路连接松动或出现破口等），多为术中管理不当所致。一旦发现应立即寻找原因，迅速处理。

（三）气管导管误入单侧支气管

通常由气管导管插入过深引起，常伴随不明原因的氧饱和度降低，在小儿尤为容易发生。因右侧支气管分支成角较小，故插管过深会导致气管导管进入右侧。此时气道压往往会升高，需听诊患儿双肺确定导管位置，也可使用纤维支气管镜来确定气管导管位置并清理肺内分泌物。脊柱手术常需要在麻醉诱导后更改体位，应注意在患儿摆放体位后重新确认导管位置。颈部过仰或扭曲会使气管导管远离气管隆嵴，而颈部过屈会使气管导管向深部移位。

（四）插管后哮吼

插管后哮吼是由声门或气管水肿造成的。环状软骨是小儿气道最狭窄的部位，最容易受累。使用较细的气管导管，使气道压维持在 10~25mmH$_2$O 时轻度漏气，能显著降低该情况的发生率。插管后哮吼与患儿年龄小（1~4 岁）、反复插管、气管导管过粗、手术时间长、头颈部手术以及过度活动气管导管（如插管状态下呛咳、移动患儿头部等）有关。静脉注射地塞米松（0.25~0.5mg/kg）可减少局部水肿形成，也可吸入雾化的肾上腺素进行治疗。

（五）气道痉挛

麻醉状态下气道受到导管刺激会发生反射性的支气管痉挛，浅麻醉的患儿更容易发生气道痉挛。临床上有气道痉挛倾向的患儿，可预先给予抗胆碱药、类固醇、利多卡因（表面麻醉、神经阻滞、静脉注射）减轻支气管痉挛。插管后，静脉或吸入 β 受体激动剂并加深麻醉有助于缓解气道痉挛。

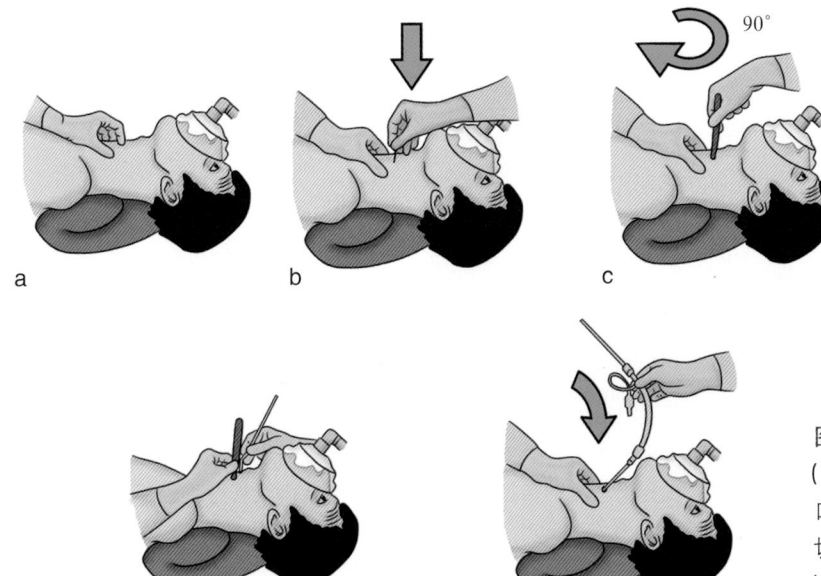

图 30-2-12　环甲膜切开术。确认环甲膜（a）；刀刃朝向操作者，环甲膜作横切口（b）；旋转刀片使刀刃朝向尾侧（c）；切开环甲膜，探条贴刀片下缘滑入气管（d）；气管导管顺探条导入气管（e）

（六）气管导管套囊压迫致气管黏膜缺血、坏死

气管导管的套囊充气可密封气道，有助于正压通气和减少咽、胃内容物的误吸。正压通气（20~30cmH₂O）时，低压高容气囊应使用防止漏气的最小充气容量，以减少套囊长时间压迫气管壁导致黏膜缺血。但即便插管时间 2 小时，气管壁压力小于 25mmHg，气管环和套囊压迫的区域仍可观察到纤毛脱落。

（七）术中气管移位及脱管

儿童气管总长度短（成人气管的长度为 10~14cm，小儿为 4.0~4.5cm），气管分叉位置较高（新生儿位于 3~4 胸椎，成人在第 4~5 胸椎下缘），留置气管内的导管也相对较短，稍有不慎，导管即易脱出。因此围手术期脱管较易发生于小儿，再加之脊柱畸形的影响，决定了儿童气管导管固定位置较难把握，非预料性围手术期气管导管脱出风险高。

现有研究表明，颈部的屈伸倾向于推动导管在气管中插入更深，存在支气管插管的风险，而外展或旋转颈部可有致使气管导管脱出的风险。施行上胸段脊柱手术或颈椎后路手术时，手术操作对脊柱的挤压、推拉等动作多会导致颈部后仰外展，气管导管移位，如果气管导管的固定深度不当则有可能致使导管脱出，这对于处于俯卧位脊柱手术的患儿将是十分危险的状况（图 30-2-13）。一旦发生气管导管脱出，如果不能及时发现，患儿的血氧饱和度（SpO₂）会在短时间内开始下降，严重的可以导致呼吸循环衰竭，抢救不及时甚至会导致患儿死亡。而将俯卧位手术患儿翻身并重新气管插管需要在短时间内完成，这给手术团队带来很大的难题。

手术过程中，若气管导管部分脱出位于食道入口及气管入口之间（图 30-2-14），可听及呼噜声、气鸣音，由于一部分氧气可以进入肺部，SpO₂ 可能暂时不下降；如果气管导管误入食管，不易及时发现，可出现 SpO₂ 下降，腹部因胃内积气而膨胀；如吸入麻醉维持，手术室可闻及漏出的麻醉气体气味；术中患儿血液及皮肤颜色改变。一旦气管导管脱出，麻醉监护仪呼气末二氧化碳（PETCO₂）波形通常会消失或异常，手控呼吸皮囊感到气道压力异常，随之会出现 SpO₂ 下降，心率、血压改变。某些情况下，PETCO₂ 及 SpO₂ 可无明显改变，但麻醉机立式风箱表现为风箱漏气、充气不足、瘪陷；呼吸机气道压力下降明显，这是由于导管前端套囊在脊柱手术操作所致的颈部过度伸展时滑出声门，但其仍可封闭声门上区域，导管开口却位于声门下，事实上形成了类似喉罩的通气状态。这种通气状态短时间内不会导致窒息，但极不稳定，如果继续经历脊柱手术操作或进行唤醒试验，则很有可能转为完全性气管导管脱出，给患儿带来致命性风险。这种因脊柱手术特有操作和体位引起的术中气管导管移位甚至脱出，不仅仅多发生在低龄幼儿，即使在青少年中也会出现，因此在施行颈椎后路或上胸段手术的麻醉气管插管时，尤其应注意控制好

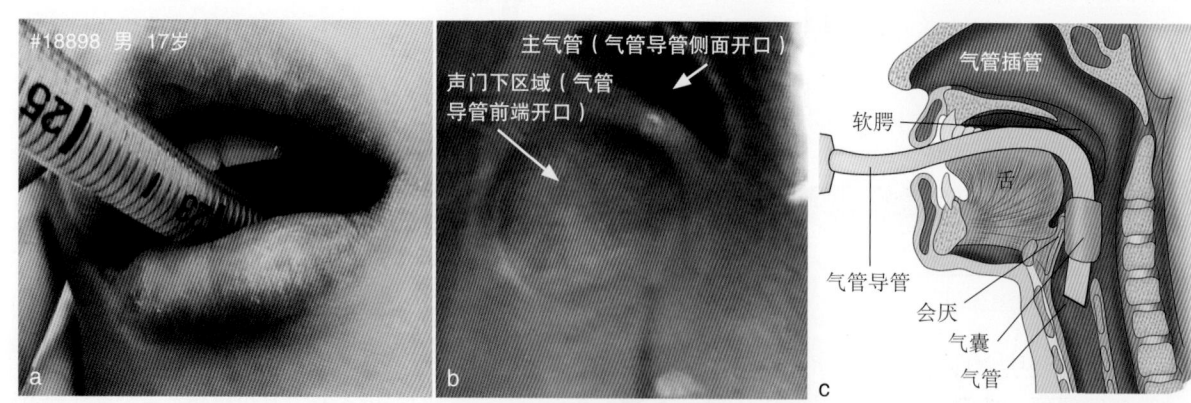

图 30-2-13　男（#18898），17 岁，行上胸段脊柱侧凸后路矫形内固定术。插管后门齿处导管固定在常规刻度 23cm 处（a）。术中由于操作多位于上胸椎靠近颈部附近，对脊椎反复的推压导致颈部过度伸展，气管导管有部分滑脱出声门，术中发现通气异响后使用纤维支气管镜探查，发现气囊部分位于声门上区域，导管前端仍在声门下 2cm 处（b、c）。头颈周围可闻及呼噜声，PETCO₂ 及 SpO₂ 并无明显改变。遂抽尽气囊将导管向主气管深部插入，充气套囊，通气恢复正常

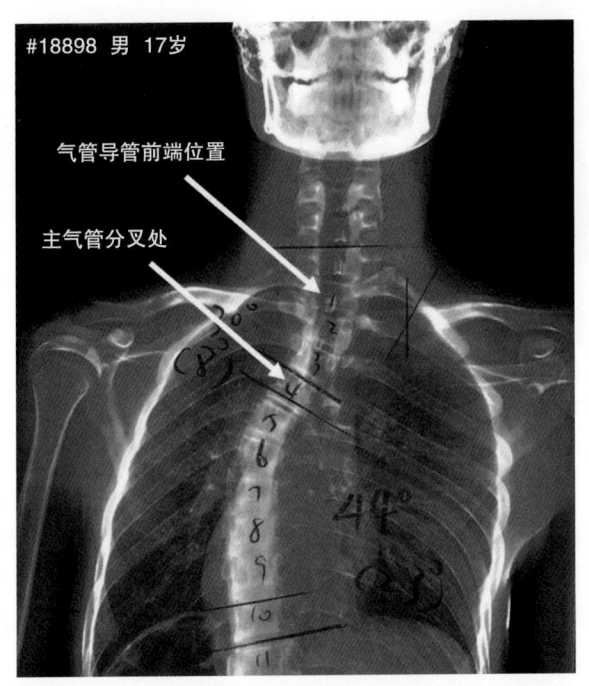

图 30-2-14　气管插管后按照常规深度固定导管位置，但通常此时导管前端约在 T_1 水平，相对于气管分叉处的 T_4 水平仍有相当长距离，手术操作对脊柱的按压使患儿颈部屡次经历仰伸动作，可以导致导管气囊最终滑出声门，处于半脱管状态。故应充分利用 T_1~T_4 之间的距离，将气管导管留置于接近气管隆嵴的较深位置

留置气管导管的深度，比较可靠的方法是使用纤维支气管镜定位检查，将导管前端留置在靠近气管隆嵴的部位并妥善固定。

儿童脊柱畸形患儿，气管长度往往不确定，加之手术操作对气管导管的移动，较高部位脊柱后路手术麻醉插管时，推荐常规使用纤维支气管镜对气管导管深度进行定位，且固定位置应使导管前端较接近于气管隆嵴处，以避免发生围手术期非预料性脱管。

六、脊柱前路开胸手术的麻醉和单肺通气的麻醉管理

（一）脊柱前路开胸手术的麻醉方法选择

除少数神经肌源性脊柱侧凸外，严重侧凸的脊柱一般都很僵硬，主要是因为凹侧关节突的早期退变，增生融合脊柱先天性或继发性的畸形、韧带和关节囊的萎缩等。为了改善后路矫正的效果，减少侧凸的僵硬度，降低神经并发症，重建或保护躯干平衡，一定的前路松解和截骨、缩短脊柱十分重要。

脊柱前路开胸手术需要萎陷一侧肺组织，给手术操作留出空间，单肺通气（OLV）是目前开胸手术中最常用的一种通气技术，其利用双腔支气管导管实现双肺独立通气，使操作侧的肺萎陷，给术者提供清晰的手术视野，以利于手术操作（图 30-2-15）。

由于脊柱前路开胸手术多从右侧入路，故麻醉插管多选择左侧双腔管置入（图 30-2-16）。麻醉诱导后，左侧双腔管（L-DLT）通过声门后向左旋转 90°，支气管套囊充气约 1ml（使支气管套囊少量充盈，也能减轻导管前端对气管黏膜的损伤），呼吸回路直接接左侧分支，手控呼吸，同时右手缓慢推进 DLT，助手持续听诊右肺呼吸音，当右肺呼吸音减弱时表明支气管导管已进入左主支气管，再推进 1cm，右侧呼吸音基本消失，此时位置基本准确（图 30-2-17），有条件时可使用纤维支气管镜探查定位。

（二）单肺通气的麻醉管理

因脊柱侧凸患儿较易合并心肺功能不全，术前应测定肺功能，检查肺总量、肺活量、第一秒用力呼气量及进行动脉血气分析。术前可进行呼吸训

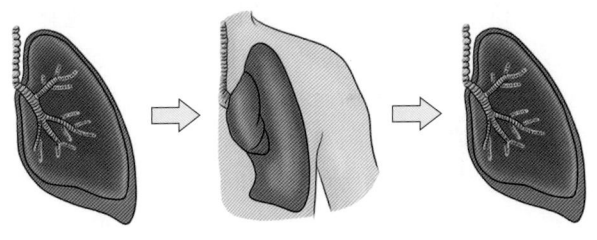

术前肺正常膨胀　　术中肺单侧通气　　术后肺复张

图 30-2-15　术中单肺通气，萎陷一侧肺组织，给手术操作留出空间

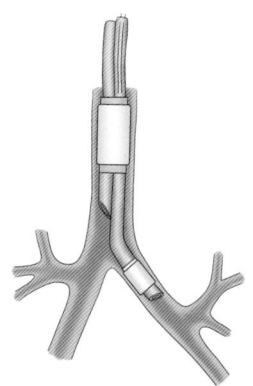

图 30-2-16　术中右侧肺萎陷，为利于手术操作，插左侧双腔管行左侧单肺通气

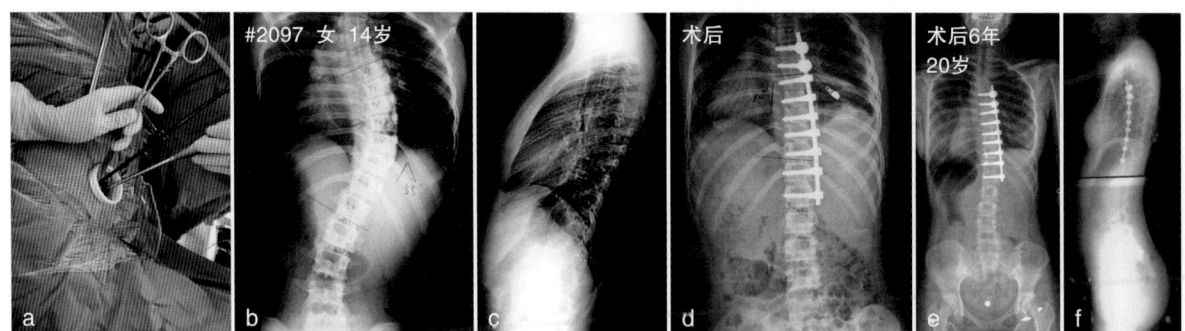

图 30-2-17　女（#2097），14 岁，特发性脊柱侧凸，于左侧卧位下行胸腔镜下前路矫形术（a~c），术中进行间歇性正压通气（IPPV），采用目标导向的液体管理，保证患儿呼吸道通畅，及时清理痰液，患儿氧饱和度始终维持在 95% 以上。术后矫形效果良好（d），无肺损伤及呼吸功能下降等并发症。术后 6 年随访见矫形效果维持良好（e、f）

练，在患儿呼气时用双手挤压前胸廓和腹部（可抬高膈肌）以帮助呼出残气，吸气时置双手于距患儿胸壁 1cm 处，让患儿作最大努力吸气扩胸去触及双手。

自主呼吸的情况下，患儿由仰卧位转变为侧卧位，通气血流比值（V/Q）仍可保持平衡。但在全身麻醉诱导后，患儿肌肉松弛、膈肌活动受限，肺功能余气量降低 20%，通气量减少。侧卧位单肺通气后患儿上侧肺通气量大，而下侧肺血流量多，导致 V/Q 失调，进而导致低氧血症。开胸后上侧肺萎陷，血流未相应减少，V/Q 降低进一步加重肺内分流。此外，机体的低氧性肺血管收缩（hypoxic pulmonary vasoconstriction，HPV）机制使流经上侧萎陷肺的血流量减少，静脉血掺杂得到缓解，氧分压逐渐提升。单肺通气期间低氧血症的预防和治疗包括增加氧浓度，确定支气管导管位置，保证足够心排出量，并采用连续气道正压通气模式等。另外有研究发现，单肺通气时给予非通气侧肺输氧 30 分钟，术中低氧血症发生率明显低于未输氧组。

维持机体氧供耗平衡是施行单肺通气的首要问题。由于婴幼儿有效肺容量小，胸廓支持力量较弱，人工气胸时通气侧肺顺应性下降，侧卧位时 V/Q 进一步失衡，因此婴幼儿施行单肺通气时更易出现缺氧和高碳酸血症等并发症。研究表明婴幼儿实施单肺通气时，定压模式比定容模式更为合适，可减少机械通气相关肺损伤，更有利于血流动力学平稳。同时应注意避免单肺通气时间过长，否则易致术后肺不张。单肺通气呼吸管理应注意以下几个方面：

1. 术前准备　越充分就越能避免发生严重的临床后果。患儿最常见的包括肺功能储备差、解剖

结构异常、气道问题，以及单肺通气时患儿很快出现低氧血症。另外，除基本呼吸通路管理所需的物品外，还需要准备一些专门的、有特殊功能的设备，如各种型号的单腔和双腔气管导管、纤维支气管软镜长度足够适用于双腔管的小管径的换管器、一个持续气道正压通气给氧装置和一个能在麻醉系统呼吸环路中给予支气管扩张剂的适配器。

2. 选择麻醉药物　低氧性肺血管收缩（HPV）是肺泡氧分压下降后肺血管阻力增加的一种保护性反应，吸入麻醉药能抑制 HPV，增加肺内分流，降低动脉氧分压，破坏机体的自身调节机制。吸入麻醉药增加肺内分流由弱到强的顺序为：七氟烷、地氟烷＜异氟烷＜安氟烷＜氟烷。目前多数研究认为静脉麻醉药不抑制 HPV，不影响肺内分流，但异丙酚有较强的降低心肌收缩的作用。血管活性药物可以抑制 HPV 这一自身调节反应，使之非通气侧血流增加或通气侧血流减少，通气／血流比值降低而致低氧血症。故在单肺通气过程中尽量不使用吸入麻醉药，而给予丙泊酚、瑞芬太尼等对 HPV 无抑制的静脉麻醉药维持。

3. 导管位置　单肺通气麻醉时肺隔离方法包括单腔支气管导管、双腔支气管导管、支气管阻塞导管等。这些方法中，单腔支气管导管目前临床已很少使用，双腔支气管导管以其操作简单、利于双侧肺吸引等优点，是目前实施单肺通气的主要方法。双腔支气管导管的两个套囊都充气时，夹闭支气管管腔或气管管腔，通气只进入一侧肺部；打开相应的连接端口可使同侧肺萎陷。由于左、右支气管解剖结构的差异，设计了分别适合左、右侧支气管的双腔气管导管。左、右主支气管的主要差异有：①右主支气管较粗，与气管纵轴偏离的角度较小，而

左主支气管与气管纵轴偏离的角度较大；②右主支气管分为上、中、下三个叶支气管，而左主支气管只分为上、下两个叶支气管；③右上叶支气管开口距气管隆嵴 1～2.5cm，而左上叶支气管的开口距气管隆嵴 5cm。气道本身也存在不少解剖变异，例如右上叶支气管直接开口于主气管。因此，右侧双腔气管导管的支气管套囊经过了改良，且支气管内的导管近端有一个通气孔，为右肺上叶提供通气。气管隆嵴与右上叶支气管开口的距离存在较大个体差异，故应用右侧双腔气管导管时有可能导致右肺上叶通气不良。导管位置不正确是导致低氧血症的主要原因，包括插管过深或过浅，导管扭曲等，应引起重视。如果插管成功率低，应用纤维支气管镜能较准确调整导管位置，这是保证 SpO_2 的重要措施。采用支气管阻塞导管更需要使用纤维支气管镜提高定位的准确性及辅助吸引加快肺萎陷的速度。

4. 吸净呼吸道分泌物　由于双腔管内径相对较细，分泌物较多时往往导致管腔部分阻塞，从而增加气道阻力，引起通气不足，导致低氧血症。为了减少低氧血症的发生，尽可能提高吸入氧浓度，维持呼吸道通畅，对防止单肺通气时的低氧血症及术后肺不张起重要作用。

5. 采用持续气道正压通气或呼气末正压通气等模式　持续气道正压通气（continuous positive airway pressure，CPAP）指在呼吸周期提供一定的正压，以保持气道处于一定的扩张状态，增加跨肺压力，改善肺顺应性和通气／血流比值，使气道直径增加，减少肺表面活性物质的消耗，减少肺的功能分流，使 SpO_2 升高。在单肺通气初始非通气侧使用 CPAP 1～2cmH$_2$O 纯氧吹入，使术侧肺不完全塌陷，残气中氧浓度增高，可有效地减少肺内分流，从而迅速纠正低氧血症。但如果没有足够的肺泡压力，CPAP 对提高 SpO_2 是无效的，故对支气管胸膜瘘、支气管切除者不宜用 CPAP。对于 SpO_2、PaO_2 较低或下降较多者，健侧低水平的呼气末正压通气（positive end-expiratory pressure，PEEP）可增加呼气末的肺泡容积，改善肺的功能残气量，防止肺泡萎陷，增加氧合时间，使 PaO_2 有所提高。单肺通气时，非通气侧肺用 0.49～0.98kPa 的 CPAP，一般不会影响手术操作，并可以预防和纠正低氧血症。术毕继续给予镇静、镇痛降低患儿氧耗，适当延长拔管时间行呼吸支持提高患儿氧供，亦有助于主动进行气管内吸

痰。术后应采取超声雾化吸入、咳痰无力时常规纤维支气管镜吸痰等措施，以确保呼吸道通畅。

6. 术中管理　侧卧位时过度输液会产生"低位肺"综合征（指在侧卧位时液体在重力作用下向下侧肺集中），该现象在手术中，尤其是单肺通气时会增加肺内分流和加重低氧血症；不通气的肺由于外科操作的影响以及可能的缺血再灌注损伤更容易发生急性肺损伤（acute lung injury，ALI）。目前研究表明，保护性肺通气策略能将术后发生 ALI 的风险降到最低，包括使用低潮气量（6～8ml/kg）、常规使用 PEEP（5～10cmH$_2$O）、降低吸入氧气浓度（50%～80%）、低通气压力（平台压小于 25cmH$_2$O，峰压小于 35cmH$_2$O），低通气压力可以通过采用压力控制呼吸模式和允许性高碳酸血症来实现。低潮气量的使用可能导致肺重新塌陷、肺不张和低氧血症。肺重新塌陷可以通过给予外源性 PEEP 和经常膨肺策略来避免。尽管 PEEP 能防止肺泡塌陷、肺不张及低氧血症，但是 PEEP 减少通气侧肺的血流量并增加总的肺内分流，从而导致动脉氧分压降低，因此 PEEP 应根据每个患儿的基础疾病进行个体化调整。由于无效腔量的增加及动脉和呼气末之间的 CO_2 梯度的不可预测性，导致了呼气末 CO_2 的测定不可信，而定时的动脉血气分析可帮助保证充分的通气。

7. 术后管理　大多数患儿术后都能很快拔管以减少气压伤的风险。有些患儿呼吸不好不能拔除气管导管，需要带管观察直到达到标准的气管导管拔除指征。如果使用双腔管，术毕一般更换为单腔管进行观察。如果普通喉镜使用困难，可使用气管导管引导器（换管器）更换单腔气管导管。术后低氧血症和呼吸性酸中毒很常见，通常是由肺不张和切口疼痛导致浅呼吸引起的。此外，术中在重力作用下液体渗出到下侧肺也是原因之一。术侧塌陷肺常发生复张性肺水肿。术后鼓励患儿咳嗽使肺扩张，仔细观察引流量、引流物的颜色，密切观察患儿呼吸功能，一旦发现呼吸困难应及时摄 X 线片，以排除肺部感染及肺不张等因素。

七、脊柱侧凸患儿矫形手术后麻醉恢复期的气道管理

大部分脊柱侧凸患儿术后先送麻醉术后监护室（post anesthesia care unit，PACU），经恢复治疗，

清醒后再送回病房，在此期间需监测呼吸、管理气道，并对相关的临床问题进行处理。

（一）气管拔管

气管拔管前，PACU 医师应了解患儿气道情况，并做好需要再次气管内插管的准备。拔管前给予充分吸氧，吸引气管导管内、口腔内和咽部分泌物；拔管后面罩给氧，检测 SpO_2，评估是否存在气道梗阻或通气不足的征象。普通患儿满足下述标准可拔管：生命体征平稳、自主呼吸恢复、通气参数和呼吸指标基本正常、吞咽及咳嗽反射恢复、意识清醒。对于某些患儿，可以考虑深麻醉状态拔管或者进行咽喉部表面麻醉后拔管。

（二）PACU 患儿的离室及去向

PACU 麻醉医师应及时、动态地评估患儿病情，依据病情演变，进入不同的处理流程。病情稳定、恢复良好且达到离室标准的可送回普通病房。目前的离室标准一般根据 Aldrete 评分来判定，离开 PACU 的患儿 Aldrete 评分至少要达到 9 分

（表 30-2-4）。

建议的具体标准包括：

1. 神志清楚，定向能力恢复，平卧时抬头 >10 秒。

2. 能辨认时间、地点，能完成指令性动作。

3. 肌肉张力恢复正常，无急性麻醉或手术并发症，如呼吸道水肿、神经损伤等。

4. 血压、心率改变不超过术前静息值 20%，且维持稳定 30 分钟以上；心电图正常，无明显的心律失常和 ST-T 改变。

5. 呼吸道通畅，保护性吞咽、咳嗽反射恢复，通气功能正常，呼吸频率在 12～30 次／分，能自行咳嗽，排除呼吸道分泌物，$PaCO_2$ 能保持在手术前正常范围内，吸空气下 SpO_2 不低于 95%。

6. 电解质及血细胞比容在正常范围内。

7. 无术后疼痛、恶心、呕吐，体温正常。

8. 椎管内麻醉患儿出现感觉和运动阻滞消退的征象，且感觉阻滞平面不高于 T_4（第 4 胸椎平面）。

9. 非腹部或者其他需要禁食患儿，嘱患儿饮用少量清水且不出现呛咳反应。

表 30-2-4	改良 Aldrete 评分						
	改良 Aldrete 评分	入室	30min	60min	90min	出室
活动	自主或遵嘱活动四肢和抬头	2					
	自主或遵嘱活动二肢和有限制地抬头	1					
	不能活动肢体或抬头	0					
呼吸	能深呼吸和有效咳嗽，呼吸频率和幅度正常	2					
	呼吸困难或受限，但有浅而慢的自主呼吸，可能用口咽通气道	1					
	呼吸暂停或微弱呼吸，需呼吸器治疗或辅助呼吸	0					
血压	麻醉前 ±20% 以内	2					
	麻醉前 ±（20%～49%）	1					
	麻醉前 ±50% 以上	0					
意识	完全清醒（准确回答）	2					
	可唤醒，嗜睡	1					
	无反应	0					
SpO_2	呼吸空气 $SpO_2 \geqslant 92\%$	2					
	呼吸氧气 $SpO_2 \geqslant 92\%$	1					
	呼吸氧气 $SpO_2 < 92\%$	0					
总分							

参考文献

[1] 连庆泉. 小儿麻醉气道和呼吸管理指南[C]//中华医学会全国小儿麻醉学术年会暨中欧小儿麻醉交流会论文集, 2010, 44-51.

[2] Enterlein G, Byhahn C. Practice guidelines for management of the difficult airway[J]. Der Anaesthesist, 2013, 62(10): 832-835.

[3] Berard D, Sen C, Nawn CD, et al. Spectral reflectance can differentiate tracheal and esophageal tissue in the presence of bodily fluids and soot[J]. Sensors(Basel), 2020, 20(21): 6138.

[4] 顾伟, 顾小萍, 马正良. 侧卧位对强直性脊柱炎患儿全麻下纤维支气管镜引导经口气管插管术效果的影响[J]. 中华麻醉学杂志, 2015, 35(8): 990-992.

[5] El-Radaideh K, Dheeb E, Shbool H, et al. Evaluation of different airway tests to determine difficult intubation in apparently normal adult patients: undergoing surgical procedures[J]. Patient Safety Surg, 2020, 14(1): 1-8.

[6] Herway ST, Benumof JL. The tracheal accordion and the position of the endotracheal tube[J]. Anaesth Intensive Care, 2017, 45(2): 177-188.

[7] Gamble JJ, McKay WP, Peeling A, et al. A comparison of methods used to secure pediatric endotracheal tubes using a live human dermal model[J]. Can J Anesthe, 2021, 68(5): 645-652.

[8] Kemper M, Imach S, Buehler PK, et al. Tube tip and cuff position using different strategies for placement of currently available paediatric tracheal tubes[J]. Br J Anaesth, 2018, 121(2): 490-495.

[9] Wickham AJ, Rope T. Supraglottic check of tracheal tube position after fibreoptic intubation[J]. Anaesthesia, 2018, 73(8): 1040-1041.

[10] Kandwal P, Goswami A, Vijayaraghavan G, et al. Staged anterior release and posterior instrumentation in correction of severe rigid scoliosis (cobb angle ＞100 degrees)[J]. Spine Deform, 2016, 4(4): 296-303.

[11] Yoshida M, Taira Y, Ozaki M, et al. Independent lung ventilation with use of a double-lumen endotracheal tube for refractory hypoxemia and shock complicating severe unilateral pneumonia:a case report[J]. Respir Med Case Rep, 2020, 30: 101084.

[12] Gigengack RK, Cleffken BI, Loer SA. Advances in airway management and mechanical ventilation in inhalation injury[J]. Curr Opin Anaesthesiol, 2020, 33(6): 774-780.

第三节　儿童脊柱手术血容量与血流动力学管理

儿童脊柱外科手术创伤大，手术时间长，术中失血量大，有输血需求，加之特殊体位及儿童特殊生理特点等，术中管理难度较大，尤其是血容量与血流动力学的管理，更是儿童脊柱手术麻醉管理的重点和难点。

一、血容量管理

总的原则是保持血流动力学稳定；保证重要器官的灌注，特别是脊髓灌注；维持内环境稳定，避免电解质紊乱；避免液体的过多输入导致低凝状态及组织水肿；严格控制围手术期血糖水平等。

（一）术中液体输注种类及输注量

1. 液体输注种类

（1）晶体液　可分为含糖晶体液和不含糖晶体液两大类。大多数儿童对手术刺激有高血糖反应，故小儿手术过程中不建议常规输注含糖晶体液。不含糖晶体液若不含碳酸氢根或其前体物质，如 0.9% 氯化钠注射液，常用于补液；若含碳酸氢根或其前体物质，如乳酸钠林格液、醋酸钠林格液（复方电解质），则除补液外，还用于纠正酸中毒。

对于补充术前丢失的生理需要量、术中的生理需要量、经皮肤和呼吸道及手术创面丢失的液体量，等张晶体液更具优势。与乳酸代谢依赖肝脏不同，醋酸的代谢途径广泛，对肝脏依赖小，对肝功能的影响也较小，且醋酸的代谢速度比乳酸快 2 倍，不易蓄积，缓解酸碱平衡更快。因此，醋酸钠林格液更适宜肝功能尚未发育完善的婴幼儿使用。

（2）胶体液　如羟乙基淀粉和琥珀酰明胶，可以维持较长时间的胶体渗透压，对于术中出血较多的患儿可以维持更长时间的血容量。马正良团队的回顾性研究表明，羟乙基淀粉和琥珀酰明胶对青少年脊柱侧凸患儿术后住院时间、血制品输注情况、术后引流量、肾功能无明显影响，但要避免过度输液引发的心力衰竭、肺水肿等。白蛋白是天然血液制品，维持了血浆胶体渗透压的80% 并且有较长的半衰期，因此可能是儿童脊柱手术中较为理想的胶体液。但需指出的是，白蛋白并不是扩容的首选药物，首选晶体液和非蛋白胶体液用于扩容，仅在其他扩容药物禁用时才考虑白蛋白。

关于脊柱外科术中液体输注的种类目前仍没有一致的定论，考虑到脊柱手术的出血风险，马正良建议术中按照 1∶1 的晶胶比例输液，控制胶体液的输注总量应 ＜33ml/kg；大多数 1 个月以上的儿童在手术过程中应给予不含葡萄糖的液体；有低血糖风险的儿童应该加强血糖监测并根据需要补充葡萄糖。

2. 液体输注量　术中液体输注需要考虑两方面的因素：①满足基本的生理需要量及额外的液体丢失，包括术前丢失的生理需要量、术中的生理需要量、体液再分布、经手术创面蒸发的液体量等；②术中出血及血管扩张需要额外补充的容量。因此，术中所需输入液体总量的计算公式如下：输入液体总量＝围手术期生理需要量＋血管扩张补充量＋额

外的液体丢失量 + 出血丢失量。

（1）围手术期生理需要量　根据 4-2-1 法则，可算出机体每天对液体的基本需求量。如体重 25kg 的患儿每小时生理需要量为 65ml（表 30-3-1）。

（2）血管扩张补充量　麻醉本身可引起一定范围或一定程度上的血管扩张，麻醉因素引起血管扩张导致的血容量减少通常为 5～7ml/kg。

（3）额外的液体丢失量　麻醉手术期间体内的体液再分布，如部分体液进入第三间隙、血管内部分体液转移，可导致血管内容量明显减少。此外手术创面蒸发的液体量也需要考虑在内。

（4）出血丢失量　儿童较成人需要较高的血红蛋白水平，考虑到脊柱手术持续出血的风险，马正良认为根据患儿对贫血的耐受能力，尽可能在 Hb <8g/dl 时考虑输血。

表 30-3-1	4-2-1 法则及应用举例		
4-2-1 法则		以体重 25kg 的患儿举例	
体重 （kg）	液体量 （ml/kg）	体重 （kg）	液体量 （ml/h）
0～10	4	10	40
11～20	2	10	20
21+	1	5	5
总量		25	65

（二）术中液体管理策略

围手术期液体治疗的最终目标是维持组织氧合并保证器官灌注，同时避免液体超负荷，而液体超负荷又与术后器官和组织并发症有关。因此，优化围手术期液体治疗可降低并发症并加速康复。脊柱手术应避免过多的液体输注，建议采用目标导向的液体疗法进行液体管理。

1. 每搏量变异度（SVV）和脉搏压变异度（PPV）　大量临床研究表明，SVV 和 PPV 能较准确地反映容量状态和预测循环系统对液体治疗的反应，并且优于其他临床监测指标如中心静脉压（CVP）、肺动脉压（PAP）和肺动脉楔压（PAWP）等。其中 SVV 需要通过 FloTrac/Vigileo 系统来测量获取，而 PPV 可以通过动脉波形获得，因此更加简便易行，故术中常规行 PPV 监测。使用 PPV 监测应注意使用条件，潮气量应设定为 8～10ml/kg。如

果 PPV 大于 15%，通常需要增加液体的输注或给予血管活性药物。

目前 SVV 及 PPV 用于 5 岁以下儿童的资料较少，脊柱外科手术大多在俯卧位下完成，SVV 及 PPV 不建议用于 3 岁以下小儿的脊柱外科手术。

2. 脉搏灌注指数变异度（PVI）　是呼吸周期中脉搏灌注指数（PI）的变异性参数，具有无创、动态连续、操作简单等特点。Feldman 等对脊柱融合患儿术中同时测量的 PPV 和 PVI 进行比较，发现 PVI 虽不能代替 PPV，但 PVI 测量不受从仰卧位到俯卧位的影响，因此可能对小儿脊柱融合手术有应用价值。

3. 中心静脉压（CVP）　目前仍是小儿脊柱外科手术中常用的血容量监测指标，但应注意 CVP 指导液体管理的准确性受三尖瓣反流、心律失常、胸腔压力过高等因素的影响。此外，CVP 对小儿急性失血的敏感度较低，对于需要频繁评估出血量的小儿急性大出血的血容量管理价值受限。

根据南京鼓楼医院麻醉团队经验，儿童脊柱外科手术中建议采取以 PPV 等指标为目标导向的液体输注，以指导围手术期的血容量管理。对于 3 岁以下的幼儿，建议根据 CVP 结合血压、心率、灌注、尿量等指标综合判断患儿的血容量状态。

二、血流动力学管理

脊柱手术区域血供丰富，剥离椎旁组织、显露椎板、暴露手术范围的过程中往往出血较多，而术中截骨的创面也会有大量的血液外渗，且止血相对困难。加之儿童患者体重较轻，血容量基数较小，大量快速失血可能导致术中出现血压、脉搏等循环指标剧烈波动。因此，严格的血流动力学管理至关重要。

（一）手术特殊体位对血流动力学的影响

大多脊柱手术所采取的俯卧体位会对患儿的血流动力学产生较大影响。首先，俯卧位时心输出量会较仰卧位显著下降，使心脏指数降低和下腔静脉阻塞；同时，俯卧位本身会导致腹内压升高，加之机械通气升高的胸内压对腹内压的影响，使下腔静脉受压，增加术中失血概率，升高的压力也可传递至硬膜外腔静脉导致术野出血增加。对于需要俯卧位的脊柱手术，体位摆放应避免腹部受压，特别是椎

管内的手术应尽量减少对腔静脉和腹内容物的压迫。

（二）术中血流动力学监测

1. 常规监测　包括心电图、有创血压、中心静脉压，对于预计术中大量输血的患者需留置双腔静脉导管。由于俯卧位影响中心静脉压、脉搏变异指数及每搏量变异度监测的准确性，术中需结合血流动力学指标、尿量、出血量及术中 Hb、乳酸指导输血输液。

2. 特殊监测　如血栓弹力图测定、经食道超声心动图、混合血氧饱和度等。

3. 控制性降压　是指在保证重要脏器氧供情况下，利用药物或（和）麻醉技术，使动脉血压降低，并控制在一定水平，主要目的是减少失血、减少术中输血和提供良好术野以利于手术操作。儿童尚无确切的术中控制性降压标准，但与患儿年龄相关，其基线可能在 50~65mmHg 范围内。

（1）控制性降压的常用方法

1）生理性方法　如改变体位使手术部位高于心脏可降低该部位血压及静脉压（但应注意此法会增加气体栓塞的风险），过度通气以引起血管收缩使血流量降低以及调控心率和体循环血容量变化等生理性方法。

2）药物性方法　①麻醉性药物：使用静脉或吸入麻醉药加深麻醉的方式或在控制麻醉深度的同时使用血管活性药物同样可达到控制性降压的目的。脊柱手术中由于吸入麻醉药物对动作电位监测的影响，同时需考虑术中唤醒因素，因而较少使用加深麻醉的方式行控制性降压，一般多使用血管活性药物将血压控制在一定水平，在保证脊髓血供的同时，达到降低出血及保持术野清洁的目的。②血管活性药：脊柱手术中可使用不同的血管活性药物来进行控制性降压，包括直接作用的血管舒张剂（硝普钠、硝酸甘油）、钙通道阻滞剂（如尼卡地平）等。

（2）控制性降压的风险　①脊髓缺血性损伤：控制性降压虽有利于减少术中出血及输血，使术野清晰，但易引起脏器缺血性改变，诱发或加重脊髓损伤，因此脊柱手术中主要适用于脊柱暴露阶段，对矫形截骨阶段不应采用。对于已出现脊髓损伤或缺血患儿，禁忌行控制性降压，必要时需将血压维持在较基础稍高，以保证脊髓灌注。②缺血性视神经病变：是一种罕见但后果严重的术后并发症，是

脊柱融合术后视觉丧失的最常见原因，发生率为 0.17‰ ~ 1.00‰。除与各种原因引起的低血压低灌注密切相关外，输血、肥胖等也是其危险因素。

4. 脊髓缺血保护

（1）脊髓血液供应　起源于椎动脉前后独立的两循环和起源于降主动脉的肋间血管和腰动脉。单一的脊髓前动脉供应脊髓腹侧 2/3 的血液，成对的网状脊髓后动脉供应脊髓背侧 1/3 的血流，前后两循环之间无侧支循环。侧支根动脉起源于主动脉，补充流经脊髓前动脉的血流，肋间动脉和腰动脉在肋横突韧带关节内侧发出根动脉，根动脉再逐渐上升到椎间盘下缘水平进入椎间孔；每相邻两动脉的距离较远，这使脊髓相对容易缺血（图 30-3-1）。

（2）脊髓血流调节　动物实验显示脊髓血流量调节和脑血流的调节原理一致，但由于脊髓代谢率较脑代谢率低，故脊髓血流量较脑血流量低。脊髓灰质血流量是大脑皮质脑血流量的一半，而脊髓白质是灰质的 1/3。脊髓灌注压等于平均动脉压 - 脊髓外压。任何脊髓外的不同原因对硬膜囊的持续压迫，都会使得脊髓静脉充血和脊髓内压升高，从而影响脊髓灌注。既往术中通过控制性降压来最大可能地减少出血，但全身血压降低的同时也减少了脊髓的灌注压，增加了脊髓损伤的风险。危害脊髓自动调节机制的因素包括严重缺氧、高碳酸血症和创伤等，脊髓和脑血管系统对氧和二氧化碳浓度改变的反应相似。

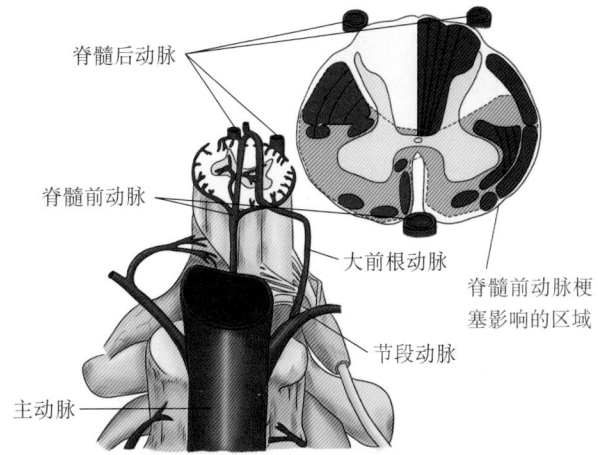

图 30-3-1　Adamkiweicz 根动脉即大前根动脉，起源于 T_8~L_3 神经根的主动脉，供应远端胸髓和腰骶干的前端，提供脊髓近 50% 的血供，脊髓损伤或主动脉和脊髓手术易导致其血供受损

（3）脊髓缺血保护策略　在脊柱手术过程中出血主要是静脉性的，控制性降压可能并不能有效地减少失血，但此时的术中低血压可导致脊髓灌注不足，长时间缺血后升压还会导致再灌注损伤，因此术中需维持一定的血压和 Hb 水平。手术暴露期间若采用控制性降压，平均动脉压不应低于术前水平的 20%；在截骨期间应维持平均动脉压在 85mmHg 以上或术前水平。尽可能缩短 Hb 低于 70g/L 的时间，并维持正常的血细胞比容，维持内环境稳定。此外，控制性降压的麻醉管理最适合于减少暴露期间的失血量，但应在畸形矫正前逆转。但是在儿童脊柱融合手术中缺乏对这种技术的正式评估，安全阈值尚未确定。

南京鼓楼医院团队的经验是在脊柱手术过程中，针对不同的患儿决定是否采取控制性降压，针对合并心肺疾患和复杂脊柱畸形的儿童患者，一般不采取控制性降压措施。对于一般情况良好的部分儿童患者，可在手术暴露阶段适当控制性降压，置钉前恢复至术前水平，截骨矫形阶段积极输血输液，尽可能维持血压在术前水平或较术前稍高的水平，同时严密监测 MEP/SEP，以实现对异常的早期发现。

三、术中输血及大出血处理

（一）术中失血的危险因素

既往研究表明，小儿脊柱关节融合术中失血量与患儿诊断、性别、融合水平、手术时间、冠状位和矢状位侧凸角度等因素密切相关。Yu 等进行的回顾性队列研究分析了脊柱侧凸手术后大量失血的预测因素，发现脊柱侧凸患者术前 Cobb 角大于 50° 或计划进行截骨术或融合术大于 6 个节段，则术中大量失血（总失血量 > 估计血容量的 30%）的风险增加。同样，Ma 等研究了 10 岁以下接受半椎体切除术患儿术中失血的危险因素，表明术前 Cobb 角和椎体融合数量是该类患儿术中失血量的危险因素。此外，Jain 等研究指出，青少年特发性脊柱侧凸、休门氏病后凸畸形等畸形矫正术中失血量与患儿体型存在反比关系。Wahlquist S 等评估了接受后路脊柱融合术患儿的失血量与手术分期之间的关系，结果表明，术中截骨阶段失血率最高，暴露和截骨阶段失血量可占预估失血量一半以上。

马正良团队的回顾性研究分析了影响行先天性脊柱侧凸矫形手术的学龄前儿童（≤ 72 个月）围手术期输血的相关因素，结果表明 Cobb 角、截骨数量、术前 Hb 浓度、血细胞压积、血小板计数可作为围手术期输血评估的独立因素，而与患儿的年龄、体重、融合节段及手术时间无明显相关性。该研究有助于对此类手术患儿围手术期输血需求进行早期识别和准确评估。

以上研究提示，儿童脊柱手术术中失血量多与患者疾病严重程度及手术操作本身密切相关，麻醉团队应在术前识别具有大量失血高风险的患儿，从而有针对性地制订围手术期血容量管理计划。

（二）减少术中输血的策略

儿童脊柱手术术中输血与围手术期并发症、死亡率增加相关，而实施积极的血液保护策略可显著降低围手术期输血量，从而减少围手术期并发症。

1. 临床常用的血液保护方式

（1）急性高容血液稀释（acute hypervolemic hemodilution，AHH）是手术前快速输注一定量的等渗胶体和（或）晶体液，术中出血用等量的胶体补充，而基础需要量以及蒸发、第三间隙移动等丢失量需要用等量的晶体液补充，使血容量始终保持高容状态，术中失血为稀释的血液，从而达到减少血液丢失的目的。陈怡绮等的研究表明，采用羟乙基淀粉 130/0.4 氯化钠注射液，输注速率每分钟为 0.3～0.4ml/kg，在 30～40 分钟内完成 AHH，保持术中红细胞压积不低于 25%，用于小儿脊柱侧凸矫治术，可减少术中库血的输入量，对凝血功能、组织血流灌注、氧供影响小，因而可安全、有效地进行儿科患者的血液保护，且能减少医疗费用，具有较高的临床运用价值。

（2）急性等容血液稀释（acute normovolemic hemodilution，ANH）是一种血液保护的措施，在麻醉诱导前或诱导后进行采血，同时补充等效容量的晶体或胶体液，使血液稀释，同时又得到相当数量的自体血。在手术必要时再回输采得的自体血，以达到不输异体血或少输异体血的目的。马正良团队的研究提示：以红细胞压积 0.25 为 ANH 的稀释目标，以血红蛋白 60g/L 为输血指征，对脊柱侧凸患者的凝血功能无明显影响。脊柱手术中等容血液稀释通常可将血细胞比容降低到 28%，并注意通过适当的容量替代避免血流动力学损害。

（3）自体血液回收　2017 年《中国脊柱手术

加速康复——围手术期管理策略专家共识》指出，对于术中预计出血量达到总血容量 10% 或 >400ml 时，建议采用自体血回输。Bowen 等进行的回顾性病例对照研究表明，在小儿后路脊柱融合术中使用血液回收装置（图 30-3-2）能减少同种异体输血，尤其是在手术时间 >6 小时且估计失血量 > 总血容量的 30% 的情况下。马正良团队对术中自体血回输在儿童（72 个月 < 年龄 ≤ 144 个月）脊柱侧凸矫形手术中应用的有效性和安全性进行了研究，结果表明术中自体血回输系统可以安全有效地减少儿童脊柱侧凸矫形手术围手术期异体输血，但是不能完全替代异体输血。

需要注意的是，回收的洗涤红细胞并不含有功能性血小板，而凝血因子和其他血清蛋白含量也明显降低，因此可导致凝血功能障碍的发生。刘琳等通过血栓弹力图检查，观察接受脊柱侧凸矫形手术的患儿术中凝血功能的变化情况，发现出血量 ≤ 20% 预估血容量行自体血回输后凝血功能无明显变化；而出血量 >20% 预估血容量时应警惕术后凝血功能降低的可能性，此时应根据相关检查结果适当补充凝血因子、血小板及纤维蛋白原等。该研究有助于指导临床及时使用相应的血制品和药物，精准处理术中循环和凝血功能异常情况，以提高患儿围手术期输血的安全性。

（4）抗纤维蛋白溶解药　如氨甲环酸、ε-氨基己酸等通过抑制纤维蛋白降解来减少出血。马正良团队的多项研究表明，氨甲环酸能有效降低青少年脊柱侧凸患儿围手术期出血量和输血量、术后输血率和术后大量引流发生率的风险，且不增加术后血栓形成风险。其中，李娜等进行的回顾性分析表明，BMI<17.63kg/m² 、术前血小板计数 <190×10⁹/L、术前 Cobb 角 ≥ 55°等因素增加了青少年脊柱侧凸后路矫形术术后大量引流发生的风险，而使用氨甲环酸则降低了大量引流发生的风险。张伟等比较了术前单次剂量氨甲环酸对青少年特发性脊柱侧凸后路矫形术围手术期出血量和输血率以及术后深静脉血栓发生的影响，结果表明，与对照组相比，氨甲环酸组患儿术中出血量 [(658.3±218.3) ml vs (884.2±343.9) ml, $P<0.05$]、术后输血率（3.3% vs 26.7%, $P<0.05$）显著降低，且不增加术后血栓形成的风险。张晓坤等进行的对照研究也同样显示，氨甲环酸可减少青少年特发性脊柱侧凸后路矫形术患儿围手术期出血量和输血量且无深静脉血栓等并发症。

Verma 等进行的一项针对青少年特发性脊柱侧凸患儿术中使用的氨甲环酸、ε-氨基己酸和安慰剂的前瞻性、随机、双盲研究表明，氨甲环酸和 ε-氨基己酸均可减少术中失血量，但不能降低同种异体输血率。与 ε-氨基己酸相比，氨甲环酸对减少术后引流和总失血量更有效。在外科手术期间将平均动脉压维持在 75mmHg 对于最大化抗纤维蛋白溶解获益至关重要。Goobie SM 等对 111 例接受青少年特发性脊柱侧凸矫形术患者的前瞻性双盲试验表明，与安慰剂组相比，输注氨甲环酸

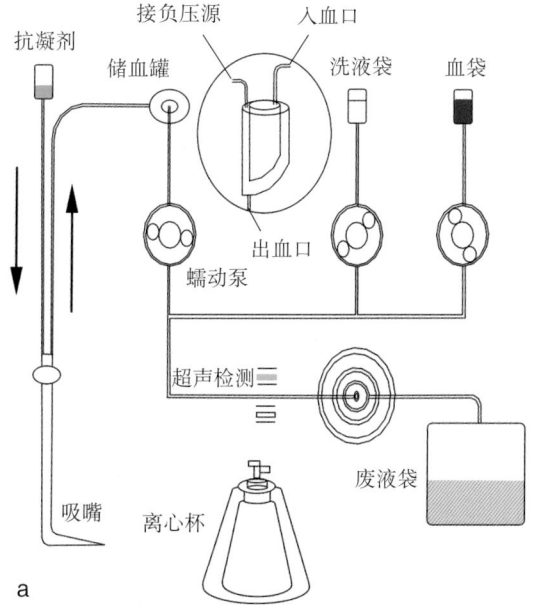

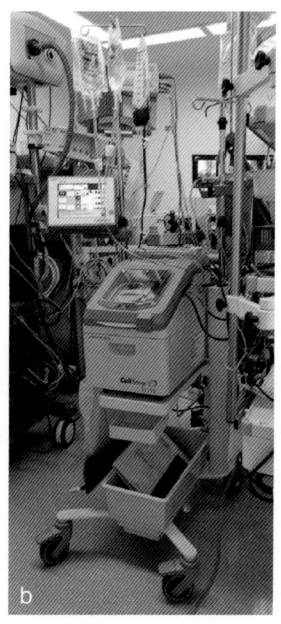

图 30-3-2　自体血液回收机原理图（a），自体血液回收机（b）

[50mg/kg 负荷剂量和 10mg／（kg·h）输注维持] 减少了 27% 的术中失血量，且术中每小时和每次融合的术中失血率以及术后失血量均显著降低，此外同种异体血液输注减少、住院时间缩短。

关于脊柱手术中氨甲环酸输注剂量，Slattery 等推荐 10mg/kg 的负荷剂量和 1mg／（kg·h）的输注维持剂量。此外，Hsu 等提出氨甲环酸可能与术后癫痫发作的增加有关，并且价格比 ε-氨基己酸高，因此更推荐术中使用 ε-氨基己酸，相关问题仍需进一步研究。此外，尽管血栓形成事件可能是与其使用相关的不良反应，但众多研究均提示，术中使用氨甲环酸并不增加围手术期血栓发生率。

（5）体温保护　体温 <34℃ 将影响血小板功能和延长凝血酶激活，并增加围手术期寒战等并发症，故应积极为患儿保温，避免围手术期低温。

（6）其他　pH<7.10 显著影响机体凝血功能，故应及时诊断并有效治疗严重酸中毒和严重贫血。红细胞压积明显下降也影响血小板的黏附和聚集等。

此外，某些先天性结缔组织病所致的脊柱畸形，比如 Ehlers-Danlods 综合征、马方综合征等，患儿通常存在血管脆性增加及收缩功能障碍，尽管凝血功能检查正常，但相当部分的患儿存在血小板聚集功能异常，这增加了围手术期出血的风险，因此除术前充分备血，围手术期合理使用去氨加压素、氨甲环酸等可有助于减少术中出血。

2. 南京鼓楼医院麻醉团队对于减少儿童脊柱手术术中输血主要采用的方法　①术前充分评估；②妥善的体位摆放；③手术暴露期间采用控制性降压；④术中止血，回收术中创面失血；⑤根据患者对贫血的耐受能力尽可能在 Hb<80g/L 时考虑输血；⑥床旁凝血功能监测，包括血栓弹力图测定；⑦酌情使用止血药，如氨甲环酸；⑧术中体温保护等。

（三）儿童术中血容量及失血量的估算

大多数儿童由于体重轻，同样容量的失血对儿童的影响明显高于成人，因此术中血容量及失血量的估算对儿童脊柱手术尤为重要。

1. 估计血容量　术前估计血容量（EBV，表 30-3-2）和测定患儿 Hct（表 30-3-3），最大允许失血量（MABL）= EBV×（术前 Hct - 可接受 Hct）/ 术前 Hct。如失血量 <1/3 MABL，用平衡液补充；如 1/3 MABL< 失血量 <1 MABL，用胶体液；如失血量 >1 MABL，需要输血制品。

表 30-3-2	与年龄相关的血容量及血红蛋白含量	
年龄	血容量（ml/kg）	血红蛋白（g/L）
早产儿	90～100	130～200
足月新生儿	80～90	150～230
<1 岁	75～80	110～180
1～6 岁	70～75	120～140
>6 岁和成人	65～70	120～160

表 30-3-3	小儿正常 Hct 和可接受的 Hct		
年龄	正常 Hct（%）		可接受的 Hct（%）
	均值	范围	
早产儿	45	40～45	35
足月新生儿	54	45～65	30～35
3 个月	36	30～42	25
1 岁	38	34～42	20～25
6 岁	38	35～43	20～25

2. 失血量的估算　通过定期肉眼观察术野并与手术医生交流感知的失血量和持续时间，以及使用标准定量方法（例如，监测吸引器储液罐中的血量、手术纱布和手术巾的数量和染血程度以及手术室地板上可见的血液）和连续实验室检测等估算失血量。小儿术中应尽量精确估计失血量，但小儿失血量的精确估计较困难，需要加强评估。

（四）儿童术中大出血的围手术期管理要点

成人大出血的定义为符合下列条件之一：① 24 小时丢失 1 个以上的血容量；② 3 小时丢失 0.5 个以上的血容量；③失血速度达 150ml/min；④失血量达 1.5ml／（kg·min）且持续 ≥20 分钟。儿童可参考上述第①、②、④条。

1. 输血输液通路的建立　儿童脊柱外科手术必须建立充足的血管通路，以便快速输注液体。外周静脉导管应该是选用最大口径、最短长度且插管难度低的（新生儿和婴儿用 22～24G，年龄更大的儿童用 18～20G）。中心静脉导管也是必备的静脉通路。快速静脉补液技术包括：用充气装置将压力直接施加到输液袋上；使用大注射器输送等份液体，注射器通过连接在输液袋上的三通旋塞重新填充；或使用快速输液泵（可输送大量温热液体或血液）。

2. 输血治疗及液体复苏　预计大出血的脊柱手术，如果术前备血充分，大出血时可以首先开始输血治疗，即红细胞、血浆及凝血因子的快速输注，而不是首先开始液体复苏，这样有助于维持较好的凝血功能，减少血制品及液体的输注，减少组织水肿的发生，有利于患儿的快速恢复。

而脊柱手术术中可能出现短时间快速出血，如椎管内静脉丛出血、截骨矫形出血等。特别是重大的截骨矫形期间的出血往往较快且不易控制，截骨结束闭合以后出血才能控制，期间可能几分钟内出血超过血容量的 30% 以上，处理不及时即出现休克，影响重要脏器特别是脊髓的灌注甚至危及患儿生命。因此，在重大的截骨矫形操作之前，马正良团队通常会做以下评估以保障患者的安全：①备血充分；②血流动力学：避免欠容，平均动脉压 85mmHg 以上或术前水平；③维持儿童 Hb>8g/dl；④血气分析，避免酸碱平衡及电解质紊乱；⑤评估截骨前的出血，与外科医生沟通截骨操作后可能的出血量；⑥检查静脉通路，确保快速输血输液的通路及加压设备，检查自体血回输设备并确保其运作良好；⑦快速输血输液可能造成低体温，应观察患者体温，做好保温措施，输注的血制品及液体应予以加温；⑧备好血管活性药物，截骨期间为了维持血压必要时应给予升压药物。

成人出血超过全身血容量的 30% 以上即会导致患者血压下降，婴幼儿对低血容量的耐受性低，超过全身血容量的 15% 以上即有导致休克的风险。失血性休克患儿应输血，按每次 10ml/kg 的剂量输注红细胞制品。失血量超过 1~1.5 倍血容量，并以浓缩红细胞、晶体、白蛋白或其他非血制品替代容量后，往往需要输注新鲜冰冻血浆（fresh frozen plasma，FFP），但应监测血栓弹力图或 PT、PTT 等作出输注 FFP 的决定。血液稀释（大量失血）导致血小板计数为 50×10^9/L 或更低时需考虑输血小板，术前血小板计数正常的患儿通常在失血达 2 倍血容量或以上时才需输血小板。

对于儿童，不推荐因创伤性出血而推迟液体复苏。在血制品不足或者暂时空缺的情况下，必须考虑液体复苏及治疗。创伤患者活动性出血没有控制的情况下，为了减少血制品及液体输注提出允许性低血压的概念，但脊柱手术大出血时通常是在完成截骨等手术操作，为了维持脊髓的血供需要足够的血压，平均动脉压要求维持在 85mmHg 以上或术前水平，为了维持血压有时需要使用血管活性药物。

3. 酸碱平衡及内环境稳定　酸中毒和低体温会干扰凝血系统的正常功能，应注意脊柱手术患儿术中的保温，血制品及液体也需要加温处理。大量输血会造成枸橼酸盐的大量输入，婴儿及肾功能损害患者可能发生高钾血症，经中心静脉快速输注库存血液会出现高钾血症。因此，大出血及大量输血时要定期检查血气，及时纠正酸碱平衡紊乱及电解质异常。

液体复苏及输血治疗应随时评估失血量及复苏的效果。指标包括组织灌注、血压、心率、中心静脉压、尿量、乳酸和碱剩余、血红蛋白、凝血功能等。重大的截骨矫形等脊柱手术考虑到脊柱手术持续性渗血及保证脊髓灌注等因素，儿童通常将血红蛋白维持在 9g/dl 以上，婴幼儿在 10g/dl 以上的水平。

4. 术后复苏　手术时间长、出血多的患儿术后恢复时需要加强监测及观察，注意保温，复查血气，纠正可能存在的问题。如果出现引流的血液较多，应及时予以血制品的补充。马正良团队的回顾性研究分析了 1461 例 11~18 岁第一次进行后路矫形术的青少年脊柱侧凸患儿的资料，结果表明 BMI < $17.63kg/m^2$、术前血小板计数 < 190×10^9/L、术前 Cobb 角 ≥ 55°、术中融合节段数 ≥ 11 个、置钉数量 ≥ 15 个、使用截骨、术中输晶体 ≥ 35.63ml/kg、术中输胶体 ≥ 28.92ml/kg、术中输血制品 ≥ 19.55ml/kg 增加了青少年脊柱侧凸后路矫形术术后大量引流发生的风险，对于术后引流量的预测有很好的提示作用。

此外，如果出现血红蛋白下降、乳酸增高、血压下降等情况应及时予以处理。对于已实施俯卧位手术且严重失血的患儿，使用晶体液、胶体液和血制品进行大容量复苏的患儿应该考虑延迟拔管，并在 ICU 中接受术后治疗及护理。

参考文献

[1] 贾锐, 李娜, 马正良, 等. 术中输注两种类型胶体液对青少年脊柱侧凸患者肾功能影响的回顾性研究[J]. 国际麻醉学与复苏杂志, 2017, 38(3): 203-206.

[2] 郝静, 顾小萍, 马正良. 脊柱侧弯矫形术的围术期管理[J]. 中华麻醉学杂志, 2018, 38(11): 1281-1294.

[3] Feldman JM, Sussman E, Singh D, et al. Is the pleth variability index a surrogate for pulse pressure variation in a pediatric population undergoing spine fusion?[J]. Paediatr Anaesth, 2012, 22(3): 250-255.

[4] Rubin DS, Parakati I, Lee LA, et al. Ischemic optic neuropathy

in the United States from 1998 to 2012 in the nationwide inpatient sample[J]. Anesthesiology, 2016, 125(3): 457-464.

[5] 邱勇. 重视脊柱侧凸矫形手术医源性神经损害的预防和处理[J]. 中华创伤杂志, 2015, 31(9): 800-801.

[6] Yu X, Xiao H, Wang R, et al. Prediction of massive blood loss in scoliosis surgery from preoperative variables[J]. Spine (Phila Pa 1976), 2013, 38(4): 350-355.

[7] Jain A, Sponseller PD, Newton PO, et al. Smaller body size increases the percentage of blood volume lost during posterior spinal arthrodesis[J]. J Bone Joint SurgAm, 2015, 97(6):507-511.

[8] Wahlquist S, Wongworawat M, Nelson S. When does intraoperative blood loss occur during pediatric scoliosis correction?[J]. Spine Deform, 2017, 5(6): 387-391.

[9] 许华晔, 孙玉娥, 顾小萍, 等. 学龄前儿童先天性脊柱侧凸矫形手术围术期输血的相关因素分析——一项单中心回顾性分析[J]. 国际麻醉学与复苏杂志, 2014, 35(10): 915-919.

[10] 郑曼, 张萍, 张媛, 等. 急性等容血液稀释联合控制性降压及氨基己酸在脊柱侧弯矫正术中的应用[J]. 东南大学学报(医学版), 2007, 26(5): 362-365.

[11] 许华晔, 孙玉娥, 崔士和, 等. 术中自体血回输在儿童脊柱侧凸后路矫形手术中的应用[J]. 现代医学, 2016, 44(6): 801-804.

[12] 刘琳, 张建敏, 赵欣, 等. 术中回收式自体输血对接受脊柱矫形手术的学龄前儿童凝血功能的影响研究. 临床小儿外科杂志, 2019, 18(7): 579-582.

[13] 李娜, 贾锐, 顾小萍, 等. 青少年脊柱侧凸后路矫形术术后大量引流的危险因素分析[J]. 中华医学杂志, 2017, 97(44): 3460-3465.

[14] 张伟, 郑旭, 顾小萍, 等. 术前单次剂量氨甲环酸对青少年特发性脊柱侧弯后路矫形术围术期出血的影响[J]. 中国临床研究, 2016, 29(12): 1633-1635.

[15] 张晓坤, 周路阳, 董媛媛, 等. 氨甲环酸对青少年特发性脊柱侧弯后路矫形术患者围术期出血的影响[J]. 江苏医药, 2015(6): 671-672.

[16] Goobie SM, Zurakowski D, Glotzbecker MP, et al. Tranexamic acid is efficacious at decreasing the rate of blood loss in adolescent scoliosis surgery:arandomized placebo-controlled trial[J]. J Bone Joint Surg Am, 2018, 100(23): 2024-2032.

[17] Slattery C, Kark J, Wagner T, et al. The use of tranexamic acid to reduce surgical blood loss:areview basic science, subspecialty studies, and the evolution of use in spine deformity surgery[J]. Clin Spine Surg, 2019, 32(2): 46-50.

[18] Hsu G, Taylor JA, Fiadjoe JE, et al. Aminocaproic acid administration is associated with reduced perioperative blood loss and transfusion in pediatric craniofacial surgery[J]. Acta Anaesthesiol Scand, 2016, 60(2): 158-165.

[19] Ko BS, Cho KJ, Kim YT, et al. Does tranexamic acid increase the incidence of thromboembolism after spinal fusion surgery?[J]. Clin Spine Surg, 2020, 33(2): E71-75.

第四节　儿童脊柱侧凸矫形术中唤醒

一、术中唤醒的必要性

脊柱畸形矫形手术具有手术复杂、创面大、失血多、时间长且手术风险高等特点，在完成脊柱矫形过程中必然会伴随脊髓形态的改变，因而存在脊髓损伤的高风险，特别是在矫形的过程中因器械操作、脊髓过度牵拉或皱缩导致脊髓血液供应受阻而引起的脊髓损伤，甚至永久性的瘫痪。

Leong JJH 等临床研究发现脊柱侧凸矫形手术造成永久性神经损伤的风险为 0.2%。脊髓损伤若能早期发现、及时处理，则可避免造成脊髓的永久性功能障碍。为尽早发现可能的脊髓损伤，术中应进行脊髓神经电生理的监测，包括体感诱发电位（SEP）、运动诱发电位（MEP）、下行神经源性诱发电位（DNEP）和肌电图监测等，但是存在假阳性和假阴性的可能，对大部分的患者还需要进行术中唤醒试验（wake up test，WUT）。唤醒试验被称为判断术中脊髓损伤的"金标准"，是早期发现并可能预防脊髓损伤的方法之一。

唤醒试验是 1973 年由 Vauzelle 和 Stagnara 等最先提出，又称 Stagnara 唤醒试验。该方法是在完成矫形操作后或出现神经电生理监测异常（电生理事件）时，减浅麻醉深度，唤醒患儿，命令其活动手指和脚趾，根据患儿能否按照指令活动脚趾来判断脊髓运动功能的完整性。如果患儿能够按照指令活动手指说明已经清醒，按照指令活动脚趾说明脊髓传导功能正常，即唤醒试验阴性，反之为阳性。一旦唤醒试验阳性，需立即通知手术者给予干预，避免脊髓永久性损伤。但是唤醒试验可能引起术中知晓、疼痛、情感伤害、意外气管脱管、暴露硬膜外静脉引起空气栓塞、因咳嗽引起的植入物移位或截骨闭合面脱位等并发症，为了避免这些并发症，需要制订合理的麻醉方案，使用合理的麻醉药物，尽量缩短唤醒试验的时间。

唤醒试验不需要特殊设备，不受医院条件的限制，操作简单，准确性高，可以发现脊柱侧凸手术中正在发生的急性脊髓损伤。其不足在于：①只能监测脊髓运动功能，不能监测感觉功能；②唤醒需要一定的时间，手术中不能连续监测，难以及时发现脊髓损伤；③年龄太小的患儿不能配合，实施受限；④可能引发一些并发症，如气管导管脱管、大出血、患儿烦躁、术中知晓等；⑤可能引起血流动力学剧烈波动，如血压骤升、心动过速等，甚至可诱发严重心血管不良事件。

二、术中唤醒的麻醉方案

行唤醒试验的，麻醉药物宜选用短效和速效类。大部分吸入麻醉药对诱发电位监测有影响，故监测或唤醒试验期间一般选用全凭静脉麻醉（total intravenous anesthesia，TIVA），可选用阿片类镇痛药物和氯胺酮、丙泊酚及右美托咪定等镇静药物。术中可以使用肌松监测仪进行肌松监测，指导肌松药物的使用，使用脑电双频谱指数或听觉诱发电位监测麻醉深度，便于麻醉深度的调控和监测唤醒。

意识消失、无痛和肌肉松弛是全身麻醉的三要素。唤醒试验时需要患儿能够按照指令进行有目的活动，因此唤醒期间在使患儿意识恢复和肌松恢复的同时维持适度的镇痛，避免患儿因疼痛而产生躁动。由于患儿从麻醉到苏醒需要一定的时间，为了避免脊髓因长时间缺血或过度牵拉而造成永久性损伤，需要尽快地完成唤醒试验，以便能及时地发现可能存在的脊髓损伤。但手术尚未结束而减浅麻醉，可能导致患儿出现烦躁、出血、气管导管脱落和术中知晓等并发症。因此，理想的唤醒试验应该满足3个条件：唤醒时间短、唤醒期间患儿无烦躁、术后患儿对唤醒试验回忆发生率低。近些年来，随着新型麻醉药物、设备和技术的发展，唤醒试验的操作取得了很大的进步。

1. 全凭静脉麻醉镇静药物选择　新型苯二氮䓬类药物咪唑安定，起效快，消除半衰期短，药代动力学呈剂量依赖性。特异性拮抗剂氟马西尼，小剂量拮抗其镇静催眠作用，大剂量拮抗其抗焦虑效应。这种可逆的拮抗作用不依赖苯二氮䓬的给药时间，也不影响镇痛。Godat 等 1990 年首次利用咪唑安定 - 氟马西尼的可逆性拮抗作用实施唤醒试验，取得了较好的效果，他对 20 例（平均 17 岁）重度脊柱侧凸手术患者进行了前瞻性研究，他们使用咪唑安定、氧化亚氮和芬太尼维持麻醉，唤醒前 10 分钟停用氧化亚氮，唤醒前 1 分钟停止咪唑安定输注，予以氟马西尼 5 μg/kg 拮抗，开始唤醒患者，从给氟马西尼到患者被唤醒的时间为 42±32 秒。

麻醉性镇静药物异丙酚和咪唑安定常联合应用于全凭静脉麻醉中。异丙酚具有快速起效和消退的特点，咪唑安定具有镇静催眠及顺行性遗忘效果，经常联合应用于 AIS 手术唤醒试验中。但是 Canbay 等比较了异丙酚和咪唑安定在脊柱侧凸手术唤醒试验中的作用，自麻醉诱导期持续监测脑电双频谱指数（bispectral index，BIS）辅助进行唤醒实验，结果表明咪唑安定／瑞芬太尼组的唤醒试验时间（睁眼时间、反应时间）明显长于异丙酚／瑞芬太尼组，提示异丙酚提供了更好的唤醒条件。但是咪唑安定组中没有患者报告回忆起唤醒试验，丙泊酚组中有 9 例患者回忆起唤醒试验。这种显著

的组间差异可能源自咪唑安定的顺行性遗忘效应。

右美托咪定是一种高选择性 α_2 肾上腺素受体激动剂，其作用部位位于蓝斑，它抑制去甲肾上腺素的突触前释放，从而呈现剂量依赖性镇静催眠效应。右美托咪定的心血管稳定性，以及其在高剂量下不伴随呼吸抑制的特点，有利于改善唤醒试验中患儿对气管导管的耐受性，维持血流动力学稳定、减少躁动，并减少儿童吸入七氟烷后出现焦虑状态。与其余镇静镇痛药物合用，右美托咪定并不延长苏醒时间，反而能改善唤醒质量，可作为唤醒试验的辅助用药。全立新等和刘树春等的研究认为使用 0.4 μg/（kg·h）剂量的右美托咪定复合七氟烷麻醉用于儿童脊柱侧凸矫形，减轻唤醒试验期间血流动力学应激反应，提高唤醒质量，降低术中知晓发生率，不延长唤醒时间，可以有效提高手术安全系数。

Bagatini 等的个案病例报道中，应用 0.4 μg/（kg·h）右美托咪定复合瑞芬太尼和丙泊酚用于脊柱侧凸矫形术中行唤醒试验时间 14 分钟，镇静评分为 3 分，唤醒质量良好。Chen 等研究指出右美托咪定并不延长苏醒时间，反而能提高唤醒质量，推荐作为唤醒试验的辅助用药。Bekker 等对 54 例接受多水平脊柱融合的患者进行了前瞻性随机双盲研究，麻醉维持分别使用异丙酚、芬太尼及右美托咪定或异丙酚、芬太尼及生理盐水安慰剂，采用 40 项康复质量问卷（QoR-40）和 9 个问题疲劳量表（FFS）对康复质量（主要终点）进行评定，结果认为右美托咪定可适度改善多节段脊髓灌注术后早期的恢复质量，并可能减少疲劳，与对照组相比，它还降低了血浆皮质醇和 IL-10 的水平，提示右美托咪定在预防不良应激反应、减轻术后恢复期以及可能降低恢复期并发症发生率方面起着重要作用。

2. 全凭静脉麻醉镇痛药物选择　合理应用麻醉性镇痛药对提高唤醒试验的质量也非常重要，如果药物过量会延长唤醒时间，但是药量不足会使患儿出现躁动、呛咳、血流动力学大幅度波动，甚至可能造成气管导管移位脱落、患儿术中受伤等意外危险情况。

术中维持镇痛药物多选择瑞芬太尼，它是一种超短效阿片类镇痛药。由于瑞芬太尼有效的生物半衰期一般为 3~10 分钟，目前文献多推荐瑞芬太尼用于脊柱侧凸手术中。Kuruefe 等通过对 38 例脊柱

侧凸手术患者进行术中唤醒试验，比较了咪唑安定／瑞芬太尼和咪唑安定／阿芬太尼的临床疗效，在咪唑安定／瑞芬太尼组唤醒试验时间为（5.8±0.91）分钟，咪唑安定／阿芬太尼组为（5.5±0.68）分钟，提示短效的阿片类镇痛药物在脊柱侧凸矫形的维持中也能提供有效可控的镇痛。国际文献亦有推荐舒芬太尼用于矫形手术的疼痛管理。Bidgoli 报道相较于瑞芬太尼，靶控输注舒芬太尼镇痛、预防咳嗽和躁动效果更好。Martorano 等认为舒芬太尼有更好的镇痛效果和保持稳定的血流动力学的特点，可提高唤醒质量，并减少术后并发症的发生。

目前阿片类药物诱导的痛觉过敏和急性阿片类药物耐受问题在 AIS 矫形术中得到了广泛的证实，Kars 等通过回顾性分析比较了瑞芬太尼与芬太尼用于 AIS 术后 24 小时内阿片类药物的总消耗量，与瑞芬太尼相比，接受芬太尼的患者术后使用阿片类药物和疼痛评分增加，用芬太尼替代瑞芬太尼在 AIS 手术中并不能解决痛觉过敏或急性耐受的问题。南京鼓楼医院马正良团队在脊柱侧凸手术中持续泵注硫酸镁，负荷剂量 40mg/kg，继续以 20mg/(kg·h) 静脉泵注不影响唤醒时间、唤醒质量，并使唤醒时的血压、心率更加稳定，且不增加术后的恶心、呕吐和尿潴留的发生率，同时有减轻术后痛觉过敏的作用。

3. 全凭静脉麻醉肌松药物选择　肌松药物的应用为全身麻醉气管插管和脊柱手术分离肌肉、暴露脊柱提供了肌松条件，但是肌松药的代谢是否完善也是影响唤醒质量的关键因素。围手术期选用合适的肌松药物非常重要。脊柱手术经常选用短效的肌松药，如罗库溴铵、维库溴铵、顺阿曲库铵等。

婴幼儿属于比较特殊的人群，相对于成人对非去极化肌松药的反应更敏感，个体差异较大，按千克体重计算，肌松药的起始剂量基本相同，但年龄过小婴幼儿的分布容积较大，肝肾功能较差而导致肌松药消除速度较慢。因肌松药对神经电生理监测 MEP 影响较大，且婴幼儿无法配合术中唤醒，建议诱导之后停用肌松剂，保证脊髓功能监测顺利。

马正良团队的另一项研究无肌松药全凭静脉麻醉维持方案，经 20 分钟静脉输注右美托咪定负荷量 1μg/kg，随后以 0.2μg/(kg·h) 速率维持，给予右美托咪定负荷量后进行麻醉诱导，气管插管，机械通气。麻醉维持采取静脉输注瑞芬太尼 0.2μg/(kg·min) 和丙泊酚（80～120）μg/

(kg·min)，维持脑电双频谱指数值 40～60；静脉输注顺阿曲库铵（0.5～1.5）μg/(kg·min)，采用四个成串刺激监测肌松程度，维持 T_1 45%～55%，于椎旁肌肉分离完毕前 30 分钟停用顺阿曲库铵。结果发现无肌松药全凭静脉麻醉维持用于脊柱侧凸手术患儿可在满足手术所需肌松程度的同时，提高 MEP 监测的成功概率。

4. 静吸复合麻醉中吸入麻醉药物的选择　为 AIS 提供麻醉时，在 TIVA 或低剂量丙泊酚持续输注 [50μg/(kg·min)] 的同时，可联合使用低吸入浓度的挥发性药物（<0.5mac）。为避免影响运动诱发电位的监测，不建议使用更高浓度的吸入麻醉药物。以吸入性麻醉药物为基础的麻醉方法可以加快苏醒时间，缩短完成指令的时间及睁眼的时间。Martin 等的研究表明以吸入性麻醉药物为基础的麻醉方案，亦能配合神经电生理监测，其优势在于苏醒时间更快，以及在出现神经电生理监测的不可逆变化的情况下可以进行快速唤醒试验（<5min）。

目前常用的静吸复合麻醉维持方案采用长效阿片类舒芬太尼和七氟烷联合使用。七氟烷是无色透明、有香味无刺激性液体，血／气分配系数为 0.63，具有诱导迅速，麻醉深度易掌握等优点，在婴幼儿麻醉诱导维持中使用较多。两种药物协同作用，可以减少每种药物作为单一药物的副作用。尤其需要关注的是，舒芬太尼存在剂量依赖性地增强七氟烷对中枢神经系统的抑制作用，高浓度舒芬太尼可影响唤醒速度。

地氟烷在吸入麻醉药中血／气分配系数最低（0.42），麻醉诱导和苏醒均较快，可控性强，在唤醒试验中具有优势。Ting 等将 40 例患者分为地氟烷组和芬太尼组，将地氟烷麻醉与传统的以芬太尼为主的麻醉方法进行比较，结果发现唤醒试验时地氟烷组起效时间明显短于芬太尼组。Teng 等研究证明地氟烷－芬太尼为基础的麻醉可以实现快速苏醒以进行神经功能学评估。在唤醒时，芬太尼的浓度为 1～2ng/ml 时能非常好平衡镇静和足够的镇痛。

5. 麻醉监测　术中常规监测有创动脉血压 ART、心电图、心率、SPO_2、$PETCO_2$、BIS、CVP、肌松监测和体温等。在脊髓急性损伤的最初数秒内，平均动脉压会出现突然迅速升高，并保持 2～3 分钟，随后迅速下降而进入低血压期，因此必须采用连续的有创血压监测，以利于发现急性脊髓损伤后最早的升压反应。在唤醒期间，建议维持患儿平均动脉压在 80mmHg 以上，以保证脊髓灌注。BIS监测应用于唤醒试验中，能提前预测患儿是否按照指令活动肢体，指导唤醒麻醉的实施。在 BIS 值超过 65，可以开始唤醒的尝试；当 BIS 大于 75，并持续 3～5 分钟，可实现患儿满意唤醒。

三、唤醒的方法

1. 术前沟通阶段　患儿进入手术室后，与患儿进行沟通，告知术中唤醒的简单过程。医生和护士告知患儿在手术过程会呼唤患儿姓名，患儿应按指令做"勾勾脚"动作。具体的动作可以用手带患儿做几次尝试，让患儿习惯指令性的动作。并在麻醉开始之前，持续引导患儿做麻醉医生的指令动作，劳累时可以休息，休息后继续。当有患儿对唤醒感到害怕，恐惧可能的疼痛时，要消除患儿相关顾虑，让患儿放下警戒，便于执行指令动作。

2. 麻醉阶段　麻醉诱导采用静脉全身麻醉诱导，药物包括咪达唑仑 0.05～0.4mg/kg，丙泊酚 1～2mg/kg，维库溴铵 0.08～0.12mg/kg，芬太尼 2～6μg/kg。麻醉维持常规采用静脉麻醉，丙泊酚、瑞芬太尼、顺苯磺酸阿曲库铵和右美托咪定可以作为麻醉维持的药物选择。待脊柱椎体暴露完毕，停用肌松药，并进行神经电信号检测，同时观察肌松代谢情况，以免影响神经电信号监测。

3. 置钉上棒阶段　此阶段的特点是出血多，水电解质平衡容易出现紊乱。麻醉医生主要的关注点应该是调整内环境，及时补充血容量，尤其是红细胞的补充，让患儿在唤醒时有一个稳定的内环境。

麻醉医生应密切关注手术进度，与外科医生做好沟通，唤醒前及时停用麻醉药。

4. 唤醒阶段　手术医生应在做唤醒试验前 30分钟告知麻醉医生，以便于麻醉医生开始停止静脉麻醉药的输注和吸入麻醉药的吸入。唤醒过程相关药物调整：唤醒前 30 分钟左右，停用顺苯磺酸阿曲库铵和右美托咪定，唤醒前 10 分钟停丙泊酚和瑞芬太尼，约 10 分钟后患儿清醒，配合活动双脚趾，唤醒成功。针对儿童和青少年侧凸矫形手术麻醉，由于药物代谢较成人快，停药至唤醒的时间一般在 30 分钟左右，实际操作过程中药物调整原则包括优先停用肌松药与镇静药，最后停用镇痛药物，以确保唤醒期间无明显疼痛，提高唤醒质量。如果使用瑞芬太尼镇痛，可以考虑持续小剂量背景泵注，不必完全停用。

唤醒时，一名护士和一名外科医生观察患儿脚部，麻醉医生根据患儿的 BIS 值在头端对患儿进行姓名呼叫，患儿苏醒后（头部开始抬动），让患儿按照指令进行勾脚动作（图 30-4-1）。如果患儿能很好地配合医生完成指令动作，则推注静脉麻醉药（丙泊酚、芬太尼）加深麻醉，泵注静脉麻醉药继续进行手术；如患儿下肢不能活动，则先观察唤醒时上肢的活动情况，如果上肢和下肢均不能活动，则预示患儿可能由于唤醒不充分或躁动、谵妄等因素引起的无法配合指令动作的情况；此时应予少量丙泊酚、芬太尼加深麻醉后再次唤醒；如果上肢能动而下肢不能活动，则预示可能存在脊髓神经损伤，需外科医生及时进行处理。

在减浅麻醉的过程中，患儿的血压会逐渐升高，心率逐渐增快，此过程会大大增加出血的风

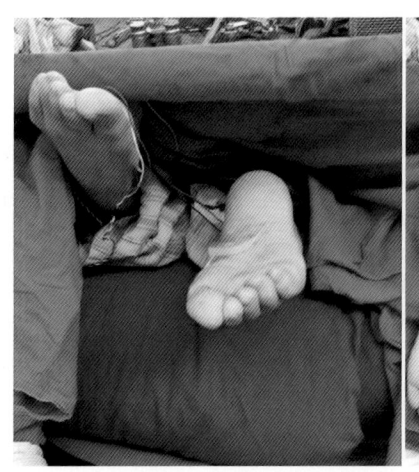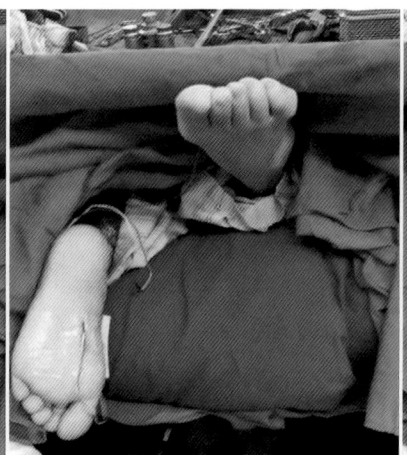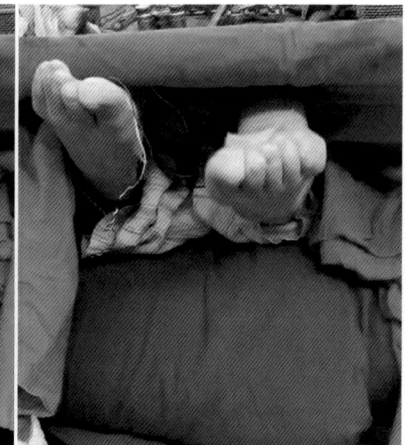

图 30-4-1　唤醒时，让患儿按照指令进行勾脚动作，观察患儿脚部的活动情况

险。因此，在唤醒前要尽最大可能纠正患儿的贫血（唤醒时保证 Hb 不低于 7g/dl），调整内环境，保障患儿更加安全快速地苏醒，缩短唤醒时间。唤醒阶段手术医生和麻醉医生的配合至关重要，能最大可能地缩短唤醒时间，提高唤醒质量。

唤醒阶段，患儿苏醒后，自主配合意识差，任何的操作或者疼痛都会导致患儿出现躁动。患儿的躁动主要表现有头部抬起，左右晃动，容易造成气管导管脱落和中心静脉置管脱出；双手回缩，容易造成静脉输液通路脱出，桡动脉置管脱出；躯干部扭动，容易造成脊髓二次损伤，增加创面出血等。主要的预防措施包括：保持麻醉维持过程中镇痛充分，肌松代谢完善；缩短唤醒时间，减少无麻醉时间；右美托咪定的使用能提高唤醒的质量，减少患儿躁动；气管导管的固定要采取加固方式，口腔分泌物要多次吸引处理，避免湿润固定胶带，使之失去固定功能。

5. 二次唤醒或重复唤醒的方法　脊柱矫形手术复杂、难度大，有时需要进行二次唤醒和重复唤醒。术前决定的或是首次唤醒后，决定进行二次唤醒和重复唤醒的，麻醉维持以静脉麻醉为主，不使用肌松药。外科医生告知麻醉医生需要进行二次唤醒时，立刻停用所有麻醉药，进入唤醒阶段流程（同前述）。

6. 特殊人群的唤醒　由于患儿年龄小，唤醒试验时不能配合，Polly 采用一种改良的术中唤醒试验方法来监测脊髓功能的完整性。唤醒时在患儿的脚底给一强刺激（80mA，50Hz），观察患儿膝踝的屈伸，来判断运动功能是否损伤。

7. 术中唤醒试验的准备　术前告知患儿术中唤醒试验的必要性及注意事项，向患儿详细讲述唤醒试验的方法，手术前一天让患儿在手术室模拟术中俯卧体位，训练其双脚趾活动。手术当天麻醉前再次告知患儿术中唤醒试验的必要性及注意事项，并且嘱咐在安静环境下进行指令动作循环训练 5 分钟，以强化动作记忆，提高唤醒质量。

参考文献

[1] Leong JJH, Curtis M, Carter E, et al. Risk of neurological injuries in spinal deformity surgery[J]. Spine (Phila Pa 1976), 2016, 41(12): 1022-1027.

[2] Vauzelle C, Stagnara P, Jouvinroux P. Functional monitoring of spinal cord activity during spinal surgery[J]. Clin Orthop Relat Res, 1973(93): 173-178.

[3] Ting CK, Hu JS, Teng YH, et al. Desflurane accelerates patient response during the wake-up test for scoliosis surgery[J]. Can J Anesth, 2004, 51(4): 393-397.

[4] Godat L, Ravussin PA, Chiolero R, et al. Flumazenil and peroperative awakening in surgery of scoliosis[J]. Ann Fr Anesth Reanim, 1990, 9(1): 6-10.

[5] Canbay O, Altiparmak B, Celebi N, et al. Comparison of propofol and midazolam on patients undergoing spinal surgery with intraoperative wake-up test:randomized clinical trial[J]. Rev Bras Anestesiol, 2015, 65(6): 470-475.

[6] 全立新, 安慧霞, 王东信. 右美托咪啶复合七氟醚对儿童脊柱侧弯矫形术唤醒试验的影响[J]. 北京大学学报（医学版）, 2016, 48(5): 855-859.

[7] 刘树春, 赵倩, 汪鑫, 等. 右美托咪定用于脊柱侧弯矫形术术中唤醒临床观察[J]. 贵阳医学院学报, 2016, 41(4): 487-490.

[8] Bagatini A, Volquind D, Rosso A, et al. Dexmedetomidine as adjuvant drug for wake-up test during scoliosis correction surgery:case report[J]. Rev Bras Anestesiol, 2004, 54(2): 247-251.

[9] Chen Z, Dai N, Lin S, et al. Impact of dexmedetomidine on intraoperative wake-up tests in patients undergoing spinal surgery[J]. J Perianesth Nurs, 2018, 33(4): 448-452.

[10] Bekker A, Haile M, Kline R, et al. The effect of intraoperative infusion of dexmedetomidine on the quality of recovery after major spinal surgery[J]. J Neurosurg Anesthesiol, 2013, 25(1): 16-24.

[11] Kuruefe R, Yilmazlar A, Özcan B. Comparison of remifentanil and alfen-tanil infusions during scoliosis surgery with wake-up test[J]. Anestezi Dergisi, 2011, 19(2): 99-105.

[12] Bidgoli J, Delesalle S, De Hert SG, et al. A randomised trial comparing sufentanil versus remifentanil for laparoscopic gastroplasty in the morbidly obese patient[J]. Eur J Anaesthesiol, 2011, 28(2): 120-124.

[13] Martorano P, Facco E, Falzetti G, et al. Spectral entropy assessment with auditory evoked potential in neuroanesthesia[J]. Clin Neurophysiol, 2007, 118(3): 505-512.

[14] Kars MS, Villacres Mori B, Ahn S, et al. Fentanyl versus remifentanil-based TIVA for pediatric scoliosis repair:does it matter?[J]. Reg Anesth Pain Med, 2019, 44(6): 627-631.

[15] 顾伟, 顾小萍, 张晓坤, 等. 硫酸镁减轻瑞芬太尼诱发的术后痛觉过敏[J]. 中国临床药理学与治疗学, 2010, 15(1): 93-97.

[16] 顾伟, 顾小萍, 马正良. 硫酸镁对脊柱侧凸矫形手术唤醒试验的影响[J]. 中国校医, 2010, 24(1): 25-27.

[17] 顾伟, 顾小萍, 马正良. 无肌松药全凭静脉麻醉对脊柱侧凸手术患者运动诱发电位监测的影响[J]. 中华麻醉学杂志, 2012, 32(9): 1075-1077.

[18] Martin DP, Bhalla T, Thung A, et al. A preliminary study of volatile agents or total intravenous anesthesia for neurophysiological monitoring during posterior spinal fusion in adolescents with idiopathic scoliosis[J]. Spine (Phila Pa 1976), 2014, 39(22): E1318-1324.

[19] Teng WN, Tsou MY, Chen PT, et al. A desflurane and fentanyl dosing regimen for wake-up testing during scoliosis surgery:implications for the time-course of emergence from anesthesia[J]. J Formos Med Assoc, 2017, 116(8): 606-612.

第五节　儿童脊柱侧凸矫形手术特殊并发症——恶性高热

恶性高热（malignant hyperthermia, MH）是目前所知唯一可由常规麻醉用药引起围手术期死亡的遗传性肌肉疾病，以由挥发性吸入麻醉药和去极化肌松药琥珀酰胆碱诱发的骨骼肌异常高代谢状态为特点。MH 易感者一旦发病，病情进展迅速，表现为全身肌肉痉挛、体温急剧持续升高、耗氧量急速增加、CO₂ 大量生成，发生呼吸性和代谢性酸中毒及进行性循环衰竭的代谢亢进危象。在没有特异性治疗药物的情况下，一般的临床降温及治疗措施难以控制病情进展，最终患者可因高钾血症、凝血功能障碍和多器官功能衰竭而死亡。

流行病学

流行病学资料表明，MH 发病率在麻醉人群中为 1:(5000~100 000)，男性为女性的 2.5~4.5 倍，儿童发病率显著高于成人，其中青少年的发病率最高，平均发病年龄为 18.3 岁，低于 15 岁的患儿占发病人群的 52.1%。在具有遗传学异常，如先天性唇腭裂、斜视、遗传性肌病的患者中的发病率高达 1:3000。脊柱畸形患者伴发 MH 的比例可能较既往文献报道的 MH 发病率更高。国外报道的死亡率曾高达 70% 以上，随着对 MH 认识的深入，诊断治疗水平的提高及特异性治疗药物的运用，目前降为 5%~10%。我国的恶性高热以个案报道为主，但死亡率高，而治疗 MH 的特效药丹曲林钠在国内各大医院的常规备药中也远未普及。

发病机制

MH 属常染色体显性遗传疾病，因骨骼肌细胞的钙离子调节障碍导致细胞内钙离子水平异常增高，进而引发一系列功能障碍。研究表明编码骨骼肌肌质网钙通道蛋白兰尼定受体 1 (ryanodine receptors 1, RyR1) 基因异常是大部分 MH 发生的分子生物学基础，极少数患者存在 CACNA1S 基因异常。恶性高热易感 (malignant hyperthermia-susceptible, MHS) 患者的肌质网上存在功能异常或缺陷的 RyR1，在未暴露于 MH 触发因子时，其 Ca²⁺ 处理异常可通过细胞内代偿机制控制；一旦暴露于触发因子，骨骼肌肌质网细胞内钙离子释放失控，细胞内钙离子水平异常升高，骨骼肌细胞发生持续强直收缩。骨骼肌约占体重的 40%，其代谢亢进显著影响全身代谢，进而引发系列症状。

易感人群

1. 有 MH 史或 MH 家族史的患者　高达 50% 以上的 MH 患者具有家族遗传倾向。

2. 存在神经肌病患者　如 Duchenne 型肌营养不良、Becker 型肌萎缩、Schwarts-Jampel 综合征、Fukuyama 遗传性肌营养不良、进行性肌营养不良、周期性麻痹、肌腺苷酸脱氨酶缺乏等。

3. 多种先天性疾病患者　在如先天性唇腭裂、先天性脊柱侧凸、睑下垂、斜视等患者中高发。

诱发因素

1. 麻醉药物触发　触发 MH 的麻醉药物包括挥发性吸入麻醉药（氟烷、恩氟烷、异氟烷、七氟烷、地氟烷）和去极化肌松药（琥珀酰胆碱）。七氟烷、地氟烷引起的 MH 发作较缓慢，但琥珀酰胆碱可能导致 MH 暴发性发作。在 MHS 患者，轻度的低温，预先给予巴比妥类、丙泊酚、非去极化肌肉松弛剂能推迟或防止 MH 发作。

2. 非麻醉药触发　剧烈运动可以触发 MHS 患者发生 MH，而紧张焦虑状态或暴露于高热环境亦可诱发恶性高热样症状。

临床表现

MH 可能发生在使用触发性麻醉药的任何阶段，包括术后早期阶段。方印等对我国 1970—2017 年 98 例 MH 病例分析后指出，麻醉诱导后、手术开始前出现 MH 者 7 例 (7.1%)，手术开始后出现 56 例 (57.2%)，手术结束后出现 35 例 (35.7%)。MH 的典型临床表现源于骨骼肌高代谢与损伤。早期的表现包括体温迅速明显升高、与通气量无关的呼气末二氧化碳分压升高、心动过速、肌肉僵直以及酸中毒。60% 以上恶性高热的患者，体温升高是其较早或最早的表现。在有些患者，呼气末二氧化碳分压升高也是 MH 较早的表现，并且先于体温的升高。当患者通气正常，术中呼气末 CO₂ 不明原因升高时，应警惕 MH 发生的风险。值得注意的是，也有一些特殊的 MH 患者，术中呼气末二氧化碳分压逐渐升高，麻醉过程中通气量的调整可能会掩盖呼吸表现，而以不明原因的循环不稳为首发表现，后期才出现体温的飙升。MH 后期可出现肌肉坏死、横纹肌溶解、血钾升高、心律失常、各器官功能衰竭、弥散性血管内凝血甚至死亡（表 30-5-1）。

表 30-5-1	恶性高热的临床体征
早期体征	
充分通气或通气参数不变下 PETCO$_2$ 升高	
无明显原因的中心体温升高	
应用琥珀酰胆碱后咬肌痉挛	
全身肌肉僵直	
无法解释的心动过速和室性心律失常	
血压不稳	
意外的代谢和呼吸性酸中毒	
后期体征	
高钾血症	
肌酸激酶水平升高	
肌红蛋白血症和肌红蛋白尿	
心搏骤停	
DIC	

诊断

MH 的诊断包括临床表现、实验室检查、微创诊断试验和基因检测等。

1.临床表现　由于 MH 的主要临床特征有较大变异性，使得临床诊断十分困难。1994 年 Larach 等制订的恶性高热临床定级指标（clinical grading scale，CGS）为目前最常用的临床诊断标准，通过临床表现和血生化检查进行 MH 的初步临床诊断（表 30-5-2）。

2.实验室诊断　目前 MH 实验室诊断的"金标准"是咖啡因 - 氟烷收缩试验。患者术中出现疑似 MH 的临床表现后，采用咖啡因 - 氟烷收缩试验可早期明确诊断。也可采用咖啡因 - 氟烷收缩试验术前筛选家族遗传性 MH 易感者，从而更好地个体化地指导麻醉用药。具体操作程序：取患者股四头肌或其他长肌近肌腱部位的肌纤维 2～3cm，固定于 37℃恒温 Krebs 液内并持续通入含 5% CO$_2$ 的氧气，连接张力传感器和电刺激仪，给予一定电刺激，测定不同浓度氟烷和（或）咖啡因作用下肌肉张力的改变。均为阳性诊断为 MH 易感者，均为阴性时诊断为非 MH 易感者，如果仅咖啡因试验阳性则诊断为咖啡因型可疑 MH（MHEc），如果仅氟烷试验阳性则诊断为氟烷型可疑 MH（MHEh）。

3.基因检测　目前为止，与恶性高热相关的基因 RyR1 位点已超过 400 个，其中 50%～70% 具有临床相关性，在基因突变分析时可能出现假阴性结果，因此目前尚不能直接通过基因检测的方法确诊 MH，仅作为诊断 MH 的补充方法。

易感者的麻醉

MH 虽较为罕见，却极为凶险，一旦发生，抢救极为困难。先天性脊柱畸形以及易伴发脊柱畸形的神经肌肉疾病是 MH 的易感者，在这一部分患者因脊柱畸形进行矫正手术的麻醉中，关键是避免 MH 发作，其次是能够早期发现，一旦发现 MH 能够及时处理。麻醉应做到以下几点：

（一）避免 MH

1.术前评估患者对 MH 的易感性　鉴于脊柱侧凸是 MH 的高发人群，对所有拟行全身麻醉的患者，常规仔细询问家族麻醉史，评估其对 MH 的易感性。特别是缺乏配合，计划用吸入诱导的小儿先天性脊柱侧凸患者。

2.禁用吸入诱导及触发 MH 的药物　小儿先天性脊柱侧凸患者如果存在 MH 家族史，或伴发斜视、唇腭裂、睑下垂、关节屈曲、不明原因的行动迟缓以及鸭步态（可疑肌病），禁止采用吸入诱导，同时术中避免使用可能触发 MH 的药物（表 30-5-3）。

3.谨慎麻醉用药　先天性关节屈曲挛缩、Duchenne 型肌营养不良、进行性肌营养不良等疾病脊柱侧凸常见，通常需要进行脊柱矫形手术，这部分患者同时也是 MH 的易感人群，麻醉用药需谨慎，避免使用可能触发 MH 的药品。

4.对于已知的 MH 易感患者或存在与 MH 易感性相关疾病的患者的特殊准备与监测　①加强体温监测，所有持续时间超过 30 分钟的全身麻醉手术必须监测核心温度；②小儿适度保暖，避免热触发；③加强呼气末 CO$_2$ 的术中监测：在全身麻醉机械通气情况下，PETCO$_2$ 异常增高可能是 MH 最早的临床表现；④一旦 MH 发生，必须换用新的麻醉面罩和呼吸回路，如有条件可准备一台未使用过吸入性麻醉药的麻醉机；⑤有条件者，可依法合规备好治疗 MH 的特效药物（丹曲林钠）。

MH 易感者麻醉用药见表 30-5-3。

表 30-5-2	恶性高热临床定级指标（CGS）	
项目	**指标**	**分数（分）**
肌肉僵直	全身性肌肉僵直（在缺乏由低温导致寒战，或从吸入麻醉苏醒过程中和苏醒后立即发生）	15
	输注琥珀胆碱后不久发生咬肌痉挛	15
肌肉溶解	麻醉诱导用琥珀胆碱后肌酸激酶升高＞ 20 000U/L	15
	麻醉诱导没有使用琥珀胆碱，肌酸激酶升高＞ 10 000U/L	15
	围手术期出现咖啡色尿	10
	尿肌红蛋白＞ 60 μg/L	5
	血肌红蛋白＞ 170 μg/L	5
	血／血浆／血清钾＞ 6mmol/L（无肾衰竭时）	3
呼吸性酸中毒	在适当机械通气时，$PETCO_2$＞55mmHg	15
	在适当的控制呼吸条件下，动脉血 $PaCO_2$＞60mmHg	15
	在自主呼吸条件下，$PETCO_2$＞60mmHg	15
	在自主呼吸条件下，动脉血 $PaCO_2$＞65mmHg	15
	异常的高碳酸血症（由麻醉医师判断）	15
	异常的呼吸急促	10
体温升高	异常的体温快速升高（由麻醉医师判断）	15
	围手术期体温异常升高＞38.8℃（由麻醉医师判断）	10
心律失常	异常窦性心动过速	3
	室性心动过速或室颤	3
家族史	直系亲属中有恶性高热家族史	15
	非直系亲属中有恶性高热家族史	5
其他	动脉血气碱剩余＞ −8mmol/L	10
	动脉血气 pH<7.25	10
	静脉注射丹曲林钠后迅速逆转恶性高热代谢性／呼吸性酸中毒	5
	有恶性高热家族史伴有以上表现的任一种（除安静时血清肌酸激酶升高）	10
	安静时血清肌酸激酶升高（有恶性高热家族史）	10

注：以上每一项只记一个最高分，总分超过 50 分者临床可确诊为 MH，35~49 分者 MH 可能性大，20~34 分者存在发生 MH 可能，低于 19 分者可能性较小或几乎不可能诊断为 MH。

（二）早期发现

MH 一旦出现，进展极快，如无积极处理，患者通常在数小时内死亡，所以早期发现对于成功救治极为重要。Zhang 等报道 1 例接受冠状动脉搭桥手术的 MH 患者，体温过低和体外循环掩盖了 MH 典型症状，后期尽管使用了丹曲林钠和相应的治疗方法，患者还是在手术后 12 天因急性肾衰竭和心脏骤停而死亡。

1.MH 临床定级指标　可以指导诊断，然而当

诊断明确，出现显著的高代谢和其引发的内环境改变时，留给挽救生命和减少不可逆转后遗症的时间有限，因此熟悉 MH 发作的临床情景非常必要。①琥珀酰胆碱麻醉诱导后出现僵直，随后迅速出现表 30-5-1 中的一项或多项早期临床症状。②使用过激发药物，麻醉诱导反应正常、麻醉过程平稳直至（可能术中、手术结束时或恢复期）出现表 30-5-1 中的早期临床症状。

2.**注意事项**　在脊柱矫形手术麻醉中，MH 的

表 30-5-3	MH 易感者麻醉用药	
禁用药物	谨慎使用药物	安全使用药物
氟烷	儿茶酚胺	丙泊酚
恩氟烷	氟哌啶醇	依托咪酯
异氟烷	吩噻嗪类	非去极化肌肉松弛剂
七氟烷	利多卡因	苯二氮䓬类药物
地氟烷	氯胺酮	氟哌利多
琥珀酰胆碱		巴比妥类
右旋筒箭毒碱		麻醉性镇痛药
茶碱和氨茶碱		非甾体类抗炎药
磷酸二酯酶抑制剂		一氧化二氮
快速静脉注射钾溶液		抗胆碱能类
		抗胆碱酯酶

早期临床症状：①早期的心动过速常被误认为麻醉过浅；②全身麻醉肌肉松弛状态下，肌强直、咬肌痉挛等征象不明显；③逐渐升高的 PETCO$_2$ 可能被麻醉过程中呼吸参数的调整所掩盖；④酸中毒和循环不稳可被脊柱矫形术中的大量失血所解释；⑤最具代表的体温上升（>38.8℃）在一些患者的早期临床表现中可能出现相对较晚，例如散热高于产热或早期患者出现心排血量急剧下降，中心体温将不升高。以上的问题在很大程度上会延误 MH 的诊断，因此在脊柱矫形手术过程中，需要关注呼吸、循环、体温、内环境改变的细节，发现异常时一定要寻找原因。如果麻醉中使用过诱发药物，则出现以上临床表现时要高度警惕 MH（图 30-5-1）。

（三）治疗

MH 的发病受多种因素的影响，有一定的随机性，一旦怀疑和诊断为 MH 要及时迅速采取干预措施。

1. 治疗 MH 的特效药物　目前国际上治疗 MH 的特效药是丹曲林钠，其机制是通过抑制肌质网内钙离子释放，在骨骼肌兴奋 - 收缩耦联水平上发挥作用，使骨骼肌松弛。丹曲林钠不影响神经肌肉接头功能，也不影响骨骼肌细胞电活动。其消除半衰期为 6～12 小时。欧洲恶性高热小组推荐：丹曲林钠使用剂量根据患者实际体重计算，无论是否应用吸入性麻醉药或者司可林，首次剂量为 2～2.5mg/kg 或最大初始剂量 300mg，每 10 分钟追加 1 次，重复应用，直至 MH 体征消退（正常每分钟通气量下 PaCO$_2$<45mmHg 和核心体温下降）。治疗暴发性

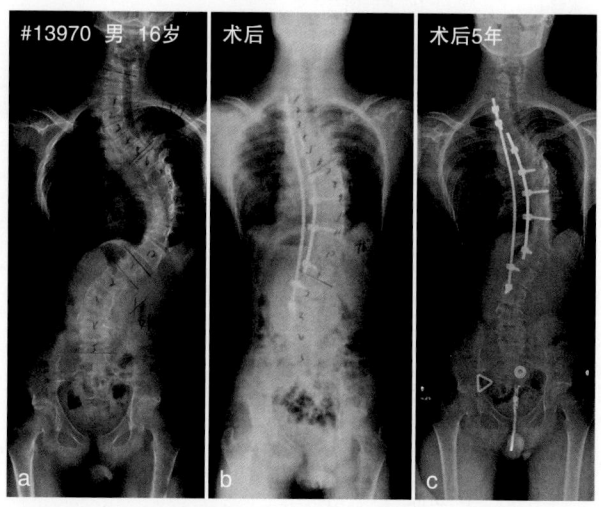

图 30-5-1　男（#13970），16 岁，35kg，行脊柱侧凸后路矫形术，麻醉诱导后采用吸入 1%~2% 异氟烷、间断静脉注射芬太尼和维库溴铵维持麻醉。手术 1h 后，PETCO$_2$ 升至 50~60mmHg，HR 130 次 / 分，体温迅速上升至 39.5℃，继而升高至 42℃，PETCO$_2$ 达 110mmHg，HR 160 次 / 分。随后，MAP 降至 30mmHg，HR 50 次 / 分，全身皮肤发绀，血气及酸碱分析：pH 6.83，PaCO$_2$ 110mmHg。根据患者的临床表现、吸入麻醉药使用史和 CGS 评分立即做出 MH 诊断并采取了急性期治疗措施。同时，外科医师快速进行单侧置棒矫形，结束手术，患者平卧于冰毯。经降温、纠正酸中毒和电解质失衡、稳定血流动力学、脏器功能保护、血液净化等一系列急性期对症治疗和恢复期处理后，患者康复，但术后 5 年随访见矫形丢失（c）

MH 反应可能需要超过推荐的最大剂量 10mg/kg 丹曲林钠作为治疗的首剂量。如果 MH 复发，则应每隔 10 分钟再给予丹曲林钠 2～2.5mg/kg，直到

MH 的体征再次消退。该药不良反应包括肌无力、高血钾、消化功能紊乱及血栓性静脉炎等，其与维拉帕米合用可产生显著的心肌抑制作用。

随着丹曲林钠在欧美发达国家的普及，MH 的死亡率已经控制在 5% 以下。丹曲林钠价格昂贵且不易保存，在中国和相当一部分国家和地区的供应使用情况并不乐观。近年来，MH 在我国大陆发病率有逐渐增加的趋势，据中华麻醉学会骨科麻醉学组的不完全统计，在 2015 年 1 月至 2016 年 1 月的一年内，我国国内发生 13 例 MH 病例，其中死亡 8 例，抢救成功率低。南京鼓楼医院在脊柱侧凸矫形手术中共出现过 4 例 MH，在缺乏丹曲林钠的情况下全部救治成功，不留任何后遗症。丹曲林钠的使用只是 MH 抢救的措施之一，无论是否使用丹曲林钠，对 MH 的早期发现与诊断、积极的物理降温、纠正内环境紊乱、保护各脏器功能等的对症治疗是成功救治 MH 的关键。治疗措施主要包括：怀疑 MH 时即刻采取的急性治疗措施、针对患者临床症状采取的对症治疗、恢复期的监测与处理以及贯穿于整个救治过程中的对各脏器功能损害的保护。

2. 急性治疗措施　当出现疑似 MH 时，需要立刻紧急采取措施。

（1）立刻停止使用吸入麻醉药和琥珀胆碱。

（2）立刻更换呼吸管道、钠石灰和麻醉机；呼吸环路吸入和呼出两侧加用活性炭过滤器（至少每 1 小时更换一次）。

（3）患者吸入 100% 高流量纯氧过度通气，以增加血氧分压和降低呼气末 CO_2 分压。

（4）通知术者尽快完成手术，甚至终止手术，患者平卧位。

3. 对症处理　MH 发作急性期，针对患者症状迅速开始下列监测和治疗措施。

（1）持续监测　体温、呼气末二氧化碳分压（$PETCO_2$）、每分钟通气量、心律、电解质、血气分析、肌酸肌酶（CPK）、肌张力、尿量和颜色、凝血功能（国际标准化比率、血小板计数、凝血酶原时间、纤维蛋白原及其降解产物）等，用以进一步指导治疗。

（2）降温　核心体温 >39℃ 时立即降温，包括戴冰帽及酒精擦浴、静脉输注冷生理盐水、体腔内冰盐水灌洗，必要时甚至可采用体外循环降温等。

（3）纠正酸中毒和电解质失衡　①代谢性酸中毒 pH<7.2 时应静脉给予碳酸氢钠治疗；②高血钾在没有丹曲林钠的情况下，可通过葡萄糖、胰岛素和利尿剂治疗，难以纠正时及早考虑血液净化治疗，慎用钙剂；③呋塞米用于维持利尿 [1ml/(kg·h)]，尿液呈深色或褐色时，应进行 CPK、血和尿液的肌红蛋白检测，并用碳酸氢钠碱化尿液，防止肌红蛋白尿导致肾功能衰竭。

（4）心律失常　①纠正酸中毒和高钾血症时可有效控制心律失常；②合理应用血管活性药（多巴胺、多巴酚丁胺、去氧肾上腺素、去甲肾上腺素）等，以稳定血流动力学；③心跳骤停，给予肾上腺素，立即改平卧位，予以胸外按压，同时脑保护。

（5）血液净化　除了以上处理，通过相关专科评估尽早进行血液净化治疗（图 30-5-2）。中国

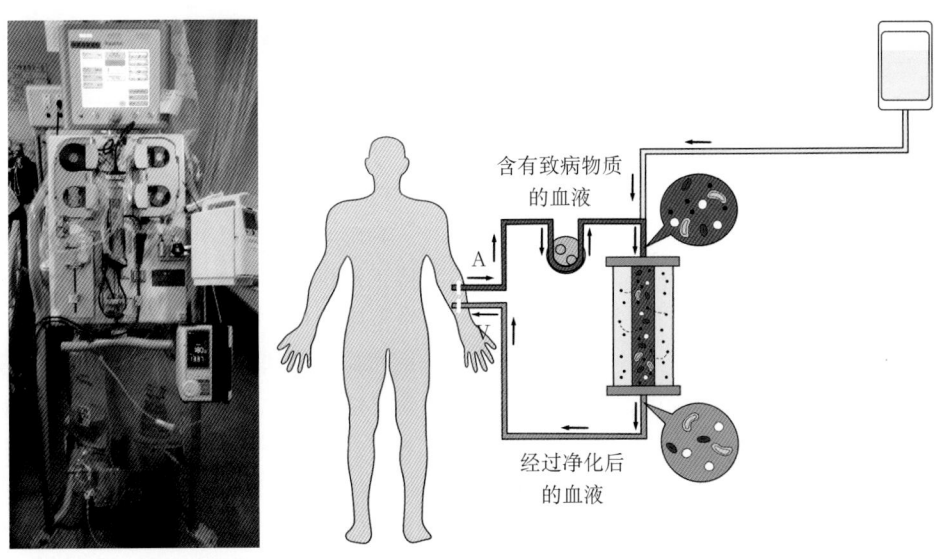

图 30-5-2　床边血液净化治疗及示意图

含有致病物质的血液

经过净化后的血液

防治恶性高热专家共识推荐在缺乏丹曲林钠的情况下，请相关专科医师协助，尽早进行血液净化治疗，以解决肌红蛋白尿、高温、酸碱失衡和电解质紊乱等问题。多篇报道MH抢救成功病例中都强调了血液净化治疗，认为采用血液净化治疗后，患者血浆CPK、肌红蛋白（MB）值明显降低，急性肾功能损伤、DIC和肺水肿等也可得到有效控制。MH早期，未出现肌红蛋白尿时，采用血液透析（HD）、血液透析滤过（HDF）、连续肾脏替代治疗（CRRT）以解决酸碱失衡、电解质紊乱、高体温等，可控性强，效果更确切；随着MH发展，肌细胞破坏，肌红蛋白尿入血可能导致急性肾功能衰竭（AKF），采用血液灌流（HP）及血浆置换（PE）可有效防止AKF，预防多脏器功能衰竭。

4. 恢复期的监测与处理　25%的MH在发病24~48小时内可能复发，初次的抢救成功并不代表最终的成功，还需加强监测和治疗，警惕复发以确保患者安全度过围手术期。①持续监测，复查血气、CPK等，如出现无明显诱因的肌肉僵硬、高碳酸血症伴呼吸性酸中毒、代谢性酸中毒、体温异常升高等则提示MH复发，应尽快治疗。② CPK高于10 000U/L时，碱化尿液、维持尿量 >2ml/（kg·h），并密切监测尿液和血pH值。③预防感染及应激性溃疡、警惕肺部感染及水肿、控制血糖、保肝、营养心肌与神经，避免神经功能的持久损害。④血液净化治疗可持续进行，对维护内环境稳定、保护重要脏器功能具有积极意义。⑤有条件的应进行骨骼肌体外收缩试验以明确诊断。

恶性高热是比较罕见但后果最为严重的麻醉并发症之一，其临床表现形式多样、救治困难，在脊柱侧凸易感人群的麻醉中要引起高度重视，随时保持警惕，早发现、早诊断和积极处理是救治患者的关键。

参考文献

[1] Hopkins PM, Rüffert H, Snoeck MM, et al. European Malignant Hyperthermia Group guidelines for investigation ofmalignant hyperthermia susceptibility[J]. BrJAnaesth, 2015, 115(4): 531-539.
[2] Safety Committee of Japanese Society of Anesthesiologists. JSA guideline for the management of malignant hyperthermia crisis 2016[J]. J Anesth, 2017, 31(2): 307-317.
[3] Brady JE, Sun LS, Rosenberg H, et al. Prevalence of malignant hyperthermia due to anesthesia in New York State, 2001-2005[J]. Anesth Analg, 2009, 109(4): 1162-1166.
[4] 王颖林, 郭向阳. 治疗恶性高热的孤儿药——丹曲林钠[J]. 药学进展2017, 41(8): 579-582.
[5] Fiszer D, Shaw MA, Fisher NA, et al. Next-generation sequencing of RYR1 and CACNA1S in malignant hyperthermia and exertional heat illness[J]. Anesthesiology, 2015, 122(5): 1033-1046.
[6] Bamaga AK, Riazi S, Amburgey K, et al. Neuromuscular conditions associated with malignant hyperthermia in paediatric patients:a 25-year retrospective study[J]. Neuromuscul Disord, 2016, 26(3): 201-206.
[7] Rosenberg H, Davis M, James D, et al. Malignant hyperthermia[J]. Orphanet J Rare Dis, 2007, 2:21.
[8] 方印, 吴君蓓, 丁正年, 等. 国内1970－2017年恶性高热报道病例临床分析[J]. 江苏医药, 2018, 44(7): 843-846.
[9] Pollock AN, Langton EE, Couchman K, et al. Suspected malignant hyperthermia reactions in New Zealand[J]. Anaesth Intensive Care, 2002, 30(4): 453-461.
[10] Larach MG, Localio AR, Allen GC, et al. A clinical grading scale to predict malignant hyperthermia susceptibility[J]. Anesthesiology, 1994, 80(4): 771-779.
[11] Stowell KM. DNA testing for malignant hyperthermia:the reality and the dream[J]. Anesth Analg, 2014, 118(2): 397-406.
[12] ZhangY, ZhouR. Almost-certain malignant hyperthermia during cardiopulmonary bypass:a case report and literature review[J]. Perfusion, 2019, 34(6): 490-494.
[13] Krause T, Gerbershagen MU, Fiege M, et al. Dantrolene – a review of its pharmacology, therapeutic use and new developments[J]. Anaesthesia, 2004, 59(4): 364-373.
[14] Glahn KPE, Bendixen D, Girard T, et al. Availability of dantrolene for the management of malignant hyperthermia crises:European Malignant Hyperthermia Group guidelines[J]. Br J Anaesth, 2020, 125(2): 133-140.
[15] 郑曼, 徐福涛, 徐洁, 等. 恶性高热救治成功一例[J]. 中华麻醉学杂志, 2005, 25(4): 248.
[16] 中华医学会麻醉学分会骨科麻醉学组. 中国防治恶性高热专家共识[J]. 中华医学杂志, 2018, 98(38): 3052-3059.
[17] Fang S, Xu H, Zhu Y, et al. Continuous veno-venous hemofiltration for massive rhabdomyolysis after malignant hyperthermia:report of 2 cases[J]. Anesth Prog, 2013, 60(1): 21-24.
[18] 邓梦秋, 蒋鑫, 袁红斌, 等. 疑似家族遗传性恶性高热抢救成功一例[J]. 临床麻醉学, 2020, 36(2): 204-205.
[19] Litman RS, Flood CD, Kaplan RF, et al. Postoperative malignant hyperthermia:an analysis of cases from the North American Malignant Hyperthermia Registry[J]. Anesthesiology, 2008, 109(5): 825-829.

第六节　呼吸功能不全患儿脊柱手术的麻醉管理

一、儿童脊柱侧凸引起呼吸功能不全的机制

呼吸功能不全是指由于外呼吸功能障碍，不能维持正常机体所需要的气体交换，以致氧分压低于正常范围，伴或不伴有二氧化碳分压升高，并出现一系列临床症状和体征的病理过程。呼吸功能不全的失代偿阶段称为呼吸衰竭。呼吸衰竭根据血气可分为 I 型呼吸衰竭，即 $PaO_2<60mmHg$ 且 $PaCO_2$ 降低或正常；II 型呼吸衰竭，即 $PaO_2<60mmHg$ 且 $PaCO_2>50mmHg$。根据发病机制特点，呼吸功能可分为肺通气功能障碍和肺换气功能障碍。肺通

气功能障碍包括：①限制性通气不足，即吸气时肺泡扩张受限引起的肺泡通气不足；②阻塞性通气不足，即气道狭窄或阻塞所导致的通气障碍。肺换气功能障碍包括：①弥散障碍；②肺泡通气血流比例失调；③解剖分流增加。

儿童脊柱侧凸对呼吸功能的影响机制有以下几个方面：

1. **限制性通气不足**　①呼吸肌收缩舒张所引起的呼吸运动是肺通气的原动力，严重脊柱侧凸或早发性脊柱侧凸患儿吸气肌与胸壁的机械耦合不良，限制了呼吸肌的功能及效率。侧凸患儿长期的呼吸困难又可引起呼吸肌疲劳，从而导致呼吸肌活动障碍，引起限制性通气不足。②儿童的肺和胸廓处于快速生长和发育期，侧凸引起的胸骨畸形可导致肺泡发育不全、胸廓容积下降及胸壁顺应性降低，引起限制性通气不足。

2. **阻塞性通气不足**　侧凸度数大的患儿可能出现气道阻力增大甚至下气道阻塞的情况，部分患儿由于分泌物清除不良引起的慢性气道炎症存在气道高反应性，而引起阻塞性通气不足。Cobb 角 >50° 可检测到肺功能的异常。在肺功能检查中，可常见患儿潮气量降低、用力肺活量和 FEV_1 下降。在临床症状方面，Cobb 角 <70° 的患儿一般不会出现呼吸异常，Cobb 角 >100° 的患儿可出现劳力性呼吸困难，而 Cobb 角 >120° 可表现出明显的慢性呼吸衰竭的临床症状。

3. **换气功能障碍**　①由于通气血流比例失调、反常呼吸、肺泡数量减少影响换气功能，部分患儿由于肺部炎症、痰液积聚影响肺泡弥散功能，大角度的特发性脊柱侧凸及严重的脊柱侧凸患儿常可存在低氧血症和高碳酸血症。②部分脊柱侧凸患儿合并有严重的心血管疾病，可出现明显的右向左分流，这些解剖分流的血液因完全未经过气体交换而进入了体循环，导致肺泡通气血流比例严重失调而引起呼吸功能不全。

二、呼吸功能不全患儿脊柱手术的麻醉管理

1. **术前呼吸功能锻炼**　呼吸功能不全患儿的呼吸由于呼吸肌较弱、肺泡功能不全等原因，表现为浅而快的特点，此外术前肺功能指标与术后呼吸系统并发症具有一定的相关性，术前用力肺活量 <30% 预测值的患儿麻醉风险极大，对于此类患儿

术前应先规范进行 1~2 个月的呼吸功能训练，能有效加强膈肌运动，提高通气量，减少耗氧量，改善呼吸功能，减轻呼吸困难，增加活动耐力。待呼吸功能有明显改善后再行手术治疗。南京鼓楼医院采用的方法有：① Halo - 重力牵引。Halo - 头环初始牵引力为 2kg，每天增加 2kg，最后达到目标体重（约占体重的 30%，最大 15kg，取决于患儿的耐受程度）。鼓励患儿每天牵引大于 14 小时。夜间牵引重量为白天的一半。每两周检查一次肺功能，若肺功能检查结果达到改善的最大值，则牵引中止，考虑手术。牵引期间，身体自身重力和牵引力共同作用，使胸廓容积增加、肺容积增加。研究提示术前 Halo - 重力牵引可使术前 FVC% 提高 10% 左右。②平卧后做慢而深的呼吸，或经常做咳嗽动作。③每天登楼梯或吹气球锻炼肺活量（图 30-6-1）。④行无创正压呼吸机辅助呼吸。

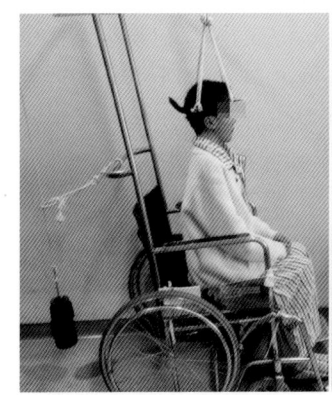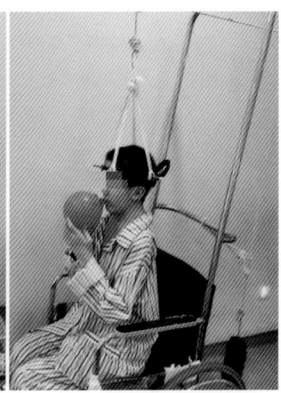

图 30-6-1　患儿手术前期以 Halo - 重力牵引，每天吹气球锻炼肺活量

2. **术前呼吸功能的评估**　对于呼吸功能不全患儿应着重评估心肺功能的情况，包括肺功能检查、血气分析、心脏超声、CT 等影像学资料；由于上呼吸道感染会增加围手术期呼吸不良事件，故应关注患儿近 2 周有无上呼吸道感染（包括咳嗽、流鼻涕和发热）的情况。

3. **术中呼吸管理**　呼吸功能不全患儿较呼吸功能正常的患儿在术中往往更容易出现低氧血症、高气道阻力等。为了对呼吸功能不全患儿进行更好的术中呼吸管理，应密切关注呼吸的相关监测：脉氧饱和度、呼气末 CO_2、潮气量、呼吸频率、气道压、吸入氧浓度、呼气末正压通气（PEEP）、动脉血 CO_2 分压、动脉血氧分压、有创动脉血压、中心静脉压监测和脉压变异度（PPV）。

儿童氧储备低，不能耐受缺氧，术中注意保证气道通畅，预防气道高反应性引起的气道痉挛。由于脊柱矫形手术通常为俯卧体位，且手术操作可能会对肺通气产生影响，麻醉医生在术中应注意妥善安置体位，避免体位垫压迫影响呼吸运动；注意妥善固定气管导管，保持呼吸道通畅，避免气管导管受压、脱落、堵塞，同时注意充分吸引气管及口腔分泌物。

术中必须实施肺保护性通气策略：术中呼吸机设置不仅要注意避免高压力和高容量对肺组织的伤害，也要避免通气不足引起的不张性损伤，对于体重≤10kg的小儿，吸气峰压维持在15~18cmH₂O可以满足足够的潮气量，而对于较大的儿童，潮气量一般设置在6~8ml/kg。容量性损伤和不张性损伤均可引起炎症因子的释放，进一步引起其他器官的损伤。因此，术中呼吸管理应注意降低肺部应激，控制炎症，减少吸入氧浓度以及使用肺保护性策略以降低肺损伤。可以采取的肺保护策略包括小潮气量（6~8ml/kg）、低气道平台压（吸气平台压力<30cmH₂O）、持续呼气末正压、间断叹气样呼吸支持模式。已经证实肺保护性策略对于急性呼吸窘迫综合征（ARDS）的患儿有益，Ren等近期的研究表明，对于3岁以上儿童，脊柱术中小潮气量通气对于减少术后肺部并发症有益，但对于术前合并呼吸功能不全患儿，术中实施保护性通气策略是否获益尚无更进一步的证据。

必须严格术中液体管理。应注意液体输注过多有导致肺水肿及矫形后出现复张性肺水肿的可能，如术中气管导管内突然涌出淡血性液体，要考虑发生急性肺水肿的可能。如气管导管内出现间歇性的少量淡血性液体，也有可能是原来闭合的肺泡内存在的慢性炎性渗出物，在肺泡充盈后流出。

术中必须同时严格体温保护，尽量避免使用吸入性麻醉药以免诱发恶性高热。

4. 术后呼吸管理　脊柱侧凸手术的目的是纠正侧凸畸形，并最大可能地保留和改善肺功能。由于手术创伤的影响，行脊柱侧凸矫形手术患儿在术后即刻的功能余气量（FRC）降低多达60%，在术后1周的呼吸功能仅为基线的50%。

术后气管拔管时机的选择需综合考虑患儿、手术及麻醉因素。患儿因素包括是否合并神经肌肉障碍、严重限制性肺功能障碍与术前肺活量低于预测值的35%、先天性心脏病、右心室衰竭；手术因素

包括是否存在手术时间过长、手术节段范围广、手术侵入胸腔和失血>30ml/kg；麻醉因素包括是否存在困难气道、容量过负荷等。根据前面提到的危险因素可将患儿分为高危（>1个危险因素）、中危（1个危险因素）和低危（无危险因素）。高危患儿应在术后气道水肿消除后再拔除气管导管；中危患儿需要再次评估，术后12~24小时内必须加强监测；低危患儿气管拔管无特殊。拔除气管导管的条件为：患儿清醒，肺活量>10ml/kg，潮气量>3~6ml/kg，自主呼吸频率<30次/分钟，负力吸气>-30cmH₂O。对于严重呼吸功能不全患儿，尝试撤机拔管时应备有无创呼吸机。拔管后立即使用双相气道正压通气（BiPAP），因可减轻患儿呼吸做功，改善通气，所以能够有效提高撤机成功率，减少再插管率。BiPAP的设置应根据患儿具体状况、病理生理、治疗目的等因素实施个体化原则。若经临床评估判断BiPAP的疗效欠佳，1~2小时状况无改善或继续加重，达到气管插管指征时应再立即插管行有创通气。若临床症状逐渐好转，可以逐渐降低压力支持水平和FiO₂。当IPAP（吸气相压力）降至8cmH₂O，EPAP（呼气相压力）降至4cmH₂O，FiO₂≤0.30，频率降至生理呼吸频率的50%时，患儿若无明显呼吸困难且能维持较好的血气指标，可试停BiPAP，改用鼻导管吸氧。

脊柱侧凸术后常见的肺部并发症包括胸腔积液、肺炎、气胸、肺不张和呼吸衰竭等。术前肺功能并不是术后肺部并发症唯一的预测因素，年龄、体重、Cobb角、手术类型、手术时间、输血量、术前呼吸机依赖等因素都与术后呼吸系统并发症以及ICU停留天数有关，与ICU停留时间超过2天的延长有关的唯一重要因素是术前呼吸机依赖性，术后肺部并发症危险因素为术前Cobb角>75°、术前呼吸系统疾病、翻修手术和胸廓成形术。虽然Patil等报告称年龄在18岁以下的患儿术后并发症较少，但是一旦发生严重的肺部并发症可造成呼吸功能损伤，影响患儿术后恢复。存在气胸或胸腔积液可能需要进行胸腔穿刺排气或排液；容量负荷过重引起的肺水肿则需要适当利尿以减轻容量负荷；肺部存在感染则需要积极抗感染治疗；而不能用上述原因解释的持续低氧血症则需考虑ARDS的发生，治疗上需参考ARDS的治疗原则，即肺保护通气策略［小潮气量通气、低气道平台压、允许性高碳酸血症（PHC）、反比通气、PEEP应用等］、

肺开放策略［肺复张（RM）、最佳 PEEP 应用、俯卧位通气以及机械通气模式的选择等］。其他非机械通气治疗措施包括限制液体输入以及适当使用糖皮质激素等。如果是由于术前呼吸肌功能不全引起的呼吸机依赖，可以采用间断脱机并逐渐延长的方式逐步恢复自主呼吸（图 30-6-2）。

三、术中及术后紧急呼吸系统并发症的处理

1. 喉痉挛　是呼吸道保护性反射声门闭合反射过度亢进的表现，可造成吸气和呼气阻塞，是麻醉严重的并发症之一。喉痉挛的诱发因素有：①年

龄，学龄前儿童发生率高；②上呼吸道感染，伴有上呼吸道感染的患儿喉痉挛发生率增加；③手术操作相关因素，咽喉或气道内操作刺激等；④麻醉操作相关因素，浅麻醉下的吸痰、拔管操作等。临床上根据喉痉挛的严重程度常分为轻、中、重三度：轻度仅在吸气时发出高亢尖锐的喉鸣音；中度则在吸气和呼气时均出现喉鸣音，可引起通气量显著降低，呈现低氧和二氧化碳蓄积；重度则出现声门完全关闭，通气中断，出现明显发绀，SpO_2 急速下降。轻度喉痉挛在去除局部刺激后即可自行缓解，中度者需面罩加压给氧治疗，重度者静脉推注琥珀胆碱迅速缓解痉挛，然后加压给氧或立即气管插

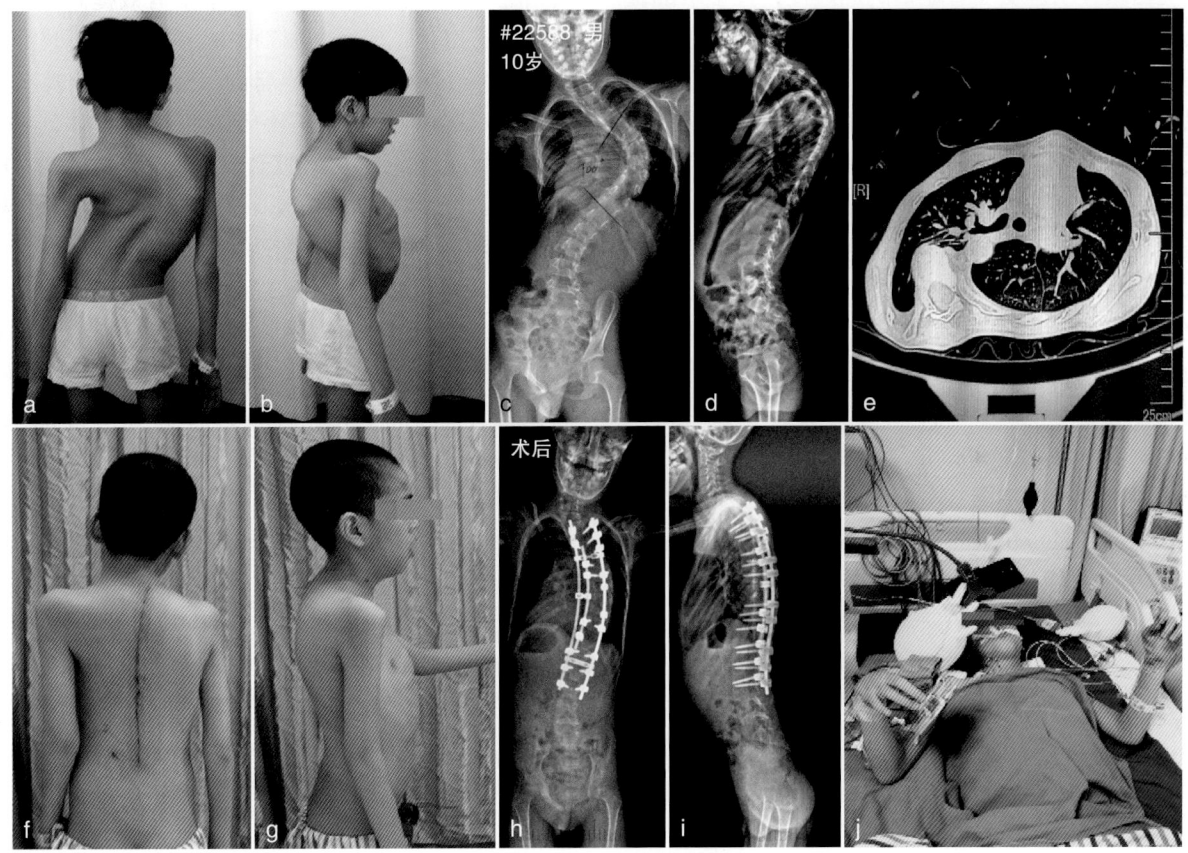

图 30-6-2　男（#22588），10 岁，体重 25kg，脊柱后侧凸伴肺功能不全（a～d）。术前全脊柱 X 线可见右侧胸廓塌陷（c），CT 示双侧胸腔容积明显减小，双肺严重受压（e），严重限制了肺的膨胀。术前肺功能检查提示严重混合性通气功能减退，VC 25.3%，MVV 25.4%，FVC 25.3%，FEV_1/FVC 99.6%。血气分析：PO_2 89mmHg，PCO_2 68mmHg。术前行 Halo- 轮椅牵引及呼吸功能锻炼，夜间持续无创呼吸机辅助通气。复查肺功能检查提示严重限制性通气功能减退，VC 35.6%，MVV 33.9%，FVC 35.8%，FEV_1/FVC 95.3%，血气分析提示：PO_2 51mmHg，PCO_2 68mmHg。行后入路胸腰椎融合术（h、i），术中潮气量设置 230ml，FiO_2 40%，术中 PO_2 正常，PCO_2 偏高。术后转入 AICU 治疗，术后第 1 天拔除气管导管，面罩给氧 5L/min，氧饱和度可维持在 93%～98%。但拔管后患儿咳痰能力差，PCO_2 进行性升高，5 小时后再次气管插管，呼吸机辅助通气，予患儿雾化及沐舒坦化痰治疗，吸出较多水样痰，继续间断吸痰、鼓肺，白天带管脱机锻炼肌力（j），晚夜间呼吸机辅助通气，减少呼吸做功，3 天后顺利拔除气管导管，转入普通病房（f、g）

管，紧急情况下可行环甲膜穿刺吸氧。喉痉挛的预防包括：①术前合并上呼吸道感染的患儿，择期手术应推迟至少2周；②避免在浅麻醉下行气管插管和进行手术操作，并避免缺氧和二氧化碳蓄积；③插管前静脉注射1mg/kg利多卡因可降低全身麻醉期间喉痉挛的发生率；④手术结束后立即吸引口咽部血液及分泌物。

2. 支气管痉挛 危险因素包括：①气道高反应，哮喘患儿症状未完全控制是发生围手术期气道痉挛的重要危险因素；②麻醉药物及麻醉相关操作，麻醉药物如硫喷妥钠具有支气管收缩作用，阿曲库铵等可产生诱导组胺释放效应；麻醉操作如浅麻醉下气管插管、拔管及吸痰刺激等均可诱发；③手术相关因素，引起支气管痉挛的危险性，按手术部位来分，依次为脑部手术、胸部手术、上腹部手术、下腹部手术及其他部位手术；④其他，如分泌物、血液等刺激气道，硬膜外阻滞平面过广等。术中支气管痉挛发作通常表现为喘鸣音、气道压增高、呼气相潮气量减少及呼气末CO_2监测波形成上斜型。支气管痉挛的常规处理包括增加吸入麻醉药的浓度和雾化吸入支气管扩张剂，但考虑到吸入麻醉药的使用有可能增加患儿恶性高热的发生，故应首选吸入支气管扩张剂治疗。此外，对于其他处理无效的支气管痉挛，可以考虑静脉给予低剂量的肾上腺素。

3. 肺水肿 急性肺水肿发生的主要原因有：①肺毛细血管静水压增高：多见于血容量过多，如术中输入液体过量过快、左心功能不全、肺毛细血管跨壁压力梯度增加。②肺毛细血管通透性增加，如过敏、感染等。③淋巴回流障碍。④血浆胶体渗透压下降，如低白蛋白血症。⑤肺毛细血管膜气-液界表面张力增高。主要表现为严重的呼吸困难、发绀、心动过速、剧烈的咳嗽、咳泡沫痰。检查发现双肺湿啰音，动脉血氧分压明显下降，氧饱和度持续下降。

术后发生肺水肿时应积极针对病因处理。①心源性肺水肿的治疗应综合患儿情况，明确各种禁用和慎用的药物，及时使用利尿剂抑制肾小管特定部位钠或氯的重吸收，遏制心力衰竭时的钠潴留，减少静脉回流和降低前负荷，同时注意电解质紊乱、神经内分泌的激活、低血容量、低血压和氮质血症的问题。②复张性肺水肿是一种发生于麻醉恢复期的危急并发症，由上气道阻塞和用力吸气引起胸腔内负压迅速升高导致肺泡-毛细血管膜受损及通透性增加，引起的非心源性肺水肿。复张性肺水肿病例中超过一半与麻醉后喉痉挛有关。若治疗得当，复张性肺水肿可迅速消散，12~48小时临床症状及影像学表现可得到改善。治疗重点在于维持患者有足够的氧合和血液动力学的稳定，轻者吸氧即可纠正，严重者、伴有大量泡沫样痰者，应立即气管插管，若气管插管困难，可考虑环甲膜穿刺或气管切开以缓解气道梗阻；之后通常需要具有一定呼气末正压的CPAP或机械通气进行呼吸支持治疗，有助于降低或抵消肺泡表面张力的增高，逆转肺泡萎陷，纠正低氧血症，恢复功能余气量，改善通气-血流比例失调并减少肺内分流，缓解组织缺氧。其他治疗包括使用肾上腺皮质激素，可增加肺毛细血管膜的稳定性；应用利尿剂、强心剂和氨茶碱等药物，可减轻肺泡内的液体潴留；液体选择上尚有争论，但应避免液体经受损的肺毛细血管渗漏至肺间质，增加间质内胶体渗透压，加重肺水肿。

4. 血气胸 脊柱畸形后路矫形和胸廓成形术都可能导致胸膜破裂从而引起血气胸。轻微的血气胸存在漏诊的可能，肺部超声在诊断血气胸时因无创、快速等特点而具有独特的优势，可用于血气胸的早期诊断。如术中出现气道阻力升高，在排除哮喘、支气管痉挛等原因后应与外科医师沟通，以避免忽略或漏诊在侧凸后路矫形中的胸膜破裂。术中发生胸膜破裂时，麻醉医生可通过手控通气、关注气道压变化等措施及时发现。一旦发生血气胸，气胸引流选择前胸壁锁骨中线第2肋间隙，血胸选择腋中线和腋后线间第6或第7肋间隙，经肋骨上缘置入带侧孔的胸腔引流管。引流管的侧孔应深入胸腔内2~3cm。引流管外接闭式引流装置，保证胸腔内气、液体克服3~4cmH₂O的压力能通畅引流出胸腔，而外界空气、液体不会吸入胸腔。

5. 声门下狭窄 病例较为罕见。对于较大儿童和成人，气道最狭窄的部位在声门裂，而对于婴幼儿气道最狭窄的部位在声门下。正常婴幼儿气管内直径为5~6mm，声门下气道直径小于4mm可诊断声门下狭窄。脊柱术后的声门下狭窄通常是由于先天性发育不良所致。临床确诊常依赖于喉镜和支气管镜。该类情况下临床标准化治疗方案中常包含气道扩张，通常采用激光辅助下气道狭窄部位径向切开或狭窄部位压力控制性球囊扩张。

参考文献

[1] Koumbourlis AC. Scoliosis and the respiratory system[J]. Paediatr Respir Rev, 2006, 7(2): 152-160.

[2] Boyer J, Amin N, Taddonio R, et al. Evidence of airway obstruction in children with idiopathic scoliosis[J], Chest, 1996, 109(6): 1532-1535.

[3] Praud JP, Canet E. Chest Wall Function and Dysfunction[M]// Chernick V, Boat TF, Wilmott RW, et al. Kendig's Disorders of the Respiratory Tract in Children. 7th ed. Philadelphia:Saunders Elsevier, 2006: 733-746.

[4] Bao HD, Yan P, Mike B, et al. Halo-gravity traction combined with assisted ventilation:an effective pre-operative management for severe adult scoliosis complicated with respiratory dysfunction[J]. Eur Spine J, 2016, 25(8): 2416-2422.

[5] Yang C, Wang H, Zheng Z, et al. Halo-gravity traction in the treatment of severe spinal deformity:a systematic review and meta-analysis[J]. Eur Spine J, 2017, 26(7): 1810-1816.

[6] von Ungern-Sternberg BS, Boda K, Chambers NA, et al. Risk assessment for respiratory complications in paediatric anaesthesia:a prospective cohort study[J]. Lancet, 2010, 376(9743): 773-783.

[7] Ren Y, Liu J, Nie XL, et al. Association of tidal volume during mechanical ventilation with postoperative pulmonary complications in pediatric patients undergoing major scoliosis surgery[J]. Paediatr Anaesth, 2020, 30(7): 806-813.

[8] Yuan N, Fraire JA, Margetis MM, et al. The effect of scoliosis surgery on lung function in the immediate postoperative period[J]. Spine(Phila Pa 1976), 2005, 30(19): 2182-2185.

[9] Palumbo MA, Aidlen JP, Daniels AH, et al. Airway compromise due to laryngopharyngeal edema after anterior cervical spine surgery[J]. J Clin Anesth, 2013, 25(1): 66-72.

[10] 中华医学会儿科学分会急救学组, 中华医学会急诊医学分会儿科学组, 中国医师协会儿童重症医师分会. 儿童双水平气道正压通气临床应用专家共识[J]. 中华儿科杂志, 2017, 55(5): 324-328.

[11] Patil CG, Santarelli J, Lad SP, et al. Inpatient complications, mortality, and discharge disposition after surgical correction of idiopathic scoliosis:a national perspective[J]. Spine J, 2008, 8(6): 904-910.

第七节　先天性关节屈曲挛缩患儿脊柱矫形手术的麻醉

　　先天性关节屈曲挛缩（arthrogryposis multiplex congenita, AMC）是一种少见的先天性疾病，1841 年由 Otto 首先描述，其发病率为新生儿的 1/5100～1/3000，是以四肢关节挛缩畸形为特征的综合征群，且出生时即表现为至少两个以上关节的持续性、非进展性屈曲挛缩，约 1/3 的患者会发生脊柱侧凸。男女均可发生，临床可分为弯曲型、伸直挛缩型和混合型三种。

　　典型的 AMC 的临床表现有以下几个方面：①患者可并存先天性心脏病、腭裂、先天性眼肌麻痹、先天性青光眼、脊柱侧凸等其他畸形；②被累及的肢体呈柱状或梭形，皮下组织薄，关节部位皮纹消失，屈曲挛缩常伴有跨过关节的皮肤蹼状改变（图 30-7-1c），关节囊及其周围组织挛缩，关节强直、僵硬，呈屈曲型或伸直型；③关节脱位为常见表现，尤其是髋、膝关节；④合并脊柱侧凸患者的胸椎侧位 X 线片（图 30-7-1f）或胸部 CT（图 30-7-1d）可见胸廓前后径变小或出现胸椎或胸腰椎前凸，肺活量减小，严重者可伴有肺不张；⑤受累肌群萎缩或缺乏，肌肉电刺激反应极为低下，肌电图并无退行性变；⑥深反射偶为减弱或消失，感觉正常；⑦部分患者智力正常，但神经病变者可存在脑发育异常。

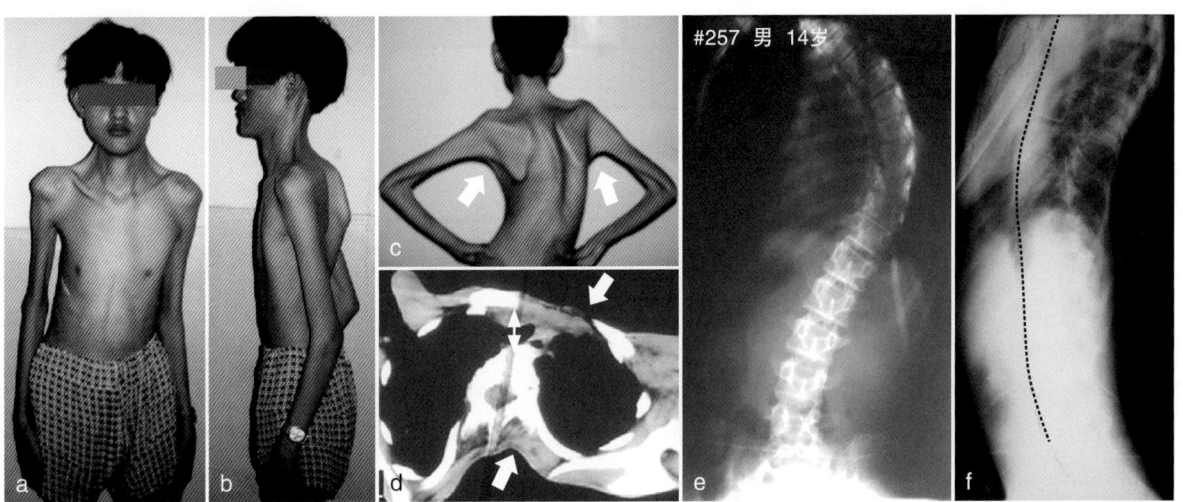

图 30-7-1　男（#257），14 岁，先天性关节屈曲挛缩伴脊柱侧凸，颈短，躯干右前倾失衡，双侧肘关节屈曲畸形，病变关节呈梭形改变（a~c），腋下皮肤呈蹼状改变（c，箭头）；术前 CT（d）及 X 线（e、f）示右胸腰弯伴代偿性胸椎前凸，胸廓前后径极度减小（d，箭头）

AMC 相对罕见，既往研究主要关注其对受累关节的治疗，近年来 AMC 合并脊柱侧凸也越来越受到关注，Soultanis 等报道其发病率占 AMC 的 2.5%～31%，甚至有高达 70% 的报道，南京鼓楼医院自 2001 年 11 月至 2013 年 4 月共收治 41 例 AMC 合并脊柱侧凸的患者。AMC 合并脊柱侧凸可分为先天性、神经肌源性和继发于下肢骨盆三类。根据 AMC 的疾病特点，此类患儿脊柱手术的围手术期麻醉管理有其相应的特殊性。

1.气道管理

（1）气道评估　AMC 患儿属于困难气道高风险人群，除四肢畸形外还伴有头面部畸形，如：①异常面容、下颌短小、小颏（图 30-7-1a、b）；②口咽部皮肤肌肉缺失、颞下颌关节僵硬、张口度小；③颈短、头颈后仰受限、颈椎融合、寰枢关节半脱位、斜颈等，是引起小儿困难气道较常见的先天性综合征之一。Martin 等报道的 12 例 AMC 患儿中发生插管困难的有 4 例（33%）；董媛媛等回顾性研究发现 22 例 AMC 患儿 Mallampati Ⅲ级以上者达 50%，在 Mallampati Ⅲ级患儿用直接喉镜显露时，只有 66% 可以看到会厌，能看到声门者不超过 7%，故给 AMC 患儿实施麻醉前重点是术前访视时对患儿气道的评估，婴幼儿可借助压舌板观察软腭、悬雍垂和咽腭弓的情况，参考 Mallampati 分级进行气道评估，同时观察患儿的牙齿、颞下颌关节功能和颈椎活动度等情况。

（2）通气工具准备　所有 AMC 患儿均应按困难气道准备相应的困难气道插管工具，同时更应警惕 AMC 患儿有困难通气的可能，需根据患儿气道评估准备相应的声门上通气的工具。虽然有很多经纤维支气管镜或喉罩顺利插管的患者，但仍建议术前准备好所有儿童困难气道需要的设备（详见本章第二节）。

1）面罩　①选用死腔量最小且大小合适的面罩（图 30-7-2）。②面罩通气时常使用双手法（图 30-7-3），可采取头侧位便于保持气道通畅和口腔分泌物流出，应注意避免手指在患儿的颏下三角施压引起呼吸道梗阻、颈动脉窦受刺激或颈部血管受压。

2）口、鼻咽通气道　①小儿常选用 Guedel 和 Berman 口咽通气道（图 30-7-4），注意放置口咽通气道前应保持合适的麻醉深度。②选择合适的口咽通气道，长度约相当于从小儿一侧口角至下颌角（图 30-7-5a）或一侧口角至耳垂（图 30-7-5b）的

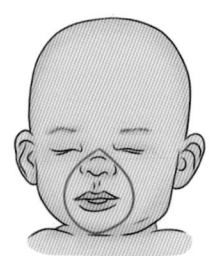

正确
面罩正确覆盖口、鼻、下颌

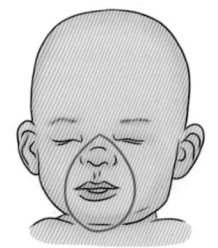

不正确
面罩太大，超出下颌以外

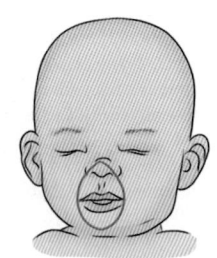

不正确
面罩太小，未能全部覆盖口、鼻

图 30-7-2　面罩大小的选择

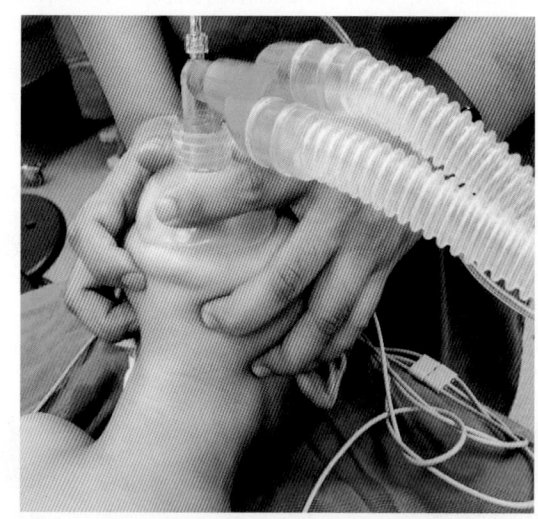

图 30-7-3　双手面罩通气手法

距离，根据鼻尖至耳垂距离选用合适的鼻咽通气道。

3）喉罩　由于在儿童中使用纤维支气管镜进行气管插管的技术难度要求比成年人高，因此在儿童头面部畸形的气道处理中，喉罩的使用可能更有优势。特别是对于面罩通气有障碍的患者，临时给患者置入喉罩，能有效解决患者的通气问题，避免缺氧，为进一步气道处理争取时间。Walker 的研究表明，对于已麻醉而喉镜引导的气管插管失败的患儿，应用喉罩做通气装置失败率较低。喉罩型号选用参见 2017 年小儿麻醉气道和呼吸管理指南（表 30-7-1）。

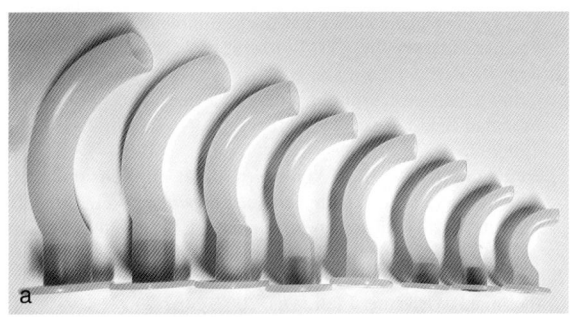

Guedel 口咽通气道

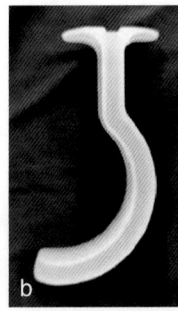

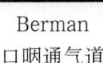

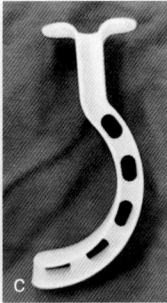

Berman
口咽通气道　　　普通改良型
　　　　　　　　Berman
　　　　　　　　口咽通气道

图 30-7-4　口咽通气道

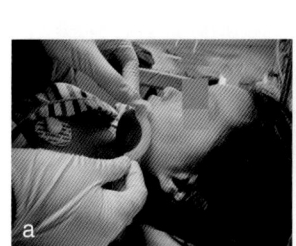

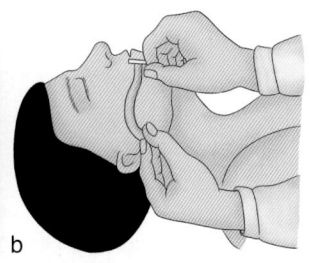

一侧口角至下颌角距离　　一侧口角至耳垂距离

图 30-7-5　小儿口咽通气道型号选择

表 30-7-1	各种喉罩与体重及套囊容量的关系	
喉罩通气道 （LMA）型号	患儿体重 （kg）	套囊容量 （ml）
1	<5	2~5
1.5	5~10	5~7
2	10~20	7~10
2.5	20~30	12~14
3	30~50	15~20
4	50~70	25~30
5	70~100	35~40

4）纤维支气管镜　现有文献报道一致认为，清醒状态下借助纤维支气管镜行气管插管（fiberoptic intubation，FOI）是最安全稳妥的选择。这种清醒 FOI，除需要特殊的硬件条件、麻醉医生能够熟练操作之外，还需患者配合，但有些 AMC 患儿对于清醒插管极端恐惧，无法交流合作，有些患者存在肌张力问题等，这些都会在一定程度上影响清醒 FOI 的成功率。

5）建立紧急外科气道　紧急外科气道是美国麻醉科医师协会（ASA）困难气道管理流程中在不能插管、不能通气状态下所能借助的最后方法，年龄小于 6 岁的儿童，由于其环甲膜太窄不利于置管，一般选择气管切开建立紧急气道。

（3）诱导时应避免使用琥珀酰胆碱　因 AMC 患者使用琥珀酰胆碱后容易发生咬肌强直（masseter muscle rigidity，MMR），导致张口受限加重，从而进一步增加了困难气道的风险。

2.警惕恶性高热（MH）的可能　尽管目前 AMC 与 MH 的关系尚不明确，但已有较多 AMC 患儿围手术期发生 MH 或类似 MH 的病例报道。由于 AMC 先天性疾病及肌肉病变的特征，麻醉医生围手术期应警惕 AMC 患者发生 MH 的可能性。

MH 是目前所知的唯一可由常规麻醉用药引起围手术期死亡的遗传性肌肉疾病，主要是由挥发性吸入麻醉药和去极化肌松药琥珀酰胆碱诱发所致的骨骼肌异常高代谢状态，少见但致命。目前已知的 MH 易感人群有：①有 MH 史或 MH 家族史的患者，高达 50% 以上的 MH 患者具有家族遗传倾向；②存在神经肌病的患者，如 Duchenne 型肌营养不良、Becker 型肌萎缩、Schwartz-Jampel 综合征、Fukuyama 遗传性肌营养不良、进行性肌营养不良、周期性麻痹、肌腺苷酸脱氨酶缺乏等；③多种先天性疾病患者，如先天性唇腭裂、先天性脊柱侧凸、睑下垂、斜视等。

术前访视应详细询问病史，特别注意有无肌病、麻醉后高热等个人及家族史，尽可能通过术前肌肉活检进行咖啡因氟烷收缩试验明确诊断，有条件的应备好 MH 的特效药物（丹曲林钠），术中应避免使用吸入麻醉药、琥珀酰胆碱等可诱发 MH 的药物，可选择丙泊酚及瑞芬太尼全凭静脉麻醉下进行手术；术中应密切监测血压等各项生命体征，尤其注意监测 PETCO$_2$ 和体温的变化，警惕是否有高代谢表现（恶性高热内容详见本章第五节）。

3.AMC 患者往往合并其他发育畸形　如骨骼畸形、先天性心脏病、肺动脉高压、呼吸系统及泌尿生殖系统的异常，增加了麻醉管理难度。

4.术中放置中心静脉导管　由于 AMC 患者皮肤张力高，皮下组织缺乏以及肌肉挛缩，静脉通道建立较为困难，因此术中应放置中心静脉导管。

5.AMC 患者对麻醉药和肌松药的敏感性增强　故需要酌情减少所用麻醉药剂量，肌肉的萎缩也会对药物的分布和代谢产生影响。

6.术后监测　术后可能因肺不张和喘鸣引起呼吸困难，因此术毕需在麻醉后恢复室（PACU）观察至完全清醒，送返病房后仍需密切观察生命体征变化。

7.警惕神经损害的发生　AMC 合并脊柱侧凸的矫形手术复杂，由于椎旁肌肉纤维化，剥离脊柱出血多，术后并发症特别是神经并发症发生率也较高。严重脊柱侧后凸畸形本身可使脊髓神经处于损害临界状态，有报道 AMC 患者脊柱侧凸术后出现完全截瘫的严重并发症。因此，AMC 患者脊柱侧凸矫形术围手术期麻醉医生应尤其重视血压调控、脊髓神经功能的监测和神经功能的保护。

综上所述，AMC 合并脊柱侧凸患者气道管理风险较大且合并有其他器官系统的异常表现，术前充分细致的评估和完善的准备有助于合理制订围手术期麻醉管理的方案，是 AMC 患儿脊柱矫形手术成功实施的前提条件。

参考文献

[1] Soultanis KC, Payatakes AH, Chouliaras VT, et al. Rarecauses of scoliosis and spine deformity:experience and particular features[J]. Scoliosis, 2007, 2: 15.
[2] Yingsakmongkol W, Kumar SJ. Scoliosis in arthrogryposis multiplex congenita: results after nonsurgical and surgical treatment[J]. J Pediatr Orthop, 2000, 20(5): 656-661.
[3] 陈忠辉, 孙旭, 邱勇, 等. 先天性多发性关节挛缩症伴脊柱侧凸的影像学特征[J]. 中国脊柱脊髓杂志, 2013, 23(12): 1057-1062.
[4] Drummond DS, Mackenzie DA. Scoliosis in arthrogryposis multiplex congenital[J]. Spine, 1978, 3(2): 146-151.
[5] Martin S, Tobias JD. Perioperative care of the child with arthrogryposis[J]. Paediatr Anaesth, 2006, 16(1): 31-37.
[6] 董媛媛, 钱邦平, 张伟, 等. 先天性多发性关节挛缩症伴脊柱侧凸患者围手术期的呼吸管理[J]. 中国脊柱脊髓杂志, 2017, 27(6): 490-494.
[7] 庄心良, 曾因明, 陈伯銮. 现代麻醉学[M]. 3版. 北京:人民卫生出版社, 2003.
[8] Chen A, Lai HY, Lee Y, et al. Anesthesia for Freeman-Sheldon syndrome using a folded laryngeal mask airway[J]. Anesth Analg, 2005,101(2): 614-615.
[9] Thomas PB, Parry MG. The difficult paediatric airway: a new method of intubation using the laryngeal mask airway, Cook airway exchange catheter and tracheal intubation fibrescope[J]. Paediatr Anaesth, 2001,11(5): 618-621.
[10] Kim JS, Park SY, Min SK, et al. Awake nasotracheal intubation using fiberoptic bronchoscope in a pediatric patient with Freeman-Sheldon syndrome[J]. Paediatr Anaesth, 2005,15(9): 790-792.
[11] Bamaga AK, Riazi S, Amburgey K, et al. Neuromuscular conditions associated with malignant hyperthermia in paediatric patients: A 25-year retrospective study[J]. Neuromuscul Disord, 2016, 26(3) : 201-206.
[12] Rosenberg H, Davis M, James D, et al. Malignant hyperthermia[J]. Orphanet J Rare Dis, 2007, 24: 2-21.
[13] Walker RW. The laryngeal mask airway in the difficult paediatrictric airway: an assessment of positioning and use in fibreoptic intubation[J]. Paediatr Anaesth, 2000, 10(1): 53-58.
[14] Ma L, Yu X. Arthrogryposis-multiplex-congenita:classification, diagnosis, perioperative care, and anesthesia[J]. Front Med, 2017, 11(1): 48-52.
[15] Nargozian C. The airway in patients with craniofacial abnormalities[J]. Paediatr Anaesth, 2004, 14(1): 53-59.

第八节　儿童脊柱侧凸畸形合并心肺疾病的麻醉处理

儿童脊柱侧凸畸形（SD）中最常见的类型是青少年特发性脊柱侧凸（IS），约占脊柱侧凸患者的 80%。其余的 20% 包括先天性脊柱侧凸（CS）、神经肌肉型侧凸和脊柱侧凸相关综合征。IS 病因不明，其诊断主要是通过排除其他类型脊柱侧凸。CS 主要是由胚胎发育过程中脊椎形成或分节障碍所致，通常与脊髓、泌尿生殖系统、肠道、听觉和心脏等先天性异常、肺动脉高压等有关。

一、合并先天性心脏病儿童脊柱侧凸矫形手术的麻醉处理

（一）先天性心脏病对 SD 的影响

Takashi Kaito 等报道，患有先天性心脏病的儿童中伴有 SD 的发病率是正常儿童的 10 倍，发病率为 11%～34%，在亚洲人群中可达 31.25%，其中伴有 IS 或 CS 的发病率相近。Mary 等的研究表明，先天性心脏异常导致的发绀是形成 SD 的潜在危险因素。先天性心脏病外科手术或其他原因所致的胸廓切开术、胸骨切开术也已被证实可使 SD 的风险增加。SD 的发生、发展主要与心脏状况有关，而不是外科手术。这些先天性心脏病以二尖瓣脱垂（MVP）为最常见，约占 26%，其他还包括房间隔缺损（ASD）、室间隔缺损（VSD）（图 30-8-1）、三尖瓣反流、二尖瓣发育不良、法洛四联症（TOF）、卵圆孔未闭、动脉导管未闭（PDA）、二

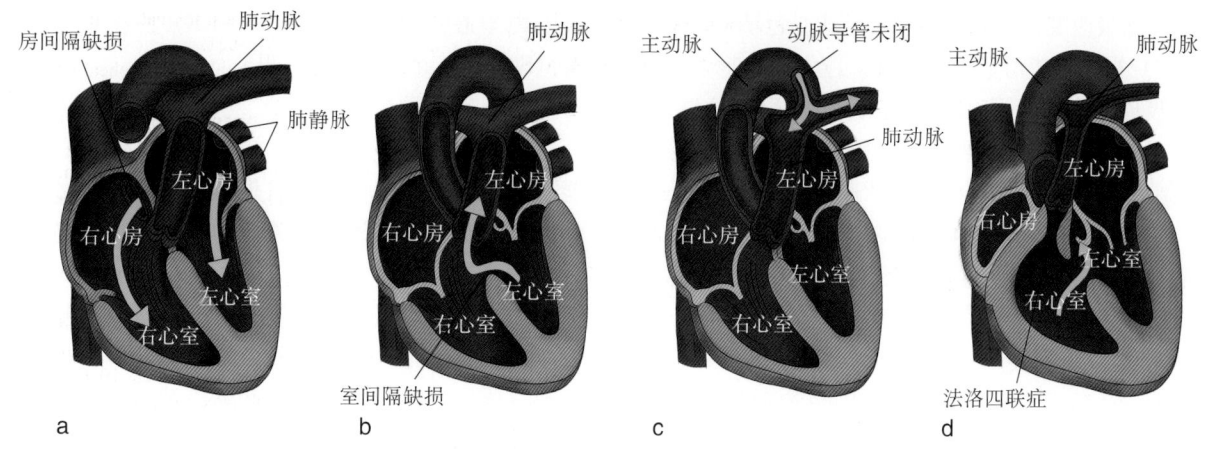

图 30-8-1 先天性心脏病示意图。房间隔缺损（a）、室间隔缺损（b）、动脉导管未闭（c）、法洛四联症（d）

叶式主动脉瓣（BAV）等。

Evin 等报道，MVP 可同时影响胸廓和房室瓣膜的胚胎发育，被认为是可引起先天性心脏病伴发 SD 的根本原因，但是 MVP 与 SD 之间的关系仍尚未完全确定。

（二）SD 对心脏畸形的影响

SD 也可直接促使心脏畸形的发生和发展，直接导致患者发生心脏瓣膜关闭不全。按发病率依次为为三尖瓣关闭不全、二尖瓣关闭不全合并三尖瓣关闭不全、二尖瓣关闭不全、主动脉瓣关闭不全，其中以生理性的瓣膜关闭不全为主。理论上，严重脊柱畸形会造成胸廓畸形，引起胸廓容积改变，继发性压迫肺组织，影响心脏射血，继而影响心脏瓣膜关闭不全，而其确切原因还需进一步研究。

（三）先天性心脏病患儿的围手术期处理

在治疗伴有先天性心脏病的 SD 患者时，脊柱外科医生应该了解其心血管系统的病理生理状况，以及矫正手术对心脏的影响。

通常，某些重度 SD 患者和（或）心脏异常较为轻微的患者，需要先于心脏手术或者心脏介入手术而行脊柱矫形术时，在围手术期可能出现多种严重并发症。需要完善术前、术中的麻醉管理，以提高脊柱矫形术围手术期的安全性。

严重的分流性先天性心脏病、瓣膜关闭不全可能影响患者的循环血流动力学，因此相关心脏手术干预或介入干预应先于脊柱矫形术，待血流动力学处于平稳状态后再行脊柱矫形术。

1. 麻醉前评估

（1）临床病史

1）术前详细了解心脏相关病史 是术前评价的重要环节。应详细了解患者的症状、体征、活动、既往和现病史、过敏史等。仔细询问有关呼吸道情况，如缺齿、打鼾、呼吸道感染等。儿童患者应追问其母亲的病史、孕产过程、分娩情况、Apgar 评分等。

2）评估患者的病情和心肺功能损害程度 根据其运动耐受能力估计其心功能受损的严重程度。儿童患者可参照正常同龄儿童估计其活动能力和生长发育水平。体重明显低于同龄者或生长曲线平缓均表明心脏病情较重。晕厥常见于左室梗阻。蹲踞或急性发绀史表明肺血流通道不稳定，肺血流处于边缘状态。

3）询问用药史 掌握目前用药的种类和剂量。洋地黄（除了用于控制心律失常外）和利尿药在术前晚用最后一次后停药。用于控制 TOF 漏斗部痉挛或心动过速的普萘洛尔应维持至手术日。用于治疗充血性心力衰竭（CHF）的血管活性药或钙通道阻滞药、维持 PDA 开放的前列腺素 E1（PGE1）须持续使用。

（2）体格检查

1）一般情况检查 获取安静状态下的心率、呼吸频率、血压等基础参数，如果是儿童，需要与同龄儿童的数据比较。应注意观察呼吸时有无鼻翼扇动、三凹征和鼾声，有助于评价呼吸功能，并为术后拔除气管导管提供参考。主动脉缩窄或减姑息性手术后，检查四肢肢端动脉搏动很重要。触诊检查脉搏须结合脉压差，可发现动脉瓣关闭不全和 PDA。

脉压随呼吸改变常表明血容量不足或心包填塞。

2）重点检查呼吸道和心肺，应做心肺听诊 注意呼吸道、胸廓畸形、四肢血压、腹部肝脏位置等。根据手术瘢痕和位置可了解外科手术史。应注意检查周围脉搏搏动情况和建立静脉通路的难易程度。

3）注意有无合并畸形 有约30%的先天性心脏病合并其他畸形，常以骨骼畸形为主。应注意有无呼吸道和外周血管的合并畸形。

（3）特殊检查

1）ECG ECG正常并不能排除先天性心脏病。对于某些特殊的心脏缺损，ECG不能提供有价值的诊断依据。

2）胸部X线 术前胸部X线检查可发现肺血流增多或减少、心脏形状大小和气道有无压迫等。可观察到心脏及主动脉弓的位置，同时可发现内脏位置和肺脏浸润性改变。

3）实验室检查 常规检查外，重点关注血气、Hct、SaO_2、电解质和尿素氮等。根据需要可行其他检查。

4）超声心动图 随着对心脏异常认识水平的不断提高，传统的心脏体格检查及心电图检查已经不能够全面地反映心功能的真实情况。超声心动图作为一种非侵入性检测技术，有利于更好地检测心脏的解剖结构及功能状态。其可以直观地了解心脏有无异常结构存在，测量各心腔具体数值，测算代表心功能的心脏射血分数。超声心动图可以明确诊断出绝大多数复杂型先天性心脏病、非复杂型先天性心脏病、心包积液、瓣膜关闭不全等并做出定量分析。因此，超声心动图对SD患者的心脏结构及功能异常的筛查和诊断较心电图更有优势和价值。对于需手术矫形的SD患者，术前应常规行超声心动图检查，了解其心脏结构是否存在异常，对其心功能及血流动力学进行准确评估，以提高脊柱矫形术围手术期的安全性。

5）心导管检查 可明确解剖关系，提供分流（位置、方向、程度）、心腔压力、肺血管阻力（PVR）和全身血管阻力（SVR）等信息，是术前明确诊断、指导治疗的最佳方法。

2.麻醉管理原则

（1）麻醉监测 ①常规监测包括体温、尿量、ECG、SpO_2、有创动脉压、中心静脉压、呼吸末CO_2、血气、血栓弹力图、脑电双频指数（BIS）、肌松监测和神经监测。②特殊监测包括Vigileo血流动力学监测、经食道超声（TEE）监测和漂浮导管（Swan-Ganz导管）监测。

（2）麻醉诱导

1）选择依据 根据其心脏病的类型、心室功能、年龄、合作程度、术后是否需要延长机械通气等因素，选择麻醉诱导的方法和药物。目的是保证诱导的平稳与安全。

2）静脉诱导 可供选择的药物很多，包括芬太尼、舒芬太尼、咪达唑仑、依托咪酯等，配合肌松药（维库溴铵、泮库溴铵和哌库溴铵等）完成气管内插管。

发绀型：静脉麻醉药到达脑循环较快，诱导速度较快。可以选择氯胺酮、芬太尼等升高体循环阻力（SVR），抑制肺循环阻力（PVR）增高，减少右向左分流。

合并心力衰竭型：左向右分流对诱导速度无明显临床意义。应该避免使用明显抑制心肌的药物，可选择氯胺酮和芬太尼。其中氯胺酮对心肌的直接抑制通常因其升高交感张力而相抵消。

3）吸入诱导 此方法的优点在于可以控制麻醉深度和通过肺快速排除。由于减低心肌耗氧、降低心肌收缩力而利于早期气管拔管。经面罩诱导的药物以氟烷、七氟烷最佳。

发绀型：吸入麻醉诱导减低氧耗和提高混合静脉血氧饱和度。氧合改善的其他机制包括缓解右室流出道痉挛、增加肺血流和负性肌力效应。理论上，吸入麻醉药的负性肌力作用可降低心输出量和血压，增加右向左分流，但临床上在吸入合适浓度时通常改善氧合。理论上右向左分流使吸入诱导速度减慢，但临床意义不大。

合并心力衰竭型：吸入麻醉诱导不是最佳选择。

4）麻醉诱导完成气管内插管，必要时留置胃管，排出胃内气体。静脉适当输液的血液稀释可降低外周阻力并增加肺血流。控制呼吸并根据患者具体情况和心脏病分类调整潮气量、呼吸频率、吸入氧浓度，吸入气体流量应大于1L/min。

5）中心静脉穿刺置管和留置导尿管。根据手术需要摆体位，插入肛温和鼻咽温探头。如果同时行心脏手术停循环的话，则应准备头部放置冰袋。

6）采集动脉血行血气分析，测定活化凝血时间（ACT）。检查备用血浆和库血。

（3）麻醉维持 麻醉维持技术的选择需根据病情、预计手术时间和气管拔管时间来确定。大剂量阿片类药物麻醉可提供稳定的血流动力学，对心肌抑制很小，减低肺血管反应性。其缺点是需要延长术后机械通气时间。吸入麻醉维持可提供不同的血流动力学效应，满足不同麻醉深度的调节能力，通过肺快速排除。切皮前及时追加麻醉维持药物，多选择芬太尼单次静脉推注，辅助吸入麻醉。为避免术毕麻醉突然减浅导致血流动力学波动，可适当静脉追加麻醉辅助药物。为避免血压过低影响心脏和脊髓等脏器灌注，可应用强心药和血管收缩药物。

（4）液体管理　与先天性心脏病的性质和年龄有关。除维持血流动力学稳定外，应维持至少 $0.5 \sim 1.0 ml/ (kg \cdot h)$ 的排尿量。液体冲击量后如仍不能维持适当的尿量和心功能，应使用甘露醇（$0.5 \sim 1.0 g/kg$）和呋塞米（$0.25 \sim 1.0 mg/kg$）。脊柱外科手术中大失血的患者应同时给予晶体和胶体以维持血容量。低红细胞压积患者需行自体血回输或给予红细胞、血浆输注。输液速度可根据血流动力学指标确认和调整，另外可参考尿量和创面出血情况。

（5）术后管理　手术结束后，如果患者血流动力学、氧合指数及内环境稳定，可以早期拔除气管导管。严重心功能不全、重度肺动脉高压患者需要在严密监护下拔除气管导管。应用多模式镇痛策略有利于减轻患者术后疼痛及维护循环稳定。

二、合并肺动脉高压儿童脊柱侧凸矫形手术的麻醉管理

（一）肺动脉高压概述

肺动脉高压（pulmonary hypertension，PH）的特征是肺血管重构导致肺动脉压力升高；且脊柱畸形合并肺动脉高压患儿随着脊柱畸形的进展，患儿肺动脉高压渐进性加重，逐步出现右心室功能不良，左心室收缩/舒张功能障碍，最终导致心功能衰竭。儿童 PH 相关的致死率在过去的二十多年里有下降趋势，这主要是因为对儿童 PH 有了更进一步的系统性认识、更准确的诊断、更好的危险性分层，以及更早的药物干预治疗。尽管如此，儿童 PH 无移植生存期依然不容乐观。虽然目前尚无治愈 PH 的方法，但这些综合措施的实施可以降低 PH 死亡率，改善患儿的生活质量。

根据世界卫生组织 2018 年尼斯会议的修订，大于 3 个月儿童肺动脉高压的诊断标准为在海平面状态下、静息时、右心导管检查平均肺动脉压力（mPAP）>20mmHg，肺毛细血管楔压（PAWP）≤15mmHg，肺血管阻力（PVR）指数 ≥3WU × m²。

肺动脉高压是由多种因素导致血流动力学改变而引起的综合性病理状态，其临床分类分为 5 类（表 30-8-1）。PH 的特点是肺动脉血管的重建，肺血管阻力进行性增加，最终导致右心功能衰竭。PH 患者围手术期预后极差、病死率极高，术前多并发心力衰竭、呼吸衰竭、心律失常、败血症、肾功能不全、心肌梗死等。在非心脏手术的麻醉中，PH 患者较非 PH 患者病死率高 1%~8%。PH 已成为术前并发症及术后死亡的独立危险因素。

PH 疾病的严重程度与患者的预后密切相关，基于 PH 患者的症状，WHO 将 PH 的严重程度分为 4 级（表 30-8-2）。

表 30-8-1	肺动脉高压临床分类
分类	临床分类
1	动脉性肺动脉高压（PAH）
2	左心疾病所致肺高血压
3	呼吸系统疾病和（或）缺氧所致肺高血压
4	肺动脉阻塞性疾病所致肺高血压
5	未知因素所致肺高血压

表 30-8-2	肺动脉高压患者世界卫生组织功能分级（WHO-Functional Class）
分级	内容
Ⅰ级	患者有肺动脉高压，但体力活动不受限，日常的体力活动不会引起不相称的呼吸困难或乏力、胸痛或近乎晕厥
Ⅱ级	患者有肺动脉高压，体力活动轻度受限，静息时无不适，日常的体力活动引起不相称的呼吸困难或乏力、胸痛或近乎晕厥
Ⅲ级	患者有肺动脉高压，体力活动明显受限，静息时无不适，低于日常的体力活动引起过度的呼吸困难或乏力、胸痛或近乎晕厥
Ⅳ级	患者有肺动脉高压，进行任何体力活动时即可出现症状，有右心衰竭的体征，静息时即可能出现呼吸困难和（或）乏力，体力活动时症状加重

应依据患者的全身状况及相关实验室检查，进一步判定患者的肺动脉高压风险（表 30-8-3），对患者的围手术期风险进行正确评估。

（二）脊柱畸形肺动脉高压病理生理基础理论

在排除其他因素引起的 PH 后，李星野等对338 例脊柱畸形患者的分析表明，肺动脉收缩压（pulmonary artery systolic pressure，PASP）与脊柱侧凸患者冠状 Cobb 角之间存在正相关，但与弯曲的方向之间没有关系。肺动脉收缩压较高（>20mmHg）的患者，胸弯角度也更大，提示在重度脊柱侧凸患者中，应当注意肺动脉高压的临床症状及相关麻醉管理。

脊柱侧凸引起肺动脉压力升高的机制主要是局部或总体的低氧，有两种可能的机制参与了肺动脉高压形成：①呼吸运动受限造成的低通气状态。脊柱侧凸畸形会在多个方面影响患者的呼吸系统，主要表现为肺总容积（TLC）降低、用力肺活量（FVC）降低、预测 FVC 百分比（FVC%）降低、胸壁运动受限所致限制性通气障碍、频繁伴发的呼吸系统并发症。上述通气障碍、肺功能受限均会造成低氧，提升肺动脉压力。②肺内通气分布不均匀。随着侧凸严重程度的增加，肺内通气不足主要发生在侧凸角度最大的部分，即主胸弯区域，而血流灌注基本未受影响，这种局部的通气血流比失衡会造成局部低氧的发生。由于肺内存在固有的调节机制，局部的肺泡低氧会刺激血管平滑肌收缩，以此来维持通气血流比，从而提高了整体肺内血管张力，造成肺动脉高压。此外，胸椎对胸廓内心脏系统的压迫也会产生不利影响。脊柱畸形患者心脏的舒张功能与胸弯 Cobb 角间存在负相关，提示左心舒张功能不全可能也是胸椎侧凸与肺动脉压力升高的相关原因。

（三）脊柱畸形合并肺动脉高压的麻醉处理

PH 患者发病隐匿，就诊时常已伴发心肺功能严重受损；脊柱侧凸患者合并 PH 病情凶险，病理变化复杂，麻醉管理难度大。目前研究多为临床观察性研究和回顾性分析，缺乏指南或共识。肺动脉高压患者的并发症主要是右心衰竭、呼吸衰竭、心律失常，发生率为 24%～42%，死亡率为 0～18%。术前评估直接影响围手术期的并发症及死亡率。

1. 术前准备　术前评估要从 PH 的严重程度、病因学、实验室检查及生化指标、麻醉方式及外科因素这几个方面来评估。术前明确诊断伴有肺动脉高压须行相关脊柱手术的患者，首先需要明确肺动脉高压的原因和目前肺动脉高压的水平。应尽可能寻找病因，针对病因进行治疗。文献表明特发性肺动脉高压患者未经治疗的自然生存周期为 2.8 年，

表 30-8-3	肺动脉高压的风险评估		
预后影响因素	低风险	中风险	高风险
右心衰竭表现	无	无	有
症状进展	无	慢	快
晕厥	无	偶尔	经常
WHO-FC	Ⅰ～Ⅱ级	Ⅲ级	Ⅳ级
6min 步行距离	>440m	165～440m	<165m
BNP	<50ng/L	50～300ng/L	>300ng/L
NT-proBNP	<300ng/ml	300～1400ng/ml	>1400ng/ml
超声心动图	RA 面积 <18cm² 无心包积液	RA 面积为 18～26cm² 无或少心包积液	RA 面积 >26cm² 心包积液
血流动力学指标	RAP<8mmHg CI>2.5 L/（min·m²） SvO₂>65%	RAP 为 8～14mmHg CI 为 2.0～2.4 L/（min·m²） SvO₂ 为 60%～65%	RAP>14mmHg CI<2.0 L/（min·m²） SvO₂<60%

注：WHO-FC，肺动脉高压患者世界卫生组织功能分级；BNP，脑钠肽；NT-proBNP，氨基末端脑钠肽前体；CI，心脏指数；RA，右心房；RAP，右心房压；SvO₂，混合静脉血氧饱和度。

而术前肺动脉压力的绝对值与围手术期风险密切相关。麻醉方式中的全身麻醉是围手术期风险的独立风险因素，而骨科手术作为与肺栓塞相关的手术可严重恶化 PH，导致死亡率上升。

控制肺动脉压力，改善心肺功能是围手术期治疗的核心环节。肺动脉高压靶向药物的临床使用极大地改善了此类患者的预后。对于口服药物治疗肺动脉高压的患者，术前可考虑改用静脉药物如西地那非、曲前列素或依前列醇等治疗，术前可将抗凝药物改为低分子肝素桥接治疗。脊柱侧凸患者由于术前紧张、焦虑、情绪激动，更易发生肺动脉高压危象，应与患者充分沟通，缓解其紧张情绪。

在南京鼓楼医院成功实施的重度肺动脉高压患儿脊柱矫形病例中，完善的术前准备和评估是手术及麻醉安全顺利的前提条件。其中一例为女性，15 岁，因"重度脊柱侧后凸畸形，房间隔缺损合并重度肺动脉高压"入院。患者"肺动脉高压"6 年余，长期口服安立生坦、他达拉非控制肺动脉压力。外院就诊后，建议行心肺联合移植手术。考虑到患者严重的脊柱侧凸，胸腔内容积受限，必须先行脊柱侧凸矫形术后，再行心肺联合移植手术。

患者入院时全脊柱正侧位 X 线片示脊柱侧凸 107°（图 30-8-2）。肺功能检查示严重限制性通气功能减退，VC 39.3%，MVV 36.8%，FEV_1/FVC 95.3%，吸空气时 SpO_2 79%。超声心动图示重度肺动脉高压（肺动脉内径增宽约 2.94cm，PAP 108mmHg），继发孔型房间隔缺损（缺损直径 0.77cm，右向左分流），三尖瓣重度、肺动脉瓣中度、二尖瓣轻中度反流，右房增大，右室内径增大，右室壁增厚，右心收缩功能下降，左室 EF 59%，少量心包积液。BNP：1680pg/ml；cTnT：0.027μg/L。

经近 3 个月的颅骨牵引，夜间呼吸机辅助通气后，患者呼吸功能较入院时有所改善（表 30-8-4）。

表 30-8-4	牵引前后呼吸功能对比			
	VC 实 / 预（%）	MVV 实 / 预（%）	PaO_2	SpO_2
牵引前	39.3	36.8	41mmHg	77%
牵引后	40.2	47.9	48mmHg	85%

2. 麻醉方式的选择 合并肺动脉高压的患者，行非心脏手术较其他患者的并发症和死亡率均增高。全身麻醉抑制心脏功能，机械正压通气使肺循环阻力增高，不利于合并严重 PH 患者的循环系统功能维持。但考虑到脊柱相关手术的特殊性，必须实施全身麻醉以保障手术顺利进行，因此对合并肺动脉高压的脊柱畸形矫形患者实施全身麻醉，对麻醉医生是一项极具危险性的挑战。

3. 术中监测 良好的术中监测可以有效地及时发现患者术中的不良状况，并对各项治疗措施进行实时反馈。监测项目包括心电图、血氧饱和度、有创动脉血压、中心静脉压；肺动脉高压患者对于术中血容量治疗要求精准，监测项目中应包含对前负

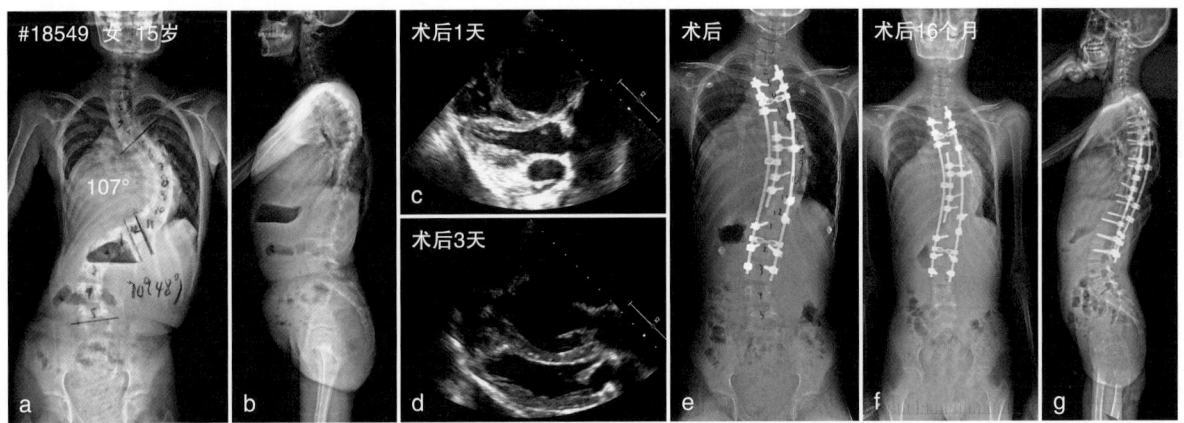

图 30-8-2 女（#18549），15 岁，先天性脊柱侧后凸畸形（a、b）伴重度肺动脉高压，超声心动图检查提示 PAP 108mmHg。行后路矫形内固定植骨融合术，术后第 1 天（c）与术后第 3 天（d）经胸左室长轴心脏超声对比显示：术后第 3 天的左心室舒张末内径（LVDD）由术后第 1 天的 2.3cm 上升至 3.5cm，提示患者右心系统压力降低，左心系统较之前受右心系统高压的受挤压状态较前明显改善。术后第 8 天拔除气管导管，无创呼吸机辅助呼吸，26 天后逐步恢复无氧依赖的自主呼吸。术后全脊柱正位 X 线片示脊柱侧凸较术前明显改善，胸廓高度及肋间隙距离均明显增加（e）。术后 16 个月随访显示无矫形丢失（f、g）

荷较为敏感的每搏心排血量变异率（SVV）或脉压变异率（PPV）。对于高风险患者，可以放置肺动脉导管，监测实时肺动脉压力。术中实施目标导向的精准麻醉管理，维持患者体循环及肺循环的稳定。考虑到并发症的风险，除高危患者需要密切观察肺动脉压及肺循环阻力等指标的变化外，不推荐术中常规放置肺动脉导管。

4. 降低肺动脉压力　患者应充分吸氧，如正在使用降低肺动脉压力的药物应予以准备，特异性扩张肺血管药物包括钙离子通道阻断剂、内皮素受体拮抗剂、可溶性鸟苷酸环化酶激活剂、前列环素类似物、磷酸二酯酶-5抑制剂以及吸入NO。如仍不能有效缓解肺动脉压力，循环难以维持，可考虑体外膜肺氧合（extracorporeal membrane oxygenation，ECMO）。

5. 维持体肺循环稳定　保持足够的麻醉深度，谨慎维持患者血流动力学的剧烈变化。麻醉造成的心功能抑制与血管扩张，俯卧位对心肺的额外压力，手术操作对脊柱的施压会传导致心脏及肺脏，以上因素均会对肺动脉高压患者的心功能带来严峻的考验。密切监测与维持体肺循环稳定以及适当的药物辅助是必需的。

6. 注意吸氧　关注动脉血气变化，避免高碳酸血症、酸中毒等内环境紊乱造成PVR的进一步升高。及时纠正心律失常，避免其对循环产生影响引发恶性循环；大量失血时，及时补液及血制品以维持有效循环血容量。

7. 术中最常见及致命性的并发症为肺动脉高压危象　肺动脉高压危象（pulmonary hypertensive crisis，PHC）是指在PH的基础上由多种因素诱发肺血管急剧收缩，在短时间内急剧升高、接近或超过体循环压力和主动脉压而导致出现严重低心排血量、低氧血症、低血压和酸中毒的临床危象。PHC的诊断标准为肺血管平均动脉压（mean pulmonary arterial pressure，mPAP）突然升高并达到或超过全身平均动脉压（mean systemic arterial pressure，mSAP），即 mPAP/mSAP 的比值≥1，主要表现是右心衰竭及体循环低血压。围手术期PHC的发生率在2%～5%之间。术中主要管理原则是避免一切引起肺动脉压力升高的因素，预防及应对肺动脉高压危象的发生。急性肺血管扩张试验药物使用方法见表30-8-5。

马正良建议实施重度肺动脉高压患儿脊柱矫形术围手术期管理时，应严格按照肺动脉高压患者麻醉原则进行：

（1）严密的术中监测　术中实时监测生命体征，包括心电图、血氧饱和度、有创动脉血压、有创中心静脉压。

（2）综合措施降低患者肺动脉压力　充分吸氧；备好患者正在使用降低肺动脉压力的药物；足够的麻醉深度；适当的容量补充；与外科医师充分沟通，尽可能操作手法轻柔；监测动脉血气变化，避免高碳酸血症、酸中毒等内环境紊乱。

（3）肺动脉高压危象的处理　予以NO吸入（10～20ppm），同时给予垂体后叶素支持循环。肺动脉高压危象解除后，继续予以综合支持治疗。

8. 术后管理　肺动脉高压患者术后仍处于危险期，针对PH的治疗应贯彻整个围手术期。术后

表30-8-5	急性肺血管扩张试验药物使用方法			
药物	给药途径	半衰期	剂量范围	使用方法
伊洛前列素	雾化吸入	5～25min	10～20μg（指装入雾化吸入装置剂量）	推荐空气压缩式雾化器，保证雾化颗粒大小适合沉积于肺泡，直接应用伊洛前列素原液或进行1:1稀释后使用，吸入5～10min，观察10～15min，测定肺动脉压力下降幅度最大值
腺苷	静脉泵入	<10s	50～200μg/（kg·min）	50μg/（kg·min）起始泵入，每隔2min上调25μg/（kg·min），直至阳性或出现不能耐受的不良反应或最大剂量 [200μg/（kg·min）]
一氧化氮	吸入	15～30s	10～20ppm	吸入5min
依前列醇	静脉泵入	3min	2～12ng/（kg·min）	2ng/（kg·min）起始泵入，每隔10min上调2ng/（kg·min）

管理必须包括警惕血流动力学变化，维持血流动力学稳定，避免已知因素引起肺血管收缩，继续加强肺动脉高压的监测与治疗，系统评估患者的病情变化。尽可能使患者早期拔除气管导管，恢复至术前生理状态水平。

（1）氧疗　低氧可导致肺血管收缩，在术后的管理中，氧疗是一种简单且重要的治疗。

（2）多模式镇痛　由于麻醉药物作用消失，疼痛可能使全身血管阻力增加，从而加重肺动脉高压，引起急性右心衰竭，因此术后疼痛的管理极为重要，采用多模式镇痛的方式改善疼痛。

（3）精细化液体管理　发生术后死亡的患者大多数是由于呼吸衰竭和心脏衰竭，因此术后量出为入的精细化液体治疗至关重要。维持患者适当的体循环容量，及时治疗出血、感染等并发症；必要时可使用利尿剂及强心药物以维持血流动力学稳定。继续强化监测，加强液体管理，避免液体负荷过重，尽量维持并恢复到患者术前状态。

对肺动脉压力的调节及心脏功能的改善是治疗措施的核心环节，包括 NO 的低流量吸入，胃管鼻饲安立生坦、他达拉非粉末，万他维（吸入用伊洛前列素溶液）雾化吸入等。

经以上综合治疗后，图 30-8-2 中患者情况逐渐好转，术后第 8 天拔除气管导管，无创呼吸机辅助呼吸，26 天后逐步恢复无氧依赖的自主呼吸。

术后持续间断随访，患者恢复良好，肺功能较前有所改善（表 30-8-6），可正常生活。

表 30-8-6	手术前后呼吸功能对比			
	VC （L）	VC 实 / 预 （%）	FEV （L/min）	FEV 实 / 预 （%）
手术前	0.95	39.3	22.25	31.6
术后随访	0.95	30.5	25.17	44.2

参考文献

[1] Bozcali E, Ucpunar H, Sevencan A, et al. A retrospective study of congenital cardiac abnormality associated with scoliosis[J]. Asian Spine J, 2016, 10(2): 226-230.

[2] McAviney J, Mee J, Fazalbhoy A, et al. A systematic literature review of spinal brace/orthosis treatment for adults with scoliosis between 1967 and 2018: clinical outcomes and harms data[J]. BMC Musculoskelet Disord, 2020, 21(1): 87-95.

[3] Kaito T, Shimada M, Ichikawa H, et al. Prevalence of and predictive factors for scoliosis after surgery for congenital heart disease in the first year of life[J]. JB JS Open Access, 2018, 3(1): e0045.

[4] Peng Y, Wang SR, Qiu GX, et al. Research progress on the etiology and pathogenesis of adolescent idiopathic scoliosis[J]. Chin Med J (Engl), 2020, 133(4): 483-493.

[5] Pierpont ME, Brueckner M, Chung WK, et al. Genetic basis for congenital heart disease: revisited:a scientific statement from the american heart association[J]. Circulation, 2018, 138(21): e653-711.

[6] Eby SF, Hilaire TS, Glotzbecker M, et al. Thoracogenic spinal deformity:a rare cause of early onset scoliosis[J]. J Neurosurg Spine, 2018, 29(6): 674-679.

[7] Tsirikos AI, Augustithis GA, McKean G, et al. Cyanotic congenital cardiac disease and scoliosis:pre-operative assessment, surgical treatment, and outcomes[J]. Med Princ Pract, 2020, 29(1): 46-53.

[8] Humbert M, Guignabert C, Bonnet S, et al. Pathology and pathobiology of pulmonary hypertension:state of the art and research perspectives[J]. Eur Respir J, 2019, 53(1): 1801887.

[9] Vonk Noordegraaf A, Chin KM, Haddad F, et al. Pathophysiology of the right ventricle and of the pulmonary circulation in pulmonary hypertension:an update[J]. Eur Respir J, 2019, 53(1): 1801900.

[10] Frank BS, Ivy DD. Diagnosis, evaluation and treatment of pulmonary arterial hypertension in children[J]. Children (Basel), 2018, 5(4): 44.

[11] Galie N, Channick RN, Frantz RP, et al. Risk stratification and medical therapy of pulmonary arterial hypertension[J]. Eur Respir J, 2019, 53(1): 1801889.

[12] Maxwell BG, Nies MK, Ajuba-Iwuji CC, et al. Trends in hospitalization for pediatric pulmonary hypertension[J]. Pediatrics, 2015, 136(2): 241-250.

[13] Simonneau G, Montani D, Celermajer DS, et al. Haemodynamic definitions and updated clinical classification of pulmonary hypertension[J]. Eur Respir J, 2019, 53(1): 1801913.

[14] Li XY, Li Z, Feng F, et al. Correlation between severity of adolescent idiopathic scoliosis and pulmonary artery systolic pressure:a study of 338 patients[J]. Eur Spine J, 2016, 25(10): 3180-3185.

[15] Wen Y, Kai S, Yong-Gang Z, et al. Relationship between lung volume and pulmonary function in patients with adolescent idiopathic scoliosis:computed tomographic-based 3-dimensional volumetric reconstruction of lung parenchyma[J]. Clin Spine Surg, 2016, 29(8): E396-400.

[16] Leong JC, Lu WW, Luk KD, et al. Kinematics of the chest cage and spine during breathing in healthy individuals and in patients with adolescent idiopathic scoliosis[J]. Comparative Study Spine, 1999, 24(13): 1310-1315.

[17] Danielsson AJ. Natural history of adolescent idiopathic scoliosis:a tool for guidance in decision of surgery of curves above 50°[J]. J Child Orthop, 2013, 7(1): 37-41.

[18] Sylvester JT, Shimoda LA, Aaronson PI, et al. Hypoxic pulmonary vasoconstriction[J]. Physiol Rev, 2012,92(1):367-520.

[19] Dunham-Snary KJ, Wu D, Sykes EA, et al. Hypoxic pulmonary vasoconstriction:from molecular mechanisms to medicine[J]. Chest, 2017, 151(1): 181-192.

第九节　神经电生理监测在儿童脊柱矫形术中的应用

随着脊柱畸形矫形技术的快速发展，术中及术后神经并发症已成为困扰脊柱外科医师的主要挑战之一。儿童因脊柱骨性结构发育不完善、先天性畸形比例高，手术难度及神经损伤风险更高。术中及时发现可能的医源性神经功能损害并及时采取必要措施，可有效降低神经系统并发症发生率并显著改善患者预后。因此，术中神经电生理监测（intraoperative neurophysiological monitoring，IONM）技术已经成为儿童脊柱矫形手术中必需的神经功能实时监测技术。

一、常用神经电生理监测模式

1. 体感诱发电位（somatosensory evoked potential，SEP）　20 世纪 70 年代 Nash 等最早将 SEP 用于脊柱畸形矫形手术中，目前 SEP 已成为临床上神经电生理监测应用最广泛的技术之一。与体感诱发电位有关的中枢感觉系统主要包括：①后索 - 内侧丘系投射系统，主要传导深感觉和精细触觉；②脊髓 - 丘脑投射系统，主要传导痛温觉和粗略触觉；③三叉投射系统，传递头面部的各种感觉，通路复杂；④脊髓 - 小脑投射系统，主要传导无意识的深部感觉信息（图 30-9-1）。脊柱矫形手术中应用的 SEP 监测主要反映的是后索 - 内侧丘系投射系统，因此上行传导的深感觉脊髓后索传导通路在体感诱发电位中最为重要。在解剖上，上肢的纤维排列在脊髓后索的外侧，组成薄束；下肢纤维排列在后索的内侧，组成楔束。周围神经刺激产生的感觉神经冲动通过脊髓传导到脑部，第一次突触

传递发生在颈延髓交界处楔束核和薄束核附近，交叉后通过双侧内侧丘系上传，在丘脑的腹后外侧核第二次突触传递后投射到对侧的感觉皮层。在丘脑核团内交换后的三级神经元的轴突从丘脑发出后，构成内囊后肢，由内向外放射状地沿侧脑室散开投射在大脑感觉皮质区。

SEP 的产生是对混合性的周围神经进行重复电刺激而产生的抑制性和兴奋性突触后电位的总和。在实际操作中，SEP 是对单个扫描周期的周围神经刺激的体感反应的脑电图数据进行平均而得出的。平均过程一直持续到脑电图和其他噪声被抵消为止，仅留下 SEP 的特征波形。一个典型的 SEP 可能需要花费几秒钟到几分钟才能获取，这取决于汇总数据所需的扫描次数。临床上通过分析波形的潜伏期和振幅的变化来判断神经传导的完整性（图 30-9-2）。

下肢 SEP 最常用的刺激部位是胫后神经和腓总神经，而胫后神经 SEP 通常比腓总神经 SEP 波幅更高、更稳定，并且只在肢体远端产生微小的运动，对手术操作影响小。但在胫后神经无法监测的情况下（下肢缺失、周围神经病、踝部水肿等），则会选用腓总神经。上肢 SEP 多采用正中神经和尺神经，主要监测臂丛神经及颈椎的感觉传导功能，并可作为胸腰椎手术监测的对照。正中神经

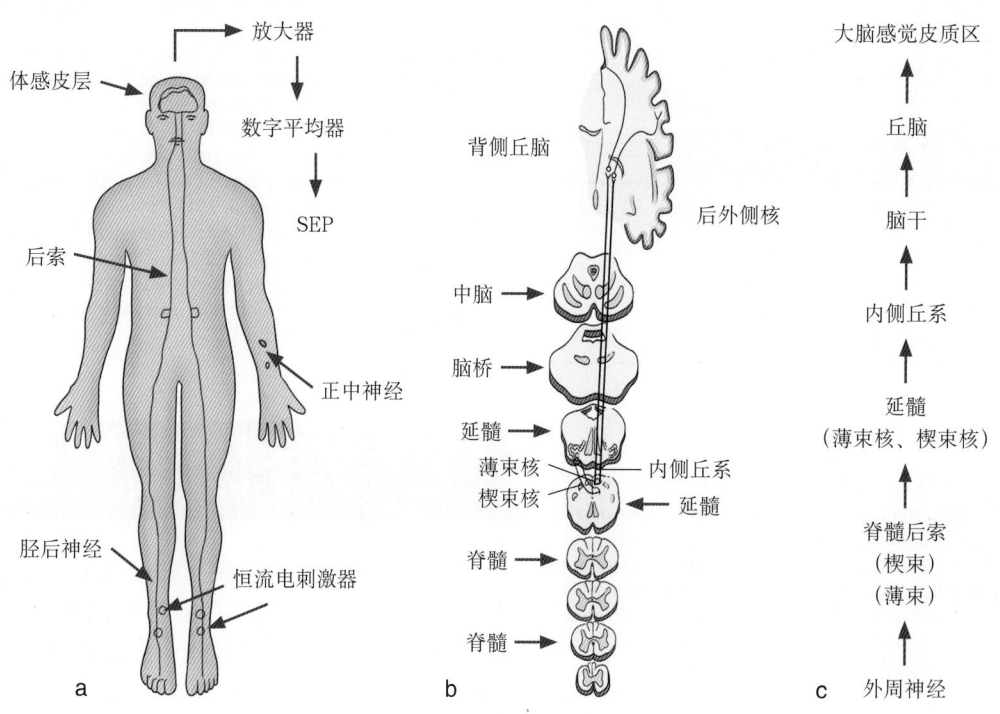

图 30-9-1　SEP 传导原理图（a），脊髓后索 - 内侧丘系为 SEP 电信号传导的解剖学基础（b、c）

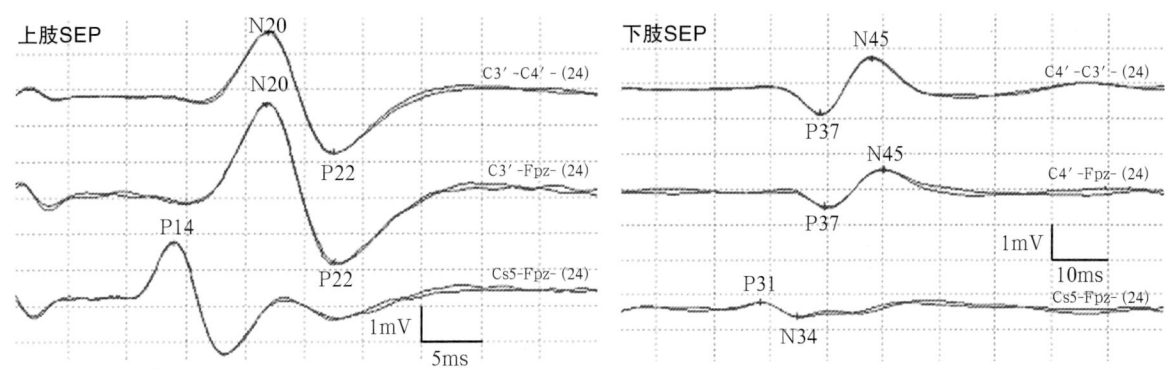

图 30-9-2　正常 SEP 波形图：上肢刺激正中神经，下肢刺激胫后神经。P14：楔束核水平发生的远场电位；N20：上肢初级躯体感觉皮质近场电位；P31：延髓脊髓联合处薄束核中产生的电位；N34：内侧丘系到丘脑的远场电位；P37：下肢初级躯体感觉皮质的近场电位

SEP 通常比尺神经 SEP 信号更大，因此更容易记录，但是尺神经 SEP 只可以监测到有关 C_6 神经根以下的神经功能信息，因此应在具体手术中适度选用。在信号记录上，大脑皮质和脑干信号均可用于 SEP 监测。麻醉药对脑干 SEP 信号的干扰小，但更容易受到电噪声和肌肉活动干扰的影响。躯体感觉皮质 SEP 不易受到电噪声干扰，因此临床应用更加广泛，但也更易受到麻醉药的影响。

判别手术中 SEP 的变化标准，是根据经典的 50/10 法则，即波幅降低 50% 或潜伏期延长 10% 的预警标准。在患者麻醉平稳后，将体位摆放完成后所能诱发的稳定波形作为监测的基线，此后的变化以此基线为标准。在实际操作中，影响 SEP 稳定性的因素有很多，SEP 达到预警标准未必说明神经受到损伤，因此要正确认识 SEP 的局限性。

SEP 通常使用皮下针电极或表面电极刺激，使用螺旋电极或皮下针电极记录。根据颅骨骨性标志测量按照 10%～20% 的特定距离测得的各头皮电极

安置点简称 10/20 系统（图 30-9-3）。首先确定一条前后方向从鼻根部到枕外隆凸的中央连线，另一条左右方向是以左右耳前点之间的连线，两条相交的中点规定为 Cz 点。然后从鼻根部向后 10% 为 Fp，从 Fp 向后 20% 依次为 Fz、Cz、Pz、Oz。最后另一条双耳前点连线上，距离左耳前点 10% 为 T3 点，从 T3 向右 20% 依次为 C3、Cz、C4、T4 点。C3′ 在 C3 后 2cm，C4′ 在 C4 后 2cm。头皮的记录电极安置在 Cz、Fz、C3′ 和 C4′ 点，其中 Fz 为参考电极安置点。用 Cz-Fz 导联记录下肢 SEP 电位，用 C3′-Fz 和 C4′-Fz 记录上肢 SEP 电位。

SEP 主要监测指标为下肢的 P37、N45 潜伏期和波幅，上肢的 N20、P22 潜伏期和波幅。下肢 SEP 可以评估整个脊髓后索神经轴的功能（包括脊髓、脑干、大脑皮质），而上肢 SEP 监测颈脊髓的后柱神经轴功能。因此，SEP 能有效地评估脊髓后索上行感觉传导通路的功能。手术操作造成脊髓的机械性损伤或缺血性损伤都会引起 SEP 的改变，

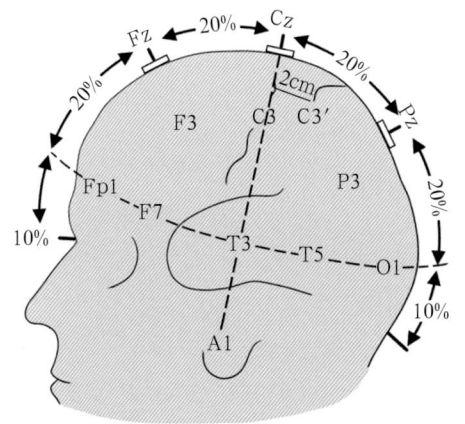
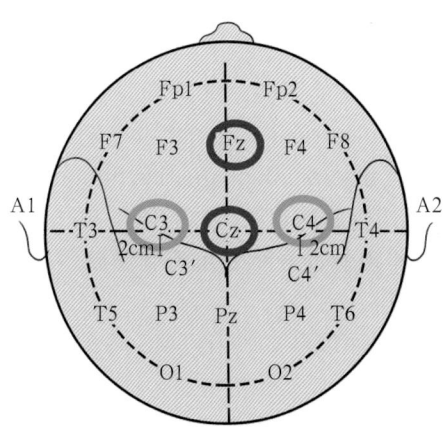

图 30-9-3　国际 10/20 系统电极位置及命名。Fp：额极；F：额；C：中央；P：顶；O：枕；T：颞；A：耳郭

一些其他的因素如术中血容量严重不足、血细胞压积明显下降、低体温及各种麻醉药物的应用也会引起 SEP 潜伏期或波幅的变化。

另外，SEP 仅反映脊髓后索内侧丘系传导束的完整性，虽然具有良好的可信度，却不能反映皮质脊髓束的传导功能（即脊髓的下行传导功能），仅能间接反映运动传导的完整性，因此对运动传导功能的诊断可能出现假阴性结果。在 Schwartz 等对青少年特发性脊柱侧凸（AIS）监测的一系列研究中发现，SEP 对新发的运动功能障碍的检出率为 43%。当神经功能缺陷局限于前索和侧索，而后索功能得以保存时，患者术后可能会出现运动神经功能障碍，而术中 SEP 监测可并无异常。例如在矫形过程中间接损伤脊髓前动脉，造成脊髓前 2/3 区供血不足影响到脊髓运动功能，术中双下肢 SEP 可能正常，但术后可出现运动功能障碍。

在进行脊柱矫形手术时，通常只关注下肢的感觉运动功能。但长时间或不适当的俯卧位姿势，可能会造成臂丛神经麻痹。近期的研究报道，位置性臂丛神经麻痹的发生率在 3.6%～15% 之间。术中适当增加上肢的 SEP 监测，有利于及时发现不必要的损害。

2. 运动诱发电位（motor evoked potential，MEP） 是指应用电或磁刺激皮层运动区或脊髓产生兴奋，通过下行传导路径，使脊髓前角细胞或周围神经运动纤维去极化，在相应肌肉或神经表面记录到的生物电活动（图 30-9-4）。常用的刺激方法有经颅刺激和经脊髓刺激。经颅刺激运动诱发电位是通过刺激头皮运动代表区，在手术操作节段以下肌肉记录到的电位；经脊髓刺激运动诱发电位是通过在硬膜外或硬膜下直接刺激脊髓，在手术操作节段以下肌肉记录的电位。与 SEP 较小且需要取平均值相比，MEP 的数量级要大得多，且不需要取平均值。根据刺激方式的不同，MEP 包括经颅电刺激（transcranial electrical stimulation，TES）和经颅磁刺激（transcranial magneticstimulation，TMS）。TES 是通过叠加刺激突触后电位来产生动作电位，TMS 是磁脉冲经感应电流刺激脑组织引出间接波（Ⅰ波）。在临床上，TES 比 TMS 应用更为广泛，其主要原因是 TES 比 TMS 对麻醉耐受性更好。

另外，基于刺激和记录的部位，MEP 可分为肌源性 MEP 和神经源性 MEP。记录电极放置在肌肉上所记录的反应称为肌源性 MEP，记录的电位是复合性动作电位；记录电极放置于外周神经干上所记录的反应称为神经源性 MEP，记录的电位为复合性的神经动作电位。肌源性 MEP 的优点是波幅大和潜伏期可靠，缺点是波幅和形态变异性较大，目前最为常用（图 30-9-5）。在脊柱矫形手术中，MEP 最常见的记录肌肉是下肢的踇外展肌、

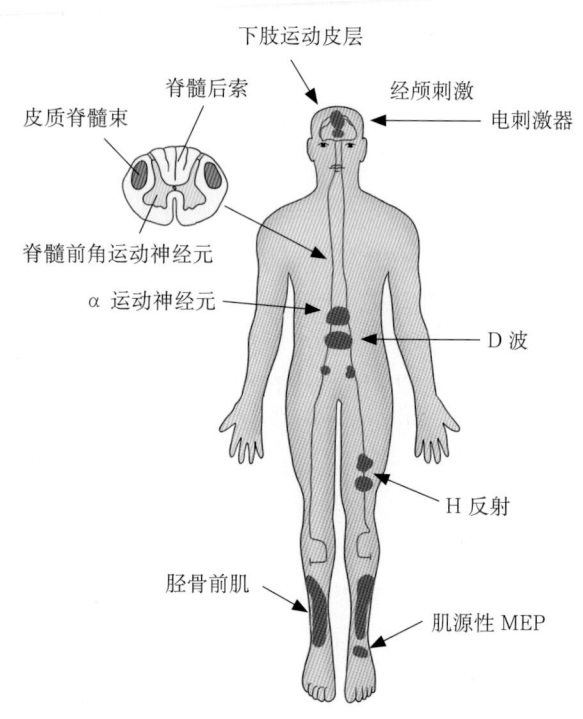

图 30-9-4　MEP 传导原理图

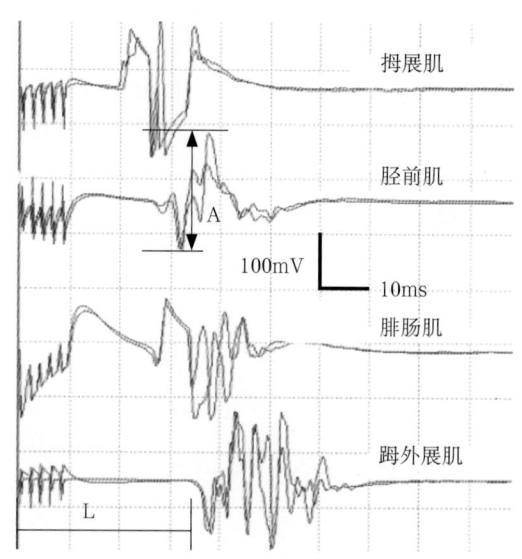

图 30-9-5　女（#19520），13 岁，先天性脊柱侧凸。肌源性 MEP 为多相位波形，主要参数为波幅（A）：波峰 - 波谷之间的距离；潜伏期（L）：从刺激到出现反应波的时间

胫前肌和股四头肌，另外应常规监测至少一侧上肢（多选用拇展肌）作为对照。传统文献报道中，肌源性 MEP 监测警戒标准主要包括"全"或"无"的报警标准和波幅下降 80% 的报警标准。

MEP 通常使用针电极或螺旋电极刺激，电极安放在 10/20 系统规定的 C3 和 C4 点，通过使用放置在目标肌肉上方的针电极在远端记录复合肌肉动作电位（compound muscle action potential, CMAP）。MEP 从刺激到记录到电位几乎是瞬时的，临床中发现 MEP 较 SEP 警告信息可平均早 5 分钟，而且 MEP 对脊髓局部缺血更敏感，这是因为脊髓感觉后索由非突触轴突白质组成，其本质上比灰质更耐受缺血。另一方面，脊髓灰质前角的运动神经元具有较高的代谢率，极易受到缺血性变化的影响（图 30-9-6）。

需要注意的是，MEP 监测需要术前对患者运动功能进行详细评估。应用 MEP 监测时，术中会出现与 MEP 监测有关的并发症，包括唇舌咬伤、下颌骨骨折、心律不齐、癫痫发作、头皮灼伤及术中知晓等，因此癫痫、皮质病变、颅骨缺损（囟门、颅骨切除术后）、体内有心脏起搏器者为其禁忌证。MEP 在低龄儿童，特别是低于 6 岁的儿童较难引出。并且，MEP 对感觉功能及单独神经根监测不敏感，因而在下腰椎手术时的应用价值不大，仍需联合其他监测方法（如 SEP、肌电图）来联合监测。由于 MEP 易受肌肉松弛剂的影响，四联刺激肌肉收缩试验（train of four twitch test，简称 TOF）（图 30-9-7）能客观评估神经肌肉接头处神经递质乙酰胆碱因肌肉松弛剂应用后的耗竭程度，因此临床中建议联合应用 MEP 和 TOF 监测，以避免肌松导致的 MEP 监测假阳性事件的发生。TOF 使用间隔为 1.5 秒的连续 4 个 2Hz 电刺激神经所引发的肌肉收缩实验，4 个成串刺激分别引起 4 个肌颤搐，记为 T1、T2、T3、T4。若麻醉维持阶段使用非去极化神经肌肉阻断剂，T1~T4 的波幅逐渐降低，根据 T4 波幅与 T1 波幅的比值来判断肌松程度。而应用去极化神经肌肉阻断剂（琥珀酰胆碱），TOF 值始终为 1，因此无法反映肌松程度。

根据手术体位，TOF 记录和刺激电极位置常为：①刺激胫后神经，在蹬外展肌记录；②刺激正

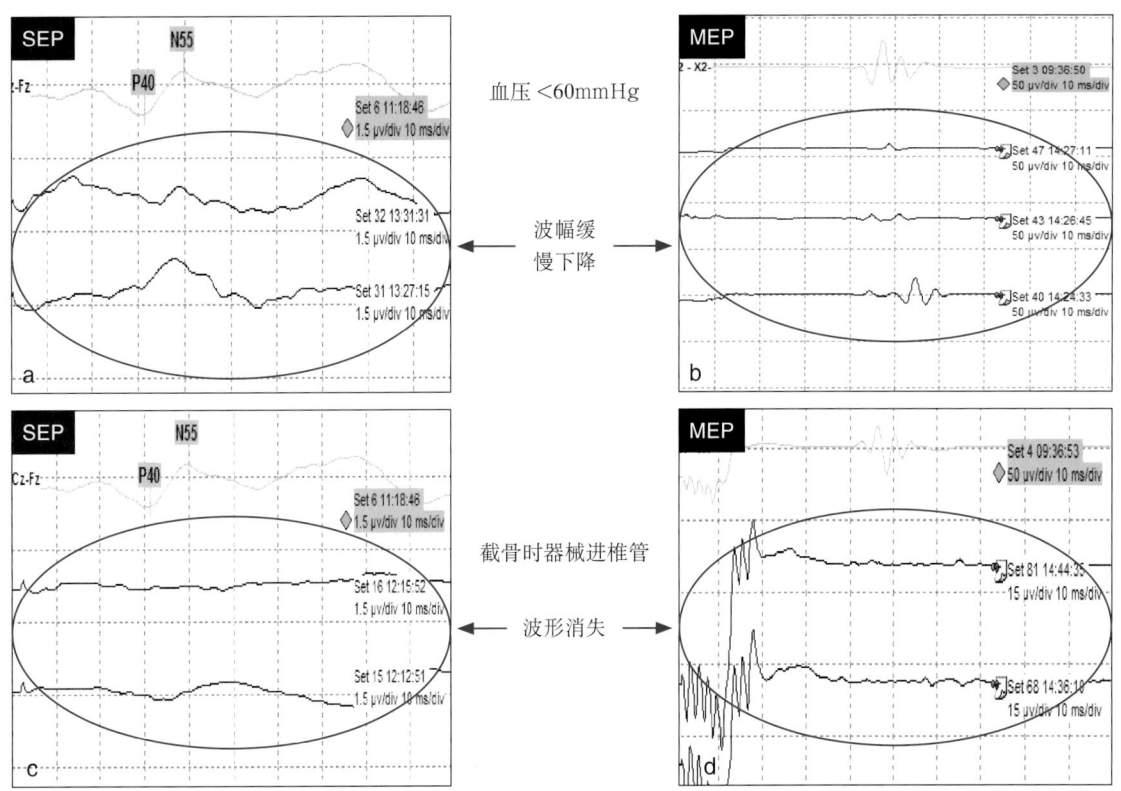

图 30-9-6　男（#15483），14 岁，先天性脊柱侧后凸畸形，行后路 T₁₁VCR 截骨矫形内固定植骨融合术。缺血性脊髓损伤表现为 SEP 和 MEP 波幅的缓慢（20%~50%）下降（a、b），机械性脊髓损伤的 SEP 和 MEP 表现为波幅完全（80%~100%）消失（c、d）

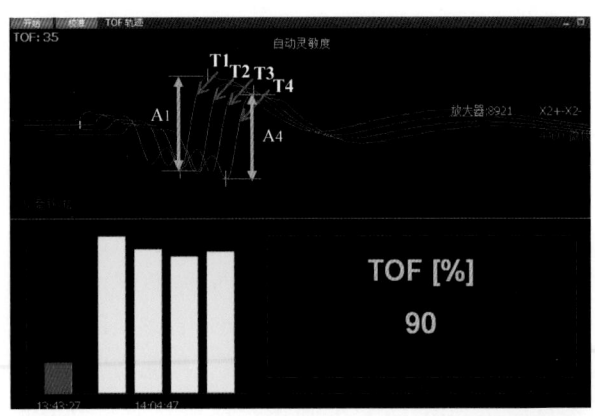

图 30-9-7　女（#21086），15 岁，青少年特发性脊柱侧凸，行脊柱后路矫形内固定植骨融合术。TOF 试验监测结果示意图：第 4 个刺激（T4）产生的反应振幅（A4）除以第 1 个刺激（T1）产生的反应振幅（A1）得到 TOF 比率（A4/A1）。神经肌肉兴奋传递功能正常时 T4/T1 接近 1.0；使用非去极化肌松，T4/T1<1.0，随着肌松程度的增强，比值逐渐变小直至为 0。此图示 TOF 值为 90%，肌松程度较浅，对 MEP 监测影响小

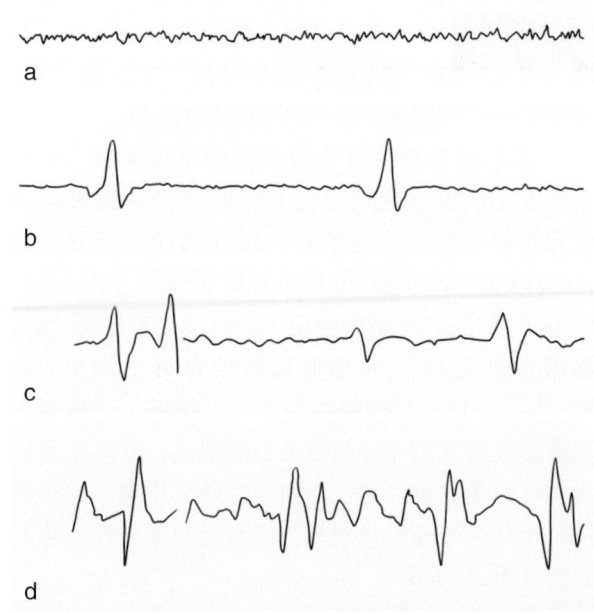

图 30-9-8　踇外展肌自由肌电图示意图。正常平静状态下记录的自由肌电（a）；单个爆发的肌电活动，常见于分离肿瘤、牵拉及电刀电凝等对神经造成的一过性刺激（b）；单个肌电活动后的连续放电（c）；连续爆发的肌电活动，表现为平线上突然出现的几个电活动（d）

中神经，在同侧拇展肌记录；③刺激腓神经，在胫前肌记录。但是，目前儿童脊柱手术中，尤其是脊柱矫形手术中 TOF 的理想值仍无明确结论。

3. 肌电图（electromyography, EMG）　主要监测各个神经根支配肌肉的动作电位，故反映的是特定神经根的功能状态。手术中常用的 EMG 技术包括自由描记 EMG（free-run EMG）和触发 EMG（triggered EMG）。自由描记肌电图又称自发性肌电图，是将皮下针电极放置在与外科手术有关的脊神经支配的肌肉群中，不需要加用额外的电刺激，通过针电极连续记录肌群的静息电活动。在正常状态下，记录到的信号为一条直线。而在手术操作过程中，对神经根的触碰、牵拉、分离等机械性刺激则可引起其支配区肌肉收缩，记录到的肌电图会有不同的表现，通常变化为连续出现的棘状波（图 30-9-8），此时应警告术者手术操作可能对神经根的刺激过大，通过轻柔操作或停止手术操作来避免患者术后出现相应的神经症状。应用 EMG 时要精确定位，必须了解神经肌肉的支配关系（表 30-9-1）。

另外，触发 EMG 指通过有目的的电刺激外周神经、脊髓神经根或其周围组织，使该神经所支配的肌肉组收缩从而记录到的动作电位，常用于判断椎弓根螺钉是否穿透内壁，目前临床上常用的是椎弓根螺钉刺激试验（图 30-9-9）。椎弓根螺钉刺激试验是在椎弓根螺钉处给予电刺激，在下肢的股直肌、胫前肌和背伸肌处记录电信号。刺激方法从 0mA 开始，逐渐增大刺激电量，直到刺激水平的肌肉出现诱发电位反应波形，此时的电流量称为阈值电流。如果阈值电流大于 7mA，表明椎弓根螺钉位置良好，椎弓根螺钉周围皮质骨包裹，阻抗值很高，相应的刺激量不会在下肢肌肉记录到反应波；若阈值电流小于 5mA，表明椎弓根螺钉已突破椎弓根壁，阻抗值降低，相应的刺激量就会在下肢肌肉记录到反应波，需要提醒手术医师及时处理；阈值电流介于 5~7mA 提示有椎弓根壁破损的可能，需要手术医师根据实际情况判断是否需要处理（表 30-9-2）。椎弓根螺钉刺激技术对腰椎置钉过程很有帮助，但对胸椎的监测效果远没有腰椎好。目前在临床应用中胸椎常用自由肌电图，在腰椎常用触发肌电图，在颈椎常用自由肌电图。

4. D 波监测　反映的是监测从大脑皮质运动中枢到手术节段远端脊髓运动传导通路的完整性。仅需要单个经颅电刺激，皮质锥体细胞轴突的近端部分直接受到刺激，反映皮质脊髓束快传导纤维的同步化活动。D 波监测具有运动传导通路的特异性及对运动功能的良好预见性。

表 30-9-1	常用的监测神经肌肉的支配关系	
椎体节段	代表性支配肌肉	神经
C_3、C_4	斜方肌	XI 副神经
C_5、(C_6)	三角肌	腋神经
C_5、C_6	肱二头肌	肌皮神经
C_6、C_7	肱三头肌	桡神经
(C_8)、T_1	拇短展肌	正中神经
C_8、(T_1)	小指展肌	尺神经
C_8、(T_1)	拇收肌	尺神经
C_8、(T_1)	第 1 指骨间肌	尺神经
$T_7 \sim T_{12}$	腹外斜肌	肋间神经
$T_7 \sim T_{12}$	腹直肌	$T_6 \sim L_1$ 脊神经
L_2、L_3、(L_4)	髂肌	腰丛
(L_2)、L_3、L_4	股四头肌内侧支	股神经
(L_2)、L_3、L_4	股直肌	股神经
(L_4)、L_5、(S_1)	半腱肌	坐骨神经
L_4、L_5	胫前肌	腓神经
L_5、(S_1)	蹈伸肌	腓神经
L_5、(S_1)	小趾展肌	腓神经
(L_5)、S_1	腓肠肌	胫神经
S_1、(S_2)	腓肠肌	胫神经
S_1、S_2	蹈展肌	胫神经
S_3、S_4、S_5	肛门外括约肌	阴部神经
S_3、S_4、S_5	会阴肌	阴部神经

D 波刺激电极在头皮 C3、C4 处（或 C1、C2），记录电极在脊髓硬膜外或硬膜下放置，测量 D 波的潜伏期和幅值（图 30-9-10）。近年来的研究认为，脊柱脊髓手术中，D 波降幅超过 50% 预示脊髓运动功能损伤。但是 D 波在应用上也有其局限性。实际操作中，D 波监测是将电极插入硬脊膜外或硬膜下，对于部分脊柱矫形手术，增加了硬膜内外并发症的风险。此外，D 波监测应用在脊柱矫形手术中假阳性率和假阴性率均很高。Ulkatan 发现 93 例侧凸患者术中出现 4 例 D 波波幅下降，21 例 D 波波幅上升，然而 MEP 和 SEP 并未出现改变，此原因可能是电刺激传导不可避免地激活了感觉神经束，产生了可逆的周围神经感觉电位，引起 D 波振幅的虚假变化，从而产生假阳性或假阴性。

5. H 反射　是电刺激诱发的单突触牵张反射，涉及一个特定传入感觉神经和一个特定传出 α 运动神经元。H 反射的产生是通过刺激周围神经产生 Iα 纤维的冲动传入，其产生的神经冲动通过脊髓的单突触反射到同侧运动神经元，引起相应脊髓节段 α 运动神经元放电，支配肌肉收缩，产生复合肌肉动作电位（图 30-9-11）。该反射可测定脊髓前角细胞 α 运动神经元的兴奋性及整个运动和感觉通路上的功能状态，图 30-9-11 描述的是在腘窝处刺激胫神经引起腓肠肌反射。

H 反射波形中有两个肌肉收缩波形，第一个称为 M 波，潜伏期较短，大约 10 毫秒，是刺激胫神经后直接引起腓肠肌收缩的反应波；第二个波是 H 反射波，潜伏期大约在 30 毫秒，是通过脊髓反射弧产生的腓肠肌收缩波，受脊髓中枢控制，当脊髓

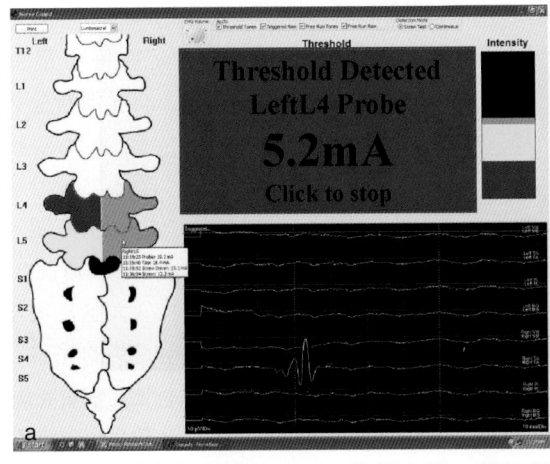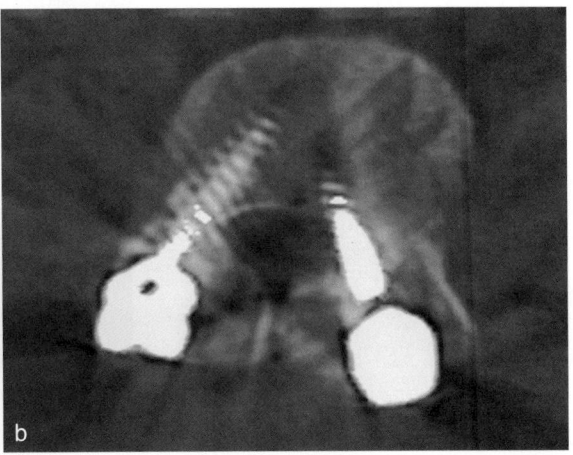

图 30-9-9　椎弓根螺钉测试示意图：给予左侧 L_4 螺钉刺激电流 5.2mA，即出现诱发电位波形（a），提示螺钉位置不良，立即进行术中 O 臂扫描，证实 L_4 左侧椎弓根螺钉误置入椎管

表 30-9-2	触发 EMG 监测结果判定	
CMAP 阈值（mA）	椎弓根壁破坏的可能性	临床意义
<5	高	螺钉穿透皮质骨接近硬膜和邻近神经根
5~6	中度	螺钉穿透皮质骨并未深至"危及"硬膜／神经根，需要比较对侧和同侧相邻节段的 CMAP 阈值来确定异常
6~7	低	通常在安全范围，需比较对侧和同侧相邻节段的 CMAP 阈值来确定异常
>7	很低	通常情况椎弓根壁完整，最好比较对侧和同侧相邻节段的 CMAP 阈值确定是否安全

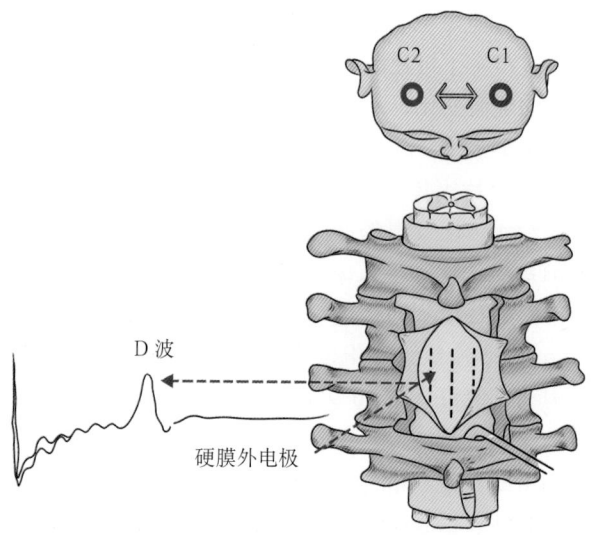

图 30-9-10　D 波监测示意图

出现急性损伤后反射弧中断，H 反射消失。常用的测定 H 反射的指标是波幅，一般使用 H 反射最大波幅（Hmax）或者使用参照产生一定比例 Mmax 波电流强度下诱发出的 H 反射波幅（如在产生 10%Mmax 电流强度下诱发的 H 波幅）、Hmax/Mmax 波幅比值来代表 H 反射波幅大小。

Leis 等分析了一组 31 例接受脊髓手术的患者，发现 4 例患者在术中出现 H 反射波幅中度（<50%）或一过性下降，但均没有出现术后神经损害；另 2 例患者在整个手术过程中 H 反射波幅下降超过 90%，术后患者出现瘫痪。作者认为可以将术中 H 反射监测作为一个合理的补充技术，特别是当不能获得稳定的运动诱发电位时。H 反射对脊髓缺血更敏感，成本相对较低且容易获得，因此 H 反射监测

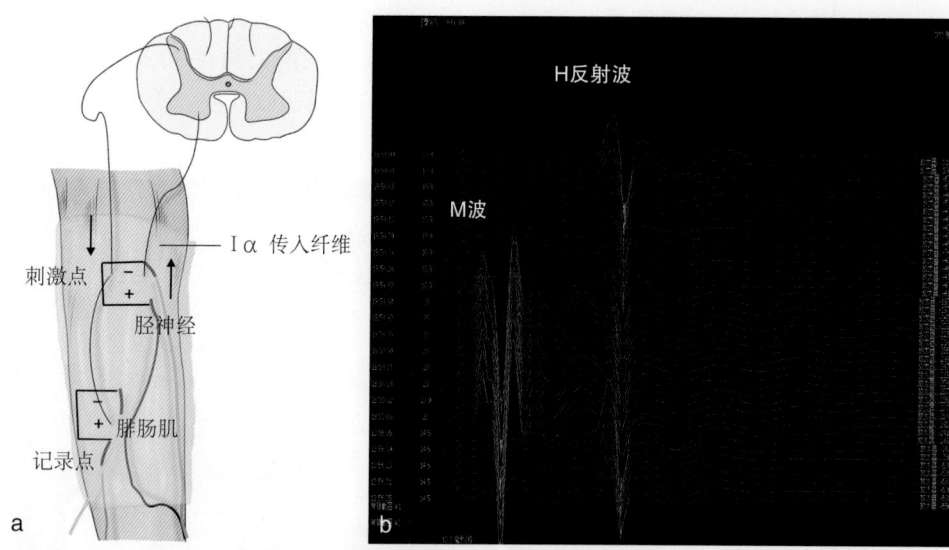

图 30-9-11　女（#23541），14 岁，青少年特发性胸椎侧凸，行脊柱后路截骨矫形内固定植骨融合术。腘窝处刺激胫神经引起腓肠肌收缩的 H 反射示意图（a），刺激胫神经，经过 Iα 传入神经纤维通过脊髓后角到达前角，由前角细胞发出的运动纤维传到腓肠肌引起肌肉收缩；M 波和 H 反射波示意图（b），在 10mA 刺激强度时，只有 H 反射波出现，随着刺激强度增加到 15mA 时，M 波增大，H 反射波幅降低

可作为胸段脊髓手术术中监测的重要技术。

6.其他监测模式 文献研究报道脊髓诱发电位（spinal cord evoked potential，SCEP）和下行神经源性诱发电位（descending neurogenic evoked potential，DNEP）等可用于脊柱外科手术中。SCEP 是直接刺激脊髓近端，在脊髓远端记录到的诱发电位反应，以此来评估手术节段脊髓功能的完整性。由于对脊髓上行和下行传导束的无差异刺激，在脊髓下端可接收到两个不同的单向波，分别为短反应期、波幅较高的 D 波和反应期稍长、波幅较低的 I 波，其中又以 D 波的临床意义较大（图 30-9-12）。但 SCEP 的缺点在于不能明确辨别所记录到的反应电位来自上行性感觉后索还是下行性皮质运动区，且在监测操作上的技术要求较高，在实际应用中受到一定限制。DNEP 是于椎板、棘突、韧带或椎间盘上间接刺激脊髓，于外周神经支配区记录到的动作电位（图 30-9-13）。此法的刺激电极需要置于手术野中，操作复杂，且无菌要求高，因此术中不作为常规监测方法。

二、儿童脊柱矫形手术神经监测特点

虽然唤醒试验作为判断患者神经功能状态的金标准已常规用于脊柱畸形的矫形手术中，但低龄儿童因无法配合麻醉师给的指令通常无法进行术中唤醒，此时术中的神经监测尤为重要。儿童脊柱手术中神经电生理监测与成人不同，不能完全按照成人标准进行。儿童时期处在生长发育高峰阶段，神经系统相对发育不完善，尤其低年龄儿童（<3 岁）难以获得满意的诱发电位波形，其术中 IONM 监测失败率及假阳性率相对较高。神经发育不全影响轴突去极化和传导功能，主要表现为儿童时期神经元发育简单以及髓鞘不完整导致可能获取不到可靠的基线。文献中有关儿童脊柱矫形手术中 IONM 监测成功率、真假阳性、真假阴性等数据并无定论，主要受年龄、病因学、畸形严重程度及节段、是否合并椎管内异常及肌肉原发病变等众多因素影响。需要指出的是，虽然在儿童中 IONM 监测的成功率相对较低且假阳性率相对较高，但监测成功的病例中假阴性的发生率仍然是极其罕见的。另外，儿童脊柱畸形患者常合并神经肌肉疾病，可直接影响感觉运动功能导致监测失败。

儿童脊柱矫形术中行 IONM 监测时通常需要调整刺激和记录的参数，包括增加刺激脉冲的数量、脉冲宽度、电压和脉冲间隔等以获取满意的监测结果。SEP 的获得是一个平均叠加的过程，既往

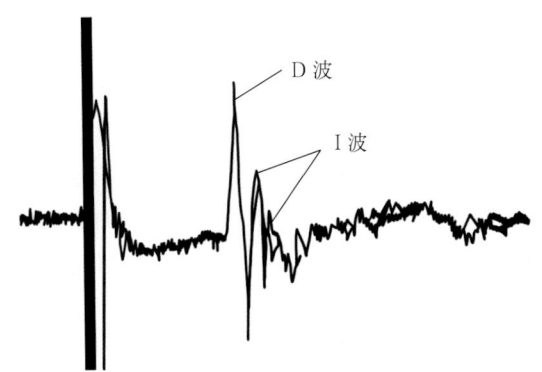

图 30-9-12 脊髓诱发电位反应波形示意图

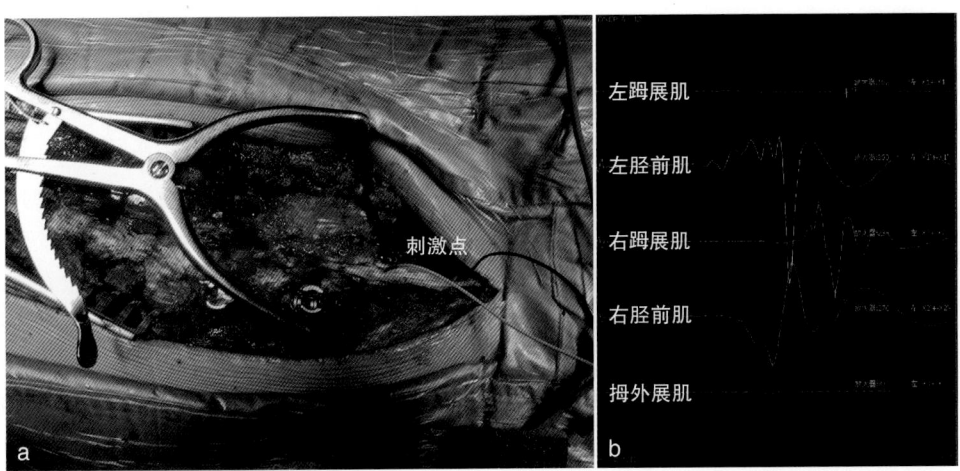

图 30-9-13 男（#22807），14 岁，神经肌源性脊柱侧凸，行脊柱后路矫形内固定植骨融合术（a）。DNEP 示意图：经椎板棘间韧带间接刺激脊髓所诱发的肌肉电位波形（b）

文献表明儿童髓鞘发育不完全可明显导致轴突传导变慢，降低叠加效果。常用的解决方案是记录颈椎的 SEP，可保留对脊髓后柱传导功能的监测，避免传导延迟带来的信号衰减且避免延髓、丘脑和大脑皮质水平的变异导致的信号降低。另外，也可以通过降低刺激频率来减少信号传导不应期的时间，但需注意减低 SEP 波幅的可能。

MEP 是一种高频电刺激触发的反应，因此在儿童人群里它对小直径的轴突和髓鞘发育不全的人群比轴突传导速度慢的人更敏感。与成人通常使用的刺激间隔不同，在儿童中增加 MEP 出波率的方法包括增加刺激脉冲的数量、脉冲宽度、电压和脉冲间隔等。此外，儿童的反应潜伏期可能超过成人，还可以通过双串刺激增加刺激的有效性。

三、儿童 IONM 监测报警标准

IONM 监测基线一般选择麻醉诱导后患者处于手术体位时检测到的波形或切口暴露到椎板时检测到的波形为基线。目前，国际上普遍认同 SEP 波幅下降超过 50% 和（或）潜伏期延长超过 10% 即达到术中报警标准。有文献报道相比于在皮肤切开前设定的基线，在暴露后设定的基线更精确；相比于波幅下降 50% 的报警标准，波幅下降超过 60% 设定为预警标准可能更合适。该标准虽然可以增加 SEP 报警的准确性、减少假阳性率，但有可能使 SEP 监测的敏感性下降从而增加假阴性率。邱俊荫认为在临床实践中，正常 SEP 电位的潜伏期和波幅均有一定的波动范围，因此 SEP 潜伏期延长小于 5%、波幅下降小于 30% 均可以认为是正常范围内；SEP 潜伏期延长 5%~10%、波幅下降 30%~50% 应密切观察；SEP 潜伏期延长大于 10%、波幅下降大于 50% 则高度提示有神经传导功能损害的可能。

MEP 的波幅具有高度间歇变异性，这种变异性使波幅改变时很难设定明确的阳性值作为神经损伤的报警信号。临床上常用的为"全"或"无"的标准。该标准定义 MEP 波幅完全消失预示术后运动功能障碍，这显著降低了术中报警的假阳性率，但同时也可能因无法判别术中的轻微神经损伤从而增加了假阴性率。近年来，术中 MEP 监测多用波幅的改变比例作为报警标准，但在波幅改变的范围上尚缺乏统一的认识。研究报道以 MEP 降低 50% 为预警标准时其敏感性可达 100%，而特异性仅为 35%，假

阳性率明显升高。近年来有研究指出应当同时出现以下几种情况时才考虑达到 MEP 的预警标准：① 波幅下降超过 80%；② 同时伴有高危手术操作；③ 排除患者系统性变化（如体温、血压）和麻醉因素影响。此外，受麻醉的影响，判断 MEP 监测结果时不能过于依赖手术开始时的基线波幅。术中追加麻醉深度可能引起诱发电位的减弱或消失，此时有必要增加脉冲量或刺激强度以记录 MEP 波幅。术中应每隔 10~20 分钟记录 MEP 波幅，建议在其他手术设备（如电刀）应用较少时进行。需要指出的是，MEP 监测应在任何神经损伤高风险的操作（椎弓根钉置入、脊髓牵张、脊椎去旋转、截骨）后立即进行，并将相关操作前后的 MEP 波幅变化进行对比，判断有无脊髓损伤的发生。MEP 波幅下降小于基线的 50% 可认为是正常范围内，MEP 波幅下降 50%~80% 应密切观察，MEP 波幅下降大于 80% 则高度提示有神经损害的可能。

自发 EMG 的报警标准为当出现连续的爆发性动作电位时，多提示患者神经根有明显的牵拉、压迫等发生，需要及时提醒手术医师。应用触发 EMG 时，阈值电流小于 5mA 表明椎弓根螺钉已突破椎弓根壁，需要提醒手术医师及时处理；阈值电流介于 5~7mA 提示有椎弓根壁破损的可能，需要手术医师根据实际情况判断是否需要处理；阈值电流大于 7mA 表明椎弓根螺钉安全位于椎弓根内，无需处理。

四、多模式神经电生理监测

SEP 只能监测脊髓后索的上行感觉传导通路，而不能对脊髓的运动传导通路进行有效监测，因此单一的 SEP 监测不足以保证患者术后的运动功能正常。另外，SEP 是平均叠加的结果，故常不能实时反映整个脊髓神经功能改变。Hilibrand 发现 SEP 反映脊髓神经损伤的时间较 MEP 滞后平均约 16 分钟，而在脊髓慢性缺血性损害的病例中尤为显著，这可能导致错过早期挽救脊髓功能的宝贵时间。Kundnani 报告特发性脊柱侧凸患者中 SEP 监测的敏感性亦可能低至 51%，假阳性率亦可以高达 38%；作者认为可引起 SEP 改变的不稳定因素较多是造成单一 SEP 监测可靠性降低的主要原因，而多模式联合监测是提高监测结果可靠性的有效方法。MEP 易受肌松剂等因素影响，且 MEP 无法

做到持续监测。更重要的是行 MEP 监测时引起的肌肉跳动可影响手术精细操作，尤其对无坚强内固定保护下的脊髓截骨、减压等操作甚至产生移位的风险。因此，单独的 MEP 监测亦不能及时可靠地发现术中神经损害。术中 EMG 监测的不足之处在于无法对神经根以上的部分进行监测，造成单独的 EMG 监测可靠性不高。El-Hawary 分析了 41 例神经轴异常（neural axis abnormality，NAA）患者脊柱矫形手术中的 MEP 监测数据，结果发现 NAA 患者中 MEP 监测基线获得的成功率为 82.6%，并且 MEP 基线的变异率高达 5.3%。Chen 报道不伴术前神经损害的患者下肢 MEP 监测的成功率为 78.9%，而术前伴神经损害的患者下肢 MEP 监测的成功率可低至 39.1%，该结果证明术前神经功能损害对 MEP 监测的成功率具有显著影响。

　　多模式术中 IONM 监测是将 2 种或以上 IONM 模式进行结合的监测模式，综合运用 SEP、MEP 及 EMG 等多种监测技术，以个体化方案评估脊髓、神经根功能完整性可弥补单模式监测的局限性。SEP 和 MEP 为基础的多模式术中监测，既能监测上行感觉传导通路，也能监测下行运动传导通路，有利于降低假阳性率／假阴性率，并可互相排除因手术室环境、麻醉药物、电极脱落等因素造成的单模式监测假阳性结果。EMG 的优点为能准确辨别导致肌肉兴奋的具体神经或神经根，在术中具体损伤部位的定位中具有重要作用，进一步弥补了 SEP 和 MEP 定位不准的不足。多模式的术中神经电生理监测是脊柱手术中监测脊髓功能完整性的有效方法，能有效减少神经损伤并改善术后神经功能。Bhagat 对 354 例脊柱畸形患者手术中电生理监测结果进行总结发现，SEP 和 MEP 联合监测的总体敏感性为 100%，特异性为 99.3%，永久性神经功能损害发生率为 1.6%。多模式监测可以早期监测即将发生的神经功能损害，其优势显著高于单个监测方式。Pelosi 的研究中 SEP 和 MEP 联合有效监测的成功率为 82%，正常的 MEP 可以正确预测术后不出现新的运动功能障碍。对神经损伤的早期发现为外科手术团队提供了进行快速干预的机会，以防止损伤进展或可能扭转即将来临的神经系统后遗症。陈裕光报告了 293 例行脊柱矫形手术的患者，术中 MEP、SEP、SEP+MEP 监测的成功率分别为 90.8%、96.9%、100%。术中 MEP 判断脊髓运动功能的敏感性为 100%、特异性为 98.4%，

判断脊髓的感觉功能的敏感性为 76.7%、特异性为 98.7%；SEP 判断脊髓的感觉功能的敏感性为 98.3%、特异性为 98%，判断脊髓运动功能的敏感性为 89.3%、特异性为 96.9%；SEP+MEP 联合监测的敏感性为 100%、特异性为 96.9%。刘海雁回顾性分析了 63 例 Chiari 畸形伴脊柱侧凸患者脊柱矫形手术的 IONM 资料，发现单模式 SEP 监测成功率为 95%、敏感性为 100%、特异性为 95%、阳性预测值为 25%；单模式 MEP 监测成功率为 96%、敏感性为 100%、特异性为 98%、阳性预测值为 50%；联合应用 SEP 和 MEP 监测成功率、敏感性、特异性及阳性预测值均为 100%。该结果表明联合应用两种监测方法可提高 Chiari 畸形伴脊柱侧凸患者 IONM 的准确性和可靠性。

　　另外，术前伴有神经功能损害的脊柱畸形患者，术中神经系统并发症的风险明显升高。相对于神经系统正常的脊柱畸形患者，邱俊荫给予术前伴有神经功能损害患者的刺激强度更高，但是在下肢肌力只有 2 级甚至更低的情况下，发现即使很大强度刺激也可能很难得到可靠的 MEP 波形。对于术前伴有神经功能损害的患者，既往文献报道的 IONM 的成功率并不一致。Chen 等回顾了 341 例患者的 IONM 数据，结果显示术前运动功能损害患者下肢 MEP 的成功率仅为 39.1%，而神经功能完整患者成功率高达 81%。Wang 回顾性分析了 332 例术前神经功能不全的患者，发现 MEP 的监测成功率高达 95.1%。在史本龙的研究中，下肢 SEP 和 MEP 的成功率分别为 65.1% 和 73.2%，高于 Chen 的结果但低于 Wang 的结果。Wilson-Holden 发现，与特发性脊柱侧凸的儿童患者相比，目标肌肉肌力低于 2 级的儿童在术中获得有效 IONM 监测的成功率只有 50.8%，且只有 38.9% 的患者能同时获得可靠的 SEP 和 MEP 波形，这类术前有神经功能障碍的患者在术中监测数据中表现出更大的变异性，假阳性率高达 27.1%，而特发性脊柱侧凸组的假阳性率仅为 1.4%。Ecker 回顾了 34 例脑瘫患者接受脊柱侧凸手术的 IONM 记录，有 12 例 IONM 出现重大变化，但通过及时的干预获得了较好的预后。DiCindio 研究发现在 68 例神经肌源性脊柱侧凸矫正手术中，82% 的脑瘫患者和 86% 的非脑瘫患者成功获得了 SEP 波形。另一方面，在轻度或中度脑瘫的患者中 39% 的患者可监测 MEP，而重度受累的患者中有 39% 的患者偶尔监测到可靠的 MEP。

非脑性瘫痪相关性神经肌源性脊柱侧凸的患者中有86%可以监测到稳定的MEP波形。

五、儿童神经电生理监测报警的处理策略

术中IONM监测出现报警时，必须排除可能的非手术操作因素后才可警告手术者，但此排除时间不得大于10分钟。南京鼓楼医院脊柱外科为此制订了一项专门的术中IONM监测报警检查列表（表30-9-3），具体处理策略如下：

1. 宣布手术暂停，停止房间内的无关刺激（音乐、谈话等），并做好术中CT扫描的准备。

2. 确认神经监测变化达到报警标准并重复出现以及信号变化出现的时间。

3. 进行机械故障排除，重点需要检查阻抗检查是否正常、杂波干扰是否在正常范围内、刺激参数设置是否正确、各电极是否在位良好、导线是否有未知干扰、监护仪工作是否正常等；检查颈部和四肢的位置，检查手术床翼板的位置，尤其是出现单侧电信号变化时。

4. 在排除可能的机械故障后，及时与麻醉医师、巡回护士沟通，核对患者的平均动脉压、氧分压、血红蛋白浓度、体温及麻醉深度等参数，尤其需要注意肌松剂是否已减量至低水平或已停止超过

表30-9-3	术中发生神经电生理监测事件时的检查列表（南京鼓楼医院）	
序号	项目	结果
1	阻抗检查是否正常	
2	杂波干扰是否在正常范围内	
3	刺激参数设置是否正确	
4	各电极是否在位良好	
5	导线是否有未知干扰	
6	监护仪工作是否正常	
7	肌松剂减量是否>30分钟	
8	麻醉深度是否有较大变化	
9	吸入麻醉是否开启	
10	血压、体温等是否明显变化	
11	术前是否有感觉、运动异常	
12	术中操作是否高危（问手术者）	
13	事件汇报至手术者	

30分钟、麻醉深度是否有变化、是否开启吸入麻醉等，及时纠正可能造成IONM监测异常的麻醉学、生理学等因素，排除非手术因素造成的干扰。

5. 与手术医师沟通确认患者术前是否有感觉、运动异常，评估术前合并的神经功能异常对神经监测可能造成的影响。

6. 与手术医师沟通判断当前手术操作是否高危，若手术因素造成神经损害的可能性不能排除，及时报告手术医师。

7. 同时请麻醉医师降低麻醉深度，10~12岁以上的儿童应及时行唤醒试验，根据唤醒结果商议急需手术或分期手术。若患者无法行唤醒试验，而真阳性可能不能排除，则按真阳性予以及时处理。

若患者阳性监测结果无法排除或唤醒试验明确阳性，则应立即停止术中牵引（如有）、截骨等高危操作，松开内固定，降低矫正力度，同时去除可能造成神经损害的高危椎弓根螺钉，如有必要可行术中CT检查以确定置入物是否侵入椎管（图30-9-14）；若IONM监测未见明显改善，检查截骨区，评估脊髓受压情况，继续对可能存在脊髓压迫的部位进行椎管扩大减压，同时按急性脊髓损伤的处理原则给予大剂量甲强龙30mg/kg冲击，后续5.4mg/（kg·h）持续治疗。椎管减压后若IONM监测仍然呈现阳性改变，应在保持脊柱稳定的情况下尽量去除内固定。而对于放松内固定后IONM好转为阴性的病例，则可以保留内固定，最后在严密的神经电生理监测下降低矫正强度或原位固定融合，结束手术（图30-9-14~图30-9-16）。

六、儿童神经电生理监测的影响因素

1. 麻醉因素 儿童神经系统发育不完善，更加容易受麻醉药物影响。不同麻醉药物对SEP波幅和潜伏期的影响不尽相同。吸入麻醉剂（例如地氟烷、七氟烷、异氟烷和一氧化二氮）对SEP有抑制作用。当有效吸入剂的浓度超过为特定药物推荐的最低肺泡浓度的50%时，临床上可观察到SEP潜伏期显著增加和（或）SEP幅度显著降低：异氟烷（0.5%）、地氟烷（3.0%）、七氟烷（0.8%）。而气体浓度较低时，SEP变化可不明显。当一氧化二氮的浓度大于70%时，会显著降低SEP的波幅。为保证SEP神经监测的稳定，应避免使用吸入麻醉药。

常用的静脉麻醉药物中，苯二氮䓬类、丙泊

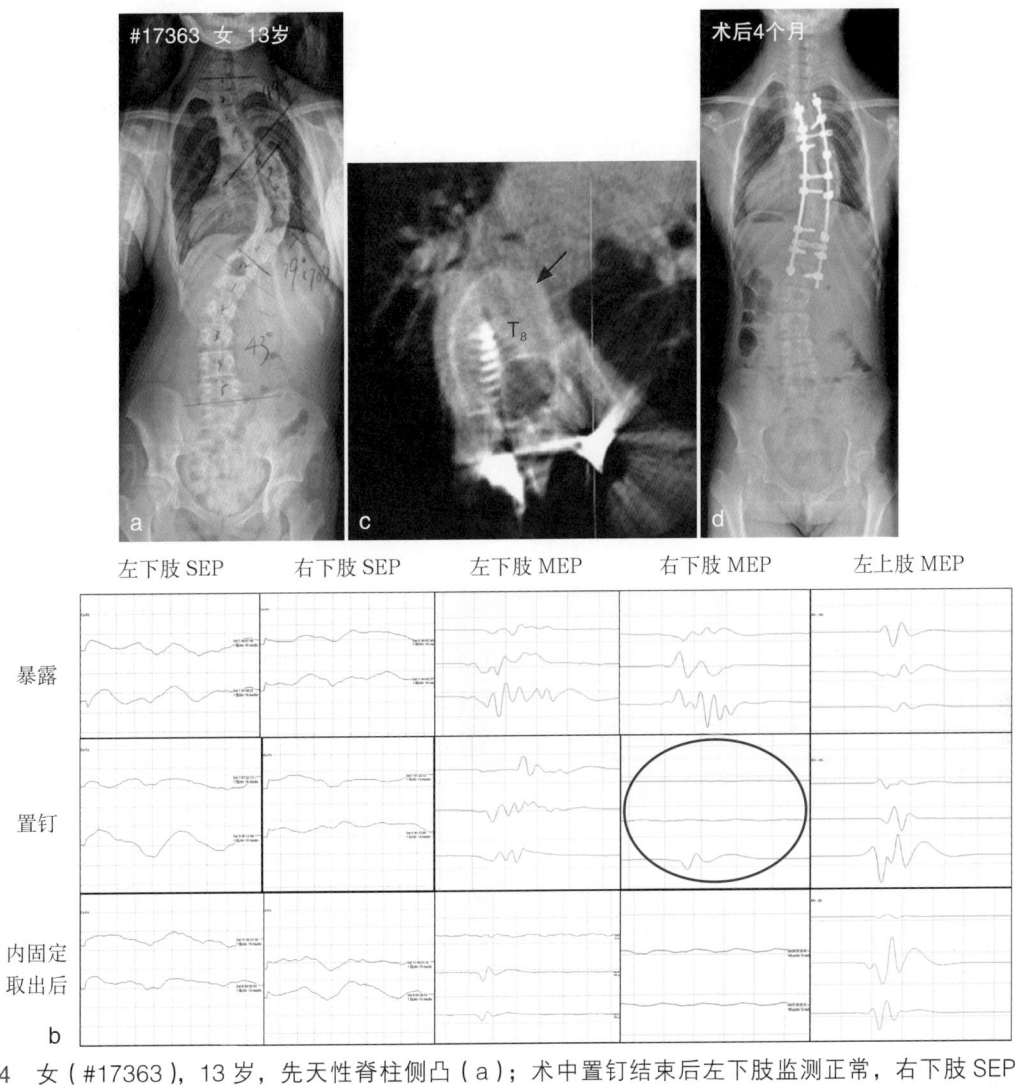

图 30-9-14　女（#17363），13 岁，先天性脊柱侧凸（a）；术中置钉结束后左下肢监测正常，右下肢 SEP 监测正常但 MEP 监测消失（b，红圈处），术中 O 臂三维 CT 扫描发现胸弯凸侧 T_8 螺钉进入椎管（c），推测右下肢 MEP 的消失可能与螺钉误置有关，随即取出误置螺钉后监护示右下肢 MEP 无明显改善，唤醒试验右下肢无活动。快速置棒后以低纠正百分比结束手术。术后右下肢肌力 3 级，术后 4 个月随访（d）右下肢肌力恢复至 5 级

酚、巴比妥类药物会使 SEP 和 MEP 的波幅降低及潜伏期延长；阿片类药物会使 SEP 潜伏期轻度延长；氯胺酮会使 SEP 波幅增强，对 MEP 无影响；不同剂量的依托咪酯会使 SEP 波幅显著增强，而对 MEP 无影响。有研究显示少量的右美托咪定对诱发电位影响轻微，但大剂量（>0.6ng/ml）使用对 MEP 有较强的抑制作用。肌松剂可增强 SEP 信号清晰度，但术中应用肌松剂会显著影响 MEP 的波幅。

南京鼓楼医院麻醉团队推荐的麻醉方案：对于哭闹不配合的低龄儿童，肌内注射氯胺酮后静脉诱导。一般诱导麻醉药为丙泊酚 2～2.5mg/kg、芬太尼 2～4μg/kg、顺式阿曲库铵 0.1mg/kg，维持采用丙泊酚、瑞芬太尼持续静脉泵注进行静脉复合麻醉。

2. 技术因素　目前，国内常用的神经电生理监测仪器众多，不同厂家仪器的操作步骤和影响因素也不尽相同。在临床工作中，影响电生理信号最常见的技术因素包括刺激和记录电极放置不正确、电极移位、导线或连接松动、电极阻抗不平衡或过高、接地问题等。尤其需要注意的是手术室设备常可产生 50Hz 噪声，因此应将监测仪器与其他手术室设备保持距离以减少噪声干扰。

3. 个体因素　脊柱畸形患儿常合并多种其他系统异常，包括不同病因导致的肌肉病变、脑瘫、椎管内异常、术前神经损害等，这些均可导致术中监测失败或 IONM 信号不稳定。邱俊荫曾分析了 87

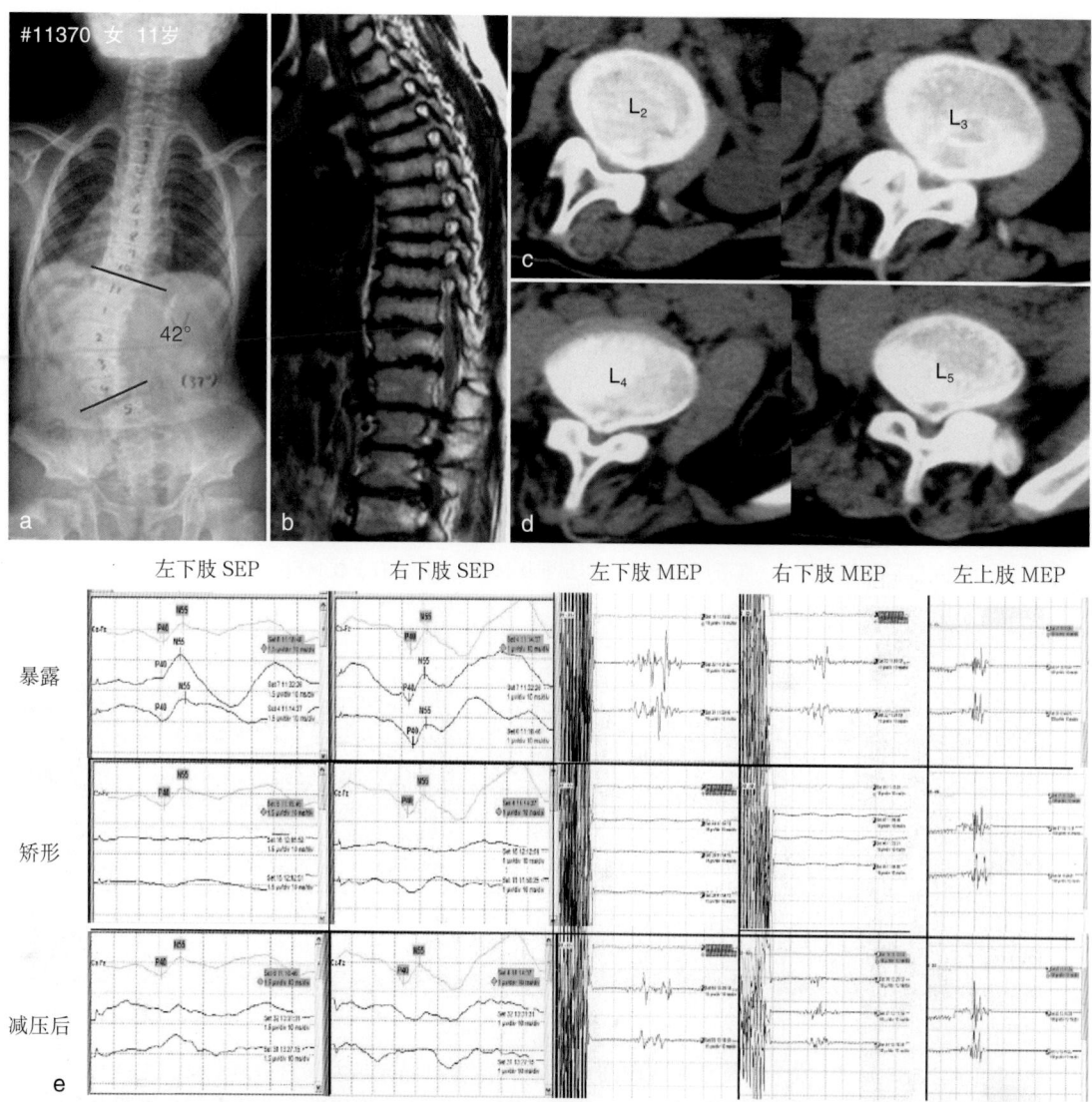

图 30-9-15　女（#11370），11 岁，软骨发育不全性脊柱侧凸（a）。术前矢状面 MRI 示 $T_4\sim L_1$ 多节段椎体扁平，上下终板不平整，部分椎体呈子弹状，椎弓根缩短（b）。轴位 CT 平扫示 $L_1\sim L_5$ 多节段椎间盘膨出、钙化，严重椎管狭窄（c、d）。手术暴露时双下肢 SEP、MEP 波形正常。术中行凹侧平移矫形过程中双下肢 SEP、MEP 波形完全消失。急行 $T_{12}\sim L_5$ 椎管减压后，双下肢 SEP、MEP 波形恢复正常，术后无神经并发症（e）

例伴椎管内异常的脊柱畸形患者的神经电生理监测资料，发现 SEP 和 MEP 的成功率分别约为 87.3% 和 97.7%，SEP 的敏感性和特异性分别为 100% 和 97.3%，MEP 的敏感性和特异性分别为 100% 和 98.8%。需要注意的是，其中 59.8% 的患者获得了不对称的 SEP 信号，合并一种以上椎管内异常的患者不对称 SEP 信号的发生率显著高于仅合并一种椎管内异常的患者。另外，术中大多数可能对脊髓、硬膜囊和马尾神经等造成损伤的操作均可以影响 SEP 和 MEP。史本龙等回顾分析了 10 例严重脊柱畸形全脊椎截骨术中神经电生理监测严重不良事件的危险因素及转归，结果发现神经电生理监测

严重不良事件的发生时间分别为置钉 1 例（10%）、截骨 5 例（50%）、置棒 4 例（40%），术中截骨和置棒矫形是发生 IONM 监测严重不良事件的高危时期（图 30-9-17，图 30-9-18）。10 例患者中 3 例患者术中经处理后 IONM 波形明显恢复，术后无明显神经损害，末次随访时神经功能正常；4 例患者术中经积极处理后 IONM 监测有较大改善，术后神经系统并发症较轻，末次随访时神经功能完全恢复；3 例患者术中经积极处理后 IONM 监测改善较差，术后神经系统并发症较重，末次随访时神经功能仅部分改善。另外，术前合并神经损害被公认为术中神经电生理监测失败和出现新发神经损害的

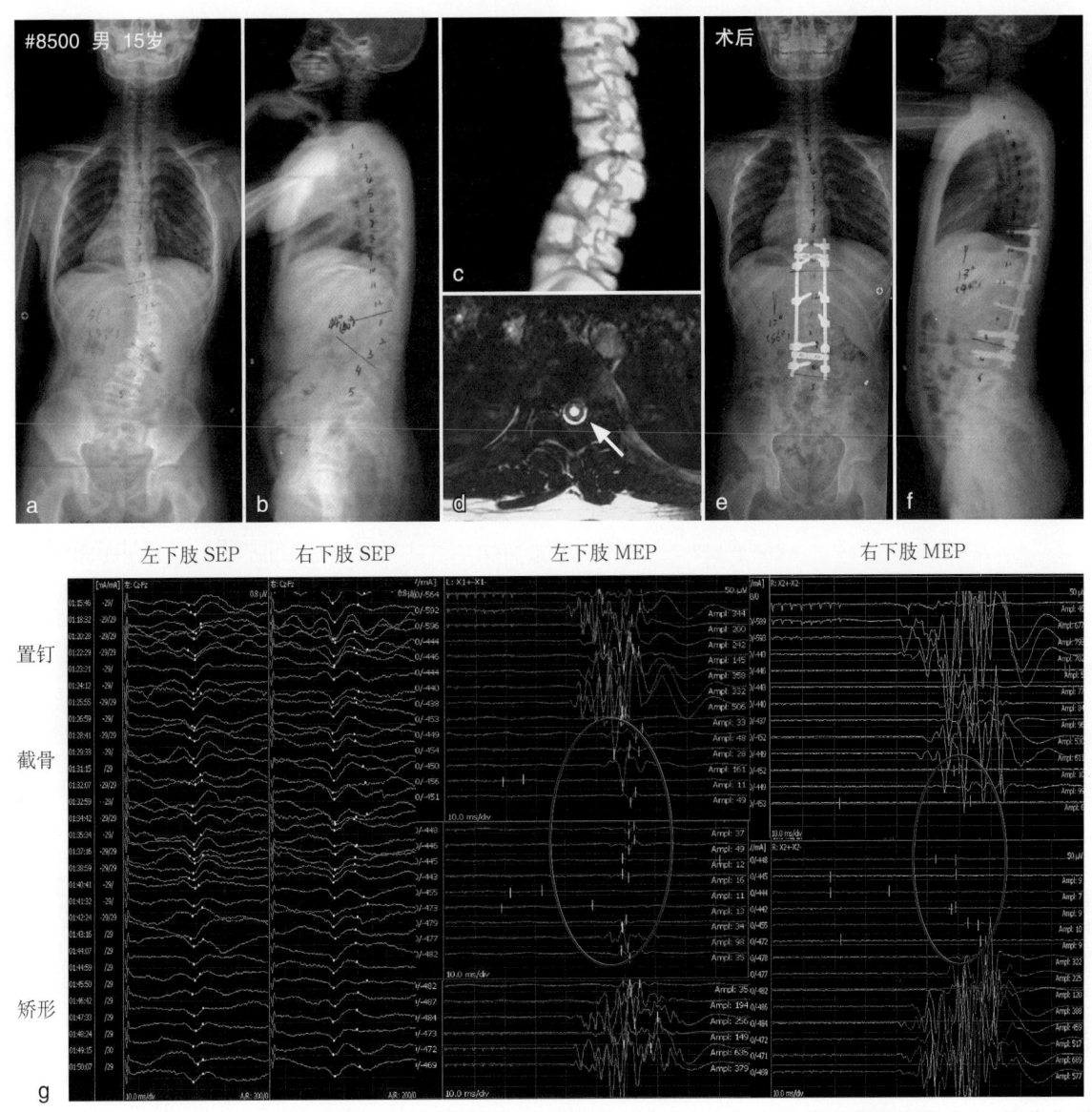

图 30-9-16　男（#8500），15 岁，脊髓空洞症伴神经肌源性脊柱侧凸（a~c），MRI 可见脊髓空洞（d，箭头）。行后路矫形内固定手术（e、f）。暴露后测定双下肢 SEP、MEP 基线正常；置钉过程中电生理情况平稳后开始行全脊椎截骨，接近截骨完成时下肢 MEP 突然消失，并持续无法引出，及时报警告知手术医生并继续持续监测，经过减压升血压及时上棒，约 20 分钟后双下肢 MEP 均正常引出，基本恢复基线水平，术后患者无神经系统并发症

重要危险因素。王树杰的研究表明，在 332 例术前伴神经损害的患者脊柱矫形手术中，11 例瘫痪和 6 例严重不全瘫的患者均无法获得有效的 MEP 监测基线，而术中出现 MEP 信号波幅的快速下降同时伴有高危手术操作时应警惕医源性神经损害的发生。

除机械性损伤之外，术中低血压导致的脊髓低灌注同样可导致脊髓损伤。研究表明平均动脉压（mean arterial pressure，MAP）<65mmHg 时容易出现 MEP 改变而不伴有 SEP 的异常。Owen 认为在脊柱矫形过程中如果 MAP 控制在 60mmHg 以上，一般不会出现脊髓缺血性神经损伤或有显著意义的 SEP 改变。明显低血压（尤其 MAP<60mmHg 时）会造成脊髓缺血甚至脊髓功能不可逆损伤。吴亮的研究表明，在阻断节段动脉 2 分钟后即可明显出现 SEP 潜伏期延长和波幅下降，这种脊髓缺血性变化在阻断后的 17 分钟时随着侧支循环的开放及机体血管的自身调节作用，SEP 波幅和潜伏期可基本恢复至阻断前的水平。Stephe 认为双侧监测信号的改变与脊髓灌注不足有关，通过释放矫正程度或通过增加血压和（或）通过输血逆转低血容量来恢复局部灌注，可

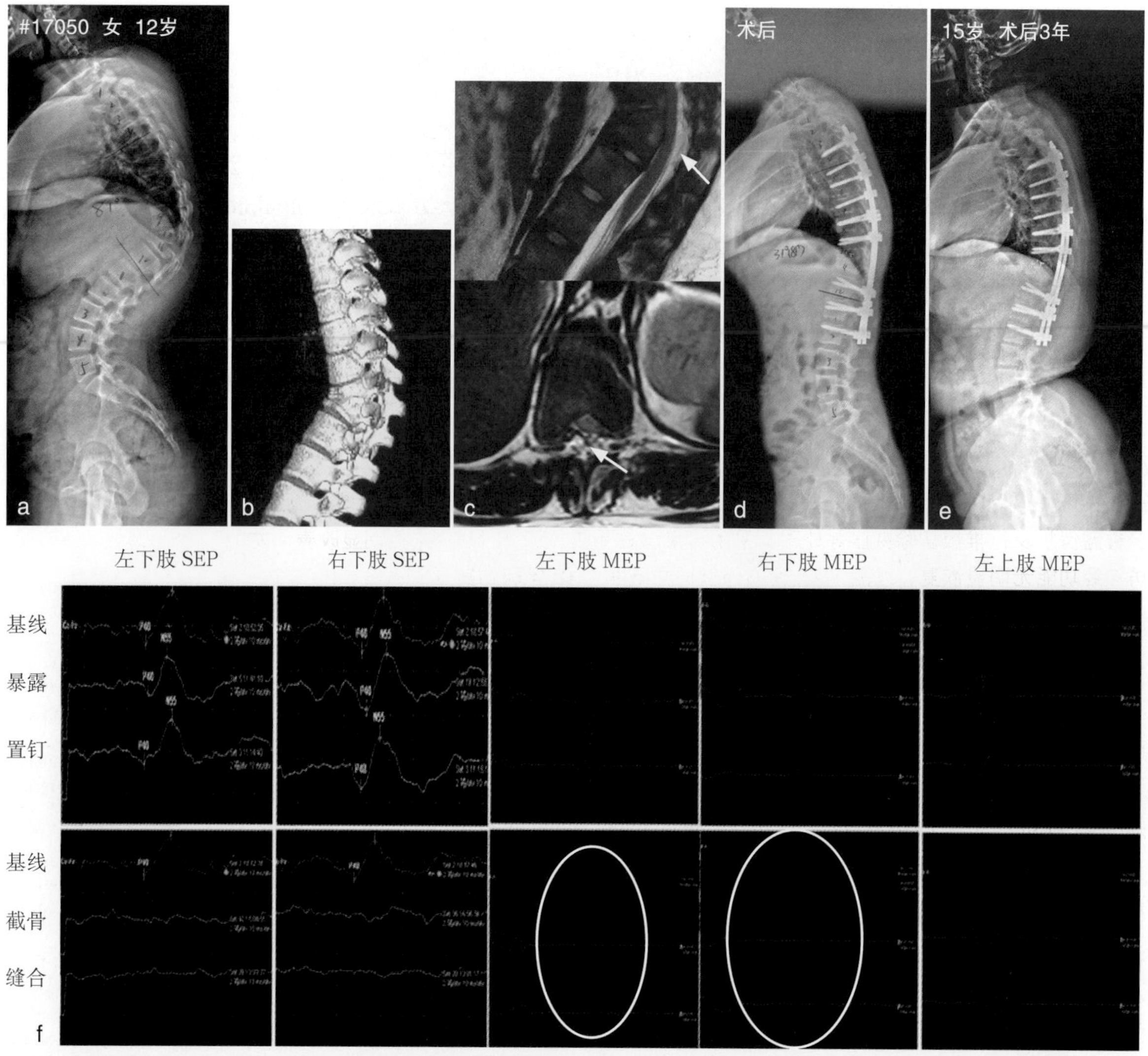

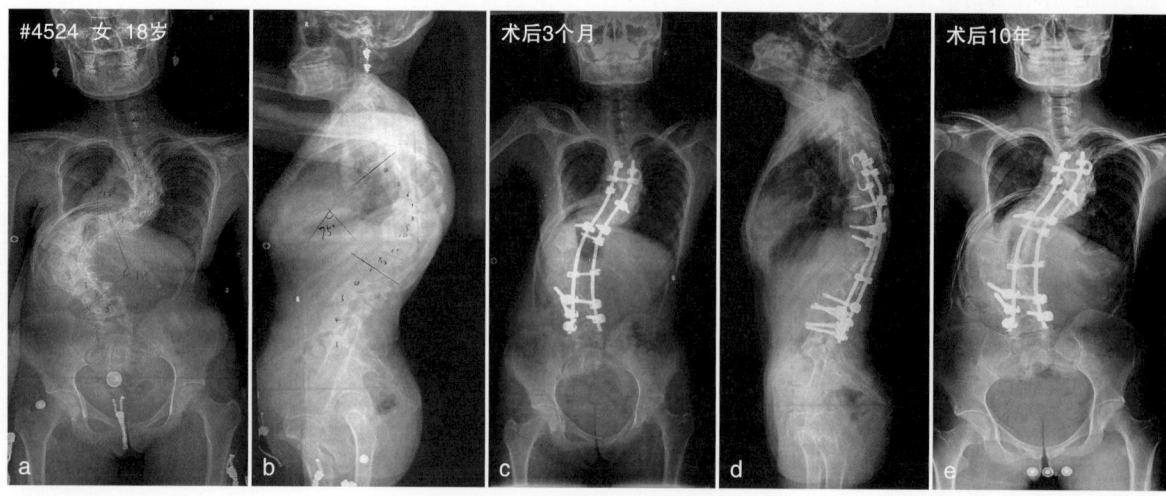

图 30-9-17 女（#17050），12岁，先天性脊柱侧后凸畸形，T₁₀~T₁₁分节不良（a、b）；MRI 显示后凸顶椎区脊髓受压（c）；行脊柱后路 T₁₀ 椎体脊椎全切（VCR）截骨矫形内固定手术（d）；手术开始时双下肢 SEP、双下肢及左上肢 MEP 均正常（f）；脊柱暴露及置钉阶段 SEP 及 MEP 无明显异常；截骨阶段突发双下肢 SEP 及 MEP 波幅消失，左上肢 MEP 正常；经予以输血补液升高血压、甲泼尼龙冲击脊髓保护、去除部分椎弓根螺钉及行椎板切除减压等处理，手术结束时双下肢 SEP 及 MEP 未见明显改善，左上肢 MEP 正常；术后神经功能 5 级，3 年随访矫形维持良好（e）

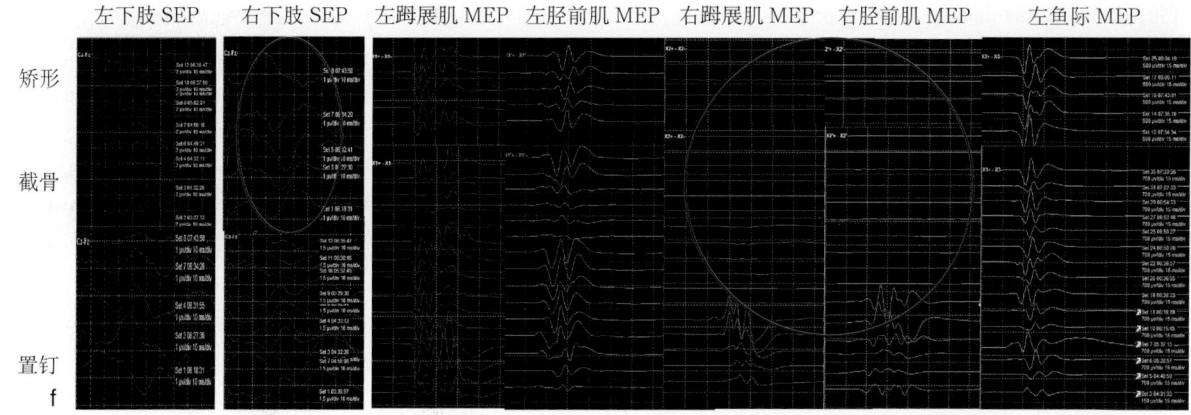

图 30-9-18　女（#4524），18 岁，先天性胸腰椎脊柱侧凸（a、b）；行脊柱后路多节段 V 形截骨矫形内固定手术（c、d）；手术开始时右下肢 SEP、双下肢及左上肢 MEP 均正常，左下肢 SEP 无稳定波形；脊柱暴露及置钉阶段 SEP 及 MEP 无明显异常；截骨阶段右下肢 SEP 及 MEP 波形消失，左上肢 MEP 正常；经予以输血补液升高血压、甲泼尼龙冲击脊髓保护及行椎板切除减压等处理，手术结束时右下肢 SEP 及 MEP 未见明显改善，左上肢 MEP 正常（f）；术后随访神经功能无明显恢复，术后 28 个月右下肢肌力 5 级。10 年随访矫形维持良好（e）

成功逆转这些变化。Accadbled 报告在 191 例脊柱矫形手术中，有 2 例因大量失血出现低血压（最低 30mmHg）导致术中 SEP 波形消失，待动脉血压回升后神经监测恢复正常。Othman 报告 1 例休门氏病患者行矫形手术时双侧的 SEP 和 MEP 同时消失，在迅速提高血压后恢复。Chen 研究发现由于术中短时间内出血较多，可使脊髓血流灌注不足或发生血供障碍，引起术中 SEP 电位显著降低或消失。Lenke 团队的研究表明术中操作造成的短节段内脊髓及其滋养血管高度扭转可导致脊髓缺血，造成术中 SEP 和 MEP 报警。另外，体温对 SEP 也有一定影响，肢体温度在 28～38℃ 之间时，每升高或降低 1℃，周围神经传导速度相应增减 5%，可导致 SEP 的潜伏期发生改变，但 SEP 的波幅与温度相关性较低。低体温通过改变神经去极化模式改变电信号，包括增加动作电位持续时间、降低传导速度等，从而增加潜伏期。$PaCO_2$ 在 20～50mmHg 之间时经头皮记录的胫神经 SEP 潜伏期、波幅无明显差异，但急性低碳酸血症时可观测到大脑皮质和颈段脊髓的正中神经 SEP 潜伏期增加，而过度通气则可使经头皮记录的胫神经 SEP 潜伏期缩短。

参考文献

[1] Nash CL Jr, Lorig RA, Schatzinger LA, et al. Spinal cord monitoring during operative treatment of the spine[J]. Clin Orthop Relat Res, 1977(126): 100-105.

[2] Schwartz DM, Auerbach JD, Dormans JP, et al. Neurophysiological detection of impending spinal cord injury during scoliosis surgery[J]. J Bone Joint Surg Am, 2007, 89(11): 2440-2449.

[3] Sandra L, Helmers MD, Lionel C, et al. Anterior neck recording of intraoperative somatosensory evoked potentials in children[J]. Spine, 1995, 20(7): 782-786.

[4] Langeloo DD, Lelivelt A, Louis Journée H, et al. Transcranial electrical motor-evoked potential monitoring during surgery for spinal deformity:a study of 145 patients[J]. Spine, 2003, 28(10): 1043-1050.

[5] Zhuang Q, Wang S, Zhang J, et al. How to make the best use of intraoperative motor evoked potential monitoring? Experience in 1162 consecutive spinal deformity surgical procedures[J]. Spine (Phila Pa 1976), 2014, 39(24): E1425-1432.

[6] Chen X, Sterio D, Ming X, et al. Success rate of motor evoked potentials for intraoperative neurophysiologic monitoring:effects of age, lesion location, and preoperative neurologic deficits[J]. J Clin Neurophysiol, 2007, 24(3): 281-285.

[7] Sloan TB, Janik D, Jameson L. Multimodality monitoring of the central nervous system using motor-evoked potentials[J]. Curt Opin Anaesthesiol, 2008, 21(5): 560-564.

[8] 邱勇, 刘兴勇. 重视神经电生理监测在脊柱矫形术中的应用[J]. 中国脊柱脊髓杂志, 2015, 25(7): 577-579.

[9] Acharya JN, Hani A, Cheek J, et al. American clinical neurophysiology society guideline 2:guidelines for standard electrode position nomenclature[J]. J Clin Neurophysiol, 2016, 33(4): 308-311.

[10] Sloan TB, Heyer EJ. Anesthesia for intraoperative neurophysiologic monitoring of the spinal cord[J]. J Clin Neurophysiol, 2002, 19(5): 430-443.

[11] Chen Z. The effects of isoflurane and propofol on intraoperative neurophysiological monitoring during spinal surgery[J]. J Clin Monit Comput, 2004, 18(4): 303-308.

[12] O'Brien MF, Lenke LG, Bridwell KH, et al. Evoked potential monitoring of the upper extremities during thoracic and lumbar spinal deformity surgery:a prospective study[J]. J Spinal Disord, 1994, 7(4): 277-284.

[13] Barnes CD, Joynt RJ, Schottelius BA. Motor neuron resting potentials in spinal shock[J]. Am J Physiol, 1962, 203: 113-116.

[14] Leis AA, Zhou HH, Mehta M, et al. Behavior of the H-reflex in humans following mechanical perturbation or injury to the rostral spinal cord[J]. Muscle Nerve, 1996, 19(11): 1373-1382.

[15] Sala F, Palandri G, Basso E, et al. Intraoperative motor evoked potential monitoring improves outcome after surgery of intramedullary spinal cord tumor:a historical control study in

50 patients[J]. Neurosurgery, 2006, 58(6): 1129-1143.

[16] Jones SJ, Buonamassa S, Crockard HA. Two cases of quadriparesis following anterior cervical discectomy, with normal perioperative somatosensory evoked potentials[J]. J Neurol Neurosurg Psych, 2003, 74(2): 273-276.

[17] Ulkatan S, Neuwirth M, Bitan F, et al. Monitoring of scoliosis surgery with epidurally recorded motor evoked potentials (D wave) revealed false results[J]. Clin Neurophysiol, 2006, 117(9): 2093-2101.

[18] Pastorelli F, Di Silvestre M, Plasmati R, et al. The prevention of neural complications in the surgical treatment of scoliosis:the role of the neurophysiological intraoperative monitoring[J]. Eur Spine J, 2011, 20(Suppl 1): 105-114.

[19] Chen ZY, Wong HK, Chan YH. Variability of somatosensory evoked potential monitoring during scoliosis surgery[J]. J Spinal Disord Tech, 2004, 17(6): 470-476.

索 引